C. Garbe · R. Dummer · R. Kaufmann · W. Tilgen (Hrsg.)

Dermatologische Onkologie

Springer

Berlin
Heidelberg
New York
Barcelona
Budapest
Hongkong
London
Mailand
Paris
Santa Clara
Singapur
Tokio

Claus Garbe · Reinhard Dummer
Roland Kaufmann · Wolfgang Tilgen (Hrsg.)

Dermatologische Onkologie

Mit 326 Abbildungen, davon 145 vierfarbig
und 127 Tabellen

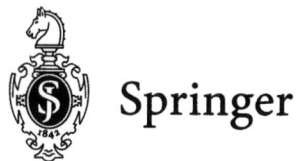 Springer

Prof. Dr. med. Claus Garbe
Universitäts-Hautklinik Tübingen
Sektion für Dermatologische Onkologie
Liebermeisterstraße 25, 72076 Tübingen

Priv.-Doz. Dr. Reinhard Dummer
Universitätsspital Zürich
Dermatologische Klinik
Gloriastraße 31, CH-8091 Zürich

Prof. Dr. med. Roland Kaufmann
Klinikum der Johann-Wolfgang von Goethe-Universität
Zentrum der Dermatologie und Venerologie
Theodor-Stern-Kai 7, 60590 Frankfurt

Prof. Dr. med. Wolfgang Tilgen
Universitäts-Hautklinik und Poliklinik
Universität des Saarlandes
66421 Homburg/Saar

Die Deutsche Bibliothek – CIP-Einheitsaufnahme
Dermatologische Onkologie / Hrsg.: Claus Garbe ... – Berlin ; Heidelberg ; New York ; Barcelona ;
Budapest ; Hongkong ; London ; Mailand ; Paris ; Santa Clara ; Singapur ; Tokio : Springer, 1997

ISBN-13: 978-3-642-64480-1   e-ISBN-13: 978-3-642-60622-9

DOI:10.1007/ 978-3-642-60622-9

Herstellung: PRO EDIT GmbH, D-69126 Heidelberg
Satz: Hermann Hagedorn GmbH, D-68519 Viernheim
Umschlaggestaltung: design & production, D-69121 Heidelberg
SPIN: 10530536 23/3134-543210 – Gedruckt auf säurefreiem Papier

Vorwort

Mit dem vorliegenden Band wird das erste Mal im deutschen Sprachraum der Versuch unternommen, das Gebiet der dermatologischen Onkologie umfassend darzustellen. Damit wird der Entwicklung Rechnung getragen, daß die dermatologische Onkologie einen wichtigen Stellenwert im gesamten Fach gewonnen hat. Hierfür sind vor allem zwei Entwicklungen ausschlaggebend gewesen: Zum einen wurde in den letzten drei Jahrzehnten eine sehr starke Zunahme der Inzidenz der epithelialen Hautkrebs und des malignen Melanoms verzeichnet. Aus dem Kreis der seltenen Tumoren traten diese in die Gruppe der häufigen Krebsformen ein. Die epithelialen Hautkrebse stellen in Deutschland sowohl bei Männern als auch bei Frauen die zweithäufigste Krebsform dar, und auch das maligne Melanom macht inzwischen 1,5–2 % aller bösartigen Neubildungen aus. Zum zweiten wurde diese Entwicklung dadurch begründet, daß die Dermatologen sich den Problemen der Diagnostik und Therapie der verschiedenen Hautkrebsformen intensiv gewidmet haben. Anders als in den angelsächsischen Ländern nehmen die Dermatologen im deutschen Sprachraum die primäre operative Therapie der Hauttumoren vor und behandeln auch Patienten in den Stadien der Metastasierung mit systemischen Therapien.

Im letzten Jahrzehnt wurden in der dermatologischen Onkologie eine Reihe neuer diagnostischer und therapeutischer Verfahren entwickelt. So wurden die Auflichtmikroskopie, die hochauflösende Sonographie und die Lymphknotensonographie in die diagnostische Praxis eingeführt, deren Darstellung im vorliegenden Band einen wichtigen Beitrag bildet. Die histologische Beurteilung von Hauttumoren wurde verbessert und durch immunhistochemische Techniken ergänzt; die Dermatohistologie nimmt einen breiten Raum in diesem Band ein. Die operativen Techniken wurden weiterentwickelt, wie es am Beispiel der mikrographischen Chirurgie sichtbar wird. Andere Verfahren sind noch in Erprobung wie die photodynamische Therapie. Systemische Therapien wurden ebenfalls mit Beteiligung der Dermatologen weiterentwickelt. So wurden im letzten Jahrzehnt die Zytokine, insbesondere die Interferone, in die Therapie des malignen Melanoms, der epithelialen Hautkrebse, der kutanen Lymphome und des Kaposi-Sarkoms eingeführt. Die systemische Therapie der disseminierten Verlaufsformen dieser Hauttumoren hat sich zu einem Spezialgebiet entwickelt, das der einzelne Hautarzt kaum noch überblicken kann. Im vorliegenden Band finden sich alle aktuellen Behandlungskonzepte zusammengefaßt.

Insgesamt 90 Autoren aus 38 Kliniken und Instituten, alle Spezialisten auf dem Gebiet der dermatologischen Onkologie und verwandten Feldern, haben an dem vorliegenden Band mitgewirkt. Mit diesem umfangreichen Spezialwissen hat die dermatologische Onkologie nun endgültig Anschluß an die anderen onkologischen Teilgebiete gefunden. Die Herausgeber haben parallel zur Erarbeitung dieses Werkes auch die organisatorische Integration der dermatologischen Onkologie in die gesamte Onkologie vorangebracht: Die Arbeitsgemeinschaft Dermatologische Onkologie, in deren Vorstand alle Herausgeber des Buches im Herbst 1994 gewählt worden sind, wurde inzwischen in die Deutsche Krebsgesellschaft überführt und mehr als 200 Dermatologen sind Mitglieder der Deutschen Krebsgesellschaft geworden. Für die Behandlung des Hautkrebses übernehmen auch chirurgische, internistische und radiologische Onkologen wichtige Aufgaben. Nur in interdisziplinärer Kooperation lassen sich die schwierigen Aufgaben in Diagnostik und Therapie bewältigen. Kollegen aus den genannten Disziplinen gehören ebenfalls zu den Autoren dieses Bandes, und haben zu der vorliegenden umfassenden Darstellung wichtige Aspekte hinzugefügt.

Dieser Band wendet sich an alle in Klinik und Praxis tätigen Dermatologen, aber darüber hinaus auch an onkologisch tätige Chirurgen, Internisten und Radiologen, die mit der Behandlung des Hautkrebses befaßt sind. Die Schwerpunkte liegen beim Basalzellkarzinom, Plattenepithelkarzinom, malignem Melanom, kutanen Lymphomen, Kaposi-Sarkom und bei den Adnextumoren der Haut. Diagnosefindung, diagnostische Einordnung, Prognose und Therapiemöglichkeiten werden eingehend besprochen. Damit wurde nicht nur ein umfangreiches Lehrbuch, sondern gleichzeitig ein umfassendes

Nachschlagewerk für alle wichtigen Fragen in Diagnostik und Therapie der dermatologischen Onkologie geschaffen. Trotz des Umfangs von 68 Kapiteln ist in der ersten Auflage vielleicht der eine oder andere Teilaspekt noch unberücksichtigt geblieben. Die Herausgeber sind offen für Anregungen und Kritik, die zu einer weiteren Verbesserung in künftigen Auflagen beitragen können. Die in diesem Band gegebenen Empfehlungen zur Diagnostik und Therapie stimmen weitestgehend mit den „Diagnostischen und therapeutischen Standards in der dermatologischen Onkologie" überein, die unter Federführung der Arbeitsgemeinschaft Dermatologische Onkologie in Abstimmung mit anderen medizinischen Fachgesellschaften erarbeitet worden sind. Die wichtigsten Kapitel wurden von denselben Autoren bearbeitet. Insofern stellen die hier vorgelegten Empfehlungen auch eine sichere Grundlage für das ärztliche Handeln auf dem Feld der dermatologischen Onkologie dar.

Wir wünschen Ihnen Freude beim Lesen und nützliche Hinweise bei Detailfragen zur Diagnostik und Therapie der Hauttumoren!

Für die Herausgeber:

Tübingen, Februar 1997, Prof. Dr. med. CLAUS GARBE

Inhaltsverzeichnis

Autorenverzeichnis

ABELS, CHRISTOPH, Dr.
Klinik und Poliklinik für Dermatologie
der Universität Regensburg
Franz-Josef-Strauß-Allee 11
D-93053 Regensburg

ALTMEYER, PETER, Prof. Dr.
Dermatologische Klinik der Ruhr-Universität
im St. Josef-Hospital
Gudrunstr. 56
D-44791 Bochum

AUDRING, HEIKE, Dr.
Dermatologische Universitätsklinik
und Poliklinik
Medizinische Fakultät (Charité)
Humboldt-Universität
Schumannstr. 20/21
D-101117 Berlin

BLUM, ANDREAS, Dr.
Universitäts-Hautklinik
Liebermeisterstr. 25
D-72076 Tübingen

BLUME-PEYTAVI, ULRIKE, Dr.
Universitäts-Hautklinik
und Poliklinik
Klinikum Benjamin Franklin
der Freien Universität Berlin
Hindenburgdamm 30
D-12200 Berlin

BOCKER, THOMAS, Dr.
Klinik für Hautkrankheiten
am Klinikum der
Friedrich-Schiller-Universität
Erfurter Str. 35
D-07740 Jena

BÖNI, ROLAND, Dr.
Dermatologische Klinik
Universitätsspital Zürich
Gloriastr. 31
CH-8091 Zürich

BORK, KONRAD, Prof. Dr.
Hautklinik
Klinikum der Johannes Gutenberg-Universität Mainz
Langenbeckstr. 1
D-55131 Mainz

BREUNINGER, HELMUT, PD Dr.
Universitäts-Hautklinik
Liebermeisterstr. 25
D-72076 Tübingen

BRÖCKER, EVA-B., Prof. Dr.
Klinik und Poliklinik für Haut-
und Geschlechtskrankheiten
Julius-Maximilians-Universität
Josef-Schneider-Str. 2
D-97080 Würzburg

BROCKMEYER, NORBERT H., PD Dr.
Klinik für Dermatologie,
Venerologie und Allergologie
Universitätsklinikum Essen
Hufelandstr. 55
D-45122 Essen

BURG, GÜNTER, Prof. Dr.
Dermatologische Klinik
Universitätsspital Zürich
Gloriastr. 31
CH-8091 Zürich

BUSCH, STEPHAN, Dr.
Dermatologische Klinik der Ruhr-Universität
im St. Josef-Hospital
Gudrunstr. 56
D-44791 Bochum

CARL, MARINA, Dr.
Universitäts-Hautklinik
Liebermeisterstr. 25
D-72076 Tübingen

CASTELLI, ELENA, Dr.
Istituto di Clinica Dermosifilopatica
dell'Università
Divisione di Dermatologica
I-90127 Palermo

CERRONI, LORENZO, Doz. Dr.
Universitätsklinik für Dermatologie
und Venerologie
Auenbruggerplatz 8
A-8036 Graz

DILL-MÜLLER, DOROTHEE, Dr.
Universitäts-Hautklinik und Poliklinik
Geb. 18
D-66421 Homburg/Saar

DUMMER, REINHARD, PD Dr.
Universitätsspital Zürich
Dermatologische Klinik
Gloriastr. 31
CH-8091 Zürich

EFFLAND-RÜCKHEIM, ANNETTE
Universitäts-Hautklinik
Liebermeisterstr. 25
D-72076 Tübingen

FIERLBECK, GERHARD, Dr.
Universitäts-Hautklinik
Liebermeisterstr. 25
D-72076 Tübingen

FREITAG, MARCUS, Dr.
Dermatologische Klinik der Ruhr-Universität
im St. Josef-Hospital
Gudrunstr. 56
D-44791 Bochum

FRITSCH, PETER, Prof. Dr.
Universitätshautklinik Innsbruck
Anichstr. 35
A-6020 Innsbruck

GAMMAL EL, STEPHAN, Dr.
Dermatologische Klinik der Ruhr-Universität
im St. Josef-Hospital
Gudrunstr. 56
D-44791 Bochum

GARBE, CLAUS, Prof. Dr.
Sektion für Dermatologische Onkologie
Universitäts-Hautklinik
Liebermeisterstr. 25
D-72076 Tübingen

GELLRICH, SYLKE, Dr.
Dermatologische Universitätsklinik
und Poliklinik
Medizinische Fakultät (Charité)
Humboldt-Universität
Schumannstr. 20/21
D-10117 Berlin

GLÄSER, REGINE, Dr.
Hautklinik der Christian-Albrechts-Universität Kiel
Schittenhelmstr. 7
D-24105 Kiel

GOERDT, SERGIJ, PD Dr.
Hautklinik und Poliklinik
Universitätsklinikum Benjamin Franklin
FU Berlin
Hindenburgdamm 30
D-12200 Berlin

GÖHL, JONAS, PD Dr.
Chirurgische Klinik und Poliklinik
Universität Erlangen-Nürnberg
Krankenhausstr. 12
D-91054 Erlangen

GOLLNICK, HARALD P.M., Prof. Dr.
Universitätsklinik für Dermatologie und Venerologie
Medizinische Fakultät
Otto-von-Guericke-Universität
Leipziger Str. 44
D-39120 Magdeburg

HARTSCHUH, WOLFGANG, PD Dr.
Universitäts-Hautklinik
Voßstr. 2
D-69115 Heidelberg

HAUSCHILD, AXEL, Dr.
Hautklinik der Christian-Albrechts-Universität Kiel
Schittenhelmstr. 7
D-24105 Kiel

HERBST, RUDOLF A., Dr.
Zentrum Innere Medizin und Dermatologie
der Medizinischen Hochschule
Ricklinger Str. 5
D-30449 Hannover

HÖDL, STEFAN, Prof. Dr.
Universitätsklinik für Dermatologie
und Venerologie
Auenbruggerplatz 8
A-8036 Graz

HOFFMANN, ANDREA, Dr.
Dermatologische Klinik der Ruhr-Universität
im St. Josef-Hospital
Gudrunstr. 56
D-44791 Bochum

HOFFMANN, KLAUS, Dr.
Dermatologische Klinik der Ruhr-Universität
im St. Josef-Hospital
Gudrunstr. 56
D-44791 Bochum

HOHENBERGER, WERNER, Prof. Dr.
Chirurgische Klinik und Poliklinik
Universität Erlangen-Nürnberg
Krankenhausstr. 12
D-91054 Erlangen

HÖLZLE, ERHARD, Prof. Dr.
Klinik für Dermatologie
und Allergologie
Städtische Kliniken Oldenburg
Dr.-Eden-Str. 10
D-26133 Oldenburg

HUNDEIKER, MAX, Prof. Dr.
Dermatologie, Dermatologische Strahlentherapie
und Dermatohistologie
Fachklinik Hornheide
Dorbaumstr. 300
D-48157 Münster

KAMANABROU, DARAB, PD Dr.
Abteilung für internistische Onkologie
Fachklinik Hornheide
Dorbaumstr. 300
D-49157 Münster

JAHN, SIGBERT, PD Dr.
Dermatologische Universitätsklinik
und Poliklinik
Medizinische Fakultät (Charité)
Humboldt-Universität
Schumannstr. 20/21
D-10117 Berlin

KAUFMANN, ROLAND, Prof. Dr.
Zentrum der Dermatologie und Venerologie
Klinikum der Johann Wolfgang Goethe-Universität
Theodor-Stern-Kai 7
D-60590 Frankfurt am Main

KAUDEWITZ, PETER, Prof. Dr.
Dermatologische Klinik und Poliklinik
der Ludwigs-Maximilinas Universität
Frauenlobstr. 9–11
D-80337 München

KAUTZ, GERD, Dr.
Universitäts-Hautklinik und Poliklinik
Geb. 36
D-66421 Homburg/Saar

KERL, HELMUT, Prof. Dr.
Universitätsklinik für Dermatologie
und Venerologie
Auenbruggerplatz 8
A-8036 Graz

KETTELHACK, CHRISTOPH, Dr.
Robert-Rössle-Klinik
Virchow-Klinikum
Lindenberger Weg 80
D-13122 Berlin

KNEBEL DOEBERITZ VON, MAGNUS, Prof. Dr.
Sektion Molekulare
Diagnostik & Therapie
Chirurgische Klinik
Ruprecht-Karls-Universität Heidelberg
Im Neuenheimer Feld 110
D-69120 Heidelberg

KÖHLER, DOROTHEE, Dr.
Hautklinik Minden
Portastr. 7–9
D-32423 Minden

KOWALZICK, LUTZ, PD Dr.
Hautklinik
Vogtlandklinikum Plauen
Hradschin 10
D-08523 Plauen

LANDTHALER, MICHAEL, Prof. Dr.
Klinik und Poliklinik für Dermatologie
der Universität Regensburg
Franz-Josef-Strauß-Allee 11
D-93053 Regensburg

LUTHER, HEIKE, Dr.
Dermatologische Klinik der Ruhr-Universität
im St. Josef-Hospital
Gudrunstr. 56
D-44791 Bochum

MEIER, FRIEDEGUND, Dr.
Universitäts-Hautklinik
Liebermeisterstr. 20
D-72076 Tübingen

METZE, DIETER, Dr.
Klinik und Poliklinik
für Hautkrankheiten
Universität Münster
Von Esmarch-Str. 56
D-48149 Münster

MEYER, THOMAS, Dr.
Chirurgische Klinik und Poliklinik
Universität Erlangen-Nürnberg
Krankenhausstr. 12
D-91054 Erlangen

MÖLLER, MONIKA
Universitäts-Hautklinik
Liebermeisterstr. 25
D-72076 Tübingen

ORFANOS, CONSTANTIN E., Prof. Dr. Prof. h.c.
Universitäts-Hautklinik
und Poliklinik
Klinikum Benjamin Franklin
der Freien Universität Berlin
Hindenburgdamm 30
D-12200 Berlin

PANIZZON, RENATO G., Prof. Dr.
CHUV
Service de Dermatologie
Hôpital de Beaumont
Av. de Beaumont 29
CH-1011 Lausanne

PAUL, EBERHARD, Prof. Dr.
Hautklinik Klinikum Nürnberg (Nord)
Flurstr. 17
D-90340 Nürnberg

PETRES, JOHANNES, Prof. Dr.
Hautklinik der Städtischen Kliniken Kassel
Mönchebergstr. 41–43
D-34125 Kassel

POHL, GABRIELE, Dr.
Klinik für Dermatologie,
Venerologie und Allergologie
Universitätsklinikum Essen
Hufelandstr. 55
D-45122 Essen

RASSNER, GERNOT, Prof. Dr.
Universitäts-Hautklinik
Liebermeisterstr. 25
D-72076 Tübingen

REINHOLD, UWE, PD Dr.
Universitäts-Hautklinik und Poliklinik
Sigmund-Freund-Str. 25
D-53105 Bonn

ROMPEL, RAINER, Dr.
Hautklinik der Städtischen Kliniken Kassel
Mönchebergstr. 41–43
D-34125 Kassel

RÜNGER, THOMAS M., Prof. Dr.
Hautklinik und Poliklinik
der Georg-August-Universität Göttingen
Von Siebold-Str. 3
D-37075 Göttingen

SCHADENDORF, DIRK, PD Dr.
Virchow-Klinikum
Medizinische Fakultät der
Humboldt-Universität zu Berlin
Augustenburger Platz 1
D-13353 Berlin

SCHAUMBURG-LEVER, GUNDULA, Prof. Dr.
Universitäts-Hautklinik
Liebermeisterstr. 20
D-72076 Tübingen

SCHLAG, PETER M., Prof. Dr.
Abteilung für Chirurgie
und Chirurgische Onkologie
Robert-Rössle-Klinik
Virchow-Klinikum
Lindenberger Weg 80
D-13122 Berlin

SCHLAGENHAUFF, BETTINA, Dr.
Universitäts-Hautklinik
Liebermeisterstr. 25
D-72076 Tübingen

SCHÖFER, HELMUT, PD Dr.
Zentrum für Dermatologie
und Venerologie des Klinikums
der Johann Wolfgang Goethe-Universität
Theodor-Stern-Kai 7
D-60590 Frankfurt am Main

SCHULZE, PETER, Dr.
Dermatologische Universitätsklinik
und Poliklinik
Medizinische Fakultät (Charité)
Humboldt-Universität
Schumannstr. 20/21
D-10117 Berlin

SEBASTIAN, GÜNTHER, Prof. Dr.
Abteilung Dermatochirurgie
Universitätsklinikum Carl Gustav Carus
der Technischen Universität Dresden
Klinik und Poliklinik für Hautkrankheiten
Fetscherstr. 74
D-01307 Dresden

SOYER, H. PETER, Prof. Dr.
Universitätsklinik für Dermatologie
und Venerologie
Auenbruggerplatz 8
A-8036 Graz

STADLER, RUDOLF, Prof. Dr.
Hautklinik Minden
Portastr. 7–9
D-32423 Minden

STEINERT, HANS, Dr.
Departement
Medizinische Radiologie
Klinik und Poliklinik für Nuklearmedizin
Universitätsspital Zürich
Rämistr. 100
CH-8091 Zürich

STERRY, WOLFRAM, Prof. Dr.
Dermatologische Universitätsklinik
und Poliklinik
Medizinische Fakultät (Charité)
Humboldt-Universität
Schumannstr. 20/21
D-10117 Berlin

STOLZ, WILHELM, Prof. Dr.
Dermatologische Klinik und Poliklinik
der Universität Regensburg
Franz-Josef-Strauß-Allee 11
D-93053 Regensburg

STRITTMATTER, GERHARD, Dr.
Psychosoziale Rehabilitation
Fachklinik Hornheide
Dorbaumstr. 300
D-48157 Münster

STROEBEL, WALTRAUD, Dr.
Universitäts-Hautklinik
Liebermeisterstr. 25
D-72076 Tübingen

SZEIMIES, ROLF-MARKUS, Dr.
Klinik und Poliklinik für Dermatologie
der Universität Regensburg
Franz-Josef-Strauß-Allee 11
D-93053 Regensburg

TILGEN, WOLFGANG, Prof. Dr.
Hautklinik und Poliklinik
Universitätskliniken des Saarlandes
D-66421 Homburg/Saar

TRAUPE, HEIKO, Prof. Dr.
Universitätshautklinik Münster
Von Esmarch-Str. 56
D-48149 Münster

TRAUTMANN, CHRISTOPH, Dr.
Universitäts-Hautklinik
und Poliklinik
Klinikum Benjamin Franklin
der Freien Universität Berlin
Hindenburgdamm 30
D-12200 Berlin

UHL, KAREN, Dr.
Hautklinik und Poliklinik
Universitätskliniken des Saarlandes
D-66421 Homburg/Saar

VOIGTLÄNDER, VOLKER, Prof. Dr.
Hautklinik
Klinikum der Stadt Ludwigshafen am Rhein
Bremserstr. 79
D-67063 Ludwigshafen

WEHNER-CAROLI, JÖRG, Dr.
Universitäts-Hautklinik
Liebermeisterstr. 20
D-72076 Tübingen

WEISS, JÜRGEN, PD Dr.
Zentrum Innere Medizin und Dermatologie
der Medizinischen Hochschule
Ricklinger Str. 5
D-30449 Hannover

WOLFF, HELMUT H., Prof. Dr.
Klinik für Dermatologie und Venerologie
Medizinische Universität zu Lübeck
Ratzeburger Allee 160
D-23538 Lübeck

WÖLFER, LUTZ-UWE, Dr.
Hautklinik und Poliklinik
Universitätsklinikum Benjamin Franklin
Freie Universität Berlin
Hindenburgdamm 20
D-12200 Berlin

WOLLINA, UWE, Prof. Dr.
Klinik für Hautkrankheiten
am Klinikum der
Friedrich-Schiller-Universität
Erfurter Str. 35
D-07740 Jena

ZELGER, BERNHARD, Dr.
Universitätshautklinik Innsbruck
Anichstr. 35
A-6020 Innsbruck

ZIMMERMANN, CAROLINE, Dr.
Universitäts-Hautklinik
Liebermeisterstr. 25
D-72076 Tübingen

Grundlagen

1 Onkogene und Tumorsuppressorgene bei Hauttumoren

Jürgen Weiß und Rudolf A. Herbst

1.1
Einleitung

Multiple disseminierte Hauttumoren sind genetisch determiniert und werden autosomal dominant vererbt, während die histogenetisch gleichen, solitären Tumoren nicht hereditär determiniert sind. Die multiplen Hauttumoren manifestieren früher im Leben und sind seltener als die solitären; nur sie zeigen oft assoziierte Symptome. (U. Schnyder, 1966 [42])

Die maligne Transformation von Zellen und die Progression von Tumoren sind Folgen einer Anhäufung verschiedener genetischer Veränderungen. Dieses Paradigma konnte inzwischen für mehrere Malignome des Menschen bestätigt werden. Dabei zeigte es sich, daß die Schnyder-Regel nicht nur für Hauttumoren gilt, sondern auch für eine Vielzahl solider Tumoren innerer Organe zutrifft.

Bei soliden Tumoren sind nicht aktivierte Onkogene – Gene, die bei einer Fehlfunktion das Zellwachstum stimulieren – die bestimmende Ursache, sondern inaktivierte Tumorsuppressorgene – Gene, die bei regelrechter Funktion ein malignes Wachstum von Zellen unterdrücken. Die Erkenntnis dieses grundlegenden pathogenetischen Prinzips hat eine neue Dimension im Verständnis der Krebsentstehung eröffnet. Für einige Tumortypen konnte nachgewiesen werden, daß die maligne Transformation von Zellen eintritt, wenn durch zwei unabhängige Ereignisse beide Allele eines zelltypspezifischen Tumorsuppressorgens inaktiviert werden (2-hit-model). Das Tumorsuppressorgenmodell erklärt offensichtlich, daß sich familiär auftretende Tumoren früher im Leben manifestieren und multipel auftreten. In diesen Familien wird ein bereits inaktives Allel vererbt; für die Malignomentstehung ist dann nur eine weitere Mutation im verbliebenen, aktiven Allel erforderlich [26].

Interessanterweise haben die bislang charakterisierten, in initialen Tumorstadien wirksamen Tumorsuppressorgene (p16^{INK4}, p53 und das Retinoblastomgen) bedeutende Regulationsfunktionen für den Zellzyklus inne. Es gibt gewichtige Hinweise, daß deren Inaktivierung zu einer genetischen Instabilität führt und dadurch das Auftreten von Mutationen in anderen Tumor-(progressions-)genen begünstigt wird. Nicht nur bei der malignen Transformation von Zellen, sondern auch bei der Progression von Tumoren scheinen Tumorsuppressorgene von zentraler Bedeutung zu sein. Bei der Entdifferenzierung von Tumoren wirken diese Gene eng mit aktivierten Onkogenen zusammen. Diese schon länger bekannte Gruppe von Genen hat ebenfalls wichtige physiologische Regulationsfunktionen für den Zellzyklus und die Zelldifferenzierung. Eine Überfunktion von Onkogenen, hervorgerufen durch aktivierende Mutationen oder durch eine Vermehrung der Allelzahl (Amplifikationen), findet man als Auslöser für hämatologische Neoplasien oder bei der Progression entdifferenzierter solider Tumoren [55].

Ein sehr erfolgversprechender Ansatz zur Identifizierung von initialen Tumorgenen sind genetische Untersuchungen in entsprechenden Tumorfamilien. Zytogenetische Untersuchungen, die einen für die entsprechenden Tumoren charakteristischen Karyotyp ergeben, der Nachweis von Allelverlusten in heterozygoten Genabschnitten der Tumoren und Linkage Analysen, die zeigen, daß bei Tumorträgern innerhalb der Tumorfamilie eine Assoziation mit bestimmten Genmarkern besteht, sind die wichtigsten Untersuchungsverfahren zum Nachweis von Tumorgenen.

Sowohl beim familiären Melanom als auch beim Basalzellnävussyndrom sind inzwischen chromosomale Regionen definiert, in denen die initialen

Tumorgene dieser Tumortypen wahrscheinlich lokalisiert sind. Bei den Spinaliomen ist keine hereditäre Form bekannt, so daß bei diesem Hauttumortyp bislang noch keine Hinweise für die chromosomale Lokalisation eines initialen transformierenden Gens bekannt sind. Es existieren vielmehr mehrere Modellvorstellungen, wie aus einem Keratinozyten durch graduellen Genverlust und durch zunehmende Aktivierung von Onkogenen zunächst benigne Papillome und schließlich auch Karzinome entstehen [5, 62].

In den meisten Fällen wissen wir bislang noch nicht, ob eine veränderte Expression von Onkogenen ein für die Tumorpathogenese essentielles Geschehen darstellt oder lediglich ein Epiphänomen repräsentiert. Im Gegensatz zu den melanozytären Tumoren und den Basaliomen stehen bei epithelialen Karzinomen Tiermodelle zur Verfügung, um die Relevanz von Tumorgenen zu überprüfen. Leider wurde aus solchen Untersuchungen aber auch offensichtlich, daß in der Karzinogenese *spezies*typische genetische Veränderungen existieren.

Im folgenden soll zunächst die Bedeutung von charakterisierten Tumorsuppressorgenen und Onkogenen in der Pathogenese von Spinaliomen, Basaliomen und Melanomen dargestellt werden. Zusätzlich soll noch auf genetische Befunde in diesen Tumortypen eingegangen werden, bei denen eine Zuordnung zu bestimmten Genen bislang noch nicht erfolgt ist.

1.2
p16^{INK4}-Gen (CDKN2; MLM, MTS1)

Das p16^{INK4}-Gen in 9p21 kodiert ein Protein (p16) mit wichtigen Funktionen in der Regulation des Zellzyklus. p16 ist der Inhibitor des Proteins CDK4 (cyclin dependent kinase 4), das Zellen stimuliert, in die prämitotische S-Phase des Zellzyklus einzutreten. Das Fehlen von p16-Protein durch eine Deletion des Gens oder durch die Expression von mutanten und damit inaktiven Proteinspezies können somit ein abnormes Zellwachstum zur Folge haben [34].

In Zellinien von verschiedenen Tumortypen wie Gliomen, Pankreaskarzinomen und auch Melanomen konnte nachgewiesen werden, daß das p16-Gen durch homozygote Deletionen oder Mutationen inaktiviert ist. Die Arbeitsgruppe von Kamb [17] fand in 91 von 128 Melanomzellinien genetische Veränderungen im p16 Gen. Interessanterweise wiesen die Punktmutationen sehr häufig das Basensubstitutionsmuster auf, das von UV-Licht hervorgerufen wird. Der Nachweis der Inaktivierung des p16-Gens in einer großen Zahl von Melanomzellinien ist von großer Bedeutung, da dieses Gen ein Kandidatengen für das familiäre Melanom ist. In Linkage Untersu-

chungen in Melanomfamilien wurden wichtige Hinweise gefunden, daß ein initiales Melanomgen auf Chromosom 9p21, in der Region des p16-Gens, lokalisiert ist [9, 16].

Immunhistochemische Untersuchungen in melanozytären Tumoren ergaben weitere Hinweise, daß p16 eine wichtige Rolle in der Progression dieser Tumoren haben könnte. Wang et al. [53] fanden in 61 % der benignen Nävi, jedoch nur in 16 % der malignen Melanome eine Expression von p16. Fortgeschrittene Tumoren waren durch eine verminderte p16-Expression gekennzeichnet. Auch in Gliomen wurde ein ähnliches p16-Expressionsmuster gefunden [33]. Ein weiterer Hinweis für eine wichtige Rolle von p16 in der Melanompathogenese ist die Expression von CDK4-Protein, das in 58 % der Melanome jedoch in keinem der untersuchten Nävi nachweisbar war [53].

Bislang ist noch nicht geklärt, durch welche molekularen Mechanismen die Expression von p16 verringert wird. Im Gegensatz zu den Melanomzellinien, in denen die p16-Inaktivierung durch Deletionen und Mutationen hervorgerufen wird, wurden nur in einer sehr kleinen Zahl von Melanomen genetische Veränderungen im p16-Gen gefunden. Es wird deshalb vermutet, daß die Transkription des p16-Gens in Melanomen durch eine veränderte Methylierung des Gens reduziert sein könnte [35].

Es sind aber weitere Untersuchungen erforderlich, um nachzuweisen, daß das p16-Gen tatsächlich ein entscheidendes Gen in der frühen Pathogenese familiärer und sporadischer Melanome ist. Der Nachweis von Keimzellmutationen im p16-Gen von Melanomfamilien spricht ebenso wie der Nachweis von UV-Licht-typischen Mutationsmustern in Melanomzellkulturen für diese Hypothese [17].

Die Rolle des p16-Gens in epithelialen Hauttumoren ist bislang noch völlig ungeklärt. Bislang liegen noch keine Untersuchungen zur Expression von p16 in diesen Tumoren vor. In 21 Spinaliomen und Basaliomen wurde das p16-Gen sequenziert. Mutationen konnten aber nicht nachgewiesen werden [25].

1.3
TP53-Tumorsuppressorgen

Das TP53-Gen, das in der Chromosomenbande 17p13.1 gelegen ist, kodiert ein nukleäres Protein (p53), das wichtige Funktionen in der Regulation des Zellzyklus und der Tumorprogression innehat. Während die Wildtypform das Tumorwachstum unterdrücken kann, haben viele mutante Formen diese Funktionen verloren. Wegen dieser zentralen Bedeutung in der Karzinogenese zählt TP53 zu den am besten erforschten Tumorsuppressorgenen [15,

24, 63]. Bei den meisten Familien mit dem Li-Fraumeni-Syndrom, einem hereditären Krebssyndrom, das durch das Auftreten von Sarkomen und Mammakarzinomen gekennzeichnet ist, konnte die hohe Tumorinzidenz auf die Vererbung eines mutanten TP53-Gens zurückgeführt werden.

Für den normalen Zellzyklus und die physiologische Zelldifferenzierung ist die p53-Funktion von untergeordneter Bedeutung. So entwickelten sich transgene Mäuse, bei denen beide TP53-Allele inaktiviert waren, völlig normal [11]. p53 erlangt seine Bedeutung für die Bewahrung der Integrität des Genoms und somit als Tumorsuppressorgen nach einer Schädigung der DNA durch chemische Karzinogene, ionisierende Strahlen oder UV-Licht. Diese lösen einen Anstieg der intrazellulären p53-Konzentration aus, welcher zu einem Mitosestop führt. Dadurch wird den endogenen Reparaturmechanismen ermöglicht, die aufgetretenen DNA-Veränderungen zu beseitigen. p53 kann den Zellzyklus über eine Regulation der Transkription verschiedener Gene steuern. So konnte gezeigt werden, daß die Expression der Onkogene fos und jun sehr stark von p53 beeinflußt wird. Bei einer irreparablen Schädigung kann p53 den programmierten Zelltod, die Apoptose, auslösen. p53 scheint auch die Assoziation der verschiedenen Exzisionsreparaturenzymen zu Repairkomplexen zu katalysieren und dadurch die Reparatur der DNA-Schäden zu beschleunigen [54].

Der beschriebene passagere Anstieg der p53-Expression läßt sich sehr gut in Keratinozyten der Haut nachweisen, nachdem diese einer intensiven UV-Lichtbestrahlung ausgesetzt waren.

Eine permanente p53-Überexpression findet man in einem hohen Prozentsatz kutaner Präkanzerosen und maligner Hauttumoren [37, 41]. Leider haben sich anfängliche Hoffnungen nicht bestätigt, daß eine Überexpression von p53 als Hinweis für eine TP53-Mutation oder als Marker für eine maligne Transformation dieser Zellen gewertet werden kann [43]. Nur in einem Teil dieser Tumoren beruht die Erhöhung der intrazellulären p53-Spiegel auf der Expression von mutanten Formen. Diese funktionell zumeist inaktiven Proteine werden verzögert metabolisiert und können wegen ihrer Akkumulation dann immunhistochemisch nachgewiesen werden. In den anderen Tumoren, die eine Überexpression von Wildtyp-p53 aufweisen, ist bislang noch nicht geklärt, warum p53 seine tumorsuppressiven Funktionen nicht entfaltet. Eine zytoplasmatische Akkumulation infolge einer Störung des nukleären Transportes scheint dabei ein bedeutender molekularer Mechanismus der p53-Inaktivierung zu sein [29].

Epitheliale Tumoren der Haut weisen sehr häufig eine Überexpression von p53 auf. In verschiedenen Untersuchungen wurden in bis zu 76 % der Spina-liome und in bis zu 65 % der Basaliome eine p53-Überexpression gefunden, wobei in diesen Tumortypen meist eine Assoziation mit dem Grad der Entdifferenzierung der Zellen und somit der Aggressivität der Tumoren nachweisbar war [6, 8, 28]. p53 scheint aber bereits eine wichtige Rolle in frühen Stadien der Karzinogenese epithelialer Hauttumoren zu haben, da auch in einem hohen Prozentsatz von Präkanzerosen, wie aktinischen Keratosen und M.-Bowen-Läsionen eine abnorme p53-Expression gefunden wurde [8, 41]. Interessanterweise findet man in Keratoakanthomen sehr häufig eine p53-Überexpression [37]. Es liegt nahe, diese Beobachtung als Zeichen einer regelrechten Funktion von p53 zu deuten: p53 führt über eine Induktion des programmierten Zelltodes zur Rückbildung der Läsionen.

Ebenso wie bei den epithelialen Tumoren findet man auch bei den melanozytären Tumoren der Haut häufig eine Überexpression von p53-Protein, das zumeist im Zytoplasma der Zellen nachweisbar ist [46, 56, 57, 59]. Eine p53-Überexpression ist nicht an eine maligne Transformation der Melanozyten gebunden. Wir konnten immunhistochemisch eine p53-Überexpression in 45 % der Nävi und in 70 % der malignen Melanome nachweisen [56, 57], Befunde, die auch von anderen Untersuchern bestätigt wurden. Bei unseren Untersuchungen haben wir keine Assoziation zwischen einer p53-Überexpression und der Eindringtiefe der Melanome finden können. Selbst in Melanommetastasen war keine signifikant unterschiedliche Expression von p53 nachweisbar. Ebenso fanden wir keine Hinweise für eine schlechtere Prognose von immunreaktiven Primärtumoren. Diese Ergebnisse weisen darauf hin, daß eine abnorme p53-Expression ein frühes Ereignis bei der Entstehung melanozytärer Tumoren darstellt. Bislang kommt aber dem Nachweis einer p53-Überexpression in Pigmentzelltumoren weder diagnostische noch prognostische Relevanz zu.

Entgegen früheren Annahmen kann eine Überexpression von p53 nicht als Hinweis gewertet werden, daß eine TP53-Mutation in diesen Zellen vorliegt. In epithelialen Tumoren sind solche genetischen Veränderungen häufig nachzuweisen, in bis zu 58 % der Spinaliome [6] und in bis zu 65 % der Basaliome [64] waren TP53-Mutationen gefunden worden. Der Nachweis dieser genetischen Veränderungen in aktinischen Keratosen und in In-situ-Karzinomen ist ein weiterer Hinweis, daß p53 seine tumorsuppressiven Funktionen in der frühen Karzinogenese bewirkt. In melanozytären Tumoren sind p53-Mutationen hingegen seltene Ereignisse. In Melanomzellinien liegt die Rate der TP53-Mutationen bei etwa 25 %, in malignen Melanomen sind p53-Mutationen mit 10 % noch seltener [56].

Die molekulare Analyse der TP53-Mutationen in Hauttumoren ergab ein sehr bemerkenswertes Ergebnis: Die Mehrzahl der Punktmutationen bestand in einer Transition von Cytosinen zu Thymidinen in Bipyrimidinen. Diese genetischen Veränderungen sind charakteristisch für eine UV-Licht-bedingte DNA-Schädigung. Bei Basaliomen und Spinaliomen, die bevorzugt in lichtexponierten Körperarealen auftreten, war dieses Ergebnis zu erwarten; bei Melanomen ergaben sie molekulare Hinweise auf die Pathogenese, die aus epidemiologischen Untersuchungen bislang nicht sicher abzuleiten waren [6, 15].

1.4
ras-Onkogenfamilie

Die ras-Gen-Superfamilie setzt sich aus mehr als 50 verschiedenen Mitgliedern zusammen. Sie haben wichtige Funktionen bei der Steuerung des Zellzyklus inne, ihre Gemeinsamkeit ist die Bindung an GTP. Die ras-Genfamilie im engeren Sinne besteht aus den sehr nahe verwandten Ha-ras-, Ki-ras-, N-ras-Genen und zählt zu den am besten untersuchten Onkogenfamilien. Diese Gene haben eine zentrale Position bei der Signaltransduktion von der Zellmembran in den Zellkern und können so die Proliferation, die Differenzierung und den Zellmetabolismus kontrollieren. Trotz intensiver Forschung ist es bislang noch nicht gelungen, das Netzwerk der verschiedenen ras-Proteine bei der Signaltransduktion vollständig zu verstehen; bis heute ist der direkte Effektor von ras nicht bekannt [60].

In normaler Haut kann die Expression von ras-Proteinen immunhistochemisch in ekkrinen Drüsen und Talgdrüsen, glatter Muskulatur, in Kapillaren, in Fibroblasten und in Nerven und in der Epidermis nachgewiesen werden. In der Epidermis ist eine Assoziation des exprimierten ras-Proteins mit dem Differenzierungsgrad der Keratinozyten zu beobachten, wobei die höchsten Konzentrationen suprabasal beobachtet werden. Diese Befunde weisen darauf hin, daß ras-Proteine eine physiologische Rolle in der epidermalen Proliferation oder Differenzierung haben. In Verrucae vulgares zeigt die Granularzellschicht die stärkste ras-Expression. Tumorzellen in Spinaliomen und Basaliomen weisen ebenfalls immunhistochemisch nachweisbare ras-Konzentrationen auf [21, 32].

ras-Mutationen scheinen als isolierte genetische Veränderung eine maligne Transformation von Zellen nicht auslösen zu können. Sie können aber zu unkontrollierten Wachstumsimpulsen für die Zellen und damit zu einem prämalignen Phänotyp führen. Malignes Wachstum scheint aufzutreten, wenn Fehl-funktionen von weiteren Onkogenen oder Tumorsuppressorgenen auftreten. Dies konnte sehr eindrucksvoll in Keratinozytenzellinien gezeigt werden, in denen weder Mutationen in ras-Genen noch im p53-Tumorsuppressorgen zu einem malignen Phänotyp führten. In diesen Zellen löste erst der Verlust eines Chromosom 15 die maligne Transformation aus [5].

Aktivierende ras-Mutationen wurden in verschiedenen malignen Tumoren nachgewiesen. In Spinaliomen wurden Mutationen besonders im Ha-ras gefunden. In einer Untersuchung von Pierceall et al. [36] wurden in 5 von 15 Basaliomen und in 11 von 24 (46 %) Spinaliomen Mutationen nachgewiesen. In weiteren Tumoren waren darüber hinaus noch Mutationen in Ki-ras und Amplifikationen von N-ras zu beobachten. Hingegen fanden Spencer et al [44] nur in 4 von 33 (12 %) Spinaliomen ras-Mutationen, jedoch waren diese genetischen Veränderungen auch in 3 von 19 (16 %) prämalignen, aktinischen Keratosen nachweisbar. ras-Mutationen stellen somit ein frühes Ereignis in der Karzinogenese epithelialer Tumoren dar. Dies bestätigt bereits beschriebene Befunde in Zellinien. In epithelialen Tumoren scheint v. a. das Kodon 12 von Ha-ras von Mutationen betroffen zu sein. Möglicherweise ist dies die Folge eines UV-Lichtschadens, da dieses Kodon ein Bipyrimidin enthält [44, 51].

Untersuchungen, v. a. durch Albino et al. [1], konnten inzwischen belegen, daß mutante und dadurch aktivierte ras-Gene nur ausnahmsweise in Nävi exprimiert werden und erst spät in der Melanomprogression – in bis zu 45 % der Tumoren – nachweisbar sind [4, 61]. Man hatte zunächst angenommen, daß bei Melanomen auch seltene ras-Allele eine Rolle spielen können, dies ist aber inzwischen durch mehrere Untersuchergruppen ausgeschlossen worden [18]. ras-Aktivierungen werden v. a. in Melanomen beobachtet, die in lichtexponierten Arealen entstanden sind. Hierbei betreffen die auslösenden Mutationen pyrimidinreiche Abschnitte des Gens. Da die Bildung von Pyrimidindimeren ein typischer UV-Lichtschaden ist, liegt es nahe, daß die beobachteten ras-Aktivierungen Folge einer übermäßigen Sonnenexposition sind. Bislang konnte jedoch noch nicht eindeutig nachgewiesen werden, daß ras-Veränderungen eine pathogenetisch wichtige Rolle in der Entstehung melanozytärer Tumoren haben [1, 4, 51, 61].

1.5
NF1-Gen

Das Neurofibromatose-1-(NF1-)Gen auf Chromosom 17q12 kodiert Neurofibromin, ein GTPase aktivierendes Protein, das die Aktivität von ras-p21-Proteinen regulieren kann. Es bildet einen wichtigen Baustein in der Kaskade der Signaltransduktion von der Zellmembran zum Zellkern und hat somit Einfluß auf die proliferationsstimulierenden Effekte von ras-p21-Proteinen. Bei Patienten mit der Neurofibromatose von Recklinghausen wurden Keimzellmutationen im NF1-Gen nachgewiesen. Die Inzidenz von Melanomen ist bei der Neurofibromatose höher als bei anderen Patienten, möglicherweise weil bei dieser Genodermatose vermehrt kongenitale Nävi beobachtet werden, die als potentielle Vorläuferläsionen der Melanome gelten. Diese Befunde weisen darauf hin, daß das NF1-Gen auch eine Rolle in der Melanompathogenese haben könnte, zumal Andersen et al. [2] in 2 von 8 untersuchten Melanomzellinien eine verringerte oder fehlende Expression von Neurofibromin nachweisen konnten. Allelverluste in der chromosomalen Umgebung des NF1-Lokus, die molekulare Hinweise für die Anwesenheit eines Tumorsuppressorgens in diesem Bereich sind, wurden aber nur in 10 % der Melanome gefunden. Weitere Untersuchungen werden nun zeigen müssen, ob dem NF1-Gen, abgesehen vielleicht von Einzelfällen, eine relevante Rolle in der Melanompathogenese zukommt [2, 14].

1.6
Bcl-2-Gen

Das Bcl-2-(B-cell leucemia/lymphoma 2-)Protoonkogen ist der Prototyp einer Onkogenfamilie, die nicht die Proliferation von Zellen stimuliert, sondern den programmierten Zelltod, die Apoptose, blockiert und dadurch die Propagation der Tumorzellen fördert. Ursprünglich wurde Bcl-2 in follikulären B-Zell-Lymphomen entdeckt, die eine 14;18 Translokation aufwiesen.

Eine immunhistochemisch nachweisbare Expression von Bcl-2 ist kein Zeichen einer malignen Transformation einer Zelle. Bcl-2 hat wichtige physiologische Funktionen. Insbesondere in verschiedenen Stammzellen findet man eine starke Bcl-2-Expression, die einem Untergang dieser wichtigen Zellpopulation entgegenwirkt. In der Haut wird Bcl-2 konstitutiv in den basalen Keratinozyten exprimiert, der Zellschicht, die durch regelmäßige Zellteilung das Reservoir für die Erneuerung der Epidermis bildet. Bereits in den suprabasalen Schichten der Epidermis ist das Protein immunhistochemisch nicht mehr nachweisbar [30, 52].

Aktinische Keratosen und Spinaliome exprimieren im Gegensatz zu Basaliomen eine sehr niedrige Konzentration von Bcl-2. Diese Beobachtung wurde als Hinweis gedeutet, daß sich letzterer Tumortyp von den basalen Keratinozyten ableitet, im Gegensatz zu den Spinaliomen, die sich aus suprabasalen Zellschichten entwickeln. Der Unterschied in der Expression von Bcl-2 in beiden epithelialen Tumortypen kann auch als Hinweis gewertet werden, daß der Mechanismus der Tumorausbreitung unterschiedlich ist. Basaliome propagieren, weil die Zellen nicht absterben können, während hingegen Spinaliome wegen ihrer hohen Proliferationsrate fortschreiten [30, 52].

In Zellen des melanozytären Zellsystems findet man ebenfalls eine konstitutive Expression von Bcl-2. Auch bei diesen Zellen kann eine Expression von Bcl-2 nicht als Hinweis auf eine maligne Transformation der Zellen gedeutet werden. Ramsay et al. fanden in allen 39 untersuchten benignen Nävi Bcl-2 exprimiert, in primären Melanomen war das Protein noch in 67 % exprimiert, während in 54 % der Melanommetastasen das Protein exprimiert war. Interessanterweise waren in vielen dicken Primärmelanomen und in allen untersuchten Metastasen umschriebene Bezirke mit einer fehlenden Bcl-2-Expression nachweisbar [31, 39].

Die immunhistochemische Untersuchung der Expression von Bcl-2 in B-Zell-proliferativen Prozessen der Haut ergab, daß das Protein sowohl in reaktiven Prozessen als auch in malignen B-Zell-Lymphomen nachweisbar war. Somit ist die immunhistochemische Untersuchung einer Bcl-2-Expression in lymphozytären Prozessen nur von geringem Nutzen, eine maligne Transformation nachzuweisen [49].

1.7
NM23-Gen

In verschiedenen Tumortypen war ein eindeutiger Zusammenhang der Expression der Nucleotid-Diphosphat-Kinase, dem homologen Protein des NM23-Tumorsuppressorproteins mit deren Metastasierungspotenz gefunden worden. NM23 wurde deshalb auch als Antimetastasierungsprotein bezeichnet und als prognostischer Marker bewertet. Der Stellenwert dieses Tumorsuppressorgens bei Hauttumoren ist bislang noch nicht eindeutig einschätzbar. In Melanomzellinien war ein Zusammenhang zwischen der Expression von NM23 und deren Malignität nachgewiesen worden. Auch in Spinaliomen war das NM23-Protein gefunden worden. Die Expression unterschied sich jedoch nicht signifikant von der in Keratoakanthomen. Die NM23-Expression ist somit kein diagnostischer Marker bei epithelialen Tumoren der Haut, bei melanozytären Tumoren steht der Nachweis der klinischen und prognostischen Relevanz dieses Proteins noch aus [7, 45].

1.8
Chromosomale Regionen, in denen wichtige Gene für die Transformation und Progression von Melanomen vermutet werden

1.8.1
Chromosom 1p36

Linkage Studien bei Melanomfamilien ergaben Hinweise, daß ein Gen für das dysplastische Nävussyndrom/malignes Melanom im Chromosomenabschnitt 1p36 lokalisiert ist [3]. Untersuchungen von weiteren Melanomfamilien zeigten jedoch, daß nur bei einer Untergruppe der Familien ein genetischer Zusammenhang mit Chromosom 1 nachweisbar ist. Das postulierte Melanomgen wird 36cM telomerseits des Rhesuslokus zwischen den Markern D1S47 und dem Pronatriodilatingen (PND) vermutet. In dieser chromosomalen Region wurden bereits mehrere Kandidatengene, wie das Rap1-GA1-Gen und das p58clk (PITSLRE) lokalisiert. Eine Identifizierung des Melanomgens ist bislang jedoch noch nicht gelungen [23, 58].

Zytogenetische Veränderungen auf Chromosom 1 sind häufige Befunde beim Melanom. Die Deletionen und Translokationen wurden jedoch meist in 1p12–22 beobachtet, einer Region, die weiter zentromerwärts liegt. In Melanommetastasen wird zudem häufig der Verlust von genetischem Material vom distalen kurzen Arm von Chromosom 1 gefunden. Diese Befunde weisen darauf hin, daß auf diesem Chromosom auch ein Melanomprogressionsgen lokalisiert sein könnte [12].

1.8.2
Chromosom 6q

Bei zytogenetischen Untersuchungen von Melanomen wurden sehr häufig strukturelle Veränderungen auf dem Chromosom 6 gefunden, was auf ein wichtiges Tumorgen für das Melanom auf diesem Chromosom hinweist. In Melanomzellinen waren Veränderungen insbesondere auf 6q nachweisbar. Trent et al. [48] übertrugen einen intakten langen Arm des Chromosom 6 in Melanomzellen. Durch diese Transfektion wurde der maligne Phänotyp der Zellen unterdrückt, was als gewichtiger Hinweis für ein frühes Melanomgen auf diesem Chromosom gewertet werden kann. In Melanommetastasen wurden häufig Deletionen in 6q22–27 gefunden [27]. Es ist bislang unklar, ob diese Befunde auf ein (weiteres) Melanom*progressions*gen in diesem Bereich hinweisen. Interessanterweise ist auch das homologe Gen einer Tyrosinkinase, die als Melanomgen bei den Pigmenttumoren des Xiphophorusfisches erkannt wurde, in diesem chromosomalen Bereich lokalisiert.

Die bisherigen Befunde ergeben aber keinen Hinweis, daß dieses mit dem gesuchten humanen Melanomgen identisch ist.

1.8.3
Chromosom 7p

Melanompatienten haben eine schlechtere Prognose, wenn in den Tumoren zytogenetische Veränderungen auf Chromosom 7 gefunden werden [47]. Dies weist darauf hin, daß auf diesem Chromosom Progressionsgene lokalisiert sein könnten. Das Gen für den EGF-Rezeptor (epidermal growth factor-receptor) ist ein Kandidatengen. Immunhistochemisch konnte nachgewiesen werden, daß die Expression dieses Proteins mit einer fortschreitenden Entdifferenzierung der Melanome ansteigt. Die erhöhten intrazellulären Konzentrationen beruhen auf einer Amplifikation des Gens. Jedoch konnte dieser Marker nicht als Malignitätskriterium verwendet werden, da eine Expression von EGFR in frühen Melanonen aber auch in dysplastischen Nävi gefunden wurde [22]. Der Nachweis von mutanten und damit onkogen wirkenden EGF-Rezeptoren oder von amplifizierten EGFR-Genen mit folgender erhöhter Expression des EGF-Rezeptorproteins ist nicht auf Melanome beschränkt, sondern wurde auch in Hirntumoren und anderen Tumortypen gefunden.

1.8.4
Chromosom 10q

In frühen Melanomen wurden zytogenetische Auffälligkeiten, insbesondere Deletionen, in der chromosomalen Region 10q22–10qter beobachtet. Dies weist darauf hin, daß in diesem chromosomalen Abschnitt ein Gen lokalisiert sein könnte, das eine wichtige Rolle in der frühen Melanompathogenese hat.

Wir haben deshalb diese Region in 26 Melanomen auf einen Allelverlust untersucht. Bei mehr als 30 % der untersuchten Melanome war ein solcher Verlust nachweisbar. Die betroffenen chromosomalen Abschnitte waren sehr umschrieben, die Eingrenzung auf eine bestimmte Region war jedoch nicht möglich. Es wurden zudem Hinweise für ein Melanomprogressionsgen in diesem Chromosomenabschnitt gefunden, da die Allelverluste bei mehreren Melanompatienten erst in den Metastasen auftraten, aber nicht in den Primärtumoren nachweisbar waren. Diese Ergebnisse decken sich mit Befunden bei Hirntumoren, bei denen Veränderungen auf Chromosom 10 erst in späten Stadien auftreten und mehr als eine Region betreffen [20, 40].

1.8.5
Chromosom 11q

Trent et al. [47] konnten zeigen, daß bei Melanompatienten eine kürzere Überlebenszeit mit dem Nachweis von zytogenetischen Veränderungen auf dem Chromosom 11 assoziiert ist. Die klinische Relevanz dieser Beobachtungen wird gestützt durch Beobachtungen in Mammakarzinom- und Melanomzellinien. Der Transfer eines intakten Chromosom 11 konnte die Tumorgenität der malignen Zellen deutlich verringern [10]. Molekulare Untersuchungen in verschiedenen Tumortypen deuten darauf hin, daß dieses Risiko möglicherweise von einem Tumorsuppressorgen auf dem langen Arm von Chromosom 11 ausgeht. In Kolon- und Mammakarzinomen, aber auch in Zervixkarzinomen konnte die chromosomale Region des vermuteten Tumorsuppressorgens weiter auf den distalen Teil von 11q eingegrenzt werden.

Wir haben diese chromosomale Region auf den Verlust von genetischem Material untersucht und konnten zeigen, daß bei Melanomen Allelverluste in Bereich 11q23 nachweisbar sind. Die Veränderungen wurden aber nur in fortgeschrittenen Läsionen gefunden und zeigten eine schlechte Prognose für die Patienten an. Es sind weitere Untersuchungen erforderlich zur Identifizierung dieses Tumorsuppressorgens, das nach den bisherigen Erkenntnissen als Progressionsgen wichtige Funktionen in verschiedenen entdifferenzierten Tumoren hat. Insbesondere der Befund in Zervixkarzinomen weist darauf hin, daß dieses Gen auch Bedeutung für epitheliale Tumoren (der Haut) haben könnte [19].

1.9
Gen des Basalzellnävussyndroms

Das Basalzellnävussyndrom ist eine autosomal dominant vererbte Genodermatose, die gekennzeichnet ist durch das gleichzeitige Auftreten von multiplen Basaliomen und Veränderungen innerer Organe wie Ovarialfibrome, Katarakte, Kieferzysten und Hirntumoren. Aufgrund von Familienuntersuchungen konnte gezeigt werden, daß der zugrundeliegende Gendefekt in der chromosomalen Region 9q23.1–9q31 lokalisiert ist. Das Basalzellnävussyndromgen konnte bislang aber noch nicht identifiziert werden. Interessanterweise liegen in diesem Chromosomenabschnitt auch die Gene für Xerodermapigmentosum-Komplementationsgruppe-A und für die Fanconi-Anämie-Gruppe-C [13].

Die bisherigen Befunde legen nahe, daß hemizygote Keimbahnmutationen im Basalzellnävussyndromgen zu den beschriebenen Begleitsymptomen an inneren Organen führen. Nach Verlust des verbliebenen Allels kommt es zur Entstehung von Basaliomen an der Haut. Diese haben zunächst einen relativ gutartigen Verlauf. Erst der Eintritt von weiteren genetischen Veränderungen, wie Mutationen im p53-Tumorsuppressorgen, führt zu aggressiv wachsenden Basalzellkarzinomen [50]. Das Gen des Basalzellnävussyndroms scheint auch für sporadische Basaliome eine wichtige Rolle zu haben, da bei 69% der untersuchten Tumoren Allelverluste auf 9q nachweisbar waren. Das Basalzellnävussyndromgen scheint aber für diesen Tumortyp spezifisch zu sein. In Spinaliomen werden ebenfalls Veränderungen auf Chromosom 9q gefunden, diese liegen aber in distaleren Abschnitten [38].

1.10
Ausblick

In den letzten Jahren und Jahrzehnten wies die Inzidenz des malignen Melanoms der Haut eine enorme Zunahme auf. Intensive Forschungsbemühungen vieler Gruppen zielen auf die Aufklärung der pathogenetischen Faktoren der Melanomentstehung und der molekularen Ursachen der zunehmenden Entdifferenzierung dieser Tumoren. Insbesondere die Erkennung der familiären Form des malignen Melanoms und die Untersuchung von genetischen Markern bei betroffenen Personen erbrachten wichtige Hinweise für die chromosomale Lokalisation des initialen Melanomgens. Wir wissen, daß bei einigen Familien ein Melanomgen auf dem kurzen Arm von Chromosom 1 liegt, bei anderen gibt es starke Hinweise für ein Melanomgen auf Chromosom 9p. Die chromosomale Lokalisation von beiden vermuteten Melanomgenen konnte bereits sehr eng eingegrenzt werden. Ihre Identifizierung und Charakterisierung ist zwar noch nicht gelungen, jedoch werden mehrere Kandidatengene sehr intensiv untersucht. Bislang ist aber noch nicht geklärt, ob das Melanom eine genetisch heterogene Gruppe von Erkrankungen darstellt, oder ob dieser Tumor einen polygenen Erbgang aufweist.

Für verschiedene andere Gene konnten Hinweise gefunden werden, daß sie eine Rolle bei der Entdifferenzierung der Melanomzellen und somit der Progression der Melanome haben könnten. Im folgenden Schema (Abb. 1.1) sind stadienbezogen die genetischen Veränderungen dargestellt, denen bislang eine wichtige pathogenetische Rolle im Verlauf des Melanoms zugemessen wird.

Das Basaliom ist ebenfalls ein Tumor, bei dem wir eine familiäre Form kennen, das Basalzellnävussyndrom. Auch bei diesem Malignom haben wir Hinweise für die chromosomale Lokalisation des initialen Gens, dessen Charakterisierung aber noch

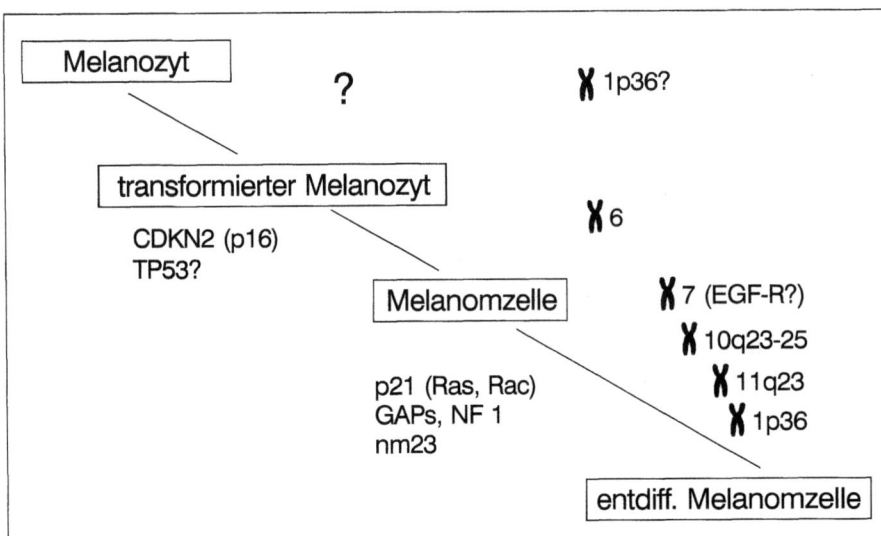

Abb. 1.1. Genetische Veränderungen bei der malignen Transformation von Melanozyten und Progression von Melanomen

austeht. Bislang sind weder die molekularen Veränderungen, die zu den verschiedenen klinischen Basaliomverlaufsformen führen, noch die Progressionsgene bekannt, die zu einen Übergang in das Basalzellkarzinom führen.

Spinaliome treten nicht in einer familiären Form auf, somit haben wir bislang auch keine Hinweise für ein initiales Tumorgen. In Zellinien, aber auch in experimentell induzierten epithelialen Tumoren bei Tieren ist es sehr schwierig, den Zeitpunkt der malignen Transformation zu definieren. Diese Untersuchungen zeigen auch, daß sich Ergebnisse aus Tiermodellen nur bedingt auf epitheliale Tumoren des Menschen übertragen lassen. Die Ursache könnte darin liegen, daß diese Malignome, obwohl phänotypisch ähnlich, genotypisch doch sehr heterogen sind.

Es ist zu erwarten, daß in nächster Zeit die initialen Melanomgene und auch das Gen des Basalzellnävussyndroms identifiziert und charakterisiert werden können. Die Aufklärung deren Funktion wird wichtige neue Einsichten in die Pathogenese dieser Tumoren liefern und könnte dann ein erfolgversprechender Ausgangspunkt für neue therapeutische Ansätze darstellen.

Literatur

1. Albino AP, Nanus DM, Mentle IR, Cordon Cardo C, McNutt NS, Bressler J, Andreeff M (1989) Analysis of ras oncogenes in malignant melanoma and precursor lesions: correlation of point mutations with differentiation phenotype. Oncogene 4: 1363–1374
2. Andersen LB, Fountain JW, Gutmann DH et al. (1993) Mutations in the neurofibromatosis gene in sporadic malignant melanoma cell lines. Nat Genet 3: 118–121
3. Bale SJ, Dracopoli NC, Tucker MA et al. (1989) Mapping the gene for hereditary cutaneous malignant melanoma-dysplastic nevus to chromosome 1p. N Engl J Med 320: 1367–1372
4. Ball NJ, Yohn JJ, Morelli JG, Norris DA, Golitz LE, Hoeffler JP (1994) Ras mutations in human melanoma: A marker of malignant progression. J Invest Dermatol 102: 285–290
5. Boukamp P, Peter W, Pascheberg U, Altmeier S, Fasching C, Stanbridge EJ, Fusenig NE (1995) Step-wise progression in human skin carcinogenesis in vitro involves mutational inactivation of p53, rasH oncogene activation and additional chromosome loss. Oncogene 11: 961–969
6. Brash DE, Ziegler JA, Simon JA et al. (1991) A role for sunlight in skin cancer: UV induced p53 mutations in squamous cell carcinoma. Proc Natl Acad Sci USA 88: 10124–10128
7. Caligo MA, Grammatico P, Cipollini G, Varesco L, Del Pr oto G, Bevilacqua G (1994) A low NM23.H1 gene expression identifying high malignancy human melanomas. Melanoma Res 4: 179–184
8. Campbell C, Quinn AG, Angus B, Rees JL (1993) The relation between p53 mutation and p53 immunostaining in non-melanoma skin cancer. Br J Dermatol 129: 235–241
9. Cannon-Albright LA, Goldgar DE, Meyer LJ et al. (1992) Assignment of a locus for familial melanoma, MLM, to chromosome 9p13-p22. Science 258: 1148–1152
10. Coleman A, Robertson G, Mote P, Lugo TG (1995) Chromosome 11 suppresses cell growth and tumorigenicity in human malignant melanoma cells. Proc Am Assoc Cancer Res 36:196 (abstr.)
11. Donehower LA, Harvey M, Slagle BL, McArthur MJ, Montgomery CA, Butel JS, Bradley A (1992) Mice deficient for p53 are developmentally normal but susceptible to spontaneous tumours. Nature 356: 215–221
12. Dracopoli NC, Harnett P, Bale SJ, Stanger BZ, Tucker MA, Housman DE, Kefford RF (1989) Loss of alleles from the distal short arm of chromosome 1 occurs late in melanoma tumor progression. Proc Natl Acad Sci USA 86: 4614–4618
13. Goldstein AM, Stewart VC, Bale SJ, Dean M (1994) Localization of the gene for the nevoid basal cell carcinoma syndrome. Am J Hum Genet 54: 765–773
14. Gomez L, Rubio MP, Martin MT et al. (1996) Chromosome 17 allelic loss and NF1-GRD mutations do not play a significant role as molecular mechanisms leading to melanoma tumorigenesis. J Invest Dermatol 106: 432–436
15. Greenblatt MS, Bennett WP, Hollstein M, Harris CC (1994) Mutations in the p53 tumor suppressor gene: clues to cancer etiology and molecular pathogenesis. Cancer Res 54:4855–4878

16. Gruis NA, van der Velden PA, Sandkuijl LA et al. (1995) Homozygotes for CDKN2 (p16) germline mutation in Dutch familial melanoma kindreds. Nat Genet 10: 351–353
17. Gruis NA, Weaver-Feldhaus J, Liu Q et al. (1995) Genetic evidence in melanoma and bladder cancer that p16 and p53 function in separate pathways of tumor suppression. Am J Pathol 146: 1199–1206
18. Harnett P, Kefford RF (1988) Molecular models of tumorigenesis: Application to familial and sporadic melanoma. Semin Oncol 15: 547–557
19. Herbst RA, Larson A, Weiss J, Cavenee WK, Hampton GM, Arden KC (1995) A defined region of loss of heterozygosity at 11q23 in cutaneous malignant melanoma. Cancer Res 55: 2494–2496
20. Herbst RA, Weiss J, Ehnis A, Cavenee WK, Arden KC (1994) Loss of heterozygosity for 10q22–10qter in malignant melanoma progression. Cancer Res 54: 3111–3114
21. Inohara S, Kitano Y, Sagami S (1993) Immunohistologic localization of ras p21 in normal, hyperplastic, and neoplastic epidermis. Int J Dermatol 32: 866–869
22. Koprowski H, Herlyn M, Balaban G, Parmiter G, Ross A, Nowell P (1985) Expression of the receptor for epidermal growth factor correlates with increased dosage of chromosome 7 in malignant melanoma. Somatic Cell Mol Genet 11: 297–302
23. Lahti JM, Valentine M, Jones B et al. (1994) Alterations in the PITSLRE protein kinase gene complex on chromosome 1p36 in childhood neuroblastoma. Nat Genet 7: 370–375
24. Lane DP (1994) p53 and human cancers. Br Med Bull 50:582–599
25. McGregor J, Brooks L, Crook T (1996) Absence of p16 mutations in human nonmelanoma skin cancer. Br J Dermatol 134: 585 (abstr)
26. Mikkelsen T, Cavenee WK (1991) Suppressors of the malignant phenotype. Cell Growth Diff 1: 201–207
27. Millikin D, Meese E, Vogelstein B, Witkowski C, Trent J (1991) Loss of heterozygosity for loci on the long arm of chromosome 6 in human malignant melanoma. Cancer Res 51: 5449–5453
28. Moles JP, Moyret C, Guillot B, Jeanteur P, Guilhou JJ, Theillet C, Basset-Seguin N (1993) p53 gene mutations in human epithelial skin cancers. Oncogene 8: 583–588
29. Moll UM, Riou G, Levine AJ (1992) Two distinct mechanisms alter p53 in breast cancer: mutation and nuclear exclusion. Proc Natl Acad Sci USA 89: 7262–7266
30. Morales Ducret CR, van de Rijn M, LeBrun DP, Smoller BR (1995) BCL-2 expression in primary malignancies of the skin. Arch Dermatol 131: 909–912
31. Morales Ducret CR, van de Rijn M, SmollerBR (1995) BCL-2 expression in melanocytic nevi. Insight into the biology of dermal maturation. Arch Dermatol 131: 915–918
32. Mori O, Hachisuka H, Sasai Y, Shiku H (1993) Expression of smg p21A and ras p21 in epidermal neoplasms. Arch Dermatol Res 285: 441–443
33. Nishikawa R, Furnari F, Lin H, Arap W, Berger MS, Cavenee WK, Su Huang HJ (1995) Loss of p16ink expression is frequent in high grade gliomas. Cancer Res. 55: 1941–1945
34. Nobori T, Miura K, Wu DJ, Louis A, Takabayashi K, Carson DA (1994) Deletions of the cyclin-dependent kinase 4 inhibitor gene in multiple human cancers. Nature 368: 753–756
35. Ohta M, Nagai H, Shimizu M et al. (1994) Rarity of somatic and germline mutations of the cyclin dependent kinase 4 inhibitor gene, CDK 4I in melanoma. Cancer Res 54: 5269–5272
36. Pierceall WE, Goldberg LH, Tainsky MA, Mukhopadhyay T, Ananthaswamy HN (1991) Ras gene mutation and amplification in human nonmelanoma skin cancers. Mol Carcinog 4: 196–202
37. Pilch H, Weiss J, Heubner C, Heine M (1994) Differential diagnosis of keratoacanthomas and squamous cell carcinomas: diagnostic value of DNA image cytometry and p53 expression. J Cutan Pathol 21: 507–513
38. Quinn AG, Sikkink S, Rees JL (1994) Basal cell carcinomas and squamous cell carcinomas of human skin show distinct patterns of chromosome loss. Cancer Res 54: 4756–4759
39. Ramsay JA, From L, Kahn HJ (1995) BCL-2 protein expression in melanocytic neoplasms of the skin. Mod Pathol 8: 150–154
40. Rempel SA, Schwechheimer K, Davis RL, Cavenee WK, Rosenblum ML (1993) Loss of heterozygosity for loci on chromosome 10 is associated with morphologically malignant meningioma progression. Cancer Res 53: 2386–2392
41. Ro YS, Cooper PN, Lee JA et al. (1993) P53 protein expression in benign and malignant skin tumours. Br J Dermatol 128: 237–241
42. Schnyder U (1966) Tumoren der Haut in genetischer Sicht. Praxis 65: 1478–1482
43. Spandau DF (1994) Distinct conformation of p53 are observed at different stages of keratinocyte differentiation. Oncogene 9: 1861–1868
44. Spencer JM, Kahn SM, Jiang W, DeLeo VA, Weinstein IB (1995) Activated ras genes occur in human actinic keratoses, premalignant precursors to squamous cell carcinomas. Arch Dermatol 131: 796–800
45. Stephenson TJ, Royds JAS, Bleehen SS, Silocks PB, Rees RC (1993) Anti-metastatic nm23 gene product expression in keratoacanthoma and squamous cell carcinoma. Dermatology 187: 95–99
46. Stretch JR, Gatter KC, Ralfkiaer E, Lane DP, Harris AL (1991) Expression of mutant p53 in melanoma. Cancer Res 51: 5976–5979
47. Trent JM, Meyskens FL, Salmon SE, Ryschon K, Leong SP, Davis JR, McGee DL (1990) Relation of cytogenetic abnormalities and clinical outcome in metastatic melanoma. N Engl J Med 322: 1508–1511
48. Trent JM, Stanbridge EJ, McBride HL et al. (1990) Tumorigenicity in human melanoma cell lines controlled by introduction of human chromosome 6. Science 247: 568–571
49. Triscott JA, Ritter JH, Swanson PE, Wick MR (1995) Immunoreactivity for BCL-2 protein in cutaneous lymphomas and lymphoid hyperplasias. J Cutan Pathol 22: 2–10
50. Riet PM van der, Karp D, Farmer E et al. (1994) Progression of basal cell carcinoma through loss of chromosome 9q and inactivation of a single p53 allele. Cancer Res 54: 25–27
51. Veer LJ van't, Burgering BM, Versteeg R et al. (1989) N-ras mutations in human cutaneous melanoma from sun exposed body sites. Mol Cell Biol 9: 3113–3116
52. Verhaegh MEJM, Sanders CJG, Arends JW, Neumann HAM (1995) Expression of the apoptosis-suppressing protein Bcl-2 in non-melanoma skin cancer. Br J Dermatol 132: 740–744
53. Wang YL, Uhara H, Yamazaki Y, Nikaido T, Saida T (1996) Immunohistochemical detection of CDK4 and p16ink proteins in cutaneous malignant melanoma. Br J Dermatol 134: 269–275
54. Wang XW, Yeh H, Schaeffer L et al. (1995) p53 modulation of TFIIH-associated nucleotide excision repair activity. Nat Genet 10: 188–195
55. Weinberg RA (1989) Oncogenes, antioncogenes and the molecular bases of multistep carcinogenesis. Cancer Res 49: 3713–3721
56. Weiss J, Heine M, Arden KC, Körner B, Pilch H, Herbst RA, Jung EG (1995) Mutation and expression of p53 in malignant melanomas. In: Garbe C (Hrsg.) Skin cancer, recent results in cancer research (vol 139; pp 137–154) in. Springer, Berlin Heidelberg New York Tokyo
57. Weiss J, Heine M, Körner B, Pilch H, Jung EG (1995) Expression of p53 protein in malignant melanomas: clinicopathological and prognostic implications. Br J Dermatol 133: 23–31
58. Weiss J, Rubinfeld B, Polakis PG, McCormick F, Cavenee WK, Arden KC (1994) The RAP1GA1 locus for human

rap1-GTPase activating protein 1 maps to chromosome 1p36.1-35. Cell Genet Cytogenet 66: 18–21

59. Weiss J, Schwechheimer K, Cavenee WK, Herlyn M, Arden KC (1993) Mutation and expression of the p53 gene in malignant melanoma cell lines. Int J Cancer 54: 693–699

60. Wittinghofer A, Herrmann C (1995) Ras-effector interactions. The problem of specificity. FEBS Letters 369: 52–56

61. Yasuda H, Kobayashi H, Ohkawara A, Kuzumaki N (1989) Differential expression of ras oncogene products among the types of human melanomas and melanocytic nevi. J Invest Dermatol 93: 54–59

62. Yuspa SH (1994) The pathogenesis of squamous cell cancer: lessons learned from studies of skin carcinogenesis-thirty-third G.H.A. Clowes Memorial Award Lecture. Cancer Res 54: 1178–1189

63. Zambetti GP, Levine AJ (1993) A comparison of the biological activities of wild-type and mutant p53. FASEB J 7: 855–865

64. Ziegler A, Leffell DJ, Kunala S et al. (1993) Mutation hotspots due to sunlight in the p53 gene of nonmelanoma skin cancers. Proc Natl Sci USA 90: 4216–4220

Addendum

Während der Drucklegung dieser Übersichtsarbeit wurden von zwei unabhängigen Forschergruppen Befunde publiziert, die nahelegen, daß das humane homologe Gen des Drosophila „patched Gen" das Basalzelnävussyndrom-Gen darstellt (Johnson RL, Rothman AL, Xie J, Goodrich LV, Bare JW, Bonifas JM, Quinn AG, Myers RM, Cox DR, Epstein EH Jr, Scott MP (1996) Human homolog of patched, a candidate for the basal cell nevus syndrome. Science 272: 1668-71 und Hahn H, Wicking C, Zaphiropoulous PG, Gailani MR, Shanley S, Chidabaram A, Vorechovsky I, Holmberg E, Unden AB, Gillies S, Negus K, Smyth I, Pressman C, Leffell DJ, Gerrard B, Goldstein AM, Dean M, Toftgard R, Chenevix-Trench G, Wainwright B, Bale AE (1996) Mutations of the human homolog of Drosophila patched in the nevoid basal cell carcinoma syndrome. Cell 85: 841–51).

2 UV-Licht und Kanzerogenese

Thomas M. Rünger

2.1 Einleitung

Die Exposition der Haut mit ultravioletter Strahlung ist der wichtigste Risikofaktor für die Entwicklung von Plattenepithelkarzinomen, Basaliomen und malignen Melanomen. Die Ausbildung maligner Hauttumore ist, wie auch bei anderen malignen Tumoren, ein Prozess, der in mehreren genetisch determinierten Schritten abläuft (Abb. 2.1). Mit immer mehr genetischen Veränderungen (Mutationen) erwerben betroffene Zellen ganz spezifische Fähigkeiten, die sie zur Progression in ein höheres Tumorstadium befähigen, oder sie verlieren Funktionen, die sie vor Progression schützen. Zellen mit einer ausreichend großen Zahl solcher besonderer, erworbener (bzw. verlorener) biologischer Eigenschaften führen dann auch zu klinisch manifesten prämalignen und malignen Proliferationen.

Die ultraviolette Einstrahlung auf die Haut spielt bei dieser Multischrittkarzinogenese eine duale Rolle, sie ist sozusagen ein „zweischneidiges Schwert": Zum einen produziert UV-Strahlung DNA-Schäden. Diese stehen am Anfang der Kausalkette der UV-induzierten Hautkarzinogenese. Zum anderen wirkt ultraviolette Strahlung immunsuppressiv, so daß die Immunüberwachung in der Haut mit Abwehr prämaligner und maligner Zellen gestört wird.

Die drei angesprochenen Aspekte der UV-induzierten Hautkarzinogenese, nämlich die epidemiologischen Zusammenhänge, die molekularen Mechanismen und die immunologischen Faktoren sollen im folgenden Beitrag erörtert werden.

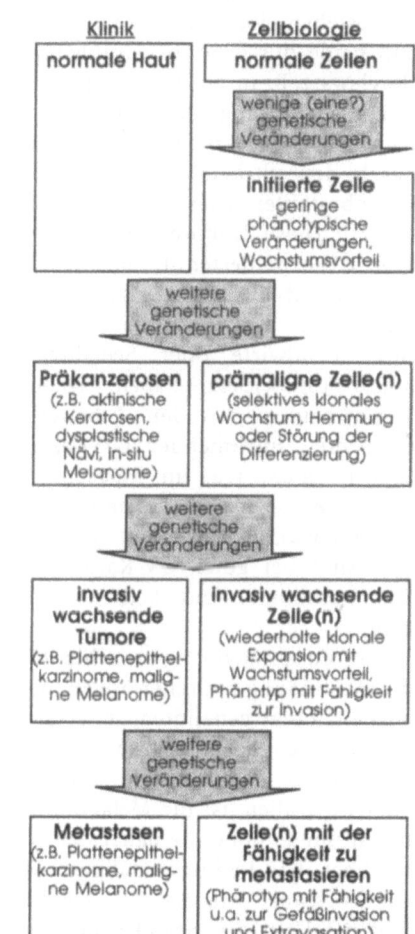

Abb. 2.1. Schematische Darstellung der Multischritthautkarzinogenese. Die klinischen Manifestationen unterschiedlicher Tumorstadien sind den biologischen Eigenschaften der Zellen dieser Stadien gegenübergestellt. Jeder Entdifferenzierungsschritt beruht auf genetischen Alterationen betroffener Zellen. Epigenetische Veränderungen sind in diesem sehr vereinfachten Schema nicht berücksichtigt. Jede dieser genetischen Veränderungen kann durch ultraviolette Strahlung induziert werden

2.2
Epidemiologische und tierexperimentelle Hinweise für einen Zusammenhang zwischen UV-Licht und Hautkarzinogenese

Daten aus verschiedenen Teilen der Welt zeigen eine stetige Zunahme an Plattenepithelkarzinomen, Basaliomen und malignen Melanomen. Obwohl die Zusammenhänge zwischen UV-Exposition und Tumorentwicklung bei den epithelialen Tumoren und dem malignen Melanom unterschiedlich sind, so bestehen doch heute keine Zweifel mehr daran, daß beide durch Sonnenstrahlen verursacht werden [Reviews z. B. in 23, 30, 37, 44].

Die Auslösung der meisten, wenngleich auch nicht aller Basaliome und Plattenepithelkarzinome durch den ultravioletten Anteil des Sonnenlichtes ist unbestritten. Dies beruht auf folgenden Beobachtungen: Diese Tumore treten v. a. in den am stärksten UV-exponierten Hautarealen auf. Die Tumorinzidenz ist dosisabhängig, so daß z. B. Patienten, die Berufe mit einer Tätigkeit im Freien ausüben (u. a. Landwirte oder Seefahrer) ein besonders hohes Tumorrisiko haben. Weiterhin nimmt die Tumorinzidenz mit dem Lebensalter zu, d. h. u. a. auch mit zunehmender UV-Gesamtdosis. In Tierexperimenten, v. a. an Mäusen, lassen sich diese Phänomene gut reproduzieren. Die Plattenepithelkarzinomvorläuferläsionen, die aktinischen Keratosen, sind bei guter UV-Karenz oftmals reversibel. Für Basaliome sind keine Vorläuferläsionen bekannt.

Der Zusammenhang zwischen UV-Exposition und der Ausbildung maligner Melanome ist im Vergleich zu dem oben genannten andersartig. Er wird aber durch folgende Beobachtungen belegt: In genetisch homogenen Populationen, wie z. B. in den USA oder Australien, ist die Melanominzidenz und -mortalität um so höher, je näher der Wohnort am Äquator liegt. Die Inzidenz maligner Melanome ist dort am höchsten, wo die UV-Strahlung am stärksten und die Haut der Bevölkerung am empfindlichsten ist, nämlich bei den Bewohnern Australiens irischer Abstammung (überwiegend Lichttyp 1). Dabei haben Studien an Auswanderern gezeigt, daß v. a. die UV-Dosis am Wohnort im Kindes- und Jugendalter für das Melanomrisiko entscheident ist [34], das Alter, in dem sich die meisten Menschen bereits den Großteil ihrer UV-Lebensdosis zuziehen. Der Zusammenhang ist darüber hinaus an einer Vielzahl von Fallkontrollstudien gezeigt worden. Ein weiteres Argument für die UV-Genese maligner Melanome ist die Tatsache, daß der unabhänige Melanomrisikofaktor „Anzahl an melanozytären Nävi" mit UV-Exposition assoziiert ist [49], insbesondere auch mit Sonnenbränden im Kindesalter [31]. Leider gibt

es für die Entstehung maligner Melanome kein geeignetes Säugetiermodell.

Eine Reihe von Argumenten kann aufgeführt werden, die gegen UV-Exposition als Melanomrisikofaktor sprechen. Dazu gehört, daß die anatomische Verteilung nicht zu den Körperregionen mit der höchsten UV-Belastung paßt, daß die Inzidenz maligner Melanome nicht mit zunehmendem Alter zunimmt, sondern ein Maximum im mittleren Lebensalter hat, und daß Melanome sich gehäuft bei Städtern mit Arbeit in geschlossenen Räumen finden. Diese Beobachtungen können aber auch so interpretiert werden, daß nicht die Gesamt-UV-Dosis die wesentliche Rolle spielt, wie anscheinend bei den epithelialen Tumoren und den Lentigo-maligna-Melanomen, sondern vielmehr eine intermittierende, „überfallsartige" UV-Exposition auf vorher sonnenungewöhnte Haut. So treten Melanome ja auch gerade in denjenigen Arealen gehäuft auf, die z. B. nach langer UV-Karenz im Winter, im Sommer oder im Urlaub plötzlich stark der Sonne ausgesetzt werden, nämlich am Rücken bei Männern und an den Unterschenkeln bei Frauen. Anscheinend stellt eine hohe, kontinuierliche z. B. beruflich zugezogene UV-Exposition sogar einen protektiven Faktor dar.

Unterschiedliche Wellenlängen ultravioletter Strahlung haben unterschiedliche biologische Wirkungen auf die Haut [55]. Je kürzer die Wellenlänge, desto energiereicher ist die Strahlung und um so geringer ist die Eindringtiefe in die Haut. UVC (100–280 nm) wird (noch) komplett in der Atmosphäre absorbiert (v. a. durch Ozon) und kommt nicht bis zur Erdoberfläche. Würde UVC dennoch auf die Haut treffen, könnte es aufgrund seiner geringen Eindringtiefe die in der Basalzellreihe lokalisierten, biologisch relevanten Stammzellen der Epidermis kaum erreichen. Im Vergleich zu UVA (320–400 nm) ist UVB (280–320 nm) viel stärker erythemogen. Eine UVB-induzierte Bräunung ist die Folge dieser Entzündungsreaktion und erreicht ihr Maximum erst nach 24–48 h. UVA verursacht erst in sehr hohen Dosen eine Rötung, ruft aber eine Sofortbräunung hervor. Da nur UVA weit bis in das Corium eindringen kann, wird besonders dieser Wellenlängenbereich für Photoalterungsprozesse an Fibroblasten verantwortlich gemacht.

In der Vergangenheit sind die meisten Tierexperimente zur Auslösung von Hauttumoren durch ultraviolette Strahlung mit UVB durchgeführt worden. Es ist inzwischen jedoch bekannt, daß auch UVA in der Lage ist, maligne Hauttumoren auszulösen [29, 42, 55, 57, 60, 61, 62, 66]. Beim Vergleich der UVB- und UVA-Dosierungen, die erforderlich sind, um bei Mäusen eine Hautbräunung zu erreichen, ergab sich eine identische Tumorrate. Das heißt, daß durch die selektive Verwendung von UVA zur Bräunung, wie sie in Sonnenstudios als angeblich ungefährlich propagiert und durchgeführt wird, wahrscheinlich kein Vorteil hinsichtlich der Hauttumorauslösung erzielt werden kann. Für epitheliale Tumore ist versucht worden, an Mäusen ein Aktionsspektrum für Photokarzinogenese zu erstellen [18]. Mit zunehmender Wellenlänge vom UVB- zum UVA-Bereich hin zeigt dieses Mausmodell einen steilen Abfall der Tumorrate. Die Tumorrate liegt z. B. bei 350 nm 1000fach niedriger als bei 300 nm. Bei ca. 380 nm findet sich jedoch ein zweiter Gipfel (ca. 5fach karzinogener als 350 nm). Diese auf den ersten Blick großen Unterschiede zwischen UVA und UVB werden deutlich relativiert durch die Tatsache, daß im Sonnenlicht UVA zu einem wesentlich höheren Anteil vorhanden ist (ca. 100fach, bei Bewölkung besteht ein noch höherer Anteil).

Neben dem besonderen Potential zur Photoalterung, ist UVA möglicherweise ein besonderer Risikofaktor für die Auslösung maligner Melanome [57]! Dies stützt sich zum einen auf epidemiologische Studien, die zeigen, daß durch die Verwendung künstlicher UVA-Strahler in Sonnenstudios das Melanomrisiko um den Faktor 1,5–8 steigt [3, 63, 67, 69]. Maligne Melanome an ungewöhnlichen Stellen, wie z. B. im Schamhaarbereich oder am sakralen Sonnenbankauflagebereich sind ebenfalls mit der Verwendung von UVA-Strahlern in Zusammenhang gebracht worden [35]. Zum anderen gibt es aus Versuchen mit melanomsuszeptiblen Fischen der Gattung Xiphophorus Hinweise, daß UVA effektiver als UVB maligne Melanome induziert [59]. Die Autoren schließen aus ihren Daten, daß 95 % aller malignen Melanome auf die Einwirkung von UVA zurückzuführen sind. Die Ergebnisse aus diesem Fischmelanommodell können jedoch nicht ohne Weiteres auf den Menschen übertragen werden.

Eine besondere Rolle beim Schutz vor ultravioletten Strahlen spielen natürlich Sonnenschutzpräparate. Zunächst überraschend war die Erkenntniss aus epidemiologischen Untersuchungen der letzten Jahre, daß diejenigen, die Sonnenschutzpräparate verwenden, möglicherweise ein erhöhtes Melanomrisiko haben [4, 70]. Für dieses nur auf dem ersten Blick paradoxe Phänomen kommen mehrere Erklärungsmöglichkeiten in Betracht. Zum einen sind diejenigen, die Sonnenschutzpräparate verwenden, auch diejenigen, die sich vermehrt der Sonne exponieren. Hinzu kommt, daß Sonnenschutzpräparate meist nicht angewendet werden, um vor den schädigenden Einflüssen der UV-Strahlung zu schützen, sondern um länger in der Sonne bleiben zu können. Damit zieht sich der Anwender eine um so höhere Dosis des nicht gefilterten UV-Anteils, meist UVA, zu. UVA-Filter sind nämlich erst seit den 80er Jahren in einigen Präparaten enthalten und selbst bis

heute nicht in allen. Eine erhöhte UVA-Exposition durch längere Sonnenlichteinwirkung bei erfolgreichem Schutz vor UVB-induzierten Sonnenbränden mit UVB-Filtern ist möglicherweise eine Erklärung für die erhöhte Melanomrate bei Anwendern von Sonnenschutzpräparaten. Dies ist wiederum als ein Hinweis darauf zu werten, daß evtl. besonders UVA Melanome verursacht.

2.3
Molekulargenetische Mechanismen der UV-induzierten Hautkarzinogenese

Die Exposition der Haut mit Sonnenlicht führt dazu, daß in der DNA von Hautzellen (z. B. Keratinozyten oder Melanozyten) durch ultraviolette Strahlung Schäden ausgebildet werden (Abb. 2.2), die sog. DNA-Photoprodukte. In Zellen mit solchen DNA-Schäden wird an bestimmten Punkten des Zellzyklus (checkpoints) entschieden, ob der DNA-Schaden repariert werden soll, oder ob der Schaden so groß ist, daß eine Reparatur nicht mehr möglich, nicht mehr sinnvoll oder zu gefährlich ist. Im letzteren Fall entscheidet sich die Zelle für Apoptose. Durch diesen „Selbstmord" kann die betroffene Zelle dem Gesamtorganismus nicht mehr gefährlich werden, weil sie als Ausgangszelle für einen malignen Tumor ausscheidet. Interessanterweise sind die Gene vieler der an diesen „checkpoints" beteiligten Moleküle als Tumorsuppressorgene identifiziert worden. Eine Fehlfunktion führt offenbar dazu, daß Zellen mit DNA-Schäden nicht den apoptotischen Selbstmord begehen und in der Folge ihr geschädigtes Genom replizieren. Dies hat eine erhöhte Mutationsrate zur Folge – die betroffenen Zellen sind genetisch instabil. Das p53 ist das bekannteste dieser Checkpoint-Moleküle [33] und dessen Mutation ist bei vielen Tumoren, wie z. B. dem Kolonkarzinom, ein wichtiges und frühes Ereignis. In mehr als 90 % der kutanen Plattenepithelkarzinome ist es mutiert [12] sowie in 60–75 % der aktinischen Keratosen [45] und in ca. 50 % der Basaliome [73]. Bei der Progression maligner Melanome ist die p53-Mutation aber meist erst ein spätes Ereignis.

Wenn die Zellen mit DNA-Photoprodukten nicht in die Apoptose gehen, dann versuchen sie, durch unterschiedliche zelluläre Enzymsysteme diese Schäden wieder zu reparieren. Ist diese Reparatur erfolgreich, dann hat die betroffene Zelle diese UV-Exposition „vergessen", d. h. es kommt zu einer „Restitutio ad integrum" im genetischen Sinne. Werden die DNA-Photoprodukte fehlerhaft oder gar nicht repariert, dann kommt es zur Ausbildung von Mutationen, d. h. zu einer entgültigen und nun nicht mehr reparierbaren Änderung der DNA-

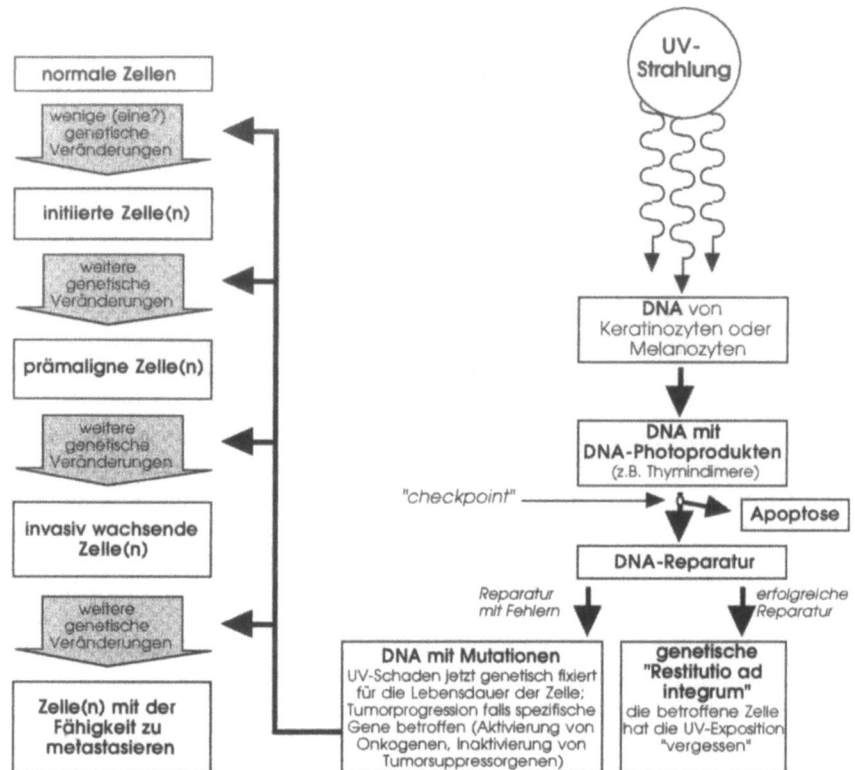

Abb. 2.2. Schematische Darstellung der molekulargenetischen Vorgänge bei der UV-induzierten Hautkarzinogenese. UV-induzierte und fehlerhaft reparierte DNA-Schäden (DNA-Photoprodukte), die nicht zur Apoptose der betroffenen Zelle geführt haben, werden als Mutationen genetisch fixiert. Diese UV-induzierten Mutationen können in jedem Tumorstadium Progression/ Entdifferenzierung auslösen. Detailliertere Besprechungen zu diesem Schema im Text

Sequenz. Mutationen infolge UV-induzierter DNA-Schäden sind v. a. Punktmutationen und treten wahrscheinlich v. a. während der Replikation geschädigter DNA auf [22]. Diese UV-induzierten Mutationen in einer einzelnen Zelle können in der Folge zur Tumorprogression beitragen, solange diese Zelle lebt. Dies bedeutet, daß Mutationen in suprabasalen Keratinozyten für die Hautkarzinogenese wahrscheinlich keine Rolle spielen, da sich diese Zellen bereits auf dem Weg zur terminalen Differenzierung befinden und bald abgeschilfert werden. UV-induzierte Mutationen in basalen Stammzellen haben hingegen die größte Bedeutung, da sie für die gesamte Lebenszeit des Hautorgans fixiert bleiben – diese Sonnenstrahlen werden nicht mehr „vergessen".

Aktivieren UV-induzierte Mutationen Protoonkogene oder inaktivieren sie Tumorsuppressorgene, dann ist die molekularbiologische Kausalkette zwischen UV-Exposition, DNA-Schädigung, Mutation und Tumorprogression geschlossen [2]. Wie in Abb. 2.2 dargestellt, können die UV-induzierten Mutationen zur Progression in jedem Tumorstadium beitragen. Die Haut, und darin insbesondere die Stammzellen, wird ja im Laufe des Lebens auch immer wieder mit dem physikalischen Mutagen UV-Strahlung exponiert, so daß ein kumulativer Effekt aus diesen mechanistischen Erwägungen zu

erwarten ist. Zumindest bei den Plattenepithelkarzinomen, den Basaliomen und den Lentigo-maligna-Melanomen entspricht dies ja auch den klinischen Beobachtungen.

Welch herausragende Rolle die Fähigkeit zur DNA-Reparatur spielt, wird besonders deutlich an der autosomal-rezessiv vererbten Erkrankung Xeroderma pigmentosum (*XP*), bei der betroffene Patienten frühzeitig, z. T. bereits im Kindesalter, eine Vielzahl an malignen Hauttumoren in UV-exponierten Hautarealen entwickeln [39]. Erstmals in den 60er Jahren wurde erkannt, daß Zellen dieser Patienten einen Defekt in der Reparatur von UV-induzierten DNA-Schäden aufweisen [17]. Die daraus resultierende UV-Hypermutabilität wird für das hohe Malignomrisiko in UV-exponierten Hautarealen verantwortlich gemacht. Diese Erkrankung ist genetisch heterogen mit 8 verschiedenen Komplementationsgruppen (A, B, C, D, E, F, G und eine Variante), entsprechend 8 verschiedenen genetischen Defekten [19]. In sieben Komplementationsgruppen (XP-A bis -G) ist die sog. Nukleotidexzisionsreparatur defekt mit einer reduzierten DNA-Inzisionsrate nach UV-Exposition [27]. In den letzten Jahren wurden die ersten XP-Gene kloniert und charakterisiert. Damit ist nicht nur die Aufklärung dieser seltenen Erkrankung, sondern auch der DNA-Reparaturprozesse in menschlichen Zellen ein großes Stück vorangekommen [6, 36]. Einige der XP-Genprodukte sind an der Erkennung von DNA-Schäden beteiligt, andere weisen auf eine duale Rolle dieser Gene in der DNA-Transkription und DNA-Reparatur hin [10, 14].

UV-induzierte Hautmalignome gibt es jedoch nicht nur bei Patienten mit XP, sondern, wie oben bereits ausgeführt, auch sehr häufig bei Normalpersonen, die keinen der XP-Gendefekte aufweisen. Daraus wird deutlich, daß niemand sich auf eine Reparatur von UV-induzierten DNA-Schäden nach UV-Exposition verlassen darf, sondern sich durch Karenz, Abdeckung oder UV-Filterung vor ultravioletter Strahlung schützen sollte, wenn er Hauttumorprävention betreiben möchte. Inzwischen mehren sich die Hinweise in der Literatur, daß individuelle Unterschiede in der Fähigkeit zur DNA-Reparatur das individuelle Krebs- und Hautkrebsrisiko beeinflussen [1, 38, 47, 68]. Dieser Faktor ist daher den bekannten Hautmalignomrisikofaktoren hinzuzufügen und ist möglicherweise eine molekulare Erklärung für die klinisch häufig erkennbare familiäre Häufung mancher Hautmalignome, d. h. einer genetischen Disposition.

Unterschiedliche Wellenlängen ultravioletter Strahlung verursachen unterschiedliche DNA-Schäden. Pyrimidindimere sind die bekanntesten DNA-Photoprodukte. Sie werden infolge direkter Anregung des DNA-Moleküls durch ultraviolette Strahlung ausgebildet mit kovalenten Bindungen zwischen zwei benachbarten Pyrimidinbasen auf einem DNA-Strang. Am häufigsten werden zwei benachbarte Thyminbasen durch zwei kovalente Bindungen miteinander unter Ausbildung eines Cyclobutanringes verbunden, es entsteht ein Thymindimer (Cyclobutan-Pyrimidin-Dimer). Pyrimidin-(6,4)-Pyrimidonphotoprodukte mit einer Dimerisierung zwischen einer Cytosin- und Thymidinbase sind ebenfalls häufig, andere Pyrimidindimere (u. a. CC) seltener [11, 43]. Das Absorbtionsmaximum des DNA-Moleküls liegt zwar bei 260 nm, UVB (280–320 nm) ist aber auch noch in der Lage, das DNA-Molekül direkt anzuregen und damit direkt zu schädigen. In malignen Hauttumoren wurden Mutationen von Onkogenen und Tumorsuppressorgenen tatsächlich v. a. an solchen Stellen gefunden, an denen Pyrimidindimere auftreten können, nämlich an benachbarten Pyrimidinen [12, 13]. Solche UV-typischen Mutationen wurden nur in der Haut gefunden, interne Neoplasien weisen andersartige p53-Mutationen auf. Da kürzere Wellenlängen zu stark im Stratum corneum der Epidermis absorbiert werden, ist 300 nm sogar die effektivste Wellenlänge zur Induktion von Pyrimidindimeren in der biologisch wichtigen Basalzellschicht.

Unterschiedliche DNA-Photoprodukte haben auch unterschiedliche mutagene Eigenschaften. So scheint z. B. das CT-6,4-Photoprodukt stärker mutagen zu sein, als das häufigere Thymindimer. Zur Erklärung wird die hypothetische A-Regel herangezogen: Wenn die DNA-Polymerase einen neuen DNA-Strang repliziert und an dem Musterstrang auf ein Pyrimidindimer trifft, so setzt sie bei fehlender Information durch eine korrekte komplementäre Base ein Adenin ein. Damit hätte der neue Strang gegenüber dem Thymindimer die richtige Sequenz. Gegenüber einem CT-Dimer (normal -G-A-) entstünde dann jedoch eine G zu A Punktmutation (dann -A-A-).

Unterschiedliche Wellenlängen ultravioletter Strahlung generieren auch unterschiedliche Spektren an direkt UV-induzierten DNA-Schäden. Darüber hinaus kann das DNA-Molekül auch indirekt durch UV-Einstrahlung geschädigt werden. Dies passiert, wenn die ultraviolette Strahlung zuerst von einem anderen zellulären Molekül als der DNA absorbiert wird und dann anschließend die DNA indirekt über Energie- oder Elektronentransfer modifiziert wird. Solch eine photosensibilisatorvermittelte Reaktion kann über endogene (z. B. Porphyrine, Flavine) oder exogene (Psoralene, Tetrazykline) Photosensibilisatoren ablaufen [25]. DNA-Modifikationen durch angeregte Photosensibilisatoren können direkte Reaktionen sein (Typ I), oder über reaktive Sauerstoffspezies, v. a. Singulett-Sauerstoff, vermittelt werden (Typ II) [24]. Singulett-Sauerstoff verursacht keine Pyrimidindimere, sondern Purinbasenmodifikationen. Die wichtigste und mutagenste dieser Läsionen ist 8-Hydroxyguanin (7,8-Dihydro-8-Oxoguanosin), welches dazu tendiert, G:C nach T:A Transversionen zu induzieren durch eine Paarung mit Adenin anstelle von Cytosin während der Replikation [15, 24]. Andere oxidative DNA-Schäden werden in deutlich geringerer Menge gebildet. Diese indirekt induzierten DNA-Schäden und Mutationen sind wahrscheinlich der Mechanismus der mutagenen, gentoxischen und karzinogenen Effekte von UVA [16, 29, 40, 41, 42, 60, 61, 62, 63, 66, 72], da dieses kaum selber in der Lage ist, das DNA-Molekül direkt anzuregen [64, 65]. Der endogene Photosensibilisator, der die angeführte indirekte DNA-Schädigung vermittelt, ist nicht bekannt. Nicht nur UVA, sondern auch sichtbares Licht [48] und UVB [7] lösen photosensibilisatorvermittelte, oxidative DNA-Schäden aus. Die biologische Relevanz oxidativer DNA-Schäden wird durch die Tatsache unterstrichen, daß für diese Läsionen spezifische Reparaturendonukleasen existieren, wie z. B. das FPG-Protein (*Formamidopyrimidin-DNA-Glykosylase*), oder die Endonuklease III in E. coli [9, 20].

Mit Hilfe von Plasmidvektoren konnten wir nachweisen, daß UVA-induzierte DNA-Schäden tatsächlich über Photosensibilisatoren vermittelt werden [54] und daß indirekt UV-induzierte, oxidative

DNA-Schäden von menschlichen Zellen anders prozessiert werden, als direkt UV-induzierte [50, 53]. Neben anderen Unterschieden zwischen UVA und UVB, sollte daher das unterschiedliche Prozessieren von UVA- und UVB-induzierten DNA-Läsionen mit in die Einschätzung der biologischen Konsequenzen einer Exposition mit unterschiedlichen Wellenlängen ultravioletter Strahlung einbezogen werden. Während mit unseren Plasmid-DNA-Reparatur-Assays-Zellen der meisten XP-Komplementationsgruppen oxidative DNA-Schäden genauso effektiv reparierten wie normale Zellen, zeigten lediglich Zellen von Patienten mit der XP-Komplementationsgruppe C eine reduzierte Reparatur dieser DNA-Läsionen [53]. Dies ist die erste Beschreibung eines Defektes in der Reparatur von Singulett-Sauerstoff-induzierten DNA-Läsionen in menschlichen Zellen.

In der Haut, und insbesondere in der Epidermis, sind viele enzymatische und nichtenzymatische Antioxidantien physiologisch nachweisbar. Aufgrund der möglicherweise großen biologischen Relevanz oxidativer DNA-Schäden in der Hautkarzinogenese, insbesondere durch UVA, erscheint es daher sinnvoll, zur UV-Protektion der Haut Antioxidantien einzusetzen [Review in 52]. Akute Wirkungen von UVA, wie auch von UVB, wie z. B. Zytotoxizität, Erythembildung und Pigmentierung, sind stark sauerstoffabhängig und gehen mit einer Abnahme antioxidativer Schutzfaktoren einher. Verschiedene Arbeiten berichten über eine Beeinflussung der UV-induzierten Erythembildung durch topisch oder systemisch applizierte Antioxidantien, wenngleich die Effekte auch recht gering sind, mit einem maximalen Lichtschutzfaktor von lediglich 2. Diese Befunde sprechen für eine Beteiligung von reaktiven Sauerstoffspezies an akut durch ultraviolette Strahlung ausgelösten Prozessen und geben der therapeutischen Verwendung von Antioxidantien bei akuten Photodermatosen ihre Berechtigung.

Da bei diesen akuten Vorgängen der Erythemausbildung die zelluläre DNA als Zielmolekül nur eine allenfalls untergeordnete Rolle spielt, können diese Befunde keine protektive Rolle der Antioxidantien gegen chronisch UV-induzierte Hautschäden begründen. Zu dieser speziellen Fragestellung sind in der Literatur nur wenige Berichte über Tiermodelle zu finden. Zusammenfassend ist nach diesen Arbeiten nicht auszuschließen, daß Antioxidantien einen mäßigen protektiven Effekt gegen chronische UV-Schäden der Haut (Hautalterung, Hautkarzinogenese) haben, doch sind die in den Mausmodellen beschriebenen Effekte allenfalls als gering zu bewerten. Eine generelle Empfehlung zur Verwendung von topischen oder systemischen Antioxidantien zur Photoprotektion erscheint, obwohl theoretisch sinnvoll, aus den Ergebnissen nicht ableitbar.

2.4
Immunologische Mechanismen der UV-induzierten Hautkarzinogenese

Es ist bekannt, daß autologe Melanomzellen (und genauso Plattenepithelkarzinomzellen) antigen sind für das Immunsystem des Wirtes, da sie tumorassoziierte Antigene exprimieren, die von T-Zellen erkannt werden. T-Zellen, wie auch Makrophagen, die die Fähigkeit haben, Tumorzellen zu töten, wurden in lymphohistiozytären Infiltraten an Primärtumoren und Metastasen gefunden. Für einen Einfluß des Immunsystems auf die Progression maligner Melanome sprechen darüber hinaus einige weitere Befunde: das Ansprechen auf eine immunstimulierende Therapie, das Phänomen spontaner Regression und die Beobachtung einer gelegentlich jahrelangen Latenz zwischen Primärtumor und Metastasierung. Das Nebeneinander von spezifischer, zellmediierter Antitumorimmunität und Tumorprogression ist das wesentliche Paradox der Tumorimmunologie. Für dieses Entkommen aus der Tumorüberwachung werden verschiedene Mechanismen diskutiert [51].

Die Beobachtung, daß immunsupprimierte Nierentransplantationspatienten in UV-exponierten Hautarealen eine besonders hohe Hautkarzinominzidenz aufweisen, ist ein Hinweis darauf, daß die Immunüberwachung auch bei der Kontrolle UV-induzierter epithelialer Malignome eine besondere Rolle spielt [32].

Zusätzlich zur mutagenen und damit direkt karzinogenen DNA-Schädigung verursacht eine UV-Exposition der Haut auch eine Immunsuppression und damit eine Störung der Immunüberwachung [46]. Ansonsten rechtzeitig erkannte maligne transformierte Keratinozyten oder Melanozyten können daher eventuell nicht immunologisch eliminiert werden. UV-Strahlung generiert sowohl eine lokale, unspezifische Immunsuppression, die Immuneffektorfunktionen in der bestrahlten Haut inhibiert, als auch eine systemische Immunsuppression gegen Antigene, die während einer kritischen Zeit nach UV-Exposition eingeführt wurden. Dieser systemische Effekt wird durch T-Suppressorzellen mediiert. In einer bestrahlten Haut ist nicht nur eine Unterdrückung der Immunantwort nachweisbar, sondern bei manchen sogar eine Unterdrückung der Kontaktsensibilisierungsreaktion gegen nach der UV-Bestrahlung aufgetragene Kontaktallergene. Yoshikawa et al. [71] konnten zeigen, daß das Auftreten von Hautkarzinomen mit der Suszeptibilität der Patienten zu dieser UV-induzierten Immuntoleranz korreliert. Damit scheint die individuelle Empfindlichkeit für UV-induzierte Immunsuppression ein weiterer endogener Risikofaktor für die Entwicklung von Hautkrebs in suszeptiblen Patienten zu sein.

Welchen genauen Anteil die UV-induzierte Immunsuppression an der UV-induzierten Hautkarzinogenese hat, ist unbekannt. Es gibt jedoch Hinweise, daß dieser Effekt eine eher untergeordnete Rolle spielt [21].

Für die UV-induzierte Immunsuppression wird vornehmlich UVB verantwortlich gemacht. Es wurden bisher allerdings viele Untersuchungen nur mit UVB gemacht und über eine mögliche immunsuppressive Wirkung von UVA liegen bisher keine ausreichenden Befunde vor [Review in 58]. Während UVA nicht die Ausbildung einer Kontakthypersensitivitätsreaktion supprimiert, so bewirkt es doch, zumindest in sehr hohen Dosen, daß in syngenen Mäusen transplantierte Tumore nicht abgestoßen werden [29]. Genauso wie UVB reduziert auch UVA die Zahl der epidermalen Langerhans-Zellen [5]. Berichte über einen besseren Schutz vor UV-induzierter Immunsuppression durch Breitsprektrum UV-Filter (UVA + UVB), im Vergleich zu reinen UVB-Filtern, ist ein zusätzlicher Hinweis auf einen Einfluß von UVA [8].

2.5
Schlußwort

Es besteht kein Zweifel daran, daß Plattenepithelkarzinome, Basaliome und maligne Melanome durch Exposition der Haut mit ultravioletter Strahlung hervorgerufen werden. Die stark steigende Inzidenz dieser Tumoren ist auf den veränderten Umgang mit dem Sonnenlicht in den letzten Jahrzehnten zurückzuführen. Berechnungen, nach denen eine erhöhte UV-Strahlung infolge einer atmosphärischen Ozondepletion zu einem berechenbaren Tumorinzidenzanstieg führt, beruhen jedoch auf der Annahme, daß keine Verhaltensänderung eintritt. Bessere Information und gezielte Präventionsprogramme können hier jedoch wirksam sein.

Aufgrund der oben geschilderten epidemiologischen, tierexperimentellen, molekulargenetischen und photoimmunologischen Befunde zur Photokarzinogenese durch UVA ist die Behauptung, daß eine Exposition mit UVA ungefährlich sei, nicht aufrechtzuerhalten. Eine angeblich „gesunde Bräunung" durch UVA, wie in mancher Werbung der Sonnenstudios behauptet, gibt es nicht. Vielmehr spiegelt jede Bräunung eine Reaktion der Haut auf Zellschäden wieder.

Besonders beunruhigend sind die Hinweise auf einen möglicherweise bedeutsamen Einfluß von UVA auf die Entstehung maligner Melanome. Angesichts der Tatsache, daß die Benutzung von künstlichen UVA-Strahlern in Sonnenstudios exponentiell ansteigt, ist eine „zweite Melanomepidemie" in ca.

10–20 Jahren durchaus denkbar. Weitere Forschung, v. a. aber Aufklärung und gesetzgeberische Maßnahmen zur Kontrolle des Sonnenstudiomarktes erscheinen dringend erforderlich.

Diese Warnungen betreffen aber ebenso die medizinisch-therapeutische Anwendung ultravioletter Strahlung. Auch die Aussparung des kürzerwelligen Anteils des UVA-Spektrums, wie z. B. bei der UVA1-Therapie, kann keine Risikofreiheit gewährleisten. Insbesondere die Behandlung von Kindern mit hochdosiertem UVA1 erscheint problematisch.

Die Tendenz einer zunehmenden Entwicklung, Nachfrage und Verbreitung von UVA-Filtern in Sonnenschutzcremes ist sehr zu begrüßen. Die Effektivität der bisher verwendeten UVA-Filter ist aber bis heute den UVB-Filtern unterlegen. Eine effektive UV-Karenz ist weiterhin die wirksamste präventive Maßnahme gegen Photokarzinogenese.

Literatur

1. Alcalay J, Freeman SE, Goldberg LH, Wolf JE (1990) Excision repair of pyrimidine dimers induced by simulated solar irradiation in the skin of patients with basal cell carcinoma. J Invest Dermatol 95: 506–509
2. Ananthaswamy HN, Pierceall WE (1990) Molecular mechanisms of ultraviolet radiation carcinogenesis. Photochem Photobiol 52: 1119–1136
3. Autier P, Joarlette M, Lejeune F, Liénard D, André J, Achten G (1991) Cutaneous malignant melanoma and exposure to sunlamps and sunbeds: a descriptive study in Belgium. Melanoma Res 1: 69–74
4. Autier P, Dore JF, Schifflers E et al. (1995) Melanoma and use of sunscreens: an EORTC case-control study in Germany, Belgium and France. The EORTC Melanoma Cooperative Group. Int J Cancer 61: 749–755
5. Baadsgard O, Wulf HC, Lange-Wantzin G, Cooper KD (1987) UVB and UVC, but not UVA, potently induce the appearance of T6-DR+ antigen-presenting cells in human epidermis. J Invest Dermatol 89: 113–118
6. Barnes DE, Lindahl T, Sedgwick B (1993) DNA repair. Curr Opin Cell Biol 5: 424–433
7. Beehler BC, Przybyszewski J, Box HB, Kulesz-Martin MF (1992) Formation of 8-hydroxyguanosine with DNA of mouse keratinocytes exposed in culture to UVB and H2O2. Carcinogenesis 13: 2003–2007
8. Bestak R, Barnetson RSC, Nearn MR, Halliday GM (1995) Sunscreen protection of contact hypersensitivity responses from chronic solar-simulated ultraviolet irradiation correlates with the absorbtion spectrum of the sunscreen. J Invest Dermatol 105: 345–351
9. Boiteux S (1993) Properties and biological functions of the NTH and FPG proteins of Escherichia coli: two DNA glycosylases that repair oxidative damage to DNA. J Photochem Photobiol B 19: 87–96
10. Bootsma D, Hoeijmakers JH (1993) DNA repair. Engagement with transcription. Nature 363: 114–115
11. Brash DE (1988) UV mutagenic photoproducts in Escherichia coli and human cells: a molecular genetics perspective on human skin cancer. Photochem Photobiol 48: 59–66
12. Brash DE, Rudolph JA, Simon JA et al. (1991) A role for sunlight in skin cancer: UV-induced p53 mutations in squamous cell carcinoma. Proc Natl Acad Sci USA 88: 10124–10128
13. Brash DE, Ziegler A, Jonason AS, Simon JA, Kunala S, Leffell DJ (1996) Sunlight and sunburn in human skin can-

cer: p53, apoptosis, and tumor promotion. J Invest Dermatol Symp Proc 1: 136–142

14. Buratowski S (1993) DNA repair and transcription: the helicase connection (editorial). Science 260: 37–38

15. Cheng KC, Cahill DS, Kasai H, Sishimura S, Loeb LA (1992) 8-Hydroxy-guanine, an abundant form of oxidative DNA damage, causes G to T and A to C substitutions. J Biol Chem 267: 166–172

16. Churchill ME, Peak JG, Peak MJ (1991) Repair of near-visible- and blue-light-induced DNA single-strand breaks by CHO cell lines AA8 and EM9. Photochem Photobiol 54: 639–644

17. Cleaver JE (1968) Defective repair replication of DNA in xeroderma pigmentosum. Nature 218: 652–656

18. de Gruijl FR, Sterenborg HJCM, Forbes PD et al. (1993) Wavelength dependance of skin cancer induction by ultraviolet irradiation of albino hairless mice. Cancer Res 53: 53–60

19. De Weerd-Kastelein EA, Keijzer W, Bootsma D (1972) Genetic heterogeneity of xeroderma pigmentosum demonstrated by somatic cell hybridization. Nature 238: 80–83

20. Demple B, Harrison L (1994) Repair of oxidative damage to DNA: enyzmology and biology. Ann Rev Biochem 63: 1

21. Donawho CK, Kripke ML (1992) Lack of correlation between UV-induced enhancement of melanoma development and local suppression of contact hypersensitivity. Exp Dermatol 1: 20–26

22. DuBridge RB, Calos MP (1987) Molecular approaches to the study of gene mutation in human cells. Trends in Genet 3: 293–297

23. Elwood JM, Koh HK (1994) Etiology, epidemiology, risk factors, and public health issues of melanoma. Curr Opin Oncol 6: 179–187

24. Epe B (1991) Genotoxicity of singlet oxygen. Chem Biol Interactions 80: 239–260

25. Epe B, Pflaum M, Boiteux S (1993) DNA damage induced by photosensitizers in cellular and cell free systems. Mutat Res 299: 135–145

26. Foote CS (1991) Definition of type I and type II photosensitized oxidation. Photochem Photobiol 54: 659–663

27. Fornace AJ, Kohn KW, Kann HE (1976) DNA single strand breaks during repair of UV-damage in human fibroblasts and abnormalities of repair in xeroderma pigmentosum. Proc Natl Acad Sci USA 73: 39–43

28. Freeman SE, Hacham H, Gange RW, Maytum DJ, Sutherland JC, Sutherland BM (1989) Wavelength dependance of pyrimidine dimer formation in DNA of human skin irradiated in situ with ultraviolet light. Proc Natl Acad Sci USA 86: 5605–5609

29. Gange RW, Rosen CF (1986) UVA effects on mammalian skin and cells. Photochem Photobiol 43: 701–705

30. Garbe C (1992) Sonne und malignes Melanom. Hautarzt 43: 251–257

31. Garbe C (1995) Risikofaktoren für die Entwicklung maligner Melanome und Identifikation von Risikopersonen im deutschsprachigen Raum. Hautarzt 46: 309–314

32. Glover MT, Prober CM, Leigh IM (1993) Skin cancer in renal transplant patients. Cancer Bull 45: 220–224

33. Greenblatt MS, Bennett WP, Hollstein M, Harris CC (1994) Mutations in the p53 tumor suppressor gene: clues to cancer etiology and molecular pathogenesis. Cancer Res 54: 4855–4878

34. Gutmann M (1993) Malignant melanoma in different genetic groups in Israel. Cancer 71: 2746–2750

35. Higgins EM, Du Vivier AWP (1992) Possible induction of malignant melanoma by sunbed use. Clin Exp Dermatol 17: 357–359

36. Hoeijmakers JHJ (1993) Nucleotide exision repair II: from yeast to mammals. Trends Genet 9: 211–217

37. International Agency for Research on Cancer (1993) IARC monographs on the evaluation of carcinogenic risks to humans; ultraviolet radiation (vol. 55). Lyon, IARC

38. Kovacs E, Langemann H (1991) Differences in the kinetic of DNA repair in cancer patients and healthy controls. Oncology 48: 312–316

39. Kraemer KH, Lee MM, Scotto J (1987) Xeroderma pigmentosum. Cutaneous, ocular, and neurologic abnormalities in 830 published cases (review article). Arch Dermatol 123: 241–250

40. Kumakiri M, Hashimoto K, Willis I (1977) Biological changes due to long-wave ultraviolet irradiation on human skin: ultra structural study. J Invest Dermatol 69: 392–400

41. Lundgren K, Wulf HC (1988) Cytotoxicity and genotoxicity of UVA irradiation in chinese hamster ovary cells measured by specific locus mutations, sister chromatid exchanges and chromosome aberrations. Photochem Photobiol 47: 559–563

42. Matsui MS, DeLeo VA (1991) Longwave ultraviolet radiation and promotion of skin cancer. J Photochem Photobiol B 3: 281–287

43. Mitchell D, Nairn RS (1988) The (6–4) photoproduct and human skin cancer. Photodermatol 5: 61–66

44. National Institutes of Health Consensus Development Conference Statement (1989) Sunlight, Ultraviolet Radiation, and the Skin (vol 7, number 8)

45. Nelson MA, Einspahr JG, Alberts DS et al. (1994) Analysis of the p53 gene in human precancerous actinic keratosis lesions and squamous cell cancer. Cancer Lett 85: 23–29

46. Nishigori C, Yarosh DB, Donawho C, Kripke ML (1996) The immune system in ultraviolet carcinogenesis. J Invest Dermatol Symposium Proceedings 1: 143–146

47. Pero RW, Johnson DB, Markowitz M et al. (1989) DNA repair synthesis in individuals with and without a family history of cancer. Carcinogenesis 10: 693–697

48. Pflaum M, Boiteux S, Epe B (1994) Visible light generates oxidative DNA base modifications in high excess of strand breaks in mammalian cells. Carcinogenesis 15: 297–300

49. Rivers JK, Kelly JW, MacLennan R (1993) The Eastern Australian mole study: constitutional facors and latitude considerations. Melanoma Res 3: 57–58

50. Rünger TM, Möller K (1991) Molekularbiologische Aspekte der photoinduzierten Hypermutabilität bei Genodermatosen. Akt Dermatol 20: 89–96

51. Rünger TM, Klein CE, Becker JC, Bröcker EB (1994) The role of genetic instability, adhesion, cell motility, and immune escape mechanisms in melanoma progression. Curr Opin Oncol 6: 188–196

52. Rünger TM (1995) DNA-Schäden in der Haut durch ultraviolette Strahlung. Enstehung, Bedeutung, Beeinflussung. Med Klin [Suppl] 90/1: 22–26

53. Rünger TM, Epe B, Möller K (1995) Processing of directly and indirectly UV-induced DNA damage in xeroderma pigmentosum cells. J Invest Dermatol 105: 68–73

54. Rünger TM, Epe B, Möller K (1995) Processing of directly and indirectly uv-induced DNA damage in human cells. In: Garbe C, Schmitz S, Orfanos CE (eds) Recent results in cancer research. Skin cancer (vol. 139; pp 31–42). Springer, Berlin Heidelberg New York Tokyo

55. Rünger TM (1995) Gentoxizität, Mutagenität und Karzinogenität von UVA und UVB. Haut und Geschlechtskrankheiten 70: 877–881

56. Sato M, Nishigori C, Zghal M, Yagi T, Takebe H (1993) Ultraviolet-specific mutations in p53 gene in skin tumors in xeroderma pigmentosum patients. Cancer Res 53: 2944–2946

57. Schmitz S, Garbe C, Tebbe B, Orfanos CE (1994) Langwellige ultraviolette Strahlung (UVA) und Hautkrebs. Hautarzt 45: 517–525

58. Schwarz T (1996) Effects of UVA light on the immune system. A settled issue? Eur J Dermatol 6: 227–228

59. Setlow RB, Grist E, Thompson K, Woodhead AD (1993) Wavelengths effective in induction of malignant melanoma. Proc Natl Acad Sci USA 90: 6666–6670

60. Staberg B (1983) The carcinogenic effect of UV-A irradiation. J Invest Dermatol 81: 517–519

61. Sterenborg HJCM (1990) Tumorigenesis by a long wavelength UVA source. Photochem Photobiol 51: 325–330
62. Strickland PT (1986) Photocarcinogenesis by near-ultraviolet (UV-A) radiation in Sencar mice. J Invest Dermatol 87: 272–275
63. Swerdlow AJ, English JS, MacKie RM, O'Doherty CJ, Hunter JA, Clark J, Hole DJ (1988) Fluorescence lights, ultraviolet lamps and risk of cutaneous melanoma. Br Med J 297: 647–650
64. Tyrrell RM, Pidoux M (1989) Singlet oxygen involvement in the inactivation of cultured human fibroblasts by UVA (334 nm, 365 nm) and near-visible (405 nm) radiations. Photochem Photobiol 49: 407–412
65. Tyrrell RM, Keyse SM (1990) New trends in photobiology. The interaction of UVA radiation with cultured cells. J Photochem Photobiol B 4: 349–361
66. Van Weelden H, Gruijl FR de, Putter SCJ van der, Toonstra J, Leun JC van der (1988) The carcinogenic risks of modern tanning equipment: is UV-A safer than UV-B? Arch Dermatol Res 280: 300–307
67. Walter SD, Marrett LD, From L, Hertzman C, Shannon HS, Roy P (1990) The association of cutaneous malignant melanoma with the use of sunbeds and sunlamps. Am J Epidemiol 131: 232–243
68. Wei Q, Matanoski GM, Farmer ER, Hedayati MA, Grossman L (1993) DNA repair and aging in basal cell carcinoma: A molecular epidemiology study. Proc Natl Acad Sci USA 90: 1614–1618
69. Westerdahl J, Olssson H, Masbäck A et al. (1994) Use of sunbeds or sunlamps and malignant melanoma in Southern Sweden. Am J Epidemiol 140: 691–699
70. Westerdahl J, Olsson H, Masback A, Ingwar C, Jonsson N (1995) Is the use of sunscreens a risk factor for malignant melanoma? Melanoma Res 5: 59–65
71. Yoshikawa T, Rae V, Bruins-Slot W, Berg JW van den, Taylor JR, Streilein JW (1990) Susceptibility to effects of UVB radiation on induction of contact hypersensitivity as a risk factor for skin cancer in humans. J Invest Dermatol 95: 530–536
72. Young AR (1990) Cumulative effects of ultraviolet radiation on the skin: cancer and photoaging. Semin Dermatol 9: 25–31
73. Ziegler A, Leffell DJ, Kunala S et al. (1993) Mutation hotspots due to sunlight in the p53 gene of nonmelanoma skin cancers. Proc Natl Acad Sci USA 90: 4216–4220

3 Virale Karzinogenese

Magnus von Knebel Doeberitz

3.1
Einleitung

Schon vor etwa 100 Jahren wurden in verschiedenen experimentellen Untersuchungen Hinweise für eine infektiöse Ursache von Tumorerkrankungen gewonnen. Durch Ellermann und Bang wurden Leukämien mit Hilfe zellfreier Extrakte auf Vögel übertragen. Auch bei Mäusen gelang es etwas später, Leukämien durch Extrakte aus leukämischen Zellen anderer Vögel hervorzurufen. Analog konnte Peyton Rous Sarkome bei Hühnern und McFadyan und Hobday Papillome bei Hunden überimpfen. Zu Beginn der 30er Jahre untersuchte Sir Richard Shope große hornartige Papillome, die bei einer bestimmten Kaninchenart, den sog. „cottain tail rabbits" (Abb. 3.1). Es gelang ihm ebenfalls, diese Läsionen

von einem Tier auf ein anderes und auch auf Hauskaninchen zu übertragen. Bei einigen der Kaninchen kam es nach Monaten zur spontanen Rückbildung der Läsion. Bei einigen persistierten die Papillome über einen langen Zeitraum, und bei einer weiteren Gruppe der Kaninchen entwickelten sich aus den übertragenen Papillomen invasiv wachsende metastasierende Plattenepithelkarzinome. Zusammengenommen zeigten diese frühen Arbeiten, daß eine Vielzahl von Tumorerkrankungen zumindest bei Tieren durch filtrierbare infektiöse Erreger mit hervorgerufen werden.

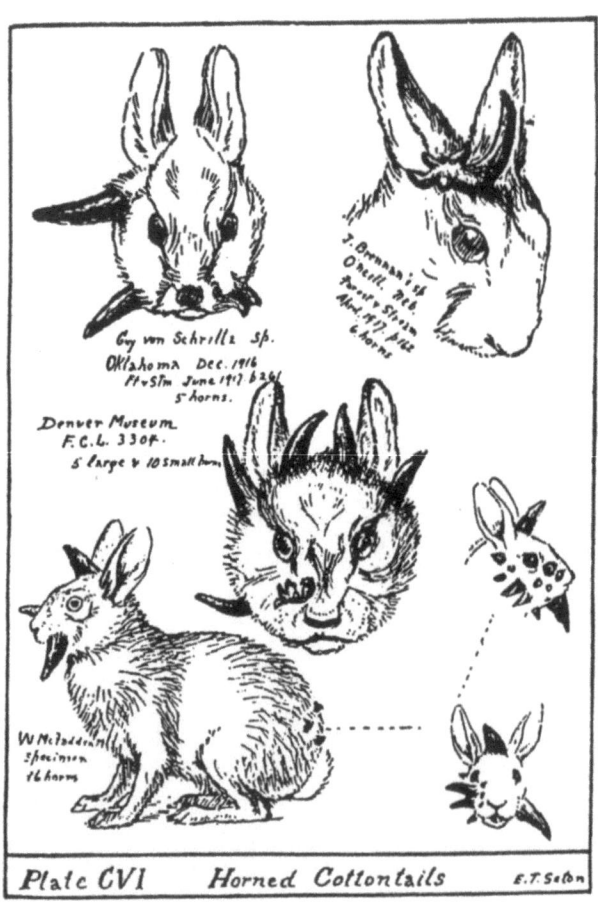

Abb. 3.1. Grafische Darstellung von „horned cotton tail rabbits" von Ernest Thomas Seaton um 1920

Auch 15–20 % der menschlichen Krebserkrankungen stehen mit persistierenden Virusinfektionen in direktem Zusammenhang [52]. Das Spektrum der für den Menschen onkogenen Viren ist sehr heterogen und umfaßt Herpesviren (EBV, HHV8), Hepadnaviren (HBV), Papillomviren (HPV) und Retroviren (HTLV). Dementsprechend unterschiedlich ist die pathogenetische Rolle, die die Viren in der Ätiologie menschlicher Tumoren spielen. Analog zur Karzinogenese der Kaninchenhaut durch die Papillomviren, führt auch bei den menschlichen Neoplasien die Virusinfektion nicht direkt zur neoplastische Transformation der infizierten Zellen. Vielmehr sind es offenbar spezifische Interaktionen viraler und zellulärer Faktoren, die, wenn sie über einen langen Zeitraum bestehen, zur neoplastischen Transformation beitragen können. Aspekte der molekularen Karzinogenese durch diese Infektionen und daraus resultierende diagnostische und therapeutische Konsequenzen sollen in diesem Kapitel diskutiert werden.

3.2
Onkogene Retroviren

In den 60ger Jahren zeigte sich, daß die übertragbaren Leukämien und Sarkome bei Hühnern und Mäusen durch Retroviren hervorgerufen wurden. Keine andere Gruppe infektiöser Agentien hat in der Folge dieser Beobachtungen so viel Aufmerksamkeit auf sich gezogen und so wesentliche neue Aspekte nicht nur für die Onkologie sondern für die Entwicklung der modernen molekularen Biologie insgesamt beigetragen. Die Entdeckung der reversen Transkriptase, der Onkogene und Tumorsuppressorgene, des RNA-Spleißens und vieler wichtiger Mechanismen der Genexpressionskontrolle wurden durch das Studium der Onkornaviren ermöglicht. Schließlich bilden onkogene Retroviren die Grundlagen für Gentransfersysteme, die auch in gentherapeutischen Ansätzen eine grundlegende Bedeutung haben.

Die Retroviren (Retroviridae) werden in 3 Subfamilien unterteilt:

- die für den Menschen apathogenen *Spumavirinae*,
- die *Lentivirinae*, zu denen auch das humane Immundefizienzvirus (*HIV*) gehört und
- die *Oncovirinae*, die bei unterschiedlichen Spezies Tumoren hervorrufen können.

Oncovirinae bestehen wie alle Retroviren aus einem Viruskern (Kapsid), in dem zwei einzelsträngige RNA-Moleküle komplexiert an ein Enzym, das als reverse Transkriptase bezeichnet wird, eingeschlossen sind (Abb. 3.2 a). Der Viruskern wird von einer Virushülle (envelope) umgeben, die sich im wesentlichen aus Bestandteilen der Zellmembran der Wirtszelle und spezifischen viralen Proteinen zusammensetzt [11]. Durch Bindung des viralen Hüllproteins (env-Genprodukt) an einen spezifischen Rezeptor heftet sich das Virus an seine Zielzelle an und wird durch Fusion der viralen Hülle mit der Zellmembran in das Zytoplasma aufgenommen (Abb. 3.2 b). Die genomische RNA wird aus dem Viruskapsid freigesetzt, unter Vermittlung der reversen Transkriptase in DNA überschrieben und im Zellkern über bestimmte Sequenzelemente, die long terminal repeats (*LTRs*), in die Chromosomen der Wirtszelle aufgenommen. Die so integrierten viralen Sequenzen werden als Progenom bezeichnet und können nun wiederum in mRNA überschrieben werden. Diese mRNAs kodieren dann zum einen für virale Proteine oder stehen als virales Genom für die Synthese neuer infektiöser Viruspartikel an der Oberfläche der Wirtszelle zur Verfügung. Neue Virionen werden durch „budding" (Abschnürung) ausgeschleust. Bestandteile der infizierten Wirtszellmembran, in die die viralen Oberflächenproteine eingelagert sind, bilden dabei die Virushülle.

Oncovirinae können durch die Insertion ihres Genoms während ihres Vermehrungszyklus genetische Elemente (z. B. Tumorsuppressorgene) inaktivieren und so zur Transformation der infizierten Zellen beitragen (Insertionsmutagenese). Dieser Mechanismus spielt bei den langsam transformierenden Leukämieviren eine wichtige pathogenetische Rolle. Andere Retroviren können während der Passage durch das Genom der Wirtszelle aber auch genetische Information aufnehmen und auf andere Zellen übertragen. Handelt es sich bei der aufgenommenen Information um transformierende Sequenzen wie beispielsweise zelluläre Onkogene, entstehen akut transformierende Retroviren (Sarkomviren) (Abb. 3.2 c). In menschlichen Neoplasien jedoch konnten bisher weder langsam noch akut transformierende Retroviren identifiziert werden.

3.2.1
Humanpathogene Onkornaviren, humanes T-Zell-Leukämievirus Typ I und II

Humanpathogene Oncovirinae gehören in die Gruppe der sog. "transregulierenden Viren". Das Genom der transregulierenden Viren enthält zusätzlich zu den für die Struktur und Vermehrung des Virus' erforderlichen Gene gag, pol und env mindestens ein weiteres Gen, das einen *transregulierenden* Faktor (tat) kodiert (vgl. Abb. 3.2 c). Zwei humane transregulierende Oncovirinae [humanes T-Zell-Leukämievirus Typ I und II (*HTLV I* und *II*)] sind seit Anfang der 80er Jahre aus bestimmten menschlichen T-Zell-Leukämien isoliert worden [8].

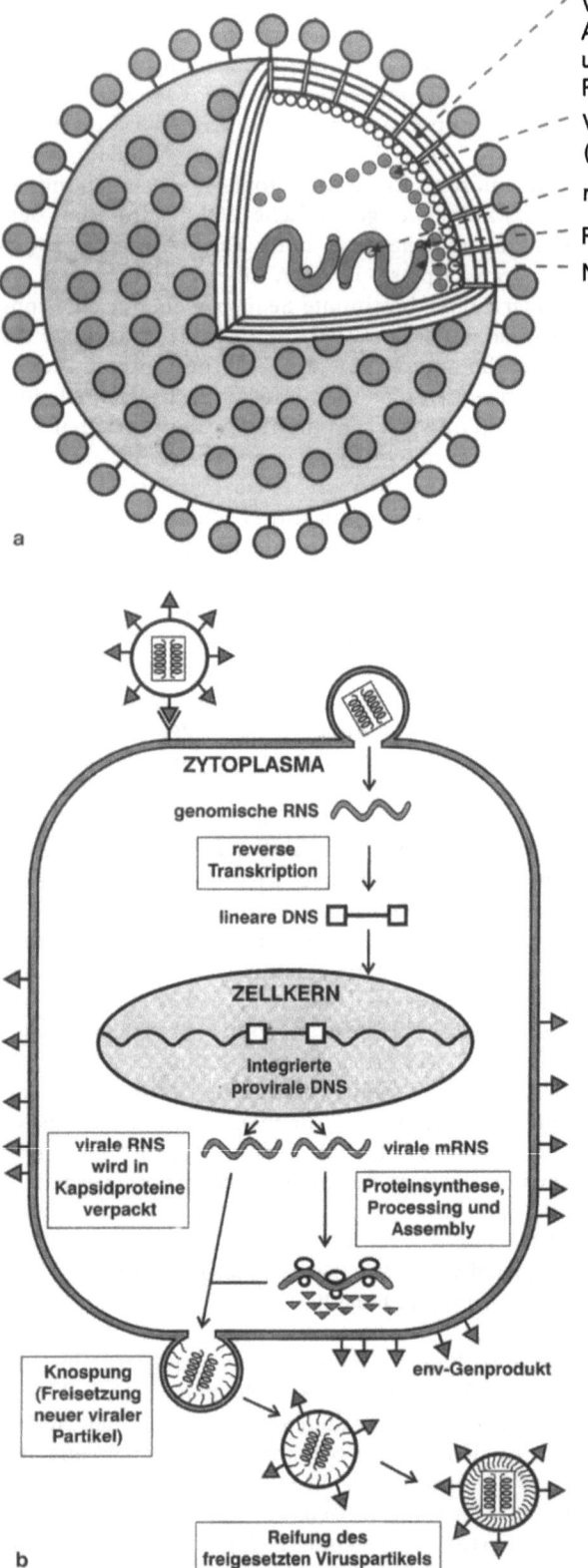

Virushülle bestehend aus
Anteilen der Zellmembran
und eingelagerten viralen
Proteinen (env-Genprodukte)

Viruskapsid
(gag-Genprodukt)

reverse Transkriptase (RT)

RNS

Nukleokapsidprotein

Abb. 3.2 a–c. a Schematische
Darstellung der Struktur der
Retroviren: Zwei in Nukle-
okapsidproteine verpackte
RNA-Genommoleküle liegen
als Komplex mit der reversen
Transkriptase (RT) im Viruskern vor. Dieser Viruskern
setzt sich aus Gag-Genpro-
dukten zusammen und wird
von einer Virushülle, die sich
aus Bestandteilen der Wirtszelle mit darin eingelagerten
viralen Glykoproteinen (env-
Genprodukte) ableitet, umgeben.

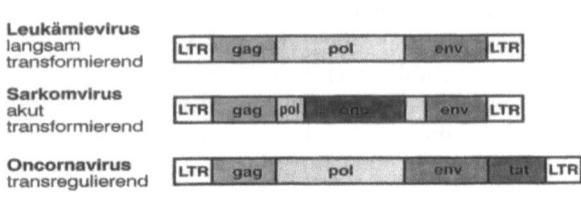

Leukämievirus
langsam
transformierend

| LTR | gag | pol | env | LTR |

Sarkomvirus
akut
transformierend

| LTR | gag | pol | onc | env | LTR |

Oncornavirus
transregulierend

| LTR | gag | pol | env | tat | LTR |

c

b. Vermehrungszyklus der Retroviren: Nach Bindung viraler
Glykoproteine (env-Genprodukte) an einen Oberflächenrezep-
tor der Wirtszelle wird das Virus in die Zelle eingeschleußt.
Im Zytoplasma werden dann die viralen RNA-Moleküle freigesetzt und durch die reverse Transkriptase in ein lineares DNA-
Molekül überschrieben. Diese DNA wandert nun in den Zellkern und wird mit Hilfe bestimmter Integrasen über die
LTR-Elemente in das Genom der Wirtszelle aufgenommen.
Von nun an ist das virale integrierte Progenom Bestandteil
des zellulären Genoms und wird an alle Tochterzellen mit
übertragen. Da der Integrationsort des viralen Progenoms
zufällig   ausgewählt   wird,   unterscheidet   er   sich   in
Zellpopulationen, die sich aus unterschiedlichen Infektions-
ereignissen ableiten. Das virale Progenom wird wiederum in
mRNA überschrieben, die einerseits für die viralen Proteine
kodieren kann, andererseits aber auch in neue Viruspartikel
verpackt werden kann. Neue Viruspartikel werden durch
Abschnürung (Budding) an der Oberfläche der infizierten Zellen freigesetzt. Da für die Integration des viralen Genoms die
Replikation des zellulären Genoms erforderlich ist, werden
durch Retroviren nur teilungsaktive Zellen infiziert. c. Aufbau
des Genoms der Oncovirinae: Neben den beiden „long terminal repeat elements (LTR)" setzt sich das Genom der Oncovirinae aus Genen für den Viruskern (gag), die reverse Transkriptase (pol) und die Glykoproteine der Virushülle (env)
zusammen. Die offenen Leseraster, die diese Genprodukte
kodieren, können in verschiedenen Phasen des Genoms gelegen sein und z. T. überlappen. Die Leukämieviren, hier am Beispiel des Avian-Leukämievirus dargestellt, weisen neben diesen
viralen Elementen keine weiteren Gene auf. Bei den Sarkomviren, beispielsweise dem „avian myelocytomatosis virus" liegen
zusätzliche onkogene Sequenzen, die die Viren dem zellulären
Genom entliehen und in ihr Genom aufgenommen haben, vor.
Sie können entweder zusätzlich zu den 3 Genkomplexen gag,
pol und env vorhanden sein, dann hat das Virus alle genetischen Informationen für seine eigene Vermehrung (helferviru-
sunabhängige Sarkomviren) sowie die onkogene Transformation der Zielzellen (z. B. Rous-Sarkomvirus). Bei anderen
Sarkomviren können aber auch Bereiche des viralen Genoms
durch die onkogenen zellulären Sequenzen ersetzt sein. Diese
genetischen Informationen fehlen den entsprechenden Viren
dann für ihre eigene Vermehrung und müssen durch andere
Retroviren komplementiert werden (helfervirusabhängige Sarkomviren). Bei den transaktivierenden Oncovirinae, hier am
Beispiel der humanen T-Zell-Leukämieviren Typ I und II dar-
gestellt, liegt zusätzlich zu den Genkomplexen gag, pol und env ein weiterer Bereich vor, der regulatorische Proteine, die die
Genexpression sowohl des Virus aber auch der Wirtszelle beeinflussen vor. Dieser Genkomplex kodiert für das rex- und das
tax-Protein, die regulatorische Funktionen der viralen Genexpression vermitteln (siehe auch Abb. 3.3).

Neuere Befunde lassen vermuten, daß weitere verwandte HTLV an der Pathogenese von T-Zell-Neoplasien beteiligt sein könnten [4].

HTLV-I-Infektionen treten endemisch begrenzt v. a. im Südwesten Japans (Provinz Kyushu) und den karibischen Inseln, sowie in bestimmten Regionen Zentralafrikas auf [8, 51]. HTLV-I-infizierte Personen entwickeln häufig nach einer langen Latenzzeit ein leukämisches Krankheitsbild, das als *adult T cell leukemia lymphoma (ATLL)* bezeichnet wird. Die meisten der Patienten, die in den USA, Frankreich oder England HTLV I infiziert sind, stammen aus endemischen Regionen oder haben sich durch direkten Kontakt, beispielsweise über Blutprodukte HTLV-I-seropositiver Patienten infiziert. In den endemischen Gebieten lassen sich bei etwa 6–37 % der Bevölkerung Antikörper gegen HTLV-I-Antigene nachweisen. Nur etwa 1–3 % der infizierten Personen entwickeln aber im Laufe ihres Lebens eine ATLL.

Die HTLV-I-Infektion kann nur durch engsten Kontakt übertragen werden. Der epidemiologisch wichtigste Infektionsweg ist die vertikale Übertragung von stillenden Müttern auf ihre Säuglinge. Etwa 10–30 % gestillter Babys HTLV-I-infizierter Mütter werden durch die Muttermilch infiziert. Der zweite wichtige Übertragungsweg sind sexuelle Kontakte. Im Vergleich zu anderen sexuell übertragbaren Erkrankungen ist aber die Infektiösität HTLV-I-infizierter Personen vergleichsweise gering. Der daher für die Prävention wichtigste Faktor stellt zur Zeit die Verhinderung des Stillens durch HTLV-I-infizierte Mütter dar. In Japan und den USA werden Blutprodukte in der Transfusionsmedizin serologisch auf HTLV-I-Infektionen (Anti-HTLV-I-Antikörpernachweis) getestet. In Westeuropa einschließlich der Bundesrepublik werden diese Tests bisher aufgrund der sehr geringen epidemiologischen Bedeutung der HTLV-I-Infektionen nicht grundsätzlich durchgeführt.

3.2.2
Klinische Manifestationen der persistierenden HTLV-I-Infektionen

HTLV-I-assoziierte Leukosen treten nur bei Erwachsenen auf, obwohl die Infektion durch das HTLVI in der Regel in der Perinatalperiode erfolgt. Das durchschnittliche Erkrankungsalter beträgt etwa 60 Jahre. Die Tumorzellen der HTLV-I-assoziierten ATLL sind durch die Expression bestimmter typischer lymphozytärer Marker (CD3+, CD4+, CD8–, CD25+, HLA-DR+, CD7) gekennzeichnet. Diese Marker charakterisieren die ATLL als Neoplasie der T-Helferzellen, gelegentlich werden aber auch CD4/CD8+, bzw. sehr selten nur CD8+-HTLV-I-assoziierte Leukämien beobachtet.

Der ATLL geht häufig ein Prodromalstadium voraus, das durch eine atypische Lymphozytose gekennzeichnet ist. Durch die Charakterisierung des Integrationslokus des HTLV-I-Genoms in diesen atypischen Lymphozyten konnte nachgewiesen werden, daß sie schon oligo- bzw. monoklonal sind. In etwa der Hälfte der Fälle kommt es zur spontanen Remission dieser atypischen Lymphozytose. In den anderen Fällen persistiert die Lymphozytose oft über Jahre und geht allmählich in die chronische ATLL über, bis sich schließlich das Vollbild der ATLL ausbildet.

Es werden 4 unterschiedliche Verlaufsformen der HTLV-I-assoziierten ATLL unterschieden, die im Rahmen der Tumorprogression ineinander übergehen:

- die *chronische ATLL*,
- die *„smouldering" ATLL*,
- das *ATLL-Lymphom* und
- die *akute ATLL*.

Kutane Manifestationen der ATLL sind klinisch nicht von kutanen T-Zell-Lymphomen des Mycosisfungoides-Typs oder anderen pleomorphen kutanen Lymphomen zu unterscheiden [48]. Die kutanen Manifestationen sind oft sehr heterogen, bestehen aus lokalisierten Plaques oder generalisierten papulonodalen Eruptionen, bzw. diffusen oder lokalisierten erythematösen Plaques. Histologisch finden sich dichte Infiltrate aus Lymphozyten, Histiozyten, Plasmazellen, eosinophilen und zytologisch abnormalen mononukleären Zellen. Verläufe mit ausschließlich kutaner Manifestation kommen vor können aber ebenso mit den anderen Verlaufsformen der ATLL kombiniert auftreten. Der molekulare Nachweis des HTLV-Genoms erlaubt eine sichere Diagnose der HTLV-assoziierten kutanen Lymphome, während der serologische Nachweis der HTLV-I-Infektion trotz molekularen Nachweises des HTLV-I-Genoms oder zumindest von Fragmenten desselben negativ ausfallen kann [13, 19, 33]. Weitere Arbeiten zeigen, daß auch beim Mycosis fungoides bzw. Sezary-Syndrom in einigen Fällen HTLV-I-Sequenzen in den Tumorzellen vorliegen können [19] Neuere Berichte weisen auch darauf hin, daß auch HTLV-1-verwandte, aber bisher nicht weiter charaktersierte Retroviren in den Tumorzellen von Patienten mit Sezary-Syndrom nachweisbar sind [4, 33]. Welchen differentialdiagnostischen Wert der Nachweis derartiger Sequenzen unabhängig von dem serologischen Nachweis der HTLV-Infektion haben könnte, ist derzeit nicht geklärt.

3.2.3
Die Genexpression des HTLV I

Eine Vielzahl unterschiedlicher Zelltypen kann durch das HTLV I infiziert werden, jedoch ist der Rezeptor, über den das Virus in die Zellen aufgenommen wird, bisher nicht charakterisiert worden. Eine Synthese neuer Virionen (permissive Infektion) ist aber auf nur sehr wenige Zelltypen, in erster Linie CD4-positive T-Helfer-Lymphozyten, beschränkt. Wie alle Retroviren wird das HTLV I nach der Infektion der Wirtszelle aus seiner Hülle freigesetzt. Durch die mitpassagierte reverse Transkriptase (RT) wird die virale RNA in DNA (virales Progenom) überschrieben, die dann über die Enden des Genoms (long terminal repeats, LTR) der Wirtszelle aufgenommen (integriert) wird. Das Progenom des HTLV I wird in 3 mRNA transkribiert, die jeweils durch alternatives Spleißen aus einem Transkript, das das gesamte Genom umfaßt, prozessiert werden (Abb. 3.3). Ein Transkript, das für die Proteine rex und tax kodiert, führt zur Synthese regulatorischer Faktoren, die die Synthese der viralen, aber auch zellulärer mRNA steuern. Das rex-Protein beeinflußt die Spleißvorgänge der viralen mRNA. Je mehr rex-Protein vorliegt, desto weniger virale Transkripte werden gespleißt und desto mehr Transkripte stehen für die Synthese der env-Genprodukte und die Verpackung in neue Virionen zur Verfügung. Das tax-Protein stimuliert die Synthese von mRNA, die durch die viralen Promoterelemente (LTR) kodiert werden, und aktiviert somit auch die Expression des eigenen Genoms. Darüber hinaus stimuliert das tax-Protein aber auch zelluläre

Gene, die beispielsweise für die α-Kette des Interleukin-(IL-)2-Rezeptors und weiterer Wachstumsfaktoren und die entsprechenden Rezeptoren kodieren. Auch wird durch tax die Expression von parathormonähnlichen Proteinen stimuliert, die dann durch die infizierten T-Zellen sezerniert werden, Osteoklasten aktivieren können und so zu der häufig beobachteten Hyperkalzämie bei den HTLV-I-assoziierten Neoplasien beitragen.

3.2.4
HTLV-I-assoziierte Transformation der T-Lymphozyten

Die Infektion humaner CD4+-T-Lymphozyten in vitro mit HTLV I führt zur kontinuierlichen Proliferation (Immortalisierung) der infizierten Zellen. Das tax-Protein scheint durch seine transaktivierenden Wirkungen auf zelluläre Gene dazu beizutragen, daß HTLV-I-transformierte Zellen ihre eigenen Wachstumssignale produzieren und so zu kontinuierlicher Proliferation angeregt werden (autokrine Wachstumsstimulation). Allerdings werden die meisten dieser tax-exprimierenden Zellen in vivo durch das Immunsystem vernichtet. Das tax-Protein ist ein sehr starkes T-Zell-Antigen, so daß im Verlauf der persistierenden HTLV-I-Infektion zytotoxische T-Lymphozyten induziert werden, die tax-positive T-Zellen effizient vernichten. Aufgrund des hohen immunologischen Selektionsdruckes gegen die tax-exprimierenden Zellen werden HTLV-I-infizierte Zellen selektioniert, die das tax-Gen nicht mehr exprimieren. In einzelnen HTLV-I-infizierten T-Zellen kann es zu chromosomalen, molekulargenetischen Veränderungen kommen. Führen diese Veränderungen zu verbesserten Wachstums- bzw. Überlebenschancen der latent HTLV-I-infizierten Zellen, wird der entsprechende Zellklon selektioniert. Offenbar sind diese Selektionsprozesse zu einem späteren Zeitpunkt nicht mehr von der kontinuierlichen Expression von tax abhängig. Aus einer anfänglich polyklonalen T-Zell-Proliferation entwickelt sich so allmählich eine oligo- bzw. monoklonale Population mit letztendlich vollen neoplastischen Wachstumseigenschaften. Je mehr proliferierende Zellen in diesen Selektionszyklus eintreten, je stärker eine mutagene Schädigung der sich ständig regenerierenden genetischen Information der HTLV-I-infizierten Zellen ist und je länger dieser Zyklus anhält, desto größer ist die Wahrscheinlichkeit, daß sich ein maligner Zellklon entwickeln kann.

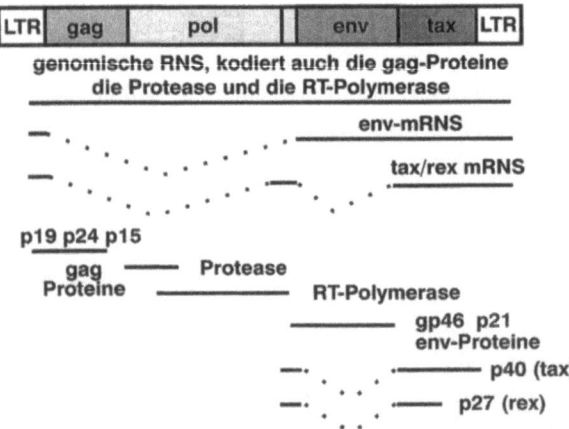

Abb. 3.3 Struktur und Organisation des HTLV-I-Genoms: Die Position der kodierenden Gene auf dem Genom ist im oberen Abschnitt dargestellt. Von diesem Genom werden drei unterschiedlich gespleißte Transkripte abgelesen, die für die viralen Proteine kodieren. Das ungespleißte Transkript stellt auch das virale Genom dar.

3.2.5
Diagnostik der HTLV-Infektion

Die serologische Diagnostik der HTLV-Infektionen umfaßt grundsätzlich zwei Stufen:

- einen *Suchtest*, der möglichst Infektionen sowohl durch das HTLV I als auch das nahe verwandte HTLV II (60 % Sequenzhomologie zu HTLV I) erfassen sollte. Hierzu werden von verschiedenen Herstellern EIA-, Immunfluoreszenz-, oder Agglutinationstests angeboten. Diese Tests sollten so ausgelegt sein, daß sie auch bei einer möglicherweise relativ hohen Rate falsch-positiver Tests die Infektion selbst jedoch mit ausreichender Sicherheit erfassen;
- ein positives Testergebnis muß in jedem Fall durch einen *Bestätigungstest* abgesichert werden. Hierzu eignen sich in erster Linie der Immunoblot (Westernblot) oder Immunpräzipitationsverfahren. Durch die Bestätigungstests kann auch einfach und sicher zwischen Anti-HTLV-I- und Anti-HTLV-II-Antikörpern differenziert werden.

In jedem Fall sollte bei einem klinischen Verdacht auf eine HTLV-Infektion das Agenz direkt durch die *Polymerase-Kettenreaktion (PCR)* in den Zellen des peripheren Blutes nachgewiesen werden [40]. Insbesondere da Antikörpertiter gegen HTLV häufig nur relativ gering ausgeprägt werden, stellt der Nachweis des viralen Genoms durch die PCR den sichersten diagnostischen Parameter für die Diagnose einer HTLV-Infektion dar.

3.3
Onkogene Herpesviren

3.3.1
Das Epstein-Barr-Virus und assoziierte Tumoren

1964 wurde das Epstein-Barr-Virus (*EBV*) erstmals in den Zellen eines Burkitt-Lymphoms elektronenoptisch dargestellt [14]. Durch seroepidemiologische Studien stellte sich rasch heraus, daß neben dem Burkitt-Lymphom auch das Nasopharynxkarzinom mit persistierenden EBV-Infektionen in Zusammenhang steht. Das EBV wurde kurz darauf auch als Erreger der infektiösen Mononukleose identifiziert. Später zeigte sich, daß das EBV auch eine pathogenetisch wichtige Rolle bei B- und T-Zell-Lymphomen [31, 32, 47], die v. a. auch bei immunsupprimierten Patienten (z. B bei Aids oder nach Organtransplantation) auftreten, und bei bestimmten Formen des Morbus Hodgkin [32] spielen kann. Darüber hinaus weisen einzelne Fallberichte auf eine mögliche Beteiligung des EBV bei Karzinomen der Speicheldrüsen, bei bestimmten anaplastischen Formen des Magenkarzinoms, bei Thymuskarzinomen, bei der angioimmunoblastischen Lymphadenopathie und dem letalen „midline granuloma" sowie einzelnen Leiomyosarkomen bei immunsupprimierten Patienten und weiteren Karzinomen, die histopathologisch den Lymphoepitheliomen ähneln, hin [24, 28]. Bisher liegen jedoch keine überzeugenden Hinweise vor, die für eine pathogenetische Beteiligung persistierender EBV-Infektionen bei kutanen T-Zell-Lymphomen sprechen [1].

Das EBV kommt ubiquitär auf der ganzen Welt vor. Mehr als 90 % aller Personen machen im Laufe ihres Lebens, zumeist in der Kindheit oder Adoleszenz eine EBV-Infektion durch. Die Haupteintrittspforte und primärer Replikationsort ist das Epithel des Oropharynx [29]. Von hier aus kann das EBV auch B-Lymphozyten in den lymphatischen Organen im Oropharynxbereich infizieren. Die Aufnahme des Virus in seine Zielzellen erfolgt über die Bindung an einen spezifischen Rezeptor, das CD21-(CR2-)Antigen (Komplementrezeptor C3d). In den Epithelien findet virale Replikation nur in terminal differenzierten Zellen statt. Besonders deutlich wird dies bei der *hairy leukoplakia*, einer leukoplakischen Veränderung des Zungenepithels, die bei ausgeprägter Immunsuppression, beispielsweise bei Aids, auftritt. In diesen Läsionen wird das EBV in den differenzierten Zellen im Stratum spinosum bzw. höher gelegenen Epithelschichten vermehrt, während in der Basalzellschicht keine aktive Virusvermehrung zu verzeichnen ist. Das EBV wird von mindestens 15–20 % der seropositiven Bevölkerung mit dem Speichel ausgeschieden. Immunsupprimierte Patienten scheiden fast regelmäßig relativ große Virusmengen über den Speichel aus. Wichtige weitere Wirtszellen für das EBV sind die B-Lymphozyten, in denen das Virus vermutlich lebenslang persistieren kann. Die Infektion von B-Lymphozyten in vitro führt zur unbegrenzten Wachstumsstimulation (Immortalisierung) dieser Zellen, die als sog. lymphoblastoide Zellinien (*LCL*) auswachsen [29].

Genomischer Aufbau und Replikationsstrategie des EBV
Das EBV ist ein doppelsträngiges DNA-Virus aus der Familie der Herpesviren. Das Genom des EBV besteht aus einer etwa 170 000 bp langen DNA, die in das virale Kapsid verpackt vorliegt [23]. Das Kapsid wiederum ist von einer Lipoproteinhülle (envelope) umgeben. Das EBV-Genom kann für mehr als 100 verschiedene Proteine kodieren, die aus historischen Gründen als sog. serologische virale Antigene in 3 Gruppen zusammengefaßt wurden:

- die EA (early antigenes),
- EBNA (EBV-associated nuclear antigenes) und
- VCA (viral capsid antigenes).

In der Phase der latenten Infektion (Latenztyp III) werden nur etwa 10 virale Gene exprimiert, zu

Tabelle 3.1. Genexpressionprofile des EBV in den unterschiedlichen Formen des viralen Latenzzustandes

	Latenztyp I	Latenztyp II	Latenztyp III
Virale Antigene	EBERs 1, 2 EBNA 1	EBERs 1, 2 EBNA 1 LMP 1 LMP 2	EBERs 1, 2 EBNA-LP EBNA-1 EBNA-2 EBNA 3A EBNA 3B EBNA 3C LMP 1 LMP 2
z. B.	BL	z. B. NPC M. Hodgkin	z. B. Lympho-proliferation Syndrome Lympho-blastoide Zellinien (LCL)
B-Zell-Marker	CD10 (CALA)		HLA Klasse II LFA 1 LFA 3 ICAM 1 CD 30, 39,23, 24, 44, 21

denen das EBNA 1, 2, 3a, 3b, 3c, EBNA-LP, „latent membrane proteins" LMP 1 und 2, die EBER-1- und EBER-2-RNA und das terminal protein (*TP*) gehören (Tabelle 3.1). Diese Gene kodieren offenbar für Proteine, die die Proliferation der B-Lymphozyten vermitteln (latency type III expression) [29]. Der „early antigene"-(*EA-*)Komplex umfaßt verschiedene regulatorische Proteine, die vor der viralen DNA-Replikation nach der Aktivierung des EBV aus der latenten Phase zum Eintritt in den lytischen Infektionszyklus exprimiert werden. Hier sind insbesondere der BZLF1-Transkriptionsfaktor und das ZEBRA-Genprodukt zu nennen, die beide entscheidend zur Induktion des lytischen Infektionszyklus und somit zur viralen Replikation beitragen [23, 29]. Das virale Kapsidantigen (*VCA*) umfaßt verschiedene Proteine, aus denen das virale Kapsid aufgebaut ist, die aber auch in die Hülle des Virus (envelope) eingelagert sind. Dieser Komplex umfaßt auch die Membranproteine (gp 350/220), die für die Bindung an den EBV-Rezeptor (CD21-Antigen) auf infizierbaren Zellen verantwortlich sind.

Immunologische Kontrolle der EBV-Infektion
Während bzw. kurz nach der Primärinfektion kommt es zur Ausbildung spezifischer Immunglobulin-(*Ig-*)M und -IgG Antikörper gegen virale Kapsidantigene und die sog. EA. Antikörper gegen die EBNA-Proteine entwickeln sich häufig erst nach

30–50 Tagen. IgG-Antikörper gegen EBNA-Antigene und gegen VCA persistieren in der Regel lebenslang, während die AK-Titer gegen die EA wieder abnehmen und verschwinden können. Ein erneuter Anstieg der EA-Antikörper ist in der Regel mit einer erneuten starken Vermehrung der viralen Replikation beispielsweise bei Immunsuppression oder im Rahmen eines EBV-assoziierten Malignoms verbunden. An Hand der Serologie können wertvolle differentialdiagnostische Hinweise auf das Vorliegen EBV-assoziierter Neoplasien gewonnen werden (Tabelle 3.2).

Die Proliferation EBV-infizierter Zellen wird bei normalen Individuen durch eine Vielzahl zellvermittelter Immunmechanismen kontrolliert [30]. Ohne die latente Präsenz spezifischer zytotoxischer Immunmechanismen gegenüber EBV-transformierten B-Zellen würde es zu einer kontinuierlichen Immortalisierung peripherer B-Lymphozyten kommen, die bei den infizierten Personen lymphoproliferative Syndrome hervorrufen würden. Beim „X-linked lymphoproliferative syndrome" (Purtilo-Sndrome, Duncans disease), einer sehr seltenen X-chromosomal vererbten Erkrankung, bei der die Aktivierung der gegen latent EBV-infizierte Zellen gerichteten zytotoxischen Immunmechanismen nicht möglich ist, kommt es nach der Primärinfektion entweder zu fatalen Verläufen der infektiösen Mononukleose (*IM*) oder zu chronischen Proliferationen EBV-immortalisierter B-Zellen, die zu oligo- bzw. monoklonalen Lymphomen auswachsen können [36]. Diese Lymphomzellen exprimieren das gleiche EBV-Antigenmuster wie die B-Lymphozyten, die in vitro durch EBV immortalisiert wurden (Latenztyp III) (vgl. Tabelle 3.1) [29]. Ähnliche lymphoproliferative Krankheitsbilder treten auch nach iatrogener Immunsuppression (Organtransplantation) bzw. im Rahmen des erworbenen Immundefizienzsyndroms (Aids) auf.

EBV-assoziierte Neoplasien bei immunsupprimierten Patienten
Chronisch immunsupprimierte Patienten weisen eine deutlich (bis zu 60fach) erhöhte Rate an malignen Lymphomen auf. Etwa 50–80 % dieser Tumoren sind EBV-assoziiert und entwickeln sich aus poly- bzw. oligoklonalen Lymphoproliferationen. In einigen Fällen wurde die Entwicklung von Hodgkin-artigen Lymphomen aus den primären polyklonalen B-Zell-Lymphoproliferationen berichtet. In der Regel imponieren die EBV-assoziierten Tumoren als hochmaligne Non-Hodgkin-B-Zell-Lymphome unterschiedlicher Differenzierung bis hin zu Lymphomen mit der Differenzierung reifer Plasmazellen [47]. Sehr häufig (etwa zu 70 %) weisen sie eine extranodale Manifestation auf und involvieren in etwa 30 %

Tabelle 3.2. Serologische Profile nach einer EBV-Infektion

Patientenstatus	heterophile AK	VCA-IgA	VCA-IgM	VCA-IgG	EA	EBNA
*nicht infiziert	−	−	−	−	−	−
*akute primäre Infektion	+	−/+	+	−	+/−	−
*chronische primäre oder reaktivierte Infektion	−	−/+	−	+	+	−
*ausgeheilte Infektion	−	−/+	−	+	−	+
*Lymphome bei immun-supprimierten Patienten	−	−	−	+	+	+
*Burkitt-Lymphome	−	−	−	+	+	+
*Nasopharynxkarzinom	−	+	−	+	+	+

EA=early antigen, EBNA=Epstein-Barr-Virus nuclear antigen, VCA=Viral capsid antigen

der Fälle das ZNS. Die neoplastischen Zellen in diesen Tumoren exprimieren oft ein vergleichbares Spektrum viraler und zellulärer Antigene (Latenztyp III) wie die in vitro immortalisierten Lymphoblasten. Die Haut jedoch scheint kein bevorzugter Manifestationsort der EBV-assoziierten Lymphome zu sein.

EBV und das Burkitt-Lymphom

Das Burkitt-Lymphom (*BL*) ist ein hoch-malignes B-Zell-Lymphom, bestehend aus kleinen Lymphoblasten mit schmalem Zytoplasmasaum und polymorphen Kernen. Es weist eine besonders hohe Inzidenz unter 6- bis 10jährigen Kindern in Zentralafrika und Papua-Neuguinea auf. Mehr als 96 % der BL aus diesen endemischen Regionen tragen das EBV-Genom in den Tumorzellen. BL-Zellen exprimieren das CD19- und CD20-Antigen, sowie das CD10 [common acute lymphoblastic leukemia antigen (*CALLA*)]. Im Gegensatz zu den EBV-immortalisierten B-Lymphozyten sind B-Zell-Aktivierungsantigene und bestimmte Adhäsionsmoleküle auf den BL-Zellen nicht nachweisbar (vgl. Tabelle 3.1). Von den viralen Antigenen werden in den BL-Zellen nur das EBNA-1-Gen sowie die EBER-Transkripte exprimiert (Latenztyp I). Für das BL pathognomonisch sind spezifische reziproke Chromosomentranslokationen, die stets den c-myc-Onkogenlokus auf dem Chromosom 8 involvieren [25] und zur transkriptionellen Deregulation des c-myc-Onkogens führen.

EBV und Morbus Hodgkin

In etwa 40 % der Hodgkin-Lymphome kann das EBV direkt in den Reed-Sternberg- bzw. den Hodgkin-(*HRS*-)Zellen nachgewiesen werden [32, 45]: HRS-Zellen exprimieren häufig EBNA1 und LMP sowie EBER-Trankripte, nicht aber das EBNA2-Gen (Latenztyp II) (vgl. Tabelle 3.1). Verschiedene histologische Erscheinungsformen des M. Hodgkin weisen eine unterschiedlich starke Assoziation mit dem EBV auf. Fälle mit der Histologie der „mixed cellularity (*MC*)" und der „nodulären Sklerose (*NS*)" sind deutlich häufiger mit latenten EBV-Infektionen assoziiert, als beispielsweise die „lymphozytenreiche (*LP*)" Form.

EBV und Nasopharynxkarzinom

Das Nasopharynxkarzinom (*NPC*) ist ein in Europa relativ seltener Tumor, der aber in bestimmten Regionen Chinas, unter Eskimos sowie einigen arabischen Staaten eine auffällige Häufung aufweist. Daher wird eine genetische Komponente, die möglicherweise an einen bestimmten HLA-Haplotyp gekoppelt ist, vermutet. In allen Zellen des NPC läßt sich das EBV-Genom nachweisen, und ebenso wie HRS-Zellen beim M. Hodgkin exprimieren NPC-Tumoren den Latenztyp II (vgl. Tabelle 3.1). Besonders typisch für das NPC sind neben erhöhten IGG-Antikörpertitern gegen das VCA und das EA v. a. erhöhte Anti-VCA- und Anti-EA-IGA-Antikörpertiter, deren Nachweis in den Regionen mit besonders hoher Inzidenz (China) auch als NPC-Screeningverfahren eingesetzt wird.

3.3.2
Das Kaposi-Sarkom-ssoziierte Herpesvirus (KHSV, HHV8)

Das Kaposi-Sarkom (*KS*) ist der häufigste maligne Tumor bei Patienten mit AIDS und tritt auch bei Patienten, die aus anderen Gründen immunsupprimiert sind häufig auf. Interessanterweise tritt das KS bei AIDS-Patienten jedoch besonders haufig unter homosexuellen Männern auf, während HIV-infizierte Hämophile oder Kinder nur relativ selten ein KS entwickeln. Diese Beobachtungen wiesen auf ein vom HIV unabhängiges weiteres infektiöses Agenz als Erreger des KS hin. Unterschiedliche virale Erreger wie z. B. Cytomegalieviren, humane Papillomviren und andere wurden als KS-Erreger verdächtigt, ohne daß jedoch eine plausible pathogenetische Rolle nachgewiesen werden konnte. Vor kurzem konnte jedoch durch „repräsentative differentielle Amplifikation (*RDA*)" aus KS-Geweben Sequenzen eines neuen Herpesvirus isoliert werden [9]. Diese Sequenzen sind in den meisten KS nachweisbar, unabhängig davon, ob es sich um Aidsassoziierte KS handelt oder nicht. Die Sequenzen finden sich jedoch nicht in nicht KS-assoziierten Tumoren oder normalen Geweben von Personen, die kein erhöhtes Risiko für das KS aufweisen. Die HHV8-Sequenzen lassen sich jedoch bei bis zu 50 % der AIDS-assoziierten KS-Patienten auch in den peripheren B-Lymphozyten nachweisen. Bei einigen AIDS-Patienten ließen sich HHV8-Sequenzen auch in den peripheren B-Lymphozyten nachweisen, ohne daß diese Patienten schon ein KS entwickelt hatten [17]. Das Risiko für ein späteres Auftreten des KS bei diesen AIDS-Patieten war jedoch signifikant höher als bei HHV8-negativen AIDS-Patienten.

Über die Prävalenz der HHV8-Infektion in der Bevölkerung liegen zur Zeit noch keine hinreichenden Daten vor. Jedoch scheint nur ein geringer Anteil der Bevölkerung infiziert zu sein, da Serumproben von Blutspendern nur zu einem sehr geringen Anteil serologische Evidenz für eine durchgemachte HHV8-Infektion aufwiesen [18, 22]. Ferner scheint nach den jetzt vorliegenden Daten die Dauer der HHV8-Infektion nur von untergeordneter Bedeutung für das Auftreten des KS zu sein.

3.4
Hepatitisviren und das hepatozelluläre Karzinom

Das hepatozelluläre Karzinom (*HCC*) stellt mit weltweit etwa 315 000 Neuerkrankungen einen der häufigsten Tumoren dar [33a]. Es entwickelt sich auf dem Boden einer chronischen Leberparenchymschädigung und bildet sich häufig in zirrhotisch verändertem Lebergewebe. Epidemiologische Daten weisen darauf hin, daß persistierende Infektionen durch mindestens 2 hepatotrophe Viren, das Hepatitis-B-Virus (*HBV*) und das Hepatitis-C-Virus (*HCV*), in der Pathogenese des HCC ein besondere Rolle spielen [38].

3.4.1
Epidemiologie der HBV-Infektion und des hepatozellulären Karzinoms

77 % der HCC-Neuerkrankungen treten in Entwicklungsländern auf. Die höchsten Inzidenzraten des HCC finden sich in den Ländern mit der höchsten Durchseuchung durch das HBV. In Gebieten, in denen das HCC endemisch auftritt, haben HB-Antigen-Träger ein etwa 200mal größeres Risiko, ein

HCC zu entwickeln, als HB-Antigen-negative Kontrollpersonen [5]. In der Regel wird in den endemischen Gebieten die HBV-Infektion perinatal erworben. Die Altersverteilung des HCC beispielsweise in Taiwan zeigt, daß die chronisch-persistierende HBV-Infektion im Durchschnitt über 35 Jahre besteht, bevor sich ein klinisch manifestes HCC entwickelt. Neben der chronischen HBV-Infektion scheinen daher zusätzliche Faktoren, die zu genetischenVeränderungen in dem chronisch infizierten Hepatozyten beitragen, eine wichtige Rolle zu spielen. Eine hohe Belastung der Nahrung mit Aflatoxin kann beispielsweise zu bestimmten Mutationen im Kodon 249 des p53-Tumorsuppressorgens führen [39] und so vermutlich einen cokarzinogenen Effekt hervorrufen.

3.4.2
Vermehrungsstrategie und Struktur des HBV

Das HBV kann akute oder chronische, asymptomatische oder symptomatische Infektionen hervorrufen. Die Infektion erfolgt in der Regel über parenterale Übertragung von Blut. Aber auch über infektiösen Speichel, Ejakulat, Vaginal- oder Menstrualsekrete oder auch über die Amnionflüssigkeit bzw. die Konjunktiven ist eine Infektion möglich. Das HBV ist ein partiell doppelsträngiges DNA-Virus aus der Familie der Hepadnaviren. Es besteht aus einer Virushülle (envelope), in die der Viruskern (core) verpackt vorliegt. Das „core" umschließt das im Virion teilweise doppelsträngige zirkuläre virale Genom (Abb. 3.4 a). Die Virushülle besteht aus einer Lipidmembran, in die 3 sog. Oberflächenproteine (surface proteins) eingelagert sind. Das kleinste dieser Proteine wird als HBs-Antigen bezeichnet. Das mittlere Protein enthält zusätzliche Aminosäuren, die Prä-S1-Domäne, und das große Protein enthält darüber hinaus noch weitere Aminosäuren, die als Prä-S2-Domäne bezeichnet werden. Das Hbs-Antigen stellt den größten Teil der 3 Surface-Antigene dar. Es wird von infizierten Zellen in großer Menge gebildet und als tubuläre 22 nm lange Struktur (Australia-Antigen) in das Plasma sezerniert.

Nach Absorption und Aufnahme des Virus in den Hepatozyten wird das partiell doppelsträngige zirkuläre DNA-Molekül freigesetzt, der offene DNA-Strang durch komplementäre Polymerisation geschlossen und in den Zellkern geschleußt (Abb. 3.4 b). Das virale Genom wird in 3 sehr abundante mRNA-Spezies von 3 500, 2 400 und 2 100 bp transkribiert. Daneben finden sich 2 kleinere Transkripte von 900 bp. Die 3 500 bp-mRNA kodiert für das HBe, das HBc, die Polymerase und einen Proteinprimer für die DNA-Replikation. Das HBe und das HBc sind verwandte Proteine, die von verschiedenen „in

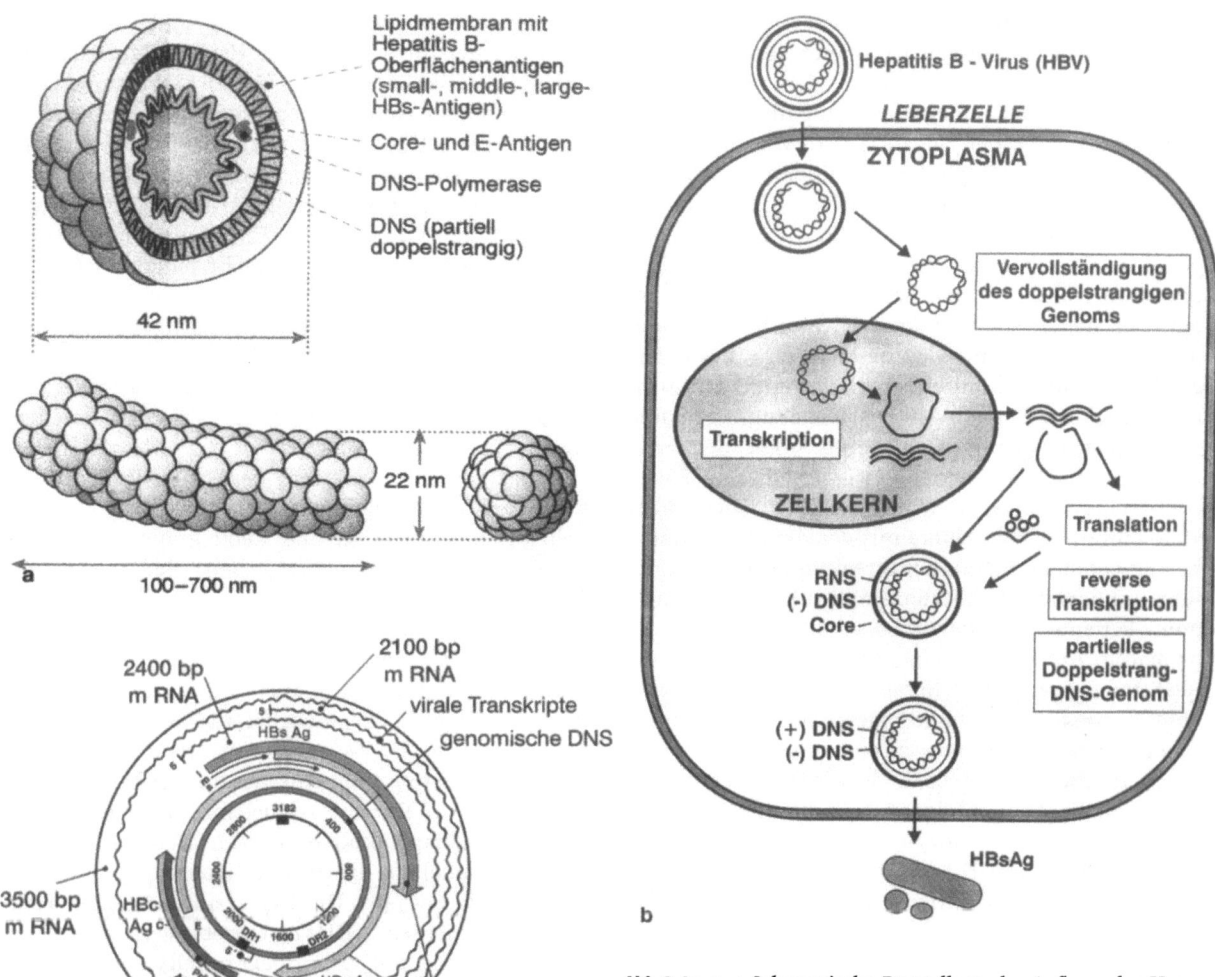

Abb. 3.4 a–c. a Schematische Darstellung des Aufbaus des Hepatits-B-Virus (Dane-Partikel): Die Virushülle mit den 3 Formen des HBsAg umschließt den Viruskern (core), dessen Hauptbestandteil durch das HBcAg dargestellt wird. In den Kern eingelagert liegt die virale Polymerase und das partiell doppelsträngige DNA-Genom. Das HBsAg wird auch in großen Mengen in Form filamentöser Strukturen (Australia-Antigen) von virusreplizierenden Zellen freigestetzt. **b** Replikationszyklus des Hepatitis B-Virus: Die einzelnen Phasen werde im Text näher erläutert. **c.** Aufbau des viralen Genoms und davon abgeleiteter mRNA sowie der kodierten viralen Proteine. Nähere Erläuterung s. Text

Phase" lokalisierten Startkodons translatiert werden. Das 2,4 kb- und das 2,1 kb-Transkript stellen ebenso überlappende Sequenzbereiche dar und kodieren die verwandten HBs-Glycoproteine. Das 900 bp Transkript kodiert für das X-Protein [38].

Das virale Genom wird im Zytoplasma repliziert. Die 3 500 bp große mRNA wird in ein Nukleokapsid verpackt, das eine RNA-abhängige DNA-Polymerase enthält. Die Synthese des Negativ-DNA-Strangs wird durch einen Primerkomplex, der aus einen Proteinprimer besteht, unter Vermittlung des 3 500 bp großen RNA-Templates, initiiert. Bei der Synthese des DNA-Negativstrangs wird die RNA abgebaut und anschließend der DNA-Positivstrang synthetisiert. Dieses Nukleokapsid wird in die HBsAg ent-

haltenden Zellmembranen verpackt. Dabei werden jeweils Nukleokapsidkomplexe aufgenommen, die noch unterschiedlich lange RNA-Fragmente enthalten. Weitere Degradation dieser RNA-Sequenzen führt zu unterschiedlich langen einzelsträngigen DNA-Bereichen im partiell doppelsträngigen viralen Genom. Das Virion wird durch Exozytose aus den infizierten Zellen ausgeschleust.

Das HBc-Antigen wird gemeinsam mit dem HBe-Antigen in einem Polypeptid von der 3,5 kb mRNA translatiert (Abb. 3.4 c). Durch proteolytische Spaltung wird das HBe-Antigen abgespalten und im Verlauf einer akuten Hepatitis in großen Mengen in das Serum freigesetzt. Der Nachweis des HBe-Antigens im Serum weist auf aktive Virusreplikation hin und stellt somit auch für die Infektiosität des jeweiligen Patienten einen wichtigen Parameter dar.

Die Replikation des HBV in den Hepatozyten führt offenbar nur zu geringen zytopathischen Schäden. Die Aktivität der Hepatitis wird v. a. durch zellvermittelte immunologische Reaktionen hervorgerufen [20, 38]. Zytotoxische T-Zellen, die gegen auf den Leberzellen präsentierte HBc-Antigen-Peptide gerichtet sind, konnten aus dem Blut von Hepatitispatienten isoliert werden. Offenbar sind die Patienten, bei denen die primäre zellvermittelte Immunantwort nur relativ milde ausfällt, besonders gefährdet, eine chronische persistierende Hepatitis zu entwickeln. Bei HBV-infizierten Säuglingen und Kleinkindern kommt es in etwa 90 % der Fälle zum chronischen Carrierstatus. In diesen Fällen bleibt eine chronische Replikation des Virus über viele Jahre bzw. Jahrzehnte mit der damit verbundenen anhaltenden Entzündungsreaktion erhalten. Dies führt schließlich zur Zirrhose und später zum Karzinom. Patienten, bei denen es schon im Verlauf der primären Antwort zu einer starken zytotoxischen Reaktion gegen die HBV-infizierten Hepatozyten kommt, weisen ein viel geringeres Risiko auf, einen chronischen Carrierstatus auszubilden. Bei Erwachsenen führen in etwa 90 % der akuten Infektionen immunologische Reaktionen zur Elimination der HBV-infizierten Hepatozyten und des Virus. Das Auftreten von Anti-HBs-Antikörpern und das Verschwinden von HBs-Antigen charakterisiert die Auflösung der Infektion. Bei etwa 10 % der infizierten Personen entwickelt sich ein chronischer Carrierstatus, der durch eine persistierende HBs-Antigenämie charakterisiert ist.

3.4.3
Die Rolle der persistierenden HBV-Infektion in der Pathogenese des hepatozellulären Karzinoms

Spezifische onkogene Funktionen konnten bisher keinem der viralen Genprodukte des HBV eindeutig zugeschrieben werden [38, 39]. Viele Befunde weisen aber darauf hin, daß es im Rahmen einer lange persistierenden HBV-Infektion zur Integration des viralen Genoms in die Chromosomen der Wirtszelle kommt. In einem Tumor ist der chromosomale Integrationslokus in allen Zellen identisch, so daß man davon ausgehen muß, daß die Integration der viralen Genome vor der klonalen Expansion der Tumorzellen stattgefunden hat [38]. An den Integrationsstellen des viralen Genoms, die offenbar zufällig gewählt sind, kann es zu erheblichen Umlagerungen der Wirtszellsequenzen kommen. Sequenzbereiche können bedingt durch die Integration viraler Sequenzen, amplifiziert, deletiert oder rearrangiert werden. Es kann sogar zu Translokationen ganzer

Chromosomenfragmente kommen [38]. Auf diese Weise werden in erheblichem Umfang Mutationsereignisse und Veränderungen in der Expressionsregulation zellulärer Gene hervorgerufen, die letztendlich auch zu einem Wachstums- und Selektionsvorteil der jeweiligen Zellen beitragen können. Durch die Integration des viralen Genoms kann es auch zu Veränderungen der viralen Sequenzen kommen, so daß u. U. keine virale Replikation mehr möglich ist. Klonale Integration des HBV-Genoms kann auch schon in zirrhotischen Regeneratknoten nachgewiesen werden. Dies deutet darauf hin, daß die Regeneratknoten schon das Ergebnis klonaler Proliferationsereignisse einzelner HBV-infizierter Zellen darstellen [39].

Einige Arbeiten weisen dem HBx-Protein ein wichtige Rolle in der Karzinogenese zu [7]. Trotz mehrfacher Integration und Reintegration des viralen Genoms in den HCC-Zellen bleiben in der Regel spezifische Fragmente des HBx-Gens in den Tumorzellen funktionell intakt [39]. Das HBx-Protein wirkt als transkriptioneller Aktivator für eine Reihe viraler und zellulärer Gene. HBx-Genfragmente werden in hepatozellulären Karzinomzellen von integrierten HBV-Genomen häufig als trunkierte Fusionstranskripte gemeinsam mit zellulären Sequenzen in mRNA überschrieben. Die durch diese Fusionstranskripte kodierten trunkierten HBx-Genprodukte behalten die transaktivierenden Funktionen des HBx bei [46]. Die Expression destrunkierten HBx in murinen NIH3T3-Fibroblasten führt zu Transformation und tumorigenen Zellklonen.

3.4.4
Prävention des HBV-assoziierten HCC durch HBs-Vakzine

Antikörper gegen das HBs-Antigen sind in der Regel neutralisierend, d. h. sie verhindern die primäre Infektion von Hepatozyten durch das HBV. Eine Vakzinierung mit dem HBs-Antigen vor der Primärinfektion kann die Primärinfektion verhindern und damit den chronischen Carrierstatus vermeiden [20]. Sie sollte so auch die beste Basis für eine effektive Prävention des HBV-assoziierten HCC sein. Heute wird das HBs-Antigen rekombinant hergestellt und als Vakzine (Gen-HBVax^R) angeboten.

Vereinzelt wurde berichtet, daß virale Mutanten entstehen können, die durch die mit der gängigen HBs-Vakzine hervorgerufenen Antikörper nicht neutralisiert werden können. Die Mutationsfrequenz des HBV wird definiert durch die Fehlerrate der viralen Polymerase, die bei etwa einem Fehler pro 1 000–100 000 Nukleotiden per Replikationszyklus liegt. Durch diese für DNA-Viren sehr hohe Mutationsfrequenz kommt es in jeder infizierten Zelle zur Produktion viraler Mutanten, die sich gegenüber dem vorherrschenden Wildtyp dann durchsetzen können, wenn sie den jeweiligen Selektionsbedingungen besser standhalten. Entstehen durch diese Mutationsrate Varianten, die durch die HBs-Vakzinierung nicht erfaßt werden, kann trotz bestehenden Impfschutzes gegen das Wildtypvirus eine HBV-Infektion erfolgen. Unter Umständen kann diese auch serologisch nicht erfaßt werden, so daß nur durch den Nachweis der viralen DNA mit Hilfe entsprechender PCR-Verfahren eine eindeutige Diagnostik möglich wird. Welchen klinischen Stellenwert derartige Mutanten in der Zukunft erlangen werden, läßt sich heute noch nicht abschätzen [6].

3.4.3
HCV und hepatozelluläres Karzinom

Eine Reihe von Berichten zeigen, daß Patienten mit HCC, die keine persistierende HBV-Infektion aufweisen, häufig an chronischen Infektionen durch das HCV leiden [35]. Das HCV gehört in die Gruppe der Flaviviren, die ein RNA-Genom haben, nicht über DNA-Intermediate replizieren und keine bekannten Onkogene tragen. In etwa 50 % der HCV-Infektionen kommt es zu einer chronisch persistierenden Hepatitis, die häufig zu einem zirrhotischen Umbau des Leberparenchyms führt. Ein karzinogener Effekt durch diese Viren ist am ehesten im Zusammenhang mit der langanhaltenden Stimulation der Proliferation von Hepatozyten bei ständigem, durch die Virusinfektion bedingten Lebergewebszerfall zu sehen.

3.5
Humane Papillomviren und assoziierte Karzinome

3.5.1
Die Entdeckung des onkogenen Potentials der Papillomviren

Papillomviren sind ubiquitäre Erreger, die eine Vielzahl morphologisch unterschiedlicher epithelialer Läsionen auf der Haut und den Schleimhäuten vieler Spezies hervorrufen [34, 42]. Wie eingangs erwähnt, rufen bestimmte Papillomviren bei Kaninchen kutane Tumoren hervor, die nach einer gewissen Latenzzeit in invasive Karzinome übergehen können. Peyton Rous und Mitarbeiter zeigten in den 40er Jahren, daß die maligne Konversionsrate der Papillome bei den Kaninchen erheblich gesteigert werden kann, wenn die Haut an den Inokulationsstellen gleichzeitig mit verschiedenen karzinogenen Substanzen behandelt wird. Diese Ergebnisse wiesen auf den synergistischen Effekt eines infektiösen und chemischen Karzinogens hin.

Beim Menschen rufen sie unterschiedlichste papillomatöse Läsionen hervor. Eine maligne Konversion dieser Läsionen wurde zunächst nur in Ausnahmefällen beobachtet. So beobachtete man beispielsweise, daß Larynxpapillome bei Kindern in Larynxkarzinome übergehen können, insbesondere, wenn sie aus therapeutischen Gründen bestrahlt wurden. Lutzner beschrieb 1978 [27] eine sehr seltene hereditäre Erkrankung, die als Epidermodysplasia verruciformis (E.V.) bezeichnet wird, und bei der es zur Ausbildung pleomorpher, teilweise rötlicher papillomatöser Läsionen mit deutlicher Neigung zur neoplastischen Transformation auf der gesamten Haut kommen kann. Auch in diesen Läsionen wurden Papillomviren nachgewiesen.

1982 gelang es erstmals, Papillomvirus-DNA-Sequenzen in Zervixkarzinomzellen nachzuweisen. Es zeigte sich rasch, daß in über 95 % der weltweit auftretenden Zervixkarzinome das Genom bestimmter Papillomviren vorliegt [53]. Aber auch in Karzinomen der Vagina, der Vulva, des Anus, des Penis, der Haut, der Konjunktiven, der Tonsillen und des Respirationstraktes konnten Genomfragmente bestimmter Papillomviren nachgewiesen werden [49]. Neuere Arbeiten zeigten, daß auch in den Karzinomen der Haut in einem sehr hohen Prozentsatz zahlreiche weitere Typen der humanen Papillomviren nachweisbar sind [44].

3.5.2
Klassifikation, Struktur und Vermehrungsstrategie der Papillomviren

Die beim Menschen vorkommenden humanen Papillomviren (HPV) werden aufgrund von DNA-Sequenzunterschieden in bestimmten Bereichen des viralen Genoms in verschiedene Genotypen unterteilt. Serologische Verfahren zur Differenzierung der Papillomviren wurden bisher nur in sehr begrenztem Umfang entwickelt. Etwa 100 verschiedene HPV-Genotypen sind bisher identifiziert worden (Tabelle 3.3) [12]. Sie werden unterteilt in Typen,

- die vornehmlich in verhornendem Epithel Läsionen hervorrufen (*kutane Typen*) und solche,
- die in erster Linie die Schleimhäute infizieren (*Mukosatypen*).

Beide Klassen können wiederum unterteilt werden in solche, die mit gutartigen Läsionen assoziiert sind (*low risk types*), und solche, die v. a. mit präneoplastischen oder malignen Epithelveränderungen einhergehen (*high risk types*). Einige HPV-Typen rufen Läsionen nur bei immunsupprimierten Patienten oder Epidermodysplasia-verruciformis-Patienten hervor, nicht aber bei immunkompetenten Normalpersonen.

Tabelle 3.3. Auflistung der unterschiedlichen Genotypen der humanen Papillomviren. In dieser Tabelle werden die HPV-Typen zu einem nach ihrem Gewebetropismus und zweitens bezüglich ihres neoplastischen Potentials unterteilt

	in benignen Läsionen	in malignen Läsionen
Hauttypen	1, 2, 3, 4, 7, 10, 28, 60, 63, 65	41
Hauttypen bei E.V. und immunsupprimierten Patienten	9, 12, 15, 19, 21, 22, 23, 24, 25, 26, 27, 37, 46, 47, 49, 50	5, 8, 14, 17, 20, 48
Schleimhauttypen	6, 11, 13, 32, 34, 40, 42, 43, 44, 53, 54, 55, 70	16, 18, 30, 31, 33, 35, 39, 45, 51, 52, 56, 57, 58, 59, 61, 62, 64, 66, 67, 68, 69

Papillomviren sind relativ kleine Viren mit einem Durchmesser von etwa 55 nm. Da sie keine Virushülle besitzen, sind sie gegenüber Umwelteinflüßen relativ resistent. Das virale Kapsid setzt sich aus dem L1-Genprodukt (Hauptkomponente) und dem L2-Genprodukt (Nebenkomponente) zusammen. In diesem Kapsid verpackt befindet sich das ca. 8 000 Basenpaare lange, doppelsträngige zirkuläre Genom (Abb. 3.5 a und b). Es kodiert für die Strukturproteine (L1 und L2) und in der Regel 6 sog. frühe (early) Gene (E6, E7, E1, E2, E4, E5), die verschiedene Proteine mit regulatorischen Funktionen kodieren. Das E1-Genprodukt ist an der Kontrolle der viralen Replikation beteiligt, während das E2-Genprodukt die virale Genexpression mitsteuert. Die Genprodukte E6, E7 und E5 der „high risk types" können in vitro Zellen transformieren [50]. Ihre Funktion im Verlauf der Virusinfektion ist bisher aber weitgehend unbekannt. Die transkriptionelle Kontrolle der viralen Genexpression und der Replikationsursprung werden durch die sog. upstream regulatory region (URR) vermittelt.

Papillomviren infizieren die Basalzellschicht des Epithels (Abb. 3.6). Aller Wahrscheinlichkeit nach sind Mikrotraumen im Epithel für den Zugang des Virus zu seiner Zielzelle erforderlich. Da auswach-sende Papillome zumeist monoklonal sind, sind bestimmte bisher nicht definierte Veränderungen einer HPV-infizierten Basalzelle erforderlich, damit diese zu einem Papillom auswachsen kann. Die Größe einer HPV-induzierten Läsion kann sehr stark variieren. Häufig werden HPV-infizierte Zellen durch intraepitheliale Immunmechanismen eliminiert, bevor sie zu einer klinisch sichtbaren Läsion auswachsen. Bei einer abgeschwächten Immunitätslage, beispielsweise nach Organtransplantation oder aber auch unter bestimmten endokrinen Veränderungen (2. Phase des Menstruationszyklus oder Schwangerschaft), scheinen sich v. a. die HPV-induzierte Läsionen im Genitaltrakt bevorzugt auszubilden bzw. schon existente Läsionen sich stärker auszubreiten.

Die Replikation der viralen DNA ist in den gutartigen Läsionen auf die differenzierteren Epithelschichten des Stratum spinosum bzw. corneum beschränkt (vgl. Abb. 3.6). In der Basalzellschicht ist keine aktive Replikation der viralen DNA zu beobachten. Die Vermehrung der viralen DNA scheint daher auf besondere Eigenschaften der terminal differenzierten Epithelien angewiesen zu sein.

HPV-Infektionen führen zu typischen zytopathologischen Veränderungen der infizierten Epithelien,

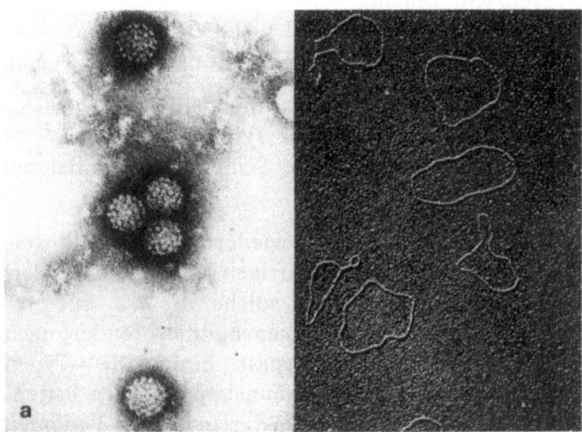
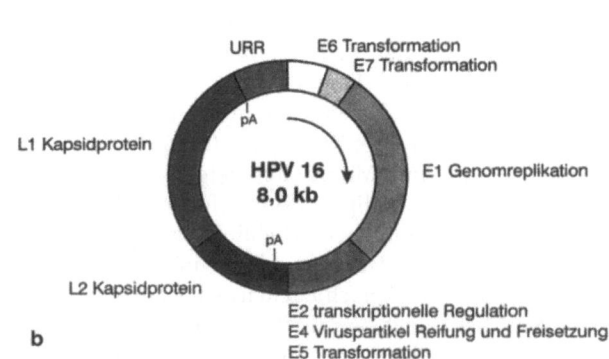

Abb. 3.5 a und b. a Elektronenmikroskopische Darstellung eines Papillomviruspartikels und des viralen Genoms. **b** Schematischer Aufbau des viralen Genoms

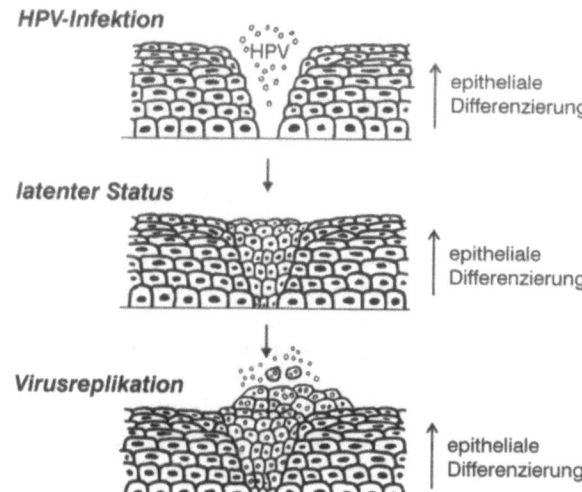

HPV-Infektion

epitheliale
Differenzierung

latenter Status

epitheliale
Differenzierung

Virusreplikation

epitheliale
Differenzierung

Abb. 3.6. Schematische Darstellung des Infektionszyklus der Papillomviren. Das Virus infiziert Zellen der Basalschicht des Epithels und kann in diesen Zellen offenbar über einen längeren Zeitraum latent persistieren. Molekulargenetische Veränderungen der infizierten Zelle ermöglichen die Replikation aber nur in den differenzierten Schichten des Epithels, so daß HPV nur in klonal selektionierten Läsionen vermehrt werden können

wie Pyknosis, Hyperchromasie, Degeneration und z. T. auch Vergrößerung des Zellkerns. Besonders typisch für die HPV-Infektion ist der perinukleäre Hof, der als Koilozytose beschrieben wird. Diese morphologischen Veränderungen werden wahrscheinlich durch die Virusvermehrung hervorgerufen. Man beobachtet diese Veränderungen jedoch nicht in Zellen, die latent infiziert sind, in denen aber keine Virusreplikation stattfindet. Hochgradig dysplastische oder neoplastische Zellen, beispielsweise in Zervixkarzinomen oder den entsprechenden Vorläuferläsionen produzieren trotz der Anwesenheit des viralen Genoms kein Virus und weisen auch keine koilozytotischen Veränderungen auf.

3.5.3
Epidemiologie der HPV-Infektionen

Wahrscheinlich werden alle Menschen im Laufe ihres Lebens mit HPV infiziert. Auch die potentiell onkogenen HPV-Infektionen sind weit verbreitet. Man geht davon aus, daß mindestens 10 % aller sexuell aktiven Personen genitale HPV-Infektionen aufweisen. In der Mehrzahl sind diese Infektionen aber klinisch, zytologisch oder histopathologisch nicht erfaßbar. Oft ist das virale Genom nur durch besonders sensitive Verfahren, wie beispielsweise die PCR erfaßbar. Der Nachweis persistierender Infektionen hängt entscheidend von der Sensitivität des verwendeten Verfahrens ab. Endokrine Faktoren, beispielsweise die Phase des Menstruationszyklus oder

Schwangerschaft haben einen deutlichen Einfluß auf die Virusreplikation der mukosalen HPV. Daher wird auch die Nachweisbarkeit persistierender HPV-Infektionen durch diese Faktoren beeinflußt [41]. Offenbar verläuft die Mehrzahl dieser HPV-Infektionen selbstlimitiert und werden gar nicht wahrgenommen. In einigen Fällen entwickeln sich kolposkopisch oder zytologisch jedoch erfaßbare Läsionen „squamous intraepithelial lesions (*SIL*)“, aus denen sich später ein invasives HPV-assoziiertes Karzinom (z. B. Zervixkarzinom) entwickeln kann. Papillomviren können ähnliche Läsionen auch in anderen Bereichen des Anogenitaltraktes bzw. oberen Respirationstraktes hervorrufen, nur scheinen diese sehr viel seltener eine klinisch faßbare Größe zu erreichen.

HPV, die mit Karzinomen der Haut in Zusammenhang gebracht werden, scheinen ebenfalls weitverbreitet zu sein. Läsionen, die beispielsweise durch HPV5 oder -8 hervorgerufen werden, können bei immunsupprimierten Patienten spontan auftreten, ohne daß eine Infektionsquelle identifizierbar wäre. Dies weist darauf hin, daß latente Infektionen durch diese Viren möglicherweise in der Bevölkerung sehr weit verbreitet sind, ohne klinisch faßbare Läsionen hervorzurufen. Durch Immunsuppression scheinen diese Läsionen jedoch jederzeit reaktivierbar zu sein.

Genetische Faktoren beeinflussen offenbar signifikant das Auftreten zumindest einiger HPV-induzierter Läsionen. Die Epidermodysplasia verruciformis, beispielsweise ist eine autosomal dominant vererbte Erkrankung, bei der es zur Ausbildung multipler pleomorpher teilweise rötlicher papillomatöser Läsionen der Haut kommt. In diesen Läsionen finden sich unterschiedliche Papillomvirustypen, die z. T. auch mit der häufig zu beobachtenden malignen Konversion der Läsion einhergehen (vgl. Tabelle 3.3) [12]. Ähnliche Veränderungen treten auch gehäuft bei immunsupprimierten Patienten auf. Interessanter weise gehen bei den E.V.-Patienten v. a. solche Läsionen in Karzinome über, die an sonnenexponierten Hautstellen auftreten. Auch dieser Befund deutet auf synergistische onkogene Effekte viraler und physikalischer Faktoren hin. Analog konnte gezeigt werden, daß immunsupprimierte Patienten nach einer Nierentransplantation, die auf dem Boden eines genetischen Defektes als Reaktion auf das HPV8-L1 keinen IGM-IGG IG-Klassenwechsel (class switch) durchführen können und somit persisitierende HPV8-Infektionen schlechter abwehren können, ein deutlich erhöhtes Risiko für das Auftreten HPV8-assoziierter Karzinome der Haut aufweisen [3].

Plattenepitheliale Karzinome und Basaliome stellen die häufigsten bösartigen Tumoren der Menschen dar [37]. Neuere Untersuchungen zeigen, daß ein beträchtlicher Anteil auch der sporadischen Hautkarzinome mit persistierenden Infektionen durch zum großen Teil neue HPV-Typen assoziiert ist [43, 44]. Eine besondere Entität stellen offenbar periunguale Karzinome dar, in denen wiederholt HPV16 nachgewiesen werden konnte. Der konsistente Nachweis des viralen Genoms in so vielen Karzinomen der Haut jedoch spricht sehr für eine direkte pathogenetische Beteiligung dieser Erreger an der Karzinogenese. Welche Rolle die HPV in diesen kutanen Läsionen spielen, läßt sich zur Zeit noch nicht klar absehen. Da es im Gegensatz zu den Karzinomen des Anogenitaltraktes bisher noch keine ausreichenden Zellkulturmodelle für die Karzinome der Haut gibt, sind experimentell Untersuchungen zur pathogenetischen Rolle der HPV bei den kutanen Karzinomen nur schwer durchführbar.

3.5.4
Experimentelle Untersuchungen über die onkogenen Eigenschaften der Papillomviren

Wesentliche Erkenntnisse über die onkogenen Funktionen der Papillomviren, die mit den Karzinomen der Schleimhäute assoziiert sind, haben sich aus experimentellen Untersuchungen ergeben [50]. Durch Einschleusen (Transfektion) der genetischen Information dieser Viren in sog. primäre in vitro kultivierte Keratinozyten, können einzelne Zellklone zu unbegrenztem Wachstum in der Zellkultur angeregt werden (Transformation, Immortalisierung), während Keratinozyten ohne die viralen Gene nach einigen Passagen in vitro absterben (Seneszenz). Detaillierte Untersuchungen dieses Phänomens zeigten, daß längst nicht alle Zellen, die die viralen Gene aufgenommen haben, später immortal werden. Der DNA-Gehalt dieser Zellen ist zumeist aneuploid, sie weisen zahlreiche chromosomale Schäden auf. Diese Beobachtungen weisen daraufhin, daß die HPV-haltigen immortalisierten Keratinozyten durch eine Phase (Krise) gegangen sind, in der sie vielfältigste genetische Veränderungen erfahren haben. Diese Krise können offenbar nur sehr wenige Zellen überleben, in denen die genetischen Veränderungen ein weiteres Wachstum unter den vorgegebenen Bedingungen ermöglichen. Die Papillomviren ermöglichen die Selektion entsprechend veränderter Zellen v. a. dadurch, daß sie zur genetischen Destabilisierung der Wirtszellen entscheidend beitragen.

Diese In-vitro-Untersuchungen spiegeln die Progression persistierender HPV-Infektionen an der Zervix uteri sehr gut wieder. Die persistierenden HPV-Infektionen verursachen zunächst nur eine geringgradig dysplastische (low grade) Läsion), in der die Viren repliziert werden. Viele dieser Läsionen regredieren spontan. Wenn sie länger persistie-

ren, kann es in vereinzelten Zellen dieser „low grade" SIL zu schwerwiegenden molekulargenetischen Veränderungen kommen, die einzelnen Zellen in den Läsionen einen Wachstumsvorteil verschaffen, so daß diese Zellen zur „high grade lesion" auswachsen können. Darüber hinaus kommt es zu einem zunehmenden Kontrollverlust der Regulation der viralen Genexpression. Da in den „high grade lesions" insbesondere Zellen zu finden sind, die zwei virale Gene, E6- und E7, unkontrolliert exprimieren, scheint die Expression dieser viralen Gene den Zellen einen besonderen Wachstumsvorteil zu verschaffen. (Abb. 3.7 a).

Als Folge dieser komplexen molekulargenetischen Veränderungen liegt auch in Zervixkarzinomzellen zumindest ein Teil der viralen Genome in Chromosomen der Wirtszelle integriert vor. Die E6- und E7-Region integrierter viraler Genome wird transkribiert und die entsprechenden Onkogenprodukte lassen sich regelmäßig in Tumorzellen nachweisen. Wird die Expression dieser Gene spezifisch gehemmt, verlieren die entsprechenden Tumorzellen ihre neoplastischen Wachstumseigenschaften [50].

Das E6- als auch das E7-Onkoprotein der high-risk-HPV-Typen geht komplexe Verbindungen mit zellulären Faktoren ein, die an der Zellzyklusregulation beteiligt sind, durch die wichtige regulatorische Funktionen des Zellzyklus gestört werden [21]. Das E6-Protein beispielsweise kann das p53-Tumorsuppressorprotein destabilisieren und trägt offenbar so zu einer partiellen Inaktivierung der p53-Funktionen bei. Im Gegensatz zu vielen anderen Tumoren ist das p53-Tumorsuppressorgen in Zervixkarzinomzellen nur sehr selten durch Mutationen verändert. Offenbar ersetzt die Expression des HPV-E6-Proteins die Mutation des p53-Tumorsuppressorgens. Einige experimentelle Befunde sprechen aber auch für weitere p53-unabhängige onkogene Funktionen des E6-Onkoproteins. Das E7-Onkoprotein interagiert mit einer Reihe intrazellulärer Faktoren, zu denen u. a. das p107, p130 und das Retinoblastom-Tumorsuppressorprotein pRB gehören. Es wird vermutet, daß diese Interaktionen zu einer verstärkten Aktivität bestimmter Zellzyklusaktivatoren führt, so daß Zellen, die das E7-Onkoprotein exprimieren, vorzeitig in die S-Phase des Zellzyklus eintreten. Die Zellen sind zu diesem Zeitpunkt offenbar noch nicht für die S-Phase vorbereitet, und viele der E7-exprimierenden Zellen sterben vorzeitig offenbar durch programmierten Zelltod (Apoptose) ab. Wird jedoch gleichzeitig das E6-Onkoprotein exprimiert, scheint die Apoptoserate der Zellen deutlich gesenkt zu sein, ein größerer Teil kann überleben, jedoch auf Kosten der Akkumulation vielfältiger genetischer Schäden. So kann es zur Selektion stark veränderter Zellpopulationen kommen, die zunehmend neopla-

Abb. 3.7 a und b. a Schematische Darstellung der Progression zunächst latent HPV-infizierter Zellen über unterschiedliche Progressionsstufen bis hin zum invasiven Karzinom. In den infizierten Zellen kommt es zunächst zur viralen Replikation (low grade lesion). Zunehmende molekulargenetische Veränderungen führen zur Selektion von dysplastischeren Zellen und zur Ausbildung einer „high grade lesion". Aus dieser Zellpopulation werden durch wiederum weitere molekulargenetische Veränderungen

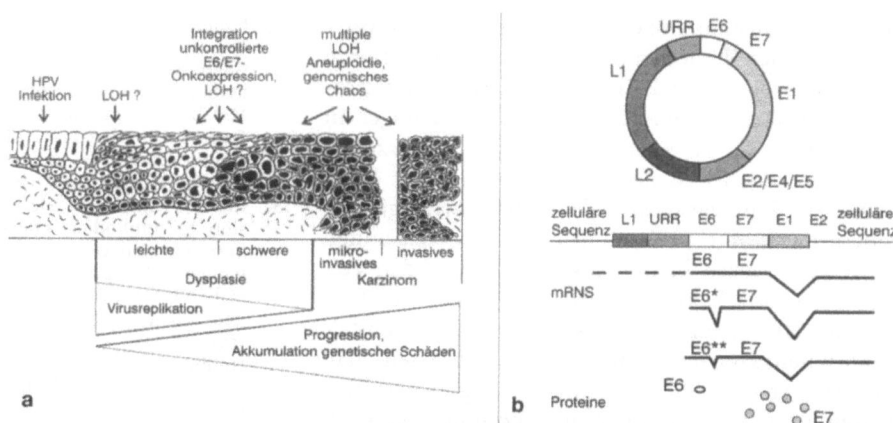

Zellen mit invasiven Wachstumseigenschaften selektioniert, die als Karzinom in Erscheinung treten können. Die Virusreplikation kann in den fortgeschritten Dysplasien nicht mehr stattfinden. **b** Das virale Genom ist in den Karzinomzellen häufig in Chromosomen der Wirtszelle integriert. Die viralen Onkogene E6 und E7 werden in Form bicistronischer Fusionstranskripte zusammen mit zellulären Sequenzen transskribiert. E6*, E6** stellen zwei Spleißvarianten des viralen E6-Leseraters dar.

stische Wachstumseigenschaften annehmen. Diese Beobachtungen zeigen modellhaft, daß durch die „deregulierte" Expression bestimmter viraler Gene in sensitiven Phasen des Zellzyklus die Kontrolle der normalen Differenzierungsabläufe durch Interaktion mit wichtigen regulatorischen Proteinen erheblich beinflußt werden kann [21]. Durch inadäquate Zellzyklusprogression vorgeschädigter Zellen ist so gut vorstellbar, daß Mutationsereignisse im Genom festgeschrieben werden. So können die Zellen für die weitere neoplastische Progression initiiert werden, und später durch zunehmende Akkumulation molekulargenetischer Schäden in maligne Tumorzellen übergehen. Diese Befunde wurden bisher nur an den *high risk mucosa HPV types* erhoben. Ob ähnliche Mechanismen auch zum transformierenden Potential der kutanen *high risk HPV types* betragen ist bisher nicht geklärt.

3.5.5
Immunologische Aspekte persistierender Papillomvirusinfektionen – Implikationen für Vakzinierung und Immuntherapie

Papillomviren lassen sich nur unter sehr aufwendigen experimentellen Bedingungen in vitro vermehren. Serologische Verfahren zum Nachweis spezifischer Antikörper, wie sie für die anderen Tumorviren entwickelt wurden, stehen bisher nicht in ausreichendem Maße zur Verfügung. Mit Hilfe durch rekombinante Methoden exprimierter viraler Antigene konnten verschiedene experimentelle Testsysteme zum Nachweis HPV-spezifischer Antikörper in den letzten Jahren etabliert werden. Die serologischen Studien zum Nachweis spezifischer Antikörper insbesondere gegen die transformierenden Onkogene E6 und E7 der onkogenen Papillomvirustypen

ergaben, daß Patienten mit HPV-assoziierten Zervixkarzinomen signifikant häufiger Antikörper gegen die entsprechenden Proteine aufweisen als entsprechende Kontrollpersonen. Aber nur bei weniger als der Hälfte der Patientinnen mit HPV-assoziierten Karzinomen konnten Antikörper gegen die HPV-Antigene nachgewiesen werden [16]. Antikörper gegen Strukturproteine des Viruskapsids konnten ebenfalls nachgewiesen werden. Sekretorische Antikörper der Klasse IgA sind in einigen Fällen als Folge einer HPV-Infektion der Schleimhäute nachweisbar. Sezernierte IgA-Antikörper gegen Kapsidproteine der Papillomviren könnten genitale HPV-Infektionen möglicherweise verhindern. Aus diesem Grunde wird zur Zeit versucht, mit sog. „virus like particles", die aus leeren Papillomviruskapsiden bestehen, eine lokale sekretorische Immunantwort zu induzieren [26].

HPV-Infektionen rufen auch eine zellvermittelte Immunantwort hervor [15]. Diese scheint im wesentlichen durch genetische Faktoren (HLA-Haplotyp) mitbeeinflußt zu werden [2]. Frauen, die bestimmte MHC-Klasse-II-Antigenmuster aufweisen, scheinen ein höheres Risiko zu haben, eine lange persistierende Infektion durch bestimmte HPV-Typen zu entwickeln, als Frauen, die diesen Marker nicht tragen. Es ist vorstellbar, daß die betroffenen Patientinnen HPV-Epitope, die für die Induktion einer zytotoxischen Immunantwort erforderlich sind, nicht oder nur unzureichend dem Immunsystem gegenüber präsentieren können. HPV-infizierte Zellen könnten so nicht vollständig eliminiert werden und lange persistieren, bis es ggf. zur neoplastischen Transformation der infizierten Zellen kommen kann.

Analog geht iatrogene oder erworbene Immunsuppression mit einer deutlich erhöhten Inzidenz an persistierenden HPV-Infektionen und damit verbundenen höheren Inzidenz präneoplastischer oder neoplastischer Läsionen einher. In Versuchstieren konnten zytotoxische T-Zellen gegen HPV-Onkoproteine induziert werden. So vakzinierte Tiere waren in der Folge vor HPV-transformierten Tumorzellen geschützt [10]. Es ist denkbar, daß auf dieser Basis auch eine therapeutische Vakzinierungsstrategie für Patientinnen mit HPV-induzierten Zervixläsionen entwickelt werden kann. Diese Studien werden zeigen, inwiefern Vakzinierungsmaßnahmen zur Prävention HPV-assoziierter Karzinome des Genitaltraktes beitragen können. Es ist zu erwarten, daß die Arbeiten auch für präventive Strategien zur Vermeidung der HPV-assoziierten Karzinome der Haut wesentliche Erkenntnisse beitragen werden.

Literatur

1. Angel CA, Slatter DN, Royds JA, Nelson SNP, Bleehen SS (1996) Absence of Epstein-Barr viral encoded RNA (EBER) in primary cutaneous T-cell lymphoma. J Pathol 178: 173–175
2. Apple RJ, Erlich HA, Klitz W, Manos MM, Becker TM, Wheeler CM (1994) HLA DR-DQ associations with cervical carcinoma show papilloma virus-type specificity. Nat Genet 6: 157–162
3. Bavinck JN, Gissmann L, Claas FH et al. (1993) Relation between skin cancer, humoral responses to human papillomaviruses and HLA class II molecules in renal transplant recipients. J Immunol 151: 1579–1586
4. Bazarbachi A, Saal F, Laroche L, Lasneret J, Gessain A, Daniel MT, Peries J (1994) HTLV-1-like particles and HTLV-1-related DNA sequences in an unambiguous case of Sezary syndrome. Leukemia 8: 201–207
5. Beasley RP, Lin CC, Hwang L et al. (1981) Hepatocellular carcinoma and hepatitis B virus: a prospective study of 22707 men in Taiwan. Lancet 2: 1129–1133
6. Blum HE (1993) Hepatitis B virus: significance of naturally occurring mutants. Intervirology 35: 40–50
7. Buenida MA (1992) Hepatitis B viruses and hepatocellular carcinoma. Adv Cancer Res 59: 167–226
8. Cann AJ, Chen ISY (1990) Human T-Cell leukemia Virus Types I and II. In: Fields BN, Knipe DM (eds) Virology (2nd edn; pp 1501–1529). Raven, New York
9. Chang Y, Cesarman E, Pessin MS, Lee F, Culpepper J, Knowles DM, Moore PS (1994) Identification of herpesvirus like DNA-sequences in AIDS-associated Kaposi's sarcoma. Science 266: 1865–1869
10. Chen L, Thomas EK, Hu SL, Hellström I, Hellström KE (1991) Human papillomavirus type 16 nucleoprotein E7 is a tumor rejection antigen. Proc Natl Acad Sci USA 88: 110–114
11. Coffin JM (1990) Retroviridae and their replication. In: Fields BN, Knipe DM (eds) Virology (2nd edn; pp 1437–1500). Raven, New York
12. de Villiers EM (1989) Heterogeneity of the human papillomavirus group. J.Virol 63: 4898–4903
13. el-Farrash MA, Salem HA, Kuroda MJ, Morizono K, Kannagi M, Harada S (1995) Isolation of human T-cell leukemia virus type I from a transformed T-cell line derived spontaneously from lymphocytes of a seronegative egyptian patient with mycosis fungoides. Blood 86: 1842–1849
14. Epstein MA, Achong BG, Barr YM (1964) Virus particles in cultured lymphoblasts from Burkitt's lymphoma. Lancet 1: 702–703
15. Feltkamp MCW, Smits HL, Vierbom MPM et al. (1993) Vaccination with cytotoxic T-lymphocyte epitope-containing peptide protects against a tumor induced by human papillomavirus type 16-transformed cells. Eur J Immunol 23: 2242–2249
16. Galloway DA, Jenison SA (1990) Characterization of the humoral immune-response to genital papillomaviruses. Mol Biol Med 7: 59–72
17. Gao SJ, Kingsley L, Li M et al. (1996) KSHV antibodies among Americans, Italians, and Ugandans with and without Kaposi's sarcoma. Nature Med 2: 925–928
18. Gao SJ, Kingsley L, Hoover DR et al. (1996) Seroconversion to antibodies against Kaposi's sarcoma-associated herpesvirus-like-related nuclear antigens before the development of Kaposi's sarcoma. N Engl J Med 335: 233–241
19. Hall WW (1994) Human T cell lymphotropic virus type I and cutaneous leukemia/lymphoma. J Exp Med 180: 1581–1585
20. Hollinger FB (1990) Hepatitis B Virus. In: Fields BN, Knipe DM (eds) Virology (2nd edn; pp 2171–2236). Raven, New York
21. Howley PM (1991) Role of the human papillomavirus in human cancer. Cancer Res 51: 5016–5022
22. Kedes DH, Operskalski E, Busch M, Kohn R, Flood J, Ganem D (1996) The seroepidemiology of human herpesvirus 8 (Kaposi's sarcoma-associated herpesvirus): Distribution of infection in KS risk groups and evidence for sexual transmission. Nature Med 2: 918–924
23. Kieff E (1996) Epstein-Barr virus and its replication. In: Fields BN, Knipe DM, Howley PM et al. (eds) Fields Virology (3rd edn). Lippincott/Raven, Philadelphia
24. Lee ES, Locker J, Nalesnik M (1995) The Association of Epstein-Barr virus with smooth-muscle tumors occuring after organ transplantation. N Engl J Med 332: 19–25
25. Lenoir G, Bornkamm GW (1987) Burkitt's lymphoma, a human cancer model for the study of the multistep development of cancer: proposal for a new scenario. In: Klein G (ed) Advances in viral oncology 7 (pp173–206). Raven, New York
26. Lowy DR, Kirnbauer R, Schiller J (1994) Genital human papillomavirus infection. Proc Natl Acad Sci USA 91: 2436–2440
27. Lutzner MA (1978) Epidermodysplasia verruciformis: An autosomal recessive disease characterized by viral warts and skin cancer. Bull Cancer 65: 169–182
28. McClain KL, Leach CT, Jenson HB (1995) Association of Epstein-Barr virus with leiomyosarcomas in young people with AIDS. N Engl J Med 332: 12–18
29. Miller G (1990) Epstein-Barr Virus: Biology, pathogenesis, and medical aspects. In: Fields BN, Knipe DM (eds) Virology (2nd edn; pp 1921–1958). Raven, New York
30. Moss DJ, Burrows SR, Khanna R, Misko IS, Sculley TB (1992) Immune surveillance against Epstein-Barr virus. Semin Immunol 4: 97–104
31. Niedobitek G, Young LS (1994) Epstein-Barr virus persistence and virus-associated tumors. Lancet 343: 333–335
32. Pallesen G, Hamilton-Dutoit SJ, Zhou X (1993) The association of Epstein-Barr virus (EBV) with T cell lymphoproliferations and Hodgkin's disease: two new developments in the EBV Field. Adv Cancer Res 62: 179–239
33. Pancake BA, Zucker-Franklin D, Coutavas E (1995) The cutaneous T cell lymphoma, mycosis fungoides, is a human T cell lymphotropic virus-associated disease. J Clin Invest 95: 547–554
33a. Parkin DM, Pisani P, Ferlay JC (1993) Estimates of the worldwide incidence of eighteen mayor cancers in 1985. Int J Cancer 54: 594–606
34. Pfister H (1987) Papillomaviruses: general description, txonomy and classification. In: Salzmann NP, Howley PM (eds) The Papovaviridae volume 2 (pp 1–38). Plenum, New York
35. Plagemann PGW (1991) Hepatits C virus. Arch Virol 120: 165–180
36. Purtilo DT, Strohbach RS, Okano M, Davis JR (1992) Epstein-Barr virus associated lymphoproliferative disorders. Lab Invest 67: 5–23

37. Marks R (1995) The epidemiology of non-melanoma skin cancer: who, why and what can we do about it. J Dermatol 22: 853–857

38. Robinson WS (1990) Hepadnaviridae and their replication. In: Fields BN, Knipe DM (eds) Virology (2nd edn; pp 2137–2169). Raven, New York

39. Robinson WS (1994) Molecular events in the pathogenesis of hepadnavirus-associated hepatocellular carcinoma. Annu Rev Med 45: 297–323

40. Rodriguez M, Prayoonwiwat N, Pease LR (1993) PCR Detection of human T-cell lymphotropic virus type I. In: Persing DH, Smith TF, Tenover FC, White TJ (eds) Diagnostic molecular microbiology (pp 316–323). American Society for Microbiology, Washington/DC

41. Schneider A (1994) Natural history of genital papillomavirus infections. Intervirology 37: 201–214

42. Shah KV, Howley PM (1990) Papillomaviruses. In: Fields BN, Knipe DM (eds) Virology (2nd edn; pp 1651–1676). Raven, New York

43. Shamanin V, Delius H, deVilliers EM (1994) Development of a broad spectrum PCR assay for papillomaviruses and ist application in screening lung cancer biopsies. J Gen Virol 75: 1149–1156

44. Shamanin V, Hausen H zur, Lavergne D (1996) Human Papillomavirus infections in nonmelanoma skin cancer from renal transplant recipients an nonimmunosuppressed patients. J Natl Cancer Inst 88: 802–811

45. Stein H, Herbst H, Anagnostopoulos I, Niedobitek G, Dallenbach F, Kratsch HC (1991) The nature of Hodgkin and Reed-Sternberg cells, their association with EBV and their relationsship to anaplastic large cell lymphoma. Ann Oncol 2 [Suppl 2]: 33–38

46. Takada S, Koike K (1990) Transactivation function of a 3'truncated X gene-cell fusion product from integrated hepatitis B virus DNA in chronic hepatitis tissues. Proc Natl Acad Sci USA 87: 5628–5632

47. Thomas JA, Allday MJ, Crawford DH (1991) Epstein-Barr virus-associated lymphoproliferative disorders in immunocompromised individuals. Adv Cancer Res 57: 329–380

48. Whittaker SJ, Ng YL, Rustin M, Levene G, McGibbon DH, Smith NP (1993) HtlV-1-associated cutaneous disease: a clinicopathological and molecular study of patients from the UK. Brit J Dermatol 128: 483–492

49. von Knebel Doeberitz M (1992) Papillomaviruses in human disease: Part I. Pathogenesis and epidemiology of human papillomavirus infections. Eur J Med 1: 415–423

50. von Knebel Doeberitz M (1992) Papillomaviruses in human disease: Part II. Molecular biology and immunology of papilloamvirus infections and carcinogenesis. Eur J Med 1: 485–491

51. Yamaguchi K (1994) Human T-lymphotropic virus type I in Japan. Lancet 343: 213–216

52. zur Hausen H (1991) Viruses in human cancer. Science 254: 1167–1173

53. zur Hausen H, deVilliers E-M (1994) Human Papillomaviruses. Annu Rev Microbiol 48: 427–447

4 Epidemiologie des Hautkrebses

Claus Garbe

4.1
Einleitung

Die Epidemiologie des Hautkrebses ist in den letzten Dekaden eingehend untersucht worden. Ausschlaggebend dafür war die starke Zunahme der Inzidenz sowohl der epithelialen Hautkrebse als auch des malignen Melanoms. Für das maligne Melanom der Haut war mit der Zunahme der Inzidenz gleichzeitig eine Zunahme der Mortalität verbunden. Mit dieser Entwicklung traten das maligne Melanom der Haut und auch die epithelialen Hautkrebse aus dem Kreis der seltenen Entitäten in den Bereich derjenigen Neoplasien ein, die eine wichtige medizinische Bedeutung besitzen.

Im Verlaufe dieser Entwicklung wurde auch seltenen Formen des Hautkrebses eine zunehmende Aufmerksamkeit zuteil. So begannen die Dermatologen sich eingehender mit den kutanen Lymphomen zu beschäftigen, mit dem Merkelzellkarzinom, wie auch mit dem Kaposi-Sarkom und dem Dermatofibrosarkom. Diese Formen des Hautkrebses sind aber nach wie vor außerordentlich selten und ihre Inzidenz liegt deutlich unter einem Fall pro 100 000 Einwohner und Jahr. Epidemiologische Daten existieren hierzu kaum. Deshalb wird im folgenden auf diese seltenen Entitäten auch nicht eingegangen. Dieser Beitrag konzentriert sich auf die epithelialen Hautkrebse, nämlich das Basalzellkarzinom und das Plattenepithelkarzinom, sowie auf das maligne Melanom der Haut.

Der vorliegende Beitrag beabsichtigt, den aktuellen Stand der epidemiologischen Entwicklungen für epitheliale Hautkrebse und für das maligne Melanom darzustellen. Ein besonderer Schwerpunkt wird dabei auf die Situation in Deutschland gelegt. Die Daten zur Inzidenz des Hautkrebses werden den Publikationen des saarländischen Krebsregisters entnommen. Die Daten zur Mortalität stützen sich auf die offizielle Todesursachenstatistik des Bundesamtes für Statistik in Wiesbaden. Weiterhin sollen neuere Untersuchungsergebnisse zu aktuellen Fragen wie der Bedeutung von Sonnenschutzmitteln, von UV-Lampen, oder einer möglichen protektiven Funktion der vorgebräunten Haut etc. dargestellt und diskutiert werden.

4.2
Epitheliale Hautkarzinome

4.2.1
Inzidenz

Die Datenlage zur Inzidenz von Basalzellkarzinomen und Plattenepithelkarzinomen ist vergleichsweise dürftig. Ein wichtiger Grund dafür ist, daß die meisten Krebsregister epitheliale Hautkrebse nicht registrieren und daß auch im Rahmen der amerikanischen Datenerhebung zu Krebs (SEER-Programm) epitheliale Hautkarzinome nicht erfaßt werden [32, 60]. In Deutschland stellt das saarländische Krebsregister eine gute Datenquelle für Inzidenzerhebungen epithelialer Hautkarzinome dar [36, 134]. Im Krebsregister des Saarlandes werden Basalzellkarzinome und Plattenepithelkarzinome erfaßt und wahrscheinlich ist die Erfassung wegen der Zahlung einer Meldegebühr recht vollständig. 16 % aller malignen Neubildungen sind epitheliale Hautkarzinome (Abb. 4.1). Damit gehören die epithelialen Hautkarzinome zu den zweithäufigsten malignen Neubildungen, bei den Männern nach dem Lungenkrebs und bei den Frauen nach dem Brustkrebs.

Im saarländischen Krebsregister wurde seit Beginn der 70er Jahre ein starker Anstieg der Häufigkeit epithelialer Hautkrebse verzeichnet (Abb. 4.2 a). Die altersstandardisierte Inzidenz epithelialer Hautkarzinome nahm von ca. 15 Fällen pro 100 000 Einwohner und Jahr zu Beginn der 70er Jahre auf ca. 85 Fälle bei Männern und ca. 55 Fälle

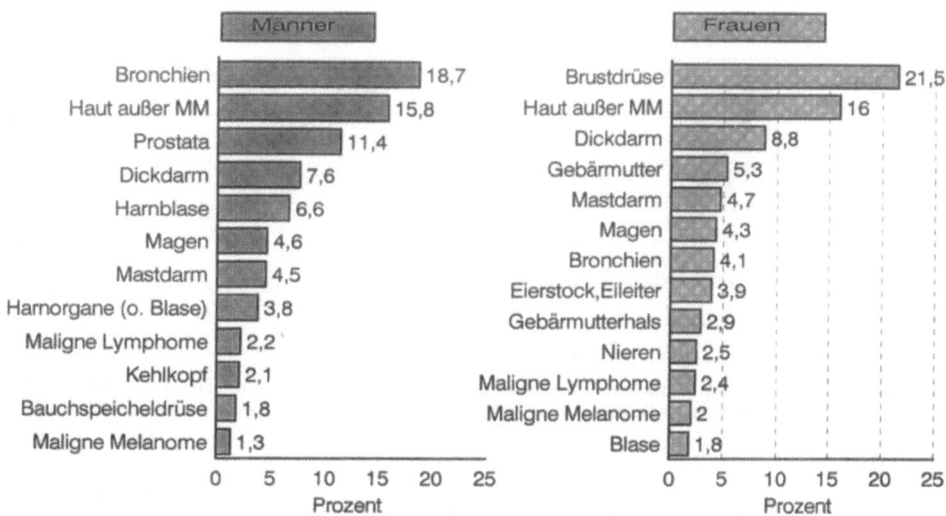

Abb. 4.1. Häufigkeit verschiedener maligner Neubildungen im Krebsregister des Saarlandes 1992 in %

bei Frauen zu (Abb. 4.2 b). Möglicherweise war die Erfassung für die erste Hälfte der 70er Jahre zu niedrig, so daß der tatsächliche Anstieg nicht ganz so groß ist. Aber auch in den 80er Jahren zeigte sich eindeutig ein weiterer starker Anstieg der Inzidenzraten.

Ein sehr starker Inzidenzanstieg epithelialer Hautkarzinome wurde auch in den USA und in Australien registriert [60, 116]. Die altersstandardisierte Inzidenz für epitheliale Hautkarzinome wurde in Australien mit 873 Fällen pro 100 000 Einwohner und Jahr kalkuliert [116]. Damit liegt die Inzidenz von epithelialen Hautkarzinomen in Australien etwa 10fach höher als in Mitteleuropa. Auch der Anstieg der Inzidenzraten für epitheliale Hautkarzinome war in Australien mit ca. 7% pro Jahr höher als für alle anderen Krebse [87, 115]. In Europa dagegen wurden bei weitem nicht so hohe Hautkrebsinzidenzen registriert wie in den USA und in Australien. Dennoch wurde auch in England und in Skandinavien ein starker Anstieg der Inzidenzen epithelialer Hautkar-

zinome registriert und es wurde eine ähnliche Größenordnung der Inzidenzen erreicht wie in Mitteleuropa [94, 114]. Anhand der Daten des norwegischen Krebsregisters wurde gezeigt, daß die Ratio der Inzidenzen von epithelialen Hautkarzinomen zum malignen Melanom deutlich kleiner ist als in geographischen Regionen nahe dem Äquator [114].

4.2.2
Mortalität

Im Vergleich zur Inzidenz ist die Mortalität für epitheliale Hautkarzinome sehr gering. Aufgrund der Inzidenzraten des saarländischen Krebsregisters waren zu Beginn der 90er Jahre in den alten Bundesländern ca. 40 000 Fälle epithelialer Hautkarzinome pro Jahr zu erwarten. Dem gegenüber standen etwa 300 Sterbefälle bei Männern und Frauen pro Jahr in den alten Bundesländern (Abb. 4.3 a). Wie die Auflistung der Sterbefälle seit Beginn der 70er Jahre zeigt, war insgesamt ein abnehmender Trend zu ver-

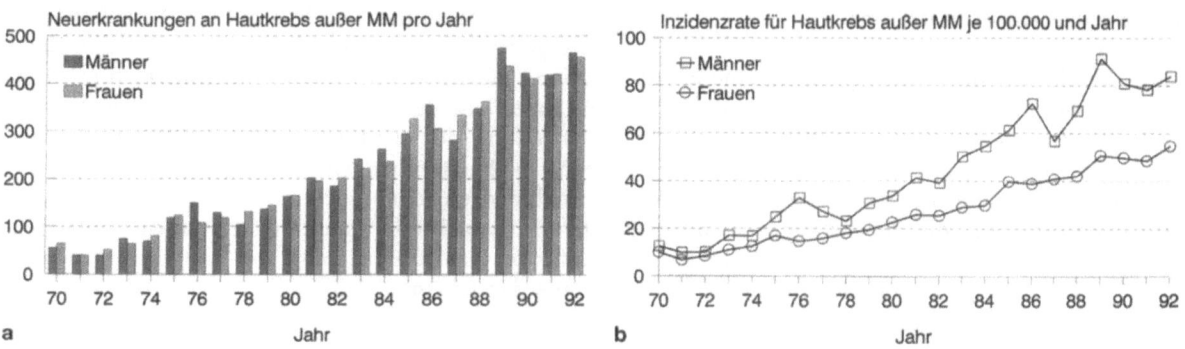

Abb. 4.2 a und b. Neuerkrankungen an Hautkrebs außer malignes Melanom im Krebsregister des Saarlandes. **a** Absolute Zahlen. **b** Altersstandardisierte Inzidenzraten für die europäische Standardbevölkerung

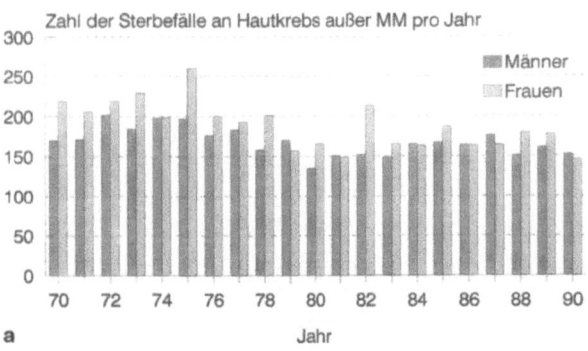

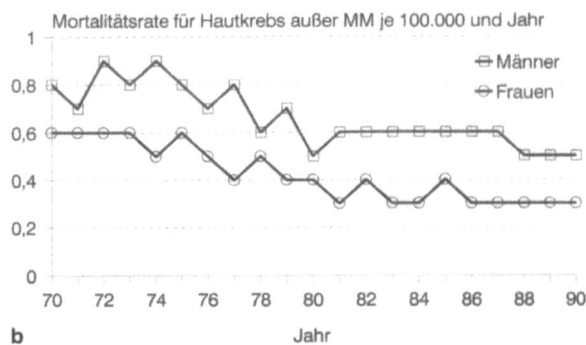

Abb. 4.3 a und b. Sterbefälle an Hautkrebs außer malignes Melanom nach der Todesursachenstatistik für die alten Bundesländer. **a** Absolute Zahlen. **b** Altersstandardisierte Mortalitätsraten für die europäische Standardbevölkerung

zeichnen. Dieser kommt noch klarer zum Ausdruck, wenn die altersstandardisierten Mortalitätsraten betrachtet werden. Bei Männern sank die altersstandardisierte Mortalitätsrate von 0,8 zu Beginn der 70er Jahre auf 0,5 Fälle pro 100 000 Einwohner und Jahr zu Beginn der 90er Jahre. Im selben Zeitraum fiel die altersstandardisierte Mortalitätsrate bei Frauen von 0,6 auf 0,3 Fälle ab (Abb. 4.3 b).

Die tatsächliche Letalität für epitheliale Hautkrebse ist wahrscheinlich noch geringer, als die abgebildeten Daten wiedergeben. Die Fälle werden nach der Ziffer 173 der International Classification of Diseases verschlüsselt; diese umfaßt den „Hautkrebs außer malignes Melanom". Insofern gehen in diese Ziffer auch andere, seltenere Hautkrebsformen ein. Während die Miterfassung der seltenen Hautkrebsformen für die Inzidenzerhebung aufgrund der hohen Zahlen für epitheliale Hautkrebse kaum eine Bedeutung hat, könnte aber eine vergleichsweise relevante Zahl der Sterbefälle durch andere Hautkrebse als durch Basalzellkarzinome und Plattenepithelkarzinome verursacht sein. Todesfälle durch Merkelzellkarzinome oder durch kutane Lymphome werden ebenfalls unter dieser Ziffer registriert.

4.2.3
Ätiologie epithelialer Hautkarzinome

Basalzellkarzinome und Plattenepithelkarzinome zeigen eine weitgehend ähnliche anatomische Verteilung mit Auftreten von ca. 70 % aller Tumoren im Bereich des Kopfes und Halses. Weiterhin sind bevorzugt die Unterarme und Hände betroffen, also Körperregionen, die lebenslang die höchste kumulative UV-Dosis erhalten. Ein erhöhtes Risiko für die Entwicklung epithelialer Hautkarzinome haben besonders Personen, die eine helle oder rötliche Pigmentierung an Haut und Haaren aufweisen. Die lichtempfindlichen Hauttypen mit roten oder blonden Haaren und blauen Augen sowie mit Som-

mersprossen sind am stärksten gefährdet [37, 41, 42, 72, 150].

Ätiologische Unterschiede existieren offenbar für die Entwicklung von Basalzellkarzinomen und Plattenepithelkarzinomen. Im allgemeinen ist das Verhältnis von Basalzellkarzinomen zu Plattenepithelkarzinomen 3:1 oder 4:1 [36, 116]. Bei bestimmten Patientengruppen kommt es zu Verschiebungen dieses Verhältnisses. So tritt beispielsweise nach PUVA-Bestrahlung eine dosisabhängige Zunahme des Risikos für Plattenepithelkarzinome, nicht aber für Basaliome auf [138]. Diese Beobachtung stimmt mit den Ergebnissen der kanadischen Risikofaktorenstudie für epitheliale Hautkarzinome überein, daß für die Auslösung von Basalzellkarzinomen v. a. eine intensive Sonnenbestrahlung in Kindheit und Jugend verantwortlich ist, dagegen ist offenbar die chronische UV-Exposition in den vorangehenden Dekaden für die Entwicklung von Plattenepithelkarzinomen verantwortlich [41, 42].

Eine auffällige Verschiebung des Verhältnisses von Basalzellkarzinomen zu Plattenepithelkarzinomen findet sich auch bei Patienten mit Immunsuppression. Hier kommt es ebenfalls zu einem deutlichen relativen Anstieg von Plattenepithelkarzinomen im Verhältnis zu den Basalzellkarzinomen [1, 103]. Diese Beobachtung wurde v. a. bei Patienten mit iatrogener Immunsuppression nach Nierentransplantation gemacht. UV-Exposition stellt für diese Patienten ebenfalls einen wichtigen Auslöser für die Entstehung der Plattenepithelkarzinome dar, daneben spielt offenbar eine Infektion mit humanen Papillomviren eine wichtige Rolle. Die Schwäche der Immunabwehr stellt dabei einen wichtigen Kofaktor für die Entstehung der Plattenepithelkarzinome dar [17–19].

4.3
Malignes Melanom

4.3.1
Inzidenz

Inzidenz in Deutschland

Das maligne Melanom der Haut gehört in Mitteleuropa zu den selteneren malignen Neubildungen und macht hier etwa 1,5–2 % aller malignen Neubildungen aus (vgl. Abb. 4.1). Auch in Deutschland war eine starke Zunahme der Inzidenz festzustellen [46, 53, 54]. Die Daten des saarländischen Krebsregisters zeigen seit Beginn der 70er Jahre eine deutliche Zunahme der registrierten Fälle und einen Anstieg der Inzidenzraten von etwa 3 Fällen pro 100 000 Einwohner und Jahr auf 7–8 Fälle zu Beginn der 90er Jahre (Abb. 4.4 a und b). Dabei bleibt es fraglich, ob die Inzidenzen des Saarlandes tatsächlich repräsentativ für die Bundesrepublik Deutschland sind. Bereits Mitte der 80er Jahre wurden in einzelnen regionalen Erhebungen deutlich höhere Inzidenzen registriert. Diese variierten zwischen 10 und 12 Fällen pro 100 000 Einwohner und Jahr in Hessen [127] und zwischen 8 und 10 Fällen pro 100 000 Einwohner und Jahr in Berlin(West) [55]. Für die alten Bundesländer ist wahrscheinlich eine Inzidenz von 10–12 Fällen pro 100 000 Einwohner und Jahr für Anfang der 90er Jahre realistischer als die Daten des saarländischen Krebsregisters. Für Deutschland wären danach mindestens 8 000 neue Fälle mit malignem Melanom pro Jahr zu erwarten.

Inzidenz in anderen Industrieländern mit weißer Bevölkerung

In Europa fanden sich in Skandinavien höhere Inzidenzen des kutanen malignen Melanoms als in Mitteleuropa [9, 123, 144]; die skandinavischen Länder weisen in ganz Europa die größte Häufigkeit maligner Melanome auf. Vergleichbar hohe Inzidenzraten wie in Mitteleuropa finden sich in England und

Schottland [109, 111, 112, 122, 130]. Auch die Inzidenz in Italien (Toskana) erreichte mit altersstandardisierten Raten von 6,7 für Männer und 7,0 für Frauen pro 100 000 Einwohner und Jahr nahezu dieselbe Größenordnung wie in Deutschland [25].

Die Inzidenz kutaner Melanome in den USA erreichte in den 80er Jahren je nach Region die Größenordnung von 10–20 Fällen pro 100 000 Einwohner und Jahr [9, 101, 107, 121, 133]. Noch deutlich höhere Inzidenzraten wurden in Australien gefunden. Ende der 80er Jahre wurde im Durchschnitt für Australien eine Inzidenzrate von 30 Fällen pro 100 000 Einwohner und Jahr für Männer und von 24 Fällen für Frauen errechnet [84]. In einer ähnlichen Größenordnung lagen die Daten für Westaustralien bereits zu Anfang der 80er Jahre [35, 73] und deutliche höhere Inzidenzraten maligner Melanome wurden aus Queensland mit 43 Fällen für Frauen und 56 Fällen für Männer [113] sowie aus New South Wales mit 43 Fällen für Frauen und 53 Fällen für Männer pro 100 000 Einwohnern und Jahr gemeldet [22]. Das maligne Melanom der Haut gehört damit in Australien zu den häufigen Krebsformen. Die Zahlen aus Australien zeigen, mit welcher Größenordnung für diesen Tumor bei hoher UV-Einstrahlung in weißen Bevölkerungen gerechnet werden muß.

4.3.2
Mortalität

Mortalität in Deutschland

Am malignen Melanom der Haut versterben bei weitem mehr Menschen als an allen anderen Hauttumoren zusammen. Eine Analyse der Daten der offiziellen Todesursachenstatistik zeigte für die alten Bundesländer einen Anstieg der Fallzahlen von ca. 900 pro Jahr zu Beginn der 70er Jahre auf mehr als 1 600 Fälle zu Beginn der 90er Jahre (Abb. 4.5 a). Es zeigte sich ebenfalls ein deutlicher Anstieg der altersstandardisierten Mortalitätsrate

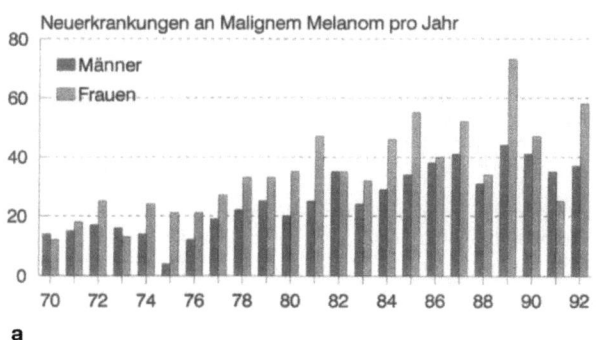

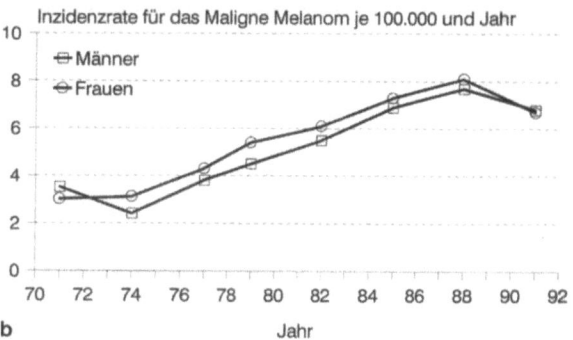

a

b

Abb. 4.4 a und b. Neuerkrankungen am malignen Melanom im Krebsregister des Saarlandes. **a** Absolute Zahlen. **b** Altersstandardisierte Inzidenzraten für die europäische Standardbevölkerung

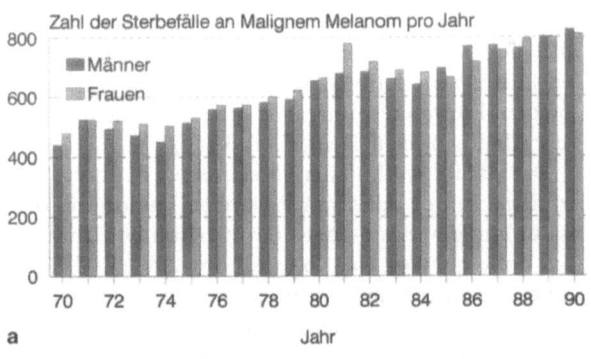

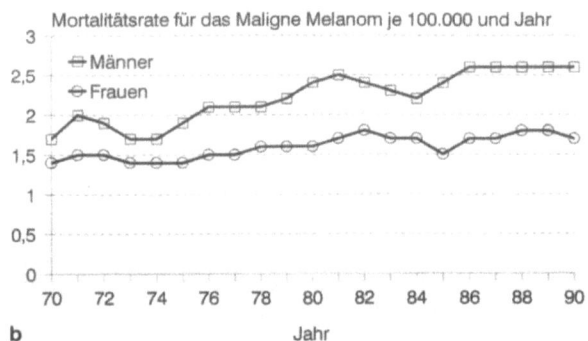

Abb. 4.5 a und b. Sterbefälle am malignen Melanom nach der Todesursachenstatistik für die alten Bundesländer. a Absolute Zahlen. b Altersstandardisierte Mortalitätsraten für die europäische Standardbevölkerung

für Männer von etwa 1,7 zu Beginn der 70er Jahre auf 2,6 Fälle pro 100 000 Einwohner und Jahr zu Beginn der 90er Jahre. Die entsprechenden Zahlen für Frauen sind 1,4 Fälle zu Beginn der 70er und 1,7 Fälle zu Beginn der 90er Jahre (Abb. 4.5 b). Der Anstieg der Mortalitätsraten und ihre absolute Höhe sind deutlich größer bei Männern als bei Frauen. Dieselbe Beobachtung wurde auch in den 70er und 80er Jahren in Ostdeutschland, der ehemaligen DDR, gemacht [86].

Mortalität in anderen Industrieländern mit weißer Bevölkerung

Die Mortalitätsraten in der Schweiz und in Skandinavien lagen etwas höher als in Deutschland [3, 26, 105]. Die Mortalität für das maligne Melanom zeigte ebenfalls einen eindeutigen Anstieg der Raten in den USA [4, 5]. Er betrug pro Jahr etwa 2 %. Kohortenanalysen zeigen hier ein Ende des Anstieges bei Männern, die seit den frühen 50er Jahren geboren, und bei Frauen, die seit den 30er Jahren geboren wurden [132]. Auch in Australien zeigte sich ein deutlicher Anstieg der Mortalitätsraten, ebenfalls auf einem höheren Niveau als in Europa und den USA. Der Anstieg war im Durchschnitt mit 2,5 % pro Jahr bei Männern deutlich größer als bei Frauen mit 1,1 % pro Jahr [85]. Ein absehbares Ende des Anstiegs wurde bisher für Australien nicht registriert.

4.3.3
Klinische Epidemiologie

Die Daten zur klinischen Epidemiologie des malignen Melanoms stammen aus dem Zentralregister Malignes Melanom, an dem sich mehr als 60 Kliniken aus dem deutschsprachigen Raum beteiligen. Hier wurden von 1983 bis April 1996 32 526 maligne Melanome registriert (Tabelle 4.1) [53].

Geschlecht und Alter

Während in den 60er und 70er Jahren in Deutschland der Anteil der Frauen an den Melanompatienten etwa 2/3 aller Fälle betrug, so fand bis in die 90er Jahre eine weitgehende Angleichung der Häufigkeit von Melanomfällen in beiden Geschlechtern statt [49, 57]. 1993 betrug der Anteil der männlichen Melanompatienten 46 % in Deutschland [49]. Während in Ländern mit niedriger Inzidenz wie beispielsweise in England der Anteil der Frauen unter den Melanompatienten nach wie vor deutlich überwiegt [109, 111, 130], ist das Geschlechtsverhältnis in Ländern mit höherer Inzidenz entweder ausgewogen, oder der Anteil der Männer überwiegt wie in Australien [35, 73, 84, 113].

Nach den Daten des Zentralregister Malignes Melanom werden die meisten Melanome in Deutschland im mittleren Lebensalter diagnostiziert [49, 54]. Der größte Anteil der Diagnosen wird zwischen dem 50. und 60. Lebensjahr gestellt (23 %). Insgesamt 40 % der Diagnosen werden bereits vor dem 50. Lebensjahr gestellt und 22 % sogar bereits vor dem 40. Lebensjahr (Abb. 4.6 a). Aufgrund der amerikanischen Todesursachenstatistik wurde errechnet, daß gemessen an der Lebenserwartung jeder Tod an malignem Melanom im Durchschnitt zu 17 verlorenen Lebensjahren führte [2].

Tabelle 4.1. Herkunft der Daten des Zentralregisters Malignes Melanom der Deutschen Dermatologischen Gesellschaft in den Jahren 1983–1995

	Zahl der Kliniken	Zahl der Erhebungen
Alte Bundesländer	45	24 256
Neue Bundesländer	15	7 094
Österreich	3	791
Schweiz	1	326
Hautärzte		59
Zusammen	64	32 526

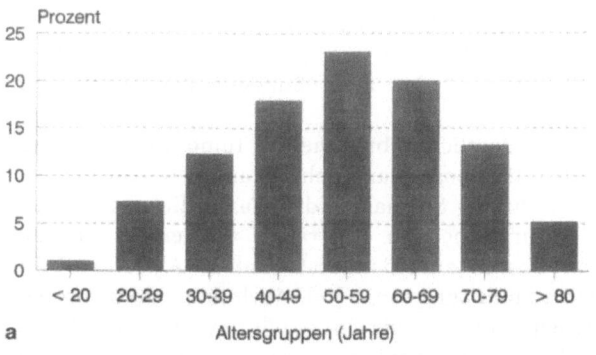

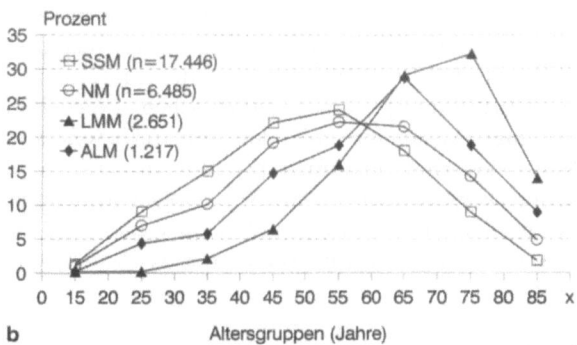

Abb. 4.6 a und b. Altersverteilung der Diagnose maligner Melanome im Zentralregister Malignes Melanom. **a** Für alle Melanome zusammen. **b** Getrennt nach klinisch-histologischen Subtypen des malignen Melanoms (SSM = superfiziell spreitendes Melanom, NM = noduläres Melanom, LMM = Lentigo-maligna-Melanom, ALM = akrolentiginöses Melanom)

Das Alter bei Diagnose ist bei Männern und Frauen nahezu identisch. Allerdings findet sich eine erhebliche Variation des Alters nach den verschiedenen klinisch-histologischen Subtypen des malignen Melanoms. Am frühesten wird das superfiziell spreitende maligne Melanom mit einem mittleren Alter von 50 Jahren diagnostiziert, gefolgt vom nodulären Melanom mit einem mittleren Alter von 55 Jahren. Deutlich später wird das Lentigo-maligna-Melanom mit einem mittleren Alter von 68 Jahren diagnostiziert (Abb. 4.6 b).

Klinisch-histologische Subtypen
Das superfiziell spreitende Melanom stellt den bei weitem am häufigsten Subtyp des malignen Melanoms dar und macht annähernd 60 % aller Melanome aus. Gefolgt wird es vom nodulären Melanom

mit ca. 20 % aller Tumoren (vgl. Kap. 26). Das Lentigo-maligna-Melanom macht 9 %, das akrolentiginöse Melanom 4 % aller Fälle aus. Eine ähnliche Verteilung findet sich bei einer Analyse von Inzidenzraten in den USA [121].

Anatomische Lokalisation
Die anatomische Verteilung variiert nach Geschlecht. Bei Männern finden sich die meisten Tumoren am oberen Stamm, bei Frauen dagegen an der unteren Extremität. Mehr als 40 % aller Melanome treten in diesen Regionen auf. Am zweithäufigsten finden sich die Melanome bei Männern an der unteren Extremität und bei Frauen am oberen Stamm. Es folgt die Kopf- und Halsregion (Tabelle 4.2). Dieser Verteilungstyp wird in Industrienationen mit weißen Bevölkerungen weltweit gleichermaßen beobachtet.

Tabelle 4.2. Anatomische Lokalisation der malignen Melanome und medianes Alter bei ihrer Diagnose

Lokalisation	Männer		Frauen	
	in %	medianes Alter	in %	medianes Alter
Gesicht	8,1	65	10,0	69
Sonstiger Kopf	4,6	61	1,9	60
Hals	2,2	56	1,8	54
Brust	12,4	53	4,4	45
Rücken	38,1	54	14,8	48
Unterbauch	3,5	52	2,6	46
Gesäß	1,0	51,5	1,4	44
Genitoanalregion	0,3	56	0,8	60,5
Oberarm	7,7	53	11,9	55
Unterarm	3,2	53	5,3	56
Hand	0,9	58	1,2	64
Oberschenkel	6,3	47	10,2	44
Unterschenkel	6,2	50	25,4	54
Fuß	4,0	58	7,2	58
Okkult	1,3	54	0,9	56,5
Schleimhaut	0,2	64	0,2	64
Gesamt	100,0	54	100,0	53

Vergleichbare Verteilungen wurden zuvor aus der Schweiz, aus Nordamerika und aus Australien berichtet [33, 67, 104]. Es wurde eine gewisse Übereinstimmung der anatomischen Verteilung maligner Melanome mit der von melanozytären Nävi wiederholt gefunden [43, 89, 98, 141]. Auch andere Erklärungen wie die Verteilung von Melanozyten oder ihre lokalisationsabhängige Empfänglichkeit für maligne Transformation wurden diskutiert [66].

Tumordicke

Die Tumordicke stellt den wichtigsten prognostischen Faktor primärer Melanome dar. Insofern ist die Tumordicke zum Zeitpunkt der Erstdiagnose maligner Melanome das wichtigste Kriterium zur Beurteilung der Früherkennung. In den alten Bundesländern war in den 80er Jahren eine deutliche Abnahme der Tumordicke erkennbar. Der Durchschnitt der Tumordicke sank von ca. 2 mm auf unter 1,5 mm ab und der Median von ca. 1,3 mm auf 0,8 mm (Abb. 4.7 a). Eine Analyse der Entwicklung von 1990 bis 1995 zeigte, daß in diesem Zeitraum keine erkennbare Abnahme der Tumordicke mehr zu verzeichnen war (Abb. 4.7 b). In den neuen Bundesländern war ein ähnlicher Trend bei insgesamt größeren Tumordicken zu verzeichnen. Hier setzte sich die Abnahme der Tumordicke bis in die 90er Jahre fort. Allerdings lagen auch hier die Werte Mitte der 90er Jahre noch deutlich oberhalb derer in den alten Bundesländern (Abb. 4.7 c und d).

Eine deutliche Abnahme der Tumordicken bei der ersten Diagnose war auch in anderen Ländern zu verzeichnen. So nahm die Tumordicke zwischen 1960 und 1990 in Australien von einem Median von 2,5 mm auf 1,1 mm ab und in Alabahma/USA von 3,3 mm auf 1,4 mm [15]. Auch in anderen europäischen Ländern wie in Großbritannien, in Italien und in Skandinavien nahm die Tumordicke bei erster Diagnose ab [9, 27, 109, 137, 145]. Diese Entwicklung wurde so gedeutet, daß die schnelle Zunahme der Inzidenz maligner Melanome einer Form nicht metastasierender Melanome zuzuschreiben ist [21]. Es handelt sich dabei um eine tatsächliche Zunahme der Inzidenz. Melanome werden aber zunehmend vor der Entwicklung einer Potenz zur Metastasierung erkannt. Die Autoren dieser Hypothese stützen sich vornehmlich auf die Daten aus Australien. Hier wurden in der Tat die niedrigsten Tumordicken bei der ersten Diagnose gefunden. In Westaustralien nahm die mediane Tumordicke im Zeitraum von 1975/1976 bis 1980/1981 von 1,29 mm auf 0,77 mm ab [74]. Dieser Wert wurde in Deutschland in den alten Bundesländern erst in den 90er Jahren erreicht.

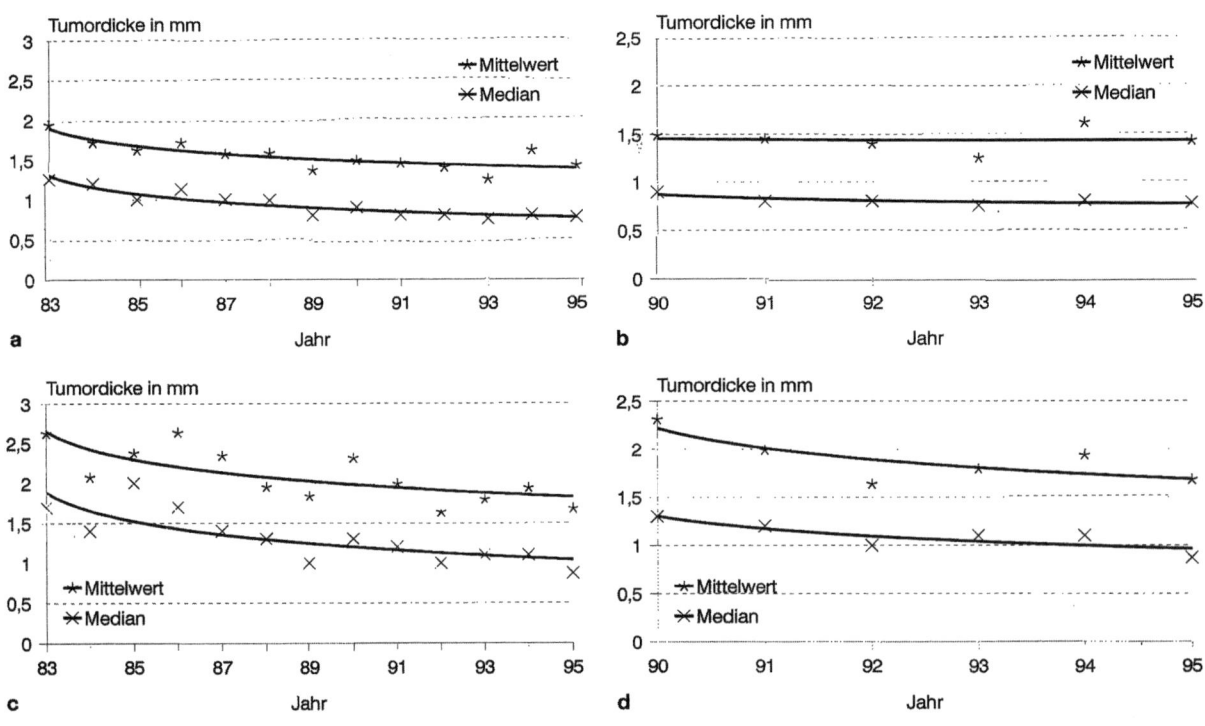

Abb. 4.7 a–d. Entwicklung der Tumordicke im zeitlichen Verlauf nach den Daten des Zentralregister Malignes Melanom. **a** In den alten Bundesländern 1983–1995. **b** In den alten Bundesländern 1990–1995. **c** In den neuen Bundesländern von 1983–1995. **d** In den neuen Bundesländern von 1990–1995.

Tumorausbreitung und prognostische Faktoren

90 % der Männer und 93 % der Frauen kamen mit einem primären malignen Melanom ohne erkennbare Metastasierung zur ersten Diagnose. Bei 8 % der Männer und 6 % der Frauen lag eine regionäre Metastasierung vor, bei 1,6 % der Männer und bei 1,1 % der Frauen fand sich bereits Fernmetastasierung (Tabelle 4.3). Vergleichbare Auswertungen des Stadiums maligner Melanome bei der ersten Diagnose an größeren Kollektiven in anderen Ländern finden sich leider kaum. Allerdings werden in westlichen Industrieländern mit weißen Bevölkerungen Melanome überwiegend im Stadium des Primärtumors allein diagnostiziert; deshalb wurde eine Vielzahl von Untersuchungen zu Prognosefaktoren bei primären malignen Melanomen durchgeführt. Eine Untersuchung an mehr als 5 000 Patienten aus 4 deutschen Hautkliniken zeigte, daß neben der Tumordicke nach Breslow der Invasionslevel nach

Clark, das Geschlecht, die anatomische Lokalisation, der klinisch-histologische Subtyp und das Alter unabhängige signifikante Prognosefaktoren waren [48] (Tabelle 4.4). Der wichtigste prognostische Faktor ist dabei die Tumordicke. Mit zunehmender Tumordicke bis zu einer Größenordnung von 6 mm nimmt das Risiko für die Melanomentwicklung nahezu linear zu [23]. Der Invasionslevel nach Clark hat nur für die Einordnung dünner Tumoren bei der Unterscheidung von Invasionslevel II und ≥ III eine Bedeutung, die weitere Unterteilung nach Invasionslevel III, IV, V ist bei vorhandener Einteilung nach der Tumordicke ohne Relevanz [23]. Das Geschlecht ist ein signifikanter Prognosefaktor mit einer deutlich besseren Prognose für Frauen als für Männer bei sonst vergleichbaren weiteren Prognosefaktoren [88, 140]. Die anatomische Lokalisation ist ebenfalls ein unabhängiger, hoch signifikanter prognostischer Faktor, wobei hier die klarsten Unterschiede gefunden wurden, sofern nach Lokalisationen mit hohem und niedrigem Metastasierungsrisiko unterschieden wurde (dichotome Einteilung) [47]. Der klinisch-histologische Subtyp erwies sich als prognostischer Faktor auf einem etwas niedrigerem Signifikanzniveau [48, 140]. Das Alter ging ebenfalls als unabhängiger Faktor in die Prognoseschätzung ein und zeigte eine ungünstigere Prognose für ältere Personen [10, 48]. Aus den genannten Faktoren kann im Einzelfall eine individuelle Prognoseschätzung errechnet werden [48].

Tabelle 4.3. Tumorausbreitung (klinisches Stadium) bei der ersten Diagnose der malignen Melanome

	Männer (n = 13 579) in %	Frauen (n = 17 814) in %
Primärtumor	90,3	93,2
Satelliten- und Intransitmetastasen	3,0	3,0
Regionäre Lymphknotenmetastasen	5,1	2,7
Fernmetastasen	1,6	1,1

Tabelle 4.4. Gesicherte prognostische Faktoren bei primären malignen Melanomen nach einer Analyse der Krankheitsverläufe von 5 093 Patienten mit primären Melanomen [48]

Prognostischer Faktor	p-Wert	Relatives Sterberisiko	95 %-Konfidenzintervall in []
Tumordicke nach Breslow			
> 1 mm vs. < 1,00 mm	< 0,0001	2,6	[1, 8; 3, 8]
> 2 mm vs. 1,01–2,00	< 0,0001	2,7	[2, 2; 3, 4]
> 4 mm vs. 2,01–4,00 mm	< 0,0001	1,6	[1, 4; 2,0]
Invasionslevel nach Clark			
> III vs. II	< 0,0001	4,0	[2,0; 8, 1]
Geschlecht			
männlich vs. weiblich	< 0,0001	1,5	[1, 3; 1, 8]
Anatomische Lokalisation			
TANS vs. non-TANS[1]	< 0,0001	1,6	[1, 4; 1, 8]
Klinisch-histologischer Subtyp[2]			
ALM vs. SSM/LMM	< 0,01	1,7	[1, 2; 2, 3]
NM vs. SSM/LMM	< 0,05	1,2	[1,0; 1, 4]
Alter[3]			
> 60 Jahre vs. < 60 Jahre	< 0,05	1,2	[1,0; 1, 4]

[1] TANS = Thorax, Oberarme, Hals und behaarter Kopf (Thorax, upper arm, neck, scalp).
[2] SSM = superfiziell spreitendes Melanom; NM = noduläres Melanom; LMM = Lentigo-maligna-Melanom; ALM = akrolentiginöses Melanom.
[3] Klassifikation des Alters: < 30; 31–60; > 60 Jahre.

4.3.4
Ätiologie

Während das Sonnenlicht als entscheidender ätiologischer Faktor für epitheliale Hautkarzinome seit langem außer Zweifel steht, wurde die ätiologische Bedeutung des Sonnenlichtes bei malignen Melanomen immer wieder in Frage gestellt. Im Vergleich zum epithelialen Hautkarzinom ergeben sich für das maligne Melanom folgende Unterschiede [45]:

- Die anatomische Verteilung maligner Melanome entspricht nicht den Körperregionen mit der höchsten UV-Belastung, wie es bei epithelialen Hautkarzinomen der Fall ist.
- Melanome treten während des mittleren Lebensalters auf und damit deutlich früher als epitheliale Hautkarzinome, die sich im höheren Lebensalter zu einem Zeitpunkt hoher bis höchster kumulativer UV-Belastung manifestieren.
- Melanome finden sich gehäuft bei Stadtbewohnern, die ihren Arbeitsplatz in geschlossenen Räumen haben, seltener dagegen bei der Landbevölkerung.
- Bei Personen mit genetischen Krankheiten, die die UV-Empfindlichkeit herabsetzen (Xeroderma pigmentosum, Albinismus), kommt zumeist nur der Subtyp des Lentigo-maligna-Melanoms vor, dagegen nicht die vergleichsweise 10fach häufigeren anderen Melanome.
- Für die experimentelle Induktion maligner Melanome fehlt bisher ein gut reproduzierbares Tiermodell, wie es für epitheliale Karzinome existiert.

Aus diesen Gründen wurde immer wieder nach anderen ätiologischen Faktoren für die Melanomentstehung als der UV-Strahlung gesucht.

Sonnenexposition

Inzwischen gibt es eine gute Evidenz, daß die UV-Strahlung der Sonne ein wichtiger ätiologischer Faktor für die Melanomentstehung ist [45, 97, 100, 106, 136]. Folgende Beziehungen zwischen Sonnenexposition und Melanomentstehung wurden immer wieder herausgestellt:

- Je heller der Pigmentierungstyp ist, desto höher die Melanominzidenz. Bevölkerungen mit gutem Pigmentschutz wie Afrikaner und Asiaten haben eine 10- bis 100fach niedrigere Melanominzidenz als weiße Bevölkerungen. Innerhalb weißer Bevölkerungen kann je nach Hauttyp das Melanomrisiko um einen Faktor 2–4 schwanken [53, 71].
- Die Melanominzidenz nimmt mit der Nähe des Wohnortes zum Äquator und damit mit höherer UV-Einstrahlung zu. Dies gilt insbesondere für

Personen mit europäischer Abstammung in den USA und Australien [84, 135].

- Die Inzidenz maligner Melanome nimmt sehr stark in Bevölkerungen europäischer Abstammung zu, die in Regionen mit hoher Sonneneinstrahlung (Australien, Südstaaten der USA, Hawaii etc.) leben. Die Inzidenzen sind hier 5- bis 10fach höher als in Europa [106, 136].
- Die höchste Zunahme der Melanominzidenz wurde in Körperregionen beobachtet, die in den letzten Jahrzehnten durch eine Änderung der Freizeitgewohnheiten vermehrt der Sonne exponiert wurden (am Stamm bei Männern, an der unteren Extremität bei Frauen) [67, 123, 144].
- Einwanderer in Gebiete mit hoher UV-Strahlung, die aus Gegenden mit vergleichsweise niedrigerer UV-Einstrahlung kommen, haben ein deutlich vermindertes Melanomrisiko. Dieser Effekt wurde sowohl für die Südstaaten der USA [108], für Australien [91, 117] und für Israel [83] beschrieben.
- Schließlich werden durch Sonnenexposition potentielle Vorläuferläsionen des malignen Melanoms, nämlich melanozytäre Nävi und aktinische Lentigines, induziert [44, 50, 90].

Armstrong und Kricker nahmen Schätzungen vor, welcher Anteil der Melanome in Australien durch Sonne bedingt ist. Wurde die Inzidenz von Melanomen in sonnengeschützten Körperarealen als Bezugspunkt gewählt, so wurde der Anteil sonneninduzierter Melanome mit >95 % gefunden. Wurden Personen als Vergleichsgruppe herangezogen, die aus Europa eingewandert waren, so wurde der sonneninduzierte Anteil in Australien auf 70 % geschätzt [8].

Art der Sonnenexposition

Ein erhöhtes Melanomrisiko ist offenbar nur mit einer bestimmten Art der Sonnenexposition verbunden. So fand sich offensichtlich ein erhöhtes Melanomrisiko im Zusammenhang mit Wassersport. Regelmäßiges Schwimmen in den Sommermonaten während der Kindheit bis zum Alter von 15 Jahren war mit einem signifikant höheren Melanomrisiko verbunden [120]. In der Regel hatten Melanompatienten in einem jüngeren Alter schwimmen gelernt als die Vergleichspersonen. Auch in einer amerikanischen Studie war das Treiben von Wassersport signifikant mit einem erhöhten Melanomrisiko verbunden [78].

Eine skandinavische Studie zeigte, daß Reisen in südliche Länder jenseits des 45. Breitengrades mit einer signifikanten Zunahme des Melanomrisikos assoziiert waren [154]. Ein gleiches Ergebnis fand sich in der Risikofaktorenstudien des Zentralregisters Malignes Melanom (unveröffentlichtes Ergebnis) [51]. Intermitierende Sonnenexposition insbesondere während des Urlaubes, nicht aber chronische Sonnenexposition z. B. während der Arbeit im Freien zeigte sich mit dem Melanomrisiko verbunden [12]. Allerdings sind intermittierende Exposition und die gesamte kumulative Dosis schwer von einander zu trennen [6].

Mit einem erhöhten Melanomrisiko ist offenbar v. a. die Sonnenexposition in der Kindheit verbunden [45, 120, 158]. Dadurch wird wahrscheinlich auch die Beobachtung erklärt, daß Einwanderer in ein Land mit hoher UV-Einstrahlung, die ihre Kindheit in Europa verbracht haben, kaum noch ein erhöhtes Melanomrisiko aufweisen (s. oben). Das erhöhte Risiko entsteht offenbar dadurch, daß durch Sonnenbrände oder intensive Sonnenexposition bei Kindern und Jugendlichen melanozytäre Nävi induziert werden [7, 44, 51, 90].

Zusammengefaßt ist für eine Erhöhung des Melanomrisikos eine vermehrte Sonnenexposition in Kindheit und Jugend verantwortlich, die vornehmlich dem Muster der intermittierenden Sonnenexposition folgt. Das heißt, die Kinder werden einer starken Sonnenbestrahlung plötzlich ausgesetzt, ohne daß ein Gewöhnungseffekt vorhanden ist. Dieses geschieht insbesondere in Urlauben in südlicheren Ländern oder beim Wassersport. Durch die starke Sonnenexposition werden vermehrt melanozytäre Nävi induziert, die zu einer langfristigen Erhöhung des Melanomrisikos beitragen.

Haben chronische Sonnenexposition und nachfolgende Bräunung eine Schutzfunktion?

Eine kürzlich veröffentliche amerikanische Fallkontrollstudie kam zu dem Ergebnis, daß bei Kindern, die eine mäßiggradige bis tiefe Bräunung entwickelten, der Aufenthalt in der Sonne sogar einen Schutzfaktor darstellte [157]. In dieser Studie wurde auch bestätigt, daß Sonnenexposition im Erwachsenenalter oder berufliche Sonnenexposition nicht mit einem erhöhten Melanomrisiko verbunden waren. Auch Studienergebnisse aus Kanada sprechen für einen protektiven Effekt chronischer Sonnenexposition. So wurde hier gefunden, daß Personen mit langzeitiger beruflicher Sonnenexposition ein deutlich vermindertes Risiko für die Melanomentwicklung aufwiesen [40]. Allerdings gibt es bis auf die zwei zitierten Studien keinen weiteren Beleg dafür, daß eine Vorbräunung einen Schutzfaktor für die Melanomentstehung darstellen könnte. Eine Empfehlung kann deshalb aus diesen Studienergebnissen nicht abgeleitet werden.

Haben Sonnenschutzmittel eine Schutzfunktion?

Die Rolle von Sonnenschutzmitteln wurde erst in den letzten Jahren systematisch im Hinblick auf das Melanomrisiko untersucht. Alle Untersuchungen zeigen einheitlich, daß Melanompatienten über längere Zeit und häufiger Sonnenschutzmittel benutzt hatten als die Kontrollpersonen. Eine schwedische Untersuchung zeigte, daß mit dem Gebrauch von Sonnenschutzmitteln eine Erhöhung des Melanomrisikos um einen Faktor 2 verbunden war [155]. Ein noch um 50 % erhöhtes Risiko wurde in einer Studie aus Deutschland, Frankreich und Belgien beschrieben, auch wenn für Pigmentierungsfaktoren, Länge des Aufenthaltes in der Sonne etc. adjustiert wurde [13]. Bereits davor waren von Garland et al. die Hypothese in die Diskussion gebracht worden, daß Sonnenschutzmittel, die früher im wesentlichen nur einen UVB-Schutz enthielten, zu einer vermehrten UVA-Exposition beitragen. Die UVA-Strahlung wird von den Sonnenschutzmitteln älterer Herkunft nicht abgefiltert und durch die Ausschaltung des Sonnenbrandes bleiben die betreffenden Personen länger in der Sonne [59]. Die Autoren vermuteten, daß der Gebrauch von Sonnenschutzmitteln das Melanomrisiko sogar erhöhen könnte [58]. Die Bestätigung dieser Hypothese aus den vorliegenden epidemiologischen Studien ist allerdings mit Vorsicht zu interpretieren. Die Assoziation eines erhöhten Gebrauchs von Sonnenschutzmitteln und der Melanomentwicklung könnte auch dadurch entstehen, daß Personen mit einem erhöhten Melanomrisiko eine höhere Sonnenempfindlichkeit aufweisen und deshalb Sonnenschutzmittel häufiger gebrauchen [131].

Sind Sonnenlampen ein Risikofaktor?

Bisher wurde in 4 Studien der Zusammenhang zwischen der Benutzung von Sonnenlampen und dem Melanomrisiko gezielt untersucht. Alle Studien aus Belgien, Kanada, Schweden sowie der multizentrischen EORTC-Studie aus Belgien, Frankreich und Deutschland fanden signifikant mehr Benutzer von Sonnenbänken unter den Melanompatienten im Vergleich zu Kontrollpersonen. Das relative Risiko variierte zwischen einem Faktor von 1,3 und 2,7 [11, 14, 151, 156]. Ein besonders stark erhöhtes relatives Risiko fand sich bei Personen, die beim Gebrauch von Sonnenbänken einen Sonnenbrand bekommen hatten [11].

Die hier vorgestellten Ergebnisse sind allerdings mit großer Vorsicht zu betrachten. In der Regel sind es „Sonnenanbeter", die Sonnenbänke benutzen. Es ist zu erwarten, daß diese sich auch im Übermaß der natürlichen Sonne aussetzen und auch in ihrer Vorgeschichte ausgesetzt haben. Für diese Parameter der natürlichen Sonnenbestrahlung wurde in den bisher vorliegenden Untersuchungen nicht adjustiert. Die Risikofaktorenstudie des Zentralregisters Malignes Melanom in Deutschland zeigte kein erhöhtes Risiko für Nutzer von Sonnenbänken (unveröffentlichtes Ergebnis) [51]. Die These, daß eine vorsichtige Vorbräunung vor Hautkrebs schützen könnte, ist bisher nicht gezielt untersucht worden.

Pigmentierungstyp als Risikofaktor

Die großen Unterschiede in der Inzidenz des malignen Melanoms in Abhängigkeit von verschiedenen ethnischen Bevölkerungen wurden bereits oben angesprochen. Personen mit einem stark pigmentierten Hauttyp wie in Afrika oder Asien haben eine 10- bis 100fach geringere Inzidenz maligner Melanome. Dort gehört das maligne Melanom zu den ausgesprochen seltenen Tumoren. Allerdings tritt auch bei Afrikanern und Asiaten das Melanom zu einem großen Teil an nicht pigmentierten Körperarealen auf, insbesondere an der Fußsohle. Der Anteil der Melanome in dieser Lokalisation variiert zwischen 30 und 70 % bei Afrikanern und Asiaten [29, 99, 139]. Interessanterweise ist die Inzidenz plantarer Melanome bei Personen schwarzer und weißer Hautfarbe in den USA nahezu identisch, während am übrigen Integument Melanome mindestens 10mal häufiger bei Weißen zu finden sind [139].

Auch in weißen Bevölkerungen findet sich je nach Hauttyp eine deutliche Variation des Melanomrisikos. Das relative Risiko für die Melanomentwicklung variiert dabei zwischen den sonnenempfindlichen Hauttypen und den gut pigmentierenden Hauttypen um einen Faktor von 1,5 bis 4 [34, 51, 52, 82, 110, 153]. In verschiedenen Studien wurden dabei unterschiedliche Pigmentierungsmerkmale herausgestellt: die Hautpigmentierung, die Haarfarbe, die Augenfarbe und der Hauttyp (Sonnenempfindlichkeit). Eine besondere Gefährdung liegt offenbar bei Personen vor, die rote Haare haben; diese haben oftmals relativ wenige melanozytäre Nävi [51, 82].

Pigmentmale als Risikofaktor

Pigmentmale stellen den wichtigsten Risikofaktor für die Melanomentwicklung dar. In Fallkontrollstudien wurden folgende Pigmentmale als unabhängige Risikofaktoren identifiziert [51, 52, 82, 110]:

- die Zahl der gewöhnlichen melanozytären Nävi,
- die Zahl der atypischen melanozytären Nävi,
- die Häufigkeit aktinischer Lentigines.

Der wichtigste Faktor ist dabei die Gesamtzahl melanozytärer Nävi bzw. die Zahl der gewöhnlichen melanozytären Nävi. Das mit hohen Zahlen melanozytärer Nävi verbundene Risiko der Melanomentwicklung schwankte in verschiedenen Studien erheb-

lich in Abhängigkeit von der untersuchten Population und auch der Größe der Studie. Das Vorhandensein von mehr als 100 melanozytären Nävi wird zumeist im Vergleich zu Kontrollpersonen mit 0 bis 10 melanozytären Nävi errechnet und mit einer Risikoerhöhung zwischen 8- und 20fach gewertet [51, 52, 69, 82, 110]. Das relative Risiko der Melanomentwicklung bei Personen mit 5 und mehr atypischen melanozytären Nävi wird mit einer Größenordnung von 6- bis 8fach erhöht angegeben [51, 52, 82, 110].

Die Bewertung aktinischer Lentigines ist unterschiedlich. In den deutschen Studien wurden sie getrennt von Epheliden (Sommersprossen) erhoben [51, 52]. In den englischen und amerikanischen Studien wurde nicht zwischen aktinischen Lentigines und Epheliden unterschieden, sie wurden gemeinsam als „freckles" oder „freckling tendency" erhoben [34, 82, 110]. Das Auftreten multipler aktinischer Lentigines ist mit einer Erhöhung des aktiven Risikos für die Melanomentwicklung um einen Faktor 3 bis 6 verbunden [34, 51, 52, 110].

In den Fallkontrollstudien wurden kongenitale melanozytäre Nävi nicht als Risikofaktor identifiziert; wahrscheinlich weil ihre Prävalenz zu gering ist. Bei nur 1 % oder weniger aller Neugeborenen werden melanozytäre Nävi entdeckt [64]. Das Risiko der Entwicklung von Melanomen auf kongenitalen melanozytären Nävi wurde in einigen Kohortenstudien untersucht. Auf großen melanozytären Nävi (mehr als 5 % der Körperoberfläche) beträgt das Risiko der Melanomentwicklung in den ersten 15 Lebensjahren ca. 8 % [126]. Zu einer ähnlichen Größenordnung kommt auch eine englische Kohortenstudie, die darüber hinaus das Risiko für kleinere und mittlere kongenitale melanozytäre Nävi untersucht [143]. Hier starben 2 von 33 nachbeobachteten Patienten an Melanomen. Von insgesamt 232 Patienten mit kleinen und mittleren kongenitalen melanozytären Nävi wurde in keinem Fall eine Melanomentwicklung gesehen. Für kleine und mittlere kongenitale melanozytäre Nävi fehlen zuverlässige Daten, um das Risiko der Melanomentwicklung mit epidemiologischen Methoden abzuschätzen.

Familiäre Melanome und assoziierte chromosomale Loci

Es wird geschätzt, daß ca. 8–12 % aller malignen Melanome bei Personen mit einer familiären Prädisposition auftreten [61]. Diese haben ein außerordentlich stark erhöhtes Risiko für die Melanomentwicklung. Interessanterweise ist dieses Risiko an das Vorhandensein atypischer melanozytärer Nävi geknüpft; Personen ohne dysplastisches Nävussyndrom haben auch in Familien mit Melanomneigung kein erhöhtes Risiko für die Melanomentwicklung

[24, 68]. Das Risiko der Melanomentwicklung für Personen mit familiärem Melanom und dysplastischem Nävussyndrom ist um ein Mehrhundertfaches erhöht und das lebenslange Risiko der Melanomentwicklung liegt höher als 50 % [24, 68].

In verschiedenen Studien bei familiären Melanomen wurden verschiedene chromosomale Loci identifiziert, insbesondere auf den Chromosomen 1p und 9p [16, 61]. Ein einheitliches Bild und eine Bestimmung des für die Melanomentwicklung verantwortlichen Gens stehen allerdings noch aus.

Interessant ist in diesem Zusammenhang, daß bei Melanompatienten vermehrt Zweitmalignome beschrieben werden. So wurde wiederholt eine vermehrte Assoziation maligner Melanome mit Lymphomen beschrieben [129, 147] und auch Brustkrebs und Sarkome traten bei Melanompatienten vermehrt auf [70, 146]. Das höchste Risiko für die Entwicklung eines zweiten Tumors bestand allerdings für die Entwicklung eines zweiten Melanoms [146, 152]. Das vermehrte Auftreten auch nichtmelanozytärer Zweittumoren bei Melanompatienten mag auf eine genetische Komponente in der Entwicklung der Erkrankung hinweisen.

Berufliche und andere nichtsolare Faktoren

Für eine Vielzahl von Berufsgruppen wurde in einzelnen Studien ein erhöhtes Melanomrisiko beschrieben, wenn die gefundenen Fälle mit erwarteten Werten der jeweiligen Bevölkerung verglichen wurden. Zu diesen gehören Arbeiter in der Kunststoffindustrie (Polyvenylchlorid) [142], in der Telekommunikation [30], in der Zeitungsindustrie [118], in der Petroleumindustrie [28] etc. Diese Beobachtungen beruhen meist auf kleinen Fallzahlen. Ein interessantes Beispiel sind die Befunde über eine erhöhte Melanominzidenz in den Lawrence-Livermore-National-Laboratories in Kalifornien/USA. Hier konnte gezeigt werden, daß dieser in der Öffentlichkeit für Aufsehen sorgende Bericht auf vermehrter Aufmerksamkeit der Ärzte (Frühdiagnose) und auf zu kleinen Vergleichszahlen für diese Region beruhten [62, 79].

Größere Studien, die auf den Daten von Krebsregistern basieren, fanden eine Vielzahl von Berufen mit erhöhtem Risiko für die Melanomentwicklung [38, 56, 148, 149]. Als beispielhaft können die Daten des Zentralregister Malignes Melanom angesehen werden, in der die Berufsangaben von 3546 Patienten mit malignem Melanom, die von 1983 bis 1988 registriert wurden, mit denen von 270 940 Personen verglichen wurden, die im repräsentativen Mikrozensus von 1987 in der Bundesrepublik Deutschland erhoben wurden. Das sind 1 % der arbeitenden Bevölkerung in der Bundesrepublik. Signifikante Unterschiede wurden für 14 Berufsgruppen gefunden, mit einem erhöhten Risiko für Landwirte, Wissenschaftler, Kaufleute, Verwaltungsangestellte, Lehrer und Textilarbeiter, während ungelernte Arbeiter, Chemiearbeiter, Mechaniker, Schlosser, Elektriker, Tischler, Warenprüfer sowie Polizisten und Sicherheitsberufe ein geringeres Melanomrisiko aufwiesen (Tabelle 4.5) [153].

Die Berufe lassen sich in verschiedene Gruppen zusammenfassen. Dabei wird deutlich, daß Arbeiter unter den Melanompatienten signifikant seltener zu finden sind als in der Mikrozensuserhebung. Angestellte finden sich unter den Melanompatienten etwa um 10 % häufiger, höhere Angestellte zu 40 % vermehrt und Selbständige zu fast 100 % vermehrt (Tabelle 4.6). Auch Berufe mit Sonnenexposition fin-

Tabelle 4.5. Berufsangaben von 3546 Melanompatienten (MP), die von 1983–1988 im Zentralregister Malignes Melanom registriert wurden, im Vergleich zu einer repräsentativen Stichprobe der Bevölkerung (270 940 Personen = 1 % der werktätigen Bevölkerung der Bundesrepublik im Mikrozensus 1987, MZ)

		% der MP	% des MZ[1]
Höherer Anteil von Melanompatienten	Landwirte	3,5	1,7
	Wissenschaftler	0,6	0,2
	Kaufleute	12,6	7,8
	Verwaltungsangestellte	3,8	1,1
	Lehrer	3,8	2,7
	Textilarbeiter	3,3	0,9
Niedrigerer Anteil von Melanompatienten	Ungelernte Arbeiter	0,1	3,3
	Chemiearbeiter	0,2	0,8
	Mechaniker	1,9	3,1
	Schlosser	0,4	1,2
	Elektriker	1,2	2,6
	Zimmerleute	0,1	1,1
	Warenkontolleure	0,2	1,3
	Polizisten und Sicherheitspersonal	1,3	2,9

[1]p < 0,01 nach Adjustierung für multiples Testen (Holm & Bonferroni 1979, Scand Statist 6: 65–70)

Tabelle 4.6. Berufsgruppen unter 3546 Melanompatienten (MP), die von 1983–1988 im Zentralregister Malignes Melanom registriert wurden, im Vergleich zu einer repräsentativen Stichprobe der Bevölkerung (270 940 Personen = 1 % der werktätigen Bevölkerung der Bundesrepublik im Mikrozensus 1987, MZ)

	% der MP	% des MZ[1]
Berufe mit Sonnenexposition	10,9	6,9
Arbeiter	27,0	43,0
Angestellte	37,0	33,7
Höhere Angestellte	16,8	11,9
Selbständige	8,3	4,2

[1]p < 0,01 nach Adjustierung für multiples Testen (Holm & Bonferroni 1979)

Tabelle 4.7. Tumordicke des Melanoms in verschiedenen Berufsgruppen im Zentralregister Malignes Melanom 1983–1988

	Median (in mm)
Berufe mit Sonnenexposition (n = 344)	1,30
Arbeiter (n = 872)	1,20
Angestellte (n = 1184)	0,97
Höhere Angestellte (n = 547)	1,00
Selbständige (n = 267)	1,00

den sich zu mehr als 50 % häufiger unter den Melanompatienten. In der weiteren Auswertung fanden sich auch Unterschiede in der medianen Tumordicke, mit dickeren Tumoren bei Arbeitern und bei Berufen mit Sonnenexposition (Tabelle 4.7). Dieses deutet auf eine verminderte Aufmerksamkeit gegenüber dem Melanom in diesen Berufsgruppen hin.

Die Ergebnisse dieser Untersuchungen lassen sich am besten so interpretieren, daß der soziale Status für das Melanomrisiko ein wichtiger Faktor ist. Personen mit höherem sozioökonomischem Status, mit höherem Einkommen und besserer Ausbildung haben ein erhöhtes Melanomrisiko [38, 39, 92, 102, 148]. Wahrscheinlich ist das erhöhte Risiko durch höhere Sonnenexposition, verbesserte Urlaubsmöglichkeiten usw. vermittelt. Faktoren des Lebensstiles scheinen hierbei den entscheidenden Einfluß zu haben [56, 63].

Nichtsolare mögliche Risikofaktoren für die Melanomentwicklung wurden in einer Reihe von Studien untersucht. Kein Einfluß wurde für die Diät, Alkohol, Rauchen etc. gefunden [93]. Auch ein möglicher Zusammenhang zwischen der Einnahme hormonaler Kontrazeptiva und der Melanomentstehung wurde in einer Reihe größerer Studien nicht bestätigt [75, 81, 124].

4.4
Primäre und sekundäre Prävention

Die primäre Prävention zielt auf eine Abnahme der Risikofaktoren für die Entstehung von Hautkrebs. Im Mittelpunkt steht hierbei der vorsichtige Umgang mit der Sonne und die Vermehrung des Wissens über die Gefährdung durch UV-Strahlung [96]. In öffentlichen Aufklärungskampagnen, insbesondere in Australien und den Vereinigten Staaten, wurden die Inhalte definiert, die durch diese Maßnahmen der Gesundheitserziehung vermittelt werden sollen. In der Regel werden Aufklärungen über die Gefährdung durch UV-Strahlung mit Anleitungen zur Früherkennung des Hautkrebses kombiniert [128]. Die Durchführung von Aufklärungskampagnen

über die Gefährdungen der UV-Strahlung und einen vernünftigen Umgang mit der Sonne bedürfen allerdings eines langen Atems und müssen vielfach wiederholt werden, damit sie Einfluß auf das Bewußtsein einer Bevölkerung gewinnen. Dieser Prozeß kann Generationen dauern und wird verbunden sein mit der Kreierung neuer Schönheitsideale, neuer Moden etc. [115].

Die Mehrzahl der öffentlichkeitswirksamen Kampagnen sind bis heute Screening-Maßnahmen mit dem Ziel, Hautkrebse in einem frühen Stadium zu entdecken. Dabei kann es von Vorteil sein, sich auf das Melanom zu konzentrieren, um gezielter frühe Melanome zu entdecken [31]. Maligne Melanome entwickeln sich über Jahre bis Jahrzehnte und von daher sind sie besonders gut geeignet für Früherkennungsmaßnahmen [125]. Einzelne Screening-Kampagnen haben nachweislich zu einer relativ hohen Rate von Hautkrebsdiagnosen geführt (bis zu 4–5 % der untersuchten Bevölkerung) [95]. Entsprechende öffentlichkeitswirksame Kampagnen führen zu einer Erhöhung der Inzidenzen von Hautkrebs in den nachfolgenden Monaten und zu einer Entdeckung maligner Melanome in einem frühen Tumorstadium [20, 65, 76, 80, 119]. Die Erfahrung zeigt, daß aber die Wirkung derartiger Screening-Kampagnen zeitlich sehr begrenzt ist und über einige Monate nicht hinaus reicht; danach pendeln sich die Inzidenzraten auf den davor bestehenden Level ein [20].

Es bleibt eine Erfahrung aus diesen Screening-Kampagnen, daß sich trotzdem eine Reihe von Patienten mit fortgeschrittenem Melanom einer frühen Diagnose entziehen. Dieses sind v. a. Männern im Alter von über 50 Jahren. Die häufigste Lokalisation findet sich in der Kopf- und Halsregion [77]. Es wird eine wichtige Aufgabe weiterer Screening-Kampagnen sein, Zugang zu denjenigen Gruppen in der Bevölkerung zu finden, die sich der Frühentdeckung maligner Melanome bisher entziehen.

Literatur

1. Abel EA (1989) Cutaneous manifestations of immunosuppression in organ transplant recipients. J Am Acad Dermatol 21: 167–179
2. Albert VA, Koh HK, Geller AC, Miller DR, Prout MN, Lew RA (1990) Years of potential life lost: another indicator of the impact of cutaneous malignant melanoma on society. J Am Acad Dermatol 23: 308–310
3. Angst E, Bisig B, Tschopp A, Sigg C, Schuler G, Gutzwiller F, Schnyder UW (1989) Die Melanommortalität in der Schweiz 1970–1986. Schweiz Med Wochenschr 119: 1591–1598
4. Anonymus (1992) Death rates of malignant melanoma among white men–United States, 1973–1988. MMWR 41: 20–22, 27
5. Anonymus (1995) Deaths from melanoma–United States, 1973–1992. MMWR 44: 337, 343–347

6. Armstrong BK (1988) Epidemiology of malignant melanoma: intermittent or total accumulated exposure to the sun? J Dermatol Surg Oncol 14: 835–849

7. Armstrong BK, de Klerk NH, Holman CD (1986) Etiology of common acquired melanocytic nevi: constitutional variables, sun exposure, and diet. J Natl Cancer Inst 77: 329–335

8. Armstrong BK, Kricker A (1993) How much melanoma is caused by sun exposure? Melanoma Res 3: 395–401

9. Armstrong BK, Kricker A (1994) Cutaneous melanoma. Cancer Surv 19–20: 219–240

10. Austin PF, Cruse CW, Lyman G, Schroer K, Glass F, Reintgen DS (1994) Age as a prognostic factor in the malignant melanoma population. Ann Surg Oncol 1: 487–494

11. Autier P, Dore JF, Lejeune F et al. (1994) Cutaneous malignant melanoma and exposure to sunlamps or sunbeds: an EORTC multicenter case-control study in Belgium, France and Germany. EORTC Melanoma Cooperative Group. Int J Cancer 58: 809–813

12. Autier P, Dore JF, Lejeune F et al. (1994) Recreational exposure to sunlight and lack of information as risk factors for cutaneous malignant melanoma. Results of an European Organization for Research and Treatment of Cancer (EORTC) case-control study in Belgium, France and Germany. The EORTC Malignant Melanoma Cooperative Group. Melanoma Res 4: 79–85

13. Autier P, Dore JF, Schifflers E et al. (1995) Melanoma and use of sunscreens: an Eortc case-control study in Germany, Belgium and France. The EORTC Melanoma Cooperative Group. Int J Cancer 61: 749–755

14. Autier P, Joarlette M, Lejeune F, Lienard D, Andre J, Achten G (1991) Cutaneous malignant melanoma and exposure to sunlamps and sunbeds: a descriptive study in Belgium. Melanoma Res 1: 69–74

15. Balch CM, Soong SJ, Milton GW et al. (1983) Changing trends in cutaneous melanoma over a quarter century in Alabama, USA, and New South Wales, Australia. Cancer 52: 1748–1753

16. Battistutta D, Palmer J, Walters M, Walker G, Nancarrow D, Hayward N (1994) Incidence of familial melanoma and MLM2 gene. Lancet 344: 1607–1608

17. Bavinck JN, de Boer A, Vermeer BJ et al. (1993) Sunlight, keratotic skin lesions and skin cancer in renal transplant recipients. Br J Dermatol 129: 242–249

18. Bavinck JN, Gissmann L, Claas FH et al. (1993) Relation between skin cancer, humoral responses to human papillomaviruses, and HLA class II molecules in renal transplant recipients. J Immunol 151: 1579–1586

19. Boyle J, MacKie RM, Briggs JD, Junor BJ, Aitchison TC (1984) Cancer, warts, and sunshine in renal transplant patients. A case-control study. Lancet 1: 702–705

20. Bulliard JL, Raymond L, Levi F, Schuler G, Enderlin F, Pellaux S, Torhorst J (1992) Prevention of cutaneous melanoma: an epidemiological evaluation of the Swiss campaign. Rev Epidemiol Sante Publique 40: 431–438

21. Burton RC, Armstrong BK (1995) Current melanoma epidemic: a nonmetastasizing form of melanoma? World J Surg 19: 330–333

22. Burton RC, Coates MS, Hersey P et al. (1993) An analysis of a melanoma epidemic. Int J Cancer 55: 765–770

23. Büttner P, Garbe C, Bertz J et al. (1995) Primary cutaneous melanoma. Optimized cutoff points of tumor thickness and importance of Clark's level for prognostic classification. Cancer 75: 2499–2506

24. Carey WP Jr, Thompson CJ, Synnestvedt M, Guerry D 4th, Halpern A, Schultz D, Elder DE (1994) Dysplastic nevi as a melanoma risk factor in patients with familial melanoma. Cancer 74: 3118–3125

25. Carli P, Borgognoni L, Biggeri A, Carli S, Reali UM, Giannotti B (1994) Incidence of cutaneous melanoma in the centre of Italy: anatomic site distribution, histologic types and thickness of tumour invasion in a registry-based study. Melanoma Res 4: 385–390

26. Carmichael VE, Wilson KS (1992) Primary cutaneous malignant melanoma: experience of the British Columbia Cancer Agency from 1972 to 1981. Can J Surg 35: 589–597

27. Cavalieri R, Macchini V, Mostaccioli S et al. (1993) Time trends in features of cutaneous melanoma at diagnosis: central-south Italy, 1962–1991. Ann Ist Super Sanita 29: 469–472

28. Christie D, Robinson K, Gordon I, Bisby J (1991) A prospective study in the Australian petroleum industry. II. Incidence of cancer. Br J Ind Med 48: 511–514

29. Collins RJ (1984) Melanoma in the Chinese of Hong Kong. Emphasis on volar and subungual sites. Cancer 54: 1482–1488

30. De Guire L, Theriault G, Iturra H, Provencher S, Cyr D, Case BW (1988) Increased incidence of malignant melanoma of the skin in workers in a telecommunications industry. Br J Ind Med 45: 824–828

31. de Rooij MJ, Rampen FH, Schouten LJ, Neumann HA (1995) Skin cancer screening focusing on melanoma yields more selective attendance. Arch Dermatol 131: 422–425

32. Elder DE (1995) Skin cancer. Melanoma and other specific nonmelanoma skin cancers. Cancer 75: 245–256

33. Elwood JM, Gallagher RP (1983) Site distribution of malignant melanoma. Can Med Assoc J 128: 1400–1404

34. Elwood JM, Whitehead SM, Davison J, Stewart M, Galt M (1990) Malignant melanoma in England: risks associated with naevi, freckles, social class, hair colour, and sunburn. Int J Epidemiol 19: 801–810

35. English DR, Heenan PJ, Holman CD et al. (1986) Melanoma in Western Australia 1975–76 to 1980–81: trends in demographic and pathological characteristics. Int J Cancer 37: 209–215

36. Fritz K, Ziegler H (1983) Beitrag des Saarländischen Krebsregisters zur Epidemiologie der Hauttumoren. Z Hautkr 58: 901–915

37. Gafa L, Filippazzo MG, Tumino R, Dardanoni G, Lanzarone F, Dardanoni L (1991) Risk factors of nonmelanoma skin cancer in Ragusa, Sicily: a case-control study. Cancer Causes Control 2: 395–399

38. Gallagher RP, Elwood JM, Threlfall WJ, Band PR, Spinelli JJ (1986) Occupation and risk of cutaneous melanoma. Am J Ind Med 9: 289–294

39. Gallagher RP, Elwood JM, Threlfall WJ, Spinelli JJ, Fincham S, Hill GB (1987) Socioeconomic status, sunlight exposure, and risk of malignant melanoma: the Western Canada Melanoma Study. J Natl Cancer Inst 79: 647–652

40. Gallagher RP, Elwood JM, Yang CP (1989) Is chronic sunlight exposure important in accounting for increases in melanoma incidence? Int J Cancer 44: 813–815

41. Gallagher RP, Hill GB, Bajdik CD, Coldman AJ, Fincham S, McLean DI, Threlfall WJ (1995) Sunlight exposure, pigmentation factors, and risk of nonmelanocytic skin cancer. II. Squamous cell carcinoma. Arch Dermatol 131: 164–169

42. Gallagher RP, Hill GB, Bajdik CD, Fincham S, Coldman AJ, McLean DI, Threlfall WJ (1995) Sunlight exposure, pigmentary factors, and risk of nonmelanocytic skin cancer. I. Basal cell carcinoma. Arch Dermatol 131: 157–163

43. Gallagher RP, McLean DI, Yang CP, Coldman AJ, Silver HK, Spinelli JJ, Beagrie M (1990) Anatomic distribution of acquired melanocytic nevi in white children. A comparison with melanoma: the Vancouver Mole Study. Arch Dermatol 126: 466–471

44. Gallagher RP, McLean DI, Yang CP, Coldman AJ, Silver HK, Spinelli JJ, Beagrie M (1990) Suntan, sunburn, and pigmentation factors and the frequency of acquired melanocytic nevi in children. Similarities to melanoma: the Vancouver Mole Study. Arch Dermatol 126: 770–776

45. Garbe C (1992) Sonne und malignes Melanom. Hautarzt 43: 251–257

46. Garbe C, Bertz J, Orfanos CE (1986) Malignes Melanom: Zunahme von Inzidenz und Mortalität in der Bundesrepublik Deutschland. Z Hautkr 61: 1751–1764

47. Garbe C, Büttner P, Bertz J et al. (1995) Primary cutaneous melanoma. Prognostic classification of anatomic location. Cancer 75: 2492–2498
48. Garbe C, Büttner P, Bertz J et al. (1995) Primary cutaneous melanoma. Identification of prognostic groups and estimation of individual prognosis for 5093 patients. Cancer 75: 2484–2491
49. Garbe C, Büttner P, Ellwanger U et al. (1995) Das Zentralregister Malignes Melanom der Deutschen Dermatologischen Gesellschaft in den Jahren 1983–1993. Epidemiologische Entwicklungen und aktuelle therapeutische Versorgung des malignen Melanoms der Haut. Hautarzt 46: 683–692
50. Garbe C, Büttner P, Weiss J et al. (1994) Associated factors in the prevalence of more than 50 common melanocytic nevi, atypical melanocytic nevi, and actinic lentigines: multicenter case-control study of the Central Malignant Melanoma Registry of the German Dermatological Society. J Invest Dermatol 102: 700–705
51. Garbe C, Büttner P, Weiss J et al. (1994) Risk factors for developing cutaneous melanoma and criteria for identifying persons at risk: multicenter case-control study of the Central Malignant Melanoma Registry of the German Dermatological Society. J Invest Dermatol 102: 695–699
52. Garbe C, Krüger S, Stadler R, Guggenmoos Holzmann I, Orfanos CE (1989) Markers and relative risk in a German population for developing malignant melanoma. Int J Dermatol 28: 517–523
53. Garbe C, Orfanos CE (1989) Epidemiologie des malignen Melanoms in der Bundesrepublik Deutschland im internationalen Vergleich. Onkologie 12: 253–262
54. Garbe C, Orfanos CE (1992) Epidemiology of malignant melanoma in central Europe: risk factors and prognostic predictors. Results of the Central Malignant Melanoma Registry of the German Dermatological Society. Pigment Cell Res [Suppl] 2: 285–294
55. Garbe C, Thiess S, Nürnberger F, Ehlers G, Albrecht G, Lindlar F, Bertz J (1991) Incidence and mortality of malignant melanoma in Berlin (West) from 1980 to 1986. Acta Derm Venereol 71: 506–511
56. Garbe C, Weiss J, Krüger S et al. (1993) The German melanoma registry and environmental risk factors implied. Recent Results Cancer Res 128
57. Garbe C, Wiebelt H, Orfanos CE (1989) Change of epidemiological characteristics of malignant melanoma during the years 1962–1972 and 1983–1986 in the Federal Republic of Germany. Dermatologica 178: 131–135
58. Garland CF, Garland FC, Gorham ED (1992) Could sunscreens increase melanoma risk? Am J Public Health 82: 614–615
59. Garland CF, Garland FC, Gorham ED (1993) Rising trends in melanoma. An hypothesis concerning sunscreen effectiveness. Ann Epidemiol 3: 103–110
60. Glass AG, Hoover RN (1989) The emerging epidemic of melanoma and squamous cell skin cancer. JAMA 262: 2097–2100
61. Goldstein AM, Tucker MA (1995) Genetic epidemiology of familial melanoma. Dermatol Clin 13: 605–612
62. Gong G, Whittemore AS, West D, Moore DH, 2d (1992) Cutaneous melanoma at Lawrence Livermore National Laboratory: comparison with rates in two San Francisco bay area counties. Cancer Causes Control 3: 191–197
63. Goodman KJ, Bible ML, London S, Mack TM (1995) Proportional melanoma incidence and occupation among white males in Los Angeles County (California, United States). Cancer Causes Control 6: 451–459
64. Goss BD, Forman D, Ansell PE, Bennett V, Swerdlow AJ, Burge S, Ryan TJ (1990) The prevalence and characteristics of congenital pigmented lesions in newborn babies in Oxford. Paediatr Perinat Epidemiol 4: 448–457
65. Graham Brown RA, Osborne JE, London SP, Fletcher A, Shaw D, Williams B, Bowry V (1990) The initial effects on workload and outcome of a public education campaign

on early diagnosis and treatment of malignant melanoma in Leicestershire. Br J Dermatol 122: 53–59
66. Green A (1992) A theory of site distribution of melanomas: Queensland, Australia. Cancer Causes Control 3: 513–516
67. Green A, MacLennan R, Youl P, Martin N (1993) Site distribution of cutaneous melanoma in Queensland. Int J Cancer 53: 232–236
68. Greene MH, Clark WH Jr, Tucker MA, Kraemer KH, Elder DE, Fraser MC (1985) High risk of malignant melanoma in melanoma-prone families with dysplastic nevi. Ann Intern Med 102: 458–465
69. Grob JJ, Gouvernet J, Aymar D et al. (1990) Count of benign melanocytic nevi as a major indicator of risk for nonfamilial nodular and superficial spreading melanoma. Cancer 66: 387–395
70. Gutman M, Cnaan A, Inbar M, Shafir R, Chaitchik S, Rozin RR, Klausner JM (1991) Are malignant melanoma patients at higher risk for a second cancer? Cancer 68: 660–665
71. Gutman M, Inbar M, Klausner JM, Chaitchik S (1993) Malignant melanoma in different ethnic groups in Israel. Incidence and biologic behavior. Cancer 71: 2746–2750
72. Healy E, Collins P, Barnes L (1995) Nonmelanoma skin cancer in an Irish population: an appraisal of risk factors. Ir Med J 88: 58–59
73. Heenan PJ (1985) Cutaneous malignant melanoma in western Australia. Pathology 17: 321–327
74. Heenan PJ, English DR, Holman CD, Armstrong BK (1991) Survival among patients with clinical stage I cutaneous malignant melanoma diagnosed in Western Australia in 1975/1976 and 1980/1981. Cancer 68: 2079–2087
75. Helmrich SP, Rosenberg L, Kaufman DW, Miller DR, Schottenfeld D, Stolley PD, Shapiro S (1984) Lack of an elevated risk of malignant melanoma in relation to oral contraceptive use. J Natl Cancer Inst 72: 617–620
76. Herd RM, Cooper EJ, Hunter JA, Mclaren K, Chetty U, Watson AC, Gollock J (1995) Cutaneous malignant melanoma. Publicity, screening clinics and survival–the Edinburgh experience 1982–90. Br J Dermatol 132: 563–570
77. Hersey P, Sillar RW, Howe CG et al. (1991) Factors related to the presentation of patients with thick primary melanomas. Med J Aust 154: 583–587
78. Herzfeld PM, Fitzgerald EF, Hwang SA, Stark A (1993) A case-control study of malignant melanoma of the trunk among white males in upstate New York. Cancer Detect Prev 17: 601–608
79. Hiatt RA, Krieger N, Sagebiel RW, Clark WH Jr, Mihm MC Jr (1993) Surveillance bias and the excess risk of malignant melanoma among employees of the Lawrence Livermore National Laboratory. Epidemiology 4: 43–47
80. Hoffmann K, Dirschka T, Schatz H, Segerling M, Tiemann T, Hoffmann A, Altmeyer P (1993) A local education campaign on early diagnosis of malignant melanoma. Eur J Epidemiol 9: 591–598
81. Holly EA (1986) Cutaneous melanoma and oral contraceptives: a review of case-control and cohort studies. Recent Results Cancer Res 102
82. Holly EA, Kelly JW, Shpall SN, Chiu SH (1987) Number of melanocytic nevi as a major risk factor for malignant melanoma. J Am Acad Dermatol 17: 459–468
83. Iscovich J, Andreev H, Steinitz R (1995) Incidence of cutaneous malignant melanoma in Israel, 1960–1989. Public Health Rev 23: 1–23
84. Jelfs PL, Giles G, Shugg D, Coates M, Durling G, Fitzgerald P, Ring I (1994) Cutaneous malignant melanoma in Australia, 1989. Med J Aust 161: 182–187
85. Jones ME, Shugg D, Dwyer T, Young B, Bonett A (1992) Interstate differences in incidence and mortality from melanoma. A re-examination of the latitudinal gradient. Med J Aust 157: 373–378
86. Jung HD (1988) Epidemiologie des malignen Melanoms in der Deutschen Demokratischen Republik. II. Mitteilung. Mortalität, Verhältnis Mortalität/Inzidenz, Überlebensra-

ten, Verlust an Arbeitsjahren. Dermatol Monatsschr 174: 73–79

87. Kaldor J, Shugg D, Young B, Dwyer T, Wang YG (1993) Non-melanoma skin cancer: ten years of cancer-registry-based surveillance. Int J Cancer 53: 886–891

88. Karakousis CP, Driscoll DL (1995) Prognostic parameters in localised melanoma: gender versus anatomical location. Eur J Cancer 31A: 320–324

89. Kelly JW, Holly EA, Shpall SN, Ahn DK (1989) The distribution of melanocytic naevi in melanoma patients and control subjects. Australas J Dermatol 30: 1–8

90. Kelly JW, Rivers JK, MacLennan R, Harrison S, Lewis AE, Tate BJ (1994) Sunlight: a major factor associated with the development of melanocytic nevi in Australian schoolchildren. J Am Acad Dermatol 30: 40–48

91. Khlat M, Vail A, Parkin M, Green A (1992) Mortality from melanoma in migrants to Australia: variation by age at arrival and duration of stay. Am J Epidemiol 135: 1103–1113

92. Kirkpatrick CS, Lee JA, White E (1990) Melanoma risk by age and socio-economic status. Int J Cancer 46: 1–4

93. Kirkpatrick CS, White E, Lee JA (1994) Case-control study of malignant melanoma in Washington State. II. Diet, alcohol, and obesity. Am J Epidemiol 139: 869–880

94. Ko CB, Walton S, Keczkes K, Bury HP, Nicholson C (1994) The emerging epidemic of skin cancer. Br J Dermatol 130: 269–272

95. Koh HK, Caruso A, Gage I et al. (1990) Evaluation of melanoma/skin cancer screening in Massachusetts. Preliminary results. Cancer 65: 375–379

96. Koh HK, Geller AC (1995) Melanoma control in the United States: current status. Recent Results Cancer Res 139

97. Kopf AW, Kripke ML, Stern RS (1984) Sun and malignant melanoma. J Am Acad Dermatol 11: 674–684

98. Krüger S, Garbe C, Büttner P, Stadler R, Guggenmoos Holzmann I, Orfanos CE (1992) Epidemiologic evidence for the role of melanocytic nevi as risk markers and direct precursors of cutaneous malignant melanoma. Results of a case control study in melanoma patients and nonmelanoma control subjects. J Am Acad Dermatol 26: 920–926

99. Kukita A, Ishihara K (1989) Clinical features and distribution of malignant melanoma and pigmented nevi on the soles of the feet in Japan. J Invest Dermatol 92: 210S–213S

100. Lee JA (1989) The relationship between malignant melanoma of skin and exposure to sunlight. Photochem Photobiol 50: 493–496

101. Lee JA, Scotto J (1993) Melanoma: linked temporal and latitude changes in the United States. Cancer Causes Control 4: 413–418

102. Lee PY, Silverman MK, Rigel DS et al. (1992) Level of education and the risk of malignant melanoma. J Am Acad Dermatol 26: 59–63

103. Leigh IM, Glover MT (1995) Skin cancer and warts in immunosuppressed renal transplant recipients. Recent Results Cancer Res 139

104. Levi F, La Vecchia C, Te VC, Mezzanotte G (1988) Descriptive epidemiology of skin cancer in the Swiss Canton of Vaud. Int J Cancer 42: 811–816

105. Lindegard B (1990) Mortality and fatality of cutaneous malignant melanoma in Sweden, 1982–1986. Biomed Pharmacother 44: 495–501

106. Longstreth J (1988) Cutaneous malignant melanoma and ultraviolet radiation: a review. Cancer Metastasis Rev 7: 321–333

107. Lyon JL, Gardner K, Gress RE (1994) Cancer incidence among Mormons and non-Mormons in Utah (United States) 1971–85. Cancer Causes Control 5: 149–156

108. Mack TM, Floderus B (1991) Malignant melanoma risk by nativity, place of residence at diagnosis, and age at migration. Cancer Causes Control 2: 401–411

109. MacKie R, Hunter JA, Aitchison TC et al. (1992) Cutaneous malignant melanoma, Scotland, 1979–89. The Scottish Melanoma Group. Lancet 339: 971–975

110. MacKie RM, Freudenberger T, Aitchison TC (1989) Personal risk-factor chart for cutaneous melanoma. Lancet 2: 487–490

111. MacKie RM, Smyth JF, Soutar DS et al. (1985) Malignant melanoma in Scotland 1979–1983. Lancet 2: 859–863

112. MacKie RM, Watt D, Doherty V, Aitchison T (1991) Malignant melanoma occurring in those aged under 30 in the west of Scotland 1979–1986: a study of incidence, clinical features, pathological features and survival. Br J Dermatol 124: 560–564

113. MacLennan R, Green AC, McLeod GR, Martin NG (1992) Increasing incidence of cutaneous melanoma in Queensland, Australia. J Natl Cancer Inst 84: 1427–1432

114. Magnus K (1991) The Nordic profile of skin cancer incidence. A comparative epidemiological study of the three main types of skin cancer. Int J Cancer 47: 12–19

115. Marks R (1995) An overview of skin cancers. Incidence and causation. Cancer 75: 607–612

116. Marks R, Jolley D, Dorevitch AP, Selwood TS (1989) The incidence of non-melanocytic skin cancers in an Australian population: results of a five-year prospective study. Med J Aust 150: 475–478

117. McCredie M, Coates M, Grulich A (1994) Cancer incidence in migrants to New South Wales (Australia) from the Middle East, 1972–91. Cancer Causes Control 5: 414–421

118. McLaughlin JK, Malker HS, Blot WJ, Ericsson JL, Gemne G, Fraumeni JF Jr (1988) Malignant melanoma in the printing industry. Am J Ind Med 13: 301–304

119. Melia J, Cooper EJ, Frost T et al. (1995) Cancer Research Campaign health education programme to promote the early detection of cutaneous malignant melanoma. II. Characteristics and incidence of melanoma. Br J Dermatol 132: 414–421

120. Nelemans PJ, Rampen FH, Groenendal H, Kiemeney LA, Ruiter DJ, Verbeek AL (1994) Swimming and the risk of cutaneous melanoma. Melanoma Res 4: 281–286

121. Newell GR, Sider JG, Bergfelt L, Kripke ML (1988) Incidence of cutaneous melanoma in the United States by histology with special reference to the face. Cancer Res 48: 5036–5041

122. Newton JN, Redburn J (1995) Incidence of melanoma in four English counties, 1989–92. Br Med J [Clin Res] 310: 502–503

123. Osterlind A, Hou Jensen K, Moller Jensen O (1988) Incidence of cutaneous malignant melanoma in Denmark 1978–1982. Anatomic site distribution, histologic types, and comparison with non-melanoma skin cancer. Br J Cancer 58: 385–391

124. Palmer JR, Rosenberg L, Strom BL, Harlap S, Zauber AG, Warshauer ME, Shapiro S (1992) Oral contraceptive use and risk of cutaneous malignant melanoma. Cancer Causes Control 3: 547–554

125. Paul E, Pausch A, Bodeker RH (1989) Speed of growth of melanoma: statistical analysis of the average ages of patient groups. Pigment Cell Res 2: 475–477

126. Quaba AA, Wallace AF (1986) The incidence of malignant melanoma (0 to 15 years of age) arising in „large" congenital nevocellular nevi. Plast Reconstr Surg 78: 174–181

127. Rauh M, Paul E, Illig L (1987) Incidence of malignant melanoma in Central Hesse, Germany. Anticancer Res 7: 447–448

128. Rhodes AR (1995) Public education and cancer of the skin. What do people need to know about melanoma and nonmelanoma skin cancer? Cancer 75: 613–636

129. Riou JP, Ariyan S, Brandow KR, Fielding LP (1995) The association between melanoma, lymphoma, and other primary neoplasms. Arch Surg 130: 1056–1061

130. Roberts DL (1990) Malignant melanoma in West Glamorgan-increasing incidence and improving prognosis, 1986–88. Clin Exp Dermatol 15: 406–409

131. Roberts LK, Stanfield JW (1995) Suggestion that sunscreen use is a melanoma risk factor is based on inconclusive evidence. Melanoma Res 5: 377–379

132. Roush GC, McKay L, Holford TR (1992) A reversal in the long-term increase in deaths attributable to malignant melanoma. Cancer 69: 1714–1720

133. Roush GC, Schymura MJ, Holford TR (1988) Patterns of invasive melanoma in the Connecticut Tumor Registry. Is the long-term increase real? Cancer 61: 2586–2595

134. Schaart FM, Garbe C, Orfanos CE (1993) Ozonabnahme und Hautkrebs: Versuch einer Risikoabschätzung. Hautarzt 44: 63–68

135. Scotto J, Fears TR (1987) The association of solar ultraviolet and skin melanoma incidence among caucasians in the United States. Cancer Invest 5: 275–283

136. Sober AJ (1987) Solar exposure in the etiology of cutaneous melanoma. Photodermatol 4: 23–31

137. Stanganelli I, Raccagni AA, Baldassari L, Calista D, Serafini M, Bucchi L (1994) Analysis of Breslow tumor thickness distribution of skin melanoma in the Italian region of Romagna, 1986–1991. Tumori 80: 416–421

138. Stern RS (1992) Risks of cancer associated with longterm exposure to PUVA in humans: current status-1991. Blood Cells 18: 91–97

139. Stevens NG, Liff JM, Weiss NS (1990) Plantar melanoma: is the incidence of melanoma of the sole of the foot really higher in blacks than whites? Int J Cancer 45: 691–693

140. Stidham KR, Johnson JL, Seigler HF (1994) Survival superiority of females with melanoma. A multivariate analysis of 6383 patients exploring the significance of gender in prognostic outcome. Arch Surg 129: 316–324

141. Stierner U, Augustsson A, Rosdahl I, Suurkula M (1992) Regional distribution of common and dysplastic naevi in relation to melanoma site and sun exposure. A case-control study. Melanoma Res 1: 367–375

142. Storetvedt Heldaas S, Andersen AA, Langard S (1987) Incidence of cancer among vinyl chloride and polyvinyl chloride workers: further evidence for an association with malignant melanoma. Br J Ind Med 44: 278–280

143. Swerdlow AJ, English JS, Qiao Z (1995) The risk of melanoma in patients with congenital nevi: a cohort study. J Am Acad Dermatol 32: 595–599

144. Thorn M, Bergstrom R, Adami HO, Ringborg U (1990) Trends in the incidence of malignant melanoma in Sweden, by anatomic site, 1960–1984. Am J Epidemiol 132: 1066–1077

145. Thorn M, Ponten F, Bergstrom R, Sparen P, Adami HO (1994) Trends in tumour characteristics and survival of

146. malignant melanoma 1960–84: a population-based study in Sweden. Br J Cancer 70: 743–748

147. Tucker MA, Boice JD Jr, Hoffman DA (1985) Second cancer following cutaneous melanoma and cancers of the brain, thyroid, connective tissue, bone, and eye in Connecticut, 1935–82. Natl Cancer Inst Monogr 68: 161–189

148. Tucker MA, Misfeldt D, Coleman CN, Clark WH Jr, Rosenberg SA (1985) Cutaneous malignant melanoma after Hodgkin's disease. Ann Intern Med 102: 37–41

149. Vagero D, Ringback G, Kiviranta H (1986) Melanoma and other tumors of the skin among office, other indoor and outdoor workers in Sweden 1961–1979. Br J Cancer 53: 507–512

150. Vagero D, Swerdlow AJ, Beral V (1990) Occupation and malignant melanoma: a study based on cancer registration data in England and Wales and in Sweden. Br J Ind Med 47: 317–324

151. Vitasa BC, Taylor HR, Strickland PT et al. (1990) Association of nonmelanoma skin cancer and actinic keratosis with cumulative solar ultraviolet exposure in Maryland watermen. Cancer 65: 2811–2817

152. Walter SD, Marrett LD, From L, Hertzman C, Shannon HS, Roy P (1990) The association of cutaneous malignant melanoma with the use of sunbeds and sunlamps. Am J Epidemiol 131: 232–243

153. Wassberg C, Thorn M, Yuen J, Ringborg U, Hakulinen T (1996) Second primary cancers in patients with cutaneous malignant melanoma: a population-based study in Sweden. Br J Cancer 73: 255–259

154. Weiss J, Garbe C, Bertz J et al. (1990) Risikofaktoren fur die Entwicklung maligner Melanome in der Bundesrepublik Deutschland. Ergebnisse einer multizentrischen Fall-Kontroll-Studie. Hautarzt 41: 309–313

155. Westerdahl J, Olsson H, Ingvar C, Brandt L, Jonsson PE, Moller T (1992) Southern travelling habits with special reference to tumour site in Swedish melanoma patients. Anticancer Res 12: 1539–1542

156. Westerdahl J, Olsson H, Masback A, Ingvar C, Jonsson N (1995) Is the use of sunscreens a risk factor for malignant melanoma? Melanoma Res 5: 59–65

157. Westerdahl J, Olsson H, Masback A et al. (1994) Use of sunbeds or sunlamps and malignant melanoma in southern Sweden. Am J Epidemiol 140: 691–699

158. White E, Kirkpatrick CS, Lee JA (1994) Case-control study of malignant melanoma in Washington State. I. Constitutional factors and sun exposure. Am J Epidemiol 139: 857–868

159. Zanetti R, Franceschi S, Rosso S, Colonna S, Bidoli E (1992) Cutaneous melanoma and sunburns in childhood in a southern European population. Eur J Cancer 28A: 1172–1176

5 Epidemiologie und Pathogenese des HIV-assoziierten Kaposi-Sarkoms

Lutz-Uwe Wölfer

5.1
Einleitung

Der Name des Tumors geht auf den Wiener Arzt Moritz Kaposi zurück. Dieser beschrieb 1872 als erster multilokulär auftretende rötlich-livide sarkomatöse Hauttumoren, die er an 5 Patienten beobachtet hatte [18]. Der damals seltene und in der Ärzteschaft kaum bekannte Tumor wurde wenig später nach seinem Erstbeschreiber als Kaposi-Sarkom benannt. Epidemiologische und klinische Beobachtungen führten in der darauffolgenden Zeit zur Einteilung dieses Tumors in verschiedene Typen, die sich sowohl klinisch und auch geographisch gut voneinander abgrenzen lassen (Tabelle 5.1).

5.2
Epidemiologie

5.2.1
Klassisches Kaposi-Sarkom

Das klassische Kaposi-Sarkom (*KS*) befällt vorwiegend ältere Menschen im östlichen Mittelmeerraum.

Es manifestiert sich zumeist an den unteren Extremitäten und der Verlauf ist chronisch. Die betroffenen Patienten sterben oft 1–2 Jahrzehnte später an nicht mit dem Tumor assoziierten Erkrankungen. Während dieser Zeit treten bei 35 % der Patienten Zweittumoren auf [25].

5.2.2
Afrikanisch-endemisches Kaposi-Sarkom

Das afrikanisch-endemische KS findet man in Afrika im Subsahara-Gebiet. In Zaire machte dieser Tumor Anfang der 60er Jahre über 10 % aller malignen Erkrankungen aus [22]. Dieser KS-Typ befällt zwei Altersgruppen. Erstens sind Afrikaner im 4. Dezennium betroffen. Meist beobachtet man hierbei einen wenig schwer verlaufenden chronischen knotigen Typ. Teilweise kommt es jedoch zu progredienten, aggressiveren Verläufen, wobei die Betroffenen nach ca. 5–10 Jahren an dem Tumor und seinen Folgen versterben. Zugrundeliegende Immundefekte wurden nicht gefunden.

Die zweite Altersgruppe, die befallen wird, sind Kinder zwischen 2 und 15 Jahren. Hierbei sind die Spontanverläufe fulminant, und die Kinder sterben 2–3 Jahre später.

5.2.3
Iatrogenes Kaposi-Sarkom bei Immunsuppression

Dieser Untertyp des KS ist als Folge immunsupressiver Therapien, die zumeist nach Organtransplanta-

Tabelle 5.1. Epidemiologie der verschiedenen Typen des Kaposi-Sarkoms. (Aus Friedman Kien AE, Color atlas of AIDS. WB Saunders, Philadelphia, 1989)

Typ	Risikopopulation	Manifestationsalter	Geschlechtsverteilung m/w
I. Klassisch	osteuropäische Juden, Mittelmeerbevölkerung	50–80	10–15:1
II. Afrikanisch endemisch			
1. gutartig nodulär	Erwachsene Afrikaner	25–40	17:1
2. lymphadenopathisch	afrikanische Kinder	2–15	3:1
III. Iatrogen	immunsupprimierte Patienten	20–60	2,3:1
IV. HIV-assoziiert	überwiegend HIV-infizierte homosexuelle Männer	18–65	106:1

tionen immer häufiger Anwendung finden, aufgetreten. Im Durchschnitt manifestiert sich das KS 1,5 Jahre nach der Transplantation [23]. Je Nach Art und Dosis der immunsupressiven Therapie kommt es entweder zu chronischen den Patienten wenig beinträchtigenden Verläufen oder auch zu rasch progredienten Krankheitsbildern, die ein Aussetzen der Immunsupression und damit die Aufgabe eines Transplantats erforderlich machen. Fast immer kommt es danach zur Spontanremission des KS.

5.2.4
HIV-assoziiertes epidemisches Kaposi-Sarkom

1981 berichtete die Amerikanische Gesundheitsbehörde „Centers of Disease Control" (CDC) über 26 Fälle von KS bei homosexuellen Männern aus San Francisco und New York, wobei eine klare Beziehung zu dem erworbenen Immunschwächesyndrom (AIDS) erkennbar war. Mit der HIV-Epidemie, die sich zu Beginn der 80er Jahre auf Nordamerika und danach auf Westeuropa ausdehnte, hat das KS als häufigste maligne sekundäre Neoplasie neue klinische und wissenschaftliche Bedeutung erlangt. Bei HIV-Infizierten in den USA ist das KS 20 000mal häufiger als in der Normalbevölkerung und 300mal häufiger gegenüber anderen immunsuprimierten Patienten [3]. Die Untersuchung der in den 80er Jahren in den USA gemeldeten HIV-assoziierten KS-

Fälle durch Beral und Mitarbeiter [3] stellt die bislang umfangreichste epidemiologische Arbeit zum HIV-assoziierten KS dar (Tabelle 5.2). Das höchste Risiko haben demzufolge homo- und bisexuelle Männer (18–22 %). Eine weitere Arbeit von Beral und Mitarbeitern korreliert das Risiko von HIV-infizierten homosexuellen Männern, ein KS zu erwerben mit verschiedenen Sexualtechniken. Häufiger orofäkaler Sexualkontakt ist demnach mit dem größten Risiko behaftet [2].

Inwieweit diese epidemiologischen Zahlen auf westeuropäische Länder übertragbar sind ist unklar. In der Universitätshautklinik und Poliklinik im Klinikum Benjamin Franklin der Freien Universität Berlin ist ein umfangreiches Patientenkollektiv von HIV-Infizierten mit KS dokumentiert. Von 1982–1996 wurden 145 Patienten mit HIV-assoziiertem KS erfaßt. Der erste Fall, einer der ersten in Deutschland überhaupt, wurde 1993 publiziert [26]. Bis auf eine Frau mit i.v.-Drogenabusus und Prostitution in der Anamnese waren alle anderen Patienten männlichen Geschlechts mit homo- oder bisexuellen Kontakten als Risiko für die HIV-Infektion. Epidemiologisch auffällig bei den ersten europäischen Fällen ist, daß es sich oft entweder um nach Europa übergesiedelte US-Amerikaner handelte oder die Betroffenen homosexuelle Sexualkontakte mit US-Amerikanern hatten.

In den USA und Westeuropa scheint der prozentuale Anteil neugemeldeter KS-Fälle pro Jahr abzunehmen. Von allen AIDS-definierenden Erkrankungen führte das HIV-assoziierte KS in den USA bis 1989 in 15 % der Fälle zur Diagnose AIDS (13 616/ 90 990; Stand 31. 03. 1989). Jedoch zeigte sich schon in den 80er Jahren ein deutlich abnehmender Trend in den USA. Während 1981 53 % der AIDS-Patienten KS aufwiesen, wurden 1988 nur 14 % erfaßt [4]. Ein ähnlicher Verlauf ist in Deutschland zu erkennen. Bis Ende 1987 hatten 25,7 % der gemeldeten AIDS-Fälle ein KS mit oder ohne opportunistische Infektion. Im Jahr 1995 reduzierte sich dieser Anteil auf 17,9 %.

Wie diese Abnahme zustande kommt ist unklar. Die homo- und bisexuellen Männer stellen in den USA und Westeuropa weiterhin den größten Anteil der Patienten mit KS dar. Ob Aufklärung und Safersexpraktiken oder antiretrovirale Therapie diesen Trend bewirkten ist nicht beurteilbar.

Tabelle 5.2. Häufigkeit des HIV-assoziierten Kaposi-Sarkoms innerhalb verschiedener Risikogruppen. (Nach [3])

Risikogruppe	Prozentualer Anteil an KS-Fällen, bezogen auf Risikogruppen, die in den USA von 1982–1989 gemeldet wurden (absolute Zahl)	
Homosexuelle und bisexuelle Männer	22 %	(11 612)
Homosexuelle und bisexuelle Männer und i.v.-Drogenkonsum	18 %	(1 152)
Heterosexuelle Pattern II Länder (Afrika/Karibik)		
Männer	6 %	(71)
Frauen	4 %	(16)
Heterosexuelle andere Länder		
Männer	4 %	(24)
Frauen	2 %	(24)
I.v.-Drogenkonsumenten		
Männer	3 %	(346)
Frauen	2 %	(80)
Empfänger von Blutprodukten		
Männer	4 %	(50)
Frauen	3 %	(23)
Hämophile (Männer)	1 %	(9)

5.3
Pathogenese

Interessant ist die Frage, weshalb die HIV-Infektion die Inzidenz des KS so enorm erhöht hat. Offensichtlich schafft das humane Immunschwächevirus, im infizierten Organismus Voraussetzungen zur Entstehung eines KS zu induzieren, für deren Realisation es jedoch weiterer Faktoren bedarf. Zu solchen Voraussetzungen könnte das HIV-tat-Gen führen. Bringt man dieses Gen in Nacktmäuse, so entwickeln diese Tumoren, die dem KS sehr ähnlich sind [12]. Zudem stimuliert das Genprodukt (tat) spezifisch das Wachstum von KS Zellen. Durch Anti-tat-Antikörper läßt sich diese Stimulation hemmen. Somit kann HIV möglicherweise selbst über sein Regulatorgen (tat) einen Einfluß auf die KS-Induktion bzw. KS-Progression besitzen [1].

Die oben angeführten epidemiologischen Beobachtungen lassen kaum an einem infektiösen Agens als Co-Faktor zweifeln, welches auf sexuellem Wege übertragen wird. Cytomegalieviren (*CMV*) und bestimmte humane Papillomavirus (*HPV-*)Typen wurden verdächtigt. CMV-DNA und -RNA ließ sich im Gewebe von KS auch teilweise nachweisen [5, 15]. Diese Hypothese ließ sich aufgrund weiterer Untersuchungen jedoch nicht halten [10, 17]. In gleicher Weise ließen sich andere Viren wie Herpes-simplex-Virus (*HSV*), HPV, Hepatitis-A- und -B-Viren nicht als infektiöse Co-Faktoren für das KS bestätigen [16, 27]. 1994 wurde von Chang und Mitarbeitern das humane Herpesvirus Typ 8 (*HHV8*) in über 90 % der Fälle in KS-Gewebeproben von HIV-Infizierten gefunden [9]. In-situ-PCR-Untersuchungen zeigten, daß sich dieses Virus in den Gefäßendothelzellen findet sowie auch in typischen Spindelzellen sarkomatöser Läsionen [6]. Die Nachweisrate des Virus bei HIV-infizierten Patienten ohne KS lag bei 15 %. Bei HIV-negativen Personen mißlang der Nachweis. Jedoch wurde inzwischen gezeigt, daß HHV8-DNS sowohl in klassischen KS-Läsionen als auch bei Patienten mit HIV-assoziierten Lymphomen, in Plattenepithelkarzinomen, Basaliomen und in aktinischen Keratosen iatrogen immunsuprimierter Patienten nachweisbar ist [8, 19, 24]. Eine neuere Arbei zweifelt eine solche Verbreitung von HHV8 in multiplen Neoplasien an [7]. In 37 Biopsien aus Plattenepithelkarzinomen von 25 immunsupprimierten und 6 immunkompetenten Patienten ließ sich mittels PCR in keinem Fall das Virus nachweisen. Für eine ursächliche Rolle von HHV8 spricht die Tatsache, daß 6 von 11 HIV-Infizierten, bei denen HHV8 im peripheren Blut nachweisbar war, innerhalb von 30 Monaten (Median) ein KS entwickelten. Von 132 HHV8-negativen HIV-Patienten entwickelten dagegen nur 12 ein KS [28].

Unklar sind die pathogenetischen Mechanismen, die dem Wachstum und der Ausdehnung eines KS zugrundeliegen. Der heutige Wissensstand legt einen auto- oder parakrinen Mechanismus nahe, der die Ursprungszellen des KS zunächst zum Wachstum und schließlich zur sarkomatösen

Umwandlung stimuliert. Folgende Zytokine werden in vitro von KS-Zellen gebildet und konnten nachgewiesen werden: IL1-α und -β, IL6, GM-CSF, PDGF, TGF-β, SF, bFGF und Oncostatin-M [20]. Eine herausragende Rolle scheint zum einen der basische Fibroblastenwachstumsfaktor (bFGF) und zum anderen Oncostatin-M zu spielen. Inokuliert man z. B. bFGF in Nacktmäuse, so entstehen KS-ähnliche Tumoren [14]. Im Mausmodell ließ sich ein synergistischer Effekt zwischen bFGF und Tat nachweisen [13]. Da bFGF sowohl in klassischen KS-Läsionen als auch in KS-Herden HIV-Infizierter nachweisbar ist, könnte der synergistische Effekt von HIV-1-tat-Protein möglicherweise die größere Aggressivität des HIV-assoziierten KS bedingen. Die stärkste bekannte proliferative Wirkung auf KS-Zellen in vitro besitzt jedoch bislang das Oncostatin-M [21]. Dieses wird sowohl von HIV-infizierten T-Lymphozyten und -Monozyten als auch von kultivierten KS-Zellen gebildet. Neben der ausgeprägten proliferativen Wirkung bewirkt Oncostatin-M auch eine morphologische Umwandlung der Zellen zur Spindelform.

Nach allen Beobachtungen läßt sich derzeit kein einheitliches Konzept zur Pathogenese des HIV-assoziierten KS ableiten. Der Versuch, auf der Grundlage der heutigen Erkenntnisse eine Hypothese zur Entstehung des Tumors bei HIV-Infizierten aufzustellen kommt von Ensoli und Mitarbeitern. HIV-infizierte Lymphozyten und Makrophagen sezernieren möglicherweise das tat-Protein und/oder andere virale Co-Faktoren. Dies könnte zur Aktivierung von Endothelzellen führen, welche sich dann in spindelförmige Zellen umwandeln und über einen auto- oder parakrinen Mechanismus (z. B. Oncostatin, bFGF, etc.) eine weitere Aktivierung und Wachstum von Endothelzellen und Fibroblasten bewirken [11].

Literatur

1. Albini A, Barillari G, Benelli R, Gallo RC, Ensoli B (1995) Angiogenic properties of human immunodeficiency virus typ 1 Tat protein. Proc Natl Acad Sci USA 92: 4838–4842
2. Beral V, Bull D, Darby S, Weller I, Carne C, Beecham M, Jaffe H (1992) Risk of Kaposi's sarcoma and sexual practices associated with feacal contact in homosexual or bisexual men with AIDS. Lancet 339: 632–635
3. Beral V, Peterman TA, Berkelman AL, Jaffe HW (1990) Kaposi's sarcoma among persons with AIDS: A sexually transmitted infection? Lancet 335: 123–128
4. Berkelmann RL, Heyward WL, Stehr-Green JK, Curran JW (1989) Epidemiology of human immunodeficiency virus infection and aquired immunodeficiency syndrome. Am J Med 86: 761–769
5. Boldogh I, Beth E, Huang ES, Kyalwazi SK, Giraldo G (1981) Kaposi's sarcoma: Detection of CMV-DNA, CMV-RNA and CMNA in tumor biopsies. Int J Cancer 29: 469–474
6. Boshoff C, Schulz TF, Kennedy M et al. (1995) Kaposi's sarcoma-associated herpesvirus infects endothelial and spindle cells. Nat Med 1: 1274–1278

7. Boshoff C, Talbot S, Kennedy M, O'Leary J, Schulz Th, Chang Y (1996) HHV-8 and skin cancers in immunosuppressed patients. Lancet 347: 338–339

8. Cesarman E, Chang Y, Moore PS, Jonathan WS, Knowles DM (1995) Kaposi' sarcoma associated herpesvirus-like DNA in AIDS-related body-cavity-based lymphomas. N Engl J Med 332: 1186–1191

9. Chang Y, Cesarmen E, Pessin S, Lee F, Culpepper J, Knowles DM, Moore PS (1994) Identification of herpes-like DNA sequences in AIDS-associated Kaposi's sarcoma. Science 266: 1865–1869

10. Drew WL, Conant MA, Miner RC (1982) Cytomegalovirus and Kaposi's sarcoma in young homosexual men. Lancet 2: 125–127

11. Ensoli B, Barillari G, Gallo RC (1991) Pathogenesis of AIDS-associated Kaposi's sarcoma. Haematol/Oncol Clin North Am 5: 281–295

12. Ensoli B, Barillari G, Salahuddin SZ, Gallo RC, Wong-Staal F (1990) Tat protein of HIV-1 stimulates growth of cells derived from Kaposi's sarcoma lesions of AIDS patients. Nature 345: 84–86

13. Ensoli B, Gendelmann R, Markham PH et al. (1994) Synergy between basic fibroblast growth factor and HIV-1 Tat protein in induction of Kaposi's sarcoma. Nature 371: 674–680

14. Ensoli B, Markham P, Kao V (1994) Block of AIDS-Kaposi's sarcoma (KS) cell growth, angiogenesis and lesion formation in nude mice by antisense oligonucleotide targeting basic fibroblast growth factor. J Clin Invest 94: 1736–1746

15. Giraldo G, Beth E, Huang ES (1980) Kaposi's sarcoma and its relationsship tocytomegalovirus (CMV). CMV-DNA and CMV early antigens in Caposi's sarcoma. Int J Cancer 26: 23–29

16. Huang YQ, Li IJ, Kaplan MH et al. (1995) Human herpesvirus-like nucleic acid in various forms of Kaposi's sarcoma. Lancet 345: 759–761

17. Jahan N (1989) Analysis of human Kaposi's sarcoma biopsies and cloned cell lines for cytomegalovirus, HIV-1 and other selected DNA-virus sequences. AIDS Res Hum Retro 5: 225

18. Kaposi M (1872) Idiopathisches multiples Pigmentsarkom der Haut. Arch Derm Syph 4: 742–749

19. Moore PS, Chang Y (1995) Detection of herpesvirus-like DNA sequences in Kaposi's sarcoma in patients with and thouse without HIV-infection. N Engl J Med 332: 1181–1185

20. Miles SA, Rezai AR, Salazar-Gonzalez JF (1990) AIDS-Kaposi's sarcoma-derived cells produce and respond to interleukin-6. Proc Natl Acad Sci 87: 4068–4072

21. Nair BC, De Vico AL, Nakamura S (1992) Identification of major growth factor for AIDS Kaposi's sarcoma cells as oncostatin M. Science 225: 1430–1432

22. Oettle AG (1962) Geographical and racial differences in the frequency of Kaposi's sarcoma as evidence of environmental or genetic causes. Acta Unio Int Contra Cancrum 18: 330–363

23. Penn I (1979) Kaposi's sarcoma in organ transplant recipients. Report of 20 cases. Transplantation 27: 8–11

24. Rady PL, Yen A, Rollefson JL, Orengo I, Bruce S, Hughes TK, Tyring SK (1995) Herpesvirus-like DNA-sequences in non-Kaposi's sarcoma skin lesions of transplant patients. Lancet 345: 1339–1340

25. Safai B, Meik V, Giraldo G (1980) Association of Kaposi's sarcoma with second primery malignancies: possible etiopathogenic implications. Cancer 45: 1472–1479

26. Voßmann D, Thies W, Bauer R, Orfanos CE (1983) Disseminiertes Kaposi-Sarkom der Haut bei einem jungen Homosexuellen mit Drogenabusus. Hautarzt 34: 339–345

27. Wahmann A, Melnick SL, Rhame FS (1991) The epidemiology of classic, African and immunocompromised Kaposi's sarcoma. Epidemiol Rev 13: 178–199

28. Whitby D, Howard MR, Tenant-Flowers M et al. (1995) Detection of Kaposi's sarcoma associated herpesvirus in peripheral blood of HIV-infected individuals and progression to Kaposi's sarcoma. Lancet 346: 799–802

6 Paraneoplasien (Begleitdermatosen bei malignen Krankheiten)

Konrad Bork

6.1
Einleitung

Die Haut kann bei internen malignen Tumoren oder Systemkrankheiten auf zweierlei Weise beteiligt sein. Erstens kann das neoplastische Gewebe sich direkt und kontinuierlich in die Haut fortsetzen oder in die Haut metastasieren oder bei multipel autochthoner Enstehung dort neu entstehen. Zweitens aber können interne maligne Tumoren oder System-krankheiten an der Haut eine Reihe von Erscheinungen hervorrufen, sog. *Paraneoplasien* oder *paraneoplastische Syndrome*, die per se nicht maligne sind und die entweder als Folgesymptome und -syndrome durch Produkte des Tumors entstehen oder durch andersartige Reaktionsformen des Organismus auf das Tumorgewebe zustandekommen. Diese paraneoplastischen Krankheiten sind Reaktionsformen der Haut, die entweder immer oder fast immer nur als Folge einer bestimmten Tumorkrankheit entstehen (*obligate Paraneoplasien*) oder zusätzlich auch auf andere Weise entstehen können, d. h. durch andere Ursachen und damit auch ohne einen zugrunde-liegenden malignen Tumor (*fakultative Paraneoplasien*).

Obligate Paraneoplasien. Kutane Paraneoplasien, denen bei allen oder fast allen Patienten eine maligne Krankheit zugrundeliegt

- Acanthosis nigricans maligna,
- paraneoplastische Ichthyose,
- paraneoplastische Akrokeratose Bazex,
- diffuse Melanose bei malignem Melanom,
- follikuläre Proteinpfröpfe bei multiplem Myelom,
- nekrolytisches migratorisches Erythem (Gluka-gonom-Syndrom),
- Erythema gyratum repens,
- Hypertrichosis lanuginosa acquisita.

Fakultative Paraneoplasien, denen bei 5–90 % der Patienten eine maligne Krankheit zugrundeliegt

- Acanthosis palmaris,
- systemische Amyloidose,
- diffuse plane Xanthome,
- Hautnekrosen durch intravasal präzipitiertes Kryoglobulin,
- paraneoplastischer Pemphigus,
- Flush-Reaktionen,
- noduläre Fettnekrose,
- Dermatomyositis,
- Sweet-Syndrom,

- multizentrische Retikulohistiozytose,
- Thrombophlebitis migrans,
- Pityriasis rotunda,
- Mucinosis follicularis,
- erworbene Pachydermoperiostose,
- Skleromyxoedema Arndt-Gottron.

Krankheiten, denen bei weniger als 5 % der Patienten oder überhaupt nur in wenigen Einzelfällen eine maligne Krankheit zugrundeliegt

Manchmal:
- Erythrodermie,
- Gynäkomastie,
- Cushing-Syndrom,
- Akneverstärkung,
- Erythema anulare centrifugum,
- Trommelschlegelfinger,
- Erythema elevatum et diutinum,
- Ikterus,
- Hämochromatose,
- Teleangiektasien,
- Purpura,
- Vaskulitis,
- Dermatitis herpetiformis,
- Infektionskrankheiten (z. B. Scabies norvegica),
- Hirsutismus.

Sehr selten:
- Erythema exsudativum multiforme,
- Lichen ruber planus,
- Pyoderma gangraenosum,
- Raynaud-Syndrom,
- Erythromelalgie,
- Pruritus,
- Pemphigus vulgaris,
- bullöses Pemphigoid,
- Pemphigus foliaceus,
- transiente papulovesikulöse Dermatose (Morbus Grover),
- Lupus erythematodes,
- progressive Sklerodermie,
- Porphyria cutanea tarda,
- Erythema nodosum,
- Vitiligo (Schilddrüsenkarzinom),
- Leukoderm (malignes Melanom).

Paraneoplasien können sich zurückbilden, wenn die zugrundeliegende maligne Krankheit beseitigt ist. Nicht zu den Paraneoplasien im eigentlichen Sinne gehören daher diejenigen Krankheiten, vielfach auch Erbkrankheiten, die zu malignen Krankheiten disponieren, also diejenigen Krankheiten, in deren Verlauf sich maligne Tumoren entwickeln kön-

nen, z. B. Neurofibromatose, M. Cowden, Muir-Torre-Syndrom oder Howel-Evans-Syndrom.

Bei vielen der paraneoplastischen Krankheiten ist die Pathogenese noch ungeklärt, so daß eine Klassifizierung dieser Krankheiten nach pathogenetischen Kriterien derzeit unvollkommen bleiben muß. Dennoch sind verschiedene pathophysiologische Prinzipien bekannt, auf denen kutane Paraneoplasien beruhen können.

Pathogenetische Mechanismen der Paraneoplasien

Keratinisierungsstörungen:
- Acanthosis nigricans maligna,
- Acanthosis palmaris,
- paraneoplastische Ichthyose,
- paraneoplastische Akrokeratose Bazex,
- Erythrodermie.

Ablagerung von Tumorprodukten diffus in der Haut:
- diffuse Melanose bei malignem Melanom,
- systemische Amyloidose,
- diffuse plane Xanthome.

Ablagerung von Tumorprodukten in der Epidermis:
- follikuläre Proteinpfröpfe bei multiplem Myelom.

Ablagerung von Tumorprodukten intravaskulär:
- Hautnekrosen durch intravasal präzipitiertes Kryoglobulin.

Immunologische Reaktionen mit Blasenbildung:
- paraneoplastischer Pemphigus.

Flush-Reaktionen als Folge der Ausschüttung vasoaktiver Substanzen;
Hautsymptome durch vom Tumor produzierte, zirkulierende Enzyme;
Hautsymptome durch vom Tumor produzierte Hormone;
Hautsymptome durch unbekannte Mechanismen:
- Hypertrichosis lanuginosa acquisita,
- nekrolytisches migratorisches Erythem (Glukagonomsyndrom),
- Dermatomyositis,
- Erythema gyratum repens,
- Erythema anulare centrifugum,
- akute febrile neutrophile Dermatose (Sweet-Syndrom),
- multizentrische Retikulohistiozytose,
- Thrombophlebitis migrans,
- Pityriasis rotunda,
- Mucinosis follicularis,
- Trommelschlegelfinger,
- weitere Krankheiten.

6.2
Paraneoplasien in Form
von Keratinisierungsstörungen

6.2.1
Acanthosis nigricans maligna

Die Acanthosis nigricans ist eine seltene Dermatose, die durch Pigmentierung, samtartige Papillomatose und Hyperkeratose in den großen Hautfalten gekennzeichnet ist. Sie tritt entweder als hereditäre Krankheitsentität oder in mehreren Formen als Begleitsymptomatik bei zahlreichen Krankheitsbildern, insbesondere als paraneoplastisches Syndrom bei viszeralen Adenokarzinomen, auf. Die maligne Acanthosis nigricans gehört zu den monitorischen, auf ein Malignom hinweisenden Hautkrankheiten, die selbst jedoch gutartig sind. Sie tritt meistens erst dann auf bzw. wird erst dann diagnostiziert, wenn die Prognose des Grundleidens bereits durch erfolgte Metastasierung infaust ist.

Häufigkeit
Die Häufigkeit der Acanthosis nigricans, bezogen auf das dermatologische Krankengut, wird mit 1:50 000 angegeben [61]. Die exakte Inzidenz dieser seltenen Krankheit in bezug auf die Gesamtbevölkerung, insbesondere der malignen Acanthosis nigricans, ist jedoch nicht bekannt.

Ätiologie
Die Ursache der malignen Acanthosis nigricans ist nicht bekannt. Möglicherweise kommt es zur Ausschüttung eines epidermotropen Faktors, der die Symptome hervorruft.

Klinik
Befallen sind v. a. Axillen, Hals, Leistenregion, Genital- und Analregion, Ellenbogen, Gesicht, nicht selten auch Submammärfalten, Bauchfalten, Mamillen- und Nabelregion. Seltener sind Palmae, Plantae, Fußrücken, Knie, Interphalangealgelenke, Ohren und Mundschleimhaut betroffen. Die Krankheitsherde sind zumeist, jedoch nicht obligat, symmetrisch angeordnet. Anfangs zeigt sich meist lediglich eine diskrete Pigmentierung in diesen Regionen, die langsam an Intensität zunimmt. Die Haut erscheint zunächst nur trocken, sie ist später in zunehmendem Maße hyperplastisch und hypertroph verdickt, wobei die Hautlinien stärker betont sind, was ihr ein samtartiges Aussehen verleiht. Allmählich kommt es dann zur Ausbildung ausgeprägter papillomatöser Herde; die Haut erhält schließlich ein baumrindenähnliches Aussehen. Eine mäßige, seltener auch stark ausgeprägte Hyperkeratose kann hin-

zutreten, so daß sich die Krankheitsherde verrukös umwandeln. Bei einem Teil der Patienten fehlt jedoch diese Hyperkeratose, die Herde bleiben weich, und Indurationen sind nicht palpabel. Der Farbton der Läsionen ist üblicherweise schmutziggrau oder graubraun, vielfach zeigen sich die Herde aber auch in braunem Kolorit, nicht selten auch gelblich oder fast schwarz. Bei anderen Patienten kann der dunkelrote bzw. graurote Farbton dominieren. Die Melaninpigmentierung ist am Rande der Krankheitsherde zumeist unscharf begrenzt, der Farbton geht langsam in die normale Hautfarbe über, während die Papillomatose vielfach eine scharfe Begrenzung aufweist. Hautfarbene Läsionen sind ebenfalls zu beobachten. Nabel und Mamillen sind häufig verrukös und hyperpigmentiert.

Relativ häufig finden sich in den Herden und in ihrer Umgebung z. T. gestielte, weiche Papillome, die seltener auch eine Hyperkeratose aufweisen. Im Bereich der großen Körperfalten kommt es bei ausgedehnten Krankheitsfällen nicht selten zu Mazeration mit Nässen der Veränderungen. Die Hohlhände und Fußsohlen, aber auch Beugeseiten von Fingern und Zehen, können sich frühzeitg verdickt und stärker verhornt manifestieren. Sie sind jedoch nicht hyperpigmentiert.

Etwa bei 40 % der Patienten [26, 37] ist die Mundschleimhaut umschrieben oder flächig mitbefallen, am häufigsten hierbei die Zunge. Diese ist stärker gefurcht und kann deutlich vergrößert sein. Die Oberfläche kann entsprechend der Haut samtartig aussehen, nicht selten aber auch – insbesondere bei der malignen Form – exzessiv verlängerte Papillen tragen, die wie bei der Lingua villosa nigra kämm- und scheitelbar sind. Fast ausschließlich bei der malignen Acanthosis nigricans sieht man an den Lippen weiche oder verruköse, z. T. filiforme Papillome oder eine wallartige, gelappte Papillomatose ("roter und schwarzer Kaviar"). Die Wangenschleimhaut ist verdickt und ebenso wie die Zunge stark gefurcht. Auch die Gingiva kann beteiligt sein. Granuläre Schleimhautveränderungen finden sich auf dem harten und weichen Gaumen, evtl. auch an der Wangenschleimhaut und auf der Epiglottis. Andere Schleimhäute wie Ösophagusschleimhaut, Rektumschleimhaut und Vaginalepithel können gleichartige Alterationen aufweisen. Bei Frauen ist insbesondere bei der malignen Acanthosis nigricans der Mitbefall der großen und kleinen Labien häufig. Manchmal sind auch die Konjunktiven von der papillären Hyperplasie mitbetroffen.

Die Hautsymptome sind gerade bei der malignen Form der Acanthosis nigricans nicht selten von mäßigem bis stärkerem Juckreiz begleitet, die Schleimhautveränderungen können schmerzen.

Histologie

Histologisch sind keine Unterschiede zwischen den verschiedenen Formen der Acanthosis nigricans zu verzeichnen. Vor allem zeigt sich eine Papillomatose und Hyperkeratose, während eine Akanthose – insofern ist die Krankheitsbezeichnung Acanthosis nigricans nicht ganz zutreffend – und eine verstärkte Pigmentierung nicht so regelmäßig vorhanden sind, und wenn, dann ebenfalls auch nur mäßig ausgeprägt. Eine Spongiose und Leukozytendurchsetzung der Epidermis zusammen mit gering ausgeprägten entzündlichen Veränderungen im Corium können bei stärkerer Mazeration sichtbar sein.

Zugrundeliegende Karzinome

Die maligne Acanthosis nigricans ist immer verbunden mit einer malignen Krankheit. Bei 64 % der Patienten handelt es sich dabei um ein Adenokarzinom des Magens, bei 27 % der Patienten um ein anderes Karzinom im Verdauungstrakt, also in Pankreas, Leber, Gallenblase, Gallengang [101], Kolon [79] und Rektum. Damit ist die maligne Acanthosis nigricans bei 91 % der Patienten mit Karzinomen im Verdauungstrakt verbunden. Ovarial-, Hoden- [23], Prostata-, Uterus-, Mamma- , Blasen- [54] und Lungenkarzinome wurden ebenfalls diagnostiziert. Fast immer handelt es sich jedenfalls um Adenokarzinome [40, 41]. Viel seltener sind maligne Lymphome, Plattenepithelkarzinome [51], Wilms-Tumoren [97] und M. Hodgkin [1] sowie Osteosarkome und Dermatofibrosarcoma protuberans beobachtet worden.

In einer Untersuchungsreihe ging bei 17 % der Patienten die maligne Acanthosis nigricans der Erkennung des Grundleidens zumeist 1–3 Jahre voraus, während sie sich bei 22 % erst dann manifestierte, als die maligne Grunderkrankung bereits bis zu 2 Jahre bestanden hatte. Bei 61 % der Patienten wurde die maligne Acanthosis nigricans und die Grundkrankheit gleichzeitig beobachtet [39]. Der längste bisher registrierte Zeitraum zwischen maligner Acanthosis nigricans und Aufdecken eines Adenokarzinoms betrug 18 Jahre. In den meisten Beobachtungsfällen ist jedoch das Grundleiden bereits so weit fortgeschritten, daß eine Heilung nicht mehr möglich ist. In einer Untersuchungsreihe waren ein Jahr nach dem Auftreten der malignen Acanthosis nigricans zwei Drittel der Patienten und ein weiteres Jahr später neun Zehntel der Patienten an ihrem Grundleiden verstorben [61]. Operative Entfernung eines Malignoms oder Remission der Grundkrankheit können zu einem Rückgang der Acanthosis nigricans führen; mit Rezidiven sowohl der Acanthosis als auch der Grundkrankheit muß jedoch gerechnet werden.

Die Patienten entwickeln eine maligne Acanthosis nigricans fast immer erst nach der Pubertät, sie können im jugendlichen, im mittleren und hohen Lebensalter stehen. Einige Ausnahmen, also eine maligne Acanthosis nigricans vor der Pubertät, sind beschrieben worden [50], so u. a. eine Acanthosis nigricans zusammen mit einem Wilms-Tumor bei einem 5jährigen Jungen und einem 3jährige Mädchen [97].

Diagnose und Differentialdiagnose

Die Acanthosis nigricans mit der pigmentierten Papillomatose in Achseln, Nacken, Leisten und den übrigen Lokalisationen bietet ein so typisches Bild, daß die Diagnose vom klinischen Aspekt her gestellt werden kann. Das klinische Bild der malignen Acanthosis nigricans ist zumeist ausgeprägter als bei den übrigen Acanthosis-nigricans-Formen, und es sind weitere Körperpartien befallen. Die Pigmentierung tritt deutlicher in den Vordergrund. Eine nicht selten starke Mazeration ist bei diesen Patienten am häufigsten zu beobachten; sie leiden auch unter intensiverem Juckreiz als Patienten mit anderen Acanthosis-nigricans-Formen. Handteller und Fußsohlen sind zumeist mitbefallen ebenso wie die Fingernägel. Bei mehr als der Hälfte der Patienten ist ein Mundschleimhautbefall zu verzeichnen, der bei den benignen Formen und der Pseudoacanthosis nigricans zumindest äußerst selten ist. Ein charakteristisches Zeichen der malignen Acanthosis ist die kontinuierliche Progredienz der Hautsymptome.

Die Abgrenzung anderer Hautkrankheiten von der malignen Acanthosis nigricans bereitet in der Regel keine Schwierigkeiten. Gelegentlich gab das Bild einer konfluierenden und retikulären Papillomatose Gougerot-Carteaud hierfür Anlaß.

Therapie und Prophylaxe

Die Therapie muß sich in erster Linie auf die Erkennung und Behandlung des zugrundeliegenden Tumors beziehen. Die Lokaltherapie bleibt zumeist unbefriedigend. Keratolytische Salben sind nur wenig wirksam. Bei Gesichtsbefall mit stärkerer Pigmentierung können gelegentlich stark abdeckende Kosmetika von Nutzen sein. Eine elektrochirurgische Abtragung ist nur ausnahmsweise bei sehr ausgeprägter Papillomatose zu erwägen. Die Applikation eines Puders ist bei Neigung zu Mazeration im Bereich der Herde eine gewisse Prophylaxe, insbesondere an feuchtwarmen Sommertagen.

Prognose

Fast immer ist die Prognose quoad vitam infaust, denn meistens ist es bereits zu einer Metastasierung des Tumors gekommen, wenn die Diagnose „paraneoplastische maligne Acanthosis nigricans" gestellt wird. Die Hautsymptome verstärken sich in der Regel mit dem Fortschreiten des Grundleidens, und unter entsprechender Therapie kann es zu Remission der Hautsymptome kommen, eine Verschlechterung folgt jedoch häufig.

6.2.2
Acanthosis palmaris (Pansen-Hände, tripe palms)

Klinisches Kennzeichen dieses Syndroms ist eine Hautverdickung der Handteller, durch eine Verlängerung der Papillen erscheint die Haut samtartig bzw. flächenhaft leicht papillomatös. Aussehen und Struktur ähneln der feinfaltigen Oberfläche eines Rinderpansens. Bei manchen Patienten zeigen sich auch pflasterstein -oder honigwabenartige Veränderungen. Bei 72 % der Patienten liegt gleichzeitig eine Acanthosis nigricans maligna vor [34, 102].

Bei etwa 90 % der Patienten liegt eine maligne Krankheit der Hautsymptomatik zugrunde, in erster Linie sind es Karzinome, und zwar bei jeweils 25 % der Patienten Bronchial- und Magenkarzinome [92, 114].

6.2.3
Paraneoplastische Ichthyose

Die paraneoplastische Ichthyose ist eine echte Hyperkeratose und damit etwas vollkommen anderes als eine Schuppung durch Exsikkation bzw. Xerose. Sie ähnelt klinisch und histologisch der Ichthyosis vulgaris; die Haut imponiert trocken oder leicht schuppend, je nach Schweregrad kleieförmig, in größeren Plättchen oder rautenförmig [56]. In leichteren Fällen erscheint die Haut schmutziggrau, in ausgeprägteren Fällen sind die Hornplättchen dunkel gefärbt. Gelenkbeugen, Handteller und Fußsohlen sind im allgemeinen ausgespart.

Die paraneoplastische Ichthyose tritt unvermittelt bei Erwachsenen auf, und zwar zumeist Wochen bis Monate nach Auftreten der klinischen Zeichen der zugrundeliegenden malignen Krankheit; in Einzelfällen geht sie der Diagnose um bis zu mehreren Jahren voraus. In den meisten Krankheitsfällen liegt ein M. Hodgkin der paraneoplastischen Ichthyose zugrunde [56, 63, 111]. Andere lymphoproliferative Krankheiten waren T-Zell-Lymphome [7] oder ein multiples Myelom [13]. Solide Tumoren als Ursache einer paraneoplastische Ichthyose umfaßten Mamma-, Zervix- und Bronchialkarzinome, weiterhin das Kaposi-Sarkom, Leiomyosarkom und Rhabdomyosarkom [12, 124].

6.2.4
Paraneoplastische Akrokeratose Bazex

Die Akrokeratose Bazex besteht in psoriasiformen hyperkeratotischen Veränderungen der Akren mit Nageldystrophie [11, 14, 15]. Es handelt sich um eine symmetrische Dermatose, die zunächst auf der Nase und an den Ohren sowie an den Händen (den distalen Fingeranteilen und Nägeln) beginnt. Klinisch sieht man erythematöse bis livide, schuppende Herde, die einer Psoriasis ähneln. Später erstrecken sich die Veränderungen auf Wangen, Handteller und Fußsohlen. In diesem Stadium zeigen sich im allgemeinen auch die Symptome des zugrundeliegenden Tumorleidens. In der letzten Phase sind Ellbogen, Knie sowie Hand- und Fußrücken betroffen, zu allerletzt auch der Stamm. Stets sind bei der Akrokeratose Bazex die Nägel frühzeitig und ausgeprägt befallen. Es zeigt sich eine subunguale Hyperkeratose und eine schuppende Nageloberfläche. Häufig sind die zentralen Anteile von Handtellern und Fußsohlen ausgespart. Akral und am Stamm kann es zu Blasenbildung und Krusten kommen. Charakteristisch ist der Befall der distalen Anteile von Fingern und Zehen mit psoriasiformen Veränderungen, die jedoch Fissuren aufweisen und zur Suppuration neigen, in Verbindung mit dem Nagelbefall. Beschrieben wird, daß die Herde einer Akrokeratose im Vergleich zur Psoriasis meist einen etwas livideren Farbton besitzen.

Eine Akrokeratose Bazex ist immer mit einem zugrundeliegenden Malignom verbunden. Oft geht die Akrokeratose den Symptomen oder anderen Nachweisen des Tumorleidens über längere Zeit voraus, bis sich der Tumor in einem späteren Stadium der Akrokeratose erkennen läßt.

Das zugrundeliegende Karzinom ist am häufigsten ein Plattenepithelkarzinom des oberen Respirations- und des Verdauungstrakts einschließlich Karzinoidtumoren. In einer großen Untersuchungsreihe wiesen 61 % der Patienten ein Karzinom des Oropharynx oder Ösophagus auf [11]. In Einzelfällen lag ein Prostatakarzinom [126], ein Blasenkarzinom [8], ein multiples Myelom [52], ein spinozelluläres Karzinom der Haut [59] oder Mundschleimhaut [45, 93] sowie ein M. Hodgkin [81] vor.

Über einen Therapieerfolg mit Etretinat [122] und Acitretin [44] bezogen auf die Akrokeratose ohne Beseitigung des Grundleidens wurde berichtet [122].

6.2.5
Erythrodermie

Eine Erythrodermie im Rahmen einer Mycosis fungoides oder eines Sézary-Syndroms ist keine Paraneoplasie, sondern Teil der malignen Krankheit.

Unbestritten ist jedoch, daß immer wieder in Einzelfällen eine Erythrodermie mit einem soliden malignen Tumor als Paraneoplasie verbunden ist. Dies betrifft Karzinome von Lunge, Leber, Prostata, Schilddrüse, Kolon, Pankreas und Magen [115, 120]. In allgemeinen tritt die Erythrodermie in einem relativ späten Stadium der Grundkrankheit auf. Nach Beseitigung des Tumors kann sich die Erythrodermie zurückbilden.

6.3
Paraneoplastische Krankheiten durch Ablagerung von Tumorprodukten diffus in der Haut

6.3.1
Diffuse Melanose bei malignem Melanom

Die diffuse Melanose im Rahmen eines metastasierenden Melanoms ist eine sehr seltene Komplikation. In einem späten Stadium der Melanomkrankheit mit bereits eingetretener Metastasierung in die Leber entwickelt sich klinisch eine generalisierte, langsam zunehmende, grau-braune bis dunkelbraune Pigmentierung durch Melanineinlagerung in die Haut [2, 20] (Abb. 6.1). Diese massive Dunkelverfärbung der Haut ist stärker ausgeprägt in lichtexponierten Regionen, also besonders im Gesicht und im Halsausschnitt. Die Melanose betrifft auch die Mundschleimhaut [19] sowie die meisten Organe. Meistens versterben die Patienten innerhalb weniger Monate nach Auftreten der Melanose.

Die Ursache dieser braunen diffusen Melanose ist bisher nicht in allen Einzelheiten geklärt. Dem klinischen Bild scheinen grundsätzlich verschiedene Pathomechanismen zugrunde zu liegen, nämlich eine immer wieder zu beobachtende epidermale Hyperpigmentierung, eine vermehrte Melanosomenanhäufung in den basalen Keratinozyten einerseits

und andererseits eine Pigmentansammlung in allen Schichten des Coriums mit ihrer Massierung perivaskulär, aber daneben offenbar auch ohne Beziehung zu den Gefäßen. Für diese coriale Pigmentanhäufung werden 3 Entstehungsarten diskutiert, die teils für sich allein, teils in Kombination auftreten könnten. So wird von Fitzpatrick et al. [48] angenommen, daß Melaninvorstufen im Blutkreislauf zirkulieren, in den Interzellularräumen abgelagert werden und dort bzw. in den Histiozyten des Patienten zu Melanin oxydiert werden. Silberberg et al. [109] sind der Ansicht, daß die Pigmentierung durch Melanosomen bedingt ist, die von Melanomzellen gebildet wurden und hämatogen verbreitet wurden. Konrad und Wolff zeigten 1974 [70] einen weiteren Pathomechanismus auf: Aussaat einzelner Melanomzellen im gesamten Hautorgan.

6.3.2
Systemische Amyloidose

Amyloidosen sind Ablagerungskrankheiten, bei denen fibrilläres Material – nämlich ein Protein-Polysaccharid-Komplex, der durch histochemische Affinität zu Kongorot (grüne Doppelbrechung im polarisierten Licht), Fibrillenstruktur und b-Faltblattkonfiguration gekennzeichnet ist – sich extrazellulär in verschiedenen Organen ablagert. Die Einteilung der Amyloidosen erfolgt heute nach der Art des beteiligten Proteins. Amyloidosen kommen v. a. im Rahmen eines multiplen Myeloms vor (5–11 % der Amyloidosefälle) sowie bei anderen Krankheiten, die mit einer Proliferation der B-Lymphozyten einhergehen. Diese Form ist früher als primäre systemische Amyloidose bezeichnet worden. Hierbei wird Amyloid-L [Homolog zum N-terminalen Ende von variablen Leichtketten der Immunglobuline (*IG*); MG 5 000–25 000] abgelagert. Klinisch ist die systemische Amyloidose durch gelbliche, wachsartige Papeln und Plaques gekennzeichnet, die sich am häufigsten an den Augenlidern, im Bereich der Augenbrauen und paranasal finden, im übrigen aber auch sonst am Körper vorkommen können. Eine Purpura kann in diesen Bereichen oder in klinisch unveränderter Haut vorkommen. Makroglossie, Alopezie und Blässe sind weitere Symptome. Bei ausgeprägter Hautamyloidose ist manchmal eine Blasenbildung zu beobachten.

Die zugrundeliegende maligne Krankheit ist fast immer ein multiples Myelom. Nur ausnahmsweise findet sich ein M. Waldenström, ein malignes Lymphom oder eine Leukämie [9, 53, 74].

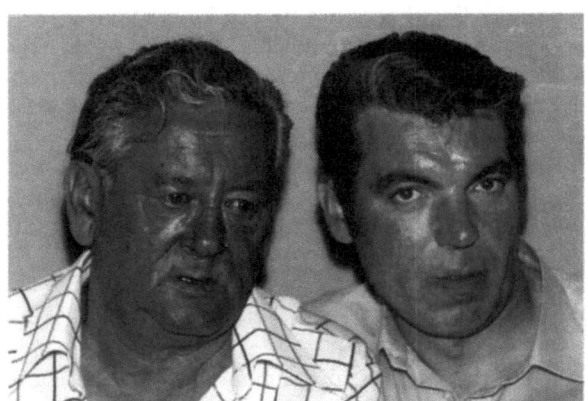

Abb. 6.1. Diffuse Melanose bei malignem Melanom

6.3.3
Diffuse plane Xanthome

Plane Xanthome sind charakteristische flache, flächenhafte gelblich-bräunliche bis mittelbraune, scharf begrenzte tumoröse Infiltrate, die sich überwiegend am Stamm und an den Extremitäten finden (Abb. 6.2). Oft sind sie sehr ausgedehnt. Zumindest einem großen Teil dieser Art Xanthome liegt ein multiples Myelom zugrunde. Histologisch finden sich schaumige, lipidspeichernde Histiozyten im Corium. Die meisten Patienten weisen laborchemisch eine Normolipidämie auf, daneben jedoch eine Verminderung des C1-Inhibitors. Dies weist pathogenetisch darauf hin, daß das von den proliferierenden Zellen des multiplen Myeloms gebildete Dysprotein zu einer Aktivierung der Komplementkaskade auf dem klassischen Weg führt unter Verbrauch von C1-Inhibitor. Auf welche Weise die Stimulierung der Histiozyten zur Fettspeicherung – normolipämisch – erfolgt, ist bei diesem seltenen Krankheitsbild bislang nicht geklärt.

Das zugrundeliegende multiple Myelom kann sowohl zu dem Typ IGG-λ [85] und IGG-κ [121] als auch zu dem IGA-Typ [105] gehören.

Xanthome wurden paraneoplastisch ebenfalls nach anderen Krankheiten beschrieben, nach myeloischer Leukämie, myelomonozytärer Leukämie und kutanen T-Zell-Lymphomen [58, 83, 87, 94, 116].

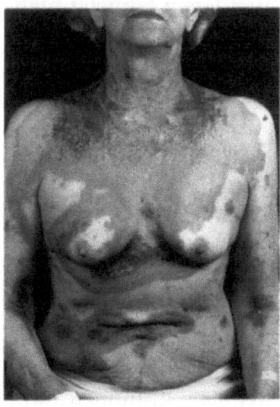

Abb. 6.2. Diffuse plane Xanthome bei multiplem Myelom

6.4
Paraneoplasie durch Ablagerung von Tumorprodukten in der Epidermis

6.4.1
Follikuläre Proteinpfröpfe bei multiplem Myelom

Bisher wurden 9 Patienten mit dieser hochcharakteristischen paraneoplastischen Symptomatik in Form von gelblichen, weichen oder keratotischen Pfröpfen

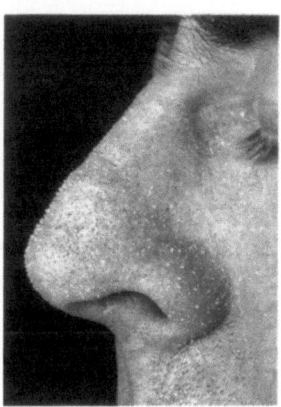

Abb. 6.3. Follikuläre Proteinpfröpfe bei multiplem Myelom

an der Nase oder auch den übrigen Gesichtspartien, seltener auch in anderen Körperregionen beobachtet [17, 25, 73, 82, 103] (Abb. 6.3). Alle Patienten wiesen ein multiples Myelom auf. Die Pathogenese dieser Paraneoplasie konnte 1990 aufgeklärt werden [17]: Die proliferienden Plasmazellen des multiplen Myeloms bilden hierbei ein besonders strukturiertes Protein, das im Stratum spinosum des Follikelepithels, in geringerem Maße auch der Epidermis, zwischen den Keratinozyten präzipitiert, wobei die Desmosomen erhalten bleiben. Mit den absterbenden Keratinozyten gelangt das Dysprotein in die Follikelmitte, wo es mit dem Keratinozytendetritus und einem rudimentären Haar im erweiterten Follikel eine Säule bildet, die sich 1–2 mm über das Hautniveau hervorschiebt. Die klinische Symptomatik läßt nach bisheriger Kenntnis die Blickdiagnose eines multiplen Myeloms (Plasmozytom, M. Kahler) zu.

Die Präzipitation des monoklonalen Globulins in der Epidermis bzw. im Follikelepithel ist offensichtlich von einer bestimmten Hauttemperatur und vom pH-Wert abhängig [17]. Dies erklärt, warum nicht alle Patienten mit monoklonaler Kryoglobulinämie eine solche Symptomatik entwickeln, sondern nur einige wenige, nämlich solche, deren monoklonal synthetisiertes Protein die entsprechenden Eigenschaften besitzt.

6.5
Paraneoplasie durch Ablagerung von Tumorprodukten intravaskulär

6.5.1
Hautnekrosen durch intravasal präzipitiertes Kryoglobulin

Als Kryoglobulinämie bezeichnet man das passagere oder permanente Auftreten von Globulinen, die bei Temperatursenkung intravasal präzipitieren. Krankheitserscheinungen treten vielfach erst dann an der Haut auf, wenn es zur Lumenverengung oder zum

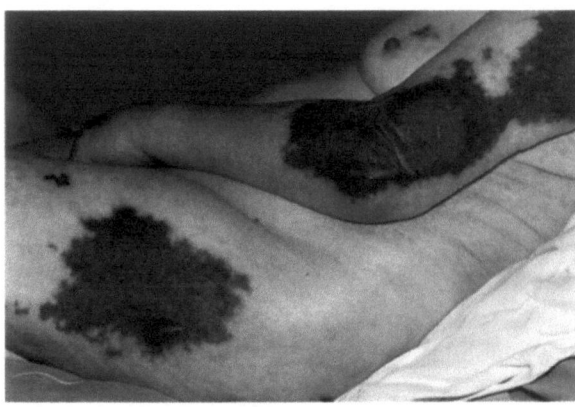

Abb. 6.4. Flächenhafte Hautnekrosen durch intravasal präzipitiertes Kryoglobulin

Verschluß der kleinen Gefäße durch die Präzipitate kommt.

Eine Kryoglobulinämie mit Hautsymptomen ist zumeist kein eigenständiges Krankheitsbild, sondern eine Begleitsymptomatik bei verschiedenen Grundkrankheiten wie etwa bei chronischen Infektionen, bei Kollagenosen oder bei malignen Erkrankungen. Insofern gehören Hautsymptome bei Kryoglobulinämie zu den monitorischen Hautkrankheiten, die auf eine interne, zumeist gravierende Erkrankung hinweisen. Da es sich bei einer nicht geringen Zahl dieser Grundkrankheiten um maligne Systemerkrankungen oder um einen malignen Tumor handelt, sind die Hautsymptome bei Kryoglobulinämie durchaus als ein fakultativ paraneoplastisches Zeichen aufzufassen.

Hautsymptome bei Kryoglobulinämie sind Raynaud-ähnliche Symptome, Akrozyanose, Livedo racemosa, Kälteurtikaria, Prurigo und Purpura. Bei weitgehendem ,oder komplettem Verschluß der Gefäße durch das intravasal präzipitierte IG kommt es zu hämorrhagischen Infarzierungen der Haut, evtl. mit blasiger Abhebung der Epidermis und Corium und im Gefolge hiervon zu oberflächlichen, flächenhaften Nekrosen [24]. In den meisten Fällen liegt eine monoklonale Gammopathie zugrunde, bedingt durch ein multiples Myelom oder maligne Lymphome, wobei das entsprechende Paraprotein Kryoglobulineingenschaften besitzt (Abb. 6.4).

6.6
Immunologische Reaktionen mit Blasenbildung

6.6.1
Paraneoplastischer Pemphigus

1990 wurde von Anhalt et al. eine neue paraneoplastische Entität beschrieben, der „paraneoplastische Pemphigus" [5]. Klinisch ist er durch schmerzhafte Schleimhauterosionen und durch polymorphe Hautsymptome, die in eine Blasenbildung übergehen, gekennzeichnet. Fast alle bisher bekannten Patienten sind Erwachsene, Kinder sind nur ausnahmsweise betroffen [107]. Bei den meisten Patienten liegt eine maligne Krankheit der Hautsymptomatik zugrunde. Histologisch sieht man Keratinozytennekrosen, Akantholyse und eine subepidermale Entzündung. In der Immunfluoreszenz zeigen sich Ablagerungen von IGG und Komplement interzellulär in der Epidermis sowie entlang der Basalmembranzone. Die im Serum nachweisbaren Antikörper richten sich gegen Desmoplakin-I und -II (250 KD und 210 KD), von denen bekannt ist, daß es sich um zytostrukturelle Proteine der desmosomalen Plaques handelt [96]. Die Antikörper binden sich nicht nur an geschichtetes Plattenepithel, sondern auch an Übergangsepithel bzw. an Epithel der Harnblase der Maus [80]. Die Antikörper lassen sich passiv übertragen und sind in der Lage, eine Akantholyse in Epidermis und Ösophagusepithel zu induzieren.

Bei den betroffenen Patienten lagen zumeist maligne Lymphome vor, doch wurde auch über eine chronische lymphatische Leukämie, ein Sarkom, Bronchialkarzinom und Thymom berichtet [75, 76, 98, 106]. Verschiedentlich wurden auch Erkrankungsfälle beobachtet, bei denen kein malignes Grundleiden aufzufinden war [95].

6.7
Flush-Reaktionen als Folge der Ausschüttung vasoaktiver Substanzen

Flush-Reaktionen, also anfallsweise Rötungen, sind beim Karzinoidsyndrom, das durch Karzinoidtumoren verursacht wird, wohlbekannt [3, 69]. Die Rötungen treten überwiegend in den zentralen Anteilen des Gesichts und an den oberen Anteilen des Rumpfes auf. Nach vielen solchen akuten Rötungen können eine diffuse Dauerrötung oder Teleangiektasien zurückbleiben. Während die oft begleitende Diarrhö Folge des ausgeschütteten Serotonins ist, dürften die Flush-Reaktionen auf die Substanz P und andere vasoaktive Substanzen zurückzuführen sein [118].

Die zugrundeliegenden Tumoren gehen oft vom Bronchialsystem, Magen, Pankreas und Schilddrüse aus, seltener auch von Teratomen. Am häufigsten liegen metastasierende Tumoren des Dünndarms vor. Karzinoidtumoren des Bronchialsystems rufen oft prolongierte Rötungen hervor, nicht selten begleitet von einem Periorbitalödem. Karzinoidtumoren des Magens können die Ursache einer Flush-Reaktion sein, die direkt nach der Nahrungsaufnahme auftritt.

6.8
Hautsymptome durch vom Tumor produzierte, zirkulierende Enzyme

6.8.1
Noduläre Fettnekrose

Noduläre Fettnekrosen äußern sich klinisch als weiche oder derbe, schmerzhafte oder nicht schmerzhafte, subkutan gelegene Knoten. Sie finden sich überwiegend an Oberarmen und Oberschenkeln, oft aber auch am Stamm. Die Knoten können fluktuieren und sind hautfarben bis livid-violett. Wahrscheinlich entstehen die Fettnekrosen mit der darauf folgenden entzündlichen Reaktion durch zirkulierende Enzyme, Lipase, Amylase oder Trypsin, aus dem zugrundeliegenden Pankreaskarzinom, das sich bei etwa 30 % der Patienten findet [42, 55, 88, 99]. Dies geht von den azinären Zellen aus. Gleichartige Veränderungen können auch im Rahmen einer Pankreatitis entstehen. Oft begleitet eine Polyarthralgie durch Synovitis der kleinen und mittleren Gelenke die Symptomatik, nicht selten besteht auch Fieber und eine Eosinophilie.

6.9
Hautsymptome durch vom Tumor produzierte Hormone

Ein Hirsutismus kann durch Androgene entstehen, die aus einem malignen Tumor des Ovars oder der Hoden stammen. Eine Gynäkomastie entsteht durch ein Zuviel an Östrogenen, wie es unter vielem anderen direkt oder indirekt auch durch maligne östrogenproduzierende Tumoren entstehen kann [21]. Sie umfassen Chorionkarzinome, Seminome, embryonale Karzinome, Bronchialkarzinome und Karzinome des Magen-Darm-Trakts.

Ein Cushing-Syndrom entsteht im allgemeinen durch übermäßig viel ACTH, das von zahlreichen Tumoren gebildet wird. Viele von ihnen entstammen dem APUD-Gewebe. Lungen, Pankreas und Ovarien sind die häufigsten Lokalisationen der zugrundeliegenden·malignen Tumoren [38].

Frauen mit einem Mammakarzinom in der Postmenopause weisen statistisch eine stärkere Talgproduktion als Normalpersonen auf [27, 71]. Die Gründe für diese deutlich verstärkte Aktivität der Talgdrüsen sind nicht bekannt; offenbar handelt es sich nicht um eine Androgenwirkung, denn Frauen mit Mammakarzinom weisen keine Virilisierungszeichen auf, und ihr Androgenspiegel im Serum ist normal. Eine Akne kann sich bei Patientinnen mit Mammakarzinom deutlich verschlechtern [21].

6.10
Hautsymptome durch unbekannte Mechanismen

6.10.1
Hypertrichosis lanuginosa acquisita

Hierbei liegt eine exzessive plötzliche Vermehrung der Lanugobehaarung vor, weiches dünnes, meist wenig pigmentiertes Haar bedeckt Gesicht und Ohren, in ausgeprägten Fällen auch die gesamte behaarte Körperoberfläche. Tumoren, bei denen diese insgesamt sehr seltene Paraneoplasie beobachtet wurde, schließen Kolonkarzinome inklusive Karzinoidtumoren, Karzinome des Rektums, der Blase, der Lungen, Pankreas, Gallenblase, Uterus und Brust sowie maligne Lymphome ein [60, 62, 64, 67, 89]. Die Pathogenese der paraneoplastischen Hypertrichosis lanuginosa acquisita ist bislang ungeklärt, wahrscheinlich entsteht sie durch einen vom Tumor gebildeten Wachstumsfaktor.

6.10.2
Nekrolytisches migratorisches Erythem (Glukagonomsyndrom)

Das nekrolytische migratorische Erythem ist Folge eines α-2-Glukagon-produzierenden Inselzelltumors des Pankreas [84, 88, 100, 119], der bei 80 % der Patienten maligne ist. Es handelt sich klinisch um Erytheme und Erosionen mit Vesikeln, Blasen, Pusteln und deren Reste, die überwiegend im Gesicht, in den Leisten und perigenital gelegen sind, aber auch in anderen intertriginösen Bezirken, an Schienbein, Knöcheln und Füßen sowie den Fingerspitzen. Weitere assoziierte Symptome umfassen eine atrophische Glossitis, Cheilitis angularis, Nageldystrophie, Alopezie, Urethritis, Thrombose, Gewichtsverlust, Anämie und Diabetes mellitus.

Eine operative Entfernung des Tumors führt zu einem raschen Rückgang der Symptomatik, manchmal sogar innerhalb von 48 h.

In Einzelfällen zeigte sich ein nekrolytisches migratorisches Erythem auch bei Patienten ohne

Inselzelltumor, nämlich bei Patienten mit Leberzirrhose, Pankreatitis und Zöliakie [100, 112].

6.10.3
Dermatomyositis

Die Dermatomyositis ist eine Krankheit, die plötzlich einsetzt und als Polymyositis mit einer entzündlichen Destruktion von Muskulatur und außerdem mit einer besonderen Entzündungsform der Haut einhergeht. Mit dem Lupus erythematodes und der progressiven Sklerodermie wird sie zu den Kollagenosen gezählt und teilt mit diesen Krankheiten das Auftreten verschiedenartiger immunpathologischer Phänomene. Allerdings ist die Ursache der Krankheit nicht bekannt. Eine besondere Bedeutung erhält die Dermatomyositis durch ihre häufige Assoziation mit malignen Tumoren, sie ist in diesen Fällen bei Erwachsenen eine der klassischen Paraneoplasien.

Das klinische Bild zeigt bei akuter Verlaufsweise Muskelschwäche, muskelkaterartige Myalgien, Fieber und allgemeines Krankheitsgefühl sowie an der Haut weinrote bis livide Erytheme, später auch mit Teleangiektasien und porzellanweißen Flecken darin, die v. a. am Nacken von lichenoiden Knötchen durchsetzt sein können. Nach Abheilung besteht oft ein buntscheckiger Hautzustand, der aus den Komponenten Atrophie, Pigmentierung und Teleangiektasien besteht (Poikilodermie). Blickdiagnostisch ist der eigentümliche, traurig-duldnerische Gesichtsausdruck solcher Kranken hervorzuheben (Facies dermatomyositica). Ein weiteres klinisches Symptom ist die Herabsetzung der groben Kraft (Adynamie).

Der Anteil der Patienten, die ein malignes Grundleiden aufweisen, bei denen also die Dermatomyositis als Paraneoplasie auftritt, liegt zwischen 15 und 40 % [4, 10, 16, 28, 29, 33, 86, 108]. Am häufigsten handelt es sich um ein Bronchialkarzinom. Weitere häufige Tumoren umfassen das Mammakarzinom, Ovarial- und Uteruskarzinome sowie Karzinome des Gastrointestinaltraktes.

6.10.4
Erythema gyratum repens

Dieses seltene Krankheitsbild zeigt sich als hochcharakteristische Symptomatik, nämlich als rundliche bis girlandenförmige Erytheme mit einem urtikariell imponierenden, jedoch persistierenden Randwall. In den Herden treten immer wieder neue Herde auf, so daß sich das Bild von etwa parallelen, urtikariellen, rundlichen oder girlandenförmigen Streifen mit oder ohne aufliegendem Schuppensaum ergibt, die sich meist großflächig über die Haut ausbreiten. Daher wurden immer wieder Vergleiche mit einer Holzmaserung oder der Zebrahaut herangezogen. Rumpf und proximale Extremitätenanteile sind am häufigsten betroffen. Die Herde zeigen rasche oder langsame periphere Vergrößerung, oft 1 cm täglich, ähnlich wie beim Erythema anulare centrifugum.

Bei fast allen Patienten liegt eine maligne innere Krankheit vor [22, 65, 104, 113, 117, 123]. Meistens handelt es sich um Karzinome, ausgehend von Brust, Lunge, Blase, Prostata, Zervix, Magen oder Ösophagus oder um ein multiples Myelom [6, 32, 49]. Die Entfernung des Tumors führt zu einem kompletten Rückgang der Hautsymptomatik innerhalb von 6 Wochen.

6.10.5
Erythema anulare centrifugum

Das Erythema anulare centrifugum weist letztlich eine enge Beziehung zum Erythema gyratum repens auf, ist im Gegensatz zu diesem jedoch nur bei einem sehr geringen Teil der Patienten mit einem malignen Grundleiden verbunden. Dabei ist keine Tumorart besonders vorherrschend. Beschrieben wurde die Entwicklung nach einem Bronchialkarzinom [47] sowie einem multiplen Myelom [72].

6.10.6
Akute febrile neutrophile Dermatose (Sweet-Syndrom)

Diese von Sweet 1964 beschriebene Krankheit geht mit Fieber, Leukozytose und infiltrierten Plaques und Knoten einher, die so ödematös sein können, daß sie eine Blasenbildung vortäuschen. Nur in Ausnahmefällen ist auch die Mundschleimhaut betroffen, und zwar in Form von aphthoiden Läsionen bzw. Ulzera. Histologisch zeigt sich, daß die Infiltrate überwiegend aus polymorphkernigen neutrophilen Granulozyten bestehen, auch ist die ödematöse Auflockerung deutlich sichtbar. Die Ursache der entweder wie ein Erythema exsudativum multiforme relativ rasch ablaufenden oder aber auch über Wochen und Monate persistierenden Krankheit ist bislang nicht bekannt.

Der Anteil der Patienten, bei denen ein malignes Grundleiden vorliegt, wurde auf 21 % geschätzt [125].

Bei einem Teil der Patienten liegt eine Leukämie vor, am häufigsten eine akute myeloische Leukämie [36], seltener eine akute myelomonozytäre Leukämie, ein myelodysplastisches Syndrom, eine chronische myeloische Leukämie, eine akute lymphoblastische Leukämie, eine chronische lymphatische Leukämie, eine Haarzelleukämie, ein multiples Myelom oder ein malignes Lymphom. Solide Tumoren finden sich seltener, beobachtet wurden embryonale Hodenkarzinome, Magenkarzinome sowie Adenokarzinome von Prostata und Rektum [35].

6.10.7
Multizentrische Retikulohistiozytose

Die multizentrische Retikulohistiozytose (Lipoid-Dermatoarthritis) ist eine seltene Krankheit, die durch eine granulomatöse, polytope Histiozytenproliferation mit Riesenzellbildung gekennzeichnet ist. Klinisch manifestiert sie sich überwiegend bei Frauen mittleren Lebensalters mit charakteristischen, meist hautfarbenen Knötchen in symmetrischer Verteilung v. a. im Gesicht, an den Ohren, im Halsausschnitt, an Händen und Unterarmen, in Verbindung mit einer Polyarthritis und evtl. weiterer Organbeteiligung.

Bei einem Teil der Patienten wurde die Krankheit als eine Paraneoplasie beobachtet, das paraneoplastische Auftreten der multizentrischen Retikulohistiozytose ist etwa bei einem Viertel der Patienten belegt [31]. Die Mehrzahl der Krankheitsfälle verläuft also ohne zugrundeliegende maligne Erkrankung, wobei bislang nichts Sicheres über die Krankheitsentstehung bekannt geworden ist.

Bei den bisher etwa 40 mitgeteilten Fällen, in denen die multizentrische Retikulohistiozytose als Paraneoplasie auftrat, ging entweder der Beginn der Symptomatik der Karzinomerkrankung einige Monate bis Jahre voraus, oder das Malignom und die multizentrische Retikulohistiozytose wurden gleichzeitig diagnostiziert [30], fast nie jedoch ging ein Karzinom einer paraneoplastischen multizentrischen Retikulohistiozytose längere Zeit voraus [18, 91]. Die zugrundeliegenden malignen Tumoren umfassen Bronchial-, Magen-, Pankreas-, Mamma- und Zervixkarzinome sowie maligne Lymphome [30, 110].

6.10.8
Thrombophlebitis migrans, Phlebitis saltans

Diese rezidivierende oberflächliche Thrombophlebitis war die erste als Paraneoplasie beobachtete Krankheit; sie wurde 1861 von Trousseau als Begleitzeichen eines Magenkarzinoms beschrieben. Die Thrombophlebitis migrans tritt bei einem Teil der Patienten als Paraneoplasie auf [66, 78]. Neben dem Magenkarzinom liegen Karzinome folgender Organe zugrunde: Lunge, Prostata, Mamma, Leber, Gallenblase und Ovar. Maligne Lymphome und Leukämien wurden ebenfalls als Grundkrankheit dieser allgemeinen Hyperkoagulation beobachtet.

6.10.9
Pityriasis rotunda

Die Pityriasis rotunda tritt fast ausnahmslos bei Farbigen auf. Sie ist durch runde, rundliche oder bogige, leicht schuppende und hyperpigmentierte Plaques gekennzeichnet. Sie finden sich in der Hauptsache am Stamm sowie an Oberschenkeln und Waden. Zumeist wurde die Krankheit bei Asiaten sowie bei Farbigen aus Südafrika und der Karibikregion beobachtet, nur äußerst selten bei Weißen [57, 68]. Zugrunde liegen am häufigsten Leberkarzinome [43], Magen- und Ösophaguskarzinome [77], selten auch ein spinozelluläres Karzinom des Gaumens, ein multiples Myelom [46] oder eine Leukämie.

6.10.10
Mucinosis follicularis

Bei älteren Menschen ist die Mucinosis follicularis Frühsymptom oder Begleitsymptom eines malignen Lymphoms. Klinisch sieht man rote Papeln oder gerötete Plaques mit oder ohne Alopezie. Histologisch erkennt man eine schleimige Umwandlung, eine Muzinose der Haarfollikel und Talgdrüsen. Die Pathogenese ist nicht bekannt.

6.10.11
Trommelschlegelfinger

Die Auftreibung der Fingerendglieder bei chronischer Hypoxie führt zur Bezeichnung Tommelschlegelfinger, bedingt durch Hyperostose und Weichteilverdickung. Die Nägel sind ebenfalls durch die Formveränderungen betroffen und werden zu sog. Uhrglasnägeln. Zugrunde liegen Herz- und Lungenkrankheiten, oft kardiale Vitien und Bronchiektasen, daneben aber auch Lungen- bzw. Bronchialkarzinome. Etwa 5–10 % der Patienten mit einem Bronchialkarzinom entwickeln Trommelschlegelfinger [90].

6.10.12
Weitere Krankheiten

Außer diesen aufgeführten Krankheiten sind zahlreiche Dermatosen in Einzelfällen als Paraneoplasie aufgetreten (s. oben).

Literatur

1. Ackermann AB, Lantis LR (1967) Acanthosis nigricans associated with Hodgkin's disease. Concurrent remission and exacerbation. Arch Derm 95: 202–205
2. Adrian RM, Murphy GF, Sato S, Granstein RD, Fitzpatrick TB, Sober AJ (1981) Diffuse melanosis secondary to metastatic malignant melanoma. J Am Acad Dermatol 5: 308–318
3. Aldrich LB, Moattari AR, Vinik AI (1988) Distinguishing features of idiopathic flushing and carcinoid syndrome. Arch Intern Med 148: 2614–2618
4. Andreev VC (1978) Skin manifestations in visceral cancer. In: Mali H (ed) Current Problems in Dermatology, series. Basel, Karger

5. Anhalt GJ, Kim SC, Stanley JR et al. (1990) Paraneoplastic pemphigus: an autoimmune mucocutaneous disease associated with neoplasia. N Engl J Med 323: 1729–1735
6. Appell ML, Ward WQ, Tyring SK (1988) Erythema gyratum repens. Cancer 62: 548–550
7. Aram H (1984) Acquired ichthyosis and related conditions. Int J Dermatol 23: 458–461
8. Arregui MA, Raton JA, Landa N, Izu R, Eizaquirre X, Diaz-Perez JL (1993) Bazex's syndrome (acrokeratosis paraneoplastica) – first case report of association with a bladder carcinoma. Clin Exp Dermatol 18: 445–458
9. Azzopardi JG, Lehner T (1966) Systemic amyloidosis and malignant disease. J Clin Pathol 19: 539–548
10. Basset-Sequin N, Roujeau Jean-Claude, Cheradi R et al. (1990) Prognostic factors and predictive signs of malignancy in adult dermatomyositis. Arch Dermatol 126: 633–637
11. Bazex A, Griffiths A (1980) Acrokeratosis paraneoplastica: a new cutaneous marker of malignancy. Br J Dermatol 102: 301–306
12. Bechtel MA, Callen JP (1984) Disseminated Kaposi's sarcoma in a patient with acquired ichthyosis. J Surg Oncol 26: 22–26
13. Bluefarb SM (1955) Cutaneous manifestations of multiple myeloma. Arch Dermatol 75: 506–522
14. Bologna JL (1993) Bazex syndrome. Clin Dermatol 11: 37–42
15. Bologna JL, Brewer YP, Copper DL (1991) Bazex syndrome (acrokeratosis paraneoplastica): An analytical review. Medicine 70: 269–280
16. Bonnetblanc JM, Bernard P, Fayol J (1990) Dermatomyositis and malignancy. Dermatologica 180: 212–216
17. Bork K, Böckers M, Pfeifle J (1990) Pathogenesis of paraneoplastic follicular hyperkeratotic spicules in multiple myeloma. Arch Dermatol 126: 509–513
18. Bork K, Hoede N (1985) Paraneoplastische multizentrische Retikulohistiozytose. Z Hautkr 60: 729–736
19. Bork K, Hoede N, Korting GW (1993) Mundschleimhaut- und Lippenkrankheiten (2. Aufl). Schattauer, Stuttgart New York
20. Bork K, Korting GW, Rumpelt HJ (1977) Diffuse Melanose bei malignem Melanom. Hautarzt 28: 463–468
21. Bork, K (1995) Haut und Brust. Fischer, Stuttgart
22. Boyd AS, Neldner KH (1993) Erythema gyratum repens without underlying disease. J Am Acad Dermatol 28: 132
23. Braun EM, Schlang HA (1970) Acanthosis nigricans associated with testicular carcinoma. J Amer Med Ass 211: 660
24. Bräuninger W, Bork K, Störkel S (1981) Hämorrhagische Hautnekrosen durch intravasal präzipiziertes Kryoglobulin bei lymphozytischem malignem Lymphom. Hautarzt 32: 585–587
25. Braverman IM (1981) Skin signs of systemic disease (2nd edn). Saunders, Philadelphia, pp 219–244
26. Brown J, Winkelmann RK (1968) Acanthosis nigricans: a study of 90 cases. Medicine (Baltimore) 47: 33–41
27. Burton JL, Cunliffe WJ, Shuster S (1970) Increased sebum excretion in patients with breast cancer. Br Med J 14: 665–666
28. Callen JP (1988) Malignancy in polymyositis/dermatomyositis. Clin Dermatol 6: 55–63
29. Callen JP, Hyla JF, Bole GG Jr, Kay DR (1980) The relationship of dermatomyositis and polymyositis to internal malignancy. Arch Dermatol 116: 295–298
30. Catterall MD (1980) Multicentric reticulohistiocytosis. Clin Exp Dermatol 5: 267–279
31. Catterall MD, White JE (1978) Multicentric reticulohistiocytosis and malignant disease. Br J Dermatol 98: 221–224
32. Caux F, Lebbe C, Thomine E et al. (1994) Erythema gyratum repens. A case studied with immunofluorescence, immunoelectron microscopy and immunohistochemistry. Br J Dermatol 131: 102–107
33. Chow WH, Gridley G, Mellemkjaer L, McLaughin JK, Olsen JH, Fraumeni JF Jr (1995) Cancer risk following polymyositis and dermatomyositis: a nationwide cohort study in Denmark. Cancer Causes Control 6: 9–13
34. Cohen PR, Grossman ME, Silvers DN et al. (1993) Tripe palms and cancer. Clin Dermatol 11: 165–173
35. Cohen PR, Kurzrock R (1993) Sweet's syndrome and cancer. Clin Dermatol 11: 149–157
36. Cohen PR, Talpaz M, Kurzrock R (1988) Malignancy-associated Sweet's syndrome: review of the world literature. J Clin Oncol 6: 2887–2897
37. Cohenour W, Gamble JW (1971) Acanthosis nigricans: review of literature and report of case. J Oral Surg 29: 48–51
38. Crawford SM, Pyrah RD, Ismail SM (1994) Cushing's syndrome associated with recurrent endometroid adenocarcinoma of the ovary. J Clin Pathol 47: 766–788
39. Curth HO (1955) Scientific exhibits: dermatoses and malignant internal tumors. Arch Dermatol 71: 95–107
40. Curth HO (1975) Acanthosis nigricans. Derm Monatsschr 161: 11–21, 89–96, 479–490
41. Curth HO (1976) Skin lesions and internal carcinoma. In: Andrade R von, Gumport SL, Popkin GL, Rees TD (eds) Cancer of the Skin (2nd edn; pp 1308–1341). Saunders, Philadelphia
42. Dahl PR, Su WP, Cullimore KC, Dicken CH (1995) Pancreatic panniculitis. J Am Acad Dermatol 33: 413–417
43. Di Bisceglie AM, Hodkinson HJ, Berkowitz I, Kew MC (1986) Pityriasis rotunda. Arch Dermatol 122: 802–804
44. Esteve E, Serpier H, Cambie MP et al. (1995) Acrokeratose paraneoplasique de Bazex. Traitment par acitretine. Ann Dermatol Venereol 122: 26–29
45. Estrela F, Pinto GM, Pinto LM, Afonso A (1995) Acrokeratosis paraneoplastica (Bazex syndrome) with oropharyngeal squamous cell carcinoma. Cutis 55: 233–236
46. Etoh T, Hidemi N, Ishibashi Y (1991) Pityriasis rotunda associated with multiple myeloma. J Am Acad Dermatol 24: 303–304
47. Everall JD, Dowd PM, Ardalan B (1975) Unusual cutaneous associations of a malignant carcinoid tumor of the bronchus – erythema annulare centrifugum and white banding of the toe nails. Br J Dermatol 93: 341–345
48. Fitzpatrick TB, Montgomery H, Lerner AB (1954) Pathogenesis of generalized dermal pigmentation secondary to malignant melanoma and melanuria. J Invest Dermatol 22: 163–172
49. Gammel JA (1952) Erythema gyratum repens. Arch Dermatol Syphilol 66: 494
50. Garrot TC (1972) Malignant acanthosis nigricans associated with osteogenic sarcoma. Arch Dermatol 106: 384–385
51. Gautam HP (1969) Malignant acanthosis nigricans associated with squamous cell carcinoma of bronchus. Ann Thorac Surg 7: 481–483
52. Gaveau D, Rotteleaur G, Bautėrs F et al. (1986) Acrokératose et ichtyose acquies associées á un myelome multiple. Ann Dermatol Venereol 113: 829–832
53. Gertz MA; Kyle RA (1990) Acute leukemia and cytogenetic abnormalities complicating melphalan treatment of primary systemic amyloidosis. Arch Intern Med 150: 629–633
54. Gohij K, Hasunuma Y, Gotoh A, Shimogaki H, Kamidono S (1994) Acanthosis nigricans associated with transitional cell carcinoma of the urinary bladder. Int J Dermatol 33: 433–435
55. Goldman MP (1985) Ascites, gastrointestinal bleeding, and leg nodules. Arch Dermatol 121: 673–674, 676
56. Griffin LJ, Massa MC (1993) Acquired ichthyosis and pityriasis rotunda. Clin Dermatol 11: 27–32
57. Grimalt R, Gelmetti C, Brusasco A et al. (1994) Pityriasis rotunda:report of a familial occurrence and review of the literature. J Am Acad Dermatol 31: 866–871
58. Haqqani MT, Hunter RD (1976) Normolipemic plane xanthoma and histiocytic lymphoma. Arch Dermatol 112: 1470–1471
59. Hara M, Hunayama M, Aiba S, Suetake T, Watanabe M, Tanaka M, Tagami H (1995) Acrokeratosis paraneoplastica

(Bazex syndrome) associated with primary cutaneous squamous cell carcinoma of the lower leg, vitiligo and alopecia areata. Br J Dermatol 133: 121–124

60. Hegedus SI, Schorr WF (1972) Acquired hypertrichosis lanuginosa and malignancy. Arch Dermatol 106: 84–88

61. Heite HJ (1978) Akanthosis nigricans. Verh Dtsch Ges Inn Med 84: 906–912

62. Hensley GT, Glynn KP (1969) Hypertrichosis lanuginosa as a sign of internal malignancy. Cancer 24: 1051–1056

63. Homeida M, Mukhhtar ED, Daneshamand T et al. (1987) Case report: malignant chemotherapy of Hodgkin's disease associated with red cell aplasia, acquired ichthyosis, and anhydrosis. East Afr Med J 64: 339–341

64. Hovender AL (1993) Hypertrichosis lanuginosa acquisita associated with malignancy. Clin Dermatol 11: 99–106

65. Jacobs R, Eng AM, Solomon LM (1978) Carcinoma of the breast, pemphigus vulgaris, and gyrate erythema. Int J Dermatol 17: 221–224

66. James WD (1984) Trousseau's syndrome. Int J Dermatol 23: 205–206

67. Jemec GB (1986) Hypertrichosis lanuginosa acquisita. Arch Dermatol 122: 805–808

68. Kahana M, Levy A, Ronner M et al. (1986) Pityriasis rotunda in a white patient. J Am Acad Dermatol 15: 362–365

69. Kaplan LM (1991) Endocrine tumors of the gastrointestinal tract and pancreas. In: Wilson JD et al. (ed) Harrison's principles of internal medicine (12th edn; p 1386). McGraw-Hill, New York

70. Konrad K, Wolff K (1974) Pathogenesis of diffuse melanosis secondary to malignant melanoma. Br J Derm 91: 635–655

71. Krant MJ, Brandrup CS, Greene RS, Rochi PE, Strauss JS (1968) Sebaceous gland activity in breast cancer. Nature 217: 463–465

72. Krook G, Waldenström JG (1978) Relapsing annular erythema and myeloma successfully treated with cyclophosphamide. Acta Med Scand 203: 289

73. Kuokkanen K, Niemi K-M, Reunala T (1987) Parakeratotic horns in a patient with myeloma. J Cutan Pathol 14: 54–58

74. Kyle RA, Bayrd E (1975) Amyloidosis: a review of 236 cases. Medicine 54: 271–299

75. Lam S, Stone, MS, Gocken JA et al. (1992) Paraneoplastic pemphigus, cicatricial conjunctivitis, and acanthosis nigricans with patchy dermatoglyphy in a patient with bronchogenic squamous cell carcinoma. Ophthalmology 99: 108–113

76. Lee MS, Kossard S, Ho KK, Barnetson RS, Ravich RB (1995) Paraneoplastic pemphigus triggered by radiotherapy. Australas J Dermatol 36: 206–210

77. Leibowitz MR, Weiss R, Smith EH (1983) Pityriasis rotunda and oesophageal carcinoma. Int J Dermatol 119: 607–609

78. Lesher JL Jr (1993) Thrombophlebitis and thromboembolic problems in malignancy. Clin Dermatol 11: 159–163

79. Liddell K, Jensen NE (1976) Malignant acanthosis nigricans and its unusual association with carcinoma of the colon and carcinoma of the cervix. Br J Surg 63: 248–251

80. Liu AY, Valenzuela R, Helm TN et al. (1993) Indirect immunofluorescence on rat bladder transitional epithelium: a test with high specificity for paraneoplastic pemphigus. J Am Acad Dermatol 28: 696–699

81. Lucker GP, Steijlen PM (1995) Acrokeratosis paraneoplastica (Bazex syndrome) occurring with acquired ichthyosis in Hodgkin's disease. Br J Dermatol 133: 322–325

82. Lukitsch O, Gebhardt KP, Kövary PM (1985) Follicular hyperkeratosis and cryocrystalglobulinemia syndrome. Arch Dermatol 121: 795–798

83. Lynch PJ, Winkelmann RK (1966) Generalized plane xanthoma and systemic disease. Arch Dermatol 93: 639–646

84. Mallinson CN, Bloom SR, Warin AP, Salmon PR, Cox B (1974) A glucagonoma syndrome. Lancet 6;2 (871): 1–5

85. Marien KJC, Smeenk G (1975) Plane xanthomata associated with multiple myeloma and hyperlipoproteinaemia. Br J Dermatol 93: 407–415

86. Masi AT, Hochberg MC (1988) Temporal association of polymyositis-dermatomyositis with malignancy: methodologic and clinical consideration. Mt Sinai J Med 55: 471–478

87. McCadden ME, Glick AD, King LE et al. (1987) Mycosis fungoides associated with dystrophic xanthomatosis. Arch Dermatol 123: 91–94

88. McGavran MH, Unger RH, Recant L, Polk HC, Kilo C, Levin ME (1966) A glucagon-secreting alpha-cell carcinoma of the pancreas. New Engl J Med 274: 1408–1413

89. McLean DI, Macaulay JC (1977) Hypertrichosis lanuginosa acquisita associated with pancreatic carcinoma. Br J Dermatol 96: 313–316

90. Minna JD (1991) Neoplasms of the lung. In: Wilson JK et al. (eds) Harrison's principles of internal medicine (12th edn; p 1102). McGraw-Hill, New York

91. Moulin G, Chapuy F, Barrut D, Franc MP, Krikorian M (1980) Réticulohistiocytose multicentrique. Journées Dermatologiques de Paris. Cas No. 126

92. Mullans EA, Cohen PR (1996) Tripe palms: a cutaneous paraneoplastic syndrome. South Med J 89: 626–627

93. O'Brien TJ (1995) Bazex syndrome (acrokeratosis paraneoplastica). Australas J Dermatol 36: 91–93

94. O'Donnell J, Tansey P, Chung P, Burnett AK, Thomson J, McDonald GA (1982) Acute myelomonocytic leukemia presenting as a xanthomatous skin eruption. J Clin Pathol 35: 1200–1203

95. Ostezan LB, Fabre VC, Caughman SW, Swerlick RA, Korman NJ, Callen JP (1995) Paraneoplastic pemphigus in the absence of a known neoplasm. J Am Acad Dermatol 33: 312–315

96. Oursler JR, Labib RS, Aris Aldo L et al. (1992) Human autoantibodies against desmoplakins in paraneoplastic pemphigus. J Clin Invest 89: 1775–1782

97. Piñol-Aguadé J, Peyri Rey J, Ferrando J (1973) Acanthosis nigricans maligna infantil associada a un tumor de Wilms. Med Cutan 4: 287–290

98. Plumb R, Doolittle GC (1996) Paraneoplastic pemphigus in a patient with non-Hodgkin's lymphoma. Am J Hematol 52: 58–59

99. Radin DR, Colletti PM, Forrester DM, Tang WW (1986) Pancreatic acinar cell carcinoma with subcutaneous and intraosseous fat necrosis. Radiology 158: 67–68

100. Rappersberger K, Wolff-Schreiner E, Konrad K, Wolff K (1987) Das Glukagonom-Syndrom. Hautarzt 38: 589–598

101. Ravnborg L, Thomsen K (1993) Acanthosis nigricans and bile duct malignancy. Acta Derm Venereol 73: 378–379

102. Requena L, Aguilar A, Renedo G, Martin L, Pique E, Farina MC, Escalonilla P (1995) Tripe palms: a cutaneous marker of internal malignancy. J Dermatol 22: 492–495

103. Requena L, Sarasa JL, Ortiz-Masllorens F et al. (1995) Follicular spicules of the nose: A peculiar cutaneous manifestation of multiple myeloma with cryoglobuline-mia. J Am Acad Dermatol 32: 834–839

104. Ressa PG, Colombo R (1980) Erythema gyratum repens. G Ital Dermatol Venereol 115: 301–302

105. Roberts-Thomson PJ, Venables GS, Onitiri AC, Lewis B (1975) Polymeric IgA myeloma, hyperlipidaemia and xanthomatosis: A further case and review. Postgrad Med J 51: 44–51

106. Rodot S, Botcazou V, Lacour JP, Dor JF, Bodokh I, Joly P, Ortonne JP (1995) Le pemphigus paraneoplasique: revue de la litterature, a propos d'un cas associe a une leucemie lymphoide chronique. Rev Med Interne 16: 938–943

107. Rybojad M, Leblanc T, Flageul B et al. (1993) Paraneoplastic pemphigus in a child with a T-cell lymphoblastic lymphoma. Br J Dermatol 127: 148–422

108. Sigurgeirsson B, Lindelof B, Edhag O et al. (1992) Risk of cancer in patients with dermatomyositis or polymyositis: a population-based study. N Engl J Med 326: 363–367

109. Silberberg I, Kopf AW, Cumport SL (1968) Diffuse melanosis in malignant melanoma. Arch Dermatol 97: 671–677

110. Snow JL, Muller SA (1995) Malignancy-associated multicentric reticulohistioctosis: a clinical, histological and immunophenotypic study. Br J Dermatol 133: 71–76

111. Stevanovic DV (1960) Hodgkin's disease of the skin. Arch Dermatol 82: 96–99

112. Tanner M, Brasch J, Christophers E (1994) Erythema necroticans migrans ohne Glukagonom. Hautarzt 45: 480–483

113. Tenailleau JP (1978) Erythema gyratum repens. Ann Dermatol Venereol 105: 765

114. Thappa DM, Gary BR, Venkateswaran S, Sharma OP (1995) Acanthosis palmaris a marker of bronchogenic carcinoma. Acta Derm Venereol 75: 246

115. Thestrup-Pedersen K, Halkier-Sorensen L, Sogaard H et al. (1988) The red man syndrome. J Am Acad Dermatol 18: 1307–1312

116. Vail JT Jr, Adler KR, Rothenberg J (1985) Cutaneous xanthomas associated with chronic myelomonocytic leukemia. Arch Dermatol 121: 1318–1320

117. Van Dyk E (1961) Erythema gyratum repens. Dermatologica 123: 302–310

118. Vinik AI, Gonin J, England BG, Jackson T, McLeod MK, Cho K (1990) Plasma substance-P in neuroendocrine tumors and idiopathic flushing. J Clin Endocrinol Metab 70: 1702–1709

119. Wilkinson DS (1973) Necrolytic migratory erythema with carcinoma of the pancreas. Trans St John's Hosp Dermatol Soc 59: 244–250

120. Wilson DC, Jester JD, King LE Jr (1993) Erythroderma and exfoliative dermatitis. Clin Dermatol 11: 67–72

121. Wilson DE, Floweres CM, Hershgold EJ, Eaton RP (1975) Multiple myeloma, cryoglobulinemia and xanthomatosis. Am J Med 59: 721–729

122. Wishart JM (1986) Bazex paraneoplastic acrokeratosis: A case report and response to Tigason. Br J Dermatol 115: 595–599

123. Woerdeman MJ (1964) Erythema gyratum repens. Dermatologica 128: 391–392

124. Young L, Steinman HK (1987) Acquired ichthyosis in a patient with acquired immunodeficiency syndrome and Kaposi's sarcoma. J Am Acad Dermatol 16: 395–396

125. Younus J, Ahmed AR (1990) The relationship of pemphigus to neoplasia. J Am Acad Dermatol 23: 498–502

126. Yuste Chaves C, Gonzáles Moran A, Galvéin Casas C et al (1991) Acroqueratosis paraneoplastica de Bazex asociada a adenocarcinoma de prostata. Actas Dermo Syphil 82: 577–580

Epitheliale Präkanzerosen

7 Klinik und Histologie der epithelialen Präkanzerosen und Pseudokanzerosen

Max Hundeiker

7.1 Präkanzerosen

Physikalische, chemische oder biologische Noxen mit tumorinduzierenden oder- promovierenden Wirkungen haben immer auch andere Wirkungen an den Zellen der gleichen Gewebe. Diese sind in den Grundlagenkapiteln dargestellt. Soweit die DNS dabei verändert wird, können die Folgen unterschiedlich sein [116, 117]. Schäden, die funktionell nicht mehr benötigte Strukturen betreffen oder durch Reparaturmechanismen beseitigt werden, bleiben folgenlos. Solche, die vital wichtige DNS-Abschnitte treffen, können deletär wirken. Beispiele hierfür mit massenhaftem Zelltod sind die akute Dermatitis solaris oder die Strahlendermatitis. Veränderungen, die Vitalität oder Regenerationsfähigkeit beeinträchtigen, aber überlebt werden, führen zu Spätfolgen, die v.a. durch Atrophie charakterisiert sind. Sie sind nicht selbst direkte Vorläufer der Krebsentwicklung, aber Zeichen der Einwirkung karzinogener Noxen. Sie sind Präkanzerosen „im weiteren Sinne". Hierzu gehören z.B. Landmannsbzw. Solarhaut, Röntgenhaut, Pechhaut [56, 69, 70, 77, 94, 112,116].

Eine andere Gruppe von Veränderungen entwickelt deshalb Karzinome, weil ständiger Wechsel zwischen Zerstörung und Regeneration mit erhöhtem Zellumsatz tumorpromovierend wirkt. Hierher gehören z.B. die Acrodermatis chronica atrophicans, evtl. auch Lichen planus, Lichen sclerosus atrophicans, chronisch instabile Narben und über Jahrzehnte nicht heilende Fisteln [56, 79, 106].

Diesen überwiegend „diffusen" Präkanzerosen „im weiteren Sinne" stehen die meist umschriebenen, aber oft multipel auftretenden atypischen Epithelproliferationen gegenüber, die wir als Präkanzerosen „im engeren Sinne" bezeichnen.

Präkanzerosen „im engeren Sinne" sind In-situ-Karzinome, d.h. umschriebene Hautveränderungen, deren Entwicklung zu invasivem Karzinomwachstum führt. Sie entstehen vorwiegend, aber nicht nur in Präkanzerosen „im weiteren Sinne".

Die lange Entwicklung von den ersten molekularen Schäden der DNA bis zum klinisch erkennbaren In-situ-Karzinom ist in den Grundlagenkapiteln dargestellt. Sie verläuft zum größten Teil unterhalb der Grenzen des klinisch Wahrnehmbaren (vgl. auch [14]). Ein erheblicher Teil der bei Tumorinitiation entstandenen, durch Tumorpromotion in autonomes Wachstum mündenden Schäden am Genom der Basalzellen bleibt folgenlos, weil atypische Zellproliferationen durch zelluläre Abwehrmechanismen eliminiert werden. Wenn jedoch Präkanzerosen so weit entwickelt sind, daß sie klinisch erkennbar werden, darf man kaum noch mit spontaner Regression rechnen [99]. „Überwinden" der reaktiven Infiltrate führt schließlich vom In-situ-Karzinom zu invasivem Tumorwachstum [56, 87, 91]. Bei Beeinträchtigung der zellulären Immunabwehr – z.B. bei Organtransplantatpatienten unter immunsuppressiver Therapie – sind Ausmaß und Zeitablauf der Entwicklung der Präkanzerosen und Wachstum der Karzinome wesentlich gesteigert [3, 9, 10, 35, 135]. Lokal umschrieben kann durch mechanische Behinderung der Lymphozytenwanderung eine ähnliche Situation bei Lymphödemen entstehen [137]. Schließlich ist nicht zu vergessen die UV-bedingte Immunsuppression durch „Herausschießen" der Lymphozyten aus der Haut bei Bräunungsfanatikern [27, 141].

Die durch verschiedene karzinogene Noxen hervorgerufenen Veränderungen am Erbmaterial der Zellen sind im Prinzip gleichartig [14], auch wenn verschiedene exogene und endogene Faktoren beteiligt sind. Maßgeblich für die unterschiedliche histologische und klinische Ausprägung der entstehenden Präkanzerosen ist, wo im Gewebe die Schäden entstehen und die atypischen Proliferationen beginnen.

Stets geschieht dies von der Basalzellschicht aus, denn genetische Schäden an Zellen in höheren Lagen wachsen nach außen ab und wirken sich nicht aus. Von außen kommende physikalische Noxen wie z. B. UVA-Licht treffen besonders die interfollikulären Abschnitte der Basalzellschicht. Chemische Noxen mit Ansammlung in Follikelostien oder interne chemische Noxen mit Ausscheidung über Hautdrüsen führen eher in diesen Bereichen zur Tumorinitiation. Aus den verschiedenen Ausgangslokalisationen im Hautorgan, regional modifiziert durch den unterschiedlichen Aufbau der Haut, ergeben sich die mikroskopischen und makroskopischen Besonderheiten der verschiedenen Präkanzerosen [94, 98, 107, 109].

7.1.1
Landmannshaut und solare Keratosen

Landmanns-, oder Seemanns-, Sylt- oder Solarhaut (umfassender: Lichthaut) ist eine durch Kumulation schädigender Sonnen- oder anderer Lichteinwirkung veränderte Haut mit Atrophie der Epidermis, Pigmentverschiebungen und aktinischer Elastose des Bindegewebes mit Kapillarektasien. Solare Keratosen sind in derart veränderter Umgebung meist multipel auftretende, umschriebene, präinvasive, proliferative Herde mit kanzerös verändertem Epithel, deren Weiterentwicklung zu karzinomatösem infiltrierenden Tiefenwachstum führt.

Lichthaut ist die Präkanzerose im weiteren Sinne. Keratosis solaris, Keratoma solare, weitergefaßt Keratosis actinica, ist die Präkanzerose im engeren Sinne. Die Bezeichnung „Keratosis senilis" ist nicht richtig, da nicht das Alter wirklich Ursache ist. Bei Krankheiten der Xeroderma-pigmentosum-Gruppe mit Ausfällen der Repair-Systeme für solarinduzierte Schäden am Genom treten alle Veränderungen schon in früher Jugend auf [69, 77, 101, 116]. Die Bedeutung des Alters für die Keratosen ergibt sich im wesentlichen nur aus dem Faktor „Zeit" für die Entwicklung der Präkanzerosen von der Initiation bis zur klinischen Erkennbarkeit. Ihre Entstehung hängt von Gesamtdauer und Intensität der Lichtschädigung sowie Stärke der Schutzmechanismen, wie Pigmentierungsfähigkeit oder Reparatursysteme ab [12, 20, 69, 70, 77, 86, 101, 112, 117].

Solare Keratosen sind bei hellhäutigen Europäern die häufigsten Präkanzerosen im engeren Sinne. Genaue Morbiditätsangaben sind nicht möglich [33, 70], da initiale minimale Veränderungen nie beachtet werden und keine entsprechenden Register bestehen. Die rassischen und regionalen Unterschiede sind relativ groß. Bei dem größten Teil aller exzidierten spinozellulären Karzinome finden sich noch deutliche Reste der solaren Keratosen.

Bei Männern sind die Ohrmuscheln stärker, die Stirn weniger befallen. Der bei Frauen stärkere Befall der Nasenrücken ist in jüngeren Jahrgängen deutlicher [51]. Die Lokalisationsverteilung entspricht der Lichteinwirkung auf verschiedene Hautareale. Morbidität steigt im Alter an. Die Manifestation der Präkanzerosen läuft derjenigen der Karzinome voraus. Angaben über das Beginnalter sind selten möglich, da die Herde lange unbeachtet bleiben. An Nase, Wangen oder Stirn werden überwiegend bereits die Keratosen behandelt, an den Ohren erst die Karzinome. In unserem Material nimmt der Anteil der schon als Keratose behandelten Herde zu. Nur im hohen Alter ist ein Zurückbleiben der Anzahl behandelter Keratosen und eine raschere Zunahme der Karzinome noch deutlich. Eine mögliche Ursache hierfür ist die Indolenz vieler alter Menschen, die erst spät den Arzt aufsuchen. Die Altersverteilung behandelter Patienten in verschiedenen Zeitabschnitten spricht dafür, daß solare Keratosen bei beiden Geschlechtern infolge der anhaltenden Wertschätzung „gesunder" Sonnenbräune und der Urlaubsreisen in den „sonnigen Süden" in immer früherem Alter auftreten [49, 56]. Die Freizeit- oder sportbedingte Solarexposition hat heute wesentlich größere Bedeutung als die meist später einsetzende und zeitlich stärker begrenzte berufliche Exposition z. B. in Hoch-, Tief- und Straßenbau oder Landwirtschaft. Danach erst folgen UV-Belastungen durch Therapie [27, 66].

Abbildung 7.1 zeigt die Altersverteilung der Patienten bei Erstvorstellung im Hornheider Material. Dabei wurde die Anzahl der insgesamt im Laufe der weiteren Behandlung entfernten Präkanzerosen nicht berücksichtigt.

Die Altersverteilung der präkanzerösen solaren Keratosen unterscheidet sich nicht wesentlich von derjenigen der Plattenepithelkarzinome. Das spricht dafür, daß bei vielen Patienten erst das Auftreten invasiver Tumoren die Aufmerksamkeit auch auf die Präkanzerosen lenkt. Wie bei den Karzinomen [30] muß man erst recht bei solaren Keratosen mit über Jahre fortgesetztem multiplen Auftreten rechnen, denn die Solarexposition hat niemals nur einzelne Stellen getroffen. Kontrolluntersuchungen in halb- bis vierteljährlichen Abständen sind deshalb zweckmäßig.

Klinisches Bild
Die Lichthaut in solar exponierten Bereichen ist charakterisiert durch Atrophie, Pigmentverschiebungen mit scheckiger Bräunung, depigmentierten Stellen und weißlichen sternförmigen Pseudonarben. Die aktinische Elastose des Bindegewebes bedingt Elastizitätsverlust mit Falten und Runzeln. In dieser knittrigen Haut scheinen knötchenförmige Ablagerungen

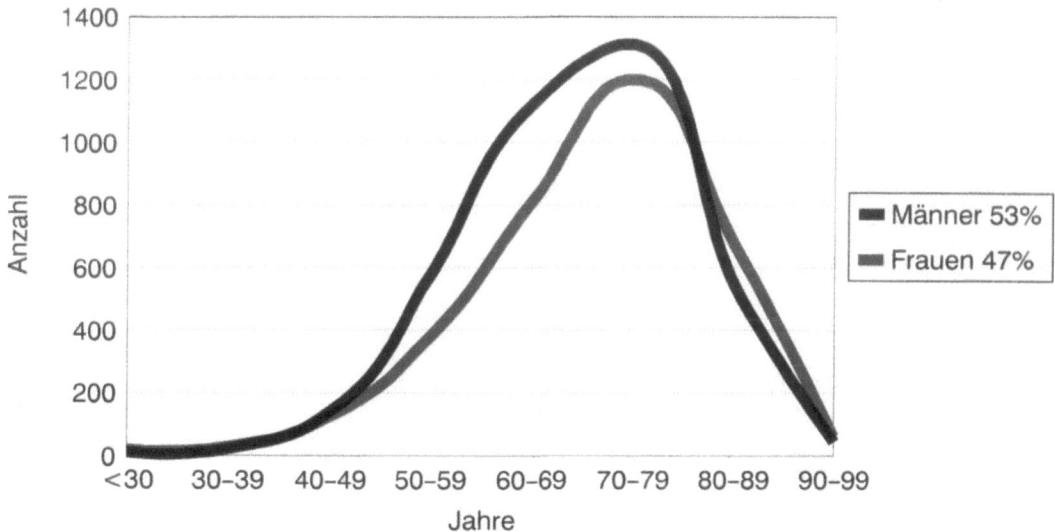

Abb. 7.1. Solare Keratosen. Alter bei Erstbehandlung (n = 6 861 Patienten)

elastotischen Materials gelblich durch. Das Widerlager der Kapillaren ist nicht normal belastbar. Dadurch entstehen Teleangiektasien. Schon geringe Scherbeanspruchungen lösen eine Purpura solaris aus (Abb. 7.2.).

Solare Keratosen beginnen unscheinbar als rötliche, manchmal bräunliche, pfirsichhautähnlich rauhe Stellen. Mit der Zeit finden sich allmählich zunehmend verdickte, beetartig erhabene, rötliche, relativ scharf begrenzte Herde mit stärkeren, festhaftenden, harten, reibeisenartig rauhen, weißlichen bis gelbbraunen Hornauflagerungen. Diese lassen sich im Gegensatz zu seborrhoischen Warzen nur schwer ablösen. Dabei treten punktförmige Oberflächenblutungen auf. Diese Formen können große Flächen einnehmen. Seltener, und meist nur auf relativ kleiner Fläche, findet sich exzessive Hyperkeratose in Form eines Cornu cutaneum. Charakteristisch ist

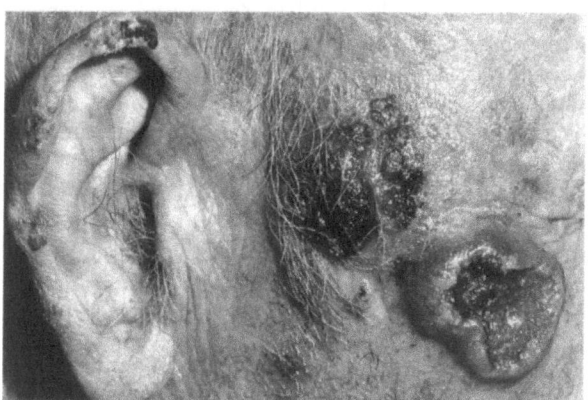

Abb. 7.2. „Landmannshaut" mit präkanzerösen solaren Keratosen und Plattenepithelkarzinom

auch hier der entzündliche gerötete Randsaum. Hyperkeratose ist also ein typisches, aber nicht obligates Symptom (Abb. 7.3). Besondere Ausprägung erfahren solare Keratosen in der Übergangsschleimhaut der Unterlippe. Keratotische Auflagerungen verquellen hier weißlich. Sie überdecken die durch Gefäßreichtum bedingte Farbe des Lippenrotes und führen zu dem klinischen Bild einer Leukoplakie. Atrophische Keratoseherde mit Erosion und entzündlicher Überlagerung imponieren als Cheilitis abrasiva praecancerosa Manganotti (Abb. 7.4), bzw. bei Superinfektion als Cheilitis glandularis aposthematosa Volkmann. Die Vitalanfärbung mit Toluidinblau [48] kann zur Diagnosesicherung beitragen. Seitengleiche Ausprägung hilft bei der Differentialdiagnose gegen die einer Teerkeratose entsprechende, asymmetrische präkanzeröse Leukoplakie beim Raucher. In den letzten Jahren wurden mehrfach solare Keratosen und z.T. auch Plattenepithelkarzinome in früher nicht vorkommenden Lokalisationen gefunden: am Genitale – und zwar überwiegend als Therapiefolge bei Psoriatikern und längerer PUVA-Behandlung, kaum jedoch bisher nach bloßem Solariumabusus. Die Entwicklung UV-Licht-induzierter Präkanzerosen wird hierbei möglicherweise noch durch die Immunsuppression unter PUVA forciert [116–118].

Histologisches Bild
Beginnende Keratosen weisen zunächst nur interfollikulär einzelne atypische Basalzellen auf [94, 104]. Diese durchsetzen zunehmend die Basalzellschicht und schließlich die ganze Breite des Epithels. Die anaplastischen Zellen unterscheiden sich von normalen durch Zell- und Kernpolymorphie mit erhöh-

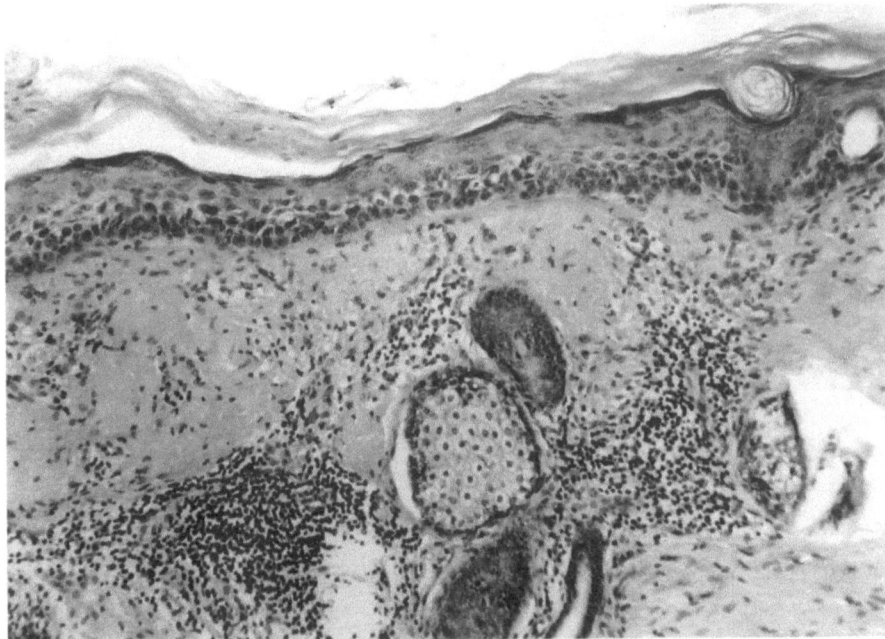

Abb. 7.3. Präkanzeröse solare Keratose, histologischer Frühbefund mit Verlust der Polarität der Basalzellschicht, basalen Aypien, suprabasalen Spalten, aber noch wenig Hyper- und Parakeratose

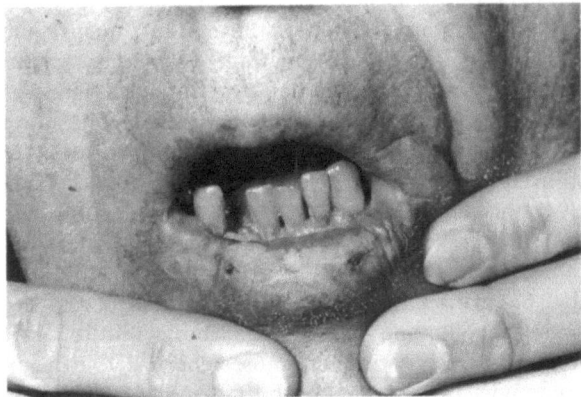

Abb. 7.4. Cheilitis abrasiva präkanzerosa (präkanzeröse solare Keratose der Unterlippe). Typisch: der im Unterschied zur Teerkeratose des Rauchers symmetrische Befall

tem DNA-Gehalt. Sie induzieren im angrenzenden Bindegewebe nicht die Ausbildung einer typischen PAS-positiven lichtmikroskopischen „Basalmembran". Gestörte Adhäsion zwischen basal proliferierenden anaplastischen Zellen und darüber von den Follikeln her sich vorschiebenden normalen Keratinozyten führt zu suprabasalen Spalten. Auch innerhalb der atypischen Zellverbände finden sich akantholytische Veränderungen, runde abgelöste Zellen. Einzelzellnekrosen und Dyskeratosen. Wo atypische Zellen die Oberfläche erreichen, entstehen infolge der gestörten Differenzierung meist parakeratotische Auflagerungen. Normales Epithel aus Follikelostien breitet sich anfänglich wie bei der Heilung von Epidermisdefekten schirmförmig zu den Seiten über die basalproliferierenden atypischen Zellen aus.

Aus dem Wechselspiel dieser Vorgänge entstehen verschiedene Ausprägungsformen solarer Keratosen: Bei der atrophischen solaren Keratose ist die Hyperkeratose meist gering, die Epidermis dünn, in der Basalzellschicht finden sich gruppenweise Zellen mit hyperchromatischen großen Kernen. Häufig verzweigen sich kleine, zweireihige, hyperpigmentierte Proliferationszapfen gegen das Corium. Das Epithel der Anhangsgebilde wird von den Seiten her durch anaplastische Zellen unterminiert. Über den atypischen Zellformationen können darierähnliche Lakunen entstehen. Bei der bowenoiden solaren Keratose ist die Hyperkeratose mäßig, die Oberfläche großenteils parakeratotisch. Das Epithel ist plumpzapfig akanthotisch und besteht fast gänzlich aus anaplastischen Zellen. Neben suprabasalen Mitosen, darunter auch atypischen, und oft monströsen Kernatypien fallen zahlreiche abgerundete Zellen und Dyskeratosen auf. Die hypertrophische Form ist charakterisiert durch Akanthose und epidermolytische Hyperkeratose. Atypische Zellen nehmen die tieferen Lagen ein. Darüber finden sich z. T. Spaltbildungen, verbreitertes Stratum granulosum und massive orthokeratotische Auflagerungen. Im Extremfall entsteht das klinische Bild eines Cornu cutaneum. Verschiedene Varianten können im gleichen Herd nebeneinander ausgeprägt sein. Alle Keratosen werden, soweit anaplastische Zellen die Basalzellschicht bilden, von lymphomonozytären Infiltraten unterlagert. Darunter findet sich elastotisches Bindegewebe. Bei Abgrenzungsschwierigkeiten, z. B. bei bowenoiden solaren Keratosen gegen M. Bowen anderer Ursache, ist dies ein Hinweis auf die zugrundelie-

gende solare Schädigung. Die zunächst interfollikulär oberflächliche Ausbreitung der anaplastischen
Epithelformationen ist Voraussetzung für die Möglichkeit fast narbenloser Beseitigung der Präkanzerosen in frühen Entwicklungsstadien durch „Ober-
flächentechniken" mit blasiger Epidermisabhebung
wie z. B. die Kryobehandlung [23, 24, 64].

Diagnose

Die klinische Diagnose wird histologisch in unserem
Material in 75 % der Fälle bestätigt. In weiteren 9 %
der Fälle finden sich bereits invasive Karzinome, selten Bowen-Herde und Arsenkeratosen. Weitere häufige Differentialdiagnosen sind hingegen Basaliome
und Verrucae vulgares; gelegentlich Verrucae seborrhoicae und Chondrodermatitis nodularis helicis;
selten Erythematodes oder Lichen ruber. Die Verruca seborrhoica hat als Differentialdiagnose für
die solare Keratose nicht die Bedeutung, die ihr in
der alten Literatur zugeschrieben worden ist [56].
Sie wird jedoch klinisch oft mit dem M. Bowen verwechselt. Andererseits ist eine scharfe Abgrenzung
zwischen M. Bowen und bowenoiden Keratosen in
Lichthaut nicht möglich [56, 85, 86, 104]. Auch bei
Lichen-ruber- oder erythematodesähnlichen Keratosen kann sogar histologisch die Diagnose schwierig
sein. Darüber hinaus sind auch noch aktinische,
aber möglicherweise nicht präkanzeröse Veränderungen als Lichen-planus-ähnliche-Keratose und disseminierte aktinische Porokeratose abgegrenzt worden. Weniger schwierig ist die Unterscheidung von
Viruswarzen. Allerdings ist sekundäre Besiedelung
solarer Keratosen durch Viruspapillome kein seltener Befund.

Am leichtesten zu vermeiden sein müßte theoretisch eigentlich einer der häufigsten Irrtümer: die
Verwechslung mit Basaliomen. Die Erklärung für
dieses Phänomen liegt in den die solaren Keratosen
unterlagernden entzündlichen Infiltraten. Diese können so massiv werden, daß sie zu tumorähnlichen
Vorwölbungen führen.

7.1.2
Röntgenhaut und Röntgenkeratosen

Röntgenhaut ist eine Spätfolge nach Einwirkung
ionisierender Strahlen auf die Haut mit Atrophie
der Epidermis, Elastose, Fibrose und Teleangiektasien im Corium. Umschriebene Röntgenhautbe-
zirke werden als Radioderme bezeichnet. Zerfall
des veränderten Gewebes führt zum Röntgenulkus.
Röntgenkeratosen sind in Röntgenhaut auftretende
umschriebene präinvasive Herde kanzerös veränderten Epithels. Keratosen und Karzinome in Röntgenhaut sind heute sogar im Material einer Spezialklinik
sehr selten. Ihre Häufigkeit nimmt infolge der ver-

besserten Strahlenschutzbedingungen laufend weiter
ab [60, 63]. Betroffen sind im wesentlichen 3 Gruppen:

- Ärzte, die früher – teils infolge unkorrekter Spar-
praktiken von Klinikverwaltungen trotz bestehender Vorschriften – ohne Schutzhandschuhe usw.
über Jahre Magendurchleuchtungen oder Bru-
cheinrichtungen unter Röntgenkontrolle vorgenommen haben, an den Händen;
- Patienten, die früher exzessiv häufig Durchleuch-
tungen oder wiederholten niedrigdosierten Strah-
lenbehandlungen ausgesetzt waren. Nach Tumortherapie mit Röntgenweichstrahlen in
entsprechender Dosierung hingegen sind Präkanzerosen und Tumoren äußerst selten. Einmal z. B.
haben wir ein Karzinom 25 Jahre nach fachlich
korrekter Weichstrahlbehandlung eines kleinen
Unterlippenkarzinoms mit zunächst scheinbar fol-
genloser, kosmetisch guter Heilung beobachtet
[56].
- Patienten, die früher durch technische Fehler,
Unfälle oder unkorrekten Umgang mit ionisierenden Strahlen oder Isotopen exponiert gewesen
sind [60].

Strahlende Elemente werden industriell in großem Umfang eingesetzt zu Dichte- und Dickenmes-
sung, Nachhärten von Polymerisaten und Sterilisa-
tion.

Nach Weichstrahlbehandlung treten erst nach vielen Jahren Symptome einer Röntgenhaut, nach Jahrzehnten Keratosen auf. Weichstrahltherapie hinter-
läßt nach Abheilung der Strahlenreaktion meist nur
leichte, nicht auffällige Atrophie. Im Laufe der Jahre
nimmt diese aber zu. Zunehmend bilden sich Teleangiektasien heraus, Pigmentverschiebungen werden
deutlich. Besonders an Knochenauflagestellen, wie
Stirn und Nase sowie unter mechanischer Belastung,
können Ulzerationen entstehen, die schwer heilen
und oft operative Wiederherstellung erfordern. Weniger oft treten nach längerem Verlauf umschriebene
Verdickungen mit entzündlicher Rötung und wechselnd starken Hornauflagerungen auf, ähnlich solaren
Keratosen: die Röntgenkeratosen (Abb. 7.5).

Histologisches Bild

Röntgenhaut hat eine atrophische Epidermis mit
abgeflachtem Relief, aber meist starker Verhornung.
Das Corium zeigt aktinische Elastose, aber nicht,
wie bei der Landmannshaut, in einer umschriebenen
oberflächlichen Zone. Vielmehr ist basophil degene-
riertes Material auch in tiefen Lagen zwischen fibro-
siertes, kernarmes Gewebe eingelagert. Die Fibrose
erstreckt sich bis in die Subkutis. Auch die Wände
muskulärer Arterien und Venen sind fibrosiert und
von schütteren Infiltraten aus Lymphozyten, Mono-

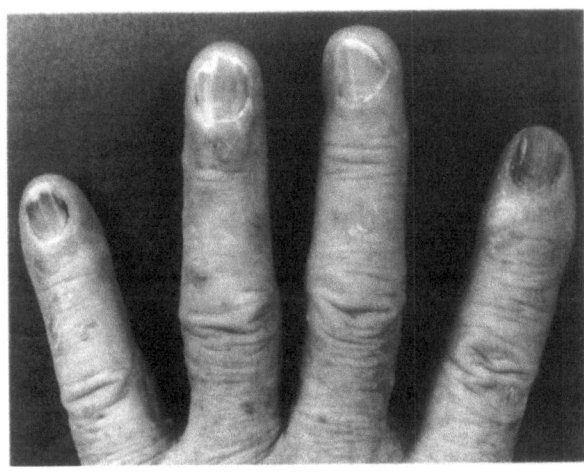

Abb. 7.5. Röntgenhaut der Finger mit Verlust des Reliefs und Entwicklung präkanzeröser Keratosen an den Fingerspitzen

zyten und Plasmazellen durchsetzt. Teilweise sind die Lumina durch Intimaproliferation eingeengt oder obliteriert. Bei exzessiver Ausprägung ist das Bindegewebe völlig homogenisiert, die erhaltenen, wenigen Kapillaren sind ektatisch, Erythrozytenextravasate häufig. Bei Ulzeration ist der nekrotische Grund oft kaum entzündlich infiltriert.

Röntgenkeratosen zeigen initiale Ausbreitung atypischer Zellen in der Basalzellschicht und entwickeln sich unter Ausprägung atrophischer oder hypertrophischer Formen ähnlich weiter wie solare Keratosen. Ein Unterschied liegt im Fehlen einer Ausbreitung normalen Epithels von den größtenteils nicht erhaltenen Haarfollikeln aus sowie in den charakteristisch andersartigen Veränderungen des Bindegewebes. Das ist der Grund, warum die bei solaren Keratosen bewährten Behandlungstechniken mit bloßer Epithelabhebung, v. a. die Kryobehandlung, nur eingeschränkt einsetzbar sind [23, 24, 60, 62].

Diagnostik
Der Verdacht einer Röntgenkeratose ergibt sich bei Auftreten umschriebener, hyperkeratotischer, verdickter Stellen in Röntgenhaut mit Atrophie, Teleangiektasien und Ulzerationsneigung. Er wird erhärtet durch den charakteristischen histologischen Befund.

Differentialdiagnostische Abgrenzungsschwierigkeiten kommen vor gegenüber bereits infiltrierenden Karzinomen einerseits, Kombinationsschäden mit Ulzera andererseits. Vor allem an der Unterlippe muß bei Röntgenweichstrahltherapie in zu frühem Alter – bei uns wird deshalb Weichstrahltherapie normalerweise nicht vor dem 60. Lebensjahr angewendet – an die Kumulation zusätzlicher aktinischer Schäden durch Licht sowie thermischer und chemischer onkogener Noxen durch Rauchen im Laufe des weiteren Lebens gedacht werden. Andererseits

wird gerade bei Kombinationsschäden häufig malignes Tumorwachstum durch Ulzeration und entzündliche Überlagerung vorgetäuscht. Histologische Untersuchungen sind deshalb praktisch immer unvermeidlich [56, 60, 64].

Die Bezeichnung „Strahlenschäden" sollte nur für Folgen von Unfällen oder technischen Fehlern verwendet werden; „Strahlenfolgen" für nicht vermeidbare Neben- oder Nachwirkungen notwendiger Strahlentherapie [60, 64].

Bei Schäden infolge beruflicher Exposition in Medizin oder Industrie ist Meldung an die zuständige Berufsgenossenschaft erforderlich (Berufskrankheit, *BK*, Nr. 2402).

7.1.3
Ölhaut und Ölkeratosen

Durch Einwirkung von Teeren, Pech, Ruß, Petroleum, Paraffin-, Schiefer-, Kreosotöl, evtl. auch Asphalt, veränderte Haut mit atrophischen Narben nach rezidivierenden Abszessen und Pigmentverschiebungen ist die Präkanzerose im weiteren Sinne. Darin entstehen Ölkeratosen als umschriebene, präinvasive, proliferative Herde anaplastischen Epithels. Hierzu gehören die überwiegend beruflich bedingten Ölkeratosen bzw. Teerkeratosen bei Arbeitern in der petrochemischen und Metallindustrie durch Schmier-, Schneid- und Schleiföle, Wachse, Paraffine, Teeröle, Teere, Asphalt, Bitumen, Kohlenschwarz, Kerosin, Gasolin, Lignitöle, Paraffin- und Schieferöle, Bergius-Kohleöle und -Teere, bzw. Fischer-Tropsch-Kohleöle, -Wachse, Teere, Erdwachse, Verbrennungsprodukte von Mineralölen und ihren Derivaten und Altöle. Berufsbedingte Mineralölkeratosen sind selten geworden und nehmen weiter ab; wir beobachten seit langem weniger als einen Fall jährlich bei Patienten, die in Kleinbetrieben mit unzureichenden hygienischen Einrichtungen gearbeitet haben. Bisher sind ausschließlich Männer betroffen. Entsprechend den langen Latenzzeiten der chemisch induzierten Kanzerogenese treten Mineralölkeratosen praktisch nicht vor dem 40. Lebensjahr auf und nehmen mit dem Alter zu. Die meisten entwickeln sich erst im Rentenalter [64]. Therapeutische Teeranwendung, richtig durchgeführt, bedeutet kein Karzinomrisiko [56].

Klinisches Bild
Die Anamnese gibt bei Ölkeratosen fast stets einen Hinweis auf die zugrundeliegende berufliche Schädigung. Diese kann Jahrzehnte zurückliegen. Oft hat der Patient inzwischen andere Tätigkeiten ausgeübt oder ist nicht mehr berufstätig. Ein erster Hinweis auf Dauerkontakt mit Mineralöl ist oft eine Ölakne. Sie ist von Akneformen anderer Ursache durch die

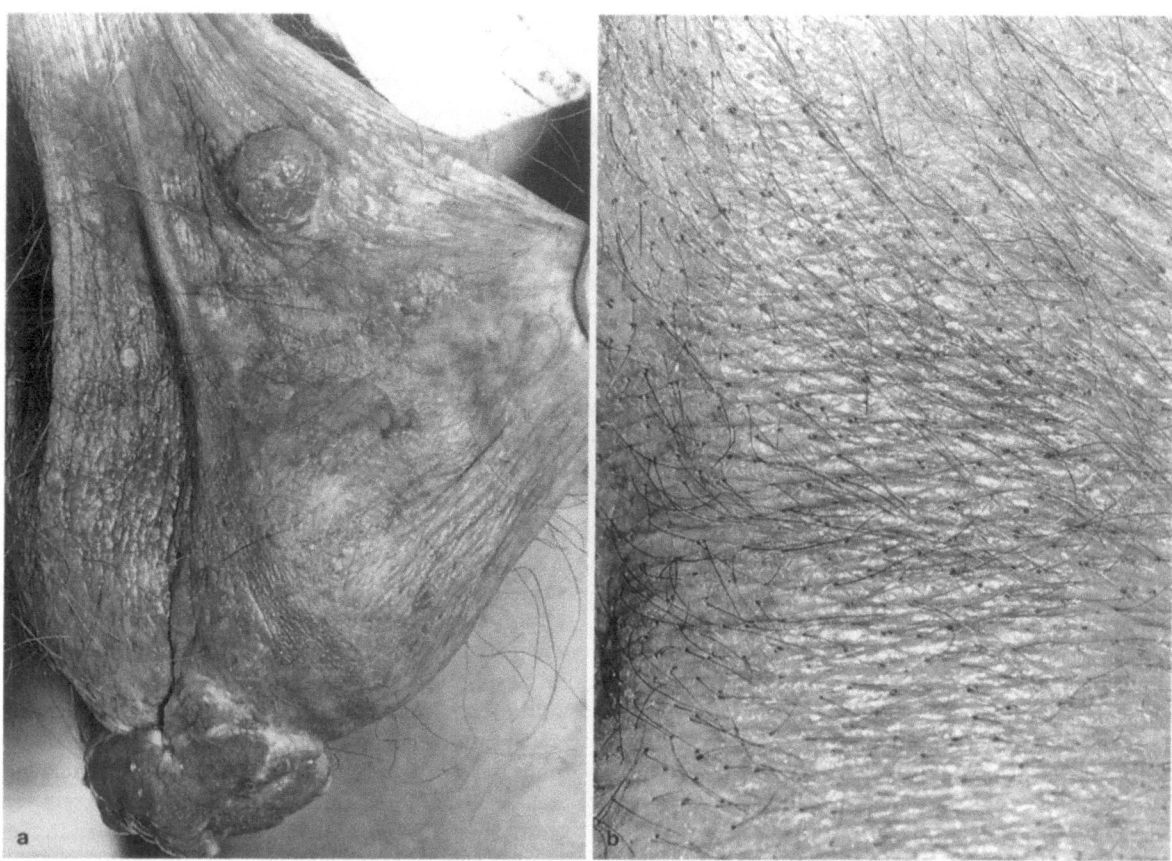

Abb. 7.6 a und b. a Ölkeratosen und Plattenepithelkarzinom der Skrotalhaut bei Automatendreher. **b** Ölhaut am Bauch des gleichen Patienten mit Ölakne als Hinweismerkmal

Lokalisation an den Einwirkungsstellen (Unterarme, Oberschenkel, Genitalregion) abzugrenzen. Ihre Behandlung führt oft erst nach Wechsel des Arbeitsplatzes zum Erfolg [59, 63]. Nach rezidivierenden Abszessen bleiben Narben zurück, die Haut wird poikolodermisch, z. T. atrophisch. Ölkeratosen entstehen meist erst nach längerer Latenzzeit an Gesicht und Nacken, Unterarmen und Handrücken sowie v. a. am Skrotum. Es handelt sich um kleine, beetartige Verdickungen der Haut mit entzündlicher Rötung und festhaftenden rauhen Hornauflagerungen; Knotenbildung oder Ulzeration spricht für bereits infiltrierendes Karzinomwachstum (Abb. 7.6).

Histologisches Bild
Keratosen durch äußerliche Einwirkung chemischer Karzinogene ähneln solaren Keratosen. Die atypischen Zellformationen nehmen jedoch in initialen Veränderungen nicht die interfollikulären Anteile ein, sondern gehen vielfach gerade von Haarfollikelostien aus. Eine weitere Hilfe bei der Abgrenzung von aktinischen Keratosen ist das Ausmaß aktinisch-elastotischer Veränderungen im Corium.

Diagnostik
Die klinische Diagnose Öl- oder Teerkeratose ergibt sich bei den beruflichen Formen aus der Anamnese mit langdauernder intensiver Einwirkung der oben erwähnten Berufsstoffe und evtl. vorausgegangener Ölakne, dem Auftreten in teilweise narbig atrophisch veränderter Haut in den besonders exponierten Hautarealen und dem klinischen Bild mit umschriebener Hautverdickung, Rötung und festhaftender Hyperkeratose. Differentialdiagnostisch sind Pechwarzen manchmal nur mit Hilfe der Histologie gegen Viruspapillome bzw. vulgäre Warzen und in entsprechender Lokalisation gegen aktinische Keratosen abzugrenzen. Oft findet sich mikroskopisch bereits karzinomatöses Tiefenwachstum in noch kleinen Effloreszenzen. Deshalb ist die möglichst vollständige Entfernung aller verdächtigen Stellen mit histologischer Untersuchung nötig und regelmäßige Nachkontrolle zweckmäßig [59]. Bei entsprechender Berufsanamnese ist Meldung an die zuständige BG erforderlich, auch wenn der Patient nicht mehr beruflich tätig ist [64].

7.1.4
Arsenhaut und Arsenkeratosen

Arsen wirkt über verschiedene Mechanismen karzinogen: Einbau anstelle von Phophor, Störung unterschiedlicher enzymatischer Reaktionen in der Nukleinsäuresynthese, dadurch Hemmung der Mitosen und Störung des Mitoseablaufes (Übersichten des Schrifttums: [58, 136, 146]). Arsenhaut ist die Präkanzerose im weiteren Sinne mit an Stamm und Hals beginnender Melaninhyperpigmentierung, bleibenden Hautatrophien, v. a. an Füßen und Unterschenkeln, Gefäßveränderungen, insbesondere arteriellen Durchblutungsstörungen und leichter Verletzlichkeit.

Arsenkeratosen sind bei Arsenhaut auftretende, umschriebene proliferative Herde mit wechselnd ausgeprägter Hyperkeratose und Weiterentwicklung zu Stachelzellkarzinomen. Sie sind Präkanzerosen im engeren Sinne. Entsprechend den unterschiedlichen Ursachen früher örtlich gehäufter Intoxikationen, sind verschiedene Bezeichnungen für arsenbedingte Krankheiten geprägt worden: Reichensteiner Schwarzwerden durch Trinkwasserverunreinigungen, Kaiserstuhlkrankheit durch Pflanzenschutzmittel im Weinbau [50, 56, 58]. Als Arsenkeratosen im eigentlichen Sinne werden meist nur die an Palmae und Plantae in Leistenhaut auftretenden, hyperkeratotischen Herde bezeichnet. Die weniger verhornten, flächenhaften Formen in Felderhaut am übrigen Körper können morphologisch nicht vom M. Bowen abgegrenzt werden ("Arsen-Bowen"). Zwischen beiden Varianten gibt es jedoch fließende Übergänge [50]. Die Häufigkeit ist regional unterschiedlich. Im wesentlichen sind 3 Patientengruppen betroffen:

- Psoratiker, die früher mit arsenhaltigen Präparaten behandelt wurden;
- früher in Weinbau oder Kellereibetrieben tätige Personen, überwiegend aus dem Bereich der Mittelmosel oder des Kaiserstuhls;
- Arbeiter, die in Kupferbergbau und Buntmetallverhüttung v. a. gegen arsenhaltigen Hüttenrauch exponiert sind.

Die letzte Ursache ist für den kleinsten Anteil der Erkrankungen verantwortlich. Sie wird in absehbarer Zeit kaum zu beseitigen sein. Therapeutisch dagegen wird Arsen seit Einführung der Folsäureantagonisten sowie eingehender Diskussion anläßlich der 27. Tagung der Deutschen Dermatologischen Gesellschaft 1965 nicht mehr verwendet. Jedoch ist infolge der langen Latenzzeiten noch das Neuauftreten von Präkanzerosen durch iatrogene Arsenintoxikation möglich [89]. Das gleiche gilt für die Folgen der bereits 1942 verbotenen, illegal aber vielerorts noch länger fortgesetzten Anwendung arsenhaltiger Pflanzenschutzmittel im Weinbau [58]. Erkrankungen in Weinbau- und Kellereibetrieben wurden dort beobachtet, wo ein Haustrunk durch Vergären eines Nachdruckes aus mit Wasser nochmals aufgeschwemmten Trestern hergestellt wurde, wobei Arsenreste aus Traubenschalen gelöst wurden. Da dieses Getränk zur Arbeitsverpflegung gehörte, erkrankten nicht nur mit Zubereitung und Anwendung der Spritzmittel Beschäftigte. Zur Krebsbildung neigende Veränderungen als Folge chronischer Arsenintoxikation bei entsprechender Arbeit sind als Berufskrankheit meldepflichtig.

Klinisches Bild
Die Anamnese ergibt nur selten Hinweise auf einstige akute Vergiftungssymptome mit Übelkeit, Erbrechen, Durchfällen, Hustenattacken und Bindehautentzündungen. Gelegentlich sind Nervenschäden mit Parästhesien an den Extremitäten, Leberparenchym- und Herzmuskelschäden aufgetreten. Anzeichen der chronischen Intoxikation können schon frühestens nach einigen Wochen aufgetreten sein mit Melaninhyperpigmentierungen. Diese beginnen an Stamm, Hals und Achseln. Hinzu kommen Atrophie der Haut, besonders an Füßen und Unterschenkeln, Durchblutungsstörungen und vereinzelt Gangrän an den Akren. Jahre bis Jahrzehnte später erst treten die Arsenpräkanzerosen im engeren Sinne auf. Ihr Erscheinungsbild wird geprägt durch den Hautbereich, in dem sie entstehen [50]. In der Leistenhaut an Handflächen und Fußsohlen entstehen umschriebene, kleinflächige Herde mit geringer Hautverdickung und exzessiver, scharf begrenzter Orthohyperkeratose.Diese ist oft klotzartig, förmlich in die umgebende Haut eingesetzt. Die harten Auflagerungen sind nicht ablösbar. Die Basis zeigt geringe entzündliche Rötung. In Felderhautbereichen an Stamm und proximalen Extremitätenanteilen entwickeln sich Herde in Form eines M. Bowen mit beetartiger, bogig begrenzter, flächenhafter Ausbreitung und geringerer Hornauflagerung, teilweise mit parakeratotischer Schuppung. Besonders im Kopfbereich und den distalen Extremitätenanteilen sind Mischformen zwischen beiden Extremen häufig. Das spricht dafür , daß es sich bei diesen polymorphen, wenn auch im Grunde dimorphen Veränderungen um lokalisationsbedingt verschiedene Varianten der gleichen Präkanzerose handelt. Oft werden die Herde, da sie keine Beschwerden verursachen, vom Patienten vor Einsetzen knotiger Tumorwachstums nicht bemerkt oder für harmlose Veränderungen, wie z. B. Psoriasisherde, gehalten (Abb. 7.7).

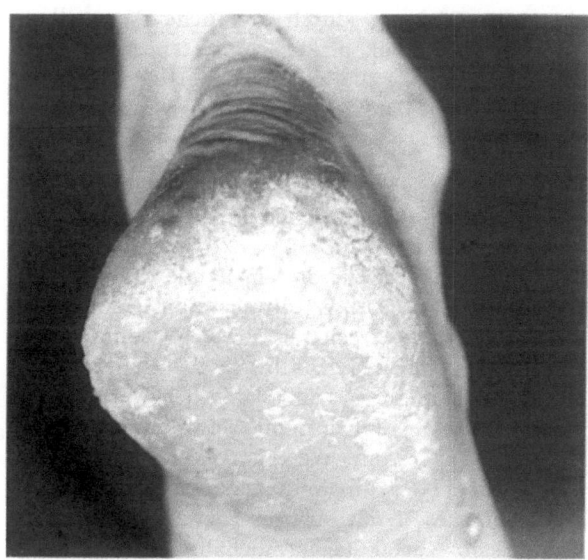

Abb. 7.7. Arsenkeratosen an Sohle und Ferse

Histologisches Bild

Initiale Veränderungen mit Proliferation atypischer Zellen und monströsen Kernatypien finden sich besonders im Bereich der Schweißdrüsenmündungen. Solange noch Anteile normalen Epithels vorhanden sind, zeigen diese eine Tendenz, sich oberflächenwärts über die anaplastischen Zellen auszubreiten. In solchen Bezirken überwiegt Orthohyperkeratose. Wo anaplastische Zellformationen die Oberfläche bilden, entstehen vielfach parakeratotische Auflagerungen. An diesen Stellen sind ein Stratum granulosum und lucidum nicht ausgebildet, an anderen oft sehr breit. Neben Kernatypien und voluminösen, teilweise vakuolisierten, abgerundeten Zellen im Stratum spinosum finden sich suprabasale Mitosen, darunter atypische, sowie Einzelzellnekrosen und Dyskeratosen. Oft zeigen klinisch noch unverdächtige Keratosen histologisch bereits beginnendes infiltratives Tiefenwachstum. Unter den atypischen Epithelanteilen liegen im oberen Corium lymphomonozytären Infiltrate, die sich um Schweißdrüsengänge und Haarfollikel etwas in die Tiefe fortsetzen. Das Epithel ist plumpzapfig akanthotisch verbreitet, bei den palmoplantaren Keratoseformen mit fingerförmig tief ins Corium reichenden Retezapfen.

In Arsenhaut entstehen neben Präkanzerosen und Karzinomen auch Basaliome. In der alten Literatur ist ihr Anteil allerdings vielfach überschätzt worden. Besonders am Stamm können sie als Rumpfhautbasaliome mit bogiger Begrenzung und flächenhafter Ausbreitung Bowen-Herden ähneln, unterscheiden sich aber davon durch den Perlsaum aus glänzenden Papeln am Rande [56].

Diagnostik

Arsenbedingte hyperkeratotische oder bowenoide Präkanzerosen werden erkannt an ihrem typischen klinischen Bild mit verschiedener Ausprägung in Leisten- oder Felderhaut, Auftreten bei vielfach hyperpigmentierter Arsenhaut sowie der Anamnese. Differentialdiagnostisch können Arsenkeratosen an Handflächen und Fußsohlen u. U. palmoplantaren Keratosen ähneln. In lichtexponierten Bereichen kann die Abgrenzung gegen aktinische Keratosen schwierig sein. Bowenoide Herde und Basaliome am Stamm müssen durch das Fehlen typischer grober Schuppenauflagerungen sowie des Kerzenfleck- und Auspitz-Phänomens u. U. von Psoriasisherden durch die Ausbildung eines Perlsaums voneinander unterschieden werden. Sehr oft werden sie für Verrucae seborrhoicae gehalten. Unverständlich in Anbetracht der scharfen Begrenzung, bogigen Form und des Fehlens von Papeln und Papulovesikeln, aber häufig ist die Verkennung der Präkanzerosen und Basaliome als Ekzem. Obwohl heute Arsenspätfolgen fast nur noch bei Patienten im Rentenalter auftreten, muß bei entsprechender Berufsanamnese Meldung an die zuständige BG erstattet werden: Zur Krebsbildung neigende Veränderungen als Folge chronischer Arsenintoxikation sind als BK Nr. 1108 meldepflichtig.

7.1.5
Morbus Bowen und Erythroplasie

Unter den Präkanzerosen bzw. In-situ-Karzinomen der Haut ist der M. Bowen eine morphologisch scheinbar scharf umrissene Entität. Jedoch sind klinisch wie histologisch Bowen-Herde unbekannter Ursache z. B. vom arseninduzierten M. Bowen nicht abzugrenzen und gegenüber bowenoiden solaren Keratosen ist keine scharfe Trennung möglich. Ebenso ist die Situation bei den möglicherweise viral induzierten Formen [25, 88, 90, 91, 130, 134, 138]. Der M. Bowen ist also eine klinisch und histologisch definierte Bezeichnung für gleichartige Entwicklungsstadien von In-situ-Karzinomen verschiedener Ätiologie. Sichere Angaben zu seiner Häufigkeit liegen nicht vor, wie überhaupt alle Tumorregister der Welt, abgesehen vom Melanom, ein allgemeines Erfassungsdefizit an Hautkrebsen aufweisen [46].

Klinisches Bild

Typisch für den M. Bowen sind bogig relativ scharf begrenzte erythematöse bis bräunliche Herde mit rauher Oberfläche, die allmählich etwas wachsen. Knotige Unebenheiten oder Ulzerationen sind Verdachtsmomente für bereits invasives Tumorwachstum. Typisch für die Erythroplasie sind gleichartige

Veränderungen, die aber im feuchten Milieu der Übergangshaut stärker rot aussehen, oft erosiv werden und nässen.

Histologisches Bild

Charakteristische Merkmale sind plumpzapfige Akanthose des Epithels, Verlust der Polarität der Basalzellschicht, die von entzündlichen Infiltraten unterlagert ist. Gestörte Lagerung der Zellen im Stratum spinosum mit Einzelzellnekrosen und Dyskeratosen sowie Parahyperkeratosen oder Erosion der Oberfläche infolge mangelnder Ausreifung der Keratinozyten und Verlust des physiologischen Zusammenhaltens der Epithelzellen. Daraus resultiert klinisch im trockenen Oberflächenmilieu eine bräunliche bis rötliche, rauhe Oberfläche, im feuchten Milieu der Übergangshaut v. a. genital und oral bei Verquellung festhaftenden Horns ein weißliches „leukoplakisches", bei Erosion ein rotes, nässendes „erythroplakisches" Aussehen [46, 56]. In frühen Entwicklungsstadien ist oft die Akanthose vorherrschend, andere Merkmale noch wenig ausgeprägt („Hyperplasie pure").Solche Befunde können bloßen Basalzellpapillomen bzw. seborrhoischen Keratosen so ähneln, daß immer wieder im Schrifttum über M.-Bowen-Entwicklung aus seborrhoischen Keratosen spekuliert worden ist [17].

Diagnostik

Die häufigsten diagnostischen Irrtümer beim M. Bowen betreffen nummuläre Ekzemherde (unscharfer Rand ohne bogige Grenzen, Beeinflußbarkeit durch intensive externe Therapie), Psoriasisherde (groblamelläre Schuppung, ebenfalls meist Ansprechen auf Lokaltherapie), superfizielle Basaliome (Perlsaum am Rand). Die Abgrenzung gegen bowenoide solare Keratosen in freigetragenen Hautarealen läßt sich nicht scharf festlegen. Unscharfe und uncharakteristische Befunde können u. U. durch partielle immunlogisch induzierte Spontanregression entstehen [99]. Bei der Erythroplasie bereiten ebenfalls Ekzeme und Psorias manchmal Unterscheidungsschwierigkeiten. Hinzu kommen aber v. a. im Inguinal- und Perigenitalbereich extramammärer M. Paget [47] und bowenoide genitale Papulose. Deshalb ist manchmal über die bloße histologische Diagnostik hinaus die Suche nach Virus-DNA in den Läsionen erforderlich [25, 74, 111, 127, 130, 134].

7.1.6
Leukoplakie

Leukoplakie ist ein deskriptiver Hilfsbegriff [98, 132]. Er kennzeichnet hyperkeratotische Veränderungen an den Übergangsschleimhäuten, die die vaskularisationsbedingte, für diese Areale charakteristische rote Färbung durch weißliche Verquellung abdecken. Die Leukoplakien umfassen neben Präkanzerosen eine Fülle verschiedenartiger benigner Veränderungen. Diese gehören im wesentlichen 3 Gruppen an:

- idiopathische Leukoplakien, vom Wangensaum bis zu benignen keratotischen Nävi („white spongy nevus");
- symptomatische, wie die am Rande dünn auslaufenden Soorbeläge, die mit dem Spatel unter Hinterlassung von Erosionen abwischbar und durch mikroskopischen Pilznachweis zu sichern sind, aber auch anderen leukoplakischen Veränderungen sekundär aufgepfropft sein können; sowie Lichen ruber mit Wickham-Streifen, einzelnen Stippchen oder Ringbildungen; Plaques muqueuses bei Lues II mit bizarrer Form und Verteilung und sehr zarter magermilchähnlicher bläulichweißlicher Färbung;
- traumatisch-irritative Reaktionen mit leukoplakischer Ausprägung z. B. über kariösen Zähnen oder schlecht sitzenden Prothesen. Diese entsprechen Schwielen der äußeren Haut.

Die Raucherleukokeratose am Gaumen (Leukokeratosis fumosa palati) wird durch andere Rauchbestandteile hervorgerufen als die präkanzerösen Leukoplakien. Sie kann auch nach pfefferminzhaltigen Kaugummis oder Bonbons auftreten, ist gekennzeichnet durch zahlreiche Einzelpapeln mit erweiterten Mündungen kleiner muköser Speicheldrüsen. Sie ist nicht präkanzerös [98]. Eine Hilfe bei der frühen Differentialdiagnose benigner und prämaligner Veränderungen an der Übergangsschleimhaut ist die Vitalfärbung mit Toluidinblau [48]. Sie eignet sich besonders für die Lippen. Dabei wird zuerst die Oberfläche mit einem Wattebausch mit 1%iger Essigsäurelösung vorsichtig abgewischt, dann mit Wasser abgespült und mit einem Tupfer abgetrocknet. Dann wird 1%ige wässrige Toluidinblaulösung aufgetupft. Nach 2–3 min wird sie mit 1%iger Essigsäure wieder abgewischt. Hierbei wird normales Epithel wieder ganz entfärbt, da das Toluidinblau nicht eindringen konnte. Nicht intaktes Epithel bleibt angefärbt. Das basische Thiazinderivat Toluidinblau ist ein Kernfarbstoff. Deshalb färben sich nukleinsäurereichere Gewebsanteile intensiver. Eine blasse, angedeutete Blaufärbung spricht für eine beginnende, eine tiefblau leuchtende für eine fortgeschrittene Präkanzerose oder ein Karzinom. Das neoplastische Epithel grenzt sich dabei scharf vom gesunden ab. Erosive Veränderungen anderer Art zeigen eine unscharfe, eher graublaue Verfärbung; Ulzeration ebenso. Nekrosen, z. B. bei Radiodermien, färben sich stumpf schwarzblau [48]. Präkanzerosen unter dem Bild einer Leukoplakie sind oft klinisch

Tabelle 7.1. Histologische Dysplasiekriterien. (Nach Burkhardt und Maerker sowie Seifert und Burkhardt aus [132])

Schweregrad	Merkmale	Entartungs-häufigkeit zum Karzi-nom in %
Geringgradig	Basalzellhyperplasie, Störung der Basalzellpolarität	3
Mittelgradig	Basalzellhyperplasie, Verlust der Basalzellpolarität, mäßige Zellpolymorphie, gering erhöhte Mitoserate, vereinzelte Dyskeratosen	4
Hochgradig	Basalzellhyperplasie, Verlust der Basalzellpolarität, deutliche Zellpolymorphie, erhöhte Mitoserate, zahlreiche Dyskeratosen, Störung der Epithelschichtung, Aufhebung der Epithelschichtung, noch keine Stromainvasion	43

abgrenzbar durch die für viele atypische Wucherungen charakteristische bogig-unregelmäßige Begrenzung mit relativ scharfem Rand, oft beetartiger Erhabenheit und tastbarer Verdickung und Verhärtung des Epithels. Häufiger als benigne Veränderungen zeigen sie Erosionen oder unebene Oberfläche [56]. Orale Präkanzerosen sind in verschiedenen geographischen Regionen unterschiedlich häufig. Deutlich wird dies in der Literatur über orale Karzinome, die besser zahlenmäßig erfaßt werden. In Mitteleuropa entfällt fast ein Drittel auf die Lippen, davon 95% auf die Unterlippe. In über 90% der Fälle sind Männer betroffen. Die Befunde bei oralen Präkanzerosen werden meist nach dem Schema von Tabelle 7.1 klassifiziert. Dabei ist bisher aber nie

richtig dargelegt worden, auf welche Beobachtungszeiten sich die Angaben über die Häufigkeit der „Entartung zum Karzinom" beziehen.

7.1.7
Teerleukoplakie des Rauchers

Teerleukoplakien sind umschriebene präinvasive Herde anaplastischen Epithels im Einwirkungsbereich von Tabakteerkondensat. Sie sind häufig und nehmen weiter zu. Ihr Anteil an den Präkanzerosen besonders der Unterlippe im Verhältnis zur Lichteinwirkung läßt sich aus der unterschiedlichen Häufigkeit bei beiden Geschlechtern im Vergleich zu anderen entsprechend lichtexponierten Arealen schätzen. Überwiegend sind Männer betroffen, kaum vor dem 30. Lebensjahr. Die Präkanzerosen werden durch die gleichen chemischen Karzinogene hervorgerufen wie Öl- oder Teerkeratosen der äußeren Haut. Die Dauereinwirkung auf bestimmte Stellen der Übergangsschleimhaut ergibt sich aus stereotypen Gewohnheiten bei Kettenrauchern. Im Unterlippenbereich ist im Einzelfall die Abgrenzung der Bedeutung anderer v. a. aktinischer ko- bzw. synkarzinogener Noxen schwierig. Durch die Besonderheiten der Lokalisation wird das klinische Bild modifiziert. An Wangenschleimhaut, Mundboden und Zungengrund ist ein ätiologischer Kofaktor wichtig: Äthylalkohol ist ein geeignetes Lösungsmittel für die karzinogenen Chemikalien. Gleichzeitiges Rauchen und Trinken vervielfacht deshalb das Tumorrisiko an der Mundschleimhaut (Abb. 7.8).

Klinisches Bild
Nur selten suchen die Patienten bereits wegen leukoplakischer Veränderungen den Arzt auf. Meist wer-

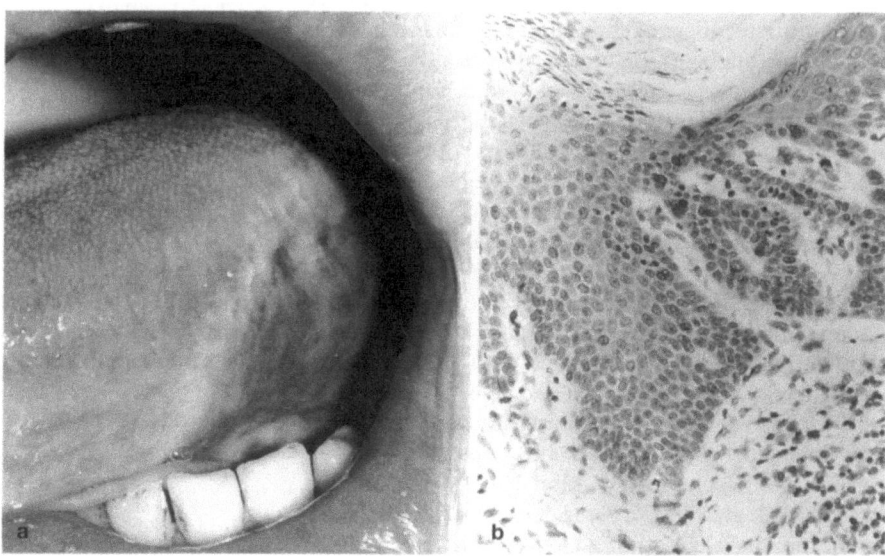

Abb. 7.8 a und b. Teerleukoplakie des Rauchers an der Zunge. a Bogig begrenzte unregelmäßige weißliche Keratose der Zungenseite. b Histologischer Befund mit gestörter Epithelarchitektur, Atypien, Parahyperkeratose

den diese als Nebenbefund entdeckt. Die Leukoplakie beginnt besonders häufig einseitig an der Unterlippeninnenseite, aber auch in Mundwinkeln, Wangenschleimhaut, Zungenspitze und -oberseite als persistierender, unregelmäßig begrenzter, weißlicher Fleck. Mit der Zeit wird die Oberfläche unebener und härter.

Histologisches Bild

Das Epithel ist parahyperkeratotisch und plumpzapfig akanthotisch mit unregelmäßigem Aufbau, suprabasalen Mitosen und Kernatypien.

Diagnostik

Der Aufbau gleicht also völlig dem M. Bowen der äußeren Haut. Die Diagnose ergibt sich aus der Lokalisation der leukoplakischen Veränderungen und der Anamnese. Differentialdiagnostisch sind Raucherleukoplakien im Lippenbereich durch ihre asymmetrisch einseitige Lage mehr an der Innenseite des Lippenrotes von aktinisch bedingten abzugrenzen, die mehr symmetrisch an der Außenseite auftreten.

7.1.8
Präkanzerosen bei HPV-Infektionen

Die virale Karzinogenese wird an anderer Stelle abgehandelt. Interferenz mit dem vorliegenden Kapitel z. B. bei der Beschreibung der oralen Leukoplakien und des M. Bowen waren nicht zu vermeiden [74, 91]. Bei einzelnen viral induzierten Krankheiten wie den Riesenkondylomen vom Typ Buschke-Löwenstein [4, 76, 90, 134] ist heute schwer zu entscheiden, ob sie schwerpunktmäßig unter den Viruspapillomen, unter den Präkanzerosen oder von vornherein unter den Karzinomen darzustellen sind. Sie sind Beispiele für die Entwicklung neuer Erkenntnisse, aber auch neuer Unsicherheiten in der Bewertung von Befunden. Wenn z. B. bei der Epidermodysplasie Lewandowsky-Lutz Tumoren aus typischen solaren Keratosen entstehen, kann auch eine ererbte Defizienz der zellulären Abwehr HPV- wie Solareffekte gleichermaßen begünstigen [88, 119]. Wenn immer mehr Proben von Tumoren verschiedenster Art wie auch aus unauffälliger Haut sich als virusgenomhaltig erweisen, könnte auch einmal solche DNA in Präkanzerosen oder Tumoren mit hineingeraten sein, ohne ursächlich dazu beigetragen zu haben. Und schließlich können auch verschiedene Kombinationen onkogener Noxen u. U. zu gleichartigen Befunden führen. Auf diesem Gebiet ist noch viel zu arbeiten im Grenzbereich von Grundlagenforschung und klinischer Medizin, auch im Hinblick auf die Hoffnung, virusinduzierte Karzinome durch Vakzination zu verhindern [21].

7.1.9
Chronisch vernarbende Zustände und „Narbenkeratosen"

In chronisch instabilen Narben und nichtheilenden Fisteln wird immer wieder in Einzelfällen Karzinomentwicklung beobachtet. Gemeinsam ist möglicherweise v. a. eine tumorpromovierende Wirkung bei erhöhtem Zellumsatz im Zusammenhang mit dem ständigen Wechsel von entzündlicher Zerstörung und Regeneration. Weitere Faktoren können hinzukommen. Hierzu gehören: Pigmentverlust in Narben, der den Schutz gegen solare Tumorinduktion vermindert, iatrogene Spätwirkungen z. B. nach häufigen Röntgenuntersuchungen unter einstigen Bedingungen oder nach früherer UV-Therapie bei Tuberkulose, möglicherweise auch karzinogene Wirkungen mancher Erreger oder ihrer Stoffwechselprodukte. Hieran läßt z. B. die manchmal auffallend kurze Zeit zwischen der Manifestation einer Tuberculosis cutis luposa und eines Lupuskarzinoms denken [56]. In-situ- und invasive Karzinome sind z. B. bei folgenden Krankheitsbildern beschrieben worden:

- Lupusnarben und Tuberculosis cutis luposa,
- Narben nach Phosphor-, Napalm- und Benzinverbrennungen,
- atrophische Narbenzustände nach Akrodermatitis chronica atrophicans (in zwei eigenen Beobachtungen mit ausgedehnten multiplen In-situ-Kanzerosen vom Typ des M. Bowen),
- atrophische Narben nach Lichen sclerosus atrphicans bzw. Kraurosis vulvae oder Balanoposthitis sclerotica obliterans Stühmer [106],
- atrophische Narben nach chronischem diskoiden integumentalen Lupus erythematodes,
- atrophisch vernarbender Lichen ruber planus der Mundschleimhaut [79],
- jahrzehntelang persistierende oder rezidivierende osteomyelitische Fisteln, v. a. nach offenen Frakturen der Unterschenkel,
- langjährig persistierende oder an gleicher Stelle rezidivierende Ulcera crurum, meist mit Entwicklung verruköser Karzinome (vgl. [100]),
- langjährig bestehende Pyodermia fistulans sinifica (erste Beobachtung im hiesigen Krankengut).

Die meisten derartigen Veränderungen sind früher als Einzelfallbeobachtungen publiziert und in Handbüchern zusammengefaßt worden, systematische Untersuchungen fehlen noch weitgehend.

7.2
Pseudokanzerosen

Der Begriff „Pseudokanzerosen" umfaßt tumoröse Epithelwucherungen, die karzinomähnlich invasives Wachstum aufweisen, aber örtlich begrenzt bleiben oder sich spontan zurückbilden. Diese Gruppe ist in letzter Zeit stark geschrumpft, v. a. durch neue Erkenntnisse über die virale Karzinogenese und durch längere konsequente Verlaufsbeobachtungen. So sind die früher als reaktive Proliferationen aufgefaßte „Papillomatosis cutis carcinoides" und „Papillomatosis mucosae carcinoides" (Übersichten des älteren Schrifttum: [43, 86, 100, 142, 143]) ebenso in der Gruppe der verrukösen Karzinome aufgegangen wie die Buschke-Löwenstein-Kondylome, bei denen viral induzierte Wucherungen unmittelbar in autonomes Tumorwachstum münden (vgl. [4, 76, 90]). Andere Veränderungen, wie das „Pseudorezidiv" nach Röntgenweichstrahltherapie von Basalzellkarzinomen [102] sind seit Jahrzehnten kaum mehr beobachtet worden. Von der ganzen Gruppe sind praktisch nur die Keratoakanthome übriggeblieben. Diese haben dafür an Bedeutung stark zugenommen [120–126, 145].

7.2.1
Keratoakanthome

Die erste Beschreibung dieser Entität stammt wahrscheinlich bereits von Jonathan Hutchinson (1889) [65]. Ihre Abgrenzung von den Plattenepithelkarzinomen hat Jahrzehnte gedauert (Übersichten: [92, 113, 114, 125]). Noch in jüngster Zeit sind Keratoakanthome immer wieder als Varianten der Plattenepithelkarzinome dargestellt worden [31, 37, 49, 68]. Wesentliches wird von den betroffenen Autoren dabei übersehen, v. a. der unterschiedliche Ursprung. Keratoakanthome entwickeln sich aus den suprasebroglandulären Haarfollikelanteilen [71, 72], Plattenepithelkarzinome jedoch fast ausnahmslos aus präkanzerös verändertem Oberflächenepithel [56, 61]. Während Plattenepithelkarzinome unaufhörlich destruierend wachsen, entwickeln die meisten Keratoakanthome rasch charakteristische Befunde und gehen normalerweise nach relativ kurzer Zeit von selbst zugrunde. Keratoakanthome kommen in vielen Varianten vor. Jedoch gehören alle zur gleichen Entität [53].

Die Ursachen der Spontanregression sind gleichermaßen ungeklärt wie die des Wachstums. Immunologische Vorgänge scheinen dabei wesentliche Bedeutung zu haben. Persistierendes infiltrierendes Wachstum, ausbleibende oder unvollständige Regression können zu schweren Defekten führen [67, 103, 105]. Die Auslöser des Keratoakanthom-

wachstums sind noch heute ungeklärt. Einerseits ist, wie in vielen Hautveränderungen, auch in Keratoakanthomen DNA von HPV nachgewiesen worden [5, 32]. Andererseits spricht die Lokalisationsverteilung mit Befall ganz überwiegend solar geschädigter Hautareale v. a. an Gesicht, Kopf, Handrücken sowie das frühe Auftreten bei Xeroderma pigmentosum für UV-induziertes Tumorwachstum [8, 81]. Schließlich ist auch im älteren Schrifttum (Zusammenstellung bei [55, 56, 122, 124]) immer wieder anhand von Einzelbeobachtungen und Experimenten die Induktion durch Mineralöl- oder Teerbestandteile diskutiert worden. In letzter Zeit haben sich hierfür wichtige neue Hinweise ergeben: Unter 597 wegen Hauttumoren behandelten Mitarbeitern einer Teerraffinerie wurden nicht weniger als 177 Keratoakanthome bei 111 Personen gefunden, in fast 60 % schon vor dem 60. Lebensjahr nach im Mittel 28,5 Jahren Exposition [82]. Keratoakanthome treten zu 59 % bei Männern auf, in 41 % der Fälle bei Frauen. Die Altersverteilung weist bei beiden Geschlechtern einen Gipfel im 7. Lebensjahrzehnt auf. Keratoakanthome treten demnach in etwas jüngerem Alter auf als Plattenepithelkarzinome und solare Keratosen. Die Abb. 7.9 veranschaulicht die Alters- und Geschlechtsverteilung.

Klinisches Bild

Die charakteristischen Befundmerkmale ergeben sich aus dem Ursprung des Tumorwachstums unterhalb der Oberfläche [52]. Erste Veränderung ist meist ein follikuläres, rötliches, zentral gelbliches Knötchen mit raschem Wachstum. Das Wachstum ist wesentlich schneller als bei Plattenepithelkarzinomen. Meist ist innerhalb von etwa 14 Tagen ein Zustand erreicht, der die Betroffenen beunruhigt und zum Aufsuchen des Arztes veranlaßt [52–57]. Unterschiedliches weiteres Wachstum führt zu verschiedenen Formvarianten (Abb. 7.10).

Solitäre krateriforme Keratoakanthome. Sie stellen die „Normalversion" dar. Im hier untersuchten Material gehören über 96 % diesem Typ an [67]. Er entwickelt sich als einzelnstehender runder Knoten. Die bedeckende Epidermis ist glatt. Sie ist unterlagert von radiären Teleangiektasien. Diese verlaufen in der dünnen Bindegewebsdecke zwischen Epidermis und Tumor. Im Laufe der Entwicklung scheinen zunehmend aus der Tiefe verhornende Massen im Zentrum gelblich durch. Schließlich nekrotisiert die Decke auf der Höhe der Vorwölbung. Vorübergehend sieht sie hier schwärzlich aus, dann öffnet sich der Krater und gelbe bis bräunliche Hornmassen liegen darin frei. Im weiteren Verlauf bröckelt das Horn im Zentrum heraus. Die Randlippen des Kraters flachen allmählich im Laufe meist mehrerer

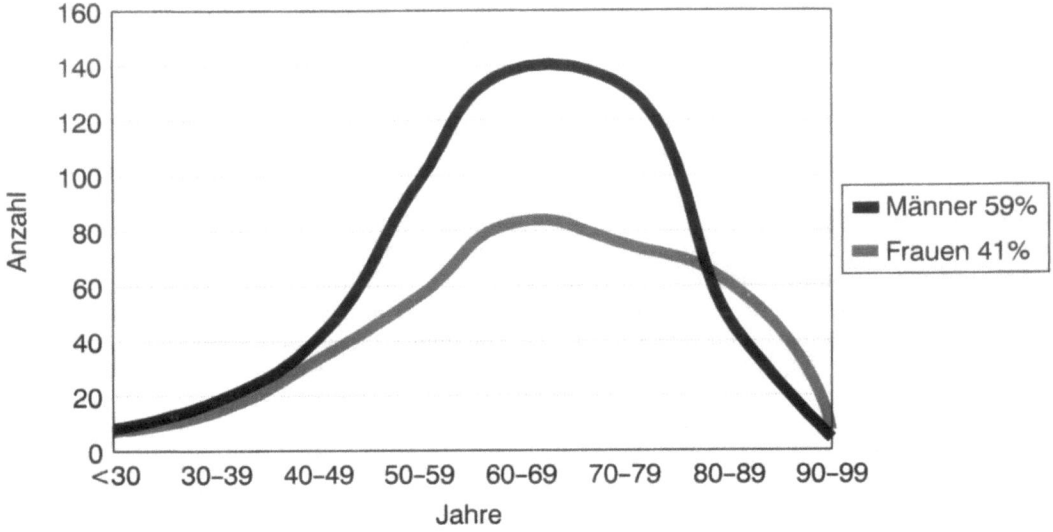

Abb. 7.9. Keratoakanthome. Alter bei Erstbehandlung (n = 824 Patienten)

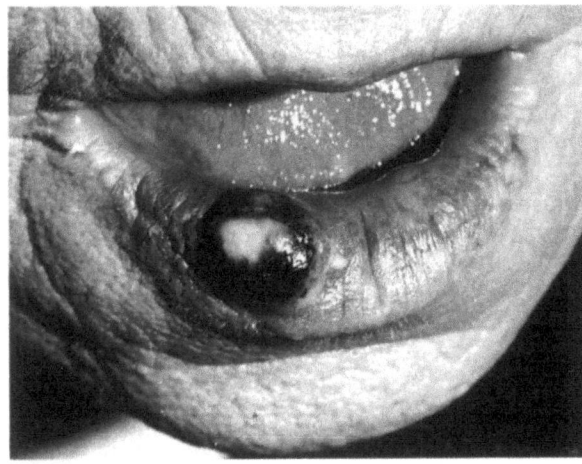

Abb. 7.10. Solitäres krateriformes Keratoakanthom der Unterlippe. Die zentralen Hornmassen scheinen in der Mitte gelblich durch

Keratoakanthomen lag zwischen 34 und 79 Jahren; sämtliche Tumoren dieser Gruppe waren im Gesicht lokalisiert, einer am harten Gaumen. Bei einem Patienten sind die Keratoakanthome nach Immunsuppression wegen Herztransplantation aufgetreten. Eine ungewöhnliche Besonderheit war eine (histologisch gesicherte) präaurikuläre Lymphknotenmetastase bei einem 77jährigen Mann mit sukzessiv multiplen Keratoakanthomen an verschiedenen Stellen der Kopfhaut und Stirn. Der weitere Krankheitsverlauf führte zur dauerhaften Spontanheilung [67].

Plattenförmige Keratoakanthome. Sie entwickeln keinen zentralen Hornkrater. Durch die kleinen „Opercula" – die Mündungen der früheren Haarfollikel – kann das Horn nicht heraus. Dadurch ist die Rückbildung verzögert. Entzündliche Begleitreaktion durch „Hornstau" und Superinfektion kann die Diagnose sehr erschweren.[57].

Subunguale Keratoakanthome. Sie sind sehr selten. Oft sind Schmerzen im Fingerendglied erste Symptome. Subungual an der Kuppe sind nur Rötung und Hyperkeratose erkennbar, röntgenologisch knöcherne Destruktion. Eine Inzisionsbiopsie führt leicht zur Diagnose „Plattenepithelkarzinom" [11] – und zu unnötiger Amputation. Manchmal hilft bei der Unterscheidung die Druckempfindlichkeit der Ränder [56]. Eine neuere Übersicht geben Wiemers et al. [140].

Eruptive multiple Keratoakanthome (Grzybowski). Sie treten schubweise in großer Zahl bei Patienten mit Immunsuppression oder Systemkrankheiten auf, häufig mit Schleimhautbeteiligung [80, 131].

Wochen ab. Zurück bleibt eine unebene, wie „gestrickt" wirkende Narbe mit kreisförmigem Randsaum. Diese verschwindet jedoch im Laufe der folgenden 4–5 Monate meist völlig und das Hautrelief erscheint wieder weitgehend normal.

Sukzessiv multiple Keratoakanthome [54]. Sie bilden in unserem Material die zweitgrößte Gruppe und zugleich die größte mit multiplen Tumoren. Deren Aufbau entspricht bei diesem Typ völlig dem der solitären kraterformen Keratoakanthome. Dabei treten im Laufe von Monaten bis Jahren bei den gleichen Patienten nacheinander einzelne Keratoakanthome vorwiegend an den Prädilektionsstellen auf. Das Alter der Patienten mit sukzessiv multiplen

Multiple selbstheilende Keratoakanthome (Ferguson-Smith). Sie sind eine sehr seltene familiäre (autosomal dominant vererbte) Krankheit. Die Tumoren treten meist erst im mittleren Erwachsenalter auf und heilen spontan mit Narbenbildung (Zusammenstellung bei [131]).

Torre-Muir-Syndrom. Hierbei handelt es sich um eine seltene Krankheit, bei der (multiple) Keratoakanthome ein richtungsweisendes Merkmal sein können. Dabei treten auf erblicher Grundlage, ebenfalls multipel, Talgdrüsenhyperplasien (meist -Adenome) sowie v. a. primäre Karzinome innerer Organe auf [41, 144].

Multiple persistierende Keratoakanthome. Ohne Assoziation mit anderen Tumoren und ohne kurzfristige Spontanregression sind sie bisher nur in wenigen Fällen beschrieben worden [120, 122].

Multiple Keratoakanthome mit Pruritus (Typ Witten-Zak). Sie scheinen vorzugsweise bei Atopikern aufzutreten. Möglicherweise entwickeln sie sich auf vorbestehenden Prurigo-Knoten [5].

Aggregierte Keratoakanthome. Sie sind unter den destruierenden Varianten die häufigsten. Wir haben 7 Patienten von 49–86 Jahren behandelt. Betroffen war vorwiegend der Kopf, weniger Handrücken und Schienbein. Die Knotenkonglomerate sind klinisch schwer zu diagnostizieren (vgl. schon [128, 129]). Die Zeit zwischen erstem Auftreten und endgültiger Diagnose betrug 3 Wochen bis 8 Monate. Besonders problematisch ist die Lokalisation im Mittelgesicht. Ständiges Nachwachsen neuer Knoten trotz Regression früher aufgetretener kann zu völliger Wiederherstellung, zugleich aber überwiegend zu schwersten Zerstörungen und Mutilationen führen, in Einzelfällen zum Tode durch Tumorkachexie [67].

Multiple mutilierende Keratoakanthome. Sie sind sehr selten. Dabei treten über Jahre immer wieder neu in einzelnen Bereichen vorwiegend im Gesicht, an Handrücken und Unterarm einzeln und in Konglomeraten rasch wachsende Tumorknoten auf, die – trotz teilweise Rückbildung – insgesamt Hand oder Gesicht (ähnlich wie die viralen Pseudokeratoakanthome bei Mastomys natalensis, vgl. [115]) völlig durchwachsen und zerstören, einschließlich Sehnen und Knochen. Unerträgliche Schmerzen können Grund zur Ampuation werden [67] (Abb. 7.11 a und b).

Keratoakanthoma marginatum centrifugum (Typ Miedzinski-Kozakiewicz). Diese Tumorvariante brei-

tet sich trotz zentraler Rückbildung an der Peripherie immer weiter aus durch Persistenz invasiv destruierenden Wachstums im Randwall [97] (Abb. 7.12).

Tabelle 7.2 stellt das Vorkommen der verschiedenen Varianten im eigenen Material dar. Dabei wird deutlich, daß Formen mit „normaler" Spontanregression fast 99 % ausmachen.

Histologisches Bild

Am Beginn findet man vom „Kragen" oberhalb der Talgdrüsen eines oder mehrerer Follikel ausgehende Stachelzellproliferationen. Während der Wachstumsphase konfluieren diese zu einem soliden Tumor. Dieser wölbt eine Decke aus nichtpräkanzerös veränderter Epidermis und von ektatischen Kapillaren durchzogenem Bindegewebe kugelig über die Umgebung vor. Über die ursprünglichen Follikelostien (Opercula) ist er mit der Epidermis verbunden. Zentral verhornt er immer stärker, vorwiegend entsprechend dem trichilemmalen Typ ohne Stratum granulosum. Dadurch bildet sich ein zentraler Hornpfropf. Dieser gewinnt durch Ausweitung der Opercula,

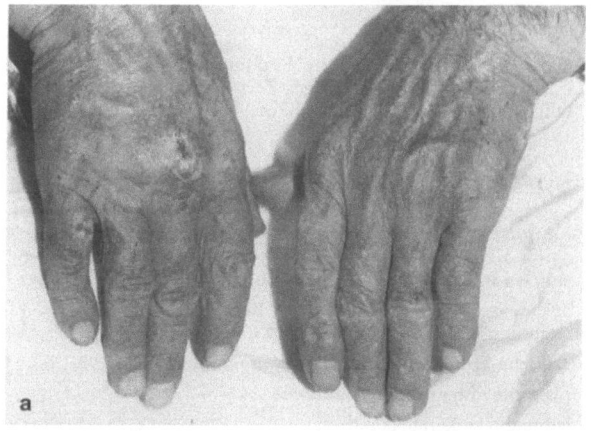

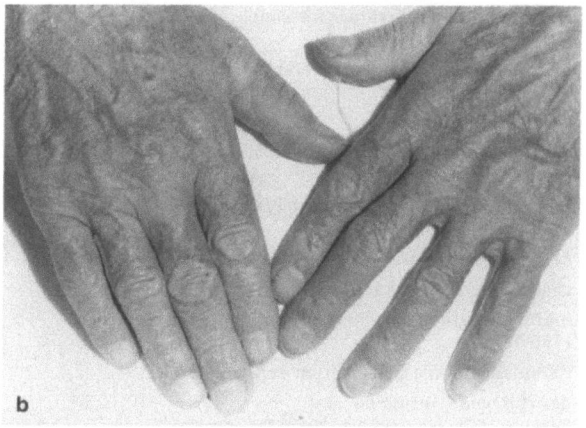

Abb. 7.11 a und b. a Multiple Keratoakanthome bei Teerarbeiter (rechter Handrücken, rechter Kleinfinger, linke Handkante). **b** Nach völliger Spontanregression 3 Wochen später

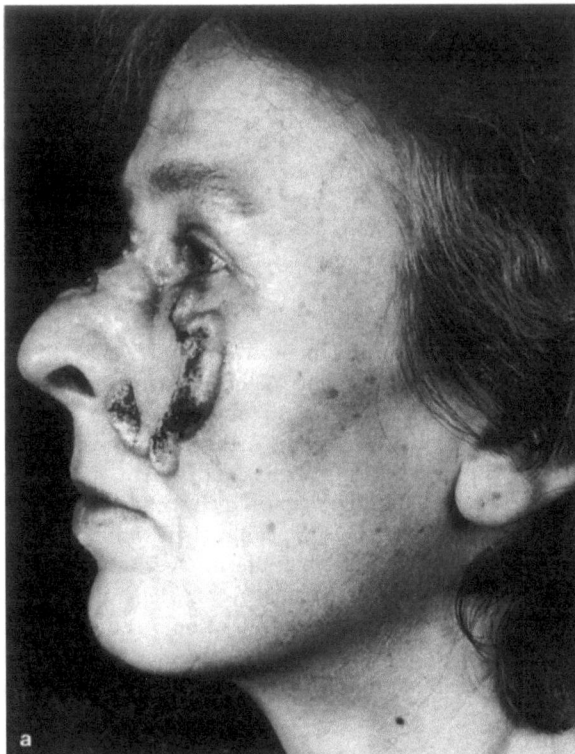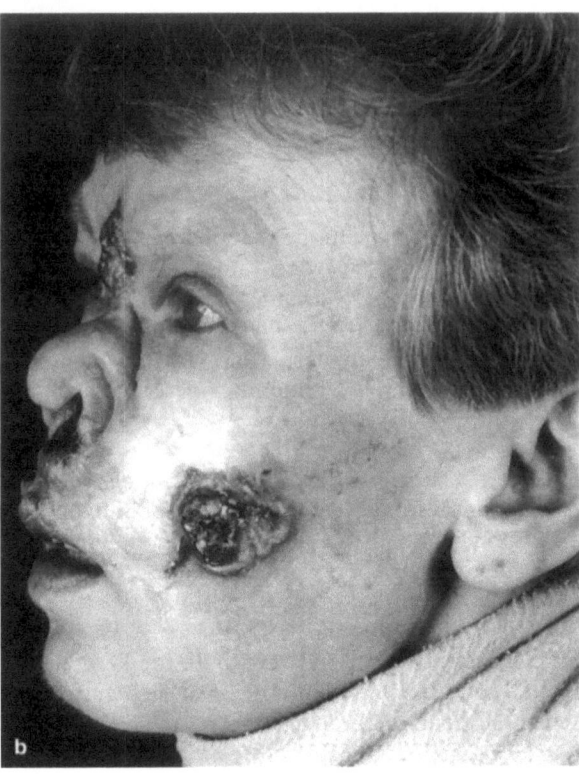

Abb. 7.12 a und b. Aggregierte Keratoakanthome in Mittelgesicht mit destruierendem Wachstum. a Mit noch erhaltener Nase. b 6 Wochen später mit völliger Zerstörung der unterminierten zentralen Gesichtspartien trotz völliger Rückbildung und Abheilung anderer Tumoranteile z. B. an der Wange oben

Tabelle 7.2. Keratoakanthomvarianten im Hornheider Material

Keratoakanthomvarianten	n = 824
solitäre krateriforme Keratoakanthome	795
sukzessive multiple krateriforme Keratoakanthome	13
typische krateriforme Varianten insgesamt	808 (98,1 %)
plattenförmige Keratoakanthome	3
subunguale Keratoakanthome	1
eruptive multiple Keratoakanthome (Typ Grzybowski)	1
multiple familiäre Keratoakanthome (Typ Ferguson-Smith)	1
Torre-Muir-Syndrom	0
multiple persistierende Keratoakanthome (Typ Schwartz)	0
multiple Keratoakanthome mit Pruritus (Typ Witten-Zak)	0
benigne verlaufende Varianten insgesamt	814 (98,8 %)
aggregierte Keratoakanthome	7
multiple mutilierende Keratoakanthome (Typ Kopf)	2
Keratoakanthoma marginatum centrifugum	1
destruierende Varianten	10 (1,2 %)

Schwund oder Nekrose der Decke Anschluß zur Oberfläche. Damit entsteht das typische Bild des „Reifestadiums"mit zentralem Hornkrater. Währenddessen setzt sich invasives Wachstum an der Peripherie zunächst noch fort. Die Plattenepithelzapfen reichen dabei meist alle etwa gleich weit. Bei destruierendem Wachstum ist auch Vordringen entlang der Nerven und Gefäße möglich [2, 16, 19, 26, 105]. Im Laufe der weiteren Entwicklung folgt das Stadium der Regression: Dichte entzündliche Infiltrate umgeben den Tumor von Anfang an. Sie bestehen vorwiegend aus Lymphozyten, Monozyten und typischerweise relativ vielen eosinophilen Granulozyten. Jetzt dringen die Infiltratzellen in die Epithelzapfen ein, bilden darin Mikroabzesse und zerstören sie. Zugleich überholt stellenweise die Verhornung von zentral her das Wachstum. Horn liegt frei, Epitheloid- und Fremdkörperriesenzellen treten auf. Das invasive Wachstum wird abgelöst durch allmählichen Ersatz der Epithelproliferationen zuerst an der Basis, dann an den Rändern durch verdünnte Epidermis mit anfangs noch unebenem, seitlich durch Reste einer Randlippe begrenzten Relief.

Eine Fülle spezieller Untersuchungsmethoden ist vorgeschlagen worden, um die differentialdiagnostische Unterscheidung zwischen Keratoakanthomen und Plattenepithelkarzinomen zu verbessern [7, 15, 73, 75]. Entscheidend bleibt aber für die histologische Diagnose die follikelbezogene typische Architektur.

Diagnostik

Keratoakanthome haben einen anderen Ursprung als Plattenepithelkarzinome der Haut. Sie gehen vom Bereich des „Zimmermann-Kragens" im suprasebo-glandulären Teil des Haarfollikels aus. Deshalb haben sie zwar gleichartige „Bausteine" mit Stachel-zelldifferenzierung, aber eine ganz andere „Architektur", die nicht an, sondern unter der Oberfläche beginnt [71, 72]. Wer beide Tumoren unterscheiden will, braucht dazu also nicht nur ein paar Bausteine, sondern einen Querschnitt durch die Architektur. Aus diesem Grunde ist jede ungezielte Inzisionsbiopsie ein grober Fehler [56, 61]. Wenn nicht eine voll-

ständige Exzision erfolgt, muß eine Biopsie einen vollständigen Querschnitt oder einen genau zu beschreibenden Sektor umfassen.

Ein wesentlicher Teil der Diagnostik ist die Anamnese. Auffallend kurze Wachstumszeit lenkt von vornherein den Verdacht auf ein Keratoakanthom [52, 55, 107, 125]. Tabelle 7.3 veranschaulicht die wesentlichen Aspekte der „Basisdiagnostik".

Neben der Diagnosestellung ist der zweite wichtige Schritt der Diagnostik die Feststellung des Wachstumsstadiums. Die Bestandsdauer hilft die Diagnose sichern. Die Feststellung, ob der Tumor noch wächst oder aber nach raschem Wachstum stillsteht, entscheidet meist schon über die Frage der Therapienotwendigkeit [56, 78]. Neben operativer und Weichstrahltherapie [34] und dem vom Beginn des Wachstumsstillstandes an indizierten „Abwarten" sind viele z. T. gegensätzliche Therapie-

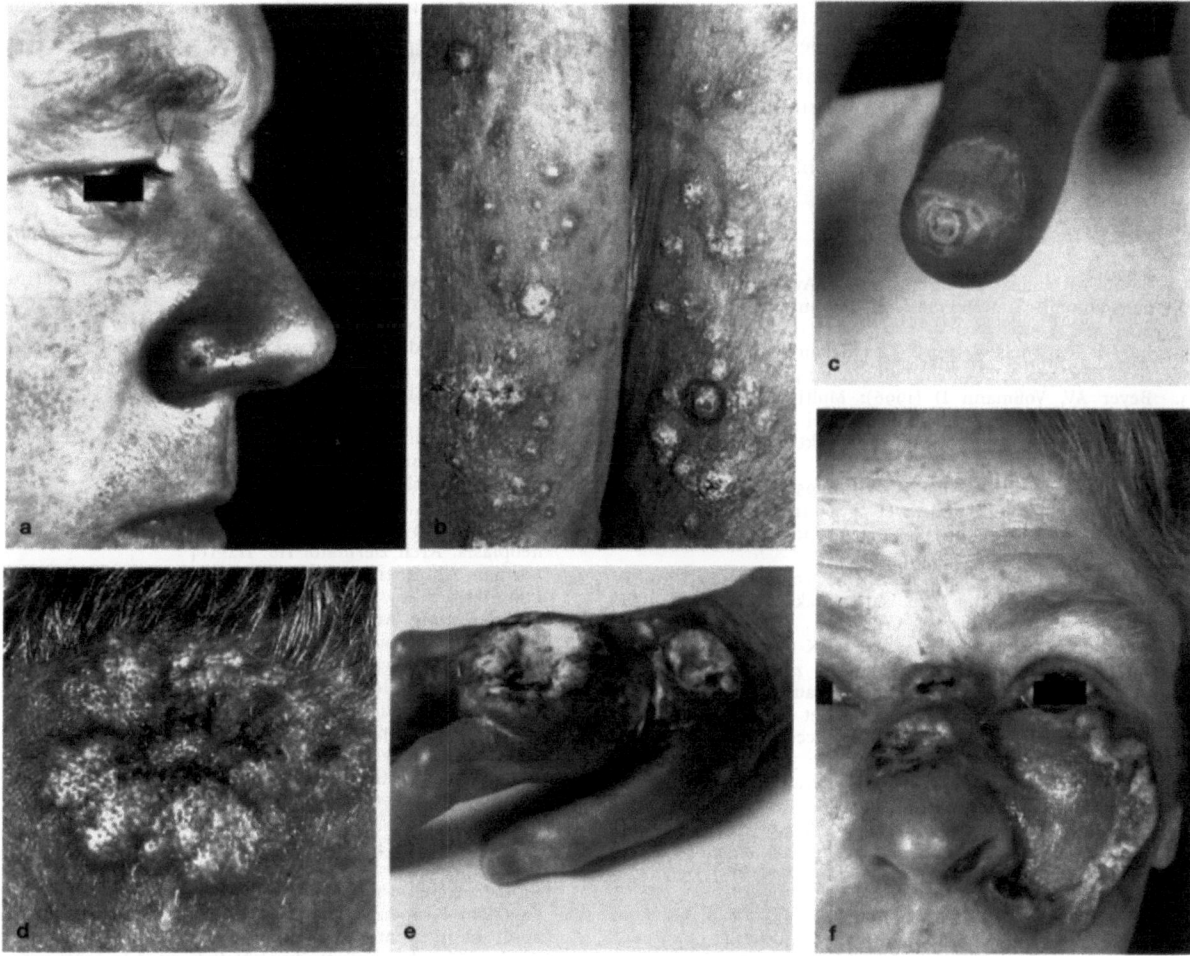

Abb. 7.13 a–f. Übersicht der Keratoakanthomvarianten. **a** Sukzessiv multiple Keratoakanthome: Der Einzeltumor gleicht einem gewöhnlichen „krateriformen" Keratoakanthom. **b** Eruptive multiple Keratoakanthome bei 61jährigem immunsuppremierten Patienten nach Nierentransplantation. **c** Subunguales Keratoakanthom (linker Ringfinger, 76jähriger Mann). **d** Plattenförmiges Keratoakanthom. **e** Multiple mutilierende Keratoakanthome. **f** Aggregierte Keratoakanthome im Mittelgesicht (der laterale Anteil an Wange mit völliger zentraler Rückbildung gleicht einem Keratoakanthoma marginatum centrifugum). 51jährige Frau [gleiche Patientin wie in Abb. 7.12, gleicher Tag wie Abb. 7.12 b (aus Hautarzt 46: 246, 1995)]

Tabelle 7.3. Differentialdiagnose der Keratoakanthome

	Kerato-akanthome	Spinozelluläres Karzinom	Basaliom
Anamnese-angaben	Tage bis Wochen	Monate	Jahre
Präkanzerosen	nicht vorhanden	vorhanden	nicht vorhanden
Krater vs. Ulkus	Hornkrater	Ulkus	Ulkus
Teleangiekt-asien	vorhanden	nicht vorhanden	vorhanden

vorstellungen propagiert worden: von der Kortikoi-dinfiltration [93] bis zur lokalen Zytostatikatherapie, von Retinoiden [1, 42, 96] bis zu Interferon [38, 139]. Für keine dieser Methoden existieren Nachweise eines Nutzens durch kontrollierte Studien. Wesentlicher Faktor ist die Spontanregression: Wächst der Tumor noch, ist aktives, meist operatives Handeln nötig, weil das weitere Wachstum nicht kalkulierbar ist. Ist aber bereits Wachstumsstillstand eingetreten, führt die Spontanregression meist zum ästhetisch besten Spätresultat [57, 61, 78] (Abb. 7.13 a–f).

Literatur

1. Balato N, Monfrecola G, Patruno, C, Ayala, F (1992) Cheratoacantomi: Trattamento con etretinato. Ann Ital Clin Sper 46: 273–275
2. Berndt R, Grouls V (1993) Keratoakanthome mit Infiltration von Nervenscheiden. Pathologe 14: 47–50
3. Beyer AV, Voßmann D (1996): Multiple Spinaliome, 12 Jahre nach Nierentransplantation bei Immunsuppression mit Azathioprin und Prednisolon. Akt Dermatol 22: 168–172
4. Björck M, Athlin L, Lundskog B (1995) Giant condyloma acuminatum (Buschke-Loewenstein tumour) of the anorectum with malignant transformation: case report. Eur J Surg 161: 691–694
5. Boateng B, Hornstein OP, Driesch P von den(1995) Multiple Keratoakanthome (Typ Witten-Zak) bei Prurigo simplex subacuta. Hautarzt 46: 114–117
6. Bonnekoh B, Mahrle G, Steigleder GK (1987) Übergang in kutanes Plattenepithelkarzinom bei zwei Patienten mit bowenoider Papulose (HPV-16). Z Hautkr 62: 773–785
7. Borkowski A, Bennett WP, Jones RT et al. (1995) Quantitative image analysis of p53 protein accumulation in keratoacanthomas. Am J Dermatopath 17: 335–338
8. Borrosch F, Hundeiker M (1994) Keratoakanthome beim Kind. Pädiatr Prax 47: 285–287
9. Bottomley WW, Ford G, Cunliff WJ, Cotterill JA (1995) Aggressive squamous cell carcinomas developing in patients receiving long-term azathioprine. Br J Dermatol 133: 460–462
10. Bouwes Bavinck JN, Tieben LM, Wonder FJ van der, Tegzess AM, Hermas J, Ter Schegget J, Vermeer BJ (1995) Prevention of skin cancer and reduction of keratotic skin lesions during acitretin therapy in renal transplant recipients: a double-blind, placebo-controlled study. J Clin Oncol 13: 1933–1938
11. Bräuninger W, Hoede N (1964): Subunguales Keratoakanthom. Hautarzt 37: 270–273
12. Burg G, Borelli S (1995): Umwelteinflüsse und kutane Neoplasien. In: Tebbe B, Goerdt S, Orfanos CE (Hrsg) Dermatologie – Heutiger Stand. Ergebnisse und Berichte der 38. Tagung der DDG in Berlin vom 29.4.-5. 5. 1995 (S 207-210). Thieme, Stuttgart New York
13. Burket JM, Caplan RM (1964): Multiple self-healing epithelioma. Arch Dermatol 90: 7–11
14. Buzzell RA (1996) Carcinogenesis of cutaneous malignancies. Dermatol Surg 22: 209–215
15. Cain CT, Niemann TH, Argenyi ZB (1995) Keratoacanthoma versus squamous cell carcinoma. An immunohistochemical reappraisal of p53 protein and proliferating cell nuclear antigen expression in keratoacanthoma – like tumors. Am J Dermatopathol 17: 324–331
16. Calonje E, Wilson Jones E (1992) Intravasal spread of keratoacanthoma. An alarming but benign phenomenon. Am J Dermatopathol 14: 414–417
17. Cecchi R, Pavesi M, Giomi A, Rapicano V, Catella AM (1995): Squamous cell carcinoma in situ (Bowen's disease), arising in a seborrhoeic keratosis. Arch Ital Dermatol Clin Sper 49: 70–72
18. Chuang T-Y, Reizner GT, Elpern DJ, Stone JG, Farmer ER (1993) Keratoacanthoma in Kauai, Hawai. Arch Dermatol 129: 317–319
19. Cooper PH, Wolff IT (1988) Perioral keratoacanthomas with extensive perineural invasion and intravenous growth. Arch Dermatol 124: 1397–1401
20. Diffey BL, Gibson CJ, Haylock R, McKinley AF (1996) Outdoor ultraviolet exposure of children and adolescents. Br J Dermatol 134: 1030–1034
21. Donnelly JJ, Martinez D, Jansen KU, Ellis RW, Montgomery DL, Lin MA (1996) Protection against papillomavirus with a polynucleotide vaccine. J Inf Dis 173: 314–320
22. Elsmann HJ, Ernst K, Suter L (1991) Strahlenbehandlung der Keratoakanthome. Z Hautkr 66: 400–402
23. Ernst K, Hundeiker M (1988) Neue Aspekte der Kryochirurgie in der Dermatologie. In: Haneke E (Hrsg) Gegenwärtiger Stand der operativen Dermatologie. Fortschritte der operativen Dermatologie Bd 4 (S 69–77). Springer, Berlin Heidelberg New York Tokyo
24. Ernst K, Hundeiker M (1995) Kryochirurgie bei Präkanzerosen. TW Dermatologie 25: 371–375
25. Euvrard S, Chardomet Y, Pouteil-Noble C, Kanitakis J, Chignol MC, Thivolet J, Touraine JL (1993) Association of skin malignancies with various and multiple carcinogenic and noncarcinogenic human papillomaviruses in renal transplant recipients. Cancer 72: 2198–2206
26. Fathizadeh A, Medinica MM, Soltami K, Lörincz AL, Griem ML (1991) Agressive keratoacanthoma and internal neoplasia. Arch Dermatol 118: 112–114
27. Forman, AB, Roenigk HH, William AC, Morgan LM (1989) Long-term follow up of skin cancer in the PUVA -48 cooperative study. Arch Dermatol 4: 515–519
28. Freeman RG, Cloud TM, Knox JM (1961) Keratoacanthoma of the conjunctiva. Arch Ophthal 65: 817–819
29. Friedman RP, Morales A, Burnham JM (1969) Multiple cutaneous and conjunctival keratoacanthoma. Arch Dermatol 92: 162–165
30. Frisch M, Melbye M (1995) New primary cancers after squamous cell skin cancer. Am J Epidemiol 141: 916–922
31. From L (1993) Response (to E. Hodak et al.). Am J Dermatopathol 15: 346
32. Gassenmaier A, Pfister H, Hornstein OP (1986): Human papilloma-virus 25-related DNA in solitary keratoacanthoma. Arch Dermatol Res 279: 73–76
33. Godstein F, Speizer FE, Hunter DJ (1995) A prospective study of incident squamous cell carcinomas of the skin in the nurses' health study: J Natl Cancer Inst 87: 1061–1066
34. Goldschmidt H, Sherwin WK (1993): Radiation therapy of giant aggressive keratoacanthomas. Arch Dermatol 129: 1162–1165

35. Graells J, Marcoval J, Badell A, Notario J, Fulladosa X (1996): Muir-Torre syndrome in a patient with acquired immunodeficiency syndrome. Br J Dermatol 135: 159–161

36. Grant JJH, Howes G, McKee PH (1995) Transforming growth factor-a-expression in in situ epidermal neoplasia. Clin Exp Dermatol 20: 208–212

37. Grant-Kels JM (1993): Response (to E. Hodak et al.). Am J Dermatopathol 15: 346

38. Grob JJ, Suzini F, Richard MA et al. (1993) Large keratoacanthomas treated with intralesional interferon alfa-2a. J Am Acad Dermatol 29: 237–241

39. Hackel H, Burg G, Lechner W, Stolz W, Ring J, Braun-Falco O (1989) Keratoacanthoma centrifugum marginatum. Hautarzt 40: 763–766

40. Halling KC, Honchel R, Pittelkow MR, Thibodeau SN (1995) Microsatellite instability in keratoacanthoma. Cancer 76: 1765–1771

41. Hartig C, Stieler W, Stadler R (1995) Muir-Torre-Syndrom. Hautarzt 46: 107–113

42. Haydey PR, Reed LM, Dzubow LM (1980) Treatment of keratoacanthomas with oral 13-cis-retinoic acid. N Engl J Med 303: 560–562

43. Heite HJ, Hinz H (1969) Papillomatosis cutis – eine analytisch-nosologische Studie. Arch Klin Exp Derm 222: 254–295

44. Henseler T, Christophers E, Hönigsmann H, Wolff K (1984) Skin tumors in the european PUVA study. J Am Acad Dermatol 16: 108–110

45. Hodak E, Jones RE, Ackerman AB (1993) Solitary keratoacanthoma is a squamous-cell carcinoma: Three examples with metastases. Am J Dermatopathol 15: 332–342

46. Hoede N (1981) Morbus Bowen. In: Korting GW (Hrsg) Dermatologie in Praxis und Klinik, Bd 4 (S 41.81–41.95). Thieme, Stuttgart New York

47. Hoede N (1981) Morbus Paget. In: Korting GW (Hrsg) Dermatologie in Praxis und Klinik, Bd 4 (S 41.96–41.106). Thieme, Stuttgart New York

48. Hornstein OP (1979) Toluidinblau-Vitalfärbung zur Diagnostik von Präkanzerosen und Karzinomen. Hautarzt 30: 40–50

49. Hughes JR, Higgins EM, Smith J, Du Vivier AWP (1995) Increase in non-melanoma skin cancer – The kings college hospital experience (1970–92). Clin Exp Dermatol 20: 304–307

50. Hundeiker M, Petres J (1968) Morphogenese und Formenreichtum der arseninduzierten Praekanzerosen. Arch Klin Exp Derm 231: 355–365

51. Hundeiker M, Gründer B, Junge K-G (1973) Lokalisation und Altersverteilung der Keratomata solaria. Arch Derm Forsch 247: 373–378

52. Hundeiker M (1975) Die Differentialdiagnose des Keratoakanthoms. Akt Dermatol 1: 3–8

53. Hundeiker M, Friedrich HJ (1975) Gibt es verschiedene Keratoakanthome? Dermatol Monatsschr 161: 735–738

54. Hundeiker M, Gründer B (1975) Multiple nicht eruptive Keratoakanthome im höheren Alter. Acta Gerontol 3: 339–343

55. Hundeiker M (1978) Klinische Varianten der Keratoakanthome. Z Hautkr 53: 563–571

56. Hundeiker M (1981) Praekanzerosen und Pseudokanzerosen. In: Korting GW (Hrsg) Dermatologie in Praxis und Klinik, Bd 4 (S 41.49–41.80). Thieme, Stuttgart New York

57. Hundeiker M (1987) Plattenförmiges Keratoakanthom. Dtsch Med Wochenschr 112: 1340–1342

58. Hundeiker M (1990) BK Nr. 1108-Krankheiten durch Arsen oder Arsenverbindungen. In: Kühl M, Klaschka F (Hrsg) Berufsdermatosen (S 93–100). Urban & Schwarzenberg, München Wien Baltimore

59. Hundeiker M (1990) BK Nr. 5102-Hautkrebs oder zur Krebsbildung neigende Hautveränderungen durch Ruß, Rohparaffin, Teer, Anthrazin, Pech oder ähnliche Stoffe. In: Kühl, M, Klaschke F (Hrsg) Berufsdermatosen (S 119–124). Urban & Schwarzenberg, München Wien Baltimore

60. Hundeiker M (1990) Bk-Nr. 2402-Krankheiten durch ionisierende Strahlen. In: Kühl M, Klaschka F (Hrsg) Berufsdermatosen (S 101–107). Urban & Schwarzenberg, München Wien Baltimore

61. Hundeiker M, Otto H, Gerozissis C (1990): Plattenepithelcarcinom oder Keratoakanthom? Chir Praxis 30: 329–334

62. Hundeiker M, Ernst K (1993) Cryosurgery of benign and premalignant lesions. Dermatol Monatsschr 179: 257–260

63. Hundeiker M (1995) Berufsbedingte maligne Neubildungen der Haut. TW Dermatologie 25: 133–139

64. Hundeiker M, Ernst K (1995) Arbeitsbedingte Hauttumoren als Alterskrankheiten. Med Welt 46: 244–248

65. Hutchinson J (1889) Morbid growths and tumours. 1. the „crateriform ulcer of the face", a form of acute epithelial cancer. Trans Pathol Soc (London) 40: 275–281

66. Ippen H (1996) Berufliche Lichtschäden. Grundfragen und Hinweise für die arbeitsmedizinische Praxis. Dermatosen/Occup Environ 44: 6–13

67. Jasnoch V Ernst K, Hundeiker M (1995) Die seltenen Varianten der Keratoakanthome. Hautarzt 46: 244–249

68. Jones RE (1993) Response (to E. Hodak et al.). Am J Dermatopathol 15: 352

69. Jung EG (1993) Photokarzinogenese. In Macher E, Kolde G, Bröcker E-B (Hrsg) Licht und Haut. Jahrbuch der Dermatologie 1992/93 (S 179–186). Biermann, Zülpich

70. Jung HD, Kölzsch J (1968) Zur Epidemiologie von Präkanzerosen und bösartigen Tumoren der Haut. Hautarzt 19: 65–70

71. Kalkoff KW, Berger H, Hundeiker M (1967) Zur Histogenese des Keratoakanthoms. 13. Congr internat Derm München 31.07.–05. 08. 1967, Berichtband. Hrsg von W Jadasohn und CG Schirren, Bd 1 (S 53–54). Springer, Berlin Heidelberg New York

72. Kalkoff KW, Macher E (1961) Zur Histogenese des Keratoakanthoms. Hautarzt 12: 8–15

73. Kannon G, Park HK (1990) Utility of peanut agglutinin (PNA) in the diagnosis of squamous cell carcinoma and keratoacanthoma. Am J Dermatopathol 12: 31–36

74. Kapranos N, Aronis E, Braziotis A, Tsambaos D, Berger H (1996) HpV-16-assoziierter Morbus Bowen des Nagelbetts und der periungual-Region beider Daumen. Z Hautkr 71: 48–50

75. Kerschmann RL, Mc Calmont TH, Le Boit PE (1994) p53 onocprotein expression and proliferation index in keratoacanthoma and squamous cell carcinoma. Arch Derm 130: 181–186

76. Kiehl P, Vakilzadeh F (1989) Condylomata acuminata gigantea (Buschke-Loewenstein). Nachweis von HPV 6/11 und Anergie im zellulären Immunstatus. In: Wolff HH; Schmeller W (Hrsg) Infektionen an Haut und Schleimhaut (S 83–85). Grosse, Berlin

77. Köhn R, Schwanitz H-J (1993) Lichtschäden. In Macher E, Kolde G, Bröcker E-B (Hrsg) Licht und Haut. Jahrbuch der Dermatologie 1992/93 (S 77–80). Biermann, Zülpich

78. Koll Y, Ernst K, Hundeiker M (1993) Keratoakanthome der Ohrmuschel. HNO 41: 532–535

79. Krauße S, Katsch J, Müller RPA (1995): Lichen ruber der Mundschleimhaut mit maligner Tumorformation. Bericht über drei Erkrankungsfälle und Literaturübersicht. In: Tilgen W, Petzoldt D (Hrsg) Operative und konservative Dermato-Onkologie (S 189–192). Springer, Berlin Heidelberg New York

80. Laaff H, Mittelviefhaus H, Wokalek H, Schöpf E (1992) Eruptive Keratoakanthome Typ Grzybowski und Ektropium. Ein therapeutisches Problem. Hautarzt 43: 143–147

81. Lawrence N, Reed RJ (1990) Actinic keratoacanthoma. Speculations on the nature of the lesion and the role of cellular immunity in its evolution. Am J Dermatopathol 12: 517–533

82. Letzel S, Drexler H, Wrbitzky R, Westhäuser C, Zwahr G, Lehnert G (1996) Keratoakanthom bei beruflicher Teer-Exposition – eine Berufskrankheit? Dermatosen/Occup Environ 44: 164–168

83. Levi F, Franceschi S, Te VC, Randimbison L, La Vecchia C (1995) Trends of skin cancer in the canton of vaud, 1976–92. Br J Cancer 72: 1047–1053
84. LiVolsi VA (1994) Keratoacanthomas. Am J Dermatopathol 16: 346
85. Luger A (1971) Altersverteilung und Lokalisation der Hautkarzinome. Wien Klin Wochenschr 83: 767–774
86. Luger A (1983) Präkanzerosen der Haut. In: Luger A, Gschnait F (Hrsg) Dermatologische Onkologie (S 60–100). Urban & Schwarzenberg, Wien München Baltimore
87. Maize JC, Rasmussen E (1979) Precancerous lesions. In: Helm F (ed) Cancer dermatology (pp 59–79). Lea & Febiger, Philadelphia
88. Majewski S, Jablonska S (1995) Epidermodysplasia verruciformis as a model of human papillomavirus-induced genetic cancer of the skin. Arch Dermatol 131: 1312–1318
89. Maloney ME (1996) Arsenic in Dermatology. Dermatol Surg 22: 301–304
90. Marsh RW, Agaliotis D, Killeen R (1995) Treatment of invasive squamous cell carcinoma complicating a Buschke-Loewenstein tumor: a case history. Cutis SS: 358–360
91. Materna U, Zabel M, Hettwer H (1996) Früh invasives Plattenepithelkarzinom bei bowenoider Papulose (VIN III). Triggerung durch virale (HPV 16-) und bakterielle (Chlamydien-) Infektionen? Z Hautkr 71: 15–20
92. Mc Cormac H, Scarff RW (1936) Molluscum sebaceum. Br J Dermatol 48: 624–626
93. Mc Nairy DJ (1964) Intradermal triamcinolone therapy of keratoacanthomas. Arch Dermatol 89: 136–140
94. Mehregan A, Hashimoto K, Mehregan D, Mehregan D (1995) Pinkus'guide to dermatohistopathology (6th edn). Prentice Hall, Englewood Cliffs
95. Meier F, Breuninger H (1995) Morbus Bowen mit Bowen-Karzinomen im Bereich der Zehenzwischenräume nach langjähriger antimykotischer Therapie mit formaldehydhaltigen Externa. In: Tilgen W, Petzoldt D (Hrsg) Operative und konservative Dermato-Onkologie (S 226–229). Springer, Berlin Heidelberg New York
96. Mensing H, Wagner G (1988) Etretinat-Therapie bei solitären Keratoakanthomen. Z Hautkr 63: 234–236
97. Miedzinski F, Dratwinski Z, Brzozowksi J, Sarankiewicz B (1973) Ein Beitrag zur nosologischen Stellung des Keratoakanthoma marginatum centrifugum. Hautarzt 24: 120–123
98. Morgenroth K (1996) Mundhöhle. In Remmele W (Hrsg) Pathologie, Bd 2 (S 4–26). Springer, Berlin Heidelberg New York
99. Murata Y, Kumano K, Sashakita T (1996) Partial spontaneous regression of Bowen's disease. Arch Dermatol 132: 429–432
100. Nikolowski W (1973) Papillomatosis cutis carcinoides. In Braun-Falco O, Petzoldt D (Hrsg) Fortschritte der praktischen Dermatologie und Venerologie, Bd 7 (S 36–39). Springer, Berlin Heidelberg New York
101. Nishigori C, Moriwaki S, Takebe H, Tanaka T, Imamura S (1994) Gene alterations and clinical characteristics of xeroderma pigmentosum group. A patients in Japan. Arch Dermatol 130: 191–197
102. Nödl F (1953) Das Pseudorezidiv nach Röntgenbestrahlung. Strahlentherapie 90: 475–484
103. Patel A, Halliday GM, Cooke BE, Bareteson RSC (1994) Evidence that regression in keratoacanthoma is immunollogically mediated: a comparison with squamous cell carcinoma. Br J Dermatol 131: 789–798
104. Pinkus H (1958) Keratosis senilis. Am J Clin Path 29: 193–207
105. Piscioli F, Zumiani G, Boi S, Cristofolini M (1984) A gigantic metastasizing keratoacanthoma. Report of a cases and discussion on classification. Am J Dermatopathol 6: 123–128
106. Rangel Bonamigo R, Salete Zampese M, Bakos L, Del Pino G (1995) Queyrat's erythroplasie and lichen sclerosus et atrophicus: Casual or causal association. An Bras Dermatol 70: 225–227
107. Rassner G (1973) Keratoakanthom. In: Braun-Falco O, Petzoldt D (Hrsg) Fortschritte der praktischen Dermatologie und Venerologie, Bd 7 (S 52–58). Springer, Berlin Heidelberg New York
108. Reed RF (1993) Response (to E. Hodak et al.). Am J Dermatopath 15: 343–345
109. Regezi JA, Sciubba J (1993) Oral Pathology. WB Saunders, Philadelphia London Toronto
110. Rink B (1992) Das Keratoakanthom im Kiefer-Gesichtsbereich. Dtsch Z Mund-Kiefer-Gesichtschirurgie 16: 278–281
111. Rivière A, Henke RP, Löning T (1990) Human papillomaviruses in anogenital condylomas and sqamous cell cancer. In: Gross G, Jablonska S, Pfister H, Stegner HE (eds) Genital papillomavirus infections (pp 237–248). Springer, Berlin Heidelberg New York Tokyo
112. Rompel R, Petres J (1994) Maligne Tumoren der Altershaut. In: Platt D (Hrsg) Handbuch der Gerontologie, Bd 7 (S 237–278). Fischer, Stuttgart Jena New York
113. Rook A, Whimster I (1979) Keratoacanthoma – a thirty year retrospect. Br J Dermatol 100: 41–47
114. Rook A, Whimster I (1950) Le keratoacanthome. Arch Belg Dermatol Syph 6: 137–147
115. Rudolph R, Hundeiker M (1975) „Keratoakanthome" bei Mastomys natalensis. Arch Derm Res 254: 239–243
116. Rünger T, Möller KM (1994) Molekularbiologische Aspekte der photoinduzierten Hypermutabilität bei Genodermatosen. Akt Dermatol 20: 89–96
117. Rünger TM (1995) Gentoxizität, Mutagenität und Karzinogenität von UVA und UVB. Z Hautkr 70: 877–881
118. Rupprecht R, Vente C, Ernst K, Hundeiker M (1994) Plattenepithelkarzinome am Genitale nach langjähriger PUVA-Behandlung. Akt Dermatol 20: 280–283
119. Schaller J, Rohwedder A, Fuchs M, Maron A, Kunze J (1996) HPV-5-Typisierung mittels nested PCR und Seqenzierung bei einer Epidermodysplasia verruciformis. Hautarzt 47: 454–458
120. Schaller M, Korting, HC, Wolff H, Schirren CG, Burgdorf W (1996) Multiple Keratoacanthomas, giant keratoacanthoma and keratoacanthoma centrifugum marginatum: development in a single patient and treatment with oral isotretinoin. Acta Derm Venereol (Stockh) 76: 40–42
121. Schnitzler L, Schubert B, Verret JL, Emerian M (1977) Epitheliomatose familiale de Ferguson-Smith. A propos de 2 cas familiaux. Ann Dermatol Venereol 104: 206–216
122. Schwartz RA (1979) Multiple persistent keratoakanthomas. Oncology 36: 281–285
123. Schwartz RA (1979) The keratoacanthoma. A review. J Surg Oncol 12: 305–317
124. Schwartz RA (1994) Continuing medical education: keratoacanthoma. J Am Acad Dermatol 30: 1–19
125. Schwartz RA (1996) Keratoacanthoma. In: Demis DJ (ed) Clinical dermatology, vol 4 unit 21–9 (pp 1–23). Lippincott-Raven, Philadelphia
126. Schwartz RA, Flieger DN, Saud NK (1980) The torre syndrome with gastrointestinal polyposis. Arch Dermatol 116: 312–314
127. Shindoh M, Chiba I, Yasuda M et al. (1995) Detection of human papillomavirus DNA sequences in oral squamous cell carcinomas and their relation to p53 and proliferating cell nuclear antigen expression. Cancer 76: 1513–1521
128. Skálová A, Michal M (1995) Patterns of cell proliferation in actinic keratocanthomas and squamous cell carcinomas of the skin: immunohistochemical study using the MIB 1 antibody in formalin-fixed paraffin sections. Am J Dermatopathol 17: 332–334
129. Spier HW, Thies W (1956) Aggregierte Keratoakanthome (Mollusca pseudocarcinomatosa). Hautarzt 7: 206–209
130. Stegner HE (1990) Infection and precancer in gynaecology – Diagnosis and therapeutic aspects. In: Gross G, Jablonska S, Pfister H, Stegner HE (eds) Genital papillo-

mavirus infections (pp 115-126). Springer, Berlin Heidelberg New York Tokyo

131. Sterry W, Steigleder GK, Pullmann H, Baumeister K (1981) Eruptive Keratoakanthome. Hautarzt 37: 119-129

132. Straßburg M, Knolle G (1991) Farbatlas und Lehrbuch der Mundschleimhauterkrankungen (3. Aufl). Quintessenz, Berlin Chicago London

133. Svirsky JH, Freemann PD, Lumeran J (1977) Solitary intraoral keratoacanthoma. Oral Surg 43: 116-122

134. Syrjänen KJ (1990) HPV in genital squamous cell tumors: Epidemiology and clinical synopsis. In: Gross G, Jablonska S, Pfister H, Stegner HE (eds) Genital papillomavirus infection (pp 3-12). Springer, Berlin Heidelberg New York

135. Trautmann C, Garbe C, Orfanos CE (1994) Immunsuppressive Therapie als Auslöser epithelialer Neoplasien nach Nierentransplantation. Z Dermatologie 180: 19-25

136. Vente C, Ernst K, Hundeiker M (1993) Arsenspätschäden an der Haut. Ein aussterbendes dermatologisches Krankheitsbild. Akt Dermatol 179: 375-381

137. Vente C, Ernst K, Hundeiker M (1993) Tumoren auf chronischem Lymphödem. Akt Dermatol 179: 298-303

138. Vermoer BJ, Bouwes Bavinck JN, Claas FHJ (1995) Hautkrebs, HLA-Antigene und HPV. In: Tebbe, B, Goerdt S, Orfanos CE (Hrsg) Dermatologie - Heutiger Stand. Ergebnisse und Berichte der 38. Tagung der DDG in Berlin vom 29.4.-5. 5. 1995 (S 212-215). Thieme, Stuttgart New York

139. Wickramasinghe L, Hindson TC, Wacks H (1989) Treatment of neoplastic skin lesions with intralasional interferon. J Am Acad Dermatol 20: 71

140. Wiemers S, Stengel R, Schöpf E, Laaf H (1994) Subunguales Keratoakanthom. Hautarzt 45: 25-28

141. Withmore SE, Morison WL (1995) Prevention of UVB-induced immunosuppression in humans by a high sun protection factor sunscreen. Arch Dermatol 131: 1128-1133

142. Wolff K, Tappeiner J (1973) Floride orale Papillomatose (Papillomatosis mucosae carcinoides) In: Braun-Falco O, Petzoldt D (Hrsg) Fortschritte der praktischen Dermatologie und Venerologie, Bd 7 (S 40-51). Springer, Berlin Heidelberg New York

143. Wolff K, Tappeiner J (1976) Florid oral papillomatosis. In: Andrade R, Gumpert SL, Popkin GL, Rees TD (eds) Cancer of the skin, vol 1 (pp 797-813).WB Saunders, Philadelphia

144. Worret WJ, Burgdorf WU, Fahmy A, Pitha J (1981) Torre-Muir-Syndrom. Hautarzt 32: 519-524

145. Youngberg GA (1994) Nature of keratoacanthoma. Am J Dermatopath 16: 346-347

146. Yu HS, Chang WL, Wang CM, Yu CL (1992) Alterations of mitogenic responses of mononuclear cells by arsenic in arsenical skin cancers. J Dermatol (Tokyo) 19: 710-714

8 Epitheliale Präkanzerosen und Pseudokanzerosen (einschließlich Keratoakanthom, Papillomatosis cutis carcinoides und verruköses Karzinom) – Standardtherapien

Günther Sebastian

8.1
Einleitung

Die unter den Prä- und Pseudokanzerosen subsummierten Entitäten gelten als Vor- oder In-situ-Stadien von Hautkrebsen. Ihre Neigung zur synchronen und/oder metachronen Multiplizität und Sukzessivität, das Flächenwachstum mit Konfluenz der Erkrankungsherde und der zeitlich nicht festlegbare Übergang in ein invasives Karzinom erfordern eine rechtzeitige adäquate Therapie, die das fatale Fortschreiten der Neubildung verhindert [7, 49]. Die typischen histopathologischen Charakteristika der verschiedenen klinischen Krankheitsbilder gestatten einerseits Behandlungsverfahren, die technisch einfach und schnell zu handhaben und wiederholbar sind, andererseits ist eine entsprechende Radikalität unverzichtbar [38].

Der onkologisch tätige Dermatologe muß in Abhängigkeit von der Lokalisation, Flächen- und vermuteten Tiefenausdehnung der Läsionen das anzuwendende Verfahren individuell auswählen, um Rezidive aber auch unnötig belastende Behandlungsfolgen zu minimieren.

Im folgenden werden die verschiedenen Standardtherapien für die typischen Prä- und Pseudokanzerosen in

● eine Therapie der 1. Wahl und
● weitere Therapieempfehlungen

eingeteilt und die Vorzüge aber auch Beschränkungen des gewählten Behandlungsverfahrens aufgezeigt.

Erscheint ein Verfahren bei verschiedenen Erkrankungen, findet sich die ausführliche Beschreibung bei der Erkrankung, für die das entsprechende Verfahren besonders typisch ist.

8.2
Epitheliale obligate Präkanzerosen

8.2.1
Keratosis actinica

Die klinisch unterschiedlichen Entwicklungstypen, solitär und/oder multipel auftretend, bevorzugen chronisch-lichtexponierte Lokalisationen [72]. Betont betroffen sind das Gesicht, die Ohrmuscheln, die Glatzenregion, die Unterlippe und die Handrücken.

Zur histologischen Sicherung wird folgendes Vorgehen empfohlen: Eventuell mehrere Skalpellbiopsien aus charakteristischen Läsionen bei multiplen Erkrankungsherden. Skalpellexzision des Einzelherdes.

Therapie der 1. Wahl

Skalpellexzision
Besteht ein Solitärherd, der ohne aufwendige plastisch-rekonstruktive Maßnahmen ovalär unter Berücksichtigung der RSTL (relaxed skin tension lines) total exzidiert und als Dehnungsplastik verschlossen werden kann, empfiehlt sich die Exzision. Das gilt auch für wenige Läsionen an den Handrücken und/oder im Gesicht. Die histopathologische Aufarbeitung sichert die Diagnose und gestattet eine Aussage zur Radikalität.

Kürettage mittels Ringkürette (Ringskalpell)
Ziel der Kürettage ist die vollständige Entfernung der Läsion mit einem Minimum an Schädigung des gesunden Umgebungsgewebes, jedoch mit einer maximal möglichen Sicherheit, einem Rezidiv vorzubeugen [74]. Gleichzeitig muß sie ausreichend gut zu beurteilendes Material als Hautbiopsie liefern. Während die mit einer Löffelkürette gewonnenen Geweteilstücke bzw. -bröckel eine histologische Beurtei-

lung des Materials nur eingeschränkt ermöglichen, können aus dem mit der Ringkürette gewonnenen Gewebeverbänden repräsentative Histologien erstellt werden.

Aus den genannten Gründen eignet sich der Einsatz der Kürettage mit der Ringkürette in Infiltrationsanästhesie als sog. horizontales, tangential zur Hautoberfläche geführtes Operationsverfahren. Die Kürettage ist bei multiplen aktinischen Keratosen indiziert.

Die am häufigsten angewendete Technik ist die Kürettage in „Füllfederhalterposition". In Abhängigkeit vom Winkel des Kürettenhandgriffs zur Hautoberfläche und dem erzeugten Druck werden bei einem Winkel von 40–45 Grad und mäßigem Druck mehr oberflächlich gelegene Veränderungen, dagegen bei spitzerem Winkel (kleiner als 40 Grad) tiefere Hautschichten entfernt. Dadurch kann relativ exakt die Tiefe der zu entfernenden Veränderung determiniert werden. Die Kürettage sollte, um zufriedenstellende Gewebeproben zu gewinnen, im Verlauf der Hautspannungslinien (relaxed skin tension lines) erfolgen. Eine initiale Vorbehandlung der Keratosen z. B. mit „Vereisung" ist nicht erforderlich. Für eine repräsentative Histologie wird zuerst durch die klinisch am suspektesten Stellen kürettiert. Dabei wird die Kürette mit einer festen kratzenden Bewegung direkt vom distalen Rand durch das Zentrum bis an den proximalen Rand geführt. Das in der Regel in einem Streifen gewonnene Gewebe wird in die Histologie gegeben. Insgesamt sollte die Kürettage in Abhängigkeit von der Lokalisation so kräftig erfolgen, daß mindestens das obere, teilweise auch das mittlere Korium mit erfaßt werden und so die Sicherheit einer rezidivfreien Entfernung besteht. Gerade bei Patienten im fortgeschrittenen Alter mit extrem lichtgeschädigter Haut, multiplen aktinischen Keratosen und bereits mehrfach exzidierten Plattenepithelkarzinomen hat sich die Kürettage mit der Ringkürette bewährt [48, 67]. Die topische Blutstillung erfolgt mit Eisen-III-Chloridlösung oder Aluminiumchloridlösung 10 % (keine Pigmentierungsgefahr). Postoperativ wird in der Regel kurzzeitig ein steriler Verband angelegt, selten kommen lokal antiseptische Lösungen zur Anwendung.

Bestätigt sich histologisch der Übergang einer aktinischen Keratose in ein beginnendes Plattenepithelkarzinom, so wird die entsprechende Stelle kurzfristig nachkontrolliert, bei einem Rezidiv in loco muß ausreichend nachexzidiert werden. Gibt der Histologe bereits das Bestehen eines infiltrativ wachsenden Spinalioms an, erfolgt in einer darauffolgenden zweiten Sitzung die histologisch kontrollierte Exzision des kürettierten Bereiches mit lückenloser Darstellung der gesamten Schnittränder des Exzisates.

Weitere Therapieempfehlungen

Dermabrasion mit hochtourig arbeitenden Schleifgeräten

Kromayer hat die Methode der mechanischen Fräsung von Hautveränderungen in die operative Dermatologie eingeführt. Die Diamantschleifkörper oder Metallzylinderköpfe unterschiedlicher Größe eignen sich zur Beseitigung ausgedehnter aktinischer Keratosen im Stirn-Glatzen-Bereich zur flächenhaften Behandlung, betont in Allgemeinanästhesie [4, 26, 73]. Die postoperativ resultierenden flächenhaften Erosionen werden bis zur Epithelisation nach den Regeln der lokalen Wundbehandlung versorgt. Ausreichender Lichtschutz ist über einen längeren Zeitraum (minimal 8 Monate) geboten. Die Behandlung erfordert besonders bei lichtgeschädigter atropher Haut entsprechende Erfahrungen, um nichtheilende Defekte im Bereich der Kalotte zu vermeiden. Nicht geeignet ist die Dermabrasion in Lokalisationen, in denen eine entsprechende Straffung der Haut während der Schleifbehandlung nicht möglich ist.

Kryotherapie

Eine Domäne der Kryotherapie ist die Behandlung multipler aktinischer Keratosen, da nur eine oberflächliche Therapie erforderlich ist und die Abheilungszeiten entsprechend kurz sind [39]. Da sie wie andere Therapieverfahren aber als ein sog. „blindes" Verfahren ohne die Möglichkeit einer postoperativen histologischen Kontrolle gilt, erfordert sie neben der prätherapeutischen histologischen Sicherung eine besonders sorgfältige Indikationsstellung und ein exaktes, möglichst standardisiertes Verfahren (s. Kap. 13). Zur Behandlung ist das offene Sprayverfahren mit flüssigem Stickstoff, das Aufsetzen eines mit flüssigem Stickstoff getränkten Watteträgers oder entsprechend geformter, gut den flüssigen Stickstoff aufnehmender „Stempel" v. a. bei „zerklüfteter" Oberfläche und unregelmäßiger Begrenzung geeignet. Eine Sicherheitszone ist nicht erforderlich, ein doppelter Gefrier-Tau-Zyklus empfehlenswert. Abhängig vom Düsendurchmesser und der Leistung des Stickstoffgerätes sind Behandlungszeiten von 10 sec je Gefrierzyklus ausreichend. Eine Lokalanästhesie ist selten erforderlich. Pro Sitzung können bis zu 20 Läsionen behandelt werden [39]. Unter sterilen Verbänden oder einer topischen antiseptischen Therapie heilen die Kryoläsionen nach 2 Wochen ab. Abgeraten wird von der Kryotherapie im Bereich der Hände und der Helixränder.

Lasertherapie
Aktinische Keratosen in Problemlokalisationen lassen sich oft mit gutem kosmetischen Ergebnis mit dem CO_2-Laser abtragen [25, 44]. Insbesondere wird hierbei das blutungsfreie Vorgehen, das bei vorsichtiger Schicht-für-Schicht-Abtragung eine Differenzierung des gesunden vom kranken Gewebe und so eine optimale Schonung der Umgebung ermöglicht, ausgenutzt (s. auch M. Bowen und Lentigo maligna) [73].

Lokale Chemotherapie

5-Fluorouracil. Zur Behandlung ausgedehnter aktinischer Keratosen des Gesichtes wird das Zytostatikum 5-Fluorouracil in unterschiedlichen Konzentrationen und Zubereitungen topisch eingesetzt (2 %ig als Lösung, 5 %ig als Creme und Salbe). Es wirkt als ein Antimetabolit weitgehend selektiv auf die hyperproliferativen Anteile der epidermalen präkanzerösen Veränderungen. Das ein- bis 2mal täglich aufzutragende Externum führt nach 1–2 Wochen zu entzündlich-erosiven Veränderungen. Die Behandlung ist insgesamt 3–5 Wochen durchzuführen, das Hauptproblem ist, angesichts der therapiebedingten Nebenwirkungen, die Compliance der Patienten zu gewährleisten [27, 46, 58]. Wegen der protrahierten Behandlungsdauer und der damit verbundenen anhaltenden entzündlich-erosiven Reaktionen wird heute die Behandlung ausgedehnter aktinischer Keratosen des Gesichtes mittels *chemical peeling* favorisiert.

Chemical peeling. Um eine mit 5-Fluorouracil vergleichbare Effektivität zu erreichen, ist bei multiplen aktinischen Keratosen des Gesichtes ein mitteltiefes Peeling (Stratum papillare) erforderlich [10, 19, 55, 57]. Erreicht wird die „Chemoexfoliation" durch ein kombiniertes Anwenden von zwei für das Peeling bewährten Lösungen, die nach 14tägiger Vorbehandlung mit 0,025 % Vitamin-A-Säurecreme eingesetzt werden. Nach intensiver Hautreinigung mit Azeton getränkten Mulltupfern und ausreichendem Schutz der Augen wird zuerst Jessner-Lösung (14 g Resorzin, 14 g Milchsäure, 14 g Salizylsäure in Äthanol gelöst für eine endgültige Lösung von 100 ml) mit Watteträgern bis zum Erscheinen eines milden Erythems und einer weißlichen Verfärbung unter leichtem Druck auf die Keratosen aufgebracht. Anschließend wird auf 2 cm² große Flächen 35 %ige Trichloressigsäure(*TCA*; 35 g TCA in ausreichend Wasser gelöst und auf 100 ml Lösung gebracht [9]) bis zur Weißverfärbung aufgetragen und dann sofort mit eiswassergetränktem Mull bedeckt, bis das Brennen nachläßt. So werden die anatomischen Einheiten des Gesichtes kontinuierlich behandelt. Ausschließlich mit 35 %iger TCA wird die Haut unterhalb der Augenbrauen und der Unterlider behandelt [45, 73]. Die notwendige Nachbehandlung schließt ausreichend langen Lichtschutz und die topische Anwendung einer antiseptischen Creme für 7–14 Tage ein. Die postoperative Desquamation mit Erythem und mäßigem Ödem klingt nach 10–14 Tagen ab. Die Wundheilung ist damit deutlich schneller als nach einer Fluorouracil-Therapie; die Erfolge weisen bei beiden Behandlungsformen keinen signifikanten Unterschied auf [45]. Verbleibende Keratosen können im Bedarfsfall auch kryochirurgisch behandelt werden.

8.2.2
Röntgen-, Arsen- und Teerkeratosen

Der Übergang von Keratosen in aggressive Plattenepithelkarzinome auf mit Röntgenstrahlen belasteter Haut, auf Teerhaut und als Folge von Arseninkorporation scheint vergleichsweise häufiger als bei aktinischen Keratosen vorzukommen. Sie werden außerdem deutlich im jüngeren Lebensalter manifest. Eine entsprechende Therapie muß deshalb ausreichend radikal und kontrollierbar sein.

Therapie der 1. Wahl

Skalpellexzision
Praktisch ausnahmslos stellt die operative Therapie die Methode der Wahl dar. Die Keratosen werden mit einem klinischen Sicherheitsabstand von 2 mm und bis zur Subkutis en bloc exzidiert und das Exzisat nach Möglichkeit histologisch mit der lückenlosen Darstellung der gesamten Schnittränder aufgearbeitet. Während umschriebene Defekte mit wenig aufwendigen operativen Techniken sofort verschlossen werden können, sollten Nahlappenplastiken im Gesicht-Hals-Bereich erst nach dem Vorliegen einer definitiven Tumorfreiheit durchgeführt werden. Im Stamm- und Extremitätenbereich führen Hauttransplantationen nach Wundgrundkonditionierung zu ästhetisch ansprechenden Resultaten.

8.2.3
Morbus Bowen

Der M. Bowen als In-situ-Karzinom tritt nicht bevorzugt in lichtexponierten Arealen auf. Neben Lokalisationen am Finger und subungual [2, 35] erreichen die „ekzemähnlichen" Herde am Körperstamm und den Beinen z. T. beträchtliche Ausmaße. Lokalisation, Ausdehnung und Allgemeinzustand des überwiegend älteren Patienten sind Randfaktoren bei der Therapiefindung.

Therapie der 1. Wahl

Skalpellexzision

Zweifelsohne ist die histologisch randkontrollierte Exzision des In-situ-Karzinoms eine sichere Methode, um bereits vereinzelt invasive Areale nachzuweisen und Rezidive weitgehend zu vermeiden. Zur Defektversorgung sind abhängig von Lokalisation und Ausdehnung Nahlappenplastiken oder Hauttransplantationen erforderlich.

Dermatomexzision

Flächenhafte Herde am Stamm können nach gleichmäßiger „Unterpolsterung" durch subkutane Injektion von physiologischer Kochsalzlösung, vergleichbar einer Tumeszenz in Lokalanästhesie, mit dem elektrisch betriebenen Dermatom tangential in toto abgetragen werden. Das dabei gewonnene „Spalthaut"-Präparat kann im zusammengerollten Zustand histologisch fast lückenlos aufgearbeitet werden. Der entstandene Defekt entspricht einer Spalthautentnahmestelle und epithelisiert spontan unter entsprechenden Wundauflagen.

Weitere Therapieempfehlungen

Die hier aufgeführten Behandlungen gestatten keine oder eine nicht vollständige Kontrolle (z. B. Kürettage) des Behandlungserfolges. Notwendig ist aus diesem Grund die prätherapeutische histologische Abklärung. Dabei sind bei größeren Herden diagnostische Exzisionen (keine Stanzbiopsien!) aus mehreren repräsentativen Anteilen eines M. Bowen erforderlich, um mögliche Übergänge in ein Bowen-Karzinom auszuschließen.

Kryotherapie

Die Kryotherapie ist bei flächenhaften Herden am Stamm und im Gesicht möglich. Wegen ihrer Größe ist eine Aufteilung in mehrere Behandlungsfelder sinnvoll [38]. Zum Einsatz kommt das offene Sprühverfahren in Infiltrationsanästhesie. Wie bei der Basaliomkryotherapie wird intensiv behandelt. Notwendig sind drei aufeinanderfolgende Gefrier-Tau-Zyklen mit Tumordosen und Überlappung der Behandlungfelder sowie ein Sicherheitsabstand von minimal 5 mm. Dieses Vorgehen garantiert am ehesten, daß frühe invasive, histologisch prätherapeutisch nicht erfaßte Prozesse ausreichend behandelt werden. Die Abheilungszeiten betragen am Stamm durchschnittlich 4 Wochen. Nachkontrollen der flachen, z. T. atrophischen Kryonarben sind in regelmäßigen Abständen erforderlich.

Kürettage und Chlorzinkschnellätzung (nach Schreus)

Beim M. Bowen resultieren nach Kürettage mit der Ringkürette (s. aktinische Keratosen) in Kombination mit der anschließenden Chlorzinkschnellätzung nach Schreus (Zinkchloridlösung 50 %) akzeptable Behandlungsergebnisse [69]. Wichtig ist es dabei, die Zinkchloridlösung auf einen blutungsarmen Wundgrund aufzutupfen (Watteträger) und mit der eintretenden grau-weißlichen Verfärbung sofort mit reichlich physiologischer Kochsalzlösung den Wundgrund neutralisierend zu spülen. Die Konjunktiven und Schleimhäute müssen vor möglichen Verätzungen ausreichend geschützt werden. Postoperativ genügt eine antiseptische Lokalbehandlung.

Dermatoröntgentherapie

M. Bowen Herde in gering oder nicht lichtexponierten Arealen können mit einer fraktionierten Röntgenweichstrahltherapie behandelt werden [59]. Für die Einzelherde ist eine Stromspannung von 20 kV (Gewebehalbwertstiefe entspricht einer Dicke der Läsion von 2 mm) erforderlich, bei einer Feldgröße unter 2 cm Durchmesser werden 8 Sitzungen in wöchentlichen Abständen bei einer Fraktionierung von 3–4 Gy geplant, bei einer Feldgröße von mehr als 2 cm 8–10 Gy je Sitzung, 4mal bei 2 Sitzungen pro Woche oder je Sitzung 5–6 Gy über 20 Sitzungen 2mal wöchentlich [28, 59].

Lasertherapie

Morbus Bowen Herde lassen sich in Problemlokalisationen mit dem CO_2-Laser kurativ behandeln [44]. Die oberflächlich vaporisierende Wirkung des Laserstrahls gestattet das schichtweise Abtragen der Läsion. Die 0,3–0,5 mm breite Koagulationszone garantiert ein in der Regel trockenes und damit übersichtliches Operationsgebiet. Postoperative Schwellungen und Schmerzen nach dem Eingriff sind geringfügig. Eine Vergrößerung der Abtragungstiefe ist durch Erhöhung der Laserleistung und der Bestrahlungszeit möglich [25].

8.2.4
Erythroplasie (Queyrat)

Die Erythroplasie ist ein In-situ-Karzinom der Übergangsschleimhaut [7]. Frühdiagnose und -therapie sind Voraussetzungen für eine gute Prognose unter Organerhaltung. Betroffen sind häufig die Vulva, Glans penis und der Übergang zum inneren Präputialblatt.

Therapie der 1. Wahl

Skalpellexzision

Bei der Behandlung der Queyrat-Erythroplasie ist die totale Tumorentfernung mit histographischer Schnittrandkontrolle Therapie der 1. Wahl [8, 11, 66]. Während im Vulvabereich ovaläre Exzisionen und lokale Lappenplastiken dominieren, sind spindelförmige Exzisionen sowie VY-Plastiken am Penis für kleinere Herde ausreichend. Die Phimoseoperation nach Rebreyoud [63] umfaßt die Entfernung des gesamten inneren Vorhautblattes. Damit wird die gesamte Matrix des pathologischen Prozesses entfernt. Aus funktioneller Sicht kann subkutanes Gewebe mit vielen sensiblen Nervenfasern erhalten bleiben.

Bei Übergang des Prozesses von der Glans auf das innere Vorhautblatt ist in jedem Fall eine Defektrekonstruktion durch eine lokale Lappenplastik anzustreben. Für die Rekonstruktion eignet sich die Verschiebeplastik nach Happle, die auf der Zirkumzision nach Rebreyoud basiert und bei der ringförmig ein weiterer Teil des äußeren Präputialblattes unter Aussparung des proximal gestielten Verschiebelappens entfernt wird [36]. Dadurch ist die Defektrekonstruktion durch Haut einer benachbarten ästhetischen Region gegeben.

Weitere Therapieempfehlungen

Wie bereits beim M. Bowen ist beim Einsatz der Kryotherapie bzw. Dermatoröntgentherapie eine mikromorphologisch gesicherte Behandlungskontrolle nicht möglich. Prätherapeutisch sind deshalb repräsentative histologische Abklärungen eine Conditio sine qua non.

Kryotherapie

Abhängig von der zu behandelnden Fläche (Tumor mit Sicherheitsabstand allseits minimal 3 mm) und dem Durchmesser des eingesetzten, vom Stickstoff durchflossenen, Applikators wird dem Kontaktverfahren in Infiltrations- bzw. Leitungsanästhesie (z. B. Penisblockanästhesie) der Vorzug gegeben. Der Auflagedruck beeinflußt zusätzlich die Tiefe des Kälteherdes im Gewebe. Sind die Herde unregelmäßig begrenzt und betragen mehr als 20 mm im größten Durchmesser, empfiehlt sich der Einsatz des offenen Stickstoffsprühverfahrens. Für eine ausreichende Kryonekrose sind drei aufeinanderfolgende Gefrier-Tau-Zyklen mit Tumordosen sowie ein Sicherheitsabstand von minimal 3 mm Voraussetzungen für eine kurative Behandlung. Ein Blasenkatheter ist nur bei ausgedehnten Behandlungen am Penis erforderlich. Er sollte wegen des Ödems nach Kryotherapie für 4 Tage belassen werden. Die Hei-

lungsdauer beträgt durchschnittlich 14–21 Tage. Die Spontangranulationen mit der folgenden Narbenbildung führen nicht zu funktionell behindernden Verziehungen.

Dermatoröntgentherapie

Zur funktionell erhaltenden Radiotherapie der Queyrat-Erythroplasie werden für die fraktionierte Röntgenweichstrahltherapie die gleichen Richtdosen wie beim M. Bowen empfohlen (s. M. Bowen) [59].

Lasertherapie

Der Einsatz des CO_2-Lasers ist zur schichtweisen, klinisch gut kontrollierbaren Abtragung der Erythroplasie eine empfohlene Therapie. Die vaporisierten und koagulierten Herde demarkieren sich unter einer antiseptischen Lokalbehandlung. Die Narben sind flach und führen zu keinen Verziehungen [25].

8.2.5
Cheilitis abrasiva praecancerosa (Manganotti)

Präkanzeröse Veränderungen im Lippenrotbereich der Unterlippe treten bevorzugt bei Männern auf. Neben umschriebenen Veränderungen werden nicht selten flächenhafte Herde behandlungspflichtig.

Therapie der 1. Wahl

Skalpellexzision

Zweifelsohne garantiert die Exzision als ovaläre Exzision mit einer radiär gelegten Schnittführung bei kleinen Herden und als radikale, das ganze Lippenrot erfassenden sog. Vermillonektomie nach von Langenbeck/von Bruns, die lückenlose mikromorphologische Aufarbeitung des Exzisates. Maligne Transformationen werden erkannt, Aussagen zur Radikalität des Eingriffs möglich. Bei weiter Mobilisation der Unterlippenschleimhaut läßt sich ein ausreichend breites Unterlippenrot bilden. Postoperative Sensibilitätsstörungen sind selten, aber nicht vollständig auszuschließen [33].

Weitere Therapieempfehlungen

Die hier aufgeführten histologisch nicht kontrollierbaren Behandlungen erfordern die prätherapeutische mikromorphologische Abklärung.

Kryotherapie

Eine Alternative zur Vermillonplastik ist die Kryotherapie der umschriebenen, aber auch ausgedehnten Cheilitis abrasiva praecancerosa. In Lokalanästhesie wird die oberflächliche Kryonekrose über das Kontaktverfahren mit überlappenden Einzelfeldern oder das Sprühverfahren in einem doppelten

Gefrier-Tau-Zyklus realisiert. Das ausgeprägte postoperative Ödem für 3 Tage behindert die Nahrungsaufnahme, die Wundsekretion belastet den Patienten. Das Behandlungsergebnis ist ästhetisch und funktionell gut, eine Hypopigmentierung des Lippenrotes möglich. Postoperativ ist kontinuierlicher Lichtschutz unumgänglich [33].

Lasertherapie

Das postoperative Ödem nach CO_2-Laservaporisation und -koagulation ist deutlich weniger ausgeprägt als nach Kryotherapie. Der Laserstrahl gestattet eine scharf begrenzte bis an die Ränder der Läsion reichende Behandlung. Da wie bei der Kryotherapie eine Narbe in einer UV-vorbelasteten Region resultiert, ist eine kontinuierliche Nachsorge notwendig.

8.2.6
Leukoplakie

Der klinisch als Leukoplakie imponierenden Läsion der Lippen, Mundschleimhaut und dem Genitalübergangsepithel entspricht nicht immer ein als Präkanzerose zu definierendes histopathologisches Substrat. In jedem Fall ist deshalb die feingewebliche Abklärung, im Bedarfsfall als wiederholte Biopsie, zu fordern.

Therapie der 1. Wahl

Skalpellexzision

Die Exzision in toto und die lückenlose histologische Aufarbeitung als mikrographisch kontrollierte Chirurgie ist v. a. bei der gefleckten, der verrukösen und erosiven Leukoplakieform die Therapie der 1. Wahl. Ist ein direkter Wundverschluß nach weiter Schleimhautmobilisation nicht möglich, sind lokale Schleimhautplastiken oder Schleimhauttransplantate möglich. Für die Entnahme eignet sich die Wangenschleimhaut. Neben dem elektrisch getriebenen Mukotom für die Gewinnung von Spaltschleimhauttransplantaten kann Schleimhaut mit dem Skalpell entnommen, der Entnahmedefekt hier im Sinne einer Dehnungsplastik verschlossen werden. Das Einbringen von Spalt- und Vollhauttransplantaten in den Mundhöhlenbereich ist möglich; die Fixation aller Transplantate auf dem Wundgrund erfolgt über sog. stents.

Weitere Therapieempfehlungen

Kryotherapie

Die rasche Heilung der Schleimhautkryoläsion favorisiert die Anwendung tiefer Temperaturen mit flüssigem Stickstoff bei histologisch gesicherten präkan-zerösen Leukoplakien [14, 32]. Bevorzugt werden im Mundhöhlen- und Genitalbereich von Stickstoff durchflossene, auf die Läsion aufgesetzte Applikatoren (Kontaktverfahren) benutzt [78]. Die Gefahr des Anfrierens der Sonden besteht bei mit Stickstoff betriebenen Geräten nicht. Empfohlen werden 3 Gefrier-Auftau-Zyklen mit den für Tumoren entsprechenden Therapiezeiten. Intraoperatives subtumorales Temperaturmonitoring ist, um genügend intensiv zu behandeln, empfehlenswert. Wird das Sprühverfahren bei größeren Herden durchgeführt, können individuell angefertigte Moulagen eine exakte Randbegrenzung garantieren. Bewährt hat es sich, den verdampfenden Stickstoff wegen der besseren Übersicht abzusaugen oder wegzublasen.

Lasertherapie

Die gute Steuerbarkeit der Vaporisation des CO_2-Lasers macht seinen Einsatz bei der Leukoplakie möglich. Die praktisch narbenlose Abheilung und gute Dauerergebnisse haben die Dermatoröntgentherapie bei der Leukoplakie als mögliche Therapieform praktisch ersetzt.

8.2.7
Lentigo maligna

Die Proliferation atypischer Melanozyten innerhalb der Epidermis ist für diese Präkanzerose bzw. das In-situ-Melanom typisch. Bei der Therapieentscheidung ist zu berücksichtigen, daß atypische melanozytäre Zellen die basalen Lagen der äußeren Haarwurzelscheide und der ekkrinen Schweißdrüsenausführungsgänge als Proliferationsschiene zur Tiefe hin benutzen können [7, 16, 18]. Auch das klinisch mittels Auflichtmikroskopie kaum sichtbare seitliche Spreiten von atypischen Melanozytennestern muß in den Therapieplan einbezogen werden [54].

Therapie der 1. Wahl

Skalpellexzision

Folgerichtig stellt die histologisch randkontrollierte Exzision im Paraffinschnittverfahren das Therapieverfahren der 1. Wahl dar. Sie garantiert, daß subklinische Ausläufer topographisch nachgewiesen und gezielt exzidiert werden können [50, 65]. Als lokal radikale Behandlung gilt die Beseitigung der atypischen Melanozytennester. Der Nachweis einzelner atypischer Melanozyten in den Exzisionsrändern einer UV-geschädigten Haut bedeutet keine Indikation für weitere Exzisionen.

Um die Rezidivquote niedrig zu halten, sollte die Lentigo maligna mit einem Sicherheitsabstand mit 5–10 mm exzidiert werden [3, 61]. Besser noch ist die histologisch randkontrollierte Exzision, die eine sichere und auf das Nötige beschränkte Entfernung dieser in ästhetisch besonders sensiblen Bereichen auftretenden Läsion gewährleistet [50, 76]. Über die Anwendung einer modifizierten sog. „Mohs-Technik" [53, 54] für die Behandlung der Lentigo maligna berichteten Dhawan et al. [21]. 1994 stellten Cohen et al. [15] die modifizierte Methode als sicher heraus. Andere Autoren [6, 41, 65, 81, 82] ordnen sie gegenwärtig noch der expiermentellen Therapie zu. Die definitive operative Versorgung der fast ausschließlich im Gesicht lokalisierten Defekte erfolgt abhängig von der Ausdehnung und Lokalisation mit lokalen Lappenplastiken. Sind Transplantate erforderlich, sollten der Hauttextur ähnliche und den ästhetischen Regionen des Gesichtes angepaßte Vollhauttransplantate bevorzugt werden (retro- und präaurikulär, klavikulär, Oberarminnenseite).

Weitere Therapieempfehlungen

Bestehen ein hochgradig reduzierter Allgemeinzustand oder andere Kontraindikationen für die definitive operative Therapie, kann unter verschiedenen Therapieformen nach prätherapeutischer histologischer Sicherung der Diagnose die für den Patienten günstigste ausgewählt werden.

Dermatoröntgentherapie

Mit dem erfolgreichen Einsatz von Grenzstrahlen (5–15 kV) bei der Lentigo maligna bestehen die längsten Erfahrungen [28, 37, 59, 64]. Bei einer auf die Läsion abgestimmten Dosis und Fraktionierung können narbenfreie Ergebnisse erreicht werden. Für die Grenzstrahltherapie, 1954 zuerst von Miescher für die Lentigo maligna eingesetzt [51], haben sich folgende Therapieparameter bewährt: Grenzstrahlbereich von 12 kV. Bei einer Feldgröße unter 2 cm werden in 10–12 Einzelsitzungen einmal wöchentlich 10 Gy appliziert. Ist ein größeres Feld erforderlich, wird in zwei Sitzungen pro Woche jeweils mit 10 Gy in 10–12 Einzelsitzungen bestrahlt. Nach einem Früh- und Haupterythem klingt die milde erosive Reaktion 2–3 Wochen nach Beendigung der Bestrahlung ab. Eine persistierende Hypopigmentierung ist häufiger als eine Hyperpigmentierung [59].

Kryotherapie

1979 berichteten Dawber und Wilkinson [20] über den kurativen Einsatz der Kryotherapie bei der Lentigo maligna. Die guten ästhetischen Ergebnisse, die Wiederholbarkeit der Behandlung bei dieser Indikation und die geringe Belastbarkeit des Patienten haben zur Verbreitung dieser Therapieform geführt [17]. Neben dem Kontaktverfahren wird für große Läsionen das Sprühverfahren mit Unterteilung der Herde in Einzelfelder bevorzugt [43, 79, 80]. Um Rezidive zu vermeiden, ist ein Sicherheitsabstand von bis zu 10 mm einzuhalten. Drei Gefrier-Tau-Zyklen und eine für Tumoren (s. Basaliome) übliche Kältedosis provozieren zwar oberflächliche, atrophe und hypopigmentierte Narben, erfassen aber mit Sicherheit bereits an ekkrinen Schweißdrüsen oder Haarfollikelstrukturen nach der Tiefe proliferierende atypische Melanozyten.

Für das obligate postoperative Ödem, die Wundsekretion, die Nekrosedemarkation und definitive Epithelisierung der Wunde sind 3–4 Wochen zu planen. Eine antiseptische Lokalbehandlung ist ausreichend.

Lasertherapie

Die Palette destruktiver Therapieverfahren der Lentigo maligna bei Patienten mit Kontraindikationen für eine Operation wurde durch den Einsatz des CO_2-Lasers erweitert [44]. In Infiltrationsanästhesie wird das Gewebe schichtweise bei einer Laserleistung von 12 W und einem defokusierten 1 mm großen senkrecht auf die Läsion wirkenden Strahl ohne Blutungsgefahr verdampft. Das verkohlte Gewebe läßt sich mit einem wasserstoffperoxidgetränkten Tupfer abwischen und gestattet, tiefer liegende Schichten der Läsionen zu behandeln [42]. Die Wundheilung dauert durchschnittlich 2 Wochen. Anfangs kann der Defekt mit Salbentüll abgedeckt werden, wobei dafür keine zwingende Notwendigkeit besteht.

Dermabrasion mit hochtourig arbeitenden Schleifgeräten

Die Dermabrasion mit hochtourig arbeitenden Geräten ist für ausgedehntere Lentigo-maligna-Läsionen über einer festen Unterlage und einer Haut, die sich gut spannen läßt, in Infiltrationsanästhesie als Einmalbehandlung möglich [16]. Abgestimmt auf lokale Charakteristika kann die Läsion bis zum mittleren Korium abgetragen werden. Dabei sind die Narben ästhetisch ansprechend, die Rezidivgefahr ist bei Einschluß eines seitlichen Sicherheitsabstandes von 10 mm relativ niedrig. Als Einschlußkriterien gelten die bei den vorgenannten Verfahren aufgeführten.

8.3
Pseudokanzerosen

Die Besonderheiten des klinischen und histologischen Bildes – mit der Nähe zum echten Karzinom – und des Krankheitsverlaufes – neben dem über Jahre unveränderten Befund werden rasche Progressionen beobachtet – begründen, die unter dem Begriff der Pseudokanzerosen geführten Krankheits-

entitäten von den Präkanzerosen abzutrennen. Therapeutisches Handeln muß noch betonter als bei
den Präkanzerosen Wert auf die histologische
Gesamtschau des Tumors legen, da Pseudokanzerosen häufiger in spinozelluläre Karzinome übergehen.
Therapeutische „Verzettelungen" können für ein
nicht mehr beherrschbares Tumorwachstum mitverantwortlich sein. Die primär operative Therapie ist
deshalb für alle Pseudokanzerosen, auch für die
„spontan heilenden" Keratoakanthome, zu fordern.
Tumormimikrie bei Pseudokanzerosen ist öfter
bereits ein echtes infiltrativ wachsendes Plattenepithelkarzinom.

8.3.1
Papillomatosis cutis carcinoides

Die auf unveränderter Haut, überwiegend aber auf
dem Boden chronischer Hauterkrankungen entstehenden und über Jahre persistierenden plattenförmi-
gen Vegetationen ohne Heilungstendenz [1, 29]
bedürfen neben der Ausschaltung der die Krankheit
provozierenden und unterhaltenden Faktoren [75]
einer definitiven und radikalen Sanierung.

Therapie der 1. Wahl

Skalpellexzision
Die Therapie der 1. Wahl ist die vollständige Exzision mit einer lückenlosen histologischen Aufarbeitung als mikrographisch kontrollierte Chirurgie.
Inwieweit eine die operative Therapie begleitende
systemische Behandlung mit Retinoiden sinnvoll
ist, muß am Einzelfall entschieden werden [12, 83].

Die fast ausschließlich am Unterschenkel und
Fußrücken lokalisierte Erkrankung wird in Allge-
mein- oder Regionalanästhesie und in Blutsperre
(nach Löfqvist [47]) mit einem seitlichen Sicherheitsabstand und nach der Tiefe bis zur Faszie abgetragen. Teilweise ist eine umschriebene Fasziektomie
nach Hach mit anschließender Muskeltranspositionsplastik [31, 52] angezeigt, um ein ausreichendes
Transplantatbett zu erzielen. Nach Entfernung der
Blutsperre erfolgt die definitive Blutstillung. Der
Defekt wird sofort mit Spalthauttransplantaten in
Meshgraft-Technik versorgt. Postoperativ sind
neben einer Dauerkompression (z. B. Stützstrümpfe
der Kompressionsklasse 2) enge Kontrollen des
Lokalbefundes und des regionalen Lymphabflusses
mittels Sonographie angezeigt.

8.3.2
Floride orale Papillomatose

Entsprechend der Behandlungsempfehlung für die
Papillomatosis cutis carcinoides sollten die einem
verrukösen Karzinom der Mundhöhle entsprechenden, strahlenunempfindlichen Vegetationen primär
operativ behandelt werden [23, 68].

Therapie der 1. Wahl

Skalpellexzision
Auch bei älteren und betagten Patienten ist die Exzision in toto als mikrographisch kontrollierte Chirurgie die Therapie der 1. Wahl [8, 11]. Ist ein Wundverschluß mittels Schleimhautplastiken nicht möglich,
kann enoral auch Spalthaut benutzt und über aufge-
knüpfte Druckpolster fixiert werden. Über eine
präoperativ begonnene und postoperativ weiterge-
führte orale Etretinat-Therapie muß individuell entschieden werden [12]. Eine enge Nachsorge des
Lokalbefundes und des regionären Lymphabflusses
ist nach der operativen Behandlung erforderlich.

Weitere Therapieempfehlungen

Mögliche Randrezidive sollten ebenfalls operativ
behandelt werden. Ist das nicht möglich, können
nach Biopsie ablative Verfahren wie Kryo- und
Lasertherapie erwogen werden. Sie haben die Dermatoröntgentherapie abgelöst [56].

Kryotherapie
Für Randrezidive wird die Kryotherapie als Kontakt-
oder offenes Sprühverfahren mit flüssigem Stickstoff
unter Tumortherapiebedingungen (3 Gefrier-Auftau-
Zyklen, intraoperatives Temperaturmonitoring an
der Tumorbasis) eingesetzt. Die Kryonekrosen
demarkieren sich nach wenigen Tagen, die Sekun-
därheilung erfolgt nach 2–3 Wochen mit flachen,
etwas eingesunkenen Narben.

Lasertherapie
Auf die Behandlung von Randrezidiven beschränkt,
ist der Einsatz des CO_2-Lasers zur schichtweisen blu-
tungsfreien Abtragung eine mögliche Therapieva-
riante zur Kryotherapie. Die Wundheilung verläuft
entsprechend der nach Kryotherapie beobachteten
Phasen.

8.3.3
Epithelioma cuniculatum

Der exophytisch wachsende Tumor ist klinisch nicht
von einem Plattenepithelkarzinom zu unterscheiden
(Tumormimikrie) [13, 40].

Therapie der 1. Wahl

Skalpellexzision

Die Lokalisation des Tumors im Fußsohlenbereich erfordert ein zweizeitiges operatives Vorgehen. In einem ersten Schritt wird er in Allgemein- oder Regionalanästhesie mit einem Sicherheitsabstand von 5 mm exzidiert und der entstehende Defekt interimsmäßig abgedeckt. Ist nach lückenloser histologischer Aufarbeitung (3-D-Histologie [8]) Tumorfreiheit erzielt, wird nach Wundgrundkonditionierung von 3–4 Wochen der jetzt gleichmäßige Wundgrund mit einem Spalt- oder besser Vollhauttransplantat versorgt.

Reicht das verbliebene subkutane Gewebe als Polster nicht aus, ist der Wundgrund für die Aufnahme eines Vollhauttransplantates nicht optimal, bietet sich ein umgedrehtes Koriumtransplantat zur Optimierung der mechanischen Belastung an [34, 62].

Postoperativ sind Schuhe, die die operativ versorgte Region nicht irritieren, wichtig. Die weitere Nachsorge kontrolliert den Lokalbefund und das regionäre Lymphabflußgebiet entsprechend der Empfehlungen für Plattenepithelkarzinome.

8.3.4
Keratoakanthom

Während bei generalisierten eruptiven und familiären Keratoakanthomen [70] nach histologischer Sicherung durch Exzision einer Läsion in toto verschiedene Therapieverfahren (intraläsionale Behandlungen mit Triamcinolonacetonidkristallsuspension, 5-Fluorouracil oder Bleomycin, Röntgenweichstrahltherapie, CO$_2$-Laser oder Kryotherapie, systemische Gaben von Etretinat, Isotretinoin, Methotrexat oder Interferon-α) erwogen werden können [5, 22, 30, 60, 71, 77], bleibt die Standardtherapie der solitären Keratoakanthome in jeder Lokalisation die Exzision im Gesunden.

Therapie der 1. Wahl

Skalpellexzision

Frühe Formen des Keratoakanthoms lassen sich ovalär oder entsprechend ihrer rundlichen Form angepaßt exzidieren, die Defekte nach Wundrandmobilisation mittels Dehnungsplastik oder durch lokale Lappenplastiken ohne Aufwand verschließen. Werden im seitlichen Schnittrand Reste eines Keratoakanthoms gefunden, ist im Gegensatz zum Plattenepithelkarzinom eine alleinige Verlaufsbeobachtung gerechtfertigt. Länger persistierende größere Keratoakanthome sollten ebenfalls in toto exzidiert und mikrographisch kontrolliert behandelt werden, um echte Plattenepithelkarzinome zu erkennen und aus-

reichend zu behandeln. Abhängig von Lokalisation und Tumorgröße erfolgt der definitive Wundverschluß durch lokale Lappenplastiken oder Hauttransplantate.

Literatur

1. Baldauf K, Strohbach F, Laslop M (1982) Zur malignen Entartung der Papillomatosis carcinoides Gottron. Z Ärztl Fortbl (Jena) 76: 69–71
2. Baran R, Gormley D (1988) Polydactylous Bowen disease of the nail. J Am Acad Dermatol 17: 201–204
3. Becker F (1980) Cut out or freeze? [Letter] J Dermatol Surg Oncol 6: 691, 700
4. Benedetto AV, Griffin TD, Benedetto EA, Humeniuk HM (1992) Dermabrasion: therapy and prophylaxis of a photoaged face. J Am Acad Dermatol 27: 439–447
5. Benoldi D, Alinovi A (1984) Multiple persistent keratoacanthomas; treatment with oral etretinate. J Am Acad Dermatol 10: 1035–1038
6. Berker D de (1991) Lentigo maligna and Mohs [Letter]. Arch Dermatol 127: 421
7. Braun-Falco O, Plewig G, Wolff HH (1996) Präkanzerosen, Pseudokanzerosen. In: Braun-Falco O, Plewig G, Wolff HH (Hrsg) Dermatologie und Venerologie (S 1302–1323). Springer, Berlin Heidelberg New York Tokyo
8. Breuninger H, Rassner G, Schaumburg-Lever G, Steitz A (1989) Langzeiterfahrung mit der Technik der histologischen Schnittrandkontrolle (3-D-Histologie). Hautarzt 40: 14–18
9. Bridenstine JB, Dolezal JF (1994) Standardizing chemical peel solution formulations to avoid mishaps. Great fluctuations in actual concentrations of trichloroacetic acid. J Dermatol Surg Oncol 20: 813–816
10. Brody HJ (1989) Variations and comparisons in medium depth chemical peeling. J Dermatol Surg Oncol 15: 953–963
11. Burg G (1990) Grundlagen, Planung, Durchführung und Ergebnisse der mikrografischen Chirurgie. Z Hautkr [Suppl] 66/3: 120–122
12. Burg G, Sobetzko S (1990) Floride orale Papillomatose: eine Indikation für Etretinat? Hautarzt 41: 314–316
13. Burkhardt A (1986) Verruköses Karzinom und Carcinoma cuniculatum – Formen des Plattenepithelkarzinoms. Hautarzt 37: 373–383
14. Chilla R, Evers K (1982) Rezidivierende Hauttumoren nach Strahlenschaden. Eine Indikation zur Kryotherapie. Laryng Rhinol Otol 61: 618–621
15. Cohen LM, McCall MW, Hodge SJ, Freedman JD, Callen JP, Zax RH (1994) Succesful treatment of lentigo maligna and lentigo maligna melanoma with Mohs micrograpic surgery aided by rush permanent sections. Cancer 73: 2964–2970
16. Cohen LM (1995) Lentigo maligna and lentigo maligna mealnoma: J Am Acad Dermatol 33: 923–936
17. Coleman WP III (1980) More on lentigo maligna: Cut out or freeze? [Letter]. J Dermatol Surg Oncol 6: 978
18. Coleman WP III, Davis RS, Reed RJ, Krementz ET (1980) Treatment of lentigo maligna and lentigo maligna melanoma. J Dermatol Surg Oncol 6: 476–479
19. Coleman WP, Futrel JM (1994) The glycolic acid trichloracetice acid peel. J Dermatol Surg Oncol 20.: 76–80
20. Dawber RPR, Wilkinson JD (1979) Melanotic freckle of Hutchinson: treatment of macular and nodular phases with eryotherapy. Br J Dermatol 101: 47–49
21. Dhawan SS, Wolf DJ, Rabinovitz HR, Poulos E (1990) Lentigo maligna. The use of rush permanent sections in therapy. Arch Dermatol 126: 928–930
22. Donahue B, Cooper JS, Rush S (1990) Treatment of aggressive keratoacanthomas by radiotherapy. J Am Acad Dermatol 23: 489–493
23. Dzubow L, Grossman D (1991) Squamous cell carcinoma and verrucous carcinoma. In: Friedman RJ, Rigel DS,

Kopf AW, Harris MN, Baker D (eds) Cancer of the skin (pp 74–84). Saunders, Philadelphia

24. Ehring F (1984) Dermatologische Strahlentherapie – Heute, gestern, morgen. Z Hautkr 59: 139–147
25. Fitzpatrick RE, Goldman MP (1994) CO2 Laser Surgery. In: Fitzpatrick RE (ed) Cutaneous laser surgery (pp 225–227). St. Louis, Mosby-Yearbook
26. Franchi R (1984) La dermabrasione nel trattamento delle lesioni precancerose attiniche. Chron Derm 15: 821–824
27. Gartmann H (1977) Lokalanwendung von Zytostatika bei Praekanzerosen der Haut. Z Hautkr 52: 463–465
28. Goldschmidt H, Panizzon RG (1991) Modern dermatologic radiation therapy. Springer, Berlin Heidelberg New York Tokyo
29. Gottron HA (1932) Ausgedehnte, ziemlich symmetrisch angeordnete Papillomatosis cutis. Zentralbl Haut Geschlechtskr. 40: 445
30. Grob JJ, Suzini F, Richard MA et al. (1993) Large keratoacanthomas treated with intralesional interferon alfa-2a. J Am Acad Dermatol 29: 237–241
31. Hach W, Hach-Wunderle V (1994) Die Rezirkulationskreise der primären Varikose. Pathophysiologische Grundlagen zur chirurgischen Therapie. Springer, Berlin Heidelberg New York Tokyo
32. Härle F, Ewers R (1981) Operative und kryochirurgische Therapie der oralen Leukoplakien. In: Petres J, Müller R (Hrsg) Präkanzerosen und Papillomatosen der Haut (S 67–72). Springer, Berlin Heidelberg New York
33. Hahn A, Ernst K, Hundeiker M (1990) Kryochirurgische Behandlung der Cheilitis abrasiva praecancerosa. Z Hautkr 65: 1044–1046
34. Haneke E (1986) Das umgedrehte Koriumtransplantat. Zentralbl Haut Geschlechtskr 152: 565
35. Haneke E (1995) Morbus Bowen und Plattenepithelkarzinom der Nagelregion – Klinisches Spektrum und Therapie. In: Winter H, Bellmann K-P (Hrsg) Fortschritte der operativen und onkologischen Dermatologie, Bd 9 (S 187–190). Springer, Berlin Heidelberg New York Tokyo
36. Happle R (1972) Zur operativen Behandlung des Morbus Bowen an der Glans penis. Hautarzt 23: 125–128
37. Harwood AR (1983) Conventional fractionated radiotherapy for 51 patients with lentigo maligna and lentigo maligna melanoma. Int J Radiat Oncol Biol Phys 9: 1019–1021
38. Hundeiker M, Ernst K (1987) Die Behandlung der Praecancerosen. In: Petres J (Hrsg) Aktuelle Behandlungsverfahren. Springer, Berlin Heidelberg New York Tokyo
39. Hundeiker M., Ernst K (1993) Kryochirurgie gutartiger und prämaligner Läsionen. Dermatol Monatsschr 179: 257–260
40. Kao GF, Graham JH, Helwig EB (1982) Carcinoma cuniculatum (verrucous carcinoma of the skin). A clinicopathologic study of 46 cases with ultrastructural observations. Cancer 49: 2395–2403
41. Kaspar TA Wagner RFjr (1992) Mohs micrographic surgery for thin stage I malignant melanoma: rationale for a modern management strategy. Cutis 50: 350–351
42. Kopera D (1995) Treatment of lentigo maligna with the carbon dioxide laser. Arch Dermatol 131: 735–736
43. Kuflik EG, Gage AA (1994) Cryosurgery for lentigo maligna. J Am Acad Dermatol 31: 75–78
44. Landthaler M, Hohenleutner U (1993) Lasertherapie. Angebot und Anwendung. Hautarzt 44: 413–425
45. Lawrence N, Cox SE, Cockerell CJ, Freeman RG, Cruz PD (1995) A comparison of the efficacy safety of Jessner's solution and 35% trichloroacetic acid vs 5% Fluorouracil in the treatment of wide spread facial actinic keratoses. Arch Dermatol 131: 176–181
46. Lehmann P (1985) 5-Fluorouracil-Therapie aktinischer Keratosen. Z Hautkr 60: 311–315
47. Löfqvist I (1988) Chirurgie in Blutleere mit Rollmanschetten. Chirurg 59: 853–854
48. Long CC, Motley RJ, Holt PJA (1994) Curettage of small basal cell papillomas with the disposable ring curette is superior to conventional treatment. Br J Dermatol 131: 732–733
49. Marks R (1995) An overview of skin cancers. Incidence and causation. Cancer 75: 607–612
50. Michaelsen C, Breuninger H, Rassner G, Dietz K (1990) Der subklinische Anteil im Randbereich der Lentigo maligna und des Lentigo-maligna-Melanoms. Hautarzt 41: 142–145
51. Miescher G (1954) Über melanotische Präkanzerose. Oncologia 7: 92–94
52. Miller A, Hach W (1995) Muskeltranspositionsplastik beim Ulcus cruris laterale. In: Hartschuh W, Kohl PK, Krahl D (Hrsg) Operative und konservative Dermato-Onkologie. Neue Ansätze und Strategien (S 328–332). Springer, Berlin Heidelberg New York Tokyo
53. Mohs FE (1950) Chemosurgical treatment of melanoma. Arch Dermatol Syphil 62: 269–279
54. Mohs FE (1984) The width and depth of the spread of malignant melanomas as observed by a chemosurgeon. Am J Dermatopathol [Suppl] 6: 123–126
55. Monheit GD (1989) The Jessner's + TCA peel: a medium depth chemical peel. J Dermatol Surg Oncol 15: 945–950
56. Nair MK, Sankaranarayanan R, Padmanabhan TK, Madhu CS (1988) Oral verrucous carinoma. Treatment with radiotherapy. Cancer 61: 458–461
57. Nelson BR, Fader DJ, Gillard M, Majmudar G, Johnson TM (1995) Pilot histologic and ultrastructural study of the effects of medium-depth chemical facial peels on dermal collagen in patients with actinically damaged skin. J Am Acad Dermatol 32: 472–478
58. Orfanos CE, Garbe C (1995) Epitheliale Präkanzerosen und Karzinome der Haut. In: Orfanos CE, Garbe C (Hrsg). Therapie der Hautkrankheiten (S 798–830). Springer, Berlin Heidelberg New York Tokyo
59. Panizzon RG (1993) Dermato-Röntgentherapie. Heutiger Stand. Hautarzt 44: 749–760
60. Parker CM, Hanke CW (1986) Large keratoacanthomas in difficult locations treated with intralesional 5-fluorouracil. J Am Acad Dermatol 14: 770–777
61. Pitman GH, Kopf AW, Bart RS, Casson PR (1979) Treatment of lentigo maligna and lentigo maligna melanoma. J Dermatol Surg Oncol 5: 727–737
62. Pleier R, Hundhammer K-J, Balda BR (1994) Defektdeckung nach Melanomexzision an der Fußsohle. Das umgedrehte gemeshte Koriumtransplantat als wertvolle Lösung. In: Mahrle G, Schulze H-J, Krieg T (Hrsg) Fortschritte der operativen und onkologischen Dermatologie, Bd 8 (S 112–116). Springer, Berlin Heidelberg New York Tokyo
63. Rebreyoud, zit. nach Scherber G (1927) Phimose und Paraphimose. In: Jadassohn J (Hrsg) Handbuch der Haut- und Geschlechtskrankheiten, Bd 21. Springer, Berlin
64. Richter G, Kleine-Natrop HE (1977) Die Behandlung der Melanosis circumscripta praecancerosa mit besonderer Berücksichtigung der dermatologischen Grenzstrahltherapie. Dermatol Monatsschr 163: 195–202
65. Robinson JK (1994) Margin control for lentigo maligna. J Am Acad Dermatol 31: 79–85
66. Rompel R, Rezazada MA, Petres J (1995) Operative Therapie bei Präkanzerosen und malignen Neoplasien des Penis. In: Winter H, Bellmann K-P (Hrsg) Fortschritte der operativen und onkologischen Dermatologie, Bd 9 (S 191–198). Springer, Berlin Heidelberg New York Tokyo
67. Salasche SJ (1991) Therapeutic curettage and electrodesiccation. In: Friedman RJ, Rigel DS, Kopf AW, Harris MN, Baker D (eds) Cancer of the skin (pp 434–450). Saunders, Philadelphia
68. Scheicher-Gottron E (1958) Papillomatosis mucosae carcinoides der Mundschleimhaut bei gleichzeitigem Vorhandensein eines Lichen ruber der Haut. Z Hautkr 24: 99–101
69. Schreus HT (1951) Chlorzinkschnellätzung des Epithlioms. Ein Beitrag zur Chemochirurgie. Hautarzt 2: 317–319
70. Seifert A, Nasemann W (1989) Keratoakanthom und klinische Variante. Hautarzt 40: 189–202

71. Shaw JC, White CR Jr (1986) Treatment of multiple keratoacanthomas with oral isotretinoin. J Am Acad Dermatol 15: 1079–1082
72. Sober AJ, Burstein JM (1995) Precursors to skin cancer. Cancer 75: 645–650
73. Stegman SJ (1982) A comparative histologic study of the effects of three peeling agents and dermabrasion on normal and sun damaged skin. Aesthetic Plast Surg 6: 123–135
74. Stein A, Sebastian G (1995) Ringkürette für die operative Dermatologie. H+G 70: 885–890
75. Stöberl C, Partsch H (1988) Lymphostatische Stauungspapillomatose. Hautarzt 39: 441–446
76. Stonecipher MR, Leshin B, Patrick J, White WL (1993) Management of lentigo maligna and lentigo maligna melanoma with paraffin-embedded tangential sections: utility of immunoperoxidase staining and supplemental vertical sections. J Am Acad Dermatol 29: 589–594
77. Street ML, White JW, Gibson LE (1990) Multiple keratoacanthomas treated with oral retinoids. J Am Acad Dermatol 23: 862–866
78. Tanaka S (1995) Cryosurgical treatment of pre-cancerous disorders of the skin and oral cavity. Skin Cancer 10: 36–42
79. Zacarian SA (1982) Cryosurgical treatment of lentigo maligna. Arch Dermatol 118: 89–92
80. Zacarian SA (1985) Cryosurgery of lentigo maligna. In: Zacarian SA (ed) Cryosurgery for skin cancer and cutaneous disorders (pp 199–214). Mosby, St Louis Toronto Princeton
81. Zitelli JA (1991) Mohs surgery for lentigo maligna [Letter]. Arch Dermatol 127: 1729
82. Zitelli JA, Moy RL, Abell E (1991) The reliability of frozen sections in the evaluation of surgical margins for melanoma. J Am Acad Dermatol 24: 102–106
83: Zouboulis CC, Biczós, Gollnick H et al. (1992) Elephantiasis cutis verrucosa: beneficial effect of oral etretinate therapy. Br J Dermatol 127: 411–416

9 Retinoide und Karotinoide in der Prävention und Behandlung von kutanen und mukösen Präkanzerosen und Tumoren

Harald P.M. Gollnick

9.1 Einleitung

Die Inzidenz des nichtmelanozytären und melanozytären Hautkrebses steigt weltweit an. Der topische und systemische Gebrauch von Retinoiden ist experimentell und klinisch bei der Prävention und Behandlung von präkanzerösen und etablierten nichtmelanozytären Veränderungen der Haut als wirksam bewiesen, jedoch weitgehend ineffektiv beim malignen Melanom.

Jüngere Studien demonstrieren, daß mittelhohe Dosen von β-Karotin in der Lage sind, das UV-induzierte Hauterythem und den Sonnenbrand durch seine antioxidative Kapazität zu vermindern und daß die durch UV-Licht induzierten Plasmaspiegelverminderungen umgangen werden können.

Die Kombination von Retinoiden mit anderen immunmodulierenden Substanzen wie rIFN-α sind dermatologisch einsetzbar z.B. bei multiplen aktinisch induzierten Tumoren, beim Plattenepithelkarzinom oder kutanem T-Zell-Lymphom.

9.2 Wirkmechanismen der Retinoide beim Krebs

Eine Vitamin-A-Defizienz beim Menschen wie auch bei Tieren ist streng mit Veränderungen der epithelialen Differenzierung korreliert und führt zu Hyperkeratinisierung, squamöser Metaplasie und unter bestimmten Bedingungen zur Entwicklung von Neoplasien. Erste Hinweise fanden 1925 Wolbach und Howe, die beobachteten, daß normale muköse Epithelien bei Vitamin-A-defizienten Ratten eine squamöse Metaplasie aufwiesen.

Die Assoziation von Vitamin A und Krebs wurde zuerst von Fujimaki (1926) [34] berichtet, als er bei Vitamin-A-defizient ernährten Ratten die Entwicklung von Magenkarzinomen beobachtete. Die squamöse Metaplasie und der Übergang in ein Karzinom war in den frühen Berichten noch nicht exakt definiert und konnte erst langsam durch die Arbeiten von Klein und Palmer [66] untermauert werden. Erst nach zwei weiteren Jahrzehnten konnten Rowe und Gorland [105] die Beziehung zwischen experimenteller Karzinogenese und Vitamin-A-Defizienz am Beispiel bukkaler Karzinome des syrischen Hamsters bei Vitamin A-Defizienz und zusätzlicher Exposition bekannter Karzinogene nachweisen. Die antineoplastischen Eigenschaften des Vitamin A wurden weiter durch Experimente von Chu und Malgren [18] untermauert, in denen Hamster mit Dimethylbenzantracen behandelt wurden und parallel Vitamin A erhielten, wodurch die Entwicklung der Tumoren verlangsamt bzw. verhindert werden konnte. Ebenso zeigten Saffiotti et al. [108], daß bei Supplementation mit Vitamin A nach Exposition gegenüber einem Karzinogen die Inzidenz der Entwicklung von tracheobronchialen Karzinomen vermindert wurde.

Es gibt heute eine Reihe von bestätigten Befunden aus experimenteller und klinischer Forschung, daß Vitamin-A-Säure (RA/Retinsäure) und die neueren synthetischen Retinoide ähnliche antineoplastische Potentiale besitzen.

Retinoide greifen auf verschiedenen Stufen der Tumorentwicklung ein [22, 79, 98, 124]. Retinoide sind in der Lage, Enzyme, Proteinsynthese, Zellkontakte, die Zellmembranarchitektur, die humorale und zelluläre Immunität, Wachstumsfaktoren, verschiedene Zytokine, die Gentranskription und postgenomische Schritte zu modulieren [1, 13, 17, 19, 23, 24, 28, 29, 30, 48, 60, 76, 78, 86, 94, 104, 114, 127].

Die maligne Transformation von Zellen ist fundamental mit dem kontinuierlichen Verlust an Differenzierung assoziiert. Da Retinoide wiederum eng mit der Kontrolle von Differenzierungsprozessen in epithelialen Geweben verbunden sind, ergab sich zwangsläufig das Interesse, sie als potente Antikrebs- und Krebspräventionsmittel zu untersuchen. Während der letzten 2–3 Jahrzehnte wurden mehr als 1 000 Retinoide und retinoidähnliche Verbindungen

mit unterschiedlichen Molekularstrukturen synthetisiert und in einer großen Zahl von Tier- und Zellkultursystemen auf ihre therapeutische Effektivität
hin untersucht sowie klinisch bei dermatologischen
und nichtdermatologischen, neoplastischen und
nichtneoplastischen Erkrankungen geprüft [15, 40,
81, 86, 99, 100].

Im Tiermodell konnte nachgewiesen werden, daß
synthetische Retinoide wie auch das natürliche Vitamin A die Entwicklung eines Tumors verzögern
können oder die Tumorinitiation über verschiedene
chemische Karzinogene in unterschiedlichen Gewe-
besystemen präventiv umgehen können, so z. B. im
Gastrointestinaltrakt [121], im Urogenitalepithel [18,
93], im hämatopoetischen System [32] wie auch
schließlich in der Haut [11, 31, 83, 90]. Dabei war
die Inhibition der Tumorentwicklung durch das
Retinoid unabhängig vom angewandten chemischen
oder physikalischen Karzinogen (polyzyklische Koh-
lenwasserstoffe, Nitrosamine, UV-Strahlen, X-Strah-
len, onkogene Viren), jedoch abhängig vom Zeitpunkt, zu dem die Retinoide im Modell zugegeben
wurden. Viele Untersuchungen zum experimentellen
Hautkrebs weisen darauf hin, daß Retinoide in die
Promotionsphase der Hautkarzinogenese eingreifen.
Daher können Retinoide als Antipromotoren oder
Suppressoren der epithelialen Neoplasie angesehen
werden.

In Hinsicht auf die Prävention von Hautkrebs und
hier im besonderen des UV-induzierten Schadens
der Haut ist eine Prävention durch Antioxidantien
mittels „singlet oxygen sceavenging" (physikalisch)
und „quenching" (chemisch) möglich. Die am
besten untersuchten Substanzen in dieser Hinsicht
sind Karotinoide, wie β-Karotin, Cantaxanthin und
Lykopin [89, 117]. Unseres Erachtens ist die Prävention des UV-induzierten Hautkrebses mittels einer
Langzeitanwendung von Retinoiden wegen der
Nebenwirkungen der derzeit in Gebrauch befindlichen Substanzen Isotretinoin und Acitretin limitiert,
jedoch nicht die Therapie [99].

Wie gesagt, ist ein Großteil der antineoplastischen
Wirkung der Retinoide in der Phase nach der Initiation der Karzinogenese, d. h. in der Phase der
Tumorpromotion zu suchen. Während dieser Phase
können Retinoide auch mit Abwehrmechanismen
des Wirts interagieren, bevor die eigentliche Tumorentwicklung eingetreten ist.

Normalerweise werden neoplastische Zellen in
der Haut durch das Immunsystem eliminiert, wenn
sie immunogen sind und empfänglich für Abwehrmechanismen der Immunantwort des Wirts werden
[23]. Kommt es zur Regression des Tumors ohne
die vorgenannten Mechanismen, müssen nichtimmu-
nologische Mechanismen hierfür verantwortlich sein
[50]. Die kutane Immunüberwachung erfolgt z. B.

über die Langerhans-Zellen. Sie sind UV-, im besonderen UVB-vulnerabel, wie auch gegenüber Initiato-
ren und Promotoren wie 7,12-Dimethylbenz(a)antra-
cen (DMBA), wodurch eine verminderte Zahl und
Aktivität dieser Zellen in der Epidermis resultiert
[46, 47]. Bis jetzt gibt es keine gesicherten Fakten,
wie z. B. RA (Retinsäure, all-trans RA) die Funktion
von Langerhans-Zellen beeinflußt. Einerseits könnte
ein verstärkter Influx von Zellen in die Epidermis
oder eine verminderte Emigration in die Dermis
eintreten. Andere Möglichkeiten wären eine verstärkte Ausreifung von Langerhans-Zellvorläufern
in der oberen Dermis (non-determinierte dendritische dermale Zellen) oder eine verstärkte Mitoseak-
tivität der Langerhans-Zellen in der Epidermis. Die
Effekte von Etretinat (E) und seines ersten Metaboliten Acitretin (Ac) auf murine Langerhans-Zellen in
vivo und in vitro untersuchten Shiohara et al. [111].
Sie fanden nach einem initial signifikanten Anstieg
der Langerhans-Zelldichte innerhalb der Epidermis
nach (unphysiologischen) Dosierungen zwischen 4
und 16 mg/kg/täglich, anschließend eine deutliche
Verminderung. Nach weiteren 14 Tagen, bei Fortsetzen der Etretinatsupplementation, stieg die Langerhans-Zelldichte wieder graduell auf die Ausgangs-
werte an. Die Langerhans-Zellen waren kleiner und
ihre Position verlagerte sich in der Epidermis von
suprabasal mehr nach basal.

Stimulatorische Einflüsse von Retinoiden auf epidermale Langerhans-Zellen korrespondieren gut mit
dem signifikanten Anstieg der kutanen zellmediier-
ten Immunität (CHS) gegenüber Dinitrochlorbenzen
(DNCB) bei nicht immunsupprimierten Patienten,
die z. B. wegen verschiedener Hauterkrankungen
mit Etretinat behandelt wurden [35]. Die Interaktionen von Retinoiden mit Langerhans-Zellen oder
anderen antigenpräsentierenden Zellen unterstützen
alles in allem die Annahme, daß diese Mechanismen
eine zusätzliche Rolle in der Inhibition der Krebsentwicklung durch Modulation von immunologischen Parametern erfolgt.

Acitretin, der wasserlösliche Hauptmetabolit von
Etretinat, inhibiert in dosisabhängiger Weise die
mitogene Antwort der Lymphozyten auf Con-A
PHM, PHP und Pokeweedmitogen in vitro [3]. Es
gibt jedoch Berichte, die darauf hinweisen, daß Lymphozyten von Gesunden, die z. B. mit 100 mg Etretinat pro Tag behandelt wurden, keine Veränderungen
zeigten [59]. Lymphozyten in Kokulturen mit Pokeweedmitogen in vitro wurden durch niedrige Konzentrationen von Isotretinoin stark stimuliert, wurden jedoch signifikant bei ansteigenden noch nicht
toxischen Konzentration der selben Substanz inhibiert [4].

Im Spektrum der immunkompetenten Zellen sind
im weiteren die Endothelzellen durch Retinoide

beeinflußbar. Während der embryonalen Entwicklung ist das vaskuläre System retinoidabhängig [103]. Eine Exposition während der Fetalperiode gegenüber Vitamin-A-Überschuß sowie Isotretinoin und Etretinat führt zu teratogenen Effekten bei Tier und Mensch einschließlich der Transposition großer Gefäße oder einer Mißentwicklung (zur Übersicht s. [99]). Im In-vitro-Kulturmodell für Endothelialzellen fanden Imcke et al. [55] eine Wachstumsinhibition dermaler mikrovaskulärer endothelialer Zellen nach Behandlung mit 10^{-5} bis 10^{-6} molar RA, Isotretinoin, Etretinat oder Acitretin. Keine dieser Substanzen konnte die Expression von Histokompatibilitätsantigen-Klasse-II oder ICAM-I bewirken, während dieses mit Interferon-(*IFN-*)γ (100 Einheiten) erreicht wurde. Majiewski et al. [84] zeigten, daß Isotretinoin und Etretinat in niedrigen Dosierungen die lymphozyteninduzierte Angiogenese verstärken, während höhere Dosen von Etretinat, Acitretin, Arotinoidäthylester (Ro 13–6298) und Arotinoidsäure (Ro 13–7410) einen entgegengesetzten inhibitorischen Effekt hatten. Die tumorzellinduzierte Angiogenese konnte durch Acitretin reduziert werden [106].

Retinol, RA, Retinolacetat und eine synthetische Chalconcarboxysäure (*CH 55*) wurden hinsichtlich ihrer Wirkung auf die embryonale Angiogenese untersucht und mit dem bekannten Inhibitoreffekt von z. B. Herbimycin verglichen [97]. Alle 4 Retinoide zeigten einen starken Inhibitionseffekt auf die Angiogenese. Da die Tumorprogression oft mit einer aberranten Angiogenese und Angioproliferation verbunden ist, spricht dies für einen weiteren Wirkweg der Prävention der Tumormetastasierung. Kürzlich konnte gezeigt werden, daß RA ein entgegengesetztes Signal zu *transforming growth factor-(TGF-)*β bewirkt, wenn die Zahl der endothelialen Fenestration in vitro eng mit dem endothelialen Zellwachstum assoziiert ist. Durch die Kombination von Retinoiden mit IFN-α, IFN-γ, TNF-α, TGF-β oder EGF konnte im weiteren die antiproliferative Wirksamkeit von Retinoiden auf unterschiedliche epitheliale Zellinien gezeigt werden [15].

In Hinsicht auf die Aktivität der Typ-IV-Kollagenase, die z. B. Tumorzellen in die Lage versetzt, Typ-IV-Kollagen in Membranen abzubauen und andere Gewebe zu penetrieren, konnte gezeigt werden, daß RA in starkem Maße auf die Aktivität von zwei wichtigen Typ-IV-Kollagenmetalloproteinasen einwirkt und die Reduktion der Kollagen-Typ-IV-Degradation um 50–60 % vermindert werden konnte. Weiterhin wurde bewiesen, daß Retinoide, wie Isotretinoin, Acitretin, Tetrahydrotetramethylnaphthalenylpropenylbenzoesäure (*TTNBP*) und CH 55 dieselben Wirkeffekte haben [96].

In frühen Experimenten war gezeigt worden, daß Etretinat präventiv auf DMBA-initiierte und krotonölpromotierte Hautpapillome und Karzinome bei der Maus wirkt [11, 12]. Später wurden diese Ergebnisse bestätigt durch Ito [57] bei viral induzierten Tumoren und von Mahrle und Berger [83] in ähnlicher experimenteller Anordnung. Solche antineoplastischen Substanzen, die auf chemisch induzierte Tumoren wirken, sind häufig Inhibitoren der Karzinogenaktivierung. Man nimmt an, daß Retinoide einen Einfluß auf die Aktivität von Enzymen haben, die Karzinogene metabolisch aktivieren können oder aber, daß sie auf noch unbekannte Weise die Promotoren blockieren (Abb. 9.1).

Insbesondere Untersuchungen zum Einfluß auf die Proteinkinase C und die Rolle von Phorbolestern in der Promotionsphase der Karzinogenese haben zum weiteren Verständnis der Retinoidwirkmechanismen beigetragen. Retinoide interferieren mit verschiedenen Phasen der PK-C/ODC-Kaskade über einen posttranslationalen Weg über Diacylglycerol und IP-3 in humanen Keratinozyten. Ein erhöhter Spermidin-/Sperminquotient als Aktivitätsparameter des Polyaminmetabolismus ist von hyperproliferativen Geweben wie auch bei der Psoriasis und bei epithelialem Hautkrebs bekannt. Unter der Behandlung mit Etretinat konnten Kaplan et al. [63] einen signifikanten Abfall bei der Behandlung der Psoriasis nachweisen. Ähnliches beschrieben auch Grekin et

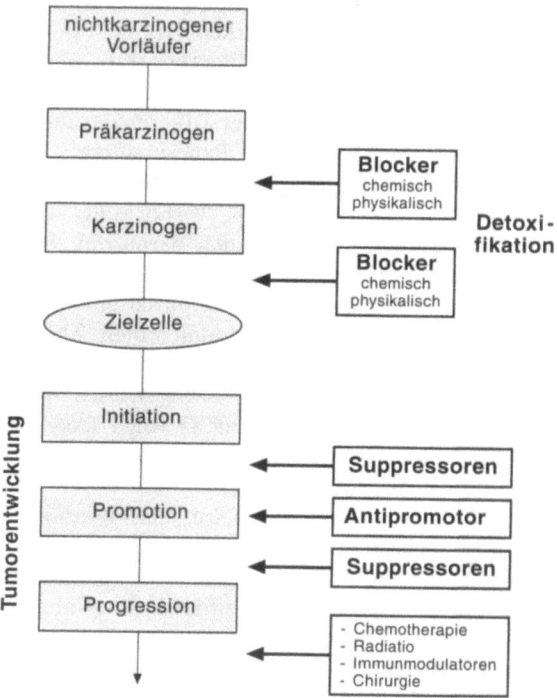

Abb. 9.1. Übersicht zur Entwicklung der Karzinogenese und Ansatzpunkte verschiedener Blocker und Suppressoren

al. [44] durch Messung von Polyaminen im Urin. Retinol und RA inhibieren beide das Schlüsselenzym Ornithindecarboxylase im Modell der chemisch induzierten Hautkarzinogenese [16, 107, 125]. Wenn RA kurz vor einer TPA-Stimulation und Induktion der Ornithindecarboxylase appliziert wird, ist der Putrescinanstieg inhibiert. Allerdings kann die Hyperplasie, die durch TPA bewirkt wird, nicht umgangen werden, da die 5-Adenosylmethionindecarboxylase nicht inhibiert wird, wodurch die Akkumulation von Spermidin und Spermin eintritt [51]. Andererseits ist die Inhibition der ODC-Aktivität eng mit einer verminderten Entwicklung von Hautpapillomen einhergehend [17]. Solche Retinoidderivate, die nicht in der Lage waren, präventiv der Papillombildung entgegen zu wirken, waren auch ineffektiv gegenüber der TPA-induzierten ODC-Synthese [113]. Die ODC-Aktivität selbst ist eng mit der Transglutaminaseaktivität, einem kalziumabhängigen Enzym, verbunden, welches ein Crosslinking verschiedener Membranbestandteile katalysiert. In der Epidermis stellen Involucrin und Keratohyalingranula große Polymere dar, die die Zellhülle bilden. Dieser wichtige Schritt in der terminalen Differenzierung von Keratinozyten wird eindeutig durch Vitamin A moduliert [42]. Da Retinoide und TPA die epidermale Differenzierung beeinflussen können, kann man von der Hypothese ausgehen, daß Retinoide über einen Differenzierungsweg arbeiten. Sie sind nicht nur präventiv in der Tumorentwicklung, sondern sie können auch eine Regression bereits etablierter Neoplasien bewirken [11, 12, 14]. Da sie nicht durchgängig die Proliferationsrate neoplastischer Zellen senken, muß ein Teil der Antitumoraktivität über Mechanismen der Differenzierung erfolgen. In verschiedenen Experimenten konnte nachgewiesen werden, daß RA TPA-Effekte auf Transglutaminase und die Verhornung bewirkt [127]. Lotan [79] wies kürzlich daraufhin, daß die RA-induzierte Verminderung der Zellhülle der Keratinozyten in Monolayerkulturen durch eine Suppression der Transglutaminase-I und einen Abfall der Involucrinexpression resultiert. Mittels Northernblottings konnte weiterhin nachgewiesen werden, daß RA in der Lage ist, die mRNA von Transglutaminase-I, Involucrin und Keratin-I in bestimmten Zellinien zu unterdrücken [128].

Schließlich gibt es Hinweise, daß Retinoide als Antikrebssubstanzen durch einen Einfluß auf die Konversion von Präkanzerogenen zu kanzerogenen Substanzen wirken (unspezifische Karzinogeneseblocker) (vgl. Abb. 9.1). Tsambaos et al. [118] berichteten in diesem Zusammenhang über die Induktion der Arylhydrocarbonhydroxylase durch DMBA; dieser Schritt konnte durch z. B. Arotinoidäthylester (Ro 13–6298) inhibiert werden.

Die Wirkungen der Retinoide auf das Zellskelett und Zellhülle zeigen im weiteren die Heterogenität der Substanzen. Die Wirkung auf die Zelloberflächenglykokonjugate ist eng mit der Wirkung auf die „Gap-Junktion"-Kommunikation verbunden [88]. Methylcholantreninduzierte maligne Transformation wird durch Retinoide über eine verstärkte Gap-Junktion-Kommunikation inhibiert [52].

Seit den Experimenten von Fuchs und Green [33] ist bekannt, daß Vitamin-A-depletierte Zellkulturen zu Veränderungen der Keratinsynthese führen, wodurch es zu einem Übergang zu hochmolekularen Keratinen (MG 67000), typisch für terminal differenzierte Epidermiszellen, kommt. Eine Vitamin-A-defizitäre bzw. fehlende Supplementation von Plattenepithelkarzinomzellen in vitro resultiert in einer malignen Dedifferenzierung und verstärkten terminalen Keratinisierung. Bei Zugabe von Vitamin A ist dieser Effekt reversibel. Der Einfluß von Vitamin A und Retinoiden auf die mRNA-Produktion spezifischer Keratine konnte erstmals von Eckert und Green [25] nachgewiesen werden. Gilfix und Eckert [36] wiesen nach, daß z. B. der Arotinoidäthylester speziell die Keratine 13 und 19 in dosisabhängiger Weise inhibiert. Es gibt zunehmend Hinweise, daß Retinoide direkt auf der Ebene der Genexpression Einfluß nehmen, was weiter dafür spricht, daß Retinoide Keratinozytendifferenzierung und Wachstum beeinflussen können und damit intraepidermale dysplastische Zellen in der Progression von prämaligne zu maligne über Redifferenzierung supprimieren können.

Ein entscheidender Schritt im Verständnis der Wirkmechanismen hierzu auf molekularer Ebene war die Entdeckung der Kernrezeptoren für retinoidbindende Proteine: RAR-α, -β und -γ sowie der X-Typen RXR-α, -β, -γ [21, 70, 85, 101]. Die Rolle dieser Kernrezeptoren für positive und negative Regulationsmechanismen wurde u. a. durch Trunkationsexperimente für den RAR-γ-Rezeptor bewiesen [2]. Wenn die ligandenbindende Domäne für den RAR-γ-Rezeptor beschnitten bzw. transfiziert wurde, verstärkte sich das Wachstum der Zellen, jedoch wurden humane Plattenepithelkarzinomzellenlinien (SCC 13) durch Differenzierung inhibiert. Schließlich konnte nachgewiesen werden, daß eine erfolgreiche Behandlung prämaligner oraler Schleimhautläsionen eng mit der Aktivierung des RAR-β-Rezeptors in den Schleimhautzellen einherging, was dafür spricht, daß eine enge Beziehung zwischen Therapieeffekt und Rezeptoraktivität besteht.

Aus dem vorbeschriebenen Mechanismus zeigt sich, daß Retinoide mit der Tumorentwicklung über den Einfluß auf die Karzinogenaktivierung, die Promotion, über Wachstumsfaktoren, Membranbestandteile, Membransignale und Differenzierung, wie auch über die Modulation verschiedener Parameter des zellulären und humoralen Immunsystems interagieren.

9.3
Klinische Wirksamkeit von Retinoiden für die Hautkrebsbehandlung

Zur Zeit befinden sich zwei synthetische orale Retinoide weltweit auf dem pharmazeutischen Markt. Diese sind v. a. zum Einsatz bei der Psoriasis und bei der Akne zugelassen. Es handelt sich um Etretinat und seinen ersten Metaboliten Acitretin sowie Isotretinoin. Isotretinoin wird auch topisch bei Akne gleich all-*trans*-Retinsäure eingesetzt, aber auch in der Behandlung und Prävention der Photoalterung der Haut. Alle diese Substanzen sind in kontrollierten und unkontrollierten Studien bei prämalignen, malignen, nichtmelanozytären und melanozytären Hautkrebsen eingesetzt worden [39, 40, 92, 116] (Tabelle 9.2 und 9.3).

In einer 5 Jahre dauernden prospektiven Studie konnten Kraemer et al. [67] nachweisen, daß die Entwicklung prä- und maligner Veränderungen der Haut durch die Gabe von hochdosiertem Isotretinoin (>4 mg/kg/täglich) unterdrückt wurde. Anders jedoch verhielt sich der Einsatz beim Basaliom. Hier war die Wirkung geringer oder ineffektiv [94, 119]. Im Gegensatz dazu waren Etretinat bzw. Acitretin in Dosen unter 1 mg/kg/täglich erfolgreich in der Prävention kleiner bereits existenter Basaliome bzw. in der Entwicklung von Basaliomen bei Gorlin-Goltz-Syndrom (Tabelle 9.1 bis 9.3). Die klinische Indikation zur Chemotherapie und Chemopräven-

tion mit z. B. Acitretin ist jedoch nur gegeben, wenn gleichzeitig kleine Exzisionen und Kurettagen nicht ausreichend möglich sind oder eben zahlreiche superfizielle UV-induzierte Basaliome bestehen. Es ist in einer kontrollierten Überkreuzstudie nachgewiesen worden, daß Etretinat aktinische Keratosen um etwa 85 % an Zahl gegenüber dem Ausgangswert reduzieren kann [95]. In anderen Studien konnte gezeigt werden, daß aktinische Keratosen mit Isotretinoin [92], mit Arotinoidsäure [65] und mit Etretinat [7, 54] ebenso erfolgreich behandelt werden konnten. Alle zusammen repräsentieren mehr als 140 kontrollierte Fälle. Stüttgen [116] berichtete als erster über den erfolgreichen topischen Einsatz von all-*trans*-Retinsäure mit oder ohne Kombination mit 5-Fluoruracil bei aktinischen Keratosen. Weiterhin konnte gezeigt werden, daß singuläre Keratoakanthome oder solche vom multiplen Ferguson-Smith-Typ sehr gut auf Etretinat ansprechen [7, 49]. Meyskens et al. [91] berichteten mehrmals über den erfolgreichen Einsatz von Isotretinoin (1–3 mg/kg/täglich beim Plattenepithelkarzinom). Kürzlich zeigten Meyskens und Lippmann [75a, 75b] die erfolgreiche Kombination von Isotretinoin mit rIFN-α bei fortgeschrittenen Stadien von Plattenepithelkarzinomen mit einer Gesamtansprechrate von über 80 %. Eigene Erfahrungen seit mehreren Jahren sprechen für gleiche Ergebnisse bei der Kombination von Etretinat/Acitretin mit rIFN-α.

Der Einsatz von Etretinat/Isotretinoin/Acitretin beim Basalzellnävussyndrom (Gorlin-Goltz) ist ebenfalls sinnvoll. Die Zahl und die Wachstumsgeschwindigkeit von Basaliomen kann durch die regelmäßige Einnahme dieser Substanzen in tolerablen Dosen (<1 mg/kg KG/täglich) verkleinert bzw. vermindert werden. Parallel sollten größere und präexi-

Tabelle 9.1. Wichtige klinische Studien zur Therapie und Chemoprävention mit Retinoiden

Entität	Design	Agens	Anzahl	Ergebnis	Referenz
Xeroderma pigmentosum	Phase II Langzeitbeobachtung	Isotretinoin >1 mg/kg	5	Krebsunterdrückung	[67]
Aktinische Keratosen	Phase III randomisiert	Retinol (mittlere Dosierung)	2 298	herabgesetzte Zahl neuer Plattenepithelkarzinome	[94]
Aktinische Keratosen	Phase III randomisiert	Etretinat	50	84 % angesprochen	[95]
Basaliom	Phase III randomisiert	Betacarotin	1 805	kein Unterschied zwischen den Gruppen	[43]
Basaliome	Phase III randomisiert	>1–2 mg/kg	981	kein Unterschied zwischen den Gruppen	[119]
Multiple Basaliome	Phase III randomisiert	Isotretinoin	524	kein Unterschied zwischen den Gruppen	[94]
Plattenepithelkarzonim	Phase II	Isotretinoin	4	50 % angesprochen	[74]
Plattenepithelkarzinom	Phase II	Isotretinoin plus α-INF	28	80 % angesprochen	[75]
Orale Leukoplakie	Phase III	Isotretinoin plus >1 mg/kg	6	4/6 sehr gut	[1a]

Tabelle 9.2. Indikationen für Retinoide

Diagnose	all-trans-RA-Isotretinoin (topisch)	Isotretinoin (systemisch)	Etretinat/Acitretin (systemisch)
Basaliom	+ (superfiziell)	++	++
M. Bowen	+	–	
Keratoakanthom		++	++
Leukoplakie	+	+	++
aktinische Keratose	+	+	+++
Epidermodysplasia verruciformis	+		++
Plattenepithelkarzinom	–	++ (+ IFN-α)	++ (+ INF-α)
CTCL	–	++ (+ PUVA)	++ (+ PUVA)

+ = geringe Besserung,
++ = Besserung,
+++ = hervorragende Besserung.

Tabelle 9.3. Therapieoptionen mit topischen oder systemischen Retinoiden bei epithelialem Hautkrebs und Vorläufern

Epithelialer Hautkrebs bzw. Vorläufer	Therapie
1. Multiple aktinische Keratosen	a) nach Kryotherapie/Laser/Kürretage Einleiten einer Langzeitbehandlung mit Acitretin 0,4–0,6 mg/kg KG/täglich, b) wie a) aber topischer Einsatz von all-trans-RA 0,025 % oder Isotretinoin 0,1 % zunächst 1mal täglich, evtl. bei Toleranz 2mal täglich, c) parallel zu a) + b) topischer UV-Lichtschutz
2. Disseminierte Porokeratose mit M. Bowen	nach Exzision/Kryotherapie/Kürretage/Laser Einleitung einer Langzeitbehandlung mit Acitretin (wie 1. a) + c)
3. a) Multiple superfizelle Basaliome b) Gorlin-Goltz-Syndrom	a) Acitretin 0,4–0,8 mg/kg KG/täglich Langzeitbehandlung, b) evtl. mit IFN-α kombinieren, sonst wie 1. a) + c)
4. Aktinische Hautschäden mit aktinischen Keratosen, Basaliomen und Plattenepithelkarzinomen	palliativ neben operativen Maßnahmen Langzeitbehandlung mit Acitretin 0,4–0,8 mg/kg KG/täglich, plus UV-Lichtschutz, evtl. Kombination mit rIFN-α 3×5–9 Mio. IE/Woche
5. Multiple Keratoakanthome	wie 3.
6. Ulcus terebans	palliativ, z. B. nach inkompletter oder nicht komplettierbarer OP bzw. bei Inoperabilität Kombination von Acitretin 0,7–1 mg/kg KG/täglich plus rIFN-α 6–12 Mio. IE/2. Tag
7. Plattenepithelkarzinom	a) Voraussetzungen wie bei 6., b) adjuvant wie bei 6., wenn Invasionstiefe bis Subkutisgrenze
8. Kutane T-Zell-Lymphome	s. Kap. 46
Cave: Indikationszulassungen beachten; Patienten über außerordentliche Therapie aufklären (ultima ratio)	

stente Tumoren vor Aufnahme der Therapie chirurgisch/chemochirurgisch/Laser etc. entfernt werden. Offensichtlich liegt ein gleicher klinischer Wirkeffekt wie beim Einsatz von Isotretinoin bei Xeroderma pigmentosum vor.

Die Epidermodysplasia verruciformis ist eine andere prämaligne Hautveränderung, aus der sich nach weiterer Einwirkung von Promotoren wie UV-Licht Plattenepithelkarzinome entwickeln können. Dies sind meistens Bowen- und Plattenepithelkarzinome durch HP3- und -5-Viren initiieren. Eine Regression der flachen Warzen einschließlich der Plattenepithelkarzinome konnte durch Etretinat bewiesen werden, jedoch konnte das Virus nicht eliminiert werden [45, 58, 62, 80].

Shuttleworth et al. [110] zeigt bei Nierentransplantierten mit ausgedehnten dysplastischen hyperkeratotischen Epidermisveränderungen ein gutes Ansprechen auf eine Etretinattherapie. Zum anderen wurde gezeigt, daß Etretinat bei den immunsupprimierten Patienten die Abstoßungsreaktion nicht negativ beeinflußt. Nach Absetzen des Retinoids zeigten sich Rezidive.

Der Einsatz von Retinoiden bei melanozytären Tumoren im prämalignen Status, wie z. B. dysplastischen Nävuszellnävi, ist erfolgversprechend. Meyskens et al.[91] und Schuchter et al. [109] berichteten über die Regression von dysplastischen Nävuszellnävi in einer Halbseitenanordnung bei topischer Applikation von all-trans-Retinsäure. Der Einsatz von systemischem Isotretinoin war hingegen ineffektiv [27].

Der Einsatz von oralen und topischen Retinoiden bei etablierten malignen Melanomen einschließlich

Metastasierung ist hinsichtlich des klinischen Ansprechens rezidivfreier Intervallverlängerung oder der Gesamtüberlebensrate enttäuschend [81, 92, 99].

Im weiteren sind Isotretinoin und Etretinat bei kutanen T-Zell-Lymphomen unterschiedlicher Stadien und Typen eingesetzt worden. In einer Phase-2-Studie zeigte sich eine Ansprechrate von 61 % bei 78 Fällen mit Mykosis fungoides [92]. Eine Verstärkung der klinischen Effektivität konnte durch die Kombination von Etretinat oder Isotretinoin zusammen mit PUVA (Psoralen + UVA) nachgewiesen werden. Ähnliche gute Effekte zeigten sich auch in der Monotherapie mit Arotinoidsäure, wie von Mahrle und Thiele [82] beschrieben. Kürzlich konnte in einer kontrollierten Multicenterstudie im Stadium II kutaner T-Zell-Lymphome nachgewiesen werden, daß die Kombination von Etretinat mit rIFN-α allerdings weniger effektiv ist, als die Kombination von rIFN-α mit PUVA (Stadler und Luger in Vorbereitung).

Hinsichtlich der Prävention der Entwicklung von Schleimhautdysplasien und malignen Transformationen im oralen und genitalen Bereich kann festgestellt werden, daß es schon zu Beginn der 80er Jahre bei oraler Applikation von Etretinat zu einer erfolgreichen Rückbildung von Leukoplakien kam (vgl. Tabelle 9.1). Die bullöse und erosive Form des Lichen ruber mucosae, der eine fakultative Präkanzerose darstellt, spricht ebenfalls in der oralen wie genitalen Lokalisation gut auf Etretinat an. Rezidive nach Auftreten von Plattenepithelkarzinomen auf dem Boden solcher Veränderungen konnten durch Langzeitgabe von Etretinat verhindert werden. Diese Befunde stehen in Einklang mit Berichten, daß die Rezidivrate nach Bronchialkarzinomen in einer mit Etretinat nachbehandelten Gruppe geringer war. Allerdings werden gerade bei älteren Patienten Dosen, die über 0,75 mg/kg KG/täglich liegen, nicht gut toleriert.

Bei gleicher Indikation kann bei oralen Schleimhautveränderungen des Lichen ruber Vitamin-A-Säure in einer adäquaten schleimhauthaftenden Grundlage therapeutisch und zur Rezidivprophylaxe eingesetzt werden. Ebenso ist die aktinische Cheilitis als präkanzeröse Cheilopathie eine gute Indikation für lokale Vitamin-A-Säure oder ähnliche Derivate. Postoperative Applikation nach z.B. CO_2-Laser-Abrasion ist ebenfalls indiziert. Weiterhin sollte ein therapeutischer Einsatz von oralem Acitretin bei Lichen sclerosus et atrophicus als fakultativer Präkanzerose stets erwogen werden.

Derzeit sind eine Reihe von neuen Retinoiden in der Entwicklung, wie z.B. Liarozol – ein Inhibitor des Katabolismus von all-*trans*-Retinsäure – oder topische Substanzen, wie Adapalene oder Acethylen-

retinoide, die auch bei Akne und Psoriasis bereits als wirksam beschrieben worden sind und offensichtlich auch beim Hautkrebs eine Wirkung entfalten [5, 72, 126].

9.4
Karotinoide in der Prävention von UV-Lichtschäden und Hautkrebs

Unter den Karotinoiden ist β-Karotin im Vergleich zu Cantaxanthin und Lycopinen am besten untersucht [8]. Der Einsatz von β-Karotin in der Prävention und Behandlung von jedoch schon etablierten Hautkrebsen, wie aktinischen Keratosen, Basaliomen und Plattenepithelkarzinomen, war völlig ineffektiv, wie in einer repräsentativen Studie von Greenberg et al. [43] bewiesen wurde (vgl. Tabelle 9.1).

In der kürzlich publizierten Berlin-Eilath-Präventionsstudie mit β-Karotin (1996) konnte der Effekt von β-Karotin auf die UV-Erythementwicklung und die Protektion der Langerhans-Zellen in der Epidermis bewiesen werden [9, 41]. Es ist bekannt, daß die Exposition gegenüber UV-Strahlen zur Initiation von freien Radikalen v.a. in der Epidermis führen, die dann weitere Schäden nach sich ziehen [68]. Weltweit ist man auf der Suche nach Substanzen, die den schädigenden Einfluß von Radikalen unterdrücken bzw. die radikal induzierte Initiation durch UV-Strahlung blockiert. Eine mögliche Substanz ist β-Karotin [69, 87, 115]. In der Tat konnte nachgewiesen werden, daß die Blutspiegel von β-Karotin und Retinol in der Haut nach Exposition gegenüber künstlichem wie auch artefiziellem UV-Licht abfallen [6, 122]. Daher scheint es sinnvoll, die Epidermis vor UV-Strahlung durch Präsupplementation mit β-Karotin bzw. während der Bestrahlung zu versorgen, da offensichtlich das kutane Depot und der Nachschub aus dem Blut während der Bestrahlung nicht ausreicht.

In einer doppelblinden randomisierten Studie mit 20 jungen gesunden Hauttyp-I- und -II-Probanden wurde eine 10wöchige Präsupplementation mit einer relativ niedrigen täglichen Dosis von 30 mg β-Karotin auf eine 13tägige natürliche UV-Strahlung im Bereich des 39. Breitengrades auf Seehöhe untersucht. Dabei zeigte sich, daß die UV-Erythementwicklung durch β-Karotin und der Abfall der Langerhans-Zelldichte in der Epidermis vermindert bzw. verhindert werden konnte. Ebenso konnte die Reduktion der Langerhans-Zelldichte pro mm² Epidermis verhindert werden. Inzwischen konnte dieser Befund in einer Nachfolgestudie mit artefizieller Bestrahlung mittels SUP (UVA/B) oder reinem UVA bestätigt werden. Dabei zeigte sich im weiteren, daß die Suppression der dermalen Immunantwort vom Typ IV (z. B. mittels Multitest Merieux) durch UV-Licht unter Plazebo und 5 mg β-Karotin nicht umgangen werden konnte, während 15 mg im Trend, 30 mg/täglich die Immunantwort nach UV-Strahlung jedoch signifikant erhalten konnten. Darüber hinaus konnte 4 Wochen nach Beendigung einer 14tägigen künstlichen UV-Strahlung noch ein weiteres Absinken der β-Karotin-Plasmaspiegel unter Plazebo bzw. trotz 5 mg β-Karotin beobachtet werden.

Interventionsstudien an großen Raucherkollektiven haben gezeigt, daß β-Karotin gegenüber Plazebo auf die Lungenkarzinomentwicklung nicht signifikant einwirkt. Gleichzeitig konnte auch in unseren Untersuchungen nachgewiesen werden, daß parallel mit β-Karotin das in der antioxidativen Wirkfolge voranstehende α-Tocopherol im Plasma abfällt. Daher erscheint es in jedem Falle sinnvoll, bei der UV-Prävention neben der topischen Sonnenschutzmittelbehandlung eine Supplementation sowohl mit β-Karotin als auch α-Tocopherol parallel durchzuführen.

9.5
Schlußfolgerung

Topische und systemische Anwendung von Retinoiden, wie Isotretinoin, Etretinat, Acitretin, als auch all-*trans*-Retinsäure, zeigt aufgrund von In-vitro- und In-vivo-Ergebnissen eindeutig, daß das Wachstum und die Differenzierung von neoplastischen Zellen moduliert wird. Die In-vitro- und In-vivo-Ergebnisse an Tier und Mensch beweisen, daß diese Substanzen präventiv und therapeutisch gut bei nichtmelanozytärem Hautkrebs eingesetzt werden können. Die Supplementation von β-Karotin in Verbindung mit α-Tocopherol in niedriger Dosierung bei künstlicher und natürlicher UV-Strahlung kann der Entwicklung des Erythems, der Immunsuppression und frühzeitigen Hautschäden entgegenwirken (Abb 9.2).

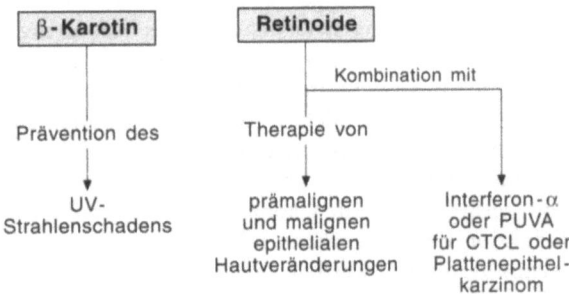

Abb. 9.2. Allgemeine Übersicht zum Einsatz von β-Karotin und Retinoiden in der Prävention und Behandlung von kutanen und mukösen Präkanzerosen und Tumoren

Literatur

1. Alexander P, Eccles SA (1984) Host factors in metastasis: immunostimulatory action of retinoids. Transplant Proc 2: 486–488
1a. Alberts DS, Coulthard SW, Meyskens FL (1986) Regression of aggressive laryngeal papillomatosis with 13-cis-RA. J Biol Resp Mod 5: 1284–1286
2. Aneskievich BJ, Fuchs E (1992) Terminal differentiation in keratinocytes involves positive as well as negative regulation by retinoic acid receptors and retinoid X receptors at retinoid response elements. Mol Cell Biol 12: 4862–4871
3. Bauer R, Orfanos CE (1981) Trimethylmethoxyphenyl retinoic acid (Ro 10–1670) inhibits mitogen induced DNA-synthesis in peripheral blood lymphocytes in vitro. Br J Dermatol 105: 19–24
4. Bauer R, Gollnick H, Brand G, Orfanos CE (1983) 13-cis-retinoic acid modulates the immune response of human blood lymphocytes to Con A and PWM in vitro. Arch Dermatol Res 275: 270
5. Bernard BA (1993) Adapalene, a new chemical entity with retinoid activity. Skin Parmacol 6 [Suppl 1]: 61–69
6. Berne B, Nilsson M, Valquist A (1984) UV irradiation and cutaneous vitamin A: an experimental study in rabbit and human skin. J Invest Dermatol 83: 401–404
7. Berretti B, Grupper Ch (1984) Cutaneous neoplasia and etretinate. In: Cunliffe WJ, Miller AJ (eds) Retinoid therapy (chap. 21, pp 195–199). MTP Press, Lancester
8. Biesalski HK (1990) Wirksamkeit von Beta-Carotin bei der Prävention von Krebs. Wunsch oder Wirklichkeit. Vit Min Spur 5: 1–32
9. Biesalski HK, Hemmes C, Hopfenmüller W, Schmidt C, Gollnick H (1996) Effects of controlled exposure of sun light on skin and plasma concentrations of β-carotene. Free Rad Res 24(3): 215–244
10. Blumenberg M, Connolly DM, Freedberg IM (1992) Regulation of keratin gene expression: the role of the nuclear receptors for retinoic acid, thyroid hormone, and vitamin C3. J Invest Dermatol 98: 42S–49S
11. Bollag W (1974) Therapeutic effects of an aromatic retinoic acid analog on chemically induced skin papillomas and carcinomas of mice. J Cancer 10: 731–737
12. Bollag W (1975) Prophylaxis of chemically induced epithelial tumors with an aromatic retinoic acid analog (Ro 10–9359). Eur J Cancer 11: 721–724
13. Bollag W (1979) Retinoids and cancer. Cancer Chemother Pharmacol 3: 207–215
14. Bollag W, Hartmann HR (1987) Inhibition of rat mammary carcinogenesis by an arotinoid without a polar and group (Ro 15–0778). J Clin Oncol 23: 131–135
15. Bollag W, Peck R, Frey JR (1992) Inhibition of proliferation by retinoids, cytokines and their combination in four human transformed epithelial cell lines. Cancer Lett 62: 167–172
16. Boutwell RK (1982) Retinoids and inhibition of ornithine decarboxylase activity. J Am Acad Dermatol 6: 796–798
17. Boutwell RK, Verma AK, Takigawa M, Loprinzi CL, Carbone PP (1985) Retinoids as inhibitors of tumor promotion. In: Saurat JH (ed) Retinoids: New Trends in Research and Therapy (pp 83–96). Karger, Basel
18. Chu EW, Malgren RA (1965) An inhibitory effect of vitamin A on the induction of tumors of forestomach and cervix in the syrian hamster by carcinogenic polycyclic hydrocarbons. Cancer Res 25: 884–895
19. Chytil F, Sherman DR (1987) How do retinoids work? Dermatologica 175: 8–12
20. Cristofeline M, Zumiani G, Scappini P et al. (1984) Aromatic retinoid in chemoprovention of the progression of nevoid basal-cell carcinoma syndrome. J Derm Surg Oncol 10: 778–781
21. DeLuca LM (1991) Retinoids and their receptors in differentiation, embryogenesis and neoplasia. FASEB J 5: 2924–2933

22. DeLuca LM, Celli G, Kosa K et al. (1994) Retinoid status, skin tumor formation and differentiation. In: Livrea MA, Vidali G (eds) Retinoids: From basic science to clinical applications (pp 347–356). Birkhäuser, Basel

23. Dennert G (1984) Retinoids and the immune system: immuno-stimulation by vitamin A. In: Sporn MB, Roberts AB, Goodmann DS (eds) The Retinoids 2 (pp 373–390). Raven, New York

24. Eccles SA (1985) Effects of retinoids on growth and dissemination of malignant tumours: immunological considerations. Biochem Pharmacol 100: 1599–1610

25. Eckert RL, Green H (1984) Cloning of cDNAs specifying vitamin A-responsive human keratins. Proc Natl Acad Sci USA 81: 4321–4325

26. Edelson Y, Berreti B, Grupper C (1981) Treatment of epidermodysplasia verriciformis or multiple verrucae planae by oral aromatic retinoid (Ro 10-9359 – Tigason). In: Orfanos CE et al. (eds) Retinoids: Advances in basic research and therapy (pp 446). Springer, Berlin Heidelberg New York

27. Edwards L, Meyskens FL Jr, Levine N (1989) The effect of oral isotretinoin on dysplastic nevi. J Am Acad Derm 20: 257–260

28. Eichner R (1986) Epidermal effects of retinoids: in vitro studies. J Am Acad Dermatol 790: 789–796

29. Elias PM, Williams ML (1981) Retinoids, cancer, and the skin. Arch Dermatol 117: 160–180

30. Elias PM, Williams ML (1985) Retinoids effects on epidermal differentiation. In: Saurat JH (ed) Retinoids: New trends in research and therapy (pp 138–158). Karger, Basel

31. Epstein JH (1981) Effects of retinoids on ultraviolet-induced carcinogenesis. J Invest Dermatol 76: 144–146

32. Findlay HW, Steuber CP, Ruymann FB, McKolanis JR, Williams DC, Ragab AH (1986) Effects of retinoic acid on myeloid antigen and clonal growth of leukemic cells from children with acute non lymphocytic leukemia – a pediatric oncology study. Leuk Res 10: 43–50

33. Fuchs E, Green H (1981) Regulation of terminal differentiation of cultured human keratinocytes by vitamin A. Cell 25: 617, 625

34. Fujimaki Y (1926) Formation of carcinoma in albino rats fed on deficient diets. J Cancer Res 10: 469–477

35. Fulton RA, Souteyrand P, Thivolet J (1982) Influence of retinoids Ro 10-9359 on cell-mediated immunity in vivo. Dermatologica 165: 568–572

36. Gilfix BM, Eckert RL (1985) Coordinate control by vitamin A of keratin gene expression in human kreatinocytes. J Biol Chem 260: 14026–14029

37. Glass AG, Hoover RN (1989) The emerging epidermic of melanoma and squamous cell skin cancer. JAMA 262: 2097–2100

38. Goldberg IH, Hsu SH, Alcaláy J (1989) Effectiveness of isotretinoin in preventing the appearance of basal cell carcinoma nevus sydrome. J Am Acad Dermatol 21: 144–145

39. Gollnick H, Orfanos CE (1991) Theoretical aspects of the use of retinoids as anticancer agents. In: Marks R (ed) Retinoids and cutaneous malignancy (pp 41–65). Blackwell Scientific Publications, Oxford

40. Gollnick H, Kirsten St (1996) Retinoide – what do we know today? A review on its mechanisms of actions and main indications. Z Hautkr 71(6): 76–86

41. Gollnick H, Hopfenmüller W, Hemmes C, Chun SC, Schmidt C, Sundermeier K, Biesalski HK (1996) Systemic beta carotene plus topical UV-sunscreen are an optimal protection against harmful effects of natural UV-sunlight: results of the Berlin-Eilath-study. Eur J Dermatol 6: 200–205

42. Green H, Watt FM (1982) Regulation by vitamin A of envelope cross-linking in cultured kreatinocytes derived from different human epithilia. Mol Cell Biol 2: 1115–1117

43. Greenberg ER, Baron JA, Stukel TA et al. and the Skin Cancer Prevention Study Group (1990) A clinical trial of beta carotene to prevent basal-cell and squamous-cell cancers of the skin. N Engl J Med 323(12): 789–794

44. Grekin RC, Ellis CN, Goldstein NG, Swanson NA, Anderson ThF, Duell EA, Voorhees JJ (1983) Decreased urinary polyamides in patients with psoriasis treated with etretinate. J Invest Dermatol 80: 1–184

45. Guilhou JJ, Malbos S, Barneon S, Habih A, Daldet P, Meynadier J (1980) Epidermodysplasia verruciformis (2 cases). Immunological study. Ann Dermatol Venereol 107: 661–619

46. Halliday GH, Müller HK (1986) Induction of tolerance via skin depleted of Langerhans cells by chemical carcinogens. Cell Immunol 99: 220–227

47. Halliday GM, McKay DA (1993) Topical retinoid acid inhibits changes in Langerhans cell density during carcinogenesis. In Vivo 7: 271–276

48. Hartmann D (1987) Retinoids in oncology. In: Horrisberger M, Bracco H (eds) Lipids in modern nutrition (pp 115–122). Raven, New York

49. Haydey RP, Reed ML, Dzubow LM, Shupack JL (1980) Treatment of keratoacanthomas with oral 13-cis-retinoic acid. N Engl Med 303: 560

50. Hayes CE, Nashold F, Chun TY, Cantorna M (1994) Vitamin A: Regulator of immune function. In: Livera M, Vidali A (eds) Retinoids: From basic science to clinical applications (pp 215). Birkhäuser, Basel

51. Holian O, Kumar R (1985) Cyclic AMP and cyclic AMP-dependent protein kinase in mouse skin. II. In vitro effects of isotretinoin and etretinate. Arch Dermatol Res 278: 161–164

52. Hossain MZ, Williams LR, Parmender PM, Loewenstein W, Bertram JS (1989) Enhancement of gap junctional communication by retinoids correlats with their ability to inhibit neoplastic transformation. Carcinogenesis 10: 1743–1748

53. Houle B, Leduc F, Bradley WE (1991) Implication of RARB in epidermoid (squamous) lung cancer. Genes Chromosom Cancer 3: 358–366

54. Hughes BR, Marks R, Pearse AD, Gaskell SA (1988) Clinical response and tissue effects of etretinate treatment of patients with solar keratoses and basal cell carcinoma. J Am Acad Dermatol 18: 522–529

55. Imcke E, Detmar M, Ruszczak Z, Orfanos CE (1990) Effects of retinoids on cell proliferation and expression of HLA-DR and ICAM-1 on human dermal microvascular endothelial cells in vitro. J Invest Dermatol 95(4): 473

56. Israili Z, Razdan R, Willis I (1982) Effects of vitamin A and analogons on the induction of squamous cell carcinoma in hairless mice caused by solar simulated UV-light. Proc Am Assoc Cancer Res 23: 204

57. Ito Y (1981) Effect of an aromatic retinoic acid analog (Ro 10-9359) on growth of virus-induced papilloma (Shope) and related neoplasia of rabbits Eur J Cancer 17: 35–42

58. Jablonska S, Obalek S, Wolska H, Jarzabeck-Chrozelska M (1981) Ro 10-9359 in epidermodysplasia verruciformis: preliminary report. In: Orfanos CE et al. (eds) Retinoids: Advances in basic research and therapy (pp 401–405). Springer, Berlin Heidelberg New York

59. Jensen JR, El'Ramley M, Herlin T, Kragballe K, Thestrup-Pedersen K (1983) Etretinate therapy and immune reactivity. Arch Dermatol Res 275: 259–260

60. Jetten AM (1984) Modulation of cell growth by retinoids and their possible mechanisms of action. Federation Proc 43: 134–139

61. Jetten AM, Kim JS, Sacks PG, Rearick JI, Lotan D, Hong WK, Lotan R (1990) Suppression of growth and squamous cell differentiation markers in cultured human head and neck squamous carcinoma cells by b-all-trans retinoic acid. Int J Cancer 45: 195–202

62. Kanerva LO, Johansson E, Niemi KM, Lauharana J, Salo OP (1985) Epidermodysplasia verriformis. Clinical and light- and electron-microscopic observations during etretinate therapy. Arch Dermatol Res 278: 153–160

63. Kaplan RP, Russell DH, Lowe NJ (1983) Etretinate therapy for psoriasis: clinical responses, remission times, epider-

mal DNA and polyamine responses. J Am Acad Dermatol 8: 95–102

64. Kessler JF, Jones SE, Levine NE, Lynch PJ, Booth AR, Meyskens FL Jr (1987) Isotretinoin and cutaneous helper T-cell lymphoma (mykosis fungoides). Arch Dermatol 123: 201–204

65. Kingston T, Gaskell S, Marks R (1983) The effects of a novel potent oral retinoid (Ro 13- 6298) in the treatment of multiple solar keratoses and squamous cell epithelioma. Eur J Cancer Clin Oncol 19: 1201–1205

66. Klein AJ, Palmer WL (1941) Experimental gastric carcinoma: A critical review with comments on the criteria of induced malignancy. J Nat Cancer Inst 1: 579–584

67. Kraemer KH, DiGiovanna JJ, Moshell AN, Tarone RE, Peck GL (1988) Prevention of skin cancer in xeroderma pigmentosum with use of oral isotretinoin. N Engl J Med 318(25): 1633–1637

68. Kochevar IE, Pathak MA, Parish JA (1987) Photophysics, photochemistry and photobiology. In: Fitzpatrick JF et al. (eds) Dermatology in general medicine. McGraw-Hill, New York 144: 51

69. Krinsky N (1988) Antioxidant functions of carotenoids. Free Rad Biol Med 7: 617–635

70. Leroy P, Krust A, Kastner P, Mendelsohn C, Zelent A, Chambon P (1992) Retinoic acid receptors. In: Morriss-Kay G (ed) Retinoids in normal development and teratogenesis (pp 7–25). Oxford University Press, New York

71. Levine N, Miller RC, Meyskens FL Jr (1989) Oral isotretinoin therapy: use in a patient with multiple cutaneous squamous cell carcinomas and keratoacanthomas. Arch Derm 120: 1215–1218

72. Lew-Kaya DA, Sefton J, Krueger GG et al. (1992) Safety and efficacy of a new retinoid gel in the treatment of psoriasis. J Invest Dermatol 98: 600

73. Lippman S, Kessler J, Meyskens FL Jr (1987) Retinoids as preventive and therapeutic anticancer agents. Cancer Treat Rep Part I: April 4: 391–405/Part II: May 5: 493–515

74. Lippman SM, Meyskens FL Jr (1987) Treatment of advanced squamous cell cancer of the skin with isotretinoin. Ann Intern Med 107(4): 499–501

75a. Lippman S, Parkinson DR, Itri LM et al. (1992) 13-cis-retinoic acid and interferon-alpha-2a. Effective combination therapy for advanced squamous cell carcinoma of the skin. J Natl Cancer Inst 84: 235–240

75b. Lippmann SM, Kavanagh JJ, Paredes-Espinoza M et al. (1992) 13-cis-Retinoic acid plus interferon-alpha-2a: highly active systemic therapy for squamous cell carcinoma of the cervix. J Natl Cancer Inst 84: 241–245

76. Lippman SM, Meyskens FL Jr (1989) Results of the use of vitamin a and retinoids in cutaneous malignancies. Pharmacol Ther 40: 107–122

77. Lombardi T., Montesano R, Furie MB, Silverstein SC, Orci L (1988) In vitro modulation of endothelial fenestrae: opposing effects of retinoic acid and transforming growth factor β. J Cell Science 91: 313–318

78. Lotan R (1980) Effects of vitamin A and its analogs (retinoids) on normal and neoplastic cells. Biochim Biophys Acta 605: 33–91

79. Lotan R (1994) Relationships among nuclear retinoic acid receptors, squamous differentiation and head and neck carcinogenesis and prevention. In: Livera MA, Vidali G (eds) Retinoids: From basic science to clinical applikations (pp 253–266). Birkhäuser, Basel

80. Lutzner MA, Blanchet-Bardon C, Puissant A (1981) Oral aromatic retinoid (Ro 10-9359) treatment of two patients with the severe form of epidermodysplasia verruciformis. In: Orfanos CE et al. (eds) Retinoids: Advances in basic research and therapy (pp 407–410). Springer, Berlin Heidelberg New York

81. Mahrle G (1985) Retinoids in oncology. In: Orfanos CE (ed) Recent developments in clinical research (pp 128–163). Karger Basel

82. Mahrle G, Thiele B (1987) Retinoids and cutaneous T-cell lymphomas. Dermatologica 175: 145–150

83. Mahrle G, Berger H (1982) DMBA-induced tumors and their prevention by aromatic retinoid (Ro 10–9359). Arch Dermatol Res 272: 37–47

84. Majiewski S, Marczak M, Jablonska S, Rudnicka L (1989) Effects of retinoids on angiogenesis and on the proliferation of endothelial cells in vitro. In: Reichert U, Shroot B (eds) Pharmacology of retinoids in the skin (pp 94–95). Basel, Karger

85. Mangelsdorf DJ, Kliewer SA., Kakizuka A, Umesono K, Evans RM (1993) Retinoid receptors. Recent Prog Horm Res 48: 99–121

86. Marks R, Pearse AD, Hashimoto T, Barton S (1984) Overviewe of mode of action of retinoids. In: Cunliffe WJ, Miller AJ (eds) Retinoid therapy: a review of clinical and laboratory research (pp 91–99). MTP-Press, London

87. Mathews-Roth MM (1987) Photoprotection by carotenoids. Federation Proc 46: 1890–1893

88. Mehta PP, Bertram JS, Loewenstein WR (1989) The actions of retinoids on cellular growth correlate with their actions on gap junctional communication. J Cell Biol 108: 1053–1065

89. Mathews-Roth M, Krinsky N. Carotenoids affect development of UV-B induced skin cancer. Photochem Photobiol 1987; 46: 507–9

90. Mayer H, Bollag W, Hänni R, Rüegg R (1978) Retinoids, a new class of compounds with prophylactic and therapeutic activities in oncology and dermatology. Experientia 34: 1105–1119

91. Meyskens FL Jr, Edwards L, Levine NS (1986) Role of topical tretinoin in melanoma and dysplastic nevi. J Am Acad Dermatol 15,4, Part 2: 822–825

92. Meyskens FL Jr (1994) Retinoids for the management of human cancer: Discovered and rediscovered. In: Livera MA, Vidali G (eds) Retinoids from basic science to clinical applications (pp 367–384). Birkhäuser, Basel

93. Moon RC, McCormick DL, Becci PJ, Shealy YF, Frickel F, Paust J, Sporn MB (1982) Influence of 15-retinoic acid amides on urinary bladder carcinogenesis in the mouse. Carcinogenesis 3: 1469–1472

94. Moon RC, Mc Cormick DL, Mehta RG (1983) Inhibition of carcinogenesis by retinoids. Cancer Res 43: 2469–2475

95. Moriarty M, Dunn J, Darragh A, Lambe R, Brick IH (1982) Etretinate in treatment of actinic keratosis: a double blind crossover study. Lancet 1: 364

96. Nakajima M, Lotan D, Baig MM, Carralero RM, Wood WR, Hendrix MJC, Lotan R (1989) Inhibition by retinoic acid of type IV collagenolysis and invasion through reconstitued basement membrane by metastatic rat mammary adenocarcinoma cells. Cancer Res 49: 1698–1706

97. Oikawa T, Hirotani K, Nakamura O, Shudo K, Hiragun A, Iwaguchi T (1989) A highly potent antiangiogenic activity of retinoids. Cancer Letters 48: 157–162

98. Olson JA (1986) Some thoughts on the relationship between vitamin A and cancer. Adv Exp Med Biol 206: 379–398

99. Orfanos CE, Ehlert R, Gollnick H (1987) The retinoids. Drugs 34: 459–503

100. Peck GL (1984) Synthetic retinoids in dermatology. In: Sporn MB, Roberts AB, Goodman DS (eds) The retinoids 2 (pp 391–411). Academic Press, Orlando/FL

101. Pfahl M (1994) Retinoide response pathways. In: Livrea MA, Vidali G (eds) Retinoids: From basic science to clinical applications (pp 115–126). Birkhäuser, Basel

102. Poddar S, Hong WK, Thacher SM, Lotan R (1991) Suppression of type I transglutaminase, involucrin, and keratin K1 in cultured human head and neck squamous carcinoma 1483 cells by retinoc acid. Int J Cancer 48: 239–247

103. Roberts AB, Sporn MB (1984) Cellular biology and biochemistry of the retinoids. In: Sporn MB, Roberts AB, Goodmann DS (eds) The Retinoids 2 (pp 210–286). Academic Press, Orlando/FL

104. Ross AC, Zhao Z, Arora D et al. (1994) Retinoids in specific and nonspecific immunity: studies on antibody production and natural killer cells. In: Livrea MA, Vidali G (eds) Retinoids: From Basic science to clinical applications (pp 197–213). Birkhäuser, Basel

105. Rowe NH, Gorland RJ (1959) The effect of vitamin A deficiency upon experimental oral carcinogenesis. J Dent Res 38: 72–83

106. Rudnicka L, Marczak M, Szmurlo A et al. (1991) Acitretin decreases tumor cell-induced angiogenesis. Skin Pharmacol 4: 150–153

107. Russell DH, Haddox MK (1981) Antiproliferative effects of retinoids related to the cell cycle-specific inhibition of ornithine decarboxylase. Ann N Y Acad Sci 359: 281–297

108. Saffiotti U, Montesano R, Sellakumar AR et al. (1967) Experimental cancer of the lung: inhibition by vitamin A of the induction of tracheobronchial squamous metaplasia and squamous cell tumours. Cancer 20: 857–864

109. Schuchter L, Elder D, Elenitsas R, Guerry D, Schultz D, Halpen A (1993) A pilot study of retin A in patients with the dysplastic nevus syndrome. ASCO-Proceedings 169: 474 abs.

110. Shuttleworth D, Marks R, Griffin PJN, Salaman JR (1988) Treatment of cutaneous neoplasia with etretinate in renal transplant recipients. J Med 257: 717–724

111. Shiohara T, Kobayashi M, Narimatsu H, Nagashima M (1987) Effect of orally administered aromatic retinoid on murine Langerhans cells. Arch Dermatol Res 279: 198–203

112. Simon M, Green H (1985) Enzymatic cross-linking of involucrin and other proteins by keratinocyte particulates in vitro. Cell 40: 677–683

113. Sporn MB, Roberts AB (1984) Biological methods of analysis and assay of retinoids – relationships between structure and activity. In: Sporn MB, Roberts AB, Goodmann DS (eds) The Retinoids 1 (pp 236–279). Academic Press, Orlando/FL

114. Sporn MB, Roberts AB, Roche NS, Kagechika H, Shudo K (1986) Mechanisms of action of retinoids. J Am Acad Dermatol 15: 756–764

115. Stich HF, Dunn BP (1986) Relationship between cellular levels of beta carotene and sensitivity to genotoxic agents. Int J Cancer 38: 713–717

116. Stüttgen G (1962) Zur Lokalbehandlung von Keratosen mit Vitamin A-Säure. Dermatologica 124: 65–80

117. Struy H, Bohne M, Gerber A, Gollnick H, Morenz G (1995): Antioxidant effect of 13-cis-β-carotene on the neutrophil-generated oxygen-derived free radicals. Immunobiol 194: 88

118. Tsambaos D, Merk H, Bolsen K, Goerz G, Zimmermann B (1985) Arotinoid ethyl inhibits induction of aryl hydrocarbon hydroxylase by DMBA. In: Saurat JH (ed) Retinoids: New trends in research and therapy (pp 129–135). Karger, Basel

119. Tangrea JA, Adrianza ME, Helsel WE, Taylor PR, Hartmann AM, Peck GL, Edwards BK for the Isotretinoin-Basal Cell Carcinoma Study Group (1993) Clinical and laboratory adverse effects associated with long-term, low-dose isotretinoin: Incidence and risk factors. Cancer Epidemiol Biomarkers Prev 2: 375–380

120. Verma AK, Chapas BG, Rice HM et al. (1979) Correlation of the inhibition by retinoids of tumours promoter-induced mouse epidermal ornithine decarboxylase activity and of skin tumor promotion. Cancer Res 39: 419–425

121. Wagner G, Habs M, Schmähl D (1983) Inhibition of the promotion phase in two-step carcinogenesis in forestomach epithelium of mice by the aromatic retinoids etretinate. Arzneimittel Forschung 33: 851–852

122. White WS, Kim C, Kalkwarf HJ, Bustos P, Roe DA (1988) Ultraviolet light-induced reductions in plasma carotenoid levels. Am J Clin Nutr 47: 879–883

123. Wolbach SB, Howe PR (1925) Tissue changes following deprivation of fat soluble A vitamin. J Exp Med 42: 753–777

124. Wolf G (1984) Multiple functions of vitamin A. Physiol Rev 64: 873–937

125. Verma AK, Chapas BG, Rice HM et al. (1979) Correlation of the inhibition by retinoids of tumour promoter-induced mouse epidermal ornithine decarboxylase activity and of skin tumor promotion. Cancer Res 39: 419–425

126. Westarp ME, Westarp MP, Bruynseels J, Bollag W, Kornhuber HH (1993) Oral Liarozole as a catabolic inhibitor porently increases retinoic acid in vivo: Forst experience from an ongoing therapeutic trial in highly malignant primary brain tumors. Onkologie 16: 22–25

127. Yuspa SH, Lichti U (1983) The regulation of epidermal transglutaminase activity and terminal differentiation by retinoids and phorbol ester. Cancer Res 43: 5707–5712

128. Zou CP, Clifford J, Xu XC et al. (1993) Expression of differentiation markers, retinoic acid-binding proteins and nuclear receptors in human head and neck carcinoma cells and their modulation by retinoic acid. Proc Amer Assoc Cancer Res 34: 116

10 Photodynamische Therapie epithelialer Präkanzerosen und Karzinome

Christoph Abels, Rolf-Markus Szeimies
und Michael Landthaler

10.1
Einleitung

Bereits vor 100 Jahren, im Wintersemester 1897/98, wurde der photodynamische Effekt durch den Münchner Medizinstudenten Oscar Raab im Rahmen seiner Dissertation entdeckt [57] und im folgenden zur Behandlung von Hauttumoren eingesetzt [34, 71]. Die Wirksamkeit der photodynamischen Therapie (*PDT*) in der Behandlung oberflächlicher Präkanzerosen und Kanzerosen der Haut wurde zwischenzeitlich ausführlich beschrieben und dokumentiert [15, 17, 20, 39, 49, 69, 79]. Die Zulassung der PDT erfolgte allerdings erst für die Indikationen Blase-, Ösophagus- und Lungentumoren in Japan, Kanada, USA und den Niederlanden.

10.1.1
Geschichte der photodynamischen Therapie

Die erste PDT zur Behandlung von Tumoren im Jahre 1903 war eine Kooperation zwischen dem Pharmakologen Prof. von Tappeiner und Dr. Jesionek von der dermatologischen Klinik des „Krankenhaus links der Isar" [71]. 1905 berichteten sie über 6 Patienten mit Hauttumoren im Gesicht, überwiegend Basaliomen, die über einen Zeitraum von 2–8 Wochen mit verschiedenen Farbstoffen, u. a. mit Eosinlösung (1–5 %), bepinselt und anschließend mit Sonnenlicht oder mit Licht aus einer Kohlenbogenlampe bestrahlt wurden. Mit diesem Protokoll einer *topischen* PDT ohne generalisierte Photosensibilisierung wurden vier Patienten geheilt [34].

Erst in den 60er Jahren führte Lipson von der Mayo-Clinic wieder eine PDT, allerdings nach systemischer Gabe von Hämatoporphyrin, zur Behandlung eines ulzerierten, rezidivierenden Mammakarzinoms durch. Trotz eines erneuten Rezidivs nach mehreren Behandlungen wurden ein deutlicher therapeutischer Effekt beobachtet [48].

Eine systematische Evaluierung der PDT fand Mitte der 70er Jahre statt, als Thomas Dougherty erstmals experimentell Langzeitheilungsraten für Ratten und Mäuse mit verschiedenen Tumoren nach systemischer Gabe von Hämatoporphyrinderivat (*HpD*) und Bestrahlung mit einer Xenonbogenlampe zeigen konnte [16]. Später führte er auch die erste systematische Studie zur Behandlung von kutanen oder subkutanen malignen Tumoren durch PDT mit HpD an 25 Patienten mit Erfolg durch [17].

Die i.v.-Applikation von HpD (Photofrin) und die nachfolgende Bestrahlung mit Laserlicht ist der bisherige Standard der PDT. Der entscheidende Nachteil der i.v.-Applikation von Photofrin ist jedoch die bis zu 8 Wochen oder länger anhaltende generalisierte Photosensibilisierung der Patienten [23, 44, 80]. Diese schwerwiegende Nebenwirkung der PDT mit Photofrin ist Patienten mit einfach zu behandelnden Hauterkrankungen trotz der exzellenten kosmetischen Resultate nur bedingt zuzumuten. Die topische Applikation eines Photosensibilisators würde diese Nebenwirkung ausschließen. Daher wird zur Zeit intensiv die Synthese und Evaluierung von chemisch reinen Photosensibilisatoren vorangetrieben, die sich topisch applizieren lassen.

10.2
Komponenten der photodynamischen Therapie

Für eine *sauerstoffabhängige* photodynamische Reaktion ist die gleichzeitige Anwesenheit von *Licht* und einem das Licht absorbierenden *Photosensibilisator* im Gewebe notwendig (Abb. 10.1).

10.2.1
Lichtquellen

Die Eindringtiefe von Licht in Haut nimmt bis zu einer Wellenlänge von ca. $\lambda = 1100$ nm (infrarot) zu

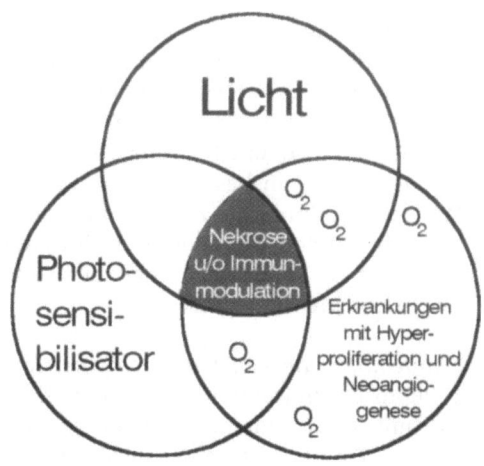

Abb. 10.1. Voraussetzung für den Ablauf einer photodynamischen Reaktion ist das gleichzeitige Vorhandensein von Photosensibilisator, Sauerstoff und Licht im zu behandelnden Areal. Fehlt einer dieser Faktoren, kann eine photodynamische Reaktion nicht stattfinden

[2, 28]. Da die langwelligste Absorptionsbande von Photofrin jedoch bei 630 nm liegt, wird mit dieser Wellenlänge bestrahlt, um eine möglichst große Eindringtiefe des Lichtes bei noch effektiver Absorption der Photonen durch den Photosensibilisator zu erreichen. Bisher sind überwiegend argonionengepumpte Farbstofflaser (λ = 630 nm) aber auch Golddampflaser (λ = 628 nm) verwendet worden [43], die rotes Licht emittieren, und so diese Absorptionsbande (λ = 630 nm) des Photofrin treffen (Abb. 10.2). Bei λ = 630 nm beträgt die Eindringtiefe in die Haut ca. 4 mm.

Entscheidende Nachteile dieser Lasersysteme sind die sehr hohen Anschaffungs- und Wartungskosten. Die Entwicklung von Diodenlasern in den letzten Jahren ist vielversprechend, da diese Geräte kleiner,

preiswerter und zuverlässiger sind. In absehbarer Zeit werden Diodenlaser, die rotes Licht emittieren, auch für den klinischen Routinegebrauch erhältlich sein.

Neben dem kohärenten Laserlicht kommen für die PDT in der Dermatologie auch inkohärente Lichtquellen in Betracht. In der Klinik und Poliklinik für Dermatologie der Universität Regensburg wird eine in Kooperation mit der Universitätshautklinik Ulm und der Firma Waldmann entwickelte inkohärente Lichtquelle verwendet (PDT 1200, Waldmann Medizintechnik, Villingen-Schwenningen, Deutschland) [7, 66]. Die experimentelle Evaluierung der PDT mit dieser Lampe hat keinen Unterschied hinsichtlich der erreichten zellulären Zytotoxizität im Vergleich zur Bestrahlung mit einem Laser erbracht [66]. Der Vorteil eines solchen Systems liegt in den niedrigen Kosten. Ein weiterer Pluspunkt einer solchen Lichtquelle ist die zur Zeit noch größere Bestrahlungsfläche (abstandsabhängig bis 20 cm im Durchmesser) im Vergleich zum Laser, die gerade zur Behandlung von größeren Arealen der Haut notwendig ist.

Die applizierte Lichtintensität zur Bestrahlung sollte 200 mW/cm² nicht überschreiten, um unspezifische thermische Effekte auszuschließen und so die Behandlung auf die vorher photosensibilisierten Hautareale zu beschränken. Die Lichtdosis (J/cm²) wird definiert durch die Lichtintensität (W/cm²) und die Dauer der Bestrahlung (s). Eine Standardlichtdosis für die Durchführung der PDT kann jedoch nicht angegeben werden, da sie für den jeweiligen Photosensibilisator und die dermatologischen Indikationen unterschiedlich ist (s. Abschn. 10.3). Die experimentelle und klinische Erfahrung zeigt jedoch, daß zur Behandlung von Präkanzerosen und Karzinomen der Haut, bei der die Zerstörung der Tumorzellen wie auch des Tumorgefäßsystems

Abb. 10.2. Mit zunehmender Wellenlänge bis max. 1100 nm nimmt die Eindringtiefe von Licht in Gewebe zu. Daher wird die langwelligste Absorptionsbande der Porphyrinderivate zur PDT verwendet, um so möglichst dicke Läsionen (max. 4 mm bei 630 nm) behandeln zu können

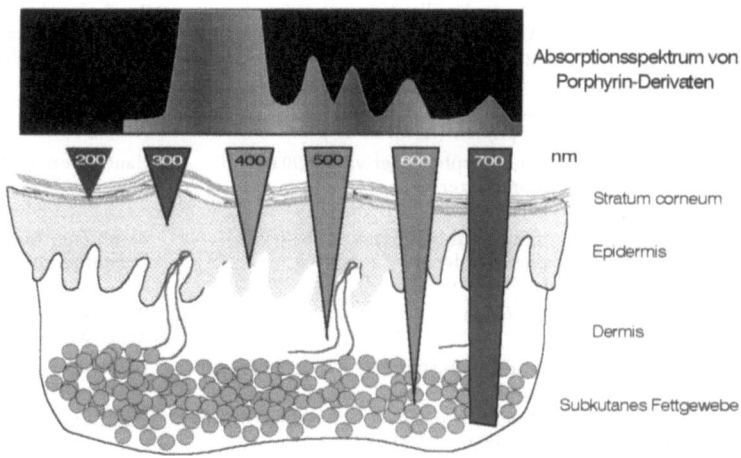

erreicht werden muß, eine Lichtdosis von 100–150 J/cm² (100–150 mW/cm²) mit Photofrin oder 5-Aminolävulinsäure (*ALA*) notwendig ist.

10.2.2
Photosensibilisatoren

Der einzige derzeit zugelassene und kommerziell erhältliche Photosensibilisator ist Photofrin, ein Hämatoporphyringemisch, das nur i.v. appliziert werden kann, sich nur wenig selektiv in Hauttumoren anreichert und zu einer 8 Wochen und länger anhaltenden, generalisierten Photosensibilisierung führt [23, 80]. Diese Nachteile machen Photofrin nur bedingt geeignet für den Einsatz in der Dermatologie. Die ideale Substanz für die Anwendung in der Dermatologie sollte folgende Eigenschaften aufweisen:

- chemische Reinsubstanz,
- hohe Quantenausbeute von Singulett-Sauerstoff,
- ausreichende Gewebepenetration,
- selektive Anreicherung im erkrankten Gewebe,
- topische Applikation.

Chemische Reinsubstanz. Aufgrund der Zulassungsbestimmungen des Arzneimittelgesetzes und der Patentierbarkeit sollten primär chemisch charakterisierte Reinsubstanzen benutzt werden. Verwendet werden können sog. exogene Photosensibilisatoren, die in ausreichenden Mengen im erkrankten Gewebe akkumulieren, um bei Bestrahlung eine photodynamische Reaktion auszulösen. Im Gegensatz dazu induzieren endogene Photosensibilisatoren, z.B. ALA, ein Metabolit der Hämbiosynthese, erst im erkrankten Gewebe die Bildung des eigentlichen Photosensibilisators [4, 38]. Im Falle von ALA müssen erst Porphyrine, insbesondere Protoporphyrin IX (*PPIX*) [29, 65], durch die Zelle synthetisiert werden, d.h. ein endogener Photosensibilisator ist zusätzlich abhängig vom Stoffwechsel der einzelnen Zellen des erkrankten Gewebes.

Hohe Quantenausbeute von Singulett-Sauerstoff. Die meisten Photosensibilisatoren generieren Singulett-Sauerstoff mit einer Quantenausbeute zwischen 5 und 20 % [62]. Eine hohe Quantenausbeute bedeutet, daß im Vergleich zu einer Substanz mit niedrigerer Quantenausbeute weniger Substanz akkumulieren muß, um eine entsprechende photodynamische Reaktion im Gewebe auszulösen.

Ausreichende Gewebepenetration. Wie bereits erwähnt, ist die Eindringtiefe des Lichtes in Haut begrenzt (s. Abschn. 10.2.1). Die letzten Absorptionsbanden der zur Zeit sich in klinischer Testung befindenden Photosensibilisatoren liegen zwischen 600–700 nm. Somit darf die Dicke der zu behandelnden Läsionen nicht mehr als 3–4 mm betragen, um eine ausreichende Lichtpenetration zu gewährleisten. Die Synthese von Substanzen, die über dieses Spektrum hinaus, also im nahen Infrarotbereich, absorbieren, könnte die Behandlung auch dickerer Hauttumore ermöglichen.

Tabelle 10.1. Photosensibilisatoren in klinischer Erprobung

Firma	Photosensibilisator	Optimaler Wellenlängenbereich	Indikation	Applikationsform	Status
QLT/Sanofi Winthrop, Canada, USA	Photofrin	630 nm	Blasen-, Ösophagus-, Bronchialtumoren	i.v.	zugelassen in Kanada, USA, Japan, Niederlande
DUSA, USA	5-Aminolävulinsäure (ALA) bzw. endogen induzierte Porphyrine	635 nm	Psoriasis, aktinische Keratosen, Basaliome, Mycosis fungoides	topisch	Phase I-III
GLAXO/Wellcome, USA	9-Acetoxy-2,7,12,17-tetrakis-(β-methoxyethyl)-porphycen (ATMPn)	640 nm	Psoriasis	topisch	Phase II
QLT/Sanofi Winthrop, Canada, USA	Benzoporphyrinderivat-Monosäurering A (BPD-MA)	690 nm	Hauttumoren, Psoriasis	i.v., liposomale Zubereitung	Phase II
Scotia Pharmaceuticals, England	meso-tetra-hydroxy-phenyl-chlorin (m-THPC)	650 nm	Basaliome, Kopf-/Halstumoren	i.v., topisch	Phase I/II
QLT, Canada	Photofrin	630 nm	Psoriasis, Zervixdysplasie	topisch	Phase I/II
PDT Systems, USA	Zinn-Etiopurpurin (SnET$_2$)	660–665 nm	Hauttumoren, Kaposi-Sarkom	i.v., Lipidemulsion	Phase I/II
Nippon Petrochemical, Japan	Mono-L-Aspartyl-chlorine6 (NPe6)	660–665 nm	Hauttumoren	i.v.	Phase I

Selektive Anreicherung im erkrankten Gewebe. Aufgrund einer hohen Selektivität der Akkumulation des Photosensibilisators im erkrankten Gewebe wird während der PDT nur das sensibilisierte, nicht jedoch das umgebende „gesunde" Gewebe behandelt. Wenn zahlreiche Läsionen, z. B aktinische Keratosen, vorliegen, können diese durch eine Behandlung mit exzellentem kosmetischem Ergebnis ohne Nebenwirkung für die „normale" Haut behandelt werden [37, 68]. Von allen bisher untersuchten Photosensibilisatoren zeigt ALA die höchste Selektivität, das Verhältnis von erkranktem (Tumor) zu umgebendem Gewebe beträgt nach topischer Applikation von ALA >10:1 [42, 69]. Der Grund für diese Selektivität ist noch unbekannt. Da ALA ein Metabolit der Hämbiosynthese ist und die Bildung von Porphyrinen, insbesondere PPIX induziert [4, 65], kommen eine verstärkte Aufnahme, eine gesteigerte Porphyrinsynthese oder ein verminderter Eiseneinbau zu Häm aufgrund einer verminderten Aktivität der Ferrochelatase in den pathologisch veränderten Zellen als Ursache für die hohe Selektivität in Frage [38].

Topische Applikation. Um die Lebensqualität der Patienten nach einer PDT in der Dermatologie nicht einzuschränken, wie es derzeit aufgrund der generalisierten Photosensibilisierung nach systemischer Applikation der Fall ist, sollte ein neuer Photosensibilisator topisch appliziert werden und auch bei großflächiger Auftragung nicht zu einer systemischen Wirkung führen. Tabelle 10.1 gibt die zur Zeit sich in klinischer Erprobung befindlichen Photosensibilisatoren mit den untersuchten Indikationen sowie ihren verschiedenen Eigenschaften wieder.

10.2.3
Wirkmechanismen

Die PDT-induzierten Effekte werden durch photooxidative Reaktionen vermittelt (Abb. 10.3). Während der Bestrahlung absorbiert der Photosensibilisator Licht mit nachfolgender Konversion in einen energetisch höheren Zustand. Bei der photooxidativen Reaktion Typ I erfolgt nun vom Triplettzustand des Photosensibilisators der direkte Wasserstoff- oder Elektronentransfer auf ein Substrat. In der photooxidativen Reaktion vom Typ II werden Elektronen oder Energie direkt auf molekularen Sauerstoff im Grundzustand (Triplett) übertragen und es kommt zur Bildung von Singulett-Sauerstoff. *In-vitro-* und *In-vivo-*Experimente weisen auf Singulett-Sauerstoff als den entscheidenden Mediator der PDT-induzierten biologischen Effekte hin [36, 76].

Die biologischen Effekte kann man unterscheiden in *primäre, zelluläre* und *sekundäre, vaskuläre* Schäden:

In-vitro- und In-vivo-Effekte der PDT

Primäre Zytotoxizität (zelluläre Effekte in vitro und in vivo):
● Schädigung von Zellorganellen,
● Membranschäden,
● Zellschwellung.

Sekundäre Zytotoxizität (vaskuläre Effekte in vivo):
● Vasokonstriktion von Arteriolen (NG),
● Akkumulation von Leukozyten (NG),
● perivaskuläres Ödem (NG und TU),
● Thrombose (TU).

(NG = Normalgewebe; TU = Tumor)

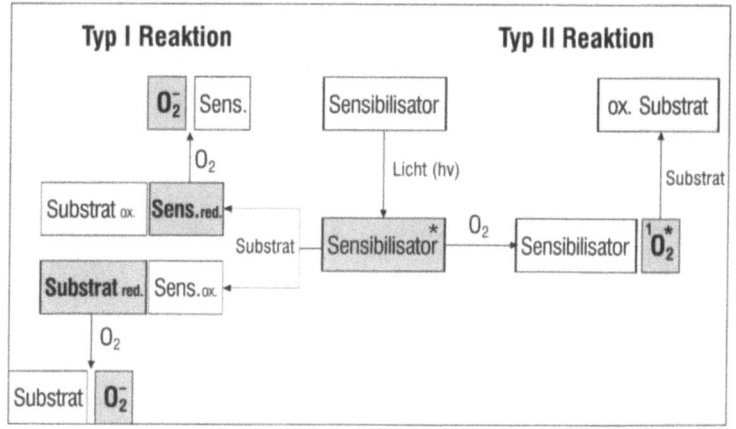

Abb. 10.3. Durch Licht wird der Sensibilisator angeregt. In der Typ-II-Reaktion überträgt der angeregte Photosensibilisator (*) Energie auf molekularen Sauerstoff (O_2) und es kommt zur Bildung von Singulett-Sauerstoff ($^1O_2^*$). Singulett-Sauerstoff oxidiert in Abhängigkeit von der subzellulären Lokalisation des Photosensibilisators bevorzugt ungesättigte Fettsäuren, Cholesterin und Membranproteine. In der Typ-I-Reaktion reagiert der angeregte Sensibilisator (*) zuerst mit einem Substrat, das oxidiert oder reduziert wird. Diese Reaktion kann auch unter anoxischen Bedingungen ablaufen. Erst im weiteren Verlauf reagiert der reduzierte Sensibilisator oder das reduzierte Substrat mit Sauerstoff unter Bildung von Superoxidanion (O_2^-). Eine photodynamische Reaktion induziert die Bildung von Singulett-Sauerstoff. (Nach [26])

Typ I Reaktion

Typ II Reaktion

Frühe sichtbare zelluläre Schäden sind bei Photofrin Defekte der Zellmembran mit nachfolgender Zellschwellung und Zellyse [45]. In Abhängigkeit von der subzellulären Lokalisation des verwendeten Photosensibilisators kann es auch zur Schädigung von anderen Strukturen, z. B. Mitochondrien [41], Lysosomen [77] oder endoplasmatischem Retikulum [54], kommen. Im Vordergrund stehen jedoch Membranschäden von Zelle und subzellulären Organellen, die so u. a. zur Störung der Membranintegrität, Hemmung der Atmungskette in den Mitochondrien und Freisetzung lysosomaler Enzyme führen. Schäden der DNS spielen für den Zelluntergang keine wesentliche Rolle [55].

Der biologische Effekt *in vivo*, der zur Nekrose von soliden Tumoren durch die systemische PDT führt, ist die irreversible Schädigung des Tumorgefäßsystems. Nach PDT kommt es zur Vasokonstriktion der den Tumor versorgenden Arteriolen, zur Verminderung der Erythrozytenfließgeschwindigkeit und Akkumulation von Leukozyten in den Venolen des umliegenden Gewebes, zur Stase und Thrombosierung von Tumorgefäßen und zum perivaskulären Ödem [13, 14, 63]. Der Anstieg des interstitiellen Flüssigkeitsdrucks mit zusätzlicher Kompression der Tumorgefäße [27, 46] verstärkt die entstehende Tumorischämie und führt letztendlich zur Tumornekrose, die klinisch bereits nach 24 h sichtbar wird. Diese vaskulären Effekte werden sehr wahrscheinlich durch die Freisetzung von Histamin [40], die Bildung von Arachidonsäuremetaboliten, z. B. Prostaglandin-E_2 [30] oder Thromboxan-B_2 [21], und weiteren Substanzen, z. B. Von-Willebrand-Faktor [22], während und nach PDT vermittelt.

10.3
Onkologische Indikationen in der Dermatologie

Eine Übersicht potentieller onkologischer Indikationen für die PDT findet sich im folgenden:

Mögliche onkologische Indikationen für die PDT

Präkanzerosen:
- aktinische Keratosen (auch arseninduziert),
- M. Bowen.

Tumoren:
- oberflächliches Basaliom,
- Gorlin-Goltz-Syndrom,
- Keratoakanthom,
- initiales spinozelluläres Karzinom,
- Kaposi-Sarkom,
- Mycosis fungoides,
- kutane Metastasen.

Das HpD oder seine aufbereiteten Formen Photofrin oder Photosan-3 sind die Photosensibilisatoren, zu denen bisher die meisten klinischen Daten erhoben wurden. Hauttumore wie M. Bowen (Abb. 10.4 a und b), Basaliome oder spinozelluläre Karzinome wurden erfolgreich mit PDT behandelt (Tabelle 10.2). Allerdings unterscheiden sich die Behandlungsprotokolle (Sensibilisatordosis, Zeitdauer zwischen Applikation und Lichtbehandlung, Laser vs. Lampe, Wellenlänge etc.) stark voneinander. Die Zahl der Patienten ist bei vielen dieser Studien sehr klein; Daten bezüglich der Histologie, Lokalisation oder Dicke der behandelten Läsionen sowie eine ausreichend lange Nachbeobachtungszeit sind lückenhaft. Prospektiv-randomisierte Studien zur Effektivität der PDT im Vergleich zu etablierten Therapieverfahren fehlen ganz.

10.3.1
Systemische photodynamische Therapie

Die systemische PDT ist sehr effektiv in der Behandlung des M. Bowen. Bei einer Konzentration von 2 mg/kg KG Photofrin und einer Lichtdosis von 25 J/cm² [61], 50 J/cm² [9] oder 20–40 J/cm² [74] bei einer Wellenlänge von 630 nm ließen sich 500 von 500 (100 % komplette Remission), 49/50 (98 %) oder 3 von 3 (100 %) Läsionen erfolgreich behandeln. Um die generalisierte kutane Photosensibilisierung zu reduzieren, wurden auch niedrigere Sensibilisatordosen verwendet. Bei 1,0 mg/kg KG Photofrin ergaben sich in 8 von 8 Bowen-Läsionen, die mit hohen Lichtdosen (630 nm, 185–250 J/cm²) bestrahlt wurden, ebenfalls komplette Remissionen [35]. Wurde jedoch bei verminderter Sensibilisatorkonzentration auch die Bestrahlungsdosis auf 50–100 J/

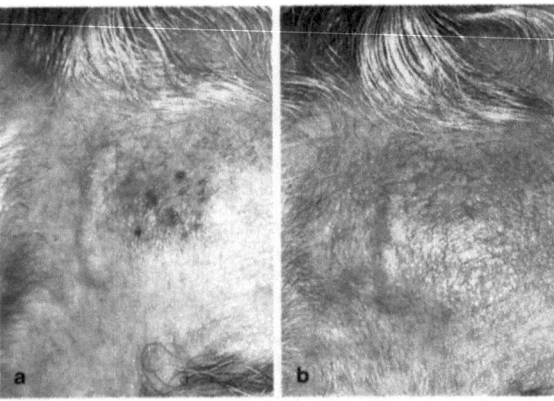

Abb. 10.4 a und b. a 76jähriger Patient mit oberflächlichem Basaliom an der Stirn. **b** Drei Monate nach topischer PDT mit 5-ALA (10 %ige Salbenzubereitung) und Bestrahlung mit inkohärentem Licht (Waldmann PDT 1200, 150 mW/cm², 150 J/cm²). Histologisch kein Tumor mehr nachweisbar.

Tabelle 10.2. Übersicht der klinischen Studien mit Hämatoporphyrinderivat (HpD) und Photofrin zur Behandlung von Präkanzerosen und Karzinomen der Haut

Autor	Zahl der Läsionen	Sensibilisator, Konzentration	Wellenlänge und Lichtdosis	Komplette Remission
Morbus Bowen				
Waldow et al. 1987 [74]	3	Photofrin 2,0 mg/kg	630 nm 40–60 J/cm^2	100 %
Robinson et al. 1988 [61]	> 500 90	Photofrin 2,0 vs. 1,0 mg/kg	628 nm 25 vs. 50 J/cm^2	100 % 50 %
Buchanan et al. 1989 [9]	50	Photofrin 2,0 mg/kg	630 nm 50 J/cm^2	98 %
McCaughan et al. 1989 [53]	2	HpD/Photofrin 3,0/2,0 mg/kg	630 nm 20–30 J/cm^2	50 %
Jones et al. 1992 [35]	8	Photofrin 1,0 mg/kg	630 nm 185–250 J/cm^2	100 %
Spinozelluläres Karzinom				
Pennington et al. 1988 [56]	32	HpD 5,0 mg/kg	630 nm 30 J/cm^2	< 50 %
McCaughan et al. 1989 [53]	5	HpD/Photofrin 3,0/2,0 mg/kg	630 nm 20–30 J/cm^2	40 %
Gross et al. 1990 [25]	1	Photofrin 2,0 mg/kg	630 nm 150 J/cm^2	100 %
Basaliom				
Tse et al. 1984 [73]	40	HpD 3,0 mg/kg	600–700 nm 38–180 J/cm^2	83 %
Bandieramonte et al. 1984 [3]	42	HpD 3,0 mg/kg	480–515, 630 nm 60–120 J/cm^2	60 %
Waldow et al. 1987 [74]	6	Photofrin 1,5–2,0 mg/kg	630 nm 40–60 J/cm^2	100 %
Pennington et al. 1988 [56]	21	HpD 5,0 mg/kg	630 nm 30 J/cm^2	0 %
Robinson et al. 1988 [61]	15	Photofrin 2,0 mg/kg	628 nm 50 J/cm^2	93 %
Buchanan et al. 1989 [9]	13	Photofrin 1,5–2,0 mg/kg	630 nm 50–100 J/cm^2	39 %
McCaughan et al. 1989 [53]	27	HpD/Photofrin 3,0/2,0 mg/kg	630 nm 20–30 J/cm^2	15 %
Calzavara et al. 1991 [11]	17	HpD/Photofrin 3,0/2,5–3,0 mg/kg	600–700 nm 25–225 J/cm^2	59 %
Wilson et al. 1992 [78]	151	Photofrin 1,0 mg/kg	630 nm 72–288 J/cm^2	89 %

cm^2 reduziert, heilten nur noch 50 % der Läsionen ab [61, 74].

Im Gegensatz zum M. Bowen sprechen spinozelluläre Karzinome eher schlecht auf eine systemische PDT an. In einer Studie von Pennington mit insgesamt 32 Tumoren (5,0 mg/kg KG HpD) kam es innerhalb eines halben Jahres nach Behandlung in 50 % der Fälle zum Rezidiv [56]. Diese Resultate sind jedoch aufgrund der in dieser Studie verwendeten sehr niedrigen Lichtdosis (30 J/cm^2) vorsichtig zu bewerten. McCaughan und Mitarbeiter behandelten 5 Läsionen bei 3 Patienten mit entweder HpD (3,0 mg/kg KG) oder Photofrin (2,0 mg/kg KG) bei ähnlich niedriger Lichtdosis (20–30 J/cm^2). Ebenfalls war die erzielte Remissionsrate von 40 % nach einem

Jahr follow-up nicht akzeptabel [53]. Nur bei einem Patienten mit ausgedehntem oberflächlichem spinozellulären Karzinom an der Unterlippe konnte nach PDT mit Photofrin (2,0 mg/kg KG, 630 nm, 150 J/cm^2) eine bislang 6monatige Rezidivfreiheit erzielt werden [25]. Informationen bezüglich der Stagingparameter (Tumordicke, Differenzierungsgrad) oder Oberflächenbeschaffenheit (Krusten, Ulzera) liegen jedoch nicht vor. Eine entsprechend angelegte Studie zur endgültigen Beurteilung der Effektivität der PDT zur Behandlung von spinozellulären Karzinomen (< 4 mm) steht bislang noch aus.

Im Gegensatz dazu ist die Effektivität der systemischen PDT zur Behandlung von Basaliomen in zahlreichen Studien belegt. Dougherty berichtete erstmals 1981 über das Abheilen von 3 Basaliomen im Gesichtsbereich eines 72jährigen Mannes nach systemischer PDT mit HpD (5 mg/kg KG). Vier Tage nach i.v.-Sensibilisierung erfolgte die Bestrahlung mit einer Xenonlampe (600–700 nm, 100 mW/cm², 120 J/cm²). Die Bestrahlung wurde am darauffolgenden Tag wiederholt. Sieben Monate nach PDT war klinisch noch kein Tumorrezidiv aufgetreten [15]. Feyh und Mitarbeiter behandelten 74 Patienten mit T_1-Tumoren der Gesichtshaut. Es handelte sich dabei um 67 Basaliome und 7 spinozelluläre Karzinome. 48 h vor der PDT wurde Photosan-3, ein Hämatoporphyrinderivat, i.v. verabreicht (2,0 mg/kg KG). Als Lichtquelle diente ein argonionenlasergepumpter Farbstofflaser (Wellenlänge 630 nm, Lichtdosis 100 J/cm²). Alle Tumoren sprachen klinisch auf die PDT an. 24 h nach der Lasertherapie kam es zu einer tumorselektiven Nekrose, nach weiteren zwei Wochen reepithelisierten die Herde. Von den 74 Patienten zeigten 3 Patienten innerhalb eines maximalen Beobachtungszeitraumes von 4,5 Jahren ein Rezidiv ihrer Erkrankung anhand histologischer Überprüfung. Bei allen Patienten wurde ein gutes bis sehr gutes plastisches und funktionelles Ergebnis erzielt [18]. Ergebnisse aus der gleichen Arbeitsgruppe zur PDT von kleinen Lidkantenbasaliomen [31] erbrachten jedoch negative Ergebnisse. In einer getrennten Studie mit gleichen Therapieparametern konnte innerhalb eines Nachbeobachtungszeitraumes von 17 Monaten bei 48 % der Patienten (n = 27) ein histologisch gesichertes Rezidiv festgestellt werden. Ursache ist sehr wahrscheinlich die Anatomie in dieser Lokalisation, die eine homogene Lichtdosimetrie schwierig macht [31]. Tse und Mitarbeiter behandelten 40 Basaliome (HpD, Farbstofflaser oder 100-Watt-Xenonlampe) bei 3 Patienten mit Gorlin-Goltz-Syndrom. Innerhalb von 4–6 Wochen heilten alle Tumoren klinisch ab. 33 Basaliome (82,5 %) zeigten auch histologisch eine vollständige Rückbildung, während in 7 Fällen noch Resttumor gefunden wurde. Die Rezidivrate betrug während einer Nachbeobachtungszeit von 12–14 Monaten nur 10,8 %. Die Tumorrückbildung war dabei von der applizierten Lichtdosis, der Größe und der Lokalisation des Tumors abhängig. Als optimale Parameter, 18 von 19 Tumoren zeigten dabei eine komplette Remission, ergaben sich eine Leistungsdichte von > 40 mW/cm² und eine Lichtdosis > 70 J/cm². Nur ein sehr großer Tumor zeigte keine vollständige Rückbildung. Ulzerierte und von Krusten bedeckte Tumoren sprachen ebenfalls nur partiell auf die PDT an [73].

Eine mögliche Alternative zu den Sensibilisatoren der ersten Generation mit deutlich kürzeren Gewebehalbwertszeiten und somit verminderter generalisierter Photosensibilisierung ist Benzoporphyrin-Derivat-Mono-Säurering-A (*BPD-MA*) (s. Tabelle 10.1). Es handelt sich um ein semisynthetisches, aus PPIX gewonnenes Porphyrin. Nach Gabe von BPD-MA kann bereits am gleichen Tag bestrahlt werden. BPD-MA wird im Gegensatz zu HpD metabolisiert und als inaktive Form ausgeschieden [5, 60]; die kutane Photosensibilisierung liegt somit unter 72 h [50]. Erste Phase-I/II-Studien mit BPD-MA zeigen die Wirksamkeit bei einer Reihe von epithelialen Tumoren der Haut nach Gabe von 0,375–0,50 mg/kg KG in liposomaler Form und Bestrahlung bei 690 nm (50–150 J/cm²) 2–6 Stunden nach Injektion mit Remissionsraten bis 100 % [47].

10.3.2
Topische photodynamische Therapie

Aufgrund der z. T. langanhaltenden generalisierten Photosensibilisierung nach systemischer PDT erscheint die topische Anwendung eines Sensibilisators ohne systemische Wirkung sinnvoll. Aufgrund des hohen Molekulargewichtes von ca. 900 g/mol [59], des Aggregatzustands sowie der chemischen Ladung [8] penetrieren Porphyrine wie HpD oder Photofrin jedoch nicht in therapeutisch relevanten Mengen die Haut. Im Gegensatz dazu können hydrophile, kleine Moleküle, z.B. ALA (Molekulargewicht 170) in einer Öl-in-Wasser-Emulsion, sehr gut parakeratotisches Stratum corneum, welches sich über den zu behandelnden Läsionen befindet, penetrieren [38]. Des weiteren konnte eine selektive Akkumulation von ALA-induzierten Porphyrinen in schnell proliferierenden Tumorgeweben gezeigt werden [24, 58]. Mit Hilfe der Fluoreszenzmikroskopie von mit ALA inkubierten Basaliomen findet sich ein deutlich sichtbarer Fluoreszenzunterschied aufgrund der selektiven Porphyrinakkumulation zwischen Tumor und umliegendem Stroma [51, 70]. Epitheliale Tumoren können dann aufgrund der ALA-induzierten, selektiven Porphyrinakkumulation ohne nennenswerte Schädigung des umliegenden normalen Gewebes zerstört werden [1, 38]. Neben der hohen Selektivität erfüllt ALA eine weitere Forderung zum Einsatz in der Dermatologie (s. Abschn. 10.2.2). In zahlreichen Studien an Freiwilligen und Versuchstieren konnte gezeigt werden, daß ALA-induzierte Porphyrine unabhängig von der Applikationsart innerhalb von 24–48 h nach Gabe vollständig aus dem Körper eliminiert werden [1, 6, 38]. Dieser schnelle Abbau reduziert die generalisierte kutane Photosensibilisierung und ermöglicht eine wiederholte Behandlung der ALA-PDT in kurzen Zeitabständen.

Über erste klinische Ergebnisse mit der topischen ALA-PDT in der Behandlung von Basaliomen wurde 1990 durch Kennedy und Mitarbeiter berichtet [39] (Tabelle 10.3). Nach topischer Gabe von 20 % ALA

Tabelle 10.3. Übersicht der klinischen Studien mit 5-Aminolävulinsäure zur Behandlung von Präkanzerosen und Karzinomen der Haut

Autor	Zahl der Läsionen	ALA-Konzentration Inkubationszeit	Lichtintensität und -dosis	Komplette Remission
Aktinische Keratosen				
Kennedy et al. 1990 [39]	10	20 % 3–6 h	150–300 mW/cm^2 15–150 J/cm^2	90 %
Wolf et al. 1993 [79]	9	20 % 4 h	50–100 mW/cm^2 -	100 %
Calzavara-Pinton 1995 [12]	50	20 % 6–8 h	100 mW/cm^2 60–80 J/cm^2	84 %
Fijan et al. 1995 [19]	43	20 % + 3 % Desferrioxamin 20 h	150–250 mW/cm^2 > 300 J/cm^2	81 %
Szeimies et al. 1996 [68]	17^{Kopf} 19$^{Hände, Arme}$	10 % 5–6 h	160 mW/cm^2 150 J/cm^2	71 %^{Kopf} 0 %$^{Hände, Arme}$
Morbus Bowen				
Hürlimann et al. 1994 [33]	6	20 % -	- -	100 %
Cairnduff et al. 1994 [10]	36	20 % 3–6 h	150 mW/cm^2 125–250 J/cm^2	89 %
Svanberg et al. 1994 [64]	10	20 % 4–6 h	110 mW/cm^2 60 J/cm^2	90 %
Calzavara-Pinton 1995 [12]	6	20 % 6–8 h	100 mW/cm^2 60–80 J/cm^2	100 %
Fijan et al. 1995 [19]	10	20 % + 3 % Desferrioxamin 20 h	150–250 mW/cm^2 > 300 J/cm^2	30 %
Szeimies et al. unveröffentlicht	10	10 % 6 h	150 mW/cm^2 150–180 J/cm^2	80 %
Spinozelluläres Karzinom				
Kennedy et al. 1990 [39]	6	20 % 3–6 h	150–300 mW/cm^2 15–150 J/cm^2	100 %
Wolf et al. 1993 [79]	6[1]	20 % 4 h	50 mW/cm^2 -	83 %
Hürlimann et al. 1994 [33]	4[1]	20 % -	- -	100 %
Lui et al. 1995 [51]	3[1] 2[2]	20 % 3 h	19–44 mW/cm^2 100 J/cm^2	67 %[1] 0 %[2]
Calzavara-Pinton 1995 [12]	12[1] 6[2]	20 % 6–8 h	100 mW/cm^2 60–80 J/cm^2	83 %[1] 33 %[2]
Basaliom				
Kennedy et al. 1990 [39]	80[1]	20 % 3–6 h	150–300 mW/cm^2 15–150 J/cm^2	90 %
Kennedy u. Pottier 1992 [38]	300[1]	20 % 3–6 h	150–300 mW/cm^2 15–150 J/cm^2	79 %
Warloe et al. 1992 [75]	96	20 % > 3 h	100–150 mW/cm^2 50–100 J/cm^2	96 %
Wolf et al. 1993 [79]	37[1] 10[2]	20 % 4 h	50–100 mW/cm^2 -	97 %[1] 10 %[2]
Hürlimann et al. 1994 [33]	72[1] 15[2]	20 % -	- -	94 %[1] 33 %[2]
Cairnduff et al. 1994 [10]	16	20 % 3–6 h	150 mW/cm^2 125–250 J/cm^2	50 %
Svanberg et al. 1994 [64]	55[1] 25[2]	20 % 4–6 h	110 mW/cm^2 60 J/cm^2	100 %[1] 64 %[2]
Lui et al. 1995 [51]	8[1]	20 % 3 h	19–44 mW/cm^2 100 J/cm^2	50 %
Calzavara-Pinton 1995 [12]	23[1] 30[2]	20 % 6–8 h	100 mW/cm^2 60–80 J/cm^2	87 %[1] 50 %[2]
Fijan et al. 1995 [19]	34[1] 22[2]	20 % + 3 % Desferrioxamin 20 h	150–250 mW/cm^2 > 300 J/cm^2	88 %[1] 32 %[2]
Szeimies et al. unveröffentlicht	149[1]	10–20 % 5–6 h	120–150 J/cm^2 120–180 J/cm^2	77 %

[1] oberflächliche Tumoren.
[2] knotige Tumoren.

in einer Öl-in-Wasser-Zubereitung und einer Inkubationszeit von 3–6 h wurden Hautläsionen mit Licht aus einem Diaprojektor bestrahlt. Die Lichtintensität wurde zwischen 150 und 300 mW/cm^2 variiert, die Lichtdosis lag bei 15–150 J/cm^2. 90 % der 80 behandelten Basaliome zeigten eine komplette Remission 2–3 Monate nach PDT. Auch alle 6 behandelten *In-situ-* und frühinvasiven spinozellulären Karzinome heilten komplett ab. Neun von 10 behandelten aktinischen Keratosen sprachen klinisch auf die Einmalbehandlung mit der ALA-PDT an [39]. In Fortsetzung ihrer Untersuchungen berichtete die gleiche Arbeitsgruppe 1992 über die Behandlung von mehr als 300 oberflächlichen Basaliomen mit ALA-PDT, die 3 Monate nach Therapie eine komplette Remission in 79 % der Fälle zeigten [38]. In einer norwegischen Untersuchung wurden 96 Basaliome bei 11 Patienten mit einer 20 %igen ALA-Emulsion behandelt. Die Läsionen wurden 3 h nach Inkubation bestrahlt. Die meisten Tumore wurden einmal, 11 2mal und 2 3mal mit PDT behandelt. Drei Monate nach Therapie waren 96 % der Herde abgeheilt, das kosmetische Ergebnis wurde als exzellent beurteilt [75]. Hürlimann und Kollegen aus Zürich berichteten ebenfalls über sehr gute Ergebnisse nach ALA-PDT mit einer 20 %igen Zubereitung. In 68 von 72 oberflächlichen Basaliomen, allen 6 behandelten M.-Bowen-Läsionen und in 4 Fällen eines spinozellulären Karzinoms konnten komplette Remissionen erzielt werden. Bei nodulären Basaliomen lag die Abheilrate mit 33 % allerdings deutlich niedriger. Auch die 9 behandelten kutanen Lymphome zeigten nur ein minimales Ansprechen [33]. Wolf et al. behandelten 70 Hauttumoren bei 13 Patienten mit topischer ALA-PDT (20 %ige ALA-Emulsion, Bestrahlung mit Licht aus einem Diaprojektor). Alle 9 aktinischen Keratosen, 5 der 6 frühinvasiven spinozellulären Karzinome und 36 der 37 oberflächlichen Basaliome heilten dabei vollständig ab [79]. Kutane melanotische Metastasen maligner Melanome sprachen nicht auf die Therapie an [79] ebenso wie pigmentierte Basaliome (n = 4) [12]. Aufgrund des Melaningehaltes kommt es nur zu einer unzureichenden Lichtpenetration in das Gewebe. Daher stellen pigmentierte epitheliale Präkanzerosen und Karzinome eine Kontraindikation für die PDT dar.

Sehr gute Ergebnisse berichtete auch K. Svanberg, die 100 % von 55 oberflächlichen Basaliomen und 90 % von 10 M.-Bowen-Läsionen zum Abheilen bringen konnte. Im Gegensatz dazu sprachen nur 64 % der nodulären Basaliome (n = 25) auf die Therapie (630 nm Laserlicht, 110 W/cm^2, 60 J/cm^2) an [64]. Calzavara-Pinton konnte nach mehrmaliger topischer ALA-PDT mit einer 20 %-ALA-Emulsion und nachfolgender Bestrahlung mit einem argonionen-

gepumpten Farbstofflaser (100 mW/cm^2, 60–80 J/cm^2) 84 % von 50 aktinischen Keratosen, 87 % von 23 oberflächlichen Basaliomen, 100 % von 6 M. Bowen, 84 % von 12 oberflächlichen spinozellulären Karzinomen erfolgreich therapieren [12]. Die Behandlungen wurden jeden zweiten Tag durchgeführt, bis klinisch keine Tumorresiduen mehr nachweisbar waren (in der Regel ein- bis 3malige Behandlung). Auch in dieser Studie zeigten nur 50 % von 30 nodulären Basaliomen und 33 % von 6 knotigen spinozellulären Karzinomen klinisch eine komplette Remission [12] (vgl. Tabelle 10.3).

An der Klinik und Poliklinik für Dermatologie der Universität Regensburg wurde in einer Phase-II-Studie nach GCP-(good clinical practice-)Richtlinien die Wirksamkeit und Verträglichkeit der topischen ALA-PDT in der Behandlung von aktinischen Keratosen untersucht [68]. 36 aktinische Keratosen bei 10 Patienten wurden behandelt. Eine 10 %ige ALA-Emulsion wurde einmalig für 5–6 h okklusiv auf die Läsionen aufgetragen und anschließend mit einer inkohärenten Lichtquelle (Waldmann PDT 1200) bestrahlt (160 mW/cm^2, 150 J/cm^2). 71 % der aktinischen Keratosen am Kopf zeigten in der Nachbeobachtungsphase von 3 Monaten eine komplette Remission, während bei den am Unterarm oder Handrücken lokalisierten Herden es jedoch wahrscheinlich aufgrund ausgeprägterer Hyperkeratose vor Behandlung nur zu partiellen Remissionen kam. Klinisch empfanden die Patienten während der PDT mit ALA einen brennenden Schmerz, der gut toleriert wurde. Nach 2–3 Tagen kam es zu einer selektiven Nekrose, beschränkt auf die aktinischen Keratosen. Umliegende Haut zeigte lediglich ein leichtes Erythem mit Ödem. Innerhalb von 2–3 Wochen kam es zur Reepithelisierung mit einem kosmetischen Ergebnis, das von den Patienten als gut bis sehr gut beurteilt wurde [68]. Auch bei arseninduzierten Keratosen sowie bei einem persistierenden Keratoakanthom bei einem nierentransplantierten Patienten erwies sich die topische PDT mit ALA als wirkungsvoll [19, 67, 79]. Im letzteren Fall waren allerdings 6 Therapiesitzungen bis zur kompletten Remission notwendig.

In der Hautklinik der Medizinischen Hochschule Lübeck wurden 19 Basaliome mit einer 20 %igen ALA-Emulsion und einer Lichtdosis von 50–100 J/cm^2 behandelt, um das Ergebnis in Abhängigkeit der Tumordicke zu untersuchen [72]. In nachfolgenden histologischen Untersuchungen konnte eine Zerstörung oberflächlicher Anteile der Tumore gezeigt werden, während tieferliegende dermal gelegene Anteile knotiger Basaliome jedoch unverändert blieben. Wie bereits bei der systemischen PDT beschrieben, ist das Ansprechen von Lidbasaliomen auch nach topischer ALA-PDT unbefriedigend [32]. Die histologische Aufarbeitung des Gewebes nach Therapie zeigte Tumorresiduen neben Narbengewebe. Auch bei den von Cairnduff und Mitarbeitern mit 20 %iger ALA-Salbe und Licht aus einem Farbstofflaser (630 nm) behandelten Patienten konnte in einer Phase-I-Studie zwar in 89 % der 36 M.-Bowen-Läsionen eine komplette Remission erzielt werden, bei 16 Basaliomen lag die Ansprechrate jedoch nur bei 50 %. In dieser Studie kam es überwiegend zu Rezidiven in den Behandlungsgruppen, die nur 3–4 h mit ALA inkubiert worden waren [10]. Szeimies et al. konnten in einer fluoreszenzmikroskopischen Untersuchung an mit 10 %iger ALA-Salbe sensibilisierten und anschließend exzidierten Basaliomen zeigen, daß nach 4 h Inkubationszeit Porphyrine lediglich im Bereich der Haar- und Talgdrüsenfollikel fluoreszieren. Erst bei längerer Inkubation (mindestens 6 h) werden auch in der Dermis gelegene Anteile oberflächlicher und solider Basaliome sensibilisiert [70]. Im Gegensatz dazu weisen sklerodermiforme Basaliome auch bei Inkubationszeiten von bis zu 12 h nur eine inhomogene Fluoreszenz auf [70], die möglicherweise das schlechte Ansprechen dieses Subtyps auf die PDT erklärt [78]. In einer Penetrationsstudie mit einer 20 %igen ALA-Cremezubereitung an 16 Patienten mit 18 Basaliomen (7 oberflächlich, 10 knotig, 1 infiltrierend) mit einer mittleren Inkubationszeit von 6,9 h zeigte sich fluoreszenzmikroskopisch nur in 6 der oberflächlichen und 4 der nodulären Basaliome eine zum vertikalen Tumordurchmesser korrelierende PPIX-Fluoreszenz [52]. Dies stimmt mit der Beobachtung von verschiedenen Arbeitsgruppen überein, daß die topische ALA-PDT zur Behandlung von dickeren Basaliomen (> 3–4 mm) nicht mit den Standardtherapien, z. B. mikroskopisch kontrollierte Chirurgie oder Kryotherapie, im Hinblick auf das therapeutische Ergebnis konkurrieren kann [12, 20, 33, 64, 79].

Basierend auf den eigenen und in der Literatur beschriebenen Studien stellen unserer Meinung nach von den epithelialen Präkanzerosen und Karzinomen bisher nur aktinische Keratosen, M. Bowen und oberflächliche Basaliome (< 3–4 mm) eine Indikation für eine kurative PDT (100–150 mW/cm², 100–150 J/cm²) mit topisch applizierter ALA (10–20 % in Ö/W-Emulsion, okklusiv für 4–6 h) dar. Ein Lasersystem ist hierfür in der Dermatologie nicht notwendig, ohne Verlust der therapeutischen Effektivität kann eine preiswertere inkohärente Lichtquelle verwendet werden [20, 68]. Mit dem hier beschriebenen Protokoll zur Behandlung der oben genannten Hautveränderungen stellt die PDT eine mögliche Alternative zu den etablierten Therapien mit teilweise besserem kosmetischem Ergebnis dar.

10.4 Perspektiven

Die hier dargestellten Ergebnisse belegen eindrücklich die Wirksamkeit der PDT zur Behandlung von oberflächlichen Präkanzerosen und Karzinomen der Haut, insbesondere von aktinischen Keratosen, M. Bowen sowie oberflächlichen Basaliomen. Zur Behandlung pigmentierter Tumoren ist die PDT nicht geeignet.

Die systemische PDT mit Farbstoffen, die eine prolongierte kutane Photosensibilisierung induzieren, ist nur noch bei ausgedehnten Tumoren bei alten und nicht operationsfähigen Patienten oder anderweitig nicht mehr therapierbaren Veränderungen indiziert.

Im Gegensatz dazu wird die topische PDT in der Dermatologie sicherlich in absehbarer Zeit als Alternative zu den bisherigen Therapieverfahren zur Verfügung stehen. Der derzeit in der klinischen Prüfung am weitesten evaluierte topische Photosensibilisator ist 5-Aminolävulinsäure (ALA), die die Akkumulation von Porphyrinen in den zu behandelnden Geweben induziert. Die einzige bekannte Nebenwirkung der ALA-PDT ist der während der Bestrahlung auftretende sonnenbrandähnliche Schmerz, der ausgeprägter sein kann, wenn großflächige Areale behandelt werden [64, 67, 68].

Die Vorteile der topischen PDT wie die Nicht-Invasivität des Verfahrens sowie die guten kosmetischen Ergebnisse sind, wie oben ausgeführt, in zahlreichen Untersuchungen beschrieben. Hinweise bezüglich einer möglichen Kanzerogenität wie bei anderen phototherapeutischen Verfahren fehlen. Zur endgültigen Etablierung der PDT in der dermatologischen Praxis sind jedoch klinische, prospektiv-randomisierte Studien im Vergleich zu etablierten Therapieverfahren notwendig, die die Zulassung eines topisch applizierbaren Photosensibilisators ermöglichen. Als erste onkologische Indikationen kommen hierfür sicher aktinische Keratosen oder oberflächliche Basaliome in Frage.

Literatur

1. Abels C, Heil P, Dellian M, Kuhnle GEH, Baumgartner R, Goetz AE (1994) In vivo kinetics and spectra of 5-aminolevulinic acid-induced fluorescence in an amelanotic melanoma of the hamster. Br J Cancer 70: 826–833
2. Anderson RR, Parrish JA (1981) The optics of human skin. J Invest Dermatol 77: 13–19
3. Bandieramonte G, Marchesini R, Melloni E et al. (1984) Laser phototherapy following HpD administration in superficial neoplastic lesions. Tumori 70: 327–334
4. Batlle AM del C (1993) Porphyrins, porphyrias, cancer and photodynamic therapy – a model for carcinogenesis. J Photochem Photobiol B: Biol 20: 5–22

5. Bellnier DA, Ho YK, Pandey RK, Missert JR, Dougherty TJ (1989) Distribution and elimination of Photofrin II in mice. Photochem Photobiol 50: 221–228

6. Berlin NI, Neuberger A, Scott JJ (1956) The metabolism of δ-aminolevulinic acid. 1. Normal pathways, studied with the aid of ^{15}N. Biochem J 64: 80–90

7. Boehncke WH, Sterry W, Kaufmann R (1994) Treatment of psoriasis by topical photodynamic therapy with polychromatic light. Lancet 343: 801

8. Bretschko E, Szeimies RM, Landthaler M, Lee G (1996) Topical application of 5-aminolevulinic acid for photodynamic therapy of basal cell carcinoma. I: Permeation trough excised human stratum corneum. J Contr Release 42: 203–208

9. Buchanan RB, Carruth JAS, McKenzie AL, Williams SR (1989) Photodynamic therapy in the treatment of malignant tumours of the skin and head and neck. Eur J Surg Oncol 15: 400–406

10. Cairnduff F, Stringer MR, Hudson EJ, Ash DV, Brown SB (1994) Superficial photodynamic therapy with topical 5-aminolevulinic acid for superficial primary and secondary skin cancer. Br J Cancer 69: 605–608

11. Calzavara F, Tomio L (1991) Photodynamic therapy: clinical experience at the department of radiotherapy at Padova general hospital. J Photochem Photobiol B: Biol 11: 91–95

12. Calzavara-Pinton PG (1995) Repetitive Photodynamic therapy with topical δ-aminolevulinic acid as an appropriate approach to the routine treatment of superficial nonmelanoma skin tumours. J Photochem Photobiol B: Biol 29: 53–57

13. Castellani A, Page GP, Concioli M (1963) Photodynamic effect of hematoporphyrin on blood microcirculation. J Pathol Bacteriol 86: 99–102

14. Dellian M, Abels C, Kuhnle GE, Goetz AE (1995) Effects of photodynamic therapy on leucocyte-endothelium interaction: differences between normal and tumour tissue. Br J Cancer 72: 1125–1130

15. Dougherty TJ (1981) Photoradiation therapy for cutaneous and subcutaneous malignancies. J Invest Dermatol 77: 122–124

16. Dougherty TJ, Grindey GB, Fiel R, Weishaupt KR, Boyle DG (1975) Photoradiation therapy. II. Cure of animal tumors with hematoporphyrin and light. J Natl Cancer Inst 55: 115–121

17. Dougherty TJ, Kaufman JE, Goldfarb A, Weishaupt KR, Boyle D, Mittleman A (1978) Photoradiation therapy for the treatment of malignant tumors. Cancer Res 38: 2628–2635

18. Feyh J, Gutmann R, Leunig A (1993) Die photodynamische Lasertherapie im Bereich der Hals-, Nasen-, Ohrenheilkunde. Laryngol Rhino Otol (Stuttg) 72: 273–278

19. Fijan S, Hönigsmann H, Ortel B (1995) Photodynamic therapy of epithelial skin tumours using delta-aminolevulinic acid and desferrioxamine. Br J Dermatol 133: 282–288

20. Fijan S, Hönigsmann H, Tanew A (1996) Photodynamic therapy of keratoacanthoma using topical delta-aminolevulinic acid. J Invest Dermatol 106: 945

21. Fingar VH, Wieman TJ, Doak KW (1990) Role of thromboxane and prostacyclin release on photodynamic therapy-induced tumor destruction. Cancer Res 50: 2599–2603

22. Foster TH, Primavera MC, Marder VJ, Hilf R, Sporn LA (1991) Photosensitized release of von Willebrand factor from cultured human endothelial cells. Cancer Res 51: 3261–3266

23. Frisch C, Vocks E, Herzog M, Vogt HJ, Borelli S (1996) Persistierende Photosensibilisierung – eine Verlaufsbeobachtung nach i.v.-PDT. Akt Dermatol 22: 98–103

24. Fritsch C, Batz J, Bolsen K, Schulte K, Ruzicka T, Goerz G (1995) Exogenous δ-aminolevulinic acid induces the porphyrin biosynthesis in human organ cultures with different porphyrin patterns in normal and malignant human tissue. In: 5th International Photodynamic Association Biennial Meeting. Cortese DA (ed) Proc SPIE 2371, pp 215–220

25. Gross DJ, Waner M, Schosser RH, Dinehart SM (1990) Squamous cell carcinoma of the lower lip involving a large cutaneous surface. Photodynamic therapy as an alternative therapy. Arch Dermatol 126:1148–1150

26. Grossweiner LI (1994) The science of phototherapy. CRC, Boca Raton

27. Gutmann R, Leunig M, Feyh J, Goetz AE, Messmer K, Kastenbauer E, Jain RK (1992) Interstitial hypertension in head and neck tumors in patients: correlation with tumor size. Cancer Res 52: 1993–1995

28. Haina D, Landthaler M, Braun-Falco O, Waidelich W (1987). Comparison of the maximum coagulation depth in human skin for different types of medical lasers. Lasers Surg Med 7: 355–362

29. He D, Sassa S, Lim HW (1993) Effect of UVA and blue light on porphyrin biosynthesis in epidermal cells. Photochem Photobiol 57: 825–829

30. Henderson BW, Donovan JM (1989) Release of prostaglandin E_2 from cells by photodynamic treatment in vitro. Cancer Res 49: 6896–6900

31. Hintschich C, Feyh J, Beyer-Machule C, Riedel K, Ludwig K (1993) Photodynamic laser therapy of basal-cell carcinoma of the lid. Ger J Ophthalmol 2: 212–217

32. Hoerauf H, Hüttmann G, Diddens H, Thiele B, Laqua H (1994) Die Photodynamische Therapie (PDT) des Lidbasalioms nach topischer Applikation von δ-Aminolävulinsäure (ALA). Ophthalmologe 91: 824–829

33. Hürlimann AF, Panizzon RA, Burg G (1994) Topical photodynamic treatment of skin tumors and dermatoses. Dermatology 3: 327

34. Jesionek A, Tappeiner H von (1905) Zur Behandlung der Hautcarcinome mit fluorescierenden Stoffen. Dtsch Arch Klin Med 85: 223–239

35. Jones CM, Mang T, Cooper M, Wilson DB, Stoll HL (1992) Photodynamic therapy in the treatment of Bowen's disease. J Am Acad Dermatol 27: 979–982

36. Jones LR, Grossweiner LI (1994) Singlet oxygen generation by Photofrin in homogeneous and light-scattering media. J Photochem Photobiol B: Biol 26: 249–256

37. Karrer S, Szeimies RM, Hohenleutner U, Heine A, Landthaler M (1995) Unilateral localized basaliomatosis: treatment with topical photodynamic therapy after application of 5-aminolevulinic acid. Dermatology 190: 218–222

38. Kennedy JC, Pottier RH (1992) Endogenous protoporphyrin IX, a clinically useful photosensitizer for photodynamic therapy. J Photochem Photobiol, B: Biol 14: 275–292

39. Kennedy JC, Pottier RH, Pross DC (1990) Photodynamic therapy with endogenous protoporphyrin IX: basic principles and present clinical experience. J Photochem Photobiol, B: Biol 6: 143–148

40. Kerdel FA, Soter NA, Lim HW (1987) In vivo mediator release and degranulation of mast cells in hematoporphyrin derivative-induced phototoxicity in mice. J Invest Dermatol 88: 277–280

41. Kessel D (1986) Sites of photosensitization by derivatives of hematoporphyrin. Photochem Photobiol 44: 489–493

42. Korell M, Untch M, Abels C et al. (1995) Einsatz der photodynamischen Lasertherapie in der Gynäkologie. Gynäkol Geburtshilfliche Rundsch 35: 90–97

43. Landthaler M (1992) Premalignant and malignant skin lesions. In: Achauer BM, Vander Kam VM, Berns MW (eds) Lasers in Plastic Surgery and Dermatology (pp 34–44). Thieme, New York

44. Landthaler M, Rück A, Szeimies RM (1993) Photodynamische Therapie von Tumoren der Haut. Hautarzt 44: 69–74

45. Leunig A, Staub F, Peters J, Leiderer R, Feyh J, Goetz AE (1994) Die Schädigung von Tumorzellen durch die photodynamische Therapie. Laryngol Rhino Otol (Stuttg) 73: 102–107

46. Leunig M, Goetz AE, Gamarra F, Zetterer G, Messmer K, Jain RK (1994) Photodynamic therapy-induced alterations in interstitial fluid pressure, volume and water content of

an amelanotic melanoma in the hamster. Br J Cancer 69: 101–103

47. Levy JG, Jones CA, Pilson LA (1994) The preclinical and clinical development and potential application of benzoporphyrin derivative. International Photodynamics 1: 3–5

48. Lipson RL, Gray MJ, Baldes EJ (1966) Haematoporphyrin derivative for detection and management of cancer. Proc IX Internat Cancer Congr 393

49. Lui H, Anderson RR (1992) Photodynamic therapy in dermatology. Arch Dermatol 128: 1631–1636

50. Lui H, Kollias N, Wimberly J, Anderson RR (1992) Photosensitizing potential of benzoporphyrin derivative-monoacid ring A (BPD-MA) in patients undergoing photodynamic therapy. Photochem Photobiol [Suppl] 55: 30S

51. Lui H, Salasche S, Kollias N, Wimberly J, Flotte T, McLean D, Anderson RR (1995) Photodynamic therapy of nonmelanoma skin cancer with topical aminolevulinic acid: a clinical and histologic study. Arch Dermatol 131: 737–738

52. Martin A, Tope WD, Grevelink JM et al. (1995) Lack of selectivity of protoporphyrin IX fluorescence for basal cell carcinoma after topical application of 5-aminolevulinic acid: implications for photodynamic treatment. Arch Dermatol Res 287: 665–674

53. McCaughan JS Jr, Guy JT, Hicks W, Laufman L, Nims TA, Walker J (1989) Photodynamic therapy for cutaneous and subcutaneous malignant neoplasms. Arch Surg 124: 211–216

54. Milanesi C, Zhou C, Biolo R, Jori G (1990) Zn(II)-phthalocyanine as a photodynamic agent for tumours. II. Studies on the mechanism of photosensitised tumour necrosis. Br J Cancer 61: 846–850

55. Penning LC, Dubbelman TMAR (1994) Fundamentals of photodynamic therapy: cellular and biochemical aspects. Anticancer Drug 5: 139–146

56. Pennington DG, Waner M, Knox A (1988) Photodynamic therapy for multiple skin cancers. Plast Reconstr Surg 82: 1067–1071

57. Raab O (1900) Über die Wirkung fluorescirender Stoffe auf Infusoria. Z Biol 39: 524

58. Rebeiz N, Rebeiz CC, Arkins S, Kelley KW, Rebeiz CA (1992) Photodestruction of tumor cells by induction of endogenous accumulation of protoporphyrin IX: enhancement by 1,10-phenanthroline. Photochem Photobiol 55: 431–435

59. Richert C, Wessels JM, Müller M, Kisters M, Benninghaus T, Goetz AE (1994) Photodynamic antitumor agents: betamethoxyethyl groups give access to functionalized porphycenes and enhance cellular uptake and activity. J Med Chem 37: 2797–2807

60. Richter AM, Jain AK, Canaan AJ, Waterfield E, Sternberg ED, Levy JG (1992) Photosensitizing efficiency of two regioisomers of the benzoporphyrin derivative monoacid ring A. Biochem Pharmacol 43: 2349–2358

61. Robinson PJ, Carruth JAS, Fairris GM (1988) Photodynamic therapy: a better treatment for widespread Bowen's disease. Br J Dermatol 119: 59–61

62. Schaffner K, Vogel E, Jori G (1994) Porphycenes as photodynamic therapy agents. In: Jung EG, Holick MF (eds) Biologic effects of light 1993 (pp 312–321). Walter de Gruyter, Berlin

63. Star WM, Marijnissen HP, Berg Blok AE van den, Versteeg JA, Franken KA, Reinhold HS (1986) Destruction of rat mammary tumor and normal tissue microcirculation by hematoporphyrin derivative photoradiation observed in vivo in sandwich observation chambers. Cancer Res 46: 2532–2540

64. Svanberg K, Andersson T, Killander D et al. (1994) Photodynamic therapy of non-melanoma malignant tumours of the skin using topical δ-amino levulinic acid sensitization and laser irradiation. Br J Dermatol 130: 743–751

65. Szeimies RM, Abels C, Fritsch C et al. (1995) Wavelength dependency of photodynamic effects after sensitization with 5-aminolevulinic acid in vitro and in vivo. J Invest Dermatol 105: 672–677

66. Szeimies RM, Hein R, Bäumler W, Heine A, Landthaler M (1994) A possible new incoherent lamp for photodynamic treatment of superficial skin lesions. Acta Derm Venereol (Stockh) 74: 117–119

67. Szeimies RM, Karrer S, Heine A, Hohenleutner U, Landthaler M (1995) Topical photodynamic therapy with 5-aminolevulinic acid in the treatment of arsenic-induced skin tumors. Eur J Dermatol 5: 208–211

68. Szeimies RM, Karrer S, Sauerwald A, Landthaler M (1996) Topical photodynamic therapy with 5-aminolevulinic acid in the treatment of actinic keratoses: a first clinical study. Dermatology 192: 246–251

69. Szeimies RM, Landthaler M (1995) Topische photodynamische Therapie in der Behandlung oberflächlicher Hauttumoren. Hautarzt 46: 315–318

70. Szeimies RM, Sassy T, Landthaler M (1994) Penetration potency of topical applied δ-aminolevulinic acid for photodynamic therapy of basal cell carcinoma. Photochem Photobiol 59: 73–76

71. Tappeiner H von, Jesionek A (1903) Therapeutische Versuche mit fluorescierenden Stoffen. Münch Med Wochenschr 47: 2042–2044

72. Thiele B, Grotmann P, Hüttmann G, Diddens H, Hörauf H (1994) Topische photodynamische Therapie (TPDT) von Basaliomen: Klinische, histologische und experimentelle Ergebnisse (erste Mitteilung). Z Hautkr 3: 161–164

73. Tse DT, Kersten RD, Anderson RL (1984) Hematoporphyrin derivative photoradiation therapy in managing nevoid basal cell carcinoma syndrome. Arch Ophthalmol 102: 990–994

74. Waldow SM, Lobraico RV, Kohler IK, Wallk S, Fritts HT (1987) Photodynamic therapy for treatment of malignant cutaneous lesions. Lasers Surg Med 7: 451–456

75. Warloe T, Peng Q, Moan J, Qvist HL, Giercksky KE (1992) Photochemotherapy of multiple basal cell carcinoma with endogenous porphyrins induced by topical application of 5-aminolevulinic acid. In: Spinelli P, Dal Fante M, Marchesini R (eds) Photodynamic Therapy and Biomedical Lasers (pp 449–453). Elsevier Science Publishers

76. Weishaupt KR, Gomer CJ, Dougherty TJ (1976) Identification of singlet oxygen as the cytotoxic agent in photoinactivation of a murine tumor. Cancer Res 36: 2326–2329

77. Wessels JM, Strauss W, Seidlitz HK, Rück A, Schneckenburger H (1992) Intracellular localization of meso-tetraphenylporphine tetrasulphonate probed by time-resolved and microscopic fluorescence spectroscopy. J Photochem Photobiol B: Biol 12: 275–284

78. Wilson BD, Mang TS, Cooper M, Stoll H (1989) Use of photodynamic therapy for the treatment of extensive basal cell carcinomas. Facial Plast Surg 6: 185–189

79. Wolf P, Rieger E, Kerl H (1993) Topical photodynamic therapy with endogenous porphyrins after application of 5-aminolevulinic acid. J Am Acad Dermatol 28: 17–21

80. Wooten RS, Smith KC, Ahlquist DA, Muller SA, Balm RK (1988) Prospective study of cutaneous phototoxicity after systemic hematoporphyrin derivative. Lasers Surg Med 8: 294–300

Das Basaliom

11 Klinik und Histologie des Basalioms

Dorothee Köhler und Rudolf Stadler

11.1 Definition

Der Begriff *Basaliom* geht auf Nékám (1901) zurück [78]. Diese Bezeichnung hat sich im deutschen Schrifttum allgemein durchgesetzt und hat den Vorteil, daß der biologische Charakter der Geschwulst nicht präjudiziert wird. Demgegenüber wird in der angelsächsischen Literatur einheitlich die Bezeichung *basal cell carcinoma* benutzt.

Das Basaliom umfaßt eine heterogene Gruppe von fibroepithelialen Tumoren mit Adnexcharakter [88] und entspricht dabei in seinen Differenzierungsmöglichkeiten denen des embryonalen Haarkeims. Die verschiedenen Basaliomtypen dieser heterogenen Gruppe unterscheiden sich nicht nur in ihrem klinischen und histopathologischen Bild sondern auch in ihrem biologischen Verhalten wesentlich voneinander. Grundsätzlich sind Primärbasaliome, Rezidivbasaliome und metastasierte Basaliome voneinander abzugrenzen.

11.2 Pathogenese

Das kurzwellige UV-Licht (290–320 nm) besitzt eine herausragende Rolle in der Entstehung von Basaliomen [54, 55, 56, 66, 113]. Die UV-Licht-Exposition kann einerseits DNS-Schäden hervorrufen, andererseits immunmodulierend wirken [108]. Im gesunden Organismus werden UV-Licht-induzierte DNS-Schäden durch spezifische Reparatursysteme wiederhergestellt. Bei Basaliompatienten wird eine genetisch determinierte Verringerung der Reparaturkapazität UV-Licht-induzierter DNS-Schäden diskutiert [112].

Nach Arsenexposition können multiple Basaliome mit einer Latenzzeit von 10–30 Jahren auftreten [47]. Der Mechanismus der Arsenkarzinogenese ist nicht vollständig geklärt. Offenbar inhibiert Arsen DNS-Reparaturenzyme und ist auch in der Lage, selbst die DNS zu schädigen.

Ein weiterer wesentlicher Faktor für die Basaliomentstehung ist auf molekulargenetischer Ebene zu suchen. Das sporadische Auftreten von Basaliomen bei dunkelhäutigen Menschen und an nicht UV-Licht-exponierter Haut weist darauf hin, daß auch andere Mechnismen als UV-Licht molekulargenetische Veränderungen induzieren [15].

Die molekulargenetischen Veränderungen betreffen bei der Tumorgenese die sog. Tumorsuppressorgene und Onkogene. Insgesamt können diese Gene in zwei Kategorien eingeteilt werden: einerseits Gene, die das Zellwachstum beeinflussen und andererseits Gene, die die Apoptose (programmierter Zelltod) regulieren.

Zur ersten Gruppe gehört insbesondere das bekannte Tumorsuppressorgen p53, das bei etwa 50 % der Basaliome durch Punktmutationen verändert ist (Abb. 11.1 a und b) [62, 92, 105].

Zwei weitere für die Basaliomentstehung relevante Tumorsuppressorgene sind auf Chromosom 1q22 [6] und auf Chromosom 9q [91, 100] lokalisiert. Mutationen dieser Tumorsuppressorgene können durch den Verlust der normalen Tumorsuppressorfunktion ein ungehemmtes Zellwachstum hervorrufen. Daneben wird für Mutanten des p53-Gens beim Basaliom

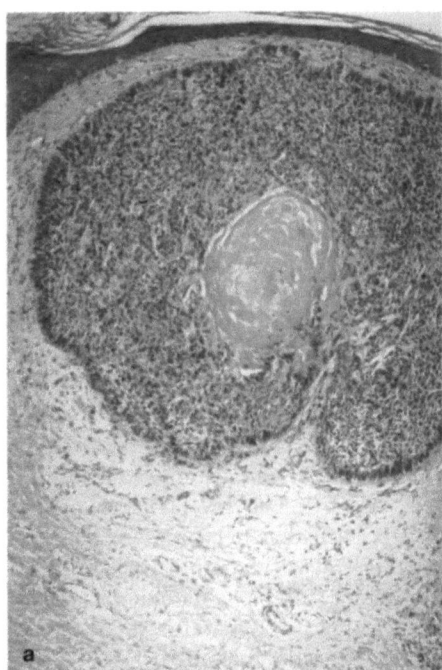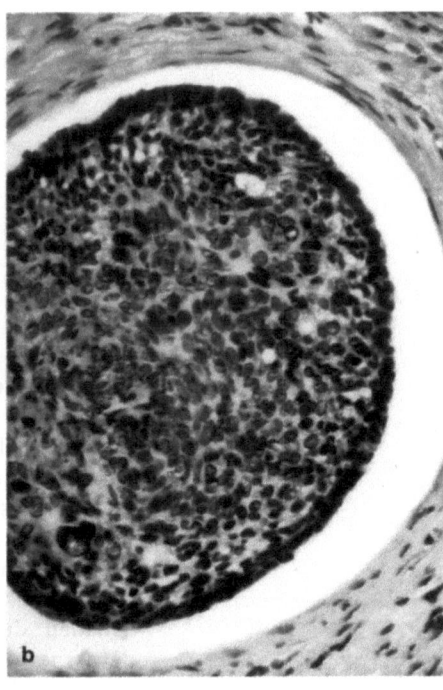

Abb. 11.1 a und b. a Histopathologischer Bildausschnitt eines basaloiden Tumorzellnestes eines soliden Basalioms (HE, ×20). **b** Positive Kernfärbungen mit den Antikörpern gegen das p53-Protein (DAKO DO1, Mo AK) innerhalb eines soliden Basaliomzellnestes (x 40)

auch eine Hemmung der Apoptose basaler Epidermiszellen vermutet.

Zur zweiten Gruppe von tumorinduzierenden Faktoren, die exzessives Zellwachstum durch limitierten Zelltod (Apoptose) im Gegensatz zur unkontrollierten Proliferation hervorrufen, gehört das Onkogen Bcl-2. Bei 100 % der Basaliome konnte eine Überexpression des Bcl-2-Gens nachgewiesen werden. Es wurde erstmals in follikulären Non-Hodgkin-Lymphomen beschrieben [74].

In normalen Basalzellen der Epidermis ist das Bcl-2-Gen nachweisbar und für das Überleben der Stammzellen sowie zur Verhinderung einer übermäßigen Akkumulation von differenzierten Zellen verantwortlich. Bei Basaliomen ist eine Überexpression des apoptosehemmenden Bcl-2-Gens nachweisbar, demgegenüber ist der Anteil aktiv proliferierender Zellen gering. Hieraus resultiert, daß es sich beim Basaliom offenbar um eine Tumorentität handelt, die mehr durch verlängertes Zellüberleben als durch beschleunigte Zellproliferation entsteht. Dies kann eine neue Erklärung für das charakteristischerweise langsame Wachstum des Basalioms sein. Hier wird auch die Frage nach dem Mechanismus interessant, der für die Deregulation des Bcl-2-Gens verantwortlich ist.

Eine HLA-(human-leucocyte antigen-)Prädisposition für die Entwicklung von Basaliomen scheint nicht zu bestehen, die Berichte hierüber sind sehr widersprüchlich [19].

Der dritte wesentliche ätiopathogenetische Faktor für Basaliome ist neben UV-Licht-Exposition und molekulargenetischen Veränderungen eine Änderung des Immunstatus. Das gehäufte Auftreten von Basaliomen wird nicht nur bei therapeutisch immunsupprimierten Patienten sondern auch bei Patienten mit einer idiopathischen CD4-positiven T-Lymphozytopenie (HIV-negativ) beobachtet [81]. Es handelt sich hier bevorzugt um infiltrative Basaliome [83].

Seitdem es gelungen ist, eine Basaliomzellinie (BCC-1/KMC) zu kultivieren [14, 115], sind spezifische immunologische Untersuchungen an Basaliomen möglich geworden. Das Problem immunologischer Untersuchungen an Basaliombiopsien im Gegensatz zur Basaliomzellinie bestand in der Überlagerung von Cytokinsekretionen durch andere epidermale Zellen wie Melanozyten, Langerhans-Zellen und Merkelzellen. Neueste Untersuchungen an der Basaliomzellinie zeigen eine wesentlich höhere Produktion von Interleukin-6 (*IL-6*), IL-8, IL-10 und geringere Produktion von IL-1-α und IL-1-β als normale Keratinozyten. Durch Hypersekretion von IL-6 kann eine Hyperproliferation von Zellen ausgelöst werden. IL-8 kann als autokriner Wachstumsfaktor wirken und die Tumorzellmigration fördern. Die verstärkte IL-10-Sekretion stellt offenbar einen Mechanismus dar, der T-zellulären Immunabwehr zu entgehen [50]. Die Bedeutung der verringerten IL-1-α- und IL-1-β-Sekretionen durch Basaliomzellen ist noch nicht geklärt.

Diese Ergebnisse lassen eine veränderte Cytokinexpression von Tumorzellen vermuten. Denkbar ist ein Einfluß des veränderten Cytokinprofils auf das Tumorzellwachstum sowie eine Beeinflussung des Tumorstromas. Diese ersten immunologischen Ergebnisse können nicht nur für das Verständnis der Pathogenese des Basalioms sondern auch für seine Therapie bedeutsam sein.

11.3 Vorkommen

11.3.1 Inzidenz

Das Basaliom zählt zu den häufigsten Neubildungen des Hautorgans und zeigt weltweit eine steigende Inzidenz [66]. In den sonnenreicheren USA werden jährlich etwa 400 000 Basaliome diagnostiziert. In Deutschland wird die Zahl der Neuerkrankungen mit 150 000 Basaliomen pro Jahr angegeben [34, 76].

11.3.2 Alter

Das Basaliom tritt gewöhnlich bei Patienten ab der 5. Lebensdekade auf. Nur selten entstehen Basaliome bereits im Kindes- und Jugendalter [17, 23]. Dann spielen zumeist prädisponierende Faktoren wie Genodermatosen (insbesondere Basalzellnävussyndrom und Xeroderma pigmentosum), ein präexistenter organoider Nävus (z. B. Naevus sebaceus nach Jadassohn), eine präexistente Verruca seborrhoica [40], eine Epidermoidzyste [68], eine UV-Licht-Therapie oder frühere Strahlentherapie eine Rolle [43]. Auch das gehäufte Auftreten von Basaliomen bei HIV-Infektion wird zunehmend beschrieben [64, 109].

Darüber hinaus gibt es Fallkasuistiken kongenitaler Basaliome ohne prädisponierende Faktoren [57, 89].

11.3.3 Lokalisation

Prädilektionsstelle für Basaliome ist mit 85–90 % die UV-Licht-exponierte Haut von Gesicht und Hals, weniger häufig sind Stamm und Extremitäten betroffen [45]. Auch sehr ungewöhnliche Basaliomlokalisationen wie Inguinalregion, Vulva [33, 72, 101], Penis [49], Scrotum [77], Perianalregion [4], Brust, Handflächen, Fußsohlen, Kapillitium und Mund sind beschrieben. In diesen weitgehend lichtgeschützten Hautarealen spielen Provokationsfaktoren wie Strahlentherapie, Arsenexposition [47], Trauma, chronische Entzündungen, Genodermatosen und Hamartome eine Rolle [45].

Patienten mit Basaliomen zeigen in ca. 30 % gleichzeitig zwei oder mehrere Basaliome, bei weiteren 30 % kommen im Laufe der Jahre weitere Basaliome hinzu. Statistisch wurde auch eine erhöhte Assoziation mit anderen Malignomen gefunden, wie z. B. malignen Melanomen [58].

11.4. Biologisches Verhalten

Ein Basaliom kann relativ gutartig und wenig aggressiv sein (langsames verdrängendes Wachstum, geringe Gewebszerstörung, hohe Heilungsrate). Es kann sich aber auch relativ bösartig und aggressiv verhalten (schnelles infiltrierendes Wachstum, erhebliche Gewebszerstörung, hohes Rezidivrisiko).

Möglicherweise stellt die Expression des Tumorsuppressorgens p53, das immunhistochemisch darstellbar ist, einen Marker für aggressive Basaliome dar [21].

11.4.1 Metastasierung

Insgesamt stellen Metastasierung und letaler Verlauf seltene Komplikationen bei Basaliompatienten dar. In der Weltliteratur sind etwa 250 Fälle metastasierter Basaliome beschrieben [8, 18, 37, 48, 59, 60, 85, 103]. Die relative Häufigkeit metastasierter Basaliome beträgt 0,0028–0,4 % bezogen auf die Gesamtzahl der Basaliome [3, 16, 26, 70, 94, 103].

Die Primärtumoren eines metastasierten Basalioms werden besonders zwischen dem 30. und 60. Lebensjahr beobachtet und sind vorwiegend im Kopf-Hals-Bereich lokalisiert [59].

Die Metastasierungstendenz verhält sich direkt proportional zur Tumorgröße [95]. Weitere prädisponierende Faktoren sind Vernachlässigung des Hautbefundes durch den Patienten [93], frühere Radiotherapie des Basalioms, rezidivierender Verlauf und metatypisches Muster. In diesen Fällen spricht man auch von sog. High-risk-Basaliomen.

Die häufigsten Metastasenlokalisationen sind in absteigender Häufigkeit:

- regionäre Lymphknoten,
- Lunge [10, 84],
- Pleura [22],
- Leber,
- Skelettsystem [9].

Die Prognose metastasierender Basaliome ist sehr ungünstig und die durchschnittliche Überlebenszeit nach Auftreten der Metastasen beträgt nur 10–16 Monate [59]. Nicht zu vergessen ist, daß ein letaler Verlauf auch bei nichtmetastasierten aber sehr destruktiv wachsenden Basaliomen beobachtet wird, z. B. zerebrale Infiltration [51, 61].

11.4.2
Rezidiv

Rezidivbasaliome sind per se Problembasaliome und High-risk-Basaliome. Rezidive treten nur bei unvollständiger Tumorentfernung mit einer Häufigkeit von < 5 % bei mikroskopisch kontrollierten Exzisionen und > 5 % bei den anderen Maßnahmen auf [99]. Das klinische Bild ist insgesamt noch vielfältiger als das der Primärbasaliome. Zum Teil ähnelt das Rezidivbasaliom den vorangegangenen Primärbasaliomen, in vielen Fällen zeigt es andere Differenzierungsmerkmale als das Primärbasaliom.

Zeichen eines Rezidivs oder inkompletter Therapie sind Ulzeration, Blutung oder Erythem. Rezidivgefährdet sind insbesondere infiltrative Basaliome (infiltratives sklerodermiformes und nichtsklerodermiformes Basaliom) [12, 24, 25] und solche in Problemlokalisationen (Kapillitium, medialer Augenwinkel, Nasolabialbereich, Ohren).

Rezidive werden gewöhnlich 2–10 Jahre nach Primärtherapie erkannt und können häufig nur durch eine Biopsie gesichert werden, da die klinischen Zeichen sehr diskret sind und durch Hautveränderungen im Rahmen früherer Therapien verschleiert werden. Die Prognose ist verschlechtert, insbesondere quoad sanationem, z. T. auch quoad vitam [75].

11.4.3
Spontanregression

Es sind Fälle von Spontanregressionen mit histochemischem Nachweis dichter CD4-positiver T-lymphozytärer Infiltrate beschrieben [38].

11.5
Klinische Basaliomtypen

Viele der verwendeten Klassifikationssysteme von Basaliomen sind unzureichend, weil sie nicht einheitlich für klinische, dermatopathologische und therapeutische Absichten zu verwenden sind [11]. Aus diesen Gründen sind Basaliomstudien und -publikationen oft nicht vergleichbar. Die folgende Tabelle 11.1. und die folgende Übersicht geben einen Überblick über konventionelle klinische und histologische Klassifikationssysteme für Basaliome:

Konventionelles histologisches Klassifikationssystem für Basaliome

---

1. Solides Basaliom (a – umschrieben, b – infiltrativ)
1.1 Basaliom mit Talgdrüsendifferenzierung
1.2 Keratotisches Basaliom
1.3 Adenoides Basliom
1.4 Adamantinoides Basaliom
1.5 Granuläres Basaliom
1.6 Klarzelliges Basaliom
1.7 Matrikales Basaliom
1.8 Verwildertes Basaliom
2. Nodulo-ulzeriertes Basaliom
3. Pigmentiertes Basaliom
4. Sklerodermiformes Basaliom
5. Multifokal entstehendes superfizielles Basaliom
6. Fibroepitheliom
7. Basosquamöses Karzinom
8. Basaliomatosen

Deshalb bevorzugen wir ein Klassifikationssystem, das sowohl für klinische, histologische als auch therapeutische Bedürfnisse einheitlich verwendbar ist und zunehmend in der aktuellen Weltliteratur zu finden ist [11, 34]:

Aktuelles Klassifikationssystem für Basaliome

---

1. Noduläres Basaliom
2. Superfizielles Basaliom
3. Infiltratives sklerodermiformes Basaliom
4. Infiltratives nichtsklerodermiformes Basaliom
5. Sonderformen
6. Basaliomatosen und andere Genodermatosen

Mischbilder der genannten Typen sind möglich.

Tabelle 11.1. Konventionelles klinisches Klassifikationssystem für Basaliome

Klinischer Basaliomtyp	Differentialdiagnosen
knotiges Basaliom	dermaler Naevus naevozellularis, amelanotisches Melanom, Molluscum contagiosum, Adnextumore
zystisches Basaliom	ekkrines und apokrines Hidrozystom
ulzeriertes Basaliom (Ulcus rodens, Ulcus terebrans)	Plattenepithelkarzinom, malignes Melanom, erosive Dermatitis
pigmentiertes Basaliom	malignes Melanom, pigmentierte Verruca seborrhoica, Naevus naevozellularis, Naevus bleu
superfizielles Basaliom	aktinische Keratose, M. Bowen, M. Paget, Kontaktekzem, Psoriasis vulgaris, initialer Zoster
sklerodermiformes Basaliom	Lichen sclerosus et atrophicus, zirkumskripte Sklerodermie, chronische Radiodermatitis, Narbe, desmoplastisches Trichoepitheliom
fibroepithelialer Tumor Pinkus	gestieltes Fibrom, gestielter Naevus naevozellularis
Riesenbasaliom	Plattenepithelkarzinom, B-Zell-Lymphom

Die Tumoren können bluten, ulzerieren, regressiv verändert sein, fibrosieren. Damit zeigen sie eine große klinische Variationsbreite. Im folgenden werden die genannten Basaliomtypen kurz charakterisiert. Das noduläre und das superfizielle Basaliom sind die häufigsten Typen.

11.5.1
Noduläres Basaliom

Das noduläre Basaliom entsteht als Papel oder Nodus von gelblich-rötlicher Farbe mit Teleangiektasien, glasiger Oberfläche und relativ derber Konsistenz (Abb. 11.2). Es wächst langsam und zeigt typischerweise Episoden von Blutung und schmerzloser Ulzeration. Die Ulzeration kann so weit im Vordergrund stehen, daß der Eindruck einer Ulzeration ohne knotige Formation entsteht (klinisch *Ulcus rodens*). Das noduläre Basaliom ist gewöhnlich rund oder oval und zeigt in gleichem Maße Tiefenwie laterales Wachstum. Der Tumor kann auch sehr groß werden und tiefe subkutane Gewebsschichten zerstören (klinisch *Ulcus terebrans)* (Abb. 11.3 a). Gelegentlich ist eine partielle oder voll-

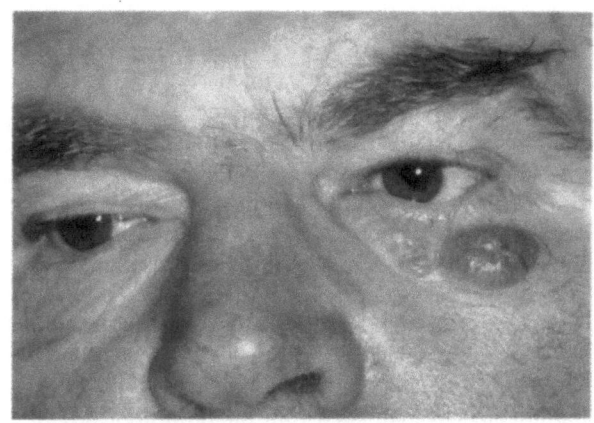

Abb. 11.2. Noduläres Basaliom links infraorbital

ständige Braun- bis Schwarzfärbung eines Basalioms durch verstärkte Pigmentbildung der Melanozyten anzutreffen (Abb. 11.3 b und c). Dies erfordert den differentialdiagnostischen Ausschluß insbesondere eines malignen Melanoms. Einige noduläre Basaliome können zystisch erscheinen in bezug auf ihre durchscheinende Oberfläche und weiche Konsistenz.

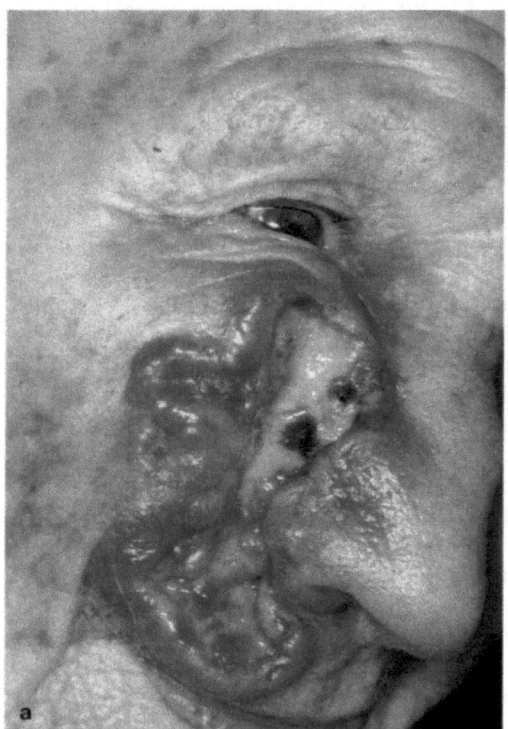

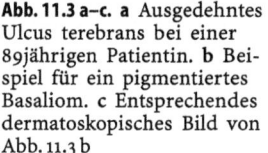

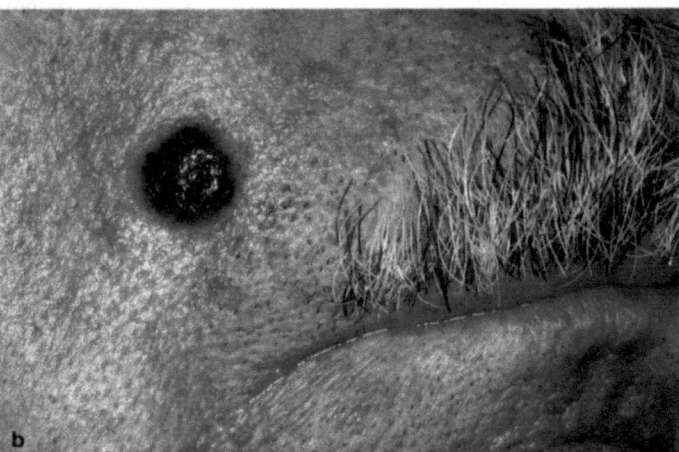

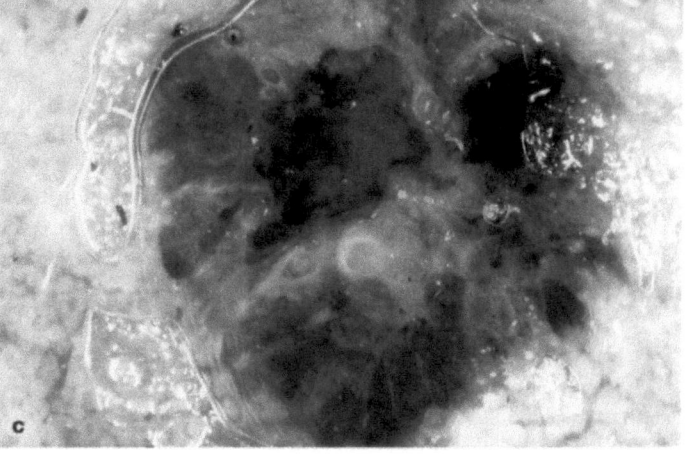

Abb. 11.3 a–c. a Ausgedehntes Ulcus terebrans bei einer 89jährigen Patientin. **b** Beispiel für ein pigmentiertes Basaliom. **c** Entsprechendes dermatoskopisches Bild von Abb. 11.3 b

11.5.2
Superfizielles Basaliom

Superfizielle Basaliome imponieren als rote, leicht schuppende Herde mit verstärkt gefälteter Oberfläche und kleinen oberflächlichen Ulzerationen. Sie sind rund oder oval und scharf aber unregelmäßig begrenzt. Gewöhnlich findet man einen perlschnurartigen Randsaum, der unter Glasspateldruck deutlicher erkennbar wird (Abb. 11.4 a und b). Das Tumorzentrum kann stark fibrotisch sein. Es gilt differentialdiagnostisch eine subakute/chronische Dermatitis auszuschließen [29]. Infolge der häufigen Lokalisation am Stamm spricht man auch vom *Rumpfhautbasaliom*.

Nach Arsenexposition können multiple Basaliome, typischerweise superfizielle Basaliome, beobachtet werden.

Superfizielle Basaliome werden auch als multifokal entstehend beschrieben aufgrund ihrer Tendenz zur Tumorregression mit scheinbar normaler Haut zwischen klinisch befallenen (roten) Hautarealen. In der Histologie wird jedoch deutlich, daß auch die klinisch „gesunde" Haut Veränderungen zeigt, wie Verlust der Hautanhangsgebilde, Fibrose der oberen Dermis und fleckförmige entzündliche Infilt-

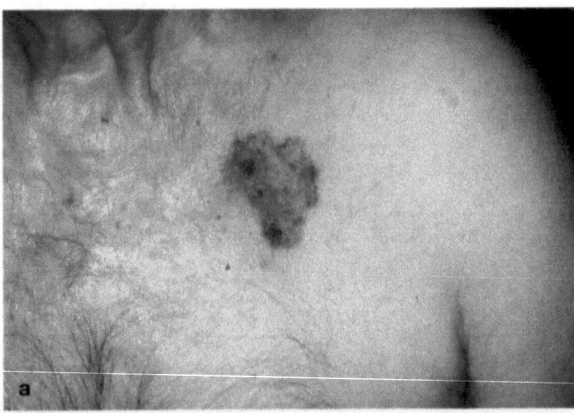

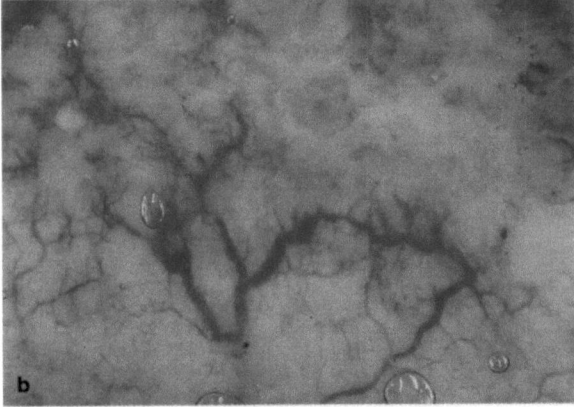

Abb. 11.4 a und b. a Superfizielles Basaliom thorakal. b Entsprechendes auflichtmikroskopisches Bild von Abb. 11.4 a

rate. Die Tumorzellen können histologisch die klinisch sichtbaren Tumorgrenzen überschreiten, denn die Rötung der klinischen Tumorgrenzen entspricht der entzündlichen Reaktion auf den Tumor und nicht der Ausbreitung der Tumorzellen selbst. Superfizielle Basaliome von mehr als 1,5 cm Durchmesser besitzen oft eine infiltrative Komponente, z.B. können Tumorinseln im Bereich der Haarfollikeltalgdrüseneinheit oder als isolierte Tumorinseln in der oberen oder mittleren Dermis vorkommen.

11.5.3
Infiltratives sklerodermiformes Basaliom

Das infiltrative sklerodermiforme Basaliom ähnelt klinisch einem Herd einer zirkumskripten Sklerodermie. Seine weiße oder gelbliche Farbe beruht auf einer intensiven Fibrosierung des Tumorstromas. Infiltrative sklerodermiforme Basaliome sind flach und ihre klinische Sichtbarkeit hängt vom Ausmaß der Fibrose ab (Abb. 11.5 a und b). Das Erkennen kann durch Spannen der Haut oder durch Glasspateldruck erleichtert werden. Typischerweise überschreitet der Tumor die klinisch sichtbaren Tumorgrenzen. Das Tumorwachstum ist überwiegend lateralwärts in die Dermis gerichtet, weniger ins subkutane Fettgewebe oder die Muskulatur. Infiltrative sklerodermiforme Basaliome neigen nur selten zu Blutungen oder Ulzerationen, möglicherweise infolge einer subepidermalen Grenzzone, die die Tumorzellen auslassen.

11.5.4
Infiltratives nichtsklerodermiformes Basaliom

Das infiltrative nichtsklerodermiforme Basaliom unterscheidet sich klinisch vom sklerodermiformen Typ durch fehlende Farbveränderungen der Haut, wodurch es noch schwerer zu erkennen ist. Es zeigt keine oder nur wenig Fibrose (Abb. 11.6). Die Tumorzellnester sind histologisch klein und führen zu keinen Veränderungen von dermalem Stroma und Adnexstrukturen. Die Dermis ist so wenig verändert, und die Tumor-Dermis-Relation ist so klein, daß man mehr Dermis als Tumor sieht. Da das infiltrative nichtsklerodermiforme Basaliom fast nie blutet oder ulzeriert, kann es lange Zeit proliferieren und eine große Ausdehnung erreichen, bevor es erkannt wird.

Insbesondere bei den beiden infiltrativen Basaliomtypen (infiltratives sklerodermiformes und nichtsklerodermiformes Basaliom) ist eine sorgfältige histopathologische Kontrolle der lateralen Schnittränder und der Basisschnitte des Exzisats z.B. nach Art der sog. „Tübinger Torte" [52] erforderlich, um Tumorrezidive zu verhindern.

Abb. 11.5 a und b. Infiltratives sklerodermiformes Basaliom am Nasenflügel

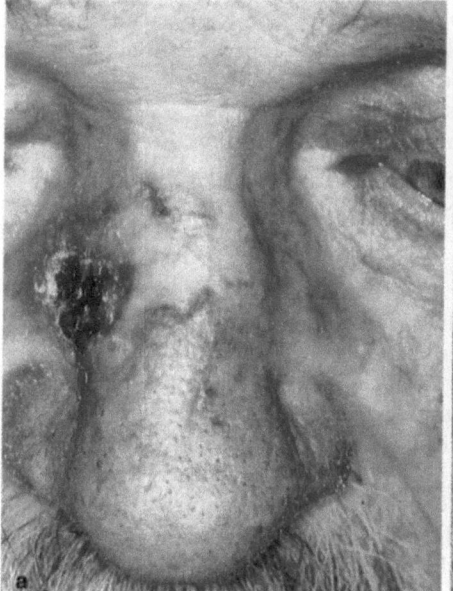
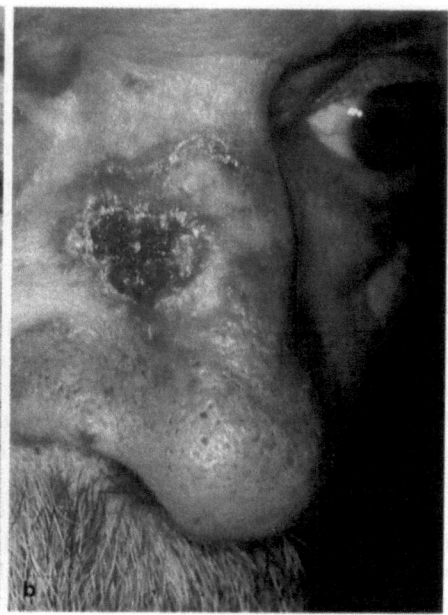

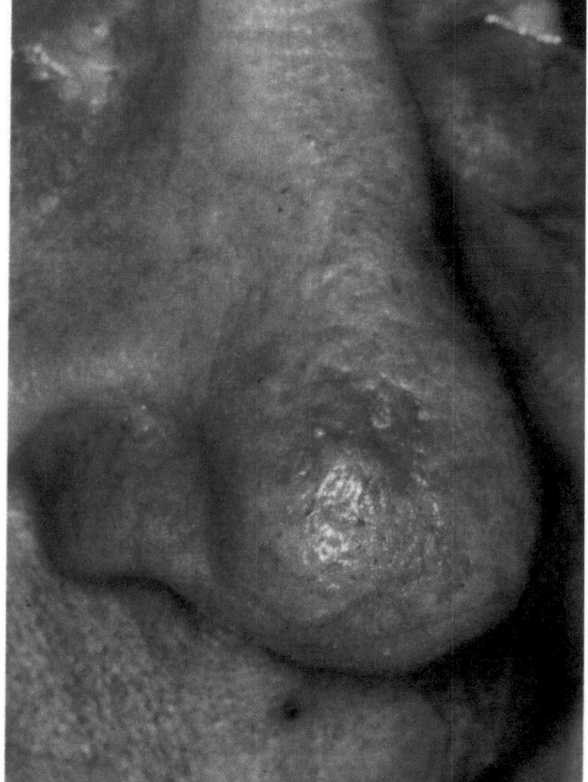

Abb. 11.6. An der Nasenspitze entstandenes infiltratives, nichtsklerodermiformes Basaliom

11.5.5
Sonderformen

Fibroepithelialer Tumor Pinkus

Die 1953 von Pinkus beschriebene Bezeichnung *fibroepithelialer Tumor* wird als Sonderform des Basalioms und nicht als eigene Entität angesehen [87]. Die Häufigkeit wird mit 0,5 % aller Basaliome angegeben. Neben einem Plaquestadium werden ein papulös-nävoides Stadium und schließlich ein epitheliomatöses Stadium unterschieden. Der voll entwickelte fibroepitheliale Tumor imponiert klinisch als hautfarbenes oder rötlich-braunes, mäßig derbes, meist gestieltes Knötchen mit typischer Prädilektion lumbosakral. Die klinische Morphe ähnelt gestielten Fibromen und ist nicht charakteristisch, so daß die lumbosakrale Lokalisation diagnostisch wegweisend ist, da dort Fibrome typischerweise nicht vorkommen.

Die Prognose des fibroepithelialen Tumors Pinkus ist viel günstiger als die anderer Basaliome.

Metatypisches Basaliom

Das eigentliche metatypische Basaliom geht auf Darier und Férrand (1922) zurück [20], die ein *„épithéliome métatypique mixte"* und ein *„épithéliome métatypique intermediaire"* beschrieben haben.

Während der erstgenannte Typ aus Basaliomsträngen zusammengesetzt ist, die Stachelzellkomplexe und parakeratotische Hornperlen einschließen, lassen sich die Zellen des zweitgenannten Typs weder eindeutig dem Basalzelltyp noch dem Plattenepitheltyp zuordnen.

Mit der heutigen Kenntnis der Embryogenese der Epidermis und der Hautanhangsgebilde und mit dem modernen Konzept der Histogenese von Basaliomen und Plattenepithelkarzinomen scheint eine eigenständige Tumorentität, die zwischen Basaliomen und Plattenepithelkarzinomen steht, nicht gegeben zu sein. Nach dem dualistischen Konzept entwickeln sich Plattenepithelkarzinome aus den mitotisch aktiven Zellen der Basalzellschicht und imitieren mit ihren differenzierten Formen die normale Entwicklung der Epidermis. Basaliome gehen nach der Abstammungstheorie von Pinkus (1953) aus pluripotenten Zellen hervor, die verstreut im Stratum basale und in den Haarfollikeln während des ganzen Lebens neu entstehen und in Richtung adnexoider Differenzierung fähig sind.

Die in der Literatur vielfach beschriebenen und jeweils mit einem anderen Namen versehenen Intermediärformen stellen offensichtlich nichts anderes als eine keratotische Variante des Basalioms dar [1].

Dennoch gibt es eine kleine Gruppe epithelialer Neoplasien, die mit dem metatypischen Basaliom vom Intermediärtyp nach Darier und Férrand [20] identisch sein dürften. Gemeint sind Tumoren, die sich von gewöhnlichen Basaliomen klinisch durch ihr biologisches Verhalten, durch aggressiv-destruierendes Wachstum, Ulzerationen, Strahlenresistenz, lokale Rezidive und selten lymphogene und hämatogene Metastasen unterscheiden [1].

Möglicherweise kann der immunfluoreszenzmikroskopische Nachweis des monoklonalen Antikörpers Ber EP4, mit dem nur Basaliome aber nicht Plattenepithelkarzinome markiert werden, sowohl zur Klärung der Histogenese metatypischer Basaliome als auch zur histologischen Differentialdiagnose Plattenepithelkarzinom/Basaliom beitragen [104].

Karzinosarkom

Es gibt auch Fallbeschreibungen sog. Karzinosarkome der Haut, die basaliomatöse und spindelzellsarkomähnliche Strukturen im gleichen Tumor aufweisen. Das biologische Verhalten hängt von der sarkomatösen Tumorkomponente ab [44].

11.5.6
Basaliomatosen und andere Genodermatosen

Der Begriff Basaliomatosen faßt hereditäre Erkrankungen mit multiplem Auftreten von Basaliomen zusammen.

Gorlin-Goltz-Syndrom

Das *Basalzellnävussyndrom* bzw. das *Gorlin-Goltz-Syndrom* ist ein autosomal dominant vererbliches Syndrom mit hoher Penetranz. Es wird durch Verlust der Heterozygotie der Gensequenz 9q22.3–9q31 verursacht [34]. Hier ist ein Tumorsuppressorgen lokalisiert. Charakteristisch ist das Auftreten zahlreicher Basaliome, assoziiert mit anderen Haut- und Skelettveränderungen (palmoplantare Keratosen und Grübchenbildungen, Kieferzysten, Rippen- und Wirbelanomalien, Syndaktylie, Hypertelorismus, Katarakt, intrakranielle Kalzifizierungen). Die Patienten fallen durch die charakteristische Physiognomie mit breiter Nasenwurzel bzw. Hypertelorismus, Stirnhöcker und leichte Prognatie auf, die Anlaß sein sollte, nach näevoiden Basaliomen zu for-

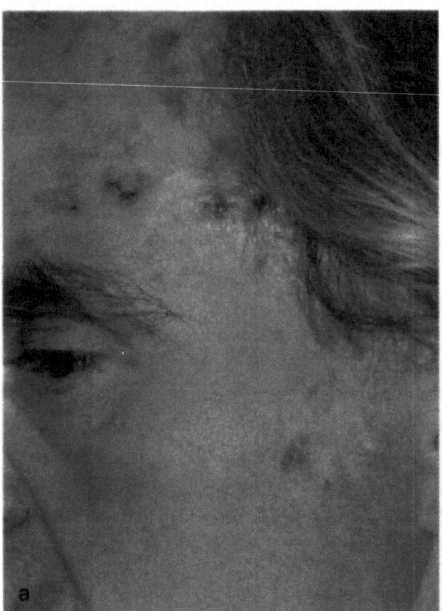 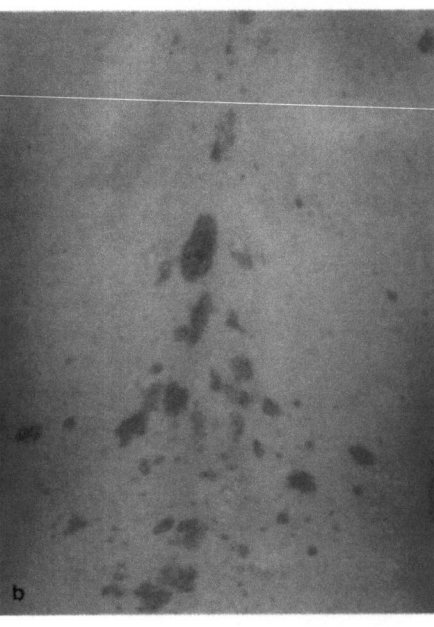

Abb. 11.7 a und b. Patient mit multiplen Basaliomen bei Gorlin-Goltz-Syndrom

schen. Die Basaliome imponieren als rosa-blaß-braune Knoten oder Plaques (Abb. 11.7 a und b). In einer frühen, sog. nävoiden Phase fehlt noch das invasive und destruktive Wachstumsverhalten, das dann in der späteren onkogenen Phase manifest wird. Entscheidend ist die frühzeitige Diagnosestellung mit regelmäßiger Hautinspektion und frühzeitiger Basaliomexzision [5, 13, 27, 28, 35, 36, 42, 67, 97, 98, 111].

Basex-Dupré-Christol-Syndrom
Das Basex-Dupré-Christol-Syndrom ist eine sehr seltene Genodermatose mit dominantem, wahrscheinlich X-chromosomalem Vererbungsmodus. Die drei Hauptsymptome sind eine follikuläre Atrophodermie, vorwiegend an den Extremitäten, ab der 2. Lebensdekade auftretende multiple Basaliome im Gesicht, die den eigentlichen Krankheitswert des Basex-Dupré-Christol-Syndroms bestimmen, und eine kongenitale generalisierte Hypotrichose (Abb. 11.8 a und b) [41, 106, 107].

Dugois-Colomb-Berthon-Syndrom
Beim Dugois-Colomb-Berthon-Syndrom handelt es sich um eine Basaliomatose mit spinozerebellarer Heredodegeneration.

Rombo-Syndrom
Das Rombo-Syndrom ist eine autosomal dominant vererbte Erkrankung, die bisher erst einmal beschrieben wurde und nach der betroffenen schwedischen Familie benannt wurde. Es ist durch Auftreten von Basaliomen, Atrophodermie, Milien, Hypo-trichose, Trichoepitheliomen und periphere Vasodilatation mit Zyanose charakterisiert [69].

Xeroderma pigmentosum
Beim Xeroderma pigmentosum handelt es sich um eine seltene, autosomal rezessiv vererbliche Erkrankung, die durch Exzisions-Reparatur-Defekte von UV-Licht-induzierten DNS-Schäden charakterisiert ist. Molekularbiologisch sind in Hauttumoren von Xeroderma-pigmentosum-Patienten häufiger Mutationen des p53-Gens als des ras-Gens nachweisbar. Es kommt zu pathologischen Veränderungen an Haut, Augen und Nervensystem. Die dermatologischen Veränderungen umfassen Photosensitivität, progrediente Lentiginosis und frühzeitiges Auftreten von Hauttumoren wie z. B. Basaliomen [53, 96].

Okulokutaner Albinismus
Der okulokutane Albinismus umfaßt eine heterogene Gruppe von Hypopigmentierungen der Haut, Haare und Augen mit mindestens 10 Typen unterschiedlicher Vererbung. Zugrunde liegt eine Störung der Melaninbildung infolge Tyrosinasemangels. Es besteht eine Prädisposition für die Entstehung epithelialer Tumoren wie z. B. Basaliomen auf frühzeitig aktinisch geschädigter Haut.

Lineares unilaterales Basaliom
Das lineare unilaterale Basaliom ist sehr selten. Es imponiert als ausgedehnte lineare unilaterale zosteriforme, gewöhnlich schon konnatale Hautveränderung, die aus dicht nebeneinander gelegenen knotigen Basaliomen besteht [86].

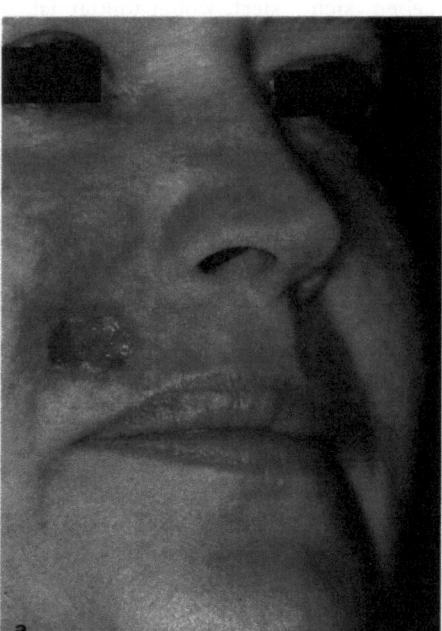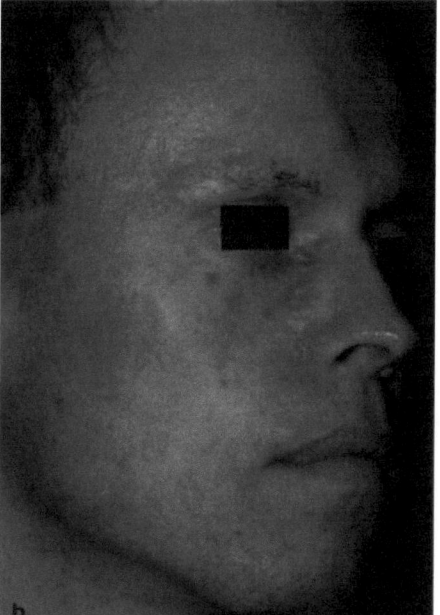

Abb. 11.8 a und b. Mutter und Sohn mit multiplen Basaliomen im Gesicht bei hereditärem Basex-Dupré-Christol-Syndrom

11.5.7
Prädisponierende Hautläsionen

Zu den für ein Basaliom prädisponierenden Hauterscheinungen zählen:

- Naevus sebaceus,
- Dermatofibrom sowie seltener
- chronische Wunden.

Bei 30–50 % der Patienten mit einem Naevus
sebaceus entsteht an gleicher Stelle ein Basaliom
(Abb. 11.9). Der nach dem Basaliom zweithäufigste
Tumor, der sich in einem Naevus sebaceus entwik-
keln kann ist das Syringozystadenoma papiliferum.
Die Ursache für das vermehrte Auftreten von Basa-
liomen und anderen Neoplasien bei Patienten mit
Naevus sebaceus ist nach wie vor unklar.

Dermatofibrome werden oft von einer basalzelli-
gen Hyperplasie mit haarfollikelähnlichen Strukturen wie auch basaliomähnlichen Wachstumsmustern
begleitet. In seltenen Fällen ist das Dermatofibrom
mit einem echten, darüberliegenden Basaliom assoziiert (Abb. 11.10 a–d). Inwieweit sezernierte Zytokine
von Fibroblasten bzw. Histiozyten für die Basalio-
minduktion verantwortlich sind, muß zum jetzigen
Zeitpunkt offenbleiben [71].

11.6
Histologie

Das Basaliom ist der am wenigsten ausgereifte Ver-
treter organoider Adnextumoren der Haut. Als
Ursprungszellen werden primordiale pluripotente
Epidermiszellen angesehen. Hieraus ergeben sich
verschiedene Ausdifferenzierungsmöglichkeiten, am
häufigsten in Richtung des Haarfollikelepithels.
Dies führt zusammen mit der unterschiedlich ausgeprägten Stromareaktion zu der Vielfalt beschriebener Basaliomvarianten [80]. Neben den charakteristischen Keratinen des Plattenepithels, Keratin 5
und 14, die in der normalen Haut im Basalzellager
exprimiert werden, sind in den Basaliomen auch
die Keratine 15 und 17 nachweisbar, welche im äußeren Wurzelscheidenepithel des Haares, aber nicht in
der Epidermis vorkommen. Bei stärkerer Keratinisierung werden auch die hochmolekularen Keratine 1
und 10 der normalen Epidermis gebildet [65, 70].

Die Epidermis über den Basaliomen ist meist
atroph, häufig erodiert oder ulzeriert. Von der interfollikulären Epidermis oder den Follikelepithelien
gehen zunächst endophytisch, später gelegentlich
auch exophytisch proliferierende basaloide Zellen
aus, die in Nestern wachsen. Charakteristisch ist
die Verbindung der Tumorzellnester zur darüberliegenden Epidermis, die bei Rezidivbasaliomen fehlt.

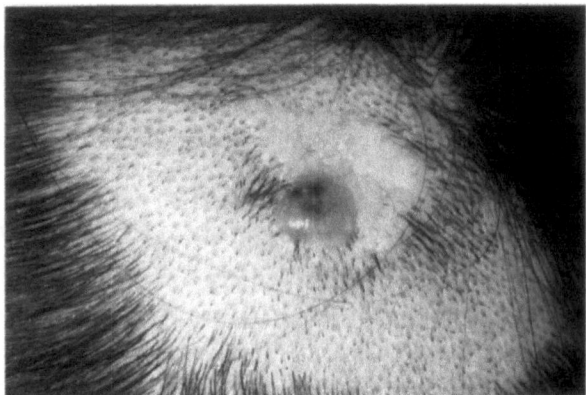

Abb. 11.9. Auf einem Naevus sebaceus entstandenes Basaliom
parietal

Wegen ihrer intensiveren Basophilie fallen die Basa-
liomstränge gegenüber der normalen Epidermis
deutlich auf. Durch ihre großen, uniformen, ovalen,
basophilen Kerne erinnern die Basaliomzellen an
normale Basalzellen der Epidermis, unterscheiden
sich von ihnen jedoch durch eine größere Kern-
Plasma-Relation und fehlende Interzellularbrücken.
Charakteristisch ist die palisadenartige Aufreihung
der Basaliomzellen am Rand der Tumorstränge,
während sie im Tumorzentrum regellos liegen. Häufig sind Einzelzellnekrosen (Apoptose) anzutreffen.
Während Mitosen insgesamt häufig vorkommen,
sind atypische Mitosen hingegen nicht nachweisbar
[90].

Das Basaliom ist histologisch außerdem durch ein
peritumorales bindegewebiges Stroma charakterisiert, wobei unklar ist, ob der Tumor die Stromareaktion bedingt oder umgekehrt. Das bindegewebige
Stroma ist in parallelen Bündeln um die Tumormassen angeordnet, so daß eine enge Beziehung zwischen Tumorparenchym und seinem Stroma zu
bestehen scheint. Zusätzlich läßt sich zwischen
Tumorzellen und Tumorstroma häufig ein Spalt
erkennen, der diagnostisch wegweisend ist. Ob es
sich um ein fixationsbedingtes Artefakt oder tumorbedingte Veränderungen z. B. abnormale Expression
von NU-T2-BMZ-Antigen und Typ-7-Kollagen handelt, ist bisher nicht abschließend geklärt [114].

Infolge Anreicherung von mukoidem Material
kann das Stroma basophil erscheinen oder aber
Amyloidablagerungen zeigen [82]. Zumeist ist eine
entzündliche Reaktion mit Ödem nachweisbar.

11.6.1
Solides Basaliom

Das solide Basaliom zeichnet sich auch histologisch
durch sein knotiges Wachstum aus (Abb. 11.11 a).

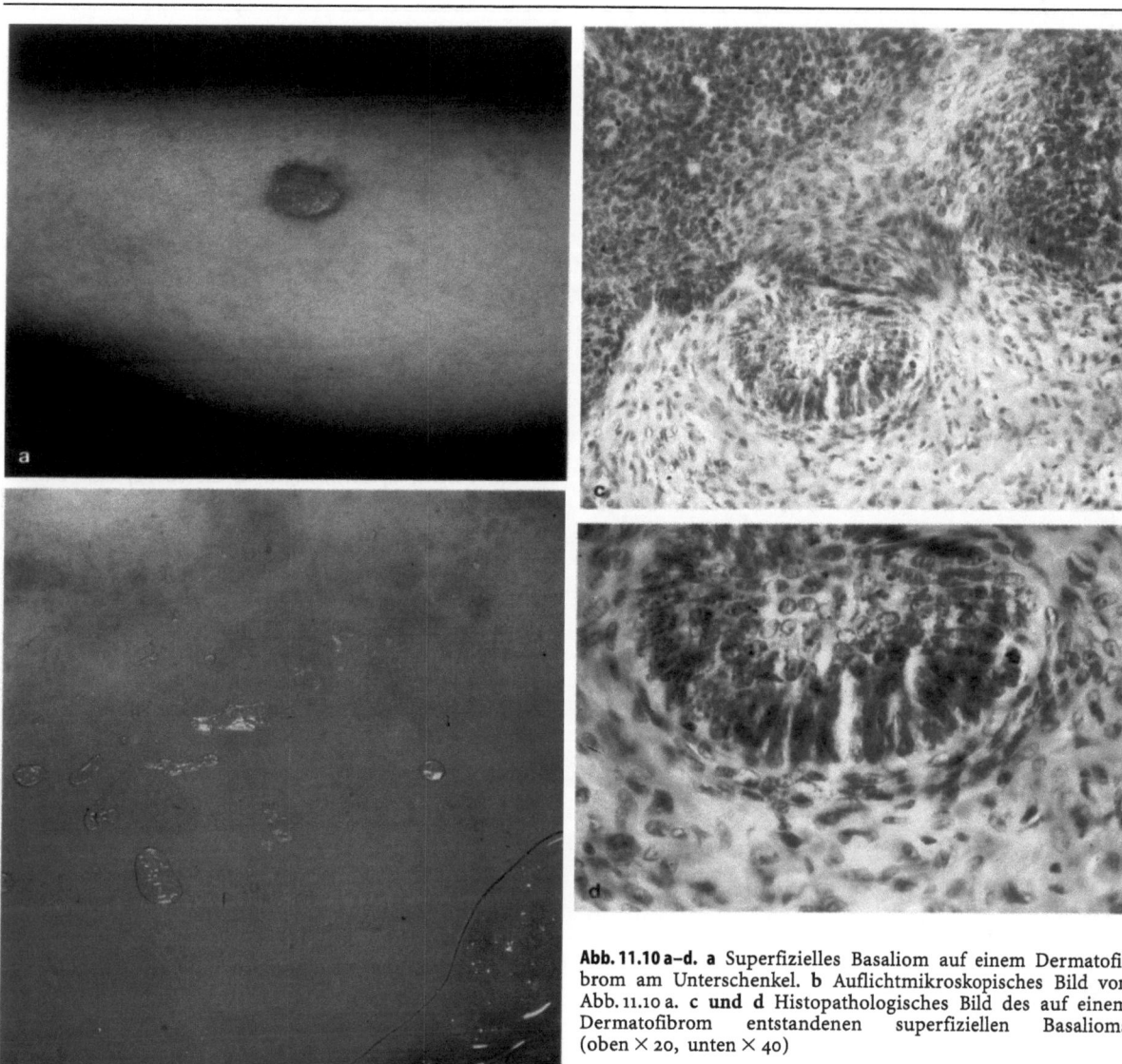

Abb. 11.10 a–d. a Superfizielles Basaliom auf einem Dermatofibrom am Unterschenkel. **b** Auflichtmikroskopisches Bild von Abb. 11.10 a. **c und d** Histopathologisches Bild des auf einem Dermatofibrom entstandenen superfiziellen Basalioms (oben × 20, unten × 40)

Morphologische Sonderformen des soliden Basalioms sind:

- das *zystische* Basaliom mit partieller Bildung zystischer Strukturen neben Resten typischer basaloider Zellverbände im Sinne einer Talgdrüsendifferenzierung (Abb. 11.11 b);
- das *keratotische* Basaliom mit fokaler Ansammlung großer eosinophiler parakeratotischer Zellen und zentralen Hornperlen als Ausdruck einer Haarstrukturdifferenzierung [30];

- das *adenoide* Basaliom mit Ausbildung von tubulären bis drüsenartigen Strukturen apokriner oder ekkriner Differenzierung [39, 80];
- das *pigmentierte* Basaliom mit verstärkter Pigmentierung der Tumorzellen und Melanophagen im oberen Corium (Abb. 11.11 c) [63].

Sehr selten werden ein

- *granularzelliges* Basaliom [32],
- *klarzelliges* Basaliom [7],

- *siegelringzelliges* Basaliom [110],
- *adamantinoides* Basaliom [73, 79],
- *matrikales* Basaliom [2],
- *pleomorphes* Basaliom [31] oder
- *myoepitheliales* Basaliom [102]

beobachtet.

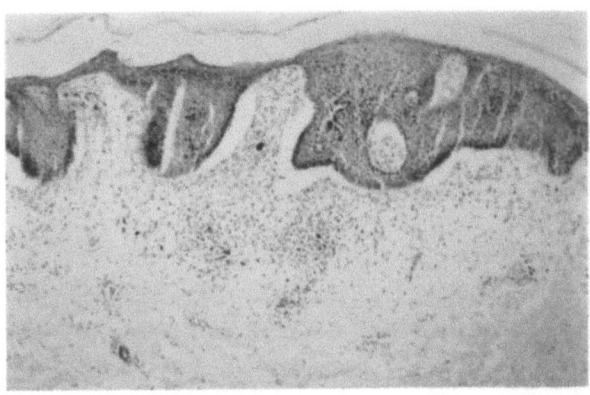

Abb. 11.12. Histologisches Beispiel für ein pigmentiertes, superfizielles Basaliom. Basaloide Tumorzellknospen proliferieren aus den basalen Epidermislagen in die subpapilläre Dermis (×10)

11.6.2.
Superfizielles Basaliom

Das superfizielle Basaliom zeichnet sich histologisch durch seine multifokale, knospenartige Proliferation basaloider Zellverbände ins Stratum papillare aus (Abb. 11.12).

11.6.3.
Infiltratives sklerodermiformes Basaliom und infiltratives nichtsklerodermiformes Basaliom

Das infiltrative sklerodermiforme Basaliom (Abb. 11.13 a) und infiltrative nichtsklerodermiforme Basaliom (Abb. 11.13 b) unterscheiden sich durch die beim erstgenannten Typ kräftige und beim letzgenannten Typ fehlende oder nur geringe fibrotische Stromareaktion. Beide zeigen schmale, kleine, verzweigte, diffus das Gewebe infiltrierende basaloide Tumorzellverbände.

11.6.4
Sonderformen

Fibroepithelialer Tumor Pinkus
Das histologische Bild des vollentwickelten fibroepithelialen Tumors Pinkus ist sehr charakteristisch. Man sieht einen erhabenen, von verschmälerter Epidermis bedeckten, bindegewebsreichen Tumor mit dünnen, netzartig anastomosierenden, häufig nur zweireihigen Strängen kuboider bis zylindrischer Zellen. Von ihnen gehen oft knospenartige Aussprossungen basaloider Zellkomplexe aus, die die für das Basaliom charakteristische Palisadenstellung der peripheren Tumorzellen deutlich erkennen lassen. Das Stroma besteht aus relativ zarten, aber dicht gepackten Kollagenfaserbündeln und ist zellreich. Die Begrenzung des fibroepithelialen Tumors Pinkus

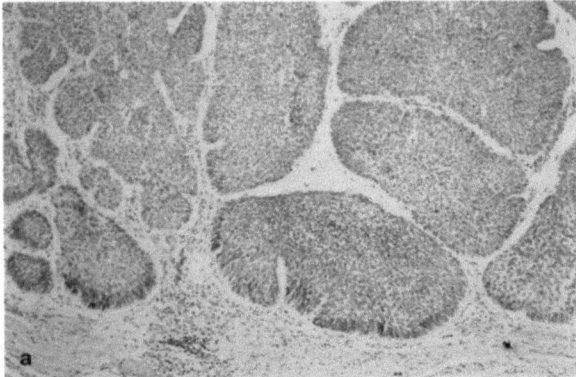

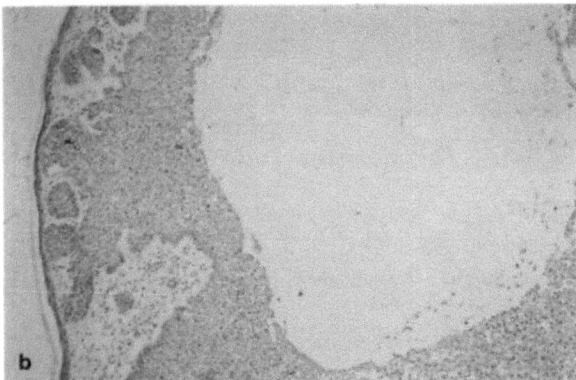

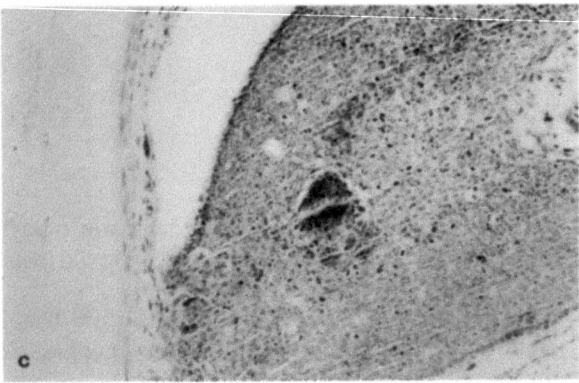

Abb. 11.11 a–c. a Basaloide Tumorzellnester eines soliden Basalioms mit Palisadenstellung der Zellen in der Nestperipherie (×20). **b** Inmitten eines soliden basaloiden Tumorzellnestes zeigt sich ein mit Exsudat gefüllter zystischer Hohlraum (×20). **c** Histologisches Bild eines pigmentierten Basalioms mit grobscholligen Pigmenteinlagerungen (×20)

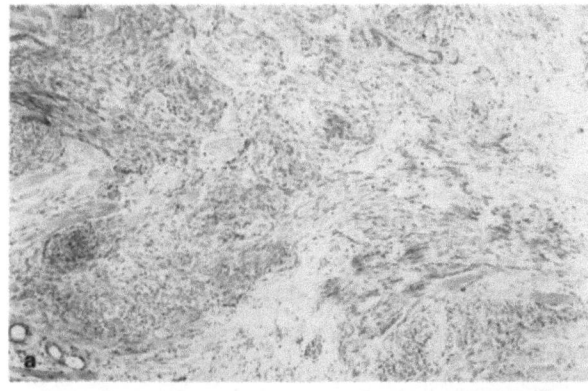
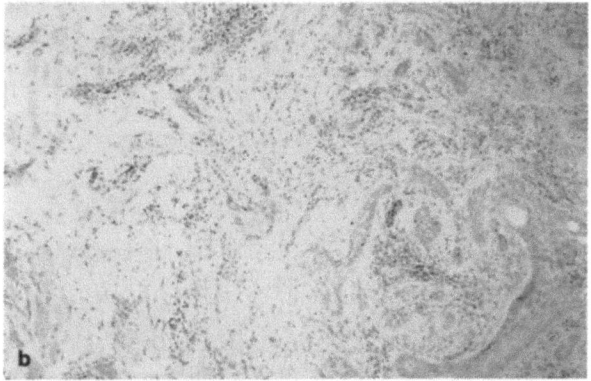

Abb. 11.13 a und b. a Histologisches Beispiel eines infiltrativen, sklerodermiformen Basalioms. Im Bild ist die ausgedehnte Infiltration bis in die Muskulatur sichtbar (×30). **b** Infiltratives nichtsklerodermiformes Basaliom. Eine fibrotische Stromareaktion in Umgebung der schmalen infiltrierenden basaloiden Tumorzellverbände ist nur diskret vorhanden (×20)

ist im allgemeinen scharf, eine Invasion in die tieferen Coriumschichten findet erst mit der Entwicklung solider Basaliomformationen statt [46].

Metatypisches Basaliom

Histologisch sind metatypische Basaliome vom Typ „intermediaire" durch aggressive basaloide Tumorzellennester mit wechselnder zellulärer und nukleärer Anaplasie, weitgehendem Verlust der organoiden Differenzierung und der Palisadenstellung von peripheren Tumorzellen, epitheliale Tumorzellkomplexe mit Keratinisierungszeichen sowie Störung der organoiden Stroma-Tumorkomplex-Beziehung gekennzeichnet [1].

11.6.5
Basaliomatosen

Die im Rahmen von Basaliomatosen auftretenden Basaliome unterscheiden sich histopathologisch nicht von der oben beschriebenen typischen Basaliommorphologie. Es können prinzipiell alle Basaliomtypen vorkommen.

Literatur

1. Alexandrakis E, Lohrisch I (1993) Feingewebliches Bild und biologisches Verhalten des „metatypischen" Basalioms. In: Petres J, Lohrisch I (Hrsg) Das Basaliom: Klinik und Therapie (S 91–98). Springer, Berlin Heidelberg New York Tokyo
2. Ambrojo P, Aguilar A, Simon P, Requena L, Sanchez-Yus E (1992) Basal cell carcinoma with matrical differentiation. Am J Dermatopathol 14: 293–297
3. Amonette RA, Salasche SJ, Chesney TMcC, Clarendon CCD, Dilawari RA (1981) Metastatic basal cell carcinoma. J Dermatol Surg Oncol 7: 397–400
4. Augey F, Cognat T, Balme B, Thomas L, Moulin G (1994) Le carcinome basocellulaire périanal. A propos de 2 oberservations. Ann Dermatol Venereol 121: 476–478
5. Bale AE, Gailani MR, Leffell DJ (1994) Nevoid basal cell carcinoma syndrome. J Invest Dermatol [Suppl] 103/5: 126S-130S
6. Bare JW, Lebo RV, Epstein EH Jr (1992) Loss of heterozygosity at chromosome 1q22 in basal cell carcinomas and exclusion of the basal cell nevus syndrome gene from this site. Cancer Res 52: 1494–1498
7. Barr RJ, Alpern KS, Santa-Cruz DJ, Fretzin DF (1993) Clear cell basal cell carcinoma: an unusual degenerative variant. J Cutan Pathol 20: 308–316
8. Beaulieu-Lacoste I, Joly P, Ruto F et al. (1993) Carcinome basocellulaire métastatique. Ann Dermatol Venereol 120: 135–138
9. Beer RE, Alcalay J, Goldberg LH (1992) Multiple bone metastasis from basal cell carcinoma. Int J Dermatol 31: 637–638
10. Beradi RS, Korba J, Melton J, Chen H (1991) Pulmonary metastasis in nevoid basal cell carcinoma syndrome. Int Surg 76: 64–66
11. Betti R, Inselvini E, Carducci M, Crosti C (1995) Age and site prevalence of histologic subtypes of basal cell carcinoma. Int J Dermatol 34: 174–176
12. Breuninger H, Pesch M, Dietz K, Rassner G (1992) Quantitative Analyse der Rezidivierung bzw. Spontanregression von in situ belassenen Basaliomanteilen. Hautarzt 43: 561–565
13. Cheevix-Trench G, Wicking C, Berkmann J et al (1993) Further localization of the gene for nevoid basal cell carcinoma syndrome (NBCCS) in 15 Australasian families: linkage and loss of heterozygosity. Am J Hum Genet 53: 760–777
14. Chiang LC, Chiang W, Yu HS, Sheu HM, Chen HY (1994) Establishment and characterization of a continuous human basal cell carcinoma line from facial skin (I) cytological behavior of early passages. Kao Hsiung I Hsueh Ko Hsueh Tsa Chih 10: 170–176
15. Chorun L, Norris JE, Gupta M (1994) Basal cell carcinoma in blacks: a report of 15 cases. Ann Plast Surg 33: 90–95
16. Cotran RS (1961) Metastasizing basal cell carcinomas. Cancer 14: 1036–1040
17. Cox NH (1992): Basal cell carcinoma in young adults. Br J Dermatol 127: 26–29
18. Cruse CW, O'Neill W, Rayhack J (1992) Metastatic basal cell carcinoma of the upper extremity. J Hand Surg Am 17: 1093–1094
19. Czarnecki D, Nicholson I, Tait B, Meehan C (1995) No HLA association with the early development of a single basal cell carcinoma (letter). Dermatology 190: 88
20. Darier J, Férrand M (1922) L'épithélioma pavimenteux mixte et intermédiaire. Ann Derm Syph (Paris) 3: 385
21. De-Rosa G, Staibano S, Barra E. Donofrio V, Salvatore G, Vessecchia G, Boscaino A (1993) P53 protein in aggressive and non-aggressive basal cell carcinoma. J Cutan Pathol 20: 429–434
22. Degner, RA, Kerley SW, McGregor DH, Dixon AY (1991) Metastasic basal cell carcinoma: report of a case presenting with respiratory failure. Am J Med Sci 301: 395–397

23. del-la-Luz-Orozco-Covarrubias M, Tamayo-Sanchez L, Duran-McKinster C, Ridaura C, Ruiz-Maldonado R (1994) Malignant cutaneous tumors in children. Twenty years of experience at a large pediatric hospital. J Am Acad Dermatol 30: 243–249

24. Dixon AY, Lee SH, McGregor DH (1991) Histologic evolution of basal cell carcinoma recurrence. Am J Dermatopathol 13: 241–247

25. Dixon AY, Lee SH, McGregor DH (1993) Histologic features predictive of basal cell carcinoma recurrence: results of a multivariate analysis. J Cutan Pathol 20: 137–142

26. Domarus H v, Stevens PJ (1984) Metastatic basal cell carcinoma. Report of five cases and review of 170 cases in the literature. J Am Acad Dermatol 10: 1043–1060

27. Evans DG, Ladusans EJ, Rimmer S, Burnell LD, Thakker N, Farndon PA (1993) Complications of the nevoid basal cell carcinoma syndrome: results of a population based study. J Med Genet 30: 460–464

28. Farndon PA, Del-Mastro RG, Evans DG, Kilpatrick MW (1992) Location of gene for Gorlin's syndrome. Lancet 339: 571–582

29. Florin EH, Kolbusz RV, Goldberg LH (1994) Basal cell carcinoma simulating exezematous dermatitis. Cutis 54: 197–198

30. Foley P, Mason G (1995) Keratotic basal cell carcinoma of the upper eyelid. Australas J Dermatol 36: 95–96

31. Garcia JA, Cohen PR, Herzberg AJ, Wallis ME, Rapini RP (1995) Pleomorphic basal cell carcinoma. J Am Acad Dermatol 32: 740–746

32 Garcia O, Prats MD, Lopez-Carreira M, Martinez-Gonzales MA, Ballestin C, Gil R, De-Prada I (1993) Granular cell basal cell carcinoma. Light microscopy, immunhistochemical and ultrastructural study. Virchows Arch [A] 422: 173–177

33. Gleeson NV, Rulffolo EH, Hoffman MS, Cavanagh D (1994) Basal cell carcinoma of the vulva with groin node metastasis. Gynecol Oncol 53: 366–368

34. Goldberg LH (1996) Basal cell carcinoma. Lancet 347: 663–667

35. Goldstein AM, Stewart C, Bale AE, Bale SJ, Dean M (1994) Localization of the gene for the nevoid basal cell carcinoma syndrome. Am J Hum Genet 54: 765–773

36. Gorlin RJ (1995) Nevoid basal cell carcinoma syndrome. Dermatol Clin 13:113–125

37. Grace GT, Elias EG (1991) Metastatic basal cell carcinoma. Md Med J 40: 799–801

38. Halliday G, Patel A, Hunt MJ, Tefany FJ, Barnetson RSC (1995) Spontaneous regression of human melanoma/non-melanoma skin cancer: Association with infiltrating CD4+ T cells. World J Surg 19: 352–358

39. Heenan PJ, Bogle MS (1993) Eccrine differentiation in basal cell carcinoma. J Invest Dermatol 100: 295S–299S

40. Helm TN, Helm F, Marisco R, Bergfeld WF, Helm KF (1993) Seborrheic keratosis with occult underlying basal cell carcinoma. J Am Acad Dermatol 29: 791–793

41. Herges A, Stieler W, Stadler R (1993) Das Basex-Dupré-Christol-Syndrom: Follikuläre Atrophodermie, multiple Basaliome und Hypotrichose. Hautarzt 44: 385–391

42. Hogge WA, Blank C, Roochvarg LB, Hogge JS, Wulfsberg EA, Raffel LJ (1994) Gorlin's syndrome (nevoid basal cell carcinoma syndrome), prenatal detection in a fetus with macrocephaly and ventriculomegaly. Prenat Diagn 14: 725–727

43. Hundeiker M (1994) Rumpfhautbasaliom durch Höhensonnenanwendung. Hautarzt 45: 573

44. Izaki S, Hirari A, Yoshizawa Y et al. (1993) Carcinosarcoma of the skin: immunohistochemical and electron microscopic observations. J Cutan Pathol 20: 272–278

45. Johnson TM, Tschen J, Ho C, Lowe L, Nelson BR (1994) Unusual basal cell carcinoma. Cutis 54: 85–92

46. Jones CC, Ansari SJ, Tschen JA (1991) Cystic fibroepithelioma of pinkus. J Cutan Pathol 18: 220–222

47. Junge J, Moll I (1995) Multiple Palmoplantarkeratosen, Basaliome und Porokarzinome nach Arsen-Therapie. Hautarzt 46: 198–201

48. Junor EJ, Campbell I, Symonds RP (1992) Basal cell carcinomas do metastize. Br J Radiol 65: 943–944

49. Kim ED, Kroft S, Dalton DP (1994) Basal cell carcinoma of the penis: case report and review of the literature. J Urol 152: 1557–1559

50. Kim J, Modlin RL, Moy RL, Dubinett SM, McHugh T, Nikkoloff BJ, Uyemura K (1995): IL-10 production in cutaneous basal and squamous cell carcinomas. A mechanism for evading the local T cell immune response. J Immunol 155: 2240–2247

51. Ko CB, Walton S, Kexzkes K (1992) Extensive and fatal basal cell carcinoma: a report of three cases. Br J Dermatol 127: 164–167

52. Kopke LFF, Konz B (1995) Mikrographische Chirurgie: Eine methodische Bestandsaufnahme. Hautarzt 46: 607–614

53. Kraemer KH, Lee MM, Scotto J (1987) Xeroderma pigmentosum: cutaneous, ocular, and neurological abnormalities in 830 published cases. Arch Dermatol 123: 241–250

54. Kricker A, Armstrong BK, English DR (1994) Sun exposure and non-melanocytic skin cancer. Cancer Causes Control 5: 367–392

55. Kricker A, Armstrong BK, English DR, Heenan PJ (1995) A dose-response curve for sun exposure and basal cell carcinoma. Int J Cancer 60: 482–488

56. Kricker A, Armstrong BK, English DR, Heenan PJ (1995) Does intermittent sun exposure cause basal cell carcinoma? A case-control study in Western Australia. Int J Cancer 60: 489–494

57. Ledwig PA, Paller AS (1991) Congenital basal cell carcinoma (Letter). Arch Dermatol 127: 1066–1067

58. Lindelof B, Sigurgeirsson B, Wallberg P, Eklund G (1991) Occurrence of other malignancies in 1973 patients with basal cell carcinoma. J Am Acad Dermatol 25: 245–258

59. Lo JS, Snow SN, Reizner GT, Mohs FE, Larson PO, Hruza GJ (1991) Metastatic basal cell carcinoma: report of twelve cases with a review of the literature. J Am Acad Dermatol 24: 715–719

60. Lo JS, Snow SN (1992) Metastatic basal cell carcinoma (Letter). J Am Acad Dermatol 27: 788–789

61. Long SD, Kuhn MJ, Wynstra JH (1993) Intracranial extension of basal cell carcinoma of the scalp. Comput Med Imaging Graph 17: 469–471

62. Lübbe J, Kleihues P, Berg G (1994) Das Tumorsuppressor Gen p53 und seine Bedeutung für die Dermatologie. Hautarzt 45: 741–745

63. Maloney ME, Jones DB, Sexton FM (1992) Pigmented basal cell carcinoma: investigation of 70 cases. J Am Acad Dermatol 27: 74–78

64. Mansour AM (1993) Adnexal findings in AIDS. Ophthal Plast Surg Reconstr Surg 9: 273–279

65. Markey AC, Lane EB, Macdonald DM, Leigh IM (1992) Keratin expression in basal cell carcinoma. Br J Dermatol 126: 154–160

66. Marks R (1995) An overview of skin cancers. Incidence and causation. Cancer [Suppl] 75/2: 607–612

67. Mathur MN, Thompson JF, O'Brien CJ, Davidson TI, McCarthy WH (1993) Nevoid basal cell carcinoma (Gorlin's) syndrome. Aust N Z J Surg 63: 413–415

68. Mehregan DA, al-Sabah HY, Mehregan AH (1994) Basal cell epithelioma arising from epidermoid cyst. J Dermatol Surg Oncol 20: 405–406

69. Michaëlsson G, Olsson E, Westermark P (1981) The Rombo syndrome: a familiar disorder with vermiculate atrophoderma, milia, hypotrichosis, trichoepitheliomas, basal cell carcinomas and peripheral vasodilatation with cyanosis. Acta Dermatol Venereol 61: 497–503

70. Miller SJ (1991) Biology of basal cell carcinoma (Part I). J Am Acad Dermatol 24: 1–13

71. Miller SJ (1995) Etiology and pathogenesis of basal cell carcinoma. Clin Dermatol 13: 527–536

72. Mizushima J, Ohara K (1995) Basal cell carcinoma of the vulva with lymph node and skin metastasis – report of a case and review of 20 Japanese cases. J Dermatol 22: 36–42

73. Mohri S, Andoh S, Matsushita K, Konishi Y (1993) A case of adamantinoid basal cell epithelioma. J Dermatol 20: 493–496

74. Morales-Ducret CRJ, van de Rijn M, LeBrun DP, Smoller BR (1995) bcl-2 expression in primary malignancies of the skin. Arch Dermatol 131: 909–912

75. Morselli P, Tosti A, Guerra L et al. (1993) Recurrent basal cell carcinoma of the back infiltrating the spine. Recurrent basal cell carcinoma. J Dermatol Surg Oncol 19: 917–922

76. Müller PA, Krauße S, Kartsch J (1993) Das pigmentierte Basaliom In: Petres J, Lohrisch I (Hrsg) Das Basaliom: Klinik und Therapie (S 13–18). Springer, Berlin Heidelberg New York Tokoyo

77. Nahass GT, Blauvelt A, Leonardi CL, Penneys NS (1992): Basal cell carcinoma of the scrotum. Report of three cases and a review of the literature. J Am Acad Dermatol 26: 575–578

78. Nékám L (1901) Basaliome adenoides cysticum esete. Orv Hetil 2: (wissenschaftl. Beilage) 1–10

79. Nishimura M, Hori Y (1991) Adamantinoid basal cell carcinoma. An ultrastructural study. Arch Pathol Lab Med 115: 624–626

80. Nogita T, Ohta A, Hidano A, Watanabe S, Kawashima M (1995) Basal cell carcinoma with eccrine differentiation. J Dermatol 22: 111–115

81. Ohashi-DK, Crane JS, Spira TJ, Courrege ML (1994): Idiopathic CD4+ T-cell lymphocytopenia with verrucae, basal cell carcinomas, and chronic tinea corporis infection. J Am Acad Dermatol 31: 889–891

82. Olsen KE, Westermark P (1994) Amyloid in basal cell carcinoma and seborrheic keratosis. Acta Derm Venereol 74: 273–275

83. Oram Y, Griego RD, Thornby J (1995) Histologic patterns of basal cell carcinoma based upon patients' immunostatus. Dermatol Surg 21: 611–614

84. Papiris SA, Maniati MA, Velogianni EI, Bassioukas K, Constantopoulos SH (1995) Endobronchial metastasis from basal cell skin cancer. Respir Med 89: 215–217

85. Paulson RL, Kendall TE, Lancaster HK (1994) Metastatic basal cell carcinoma (Letter). Plast Reconstr. Surg 93: 439–440

86. Peschen M, Lo JS, Snow SN, Mohs FE (1993) Linear basal cell carcinoma. Cutis 51: 287–289

87. Pinkus H (1953) Premalignant fibro-epithelial tumors of the skin. Arch Dermatol Syph 67: 598–617

88. Pinkus H (1965) Epithelial and fibroepithelial tumors. Bull NY Acad Med 41: 176–189

89. Price MA, Goldberg LH, Moise LL (1994) Juvenile Basal Cell Carcinoma. Pediatr Dermatol 11: 176–177

90. Pritchard BN, Youngberg GA (1993) Atypical mitotic figures in basal cell carcinoma. A review of 208 cases. Am J Dermatopathol 15: 549–552

91. Quinn AG, Sikkink S, Rees JL (1994) Basal cell carcinomas and squamous cell carcinomas of human skin show distinct patterns of chromosome loss. Cancer Res 54: 4756–4759

92. Rady P, Sciinicariello F, Wagner RF Jr, Trying SK (1992) p53 mutations in basal cell carcinomas. Cancer Res 52: 3804–3806

93. Randle HW, Roenigk RK, Brodland DG (1993) Giant basal cell carcinoma (T3). Who is at risk? Cancer 72: 1624–1630

94. Safai B, Good RA (1977) Basal cell carcinoma with metastasis. Review of literature. Arch Pathol Lab Med 101: 327–331

95. Sahl WJ Jr, Snow SN, Levine NS (1994) Giant basal cell carcinoma. Report of two cases and review of the literature. J Am Acad Dermatol 30: 856–859

96. Sato M, Nishigori C, Lu Y, Zghal M, Yagi T, Takebe H (1994) Far less frequent mutations in ras genes than in the p53 gene in skin tumors of xeroderma pigmentosum patients. Mol Carcinog 11: 98–105

97. Shafei-Benaissa E, Huret JL, Larregue M, Babin P, Tanzer J, Decrozailles JM, Savage JR (1994) Checks for chromosomal instability in Gorlin and non-Gorlin basal-cell carcinoma patients. Mutat Res 308: 1–9

98. Shanley S, Ratcliffe J, Hockey A et al. (1994) Nevoid basal cell carcinoma syndrome: review of 118 affected individuals. Am J Med Genet 50: 282–290

99. Silverman MK, Kopf AW, Grin CM, Bart RS, Levenstein MJ (1991) Recurrence rates of treated basal cell carcinomas. Part 1: Overview. J Dermatol Surg Oncol 17: 713–718

100. Stahle-Backdahl M (1995) Basal cell cancer – current research sheds new light. Nord Med 110: 82–84

101. Stiller M, Klein W, Dorman R, Albom M (1993) Bilateral vulvar basal cell carcinomata. J Am Acad Dermatol 28: 836–838

102. Suster S, Ramon y Cajal S (1991) Myoepithelial differentiation in basal cell carcinoma. Am J Dermatopathol 13: 350–357

103. Tavin E, Persky MS, Jacobs J (1995) Metastatic basal cell carcinoma of the head and neck. Laryngoscope 105: 814–817

104. Tellecha O, Reis JP, Domingues JC, Baptista AP (1993) Monoclonal antibody Ber EP4 distinguishes basal-cell carcinoma from squamous-cell carcinoma of the skin. Am J Dermatopathol 15: 452–455

105. Urano Y, Asano T, Yoshimoto K et al (1995) Frequent p53 accumulation in the chronically sun-exposed epidermis and clonal expansion of p53 mutant cells in the epidermis adjacent to basal cell carcinoma. J Invest Dermatol 104: 928–932

106. Vabres P, de Prost Y (1993) Bazex-Dupré-Christol syndrome. A possible diagnosis for basal cell carcinomas, coarse sparse hair, and milia (letter) Am J Med Genet 45: 786

107. Vabres P, Lacombe D, Rabinowitz LG et al. (1995) The gene for Bazex-Dupré-Christol syndrome Maps to chromosome Xq. J Invest Dermatol 105: 87–91

108. Verhaegh MEJM, Sanders CJG, Arends JW, Neumann HAM (1995) Expression of the apoptosis-suppressing protein Bcl-2 in non-melanoma skin cancer. Brit J Dermatol 132: 740–744

109. Wang CY, Brodland DG, Su WP (1995) Skin cancers associated with acquired immunodeficiency syndrome. Mayo Clin Proc 70: 766–772

110. White GM, Barr RJ, Liao SY (1991) Signet ring cell basal cell carcinoma. Am J Dermatopathol 13: 288–292

111. Wicking C, Berkman J, Wainwright B, Chenevix-Trench G (1994) Fine genetic mapping of the gene for nevoid basal cell carcinoma syndrome. Genomics 22: 505–511

112. Wie Q, Matanoski GM, Farmer ER, Hedayati MA, Grossman L (1994) DNA repair and susceptibility to basal cell carcinoma: a case-control study. Am J Epidemiol 140: 598–607

113. Wie Q, Matanoski GM, Farmer ER, Hedayati MA, Grossman L (1995) DNA repair capacity for ultraviolet light-induced damage is reduced in peripheral lymphocytes from patients with basal cell carcinoma. J Invest Dermatol 104: 933–936

114. Yasaka N, Kawabe K, Furue M, Tamaki K, Ishibashi Y (1994) Altered expression of NU-T2-BMZ antigen and type VII collagen in basal cell epithelioma. J Dermatol Sci 7: 136–141

115. Yen H-T, Chiang L-C, Wen K-H, Tsai C-C, Yu C-L, Yu H-S (1996) The expression of cytokines by an established basal cell carcinoma cell line (BCC-1/KMC) compared with cultured normal keratinocytes. Arch Dermatol Res 288: 157–161

12 Operative Therapie des Basalioms

Rainer Rompel und Johannes Petres

12.1
Allgemeines

Das Basaliom (Synonyme: Basalzellkarzinom, Epithelioma basocellulare) ist der häufigste maligne Tumor des Hautorgans [3, 24]. Die Morbidität wird mitbestimmt von der Intensität der Sonneneinstrahlung und reicht von 60–80 pro 100 000 Einwohner in Mitteleuropa bis über 300 pro 100 000 Einwohner in sonnenreichen Ländern (Australien). Als eine typische Tumorerkrankung des älteren Menschen manifestieren sich über 90 % aller Basaliome zwischen dem 40. und 79. Lebensjahr, mit zunehmender Häufigkeit in den höheren Lebensdekaden [34].

Das Basaliom ist ein von den Zellen der basalen Epidermis und der Talgdrüsen-Haar-Follikel ausge-

hender Tumor, der örtlich infiltrierend und destruierend wächst, jedoch gewöhnlich nicht metastasiert [3, 16, 24]. Ätiologisch wird als wichtigster Manifestationsfaktor die chronische Lichtexposition angesehen. Dies erklärt, weshalb mehr als 90 % der Basaliome im sonnenexponierten Kopf-Hals-Bereich auftreten. Hiervon wiederum sind Nase und Wangen am häufigsten betroffen (Abb. 12.1) [18, 31]. Neben der Sonnenexposition scheinen aber auch spezielle lokalisatorische Besonderheiten (embryologische Fusionslinien!?) eine Rolle zu spielen, die die Häufigkeit in weniger UV-exponierten Regionen wie Augeninnenwinkel und Nasolabialfalte erklären [24, 27, 29]. Diese Lokalisationen implizieren für das therapeutische Vorgehen eine besondere Sorgfalt hinsichtlich der radikalen Tumorelimination einerseits sowie einer funktionell und ästhetisch befriedigenden Rekonstruktion andererseits.

Klinisch imponiert das Basaliom als knotiger hautfarbener Herd mit glänzender perlmuttartiger Oberfläche und feinen Teleangiektasien. Mit Größenzunahme des initial meist knotigen Basalioms kommt es zur zentralen Einebnung mit der Bildung

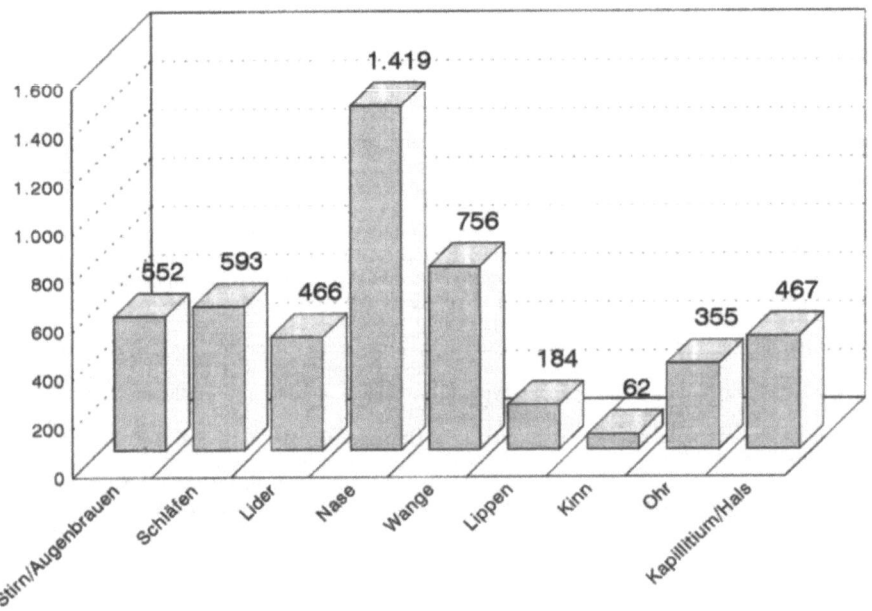

Abb. 12.1. Lokalisationsverteilung der Basaliome im Kopf-Hals-Bereich [Kollektiv der Hautklinik Kassel von 1979–1995, n = 4 886 = 77,5 %, n(gesamt) = 6 305]

des charakteristischen polyzyklischen Randwalls, wiederum mit dem oben beschriebenen Perlmuttglanz und Teleangiektasien. Zentral kann es zur Ulzeration kommen. Je nach Ausprägung des Erscheinungsbildes werden zahlreiche klinische Varianten des Basalioms unterschieden [3, 16, 34].

12.2
Operative Strategie und Techniken

Bei über 95 % der Basaliompatienten ist durch eine primäre adäquate Therapie eine Heilung zu erzielen. Im multifaktoriellen Vergleich der verschiedenen Behandlungsverfahren besitzt die chirurgische Entfernung dabei die größten Vorteile. Zu diesen zählen neben der kurzen Behandlungsdauer, kosmetisch günstige Narbenverhältnisse und die Möglichkeit zu einer dreidimensionalen feingeweblichen Untersuchung des gesamten Tumorareals [5, 13, 31].

Die Beurteilung der onkologischen Dignität des Basalioms fußt auf Erfahrungswerten, die aus dem makroskopischen und mikroskopischen Erscheinungsbild des Tumors abgeleitet werden, wobei die lokalisatorischen Gegebenheiten zu berücksichtigen sind. Neben dem histologischen Tumortyp gelten Ulzeration, Tumorgröße, Tiefeninfiltration, Bestandsdauer und Tumorlokalisation als weitere prognostische Parameter.

12.2.1
Konventionelle Chirurgie

Die konventionelle chirurgische Exzision ohne histologisch kontrollierte Aufarbeitung der Absetzungsränder birgt gerade beim Basaliom ein erhöhtes Risiko für die Entwicklung von Lokalrezidiven und v. a. Tiefenrezidiven. Daher sollte in keinem Falle bei Basaliomen in Problemregionen sowie generell bei Rezidivbasaliomen ohne die Methoden der mikrographischen Chirurgie verfahren werden [15]. Lediglich bei kleinen Basaliomen in Regionen, die ausreichend Hautreservoir bieten, kann die konventionelle Chirurgie unter Beachtung eines größeren Sicherheitsabstands angewendet werden. Jedoch wird auch hier das ästhetische Endergebnis bei Anwendung der mikrographischen Chirurgie zumeist günstiger sein.

12.2.2
Mikrographische Chirurgie

Prinzipien und Indikationen
Grundlegendes Prinzip der verschiedenen Modalitäten und Modifikationen der mikrographischen Chirurgie ist die dreidimensionale histologische Aufarbeitung und Untersuchung der Schnittränder des markierten Operationspräparats, wodurch die Möglichkeit besteht, in situ verbliebene Tumorausläufer exakt zu lokalisieren und in einer weiteren Operationssitzung zu exzidieren [7, 9, 12]. Die mikrographische Chirurgie gewährleistet eine maximale Tumoreliminierung bei weitgehender Erhaltung der umgebenden gesunden Strukturen.

Die mikrographische Chirurgie ist von besonderer Bedeutung in der Behandlung von Problem- und Rezidivbasaliomen, jeglicher epithelialer Tumoren mit unklarer subklinischer Ausdehnung und multizentrisch wachsender Tumoren. Zu den Problembasaliomen gehören einerseits aggressive histologische Subtypen wie z. B. das sklerodermiforme oder das metatypische Basaliom, andererseits aber auch Basaliome in Lokalisationen wie der periorbitalen, der aurikulären und der zentrofazialen Region, die durch eine besondere Rezidivfreudigkeit gekennzeichnet sind [2, 6, 35, 36, 43].

Basaliome neigen z. T. zu einer ausgesprochen unregelmäßigen und klinisch nicht erkennbaren Ausbreitung. Wenngleich der Knorpel von Nase und Ohr nur relativ selten befallen wird, kann sich der Tumor gerade hier über weite Areale auf Ebene der Subkutis ausdehnen. Hypothetisch wird die höhere Rezidivneigung dieser Regionen durch deren Embryogenese erklärt, da sich hier verschiedene Fusionsebenen überschneiden, in deren Spalträumen eine weite subklinische Tumorausdehnung möglich ist [29].

Die Heilungsraten beziffern sich auf etwa 98 % bei Primärbasaliomen bzw. etwa 96 % bei Rezidivbasaliomen [17, 21, 28]. Dies unterstreicht die Stellung der mikrographischen Chirurgie bei den genannten Indikationen als Methode der ersten Wahl. Die Verfahren besitzen gleichartige Effektivität in der Behandlung des M. Bowen, der Queyrat-Erythroplasie, des Plattenepithelkarzinoms der Haut und Übergangsschleimhäute sowie auch seltenerer Tumoren wie des Dermatofibrosarcoma protuberans, der Adnexkarzinome der Haut und des extramammären M. Paget [19, 32].

Mohs Surgery – Chemochirurgie
Die klassische Chemochirurgie, die auch als „Mohs fixed tissue technique" oder klassische „Mohs Surgery" bezeichnet wird, wie sie von Mohs 1941 inauguriert wurde, wird heute nur noch selten angewandt [8, 10, 26]. Sie stellt eine Weiterentwicklung der Zinkchloridätzung Schreus' bei Epitheliomen dar [37]. Die Chemochirurgie beinhaltet eine Gewebefixierung in situ, wobei in Lokalanästhesie nach Kürettage bzw. Exzision des exophytischen wachsenden Tumors konzentrierte Dichloressigsäure oder 50 %ige Trichloressigsäure zur Permeabilitätssteige-

rung und anschließend Zinkchloridpaste als Fixativ in das Tumorbett aufgetragen wird. Nach 24 h kann das so fixierte Gewebe schmerzlos tangential exzidiert werden und steht nach exakter Markierung für die histologische Untersuchung zur Verfügung. Ist noch Turmorrestgewebe nachweisbar, wird das Verfahren so lange wiederholt bis die In-toto-Exzision auch feingeweblich bestätigt ist. Die histologische Untersuchung kann sowohl im Kryostat- als auch im Paraffinschnittverfahren erfolgen.

Mohs propagierte ursprünglich, die entstandenen Operationsdefekte per secundam abheilen zu lassen, wie z. T. noch von einzelnen Autoren favorisiert, um gerade bei Risikotumoren ein mögliches Rezidiv nicht durch eine lokale Lappenplastik zu verbergen. Aus heutiger Sicht ist jedoch die umgehende plastisch-rekonstruktive Defektdeckung anzustreben, da sie den Heilungprozeß nicht nur erheblich beschleunigt, sondern auch zu befriedigenderen kosmetischen Ergebissen führt [31, 32].

Mohs Surgery – Frischgewebstechnik

Im angloamerikanischen Sprachraum wird Mohs Surgery heute fast ausschließlich als Frischgewebstechnik angewendet [12, 20, 21]. Diese erspart dem Patienten die schmerzhafte Zinkchloridfixierung und erlaubt ggf. mehrere Nachexzisionen an einem Tag, bei nur geringer Gewebetraumatisierung. Der Tumor wird hier ohne chemische In-situ-Fixierung in Lokalanästhesie exzidiert. Der Operateur erfüllt dabei gleichzeitig die Funktion des Histopathologen und beurteilt direkt im Anschluß an die Exzision die histologischen Schnitte.

In der Regel wird vor Anwendung des Mohs Surgery der exophytische oder nekrotische Tumoranteil durch Kürettage oder tangentiale Exzision entfernt. Das besondere Kennzeichnen dieser Methode ist die weitere scheibenförmige Exzision des Tumorgewebes. Das Skalpell wird für die Exzision in einem Winkel von etwa 45° zur Hautoberfläche angesetzt. Dabei müssen ein oder mehrere möglichst flache

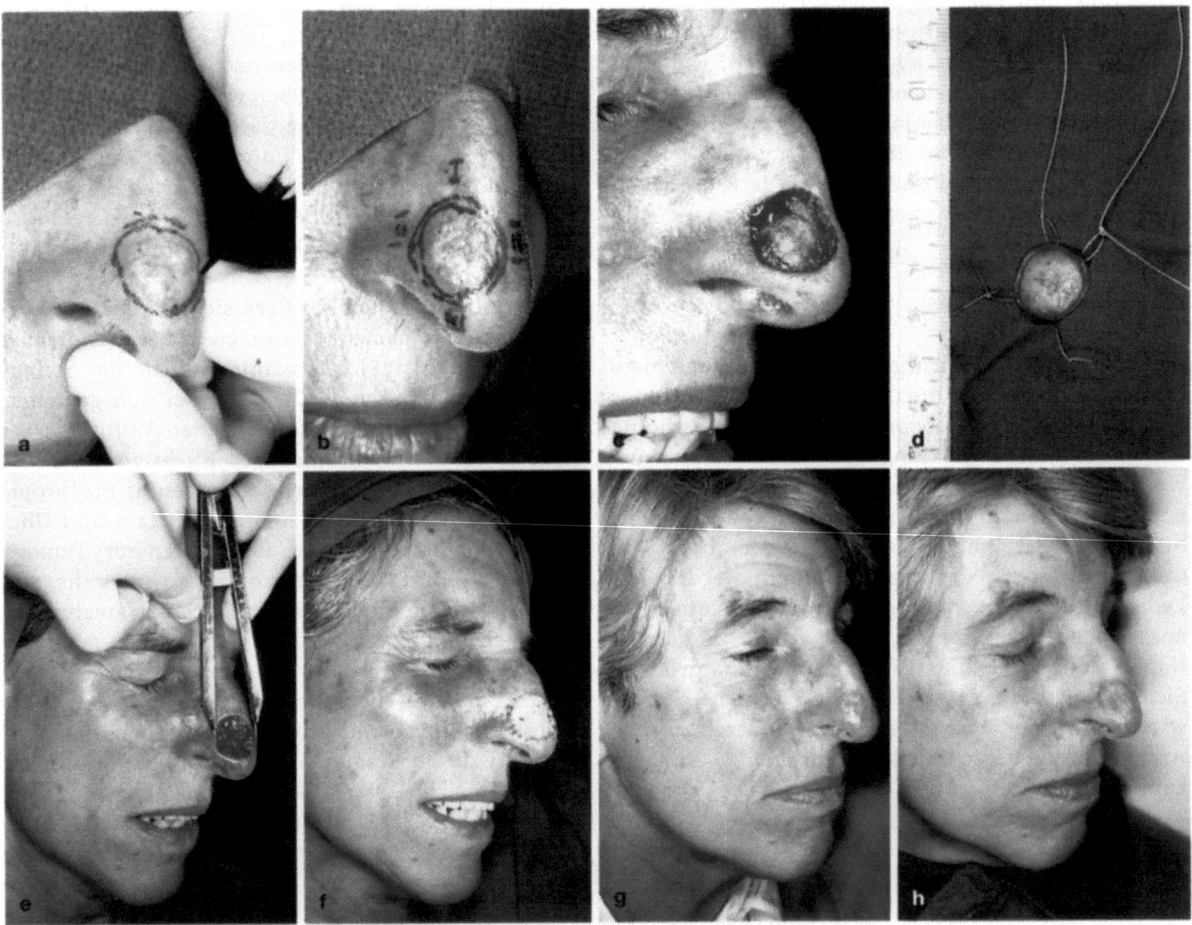

Abb. 12.2 a–h. Histographisch kontrollierte Chirurgie eines Basalioms und Rekonstruktion mittels Vollhauttransplantat. **a** Markierung der makroskopischen Tumorränder und des Exzisionsrandes. **b** Markierung der Randsegmente. **c** Defekt nach Exzision des Basalioms. **d** Fadenmarkierung der Randsegmente. **e** Defekt nach Wundkonditionierung, Planung der Vollhauttransplantation. **f** Zustand nach Einpassen eines Vollhauttransplantats vom Hals. **g** Präoperativer Befund. **h** 6 Monate postoperativ

Präparate entstehen, die zur weiteren histologischen Bearbeitung verwendet werden. Die exzidierten „Scheiben" werden sorgfältig markiert („mapping") und in einzelne Segmente unterteilt [23, 42]. Bei der Einbettung der Segmente werden basale und laterale Areale in eine Ebene gebracht, um die gesamte Fläche in einem einzigen Schnitt beurteilen zu können [19]. Die histologische Beurteilung erfolgt am Kryostatschnitt [11]. Im Falle eines positiven Tumornachweises in der Schnittebene wird entsprechend der vorherigen Markierung eine weitere scheibenförmige Exzision im betreffenden Areal durchgeführt, mit wiederum gleichartiger histologischer Aufarbeitung. Das Verfahren wiederholt sich bis zur endgültigen Bestätigung durch tumorfreie Schnittebenen.

Histographisch kontrollierte Chirurgie

Im Gegensatz zur Mohs Surgery wird in den europäischen Ländern vornehmlich die histografisch kontrollierte Chirurgie angewendet. Diese ist eine Modifikation der Mohs-Technik und entspricht ihr in ihren Zielen und Prinzipien [4, 5, 7].

Im Gegensatz zur Mohs-Technik wird der Tumor als Ganzes exzidiert. Die Exzision des Präparats erfolgt dabei rechtwinklig zur Hautoberfläche und bietet so einen nicht unerheblichen Vorteil für die Rekonstruktion des Defekts. Bereits intraoperativ wird eine Fadenmarkierung zur topografischen Orientierung vorgenommen (Abb. 12.2 a–h). Das Tumorpräparat kann anschließend formalinfixiert werden, und erst dann werden, entsprechend der Fadenmarkierung, Randschnitte zur Seite und zur Tiefe angefertigt, die gesondert untersucht werden (Abb. 12.3 a–d). Durch Formalinfixierung und nachfolgende histopathologische Untersuchung am Paraffinschnitt ergibt sich eine günstigere Beurteilbarkeit des Präparats, so daß auch feinste Tumorausläufer erkannt werden können. Einige spezialisierte Zentren führen die histopathologische Untersuchung auch am Kryostatschnitt durch.

Der Exzisionsdefekt wird bis zum Vorliegen des histologischen Ergebnisses passager durch Polyurethanschaumfolien oder andere inerte Hautersatzmaterialien gedeckt [2, 31, 32]. Tumorausläufer in den Randschnitten erlauben eine genaue Nachexzision in einer weiteren Operationssitzung, woraufhin erneut entsprechend einer Fadenmarkierung die histopathologische Randschnittbeurteilung erfolgt. Die einzelnen Schritte werden so lange wiederholt bis die vollständige Tumorfreiheit gegeben ist.

Ebenso wie die Mohs-Technik erlaubt dieses Verfahren eine genaue Erkennung der Tumorausdehnung und damit die vollständige Entfernung der Neubildung bei größtmöglicher Schonung des umgebenden gesunden Gewebes.

12.2.3
Rekonstruktionstechniken

Kleinere und topographisch günstig lokalisierte Basaliome können bereits durch eine oväläre bzw. spindelförmige Exzision mit anschließendem primären Wundverschluß nach lateraler Wundrandunterminierung im Sinne einer Dehnungsplastik versorgt werden. Zur Deckung größerer Defekte bevorzugen

Abb. 12.3 a–d. Prinzip der histographisch kontrollierten Chirurgie. (Aus [32]). **a** Variante 1: Markierung des Präparats bei 12 Uhr. **b** Zirkulärer Randschnitt sowie basaler Schnitt zur jeweiligen histologischen Beurteilung. **c** Variante 2: mehrere laterale Markierungen des Präparats. **d** Randschnitte der markierten Segmente sowie basaler Schnitt zur jeweiligen histologischen Beurteilung

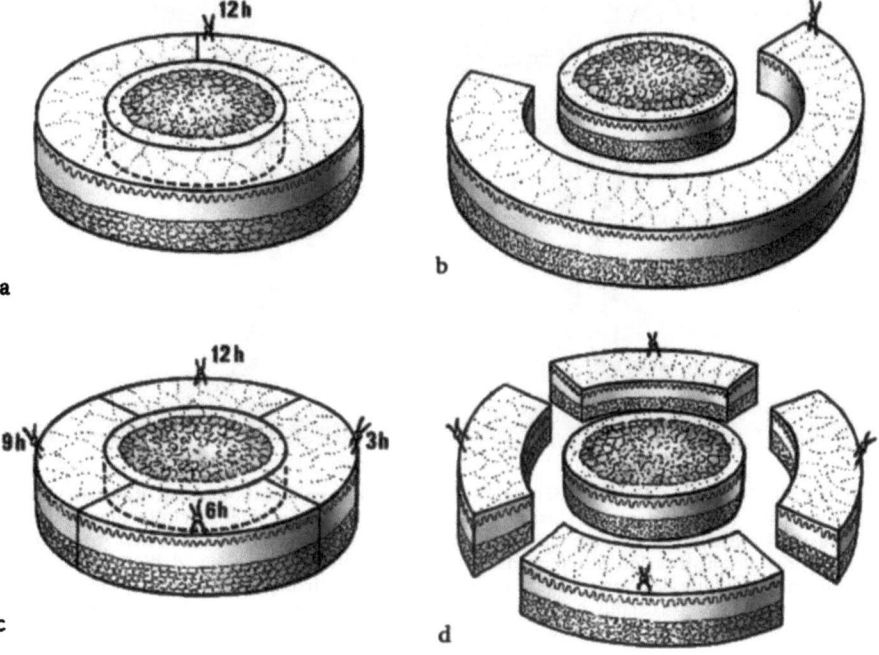

wir lokale und regionale Lappenplastiken, da diese Techniken die Gewähr für ein optimales kosmetisches Ergebnis ergeben (Abb. 12.4 a–h) [1, 30, 32, 38]. Die transponierten Hautpartien entsprechen in der Oberflächenbeschaffenheit weitgehend denen der exzidierten Strukturen. Der Operateur sollte mit einer ganzen Reihe lokoregionaler Rekonstruktionstechniken vertraut sein, um individuell für den Patienten in Abhängigkeit von Größe und Lokalisation des Defekts die ästhetisch günstigste und am wenigsten belastende Technik auszuwählen.

Freie Hauttransplantate wenden wir in der Regel nur dann an, wenn nicht genügend Hautreserven aus der näheren Umgebung zum Defektverschluß zur Verfügung stehen oder bei ausgedehnten Mehrfachrezidiven, bei denen trotz negativem histologi-

schen Befund subjektiv Zweifel an der vollständigen Tumorausrottung bestehen. In diesen Fällen kann es generell günstiger sein, den Defekt bis zu einem Jahr mit einem Spalthauttransplantat zu decken und erst nach Ausbleiben eines Rezidivs die definitive rekonstruktive Versorgung vorzunehmen.

Bestehen für einen bestimmten Exzisionsdefekt mehrere Möglichkeiten des Defektverschlusses, so ist dem Verfahren der Vorzug zu geben, welches bei gleichem Risiko das ästhetisch befriedigendere Resultat verspricht. Dies setzt einerseits eine große Erfahrung mit diversen Techniken voraus, andererseits erfordert es ein subtiles Einfühlungsvermögen des Operateurs in die jeweiligen lokalisatorischen Gegebenheiten.

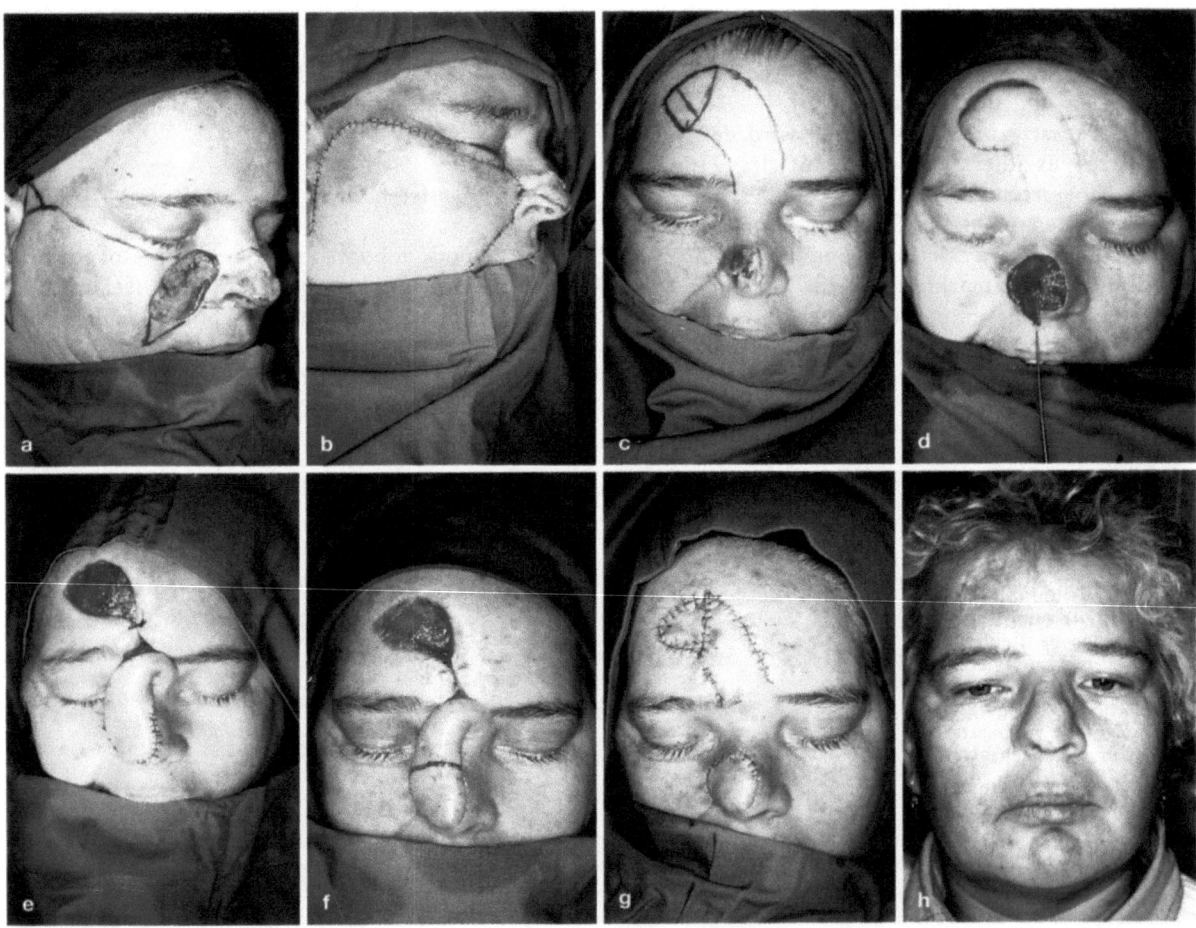

Abb. 12.4 a–h. Exzision eines ausgedehnten sklerodermiformen Basalioms und Rekonstruktion durch kombinierte lokoregionäre Lappenplastik. **a** Zustand nach Exzision des lateralen Anteils des sklerodermiformen Basalioms und Planung der Wangenrotationsplastik. **b** Abschluß der ersten Operation. **c** Zustand nach Exzision des nasalen Anteils des sklerodermiformen Basalioms und Planung der Rekonstruktion durch mediolateralen gestielten Stirnlappen. **d** Wundanfrischung an der Nase und Lappenumkehr zur Innenauskleidung des Nasenflügels. **e** Verlagerung des Stirnlappens in den Defekt. **f** Nach 2wöchiger Einheilungszeit Lappenstieldurchtrennung. **g** Zustand nach endgültiger Lappenanpassung an der Nasenspitze, Rückverlagerung des Lappenstiels und Deckung des Donorareals durch freies Hauttransplantat. **h** Funktionell und ästhetisch günstiges Ergebnis ein Jahr postoperativ

Plastisch-rekonstruktive Operationsverfahren

Nah- und Regionallappenplastiken:
- VY-Plastik, WY-Plastik, doppelte WY-Plastik,
- Verschiebeplastik (von Burow),
- U-Plastik,
- H-Plastik,
- Trapezplastik,
- Rotationsplastik,
- Verschiebe-/Rotationsplastik mit „back-cut",
- Schwenklappenplastik,
- Rhomboidplastik,
- Gleitlappenplastik,
- Insellappenplastik,
- gefäßgestielter Stirnlappen,
- Hautexpandertechnik.

Fernplastiken:
- freie Hauttransplantate,
- gestielte Fernlappen,
- freie mikroanastomosierte Lappen.

12.3 Diskussion

Basaliome wachsen in der Regel langsam und kontinuierlich. Rasches Wachstum deutet auf eine stärkere Infiltrationstendenz hin und ist ein prognostisch ungünstiges Symptom [16, 31, 43]. Bestandsdauer und Tumorgröße korrelieren in der Regel. Große und seit langem bestehende Basaliome geben häufiger therapeutische Probleme auf als kleine Tumoren, da diese meist eine größere subklinische Ausdehnung aufweisen. Diese Probleme können aber auch bei kleineren Basaliomen in bestimmten Lokalisationen auftreten, wie z.B. in der Nasolabialfalte, dem Lidinnenwinkel und der Retroaurikularregion. Hier findet man bereits frühzeitig ein destruierendes und in die Tiefe gerichtetes Tumorwachstum [29].

Daraus ist abzuleiten, daß es bei bestimmten Basaliomtypen und -lokalisationen zwingend notwendig ist, der operativen Therapie bei der Erstbehandlung den Vorzug vor anderen kurativen Behandlungsverfahren zu geben. Denn nur auf diesem Wege ist eine dreidimensionale feingewebliche Aufarbeitung der Basaliome möglich, womit auch jenes spezifische Wachstumsverhalten Berücksichtigung findet, bei dem nur ein Teil des Tumors klinisch an der Hautoberfläche sichtbar ist („Eisberg-Phänomen") [5, 31]. Dieses Phänomen kann einerseits durch eine sekundäre Verschmelzung unabhängiger Einzelherde im Sinne der multizentrischen Tumorentstehung, andererseits durch kontinuierli-

ches Vorwachsen im Korium mit Vergrößerung der Tumorzellkomplexe seine Erklärung finden.

Als Problembasaliome sind solche Tumoren zu bezeichnen, die infolge einer langen Bestandsdauer nicht nur eine große Flächenausdehnung erreichen, sondern auch tiefer gelegene Strukturen, wie Knochen und Knorpel involviert haben. Ferner sind dazu Basaliome zu zählen, die multilokulär entstanden sind sowie Rezidivtumoren. Mehrfachrezidive und Rezidive, die von in der Tiefe belassenen oder in die Tiefe verlagerten Tumorresten ausgehen, gestalten sich ebenso als äußerst problematisch. Für solche Tumoren ist die mikrographische Chirurgie eindeutig die Methode der Wahl [21, 35].

Wiederholte und insuffizient durchgeführte operative, kryochirurgische, chemochirurgische und radiologische Behandlungsmaßnahmen können einen Wandel der Tumordignität bewirken [22, 43]. So würde dann ein primär unscheinbares Basaliom in einen destruierend wachsenden Problemtumor mit Metastasierungspotenz transformiert, was dann die Therapie um ein erhebliches Maß erschwert.

Verantwortlich für ein Tumorrezidiv sind nicht eliminierte Tumorreste. Dies bedeutet, daß die sichere Entfernung eines Basalioms erst nach Beseitigung auch der letzten Basaliomzelle sichergestellt ist. Das Erreichen dieses Zieles dürfte bei einem Tumortyp mit kontinuierlich fortschreitendem Wachstumsverhalten erfahrungsgemäß leichter sein als bei jenen Basaliomen, deren Wachstumsmuster diffuser und infiltrierender ist. Diese biologische Aggressivität zu erkennen, ist die wichtigste und schwierigste Aufgabe des Therapeuten, da von ihr die Behandlungsstrategie und der Erfolg im wesentlichen abhängen.

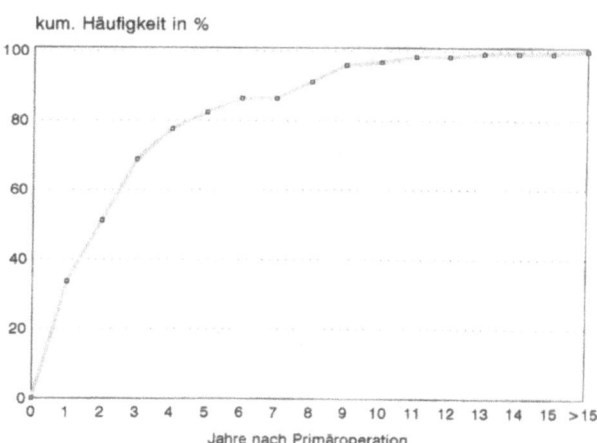

Abb. 12.5. Zeitpunkt des Auftretens der Rezidive. Knapp 20 % aller Basaliomrezidive treten nach dem 5. postoperativen Jahr auf (Kollektiv der Hautklinik der Städtischen Kliniken Kassel, Gesamtrezidivquote = 1,98 %)

Spezielle therapeutische Probleme sind gegeben beim Vorhandensein multipler Basaliome, wie z. B. bei der Arsenbasaliomatose oder der Nävobasaliomatose [14]. Hierbei kommen neben der chirurgischen Exzision eine ganze Reihe alternative Behandlungsverfahren zur Anwendung. Dazu gehören die Dermabrasion, Kürettage, Kryotherapie bei superfiziellen Basaliomen im Rumpfbereich sowie die systemische Anwendung von Retinoiden (z. B. Neotigason) [15, 33, 40, 41].

Die Neigung zu Lokalrezidiven sowie die erhöhte Wahrscheinlichkeit im Verlauf weitere Basaliome zu enwickeln erfordern eine mehrjährige Nachsorge der Patienten (Abb. 12.5). Wir empfehlen eine 5jährige Nachsorge bei Erstbasaliomen, bei Rezidivbasaliomen und Mehrfachbasaliomen eine solche von wenigstens 10 Jahren [32, 39].

Literatur

1. Abdel-Fattah AM (1982) Local skin flaps in reconstruction following excision of basal cell carcinomas of the cheek and temple. J Surg Oncol 21: 223–229
2. Albom M (1977) The management of recurrent basal-cel carcinomas. Please, no grafts or flaps at once. J Dermatol Surg Oncol 3: 382–384
3. Braun-Falco O, Plewig G, Wolff HH (1995) Dermatologie und Venerologie. Springer, Berlin Heidelberg New York Tokyo
4. Breuninger H (1984) Histologic control of excised tissue edges in the operative treatment of basal cell carcinomas. J Dermatol Surg Oncol 10: 724–727
5. Breuninger H (1993) Mikrografische Chirurgie: Die Therapie, die dem lokalen Infiltrationsverhalten des Basalioms gerecht wird. In: Petres J, Lohrisch I (Hrsg) Das Basaliom. Klinik und Therapie. Springer, Berlin Heidelberg New York Tokyo, S 157–168
6. Breuninger H, Schippert W, Black B, Rassner G (1989) Untersuchungen zum Sicherheitsabstand und zur Exzisionstiefe in der operativen Behandlung von Basaliomen. Hautarzt 40: 693–700
7. Burg G (1991) Grundlagen, Planung, Durchführung und Ergebnisse der mikrografischen Chirurgie. Z Hautkr [Suppl] 66/3: 120–122
8. Burg G, Braun-Falco O (1973) Chemochirurgie des Basalioms. Dtsch Ärztebl 70: 2303–2312
9. Burg G, Hirsch R, Konz B, Braun-Falco O (1975) Histographic surgery: accuracy of visual assessment of the margins of basal-cell epithelioma. J Derm Surg 1: 21–24
10. Burg G, Robins P (1972) Chemochirurgie. Chemochirurgische Entfernung chemisch fixierten Tumorgewebes mit mikroskopischer Kontrolle. Hautarzt 23: 16–20
11. Cataldo PA, Stoddard PB, Reed WP (1990) Use of frozen section analysis in the treatment of basal cell carcinoma. Am J Surg 159: 561–563
12. Clark D (1993) Cutaneous micrographic surgery. Otolaryngol Clin North Am 26: 185–202
13. Fleming ID, Amonette R, Monaghan T, Fleming MD (1995) Principles of management of basal and squamous cell carcinoma of the skin. Cancer 75: 699–704
14. Gorlin RJ (1987) Nevoid basal-cell carcinoma syndrome. Medicine 66: 98–113
15. Hacker SM, Browder JF, Ramos-Caro FA (1993) Basal cell carcinoma. Choosing the best method of treatment for a particular lesion. Postgrad Med 93: 101–111
16. Holubar K (1981) Basaliome. In: Korting GW (Hrsg) Dermatologie in Praxis und Klinik, Bd 4. Thieme, Stuttgart New York, S. 41.21–41.40
17. Hruza GJ (1994) Mohs micrographic surgery local recurrences. J Dermatol Surg Oncol 20: 573–577
18. Kopf AW (1979) Computer analysis of 3531 basal-cell carcinomas of the skin. J Dermatol 6: 267–281
19. Kopke LF, Konz B (1995) Mikrographische Chirurgie. Eine methodische Bestandsaufnahme. Hautarzt 46: 607–614
20. Marchac MD (1988) Surgery of basal cell carcinoma of the face. Springer, Berlin Heidelberg New York Tokyo
21. McGillis ST, Wheeland RG, Sebben JE (1991) Current issues in the performance of Mohs micrographic surgery. J Dermatol Surg Oncol 17: 681–684
22. Mikhail GR, Nims LP, Kelly AP Jr et al. (1977) Metastatic basal cell carcinoma. Review, pathogenesis, and report of two cases. Arch Dermatol 113: 1261–1269
23. Miller PK, Roenigk RK, Brodland DG, Randle HW (1992) Cutaneous micrographic surgery: Mohs procedure. Mayo Clin Proc 67: 971–980
24. Miller SJ (1991) Biology of basal cell carcinoma (Part I). J Am Acad Dermatol 24: 1–13
25. Mohs FE (1978) Chemosurgery: Microscopically controlled surgery for skin cancer. Charles C Thomas, Springfield
26. Mohs FE, Guyer MF (1941) Pre-excisional fixation of tissues in the treatment of cancer in rats. Cancer Res 1: 49–51
27. Mora RG, Robins P (1978) Basal-cell carcinomas in the center of the face. J Dermatol Surg Oncol 4: 315–321
28. Motley RJ, Holt PJ (1994) Micrographic surgery for basal cell carcinoma. Br J Hosp Med 52: 353–355
29. Panje WR, Ceilley RI (1979) The influence of embryology of the mid-face on the spread of epithelial malignancies. Laryngoscope 89: 1914–1920
30. Petres J, Hundeiker M (1978) Dermatosurgery. Springer, Berlin Heidelberg New York
31. Petres J, Rompel R (1993) Operative Therapie des Basalioms – Erfahrungen und Ergebnisse. In: Petres J, Lohrisch I (Hrsg) Das Basaliom (S 133–144). Springer, Berlin Heidelberg New York Tokyo
32. Petres J, Rompel R (1996) Operative Dermatologie. Lehrbuch und Atlas. Springer, Berlin Heidelberg New York Tokyo
33. Reymann F (1975) Multiple basal cell carcinomas of the skin: Treatment with curettage. Arch Dermatol 111: 877–879
34. Rompel R, Petres J (1994) Maligne Tumoren der Altershaut. In: Platt D (Hrsg) Handbuch der Gerontologie, Bd 7 (S 237–278). Dermatologie. Gustav Fischer, Stuttgart
35. Rowe DE, Carroll RJ, Day CL Jr (1989) Mohs surgery is the treatment of choice for recurrent (previously treated) basal cell carcinoma. J Dermatol Surg Oncol 15: 424–431
36. Salasche SA, Amonette RA (1981) Morpheaform basal-cell epitheliomas. A study of subclinical extensions in a series of 51 cases. J Dermatol Surg Oncol 7: 387–394
37. Schreus HT (1951) Chlorzinkschnellätzung des Epithelioms. Ein Beitrag zur Chemochirurgie. Hautarzt 2: 317–319
38. Staindl O (1993) Regionale Lappen und freie Transplantate zur Defekt-Rekonstruktion der Nase nach Basaliomresektion. In: Petres J, Lohrisch I (Hrsg) Das Basaliom. Klinik und Therapie. Springer, Berlin Heidelberg New York Tokyo, S 145–156
39. Steinkogler FJ, Scholda CD (1993) The necessity of long-term follow up after surgery for basal cell carcinomas of the eyelid. Ophthalmic Surg 24: 755–758
40. Stücker M, Hoffmann K, Spang V, Dirschka T, Luther H, Altmeyer P (1995) Möglichkeiten und Grenzen der Kryochirurgie des Basalioms. Akt Dermatol 21: 36–39
41. Torre D (1986) Cryosurgery of basal cell carcinoma. J Am Acad Dermatol 15: 917–929
42. Tromovitch TA, Stegman SJ (1978) Microscopic-controlled excision of cutaneous tumors: chemosurgery, fresh tissue technique. Cancer 41: 653–658
43. Vico P, Fourez T, Nemec E, Andry G, Deraemaecker R (1995) Aggressive basal cell carcinoma of head and neck areas. Eur J Surg Oncol 21: 490–497

13 Kryotherapie des Basalioms

Günther Sebastian

13.1 Einleitung

Die Kryotherapie gilt als ein bewährtes Verfahren zur Behandlung des unkomplizierten Basalioms bei älteren Patienten. Unter Berücksichtigung der klinischen und mikromorphologischen Variabilität des Hauttumors muß die Entscheidung für den Einsatz tiefer Temperaturen auf den jeweiligen Einzelfall abgestimmt werden. Da die Radikalität des Vorgehens histologisch nicht kontrolliert werden kann [4], erfordert die Kryotherapie des Basalioms eine besonders sorgfältige prätherapeutische Diagnostik und intraoperativ ein Monitoring des therapeutisch notwendigen Temperaturverlaufes. Für die Kryotherapie des Basalioms aufgestellte Standards basieren auf verschiedenen objektiven Faktoren wie den prätherapeutisch sonographisch bestimmten horizontalen und vertikalen Tumorausdehnungen [17], experimentell ermittelten Temperaturfeldern in vivo unter Berücksichtigung des verwendeten kryotherapeutischen Geräteprogramms, der Objektivierung der Ausdehnung der Kryoläsion im Gewebe und der posttherapeutischen Kontrolle des zeitabhängigen Ablaufs der irreversiblen Schädigung von Tumorgewebe [2, 3, 11]. In die Standardisierungsbestrebungen eingeschlossen wurden die erzielten Früh- und Spätergebnisse von Therapiepilotstudien mit Betonung der Rezidivhäufigkeit und den funktionell-ästhetischen Ansprüchen [12].

13.2 Grundlagen der Basaliomkryotherapie

Für die Kryotherapie des Basalioms ist der Einsatz von Kältemitteln mit Temperaturen von –196 °C opti-mal. Dafür geeignet ist Flüssigstickstoff (LN$_2$) in entsprechenden Kryotherapiegeräten. Ausgenutzt wird bei der Basaliomtherapie der Effekt der Kryodesktruktion. Notwendige Voraussetzungen für die irreversible Kryodestruktion sind [6, 8, 14, 15]:

- Das zu zerstörende Gewebe soll auf eine Temperatur von minimal –40 °C (233 K) bei einer Gefriergeschwindigkeit größer als 100 K/min abgekühlt werden, damit es zur intrazellulären Eiskristallbildung kommt.
- Der Auftauprozeß sollte spontan erfolgen mit einer Auftaugeschwindigkeit kleiner als 10 K/min, um eine weitere Schädigung der Zellen infolge der Rekristallisation der Eiskristalle zu bewirken. Für die Praxis bedeutet dies, daß auf keinem Fall das spontane Auftauen beschleunigt werden darf.
- 2–3 Gefrier-Auftau-Zyklen tragen zur Erhöhung und vollständigen Absicherung der Destruktionswirkung bei.

Diese kryobiologischen Bedingungen müssen unter Berücksichtigung der Leistung des verwendeten Stickstoffkryotherapiegerätes je nach Indikation, Größe und Tiefenausdehnung des zu zerstörenden Gewebes in einem Gefrier-Auftau-Regime realisiert werden. Bei der Kryoapplikation kommt es im Rahmen des Wärmeentzuges im Gewebe zur Ausbildung eines Temperaturfeldes, das man in verschiedene Zonen unterteilen kann (Abb. 13.1). Die oberflächliche (sichtbare) Ausdehnung der Gefrierzone, markiert durch die peripher scharf begrenzte Gefrierfront, ist aber größer als die eigentliche Destruktionszone, die den Tumor einschließlich der Sicherheitszone vollständig erfassen soll. Die Stimulationszone, in der Stoffwechselprozesse und dadurch Wachstums-, Resorptions- und Reparationsprozesse angeregt werden, schließt sich an die Destruktionszone an und wird durch Temperaturen zwischen –12 °C (261 K) und 10 °C (283 K) charakterisiert [1, 14, 18]. Mit dem Spray freezing kann Gewebe mit einer Tiefenausdehnung von maximal 6–7 mm zerstört werden. Eine größere Destruktionswirkung ist auch nicht durch eine Verlängerung der Therapiezeit möglich. Erreicht Tumorgewebe die Stimula-

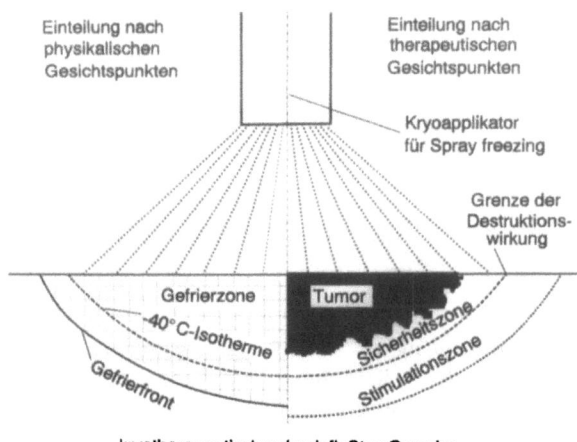

Abb. 13.1. Schematische Darstellung der Kryoapplikation und der verschiedenen Zonen im Gewebe

tionszone oder befindet es sich in ihr, wird eine entsprechende unerwünschte Wirkung die Folge sein. Für die Kontrolle des kryotherapeutischen Effekts stehen verschiedene In-vivo-Methoden (Impedanzmessung, Ultraschalldickenmessung) zur Verfügung, wobei ausschließlich die intraoperative Thermometrie praxisrelevanten Wert hat [9] (Abb. 13.2 a–d).

Beim Temperaturkontrollverfahren werden sterilisierbare Bimetallsonden, die mit einer Temperaturanzeige nach dem Prinzip des elektrischen Thermometers verbunden sind, eingesetzt. Die Temperaturmessung erfolgt relativ selektiv an der Nadelspitze: Die Sonden werden neben (zur Kontrolle des Sicherheitsabstandes) und/oder unter den Tumor eingestochen, wobei unterschiedliche Plazierungshilfen in Schablonenform zur Verfügung stehen. Sie erhöhen die Sicherheit der Plazierung der Nadelspitze des Thermoelementes in einer definierten Tiefe [11]. Dennoch sind Unsicherheitsfaktoren durch eine ungenaue Lage der Temperaturfühlerspitze oder Fehler bei der Messung (Kältemessungen am Temperaturfühlerschaft) nicht auszuschließen [7].

Bei Kenntnis der Tumordicke und -ausdehnung lassen sich die Therapieparameter geräteabhängig mit ausreichender Sicherheit rechnerisch analog zur Bestrahlungsplanung in der Strahlentherapie (aus Tabellen und Diagrammen) ermitteln [15].

13.3
Technische Voraussetzungen

Für die kryotherapeutischen Eingriffe werden unterschiedliche mit Flüssigstickstoff betriebene Gerätetypen benutzt. Moderne Geräte ermöglichen eine

für die klinisch unterschiedlichen Basaliomtypen angepaßte kryotechnische Verfahrensweise:

- Das offene Sprayverfahren (Spray freezing), bei dem der verdampfende Flüssigstickstoff direkt auf das Basaliom einwirkt. Der scharf gebündelte Stickstoffsprühstrahl wird dosierbar mit einer Arbeitstemperatur von ca. –196 °C (77 K) auf die Läsionen gelenkt, wobei das sich bildende Gas-Flüssigkeits-Gemisch einen guten Wärmeübergang garantiert. Der scharf gebündelte Sprühstrahl gestattet eine exakte fokale Kälteapplikation, eine Schädigung von Gewebe außerhalb des gewählten Sicherheitsabstandes ist vermeidbar.

- Beim geschlossenen Kontaktverfahren (Contact freezing) verdampft der Flüssigstickstoff im Metallapplikator und wird anschließend über ein offenes System abgeleitet [11]. Abhängig vom Auflagedruck, der Charakteristik der Auflagefläche (plane Fläche, eventuell Kontaktgel erforderlich) und der Größe des gewählten Applikatordurchmessers ist eine exakt definierte Applikation des Kältemittels möglich.

13.4
Prätherapeutische Diagnostik

Zur Festlegung der Therapieparameter sind die histologische Sicherung der Diagnose und die Bestimmung der Flächen- und Tiefenausdehnung notwendig. Stanzbiopsien gestatten orientierende Aussagen zur Tiefenausdehnung. Die hochauflösende Sonographie verbessert die Aussagefähigkeit beider Parameter deutlich [17]. Für die Therapie sollte ein seitlicher Sicherheitsabstand von 3–5 mm bei Basaliomen bis zu einem Durchmesser von 10 mm gewählt werden. Bei Basaliomen bis zu 20 mm Größe ist ein Sicherheitsabstand von 5–10 mm zu planen. Werden im Ausnahmefall größere Basaliome kryotherapeutisch behandelt (z. B. am Körperstamm) ist ein Sicherheitsabstand von 10–20 mm erforderlich (Abb. 13.3 a–c).

13.5
Indikationen und Kontraindikationen

Die Kryotherapie hat spezifische Vor- und Nachteile (Tabelle 13.1), die die Therapieentscheidung mittragen [20]. Empfehlenswert ist die Kryotherapie von soliden Basaliomen in besonders ungünstigen Lokalisationen (Nase, Ohrmuschel, Ober- und Unterlidbereich) und von ausgedehnteren, multiplen oberflächlichen Herden bei älteren und betagten

Abb. 13.2 a–d. a Ulzeriertes Basaliom der Nasenspitze, des Nasenrückens und des linken Nasenflügels. **b** Plazierung des Thermoelementes subtumoral vor Kälteanwendung. **c** Auftauphase nach dem 1. Kryozyklus. **d** Narbiger Endzustand nach einem Jahr

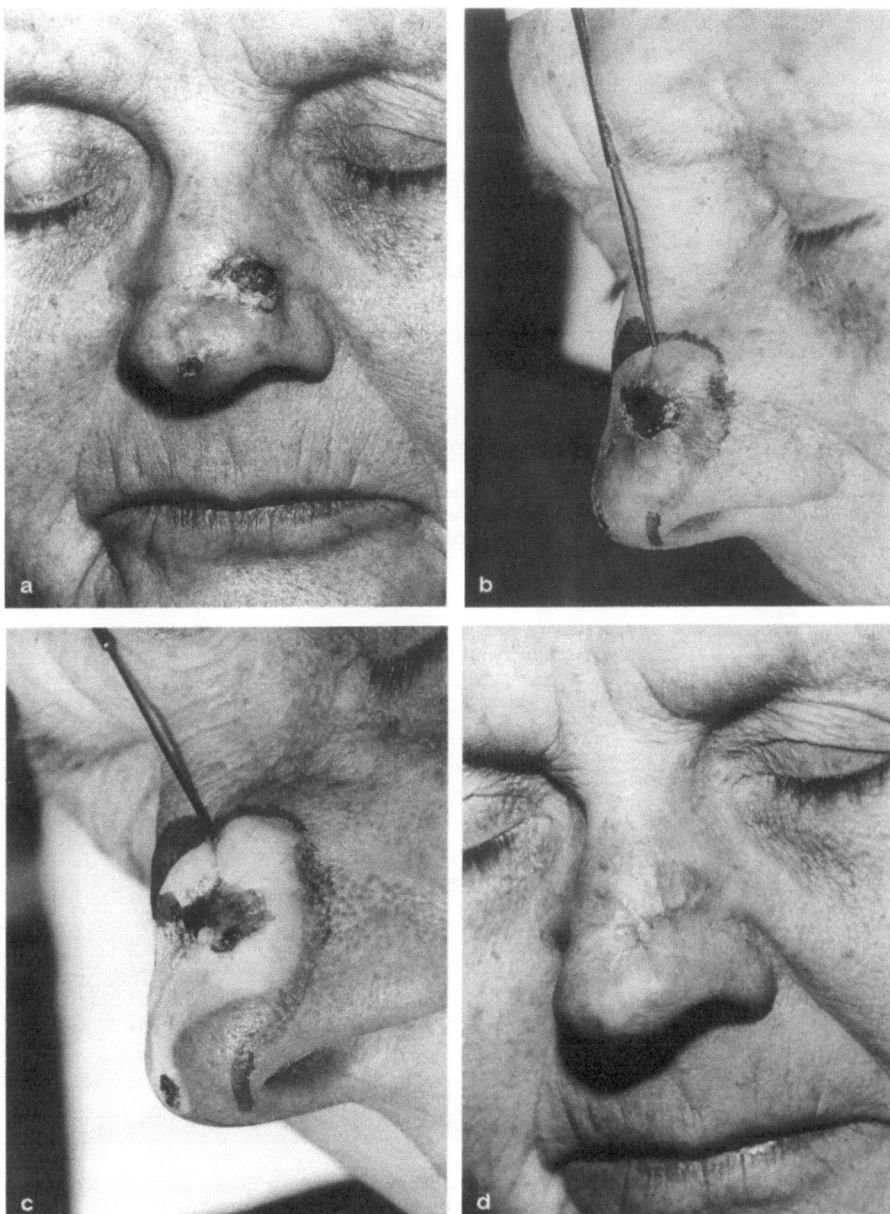

Tabelle 13.1. Kryotherapie des Basalioms

Vorteile	Nachteile
(ambulante) Behandlung in einer Sitzung (Kurzzeiteingriff)	ausgeprägte posttherapeutische Schwellung und Exsudation (7 Tage)
Behandlung multipler Läsionen	längerer Heilungsverlauf (28 Tage)
keine Blutungsgefahr	depigmentierte Narben
funktionell und ästhetisch gute Spätergebnisse	irreversible Alopezie
Behandlung wiederholbar	fehlende histologische Kontrolle (sog. „blindes" Verfahren)
	Pseudorezidive

Patienten [10] (Abb. 13.4 a–c, 13.5 a und b, 13.6 a und b). Kryotherapeutisch behandelt werden können Patienten, die Antikoagulantien erhalten. Kontraindiziert ist die Kroytherapie des Basalioms mit folgenden Charakteristika [13]:

- Lokalisationsabhängige Charakteristika. Basaliome des medialen Augenwinkels, der Ohrmuschelumschlagfalte, des Nasenflügelansatzes und des Gehörganges lassen sich technisch kryotherapeutisch schlecht behandeln, wachsen häufig infiltrierend und sind klinisch schwieriger nachkontrollierbar. Die Kryotherapie von Basaliomen ist in Regionen atrophischer Haut über knöcher-

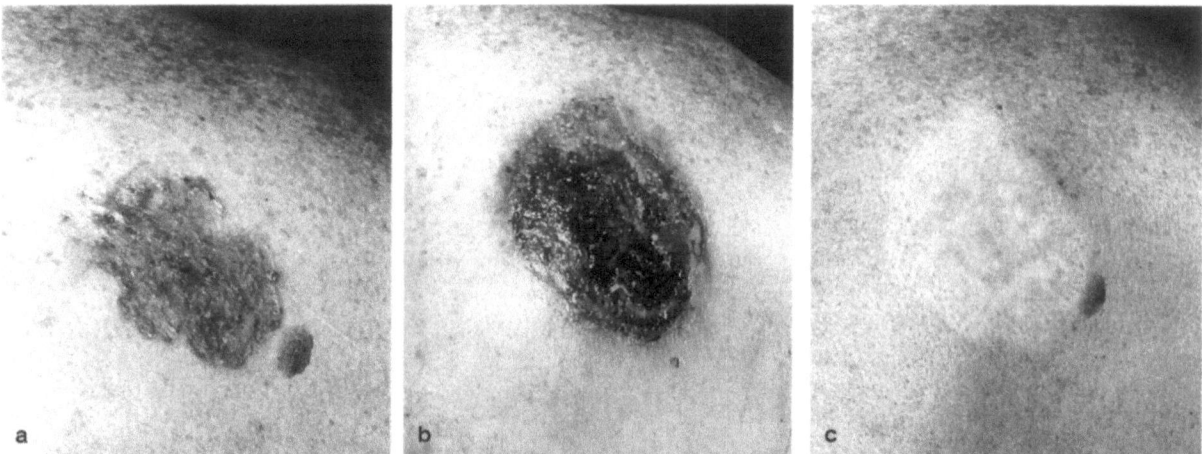

Abb. 13.3. a–c. a Oberflächliches Basaliom und seborrhoische Keratose an der rechten Schulter. **b** Zustand 7 Tage nach Spray freezing mit 10 mm Sicherheitsabstand, erosiv-nässende Reaktion. **c** 6 Monate nach Behandlung besteht eine flache, hypopigmentierte Narbe und ein Rest der seborrhoischen Keratose

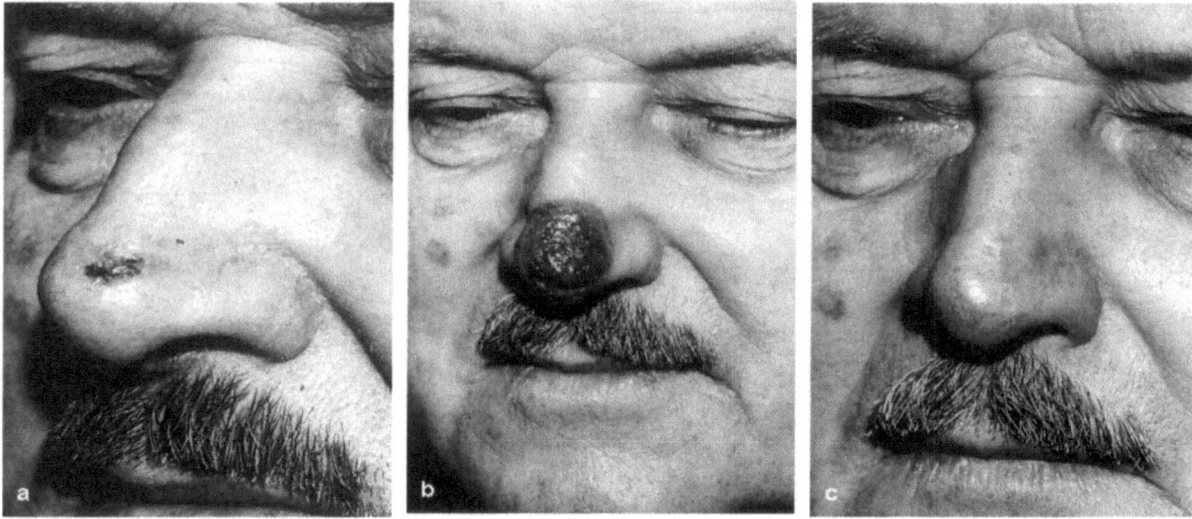

Abb. 13.4. a–c. a Solides, ulzeriertes Basaliom an der Nasenspitze. **b** Erosiv-nässende Kryonekrose am 7.Tag nach Behandlung. **c** Flache depigmentierte Narbe 6 Monate nach Kryotherapie

nen Strukturen wegen der Gefahr nichtheilender Defekte kontraindiziert.

- Besondere klinische und histologische Wuchsformen. Primär destruierend wachsende und histologisch sklerodermiform differenzierte Basaliome sprechen deutlich schlechter auf tiefe Temperaturen an bzw. die Eindringtiefe des therapeutischen Kälteherdes reicht zur Tumorzerstörung nicht aus.
- Tumordurchmesser und Tumorgrenzen. Für Basaliome mit mehr als 30 mm Durchmesser ist die gleichmäßige Applikation des Kältemittels zur Erzeugung einer therapeutischen Destruktions-

zone nur mit leistungsstarken stickstoffbetriebenen Geräten im offenen Sprühverfahren möglich. Unter Berücksichtigung des subklinischen Wachstums großer Basaliome können Behandlungsflächen von 50 mm Durchmesser im Routinebetrieb nicht mehr gleichmäßig behandelt werden.
- Basaliomrezidive. Klinisch und histologisch gut definierte Basaliomrandrezidive können kryotherapeutisch behandelt werden. Kontraindiziert ist ihr Einsatz bei allen anderen Rezidivformen, bei Mehrfachrezidiven und Rezidiven in schlecht überschaubaren Lokalisationen.

Abb. 13.5. a und b. a Ulzeriertes Basaliom an der Nasenspitze mit Übergang auf den rechten Nasenflügel. **b** Depigmentierte, wenig eingesunkene Narbe ein Jahr nach Spray freezing

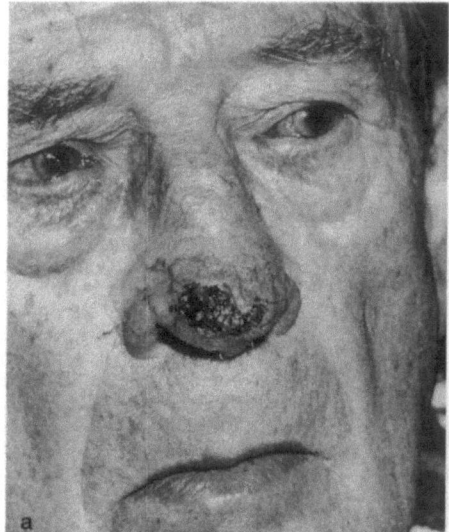
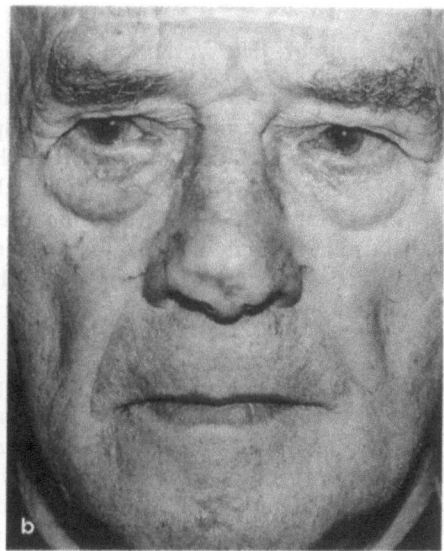

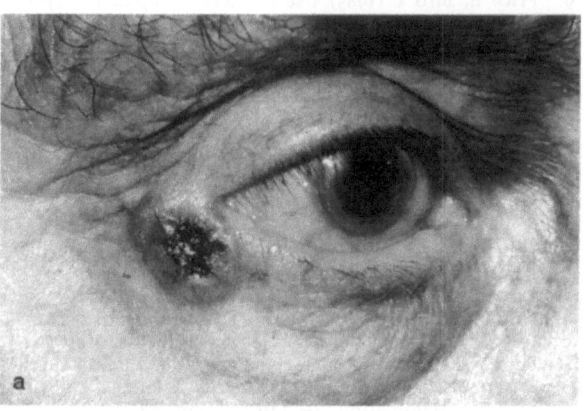
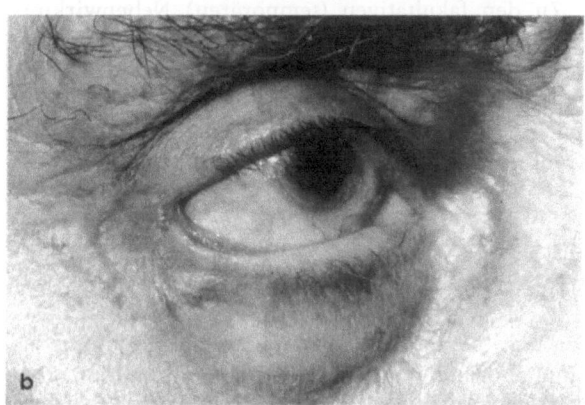

Abb. 13.6. a und b. a Ulzeröses Basaliom am rechten lateralen Augenwinkel. **b** Flache Narbe ohne funktionelle Behinderung 6 Monate nach Contact freezing

13.6
Kryotherapeutischer Ablauf

Die Kryoapplikation wird in folgenden Schritten durchgeführt:

- Infiltrationsanästhesie. Die Verwendung eines Vasokonstringens ist wünschenswert. Die Gefäßengstellung reduziert die „Gegenheizung" der Gewebedurchblutung, verlängert damit die Auftauphase und potenziert die zelldestruktiven Rekristallisationsvorgänge.
- Bei exophytischen Wuchsformen erfolgt prätherapeutisch eine Planierung mit der Ringkürette [16]. Damit wird eine Reduktion der Tumormasse erreicht; die Kältedosis kann minimiert werden, so daß eine raschere Heilung erfolgt. Außerdem wird für die planen Applikatoren beim Kontaktverfahren eine optimale Behandlungsfläche geschaffen.

- Während des Aufsprühens von Flüssigstickstoff mit Düsen größeren Durchmessers bei zerklüfteten und unregelmäßig begrenzten Basaliomen ist der Schutz der umgebenden Haut mit schlecht kälteleitenden Schaumstoffplatten, speziell geformten Moulagen oder Otoskopkoni (sog. Restricted-spray-Verfahren [8, 9]) erforderlich. Zum Schutz des Auges werden spezielle Teflonspatel [1, 19] oder Kunststoffaugenschalen [5] eingesetzt.
- Die Kryoapplikation in Form des Spray- oder Kontaktverfahrens erfolgt in einem Regime von 3 unmittelbar aufeinanderfolgenden Gefrier-Tau-Zyklen unter Einbeziehung des prätherapeutisch festgelegten seitlichen Sicherheitsabstandes und bei entsprechendem Temperaturmonitoring [11].
- Abschließend wird ein steriler Verband angelegt.

13.7
Posttherapeutischer Verlauf

- Am 1. Tag nach erfolgter Behandlung wird die Blasendecke steril eröffnet, die Ausprägung des schmerzlosen Ödems kontrolliert und der tägliche zweimalige Verbandswechsel besprochen.
- Am 5. Tag werden Nekrose und die Exsudation kontrolliert. Der Einsatz topischer Antibiotika ist nur bei Wundinfektionen erforderlich.
- Nach 6 Wochen und 3 Monaten wird die Narbe begutachtet.

Obligat sind nach Basaliomkryotherapie im zeitlichen Ablauf Rötung, Ödem und Blase innerhalb der ersten 24 h, Exsudation und Nekroseausbildung folgen bis zum 7. Tag. Die Nekrose demarkiert sich mit gleichzeitiger Defektheilung vom Wundrand ausgehend innerhalb von 4 Wochen im Gesicht. Am Stamm dauert die Wundheilung 5–7 Wochen.

Zu den fakultativen (temporären) Nebenwirkungen zählen Hypopigmentierungen und hypertrophe Narben. Nichtheilende Defekte im Kalottenbereich und den Extremitäten sind vermeidbare Komplikationen bei nicht genügend kritischem Einsatz der Kryotherapie.

13.8
Kryotherapeutische Besonderheiten

Die Kryotherapie des unkomplizierten Basalioms als Einmalbehandlung belastet den älteren und betagten Patienten kaum. Die postoperativen Verbandwechsel sind einfach, die Wunde nicht besonders infektionsgefährdet. Basaliomkryoläsionen in Narben und Röntgenodermen sowie der Ohrmuschel heilen problemlos. Über die posttherapeutischen obligaten Nebenwirkungen der Kryotherapie sind der Patient aufzuklären, dessen Angehörige und der nachsorgende Arzt zu informieren.

Literatur

1. Anders M, Spörl E, Krantz H, Matthäus W, Seiler T (1995) Kryotherapie von malignen Lidtumoren. Ophthalmologe 92: 787–792

2. Breitbart EW, Schaeg G, Jänner M, Rehpenning W, Carstensen A (1985) Kryochirurgie: I. Kryochirurgie, Kryotechnik, Kryonekrose, ultrastrukturelle Morphologie der Kryoläsion. Zbl Haut- und Geschlechtskrankheiten 151: 1–12
3. Breitbart EW, Schaeg G, Jänner M, Rehpenning W, Carstensen A (1985) Kryochirurgie. II. Kontrollmöglichkeiten der Kryochirurgie. Anwendungen in der Dermatologie. Zbl Haut- und Geschlechtskrankheiten 151: 59–69
4. Breuninger H (1993) Mikrographische Chirurgie: Die Therapie, die dem lokalen Infiltrationsverhalten des Basalioms gerecht wird. In: Petres J, Lohrisch I (Hrsg). Das Basaliom (S 157–168). Springer, Berlin Heidelberg New York Tokyo
5. Ehring E, Ernst K, Küper B (1991) Kunststoff-Augenschalen Augenschutz bei kryochirurgischen Eingriffen in unmittelbarer Augenumgebung. H + G [Suppl] 66: 90–91
6. Gage AA (1992) Progress in cryosurgery. Cryobiology 29: 200–204
7. Hohenleutner U, Merkle T (1991) Kryochirurgie der Haut-Methodik und differentialtherapeutische Überlegungen bei prämalignen und malignen Veränderungen. H + G [Suppl] 66: 87–89
8. Kuflik EG (1994) Cryosurgery updated. J Am Acad Dermatol 31: 925–944
9. Price E, Biro L (1983) Use of thermocouples in cryosurgery. J Dermatol Surg Oncol 9: 215–218
10. Scholz A, Sebastian G (1989) Kryotherapie in der Dermatologie. In: Matthäus W (Hrsg) Kryotherapie in Ophthalmologie und Dermatologie und Grundlagen der therapeutischen Kälteanwendung (S 246–289). JA Barth, Leipzig
11. Sebastian G, Scholz A (1981) Methodik der Kryochirurgie des Basalioms. Habilitation. Medizinische Akademie Carl Gustav Carus Dresden
12. Sebastian G, Scholz A (1993) Ergebnisse und Erfahrungen nach 15 Jahren Kryochirurgie des Basalioms. In: Petres J, Lohrisch I (Hrsg). Das Basaliom (S 203–206). Springer, Berlin Heidelberg New York Tokyo
13. Sebastian G (1995) Basaliome – Ist die Kryochirurgie noch aktuell? In: Tebbe B, Goerdt S, Orfanos CE (Hrsg) Dermatologie. Heutiger Stand (S 240–241). Thieme, Stuttgart
14. Spörl E (1989) Untersuchungen der physikalischen Zusammenhänge für die Behandlungsplanung bei Kryotherapie. Habilitation, Technische Universität Dresden
15. Spörl E, Matthäus W, Koza KB, Hänsgen H, Knöner R (1991) Calculation of non-stationary fields in tissue in the application of cryotherapy – a contribution to therapy planning. Int J Ref 14: 368–371
16. Stein A, Sebastian G (1995) Ringkürette für die operative Dermatologie. H + G 70: 885–890
17. Stücker M, Hoffmann K, Spang V, Drischka Th, Luther H, Altmeyer P (1995) Möglichkeiten und Grenzen der Kryochirurgie des Basalioms. Akt Dermatol 21: 36–39
18. Torre D (1983) Depth dose in cryosurgery. J Dermatol Surg Oncol 9: 219–225
19. Torre D (1994) The art of cryosurgery. Cutis 54: 354
20. Zacarian SA (1985) Complications, indications and contraindications in cryosurgery. In: Zacarian SA (ed) Cryosurgery for skin cancer and cutaneous disorders (pp 283–297). CV Mosby, Louis Toronto Princeton

14 Radiotherapie des Basalioms

Renato G. Panizzon

14.1 Einleitung

Neben den chirurgischen Verfahren ist die Röntgentherapie eine sehr gute Alternative zur Behandlung maligner Hauttumoren, ist sie doch schmerzlos, ambulant möglich und funktionell erhaltend. Im Vordergrund stehen als Indikationen für die Röntgenweichstrahlen Basaliome und Plattenepithelkarzinome (Spinaliome). Je nach Tumorgröße können dem Patienten auch unterschiedliche Fraktionierungsschemata angeboten werden, d. h. kleinere Tumoren können mit höheren Einzeldosen ein- bis zweimal pro Woche, größere Tumoren eher mit niedrigeren Einzeldosen 3- bis 5mal pro Woche, bestrahlt werden.

14.2 Vor- und Nachteile einer Röntgenweichstrahlentherapie

Bevor eine Radiotherapie ins Auge gefaßt werden kann, sollten Vor- und Nachteile mit dem Patienten besprochen werden [2, 3, 6, 7].

Die Röntgentherapie ist *vorteilhaft*:

- bei älteren, antikoagulierten, psychisch und physisch geschwächten Patienten,
- da gewebeerhaltend, schmerzlos und auch ambulant durchzuführen,
- große Sicherheitsabstände können gewählt werden und nicht sichtbare Tumorteile werden miterfaßt,
- weil auch Körperlokalisationen mit Neigung zu Keloiden von einer Radiotherapie profitieren.

Demgegenüber ist es notwendig, die *Nachteile* einer Radiotherapie dem Patienten mitzuteilen:

- mehrere Sitzungen sind notwendig,
- bei Karzinombestrahlungen (Basaliome und Spinaliome) sind keine Zweitbehandlungen an derselben Stelle mehr möglich,
- nach Karzinomdosen kommt es zu einem Haarverlust,
- das kosmetische Resultat ist nach Jahren bis Jahrzehnten an Stamm und Extremitäten schlechter als im Kopfbereich.

Die Röntgenweichstrahlentherapie hat seit Schirren und Miescher ihre Tradition und sollte auch heute noch, neben den chirurgischen Verfahren, als Alternative, und nicht zuletzt auch auf Wunsch der Patienten, angewandt werden. Jährlich behandeln wir etwa 100 neue Basaliompatienten mit der Röntgenweichstrahlentherapie [1, 6, 7].

Betrachten wir zunächst die *Strahlensensibilität* verschiedener Hauttumoren, so können wir feststellen, daß das Basaliom als ausgesprochen strahlensensibel gilt [1, 2, 3, 6, 10]. Bei den über 50jährigen Patienten stellt das Basaliom eine Indikation par excellence für eine Röntgenweichstrahlentherapie dar. Befragen wir ältere Patienten mit einem Basaliom, ob sie lieber ein röntgentherapeutisches oder chirurgisches Verfahren zur Behandlung vorziehen, so antworten 75 % spontan zugunsten der Röntgentherapie. Wie eingangs erwähnt, liegen die Hauptvorteile für den älteren Patienten sicher in der schonungsvollen, schmerzlosen, durchwegs ambulanten und v. a. gewebeerhaltenden Therapiemodalität. Der Nachteil liegt jedoch darin, daß die Patienten zu mehreren Sitzungen kommen müssen [6].

Vor jeder Röntgenbestrahlung fordern wir eine *Biopsie* und eine histologische Untersuchung:

- damit die Diagnose Basaliom gesichert ist,
- um den histologischen Untertyp zu erfahren (s. unten),
- um die Tiefenausdehnung einigermaßen zu kennen (Angabe des Infiltrationsniveaus im histopathologischen Bericht) und
- um bei einer klinisch schwierigen Abgrenzung die Ausdehnung zu erfahren (multiple Biopsien).

Tabelle 14.1. Richtdosen für die Röntgenweichstrahlentherapie des Basalioms bzw. Spinalioms

Felddurchmesser	Fraktionierung	Zeitintervall
bis 2,5 cm	5- bis 6mal 8 Gy	1mal/Woche
bis 5,0 cm	10- bis 13mal 4 Gy	2- bis 3mal/Woche
über 5,0 cm	26- bis 30mal 2 Gy	täglich

Mit Hilfe des Begriffs der Gewebehalbwertstiefe (*GWHT*), der Kilovoltstufen, der Filterdicken und der daraus gemessenen Halbwertschichtdicke, können wir die optimale *Strahlenqualität* einsetzen. Die Feldgröße schließlich bestimmt uns die Einzeldosen [2, 3, 6] (Tabelle 14.1).

Für die Röntgentherapie geeignete Basaliomformen sind:

● noduläre Basaliome mit oder ohne Ulzeration,
● pigmentierte Basaliome,
● pagetoide (Rumpfhaut-)Basaliome.

Für die Röntgenweichstrahlentherapie *nicht* geeignete Basaliomtypen sind:

● Basaliome im Rahmen des Basalzellnävussyndroms,
● in Knochen und Knorpel infiltrierende (terebrierende) Basaliome.

Ungünstig ist auch das klinisch sklerodermiforme Basaliom, da es schlecht abgegrenzt werden kann und histopathologisch oft vom szirrhösen Typ ist (s. unten [1]).

Es ist wichtig zu wissen, welche *Lokalisationen* für eine Röntgentherapie günstig sind: Augenwinkel und Augenlider [5, 8] (Abb. 14.1 a und b), Nase und Nasolabialfalte (Abb. 14.2 a und b), Ohren und Lippen (5). In diesen Regionen sind die Therapieerfolge auch bezüglich der funktionell-kosmetischen

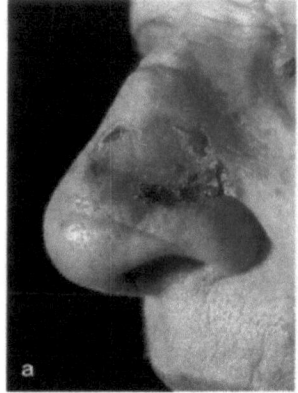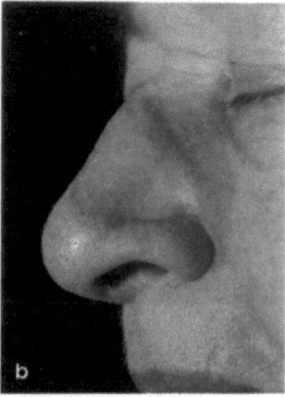

Abb. 14.2 a und b. a Basaliom an linker Nasenseite bei 76jährigem Patienten. **b** Derselbe Patient 9 Monate nach Röntgentherapie mit 52 Gy Totaldosis, bei 4 Gy Einzeldosen (3mal wöchentlich), 40 kV, 1,0 mm Al Filter, FHD 20 cm

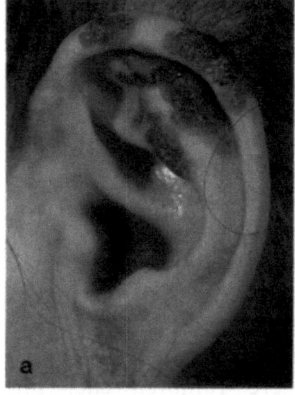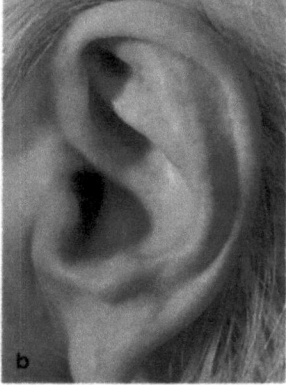

Abb. 14.3 a und b. a Pigmentiertes Basaliom an der linken Ohrmuschel bei 79jähriger Patientin. **b** Dieselbe Patientin 3 Jahre nach Radiotherapie mit 56 Gy Totaldosis, bei 2 Gy Einzeldosen (5mal wöchentlich), 40 kV, 1,0 mm Al Filter, FHD 20 cm

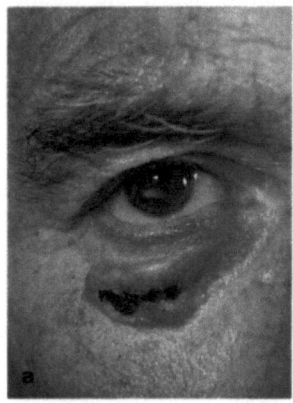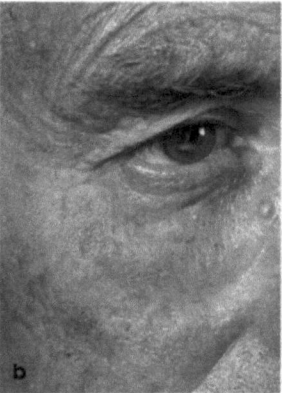

Abb. 14.1 a und b. a Basaliom an Augenunterlid rechts, bei 62jährigem Patienten. **b** Derselbe Patient 12 Monate nach Röntgentherapie mit 48 Gy Totaldosis, bei 4 Gy Einzeldosen (2mal wöchentlich), 30 kV, 0,5 mm Al Filter, FHD 12 cm

Ergebnisse, v. a. bei älteren Patienten, praktisch unerreicht [1, 2, 3, 6, 7, 9].

Die Wichtigkeit des *histologischen Untertyps* für eine erfolgreiche Röntgenweichstrahlentherapie zeigten unsere Untersuchungen [1]. Zur Auswertung kamen 433 Patienten (213 Frauen und 220 Männer) mit einem Durchschnittsalter von 67,7 Jahren. Die Histologie konnte bei 362 Patienten nachuntersucht werden und wurde in die Kategorie „szirrhös", „partiell szirrhös" und „nichtszirrhös" unterteilt. 59,1 % der Basaliome waren nichtszirrhöse, 29,3 % partiell szirrhöse und 11,6 % szirrhöse Basaliome.

14.2.1
Rezidivrate und Histologie

Von besonderem Interesse war die Frage, wie sich die Abhängigkeit zwischen Rezidivrate und Histologietyp verhalten würde. Unsere Untersuchung ergab mit Signifikanz (Fisher's Exakttest, 1-tail, p < 0,001), daß die nichtszirrhösen Basaliome mit 5,1 % eine deutlich niedrigere Rezidivrate aufwiesen als die partiell szirrhösen mit 21,7 % bzw. die szirrhösen Basaliome mit 31,0 % [1]. Die szirrhösen Basaliome waren nicht dicker, allenfalls jedoch zeigten sie einen größeren Tumordurchmesser als die nicht-szirrhösen Basaliome. Diese Resultate sollten jedoch keineswegs bedeuten, daß in Einzelfällen nicht trotzdem eine Radiotherapie durchgeführt werden kann. Durch Änderung des Bestrahlungsparameters ist eine erfolgreiche Radiotherapie beim Basaliom mit szirrhöser Histologie durchaus möglich, und zwar durch:

● Anwendung höherer Einzeldosen, d. h. über 4 Gy [7],
● Einsatz von schnellen Elektronen [4, 11].

Die mittlere Nachkontrolldauer der bestrahlten und histologisch verifizierten Basaliome war 7,9 Jahre. Dies ist, entsprechend unseren Nachforschungen, eine der längsten Nachkontrollzeiten in der Literatur, werden doch meistens durchschnittliche Nachkontrollzeiten von 2–5 Jahren angegeben.

14.2.2
Zeitpunkt des Auftretens der Rezidive

76,6 % der Rezidive sind innerhalb der ersten 4 Jahre nach Radiotherapie aufgetreten [1, 2, 3, 6, 9]. Trotzdem sollten bestrahlte Patienten über mindestens 10 Jahre bzw. nach Möglichkeit lebenslänglich nachkontrolliert werden, nicht zuletzt wegen der doch immer wieder auftretenden neuen Präkanzerosen oder Hautmalignome. Die Radiotherapie zeigt auch gute Resultate, wenn rezidivierende Basaliome behandelt werden [10].

14.3
Schlußbemerkung

Zusammenfassend sind wir der Meinung, daß für mittelgroße Basaliome im Gesichtsbereich mit einem histologisch vorwiegend medullären Wachstumstyp, ohne Infiltration in Knorpel oder Knochen, die Röntgenweichstrahlentherapie ein ausgezeichnetes und von den Patienten sehr geschätztes Therapieverfahren darstellt.

Literatur

1. Ballinari M (1989) Die Röntgenweichstrahlentherapie des Basalioms unter besonderer Berücksichtigung der histologischen Wachstumsform. Inaugural-Dissertation, Universität Zürich
2. Goldschmidt H, Panizzon RG (1991) Modern dermatologic radiation therapy. Springer, New York, pp 65–121
3. Goldschmidt H, Breneman JC, Breneman DL (1994) Ionizing radiation therapy in dermatology. J Am Acad Dermatol 30: 157–182, 183–186
4. Griep C, Davelaar J, Scholten An et al. (1995) Electron beam therapy is not inferior to superficial x-ray therapy in the treatment of skin carcinoma. Int J Radiat Oncol Biol Phys 32: 1347–1350
5. Leshin B, Yeatts P, Anscher M et al. (1993) Management of periocular basal cell carcinoma: Moh's micrographic surgery versus radiotherapy. Surv Ophthalmol 38: 193–212
6. Panizzon RG (1992) Die Röntgenweichstrahlen als Alternative bei älteren Patienten. In: Burg G, Hartmann AA (Hrsg) Onkologische Dermatologie (S 263–267). Springer, Berlin Heidelberg New York Tokyo
7. Panizzon R (1993) Die Röntgenweichstrahlen des Basalioms. In: Petres J, Lohrisch J (Hrsg) Das Basaliom S 189–192. Springer, Berlin Heidelberg New York Tokyo
8. Rodriguez JM, Deutsch GP (1992) The treatment of periocular basal cell carcinomas by radiotherapy. Br J Ophthalmol 76: 195–197
9. Silverman MK, Kopf AW, Gladstein AH et al. (1992) Recurrence rates of treated basal cell carcinomas. Part 4: X-ray therapy. J Dermatol Surg Oncol 18: 549–554
10. Wilder RB, Shimm DS, Kittelson JM et al. (1991) Recurrent basal cell carcinoma treated with radiation therapy. Arch Dermatol 127: 1668–1672
11. Zablow AI, Eanelli TR, Sanfilippo LJ (1992) Electron beam therapy for skin cancer of the head and neck. Head Neck Surg 14: 188–195

15 Chemotherapie des Basalioms

Roland Kaufmann

15.1
Einführung

Als sicherste Behandlungsmethode des Basalioms gilt heute die Exzision des Tumors im Gesunden. Sie verspricht eine zuverlässige Heilung bei über 95 % der operierten Fälle und wird in entsprechend gelagerten Problemfällen (Rezidive, sklerodermiforme Basaliome, Problemlokalisationen) als mikroskopisch kontrollierte Chirurgie durchgeführt [43].

Daher stellt sich die Frage nach alternativen Techniken nur in seltenen Ausnahmesituationen. Hierzu zählen Basaliome bei inoperablen Patienten (z. B. Antikoagulation), sehr superfiziell wachsende Tumorvarianten (z. B. Rumpfhautbasaliome) oder multiple Basaliome (z. B. Basalzellnävussyndrom, Xeroderma pigmentosum). Ein fortgeschrittener resp. inoperabler Lokalbefund oder das metastasierende Basaliom kann ebenfalls eine Chemotherapie erforderlich machen. Aggressive Wuchsformen sind gehäuft zu beobachten bei Kopf-Hals-Basaliomen, die einen initialen Durchmesser von > 1 cm aufweisen, mehr als 2mal rezidivierten, oder eine Ausbreitung in extrakutane Strukturen erkennen lassen [83]. Bei Rumpfbasaliomen können großflächige Tumoren bei Überschreiten einer kritischen Tumormasse plötzlich ein aggressives Wachstumsverhalten annehmen, so daß hier Fälle mit letalem Ausgang berichtet wurden [69]. Metastasierende Basaliome mit Absiedelung in lokoregionale Lymphknotenstationen, aber auch mit Fernmetastasen (Lunge, Leber, Knochen) sind selten und werden mit einer Häufigkeit von 1:1 000 bis 1:35 000 geschätzt [21, 68].

Indikationen zur Chemotherapie des Basalioms [38]

- Patient mit Op-Kontraindikation (z. B. Antikoagulation),
- fortgeschrittener Lokalbefund (z. B. inoperabel),
- multiple Basaliome (z. B. ausgedehntes Basalzellnävussyndrom),
- metastasierendes Basaliom.

Bei dieser Indikationsbreite kommen im Einzelfall unterschiedliche chemotherapeutische Optionen in Betracht (Tabelle 15.1), teilweise auch in Kombination mit einer partiellen operativen Entfernung oder Radiatio [11,66].

Tabelle 15.1. Chemotherapeutische Möglichkeiten beim Basaliom (Übersicht)

Therapieform		Literatur
1. Topische Chemotherpie (extern, intraläsional)		
• Zytostatika		
extern:	5-Fluorouracil	[38, 40, 42, 65, 88]
intrafokal:	5-Fluorouracil	[55, 77]
	Bleomycin	[63]
• Zytokine		
intrafokal:	Interferon-α-2a	[3, 20, 29, 44, 48]
	Interferon-α-2b	[9, 19, 24, 78, 79]
	Interferon-β	
• Photodynamische Therapie (PDT)		
topisch:	TPPS$_4$	[27, 67, 73]
	δ-Aminolaevulin-säure	[47, 60, 80]
2. Systemische Chemotherapie		
• Zytostatika		
Cisplatin		[2, 18, 39, 62, 71]
Cisplatin-Iontophorese		[6]
Bleomycin-Elektrochemotherapie		[26]
Polychemotherapie (Cisplatin + Doxorubicin)		[30, 34, 49, 54]
• Aromatische Retinoide		
13-cis Retinsäure		[57–59, 81]
Etretinate		[33, 72]
• Kombinationstherapien		
13-cis Retinsäure + Interferon-α-2a		[45, 52]

Bei den oberflächlichen und multiplen Formen wurden in solchen Fällen als Alternative zu den verschiedenen Behandlungstechniken (Chemokaustik, Kryotherapie, Laservaporisation, Elektrodessikation, Radiatio) lokale antiproliferativ wirksame Substanzen als Externa oder aber intraläsional mit unterschiedlichen Erfolgen eingesetzt. Bei metastasierendem Verlauf oder lokaler Inoperabiltät hingegen stellt sich die Indikation zur systemischen Chemotherapie.

15.2
Topische Chemotherapie

Neben den Bemühungen um eine lokale chemokaustische [76] oder chemochirurgische [51] Destruktion des Basaliomgewebes stand bereits früh der faszinierende Gedanke, Hauttumoren durch lokal applizierbare antiproliferative Präparate auf nichtoperativem Wege elegant beseitigen zu können. So wurden zu diesem Zwecke bereits im vergangenen Jahrhundert Substanzen wie Colchizin oder Podophyllin eingesetzt. Neben extern oder intraläsional applizierten Zytostatika wird heute versucht, die proliferations- und differenzierungsregulierenden Effekte der Interferone zu nutzen, ferner die phototoxischen Wirkungen einer Photochemotherapie, wie sie als lokale photodynamische Therapie (*PDT*) beim Basaliom Anwendung findet.

15.2.1
Lokale Zytostatika

Bis heute hat sich unter den zahlreichen, im Rahmen der topischen Basaliombehandlung erprobten Substanzen (Trenimon, Methotrexat, N-Lost, Cytosinarabinosid, Demecolcin, Chlorcolchizin, Tretinoin u. a.) insbesondere das 5-Fluorouracil (*5-FU*) für superfizielle multiple Basaliome aufgrund seiner weitgehend tumorselektiven Wirkung als potentielle Alternative zur operativen Entfernung behaupten können [38, 42].

Der Pyrimidinantimetabolit 5-FU ist als 5 %ige Salbe zur Lokaltherapie im Handel (Efudix). Die Behandlungsdauer beträgt im allgemeinen 4 Wochen und geht mit einer zunehmenden erosiven Dermatitis einher (nach ca. 10–14 Tagen, unter Okklusion früher) (Abb. 15.1 a–d). Zur Vermeidung resorptiver systemischer Nebenwirkungen sollte die behandelte Fläche bei dieser Konzentration 500 cm^2 nicht überschreiten. Eine Erhöhung des Lokaleffektes kann durch den Einsatz von Penetrationsvermittlern (Salizylsäure, DMSO, Vitamin-A-Säure), durch die Applikation unter Okklusion oder durch eine prätherapeutische Kürettage angestrebt werden. Dennoch

bleibt das Problem einer limitierten Tiefenpenetration (in Abhängigkeit von der Körperregion und Zusatzmaßnahmen maximal ca. 6 mm) und damit die Gefahr einer unvollständigen Tumorelimination mit der Ausbildung „gedeckter Rezidive" [40, 88]. Reyman konstatierte bei 21,4 % seiner Patients Lokalrezidive nach 10jähriger Nachbeobachtung [65]. Eine Depotwirkung infolge verzögerter intraläsionaler 5-FU-Freisetzung wurde mit unterschiedlich modifizierten topischen Verabreichungsformen versucht (MPI 5003-Implant, Accusite-Injektionsgel) [55, 77]. Zur intraläsionalen Injektion kommt auch Bleomycin in Betracht. 15 mg (in 2 ml physiologischer NaCl-Lösung) intra- und periläsional, appliziert in 2 Sitzungen mit einwöchigem Intervall, führt zur Tumornekrose nach ca. 8–10 Tagen [63].

In klinischer Erprobung befindet sich das zur Behandlung von kutanen Mammakarzinommetastasen zugelassene und auch bei kutanen Lymphomen versuchsweise zur Anwendung gelangte Hexadecylphosphocholin (Miltefosin) [22]. Ein weiterer neuer Ansatz bietet die iontophoretische Applikation topischer Zytostatika über einen Anodenstrom. Chang et al. beobachteten bei 9 Patienten mit Basaliomen unter Gabe von Cisplatin ein Ansprechen in allen Fällen [6]. Ebenso in Erprobung befindet sich beim Basaliom das Konzept der topischen Elektrochemotherapie (= Elektroporation plus Chemotherapie), wobei mit Hilfe einer Elektroporation die Zellmembran für schwer penetrierende Zytostatika (Bleomycin) durchlässiger gemacht werden soll [26].

15.2.2
Lokale Interferone

Inteferone aus allen 3 Substanzgruppen (α-Interferone = „Leukozyteninterferone", β-Interferone = „Fibroblasteninterferone", γ-Interferone = „Immuninterferone") wurden bei Basaliompatienten versuchsweise intraläsional appliziert. Infolge der intratumoralen Instillation kann die Gesamtdosis pro Injektion bei relativ hoher Lokalkonzentration niedrig gehalten werden, so daß die bei systemischer Applikation üblichen Nebenwirkungen weitgehend vermeidbar sind.

Zur Behandlung wird üblicherweise repetitiv über mehrere Wochen 3mal wöchentlich injiziert, wobei Dosierungsschemata ebenso wie die minimal notwendige Einzel- oder Gesamtdosis unterschiedlich angegeben werden [28, 29, 35, 64]. Trotz einer aufgrund der höheren antiproliferativen In-vitro-Eigenschaften zu erwartenden Überlegenheit des γ-Interferons hat dieses beim Basaliom enttäuscht [23]. Demgegenüber ist bei Gabe von Interferon-α (α-2a, α-2b) oder auch Interferon-β in Fällen von superfiziellen oder kleineren nodulären Basaliomen mit

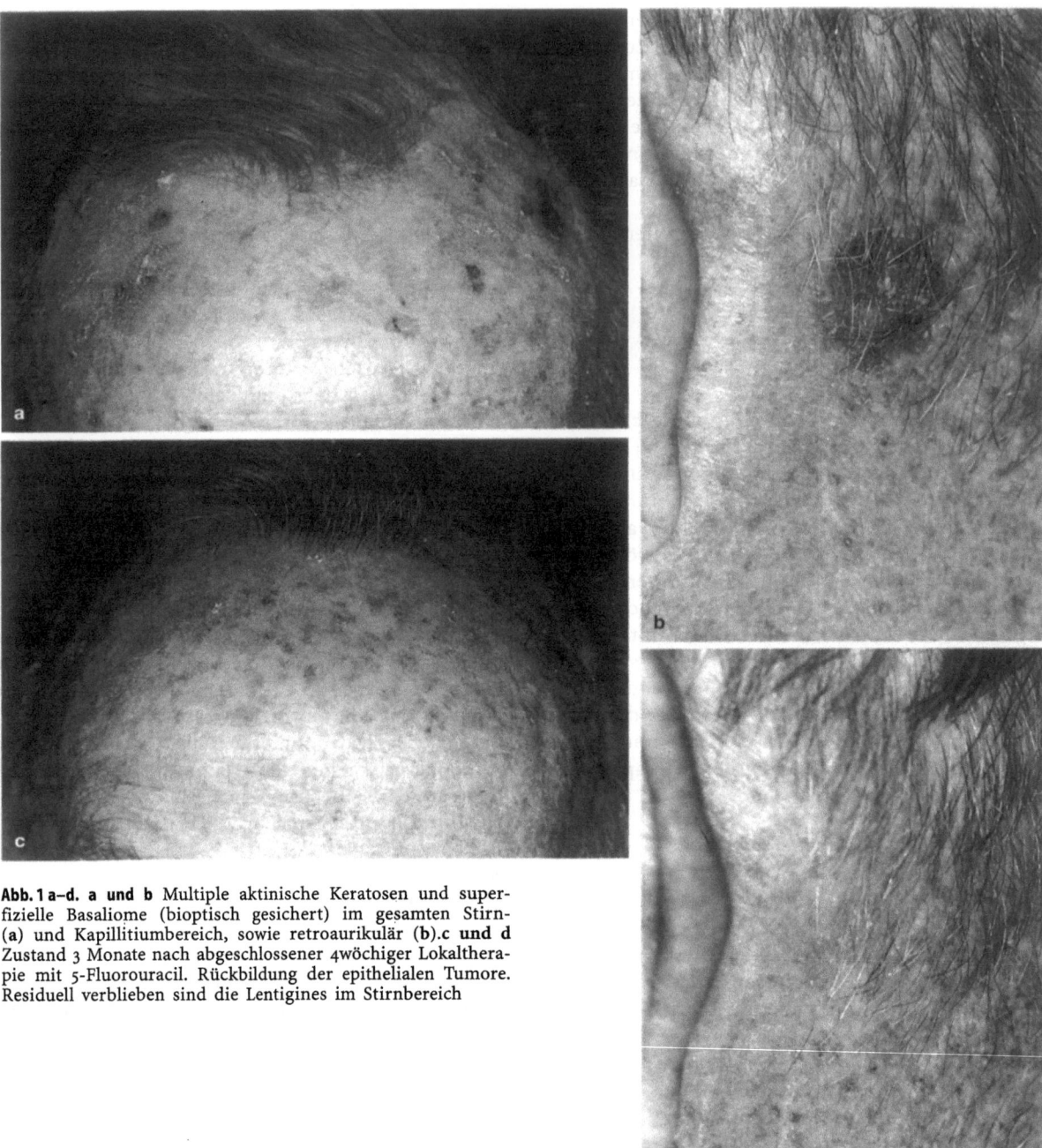

Abb. 1 a–d. a und b Multiple aktinische Keratosen und superfizielle Basaliome (bioptisch gesichert) im gesamten Stirn- (a) und Kapillitiumbereich, sowie retroaurikulär (b). **c und d** Zustand 3 Monate nach abgeschlossener 4wöchiger Lokaltherapie mit 5-Fluorouracil. Rückbildung der epithelialen Tumore. Residuell verblieben sind die Lentigines im Stirnbereich

einer Remissionsquote von bis zu 80 % der behandelten Tumore zu rechnen [13, 28, 29, 64]. Langzeiterfolgsbeurteilungen bleiben allerdings noch abzuwarten.

15.2.3
Photodynamische Therapie

Anfängliche Versuche der systemischen PDT unter Einsatz von Hämatoporphyrinderivat (*HpD*) als Photosensibilisator und dem Licht eines Farbstofflasers ($\lambda = 630$ nm) haben bei Hauttumoren zu enttäuschenden Ergebnissen geführt. Langdauernde Photosensibilisierungen, mangelnde Tumorselektivität der Sensitizer und unzureichende Penetration des eingestrahlten Lichtes bei dickeren Problemtumoren, aber auch der mit der photodynamischen Lasertherapie verbundene Aufwand haben diese Methode beim Basaliom als unpraktikabel erscheinen lassen [5, 61].

Aufgrund der einfachen therapeutischen Zugänglichkeit der Hautoberfläche hat sich die topische PDT beim Basaliom als praktikabler erwiesen. Erfahrungen liegen insbesondere mit der externen Anwendung des Porphyrinderivates TPPS$_4$ (Tetraphenylporphyrinsulfonat) und mit 5-δ-Aminolävulinsäure vor. TPPS$_4$ wird 2%ig, ca. 0,1 ml/cm^2 Hautoberfläche, 6–24 h prätherapeutisch appliziert. Die Anregung erfolgt über einen im Rotbereich ($\lambda = 645$ nm) emittierenden Farbstofflaser (ca. 120–150 J/cm^2) [27, 67, 73]. Die bewirkte phototoxische Reaktion führt innerhalb von ca. 24 h zur Tumornekrose mit anschließender Heilungsdauer von etwa einem Monat, vergleichbar also beispielsweise zur Laservaporisation oder Kryotherapie. Limitierend wirkt – ähnlich der topischen Zytostatikaapplikation – die mangelhafte Tiefenpenetration des Photosensibilisators, so daß mit Remissionen nur bei oberflächlichen Basaliomen zu rechnen ist. Santoro et al. [73] erzielten eine komplette Remission in 218 von 233 Fällen (= 93,6 % der bestrahlten superfiziellen Basaliome mit < 1,5 mm Tumordicke). Als nachteilig erweist sich die schwache Leistung der zur Bestrahlung verfügbaren Farbstofflaser, die eine lange Applikationsdauer bei ohnehin kleinen Applikationsflächen erforderlich machen. In den vergangenen Jahren wird anstelle von TPPS$_4$ überwiegend δ-Aminolävulinsäure eingesetzt, die in der Haut zum wirksamen Sensibilisator Protoporphyrin IX metabolisiert wird [47, 60, 80]. Eine Bestrahlung mit ultraviolettem Licht führt zur sichtbaren Fluoreszenz und ermöglicht eine Beurteilung der Tumorausdehnung (PDD = photodynamische Diagnostik). Die therapeutische Bestrahlung erfolgt heute bevorzugt mit einer hochenergetischen polychromatischen Rotlichtquelle (z. B. Waldmann PDT 1200), da ein monochromatisches, kohärentes Laserlicht zu diesem Zwecke nicht erforderlich ist und eine polychromatische Lichtquelle zudem potentielle Photoreaktionsspezies mit verschobenen Absorptionsmaxima erfassen und therapeutisch nutzbar machen kann. δ-Aminolävulinsäure wird als 20 %ige Zubereitung frisch hergestellt und 6 h vor Bestrahlung unter Folienokklusion im Tumorareal appliziert. Die Bestrahlung erfolgt mit einer Gesamtdosis von ca. 150 J/cm^2 (Abb. 15.2 a und b).

15.3
Systemische Chemotherapie

Hier wurde der Einsatz von Retinoiden und Interferonen aufgrund ihrer antiproliferativen Wirkung erprobt. Bei fortgeschrittenen oder metastasierenden Fällen kann die Zytostatikatherapie indiziert sein.

15.3.1
Systemische Retinoidtherapie

In den letzten 15 Jahren wurde die potentielle klinische Wirksamkeit aromatischer Retinoide in der Behandlung und Chemoprävention epithelialer Hauttumore intensiv untersucht [16, 33, 35, 45, 57–59]. Seit einer ersten Arbeit von Vigliola im Jahre 1980 [84] erschienen verschiedene Publikationen zum Einsatz von Etretinat bei Patienten mit multiplen spontanen oder arseninduzierten Basaliomen und mit Basalzellnävussyndrom (*BZNS*).

Während Vigliogla [84] und auch Schnitzler [75] kein Ansprechen der Tumoren vermerkten, beobachteten z. B. Hodak [33] Remissionen bei 75 % und Cristofolini bei 85 % [16] der Läsionen ihrer Patienten mit BZNS. Für einen erfolgreichen therapeutischen Effekt sind Dosierungen von > 0,5 mg/kg KG erforderlich [32, 33, 72]. Eine Chemoprävention zur Verhinderung neuentstehender Basaliome macht die kontinuierliche Langzeitgabe, möglicherweise sogar als Dauermedikation mit Dosierungen von 0,5–1,0 mg/kg KG notwendig [35, 58, 59]. Die antineoplastischen Wirkungsmechanismen von Etretinat beim BZNS bleibt weitgehend unklar. Diskutiert werden v. a. Modulationen im epidermalen Differenzierungsprozeß, der eine normale Reifung der Keratinozyten möglicherweise über eine Inhibition eines gestörten Pentose-Phosphat-Shunts (Reduktion der G6PD in läsionaler Haut) favorisiert [32].

Aufgrund synergistischer Effekte von Retinoiden und Interferonen (*IFN*) hinsichtlich ihrer antiproliferativen, differenzierungsfördernden und angiogenesehemmenden Eigenschaften wurden auch Kombinationen, insbesondere von 13-cis-Retinsäure und Interferonen, bei verschiedenen epithelialen Tumoren erprobt [45, 52]. Lippman et al. [45] berichten

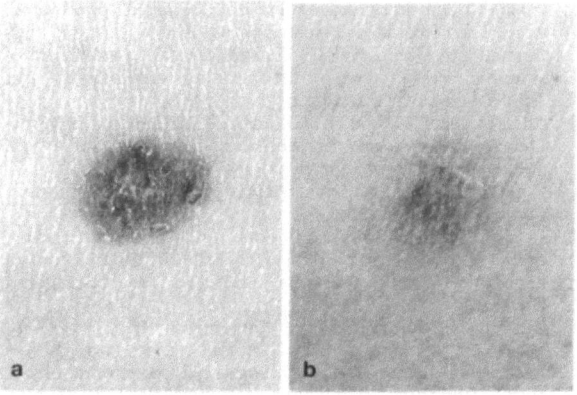

Abb. 2 a und b. Solides Basaliom bei antikoaguliertem Patienten. a Ausgangsbefund. b Zustand 5 Wochen nach topischer photodynamischer Therapie (ALA, einmalig 150 J/cm^2). Residuelle Hyperpigmentierung

über eine Ansprechrate von über 90 % bei fortgeschrittenen inoperablen Plattenepithelkarzinomem
der Haut (Vollremissionen von knapp 50 %) mit
einer Kombination von 13-cis-Retinsäure (1 mg/kg
KG täglich) und IFN-α-2a (subkutan 3 Mio E. täglich). Möglicherweise offeriert eine derartige Vorgehensweise eine sinnvolle Alternative auch bei fortgeschrittenen oder metastasierenden Basaliomen.

15.3.2
Systemische Zytostatikatherapie

Die systemische Zytostatikatherapie muß bei nicht
kurativ operablen aggressiven Primärtumoren oder
bei metastasierendem Verlauf in Erwägung gezogen
werden. Metastasierende Basaliome betreffen weniger als 1‰ aller Fälle, wobei Filiae in Lymphknoten,
Knochen, Lunge oder Leber im Vordergrund stehen
[15, 21, 50, 56]. Die mittlere Überlebenszeit beträgt
ca. 8 Monaten nach Auftreten der Metastasen [4,
14, 21, 74]. Diese düstere Prognose rechtfertigt den
Versuch einer systemischen Chemotherapie. Erfahrungen mit Zytostatika sind aufgrund der seltenen
Fälle gering und in der Literatur meist auf Einzelbe-
schreibungen limitiert. Generell werden Basaliome
als relativ resistent gegenüber Chemotherapeutika
angesehen [41].

Von 28 Fällen, die mit nicht cisplatinhaltigen
Mono- oder Kombinationschemotherapien (Methotrexat, N-Lost, 5-Fluorouracil, Cyclophophamid,
Chorambucil, Bleomycin, Vinblastin, Doxorubicin)
behandelt wurden [4, 12, 14, 25, 30, 36, 83, 86, 87],
zeigte nur ein einziger mit Methotrexat therapierter
Patient eine partielle Remission gemäß WHO-Krite-
rien [82]. Diese enttäuschenden Erfahrungen wurden von Autoren unter Anwendung von Fluorouracil
[10, 74], Bleomycin [50], Methotrexat [8, 17, 50, 53,
70, 74], Cyclophophamid [8, 10, 17], Dactinomycin
[31], Mechlorethamin [1], Mercaptopurin [1], Chlorambucil [85], und Doxorubicin [10] bestätigt.

Demgegenüber findet sich ein günstiges Ansprechen
bei Patienten, die Cisplatin als Mono- [39, 62]
oder Kombinationstherapie (zumeist in Zweierkom-
bination mit Doxorubicin) erhielten [2, 6, 7, 18, 30,
34, 46, 49, 54, 62, 71]. Pfeiffer et al. berichten über
eine Ansprechrate von ca. 75 % (n =27) mit kompletten Remissionen und einer mittleren Überlebensdauer von > 2 Jahren in 45 % dieser Fälle [62].
Von insgesamt 6 Patienten mit einer Cisplatin-
Monotherapie zeigten sich 4 Vollremissionen, eine
partielle Remission und ein Therapieversager (ossäre
Filiae) [39]. Einige Berichte beziehen sich auf Fälle,
die wegen unterschiedlichen Lungenkarzinomen mit
cisplatinhaltigen Schemata (Cisplatin plus Etopsid
in Kombinationen mit Vincristin, Doxorubicin oder
Cyclophosphamid) behandelt wurden, bei denen

sich nebenbefundlich bestehende Basaliome zurück-
bildeten, z. T. mit kompletten Remissionen [2, 18,
37]. Somit scheint nach den bisher zytostatisch therapierten Fällen Cisplatin (75 mg/m² i.v. 1 h) evtl. in
Kombination mit Doxorubicin (50 mg/m² i.v. 5 min)
das effektivste zytostatische Agenz in der Behandlung fortgeschrittener oder metastasierender Basaliome darzustellen.

Literatur

1. Assar D (1967) Basal cell carcinoma with metastases to bone: report of two cases. Cancer 20: 2125–2132
2. Baxter DL, Plummer Joyce A, Feldman BD, Lynch JW (1990) Cisplatin chemotherapy for basal cell carcinoma: the need for posttreatment biopsy – report of a case. J Am Acad Dermatol 23: 1167–1168
3. Boneschi V, Brambilla L, Chiappino G et al. (1991) Intra-lesional alpha 2a recombinant interferon for basal cell carcinama. Int J Dermatol 30: 220–224
4. Briggs RM, Pestana I (1979) Long-tem survival in basal cell carcinoma metastatic to bone: a case report. Ann Plast Surg 3: 549–554
5. Carruth JAS, McKenzie AL (1985) Preliminary report of a pilot study of photoradiation therapy for the treatment of superficial malignancies of the skin, head and neck. Eur J Surg Oncol 11: 47–50
6. Chang BK, Guthrie TH, Hayakawa K, Gangarosa LP (1993) A pilot study of iontophoretic Cisplatin chemotherapy of basal and squamous cell carcinomas of the skin. Arch Dermatol 129: 425–427
7. Chawla SP, Benjamin RS, Ayala AG et al. (1989) Advanced basal cell carcinoma and successful treatment with che-motherapy. J Surg Oncol 40: 68–72
8. Chien WL (1966) Basal cell carcinoma with metastases to bones and lung. Va Med 93: 14–17
9. Chimenti S, Peris K, Di Cristofaro S, Fargnoli MC, Torlone G (1995) Use of recombinant interferon alfa-2b in the treatment of basal cell carcinom. Dermatology 190: 214–217
10. Christensen M, Briggs RM, Cobleutz MG et al. (1978) Metastatic basal cell carcinoma: a review of the literature and report of cases. Am Surg 44: 382–387
11. Cieplinski W (1984) Combination chemotherapy for the treatment of metastatic basal cell carcinoma of the scro-tum. A case report. Clin Oncol 10: 267–272
12. Coker DD, Elias EG, Viravathana T, McCrea E, Hafiz M (1983) Chemotherapy for metastatic basal cell carcinoma. Arch Dermatol 119: 44–50
13. Cornell RC, Greenway HT, Tucker SB et al. (1990) Intrale-sional interferon therapy for basal cell carcinoma. J Am Acad Dermatol 23: 694–700
14. Costanza ME, Dayal YT, Binder S, Nathanson L (1974) Metastatic basal cell carcinoma: review, report of a case and chemotherapy. Cancer 34: 230–235
15. Cotran RS (1961) Metastasizing basal cell carcinomas. Cancer 14: 1036–1040
16. Cristofolini M, Zuminani G, Scapinni A et al. (1984) Aro-matic retinoid chemoprevention of the progression of nevoid basal cell carcinoma syndrome. J Dermatol Surg Oncol 10: 778–781
17. Curry MC, Montgomery H, Winkelmann RK (1977) Giant basal cell carcinoma. Arch Dermatol 113: 316–319
18. Dickie GJ, Pratt GR (1988) Basal cell carcinoma of the skin responding completely to chemotherapy (letter). Arch Dermatol 124: 494
19. DiLorenzo PA, Goodman N, Lansville F, Markel W (1994) Regional and intralesional treatment of invasive basal cell carcinoma with interferon alfa-2b. J Am Acad Dermatol 31: 109–111

20. Dogan B, Harmanyiery Y, Baloglu H, Oztek I (1995) Intralesional alfa-2a interferon therapy of basal cell carcinoma. Cancer Lett 91: 215–219

21. Domarus HR, Stevens PJ (1984) Metastatic basal cell carcinoma: report of five cases and review of 170 cases in the literature. J Am Acad Dermatol 10: 1043–1060

22. Dummer R, Krasovec M, Röger J, Sindermann H, Burg G (1993) Topical application of hexadecylphocholine in patients with cutaneous lymphomas: results of a phase I/II study. J Am Acad Dermatol 29: 963–970

23. Edwards L, Whiting D, Rogers D, Luck K, Smiles K (1990) The effect of intralesional interferon gamma on basal cell carcinomas. J Am Acad Dermatol 22: 496–500

24. Edwards L, Tucker SB, Perednia D et al. (1990) The effect of an intralesional sustained-release formulation of interferon alpha-2b on basal cell carcinoma. Arch Dermatol 126: 1029–1032

25. Farmer ER, Helwig EB (1980) Metastatic basal cell carcinoma: a clinicopathologic study of seventeen cases. Cancer 46: 748–757

26. Glass LF, Fenske NA, Jaroszeski M, Perrott R, Harvey DT, Reintgen DS, Heller R (1996) Bleomycin-mediated electrochemotherapy of basal cell carcinoma. J Am Acad Dermatol 34: 82–86

27. Glassberg E, Lewandowski L, Lask G, Uitto J (1990) Laser induced photodynamic therapy with aluminium phtalocyanine tetrasulftonate as the photosensitizer: differential phototoxicity in normal and malignant human cells in vitro. J Invest Dermatol 94: 604–610

28. Greenway HT, Cornell RC, Tanner DJ, Peets E, Bordin GM, Nagi C (1986) Treatment of basal cell carcinoma with intralesional interferon. J Am Acad Dermatol 15: 437–443

29. Grob JJ, Collet AM, Munoz MH, Bonderandi JJ (1988) Treatment of large basal cell carcinomas with intralesional interferon-alpha-2a. Lancet I (8590): 878–879

30. Guthrie TH, McElveen LJ, Porubsky ES, Harmon JD (1985) Cisplatin and doxorubicin. An effective chemotherapy combination in the treatment of advanced basal cell and squamous carcinoma of the skin. Cancer 55: 1629

31. Hall TE, Tappau WM, Decker JW (1970) Basal cell carcinoma with metastases: report of two cases. Rocky Mt Med J 67: 38–40

32. Hughes BR, Marks R, Pearse A, Gaskell SA (1986) Clinical response and tissue effects of etretinate treatment of patients with solar keratosis and basal cell carcinoma. J Am Acad Dermatol 18: 522–529

33. Hodak E, Ginzburg A, David M, Sandbank M (1987) Etretinate treatment of the nevoid basal cell carcinoma syndrome. Int J Dermatol 26: 606–609

34. Ikeda S, Suzuki T, Kiyohara Y, Kuramochi A (1993) Squamous cell carcinoma, basal cell carcinoma. Gan To Kagaku Ryoho 20: 1293–1301

35. Ikic D, Padovan I, Pipic N et al. (1995) Interferon reduces recurrences of basal cell and squamous cell cancers. Int J Dermatol 34: 58–60

36. Jagar RM, Weiner LJ, Howell RS (1977) Basal cell carcinoma with bony metastases producing myelofibrosis. Arch Dermatol 113: 1288–1289

37. Kaufman D, Gralla R, Myskowski PL (1988) Basal cell carcinoma: response to systemic chemotherapy for lung carcinoma. J Am Acad Dermatol 18: 30–310

38. Kaufmann R (1993) Chemotherapie beim Basaliom ? In: Petres J, Lohrisch I (Hrsg) Das Basaliom (S 213–220). Springer, Berlin Heidelberg New York Tokyo

39. Khandekar JD (1990) Complete response of metastatic basal cell carcinoma to cisplatin chemotherapy: a report on two patients. Arch Dermatol 126: 1660

40. Klostermann GF (1970) Effects of 5-FU Ointment in normal and diseased skin, histological findings and deep action. Dermatologica [Suppl 140/1: 47–54

41. Kord JP, Cottel WI, Proper S (1982) Metastatic basal cell carcinoma. J Dermatol Surg Oncol 8: 604–608

42. Landes E (1981) Lokale Chemotherapie der Basaliome. In: Eichmann F, Schnyder UW (Hrsg) Das Basaliom – Der häufigste Tumor der Haut (S 129–134). Springer, Berlin Heidelberg New York

43. Lawrence CM: Mohs surgery of basal cell carcinoma – a critical review. Br J Plast Surg 46: 599–606

44. LeGrice P, Baird E, Hodge L (1995) Treatment of basal cell carcinoma with intralesional interferon alpha-2a (letter) N Z Med J 108: 206–207

45. Lippmann SM, Meyskens FL Jr (1992) 13-cis-retinoic acid and interferon α2a: effective combination therapy for advanced squamous cell carcinoma of the skin. J Natl Cancer Inst 84: 235–241

46. Luxenburg MN, Guthrie TU (1986) Chemotherapy of basal cell and squamous cell carcinoma of the eyelids and periorbital tissues. Ophthalmology 93: 504–510

47. Martin A, Tope WD, Grevelink JM et al. (1995) Lack of selectivity of porphyrin IX fluorescence for basal cell carcinoma after topical application of 5-aminolevulinic acid: implications for photodynamic treatment. Arch Dermatol Res 287: 665–674

48. McDonalds RR, Georgouras K (1992) Treatment of basal cell carcinoma with intralesional interferon alpha: a case report and literature review. Australas J Dermatol 33: 81–86

49. Merimsky O, Neudorfer M, Spitzer E, Chaitchik S (1992) Salvage cisplatin and adriamycin for advanced or recurrent basal or squamous cell carcinoma of the face. Anticancer Drugs 3: 481–484

50. Mikhail GR, Nims LP, Kelly AP Jr et al. (1977) Metastatic basal cell carcinoma. Arch Dermatol 113: 1261–1269

51. Mohs FE (1976) Chemosurgery for skin cancer: fixed and fresh tissue techniques. Arch Dermatol 112: 211–215

52. Moore DM, Kalvakolanu DV, Lippmann SM et al. (1995) Retinoic acid and interferon in human cancer: mechanistic and clinical studies. Semin Hematol [Suppl] 31/5: 31–37

53. Murphy KJ (1975) Metastatic basal cell carcinoma with squamous appearances in the naevoid basal cell carcinoma syndrome. J Plast Surg 28 :331–334

54. Neudorfer M, Mermsky O, Lazar M, Geyer O (1993) Cisplatin and doxorubicin for invasive basal cell carcinoma of the eyelids. Ann Ophthalmol 25: 11–13

55. Ohrenberg EK, Miller BH, Greenway HT et al. (1992) The effect of intralesional 5-fluorouracil therapeutic implant (MPI 5003) for treatment of basal cell carcinoma. J Am Acad Dermatol 27: 723–728

56. Paver K, Poyzer K, Burry N et al. (1973) The incidence of basal cell carcinoma and their metastases in Australia and New Zealand. Australas J Dermatol 14: 53

57. Peck GL, Gross EG, Butkus D, Di Giovanna JJ (1982) Chemoprevention of basal cell carcinoma with isotretinoin. J Am Acad Dermatol 6: 815–823

58. Peck GL (1987) Long-term retinoid therapy is needed for maintanance of cancer chemopreventive effect. Dermatologica [Suppl] 175/1: 138–144

59. Peck GL, Di Giovanna JJ, Sarnoff DS et al. (1988) Treatment and prevention of basal cell carcinoma with oral isotretinoin. J Am Acad Dermatol 19: 176–185

60. Peng Q, Warloe T, Moan J, Heyerdhl H, Steen HB, Nelsalnd JM, Giercksky KE (1995) Distribution of 5-aminolevulinic acid-induced porphyrins in noduloulcerative basal cell carcinoma. Photochem Photobiol 62: 906–913

61. Pennington DG, Waner M, Knox A (1988) Photodynamic therapy for multiple skin cancer. Plast Reconstr Surg 82: 1067–1071

62. Pfeiffer P, Hansen O, Rose C (1990) Systemic cytotoxic therapy of basal cell carcinoma. A review of the literature. Eur J Cancer 26: 73–77

63. Pfister R (1977) Antibiotische Behandlung maligner epithelialer Tumoren. Fortschr Med 12: 784–787

64. Remy W, Schober C (1991) Intratumorale Applikation von Interferonen bei Basaliomen. Zbl Haut 158: 854

65. Reyman F (1979) Treatment of basal cell carcinoma of the skin with 5-Fluorouracil ointment. A 10 year follow up study. Dermatologica 158: 368–372

66. Robinson JK (1987) Use of a combination of chemotherapy and radiation therapy in the management of advanced basal cell carcinoma of the head and neck. J Am Acad Dermatol 17: 770–774
67. Sacchini V, Melloni E, Marchesini R, Luini A, Bandieramonte G, Spinelli P, Cascinelli N (1987) Preliminary clinical studies with PDT by topical TPPS administration in neoplastic skin lesions. Las Surg Med 7: 6–11
68. Safai B, Good RA (1977) Basal cell carcinoma with metastasis: a review of literature. Arch Pathol Lab Med 101: 327–331
69. Sahl WR Jr, Snow SN, Levine NS (1994) Giant basal cell carcinoma. Report of two cases and review of the literature. J Am Acad Dermatol 30: 856–859
70. Sakula A (1977) Pulmonary metastases from basal cell carcinoma of skin. Thorax 32: 637–642
71. Salem P, Hall SW, Benjamin RS, Murphy WK, Wharton JT, Bodey GP (1978) Clinical phase I-II study of cis-dichlorodiamineplatinum (II) given by continuous i.v. infusion. Cancer Treat Rep 62: 1553–1555
72. Sanchez-Conejo-Mir: Nevoid basal cell carcinoma syndrome: combined etretinate and surgical treatment. J Dermatol Surg Oncol 15: 868–871
73. Santoro O, Bandieramonte G, Melloni E, Marchesini R, Zunino F, Lepera P, De Palo G (1990) Photodynamic therapy by topical meso-tetraphenylprohyrinesulfonate tetrasodium salt administration in superficial basal cell carcinomas. Cancer Res 50: 4501–4503
74. Scanlon EF, Volkmer DD, Oviedo MA, Khandekar JD; Victor TA (1980) Metastatic basal cell carcinoma. J Surg Oncol 15: 171–180
75. Schnitzler L, Schubert BV, Verret JL (1980) Evaluation of oral retinoid preventive action on human cutaneous epitheliomas. Ann Dermatol Venereol 107: 657–663
76. Schreus HT (1951) Chlorzinkschnellätzung des Epithelioms. Hautarzt 2: 317–319
77. Shavin J, Cognetta A, Buchanan S et al. (1995) Treatment of basal cell carcinoma with AccuSite™ (fluorouracil/epinephrine) injectable gel results in high cure rates: multicenter phase II study. JEADV [Suppl] 5/1: 117
78. Shiell A (1994) Consideration of the cost of interferon alfa-2b in the treatment of basal cell carcinoma. Australas J Dermatol 35: 71–75
79. Stanislav AB (1991) Intralesional interferon alpha-2b in the treament of basal cell carcinoma. J Am Acad Dermatol 24: 731–734
80. Szeimies RM, Landthaler M (1995) Topische photodynamische Therapie in der Behandlung oberflächlicher Hauttumoren. Hautarzt 46: 315–318
81. Tangrea JA, Adrianza E, Heisel WE (1993) Clinical and laboratory adverse effects associated with longterm, lowdose isotretinoin: incidence and risk factors. The Isotretinoin – Basal Cell Carcinoma Study Group. Cancer Epidemiol Biomarkers Prev 2: 375–380
82. Van Scott EJ, Shaw RK, Crounse RG, Condit PT (1960) Effects fo methotrexate on basal cell carcinomas. Arch Dermatol 82: 762–771
83. Vico P, Nemec E, Andry G, Deraermaecker R (1995) Aggressive basal cell carcinoma of head and neck area. Eur J Surg Oncol 21: 490–497
84. Vigliola PA (1980) Therapeutic evaluation of the oral retinoid Ro 10-9359 in several non-psoriatic dermatoses. Br J Dermatol 103: 483–487
85. White H (1975) Two cases of metastasizing basal cell carcinoma. Clin Oncol 1: 149–155
86. Wieman TJ, Shively EH, Woodcock TM (1983) Responsiveness of metastatic basal cell carcinoma to chemotherapy. A case report. Cancer 52: 1583–1585
87. Woods RL, Stewart JF (1980) Metastatic basal cell carcinoma: report of a case responding to chemotherapy. Postgrad Med J 56: 272–273
88. Zala A (1972) Histologische Befunde bei Behandlung von Hautneoplasien mit 5-Fluorouracil Salbe. Dermatologica 145: 326–333

16 Interferontherapie

Lutz Kowalzick

16.1
Einleitung

Aufgrund ihrer antiproliferativen, immunmodulierenden und antiviralen biologischen Wirkungen haben die Interferone (IFN) in den letzten 15 Jahren vielfältigen Eingang in die zumeist experimentelle Therapie verschiedener viraler, entzündlicher und neoplastischer Erkrankungen gefunden. Auch in der Dermatologie wurden IFN zur Therapie verschiedener Erkrankungen eingesetzt.

Bis heute können im Bereich der dermatologischen Onkologie folgende Indikationen für systemische IFN-Therapien durch mehrere, z. T. kontrollierte Studien hinreichend als gesichert gelten: IFN-α als Monotherapie oder in Kombination mit anderen Therapieverfahren adjuvant oder palliativ beim Kaposi-Sarkom [35, 52], beim malignen Melanom [13, 30] und beim kutanen T-Zell-Lymphom [8, 26].

Interferone werden in der Tumortherapie nicht nur systemisch, sondern auch lokal mit kurativer oder palliativer Absicht eingesetzt. So wird IFN-β in der lokalen Therapie u. a. kutaner Metastasen verschiedener Malignome angewandt [59]. Untersuchungen mit lokaler Anwendung von IFN-α [57] oder -β [20, 46] gibt es u. a. beim metastasierten malignen Melanom mit lokalen Remissionsraten von 45 bis ca. 60%.

Im Bereich der Dermatologie werden IFN auch zur lokalen Therapie maligner Primärtumore eingesetzt. Die meisten Erfahrungen liegen mit IFN-α vor. Mit 1,5 Mio IE 3mal wöchentlich für 3 Wochen wurden beim Spinaliom in bis zu 88% komplette Abheilungen gesehen [18]. Auch bei der aktinischen Keratose wurden mit einem ähnlichen Schema mit reduzierten Einzeldosen Abheilungen in 67% beobachtet [15]. Kürzlich wurde auch über Ergebnisse beim primären malignen Melanom berichtet [55]. Interferon-α wurde auch erfolgreich zur lokalen Therapie kutaner Lymphome [56] angewandt.

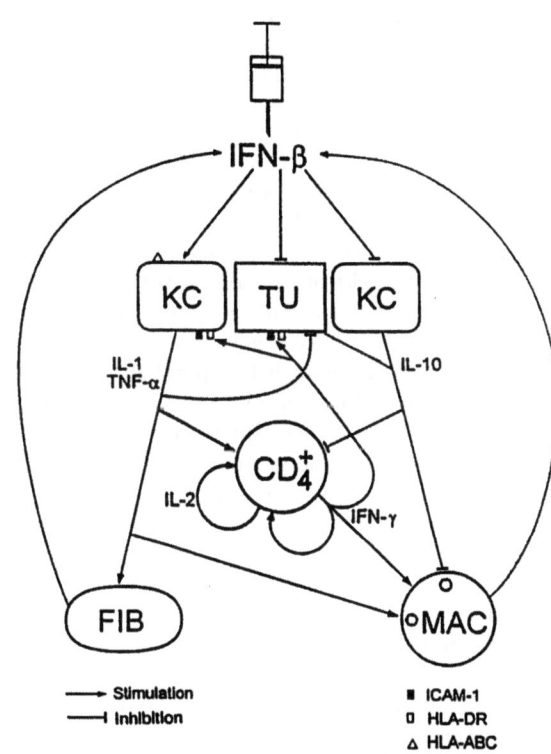

Abb. 16.1. Vereinfachtes hypothetisches Schema der Wirkungen von intraläsional injiziertem IFN-β bei der lokalen Therapie von epidermal oder kutan lokalisierten Tumoren. IFN-β wirkt direkt antiproliferativ auf Tumorzellen (*TU*) und inhibiert deren Produktion des immunsuppressiven Zytokins IL-10. In umgebenden Keratinozyten (*KC*) wird die Synthese von IL-1 und TNF-α stimuliert, die von IL-10 dagegen gleichfalls inhibiert. Durch diese lokale Zytokinkonstellation werden die tumorinfiltrierenden T-Lymphozyten (vorwiegend Th1-Zellen, CD4+) stimuliert und deren auch autokrin wirksame Produktion von IL-2 und IFN-γ erhöht. Diese Zytokine sind auch antiproliferativ auf die Tumorzellen wirksam und bewirken die vermehrte Präsentation von Histokompatibilitätsantigenen und Adhäsionsmolekülen auf Tumorzellen und umgebenden Keratinozyten, was zur weiteren Rekrutierung von tumorinfiltrierenden Lymphozyten einschließlich zytotoxisch wirksamer Zellen führen kann. Schließlich werden durch die Zytokinkaskade Makrophagen (*MAC*) und Fibroblasten (*FIB*) aktiviert, die ihrerseits wieder weiteres IFN-β freisetzen können

Daneben wurde IFN-α auch zur Therapie benigner kutaner Tumore wie Condylomata acuminata [19], Keloiden [2] und Keratoakanthomen [24] mit Erfolg eingesetzt.

Bereits frühzeitig wurden die IFN-α und -β auch zur Behandlung von Basaliomen eingesetzt [21, 44].

Bezüglich der Wirkungsweise der intratumoralen IFN-Therapie kutaner Tumore muß gegenwärtig offen bleiben, welchen Anteil der direkt antiproliferative und welche Anteile die immunmodulierenden Effekte am Therapieerfolg haben. Abbildung 16.1 zeigt schematisch ein hypothetisches Modell möglicher Wirkungsmechanismen der intratumoralen IFN-Therapie eines kutanen Tumors am Beispiel des IFN-β.

Möglicherweise kommt der effektiven Inhibition des u. a. von Basaliom- [37], Spinaliom- [29] sowie Melanomzellen [9] und von Keratinozyten [33] produzierten stark immunsuppressiv wirksamen Zytokins Interleukin-(IL-)10 durch IFN-α und -β eine besondere Bedeutung zu.

Basaliomzellen exprimieren in vivo und in Kultur das immunsuppressive Zytokin IL-10, dieses inhibiert nachweisbar die Proliferation von tumorinfiltrierenden Lymphozyten (TIL) des Basalioms. Nach intratumoraler Injektion von IFN-α wurde eine deutliche Abnahme von IL-10 mRNA und eine Zunahme von IFN-γ und IL-2 mRNA gefunden [29]. Eine ähnliche Wirkung könnte auch IFN-β haben, das in sehr effektiver Weise die Produktion von IL-10 durch Keratinozyten von Normalhaut hemmt [33]. Auf diese Weise könnten die genannten IFN einen wichtigen immunologischen Escape-Mechanismus der Tumore blockieren.

16.2
Therapie mit Interferon-α

Über die Therapie des Basalioms mit rekombiniertem IFN-α-2b wurde erstmals 1986 von Greenway et al. [21] berichtet. In einer Pilotstudie behandelte die Arbeitsgruppe 8 Patienten mit Basaliom durch intratumorale Injektion von 1,5 Mio IE 3mal wöchentlich über 3 Wochen. Alle Tumore heilten komplett ab. Die gleichen Autoren [22] führten dann eine Dosisfindungsstudie mit Interferon-α-2b durch: In 4 Dosierungsgruppen mit jeweils ca. 20 Patienten wurden Einzeldosen von 1,5–4,5 Mio IE ein- bis 3mal wöchentlich über 1–2 Wochen gegeben. Hierbei wurden Abheilungsraten von 24–74 % beobachtet. Insbesondere die Reduzierung der Zahl der Einzelinjektionen führte trotz gleicher Gesamtdosis zu einem deutlichen Verlust an Therapiewirksamkeit. Etwa zur gleichen Zeit veröffentlichten Wickramasinghe et al. [58] eine Untersuchung mit rekombiniertem IFN-α-

2a, das sie in einer Dosis von 0,9 Mio IE 3mal wöchentlich über 3 Wochen bei 11 Patienten mit Basaliom gaben, ohne daß ein Therapieerfolg beobachtet werden konnte. Eine Absenkung der Einzeldosis unter 1,5 Mio IE IFN-α-2 führt also ebenfalls zu einem Verlust der Therapiewirksamkeit.

In der Folge unternahmen dann Cornell und Mitarbeiter [12] eine große plazebokontrollierte Studie bei Patienten mit Basaliom unter Verwendung der bis dahin als optimal ermittelten Dosierung von 1,5 Mio IE IFN-α-2b 3mal wöchentlich über 3 Wochen. Von den 120 mit Verum behandelten Patienten erreichten 102 (85 %) eine komplette Abheilung. Bei den mit Plazebo behandelten (Trägersubstanzen einschließlich Humanserumalbumin) Patienten, die ebenfalls vorher biopsiert wurden, kam es immerhin in 29 % ebenfalls zu einer kompletten Abheilung. Diese ist am ehesten durch den unspezifischen Entzündungsreiz der Biopsie und der Injektionen zu erklären und muß bei der Beurteilung der therapeutischen Wirksamkeit von intratumoralen Behandlungsverfahren in jedem Falle berücksichtigt werden. Auch in zahlreichen, meist kleine Patientenkollektive umfassenden, international durchgeführten Studien [3, 4, 25, 40, 41, 50, 53] wurde dieses nunmehr etablierte Standardschema zur Therapie des Basalioms mit IFN-α-2 eingesetzt, wobei mit Ansprechraten von 33–60 % unterschiedliche Resultate erreicht wurden, was sich z. T. aus der unterschiedlichen Größe und Tumortypauswahl der Behandlungskollektive erklären könnte. In der Metaanalyse der bislang publizierten Daten ergibt sich mit dieser Standardtherapie von 1,5 Mio IE IFN-α-2b 3mal wöchentlich über 3 Wochen eine durchschnittliche Abheilungsrate von 70 %; der Median beträgt 60 %.

Ein Ansatz zur Senkung der für den Therapieeffekt notwendigen Zahl der Applikationen wurde mit dem Einsatz eines IFN-α-2b-Zink-Chelat-Komplexes als Depotpräparat unternommen. Edwards et al. [16] applizierten Einzeldosen von 10 Mio IE dieser Präparation einmal wöchentlich für ein oder 3 Wochen. Die Zahl der kompletten Abheilungen betrug 52 bzw. 80 % der jeweils ca. 30 behandelten Patienten. Allerdings waren die systemischen Nebenwirkungen bei dieser Therapie sehr ausgeprägt, und dieser Behandlungsansatz wurde daher nicht weiter verfolgt. Tabelle 16.1 faßt die Daten der Studien mit IFN-α beim Basaliom zusammen.

16.3
Therapie mit Interferon-β

Aufgrund der, verglichen mit IFN-α, günstigeren pharmakokinetischen Eigenschaften bei intratumoraler Injektion [27] und der überlegenen antiprolife-

Tabelle 16.1. Therapieergebnisse (komplette Abheilungen, CR) und Rate systemischer Nebenwirkungen mit intratumoralem IFN-α beim Basaliom

Untersucher, Jahr	Patienten	IFN-α-Typ	Schema (Mio IE)	CR (in %)	Systemische Nebenwirkungen (in %)
Greenway et al., 1986	8	r-α-2b	$1{,}5 \times 3 \times 3^1$	100	100
Greenway et al., 1987	19	r-α-2b	$2{,}3 \times 3 \times 2$	74	k. A.[2]
	21	r-α-2b	$4{,}5 \times 3 \times 1$	38	k. A.
	21	r-α-2b	$4{,}5 \times 1 \times 1$	29	k. A.
	21	r-α-2b	$1{,}5 \times 3 \times 1$	24	k. A.
Grob et al., 1988	8	r-α-2a	$1{,}5\text{–}6{,}0 \times 3 \times 7^*$	100	100
Reitamo et al., 1989	6	r-α-2b	$1{,}5 \times 3 \times 3$	33	100
Torlone et al., 1989	42	r-α-2b	$1{,}5 \times 3 \times 3^*$	71	14
Wickramasinghe et al., 1989	11	r-α-2a	$0{,}9 \times 3 \times 3$	18	5
Cornell et al., 1990	120	r-α-2b	$1{,}5 \times 3 \times 3$	85	75
	42	Plazebo	$0 \times 3 \times 3$	29	50
Edwards et al., 1990	30	r-α-2b	$10{,}0 \times 1 \times 3$	80	100
	33	r-α-2b	$10{,}0 \times 1 \times 1$	52	100
Thestrup-Pedersen et al., 1990	10	r-α-2b	$1{,}5 \times 3 \times 3$	60	100
Boneschi et al., 1991	27	r-α-2b	$1{,}5 \times 3 \times 3$	52	63
Bottomley u. Keczkes, 1991	19	r-α-2b	$1{,}5 \times 3 \times 3$	42	43
Buechner 1991	4	r-α-2b	$1{,}5 \times 3 \times 2$	100	100
Conecho-Mir u. Camacho, 1991	12	r-α-2b	$1{,}5 \times 3 \times 9^*$	58	100
Healsmith et al., 1991	10	r-α-2b	$1{,}5 \times 3 \times 3$	60	100
Ikic et al., 1991	20	r-α-2c	$2{,}0\text{–}5{,}0 \times 5 \times 4$	70	k. A.
	86	n-α	$0{,}4\text{–}1{,}2 \times 5 \times 4{,}5$	71	k. A.
Claßen et al., 1992	28[3]	r-α-2a	$1{,}5 \times 7 \times 1{,}5$	68	k. A.
Stenquist et al., 1992	15	r-α-2b	$1{,}5 \times 3 \times 3$	27	100
Pizzaro u. Fonesca, 1994	25	r-α-2b	$1{,}5 \times 3 \times 3$	76	80

[1] Dosierungsschema: Mio IE × Injektionen pro Woche × Therapiewochen (Median).
[2] k. A. = keine Angabe.
[3] 28 Tumoren (bei 6 Patienten).

rativen Wirkung auf transformierte Keratinozyten in vitro [32] erschien der therapeutische Einsatz von IFN-β als Alternative zu der bereits etablierten Behandlung mit IFN-α beim Basaliom als aussichtsreich.

Erste Pilotuntersuchungen an Patienten mit Basaliom sprachen für die Wirksamkeit von niedrigdosiertem intratumoralem IFN-β. Remy und Schober [44] behandelten 8 Patienten mit natürlichem humanen Fibroblasten-IFN-β in einer Dosis von 0,1 Mio IE, das 2mal wöchentlich über 10–20 Wochen intratumoral injiziert wurde, und erreichten in allen 8 Fällen eine komplette Abheilung (*CR*, complete remission/response). In den eigenen Händen resultierte bei 2 Patienten, die mit einer Dosis von 0,5 Mio IE natürlichem IFN-β 3mal wöchentlich über 3 Wochen therapiert wurden, ebenfalls eine komplette Abheilung in beiden Fällen (unpublizierte Ergebnisse).

In einer multizentrisch durchgeführten Untersuchung [31] mit rekombiniertem, glykosyliertem humanen IFN-β wurden Patienten mit Basaliom 7 unterschiedlichen Dosierungsgruppen zugeteilt, um so die niedrigste, gut wirksame Einzeldosis (0,5, 1 oder 3 Mio IE) und die geringste hierfür erforderliche Applikationsfrequenz (ein-, 2- oder 3mal wöchentlich) bei einer Gesamttherapiedauer von 3 Wochen zu ermitteln.

In dieser Untersuchung mit insgesamt 69 evaluierbaren Patienten konnte die Wirksamkeit auch von rekombiniertem IFN-β in der Therapie des Basalioms nachgewiesen werden. Es bestand eine direkte Dosis-Wirkung-Beziehung, bezogen auf den Therapieerfolg (komplette Abheilung). In der Tendenz gilt: Je höher die Applikationsfrequenz und je höher die applizierte Einzeldosis, desto wahrscheinlicher tritt der Therapieerfolg ein. In 5 Dosierungsgruppen wurde ein Therapieerfolg bei mehr als 29 % der behandelten Patienten erreicht, lag also

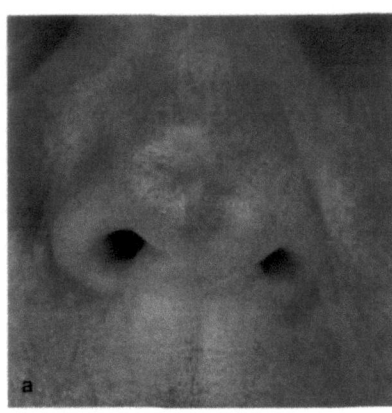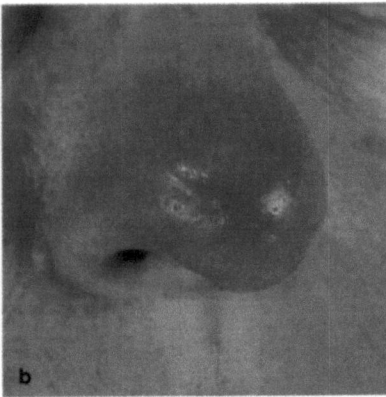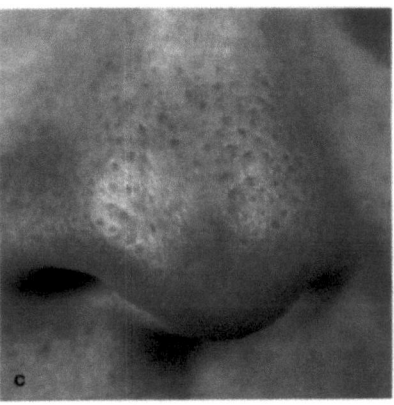

Abb. 16.2 a–c. a Noduläres Basaliom von 0,6 × 0,5 cm Durchmesser an der Nasenspitze einer 61jährigen Patientin. **b** Gleiches Areal nach 3wöchiger intraläsionaler IFN-β Therapie mit entzündlicher Rötung. **c** Weitere 4 Wochen später mit klinisch vollständiger Rückbildung des Tumors und ausgezeichnetem kosmetischen Ergebnis. Eine Kontrollbiopsie ergab keinen Anhalt für verbliebenes Tumorgewebe. (Mit freundlicher Genehmigung von Dr. G. Wagner, Bremerhaven)

Tabelle 16.2. Ergebnisse einer Dosisfindungsstudie mit IFN-β zur intratumoralen Therapie des Basalioms. Die Therapiedauer betrug in allen Dosierungsgruppen 3 Wochen, angegeben wird jeweils die Rate kompletter Abheilungen

× 10^6 IE rIFN-β	0,5	1,0	3,0
Applikationshäufigkeit			
1mal/Woche		3/7	1/7
		43%	14%
		(10–82%)[1]	(0,5–58%)[1]
2mal/Woche	1/7	4/10	5/10
	14%	40%	50%
	(0,5–58%)[1]	(12–74%)[1]	(19–81%)[1]
3mal/Woche	9/14	12/14	
	64%	86%	
	(35–87%)[1]	(57–98%)[1]	

[1] 95% Exakte Konfidenzintervalle (nach: Wissenschaftliche Tabellen Geigy, Teilband Statistik, 8. Auflage, 1980).

über der berichteten Abheilungsrate nach Biopsie und Plazebo-(Serumeiweiß-)Injektionen [12]. Allerdings war der Behandlungserfolg, der geringen Patientenzahlen in den einzelnen Patientengruppen wegen, nur in den beiden Dosierungsgruppen mit mehr als 50% kompletten Abheilungen signifikant höher (p < ,025 bzw. p < 0,001). Die niedrigere dieser nachweisbar wirksamen Dosierungen betrug 0,5 Mio IE 3mal wöchentlich (64% komplette Abheilungen), die vermutlich noch wirksamere ist 1 Mio IE 3mal wöchentlich (86% komplette, 14% partielle Abheilungen) über jeweils 3 Wochen.

Dagegen ist eine Dosierung von 3 Mio IE einmal wöchentlich trotz gleicher Gesamtdosis von insgesamt 9 Mio IE nach 3wöchiger Therapie unwirksam (14% komplette Abheilungen). Es ist also auch unter Verwendung von IFN-β nicht möglich, die Zahl der Injektionen selbst bei deutlich erhöhter Einzeldosis zu reduzieren, ohne die Therapiewirksamkeit einzubüßen.

Abbildung 16.2 a–c zeigt das Beispiel eines erfolgreichen klinischen Therapieverlaufs mit IFN-β. Mit dem als optimal wirksam gefundenen Behandlungsschema von 9mal 1 Mio IE IFN-β wurden im Rahmen

Tabelle 16.3. Therapieergebnisse (komplette Abheilungen, CR) und Rate systemischer Nebenwirkungen mit intratumoralem IFN-β beim Basaliom

Untersucher, Jahr	Patienten	IFN-β-Typ	Schema (Mio IE)	CR (in %)	Systemische Nebenwirkungen (in %)
Remy u. Demmler 1988	8[1]	n-β	0,1 × 2 × 15[2]	100	0
Remy u. Schober 1991	11	n-β	0,5 × 2 × 4	82	k. A.[3]
Kowalzick 1994	14	r-β	0,5 × 3 × 3	64	37
	14	r-β	1,0 × 3 × 3	86	27
Rogozinski et al. 1996	15	r-β	1,0 × 3 × 3	47	29

[1] 8 Tumoren (bei 5 Patienten).
[2] Dosierungsschema: Mio IE × Injektion pro Woche × Therapiewochen (Median).
[3] k.A. = keine Angaben.

einer noch laufenden Studie 49 weitere evaluierbare Patienten mit Basaliom behandelt. Die Gesamtzahl kompletter Remissionen liegt bei 70 % der insgesamt 63 mit diesem Schema behandelten Patienten [34, unpublizierte Ergebnisse]. Die Tabellen 16.2 und 16.3 fassen die Ergebnisse mit IFN-β beim Basaliom zusammen.

16.4
Therapie mit Interferon-γ

Rekombiniertes IFN-γ wurde ebenfalls zur Therapie des Basalioms eingesetzt. Tank und Mitarbeiter [51] behandelten 7 Patienten mit Basaliom mit 10 μg (entsprechend ca. 0,2 Mio IE) 2mal wöchentlich über 4 Wochen und sahen keinen Therapieerfolg. Dagegen beobachtete die Arbeitsgruppe von Edwards [17] bei 14 Patienten, die mit einer Dosierung von 50 μg (entsprechend ca. 0,1 Mio IE) 3mal wöchentlich über 3 Wochen in 7 Fällen eine komplette Abheilung. Eine Dosierung von 10 μg (entsprechend ca. 0,02 Mio IE) nach dem gleichen Schema appliziert führte dagegen nur zu einer Abheilung bei 15 behandelten Patienten. Hervorzuheben ist, daß in beiden Studien unterschiedliche IFN-γ-Präparationen mit verschiedener spezifischer Aktivität eingesetzt wurden. In beiden Fällen jedoch waren die verwendeten Dosen, auf die antivirale Wirksamkeit (gemessen in IE) bezogen, deutlich niedriger (ca. eine Zehnerpotenz) als die bei der erfolgreichen Therapie mit IFN-α verwendeten Dosen. Di Giovanna et al. [14] gaben bei 5 Patienten mit Basaliom 100 μg/m² Körperoberfläche 3mal wöchentlich über 3 Wochen. Auch wenn keine näheren Angaben über die spezifische Aktivität des verwendeten IFN-γ-Präparates gemacht wurden, dürfte die Einzeldosis bei 0,4–1,7 Mio IE, und somit im Bereich der bei Typ-I-IFN wirksamen Dosen liegen. Gleichwohl heilte nur ein behandelter Tumor ab. Da die Ergebnisse der Studien mit IFN-γ widersprüchlich waren, in keinem Fall mehr als 50 % Abheilungen beobachtet wurden und eine etwaige weitere Dosissteigerung eine erhebliche Steigerung von systemischen Nebenwirkungen hätte erwarten lassen, wurde die weitere Anwendung von IFN-γ beim Basaliom bislang nicht mehr betrieben. Tabelle 16.4 gibt einen Überblick über die Daten mit IFN-γ beim Basaliom.

16.5
Einfluß von Basaliomtyp und Tumorgröße

Beim Vergleich der unterschiedlichen Studien zur intratumoralen IFN-Behandlung beim Basaliom ist zu beachten, welche klinisch-histologischen Tumortypen eingeschlossen wurden und wie groß die Tumorvolumina waren.

Bei den größeren Studien mit IFN-α wurden v. a. Basaliome vom nodulären oder vom superfiziellen (Rumpfhaut-)Typ mit einem Durchmesser von 5–20 mm eingeschlossen [12]. Noduläre Basaliome sprachen in einer Untersuchung [3], die nach Tumortyp differenzierte, deutlich schlechter an; dagegen fanden andere Autoren eine gleichwertige klinische Wirksamkeit auch bei diesem Tumortyp mit dem verwendeten Schema von 1,5 Mio IE IFN-α 3mal wöchentlich über 3 Wochen [12, 40].

In den eigenen Untersuchungen mit IFN-β kamen in den beiden therapeutisch wirksamen Dosierungsgruppen 67 % der nodulär-soliden Basaliome und 86 % der superfiziellen (Rumpfhaut-)Basaliome zur Abheilung, was von der Tendenz her für ein etwas schlechteres Ansprechen des nodulären Typs sprechen könnte; allerdings ist dieser Unterschied nicht signifikant und die Therapie mit IFN-β ist auch bei diesem Tumortyp wirksam.

Der sklerodermiforme Tumortyp zeigte, unabhängig vom Tumordurchmesser, eine geringere Ansprechrate (40 %) als die anderen Basaliomtypen [50]. Allerdings fanden Pizarro und Fonesca [40] im Gegensatz hierzu bei kleineren Tumoren bis 2 cm Durchmesser auch beim sklerodermiformen Typ eine mit den anderen Typen des Basalioms vergleichbare Abheilungsrate von 71 %. Tumoren von über 20 mm maximalem Durchmesser sprachen unter Verwendung des üblichen Schemas meistens nicht an [53]. Mit deutlich höheren Dosen sind auch solche großen Tumoren erfolgreich zu therapieren [23].

Tabelle 16.4. Therapieergebnisse (komplette Abheilungen, CR) und Rate systemischer Nebenwirkungen mit intratumoralem IFN-γ beim Basaliom

Untersucher, Jahr	Patienten	IFN-γ-Typ	Schema (Mio IE)	CR (in %)	Systemische Nebenwirkungen (in %)
Tank et al., 1989	7	r-γ	$0,2 \times 2 \times 4^1$	0	43
Edwards et al. 1990	15	r-γ	$0,02 \times 3 \times 3$	7	≥28
	14	r-γ	$0,1 \times 3 \times 3$	50	
DiGiovanna et al., 1991	5	r-γ	ca. $1,0 \times 3 \times 3$	20	100

[1] Dosierungsschema: Mio IE × Injektionen pro Woche × Therapiewochen.

16.6
Rezidivrate

Von 101 mit IFN-α erfolgreich therapierten Patienten hatten bei einer histologischen Nachuntersuchung nach einem Jahr 5 (5 %) ein lokales Rezidiv ihres Basalioms [12].

Die Nachbeobachtungsdauer der 35 eigenen Patienten mit kompletter Abheilung nach intratumoraler IFN-β-Therapie betrug bis zu 41 Monate (im Mittel 16,8 Monate). Während des ersten Jahres nach Therapieerfolg kam es bei 2 Patienten klinisch und histologisch zu einem lokalen Rezidiv (6 %). Somit ist die Langzeitrezidivfreiheit bei den beiden Behandlungsschemata mit IFN-β und -α als gleichwertig anzusehen.

16.7
Nebenwirkungen

Für das Auftreten von systemischen Nebenwirkungen ist die Dosishöhe der Einzelinjektion entscheidend. Bei der Therapie des Basalioms oder Spinalioms mit IFN-α-2b mit der Standarddosis von 1,5 Mio IE pro Einzelinjektion wurden in den Studien, die präzise Angaben über die Rate systemischer Nebenwirkungen machen, bei 229 von 332 Patienten (69 %) grippeartige Symptome beobachtet. Die Angaben dieser systemischen Nebenwirkungen schwanken zwischen 100 % und 14 %, der Median liegt allerdings bei 100 %. Bei 5 Patienten wurde die Therapie wegen systemischer Nebenwirkungen vorzeitig abgebrochen. Bei der Therapie des Basalioms mit hohen Zink-Chelat-komplexierten Einzeldosen von 10 Mio IE trat Fieber (bis 39,4 °C) bei 83 % der Patienten auf. Einzeldosen von bis zu 0,5 Mio IE IFN-α-2b zur Behandlung der aktinischen Keratose führten bei mindestens 14 von 41 Patienten (34 %) zu systemischen grippeartigen Nebenwirkungen (z. B. Myalgien). Signifikante Änderungen von Laborparametern (Leukopenien, Transaminasenerhöhungen) traten unter der Therapie mit IFN-α nicht auf und wurden nur in wenigen Einzelfällen mitgeteilt.

Lokal entzündliche Veränderungen am Injektionsort wurden in 17–85 % der Fälle nach Injektion von IFN-α angegeben [16, 21]. In zwei Fällen wurde das Auftreten von Psoriasis-Läsionen am Injektionsort berichtet [53].

Bei der Behandlung mit IFN-β traten systemische Nebenwirkungen des grippeartigen Symptomenkomplexes bei 34 % derjenigen Patienten auf, die Einzeldosen von 1 Mio IE IFN-β intratumoral erhielten, was der für den optimalen Therapieerfolg zumindest benötigten Einzeldosis entspricht. Bei 3 Mio IE Ein-

zeldosis wurden grippeartige Symptome bei 41 % der behandelten Patienten beobachtet. Klinisch relevante (d. h. WHO-Grad-2) transiente Veränderungen der Laborwerte (Transaminasen) traten unter der Therapie vereinzelt (bei 2 von 69 Patienten) auf.

Eine lokale entzündliche Reaktion mit infiltrierter Erythembildung war auch unter Verwendung von IFN-β häufig (63 %) und ging regelhaft dem klinischen Ansprechen des Tumors voraus. Vorübergehende Mißempfindungen im Injektionsareal traten nach raschem Abklingen des akuten Injektionsschmerzes während der Infiltration des Tumors in 15 % der Fälle auf. In einem Falle manifestierte such ebenfalls ein Psoriasis-Plaque am Ort der Injektionen. Insgesamt brachen 2 von 87 Patienten die Therapie wegen lokaler Nebenwirkungen vorzeitig ab.

Bei der vom therapeutischen Ergebnis nicht befriedigenden Behandlung mit IFN-γ wurden mindestens bei 33 % grippeartige und in 41 % lokal entzündliche Nebenwirkungen gesehen [17, 51].

Vergleicht man die systemischen Nebenwirkungen, die unter den, bezogen auf den Therapieerfolg, gleichwertigen Behandlungen mit IFN-β und IFN-α auftraten, zeigt sich die deutliche (p < 0,001) Überlegenheit der IFN-β-Therapie, unter der nur bei 34 statt bei 69 % grippeartige Nebenwirkungen auftraten.

Die Nebenwirkungen bezogen auf das kosmetische Ergebnis sind gering, da Narbenbildung nur bedingt durch und beschränkt auf die diagnostische und ggf. Verlaufsbiopsie auftreten.

16.8
Stellenwert in der Therapie (vs. konventionelle Verfahren)

Die seit langem etablierte Therapie zur Behandlung des Basalioms ist die chirurgische Entfernung relativ knapp (2–4 mm) im Gesunden mit anschließendem Wundverschluß mittels plastischer Deckung und histologischer Kontrolle der Schnittränder [39]. Bei bestimmten Typen des Basalioms ohne klinisch klar abgrenzbare Tumorgrenzen (sklerodermiformer Typ des Basaliom) [49], bei sehr großen Tumoren mit Invadierung benachbarter anatomischer Strukturen, bei bestimmten Tumorlokalisationen (Nasolabialfalte) [38] oder bei Rezidivtumoren [48] wird die mikrographische oder mikroskopisch kontrollierte Chirurgie (Mohs' surgery) empfohlen, bei der allseits von den Exzisionsrändern und vom Grunde des Exzidats separate Biopsien entnommen werden [36], und die endgültige plastische Deckung des Defektes erst nach Vorliegen negativer Histologien von allen Biopsaten vorgenommen wird [1]. Dies kann einzeitig (Schnellschnittdiagnostik am Kryostatschnitt) oder zweizeitig (Paraffinschnitt) erfolgen [6]. Die obligat durchzuführende histologische Kontrolle der Schnittränder zeigt bei konventioneller zweidimensionaler Technik jedoch häufig falschnegative Resultate [5]. Daher kann es, neben anderen Ursachen, zu lokalen Tumorrezidiven kommen.

Rowe et al. publizierten 1989 [47, 48] zwei Metaanalysen sämtlicher 72 seit 1947 veröffentlicher Studien zur Rezidivrate bei primären und rezidivierten Basaliomen nach unterschiedlichen Therapieverfahren. Diese Daten sind in Tabelle 16.5 zusammengefaßt dargestellt. Die Rezidivhäufigkeit liegt während eines Fünfjahreszeitraums bei konventioneller Chirurgie zwischen 10,1 bzw. 17,4 %. Bei mikroskopisch kontrollierter Chirurgie liegen die entsprechenden Rezidivquoten dagegen nur bei 1,0 bzw. 5,6 % bei Rezidivtumoren. Für alle Therapieformen gilt, daß die Rezidivrate nach einem Jahr bei ca. einem Drittel der Fünfjahresrezidivrate liegt.

Die lokale intratumorale IFN-Therapie hat gegenüber der operativen Standardtherapie den Nachteil, daß keines der bisher eingesetzten Behandlungsschemata in 100 % zu einem vollständigen klinisch und histologisch gesicherten primärem Therapieerfolg führt. Mindestens 15 % der behandelten Patienten mußte als Nonresponder einer konventionellen Therapie zugeführt werden, wobei es bislang nicht möglich ist, Responder von Nonrespondern vor Therapiebeginn zu unterscheiden. Weitere Nachteile sind die vergleichsweise hohe Zahl von notwendigen Therapiesitzungen, die bei routinemäßiger Anwendung fehlende histologische Therapieerfolgskontrolle, sowie die, bei Hinzuziehung ökonomischer Gesichts-

punkte, zur Zeit höheren Kosten der IFN-Therapie, sofern die Operation auch ambulant durchführbar ist.

Gleichwohl kann die Etablierung der intratumoralen IFN-Therapie in besonders gelagerten Einzelfällen als wertvolle Ergänzung der Palette der therapeutischen Möglichkeiten angesehen werden. Dieses um so eher, als die Lokalrezidivrate bei eingetretenem Therapieerfolg – nach den bisherigen Erfahrungen – im Rahmen der bei den meisten etablierten Therapieverfahren zu beobachtenden liegt. Die endgültige Beurteilung dieses Kriteriums ist von besonderer Bedeutung, da Rezidivbasaliome eine deutlich schlechtere Prognose haben als primäre [48].

Für eine IFN-Therapie in Frage kommen Patienten,

- die eine operative oder radiologische Therapie ablehnen,
- mit Tumoren in funktionell oder kosmetisch nur problematisch chirurgisch oder strahlentherapeutisch zu versorgenden Lokalisationen,
- bei denen Wundheilungsstörungen, Blutungsneigung oder allgemeine OP-Komplikationen wegen Grunderkrankungen oder medikamentöser Therapie zu erwarten sind (wie beispielsweise Patienten mit Diabetes mellitus, peripheren Durchblutungsstörungen, Blutgerinnungsstörungen, Hyperthermierisiko, Unverträglichkeitsreaktionen auf Lokalanästhetika oder Narkosemittel), sowie
- mit Rezidiv nach Radiatio mit Kontraindikationen gegen eine operative Therapie.

Darüber hinaus kann für einzelne Patienten der Wunsch nach einem kosmetisch optimalen Therapieergebnis von vorrangiger Bedeutung sein. Im Gegensatz zu allen konventionellen Therapieverfahren, mit Ausnahme der besonders rezidivbelasteten lokalen Chemotherapie, tritt unter der IFN-Therapie des Basalioms keine Narben- bzw. Radiodermbildung auf.

Zur endgültigen Bestimmung des Stellenwertes der intratumoralen Therapie des Basalioms mit IFN sind zur Zeit noch weitere klinsche Untersuchungen zu fordern, die teilweise bereits angelaufen sind: Prospektiv randomisierte kontrollierte Studien mit den als optimal gefundenen Dosen verschiedener IFN und Untersuchungen an größeren Kollektiven mit einer längeren Nachbeobachtungszeit.

Tabelle 16.5. Lokale Rezidivraten des Basalioms nach unterschiedlichen etablierten Therapieverfahren bei primären und rezidivierten Tumoren. [Nach 12, 32, 42, 47, 48]

Therapiemethode	Fünfjahreslokalrezidivrate (in %)	
	Primärtumor	Rezidivtumor
Mikroskopisch kontrollierte Chirurgie	1,0	5,6
Schnittexzision	10,1	17,4
Kürettage/Elektrokaustik	7,7	40,0
Radiatio	8,7	9,8
Kryotherapie	7,5	13,0[1]
Topisches 5-Fluorouracil	21,4[2]	—
Intraläsionales IFN-α	5,0[3]	—
Intraläsionales IFN-β	6,0[3]	—

[1] Nachbeobachtung < 5 Jahre.
[2] Nachbeobachtung = 10 Jahre.
[3] Nachbeobachtung = 1 Jahr.
Näherungsweise beträgt die Einjahresrezidivrate ca. ein Drittel der Fünfjahresrezidivrate

Literatur

1. Albom M (1977) The management of recurrent basal-cell carcinomas: Please, no grafts or flaps at once. J Dermatol Surg Oncol 3: 382–384
2. Berman B, Duncan MR (1989) Short term keloid treatment in vivo with human interferon alfa-2b results in a selective and persistent normalization of keloidal fibroblast collagen,

glycosaminoglycan, and collagenase production in vitro. J Am Acad Dermatol 21: 694–702

3. Boneschi V, Brambilla L, Chiappino G et al. (1991) Intralesional alpha 2b recombinant interferon for basal cell carcinomas. Int J Dermatol 30: 220–224

4. Bottomley WW, Keczkes K (1991) Treatment of basal cell carcinoma with intralesional recombinant interferon alpha-2b. J Dermatol Treat 2: 15–16

5. Breuninger H, Mors U, Rassner G (1988) Untersuchungen zur Operationradikalität bei Basaliomen mittels der histologischen Schnittrandkontrolle von Tumorexzisaten. Pathologe 9: 153–157

6. Breuninger H (1993) Mikrografische Chirurgie: Die Therapie, die dem lokalen Infiltrationsverhalten des Basalioms gerecht wird. In: Petres J, Lohrisch I (Hrsg) Das Basaliom (S 157–168). Springer, Berlin Heidelberg New York Tokyo

7. Büchner SA (1991) Intralesional interferon alfa-2b in the treatment of basal cell carcinoma: Immunohistochemical study on cellular immune reaction leading to tumor regression. J Am Acad Dermatol 24: 731–734

8. Bunn PA, Ihde DC, Foon KA et al. (1987) Recombinant interferon alfa-2a, an active agent in advanced cutaneous T- cell lymphomas. Int J Cancer 1: 197–202

9. Chen Q, Daniel V, Maher D, Hersey P (1994) IL-10 is produced by melanoma cells and may have a role in immunosuppression mediated by melanoma. Int J Cancer 56: 755–760

10. Claßen R, Voigt H, Bassermann R (1992) Intralesional interferon therapy for advanced basal cell carcinoma (BCC). Onkologie 15: 30–31

11. Conecho-Mir JS, Camacho F (1991) Basal cell carcinoma treated with intralesional alfa-2b-interferon: Clinical and histopathological study of twelve cases. Zbl Haut 159: 340–341

12. Cornell RC, Greenway HT, Tucker SB et al. (1990) Intralesional interferon therapy for basal cell carcinoma. J Am Acad Dermatol 23: 694–700

13. Creagan ET, Schaid DJ, Ahmann DL, Frytak S (1988) Recombinant interferons in the management of advanced malignant melanoma: Updated review of five prospective clinical trials and long- term responders. Am J Clin Oncol 11: 652–659

14. DiGiovanna JJ, Turner ML, Peck GL, Abangan DL (1991) Recombinant interferon gamma treatment of basal cell carcinoma. J Invest Dermatol 96: 569

15. Edwards L, Levine N, Weidner M et al. (1986) Effect of intralesional alpha2-interferon on actinic keratoses. Arch Dermatol 122: 779–782

16. Edwards L, Tucker SB, Peredina D et al. (1990) The effect of an intralesional sustained-release formulation of interferon alfa-2b on basal cell carcinomas. Arch Dermatol 126: 1029–1032

17. Edwards L, Whiting D, Rogers D et al. (1990a) The effect of intralesional interferon gamma on basal cell carcinomas. J Am Acad Dermatol 22: 496–500

18. Edwards L, Berman B, Rapini RP et al. (1992) Treatment of cutaneous squamous cell carcinomas by intralesional interferon alfa-2b therapy. Arch Dermatol 128: 1486–1489

19. Eron JL, Judson F, Tucker S et al. (1986) Interferon therapy for condylomata acuminata. N Engl J Med 315: 1059–1064

20. Fierlbeck G, d'Hoedt B, Stroebel W et al. (1992) Intraläsionale Therapie von Melanommetastasen mit rekombinantem Interferon-Beta. Hautarzt 43: 16–21

21. Greenway HT, Cornell RC, Tanner DJ et al. (1986) Treatment of basal cell carcinoma with intralesional interferon. J Am Acad Dermatol 15: 437–443

22. Greenway HT, Tucker SB, Edwards L (1987) The effectiveness of recombinant interferon alpha-2b in the intralesional treatment of basal cell carcinoma. 46th Annual meeting American Academy of Dermatology, San Antonio/TX 5.-10. 12. 1987

23. Grob JJ, Collet AM, Munoz MH, Bonerandi JJ (1988) Treatment of large basal-cell carcinomas with intralesional interferon- alpha-2a. Lancet i 878–879

24. Grob JJ, Suzini F, Richard MA et al. (1993) Large keratoakanthomas treated with intralesional interferon alpha- 2a. J Am Acad Dermatol 29: 237–241

25. Healsmith MF, Berth-Jones J, Fletcher A, Graham-Brown RAC (1991) Treatment of basal cell carcinoma with intralesional interferon alpha-2b. J Royal Soc Med 84: 524–526

26. Holloway KB, Flowers FP, Ramos-Caro FA (1992) Therapeutic alternatives in cutaneous T-cell lymphoma. J Am Acad Dermatol 27: 367–378

27. Hündgen M, Eick H von (1990) Pharmakologie von Interferonen (IFN-alpha, IFN-beta, IFN-gamma). In: Orfanos CE, Garbe C (Hrsg) Das Maligne Melanom der Haut (S 243–247). Zuckscherdt, München SanFrancisco

28. Ikic D, Padovan I, Pipic N et al. (1991) Interferon therapy for basal cell carcinoma and squamous cell carcinoma. Int J Clin Pharmacol Therap Toxicol 29: 342–346

29. Kim J, Modlin RL, Moy RL et al. (1995) IL-10 production in cutaneous basal and squamous cell carcinomas: A mechanism for evading the local T cell immune response. J Immunol 155: 2240–2247

30. Kirkwood JM, Strawderman MH, Ernstoff MS et al. (1996) Interferon alfa-2b adjuvant therapy of high-risk resected cutaneous melanoma: the eastern cooperative oncology group trial EST 1684. J Clin Oncol 14: 7–17

31. Kowalzick L, Rogozinski T, Schober C et al. (1994) Treatment of basal cell carcinoma with intralesional recombinant interferon beta: A dose finding study. Eur J Dermatol 4: 430–433

32. Kowalzick L (1994) Antiproliferative und immunmodulierende Effekte von Interferonen auf kultivierte Keratinozyten und ihr Einsatz in der lokalen Therapie epidermaler Malignome und Präkanzerosen. Habilitationsschrift. Universität Hamburg

33. Kowalzick L, Lubjuhn I, Büttner G et al. (1995) Interferon-beta und -gamma both efficiently inhibit interleukin-10 production of normal human keratinocytes. J Invest Dermatol 104: 685

34. Kowalzick L, Pilz J, Scholz A et al. (1995) Intralesional recombinant interferon-beta in basal cell carcinoma. Anticancer Res 15: 2436

35. Krown SE, Real FX, Cunningham-Rundles S et al. (1983) Preliminary observations on the effect of recombinant leukocyte interferon in homosexual men with Kaposi's sarcoma. N Engl J Med 308: 1071–1076

36. Mohs FE (1974) Prevention and treatment of skin cancer. Wisconsin Med J 73(8): 85–91

37. Nguyen Q, Davis-Boutte W, Tong A et al. (1993) The effects of interferon-alpha and interleukin-2 on cytokine patterns in a basal cell carcinoma skin explant model. J Invest Dermatol 100: 570

38. Panje WR, Ceilley RI (1979) The influence of embryology of the mid-face on the spread of epithelial malignancies. Laryngoscope 89: 1914–1920

39. Petres J, Rompel R (1993) Operative Therapie des Basalioms: Erfahrungen und Ergebnisse. In: Petres J, Lohrisch I (Hrsg.) Das Basaliom (S 133–144). Springer, Berlin Heidelberg New York Tokyo

40. Pizarro A, Fonesca E (1994) Treatment of basal cell carcinoma with intralesional interferon alpha-2b: Evaluation of efficacy with emphasis on tumors located on „H" zone on face. Eur J Dermatol 4: 287–290

41. Reitamo S, Komulainen M, Lilius P et al. (1989) Treatment of basal cell carcinomas with intralesional interferon alpha-2b. J Invest Dermatol 93: 572

42. Reymann F (1980) Basal cell carcinoma of the skin recurrence rate after different types of treatment. Dermatologica 161: 217–226

43. Remy W, Demmler M (1988) Örtliche/intratumorale Interferon-Behandlung von Basaliomen. In: Hofschneider PH (Hrsg) Ergebnisse der Beta-Interferon-Therapie bei chronisch-aktiver Hepatitis B, Multipler Sklerose und Krebser-

krankungen (S 83–86). Zuckschwerdt, München SanFrancisco

44. Remy W, Schober C (1991) Intraläsionale Interferon-Therapie des Basalioms. Akt Dermatol 17: 124–127

45. Rogozinski TT, Kowalzick L, Brzoska J et al. (1996) Interferon beta is an effective alternate treatment for basal cell carcinoma. Przeglas Dermatologiczny (in Druck)

46. Rosso R, Nobile MT, Sertoli MR et al. (1985) Antitumoral activity of human fibroblast interferon administered intranodulary. Oncology 42: 6–88

47. Rowe DE, Carroll RJ, Day CL (1989) Long-term recurrence rates in previously untreated (primary) basal cell carcinoma: Implications for patient follow-up. J Dermatol Surg Oncol 15: 315–328

48. Rowe DE, Carroll RJ, Day CL (1989 b) Mohs' surgery is the treatment of choice for recurrent (previously treated) basal cell carcinoma. J Dermatol Surg Oncol 15: 424–431

49. Salasche SA, Amonette RA (1981) Morpheaform basal-cell epitheliomas: A study of subclinical extensions in a series of 51 cases. J Dermatol Surg Oncol 7: 387–394

50. Stenquist B, Wemmberg AM, Gisslen H, Larkö O (1992) Treatment of aggressive basal cell carcinoma with intralesional interferon: Evaluation of efficacy by Mohs sugery. J Am Acad Dermatol 27: 65–69

51. Tank B, Habets W, Naafs B et al. (1989) Intralesional treatment of basal cell carcinoma with low dose recombinant interferon gamma. J Am Acad Dermatol 21: 734–735

52. Tappero JW, Conant MA, Wolfe SE, Berger TG (1993) Kaposi's sarcoma: Epidemiology, pathogenesis, histology, clinical spectrum, staging criteria and therapy. J Am Acad Dermatol 28: 371–395

53. Thestrup-Pedersen K, Jacobsen IE, Frentz G (1990) Intralesional interferon-alpha 2b treatment of basal cell carcinoma. Acta Derm Venereol (Stockh) 70: 512–514

54. Torlone G, Legge A, DeAngelis F et al. (1989) Use of interferon-alpha-2b in the treatment of basal cell epitheliomas. Derm Clin 3: 175–179

55. Turner MlL, Moshell A, Corbett DW et al. (1993) Clearing of melanoma-in-situ with intralesional alpha-interferon in a patient with xeroderma pigmentosum. J Invest Dermatol 100: 538

56. Vonderheid EC, Thompson R, Smiles KA et al. (1987) Recombinant interferon alpha-2b in plaque-phase mycosis fungoides – intralesional and low-dose intramuscular therapy. Arch Dermatol 123: 757–763

57. Wussow P von, Block B, Hatmann F, Deicher H (1988) Intralesional interferon-alpha therapy in advanced malignant melanoma. Cancer 61: 1071–1074

58. Wickramasinghe L, Hindson TC, Wacks H (1989) Treatment of neoplastic skin lesions with intralesional interferon. J Am Acad Dermatol 20: 71–74

59. Wildfang I, Schmoll HJ (1990) Lokale Tumortherapie mit Interferon beta. In: Orfanos CE, Garbe C (Hrsg.) Das Maligne Melanom der Haut (S 288–296). Zuckschwerdt, München

Das Plattenepithelkarzinom

17 Das Plattenepithelkarzinom – Klinik und Histologie

H. Peter Soyer

17.1
Klinik des Plattenepithelkarzinoms

17.1.1
Einleitung

Das Plattenepithelkarzinom der Haut (Epithelioma spinocellulare, Stachelzellkarzinom, Spinaliom, spinozelluläres Karzinom, verhornender Plattenepithelkrebs) wird als maligner Tumor der Keratinozyten definiert und ist nach dem Basalzellkarzinom (Basaliom) die zweithäufigste bösartige Neubildung der Haut [2, 20]. Das Verhältnis von Plattenepithelkarzinomen zu Basaliomen beträgt ungefähr 1:10. In Mitteleuropa liegt die Inzidenz bei 12 (Männer) und 6 (Frauen) pro 100 000 Einwohner. Die höchsten Inzidenzraten werden aus Australien (1990: 250 Neuerkrankungen pro 100 000 Einwohner) berichtet, was eindrucksvoll den Zusammenhang mit vermehrter UV-Strahlung als wichtigstem ätiopathogenetischen Faktor widerspiegelt [14]. 90 % aller Plattenepithelkarzinome kommen in chronisch-lichtgeschädigter Haut vor, insbesondere im Kopf-Hals-Bereich einschließlich der Unterlippe und der haarlosen Kopfhaut bei Männern mit Glatze sowie an den Handrücken und den Streckseiten der Unterarme. Diese Tatsache bestätigt klinisch eindrucksvoll den Konnex mit einer jahre- bis jahrzehntelangen UV-Belastung. Neben der UV-Exposition sind u. a. ionisierende Strahlung, Teerpräparate und anorganische Arsenverbindungen im Zusammenhang mit der Entstehung von Plattenepithelkarzinomen von wesent-

licher Bedeutung. Auch das onkogene Potential humaner Papillomviren, meist Typ 16 und 18, ist im Zusammenhang mit der Ätiopathogenese des Plattenepithelkarzinoms der Haut von größter Bedeutung (s. Kap. 4) [17]. Das Plattenepithelkarzinom der Haut kommt vorwiegend bei Menschen in der zweiten Lebenshälfte vor (Durchschnittsalter 60–70 Jahre). Männer sind häufiger betroffen. Trotz eines invasiven und z. T. auch destruierenden Wachstums sind letale Verläufe selten und werden meist bei immunsupprimierten Patienten oder im Rahmen schwerwiegender Grundkrankheiten beobachtet. Bei Auftreten von Metastasierung werden primär die regionären Lymphknoten befallen, im weiteren Krankheitsverlauf kann es aber auch zu viszeraler Absiedlung mit Bevorzugung der Lungen und Leber kommen.

17.1.2
Klinisches Bild

Das klinische Bild eines Plattenepithelkarzinoms ist naturgemäß abhängig von der Bestandsdauer des Tumors. Die Läsion kann unterschiedlich groß, unterschiedlich gefärbt (hautfarben bis schmutziggrau, bräunlich-gelb bis rötlich) und durch eine warzig-keratotische (Abb. 17.1), papillomatöse, zerklüftete, aber auch erosive Oberfläche charakterisiert sein. Das Wachstumsmuster eines Plattenepithelkarzinoms kann knotig-tumorös, exophytisch

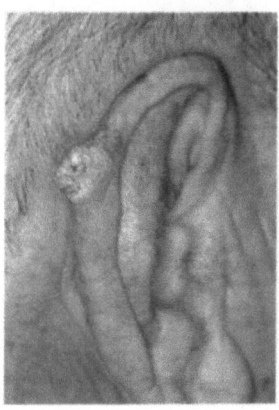

Abb. 17.1. Oberflächliches Plattenepithelkarzinom an der Helix des rechten Ohres bei einem 71jährigen Mann. Klinisch zeigt sich der Aspekt eines Cornu cutaneum

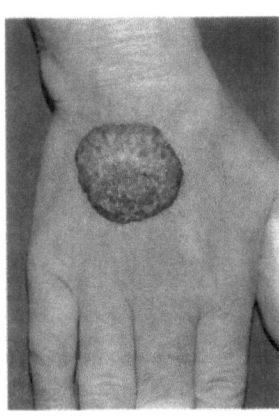

Abb. 17.2. Breitbasig gestieltes, exophytisch wachsendes Plattenepithelkarzinom am rechten Handrücken einer 54jährigen Frau. Die umgebende Haut erscheint unauffällig und zeigt keine wesentlichen UV-induzierten Schäden

(Abb. 17.2) aber auch plaqueartig sein. Palpatorisch sind die Tumoren meist von derber Konsistenz. Trotz eines oft ausgedehnten ulzerösen Zerfalls sind die Plattenepithelkarzinome der Haut in der Regel indolent. Parästhesien, anästhetische Areale, aber auch lanzinierende Schmerzen können als Hinweis auf eine „perineurale Invasion" gelten. Bei metastatischem Befall der regionären Lymphknoten sind diese zunächst vergrößert und auffallend derb. Im weiteren Krankheitsverlauf entwickeln sich dann ulzerierte Lymphknotenpakete, die mit der Umgebung fest verbacken sind.

17.1.3
Plattenepithelkarzinome mit „Negativ"-Lokalisationen

Von manchen Autoren wurde auf Zusammenhänge zwischen Plattenepithelkarzinomen in bestimmten klinischen Lokalisationen und ungünstigen Krankheitsverläufen hingewiesen und in weiterer Folge Plattenepithelkarzinome mit „Negativ"-Lokalisationen definiert. In diesem Zusammenhang sind Zun-

gen-, Lippen- (Abb. 17.3), Vulva- und Peniskarzinome zu erwähnen. Plattenepithelkarzinome im Bereich dieser „Negativ"-Lokalisationen sind weitgehend identisch mit dem morphologischen Aspekt an anderen Lokalisationen und imponieren klinisch meist als derbe, ulzerierende Plaques oder als papillomatös, ulzerös-vegetierende Knoten.

17.1.4
Verruköses Karzinom

Der Großteil der Plattenepithelkarzinome der Haut läßt sich klinisch nicht einem bestimmten Typ zuordnen. Daher wurden klinische Typen, wie etwa beim malignen Melanom, nicht definiert. Das verruköse Karzinom der Haut repräsentiert zwar einen besonderen klinischen Typ eines Plattenepithelkarzinoms, wird aber heute letztlich als eigenständige klinisch-pathologische Entität angesehen und daher gesondert behandelt (s. Kap. 19) [18].

17.1.5
Keratoakanthom

Auch der Status des Keratoakanthoms ist noch nicht eindeutig geklärt. Weil immer wieder rezidivierende und auch metastasierende Keratoakanthome beschrieben wurden, wenn auch meist bei immunsupprimierten Patienten, erscheint es – zumindest in diesen Fällen – durchaus folgerichtig von einem keratoakanthomartigen Plattenepithelkarzinom (Abb. 17.4) zu sprechen [9]. Unbestritten bleibt, daß das Keratoakanthom eine klinisch und histopathologisch gut charakterisierte Entität im Spektrum der verhornenden epithelialen Hauttumoren darstellt. Der biologische Verlauf ist in den meisten Fällen durch eine Selbstheilung gekennzeichnet, die wegen vorzeitiger Exzision jedoch vielfach nicht

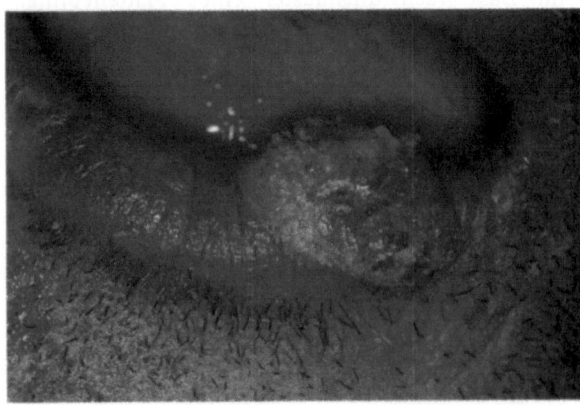

Abb. 17.3. Knotig-tumoröses Plattenepithelkarzinom mit erosiver Oberfläche an der Unterlippe bei einem 60jährigen Landwirt

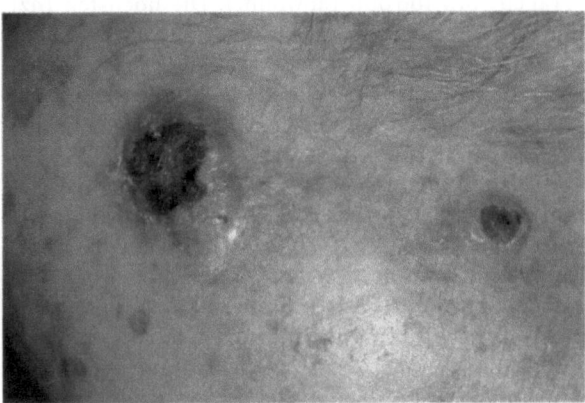

Abb. 17.4. Zwei Plattenepithelkarzinome an der Stirn bei einem 68jährigen Mann. Der rechte Knoten zeigt das typische Bild eines Keratoakanthoms

beobachtet wird. Das Keratoakanthom wird detailliert im Kap. 8 abgehandelt.

17.1.6
Bowen-Karzinom

Einen bemerkenswerten klinisch-pathologischen Typ eines Plattenepithelkarzinoms der Haut stellt das sog. Bowen-Karzinom dar, welches sich aus einem Morbus Bowen entwickelt [2]. Dieser repräsentiert eine charakteristische feingewebliche Variante eines Carcinoma in situ und ist meist am Stamm, aber auch an den Extremitäten lokalisiert. Eine besondere Lokalisation für einen M. Bowen sind die Akren. Klinisch imponieren erythematöse Plaques mit z. T. psoriasiformer, z. T. erosiver Oberfläche. Das Vorliegen von knotig-tumorösen Veränderungen im Bereich dieser psoriasiformen Plaques ist sehr verdächtig auf die Diagnose eines Plattenepithelkarzinoms auf dem Boden eines M. Bowen (sog. Bowen-Karzinom) (Abb. 17.5).

17.1.7
Plattenepithelkarzinome auf Präkanzerosen

Die meisten Plattenepithelkarzinome der Haut entstehen auf dem Boden von Präkanzerosen, wobei

die aktinische Keratose die mit Abstand wichtigste epitheliale Präkanzerose darstellt (Abb. 17.6 a und b) (s. Kap. 8) [13]. Plattenepithelkarzinome der Haut werden allerdings auch unterschiedlich häufig im Zusammenhang zahlreicher anderer klinischer Befundkonstellationen beobachtet. Die wichtigsten davon sind in der folgenden Übersicht aufgelistet [1, 2, 6, 8, 20].

Klinische Befundkonstellationen, welche unterschiedlich häufig mit Plattenepithelkarzinomen assoziiert sein können

---

- chronische Lichthaut bei Personen mit Hauttyp I und II, insbesondere bei gleichzeitigem Vorliegen multipler aktinischer Keratosen,
- chronische Radiodermatitis mit Röntgenkeratosen,
- Arsenkeratosen, welche häufig mit multiplen Rumpfhautbasaliomen assoziiert sind,
- Teerkeratosen nach jahrelanger chronischer Teerexposition,
- Buschke-Hitzemelanose (Erythema ab igne) mit thermischen Keratosen,
- straffe Narben, wie z. B. Verbrennungsnarben,
- (hoch-)chronische Dermatosen, wie z. B. Lupus vulgaris, chronisch diskoider Lupus erythematodes, Lichen planus mucosae, Lichen sclerosus et atrophicus, Epidermolysis bullosa dystrophicans, Porokeratosis bzw. entzündliche Prozesse wie z. B. Ulcera cruris venosa,
- Genodermatosen, wie z. B. Xeroderma pigmentosum, Epidermodysplasia verruciformis Lewandowsky-Lutz,
- immunsupprimierte Patienten, wie z. B. organtransplantierte Patienten und HIV-positive Personen,
- Langzeit-PUVA-Patienten mit PUVA-Lentigines und PUVA-Keratosen.

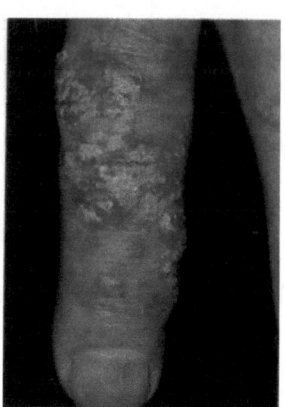

Abb. 17.5. Oberflächliches Bowen-Karzinom auf dem Boden eines Morbus Bowen (Carcinoma in situ) am rechten Ringfinger eines 63jährigen Patienten

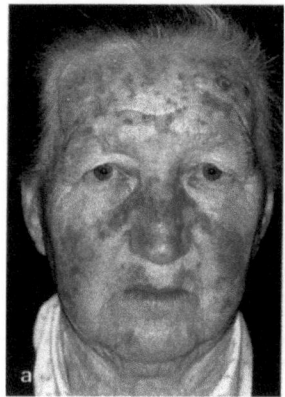
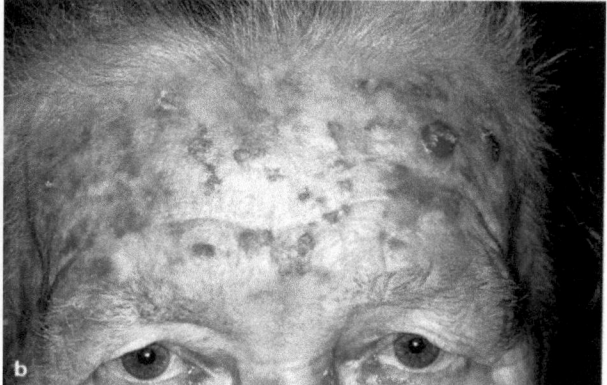

Abb. 17.6 a und b. 72jährige Patientin mit deutlich ausgeprägter chronischer Lichthaut, multiplen aktinischen Keratosen und einem Plattenepithelkarzinom an der linken Schläfe

Im Rahmen dieser besonderen klinischen Gegebenheiten treten auch gehäuft Basaliome auf. Dem trägt die angloamerikanische Literatur mit der umfassenden Bezeichnung „non-melanoma skin cancer" Rechnung [15].

17.1.8
Klinische Differentialdiagnosen

Weil die differentialdiagnostische Unterscheidung zwischen Plattenepithelkarzinom und Basaliom ein nicht seltenes Problem in der klinischen Diagnostik darstellt, werden die morphologischen Charakteristika in Tabelle 17.1 gegenübergestellt. Die dermatoskopische (auflichtmikroskopische) Untersuchung mit Ölimmersion ermöglicht eine bessere Visualisierung des Gefäßmusters und erleichtert somit die klinische Differenzierung dieser zwei häufigsten malignen epithelialen Hauttumoren nicht unwesentlich [11]. Das klinisch-morphologische Spektrum sowohl der Plattenepithelkarzinome als insbesondere auch der Basaliome kann jedoch so vielgestaltig sein, daß im Einzelfall auch für den erfahrenen Dermatologen große Schwierigkeiten in der Unterscheidung auftreten können. Die Palette der klinischen Differentialdiagnosen des Plattenepithelkarzinoms der Haut ist groß und umfaßt neben dem Basaliom nahezu alle malignen epithelialen und nicht-epithelialen, primären und sekundären Hauttumoren:

wichtigste klinische Differentialdiagnosen

- aktinische Keratose,
- amelanotisches Melanom,
- Basaliom,
- benigne und maligne Adnextumoren,
- chronische Pyodermie,
- Keratoakanthom,
- kutane Karzinommetastasen,
- Merkelzellkarzinom,
- proliferierende Tricholemmalzyste,
- profunde Trichophytie,
- Verruca vulgaris,
- Verruca seborrhoica.

Letztendlich ist somit eine Bestätigung der klinischen Diagnose durch eine histologische Untersuchung unbedingt erforderlich, insbesondere wenn alternative Behandlungsmethoden wie Röntgentherapie, Kryotherapie, Lasertherapie, lokale Interferoninjektionen u. a. geplant sind. Die histologische Diagnostik ist sowohl für einen zeitgemäßen Qualitätsstandard als auch für die heute geforderte subtile Qualitätskontrolle unabdingbar.

17.2
Histologie des Plattenepithelkarzinoms

17.2.1
Histologisches Bild

Das Plattenepithelkarzinom der Haut ist ein maligner epithelialer Tumor, welcher in der Epidermis seinen Ausgang nimmt, in die Dermis diffus infiltrierend und destruierend vorwächst und in weiterer Folge auch die Subkutis sowie angrenzende Gewebe miteinbezieht. Das wesentliche feingewebliche Merkmal des kutanen Plattenepithelkarzinoms ist die Differenzierung in Richtung nichtfollikulärer Epidermisstrukturen mit der Fähigkeit zur Verhornung.

Das charakteristische histologische Bild des Plattenepithelkarzinoms zeigt von der Epidermis ausgehende, blaß-eosinophil gefärbte Tumorzellkomplexe

Tabelle 17.1. Klinische Kriterien zur Unterscheidung eines Plattenepithelkarzinoms von einem knotigen Basaliom

	Plattenepithelkarzinom	Knotiges Basaliom
Bevorzugte Lokalisation	zentrofazial; Unterlippe	obere 2/3 des Gesichtes
Umgebende Haut	chronische Lichthaut; multiple aktinische Keratosen	chronische Lichthaut; klinisch normale Haut
Wachstumsmuster	knotig-tumorös; exophytisch	häufig kleine „perlenartige" Knötchen an der Peripherie
Oberfläche	warzig-keratotisch, aber auch ulzerös-vegetierend; selten glatte Oberfläche	meist glatte Oberfläche, aber häufig ulzeriert; selten schuppend bzw. keratotisch
Farbe	bräunlich-gelb bis rötlich oder schmutzig-grau; selten dunkelbraun pigmentiert	perlmuttartig weißlich glänzend; häufig pigmentiert (blattartiges Muster[1])
Gefäßmuster	selten Teleangiektasien; dermatoskopisch Überwiegen von Haarnadel- und Punktgefäßen[1]	zahlreiche Teleangiektasien in Form von Baumgefäßen[1]

[1]Diese Strukturen sind nur bei Anwendung einer dermatoskopischen (auflichtmikroskopischen) Untersuchung zu erkennen [11]

und -stränge von unterschiedlicher Größe und Form, welche typischerweise in den zentralen Anteilen konzentrisch geschichtete, meist parakeratotische „Hornperlen" aufweisen. Das Ausmaß der Verhornung korreliert mit dem Differenzierungsgrad und bei hochdifferenzierten Plattenepithelkarzinomen finden sich zahlreiche Hornperlen im Zentrum der Tumorzellkomplexe. Einzeln liegende Keratinozyten mit einem deutlich rot gefärbten Zytoplasma werden als dyskeratotische Keratinozyten (sog. Einzelzellverhornung) bezeichnet und sind ebenfalls als Hinweis auf eine höhere Differenzierung anzusehen. Zytomorphologisch sind die Tumorzellkomplexe aus größeren, zytoplasmareichen Zellen mit helleren, eosinophil tingierten Zytoplasmasäumen und pleomorphen, z. T. hyperchromatischen Kernen aufgebaut. Im Gegensatz zur nicht befallenen Epidermis ist die normale Schichtung aufgehoben (sog. Polarisationsverlust) und insbesondere die Zahl der Keratinozyten ist deutlich erhöht. Bei stärkerer Vergrößerung (Ölimmersion) sind die Interzellularbrücken zwischen den einzelnen Keratinozyten deutlich zu sehen. Bei anaplastischen Plattenepithelkarzinomen hingegen ist die Ausbildung von Desmosomen meist nicht mehr erkennbar. Ungleich häufig finden sich typische und auch atypische Mitosen. Ein unterschiedlich dichtes, überwiegend lymphoidzelliges, aber auch lymphoplasmazelluläres entzündliches Infiltrat ist in nahezu allen Fällen gegeben. Dieses Entzündungsinfiltrat ist meist peritumoral angeordnet, manchmal finden sich zahlreiche Lymphozyten jedoch auch intratumoral. Auffallend ist ferner das Vorliegen aktinischer Keratosen in den scheinbar unauffälligen Randbereichen eines Plattenepithelkarzinoms.

Eine besondere Eigenart maligner epithelialer Hauttumoren im allgemeinen und von Plattenepithelkarzinomen im besonderen ist das relativ häufige Vorhandensein (5–14 %) einer perineuralen „Invasion" mit Fortwachsen der epithelialen Karzinomstränge entlang der Nerven in die Tiefe. Eine perineurale Invasion, welche nur histologisch zu diagnostizieren ist, wird v. a. bei Plattenepithelkarzinomen im Stirn- und Schläfenbereich sowie bei zentrofazialer Lokalisation beobachtet und muß als prognostisch ungünstiges Zeichen angesehen werden [5].

17.2.2
Histologische Sonderformen

Neben den klassischen Plattenepithelkarzinomen der Haut mit ihren verschiedenen Differenzierungsgraden (Broders I–IV) gibt es einige histologisch gut abgrenzbare Sonderformen [3, 7, 9, 12]:

Histologische Sonderformen

- akantholytisch (pseudoglandulär),
- basosquamös,
- bowenoid (sog. Bowen-Karzinom),
- desmoplastisch,
- hellzellig,
- keratoakanthomartig (DD: Keratoakanthom),
- pseudosarkomatös,
- spindelzellig,
- verrukös (DD: verruköses Karzinom).

Diese Sonderformen des kutanen Plattenepithelkarzinoms sind aufgrund ihrer morphologischen Charakteristika in den meisten Fällen eindeutig zu diagnostizieren. Im Einzelfall ist aber eine ergänzende immunhistochemische Untersuchung unbedingt erforderlich. Die Bedeutung dieser besonderen Varianten von Plattenepithelkarzinomen liegt v. a. in der Abgrenzung von anderen epithelialen, aber auch nicht epithelialen Hauttumoren.

17.2.3
Histologische Differentialdiagnosen

In der folgenden Übersicht werden die wichtigsten histologischen Differentialdiagnosen des kutanen Plattenepithelkarzinoms und seiner Sonderformen aufgelistet.

wichtigste histologische Differentialdiagnosen

- aktinische Keratose (Übergänge fließend!),
- amelanotisches Melanom,
- Angiosarkom,
- atypisches Fibroxanthom,
- Basalzellkarzinom (Basaliom),
- irritierte Verruca seborrhoica,
- Keratoakanthom,
- kutane Karzinommetastasen,
- Leiomyosarkom,
- lymphoepitheliomähnliches Karzinom,
- maligne Adnextumoren, wie z. B. mikrozystisches Adnexkarzinom, adenoidzystisches Karzinom oder Talgdrüsenkarzinom,
- Merkelzellkarzinom,
- pseudoepitheliomatöse Epidermishyperplasie im Rahmen entzündlicher Prozesse,
- verruköses Karzinom.

17.2.4
Immunhistochemie

Die immunhistochemische Untersuchung kann beim Plattenepithelkarzinom der Haut von sehr großer Bedeutung sein, weil eine eindeutige histologische Diagnose in schwierigen Fällen, insbesondere bei Vorliegen undifferenzierter anaplastischer Plattenepithelkarzinome, oft nicht möglich ist. In diesen Fällen werden immunhistochemische Methoden mit Zytokeratinantikörpern angewendet, wobei heute die meisten mono- und polyklonalen Antikörper auch am formalinfixierten und paraffineingebetteten Material gut funktionieren. Plattenepithelkarzinome der Haut zeigen entsprechend ihrer morphologischen Variabilität ein vielfältiges Zytokeratinmuster. Hochdifferenzierte Plattenepithelkarzinome sind in ihrem Zytokeratinmuster sehr ähnlich der Epidermis, zusätzlich sind aber die proliferationsassoziierten CK 6 und 16 exprimiert [16]. Die Immunhistochemie hat also Einzug in die dermatopathologische Routinediagnostik gehalten und bei Bestehen einer entsprechenden Fragestellung sollte diese Untersuchungsmethode auch eingesetzt werden. So ist unseres Erachtens für die definitive Diagnostik spindelzelliger und auch desmoplastischer Plattenepithelkarzinome, insbesondere wegen der Abgrenzung zum malignen Melanom, die ergänzende immunhistochemische Untersuchung zu fordern. Abgesehen von diagnostischen Problemstellungen kommt der Immunhistochemie auch im Rahmen von Untersuchungen zur Pathogenese epithelialer Tumoren eine wichtige Bedeutung zu. So läßt sich z. B. bei Plattenepithelkarzinomen der Haut eine Expression des apoptosesupprimierenden Bcl-2 Proteins nicht nachweisen, während in Basalzellkarzinomen (Basaliomen) eine deutlich ausgeprägte Expression dieses Proteins vorliegt [4, 19]. Auch über das p53-Tumorsuppressorgen liegen aufschlußreiche Untersuchungsergebnisse in Form von vermehrter p53-Expression bei Plattenepithelkarzinomen der Haut und seinen Präkursorläsionen vor [21].

Literatur

1. Baldursson B, Sigurgeirsson B, Lindelof B (1995) Venous leg ulcers and squamous cell carcinoma: a large-scale epidemiological study. Br J Dermatol 133: 571–574
2. Braun-Falco O, Plewig G, Wolff HH (1996) Dermatologie und Venerologie (4. Aufl). Maligne epitheliale Tumoren (S 1324–1344). Springer, Berlin Heidelberg New York Tokyo
3. Breuninger H, Tatasciore U (1995) Das desmoplastische Plattenepithelkarzinom – eine morphologische Entität mit hohem Metastasierungs- und Rezidivrisiko. In: Tilgen W, Petzold D (Hrsg) Fortschritte der operativen und onkologischen Dermatologie (S 220–225). Springer, Berlin Heidelberg New York Tokyo
4. Cerroni L, Kerl H (1994) Aberrant bcl-2 protein expression provides a possible mechanism of neoplastic cell growth in cutaneous basal-cell carcinoma. J Cutan Pathol 21: 398–403
5. Di Gregorio C, Gebbia V, Florena AM, Franco V, Moschella F (1995) Perineural infiltration by cutaneous squamous cell carcinoma of the head and neck. Anticancer Res 15: 1107–1115
6. Euvrard S, Kanitakis J, Pouteil-Noble C et al. (1995) Comparative epidemiologic study of premalignant and malignant epithelial cutaneous lesions developing after kidney and heart transplantation. J Am Acad Dermatol 33: 222–229
7. Evans HL, Smith JL (1980) Spindle-cell squamous cell carcinomas and sarcoma-like tumors of the skin. A comparative study of 38 cases. Cancer 45: 2687–2697
8. Henseler T, Christophers E, Hönigsmann H, Wolff K (1987) Skin tumors in the European PUVA study. J Am Acad Dermatol 16: 108–116
9. Hodak E, Jones RE, Ackerman AB (1993) Solitary keratoacanthoma is a squamous-cell carcinoma: three examples with metastases. Am J Dermatopathol 15: 332–342
10. Hughes JH, Robinson RA (1995) p53 expression in Bowen's disease and in microinvasive squamous cell carcinoma of the skin. Mod Pathol 8: 526–529
11. Kreusch J, Koch F (1996) Auflichtmikroskopische Charakterisierung von Gefäßmustern in Hauttumoren. Hautarzt 47: 264–272
12. Kuo T (1980) Clear cell carcinoma of the skin. A variant of the squamous cell carcinoma that simulates sebaceous carcinoma. Am J Surg Pathol 4: 573–583
13. Marks R, Rennie G, Selwood TS (1988) Malignant transformation of solar keratoses to squamous cell carcinoma in the skin: a prospective study. Lancet i: 795–807
14. Marks R (1996) Squamous cell carcinoma. Lancet 347:735–738
15. Miller DL, Weinstock MA (1994) Non melanoma skin cancer in the United States: incidence. J Am Acad Dermatol 30: 774–778
16. Moll R (1993) Cytokeratine – Marker epithelialer Differenzierung. Hautarzt 44: 491–501
17. Moy R, Eliezri YD (1994) Significance of human papillomavirus-induced squamous cell carcinoma to dermatologists. Arch Dermatol 130: 235–238
18. Schwartz RA (1995) Verrucous carcinoma of the skin and mucosa. J Am Acad Dermatol 32: 1–21
19. Verhaegh ME, Sanders CJ, Arends JW, Neumann HA (1995) Expression of the apoptosis-suppressing protein Bcl-2 in non-melanoma skin cancer. Br J Dermatol 132: 740–744
20. Weber RS, Miller MJ, Goepfert H (1996) Basal and squamous cell skin cancers of the head and neck. Williams &Wilkins, Baltimore
21. Watanabe S, Ichikawa E, Takahashi H, Otsuka F (1995) Changes of cytokeratin and involucrin expression in squamous cell carcinoma of the skin during progression to malignancy. Br J Dermatol 132: 730–739

18 Klassifizierung, Stadieneinteilung und Prognose des Plattenepithelkarzinoms der Haut

Helmut Breuninger

18.1 Einleitung

Das Plattenepithelkarzinom der Haut ist ein metastasierender maligner Tumor, der sehr selten de novo auf gesunder Haut entsteht. Inder Regel entwickelt er sich auf lichtgeschädigter Haut oder auf Narben unterschiedlicher Genese (Strahlennarben, Narben nach Lupus vulgaris, chronisch irritierte Narben und onkogenen HPV bei Condylomata accuminata [20]). In über 98 % der Fälle entwickelt er sich über eine Präkanzerose [18, 22] zum Carcinoma in situ. Diese Präkanzerosen entwickeln sich in den dem Licht ausgestzten Hautpartien, vorzugsweise beim älteren Menschen, weshalb auch das Durchschnittsalter der Hautkarzinompatienten mit 70 Jahren recht hoch ist.

Wie aus diesen Ausführungen abzuleiten ist, sind die UV-induzierten Plattenepithelkarzinome zu 95 % im Gesicht lokalisiert. Besonders betroffen sind der Stirn-Schläfen-Bereich, der äußere Ohrbereich, das Unterlippenrot und die Nase. Da die Plattenepithelkarzinome der Haut eine Metastasierungspotenz haben ist eine Klassifizierung und Stadieneinteilung notwendig, erstens um eine möglichst allgemein gebräuchliche Dokumentation über das Krankheitsbild zu ermöglichen und zweitens um die individuelle Prognose über den zu erwartenden Verlauf mögichst exakt abschätzen zu können.

Eine Klassifikation und Stadieneinteilung für das Plattenepithelkarzinom der Haut wurde von der UICC (International Union agaist Cancer [14]) entwickelt. Aus fachgebietspezifischen Gründen gilt sie nicht für das Unterlippenrot und die Augenlider. Erstere werden dort den Mundhöhlenkarzinomen (oral cavity) zugeordnet, die aber aufgrund einer anderen Onkogenese und anderen anatomischen Verhältnissen wesentlich aggressiver sind als die Lippenkarzinome und letztere werden den Augentumoren (ophthalmic tumors) zugerechnet. Da alle vorliegenden Daten dafür sprechen, daß die Tumoren aller genannten Lokalisationen der äußeren Gesichtshaut sich in ihrem biologischen Verhalten nicht oder nur sehr unwesentlich unterscheiden [2, 3], werden sie in den folgenden Ausführungen zur Klassifikation und Stadieneinteilung zusammengefaßt.

18.2 TNM-System

Aus praktischen Gründen sind die Klassifkation des Tumors und die Stadieneinteilung zu unterschieden. Erstere beschrcibt in der Regel die lokale (T), lokoregionäre (N) und Fernausbreitung (M) durch das TNM-System, letzere teilt die Erkrankung in Schweregrade ein, die zu einer raschen und übersichtlichen Vergleichbarkeit führen. Die T-Kategorie wird aufgrund der klinischen Untersuchung, N- und M-Kategorien aufgrund der klinischen Untersuchung und bildgebender Verfahren bestimmt.

18.2.1 Klinische T-Klassifikation

Die T-Klassifizierung dient der Einteilung des Primärtumors nach klinischen Gesichtspunkten, um von diesen ggf. Rückschlüsse für den weiteren Verlauf, insbesondere auf das Risiko einer zu erwartenden Metastasierung ziehen zu können, wenn eine Metastasierung nicht schon bei Diagnosestellung stattgefunden hat [14].

Tis (Carcinoma in situ). Aufhebung der normal geschichteten Architektur der Epidermis und der Entwicklung zellulärer Atypien. Kommen diese nur herdförmig vor, so wird der Befund als aktinische Keratose bzw. aktinische Cheilitis eingeordnet.

Tabelle 18.1. TNM-Klassifikation von Plattenepithelkarzinomen

T-Primärtumor		Metastsierungs-rate (in %)
TX	Primärtumor kann nicht beurteilt werden	
T0	kein Anhalt für Primärtumor	
Tis	Carcinoma in situ	0
T1	Tumor 2 cm oder weniger in größter Ausdehnung	ca. 4
T2	Tumor mehr als 2 cm, nicht mehr als 5 cm in größter Ausdehnung	ca. 13
T3	Tumor mehr als 5 cm in größter Ausdehnung	ca. 20
T4	Tumor infiltriert tiefe extradermale Strukturen wie Knorpel, Skelettmuskel oder Knochen	ca. 20–40

Anmerkung: Im Falle multipler simultaner Tumoren wird der Tumor mit der höchsten T-Kategorie klassifiziert und die Anzahl abgrenzbarer Tumoren in Klammern angegeben, z. B. T2 (5).

Durchsetzen diese Veränderungen die gesamte Epidermis, so wird der Befund als M. Bowen (intraepidermales Karzinom) oder Erythroplasie Queyrat (Übergangsschleimhäute) bezeichnet. Eine Metastasierung des In-situ-Karzinoms ist ausgeschlossen.

T1–4 (invasives Plattenepithelkarzinom). Es besteht aus atypischen epithelialen Tumorzellformationen, die über die Epidermis hinaus in die unterliegende Dermis bzw. Subkutis reichen. Der Tumor hat die Fähigkeit zur lokalen Gewebsdestruktion in die Muskulatur, Knorpel und Knochen. Dies wird in der T4-Klassifikation berücksichtigt. Die rein klinische Klassifizierung (Tabelle 18.1) gibt einen ungefähren Anhalt für das Risiko, eine Metastasierung zu entwickeln.

18.2.2
Klinische NM-Klassifikation

N-regionäre Lymphknoten:

- N0
  keine regionären Lymphknotenmetastasen,
- N1
  regionäre Lymphknotenmetastasen.

M-Fernmetastasen:
- MX
  das Vorliegen von Fernmetastasen kann nicht beurteilt werden,
- M0
  keine Fernmetastasen,
- M1
  Fernmetastasen.

18.3
pT-(histopathologische-)Klassifizierung

Die Einteilung der T-Klassen erscheint nach heutigen Maßstäben als sehr grob. Außerdem finden sich fast die Hälfte alle Tumoren in der T1-Klasse und weniger als 10 % in der T3-Klasse. Die T4-Klasse ist heterogen zusammengesetzt, da an der Helix früh eine Invasion des Knorpels auch bei sehr kleinen Tumoren stattfinden kann oder an der Lippe früh in die Muskulatur. Die rein klinische Klassifizierung muß also durch die histolologische Sicherung und weitere histopathologische Parameter ergänzt werden. Um dies auszudrücken, wird vor die entsprechende T-Klasse ein p hinzugefügt:

Die pT-, pN- und pM-Kategorien entsprechen den T-, N- und M-Kategorien [14]. Die prognostischen Einschätzungen nach der pT-Klasse beziehen sich dabei – in der Literatur wurde dies bislang nicht deutlich formuliert – auf einen mittleren Entdifferenzierungsgrad gewöhnlicher Plattenepitihelkarzinome. Die Malignität anderer Typen von Plattenepithelkarzinomen der Haut ist davon unterschiedlich. Deshalb ist eine Einteilung nach dem histologischen Typ neben der pTNM-Klassifizierung für eine realistische Prognoseeischätzung notwendig.

18.3.1
Grading

Zunächst wurde als erster Parameter der Grad der Entdifferenzierung, (Grading) eingeführt. Dieser wird in der Regel postoperativ durch die histologische Untersuchung festgestellt. Der Differenzierungsgrad von Plattenepithelkarzinomen wird nach Broders [7] in 4 Stufen eingeteilt, die an dem Prozentsatz undifferenzierter Zellen ohne Verhornungstendenz orientiert sind (Tabelle 18.2).

Diese Einteilung in 4 Stufen ist für den klinischen Alltag nicht gut tauglich, da die Grenzen im Einzelfall sehr schwer zu ziehen sind. Außerdem korreliert die Verhornung nicht immer mit dem Grad der Entdifferenzierung der Zellen [5]. Es sind daher Bestrebungen im Gange, eine Einteilung in 3 Grade der Zellentdifferenzierung unabhängig von der Verhornung einzuführen (vgl. Tabelle 18.2, Spalte Metastasieungsrate).

18.3.2
Tumordicke

Als weiterer histopathologisch erfaßbarer Parameter zur Festlegung der T-Klasse wurde die Tumordicke eingeführt [3]. Durch sie ist eine wesentlich bessere Diskriminierung des Metastasierungsrisikos möglich (Tabelle 18.3).

Tabelle 18.2. Histopathologisches Grading von invasiven Plattenepithelkarzinomen

UICC 1987		Broders	Anteil undifferenzierter Tumorzellen (in %)	Metastasiergsrate (in %)
GX	Differenzierungsgrad kann nicht bestimmt werden			
G1	gut differenziert	Grad I	< 25	ca. 1
G2	mäßig differenziert	Grad II	< 50	ca. 5
G3	schlecht differenziert	Grad III	< 75	ca. 5
G4	undifferenziert	Grad IV	≥ 75	ca. 18

Tabelle 18.3. Histopathologische Klassifizierung nach Tumordicke

Tumordicke		Metastsierungsrate (in %)
T1–3a	begrenzt auf Dermis und Tumordicke bis 2 mm	0 (no risk Tumor)
T1–3b	begrenzt auf Dermis und Tumordicke von mehr als 2 mm, aber nicht mehr als 6 mm	ca. 6 (low risk Tumor).
T1–3c.	Invasion der Subkutis und/oder Tumordicke mehr als 6 mm	ca. 20 (high risk Tumor)
Auch bei Infiltration tiefer extradermaler Strukturen kann nach der Tumordicke weiter unterteilt werden (T4):		
T4a	6 mm oder weniger	ca. 25
T4b	mehr als 6 mm	bis ca. 40

Nach neueren Ergebnissen ist die Risikoklassengrenze von 5 mm Tumordicke für klinische Belange günstiger als 6 mm [5] und stimmt auch mit der Einteilung des Zentralregisters des Deutsch-Österreichisch-Schweizerischen Arbeitskreises für Tumoren im Kiefer- und Gesichtsbereich [1, 21] überein, z. B: T1-Tumoren bis 5 mm Tumordicke (histometrisch, *TD*) mit einer Fünfjahresüberlebensrate nach Cox von 80 %, T2-Tumoren 5–10 mm TD mit einer Fünfjahresüberlebensrate 68 %.

18.3.3
Eindringtiefe

Die Eindringtiefe ist in der klinischen T-Klassifizierung insofern berücksichtigt als nach der Infiltration tiefer extradermaler Strukturen gefragt wird. Eine histologische Klassifizierung ist jedoch wesentlich genauer. Naturgemäß korreliert die Eingringtiefe mit der Tumorgröße und insbesondere mit der Tumordicke. Es gibt jedoch Tumoren, die mehr exophytisch wachsen und von daher eine andere Prognose haben können als Tumoren, die rasch tief infiltrieren. Deshalb muß für eine exakte p-Klassifizierung die mikroskopisch feststellbare Eindringtiefe berücksichtigt werden. Die Metastasierungsrate nimmt mit der Eindringtiefe zu, von der Subkutis mit ca. 9 % bis 22 % bei Infiltration von Muskel, Knorpel oder Knochen [5].

18.3.4
Klassifizierung nach dem histologischen Tumortyp

Neben den ca. 15 verschiedenen Entitäten der Karzinome der Hautanhangsgebilde mit ihren sehr unterschiedlichen Malignitäten gibt es auch auch für das eigentliche Plattenepithelkarzinom der Epidermis mehrere eigenständige Formen. Diese basieren auf unterschiedlichen Differenzierungsmustern [16], die auch in der neusten histologischen Klassifizierung der WHO [13] zum Ausruck kommen:

- spindelzelliges Plattenepihelkarzinom der Haut (aggressives Verhalten),
- akantholytisches (adenoides) Plattenepihelkarzinom der Haut,
- Plattenepihelkarzinom mit Hornbildung,
- lymphoepitheliomartiges Plattenepithelkarzinom der Haut,
- verruköses Plattenepihelkarzinom der Haut (gutartiges Verhalten).

Letzteres stellt eine besonders gut differenzierte Form des Plattenepithelkarzinoms dar, für das zwar invasives Wachstum, aber keine Fernmetastasierung beschrieben wurde. Dieser histologischen Diagnose werden auch das Epithelioma cuniculatum, die orale floride Papillomatose und die sog. Riesencondylomata (Buschke-Löwenstein) zugeordnet.

Noch nicht aufgenommen in die internationale Klassifikation ist das mit hohem Stromaanteil und schmalen Zellsträngen stark infiltrativ, auch perineural oder perivaskulär, wachsende

- desmoplastische Plattenepithelkarzinom [4, 6].

Dieser Typ ist mit seiner sehr hohen Rezidiv- (25 %) und Metastasierungspotenz (24 %) vom Kollektiv der gewöhnlichen Plattenepithelkarzinome abzutrennen.

Vom invasiven Plattenepithelkarzinom muß das *Keratoakanthom* abgegrenzt werden, das histologische Ähnlichkeiten aufweist, aber einen eher gutartigen Verlauf nimmt. Es ist durch schnelles Wachstum, aber auch durch spontane Rückbildung gekennzeichnet. Charakteristisch sind die Ausbildung eines zentralen Hornpfropfes und die gute Abgrenzung gegenüber der umgebenden Dermis. Der Tumor metastasiert nicht.

18.4
Weitere prognostische Faktoren

Der Einfluß der Lokalisation wird noch kontrovers diskutiert. Die etwas schlechtere Prognose von Helix (ca. 10 % Metasasen) und Unterlippenrot (ca. 8 % Metastasen) gegenüber ca. 5–6 % der anderen Lokalisationen könnte auf deren frühzeitige Infiltration tieferer Strukturen (Knorpel/Muskel) beruhen. Ebenso kontrovers wird noch der Einfluß präexistenter Hautläsionen wie Verbrennungsnarben, Fisteln oder Radioderme und ein Karzinom auf dem M. Bowen beurteilt.

Unbestritten ist die Verschlechterung der Prognose bei Patienten mit immunsupressiver Therapie z. B. nach Organtransplantation [12, 17] oder nach hochdosierter Chemotherapie. In der Literatur werden auch Lokalrezidive als prognostisch schlechtes Zeichen eigestuft [9, 23]. Dabei bleibt offen, ob das Lokalrezidiv selbst zu dieser Verschlechterung beiträgt oder ein Zeichen der Malignität des Tumors darstellt.

18.5
Stadieneinteilung

Das Plattenepithelkarzinom der Haut metastasiert insgesamt nicht häufig (ca. 6 %). In diesen Fällen findet in der Regel erst eine lymphogene Metastasierung in die regionären Lymphknoten statt. Die Fünfjahresüberlebensraten für metastasierende Plattenepithelkarzinome liegen zwischen 25 und 50 %, wobei zu berücksichtigen ist, daß in der Gruppe der von der Metastasierung betroffenen Patienten, infolge des hohen Durchschnittsalters, weitere ca 15–20 % im Fünfjahreszeitraum an anderen Ursachen sterben.

Die UICC hat auf der Grundlage der pTNM-Klassifizierung eine Stadieneinteilung eingeführt, damit

möglichst mit einem Blick der Stand der Tumorerkrankung erfaßt werden kann (Tabelle 18.4). Diese Vereinfachung vermittelt keine weiteren Informationen über die TNM-Klassifizierung hinaus.

18.6
Zusammenfassung

Zur prognostischen Einschätzung und zur Sicherung der Therapiequalität sind nach den bisherigen Ausführungen folgende 12 Angaben zum Tumor notwendig [3, 8, 9, 10, 11, 12, 17, 19]:

- Lokalisation,
- Tumordicke,
- histologischer Tumortyp,
- histologischer Differenzierungsgrad,
- Infiltrationstiefe,
- klinische Tumorgröße,
- Primär- oder Rezidivtumor,
- präexistente Hautläsion,
- immunsuppressive Therapie beim Patienten,
- Ausbreitungsstadium,
- therapeutischer Sicherheitsabstand (s. Kap. 20, Abschn. 20.2.2),
- Resektionsränder mikroskopisch im Gesunden/ nicht im Gesunden. Bei dieser Aussage ist allerdings die histopathologische Aufarbeitungstechnik des Tumorpräparates von entscheidender Bedeutung (lückenlose histologische Schnittrandkontrolle, s. Kap. 20, Abschn. 20.2.2).

Die Klassifizierung und Stadieneinteilung des Plattenepithelkarzinoms der Haut ist also komplex und hängt von einer Vielzahl von Faktoren ab, die im TNM-System noch nicht alle berücksichtigt sind.

Tabelle 18.4. Stadieneinteilung von Plattenepithelkarzinomen durch die UICC 1987

Stadium	TNM-Klassifikation		
Stadium I	T1	N0	M0
Stadium II	T2	N0	M0
	T3	N0	M0
Stadium III	T4	N0	M0
	jedes T	N1	M0
Stadium IV	jedes T	jedes N	M1

Literatur

1. Baredes S, Leeman DJ, Chen TS, Mohit Tabatabai MA (1993) Significance of tumor thickness in soft palate carcinoma. Laryngoscope 103: 389–93
2. Breuninger H (1987) Aspekte zur operativen Therapie des Unterlippenkarzinoms. Z Hautkr 62: 937–38, 943–46
3. Breuninger H, Black B, Rassner G (1990) Microstaging of squamous cell carcinomas. Am J Clin Pathol 94: 624–27
4. Breuninger H, Holzschuh J, Schaumburg-Lever G, Horny HP (1996) Desmoplastic squamous cell carcinoma of skin und vermillion surface: A highly malignant subtype of skin cancer. Cancer (in Druck)
5. Breuninger H, Hawlitschek E (1995) Das Mikrostaging des Plattenepithelkarzinoms der Haut und Lippen – Lichtmikroskopisch erfaßte Prognosefaktoren. In: Tilgen W, Petzoldt D (Hrsg) Fortschritte der operativen und onkologischen Dermatologie (S 110–15). Springer, Berlin Heidelberg New York Tokyo
6. Breuninger H, Tatascore U (1995) Das desmoplastische Plattenepithelkarzinom – eine morphologische Entität mit hohem Metastasierungs- und Rezidivrisiko. In: Tilgen W, Petzoldt D (Hrsg) Fortschritte der operativen und onkologi-

schen Dermatologie (S 220–25). Springer, Berlin Heidelberg New York Tokyo

7. Broders AC (1921) Squamous epithelioma of the skin. Ann Surg 73: 141–60

8. Di Gregorio C, Gebbia V, Florena AM, Franco V, Moschella F (1995) Perineural infiltration by cutaneous squamous cell carcinomas of the head and neck. Anticancer Res 15: 1107–15

9. Eroglu A, Berberoglu U, Berberoglu S (1996) Risk factors related to locoregionla recurrence in squamous cell carcinoma of the skin. J Surg Oncl 61: 124–30

10. Friedman HI, Cooper PH, Wanebo HJ (1985) Prognostic and therapeutic use of microstaging of cutaneous squamous cell carcinoma of the trunk and extremities. Cancer 56: 1099–105

11. Friedman NR (1993) Prognostic factors for local recurrence, metastases and survival rates in squamous cell carcinoma of the skin, ear and lip. J Am Acad Dermatol 28: 281–82

12. Glover MT, Niranjan N, Kwan JT, Leigh IM (1994) Non-melanoma skin cancer in renal transplant recipients: the extent of the problem and a strategy for management. Br J Plast Surg 47: 86–89

13. Heenan PJ, Elder DJ, Sobin LH (1996) WHO International Histological Classification of Tumors. Springer, Berlin Heidelberg New York Tokyo

14. Hermanek P, Heuson DE, Hutter RVP, Sobin LH (1993) UICC (International Union against cancer), TNM Supplement. Springer, Berlin Heidelberg New York Tokyo

15. Holzschuh J, Breuninger H (1996) Eine histologische Aufarbeitungstechnik von Hauttumorexzisaten zur lückenlosen Schnittrandkontrolle. Pathologe 17: 127–29

16. Lever WF, Schaumburg-Lever G (1990) Histopathology of the skin, 7th edn. Lippincott, Philadelphia

17. Liddington M, Richardson AJ, Higgins RM, Endre ZH, Venning VA, Murie JA, Morris PJ (1989) Skin cancer in renal transplant recipients. Br J Surg 76: 1002–5

18. Marks R, Rennie G (1988) Malignant transformation of solar keratosis to squamous cell carcinoma. Lancet 9: 795–97

19. Mendenhall WM, Parsons JT, Mendenhall NP, Brant TA, Stringer SP, Cassisi NJ, Million RR (1989) Carcinoma of the skin of the head and neck with perineural invasion. Head Neck 11: 301–8

20. Moy R, Eliezri YD (1994) Significance of human papillomavirus-induced squamous cell carcinoma to dermatologists. Arch Dermatol 130: 235–38

21. Pitz H, Howaldt HP, Frenz M (1995) Zentralregister des Deutsch-Österreich-Schweizerischen Arbeitskreises für Tumoren im Kiefer- und Gesichtsbereich (DÖSAK). 6. Projektbericht

22. Stenbeck KD, Balanda KP, Williams MJ, Ring IT, MacLennan R, Chick JE, Morton AP (1990) Patterns of treated non-melanoma skin cancer in Queensland – the region with the highest incidence rates in the world. Med J Aust 153: 511–15

23. Tavin E, Persky M (1996) Metastatic cutaneous squamous cell carcinoma of the head and neck region. Laryngoscope 106: 156–58

19 Verruköses Karzinom

Stefan Hödl, H. Peter Soyer und Max Hundeiker

19.1
Einleitung

Das *verruköse Karzinom* [1] ist eine seltene *Sonderform eines hochdifferenzierten Plattenepithelkarzinoms* mit niedriggradiger Malignität. Es kommt an der Haut und an den Schleimhäuten vor und tritt vorwiegend im mittleren und höheren Alter auf. Klinische Hauptcharakteristika sind riesige exophytische Tumoren mit papillomatöser oder verruköser Oberfläche, langsame Penetration in die Gewebstiefe, Destruktion von Weichteilen und Knochen, Rezidivanfälligkeit, letztlich aber günstiger Quoadvitam-Prognose.

Diese Tumoren entwickeln sich bevorzugt im Bereich von Narben, Osteomyelitisfisteln, Amputationsstümpfen und chronisch-venöser Insuffizienz. Metastasierung in regionäre Lymphknoten ist die Ausnahme und geht hauptsächlich von anaplastisch transformierten Tumoren aus, meist nach Mehrfachrezidiven oder vorausgegangener Strahlentherapie. Fernmetastasen sind bisher nur ganz vereinzelt beschrieben [15]. Die histomorphologischen Veränderungen sind geprägt von einer hochdifferenzierten, „benigne" erscheinenden epithelialen Proliferation, welche v. a. bei unzureichendem Biopsiematerial zu Fehlinterpretationen und inadäquatem therapeutischem Vorgehen führen kann.

Ätiopathogenetisch spielen bestimmte humane Papillomvirustypen (*HPV*) mit genomischen Modifikationen und onkogenem Potential eine Rolle. Sie wurden sowohl im Primärtumor als auch in Lymphknotenmetastasen nachgewiesen [5, 8, 16].

Je nach anatomischer Lokalisation sind verschiedene *klinische Manifestationsformen* des verrukösen Karzinoms zu unterscheiden, die im folgenden dargestellt werden [1, 3, 6, 7, 11, 12, 13, 14].

19.2
Klinik des verrukösen Karzinoms

Verruköses Karzinom – Synonyma [1]

Kutan:
- Papillomatosis cutis carcinoides
- Epithelioma cuniculatum

Oropharyngeal:
- floride orale Papillomatose

Genitoanal:
- Riesen-Condyloma acuminatum s. Buschke-Löwenstein-Tumor

19.2.1
Papillomatosis cutis carcinoides

Diese Form des verrukösen Karzinoms (5) (Gottron 1932, zit. in [13]) (Abb. 19.1) findet sich – meist uni- oder selten bilateral – bevorzugt im Prätibialbe-

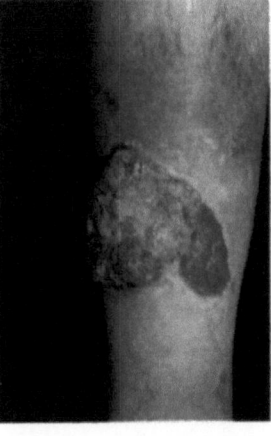

Abb. 19.1. Verruköses Karzinom (Papillomatosis cutis carcinoides). An der rechten vorderen Unterschenkelzirkumferenz scharf begrenzter, asymmetrischer, schmierig belegter exophytischer Tumor mit verruköser Oberfläche

Abb. 19.2 a und b. Verruköses Karzinom (Epithelioma cuniculatum). **a** An der Palma unter Einbeziehung der 3. und 4. Grundphalanx halbkugelig vorragender, geröteter und stellenweise exulzerierter Tumor. **b** Im Bereich des Groß-zehenballens scharf und polyzyklisch begrenzter, exophytischer und stellen-weise exulzerierter Tumor mit sinusartigen Öffnungen

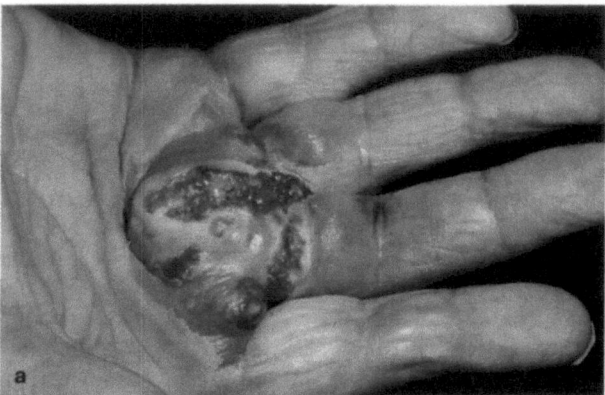
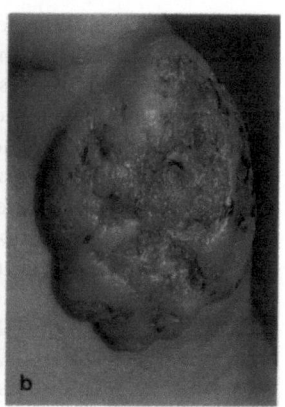

reich älterer Patienten. Hier zeigen sich großflächige, beetartige bis tuberös-knotige, von einem Wulst umrahmte, zerklüftete Vegetationen. Sie können hyperkeratotisch oder ulzeriert, bakteriell infiziert und mit übelriechendem, schmierigem Detritus belegt sein. Dadurch ergibt sich die Ähnlichkeit mit einer chronisch-vegetierenden Pyodermie und einer Pachydermia vegetans bei chronischem Phleblymphödem. Die Neoplasie kann sowohl auf normal erscheinender Haut, als auch auf dem Boden einer chronischen venösen Insuffizienz und im Bereich venöser Ulzera sowie in Narben entstehen.

Der Verlauf ist chronisch; lange Zeit stationäre Tumorphasen können von Phasen rascher Tumor-progredienz abgelöst werden. HPV-Typ-11 und -18 wurden bei diesem Tumor nachgewiesen [5].

19.2.2
Epithelioma cuniculatum

Das Epithelioma cuniculatum [3, 6] (Abb. 19.2 a und b) sitzt vorwiegend an der Fußsohle im Bereich des Groß- und Kleinzehenballens, an Zehen und Ferse, seltener an der Palma, an Fingerendgliedern und an Amputationsstümpfen [13]. Klinisch stellt es sich als scharf zur Umgebung abgesetzter, exo- und endophytischer matschiger Knoten mit papillo-matöser Oberfläche dar. Geschwüriger Zerfall kommt v. a. bei Infektion vor. Auf Druck läßt sich serös-hämorrhagisches bis putrides Sekret und typi-scherweise grau-weißliches fettiges Material aus tie-fen sinusartigen Krypten exprimieren. Es erinnert dadurch an die Gänge eines Kaninchenbaus (cunicu-lus, lat. = Kaninchen). Schmerzen und Schwellungen können bis zur Gehunfähigkeit führen.

Das Epithelioma cuniculatum entwickelt sich sehr langsam über Jahrzehnte und kann oft lange Zeit als Plantarwarze verkannt werden. Dadurch kommt es zur Verzögerung radikaler Therapiemaßnahmen und in weiterer Folge zur Infiltration von Weichtei-len, Sehnen und Knochen. Vereinzelt wird von Fällen

mit regionären Lymphknotenmetastasen berichtet [6].

19.2.3
Floride orale Papillomatose

Diese Variante des verrukösen Karzinoms [11] (Abb. 19.3) kommt bei älteren, oft zahnlosen, vorwie-gend männlichen Patienten vor. Fördernde Faktoren sind schlechte Mundhygiene und Alkoholabusus, Rauchen oder Kauen von Tabak. Hauptlokalisationen sind die bukkale und retromolare Schleimhaut, Ober- und Unterkieferalveolarkamm, seltener der Larynx. Die Krankheit beginnt mit breitbasig aufsit-zenden papillomatösen oder verrukösen, weißlichen Vegetationen auf gerötetem Grund. Sie sind zuerst entweder nur solitär oder multifokal auftretende Krankheitsherde und können sich bei längerer Bestandsdauer beetartig konfluiert schließlich über größere Schleimhautareale ausbreiten. Der Tumor kann sich aus einer *proliferativen verrukösen Leuko-plakie* entwickeln.

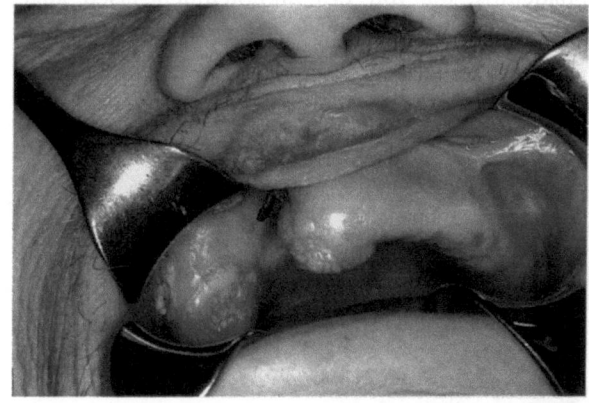

Abb. 19.3. Verruköses Karzinom (floride orale Papillomatose). Am Oberkieferalveolarkamm breitbasig aufsitzende weißlich-rötliche papilläre Vegetationen

Der *Verlauf* der floriden oralen Papillomatose ist chronisch-progredient, im Vergleich zu den anderen Tumorformen aber aggressiver, was die Bezeichnung eher verharmlosend wiedergibt. Deshalb wird in den angloamerikanischen Ländern der Begriff *orales verruköses Karzinom* bevorzugt. Es kann zu ossärer Destruktion des Oberkiefers oder der Mandibula und zu Organinfiltration kommen. Der Tumor neigt zu Rezidiven; regionäre Lymphknotenmetastasen sind vereinzelt verzeichnet [1, 12].

Das therapeutische Management richtet sich heute nach der mittels CT- oder MR-Untersuchungen ermittelten Tumorausdehnung. Wegen der Rezidivanfälligkeit sind engmaschige Kontrollen durchzuführen.

19.2.4
Buschke-Löwenstein-Tumor (1925)

Dieser sich zu riesigen kondylomatösen Formationen entwickelnde Tumor (Abb. 19.4) ist durch aggressives, infiltratives und destruktives Wachstum, hohe Rezidivraten, jedoch geringes metastatisches Potential charakterisiert [7, 14]. Er wird heute als *verruköses Karzinom* der *anogenitalen Mukosa* bezeichnet [13]. Metastasierungs- wie auch Rezidivneigung steigen mit der Bestandsdauer der Proliferation. Der Buschke-Löwenstein-Tumor findet sich hauptsächlich am Penis [16], seltener an der Vulva und perianal, aber auch perineal und anorektal, in der Harnblase, Vagina und an der Zervix. Auslöser sind vorwiegend HPV-Typ-6, aber auch -11, -16 und -18. Klinisch zeigen sich breitbasig aufsitzende, grau-rosa oder weißliche, exophytische, blumenkohlartige tumoröse Vegetationen ungewöhnlich großen Ausmaßes [7]. Es kann zur Perforation des meist phimotischen Präputium und zum Einbruch in die Penisfaszien und Corpora cavernosa kommen. Infektionen führen zu Schmerzen und regionärer Lymphadenitis, die von Lymphknotenmetastasen abgegrenzt werden muß.

Fördernde Faktoren für die Bildung derart voluminöser Formationen sind schlechte Genitalhygiene und Phimosen. Deswegen überwiegt der Buschke-Löwenstein-Tumor bei Männern. Die Ursache für die maligne Transformation bleibt vorerst unbekannt. Synergistische Effekte zwischen viralen und lokalen Faktoren bzw. dem allgemeinen immunologischen Zustand des Trägers werden diskutiert. Maligne anaplastische Transformationen wurden nach langer Persistenz der Läsionen, wiederholten Rezidiven und nach Bestrahlung (hier bei etwa 30 %) der verrukösen Karzinome festgestellt [4]. Pelvine Tumorinfiltrationen, Lymphknotenmetastasen, aber auch Fernmetastasen (Lunge) sind beschrieben [15].

19.3
Histologie des verrukösen Karzinoms

Unbedingte Voraussetzung für die histologische Beurteilung ist übersichtliches Material einer *tiefen und breiten Biopsie* (Abb. 19.5 a und b). Zur Befundung genügen H & E-gefärbte Paraffinschnitte. Die

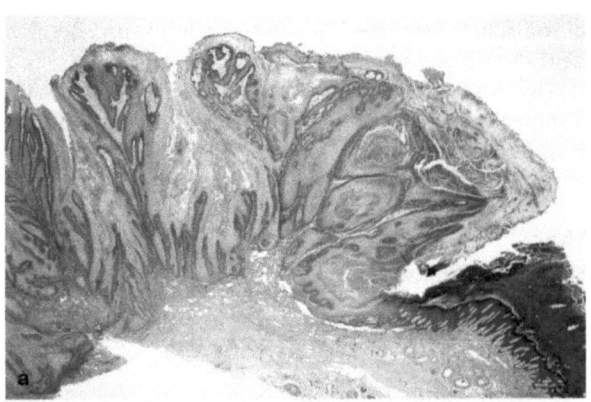
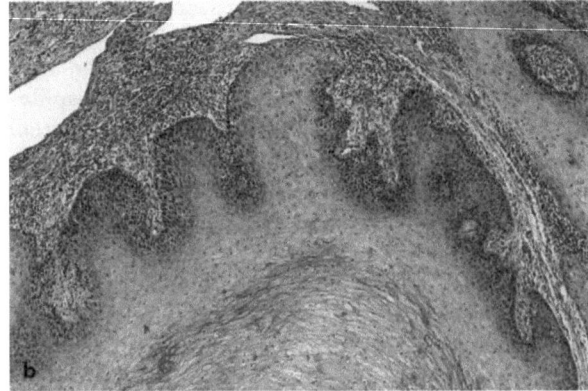

Abb. 19.5 a und b. a Histologie des verrukösen Karzinoms. Exo- und endophytische papilläre Epidermisproliferation und tiefe breite keratingefüllte Krypten (H & E × 50). **b** Plumpe, knollig aufgetriebene, auffallend hellzellige Epidermiszapfen der endophytischen Komponente (H & E × 250)

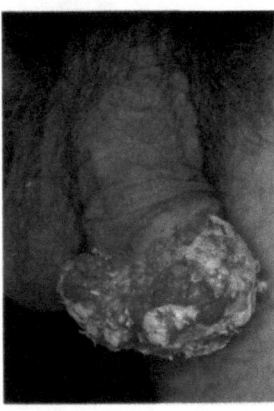

Abb. 19.4. Buschke-Löwenstein-Tumor. An Glans und Präputium blumenkohlartige Vegetationen

diagnostisch repräsentativen Veränderungen zeigen sich an der Architektur der Gesamtläsion oder eines größeren Tumorabschnitts und an der Zytomorphologie der Tumorbasis [2]. Strukturen von oberflächlichen Biopsien können zur Fehlinterpretation gutartiger HPV-induzierter Läsionen führen. Für eine definitive Beurteilung ist eine *klinisch-pathologische Korrelation* notwendig.

Gesamtarchitektur:

- asymmetrische, exo- und endophytische Proliferation der Epidermis,
  - exophytische Komponente: ausgesprochen papilläre Struktur, konfluierte Parakeratose,
  - endophytische Komponente: plumpe, knollige, aufgetriebene Zapfen mit gezackter Kontur oder fingerförmige Projektionen, Tumorinseln;
- tiefe, breite mit Hornmaterial gefüllte Krypten und sinusartige Öffnungen;
- keine epidermale Collerette als Tumorbegrenzung;
- dünne gestreckte Blutgefäße subläsional.

Zytomorphologische Details:

- große, helle, polygonale Keratinozyten mit deutlichen Interzellularbrücken und vesikulösen Kernen im oberen Tumoranteil;
- selten, wenn überhaupt koilozytenartige Zellen;
- atypische Keratinozyten im tiefen Tumoranteil;
- vereinzelt atypische Mitosen;
- wechselnde Anzahl von dyskeratotischen Zellen.

19.4 Prognose

Die Prognose des verrukösen Karzinoms ist als günstig zu betrachten, wenn der Tumor radikal entfernt werden kann. Die Rezidivanfälligkeit ergibt sich aus Tumorresten tief penetrierter, aufgezweigter und nicht vollständig entfernbarer Tumoren. Metastasierung in regionäre Lymphknoten tritt erst sehr spät und selten und v. a. bei langer Tumorpersistenz, nach häufigen Rezidiven und nach Bestrahlung auf. Fernmetastasen wurden bisher nur ganz vereinzelt beobachtet.

19.5 Diagnostik

Die Diagnostik des verrukösen Karzinoms stützt sich auf das klinische Bild (s. Abschn. 19.2) und die histologische Untersuchung von die Tumorbasis einbeziehenden, mit dem Skalpell gewonnenen Biopsiematerials (s. Abschn. 19.3). Die Biopsie soll unter Berücksichtigung der Lokalisation der Entnahme-

stelle so groß wie möglich sein. Für eine definitive Diagnose sind oft wiederholte Biopsien nötig; manchmal ist dafür die Beurteilung des totalexzidierten Tumors erforderlich; Stanzbiopsien sind abzulehnen.

19.5.1 Differentialdiagnose

Die wichtigste Differentialdiagnose des verrukösen Karzinoms sind langsam wachsende, alte und durch Konfluenz entstandene große Warzen, insbesonders plantar. Ihre Histomorphologie ist geprägt von den Veränderungen gewöhnlicher HPV-Warzen in vergrößertem Maßstab [2]. Bei der chronisch-vegetierenden Pyodermie und anderen entzündlich-reaktiven Prozessen ermöglicht die pseudoepitheliomatöse Epidermishyperplasie die Abgrenzung. Die Unterscheidung eines verrukösen Karzinoms von einem hochdifferenzierten Plattenepithelkarzinom (Grad I) des verrukösen oder papillären Typs erfolgt durch seine bereits in oberen Tumorschichten anzutreffenden zytologischen Atypien.

Differentialdiagnose

- chronisch-vegetierende Pyodermie,
- Pachydermia vegetans,
- riesige Verrucae vulgares,
- Riesenkeratoakanthom,
- ekkrines Syringofibroadenom,
- papilläres oder verruköses Plattenepithelkarzinom,
- verruköses amelanotisches Melanom.

19.6 Therapie

Die *Therapie der Wahl* des verrukösen Karzinoms ist die kompromißlose radikale *chirurgische Exzision* bis zur Faszie und plastische Defektdeckung. Der Exzisionsabstand soll möglichst weit gewählt sein, die tiefen Tumoranteile müssen sorgfältig präparativ entfernt, befallene Sehnen und Knochen mitreseziert werden. Bei weiter fortgeschrittenen und sehr großen Tumoren ist eine Teilamputation oft nicht vermeidbar. Lokalrezidive sollen so früh wie möglich und vollständig exzidiert werden.

Als Alternative scheint sich die CO_2-Laservaporisation des Tumors zu bewähren. Sie dürfte allerdings eher der Behandlung noch oberflächlich lokalisierter Tumoren vorbehalten sein.

Gute Behandlungsresultate werden auch über die vorwiegend in angloamerikanischen Ländern gebräuchliche Mohs'sche Chemochirurgie berichtet [9].

Bei Patienten, denen ein chirurgisches Vorgehen nicht zumutbar ist, kann Interferon-α akzeptable Behandlungsresultate erbringen. Zumindest ist eine Regression des Tumors erreichbar, der dann leichter reseziert werden kann [10, 17].

Die Elektrodesikkation, lokale Applikation von Podophyllin oder Bleomycin intrafokal wie auch die Kryotherapie werden als therapeutisch unsichere und mit hohen Rezidivraten verbundene Methoden bewertet, die zur Steigerung der Malignität führen können. Dieser Effekt ist nach Radiotherapie hinlänglich bekannt, so daß diese Therapie nur fallweise als präoperative Maßnahme zur Tumorreduktion eingesetzt werden kann.

Literatur

1. Ackerman LV (1948) Verrucous carcinoma of the oral cavity. Surgery 23: 670–78
2. Ackerman AB, Troy JL, Rosen LB et al. (1988) Differential diagnosis in dermatopathology II. Lea & Febiger, Philadelphia, pp 86–89, 94–97, 162–65
3. Aird I, Johnson D, Lennox B et al. (1954) Epithelioma cuniculatum. Br J Surg 42: 245–50
4. Demian SDE, Bushkin FL, Echerarria RA (1973) Perineural invasion and anaplastic transformation of verrucous carcinoma. Cancer 32: 395–401
5. Garven TC, Thelmo WL, Victor J et al. (1991) Verrucous carcinoma of the leg positive for human papillomavirus DNA 11 and 18: a case report. Hum Pathol 22: 1170–73
6. Kao GF, Graham JH, Helwig EB (1982) Carcinoma cuniculatum (verrucous carcinoma of the skin). Cancer 49: 2395–403
7. Kerl H, Pickel H (1971) Maligne Umwandlung von Condylomata acuminata der Vulva. Z Hautkr 46: 155–62
8. Knobler RM, Schneider S, Neumann RA et al. (1989) DNA Dot-blot hybridization implicates human papillomavirus type 11-DNA in epithelioma cuniculatum. J Med Virol 29: 33–37
9. Mora RG (1983) Microscopically controlled surgery (Mohs' chemosurgery) for treatment of verrucous squamous cell carcinoma of the foot (epithelioma cuniculatum). J Am Acad Dermatol 8: 354–62
10. Risse L, Negrier P, Dang PM et al. (1995) Treatment of verrucous carcinoma with recombinant alpha-interferon. Dermatology 190: 142–44
11. Rock JA, Fisher ER (1960) Florid papillomatosis of the oral cavity and larynx. Arch Otolaryngol 73: 393–96
12. Schrader M, Laberke HG, Jahnke K (1987) Lymphknotenmetastasen beim verrukösem Karzinom. HNO 35: 27–30
13. Schwartz RA (1995) Verrucous carcinoma of the skin and mucosa. J Am Acad Dermatol 32: 1–21
14. Sherman RN, Fung HK, Flynn KJ (1991) Verrucous carcinoma (Buschke-Lowenstein Tumor). Int J Dermatol 30: 730–33
15. Sonck CE (1971) Condylomata acuminata mit Übergang in Karzinom. Z Hautkr 46: 273–78
16. Strohmeyer T (1993) Das Peniskarzinom. Die ätiologische Bedeutung der Papillomviren. Hautarzt 44: 133–34
17. Zachariae H, Larsen PM, Sogaard H (1988) Recombinant interferon alpha-LA (Roferon-A) in a case of Buschke-Lowenstein giant condyloma. Dermatologica 177: 175–79

20 Die operative Therapie des Plattenepithekarzinoms der Haut

Helmut Breuninger

20.1
Einleitung

Das Plattenepithelkarzinom der Haut und des Unterlippenrotes ist ein maligner Tumor, der lokal infiltrierend und destruierend wächst aber nicht häufig metastasiert (in der Literatur ca. 5–6 % aller Tumoren [4, 7, 13, 15, 29]). Das lokale Tumorwachstum beginnt meist mit einer Präkanzerose (solare/aktinische Keratose [22] oder M. Bowen), auf vorgeschädigter (Strahlennarbe, Lupus vulgaris) oder erkrankter Haut (Condylomata accuminata durch onkogene HPV [25], z. B. Buschke-Löwenstein-Typ). Für das Behandlungskonzept sind diese unterschiedlichen pathogenetischen Faktoren von untergeordneter Bedeutung.

Die Fähigkeit zur Metastasierung entwickelt sich mit zunehmendem Tumorwachstum. Die Metastasierung verläuft praktisch immer zunächst lymphogen über die lokoregionären Lymphknoten. Die Fünfjahresüberlebensraten für metastasierende Plattenepithelkarzinome liegen zwischen 25 und 50 %, [13, 15 28, 29] wobei zu berücksichtigen ist, daß in der Gruppe der metastasierenden Patienten infolge des hohen Durchschnittsalters weitere ca. 15–20 % im Fünfjahreszeitraum an anderen Ursachen sterben.

In der Literatur gibt es Hinweise, daß Lokalrezidive eher zur Metastasierung neigen. Dabei bleibt offen, ob das Lokalrezidiv selbst zu dieser Progression beiträgt oder ob die Lokalrezidivierung mit der Metastasierung gemeinsam ein Zeichen der hohen Malignität des Tumors darstellt [14, 31].

20.2
Therapeutische Konzepte

Eine suffiziente lokale Therapie könnte also durchaus in einem hohen Prozentsatz (ca. 96 %) zu einer Dauerheilung führen. Voraussetzung dafür ist die Kenntnis des lokalen Ausbreitungsverhaltens der In-situ- und infiltrativen Plattenepithelkarzinome der Haut, da Rezidive durch therapeutisch nicht erfaßte und somit in loco zurückgelassene Tumoranteile entstehen. Die Vermeidung lokaler Rezidive ist auch insofern von großer Bedeutung, als sich ca. 90 % der Tumoren im Kopf-Hals-Bereich befinden und in diesen Lokalisationen sehr häufig ästhetisch und funktionell wichtige Strukturen betroffen sind.

20.2.1
Lokales Infiltrationsverhalten der In-situ-Karzinome

Bei herdförmiger Entwicklung zellulärer Atypien der Epidermis wird der Befund als aktinische Keratose bzw. aktinische Cheilitis eingeordnet. Durchsetzen diese Veränderungen die gesamte Epidermis, so wird der Befund als M. Bowen (intraepidermales Karzinom) oder Erythroplasie Queyrat (Übergangsschleimhäute) bezeichnet. Beide Formen sind In-situ-Karzinome, jedoch mit deutlich unterscheidbarer Klinik und Histologie. Auch in ihrem lokalen Ausbreitungsverhalten zeigen sich Unterschiede insofern als der M. Bowen im Randbereich in einen subklinischen, immer intraepidermal gelegenen Anteil übergeht, der manchmal viele Milllimeter betragen kann. Posttherapeutisch kann aus diesem zurückgelassenen Anteil des M. Bowen ein Rezidiv entstehen. Unter Umständen kann dieser subklinische Anteil aufgrund seiner Akanthose mittels der hochauflösenden Sonographie (20 MHz und mehr) erkannt werden. Das Verfahren hat jedoch Grenzen wegen der oft sehr komplexen Oberfäche der Gesichtslokalisationen, so daß Aufwand und Nutzen nicht im richtigen Verhältnis stehen.

Therapeutische Konsequenzen

In-situ-Karzinome können mit fast jeder bekannten Therapiemodalität behandelt werden; die operativen Maßnahmen stehen aber im Vordergrund:

- abrasive Methoden wie Shaveexzision mit der Möglichkeit der histologischen Untersuchung, um tiefer invasive Karzinome auszuschließen sowie die Dermabrasion, insbesondere bei multiplen Läsionen die Laserablation (CO_2, Neodyn-Yag) und das Chemical peeling, die letzteren mit der Möglichkeit vorheriger histologischer Sicherung durch eine Probebiopsie;
- Kryotherapie auch wieder ggf. mit vorheriger Probebiopsie;
- konventionelle Exzision und plastischer Wundverschluß. Diese Therapiemodalität sollte bei Rezidiven in Betracht gezogen werden, insbesondere beim M. Bowen, da in diesen Fällen wegen des nicht erkennbaren subklinischen Anteils eine lükkenlose histologische Schnittrandkontrolle (s. unten) die therapeutische Sicherheit erhöht;
- konservativ mit lokalen Zytostatika, was bei multiplen Läsionen und entsprechender Compliance des Patienten in Frage kommt. Auch die photodynamische Therapie kommt hier in Betracht.

20.2.2
Lokales Infiltrationsverhalten der Plattenepithelkarzinome

Das vertikale subklinische infiltrative Wachstum der Plattenepithelkarzinome der Haut ist in der Regel auf das Corium und die Subkutis beschränkt (Abb. 20.1) [5]. Tiefere Infiltrationen sind manchmal schon klinisch an der mangelnden Verschiebbarkeit zu erkennen. Falls Unklarheiten bestehen, können die Sonographie (7,5 MHz), besser jedoch das CT und/oder das MRT herangezogen werden. Die Auflösung dieser Untersuchungsmethoden liegt naturge-

mäß nicht im mikroskopischen Bereich. Gerade aber die Infiltrationen im mikroskopischen Bereich sind es, die im Einzelfall große therapeutische Probleme aufwerfen können.

Eine besondere Eigenschaft der malignen epithelialen Hauttumoren sind diese Infiltrationen entlang bindegewebiger Strukturen, vorwiegend im Corium aber auch z.B. Galea, Gefäß- und Nervenscheiden. Alle Untersuchungen zeigen, daß diese horizontale Infiltration entlang des coriums sehr viel ausgeprägter ist als die vertikale, wenn auch der Zerstörungsgrad der letzteren größer sein kann. In Abb. 20.2 ist die horizontale Infiltration, untersucht an 411 Tumoren [5], mittels einer Exponentialkurve dargestellt. Die Ordinate gibt die Wahrscheinlichkeit an, noch Tumorausläufer mikroskopisch am Schnittrand des Tumorexzisates anzutreffen und die Abszisse den Sicherheitsabstand in mm vom klinisch sichtbaren Tumorrand (ähnliche Verhältnisse liegen bei den Basalzellkarzinomen vor). Die Kurve zeigt z.B., daß bei einem Sicherheitabstand von 3 mm eine Wahrscheinlichkeit von 26 % besteht, noch Tumoranteile am Schnittrand mikroskopisch nachzuweisen.

Die horizontale Infiltration ist darüber hinaus abhängig von der Tumorgröße. So liegt bei 3 mm Sicherheitsabstand die Wahrscheilichkeit, noch Tumorgewebe am Schnittrand festzustellen bei den Tumoren < 20 mm Durchmesser bei 20 %, bei den Tumoren > 20 mm jedoch bei 45 %. Bei 10 mm Abstand vom Tumorrand sind noch in ca. 8 % der Fälle mit Tumorausläufern zu rechnen. Auch eine höhere Entdifferenzierung führt zu ausgedehnteren Infiltration, allerdings nicht so augeprägt wie bei der Tumorgröße. Sehr stark abhängig ist sie nach neueren Erkenntnissen vom Tumortyp. So haben desmoplastische Plattenepithelkarzinome ein deutlich ausgedehnteres subklinisches Wachstum als die anderen Typen. In einem Einzelfall betrug die horizontale Infiltration 60 mm.

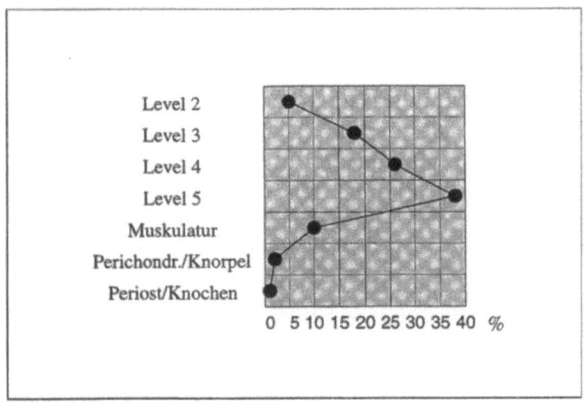

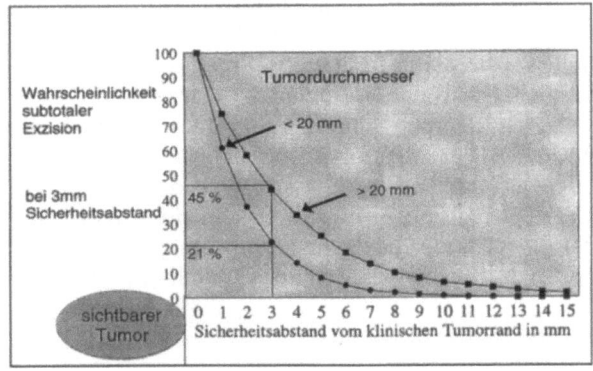

Abb. 20.1. Eindringtiefe der Plattenepithekarzinome bezogen auf die Hautschichten und tiefere Strukturen

Abb. 20.2. Die subklinische Ausbreitung von Plattenepithelkarzinomen

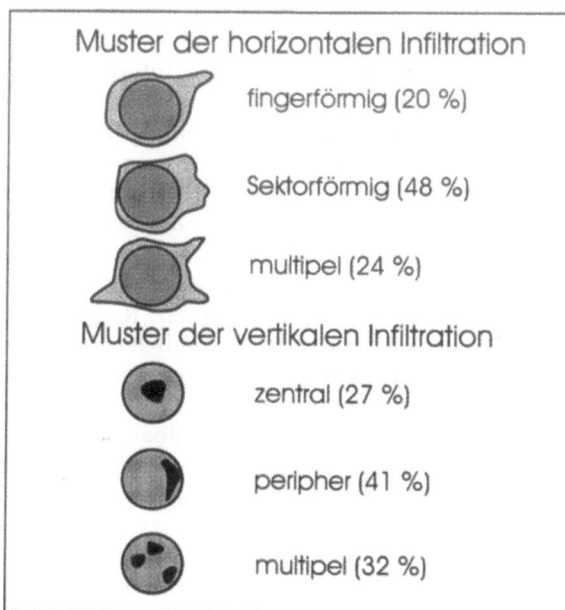

Abb. 20.3. Horizontale Infiltrationsmuster

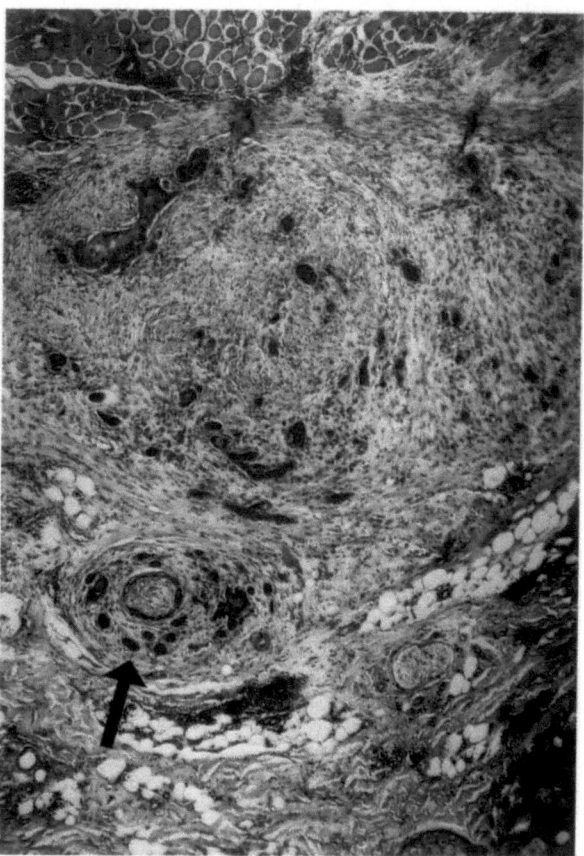

Abb. 20.4. Perineurale Infiltration des desmoplatischen Plattenepithelkarzinoms

Diese horizontale und auch vertikale Infiltration im mikroskopischen Bereich vollzieht sich nicht symmetrisch um den Tumor, sondern ist in der Regel asymmetrisch schmalstrangig oder sektorartig (Abb. 20.3), beim desmoplastischen Plattenepithelkarzinom auch perineural (Abb. 20.4) [8].

In Einzelfällen kann die präoperative Darstellung dieser subklinischen Ausläufer mittels der hochauflösenden Ultraschalldiagnostik möglich sein. Die Abgrenzung des Tumors ist aber wenig zuverlässig möglich, insbesondere wenn komplexe anotomische Verhältnisse vorliegen [1, 16 18].

Therapeutische Konsequenzen

Aus den bisherigen Darstellungen des Infiltrationsverhaltens der Plattenepithelkarzinome kann geschlossen werden, daß nur Therapieformen hinreichend sichere Ergebnisse erzielen können, wenn sie in der Lage sind, diese feinstrangigen, im mikroskopischen Bereich liegenden Tumorausläufer nachzuweisen. Dies ist nur möglich durch die chirurgische Entfernung des Tumors und die histologische Aufarbeitung des Tumorexzisates.

Die operative Tumortherapie wird allerdings auch heute noch gleichgesetzt mit einer Belastung des Patienten. Diese Ansicht hat mit den modernen Möglichkeiten der Anästhesie seine Gültigkeit verloren. Circa 99 % aller Karzinomoperationen kann man schonend in Lokalanästhesie durchführen, wobei die reiche Palette zusätzlicher Maßnahmen – wie die Oberflächenanästhesie durch spezielle Cremes, Nervenblockaden, die Tumeszenzanästhesie

und dies alles ggf. in Kombination mit Sedativa – eine nahezu schmerzfreie und schonende Operation möglich machen. Aber auch Allgemeinanästhesien stellen bei entsprechender Vorbereitung und Indikationsstellung eine geringe Belastung dar. In der überwiegenden Mehrzahl aller Fälle kann mit einer therapeutischen, meist ambulanten, Sitzung die Sanierung des Tumors erreicht werden, ansonsten bei einem kurzen in der Regel eine Woche dauernden Heilverlauf. Dies ist bei anderen Therapieformen, abgesehen von der mangelnden histologischen Kontrolle, nicht möglich. Auch die Wiederherstellung der Funktion und Ästhetik ist mit den zur Verfügung stehenden Techniken der Defektdeckung hervorragend möglich.

Das topographisch markierte Tumorpräparat kann einer speziellen histologischen Aufarbeitungs unterzogen werden. Letztere ermöglicht eine lückenlose histologische Darstellung der gesamten Exzisataußenfläche. Subklinische Ausläufer des Tumors können mit dieser Technik in aller Regel erkannt und topographisch zugeordnet werden. Entsprechende Nachexzisionen erfolgen bis die Exzisataußenfläche tumorfrei ist. Im internationalen Sprachgebrauch hat sich dafür der Begriff „mikrographische Chirurgie" eingebürgert. Inauguriert wurde das Verfahren 1941 durch F.E. Mohs mittels der Chlorzinkätzung für die Hauttumorbehandlung [23, 24] und erweitert von Tromovitch zur Gefrierschnitttechnik [31]. Burg und Konz führten das Verfahren in Deutschland 1974 ein [11] mit dem Begriff *mikroskopisch kontrollierte Chirurgie (MKS)*. Voraussetzung für gute Ergebnisse ist die Personalunion von Operateur und Befunder. Das Verfahren ist wegen der Gefrierschnitttechnik relativ aufwendig. Die Qualität der Gefrierschnitte reicht für die Darstellung von Anteilen des Plattenepithelkarzinoms meist nicht aus. Von Breuninger wurde 1982 das Paraffinschnittverfahren eingeführt [5, 19]. Es läßt sich im Routineverfahren durchführen. Operateur und Befunder können fachgebietsspezifisch auf hohem Niveau zusammenarbeiten. Selbstverständlich ist die Anwendung auch im ambulanten Bereich gut möglich.

Entscheidend ist die lückenlose histologische Schnittrandarstellung der gesamten Exzisataußenseite (Abb. 20.5 und 20.6). Sie erlaubt durch ihre diagnostische Sicherheit eine sparsame Erstexzision des Tumors (3–5 mm Sicherheitsabstand) [2, 5, 10], wenn dies von der Lokalistion her sinnvoll erscheint z. B. im Gesichtsbereich.

Bei ausgedehnten Tumoren, bei Tumoren in schwieriger Lokalisation oder unklarer Abgrenzung sollte der Defekt bis zum Nachweis der kompletten Entfernung aller Tumoranteile offen gelassen werden. Bei diesem Vorgehen kann darüber hinaus gesunde Haut geschont werden, da nur entsprechend der histologisch festgestellten Tumorinfiltration nachexzidiert wird. Dieses Verfahren bietet also sowohl Vorteile hinsichtlich der Sicherheit als auch des kosmetischen Ergebnisses. Durch die mikrographische Chirurgie kann eine dauerhafte lokale Heilung mit hoher Sicherheit (88–97 %) erreicht werden [5, 6, 20, 21, 26, 28, 31].

Wegen der großen subklinischen Infiltrationspotenz und der hohen Rezidivneigung ist die mikrographische Chirurgie beim desmoplastischen Typ jeder Größe im gesamten Kopfbereich und den distalen Extremitäten erforderlich. Die therapeutische Sicherheit des Verfahrens ist wegen eines möglichen diskontinuierlichen Wachstums der Plattenepithelkarzinome nicht so hoch wie beim Basalzellkarzinom (dort sind bei Primärtumoren Rezidivraten von 0,5 % erreichbar), jedoch deutlich höher als bei konventionellen Verfahren. Insbesondere beim desmoplastischen Typ und bei großen entdifferenzierten Tumoren bedarf es jedoch, über die festgestellten tumorfreien Schnittränder hinaus, noch einer zusätzlichen Sicherheitsnachresektion von ca. 5 mm [7, 8].

Die *konventionelle Chirurgie* mit stichprobenartiger histologischer Kontrolle muß wegen dieser spezifischen lokalen Infiltration der Plattenepithelkarzinome der Haut mit einem höheren Rezidivrisiko rechnen (5–53 %), auch wenn große Sicherheitsabstände (1 cm und mehr) zu Lasten des Patienten eingeplant werden [28, 5, 22].

Auch alle anderen Verfahren wie Kryotherapie mit flüssigem Stickstoff oder Strahlentherapie sind nicht in der Lage die im Einzelfall unvorhersehbare langstreckige subklinische Infiltration besonders im Kopf-Hals-Bereich ins therapeutische Konzept miteinzubeziehen. Sie können aber bei umgrenzten oberflächlichen Tumoren insbesondere bei Patienten höheren Alters eine Alternative zur Operation bedeuten.

Die Grenze operativer Maßnahmen stellen solche Tumoren dar, die nur mit einer unvertretbaren Belastung für den Patienten entfernt werden könnten. Hier hat die Strahlentherapie ihren gesicherten Platz.

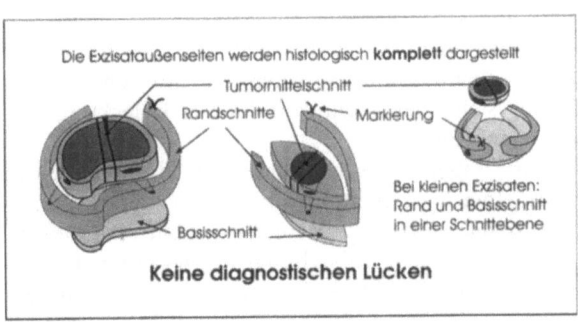

Abb. 20.5. Mikrographische Chirurgie mit Hilfe von Randschnittechnik

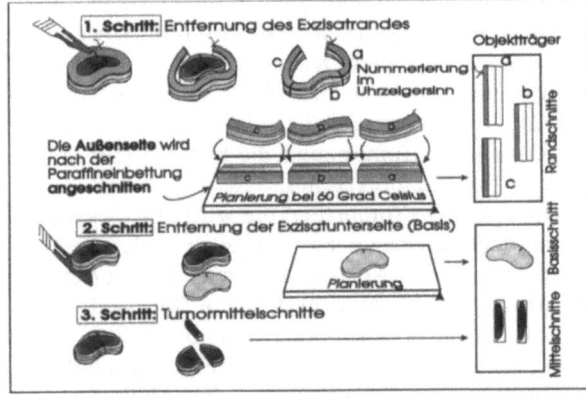

Abb. 20.6. Schema der technischen Aufarbeitung von Exzisionsrändern und Unterseite

Bei Inoperabilität oder postoperativer mikroskopischer (R1) oder makroskopischer Non-in-sano-Resektion (R2) sowohl bei Primärtumoren als auch Rezidivtumoren und/oder Lymphknotenmetastasen mit kapselüberschreitendem Wachstum oder Lymphgefäßinvasion besteht die Indikation einer Strahlenbehandlung [12, 27].

20.3
Metastsierung und therapeutische Konsequenzen

Die Risikofaktoren für eine Metastsierung der Plattenepithelkarzinome der Haut sind in Kap. 18 ausführlich beschrieben. Bei dem im allgemeinen geringen Risiko einer Metastasierung und bei dem hohen Durchschnittsalter der Patienten kommen sicherlich generell keine prophylaktischen regionären Lymphknotendissektionen in Betracht, auch wenn der Tumor ausschließlich über die reginären Lymphknoten metastasiert. Im Einzelfall muß jedoch über eine solche weitergehende operative Maßnahme nachgedacht werden. Dies v. a. bei nicht zu alten Patienten mit Tumoren, die mehrere Faktoren für eine erhöhte Metastasierungswahrscheinlichkeit aufweisen: Tumoren über 5 mm Dicke, mit tiefer Infiltration (Muskel, Knorpel, Knochen) und hohem Entdifferenzierungsgrad, bzw. vom desmoplastischen Typ oder Patienten mit Immunsuppression nach Organtransplantationen [17].

Bei nachgewiesenen Lymphknotenmetastasen ist in der Regel die funktionelle regionäre Lymphknotendissektion indiziert. Allerdings kann auch die Exstirpation eines einzelnen noch kleinen metastatischen Lyphknotens erwogen werden, wenn der Tumor gut differenziert ist.

Die operative Therapie der Plattenepithelkarzinome darf als ein sicheres, auf einer rationalen Grundlage stehendes, dem Wachstumsverhalten des Tumors angepaßtes Verfahren angesehen werden mit einer durchaus günstigen Kosten-Nutzen-Relation.

Literatur

1. Anargyrou S, Breuninger H (1993) Kann die 20 MHz-Sonographie die subklinische Infiltration von malignen epithelialen Tumoren prätherapeutisch erkennen? Zbl Haut Geschlkr 162: 205-6
2. Breuninger H (1987) Aspekte zur operativen Therapie des Unterlippenkarzinoms. Z Hautkr 62: 937-38, 943-46
3. Breuninger H, Langer B, Rassner G (1988) Untersuchungen zur Prognosebestimmung des spinozellulären Karzinoms der Haut und Unterlippe anhand des TNM-Systems und zusätzlicher Parameter. Hautarzt 39: 430-34
4. Breuninger H, Black B, Rassner G (1990) Microstaging of squamous cell carcinomas. Am J Clin Pathol 94: 624-27
5. Breuninger H, Gutknecht M, Dietz K, Rassner G (1991) Das lokale infiltrative Wachstum von Plattenepithelkarzinomen der Haut und daraus resultierende Behandlungsrichtlinien. Hautarzt 42: 559-63
6. Breuninger H, Hawlitschek E (1995) Das Mikrostaging des Plattenepithelkarzinoms der Haut und Lippen – Lichtmikroskopisch erfaßte Prognosefaktoren. In: Tilgen W, Petzoldt D (Hrsg) Fortschritte der operativen und onkologischen Dermatologie (S 110-15). Springer, Berlin Heidelberg New York Tokyo
7. Breuninger H, Tatasciore U (1995) Das desmoplastische Plattenepithelkarzinom – eine morphologische Entität mit hohem Metastasierungs- und Rezidvrisiko. In: Tilgen W, Petzoldt D (Hrsg) Fortschritte der operativen und onkologischen Dermatologie (S 220-25). Springer, Berlin Heidelberg New York Tokyo
8. Breuninger H, Holzschuh J, Schaumburg-Lever G, Horny HP (1996) Desmoplastic squamous cell carcinoma of skin and vermillion surface: A highly malignant subtype of skin cancer. Cancer (in Druck)
9. Broders AC (1921) Squamous epithelioma of the skin. Ann Surg 73: 141-60
10. Brodland DG, Zitelli JA (1992) Surgical margins for excision of primary cutaneous squamous cell carcinoma. J Am Acad Dermtol 27: 241-48
11. Burg G (1977) Mikroskopisch kontrollierte (histographische) Chirurgie. In: Konz B, Bürg G (Hrsg) Dermatochirurgie in der Klinik und Praxis. Springer, Berlin Heidelberg New York
12. Dold U, Hermanek P, Höffken K, Sack H (1993) Praktische Tumortherapie. Thieme, Stuttgart New York
13. Epstein E, Epstein NN, Bragg K, Linden G. (1968) Metastases from squamous cell carcinoma of the skin. Arch Dermatol 97: 245-51
14. Eroglu A, Berberoglu U, Berberoglu S (1996) Risk factors related to locoregional recurrence in squamous cell carcinoma of the skin. J Surg Oncl 61: 124-30
15. Fierson FH, Cooper PH (1968) Prognostic factors in squamous cell carcinoma of the lower lip. Hum Pathol 17: 346-54
16. Gassenmaier G, Kiesewetter F, Schell H, Hornstein OP (1989) Wertigkeit der hochauflösenden Sonographie in der präoperativen Diagnostik des malignen Melanoms. Hautarzt 40: 383
17. Glover MT, Niranjan N, Kwan JT, Leigh IM (1994) Nonmelanoma skin cancer in renal transplant recipients: the extent of the problem and a strategy for management. Br J Plast Surg 47: 86-89
18. Hoffmann K, Stücker M, El-Gammal S, Winkler K, Altmeyer P (1991) Digitale 20 MHz-Sonographie des Basalioms in der präoperativen Diagnostik. In: Meigel W, Lengen W, Schwenzer G (Hrsg) Diagnostik und Therapie maligner Melanome (S 59-64). Diesbach, Berlin
19. Holzschuh J, Breuninger H (1996) Eine histologische Aufarbeitungstechnik von Hauttumorexzisaten zur lückenlosen Schnittrandkontrolle. Pathologe 17: 127-29
20. Joseph MG, Zulueta WP, Kennedy PJ (1992) Squamous cell carcinoma of the skin of the trunk and limbs: the incidence of metastases and their outcome. Aust N Z J Surg 62: 697-701
21. Lambert DR, Siegle RJ (1990) Skin cancer: a review with consideration of treatment options including Mohs micrographic surgery. Ohio Med 86: 745-47
22. Marks R, Rennie G (1998) Malignant transformation of solar keratosis to squamous cell carcinoma. Lancet 9: 795-97
23. Mohs FE, Gyer MF (1941) Pre-excisional fixation of tissues in treatment of cancer in rats. Cancer Res 61: 49-53
24. Mohs FE (1971) Chemosurgery for the microscopically controlled excision for skin cancer. J Surg Oncol 3. 257-67
25. Moy R, Eliezri YD (1994) Significance of human papillomavirus-induced squamous cell carcinoma to dermatologists. Arch Dermatol 130: 235-38
26. Niparko JK, Swanson NA, Baker SR, Telian SA, Sullivan MJ, Kemink JL (1990) Local control of auricular, periauri-

cular, and external canal cutaneous malignancies with Mohs surgery. Laryngoscope 100: 1047–51

27. Perez CA, Brady LW (1992) Principles and practice of radiation oncology. JB Lippincott, Philadelphia New York
28. Rowe DE, Carroll RJ, Day CL Jr (1992 a) Prognostic factors for local recurrence, metastasis, and survival rates in squamous cell carcinoma of the skin, ear, and lip. Implications for treatment modality selection. J Am Acad Dermatol 26: 976–90
29. Sage HH, Casson PR. (1976) Squamous cell carcinoma of the scalp, face and neck. In: Andrade R, Gumport SL,

Popkin GL, Rees TD (eds) Cancer of the skin, vol 2 (pp 899–915). WB Saunders, Philadelphia
30. Shimm DS, Wilder RB (1991) Radiation therapy for squamous cell carcinoma of the skin. Am J Clin Oncol 14: 383–86
31. Tavin E, Persky M (1996) Metastatic cutaneous squamous cell carcinoma of the head and neck region. Laryngoscope 106: 156–58
32. Tromovitch TA Stwegemann SJ (1974) Microscopically controlled excision of skin tumors. Arch Dermatol 110: 231–35

21 Radiotherapie des Plattenepithelkarzinoms (Spinaliom)

Renato G. Panizzon

Allgemein gelten hier die gleichen Regeln wie beim Basaliom. Meistens wird auch dasselbe Dosisschema verwendet. Es gibt jedoch Autoren, welche 1–2 Sitzungen mehr hinzufügen, d. h. höhere Totaldosen bevorzugen [3]. Ferner könnte man sich auch überlegen, ob nicht die Fraktionierung etwas häufiger erfolgen sollte, da Spinaliome etwas rascher wachsen als Basaliome. Metatypische Basaliome bzw. Karzinome sollten wie Spinaliome behandelt werden. Wie beim Basaliom werden auch mit der Radiotherapie des Spinalioms, v. a. im Gesichtsbereich, ausgezeichnete Resultate erreicht (Abb. 21.1 a und b).

Keine Indikationen für eine Weichstrahlentherapie sind Spinaliome der Schleimhäute bzw. Spinaliome auf vorgeschädigter Haut, wie z. B. Narbenspinaliome. Exophytische Spinaliome können vorerst planiert und dann anschließend bei gleicher Strahlenqualität radiotherapiert werden. Falls von Anfang an bestrahlt wird, muß die Strahlenqualität der unter der Therapie zunehmenden Abnahme der Tumordicke angepaßt werden (s.a. Abb. 21.1 a und b). Auch beim Spinaliom konnte eine Abhängigkeit der

Rezidivrate vom Histologietyp gefunden werden: Von 779 Spinaliomen rezidivierten die gut differenzierten Formen weniger häufig als die entdifferenzierten Spinaliome (Differenzierungsgrad nach Broders). Entdifferenzierte Spinaliome waren in dieser Untersuchung auch dicker und größer als die differenzierten Formen. Die Rezidivhäufigkeit hat mit zunehmender Tumordicke und Tumorgröße zugenommen [4].

Es gilt auch hier, wie beim Basaliom erwähnt, daß in Knorpel oder Knochen infiltrierende Spinaliome oder solche auf vorgeschädigter Haut, wenn sie nicht operativ angegangen können [1], nicht für eine Röntgenweichstrahlentherapie in Frage kommen [5], sondern vorzugsweise mit den schnellen Elektronen behandelt werden sollten [1, 2]. Gründe für Rezidive bzw. ungenügendes Ansprechen sind das Nichtbeachten der Kontraindikationen für die Weichstrahlentherapie bzw. ein zu kleines Bestrahlungsfeld, zu weiche Strahlenqualität oder eine zu geringe Gesamtdosis.

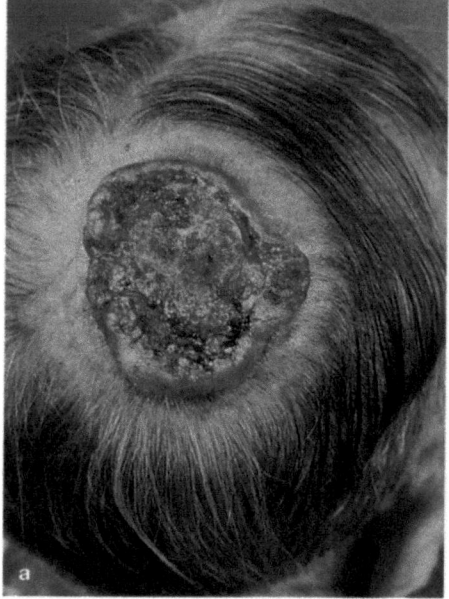 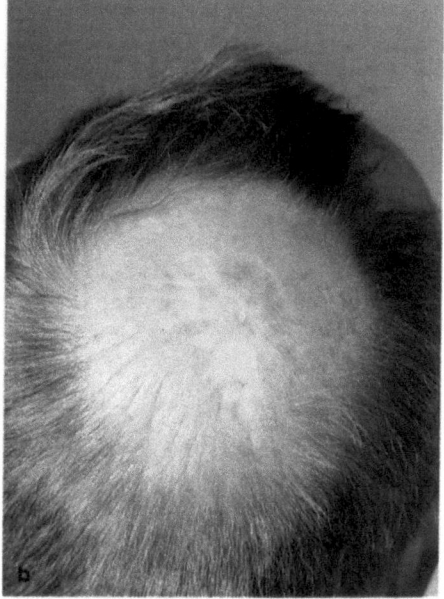

Abb. 21.1 a und b. a Spinaliom des Kopfbodens bei 79jährigem Patienten, vor Röntgentherapie. **b** Derselbe Patient ein Jahr nach Röntgentherapie mit 58 Gy Totaldosis, bei 2 Gy Einzeldosen (5mal wöchentlich), 50 kV, 2,0 mm Al Filter, später 30 kV, 0,5 mm Al Filter, FHD 20 cm

Literatur

1. Fleming ID, Amonette R, Monaghan T (1995) Principles of management of basal and squamous cell carcinoma of the skin. Cancer 75 [2 Suppl]: 699–704
2. Geohas J, Roholt NS, Robinson JK (1994) Adjuvant radiotherapy after excision of cutaneous squamous cell carcinoma. J Am Acad Dermatol 30: 633–636
3. Goldschmidt H, Panizzon RG (1991) Modern dermatologic radiotherapy. Springer, New York, pp 65–79, 87–121, 133–137, 147–153
4. Nadig M (1991) Die Röntgenweichstrahlentherapie des Spinalioms unter besonderer Berücksichtigung der histologischen Wachstumsform. Inaugural-Dissertation, Universität Zürich
5. Panizzon RG (1992) Die Röntgenweichstrahlentherapie als Alternative bei älteren Patienten. In: Burg G, Hartmann AA (Hrsg) Onkologische Dermatologie (S 263–267). Springer, Berlin Heidelberg New York Tokyo

22 Systemische Chemotherapie in der Behandlung fortgeschrittener Plattenepithelkarzinome der Haut

Darab Kamanabrou

22.1
Indikationen zur systemischen Chemotherapie beim Plattenepithelkarzinom

Plattenepithelkarzinome der Haut wachsen zwar invasiv, metastasieren jedoch insgesamt selten. Die Metastasierung findet primär nicht hämatogen, sondern in der Regel lymphogen in die regionären Lymphknoten statt (3–5%). Fernmetastasierung ist äußerst selten und kommt fast nur nach lymphogener lokoregionärer Metastasierung vor (nach der Literatur in etwa 1%, im eigenen Krankengut in 0,7% der Fälle). Ausnahmen bilden immunkomprimierte Patienten sowie Plattenepithelkarzinome, die auf Narben, chronischen Ulzera oder Radiodermatosen entstehen [6, 11]. Als prognostische Faktoren für das Auftreten von Metastasen spielen der horizontale Durchmesser, die Eindringtiefe, der Differenzierungsgrad und die Lokalisation eine entscheidende Rolle [6].

Die lokale Behandlung, mikrografische und konventionelle Chirurgie sowie Kryo- und Strahlentherapie sind in den meisten Fällen kurativ und somit Therapie der Wahl [10].

Eine systemische Chemotherapie kommt nur im klinischen Stadium III und IV in Betracht und ist fast immer palliativ [1, 5, 9]. Außerdem sind die meisten Patienten mit metastasierendem Plattenepithelkarzinom der Haut, bei denen eine systemische Chemotherapie indiziert ist, bereits bei Diagnosestellung in fortgeschrittenem Alter, so daß eine systemische Chemotherapie trotz guter Ansprechraten kaum einzusetzen ist.

22.2
Zytostatikaaktivitäten bei metastasierendem Plattenepithelkarzinom

Außerhalb multimodaler Therapieansätze ist die Rolle der systemischen Chemotherapie auf die palliative Behandlung von Plattenepithelkarzinomen im Stadium der nichtresektablen und therapiebedürftigen Metastasierung beschränkt [1, 4]. Von der Vielzahl aktiver Substanzen (Tabelle 22.1) werden je nach Lokalisation und klinischem Zustand des Patienten v. a. Methotrexat als Monotherapie und eine Cisplatin/5-Fluorouracil-Kombinationstherapie eingesetzt [4, 5, 12, 13].

22.3
Polychemotherapie und Therapieschemata

Die Ansprechraten von Plattenepithelkarzinomen der Haut im Stadium der Metastasierung auf chemotherapeutische Behandlung sind zwar hoch, die Therapie ist jedoch nicht kurativ und die Patienten erleiden in der Regel Rezidive mit letalem Ausgang [1, 4, 9]. Die Nebenwirkungen der Zytostatika, insbesondere bei Polychemotherapie können v. a. bei älteren Patienten sehr belastend sein. Daher sollte die Indikation zur Chemotherapie bei inoperablen sowie bei metastasierenden Plattenepithelkarzinomen nur dann gestellt werden:

Tabelle 22.1. Zytostatikaaktivität bei Plattenepithelkarzinomen. (Nach [4, 5, 7, 8, 12, 14, 15])

Zytostatikum	Patientenzahl	Ansprechrate in %
Methotrexat	988	31
Cisplatin	407	27
Bleomycin	347	21
5-Fluorouracil	261	15
Carboplatin	169	22
Mitomycin	81	57
Cyclophosphamid	77	36
Ifosfamid	60	35
Doxorubicin	34	24
Paclitaxel	27	37

Tabelle 22.2. Therapieschemata bei Plattenepithelkarzinomen. (Nach [1, 4, 7, 8, 9, 12, 13, 14, 15])

Zytostatikum	Dosis	Therapietage
Methotrexatmono-therapie	40 mg/m^2	1, 8, 15, 22
Cisplatin	75 mg/m^2	1, 22
Doxorubicin	500 mg/m^2	1, 22
Cisplatin	100 mg/m^2	1
5-Fluorouracil	1000 mg/m^2	1–5
Cisplatin	100 mg/m^2	1
Bleomycin	15 mg i.v. Bolus	1
Bleomycin	15 mg/m^2 Dauerinf.	1–5
5-Fluorouracil	650 mg/m^2 Dauerinf.	1–5
Carboplatin	300 mg/m^2	1
5-Fluorouracil	500 mg/m^2 Dauerinf.	1–5
Folsäure	100 mg/m^2 i.v.	1–5
Bleomycin	15 mg/m^2 i.v. Bolus	1
Doxorubicin	40 mg/m^2 Kurzinf.	3
Cisplatin	20 mg/m^2	1–5
5-Fluorouracil	200 mg/m^2	1–5
Radiatio	2 Gy	8–12, 15–19

Tabelle 22.3. Häufigste Nebenwirkungen der Zytostatika bei der Behandlung des Plattenepithelkarzinoms. (Nach [4, 5, 8, 12, 15])

Zytostatikum	Nebenwirkung
Cisplatin	Oto-, Nephrotoxizität Polyneuropathie Myelosuppression
Doxorubicin cave paravasat	Alopezie, Kardiomyopathie Myelosuppression Mukositis
Methotrexat	Mukositis, Stomatitis Durchfall, Myelosuppression
Bleomycin	Lungenfibrose Fieber, Obstipation
5-Fluorouracil	Mukositis, Stomatitis, Enteritis Herzrhythmusstörung
Paclitaxel	Granulopenie, Alopezie

- wenn eine sinnvolle Palliation zu erwarten ist,
- wenn der Allgemeinzustand des Patienten dies zuläßt (Karnofsky-Index über 70 %).

Zielsetzung der systemischen Chemotherapie bei Patienten mit nicht operablem und metastasierendem Plattenepithelkarzinom ist eine palliative und lebensverlängernde Behandlung. Dabei sollte bei der Wahl der Behandlung (Tabelle 22.2) insbesondere auf die Lebensqualität geachtet werden. Die Remissionsrate bei Monotherapie mit Methotrexat beträgt ca. 20–40 %, bei Verwendung von Polychemotherapieschemata 50–90 %. Hinsichtlich der Überlebenszeit scheint es jedoch keinen signifikanten Vorteil zu bringen.

22.4
Nebenwirkungen der systemischen Chemotherapie

Im Gegensatz zu fast allen anderen Medikamenten haben Zytostatika eine geringe therapeutische Breite. Da sie unspezifisch wirken, d. h. schnell proliferierende gesunde ebenso wie pathologische Zellen zerstören, führen sie unweigerlich auch zu toxischen Reaktionen und behandlungsbedürftigen Nebenwirkungen (Tabelle 22.3).

Die Art der Toxizität und deren zeitlicher Zusammenhang mit der antineoplastischen Therapie, das Ausmaß der Symptome und die Auswirkungen auf den Allgemeinzustand des Patienten können die Lebensqualität des Patienten erheblich negativ beeinflussen und sollen daher bei der Wahl der Therapie stets berücksichtigt werden.

22.5
Künftige Entwicklungen

Wie bei allen palliativen Behandlungen sind multimodale Therapieschemata bei inoperablen und metastasierenden Plattenepithelkarzinomen indiziert und beruhen v. a. auf Kombination von operativen und konservativen Behandlungen (Chemo-, Strahlen- und Immunotherapie). Umfangreiche Erfahrungen liegen hier bei Plattenepithelkarzinomen im Kopf-Hals-Bereich vor [2]. Offenbar ist eine alternierende Anwendung von Chemo- und Radiotherapie der sequentiellen Anwendung vorzuziehen. Die Kombination von Cisplatin und Strahlentherapie erwies sich als besonders wirksam. Intraläsionale Behandlungen mit Zytostatika (Cisplatingel) sowie Interferonen führen ebenfalls zur Rückbildung der behandelten Läsionen [2, 3]. Über rezidivfreie Zeiten liegen allerdings noch keine Mitteilungen vor. In-vitro-Studien zeigen eine Synergie von Interferon mit Cisplatin/5-Fluorouracil-Kombination, klinisch sind die Komplikationen jedoch beträchtlich und dosislimitierend.

22.6
Zusammenfassung

Eine systemische Chemotherapie bei der Behandlung von Plattenepithelkarzinomen der Haut im Stadium der Metastasierung ist palliativ und kommt nur in Frage, wenn der Patient in gutem klinischen Allgemeinzustand (Karnofsky-Index über 70 %) ist. Eingeschränkte Organfunktionen stellen für einige Zytostatika relative Kontraindikationen dar. Die notwendigen Begleittherapien wie Hydratation bei cisplatinhaltigen Therapieschemata können selbst zu behandlungsbedürftigen kardialen Komplikationen führen. Unter der Zielsetzung, eine lebensver-längernde palliative Behandlung durchzuführen, sollte die Therapie möglichst nicht belastend sein, ambulant durchgeführt werden können und ihre Toxizität erträglich bleiben.

Literatur

1. Al-Sarraf M (1988) Head and neck cancer: Chemotherapy concepts. Semin Oncol 15: 70–85
2. Benasso M, Merlano M, Blengio F, Cavallary M, Rosso R, Toma S (1993) Concomi-tant alpha-interferon and chemotherapy in advanced squamous cell carcinoma of the head and neck. Am J Clin Oncol 16: 465–468
3. Edwards L, Berman B et al. (1992) Treatment of cutaneous squamous cell carcinomas by intralesional interferon alfa-2b therapy. Arch Dermatol 128: 1486–1489
4. Forastiere AA, Metch B, Schuller DE et al. (1992) Randomized comparison of cisplatin plus fluorouracil and carboplatin plus fluorouracil versus methotrexate in advanced squamous-cell carcinomas of the head and neck: A Southwest Oncology Group Study. J Clin Oncol 10: 1245–1251
5. Forastiere AA (1993) Use of paclitaxel (Taxol) in squamous cell carcinoma of the head and neck. Semin Oncol 20 [Suppl 3]: 56–60
6. Gallagher RP, Hill GB, Bajdik CD, Fincham S, Coldman AJ, McLean DK, Threlfall WJ (1995) Sunlight exposure, pigmentary factors, and risk of nonmelanocytic skin cancer. II. Squamous cell carcinoma. Arch Dermatol 131: 164–169
7. Guthrie TH Jr, Porubsky ES et al. (1990) Cisplatin-based chemotherapy in advanced basal and squamous cell)carcinomas of the skin: results in 28 patients including 13 patients receiving multimodality therapy. J Clin Oncol 8: 342–346
8. Jacobs C, Lyman G et al. (1992) A phase III randomized study comparing cisplatin and fluorouracil as single agents and in combination for advanced squamous cell carcinoma of the head and neck. J Clin Oncol 10: 257–263
9. Khansur T, Kennedy A (1991) Cisplatin and 5-fluorouracil for advanced locoregional and metastatic squamous cell carcinoma of the skin. Cancer 67: 2020–2032
10. Kuflik EG, Gage AA (1991) The five-year cure rate achieved by cryosurgery for skin cancer. J Am Acad Dermatol 24: 1002–1004
11. Kwa RE, Campana K, Moy RL (1992) Biology of cutaneous squamous cell carcinoma. J Am Acad Dermatol 26: 1–26
12. Merimsky O, Neudorfer M et al. (1992) Salvage cisplatin and adriamycin for advanced or recurrent basal or squamous cell carcinoma of the face. Anticancer Drugs 3: 481–484
13. Merlano M, Vitale V et al. (1992) Treatment of advanced squamous-cell carcinoma of the head and neck with alternating chemotherapy and radiotherapy. N Engl J Med 327: 1115–1121
14. Sadek H, Azli N et al. (1990) Treatment of advanced squamous cell carcinoma of the skin with cisplatin, 5-fluorouracil, and bleomycin. Cancer 66: 1692–1696
15. Vokes EE, Weichselbaum RR et al. (1992) Favorable long-term survival following induction chemotherapy with cisplatin, fluorouracil, and leucovorin and concomitant chemoradiotherapy for locally advanced head and neck cancer. J Natl Cancer Inst 84: 877–882

Vorläuferläsionen des malignen Melanoms

23 Melanozytäre Nävi und Melanomrisiko: Leitlinien für die Betreuung und Therapie

Claus Garbe

23.1 Einleitung

Das Pigmentzellsystem hat bei Menschen nur ein relativ kleines Volumen von ca. 1,5 cm³, etwa der Masse eines Stückes Würfelzucker. Das sich von den Pigmentzellen ableitende maligne Melanom ist allerdings für den allergrößten Teil der Sterblichkeit an Hautkrebs verantwortlich. Insofern kommt dem malignen Melanom sowie seinen Vorläuferläsionen wie auch seinen Risikoindikatoren eine besondere Bedeutung im Rahmen der dermatologischen Onkologie zu.

In den letzten zwei Jahrzehnten wurde die Beziehung zwischen dem malignen Melanom und anderen Pigmentmalen besonders intensiv untersucht. Dabei zeigte sich, daß Pigmentmale sowohl Risikoindikatoren als auch direkte Vorläufer maligner Melanome sein können. Insbesondere wurden folgende Beziehungen herausgestellt:

- kongenitale Pigmentzellnävi, insbesondere große kongenitale Nävi, können Ausgangspunkt für die Entwicklung von Melanomen bereits im Kindesalter sein;
- erworbene atypische und z. T. auch gewöhnliche Pigmentzellnävi sind im mittleren Lebensalter bei einem relevanten Prozentsatz der Melanompatienten Vorläuferläsionen für die Entstehung von Melanomen;
- im fortgeschritteneren Lebensalter stellt die Lentigo maligna die Vorläuferläsion für die Entwicklung der Lentigo-maligna-Melanome dar.

Der größte Teil der Melanome entwickelt sich im mittleren Lebensalter. Deshalb stellen die erworbenen melanozytären Nävi den wichtigsten Risikofaktor und auch Risikoindikator für die Entwicklung maligner Melanome dar [27, 29, 38, 44, 56, 60, 109]. Mit zunehmender Zahl erworbener melanozytärer Nävi nimmt auch das Risiko für die Melanomentwicklung parallel zu. Der Zusammenhang zwischen der Zahl melanozytärer Nävi und der Höhe des Melanomrisikos ist nahezu linear [27].

Eine besondere Rolle als Indikatoren und auch als Vorläufer maligner Melanome spielen die atypischen melanozytären Nävi. Ab einer bestimmten Zahl (ca. 5 und mehr) kann das Vorhandensein eines atypischen Nävussyndroms angenommen werden, bei dem ein stark erhöhtes Risiko für die Melanomentstehung vorhanden ist. Diese auch feingeweblich atypischen melanozytären Nävi tragen offenbar ein erhöhtes Risiko für einen Übergang in ein Melanom [27].

Auf dem Boden kongenitaler melanozytärer Nävi entstehen vergleichsweise weniger maligne Melanome als auf erworbenen melanozytären Nävi. Insgesamt entwickeln sich weniger als 5 % aller Melanome auf dieser Art von Vorläuferläsionen.

Im höheren Alter können sich maligne Melanome von Lentigines ausgehend entwickeln. Es kommt zunächst zum Auftreten einer Lentigo maligna, die dann in ein Lentigo-maligna-Melanom übergehen kann. Diese Entwicklung wird vor allen Dingen im Gesicht und am Kopf beobachtet, z. T. aber auch in anderen Regionen mit chronischer Sonnenexposition (z. B. Schultern, Unterschenkel).

In der vorliegenden Arbeit wird beabsichtigt, den Zusammenhang zwischen der Entwicklung gutartiger Pigmentmale und der Gefährdung für die Melanomentstehung zu analysieren. Weiterhin sollen Schlußfolgerungen für die Patientenbetreuung und für die Therapie der verschiedenen Pigmentmale gezogen werden. Das klinische Bild, die Häufigkeit, das Risiko für die Melanomentwicklung und die Indikation zur Exzision der verschiedenen Pigmentmale sind in Tabelle 23.1 dargestellt.

Tabelle 23.1. Arten melanozytärer Nävi, Risiko für die Melanomentwicklung und Indikation zur Exzision

Pigmentmale	Klinisches Bild	Häufigkeit	Risiko für die Melanomentwicklung	Indikation zur Exzision
Lentigo	graubraun bzw. hellbraun, scharf und z. T. bizarr begrenzt, makulös („Altersflecken")	ca. bei 50 % der erwachsenen Bevölkerung	Übergang sehr selten	Indikation nur bei Verdacht auf Lentigo maligna
Melanozytärer Nävus vom Junktionstyp	braun bis dunkelbraun, scharf begrenzt, regelmäßig begrenzt, makulös	ca. 20 gewöhnliche melanozytäre Nävi pro Person in der erwachsenen Bevölkerung	Übergang < 1 MM unter 3 000–5 000 Nävi	keine Indikation
Melanozytärer Nävus vom Compoundtyp	hellbraun bis dunkelbraun, scharf begrenzt regelmäßig begrenzt, papulöse Komponente		Übergang < 1 MM unter 3 000–5 000 Nävi	keine Indikation
Dermaler melanozytärer Nävus	hautfarben bis erythematös, papulös, nodulär oder pendulierend		kein Risiko	keine Indikation, Exzision evtl. bei mechanischer Irritation
Blauer melanozytärer Nävus	schwarzblau, regelmäßig, scharf begrenzt, makulös bis papulös	bei 2–3 % der Bevölkerung	Übergang < 1 MM unter 3 000–5 000 Nävi (?)	grundsätzlich keine Indikation, ggf. zur Abklärung der Differentialdiagnose noduläres Melanom
Atypischer melanozytärer Nävus	(1) Pigmentierung variierend, (2) unscharf begrenzt, (3) unregelmäßig begrenzt, (4) Durchmesser größer als 5 mm, (5) makulöse Komponente	bei 5–10 % der Bevölkerung	Übergang < 1 MM unter 200 Nävi	Indikation zur Exzision bei Auffälligkeiten in der Auflichtmikroskopie, Nachexzision mit 0,5 cm Sicherheitsabstand bei unvollständiger Exzision
Kleiner kongenitaler melanozytärer Nävus	Durchmesser bei Erwachsenen 1–3 cm, hell- bis dunkelbraun, scharf begrenzt, regelmäßig begrenzt, z. T. Hypertrichose	bei 2–6 % der Bevölkerung	Übergang in MM < 1 %	vollständige Exzision im Vorschulalter
Mittelgroßer kongenitaler melanozytärer Nävus	Durchmesser bei Erwachsenen 3–15 cm, hellbraun bis dunkelbraun, scharf begrenzt, regelmäßig begrenzt, Hypertrichose	bei < 1 % der Bevölkerung	Übergang in MM < 5 %	Schleifbehandlung, bzw. Exzision in den ersten 3 Lebensmonaten, ggf. spätere Reduktion oder Exzision
Großer kongenitaler melanozytärer Nävus	Durchmesser bei Erwachsenen > 15 cm, dunkelbraun bis schwarz, regelmäßig begrenzt, z. T. multipel, Hypertrichose	ca. 1:10.000	Übergang in MM ca. 5–10 %	Schleifbehandlung, bzw. Exzision in den ersten 3 Lebensmonaten, ggf. spätere Reduktion oder Exzision
Spitz-Nävus	kann verschiedene melanozytäre Nävi imitieren, meist rötliche Papel oder Knötchen, z. T. pigmentiert, histologische Diagnose	unbekannt	Prozentsatz der Übergänge in MM unbekannt	Nachexzision mit 0,5 cm Sicherheitsabstand bei unvollständiger Exzision
Halonävus	charakteristisch ist die haloartige Depigmentierung um den Nävus, der einer langsamen Regression unterliegt	bei ca. 5 % der Bevölkerung	kein Übergang	keine Indikation
Becker-Nävus	gleichmäßig hellbraun bis mittelbraun, scharf begrenzt, makulös, meist 5–20 cm durchmessend	bei ca. 2 % der Bevölkerung	kein Übergang in MM	keine Indikation
Naevus spilus	gleichmäßig hellbraun mit dunkelbraunen Einsprenseln, unscharf begrenzt, makulös, meist 2–15 cm Durchmesser	bei 2–5 % der Bevölkerung	sehr seltener Übergang in MM (< 1 MM unter 3 000–5 000 Nävi ?)	keine Indikation
Café-au-lait-Fleck	gleichmäßig gräulich-bräunlich, scharf begrenzt, 1–10 cm durchmessend	bei 7–32 % der Bevölkerung	kein Übergang	keine Indikation

23.2
Risiko der Melanomentwicklung und Leitlinien für die Patientenbetreuung

Risikofaktoren für die Melanomentwicklung wurden in den 80er und 90er Jahren umfangreich in Fall-Kontroll-Studien untersucht. Bereits in den 80er Jahren wurde ein Zusammenhang zwischen der Zahl gewöhnlicher erworbener melanozytärer Nävi und dem Risiko für die Melanomentwicklung erkannt [29, 36, 44, 60]. Andere *Risikofaktoren* waren die Zahl der atypischen melanozytären Nävi, die Zahl der aktinischen Lentigines, der Hauttyp, die Haarfarbe und in einigen Studien Sonnenbrände oder andere Parameter der Sonnenexposition [27, 29, 44, 60]. Die Risikofaktoren, die in der mulitzentrischen Studie des Zentralregisters Malignes Melanom der Deutschen Dermatologischen Gesellschaft ermittelt wurden, sind in Tabelle 23.2 zusammengefaßt. Die Angaben zum relativen Risiko für die Melanomentwicklung zeigen, daß die Zahl gewöhnlicher melanozytärer Nävi und die Zahl atypischer melanozytärer Nävi mit dem höchsten Gewicht das Risiko bestimmen.

23.2.1
Lentigo und nävoide Lentigo

Lentigines treten stark vermehrt insbesondere mit zunehmenden Alter auf, dabei sind Männer und Frauen etwa gleich häufig betroffen. Die vornehmlich im Alter auftretenden Lentigines werden auch als *Lentigines seniles* oder *aktinische Lentigines* bezeichnet.

Klinisch handelt es sich um Makulä von gelblich brauner bis graubrauner Färbung, die rund, oval oder unregelmäßig geformt sind. Sie sind scharf begrenzt und zeigen z. T. einen unregelmäßigen und ausgefransten Rand.

Histologisch handelt es sich um eine einfache Melanozytenhyperplasie mit einer Hyperpigmentierung des Stratum basale und z. T. der suprabasalen Epidermisschichten.

Aktinische Lentigines treten stark vermehrt in chronisch sonnenexponierten Arealen auf. Hierzu gehören das Gesicht, Unterarme und Hände, bei Frauen auch die Unterschenkel und bei beiden Geschlechtern auch der obere Stamm. Im Erwachsenenalter können etwa bei der Hälfte aller Personen aktinische Lentigines gefunden werden[27]. Diese aktinischen Lentigines persistieren und können gelegentlich an Größe zunehmen. Sie gehen in der Regel nicht in andere Pigmentläsionen wie beispielsweise melanozytäre Nävi über.

Die Entwicklung melanozytärer Nävi beginnt in der Regel mit der Entwicklung einer Lentigo, die *Lentigo simplex* genannt wird. Hierbei handelt es sich um mittel- bis dunkelbraune Flecken, die gleichmäßig rund bis oval geformt sind und die meist nur einen bis wenige mm Durchmesser aufweisen. Histologisch zeigt sich eine Verlängerung der Reteleisten, eine einfache Melanozytenhyperplasie und eine Hyperpigmentierung der basalen Schichten der Epidermis. Manchmal wird in einer solchen Läsion die initiale Entstehung junktionaler Nester beobachtet; hierin deutet sich der Übergang in einen Junktionsnävus an. Diese Läsionen sind klinisch oftmals besonders dunkel bis schwarz gefärbt. Histologisch wurde dafür auch der Begriff der *nävoiden Lentigo* geprägt [30, 45].

Der Übergang von aktinischen Lentigines in maligne Melanome ist sicher außerordentlich selten. Bis heute ist nicht sicher, ob die Lentigo maligna, die eine Vorstufe des Melanoms darstellt, sich de novo entwickelt oder auf dem Boden einer aktinischen Lentigo entsteht. Klinische Beobachtungen sprechen dafür, daß vielfach eine aktinische Lentigo vorausgeht.

Es ist interessant, daß mit dem Auftreten und mit der Zunahme aktinischer Lentigines eine Erhöhung des Risikos für die Melanomentwicklung verbunden ist. In der multizentrischen Risikofaktorenstudie des Zentralregisters Malignes Melanom wurde eine Verdoppelung des Risikos für die Melanomentstehung bei Vorhandensein aktinischer Lentigines festgestellt und bei Auftreten von vielen aktinischen Lentigines war das relative Risiko auf das 3,5fache erhöht (Tabelle 23.3). Vergleichbare Beobachtungen wurden auch von anderen Untersuchern gemacht [9, 48, 60].

Tabelle 23.2. Risikofaktoren für die Melanomentwicklung in der Fall-Kontroll-Studie des Zentralregisters Malignes Melanom der DDG [27]

Signifikante Risikofaktoren		Adjustiertes relatives Risiko	95 %-Konfidenz-intervall
Gewöhnliche melanozytäre Nävi:	> 100 vs. < 10	7,6	3,5–16,2
Atypische melanozytäre Nävi:	> 5 vs. keine	6,1	2,3–16,1
Aktinische Lentigines:	viele vs. keine	3,4	2,1– 5,4
Haarfarbe:	rot vs.braun/schwarz	3,5	1,7– 7,2
Hauttyp:	I + II vs. III + IV	1,4	1,0– 1,8
Nävuswachstum:	ja vs. nein	2,3	1,3– 4,1

Tabelle 23.3. Anstieg des relativen Risikos für die Melanomentwicklung mit Zunahme der Häufigkeit aktinischer Lentigines [27]

Häufigkeit aktinischer Lentigines	Aktinische Lentigines bei MM-Patienten in % (n = 496)	Aktinische Lentigines bei Kontrollpersonen in % (n = 476)	Adjustiertes relatives Risiko	95 %-Konfidenzintervall
Keine	25,4	42,0	1,0	
Wenige	56,9	49,6	2,1	1,5–2,9
Viele	17,7	8,4	3,5	2,1–5,4

Im angelsächsischen Sprachraum wird häufig der Begriff der „freckling tendency" oder „tendency to freckle" benutzt. Als „freckles" werden Sommersprossen bezeichnet, die medizinisch als *Epheliden* von der Lentigo simplex abgegrenzt werden. Epheliden zeigen sich als kleingefleckte, gelblich-bräunliche Pigmentierungen bei Personen mit besonders hellem Hauttyp und oftmals mit rötlicher Haarfarbe. Sie erscheinen nach Sonnenexposition und bilden sich in der Regel in den Wintermonaten zurück. Lentigines dagegen persistieren. Epheliden zeigen histologisch keine Vermehrung der Melanozyten, sondern erscheinen als eine Hyperpigmentierung der basalen Epidermisschichten. Auch eine Verlängerung der Reteleisten ist damit nicht verbunden.

Aktinische Lentigines sind im allgemeinen als harmlos anzusehen und bedürfen keiner Behandlung. Ein Übergang in eine Lentigo maligna deutet sich durch eine dunkelbraune bis schwarze Verfärbung der aktinischen Lentigines an. Sobald eine solche Verfärbung auftritt, ist eine Abklärung durch Biopsie und nachfolgende histologische Untersuchung angezeigt. Zu diagnostischen Zwecken können dafür Stanzbiopsien aus der betreffenden Läsion entnommen werden.

Eine *Lentigo maligna* stellt ein malignes Melanom in situ dar (auch als *Morbus Dubreuilh* oder *Melanosis circumscripta praeblastomatosa* oder im angelsächsischen Sprachraum *Hutchinson's melanotic freckle* bezeichnet), das in ein Lentigo-maligna-Melanom übergehen kann. Die adäquate Behandlung einer Lentigo maligna besteht in einer vollständigen Exzision mit Schnittrandkontrolle. Subklinische Ausläufer der Lentigo maligna können nur histologisch sicher erkannt werden.

Da etwa 50 % aller Erwachsenen im deutschsprachigen Raum aktinische Lentigines aufweisen und nahezu 10 % sehr viele aktinische Lentigines haben [27], ist bei der seltenen Entwicklung von Lentigomaligna-Melanomen eine dermatologische Kontrolle dieses Kollektives nicht angemessen.

23.2.2
Gewöhnlicher melanozytärer Nävus

Gewöhnliche melanozytäre Nävi sind der wichtigste Risikofaktor für die Melanomentwicklung. Die mittlere Anzahl gewöhnlicher melanozytärer Nävi lag in der Risikofaktorenstudie des Zentralregisters Malignes Melanom bei 19 für die Kontrollpersonen und bei 46 für die Melanompatienten (Median 9 vs. 21) [27]. Diese Daten zeigen, daß Melanompatienten im Durchschnitt mehr als doppelt so viele melanozytäre Nävi aufwiesen wie Kontrollpersonen gleichen Alters und Geschlechts. Melanozytäre Nävi fanden sich häufiger bei Männern als bei Frauen und sie waren häufiger im jüngeren und mittleren Erwachsenenalter als bei älteren Personen [28].

Anteile melanozytärer Nävi in histologischen Präparaten maligner Melanome werden meist nur in 20–30 % aller Fälle gefunden. Tabelle 23.4 enthält eine Zusammenstellung von Studien, in denen der

Tabelle 23.4. Ergebnisse verschiedener Studien zur histologischen Assoziation melanozytärer Nävi und maligner Melanome

Autoren	Jahr	Zahl der Fälle	Histologische Typen	Nävusassoziation (in %)
Crucioli & Stilwell [17]	1982	129	alle Typen	10,9
Rhodes et al. [81, 82]	1982, 1983	234	alle Typen	27,4
Friedman et al. [23]	1983	557	alle Typen	23,3
Sondergaard [96]	1983	1 916	alle Typen	9
Clark et al. [11]	1984	241	alle Typen	30,7
Kopf et al. [52]	1987	679	alle Typen	26 für < 1,5 mm, 15 für 1,5–3 mm
Stolz et al. [100]	1989	150	alle Typen	22
Stadler & Garbe [97]	1991	581	alle Typen	23
Sagebiel [91]	1993	1 954	SSM/NM[1]	57,6
Skender Kalnenas et al. [95]	1995	289	bis 1 mm Tumordurchmesser	51

[1] SSM = superfiziell spreitendes Melanom; NM = noduläres Melanom.

Tabelle 23.5. Anstieg des relativen Risikos für die Melanomentwicklung mit Zunahme der Zahl der gewöhnlichen melanozytären Nävi [27]

Zahl der gewöhnlichen melanozytären Nävi	Gewöhnliche melanozytäre Nävi bei MM-Patienten in % (n = 496)	Gewöhnliche melanozytäre Nävi bei Kontrollpersonen in % (n = 476)	Adjustiertes relatives Risiko	95%-Konfidenzintervall
0– 10	30,5	51,4	1,0	
11– 50	41,5	36,9	1,7	1,3– 2,4
51–100	14,5	5,5	3,7	2,1– 6,5
>100	13,5	2,2	7,6	3,5–16,2

Zusammenhang zwischen Melanomentstehung und präexistierenden melanozytären Nävi untersucht wurde. Insbesondere die jüngeren Untersuchungen, die auch immunhistologische Methoden verwendeten, kamen zu einer höheren Rate (über 50%) von nachweisbaren Nävusassoziationen maligner Melanome [91, 95]

Der Zusammenhang zwischen der Zahl gewöhnlicher melanozytärer Nävi und dem Melanomrisiko ist in Tabelle 23.5 wiedergegeben. Mit zunehmender Zahl von melanozytären Nävi nimmt auch das Risiko für die Melanomentwicklung nahezu linear zu.

Der Übergang eines gewöhnlichen melanozytären Nävus in ein Melanom bleibt allerdings vergleichsweise selten. Werden die in der Risikofaktorenstudie des Zentralregisters Malignes Melanom erhobenen Prävalenzen melanozytärer Nävi zugrunde gelegt und die aktuellen Inzidenzen für Deutschland mit etwa 10 Fällen pro 100 000 Einwohner und Jahr kalkuliert, so kann einer unter 3 000–5 000 gewöhnlichen melanozytären Nävi in ein malignes Melanom übergehen. Bei dieser Kalkulation wird davon ausgegangen, daß 50–100% aller Melanome auf melanozytären Nävi entstehen, atypische Nävi werden nicht berücksichtigt (vgl. Tabelle 23.1).

Bis heute ist nicht sicher, von welcher Entwicklungsstufe ein melanozytärer Nävus am ehesten zu einem malignen Melanom entartet. Am Beginn der Nävusentwicklung entsteht der Junktionsnävus. Im weiteren Verlauf bilden sich zusätzlich zu den junktionalen Nävuszellnestern dermale Nävuszellformationen, so daß ein Compoundnävus entsteht. Schließlich gehen alle epidermalen Nävusanteile in die Dermis über und es entsteht der dermale Nävus, der keine Pigmentierung mehr zeigt. Das maligne Melanom entwickelt sich in aller Regel von der junktionalen Komponente des melanozytären Nävus aus, so daß insbesondere der Junktionsnävus und der Compoundnävus als potentielle Vorläuferläsionen des malignen Melanoms gewertet werden können.

Melanozytärer Nävus vom Junktionstyp

Der erworbene melanozytäre Nävus vom Junktionstyp ist eine regelmäßig geformte, runde oder ovale Makula mit einer mittelbraunen bis dunkelbraunen Färbung. Er kann manchmal eine nahezu schwarze Pigmentierung aufweisen. Histologisch finden sich an der dermoepidermalen Grenzzone Nester melanozytärer Zellen, die von Basalmembran gegenüber dem Corium abgegrenzt werden. Die Nester finden sich überwiegend an der Spitze der Reteleisten, seltener zwischen den Reteleisten. Zusätzlich findet sich eine Melanozytenhyperproliferation zwischen den melanozytären Nestern und es kommt zu einer Hyperpigmentierung der basalen und suprabasalen Epidermisschichten.

Da die maligne Entartung in der Regel von der Junktionszone ausgeht, kommen junktionale melanozytäre Nävi als Vorläuferläsionen maligner Melanome in Betracht. Neueren Untersuchungen zufolge entsteht etwa die Hälfte aller malignen Melanome, bei denen sich eine Nävusassoziation nachweisen läßt, aus junktionalen melanozytären Nävi [91, 95]. Allerdings läßt sich der junktionale melanozytäre Nävus in der Regel von einem beginnenden malignen Melanom sowohl klinisch als auch auflichtmikroskopisch gut abgrenzen. In der Regel wird deshalb keine Indikation für eine Exzision bestehen.

Melanozytärer Nävus vom Compoundtyp

Der melanozytäre Nävus vom Compoundtyp ist eine regelmäßig geformte, runde bis ovale, flache Papel, die hellbraun bis dunkelbraun pigmentiert ist. Gelegentlich findet sich auch ein Nebeneinander einer papulösen und einer makulösen Komponente. Die Größe beträgt in der Regel 3–5 mm im Durchmesser.

Histologisch finden sich neben den junktionalen Nävuszellnestern wie beim Junktionsnävus nestförmig und strangförmig angeordnete Nävuszellformationen in der Dermis. Die dermalen Zellverbände zeigen ein Kleinerwerden der Zellkerne der Nävozyten und sie verlieren die Fähigkeit, Pigmente zu bilden. Daneben können sich aber Pigmente in Melanophagen finden. Die Verkleinerung der Zellkerne und der Verlust der Pigmentierung werden auch als „Ausreifen" der Nävuszellverbände bezeichnet.

Auch von melanozytären Nävi vom Compoundtyp ausgehend können sich maligne Melanome entwickeln. Bei etwa 25 % aller malignen Melanome können im histologischen Präparat noch dermale Nävuszellverbände in Kontinuität mit dem malignen Melanom nachgewiesen werden [23, 82, 97, 100]. Dieser Befund spricht dafür, daß etwa die Hälfte aller malignen Melanome, die von melanozytären Nävi ausgehen, auf dem Boden von Compoundnävi entsteht.

Die große Mehrzahl aller melanozytären Nävi bei Erwachsenen im mittleren Alter sind vom Compoundtyp. Reine Junktionsnävi markieren den Beginn der Entwicklung melanozytärer Nävi, während die sich später entwickelnden dermalen Nävi bereits das Stadium des Verdämmerns dieser Läsionen darstellen. Eine besondere Überwachung für diesen Typ melanozytärer Nävi ist wegen ihrer großen Verbreitung nicht angezeigt. Sie lassen sich auch gut von malignen Melanomen sowohl klinisch als auch auflichtmikroskopisch unterscheiden, da sie von Form und Farbe regelmäßig sind. Eine Indikation zur Exzision besteht in der Regel nicht.

Dermaler melanozytärer Nävus

Der dermale melanozytäre Nävus stellt sich zumeist als hautfarbener Knoten mit einer regelmäßigen Oberfläche dar und ist scharf begrenzt. Die Läsion ist meist halbkugelartig vorgewölbt und weist z. T. geringgradige Teleangiektasien auf. Daneben können sich auch pendulierende Formen mit einer schmaleren Basis und einem breiteren Körper ausbilden, die auch hautfarben sind. Seltener kommen papillomatöse Formen mit einer papillomatösen Oberfläche vor. Diese Läsionen haben manchmal auch noch eine Restpigmentierung in einem Teil der Oberflächenareale.

Histologisch finden sich keine epidermalen Nester melanozytärer Zellen mehr. Vielmehr liegen in diesen Läsionen alle melanozytären Zellverbände rein dermal. Die Zellverbände sind z. T. im oberen Bereich noch nestförmig, zur Tiefe hin bilden sie Stränge, die z. T. ein an Regenschauer erinnerndes Bild aufweisen. Die Zellen sind nicht mehr pigmentiert. Eine Verkleinerung der Zellkerne zur Tiefe hin und Ausbildung sog. neuroider Zelltypen sind erkennbar.

Aus dermalen melanozytären Nävi können sich unserer Kenntnis nach keine Melanome mehr entwickeln. Im Verlauf der natürlichen Entwicklung melanozytärer Nävi unterliegen die melanozytären Zellen beim Übergang in die Dermis offenbar einer Atrophie und sie verlieren sowohl ihre Eigenschaft, Pigment zu bilden, als auch ihre Potenz zu einer malignen Transformation. Die Entstehung maligner Melanome auf dem Boden dermaler melanozytärer Nävi ist in der Literatur nach unserem Wissen nicht beschrieben. Insofern ergibt sich weder eine Indikation für eine besondere medizinische Überwachung noch für die Exzision dieser Läsionen. Eine mögliche Indikation könnte allenfalls dadurch gegeben sein, daß sie wegen ihrer exophytischen Morphe mechanisch störend sind und aus diesem Grunde eine Exzision gewünscht wird.

23.2.3
Blauer melanozytärer Nävus

Blaue melanozytäre Nävi sind regelmäßig rundlich bis oval geformte Papeln oder Knötchen, die eine blaugraue oder blauschwarze Pigmentierung aufweisen. In seltenen Fällen treten sie auch gruppiert auf. Zumeist sind es aber einzeln stehende Läsionen, die gehäuft am behaarten Kopf vorkommen.

Histologisch lassen sich hauptsächlich 3 Typen unterscheiden:

- Der *gewöhnliche blaue Nävus* zeigt spindelige melanozytäre Zellen, die zwischen den kollagenen Fasern des Coriums angeordnet sind und eine Pigmentierung aufweisen. Zusätzlich finden sich zahlreiche Melanophagen. Junktionale Anteile finden sich nicht.
- Beim *zellreichen blauen Nävus* sind die spindeligen oder epitheloiden Melanozyten nicht nur vereinzelt zwischen den kollagenen Faserbündeln zu finden, sondern sie ordnen sich auch zu Nestern oder Zellsträngen an. Da diese melanozytären Zellen z. T. eine deutliche Kernpolymorphie aufweisen, kann ihre Abgrenzung gegenüber malignen Melanomen schwierig sein. Ihr Anteil an allen blauen Nävi beträgt ca. 15 % [105].
- Etwa 8 % aller blauen Nävi sind histologisch *kombinierte blaue Nävi*. Bei diesen Läsionen sind Nävuszellformationen eines Compoundnävus mit dermalen Anteilen eines blauen Nävus kombiniert. Das Nebeneinanderbestehen dieser zwei Anteile kann auch klinisch sichtbar sein, so daß z. T. ein schwarzer Fleck in einem braunen Nävus sichtbar wird. Während die Differentialdiagnose zum Melanom klinisch schwierig sein kann, ist die histologische Abgrenzung recht sicher.

Eine bösartige Umwandlung blauer Nävi zu einem *malignen blauen Nävus* wurde in der Literatur häufiger beschrieben [16, 32, 57, 64, 74, 90, 93, 103]. Am häufigsten finden sich diese Tumoren am behaarten Kopf [16]. Die Prognose ist offenbar in den meisten Fällen ähnlich ungünstig wie beim nodulären Melanom [16, 64].

Exakte Zahlen zur Inzidenz maligner blauer Nävi gibt es nicht. Nach eigener Kenntnis sind diese Fälle allerdings sehr selten und stellen in größeren Kollektiven von Melanompatienten deutlich weniger als 1 % aller Fälle dar. Insofern ist davon auszugehen, daß eine Entartung blauer Nävi ebenfalls sehr selten ist und wahrscheinlich nicht häufiger vorkommt als bei gewöhnlichen melanozytären Nävi. Deshalb besteht bei der Diagnose eines blauen Nävus keine Indikation für eine Exzision. Wird differentialdiagnostisch an ein noduläres malignes Melanom gedacht, so sollte die Indikation zur Exzision dieser Läsionen großzügig gestellt werden.

Pseudomaligner blauer Nävus

Bei blauen Nävi wird gelegentlich das Phänomen beobachtet, daß sich melanozytäre Zellen in die Lymphknoten absiedeln. Das ist besonders bei den zellreichen blauen Nävi der Fall, die z. T. auch histologisch mit einem Melanom verwechselt werden können [59]. Die Lymphknoten können dann eine massive Invasion pigmentierter Zellen zeigen. Wird als Ausgangsläsion ein zellulärer blauer Nävus ohne Verdacht auf Vorliegen eines Melanoms diagnostiziert, so sind diese Lymphknotenabsiedlungen pigmentierter Zellen als Pseudometastasen zu bewerten [7, 33, 59, 98], diese Läsion wird deshalb auch als *pseudomaligner blauer Nävus* bezeichnet.

Es wurden auch rein *nodale blaue Nävi* beschrieben. Im Rahmen der histologischen Untersuchungen axillärer Lymphknoten bei Brustkarzinomen konnten immer wieder pigmentierte Zellen mit den typischen immunhistologischen und ultrastrukturellen Merkmalen für Melanozyten festgestellt werden [22].

Deep-penetrating Nevus

Der *deep-penetrating Nevus* ist eine Variante des blauen Nävus. Die klinischen Diagnosen können zwischen melanozytärem Nävus, blauem Nävus und malignem Melanom variieren. Histologisch finden sich pigmentierte Nester und Zellstränge von Melanozyten, die sich bis in die tiefe Dermis oder sogar die Subkutis hinein erstrecken und Blutgefäße, Nerven sowie Adnexorgane einhüllen können. Gering ausgeprägte zelluläre Atypien kommen vor, Mitosen sind dagegen selten [65]. Die Läsion ist insgesamt relativ regelmäßig aufgebaut, die Differentialdiagnose zum Melanom ist allerdings schwierig. Der Verlauf ist gutartig und deshalb ist es wichtig diese Läsionen vom malignen Melanom abzugrenzen [15, 34, 94].

Mongolenfleck, Nävus Ota und Nävus Ito

Als Sonderformen des blauen Nävus können der Mongolenfleck, der Nävus Ota und der Nävus Ito angesehen werden.

Als *Mongolenflecken* werden graublaue Flecken vorwiegend in der Sakroiliakalregion bezeichnet. Die Flecken sind angeboren und bilden sich oftmals noch in der Kindheit zurück, sie kommen insbesondere bei Personen asiatischer Herkunft, gelegentlich aber auch in der weißen Bevölkerung vor. Es wird angenommen, daß hier melanozytäre Zellen während der embryonalen Einwanderung aus dem Neuroektoderm in die Epidermis in der Dermis liegen bleiben und so pigmentierte dermale Zellverbände entstehen. Die Entwicklung maligner Melanome auf dem Boden eines Mongolenfleckes wurde bisher nicht beschrieben [39].

Als *Nävus Ota* (*Nävus fuscocoeruleus ophthalmomaxillaris*) wird eine einseitige blauschwarze Pigmentierung im Versorgungsbereich des ersten und zweiten Trigeminusastes bezeichnet, die v. a. bei Asiaten gefunden wird. Die Konjunktiva und die Iris können mit einbezogen sein. In der Weltliteratur wurde bisher in 6 Fällen das Entstehen eines Melanoms auf einem Nävus Ota mitgeteilt [39]. Etwas häufiger – in über 30 Fällen – wurde das Entstehen intrakranialer leptomeningialer Melanome in Assoziation zu einem Nävus Ota beschrieben [4, 39, 42].

Der *Nävus Ito* (*Nävus fuscocoeruleus deltoideoacrominalis*) stellt eine einseitig grauschwarze Pigmentierung im Schulter- und oberen Brustbereich dar, die ebenfalls vorwiegend bei Asiaten vorkommt. Hier wurden unserer Kenntnis nach keine Assoziationen zum malignen Melanom beschrieben.

23.2.4
Atypischer melanozytärer Nävus und atypisches Nävussyndrom

Auffällig große und in Form und Pigmentierung stark variierende melanozytäre Nävi wurden zuerst im Zusammenhang mit familiären malignen Melanomen herausgestellt. Clark und Mitarbeiter beschrieben 1978 dieses Syndrom als *B-K-mole syndrome* [14]. Die Buchstaben B und K beziehen sich auf zwei Patientennamen, in deren Familien dieses Syndrom gefunden wurde. In den folgenden Jahren wurde gezeigt, daß diese Läsionen auch außerhalb von Melanomfamilien sporadisch vorkommen und es wurde der Begriff dysplastische melanozytäre Nävi vorgeschlagen [20]. Die genaue histologische Definition dieser Läsionen blieb jedoch umstritten und es wurde in Frage gestellt, ob der Begriff der Dysplasie zur Bezeichnung der gefunden Merkmale geeignet sei. In Reaktion auf diese Diskussion ging eine zunehmende Zahl von Autoren dazu über, diese Pigmentläsionen als atypische melanozytäre Nävi zu bezeichnen. Der hier gewählte Begriff der atypischen melanozytären Nävi wird synonym mit dysplastischen melanozytären Nävi verstanden.

Die klinischen Merkmale atypischer melanozytärer Nävi sind in der folgenden Übersicht zusammengefaßt:

Klinische Merkmale atypischer melanozytärer Nävi [27]

- unscharfe Begrenzung,
- unregelmäßige Begrenzung,
- Variationen in der Pigmentierung von hell- bis dunkelbraun, z. T. rötlich,
- Vorhandensein einer makulösen Komponente (z. T. papulös plus makulös),
- Durchmesser > 5 mm.

Wenn drei oder mehr Merkmale erfüllt sind, wird die Läsion als atypischer Nävus eingeordnet.

Zusätzlich zu den genannten Merkmalen kann als weiterer Hinweis die starke Variation der Morphe und Pigmentierung der einzelnen Läsionen untereinander gewertet werden.

Die histologischen Kriterien für die Einordnung als *atypischer (dysplastischer) melanozytärer Nävus* ist nach wie vor umstritten. Die Hauptkriterien [12, 13, 21, 84, 86] sind in nachstehender Übersicht zusammengestellt:

Histologische Kriterien für die Diagnose atypischer (dysplastischer) melanozytärer Nävi

Architektonische Kriterien:
- unregelmäßige Nestbildung im Bereich der Junktionszone,
- anastomosierende Reteleisten,
- beginnende Durchwanderung von Einzelzellelementen oder Nestern durch die Epidermis,
- lamelläre oder konzentrische Fibroplasie (z. T. mit Gefäßvermehrung),
- Ausbildung einer Schulter (epitheloide Melanozyten im Randbereich von Compoundnävi).

Zelluläre Ebene:
- Vorkommen atypischer Melanozyten,
- Kernpolymorphie,
- Verschiebung der Kern-Plasma-Relation.

Bei den histologischen Kriterien bleibt v. a. umstritten, ob sie spezifisch für die dysplastischen Nävi sind oder ob sie nicht für alle melanozytären Nävi mit junktionalen Anteilen gelten [2, 3, 89]. So wurde herausgestellt, daß der histologische Befund und der klinische Befund nur geringe Übereinstimmung zeigen. Histologische Merkmale von Dysplasie wurden oftmals bei sehr kleinen Läsionen eindeutig gefunden, während sie bei größeren weniger ausgeprägt waren [75]. Die herausgestellten Merkmale sind wahrscheinlich charakteristisch für melanozytäre Nävi in ihrer Wachstumsphase. Insofern ist auch verständlich, daß bei verschiedenen Beurteilern, selbst wenn sie über große Erfahrung verfügen, die Diagnose dysplastischer Nävus unterschiedlich häufig gestellt wird. Bei der Beurteilung einer Serie von 149 Präparaten durch 6 erfahrene Dermatohistologen variierte die Diagnose dysplastischer Nävi zwischen 7 und 32 % [76]. Insofern kann bisher die Frage nicht eindeutig beantwortet werden, ob die histologische Beurteilung atypischer Nävi der klinischen Einordnung eine relevante zusätzliche Information hinzufügt.

Es steht allerdings außer Frage, daß atypische melanozytäre Nävi mit einem deutlich erhöhten Risiko für die Melanomentwicklung verbunden sind (Tabelle 23.6). In einer Reihe von Fallkontrollstudien wurde gezeigt, daß atypische melanozytäre Nävi unabhängig von der Gesamtzahl der melanozytären Nävi ein Risikofaktor für die Melanomentwicklung sind [27, 29, 44, 60]. Interessant ist die Beobachtung, daß die Entdeckung einer einzelnen oder weniger dieser Pigmentläsionen nur mit einem geringen Anstieg des Risikos für die Melanomentwicklung verbunden ist; dagegen findet sich ab einem Schwellenwert ein deutlich erhöhter Anstieg des relativen Risikos. In der Fallkontrollstudie des Zentralregisters Malignes Melanom lag dieser Schwellenwert bei 5 atypischen melanozytären Nävi. Personen mit so vielen atypischen melanozytären Nävi hatten ein mehr als 6fach erhöhtes relatives Risiko für die Melanomentwicklung (Tabelle 23.7).

Tabelle 23.6. Definition von Risikogruppen für die Melanomentwicklung [27]

Risikogruppe	Relatives Risiko	Gewöhnliche melanozytäre Nävi	Atypische melanozytäre Nävi	Aktinische Lentigines	Hauttyp
Geringgradig erhöht	2- bis 3fach	< 10	nein	ja	
		< 10	nein	nein	I oder II
Mäßig erhöht	3- bis 6fach	< 50	ja	nein	
		11–50	nein	ja	
		> 50	nein	nein	
Hoch	10- bis 20fach	> 50	ja	nein	
		> 50	nein	ja	
Sehr hoch	> 100fach	> 50	> 4	ja	

Tabelle 23.7. Anstieg des relativen Risikos für die Melanomentwicklung mit Zunahme der Zahl der atypischen melanozytären Nävi [27]

Zahl der atypischen melanozytären Nävi	Atypische melanozytäre Nävi bei MM-Patienten in % (n = 496)	Atypische melanozytäre Nävi bei Kontrollpersonen in % (n = 476)	Adjustiertes relatives Risiko	95 %-Konfidenzintervall
keine	63,1	79,4	1,0	
1–4	25,4	15,3	1,6	1,1– 2,3
>5	11,5	1,2	6,1	2,3–16,1

Sporadisches atypisches Nävussyndrom

Als sporadisch wird das Auftreten atypischer melanozytärer Nävi bezeichnet, wenn keine Assoziation zu einem familiär aufgetretenen Melanom besteht. Es kann heute als gesichert angesehen werden, daß beim sporadischen atypischen Nävussyndrom ein deutlich erhöhtes Risiko für die Melanomentwicklung gegeben ist. Aus einer prospektiven Studie ist bekannt, daß die jährliche neue Inzidenz für maligne Melanome in dieser Risikogruppe größer als 150 Fälle pro 100 000 Einwohner und Jahr ist (im Vergleich zu 10 Fällen in der Normalbevölkerung) [40, 61]. Bei Patienten, die ein sporadisches atypisches Nävussyndrom haben und bereits einmal ein Melanom entwickelt haben, ist die Inzidenz noch wesentlich höher und beträgt ca. 1 % pro Jahr [104].

Diese für Melanomentwicklung gefährdete Gruppe von Patienten soll regelmäßig dermatologisch untersucht werden. Im allgemeinen wird eine Inspektion und auflichtmikroskopische Untersuchung der atypischen Nävi einmal jährlich ausreichen. Bei besonders vielen auffälligen Läsionen können auch zwei Inspektion pro Jahr erwogen werden.

Die Indikation für die Exzision melanozytärer Läsionen sollte vom klinischen und auflichtmikroskopischen Befund abhängig gemacht werden. Nur wenn der Verdacht auf die Entwicklung eines Melanoms vorliegt, ist die Indikation zur Exzision zu stellen. Eine vorsorgliche Entfernung wird nicht angeraten, da die große Mehrzahl dieser Läsionen nicht in ein Melanom übergehen wird. Allenfalls jeder 200. atypische Nävus wird sich zu einem Melanom entwickeln, ein selektives Vorgehen ist deswegen angezeigt.

Atypisches Nävussyndrom bei familiärem Melanom

Personen mit atypischem Nävussyndrom, bei denen Melanome familiär vorgekommen sind, haben ein außerordentlich stark erhöhtes Risiko für die Melanomentwicklung. In prospektiven Studien mit Mitgliedern solcher Familien wurde gezeigt, daß das Risiko im Vergleich zur Allgemeinbevölkerung um ein Mehrhundertfaches erhöht ist. Personen mit dieser Konstellation werden zu mehr als 50 % im Alter zwischen 20 und 60 Jahren ein Melanom entwickeln [8, 37, 107]. Interessanterweise entwickeln nur diejenigen Familienangehörigen in Melanomfamilien maligne Melanome, die das atypische Nävussyndrom ausprägen. Bei Familienangehörigen ohne atypisches Nävussyndrom wurde kein erhöhtes Melanomrisiko beobachtet [8, 37].

Eine engmaschige Beobachtung von Personen mit familiären Melanomen und dysplastischem Nävussyndrom ist erforderlich. Dafür werden halbjährliche Untersuchungen mit klinischer Inspektion und auflichtmikroskopischer Untersuchung der atypischen Nävi empfohlen. Die Indikation zur Exzision soll hier wiederum von Verdachtsmomenten für das Vorliegen eines malignen Melanoms abhängig gemacht werden. Bei diesem besonders gefährdeten Personenkreis ist die Indikation zur Exzision eher großzügig zu stellen. Es wird allerdings davor gewarnt, alle melanozytären Nävi zu entfernen und so ein falsches Sicherheitsgefühl zu erzeugen: Es konnte durch Fotodokumentation belegt werden, daß sich maligne Melanome bei diesem gefährdeten Personenkreis nicht nur ausgehend von präexistenten Pigmentläsionen entwickeln, sondern daß sie auch daneben de novo entstehen können. Insofern ist die dermatologische Überwachung auch nach weitgehender Entfernung der Pigmentmale erforderlich.

23.2.5
Kongenitaler melanozytärer Nävus

Die Häufigkeit kongenitaler melanozytärer Nävi wird in sehr unterschiedlichen Größenordnungen angegeben, je nachdem zu welchem Zeitpunkt sie erhoben wird. So beträgt die Prävalenz bei Neugeborenen nur einen Nävus unter 200 bis 400 Kindern [35], während bei Erhebung Kongenitaler-Nävusartiger-Nävi im Erwachsenenalter bei bis zu 18 % aller Patienten solche Läsionen gefunden werden (Tabelle 23.8). Dabei handelt es sich ganz überwiegend um kleine kongenitale Nävi, die wie folgt definiert werden:

- 1–3 cm im Durchmesser,
- gleichmäßig pigmentiert,
- scharf begrenzt,
- z. T. mit einer Hypertrichose.

Tabelle 23.8. Prävalanz seltener melanozytärer Neubildungen. Erhebungen bei Kontrollpersonen in der Risikofaktorenstudien des Zentralregisters Malignes Melanom [27]

Art der melanozytären Läsion	Häufigkeit in %
Kongenitaler-Nävus-artige Nävi	18
Becker-Nävi	2
Naevi spili	4
Café-au-lait-Flecken	6
Halonävi	1

Histologisch sind kongenitale melanozytäre Nävi dadurch gekennzeichnet, daß sich die dermalen Zellformationen bis in die Tiefe der Dermis erstrecken und z. T. die Adnexorgane wie Haarfollikel und Schweißdrüsen einhüllen bzw. bis zur tiefsten Ausdehnung dieser Adnexorgane hinabreichen.

Es wird vermutet, daß kongenitale melanozytäre Nävi eine andere Histogenese haben als erworbene melanozytäre Nävi. Während letztere sich von der Junktionszone aus zunächst durch eine Melanozytenhyperproliferation und dann eine junktionale Nestbildung entwickeln und sekundär epidermale Zellverbände ausbilden, entstehen kongenitale melanozytäre Nävi möglicherweise primär aus epidermalen Zellverbänden, die sekundär auch in die Junktionszone einwandern. Es wird vermutet, daß kongenitale melanozytäre Nävi durch in der Dermis verbliebene Zellverbände auf dem Wege der Einwanderung vom Ektoderm in die Epidermis während der embryonalen Phase entstehen. Möglicherweise werden sie erst durch die Ausbildung der junktionalen Zellverbände sichtbar, und diese kann auch erst einige Zeit nach der Geburt auftreten. So ist wahrscheinlich die Diskrepanz der Befunde, die bei Neugeborenen und die nach Dokumentation im Erwachsenenalter erhoben werden, erklärbar.

Großer kongenitaler Nävus

Als *große kongenitale Nävi* werden solche Pigmentnävi bezeichnet, die beim Erwachsenen mindestens einen Durchmesser von 15 cm erreichen; andere definieren sie als solche, die mindestens 5 % der Körperoberfläche bedecken. Klinisch finden sich kongenitale melanozytäre Nävi, die teilweise den ganzen Stamm einnehmen können (bathing suit nevus) und die dann zusätzlich am übrigen Körper, insbesondere an den Extremitäten, auch noch Satelliten aufweisen. Diese großen kongenitalen melanozytären Nävi sind zwar selten und treten etwa in einer Häufigkeit von 1:10 000 auf. Eine Erblichkeit ist nicht bekannt. Histologisch ist charakteristisch, daß die dermalen Nävuszellverbände die gesamte Dermis durchsetzen, z. T. über das subkutane Fettgewebe hinaus bis in die Faszie und in die Muskulatur hin-

einreichen. Die Nävuszellverbände wandern relativ schnell noch während der ersten Lebenswochen und -monate von der oberen und mittleren Dermis in tiefere Gewebsschichten ein. Aus diesem Grunde wird die Empfehlung ausgesprochen, Schleifbehandlungen und Exzisionen so früh wie möglich vorzunehmen, bevor die Migration der Nävuszellen in tiefere Gewebe stattfindet.

Das Risiko für die Melanomentwicklung auf dem Boden großer kongenitaler melanozytärer Nävi ist relativ gut untersucht. In den letzten Jahren erschienen einige prospektive Studien, in denen Personen mit kongenitalen melanozytären Nävi auf die Entwicklung maligner Melanome untersucht wurden. In einer Kohortenstudie aus Großbritannien wurden 265 Patienten mit kongenitalen Nävi, die in der Zeit von 1950 bis 1984 in einer pädiatrischen Klinik behandelt worden waren, auf die Entwicklung maligner Melanome bis 1993 untersucht. Zwei Melanome entwickelten sich bei insgesamt 33 Patienten mit großen kongenitalen Nävi, die mindestens 5 % der Körperoberfläche umfaßten [101]. Beide Melanome metastasierten und führten zum Tode. Bei den übrigen 232 Patienten mit mittleren (1–4 % der Körperoberfläche) und kleinen kongenitalen Nävi (< 1 % der Körperoberfläche) wurde kein Melanom beobachtet. Bei den Patienten mit großen kongenitalen Nävi war das Risiko, am Melanom zu versterben, mehr als 1000fach erhöht.

In einer zweiten Studie aus England wurden 39 Kinder mit großen kongenitalen Nävi nachbeobachtet, die im Durchschnitt 17 % der Körperoberfläche bedeckten. Zwei Patienten entwickelten ein malignes Melanom und verstarben daran. Das Melanomrisiko während der ersten 15 Lebensjahre betrug insgesamt 8,5 %. Beide Studien sprechen dafür, daß die weitestmögliche Entfernung großer kongenitaler melanozytärer Nävi während der ersten Lebensmonate unbedingt erforderlich ist (vgl. Kap. 24).

Kleine und mittelgroße kongenitale Nävi

Die Grenzziehung hinsichtlich der Größe kongenitaler melanozytärer Nävi verläuft bisher recht willkürlich. Die gebräuchlichste Definition ist die, daß *kleine kongenitale melanozytäre Nävi* 1–3 cm im Durchmesser messen und daß *mittelgroße kongenitale melanozytäre Nävi* 3–15 cm im Durchmesser messen. Die Größenangaben beziehen sich auf das Erwachsenenalter. Histologisch weisen kleine und mittelgroße kongenitale Nävuszellnävi dieselben Merkmale auf wie große kongenitale Nävi. Insbesondere in der Umgebung von Haarfollikeln und ekkrinen Schweißdrüsen finden sich dermale Nävuszellverbände auch in den tiefen Schichten des Coriums.

Das relative Risiko für die Entwicklung maligner Melanome in Verbindung mit kleinen und mittelgroßen kongenitalen melanozytären Nävi ist bis heute nicht sicher bekannt. Rhodes sah Assoziationen zu kongenitalen melanozytären Nävi bei 8 % aller malignen Melanome [87]. Er schätzte, daß das Risiko für die Entwicklung maligner Melanome auf dem Boden kleiner kongenitaler melanozytärer Nävi in einer Größenordnung von 1–5 % liege [83]. In prospektiven Untersuchungen konnte allerdings eine Entwicklung maligner Melanome auf dem Boden kleiner oder mittelgroßer kongenitaler melanozytärer Nävi nicht dokumentiert werden [101]. Auf der anderen Seite wurde auch in einer deutschen Studie eine Serie von 52 Fällen maligner Melanome berichtet, die mit kleinen oder mittelgroßen kongenitalen melanozytären Nävi assoziiert waren [46]. Die Melanome traten hier in späterem Alter, zwischen 18 und 80 Jahren auf. Insofern dürfte ihre prospektive Erfassung vergleichsweise viel schwieriger sein als bei den großen kongenitalen melanozytären Nävi.

Aufgrund der vorliegenden Untersuchungen erscheint es wahrscheinlich, daß das Risiko der Melanomentwicklung auf kleinen und mittleren kongenitalen melanozytären Nävi in einem Bereich von 1–5 % liegt. Insofern sollten nach Möglichkeit auch kleine und mittelgroße kongenitale melanozytäre Nävi frühzeitig exzidiert werden.

23.2.6
Spitz-Nävus

Der *Spitz-Nävus* wurde zuerst von Sophie Spitz unter der Bezeichnung juveniles Melanom beschrieben. Er bezeichnet eine melanozytäre Neubildung, die schwierig histologisch von malignen Melanom abzugrenzen ist. Der Spitz-Nävus ist eine gutartige Neubildung und stellt einen melanozytären Nävus mit besonderer Aktivierung der Melanozyten dar. Der Spitz-Nävus hat keine charakteristische klinische Erscheinung. Im Kindesalter handelt es sich zumeist um braun-rötliche Papeln, die erhaben sind und rundlich bis oval geformt sind. Der Aufbau ist symmetrisch. Im Erwachsenenalter können Spitz-Nävi ebenfalls auftreten und sind dann häufiger pigmentiert [31, 66, 73]. Eine seltene Variante sind gruppierte (agminated) Spitz-Nävi; diese können auch bereits bei Geburt vorhanden sein [1, 41, 70, 80].

Histologisch können von der Architektur her 3 verschiedene Typen unterschieden werden:

- junktionale Spitz-Nävi,
- Compound-Spitz-Nävi und
- dermale Spitz-Nävi [66].

Zwei Zelltypen der melanozytären Zellen werden hauptsächlich gefunden: Spindelzellen und epithe-

loide Zellen. Etwa jeweils ein Drittel der Spitz-Nävi ist vom spindelzelligen Typ, vom gemischt spindelzelligen und epitheloidzelligen Typ und vom epitheloidzelligen Typ allein [31, 66]. Die Zellkerne sind größer als bei gewöhnlichen melanozytären Nävi und es findet sich eine erhebliche Kernpolymorphie. Proliferationsassoziierte Antigene sind in Spitz-Nävi deutlich vermehrt im Vergleich zu gewöhnlichen melanozytären Nävi [68, 106].

Spitz-Nävi entwickeln sich offenbar in ähnlicher Weise wie gewöhnliche melanozytäre Nävi, beginnend mit einer junktionalen Phase und mit sekundärer Entwicklung dermaler Anteile [5]. Die Abgrenzung gegenüber dem oberflächlich spreitenden Melanom erfolgt aufgrund der regelmäßigeren Architektur der Spitz-Nävi, einem geringeren Grad pagetoider Durchwanderung von Melanozyten durch die Epidermis und eine weniger ausgeprägte Polymorphie der Kerne sowie geringere mitotische Aktivität [73].

Der Spitz-Nävus neigt häufiger zum lokalen Rezidiv, wenn er klein exzidiert wurde [26, 72, 102]. Beim Spitz-Nävus kommt aber auch bei Langzeitbeobachtung keine Metastasierung vor [10, 47, 51]. Wegen der Gefahr des lokalen Rezidivs und wegen der Verwechslungsgefahr mit einem malignen Melanom wird in jedem Fall die vollständige Exzision von Spitz-Nävi mit Kontrolle der Schnittränder empfohlen. Im Falle des Hineinreichens von Nävuszellverbänden in die Exzisionsebene wird eine Nachexzision mit 0,5 cm Sicherheitsabstand angeraten [10, 47].

Varianten des Spitz-Nävus

Es wurden verschiedene Varianten des Spitz-Nävus beschrieben, die von einigen Autoren auch als eigene Entitäten herausgestellt worden sind: So der 1975 von Reed beschriebene *pigmentierte Spindelzellnävus* [78]. Die pigmentierten Spindelzellnävi sind dunkel pigmentiert, messen 3–6 cm im Durchmesser und haben als Prädilektionsstellen die Extremität, insbesondere die Beine. Sie kommen hauptsächlich bei Erwachsenen vor, v. a. bei Frauen in der dritten Lebensdekade. Histologisch finden sich spindelförmige pigmentierte Melanozyten, die sowohl im Junktionsbereich als auch dermal in Nestern angeordnet vorkommen. Die Abgrenzung gegenüber einem Melanom kann ebenfalls schwierig sein. Der Verlauf ist gutartig [92, 108].

Von einem Spitz-Nävus schwierig abgrenzbar sein kann das „*minimal deviation melanoma*", das als eine minder aggressive Variante eines malignen Melanoms angesehen wird [67, 79]. Klinisch handelt es sich um pigmentierte oder nichtpigmentierte Knötchen, die häufiger als Hämangiome oder als Spitz-Nävi angesehen werden. Histologisch zeigt sich ein expansives Wachstum melanozytärer Zellen in der papillären Dermis, z. T. mit Eindringen in die retikuläre Dermis. Die Tumoren haben weniger zytologische Auffälligkeiten und zeigen eine geringere Atypie als bei normalen Melanomen. Bei diesen Läsionen wird empfohlen, so zu verfahren wie bei einem malignen Melanom, obwohl die Prognose in der Regel günstig ist [79].

23.2.7
Sonderformen

Halonävus

Der *Halonävus* weist einen depigmentierten Hof um das Pigmentmal herum auf. Dieser bildet sich zu Beginn aus, im weiteren Verlauf kommt es zu einer Abnahme und schließlich zum völligen Verschwinden des Nävus, es bleibt ein weißer Fleck zurück, der nach einigen Monaten oder sogar Jahren wieder repigmentieren kann. Betroffen sind zumeist Junktions- und Compoundnävi.

Histologisch findet sich ein Junktions- oder ein Compoundnävus, der von einem massiven Infiltrat aus lymphohistiozytären Zellen umgeben ist. Daneben finden sich oft viele Melanophagen. Die Melanozyten weisen in der Regel keine besonderen Atypien auf. Am Rande des Nävuszellnävus fehlen die Melanozyten in der Epidermis, dieses kann mit Spezialfärbungen nachgewiesen werden.

Halonävi sind nicht sehr selten und treten bei bis zu 5 % der Bevölkerung auf [88]. Übergänge in ein malignes Melanom wurden nicht beschrieben. Eine Behandlung ist nicht erforderlich und eine Indikation für eine Exzision besteht nicht. Die histologische Beurteilung ist nur erforderlich, wenn differentialdiagnostisch an ein malignes Melanom mit Regressionzone gedacht wird.

Becker-Nävus

Der *Becker-Nävus* (*Becker-Melanose* oder auch *Melanosis naeviformis*) stellt eine hellbraune bis braune makulöse Pigmentierung dar, die scharf begrenzt ist, und die zumeist eine Hypertrichose aufweist [71]. Sie manifestiert sich in der zweiten bis dritten Lebensdekade, oftmals nach intensiver UV-Bestrahlung.

Histologisch findet sich eine deutlich vermehrte Melaninpigmentierung der basalen und suprabasalen Zellagen. Die Zahl der Melanozyten ist entweder normal oder leicht erhöht. Zusätzlich findet sich eine Akanthose oder Papillomatose der Epidermis [6].

Der *Becker-Nävus* ist mit einer Prävalenz von etwa 2 % relativ selten. In der angelsächsischen Literatur wird er nicht immer von den *Café-au-lait-Flecken* abgegrenzt, sondern teilweise diesen subsum-miert [53, 54, 88]. Im Vergleich zu Café-au-lait-Flecken manifestieren sich Becker-Nävi in einem späteren Lebensalter. Sie sind tiefer pigmentiert und zeigen in der Regel eine mäßige Hypertrichose.

Eine Entwicklung maligner Melanome auf dem Boden einer Becker-Melanose wurde bisher nicht beschrieben. Insofern geht von dieser Pigmentläsion keine Gefährdung aus und eine Indikation zur Exzision besteht nicht.

Naevus spilus

Der *Naevus spilus* (*Kiebitzeinävus*, im angelsächsischen Schrifttum auch *zosteriform speckled lentiginous nevus*) weist eine Café-au-lait-Fleck-artige Hintergrundpigmentierung auf, auf der gesprenkelt kleinfleckige dunklere Pigmentierungen auftreten. Die Hintergrundpigmentierung ist ab dem Kleinkindesalter vorhanden, die dunkleren Pigmentflecken treten später auf. Der Durchmesser beträgt meist 2–10 cm.

Histologisch handelt es sich um eine Kombination aus einer Café-au-lait-Fleck-artigen Hyperpigmentierung der basalen Epidermis mit melanozytären Nävi vom Junktionstyp oder Compoundtyp.

Nävi spili sind bei 2–5 % der erwachsen Bevölkerung vorhanden [53, 54], in der Risikofaktorenstudie des Zentralregister Malignes Melanom fanden sie sich bei 4 % der Kontrollpersonen. In seltenen Fällen können sich auf dem Boden von Nävi spili maligne Melanome entwickeln [55, 58, 85, 108]. Die Seltenheit dieser Berichte spricht dafür, daß sich aus den Nävi spili nicht häufiger maligne Melanome entwickeln als bei gewöhnlichen melanozytären Nävi vom Junktionstyp oder Compoundtyp. Deshalb wird weder eine dermatologische Kontrolle für erforderlich gehalten noch eine Indikation für die Exzision gesehen.

Café-au-lait-Fleck

Der *Café-au-lait-Fleck* ist eine gleichmäßig hellbraun (milchkaffeefarben) pigmentierte Makula mit scharf begrenztem und z. T. unregelmäßigen Rand. Café-au-lait-Flecke messen meist 2–10 cm im Durchmesser. Histologisch handelt es sich um eine basale Hyperpigmentierung, ohne daß eine Vermehrung von Melanozyten nachweisbar ist.

Café-au-lait-Flecke sind mit verschiedenen hereditären Krankheitsbildern assoziiert, v. a. mit der Neurofibromatose (Morbus von Recklinghausen). Der Nachweis von 5 oder mehr Café-au-lait-Flecken bei Kindern gilt als starker Hinweis auf das Vorliegen eines M. von Recklinghausen (bei 90 % der Fälle finden sich Café-au-lait-Flecke). Andere Syndrome mit gehäuftem Auftreten von Café-au-lait-Flecken sind das Albright-Syndrom (35 %), die Ataxia telangiectasia (Louis-Bar-Syndrom, 20 %), das Silver-Russel-Syndrom (45 %), das Watson-Syndrom

(60 %), das Leopard-Syndrom (38 %), das Bloom-Syndrom, der Morbus Bourneville-Pringle and die Fanconi-Anämie [69].

Café-au-lait-Flecke sind nicht selten. Sie wurden bei 36 % der australischen Schulkinder gefunden [88], bei 28 % der Kinder in Kanada und hier in der gleichen Größenordnung sowohl bei denen europäischer als auch asiatischer Abstammung [63], bei 14 % der amerikanischen Erwachsenen [54] und in Deutschland bei 6 % der Erwachsenen (vgl. Tabelle 23.8). Sie kommen bei Melanompatienten nicht vermehrt vor [27, 53]. Es gibt einen einzigen Bericht in der Literatur über das Entstehen eines oberflächlich spreitenden Melanoms auf einem Café-au-lait-Fleck [18]. Möglicherweise handelte es sich dabei um einen Naevus spilus, der keine weiteren junktionalen Anteile mehr aufwies (klinisch also nicht mehr erkennbar war). Da es sich bei Café-au-lait-Flecken lediglich um eine Hyperpigmentierung ohne Melanozytenhyperplasie oder Nestbildung handelt, ist die Entwicklung maligner Melanome auf diesen Läsionen sehr unwahrscheinlich. Auch eine Assoziation des M. von Recklinghausen mit vielen Café-au-lait-Flecken und dem malignen Melanom konnte nicht gefunden werden [19, 62]. Eine dermatologische Kontrolle im Hinblick auf eine Melanomentwicklung ist deshalb nicht erforderlich und eine Indikation für eine Exzision ist nicht gegeben. Allerdings sollte die Möglichkeit des Vorliegens assoziierter Syndrome untersucht werden.

23.3
Prävention

Die Entwicklung melanozytärer Nävi hängt von verschiedenen Faktoren ab. Zum einen ist eine hereditäre Komponente beteiligt, wie das Beispiel des atypischen Nävussyndroms zeigt, das vielfach familiär vorkommt. Zum anderen spielt intensive, intermittierende Sonnenexposition in Kindheit und Adoleszenz eine wichtige Rolle. Insbesondere nach Sonnenbränden können vermehrt melanozytäre Nävi auftreten [25, 28, 49]. Die Verteilung der melanozytären Nävi am Integument zeigt, daß sie sich v. a. in Regionen intermittierender Sonnenexposition entwickeln, weniger dagegen in den Körperregionen mit der größten chronischen Sonnenbelastung oder in besonders geschützten Regionen wie am Gesäß [24, 56, 99]. Die Verteilung der melanozytären Nävi am Integument zeigt Parallelen zur geschlechtsspezifischen Verteilung der Melanome [24, 48, 56, 99, 110]. Es wurde auch gezeigt, daß Wassersport und Reisen in südliche Länder mit dem Melanomrisiko verknüpft sind [43, 110]. Studien bei Immigranten zeigen, daß der Lebensabschnitt, in dem das

erhöhte Risiko für die Melanomentwicklung angelegt wird, eng umgrenzt ist. Einwanderer von Europa nach Australien hatten so ein deutlich vermindertes Melanomrisiko, wenn sie im Erwachsenenalter eingewandert waren. Je früher sie im Kindesalter einwanderten, desto mehr glich sich das Risiko dem der eingeborenen weißen Bevölkerung an [50].

In weißen Bevölkerungen finden sich vergleichsweise deutlich höhere Zahlen melanozytärer Nävi in geographischen Regionen mit hoher UV-Einstrahlung als in solchen, die weiter vom Äquator entfernt liegen. Bei australischen Schulkindern wurden bereits mittlere Zahlen melanozytärer Nävi von mehr als 60 je Kind gezählt [49]. In Kanada dagegen lagen die mittleren Zahlen melanozytärer Nävi deutlich niedriger [25]. Es wurde deshalb auch vorgeschlagen, daß die Zahl melanozytärer Nävi in einer Bevölkerung als Schlüssel zur Melanominzidenz in dieser Bevölkerung bewertet werden kann [77]. Eine Verhinderung des Auftretens benigner melanozytärer Nävi wird deshalb wahrscheinlich auch zu einer Verminderung der Melanominzidenz führen.

Die primäre Prävention derEntwicklung melanozytärer Neubildungen muß sich deshalb auf die Kindheit und Adoleszenz konzentrieren. Eine Verminderung intensiver UV-Exposition steht dabei im Mittelpunkt der Bemühungen. Nach derzeitiger Kenntnis sind dabei im Falle des Aufenthalts in der Sonne Schatten und Kleidung der beste Schutz sowie die Meidung der besonders UV-reichen Mittagszeit. Inwieweit die Verwendung von Sonnenschutzmitteln zu einer Verminderung des Risikos für die Entwicklung melanozytärer Neubildungen beitragen kann, ist bisher nicht untersucht worden. Der Gebrauch von Sonnenschutzmitteln war in Fall-Kontroll-Studien jedenfalls nicht mit einer Abnahme des Melanomrisikos verbunden (s. Kap. 5).

Der Erfolg von Aufklärungskampagnen wird deshalb an der Entwicklung der Prävalenz von melanozytären Nävi bei Kindern und Jugendlichen gemessen werden können. Einschlägige Studien zur Bestimmung der Nävuszahlen sind dafür eine wichtige Voraussetzung [25, 49]. Im Rahmen solcher Studien bleibt auch in Zukunft zu prüfen, welche Wirkungen von gezielten Interventionen wie z. B. einer eingehenden Aufklärung oder dem Gebrauch von Sonnenschutzmitteln zu erwarten sind.

Literatur

1. Abramovits W, Gonzalez Serva A (1993) Multiple agminated pigmented Spitz nevi (mimicking acral lentiginous malignant melanoma and dysplastic nevus) in an African-American girl. Int J Dermatol 32: 280–285
2. Ackerman AB (1988) What naevus is dysplastic, a syndrome and the commonest precursor of malignant melanoma? A riddle and an answer. Histopathology 13: 241–256

3. Ackerman AB (1991) Histologic atypia in clinically benign nevi. J Am Acad Dermatol 24: 795–796
4. Balmaceda CM, Fetell MR, O'Brien JL, Housepian EH (1993) Nevus of Ota and leptomeningeal melanocytic lesions. Neurology 43: 381–386
5. Binder SW, Asnong C, Paul E, Cochran AJ (1993) The histology and differential diagnosis of Spitz nevus. Semin Diagn Pathol 10: 36–46
6. Boiron G, Surleve Bazeille JE, Maleville J (1980) La melanose de Becker. Etude en microscopie optique et electronique de 7 cas. Apport a l'histogenese des corps cytoides. Ann Dermatol Venereol 107: 787–797
7. Bortolani A, Barisoni D, Scomazzoni G (1994) Benign „metastatic" cellular blue nevus. Ann Plast Surg 33: 426–431
8. Carey WP Jr, Thompson CJ, Synnestvedt M, Guerry D 4th, Halpern A, Schultz D, Elder DE (1994) Dysplastic nevi as a melanoma risk factor in patients with familial melanoma. Cancer 74: 3118–3125
9. Carli P, Biggeri A, Giannotti B (1995) Malignant melanoma in Italy: risks associated with common and clinically atypical melanocytic nevi. J Am Acad Dermatol 32: 734–739
10. Casso EM, Grin Jorgensen CM, Grant Kels JM (1992) Spitz nevi. J Am Acad Dermatol 27: 901–913
11. Clark WH Jr, Elder DE, Guerry D 4th, Epstein MN, Greene MH, Van Horn M (1984) A study of tumor progression: the precursor lesions of superficial spreading and nodular melanoma. Hum Pathol 15: 1147–1165
12. Clark WH Jr (1988) The dysplastic nevus syndrome. Arch Dermatol 124: 1207–1210
13. Clark WH Jr, Ackerman AB (1989) An exchange of views regarding the dysplastic nevus controversy. Semin Dermatol 8: 229–250
14. Clark WH Jr, Reimer RR, Greene M, Ainsworth AM, Mastrangelo MJ (1978) Origin of familial malignant melanomas from heritable melanocytic lesions. „The B-K mole syndrome". Arch Dermatol 114: 732–738
15. Cochran AJ, Bailly C, Paul E, Dolbeau D (1993) Nevi, other than dysplastic and Spitz nevi. Semin Diagn Pathol 10: 3–17
16. Connelly J, Smith JL Jr (1991) Malignant blue nevus. Cancer 67: 2653–2657
17. Crucioli V, Stilwell J (1982) The histogenesis of malignant melanoma in relation to pre-existing pigmented lesions. J Cutan Pathol 9: 396–404
18. Ducker P, Pfeiff B, Pullmann H (1990) Malignes Melanom in Café-au-lait-Fleck. Z Hautkr 65: 751–753
19. Duve S, Rakoski J (1994) Cutaneous melanoma in a patient with neurofibromatosis: a case report and review of the literature. Br J Dermatol 131: 290–294
20. Elder DE, Goldman LI, Goldman SC, Greene MH, Clark WH Jr (1980) Dysplastic nevus syndrome: a phenotypic association of sporadic cutaneous melanoma. Cancer 46: 1787–1794
21. Elder DE, Green MH, Guerry D 4th, Kraemer KH, Clark WH Jr (1982) The dysplastic nevus syndrome: our definition. Am J Dermatopathol 4: 455–460
22. Epstein JI, Erlandson RA, Rosen PP (1984) Nodal blue nevi. A study of three cases. Am J Surg Pathol 8: 907–915
23. Friedman RJ, Rigel DS, Kopf AW et al. (1983) Favorable prognosis for malignant melanomas associated with acquired melanocytic nevi. Arch Dermatol 119: 455–462
24. Gallagher RP, McLean DI, Yang CP, Coldman AJ, Silver HK, Spinelli JJ, Beagrie M (1990) Anatomic distribution of acquired melanocytic nevi in white children. A comparison with melanoma: the Vancouver Mole Study. Arch Dermatol 126: 466–471
25. Gallagher RP, McLean DI, Yang CP, Coldman AJ, Silver HK, Spinelli JJ, Beagrie M (1990) Suntan, sunburn, and pigmentation factors and the frequency of acquired melanocytic nevi in children. Similarities to melanoma: the Vancouver Mole Study. Arch Dermatol 126: 770–776
26. Gambini C, Rongioletti F (1994) Recurrent Spitz nevus. Case report and review of the literature. Am J Dermatopathol 16: 409–413
27. Garbe C, Büttner P, Weiss J et al. (1994) Risk factors for developing cutaneous melanoma and criteria for identifying persons at risk: multicenter case-control study of the Central Malignant Melanoma Registry of the German Dermatological Society. J Invest Dermatol 102: 695–699
28. Garbe C, Büttner P, Weiss J et al. (1994) Associated factors in the prevalence of more than 50 common melanocytic nevi, atypical melanocytic nevi, and actinic lentigines: multicenter case-control study of the Central Malignant Melanoma Registry of the German Dermatological Society. J Invest Dermatol 102: 700–705
29. Garbe C, Krüger S, Stadler R, Guggenmoos Holzmann I, Orfanos CE (1989) Markers and relative risk in a German population for developing malignant melanoma. Int J Dermatol 28: 517–523
30. Gartmann H (1978) Zur Dignitat der naevoiden Lentigo. Ein Beitrag zur Früherkennung und -erfassung des malignen Melanoms und seiner Vorstufen. Z Hautkr 53: 91–100
31. Gartmann H, Ganser M (1985) Der Spitz-Naevus. Spindelzellen- und/oder Epitheloidzellennaevus- -Eine histologische Analyse von 652 Tumoren. Z Hautkr 60: 29–30, 34–36, 39–42
32. Goldenhersh MA, Savin RC, Barnhill RL, Stenn KS (1988) Malignant blue nevus. Case report and literature review. J Am Acad Dermatol 19: 712–722
33. Gonzalez Campora R, Diaz Cano S, Vazquez Ramirez F, Ruiz HG, Moreno JC, Camacho F (1996) Cellular blue nevus with massive regional lymph node metastases. Dermatol Surg 22: 83–87
34. Gonzalez Campora R, Galera Davidson H, Vazquez Ramirez FJ, Diaz Cano S (1994) Blue nevus: classical types and new related entities. A differential diagnostic review. Pathol Res Pract 190: 627–635
35. Goss BD, Forman D, Ansell PE, Bennett V, Swerdlow AJ, Burge S, Ryan TJ (1990) The prevalence and characteristics of congenital pigmented lesions in newborn babies in Oxford. Paediatr Perinat Epidemiol 4: 448–457
36. Green A, MacLennan R, Siskind V (1985) Common acquired naevi and the risk of malignant melanoma. Int J Cancer 35: 297–300
37. Greene MH, Clark WH Jr, Tucker MA, Kraemer KH, Elder DE, Fraser MC (1985) High risk of malignant melanoma in melanoma-prone families with dysplastic nevi. Ann Intern Med 102: 458–465
38. Grob JJ, Gouvernet J, Aymar D et al. (1990) Count of benign melanocytic nevi as a major indicator of risk for nonfamilial nodular and superficial spreading melanoma. Cancer 66: 387–395
39. Hafner J (1993) Persistierender Mongolenfleck, Nävus Ota und Riesen-Nävus bleu: Melanom-Präkursoren? Hautarzt 44: 486–487
40. Halpern AC, Guerry D 4th, Elder DE, Trock B, Synnestvedt M (1993) A cohort study of melanoma in patients with dysplastic nevi. J Invest Dermatol 100: 346S–349S
41. Hamm H, Happle R, Bröcker EB (1987) Multiple agminate Spitz naevi: review of the literature and report of a case with distinctive immunohistological features. Br J Dermatol 117: 511–522
42. Hartmann LC, Oliver GF, Winkelmann RK, Colby TV, Sundt TM Jr, O'Neill BP (1989) Blue nevus and nevus of Ota associated with dural melanoma. Cancer 64: 182–186
43. Herzfeld PM, Fitzgerald EF, Hwang SA, Stark A (1993) A case-control study of malignant melanoma of the trunk among white males in upstate New York. Cancer Detect Prev 17: 601–608
44. Holly EA, Kelly JW, Shpall SN, Chiu SH (1987) Number of melanocytic nevi as a major risk factor for malignant melanoma. J Am Acad Dermatol 17: 459–468
45. Hundeiker M (1981) Naevoide Lentigo. Histologische Differentialdiagnose. Pathologe 2: 111–112

46. Illig L, Weidner F, Hundeiker M, Gartmann H, Biess B, Leyh F, Paul E (1985) Congenital nevi less than or equal to 10 cm as precursors to melanoma. 52 cases, a review, and a new conception. Arch Dermatol 121: 1274–1281

47. Kaye VN, Dehner LP (1990) Spindle and epithelioid cell nevus (Spitz nevus). Natural history following biopsy. Arch Dermatol 126: 1581–1583

48. Kelly JW, Holly EA, Shpall SN, Ahn DK (1989) The distribution of melanocytic naevi in melanoma patients and control subjects. Australas J Dermatol 30: 1–8

49. Kelly JW, Rivers JK, MacLennan R, Harrison S, Lewis AE, Tate BJ (1994) Sunlight: a major factor associated with the development of melanocytic nevi in Australian schoolchildren. J Am Acad Dermatol 30: 40–48

50. Khlat M, Vail A, Parkin M, Green A (1992) Mortality from melanoma in migrants to Australia: variation by age at arrival and duration of stay. Am J Epidemiol 135: 1103–1113

51. Ko CB, Walton S, Wyatt EH, Bury HP (1993) Spitz nevus. Int J Dermatol 32: 354–357

52. Kopf AW, Welkovich B, Frankel RE et al. (1987) Thickness of malignant melanoma: global analysis of related factors. J Dermatol Surg Oncol 13: 345–390, 401–420

53. Kopf AW, Levine LJ, Rigel DS, Friedman RJ, Levenstein M (1985) Congenital-nevus-like nevi, nevi spili, and cafe-au-lait spots in patients with malignant melanoma. J Dermatol Surg Oncol 11: 275–280

54. Kopf AW, Levine LJ, Rigel DS, Friedman RJ, Levenstein M (1985) Prevalence of congenital-nevus-like nevi, nevi spili, and cafe au lait spots. Arch Dermatol 121: 766–769

55. Krahn G, Thoma E, Peter RU (1992) Zwei superfiziell spreitende maligne Melanome auf Naevus spilus. Hautarzt 43: 32–34.

56. Krüger S, Garbe C, Büttner P, Stadler R, Guggenmoos Holzmann I, Orfanos CE (1992) Epidemiologic evidence for the role of melanocytic nevi as risk markers and direct precursors of cutaneous malignant melanoma. Results of a case control study in melanoma patients and nonmelanoma control subjects. J Am Acad Dermatol 26: 920–926

57. Kuhn A, Groth W, Gartmann H, Steigleder GK (1988) Malignant blue nevus with metastases to the lung. Am J Dermatopathol 10: 436–441

58. Kurban RS, Preffer FI, Sober AJ, Mihm MC Jr, Barnhill RL (1992) Occurrence of melanoma in „dysplastic" nevus spilus: report of case and analysis by flow cytometry. J Cutan Pathol 19: 423–428

59. Lambert WC, Brodkin RH (1984) Nodal and subcutaneous cellular blue nevi. A pseudometastasizing pseudomelanoma. Arch Dermatol 120: 367–370

60. MacKie RM, Freudenberger T, Aitchison TC (1989) Personal risk-factor chart for cutaneous melanoma. Lancet 2: 487–490

61. Marghoob AA, Kopf AW, Rigel DS et al. (1994) Risk of cutaneous malignant melanoma in patients with „classic" atypical-mole syndrome. A case-control study. Arch Dermatol 130: 993–998

62. Mastrangelo MJ, Goepp CE, Patel YA, Clark WH Jr (1979) Cutaneous melanoma in a patient with neurofibromatosis. Arch Dermatol 115: 864–865

63. McLean DI, Gallagher RP (1995) „Sunburn" freckles, cafe-au-lait macules, and other pigmented lesions of schoolchildren: the Vancouver Mole Study. J Am Acad Dermatol 32: 565–570

64. Mehregan DA, Gibson LE, Mehregan AH (1992) Malignant blue nevus: a report of eight cases. J Dermatol Sci 4: 185–192

65. Mehregan DA, Mehregan AH (1993) Deep penetrating nevus. Arch Dermatol 129: 328–331

66. Merot Y, Frenk E (1989) Spitz nevus (large spindle cell and/or epithelioid cell nevus). Age-related involvement of the suprabasal epidermis. Virchows Arch [A] 415: 97–101

67. Muhlbauer JE, Margolis RJ, Mihm MC Jr, Reed RJ (1983) Minimal deviation melanoma: a histologic variant of cutaneous malignant melanoma in its vertical growth phase. J Invest Dermatol 80 [Suppl]: 63s–65s

68. Niemann TH, Argenyi ZB (1993) Immunohistochemical study of Spitz nevi and malignant melanoma with use of antibody to proliferating cell nuclear antigen. Am J Dermatopathol 15: 441–445

69. Ortonne JP, Brocard E, Floret D, Perrot H, Thivolet J (1980) Valeur diagnostique des taches cafe-au-lait (T.C.L.). Ann Dermatol Venereol 107: 313–327

70. Palazzo JP, Duray PH (1988) Congenital agminated Spitz nevi: immunoreactivity with a melanoma-associated monoclonal antibody. J Cutan Pathol 15: 166–170

71. Panizzon R, Brungger H, Vogel A (1984) Zur Problematik des Becker-Nävus. Eine klinisch-histologisch-elektronenmikroskopische Untersuchung an 39 Patienten. Hautarzt 35: 578–584

72. Paties CT, Borroni G, Rosso R, Vassallo G (1987) Relapsing eruptive multiple Spitz nevi or metastatic spitzoid malignant melanoma? Am J Dermatopathol 9: 520–527

73. Peters MS, Goellner JR (1986) Spitz naevi and malignant melanomas of childhood and adolescence. Histopathology 10: 1289–1302

74. Pich A, Chiusa L, Margaria E, Aloi F (1993) Proliferative activity in the malignant cellular blue nevus. Hum Pathol 24: 1323–1329

75. Piepkorn M, Meyer LJ, Goldgar D, Seuchter SA, Cannon Albright LA, Skolnick MH, Zone JJ (1989) The dysplastic melanocytic nevus: a prevalent lesion that correlates poorly with clinical phenotype. J Am Acad Dermatol 20: 407–415

76. Piepkorn MW, Barnhill RL, Cannon Albright LA et al. (1994) A multiobserver, population-based analysis of histologic dysplasia in melanocytic nevi. J Am Acad Dermatol 30: 707–714

77. Rampen FH, Meeren HL van der, Boezeman JB (1986) Frequency of moles as a key to melanoma incidence? J Am Acad Dermatol 15: 1200–1203

78. Reed RJ, Ichinose H, Clark WH Jr, Mihm MC Jr (1975) Common and uncommon melanocytic nevi and borderline melanomas. Semin Oncol 2: 119–147

79. Reed RJ, Webb SV, Clark WH Jr (1990) Minimal deviation melanoma (halo nevus variant). Am J Surg Pathol 14: 53–68

80. Renfro L, Grant Kels JM, Brown SA (1989) Multiple agminate Spitz nevi. Pediatr Dermatol 6: 114–117

81. Rhodes AR, Harrist TJ, Day CL, Mihm MC Jr, Fitzpatrick TB, Sober AJ (1983) Dysplastic melanocytic nevi in histologic association with 234 primary cutaneous melanomas. J Am Acad Dermatol 9: 563–574

82. Rhodes AR, Sober AJ, Day CL, Melski JW, Harrist TJ, Mihm MC Jr, Fitzpatrick TB (1982) The malignant potential of small congenital nevocellular nevi. An estimate of association based on a histologic study of 234 primary cutaneous melanomas. J Am Acad Dermatol 6: 230–241

83. Rhodes AR, Melski JW (1982) Small congenital nevocellular nevi and the risk of cutaneous melanoma. J Pediatr 100: 219–224

84. Rhodes AR, Melski JW, Sober AJ, Harrist TJ, Mihm MC Jr, Fitzpatrick TB (1983) Increased intraepidermal melanocyte frequency and size in dysplastic melanocytic nevi and cutaneous melanoma. A comparative quantitative study of dysplastic melanocytic nevi, superficial spreading melanoma, nevocellular nevi, and solar lentigines. J Invest Dermatol 80: 452–459

85. Rhodes AR, Mihm MC Jr (1990) Origin of cutaneous melanoma in a congenital dysplastic nevus spilus. Arch Dermatol 126: 500–505

86. Rhodes AR, Mihm MC Jr, Weinstock MA (1989) Dysplastic melanocytic nevi: a reproducible histologic definition emphasizing cellular morphology. Mod Pathol 2: 306–319

87. Rhodes AR, Sober AJ, Day CL, Melski JW, Harrist TJ, Mihm MC Jr, Fitzpatrick TB (1982) The malignant potential of small congenital nevocellular nevi. An estimate of

association based on a histologic study of 234 primary cutaneous melanomas. J Am Acad Dermatol 6: 230–241

88. Rivers JK, MacLennan R, Kelly JW, Lewis AE, Tate BJ, Harrison S, McCarthy WH (1995) The eastern Australian childhood nevus study: prevalence of atypical nevi, congenital nevus-like nevi, and other pigmented lesions. J Am Acad Dermatol 32: 957–963

89. Roth ME, Grant Kels JM, Ackerman AB et al. (1991) The histopathology of dysplastic nevi. Continued controversy. Am J Dermatopathol 13: 38–51

90. Rupec R, Eckert F, Ruzicka T (1993) Maligner blauer Nävus. Hautarzt 44: 164–166

91. Sagebiel RW (1993) Melanocytic nevi in histologic association with primary cutaneous melanoma of superficial spreading and nodular types: effect of tumor thickness. J Invest Dermatol 100: 322S–325S

92. Sau P, Graham JH, Helwig EB (1993) Pigmented spindle cell nevus: a clinicopathologic analysis of ninety-five cases. J Am Acad Dermatol 28: 565–571

93. Scott GA, Trepeta R (1993) Clear cell sarcoma of tendons and aponeuroses and malignant blue nevus arising in prepubescent children. Report of two cases and review of the literature. Am J Dermatopathol 15: 139–145

94. Seab JA Jr, Graham JH, Helwig EB (1989) Deep penetrating nevus. Am J Surg Pathol 13: 39–44

95. Skender Kalnenas TM, English DR, Heenan PJ (1995) Benign melanocytic lesions: risk markers or precursors of cutaneous melanoma? J Am Acad Dermatol 33: 1000–1007

96. Sondergaard K (1983) Histological type and biological behavior of primary cutaneous malignant melanoma. 1. An analysis of 1916 cases. Virchows Arch [A] 401: 315–331

97. Stadler R, Garbe C (1991) Nävus-assoziierte maligne Melanome – diagnostische Sicherung und Prognose. Hautarzt 42: 424–429

98. Sterchi JM, Muss HB, Weidner N (1987) Cellular blue nevus simulating metastatic melanoma: report of an unusually large lesion associated with nevus-cell aggregates in regional lymph nodes. J Surg Oncol 36: 71–75

99. Stierner U, Augustsson A, Rosdahl I, Suurkula M (1992) Regional distribution of common and dysplastic naevi in relation to melanoma site and sun exposure. A case-control study. Melanoma Res 1: 367–375

100. Stolz W, Schmoeckel C, Landthaler M, Braun Falco O (1989) Association of early malignant melanoma with nevocytic nevi. Cancer 63: 550–555

101. Swerdlow AJ, English JS, Qiao Z (1995) The risk of melanoma in patients with congenital nevi: a cohort study. J Am Acad Dermatol 32: 595–599

102. Tanaka K, Mihara M, Shimao S, Taniguchi K (1990) The local recurrence of pigmented Spitz nevus after removal. J Dermatol 17: 575–580

103. Temple Camp CR, Saxe N, King H (1988) Benign and malignant cellular blue nevus. A clinicopathological study of 30 cases. Am J Dermatopathol 10: 289–296

104. Tiersten AD, Grin CM, Kopf AW et. (1991) Prospective follow-up for malignant melanoma in patients with atypical-mole (dysplastic-nevus) syndrome. J Dermatol Surg Oncol 17: 44–48

105. Toppe F, Haas N (1987) Zur Klinik des blauen Naevus und seiner Sonderformen. Z Hautkr 62: 1214–1223

106. Tu P, Miyauchi S, Miki Y (1993) Proliferative activities in Spitz nevus compared with melanocytic nevus and malignant melanoma using expression of PCNA/cyclin and mitotic rate. Am J Dermatopathol 15: 311–314

107. Tucker MA, Fraser MC, Goldstein AM, Elder DE, Guerry D 4th, Organic SM (1993) Risk of melanoma and other cancers in melanoma-prone families. J Invest Dermatol 100: 350S–355S

108. Vion B, Belaich S, Grossin M, Preaux J (1985) Les aspects evolutifs du naevus sur naevus: revue de la litterature a propos de 7 observations. Ann Dermatol Venereol 112: 813–819

109. Weiss J, Garbe C, Bertz J et al. (1990) Risikofaktoren für die Entwicklung maligner Melanome in der Bundesrepublik Deutschland. Ergebnises einer multizentrischen Fall-Kontroll-Studie. Hautarzt 41: 309–313

110. Westerdahl J, Olsson H, Ingvar C, Brandt L, Jonsson PE, Moller T (1992) Southern travelling habits with special reference to tumour site in Swedish melanoma patients. Anticancer Res 12: 1539–1542.

24 Konnatale Nävi

Rainer Rompel und Johannes Petres

24.1
Allgemeines

Konnatale nävomelanozytäre Nävi (Synonyme: konnataler Pigmentnävus, Riesenpigmentnävus, Naevus pilosus et pigmentosus) sind pigmentierte, ofmals dicht behaarte Makulä oder Plaques, die bei etwa 1 % aller Neugeborenen festgestellt werden [3, 14, 19]. Diese Hamartome bestehen aus nävomelanozytären Zellen, die sich von der Neuralleiste ableiten und ebenso wie die normalen Hautmelanozyten die Fähigkeit zur Melaninproduktion besitzen [25, 38].

Klinisch zeigen diese Nävi eine ausgesprochene Vielfalt an Erscheinungsformen, die von nur leichter Bräunung bis hin zur tiefschwarzen Pigmentierung reicht, von Pfenniggröße bis hin zu gigantischen Ausmaßen mit Befall von bis zu 50 % der Körperoberfläche. Gewöhnlich weisen sie neben der Pigmentierung eine mehr oder minder starke pilöse Komponente auf. Kleinere und mittelgroße Nävi treten meist singulär auf und können jede beliebige Körperstelle betreffen. Neben Riesennävi finden sich häufig zahlreiche disseminierte Satellitennävi. Prädilektionsstellen der Riesennävi sind der behaarte Kopf mit Übergang ins Gesicht sowie v. a. der Lumbosakralbereich, woher sich der Begriff „Badehosennävi" für deren entsprechende Maximalausprägung ableitet [22, 31].

Im Laufe des Lebens neigen diese Nävi zu verschiedenartigen Veränderungen wie z. B. verruköse Hypertrophie, neuroide Degeneration, Zunahme der Pigmentierung oder auch fleckig-gesprenkelte zentrale Hyperpigmentierungen, die verdächtig auf eine maligne Entartung sein können. Vor allem bei großen konnatalen Pigmentnävi besteht ein erhöhtes Risiko der Entwicklung eines malignen Melanoms. Wenngleich die Literaturdaten hierüber uneinheit-lich sind, wird davon ausgegangen, daß sich die meisten Melanome auf konnatalen Nävi bis zur Pubertät ausbilden, mit einem geschätzten Risiko von 2–15 % [5, 13, 15, 26, 29].

24.2
Klassifikation konnataler Pigmentnävi

Aufgrund klinisch-therapeutischer Aspekte und im Hinblick auf das unterschiedlich hoch diskutierte Entartungspotential mit den daraus abzuleitenden Behandlungsstrategien ist eine Klassifikation der konnatalen Pigmentnävi nach dem Merkmal „Größe" sinnvoll und notwendig.

Wir folgen deshalb weitgehend dem Klassifikationsvorschlag von Kopf et al. [13], der den maximalen Nävusdurchmesser als wesentliches Zuordnungskriterium beinhaltet, da er sich für uns, v. a. im Hinblick auf die Festlegung des optimalen therapeutischen Vorgehens, als vorteilhaft erwiesen hat. Demnach werden unterschieden:

- kleine Nävi (maximaler Durchmesser < 1,5 cm),
- mittelgroße Nävi (maximaler Durchmesser 1,5–≤ 10 cm),
- große Nävi (maximaler Durchmesser > 10–< 20 cm),
- Riesennävi (maximaler Durchmesser ≥ 20 cm).

Die von Hundeiker [9, 10] eingeführte histologische Differenzierung der konnatalen Nävi in einen „superfiziellen" und einen „tiefen" Bautyp kann eine zusätzliche Entscheidungshilfe für die im Einzelfall zu wählende chirurgische Therapieform darstellen. Jedoch zeigen die konnatalen Nävi ähnlich ihrer klinischen Vielfalt auch eine ausgesprochene Variabilität in ihrem histologischen Erscheinungsbild. Das histopathologische Substrat läßt sich ferner differenzieren in

- nävozytische,
- neuroide,
- epitheloide bis spindelförmige und
- dermale melanozytische Typen.

Häufig bestehen Mischformen. Andererseits kann das histologische Bild der konnatalen Nävi mit dem der erworbenen vollkommen identisch sein. Zumeist besteht jedoch bei konnatalen Nävi eine stärkere Affinität der Nävomelanozyten zu den Hautanhangsgebilden und neurovaskulären Strukturen der retikulären Dermis [18, 27, 31, 35, 36].

24.3
Therapie

24.3.1
Indikationsstellung

Die Indikation zur operativen Behandlung konnataler Nävuszellnävi leitet sich zum einen von der Erkenntnis ab, daß diese bereits bei der Geburt vorhandenen Hamartome eine erhöhte Gefährdung ihrer Träger für die Entwicklung eines malignen Melanoms darstellen, wobei allerdings das Ausmaß dieser Gefahr kontrovers diskutiert wird [1, 6, 15, 28, 32]. Zum anderen sind ästhetische und psychosoziale Aspekte bei der Entscheidung für ein aktives chirurgisches Vorgehen nicht zu vernachlässigen.

Folgende Gesichtspunkte können generell als Indikation für die operative Entfernung konnataler Pigmentnävi gelten:

- *kurative Indikation* bei suspekten Veränderungen im Bereich eines konnatalen Nävuszellnävus, die auf eine mögliche maligne Entartung hinweisen [7, 10, 31, 34];
- *prophylaktische Indikation* zur Minderung bzw. Ausschaltung eines bestehenden erhöhten Entartungsrisikos [11, 13, 32, 33];
- *ästhetisch-kosmetische Indikation* zur Beseitigung bzw. Verminderung einer Stigmatisierung des Nävusträgers [4, 16, 20, 22, 23].

Im Säuglingsalter stehen dabei Melanomprophylaxe und ästhetische Aspekte im Vordergrund.

24.3.2
Operative Strategien

Das klinische Bild sowie die Größe und Lokalisation des konnatalen Nävus sind entscheidend für die Wahl des optimalen therapeutischen Vorgehens. Kleine Nävi können in der Regel problemlos unter primärem Wundverschluß exzidiert werden. Mittelgroße Nävi erfordern zumeist aufwendigere Operationen wie z.B. Serienexzision, Exzision und plastische Rekonstruktion durch lokale Lappenplastiken oder freie Hauttransplantation, Hautexpandertechnik [22, 24, 30]. Bei Lokalisation im Kopf-Hals-Bereich ist es häufig bereits bei mittelgroßen Nävi schwierig,

diese komplett zu exzidieren, so daß hier die frühzeitige Dermabrasion sinnvoll ist [23].

Große und Riesenpigmentnävi erfordern primär die hochtourige Dermabrasion, die günstigenfalls innerhalb der ersten Lebenswochen geschehen sollte, um eine maximale Pigmententfernung zu erreichen. Dadurch wird einerseits das ästhetische Endergebnis optimiert, andererseits jedoch auch das maligne Potential reduziert. Die Dermabrasion kann und muß mit Exzisionstechniken kombiniert werden, sofern sich Binnenareale zeigen, die dysplasieverdächtig bzw. melanomverdächtig sind.

24.3.3
Operationstechniken

Exzisionstechniken
Die Serienexzision sieht die wiederholte Entfernung in mehreren Sitzungen vor, wobei jeweils ein maximales Areal des Nävus unter primärem Wundverschluß exzidiert wird. Die nachfolgenden Sitzungen erfolgen in Abständen von 9–12 Monaten, nachdem die umliegende Haut ihre ursprüngliche Elastizität wiedergewonnen hat. Dann kann jeweils ein weiteres Areal unter Mitnahme der alten Narbe entfernt werden bis letztlich der gesamte Nävus entfernt ist und eine möglichst nur gering sichtbare Narbe verbleibt (Abb. 24.1 a und b) [24].

Bei der Exzision mit plastisch-rekonstruktiven Maßnahmen einschließlich der Hautexpandertechnik wird zunächst der gesamte Nävus entfernt [17, 34]. Die Wahl der Rekonstruktionstechnik erfolgt unter ästhetischen Gesichtspunkten individuell je nach Größe und Lokalisation aus einer Vielzahl bekannter Verfahren. Sie sollte aber auch für den Patienten möglichst wenig Belastung mit sich bringen.

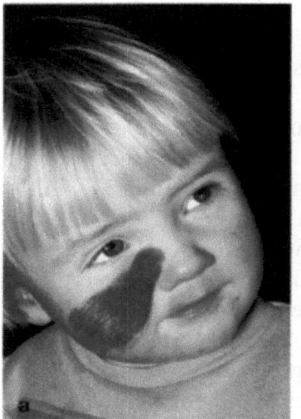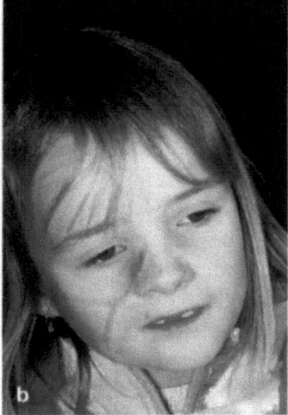

Abb. 24.1 a und b. Serienexzision bei einem mittelgroßen konnatalen Nävus an der Wange. **a** Präoperativer Befund. **b** Zustand nach 3 Teilexzisionen nach insgesamt 5 Jahren

Dermabrasion

Die hochtourige Dermabrasion großflächiger Hautbezirke stellt einen diffizilen Eingriff dar und fordert vom Operateur eine spezielle Erfahrung. Für den Therapieerfolg ist die richtige Auswahl der Schleifköpfe von großer Bedeutung. Wir verwenden bei Kindern grundsätzlich nur Diamant- oder Karborundfräsen, da Metallfräsen eine erhöhte Verletzungsgefahr der äußerst vulnerablen Säuglingshaut bergen. Um einen gleichmäßigen Gewebeabrieb zu sichern, muß die Haut prinzipiell von dem Assistenten straff gespannt werden (Abb. 24.2). Empfehlenswert ist es, während der Dermabrasion die behandelte Hautoberfläche mit physikalischer Kochsalzlösung zu kühlen, um eine thermische Schädigung durch die entstehende Reibungswärme zu vermeiden [24]. Um störenden Narben vorzubeugen, muß darauf verzichtet werden, über die Epidermis-Kutis-Grenze hinweg zu schleifen. Die Intensität des Schleifvorgangs kann sowohl durch den Druck der Fräse auf die Haut als auch über die Rotationsgeschwindigkeit gesteuert werden. So empfiehlt es sich, die dünne Säuglingshaut generell sehr niedertourig und mit wenig Druck zu schleifen, um so den Abrieb besser kontrollieren zu können [22]. Nach Beendigung des Eingriffs wird die dermabradierte Haut mit physiologischer Kochsalzlösung gereinigt und ein Fettgazeverband angelegt, der zunächst für 2–3 Tage belassen bleibt, um anschließend bis zur völligen Reepithelisierung der Wundflächen täglich gewechselt zu werden. Bei Säuglingen zeigt sich nach der Dermabrasion von Nävusanteilen mit einem Durchmesser von über 10 cm, nahezu regelmäßig ein Anstieg der Körpertemperatur [21, 22]. Unter pädiatrischer Betreuung normalisiert sich dieser nach Volumen- und Eiweißsubstitution sowie ggf. kurzzeitiger Antipyretikagabe innerhalb von 1–3 Tagen. Um diese Nebenwirkungen zu minimieren empfiehlt es sich, die Dermabrasion bei Riesennävi in mehreren Sitzungen vorzunehmen, bis letztlich die gesamte Nävusfläche komplett therapiert ist (Abb. 24.3 a und b).

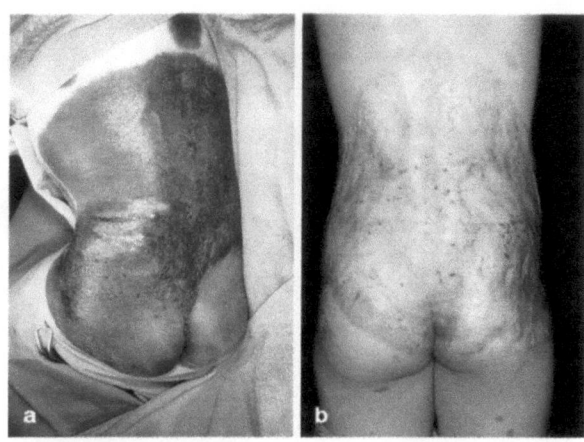

Abb. 24.3 a und b. Dermabrasion bei einem ausgedehnten Riesennävus am Rücken. a Situs vor der ersten Dermabrasion im Alter von 6 Wochen. b Zustand nach Dermbrasion in 4 Sitzungen. Ergebnis im Alter von 7 Jahren

24.4 Ergebnisse

Den ästhetischen und damit verbundenen psychologischen Aspekten kommt bei der Entscheidung zur Therapie konnataler Pigmentnävi eine erhebliche Bedeutung zu. Große und Riesennävi stellen in jedem Fall eine starke bis sehr starke Stigmatisation dar. Durch den operativen Eingriff läßt sich in einem hohen Prozentsatz die ästhetische Situation unserer Patienten erheblich bessern. Als besonders effizient wird die operative Therapie empfunden, wenn konnatale Nävi einen maximalen Durchmesser von mehr als 10 cm aufweisen und wenn diese im Kopf-Hals-Bereich lokalisiert sind (Abb. 24.4 a–d).

In den durch Dermabrasion behandelten Nävi läßt sich im Verlauf eine geringe Repigmentierung beobachten. Das Ausmaß dieses „Rezidivs" ist jedoch entscheidend von der Größe des dermabradierten Nävus und von dem Lebensalter zum Zeitpunkt der Operation abhängig. Bei konnatalen Nävi mit einem Durchmesser über 10 cm kann bei frühzeitiger Dermabrasion eine vollständige und dauerhafte Pigmententfernung oder eine deutliche Aufhellung erreicht werden (Abb. 24.5). Die Dermabrasionsresultate hinsichtlich des Ausmaßes der Pigmententfernung sind gerade in den ersten Lebenswochen am günstigsten und zeigen mit zunehmenden Lebensalter eine kontinuierliche Verschlechterung. Nach dem 12. Lebensmonat gelingt

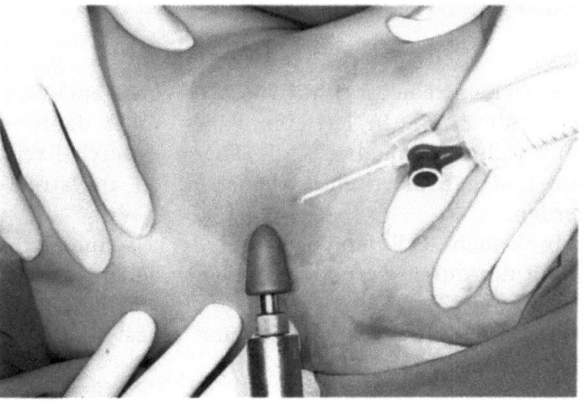

Abb. 24.2. Technik der Dermabrasion: intraoperativ straffes Spannen der Haut und permanente Kühlung durch physiologische Kochsalzlösung

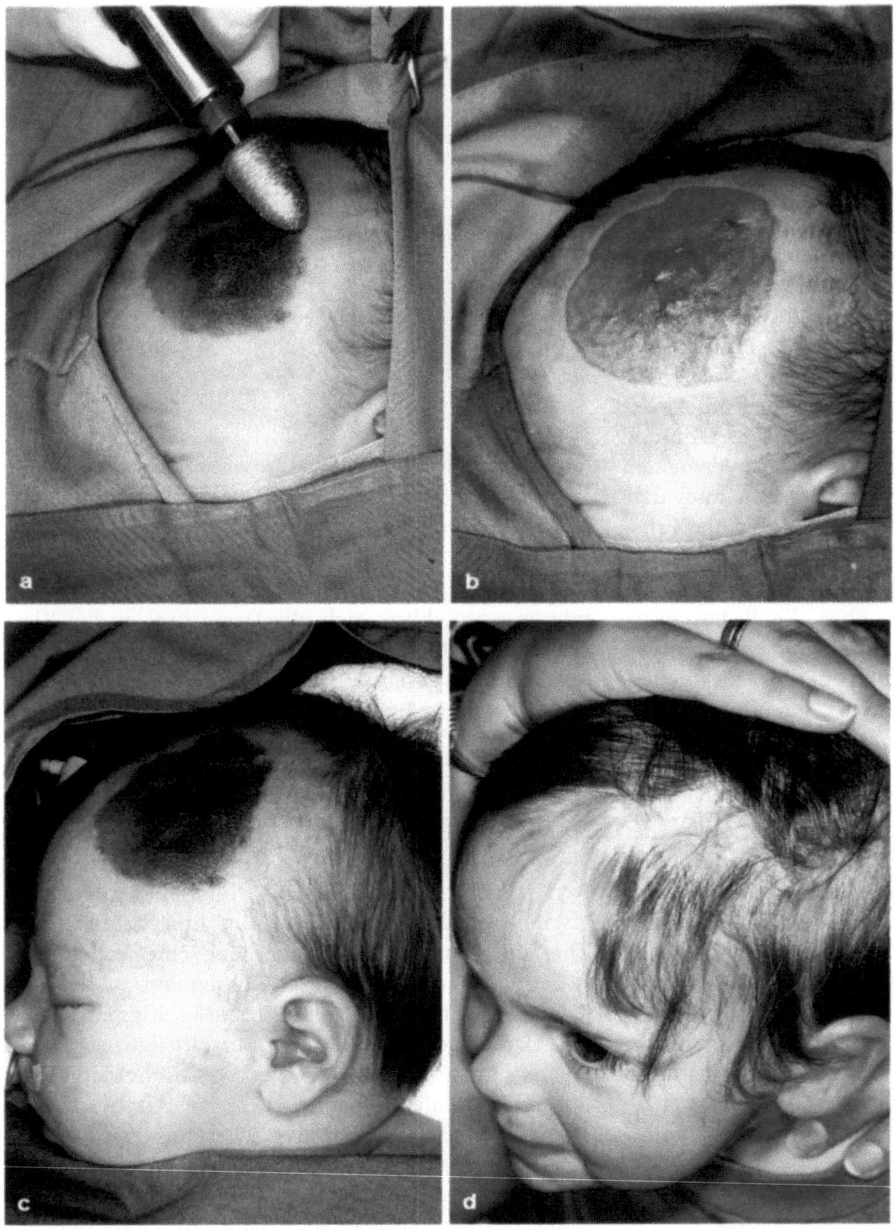

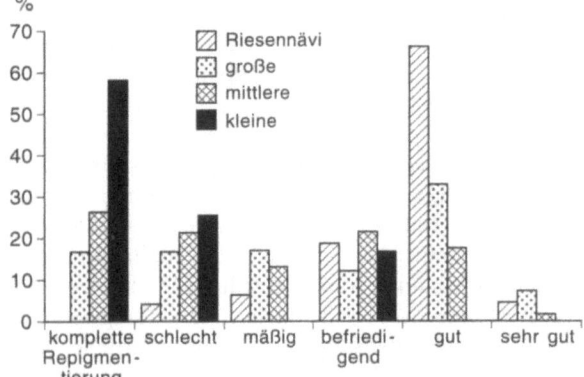

Abb. 24.4. a–d. Dermabrasion bei einem mittelgroßen konnatalen Nävus fronto-parietal. **a** Dermabrasion im Alter von 4 Wochen. **b** Abschluß der Operation. **c** Präoperativer Befund. **d** 3 Jahre postoperativ

eine Pigmentreduktion nur noch in geringem Ausmaß (Abb. 24.6). In letzteren Fällen sollte dann – wenn technisch möglich – die Therapie durch Exzision und ggf. plastische Rekonstruktion angestrebt werden.

In keinem Fall fand sich bei der Nachuntersuchung der durch Dermabrasion behandelten Patienten unserer Klinik der Hinweis auf eine maligne Entartung im Sinne der Entwicklung eines malignen Melanoms.

Abb. 24.5. Pigmententfernung durch Dermabrasion in Abhängigkeit von der Größe des konnatalen Nävus (Patientengut der Hautklinik Kassel im Zeitraum 1979–1995, n = 215)

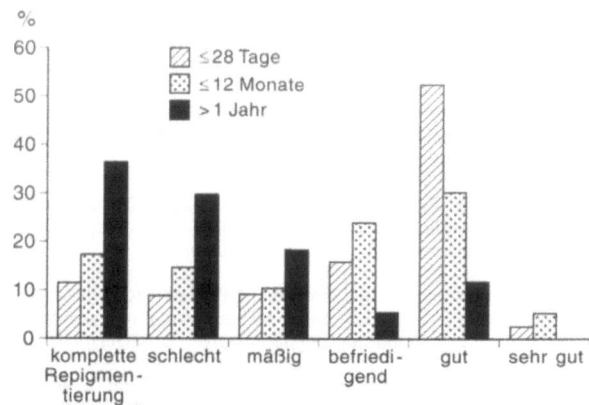

24.5
Diskussion

Die Indikation zur operativen Therapie der konnatalen Nävi leitet sich aus der erhöhten Gefährdung für eine Melanomentstehung – v.a. bei großen Läsionen – ab [11, 13, 28, 32]. Bei der Abwägung, welchem operativen Verfahren bei Therapie konnataler Pigmentnävi der Vorzug zu geben wäre, ist es einleuchtend, daß nur durch die radikale Exzision deren onkogenes Potential definitiv beseitigt wird. Dieses Vorgehen ist allerdings technisch nicht möglich bei Riesennävi, die z.T. mehr als die Hälfte der Körperoberfläche umfassen können. Durch die Dermabrasion großer konnataler Pigmentnävi, sowohl vom oberflächlichen als auch vom tiefen Typ, wird zumindest eine zahlenmäßige Verminderung der pigmentbildenden Zellen erreicht und damit auch das Potential gefährdeter Zellen für eine spätere maligne Entartung nicht unerheblich reduziert [12, 35, 37]. Ferner ist die Langzeitnachbeobachtung durch eine verbesserte Möglichkeit der klinischen Untersuchung nach Dermabrasion wesentlich günstiger.

Aufgrund unserer eigenen Erfahrungen sowie unter Berücksichtigung der einschlägigen Literaturangaben zu onkologischen, ästhetischen und operationstaktischen Aspekten dieser Fehlbildungen sind differenzierte chirurgische Verfahren in Abhängigkeit von der Größe der Nävi sinnvoll:

- da konnatale Pigmentnävi mit einem maximalen Durchmesser unter 10 cm in der Regel nach Dermabrasion rezidivieren [21, 30], stellt für sie die Exzisionsbehandlung – wenn erforderlich mit anschließender plastischer Defektdeckung – die Therapie der Wahl dar;

- große und Riesenpigmentnävi, d.h., solche mit einem maximalen Durchmesser, der über 10 cm liegt, sind im Säuglingsalter die Domäne der hochtourigen Dermabrasion [12, 22].

Die besten Behandlungsergebnisse durch die Dermabrasion werden dann erzielt, wenn der Eingriff während der ersten Lebenswochen der Patienten durchgeführt wird [24, 27]. Sie werden mit zunehmendem Lebensalter kontinuierlich schlechter. Erfolgt die Dermabrasion nach dem 12. Lebensmonat, so ist die Pigmentreduktion nur noch in geringem Ausmaß möglich [9, 26]. Dies gilt auch für große und Riesenpigmentnävi. Nach dem ersten Lebensjahr sollte deshalb die Entfernung auch dieser Pigmentmale durch Exzision erfolgen und die Operationsdefekte plastisch gedeckt werden.

Literatur

1. Alper JC (1985) Congenital nevi – the controversy rages on. Arch Dermatol 121: 734–735
2. Barnhill RL, Fleischli M (1995) Histologic features of congenital melanocytic nevi in infants 1 year of age or younger. J Am Acad Dermatol 33: 780–785
3. Castilla EE, Graca Dutra M da, Orioli-Parreiras IM (1981) Epidemiology of congenital pigmented naevi: I. Incidence rates and relative frequencies. Br J Dermatol 104: 307–315
4. De Mey A, Dupuis C, Lejeune F, Lejour M (1992) Neonatal treatment of giant naevi. Dermatology 185: 300–301
5. Friedman RJ, Rigel DS, Heilman ER (1988) The relationship between melanocytic nevi and malignant melanoma. Dermatol Clin 6: 249–256
6. Goss BD, Forman D, Ansell PE, Bennett V, Swerdlow AJ, Burge S, Ryan TJ (1990) The prevalence and characteristics of congenital pigmented lesions in newborn babies in Oxford. Paediatr Perinat Epidemiol 4: 448–457
7. Hori Y, Nakayama J, Okamoto M, Nagae S, Taniguchi S, Takayama O, Oohara K (1989) Giant congenital nevus and malignant melanoma. J Invest Dermatol 92: 310S–314S
8. Hoss DM, Grant-Kels JM (1986) Significant melanocytic lesions in infancy, childhood, and adolescence. Dermatol Clin 4: 29–44
9. Hundeiker M (1987) Diagnose und Therapie der kongenitalen Pigmentzellnävi. Dtsch Med Wochenschr 112: 807–809
10. Hundeiker M (1987) Diagnostische Merkmale der malignen Melanome und zur Melanomentwicklung neigender Pigmentmale. Dtsch Med Wochenschr 112: 551–552
11. Hurwitz S (1984) The management of congenital nevocytic nevi. Pediatr Dermatol 2: 144–145
12. Johnson HA (1977) Permanent removal of pigmentation from giant hairy naevi by dermabrasion. Br J Plast Surg 30: 321–323
13. Kopf AW, Bart RS, Hennessey P (1979) Congenital nevocytic nevi and malignant melanomas. J Am Acad Dermatol 1: 123–130
14. Kroon S, Clemmensen OJ, Hastrup N (1987) Incidence of congenital melanocytic nevi in newborn babies in Denmark. J Am Acad Dermatol 17: 422–426
15. Lorentzen M, Pers M (1977) The incidence of malignant transformation in giant pigmented nevi. Scand J Plast Reconstr Surg 11: 163–167
16. Lüerßen W, Tilkorn H, Drepper H, Hundeiker M (1985) Indikation zur chirurgischen Behandlung kongenitaler Riesenpigmentzellnävi im Kindesalter. In: Wolff H, Schmeller W (Hrsg) Fortschritte der operativen Dermato-

logie. Bd 2: Fehlbildungen, Nävi, Melanome (S 119–122). Springer, Berlin Heidelberg New York Tokyo

17. Maves MD, Lusk RP (1987) Tissue expansion in the treatment of giant congenital melanocytic nevi. Arch Otolaryngol Head Neck Surg 113: 987–991

18. Nickoloff BJ, Walton R, Pregerson-Rodan K, Jacobs AH, Cox AJ (1986) Immunohistologic patterns of congenital nevocellular nevi. Arch Dermatol 122: 1263–1268

19. Osburn K, Schosser RH, Everett MA (1987) Congenital pigmented and vascular lesions in newborn infants. J Am Acad Dermatol 16: 788–792

20. Petres J, Müller RPA (1985) Angeborene Riesennävi: Prognose und Therapiemöglichkeit. In: Wolff H, Schmeller W (Hrsg) Fortschritte der operativen Dermatologie. Bd 2: Fehlbildungen, Nävi, Melanome (S 110–118). Springer, Berlin Heidelberg New York Tokyo

21. Petres J, Müller RPA, Kunze J, Hundeiker M (1983) Zur Problematik der Dermabrasion ausgedehnter Pigmentnävi bei Neugeborenen. Hautarzt 34: 356–357

22. Petres J, Rompel R (1992) Konnatale Nävuszellnävi. In: Burg G, Hartmann AA, Konz B (Hrsg) Onkologische Dermatologie. Neue Aspekte. Altersbedingte Besonderheiten (S 220–229). Springer, Berlin Heidelberg New York Tokyo

23. Petres J, Rompel R (1993) Dermabrasion bei konnatalem Pigmentnävus. Dermatologie im Bild 22: 5–11

24. Petres J, Rompel R (1996) Operative Dermatologie. Lehrbuch und Atlas. Springer, Berlin Heidelberg New York Tokyo

25. Petres J, Rompel R (1996, Hrsg der deutschen Ausgabe) Cohen BA. Pädiatrische Dermatologie. Ein Farbatlas. Ullstein Mosby, Berlin Wiesbaden

26. Quaba AA, Wallace AF (1986) The incidence of malignant melanoma (0 to 15 years of age) arising in „large" congenital nevocellular nevi. Plast Reconstr Surg 78: 174–181

27. Rhodes AR, Silverman RA, Harrist TJ, Melski JW (1985) A histologic comparison of congenital and acquired nevomelanocytic nevi. Arch Dermatol 121: 1266–1273

28. Rhodes AR, Sober AJ, Day CL, Melski JW, Harrist TJ, Mihm MC, Fitzpatrick TB (1982) The malignant potential of small congenital nevocellular nevi. J Am Acad Dematol 6: 230–241

29. Rhodes AR, Wood WC, Sober AJ, Mihm MC Jr (1981) Nonepidermal origin of malignant melanoma associated with a giant congenital nevocellular nevus. Plast Reconstr Surg 67: 782–790

30. Rompel R, Petres J (1996) Ergebnisse nach Dermabrasion bei konnatalen Pigmentnävi. Zentralbl Kinderchir 5: 203–210

31. Ruiz-Maldonado R, Tamayo L, Laterza AM, Duran C (1992) Giant pigmented nevi: clinical, histopathologic, and therapeutic considerations. J Pediatr 120: 906–911

32. Swerdlow JA, Green A (1987) Melanocytic naevi and melanoma: an epidemiological perspective. Br J Dermatol 117: 137–146

33. Sweren RJ (1984) Management of congenital nevocytic nevi: a survey of current practices. J Am Acad Dermatol 11: 629–634

34. Tritsch H (1984) Operative Behandlung von Nävi. In: Müller RPA, Friederich HC, Petres J (Hrsg) Fortschritte der operativen Dermatologie. Bd 1: Operative Dermatologie im Kopf-Hals-Bereich (S 214–217). Springer, Berlin Heidelberg New York Tokyo

35. Tritsch H (1985) Histologie zur Dermabrasion des Riesen-Nävus. Z Hautkr 60: 47–54

36. Walsh MY, MacKie RM (1988) Histological features of value in differentiating small congenital melanocytic naevi from acquired naevi. Histopathology 12: 145–154

37. Williams BH (1983) The use of dermabrasion in giant pigmented nevi. In: Williams BH (ed) Symposon on vascular malformations and melanocytic lesions (pp 321–326). Mosby, Louis

38. Zitelli JA, Grant GM, Abell E, Boyd JE (1984) Histological patterns of congenital nevocytic nevi and implications for treatment. J Am Acad Dermatol 11: 402–409

25 Atypische (dysplastische) melanozytäre Nävi

Helmut H. Wolff

25.1
Allgemeines

Eine von Dermatologen und Pathologen generell akzeptierte Definition existiert nicht. Der Begriff *atypischer melanozytärer Nävus* wird von uns und anderen Arbeitsgruppen ausschließlich für das *klinisch-makroskopische Erscheinungsbild* bestimmter erworbener melanozytärer Nävi verwendet, während der Begriff *dysplastischer melanozytärer Nävus* für uns eine *histologische Diagnose* darstellt. Zwar wurden Kriterien sowohl für die klinische als auch für die histologische Diagnose aufgestellt, sie erlauben

aber im Einzelfall nicht immer eine scharfe differentialdiagnostische Abgrenzung [32]. Auch ist festzustellen, daß ein klinisch atypischer Nävus nicht in jedem Falle histologisch einem dysplastischen Nävus entspricht, und daß sich umgekehrt die histologische Diagnose eines dysplastischen Nävus auch bei klinisch ganz banal erscheinenden „gewöhnlichen" Nävi ergeben kann [32, 36].

Nach wie vor wird kontrovers diskutiert, wieweit der atypische bzw. dysplastische melanozytäre Nävus überhaupt als Entität akzeptiert werden kann, und wie er ggf. zu definieren und in seiner prognostischen Bedeutung einzuschätzen sei [6, 16, 19, 20, 25, 26, 43].

25.2
Klinik

Als atypische Nävi werden melanozytäre Nävi bezeichnet, die meist in der Pubertät oder im frühen Erwachsenenalter auftreten und einige Besonderheiten zeigen (Abb. 25.1 und 25.2): Aus kleinsten brau-

Abb. 25.1. (links) Syndrom der dysplastischen Nävi

Abb. 25.2. (rechts) Syndrom der dysplastischen Nävi, Detail

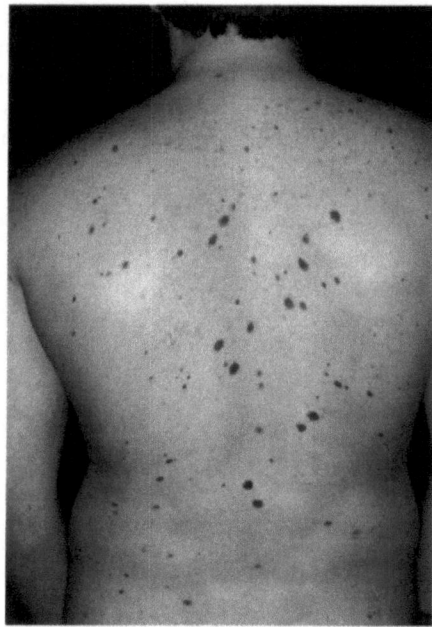
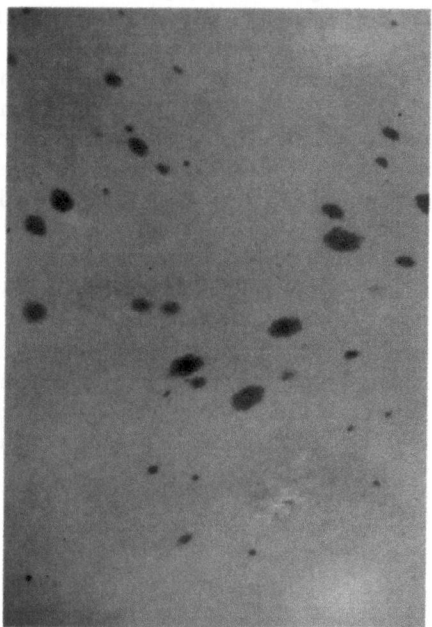

nen oder schwarzen Flecken, überwiegend im oberen Rumpfbereich, möglich aber auch an den Extremitäten und in allen übrigen Hautregionen, entwikkeln sich asymmetrische, unregelmäßig polyzyklisch oder auch unscharf-verwaschen begrenzte, inhomogen rötlich, braun oder schwarz pigmentierte Makulä, die meist einen Durchmesser von 6–12 mm erreichen und dann dem Betroffenen auffallen. Nicht selten findet sich in dem flachen Herd exzentrisch ein kleiner erhabener Anteil („Spiegeleiform"). Gelegentlich zeigt sich ein feiner rötlicher Randsaum.

Atypische melanozytäre Nävi kommen solitär, häufig jedoch multipel vor. Die Synopsis der oben dargestellten klinisch-makroskopischen Merkmale ergibt im übrigen, daß auch auf atypische Nävi im Einzelfall mindestens einige der Kriterien der sog. ABCDE-Regel zutreffen, die – ursprünglich im Rahmen von Aufklärungsaktionen propagiert – den Verdacht auf ein malignes Melanom beinhalten:

- A = Asymmetrie,
- B = Begrenzung unregelmäßig und/oder unscharf,
- C = Coloration unregelmäßig,
- D = Durchmesser über 6 mm, wachsend,
- E = Erhabenheit zeigt sich in einem flachen Herd.

Dies bedeutet, daß atypische Nävi makroskopisch nicht sicher von initialen malignen Melanomen unterschieden werden können.

25.3
Epidemiologie

Zur Häufigkeit der dysplastischen Nävi finden sich in der Literatur sehr unterschiedliche Angaben; dies liegt z. T. an den uneinheitlichen Kriterien für die Definition, aber auch an der großen Schwankungsbreite zwischen verschiedenen ethnischen Gruppen bzw. Hauttypen sowie in der Quantität und Art der Lichtexposition [1]. Die Inzidenz in der amerikanischen Bevölkerung wird mit 1,8–9 % (aber bis 53 %!) angegeben [7]. Die histologische Diagnose „dysplastischer Nävus" in der Gruppe aller exzidierten melanozytären Nävi unterliegt noch größeren Schwankungen; außer von der Unschärfe der histologischen Kriterien (s. unten) hängt sie naturgemäß v. a. von der Indikationsstellung des Klinikers für die Exzision von melanozytären Nävi ab [11]. Bei Umfragen ergaben sich Raten von 5–80 %!

25.4
Auflichtmikroskopie

Die Auflichtmikroskopie (Dermatoskopie) mittels eigens für die Dermatologie entwickelter optischer Instrumente hat insbesondere die differentialdiagnostische Beurteilung pigmentierter Hautveränderungen wesentlich verbessert, erfordert aber viel Erfahrung [27]. Sie erlaubt zunächst mit großer Sicherheit die Unterscheidung melanozytärer Tumoren bzw. Nävi von andersartigen Tumoren, die Melanozyten oder Melanophagen enthalten (wie pigmentierte Basaliome, seborrhoische Keratosen, Histiozytome) sowie die Abtrennung angiomatöser Tumoren, Hämorrhagien und exogener Pigmentpartikel.

Innerhalb der melanozytären Tumoren sind sodann maligne Melanome von den verschiedenen Formen melanozytärer Nävi mit großer Sicherheit abzutrennen. Allerdings ist gerade die Grenzziehung zwischen dysplastischen Nävi und Melanomen nicht mit Sicherheit möglich. Insbesondere ein asymmetrisch-unregelmäßiges Muster mit Vergröberung des Pigmentnetzes und Verbreiterung der Netzstege weisen auf das mögliche Vorliegen eines malignen Melanoms hin; bei auflichtmikroskopischer Untersuchung bleiben Melanome auf diese Weise nur in Einzelfällen unerkannt, atypische Nävi können aber fälschlich als Melanome imponieren und werden dann erst nach Exzision histologisch als dysplastische Nävi eingestuft.

25.5
Histologie

Histologisch lassen sich dysplastische melanozytäre Nävi vom Junktionstyp und dysplastische melanozytäre Nävi vom Compoundtyp unterscheiden. Die histologischen Kriterien sind von Clark (1978) definiert worden (Abb. 25.3 und 25.4):

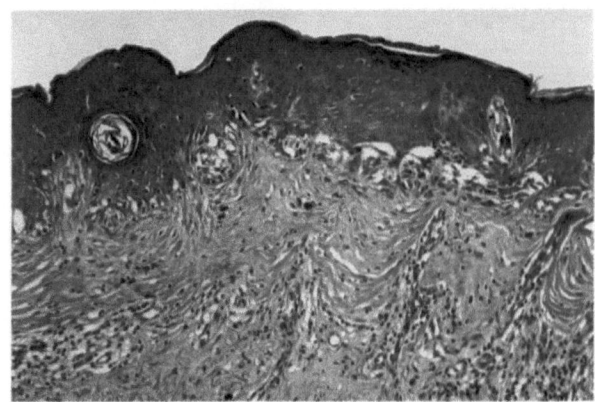

Abb. 25.3. Beispiel für das histologische Bild dysplastischer Nävi

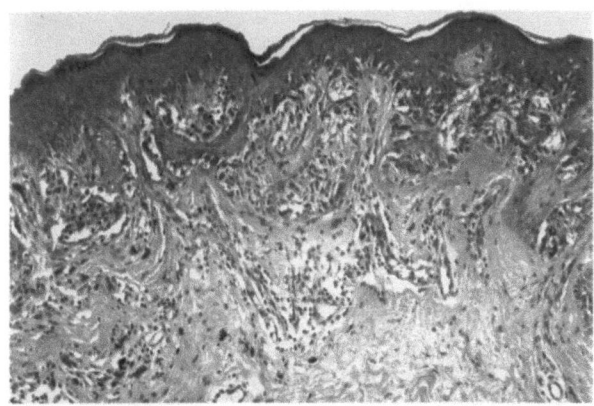

Abb. 25.4. Beispiel für das histologische Bild dysplastischer Nävi

- Hyperplasie atypischer Melanozyten,
- Schulterbildung,
- Fibroplasie,
- Entzündung.

Hyperplasie atypischer Melanozyten

Die Hyperplasie atypischer Melanozyten (sprachlich unkorrekt: „atypische Melanozytenhyperplasie") ist das entscheidende histologische Merkmal der dysplastischen melanozytären Nävi. Dabei findet man in unregelmäßigen Abständen einzeln oder in kleinen Nestern gelegene atypische Melanozyten ausschließlich basal bzw. junktional und gelegentlich suprabasal in der Epidermis, nicht jedoch in den höheren Schichten. Diese Melanozyten finden sich nicht nur an den Spitzen der oft verlängerten Retezapfen, sondern auch dazwischen mit Neigung zu Konfluenz der Nester und Brückenbildung zwischen den Retezapfen. Als Zeichen der Atypie zeigen die Melanozyten unregelmäßige Größe und Form – spindelig, dendritisch oder epitheloid – bei hellem Zytoplasma mit meist wenig staubfeinem Pigment sowie Kerne von unregelmäßiger Form, Größe und Dichte. Mitosen sind selten.

Schulterbildung

Beim Compoundtyp des dysplastischen melanozytären Nävus reicht der soeben geschilderte junktionale Anteil des Nävus seitlich über den dermalen deutlich hinaus. Die dermalen Melanozyten (Nävuszellen) zeigen im übrigen keine Besonderheiten im Vergleich zu gewöhnlichen melanozytären Nävi. Zur Tiefe werden die Zellen kleiner im Rahmen der sog. Maturation.

Fibroplasie

Die bandartige Anordnung von relativ homogenem zellarmen kollagenen Bindegewebe um die Retezapfen („konzentrische Fibroplasie") und parallel zur Oberfläche („lamelläre Fibroplasie") ist zwar typisch, aber keineswegs für diesen Nävustyp spezifisch und spricht auch nicht gegen die Diagnose eines Melanoms.

Entzündung

Ein geringes fleckförmiges lymphozytäres Infiltrat in der oberen Dermis ist häufig, jedoch nicht von diagnostischer Relevanz.

25.5.1
Immunhistologie

Immunzytologische Untersuchungen sind für die Diagnose des dysplastischen melanozytären Nävus nicht bedeutsam. Der monoklonale Antikörper HMB-45 markiert die junktionalen und einzelne dermale Melanozyten beim dysplastischen Nävus, dies gilt aber außer für Melanome ebenso für gewöhnliche junktionale Nävi. Hilfreich kann dieser Marker gelegentlich für die Darstellung disseminierter einzelner atypischer Melanozyten in höhere Schichten der Epidermis und damit für die differentialdiagnostische Abtrennung des Melanoma in situ sein. Proliferationsmarker haben keine diagnostische Bedeutung gewonnen [41].

25.5.2
Histologische Differentialdiagnose

Die oben dargestellten Kriterien zur histologischen Diagnose des dysplastischen Nävus finden sich in weitgehend identischer Form in den gängigen Lehrbüchern der Dermatologie und der Dermatopathologie, und damit erscheint diese Variante im Spektrum der melanozytären Nävi allgemein akzeptiert.

Gegenstand der Diskussion bleibt allerdings die Unschärfe dieser diagnostischen Kriterien, die dazu führt, daß ein und dasselbe histologische Präparat von verschiedenen Experten der Dermatopathologie unterschiedlich interpretiert wird. Differentialdiagnostische Schwierigkeiten bereitet insbesondere die Abgrenzung der folgenden Entitäten:

- „gewöhnlicher" Junktions- und Compoundnävus (Clark-Nävus),
- sog. Melanomsimulatoren,
- junktionale Spitz-Nävi,
- Melanoma in situ bzw. frühe (Level II-)Melanome und
- Melanome, die sich innerhalb von Nävi entwickeln.

„Gewöhnliche" Junktions- und Compoundnävus

Die Melanozyten zeigen keine Atypien, liegen in etwa gleich großen Nestern eher an den Spitzen der Retezapfen als einzeln zwischen den Zapfen, bilden keine Brücken und steigen nicht in höhere Epidermisschichten auf. Dieser Nävus wird von Ackerman als Clark-Nävus bezeichnet. Alle genannten Merkmale zeigen fließende Übergänge innerhalb eines Spektrums, und daher ist die Reproduzierbarkeit der Diagnosestellung begrenzt.

„Melanomsimulatoren" bzw. „Melanomimitatoren"

Für diese heterogene Gruppe von Nävusvarianten bestehen differentialdiagnostische Schwierigkeiten in der Abgrenzung zum Melanom in besonderem Maße, daher auch ihre Zusammenfassung unter dieser Bezeichnung. Bekannteste Beispiele sind [4, 24]:

- Nävusrezidive nach inkompletter Exzision (Naevi recurrentes, „Pseudomelanome"),
- akrale Nävi (palmoplantar),
- Nävi nach Irritation,
- Nävi nach Lichtexposition [42], auch bei Phototherapie oder PUVA,
- genitale Nävi.

In allen diesen Fällen finden sich einzelne architektonische und zytologische Charakteristika, die sie malignen Melanomen oft zum Verwechseln ähneln lassen.

Nur mit Einschränkung sind die auf Melanom hinweisenden histologischen Kriterien „unscharfe seitliche Begrenzung" und „Asymmetrie" zu verwerten.

Junktionaler Spitz-Nävus

Er zeichnet sich durch einzeln und in Nestern junktional gelegene, pleomorphe, große, epitheloide, spindelige oder polygonale Melanozyten mit einem oder mehreren großen Kernen aus (Abb. 25.5). Selten findet man die homogen-eosinophilen Kamino-Körperchen im Stratum spinosum.

Das Melanoma in situ und frühe (Level II-)Melanome

Sie unterscheiden sich von dysplastischen Nävi histologisch v. a. durch das Überwiegen der Einzelzellen im Vergleich zu den Nestern der Melanozyten (Abb. 25.6). Die Melanozyten zeigen besonders stark ausgeprägte Atypie, die Nester haben unterschiedliche Form, Größe und unregelmäßige Abstände voneinander. In der Junktionszone kommt es zu dichter Aggregation mit Konfluenz und Brückenbildung bis zur Zerstörung der dermoepidermalen Verbundzone. Als besonders wichtiges diagnostisches Zeichen für das Melanom ist das Aufsteigen der einzelnen atypischen Melanozyten bis in die Hornschicht zu werten,

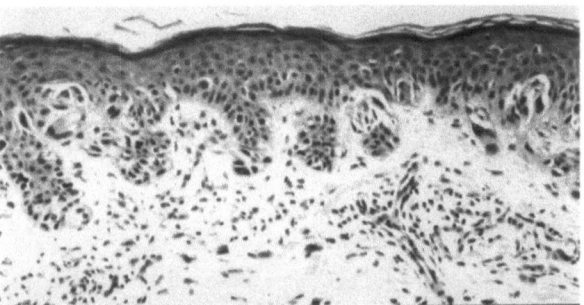

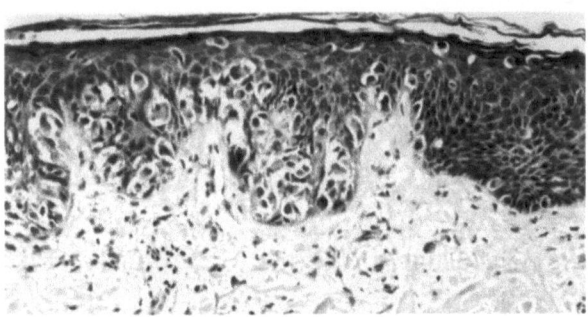

Abb. 25.5. (oben) Junktionaler Spitz-Nävus

Abb. 25.6. (unten) Melanoma in situ

mit schließlich schrotschußartiger Durchsetzung der gesamten Epidermis [2].

Melanome in Nävi

Zweifellos entwickelt sich ein Teil der Melanome – um 30 % [8] – innerhalb vorbestehender kongenitaler oder erworbener Nävi. Die Abgrenzung eines initialen Melanoms in einem Nävus von Nävi mit verschiedenen Zellpopulationen oder sog. kombinierten Nävi gehört zu den schwierigsten differentialdiagnostischen Problemen. Entscheidend für die Melanomdiagnose sind die Durchsetzung aller Schichten der Epidermis durch die Melanozyten sowie insbesondere ihre ausgeprägte Atypie.

25.6
Therapie

Beim nicht seltenen Vorkommen multipler atypischer Nävi (s. unten) ist die Entfernung sämtlicher Herde weder praktikabel noch indiziert. Die genaue Inspektion aller Nävi mit dem Auflichtmikroskop in halbjährlichen Abständen ist in diesen Fällen empfehlenswert. Nävi, die makroskopisch oder auflichtmikroskopisch „auffällig" sind, auch solche, die den Patienten selbst durch Größen- oder Farbänderung oder durch Juckreiz auffällig geworden sind, sollten entfernt werden. Die Kontrolluntersuchungen können bei Risikopatienten durch Photographien, einfacher durch Videoaufzeichnungen, verbessert werden, die einen Vergleich mit früher erhobenen Befunden durch elektronisch abgespeicherte Abbildungen erlauben.

Zur Entfernung atypischer Nävi, insbesondere wenn sie auflichtmikroskopische Unregelmäßigkeiten im Pigmentnetz zeigen, kommt ausschließlich die Exzision im Gesunden in Frage. Diese erfolgt spindelförmig in Lokalanästhesie, sehr kleine Nävi können auch durch Stanzung entfernt werden. Bei kleinen Nävi stellt in den Händen erfahrener Operateure auch die sog. „shave biopsy", die tangentiale Abtragung der mit einer Kanüle angehobenen Läsion, eine akzeptable Alternative dar. Jeder Nävus muß einzeln histologisch in Stufenschnitten untersucht werden. Die Lokalisation soll bei der Exzision eindeutig dokumentiert werden. Ergibt die histologische Untersuchung ein Melanom, das nicht mehr eindeutig in situ lokalisiert ist oder Regressionszonen erkennen läßt, wird nachexzidiert. Elektrokaustische Entfernung, Laser- und Kryotherapie sind abzulehnen, da sie keine histologische Diagnose erlauben; die Entfernung durch Kürettage ist ebenfalls zu vermeiden, da keine vollständige Sicherheit der Entfernung im Gesunden dabei gegeben ist.

25.7 Prognose

Die histologische Diagnose „dysplastischer Nävus" ist gleichbedeutend mit der Einstufung einer Pigmentläsion zum Zeitpunkt der Exzision als benigne. Gleichwohl sind zwei Fragen zu stellen: Sind dysplastische Nävi mögliche Melanomvorstufen? Ist ihr Vorkommen als prognostischer Faktor für ein erhöhtes Melanomrisiko bei den betreffenden Patienten zu werten?

Sind dysplastische Nävi Melanomvorstufen?
Die Entstehung von dysplastischen Nävi bei jüngeren Menschen auf normaler Haut und ihr histologisches Bild legen nahe, daß sie melanozyäre Nävi in einem aktiven Entwicklungsstadium darstellen, das zur Ausbildung der „gewöhnlichen" Nävi vom Junktions- und Compoundtyp führt, die später im übrigen einer vollständigen Regression unterliegen können [17]. Wie in jedem Nävus, erscheint allerdings die Entwicklung eines Melanoms insbesondere auch in dysplastischen Nävi möglich. Sie stände in Einklang mit der Mehrstufentheorie der Karzinomentstehung [37], da man den dysplastischen Nävus makro- und mikromorphologisch zwischen gewöhnlichen Nävus und initiales Melanom stellen kann. Ob sich ein malignes Melanom im Einzelfall aus einem dysplastischen Nävus entwickelt, kann weder prospektiv noch retrospektiv beantwortet werden: Klinisch läßt sich ohne Exzision und histologische Untersuchung weder die Diagnose eines dysplastischen Nävus noch eines malignen Melanoms eindeutig stellen; wird histologisch ein malignes Melanom diagnostiziert, läßt sich dessen Entstehung aus einem dysplastischen Nävus nicht beweisen; umgekehrt läßt ein Nävus nicht erkennen, ob er eine Vorstufe zu einem sich später entwickelnden Melanom darstellt. Man hat diese Problematik mit der Unschärferelation Heisenbergs in der Physik verglichen. Die Entwicklung eines Melanoms in allen Varianten von melanozytären Nävi ist allerdings klinisch und histologisch nicht selten eindeutig zu konstatieren.

Sind dysplastische Nävi Marker für ein erhöhtes Melanomrisiko?
Studien im Rahmen des Zentralregisters Malignes Melanom der Deutschen Dermatologischen Gesellschaft ergaben, daß das Vorhandensein von atypischen Nävi den zweitwichtigsten Risikoindikator (nach der Zahl der gewöhnlichen melanozytären Nävi) für eine Melanomentwicklung darstellt. Bei Vorhandensein von 1–4 atypischen Nävi war das relative Risiko für ein Melanom um den Faktor 1,6 erhöht, bei 5 und mehr atypischen Nävi stieg das relative Risiko auf das 6fache, bei zusätzlichen gewöhnlichen Nävi und Lentigines auf das über 100fache [15]. Epidemiologische Untersuchungen in Boston ergaben für Kinder aus Familien mit Melanomen ein stark erhöhtes Risiko für frühzeitige Melanomentwicklung, das eng mit der Zahl der vorhandenen dysplastischen Nävi korrelierte [34]. Eine Studie aus Italien konnte allerdings das Vorkommen klinisch atypischer Nävi als unabhängigen Risikofaktor gegenüber einer großen Zahl von gewöhnlichen melanozytären Nävi nicht bestätigen [9].

Syndrom der dysplastischen Nävi
Das Krankheitsbild – strenggenommen kein „Syndrom" [39] – wurde seit 1978 von Clark et al. - als „B-K Mole Syndrome" genauer beschrieben [10, 12, 13]. Die Buchstaben B-K stehen für die Namen von zwei Patienten, die hilfreich waren bei der Aufstellung der Stammbäume von Familien, in denen zahlreiche Mitglieder multiple – oft mehr als 100 – erworbene atypische Nävi zeigten und im Laufe des Lebens maligne Melanome entwickelten. Patienten mit multiplen atypischen Nävi und Melanomen in der Familienanamnese müssen regelmäßig – halbjährlich – genauestens mit dem Auflichtmikroskop untersucht werden; die photographische oder videotechnische Dokumentation ist dabei hilfreich. Da im Laufe des Lebens bei diesen Patienten zu 100 % min-

destens ein malignes Melanom zu erwarten ist, muß jede verdächtige Pigmentläsion unverzüglich exzidiert werden, die histologische Untersuchung in Serienschnitten ist unabdingbar. Das „Syndrom der dysplastischen Nävi" ist zweifellos genetisch determiniert, wenngleich der Vererbungsmodus (autosomal-dominant oder polygen) derzeit noch umstritten ist [18, 40]. Von einzelnen Autoren beschriebene Gendefekte auf bestimmten Chromosomen bei solchen Patienten haben sich nicht zweifelsfrei bestätigt.

Das gleiche Krankheitsbild tritt auch gelegentlich spontan, d. h. ohne erblich-familiäres Vorkommen, in Erscheinung.

25.8
Kontroversen

Abschließend sei auf einige Kontroversen hingewiesen, die dem dysplastischen Nävus nach wie vor zu einer „Open-end-Diskussion" [31] verhelfen. Schon die Nomenklatur ist umstritten, da der Begriff „Dysplasie" nicht klar definiert ist [3, 5, 6]. Daher wurde – wenngleich die Existenz „dieser Läsionen" nicht bestritten wurde – in einer NIH Consensus Conference 1992 empfohlen, den Begriff „dysplastischer Nävus" zu vermeiden und statt dessen „Nävus mit architektonischer Unordnung" zu verwenden und in einem Zusatz auf „das Vorhandensein und den Grad melanozytärer Atypie" hinzuweisen [33]. Diese Empfehlung hat sich begreiflicherweise aus praktischen Gründen nicht durchgesetzt. Ackerman hat für flache oder leicht elevierte erworbene, junktionale oder dermoepidermale Nävi die Bezeichnung „Clark-Nävus" vorgeschlagen und diese neben Unna-, Miescher- und Spitz-Nävi gestellt [5]. Die von ihm gezeigten und als typisch bezeichneten Abbildungen des Clark-Nävus weisen allerdings gerade nicht die für den dysplastischen Nävus definitionsgemäß charakteristische Hyperplasie atypischer Melanozyten auf. Noch bestehende Kontroversen bezüglich der Genetik des „Syndroms dysplastischer Nävi" wurden bereits erwähnt. Zusammenfassend kann festgehalten werden, daß derzeit alle gängigen Lehrbücher der Dermatologie [8, 14, 22, 23, 29, 35, 38] und der Dermatohistopathologie [28, 30] – auch im internationalen Rahmen – den „dysplastischen Nävus" und das „Syndrom der dysplastischen Nävi" trotz mancher Kritikmöglichkeiten [3, 5, 21] akzeptieren. Wesentliche Schwierigkeit ist nach wie vor die unscharfe Abgrenzung einzelner solcher Nävi einerseits vom Melanoma in situ und andererseits vom gewöhnlichen und vom Spitz-Nävus – sowohl klinisch als auch histologisch.

Literatur

1. Abadir MC, Marghoob AA, Slade J, Salopek TG, Yadav S, Kopf AW (1995) Case-control study of melanocytic nevi on the buttocks in atypical mole syndrome: Role of solar radiation in the pathogenesis of atypical moles. J Am Acad Dermatol 33: 31–36
2. Ackerman AB (1984) Histopathologists can diagnose malignant melanoma in situ correctly and consistently. Am J Dermatopathol 6 [Suppl 1]: 103–107
3. Ackerman AB (1992) Critique of definitions about melanocytic proliferation formulated by an N. I. H. Panel. Am J Dermatopathol 14: 238–244
4. Ackerman AB, Cerroni L, Kerl H (1994) Pitfalls in histopathologic diagnosis of malignant melanoma. Lea & Febinger, Philadelphia
5. Ackerman AB, Magana-Garcia M, DiLeonardo M (1990) Naming acquired melanocytic nevi. Unna's, Miescher's, Spitz's, Clark's. Am J Dermatopathol 12: 193–209
6. Ackerman AB, Mihara I (1985) Dysplasia, dysplastic melanocytes, dysplastic nevi, the dysplastic nevus syndrome, and the relationship of dysplastic nevi to malignant melanoma. Hum Pathol 16: 87–91
7. Barnhill RL, Fitzpatrick TB, Fandrey K, Kenet RO, Mihm MC Jr, Sober AJ (1995) Color atlas and synopsis of pigmented lesions. 18. Dysplastic melanocytic nevus. McGraw-Hill, New York, pp 123–124
8. Braun-Falco O, Plewig G, Wolff HH (1995) Dermatologie und Venerologie (4. Aufl). Springer, Berlin Heidelberg New York Tokyo
9. Carli P, Biggeri A, Gianotti B (1995) Malignant melanoma in Italy: Risks associated with common and clinically atypical melanocytic nevi. J Am Acad Dermatol 32: 734–739
10. Clark WH Jr, Reimer RR, Greene MH, Ainsworth AM, Mestrangelo MJ (1978) Origin of familial malignant melanomas from heritable melanocytic lesions: the B-K mole syndrome. Arch Dermatol 114: 732–738
11. DeCoste SD, Stern RS (1993) Diagnosis and treatment of nevomelanocytic lesions of the skin. Arch Dermatol 129: 53
12. Elder DE, Goldman LI, Goldman SC, Greene MH, Clark WH Jr (1980) Dysplastic nevus syndrome: a phenotypic association of sporadic cutaneous melanoma. Cancer 46: 1787–1794
13. Elder DE, Kraemer KH, Greene MH, Clark WH Jr, Guerry C IV (1982) The dysplastic nevus syndrome: our definition. Am J Dermatopathol 4: 455–460
14. Fritsch P (1988) Dermatologie (2. Aufl). Springer, Berlin Heidelberg New York Tokyo
15. Garbe C (1995) Risikofaktoren für die Entwicklung maligner Melanome und Identifikation von Risikopersonen im deutschsprachigen Raum. Hautarzt 46: 309–314
16. Gartmann J (1988) Gibt es dysplastische Naevi? Z Hautkr 63: 281–282
17. Halpern AC, DuPont Gerry IV, Elder DE, Trock B (1993) Natural history of dysplastic nevi. J Am Acad Dermatol 29: 51–57
18. Happle R (1989) Gregor Mendel und die dysplastischen Nävi. Hautarzt 40: 70–76
19. Hürlimann AF, Hardmeier T (1991) Der dysplastische Nävus: morphologische Kriterien für die Diagnose. Pathologie 12: 5–12
20. Hürlimann AF, Hardmeier T (1992) Nosologische und morphologische Aspekte des dysplastischen Naevus. Akt Dermatol 18: 67–76
21. Jones RE (1989) Questions to the editorial board and other authorities. Am J Dermatopathol 11: 276–284
22. Jung G (1995) Dermatologie (3. Aufl). Hippokrates, Stuttgart
23. Kerl H (1992) Melanozytäre Tumoren. In: Czarnetzki B, Kerl H, Sterry W (Hrsg) Dermatologie und Venerologie mit Repititorium (S 236–247). De Gruyter, Berlin

24. Kerl H (1992) Pseudomelanomas: pitfalls in the diagnosis of malignant melanoma. Am J Dermatopathol 14: 75–76

25. Kerl H, Soyer HP, Smolle J (1989) Der dysplastische Naevus.Hautarzt [Suppl] VIII: 24–26

26. Kerl H, Soyer HP, Smolle J (1990) Diagnostik dysplastischer Naevi. Dtsch Med Wochenschr 115: 1104–1107

27. Kreusch J, Rassner G (1991) Auflichtmikroskopie pigmentierter Hauttumoren. Thieme, Stuttgart

28. Lever WF, Schaumburg-Lever G (1990) Histopathology of the Skin (7th edn). Lippincott, Philadelphia

29. Mackie RM (1992) Melanocytic naevi and malignant melanoma. In: Rook/Wilkinson/Ebling (eds) Textbook of Dermatology (5th edn; pp 1525–1560). Blackwell, Cambridge

30. Mehregan AH, Hashimoto K (1991) Pinkus' Guide to Dermatohistopathology (5th edn). Appleton & Lange, Conneticut

31. Meister HP, Wolff HH (1988) Dysplastischer Naevus. Pathologe 9: 235–239

32. Meyer LJ, Piepkorn M, Goldgar DE, Lewis CM, Cannon-Albright LA, Zone JJ, Skolnick MH (1996) Interobserver concordance in discriminating clinical atypia of melanocatic nevi, and correlations with histologic atypia. J Am Acad Dermatol 34: 618–625

33. NIH Consensus Conference (1992) Diagnosis and treatment of early melanoma. JAMA 268: 1314–1319

34. Novakovic B, Clark WH Jr, Fears TR, Fraser MC, Tucker MA (1995) Melanocytic nevi, dysplastic nevi, and malignant melanoma in children from melanoma-prone families. J Am Acad Dermatol 33: 631–636

35. Rhodes AR (1993) Neoplasms: Benign neoplasias, hyperplasias, and dysplasias of melanocytes. In: Fitzparick et al. (eds) Dermatology in general medicine (4th edn; pp 996–1077). McGraw Hill, New York

36. Roush GC, Dubin N, Barnhill RL (1993) Prediction of histologic melanocytic dysplasia from clinical observation. J Am Acad Dermatol 29: 555–562

37. Rywlin AM (1981) Malignant melanoma in light of the multistep theory of neoplasia. Am J Dermatopathol 11: 387–389

38. Schmoeckel C (1994) Lexikon und Differentialdiagnose der klinischen Dermatologie (2. Aufl). Thieme, Stuttgart

39. Spranger J (1996) Der Syndrom-Begriff. In: Adler G, Burg G, Kunze J et al. (Hrsg) Leiber – Die klinischen Syndrome, Bd. 1 (8. Aufl). Urban & Schwarzenberg, München

40. Sterry W, Christophers E (1988) Quadrant distribution of dysplastic nevus syndrome. Arch Dermatol 124: 926–929

41. Tronnier M, Kämmerer R, Wolff HH (1995) Proliferative activity of keratinocytes correlates with that of melanocytes in naevi and melanomas. Arch Dermatol Res 287: 509–511

42. Tronnier M, Wolff HH (1995) UV-irradiated melanocytic nevi may simulate melanoma in situ. Am J Dermatopathol 17: 1–6

43. Wolff HH, Hantschke M (1993) Der dysplastische Nävus aus heutiger Sicht. In: Braun-Falco O, Plewig G, Meurer M (Hrsg) Fortschritte der praktischen Dermatologie und Venerologie (S 238–243). Springer, Berlin

Malignes Melanom

26 Klinik und Histologie des malignen Melanoms

Claus Garbe und Gundula Schaumburg-Lever

26.1
Allgemeines

Das maligne Melanom ist ein invasiver maligner Tumor, der von den Melanozyten ausgeht. Mehr als 90 % der Tumoren entwickeln sich primär an der Haut, da die Melanozyten überwiegend in der Basalzellreihe der Epidermis lokalisiert sind. Darüber hinaus verbleiben Pigmentzellen in der Dermis und den Schleimhäuten, den Leptomeningen, der Uvea und Retina des Auges und der Kochlea sowie dem vestibulären Labyrinth des inneren Ohres. Entsprechend können an diesen Lokalisationen auch maligne Melanome entstehen. Neben den Dermatologen haben sich daher mit dem malignen Melanom ebenfalls internistische Onkologen und Chirurgen, aber auch Ophthalmologen und HNO-Ärzte eingehend befaßt.

Die Ätiologie der malignen Transformation ist bisher nur teilweise bekannt. Etwa 5–10 % aller malignen Melanome treten familiär auf, und zwar bei Familienangehörigen mit dem dysplastischen Nävussyndrom (s. Kap. 25). Bei Melanompatienten mit familiärem Melanom wurden verschiedene Gene identifiziert, die mit dem dysplastischen Nävussyndrom und dem damit verbundenen stark erhöhten Risiko der Melanomentwicklung assoziert

zu sein scheinen. Entsprechende Genloci wurden auf den Chromosomen 1 p36, 6 und 9 p21 ausgemacht [44, 61]. Auf dem Locus 9 p21 liegt das kodierende Gen für das den Zellzyklus inhibierende Protein p16, das als Tumorsuppressorgen identifiziert wurde, und das bei Vorkommen familiärer Melanome mutiert gefunden wurde [55, 56]. Allerdings wurde bisher weder für familiäre noch für spontane Melanome ein entscheidendes Gen identifiziert, das bei einer Mehrzahl der Melanompatienten mutiert oder verändert exprimiert war.

In epidemiologischen Studien konnten eine Reihe von Risikofaktoren bestimmt werden. In weißen Bevölkerungen wurden in Regionen mit starker Sonneneinstrahlung (Australien, Südstaaten der USA) Inzidenzen von 30–50 Melanomdiagnosen je 100 000 Einwohnern und Jahr beschrieben, während in Mitteleuropa die Inzidenz derzeit bei etwa 10 –15 Fällen je 100 000 Einwohnern und Jahr liegt. In Fall-Kontroll-Studien wurde ermittelt, daß das relative Risiko für die Entwicklung von Melanomen nach schmerzhaften Sonnenbränden in Kindheit und Adoleszenz um das 2- bis 3fache anstieg [35, 38]. Das UV-Licht ist nach heutiger Kenntnis der wichtigste exogene Faktor für die Melanomentwicklung. Für die Melanomentstehung sind dabei v. a. intermittierende Episoden intensiver Sonnenbestrahlung verantwortlich (z. B. Strandurlaube). Dadurch werden v. a. bei Kindern und Jugendlichen melanozytäre Nävi, also gutartige Neubildungen der Pigmentzellen der Haut, induziert, mit deren Zahl das Risiko für die Melanomentwicklung ansteigt [36, 37]. Eine weitere Beobachtung stützt die Bedeutung des Sonnenlichtes indirekt: In weißen Bevölkerungen liegt die Melanominzidenz um einen Faktor 10–100 höher als bei Afrikanern oder Asiaten. Dieser Befund weist wahrscheinlich auf die Bedeutung des geringeren Pigmentschutzes bei weißen Personen gegenüber UV-Licht für das Entstehen von Melanomen hin [42].

In Tierversuchen konnten bisher durch UV-Bestrahlung allein Melanome nicht sicher erzeugt werden. Wurden geeignete Versuchstiere jedoch mit einer karzinogenen Initiatorsubstanz vorbehandelt (Dimethylbenzanthrazen), so entstanden maligne Melanome sowohl nach Bestrahlung mit UVA- als auch mit UVB-Licht [81]. Dieser Befund kann zum einen auf die Bedeutung noch nicht identifizierter chemischer Substanzen hinweisen, zum anderen die Promotorfunktion von UV-Licht bei entsprechend genetisch-disponierten Individuen erklären.

26.2
Klinische und histologische Einteilung

26.2.1
Vorläuferläsionen des malignen Melanoms

Als Vorläufer mit einem hohen Risiko des Übergangs in ein malignes Melanom werden heute das Melanoma in situ und die Lentigo maligna angesehen. Beide weisen bereits klinisch morphologische Merkmale des Melanoms auf [73]. Darüber hinaus sahen in den letzten Jahren viele Autoren auch klinisch atypische oder dysplastische melanozytäre Nävi als Vorläufer maligner Melanome an [23, 97]. Diese Sicht liegt deshalb nahe, da bei Patienten mit familiären malignen Melanomen diese atypischen Nävi in ein Melanom übergehen können [85]. Der genetische Defekt besteht bereits in den atypischen Nävi [8]. Dennoch erscheint uns diese Ausweitung des Begriffes der Melanomvorläufer als zu weit gefaßt. Das relative Risiko für den Übergang verschiedener melanozytärer Nävi in Melanome ist ausführlich in Kap. 23 besprochen.

Melanoma in situ
Melanoma in situ sind makulöse oder wenig infiltrierte Pigmentläsionen von meist geringer Größe mit einem Durchmesser von wenigen Millimetern. Die klinischen Kriterien der ABCD-Regel (s. die folgende Übersicht) sind bereits meistens erfüllt.

ABCD-Regel für die Verdachtsdiagnose des kutanen Melanoms

A = Asymmetrie,
B = Begrenzung unregelmäßig,
C = Colorit innerhalb der Läsion variierend,
D = Durchmesser größer als 5 mm.
⇒ Der Verdacht besteht, wenn mehrere Kriterien erfüllt sind.

In der Pigmentierung kommen Schwarztöne und auch rötliche Töne vor. Die Läsionen zeigen eine mäßige Asymmetrie und es sind in der Regel Unregelmäßigkeiten in der Begrenzung erkennbar.

Histologisch sind die melanozytären Zellformationen auf die Epidermis beschränkt [5, 29]. Folgende Merkmale sind charakteristisch:

- Die melanozytären Zellformationen liegen als unregelmäßige Nestbildung und auch als atypische Einzelzellelemente vor;
- charakteristisch und für die Diagnosestellung entscheidend ist die pagetoide Durchwanderung von melanozytären Nestern und Einzelzellelementen durch die Epidermis (Abb. 26.1 und 26.2);
- für die Nestbildung ist es typisch, daß sie häufig intraepidermal angesiedelt ist, und nicht wie bei melanozytären Nävi bevorzugt an der Spitze der Reteleisten liegt;
- die einzelnen Melanozyten sind groß und weisen eine Kernpolymorphie auf. Dendriten sind in der Regel nicht erkennbar;
- in aller Regel ist ein subepidermales Infiltrat vorhanden, das aus reifzelligen Lymphozyten besteht und z. T. bandartigen Charakter erreichen kann. Daneben finden sich gehäuft Melanophagen in der papillären Dermis;

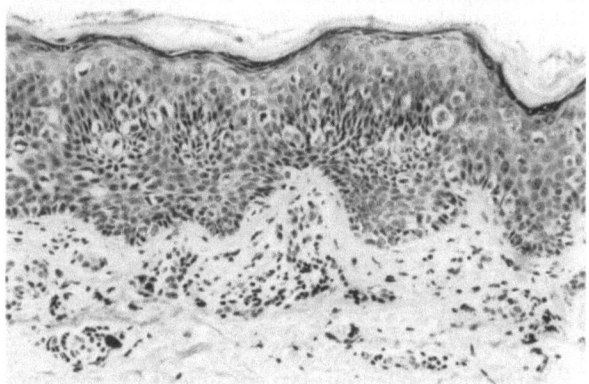

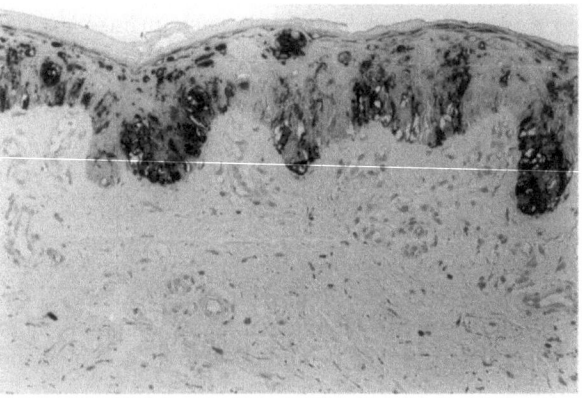

Abb. 26.1. (oben) Superfiziell spreitendes Melanom in situ. Atypische Melanozyten mit hyperchromatischen Kernen durchsetzen pagetoid die Epidermis. Subepidermal befinden sich lymphozytäre Infiltrate ($\times$ 50)

Abb. 26.2. (unten) Superfiziell spreitendes Melanom in situ. Inkubation mit HMB-45 zum Ausschluß einer Invasion. Die atypischen Melanozyten, die einzeln und in Nestern die Epidermis pagetoid durchsetzen, exprimieren das Melanosomenantigen, mit dem HMB-45 reagiert. Keine HMB-45 positiven Zellen im Corium ($\times$ 50)

- die Begrenzung zu den Seiten ist häufig unscharf und Nester sowie auch Einzelzellen reichen über den Hauptanteil der Läsion hinaus.

Lentigo maligna

Die *Lentigo maligna* ist eine makulöse, zumeist scharf begrenzte braune Läsion, die unterschiedliche Farbtöne aufweist. Dunkelbraune und schwarze Anteile, die sich auf einem mittelbraunen Fleck entwickeln, sind charakteristisch. Sie kommt ganz überwiegend in sonnenexponierten Körperarealen vor und findet sich bevorzugt im Gesicht sowie auch an Unterarmen und Unterschenkeln. Die Lentigo maligna findet sich vorwiegend in fortgeschrittenem Alter, zumeist nach dem 60. Lebensjahr.

Histologisch sind folgende Merkmale charakteristisch:

- Eine atrophische Epidermis mit verstrichenen Reteleisten zeigt sich im Bereich der Läsion;
- die obere Dermis weist eine solare Elastose auf (Abb. 26.3);
- in der Epidermis findet sich eine Melanozytenhyperproliferation. Die einzelnen Zellen sind vergrößert und es zeigt sich eine Verschiebung der Kern-Plasma-Relation mit deutlich vergrößerten Kernen;
- im Frühstadium findet sich hier lediglich eine Vermehrung einzelner Melanozyten, während sich im fortgeschrittenen Stadium eine deutliche Nestbildung entwickelt (Abb. 26.4);
- die atypische Melanozytenhyperplasie kann sich in der Basalzellschicht der Haarfollikel fortsetzen (Abb. 26.5), und z. T. kann sie auch die Schweißdrüsenausführungsgänge einbeziehen;

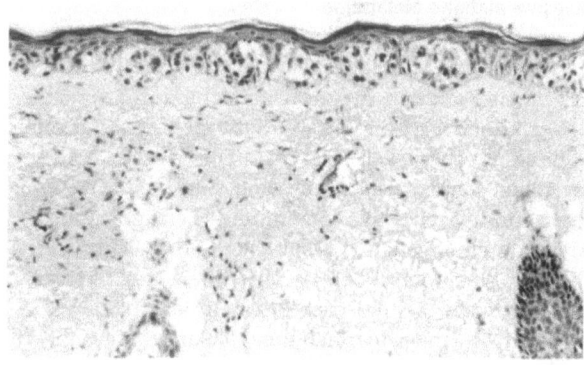

Abb. 26.4. Lentigo maligna, forgeschrittenes Stadium. Die Melanozyten sind zahlenmäßig stark vemehrt und haben Nester gebildet. Aufwärtswanderung von Melanozyten innerhalb der Epidermis (× 25)

- es kommt z. T. zu ausgeprägten lymphomononukleären Infiltraten unterhalb der Läsion, und es kann ein Melanophagenlager vorhanden sein.

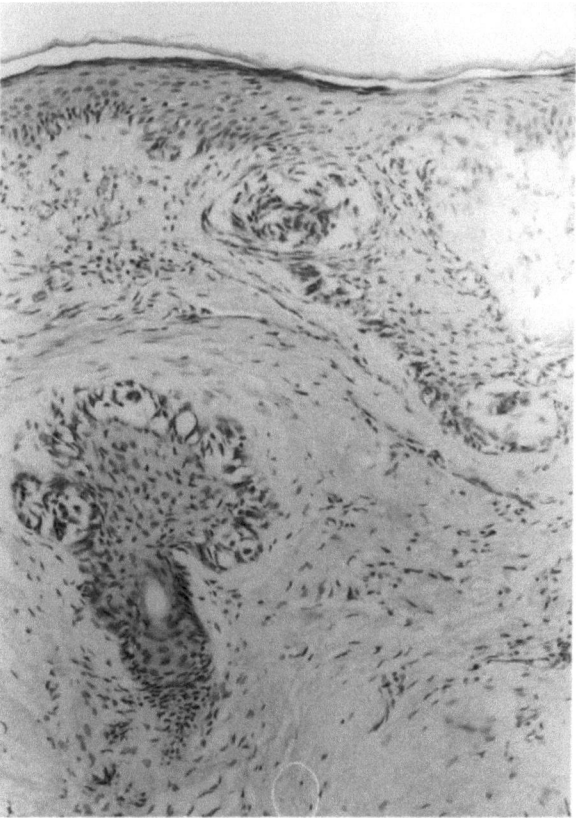

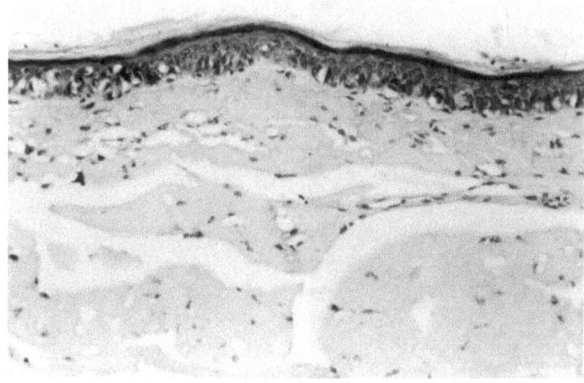

Abb. 26.3. Lentigo maligna, Frühstadium. Die Epidermis ist flach. Die basalen Melanozyten sind zahlenmäßig vermehrt und haben hyperchromatische Kerne. Im Corium ist ausgedehnte solare Elastose zu sehen (× 25)

Abb. 26.5. Lentigo maligna. Atypische Melanozyten haben sich entlang der Basalzellschicht in einen Haarfollikel ausgebreitet (× 50)

26.2.2
Invasive maligne Melanome

Erst Ende der 6oer Jahre wurden von Clark und Mitarbeitern Kriterien für die Unterscheidung verschiedener klinisch-histologischer Subtypen des malignen
Melanoms entwickelt [22, 72]. Die Unterscheidung
zwischen superfiziell spreitenden malignen Melanomen, nodulären Melanomen und Lentigo-maligna-
Melanomen ergab die Möglichkeit, die Frühformen
dieser Melanome besser erkennen zu können.
Damit wurde erstmals der Blick für die frühen Ent-
wicklungsformen des malignen Melanoms geschärft,
und unterschiedliche morphologische Erscheinungsformen wurden herausgearbeitet. Diese Einteilung
hat sich didaktisch bis heute bewährt, wenn auch
z. T. in Frage gestellt wird, ob es sich dabei tatsächlich um biologisch unterschiedliche Typen des Melanoms handelt. In den 7oer Jahren wurde schließlich
als 4. Form noch das akrolentiginöse maligne Melanom abgetrennt [98]. Als die 4 Haupttypen werden
angesehen:

- das superfiziell spreitende Melanom (SSM)
  (Abb. 26.6 a und b),
- das noduläre Melanom(NM) (Abb. 26.6 c und d),
- das Lentigo-maligna-Melanom (LMM) (Abb. 26.6 e
  und f),
- das akrolentiginöse Melanom (ALM)(Abb. 26.6 g–j).

Neben diesen 4 Haupttypen existieren seltenere
klinische und histologische Varianten, die gesondert
abgehandelt werden. Dazu gehören:

- das maligne Melanom auf großen kongenitalen
  Nävi,
- das desmoplastische Melanom,
- das Ballonzellmelanom,
- der maligne blaue Nävus und
- das primär okkulte maligne Melanom.

Daneben werden von verschiedenen Autoren weitere Varianten herausgestellt, die aber unserer
Ansicht nach besser den bereits genannten Typen
als Unterformen zugeordnet werden sollten. Die prozentuale Häufigkeit dieser klinisch-histologischen
Subtypen des malignen Melanoms ist in Tabelle 26.1
zusammengefaßt.

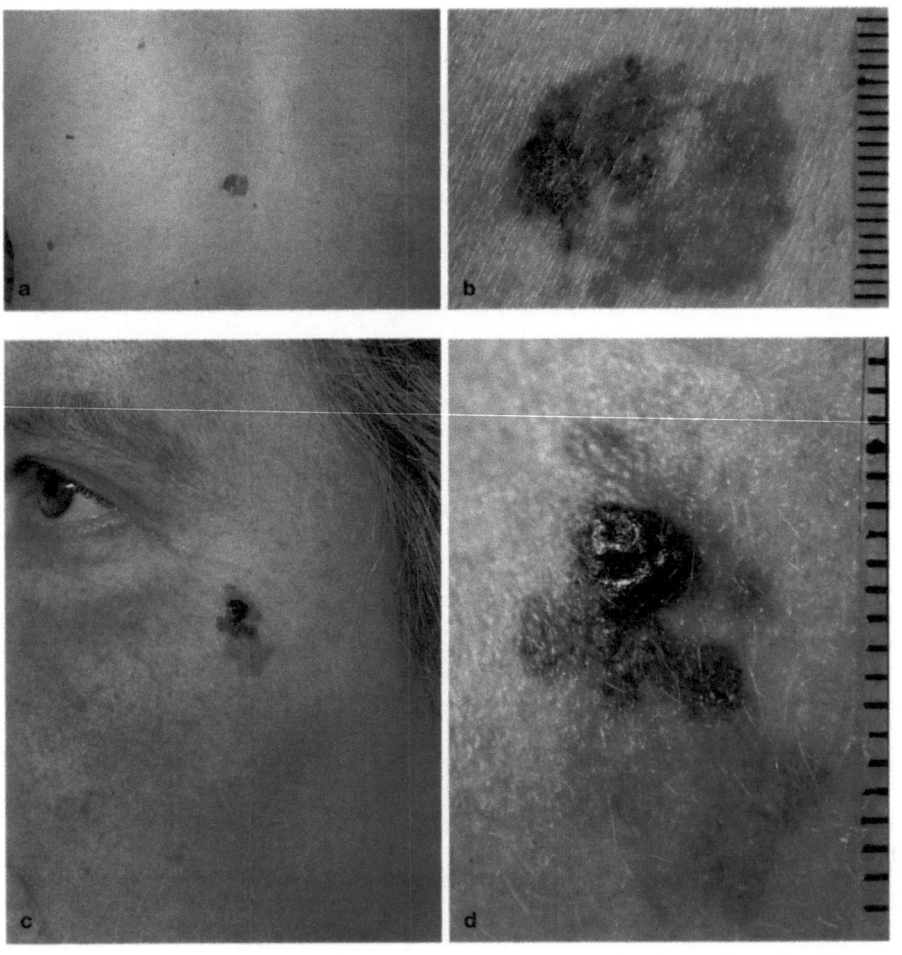

Abb. 26.6 a–j. Klinische Bilder
des malignen Melanoms.
a Übersichtsaufnahme:
Superfiziell spreitendes
malignes Melanom am
Rücken eines 63jährigen
Mannes. **b** Großaufnahme des
superfiziell spreitenden
malignen Melanoms mit einer
Tumordicke von 0,52 mm und
einem Invasionslevel II nach
Clark. Der Patient ist 6 Jahre
nach Diagnose rezidivfrei.
c Lentigo-maligna-Melanom
an der linken Wange einer
64jährigen Frau. **d** Großaufnahme des Lentigo-maligna-
Melanoms mit einer Tumor-
dicke von 1,5 mm und einem
Invasionslevel III nach Clark.
Bisher kein Tumorrezidiv.

Abb. 26.6 a–j. e Noduläres malignes Melanom am Rücken einer 42jährigen Frau. Die Tumordicke betrug 2,0 mm und der Invasionslevel IV nach Clark. **f** Noduläres malignes Melanom des behaarten Kopfes bei einem 18jährigen Patienten. Die Tumordicke betrug 3,4 mm. **g** Akrolentiginöses malignes Melanom an der rechten Plantar eines 73jährigen Mannes. **h** Großaufnahme des akrolentiginösen malignen Melanoms mit einer Tumordicke von 0,4 mm und Invasionslevel III nach Clark. **i** Subunguales akrolentiginöses malignes Melanom des Daumennagels bei einem 65jährigen Mann, Tumordicke 1,7 mm, Invasionslevel IV nach Clark. **j** Subunguale Blutung nach Trauma als Differntialdiagnose des akrolentiginösen Melanoms

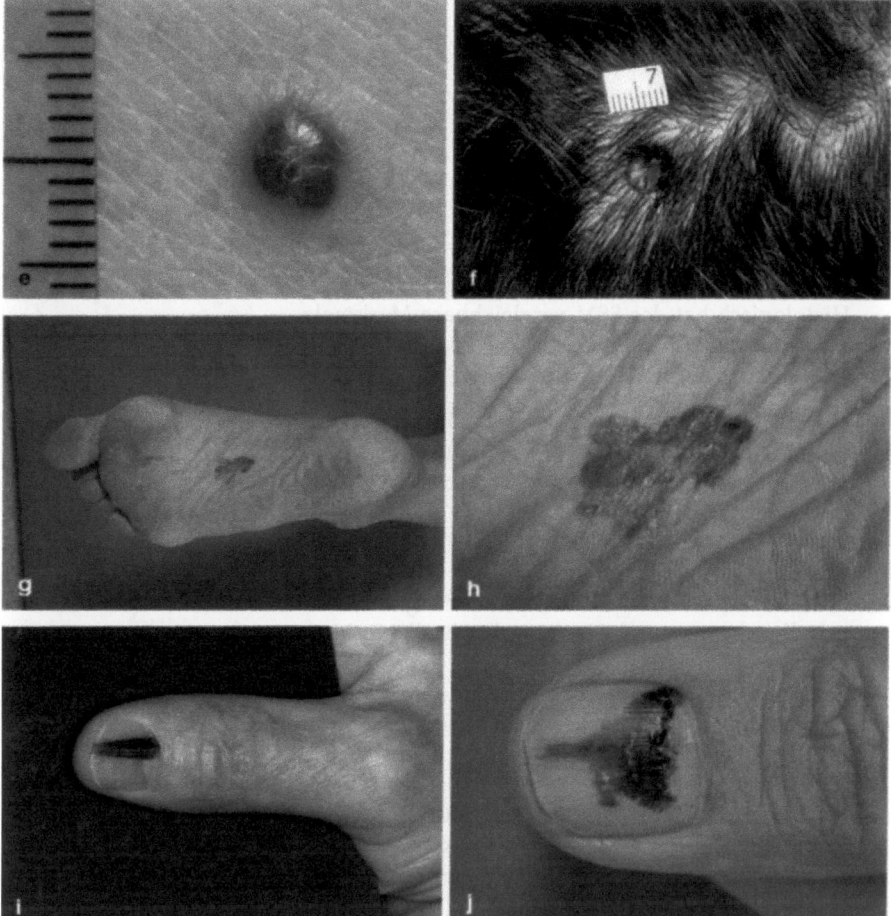

Superfiziell spreitendes Melanom

Das SSM ist eine makulöse Pigmentläsion die teilweise exzentrische papulöse Anteile aufweisen kann. Die Kriterien der ABCD-Regel sind erfüllt (vgl. Abb. 26.6 a und b). Charakteristisch ist das Vorkommen verschiedener Farbtöne in der Läsion, wobei schwarzbraune Farbtöne und rosa bis graue Farbtöne besonders hinweisend sind. Letztere sind charakteristisch für Regressionszonen, die beim SSM recht häufig vorkommen. Das SSM ist derjenige Subtyp, der im frühesten Lebensalter auftritt, das mediane Alter liegt bei 51 Jahren. Die Differentialdiagnose des SSM ist in der folgenden Übersicht zusammengefaßt.

Tabelle 26.1. Klinisch-histologische Subtypen kutaner maligner Melanome im deutschsprachigen Raum (n = 30 015). (Nach Daten des Zentralregisters Malignes Melanom [39])

Typ	Abkürzung	Anteil (in %)	Medianes Alter (Jahre)
Superfiziell spreitendes Melanom	SSM	57,4	51
Noduläres Melanom	NM	21,4	56
Lentigo-maligna-Melanom	LMM	8,8	68
Akrolentiginöses Melanom	ALM	4,0	63
Nicht klassifizierbares Melanom	UCM	3,5	54
Sonstige		4,9	54

Differentialdiagnose des superfiziell spreitenden Melanoms (SSM)

Pigmentierte Läsionen:
- Lentigo-maligna-Melanom,
- atypischer melanozytärer Nävus,
- Halonävus,
- Spitz-Nävus,
- pigmentierter Spindelzellnävus,
- Rezidivnävus (Pseudomelanom),
- pigmentiertes Basaliom,
- pigmentiertes Dermatofibrom,
- pigmentierte solare Keratose,
- seborrhoische Keratose,
- thrombosiertes Hämangiom.

Nichtpigmentierte Läsionen:

- Plattenepithelkarzinom,
- Basaliom,
- Adnexkarzinom,
- Angiosarkom,
- Kaposi-Sarkom,
- Leiomyosarkom,
- malignes fibröses Histiozytom.

Histologisch hat das SSM vergleichbare Merkmale wie das In-situ Melanom (Abb. 26.7 und 26.8) [5]. Charakteristisch sind:

- eine in Größe und Form unregelmäßige Nestbildung. Die Nester finden sich häufig oberhalb der Papillenspitzen und können auch in der mittleren Dermis liegen;
- vergrößerte Einzelzellelemente, die Atypien aufweisen;
- charakteristisch ist die Durchwanderung von Einzelzellelementen und Nestern durch die Epidermis;
- auch zur Tiefe hin lösen sich Zellen und kleinere Zellverbände aus den Hauptzellformationen ab und invadieren unregelmäßig die tieferen dermalen Anteile;
- die seitliche Begrenzung ist unscharf, über den Hauptteil der Läsion hinaus erstrecken sich über mehrere Reteleisten noch kleinere Nester und einzelne atypische Melanozyten;
- an der Basis des Tumors findet sich häufig ein dichtes lymphomononukleäres Infiltrat, das vielfach auch reichlich Melanophagen enthält;
- beim SSM finden sich bis in zu 50 % aller Fälle Assoziationen zu melanozytären Nävi. In 25–30 % der Fälle können dermale Nävuszellforma-

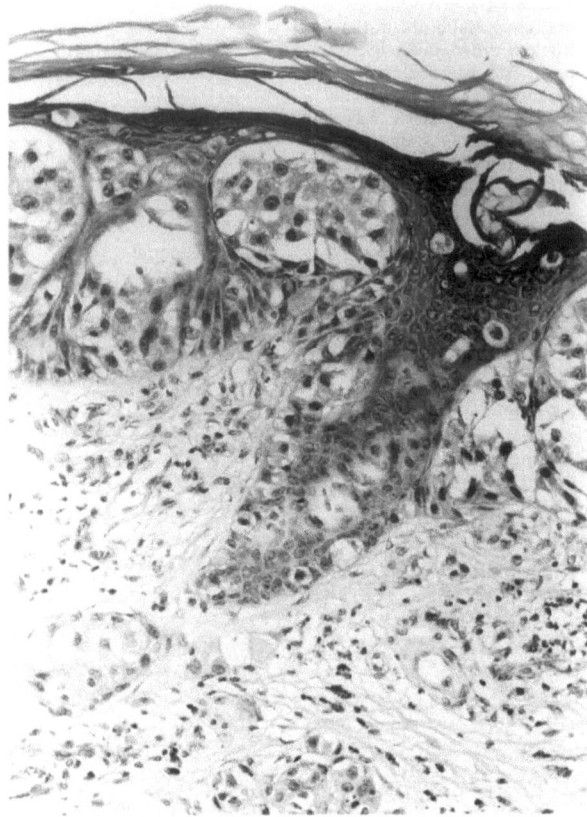

Abb. 26.8. Innerhalb der Epidermis, an der dermoepidermalen Junktion und im Corium befinden sich Nester atypischer Melanozyten. Im Corium befinden sich lymphohistiozytäre Infiltrate (× 50)

tionen neben dem malignen Melanom gefunden werden;

- auf zellulärer Ebene herrscht der epitheloide Zelltyp des SSM Melanoms vor. Die Zellen sind vergrößert, zeigen viel Zytoplasma und es findet sich wieder eine Verschiebung der Kern-Plasma-Relation mit großen, polymorphen Kernen;
- unter den oberflächlich spreitenden malignen Melanomen sind spindelzellige Typen selten (von einigen Autoren auch als spitzoides Melanom bezeichnet);
- zumeist sind die Zellen pigmentiert, es kommen daneben aber auch Populationen von amelanotischen Zellen vor. Nicht selten finden sich beide innerhalb derselben Läsion.

Noduläres Melanom

Als NM werden solche Tumoren bezeichnet, die primär ein vertikales Wachstum zeigen. Sie beginnen von vornherein mit Ausbildung einer flachen oder stärker prominenten Papel und gehen in der weiteren Entwicklung in ein Knötchen über (vgl. Abb. 26.6 c und d). Klinisch imponieren sie exophy-

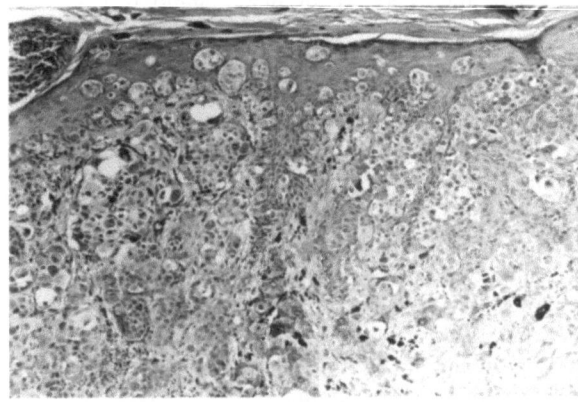

Abb. 26.7. Superfiziell spreitendes Melanom mit Invasion. Die Melanozyten haben einzeln und in Nestern die Epidermis pagetoid durchsetzt und sind auch in das Corium eingedrungen (× 25)

tisch. Dabei können z. T. auch gestielte Läsionen vorkommen, deren Basis schmäler ist als der Hauptteil der Läsion. Manche Tumoren haben verruköse Oberflächen. Unter den NM finden sich gehäuft auch solche, die amelanotisch sind. Das NM erfüllt vielfach nicht die Kriterien der ABCD-Regel und wird am häufigsten klinisch fehldiagnostiziert. Die Tumoren werden häufig erst diagnostiziert, wenn sie ulzeriert sind, bluten oder nässen. Die Differentialdiagnose des NM:

Differentialdiagnose des nodulären Melanoms (NM)

Pigmentierte Läsionen:
- pigmentiertes Basaliom,
- blauer Nävus,
- Spitz-Nävus,
- seborrhoische Keratose,
- thrombosiertes Hämangiom,
- Granuloma teleangiectaticum,
- pigmentiertes Histiozytom,
- Bednar-Tumor (pigmentiertes Dermatofibrosarcoma protuberans).

Nichtpigmentierte Läsionen:
- Plattenepithelkarzinom,
- Basaliom,
- Adnexkarzinom,
- Merkelzellkarzinom,
- Dermatofibrosarkom,
- Angiosarkom,
- Kaposi-Sarkom,
- Leiomyosarkom,
- atypisches Fibroxanthom,
- kutanes T-Zell-Lymphom,
- malignes fibröses Histiozytom.

Histologisch sind folgende Merkmale charakteristisch (Abb. 26.9–26.13):

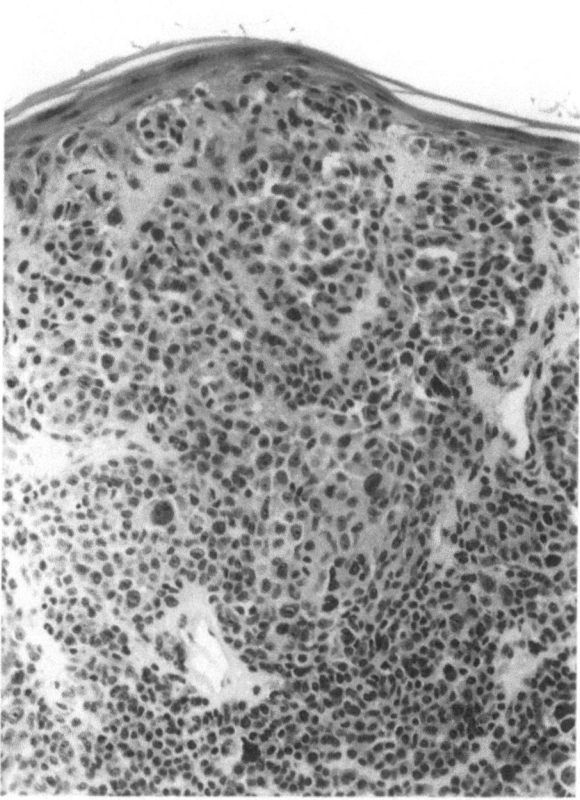

Abb. 26.10. Noduläres malignes Melanom. An der dermoepidermalen Junktion und im Corium befinden sich Nester atypischer Melanozyten mit polymorphen und hyperchromatischen Kernen. Keine Reifung der Melanozyten, d. h. die Melanozyten werden in der Tiefe des Coriums nicht kleiner (×50)

- Die Tumorformationen des NM sind in der Regel kompakt und lösen sich kaum noch in abgrenzbare Nester oder Einzelzellen auf. Die Tumorzellformationen breiten sich knotig in die Dermis aus. Sie sind scharf begrenzt;

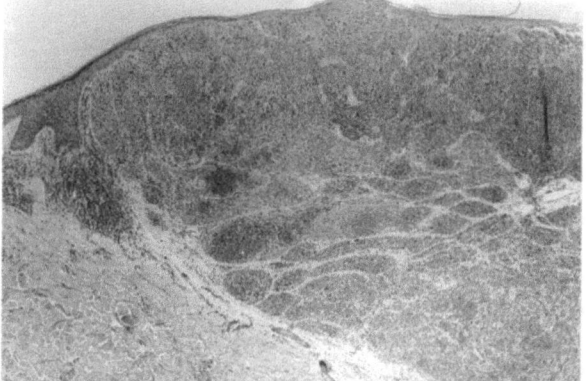

Abb. 26.9. Noduläres malignes Melanom. Die Epidermis ist dünn. Der Tumor ist seitlich und in der Tiefe scharf begrenzt und besteht aus Nestern atypischer Melanozyten (×13)

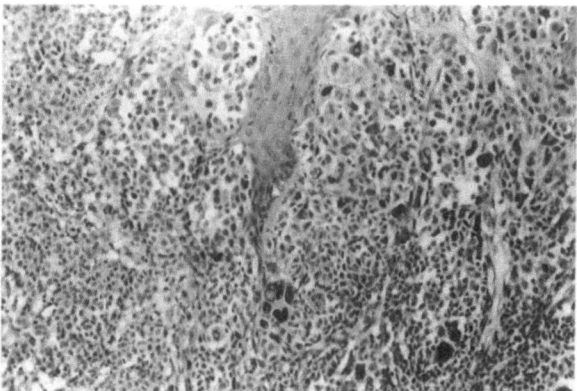

Abb. 26.11. Noduläres malignes Melanom. Die atypischen Melanozyten haben hyperchromatische Kerne. Es sind atypische mehrkernige Riesenzellen zu sehen (×50)

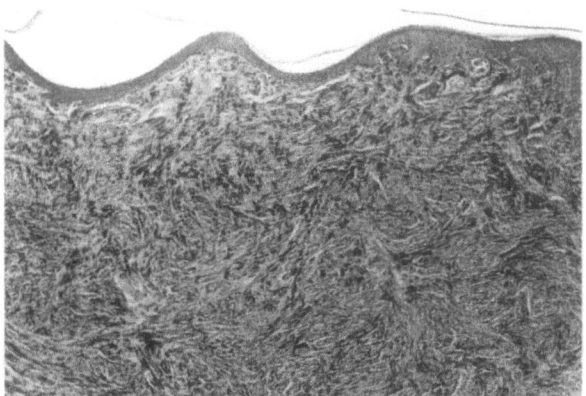

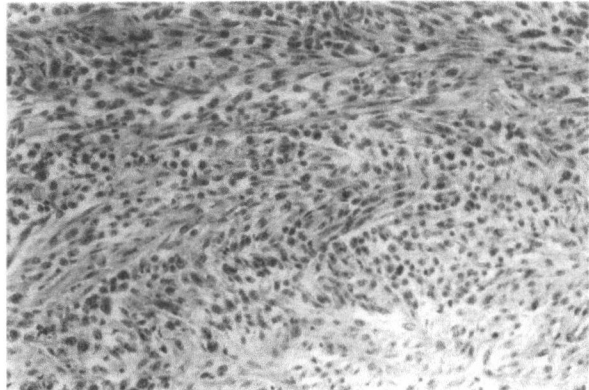

Abb. 26.12. Noduläres malignes Melanom vom Spindelzelltyp. Bündel atypischer Melanozyten durchflechten sich. Die Tumorzellen ähneln denen in einem Fibrosarkom. Im Gegensatz zu einem Fibrosarkom ist aber bei einem Melanom vom Spndelzelltyp junktionale Aktivität zu sehen (×13)

Abb. 26.13. Noduläres malignes Melanom vom Spindelzelltyp. Die gebündelten Spindelzellen durchflechten sich. In der Regel exprimieren sie kein HMB-45, reagieren aber mit Antikörper gegen S100-Protein. Morphologisch und immunhistologisch ähneln sie einem malignen Schwannom. Im Gegensatz zum letzteren ist aber beim nodulären Melanom vom Spindelzelltyp junktionale Aktivität zu sehen (×50)

- der Tumor ist von einer oftmals nur wenige Zellagen dicken Epidermis bedeckt;
- die beim SSM vorkommende pagetoide Durchwanderung ist kaum erkennbar;
- das Kriterium für die Abgrenzung gegenüber SSM ist die fehlende oder geringe intraepidermale Ausbreitung zu den Seiten hin. Diese sollte bei der Diagnose eines NM 3 Reteleisten nicht überschreiten;
- zur Tiefe hin ist keine Reifung der Zellen feststellbar;
- häufig sind die Tumoren stark vaskularisiert;
- ein entzündliches Infiltrat fehlt häufig beim NM;
- die Zellen sind plasmareich und haben große Kerne, die oftmals sehr polymorph sind. Neben den vorherrschend epitheloiden Zellmorphen finden sich auch spindelzellige Typen;
- NM enthalten häufig eine höhere Zahl von Mitosen. Es können auch atypische Riesenzellen vorkommen.

Lentigo-maligna-Melanom

Das LMM entwickelt sich auf dem Boden einer präexistenten Lentigo maligna. In der initialen Phase hat es zumeist deutlich erkennbare noch nicht invasive Anteile einer Lentigo maligna. Auf einer braunen bis dunkelbraun oder schwarzen Pigmentläsion entwickelt sich ein papulöser Anteil oder auch eine Ulzeration (vgl. Abb. 26.6 e und f). LMM finden sich zu 70 % im Bereich des Gesichtes und Kopfes, die übrigen kommen v. a. an den Extremitäten vor [27]. Das mediane Alter für die Diagnose von LMM beträgt 68 Jahre. LMM entwickeln sich sehr langsam und photokatamnestisch konnten Entwicklungen über längere Zeiten als ein Jahrzehnt doku-

mentiert werden. Die Differentialdiagnose des LMM zeigt die folgende Übersicht:

Differentialdiagnose des Lentigo-maligna-Melanoms (LMM)

Pigmentierte Läsionen:
- superfiziell spreitendes Melanom,
- Lentigo maligna,
- atypischer melanozytärer Nävus,
- Spitz-Nävus,
- flache seborrhoische Keratose,
- pigmentiertes Basaliom,
- pigmentierte solare Keratose.

Nichtpigmentierte Läsionen:
- Plattenepithelkarzinom,
- Basaliom,
- Adnexkarzinom,
- zellreiches Neurothekom,
- maligner peripherer Nervenscheidentumor.

Histologisch finden sich viele gleichartige Merkmale wie bei der Lentigo maligna (Abb. 26.14) [24]:

- Die Epidermis ist atrophisch mit verstrichenen Reteleisten;
- die obere Dermis weist eine solare Elastose auf;
- es findet sich eine unregelmäßige Nestbildung im Bereich der Junktionszone;
- zu den Seiten der Läsion hin findet sich eine Melanozytenhyperproliferation die im wesentlichen aus Einzelzellelementen besteht. Diese lentiginöse Proliferation an den seitlichen Rändern

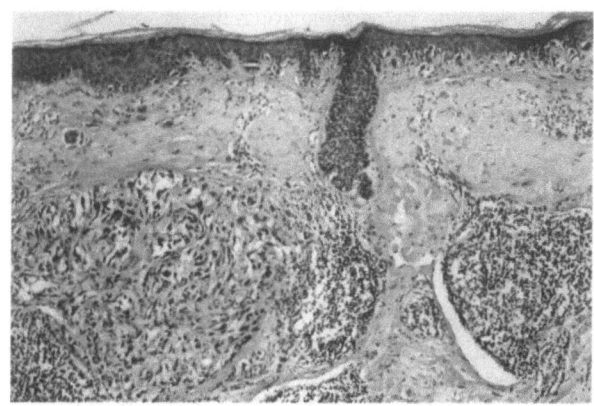

Abb. 26.14. Lentigo-maligna-Melanom. Die Epidermis zeigt atypische Melanozyten in der Basalzellschicht. Im Corium befindet sich ein Knoten maligner Melanozyten (× 25)

der Läsion ist wichtig in der Abgrenzung zum SSM;
- die atypische Melanozytenhyperplasie kann sich in der Basalzellschicht der Haarfollikel fortsetzen, und sie kann auch die Schweißdrüsenausführungsgänge einbeziehen;
- es kommt z. T. zu ausgeprägten lymphomononukleären Infiltraten unterhalb des Tumors, und ein Melanophagenlager ist meist vorhanden.

Akrolentiginöses Melanom

Das ALM als eigenständige Entität ist z. T. umstritten [71, 90, 102]. Manche Autoren sprechen auch vom akralen Melanom, weil durchaus nicht alle akralen Melanome die histologischen Kriterien des ALM erfüllen. Per definitionem entwickeln sich diese Melanome an Palmae und Plantae, können aber auch an den Seiten des Fußes und der Hände auftreten (vgl. Abb. 26.6 g und h). Weiterhin kom-

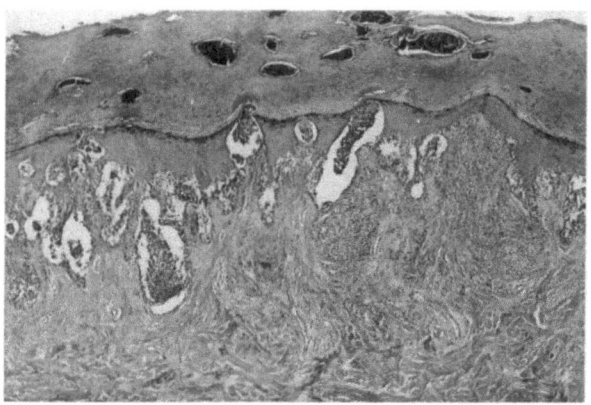

Abb. 26.15. Akrolentiginöses Melanom. Die Epidermis einschließlich dem Stratum corneum ist durchsetzt von Nestern atypischer Melanozyten (× 13)

men sie subungual vor (Abb. 26.6 i und j). Das ALM wird in Deutschland nur in ca. 4 % aller Melanomfälle diagnostiziert, es ist aber die häufigste Form maligner Melanome in Afrika und Asien [52, 74]. ALM zeigen in der initialen Phasen weitgehend ähnliche klinische Erscheinungsbilder wie das SSM. Häufig werden sie aber sehr spät erkannt, nämlich erst dann, wenn sie ulzerieren oder nässen und so dem Patienten Beschwerden bereiten. Ein relativ hoher Prozentsatz dieser Melanome ist auch amelanotisch, so daß die klinische Diagnose besonders schwierig ist.

Differentialdiagnose des akrolentiginösen Melanoms (ALM)

Pigmentierte Läsionen:
- atypischer melanozytärer Nävus;
- pigmentierter Spindelzellnävus,
- subkorneale Blutung,
- Klavus,
- Interdigitalmykose.

Nichtpigmentierte Läsionen:
- Epithelioma cuniculatum,
- trophisches Ulkus,
- Schwiele,
- Plattenepithelkarzinom,
- Adnexkarzinom,
- atypisches Fibroxanthom,
- Angiosarkom,
- Kaposi-Sarkom,
- Leiomyosarkom.

Subunguales Melanom:
- melanozytärer Nävus,
- subunguale Blutung,
- Onychomycosis nigricans,
- chronische Paronychie,
- Panaritium,
- Granuloma teleangiectaticum.

Histologisch sind folgende Merkmale charakteristisch (Abb. 26.15):
- Lokalisationsspezifisch findet sich eine Akanthose und Orthohyperkeratose, die typisch für Palmae und Plantae, aber auch für die seitlichen Partien von Händen und Füßen ist;
- die melanozytären Zellformationen bestehen vorwiegend aus unregelmäßigen, z. T. großen Nestern. Daneben finden sich auch atypische Einzelzellelemente;
- oft findet sich auch eine ausgeprägte Durchwanderung von Einzelzellelementen und Nestern durch die Epidermis;

- charakteristisch für das ALM ist ein lentiginöses Wachstumsmuster, das insbesondere in den seitlichen Anteilen der Läsion erkennbar wird;
- ähnlich wie beim LMM können beim ALM auch atypische Melanozytenhyperplasien im Bereich von Schweißdrüsenausführungsgängen auftreten;
- auf zellulärer Ebene finden sich zumeist epitheloide Zellelemente, daneben kommen aber auch seltener Spindelzellen vor;
- Mitosen sind ähnlich wie beim NM häufiger zu finden;
- die junktionalen und dermalen Zellformationen sind überwiegend pigmentiert, es finden sich aber ähnlich häufig wie bei NM amelanotische Tumoren oder amelanotische Anteile.

Melanom auf großem kongenitalen Nävus

Als große kongenitale melanozytäre Nävi werden solche Läsionen bezeichnet, die mindestens 20 cm im Durchmesser bei Erwachsenen messen, oder die mindestens 5 % der Körperoberfläche bedecken. Das Risiko für die Entwicklung maligner Melanome auf dem Boden solcher großen kongenitalen Nävi wurde in Kohortenstudien mit einer Größenordnung von 5–10 % bestimmt [66, 87, 104]. Die Bestimmung der Dignität proliferierender Anteile großer kongenitaler melanozytärer Nävi ist außerordentlich schwierig. Metastasierende Tumoren mit tödlichem Krankheitsverlauf kommen vor, sind aber sehr selten [87, 94, 104]. Daneben finden sich nicht selten gutartige Verläufe, wenn atypische melanozytäre Proliferationen in großen kongenitalen melanozytären Nävi diagnostiziert wurden, selbst wenn diese multifokal waren oder Satellitenabsiedlungen vorhanden waren [3, 21, 115]. Auch Lymphknotenabsiedlungen von proliferierenden melanozytären Zellen aus kongenitalen melanozytären Nävi wurden beschrieben [47, 51]. Die klinische Verdachtsdiagnose auf die Ausbildung eines malignen Melanoms in einem großen kongenitalen Nävus wird in der Regel gestellt, wenn knotiges Wachstum auftritt oder wenn plötzlich Farbveränderungen in dem Nävus sichtbar werden.

Histologisch sind folgende Merkmale charakteristisch:

- das Auftreten von Zellverbänden, die sich von den übrigen dermalen Zellverbänden des melanozytären Nävus deutlich unterscheiden;
- die proliferierenden malignen Zellen sind größer, weisen ein reichliches Zytoplasma und eine veränderte Kern-Plasma-Relation auf;
- sie sind zumeist pigmentiert;
- Mitosen kommen vor.

Eine sichere Abgrenzung zwischen atypischen proliferierenden Nävuszellen und Zellen eines malignen Melanoms in großen kongenitalen Nävi gibt es nicht.

Desmoplastisches Melanom

Die Diagnose eines desmoplastischen Melanoms kann nur histologisch gestellt werden. Die klinische Erscheinung kann entweder einem SSM oder einem LMM ähneln [4]. Daneben kommen aber auch erythematöse Knötchen vor, die keine typischen Merkmale eines Melanoms aufweisen. Die Diagnose kann nur gestellt werden, wenn die Läsion tief exzidiert wird. Die desmoplastischen Anteile liegen in der Regel im mittleren und tiefen Corium. Desmoplastische Melanome haben eine hohe Rezidivrate, selbst wenn die Tumorränder frei zu sein scheinen. Dies kann z. T. durch ihren Neurotropismus erklärt werden, da sie perineural invasiv wachsen und sich über die scheinbaren Tumorgrenzen hinaus ausdehnen können [28]. Histologisch sind folgende Merkmale charakteristisch (Abb. 26.16–26.21) [32, 53]:

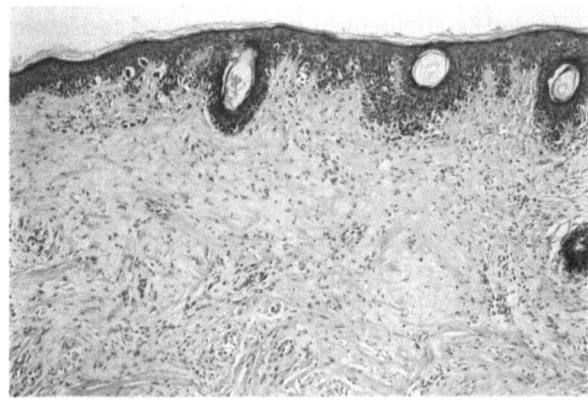

Abb. 26.16. Desmoplastisches Melanom. Lentigo-maligna-Melanom. Im tieferen Corium befinden sich fibroblastenähnliche Zellen mit hyperchromatischen Kernen ($\times$ 25)

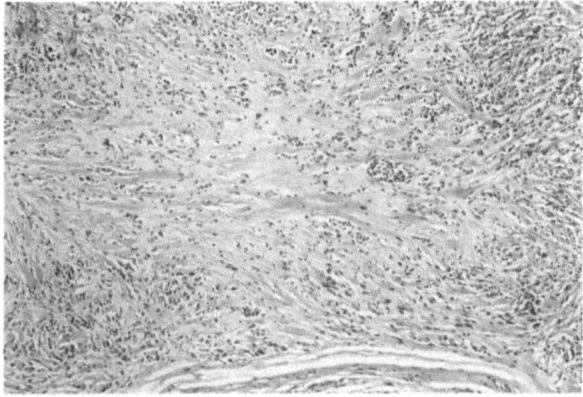

Abb. 26.17. Die Melanomzellen sind teils gruppiert, teils in Nestern, teils einzeln zwischen dem Kollagen im tieferen Corium zu sehen ($\times$ 25)

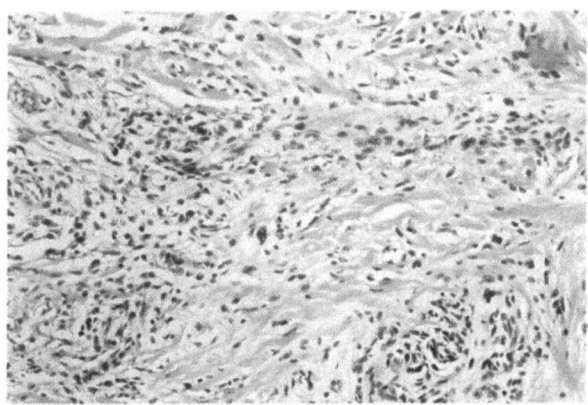

Abb. 26.18. Links im Bild sind Mitosen zu sehen. Die Melanomzellen haben prominente Nukleolen und z. T. hyperchromatische Kerne (× 50)

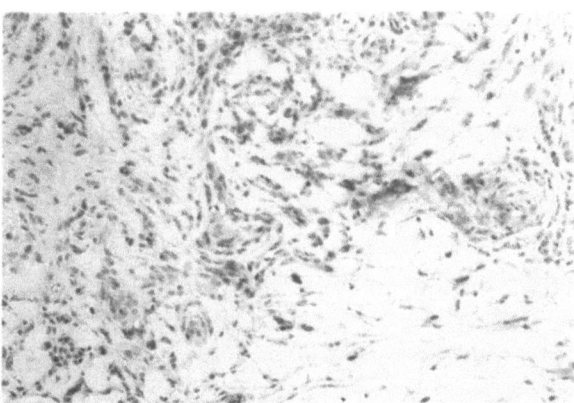

Abb. 26.19. Inkubation mit HMB-45. Ein Teil der Melanomzellen exprimiert in das Melanosomenantigen, mit dem HMB-45 spezifisch reagiert (× 50)

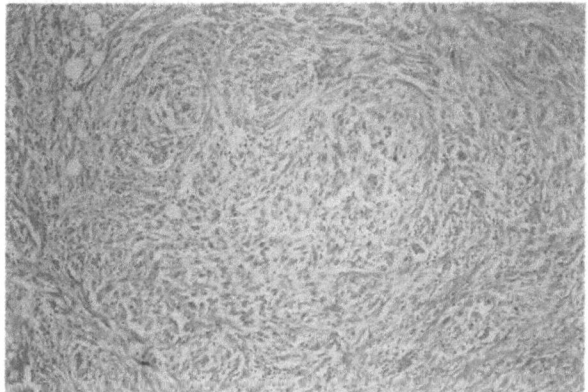

Abb. 26.20. Rezidiv eines desmoplastischen Melanoms. Unregelmäßig aussehende hyperchromatische Melanomzellen infiltrieren das Kollagen in Form von Faszikeln oder als einzelne Zellen (× 25)

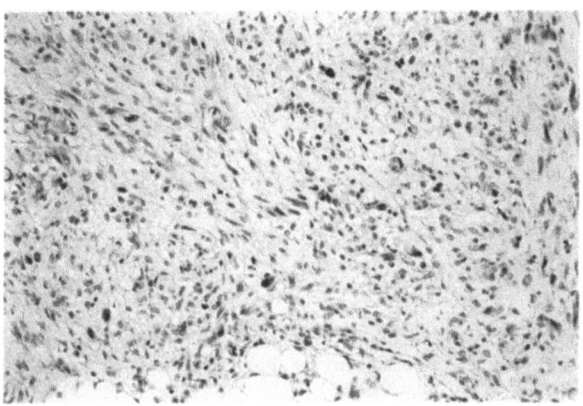

Abb. 26.21. Inkubation mit Antikörper gegen S100-Protein. Nur ein Teil der Melanomzellen exprimiert S100-Protein. Die Zellen sind HMB-45 negativ. Ohne anamnestische Daten ist es schwierig, die Diagnose desmoplastisches Melanom zu stellen

- Es besteht aus einem dermalen Knoten von Faszikeln und Spindelzellen, die pleomorphe und hypochromatische Kerne aufweisen. Die Faszikel und die Einzelzellen liegen zwischen den dermalen Kollagenbündeln;
- oberhalb der Läsion findet man in der Regel eine lentiginöse Melanozytenhyperplasie mit einer zumeist gering ausgeprägten zellulären Atypie. Zum Teil kann eine voll ausgebildete Lentigo maligna vorhanden sein;
- manchmal finden sich Mitosen;
- die desmoplastischen Melanome weisen meist einen Invasionslevel IV oder V nach Clark auf;
- immunhistologisch sind sie häufig HMB-45 negativ, aber S100 und Vimentin positiv;
- desmoplastische Melanome zeigen häufig eine Affinität zu dermalen Nerven. Sie arrangieren sich um Nerven herum und folgen deren Verlauf. Einige Autoren heben auch die Sonderform des

„desmoplastischen neurotrophen Melanoms" hervor [20].

Ballonzellmelanom

Die Diagnose eines Ballonzellmelanoms ist eine histologische Diagnose. Die Tumoren weisen klinisch die üblichen Merkmale maligner Melanome auf. Das Ballonzellmelanom ist insgesamt eine sehr seltene Variante und es existieren nur wenige Berichte in der Literatur darüber [58, 69, 76]. Die Diagnose eines Ballonzellmelanoms hat keine gesonderte prognostische Bedeutung. Histologisch sind folgende Merkmale charakteristisch (Abb. 26.22 und 26.23):

- die Zellen sind ballonartig aufgetrieben, das Zytoplasma ist optisch leer;
- es findet sich eine Kernpolymorphie und
- es finden sich z. T. Mitosen;

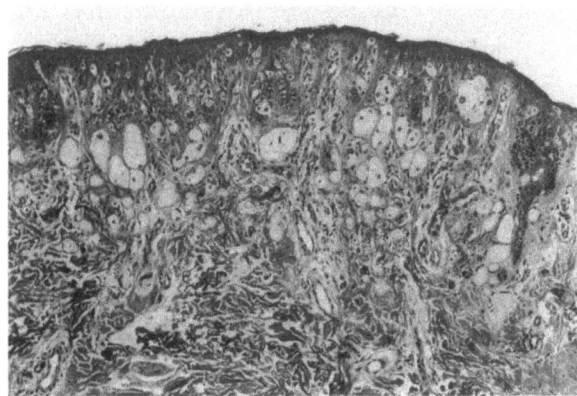

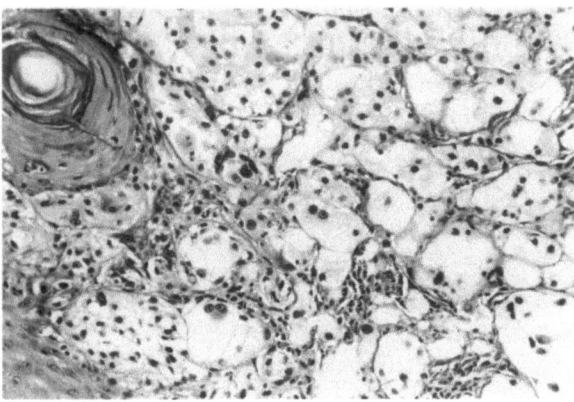

Abb. 26.22. (oben) Ballonzellmelanom. Ballonzellen mit atypischen Kernen durchsetzen die Epidermis und sind in das Corium eingedrungen ($\times$ 25)

Abb. 26.23. (unten) Ballonzellmelanom, höhere Vergrößerung. Die Melanozyten vom Ballonzelltyp zeigen deutlich atypische Kerne ($\times$ 50)

- mehrkernige Ballonriesenzellen können vorhanden sein;
- gelegentlich findet sich pagetoide Durchwanderung von Ballonzellen durch die Epidermis.

Maligner blauer Nävus

Der maligne blaue Nävus zeigt klinisch die Morphologie eines blauen Nävus. Zumeist ist ein Wachstum der Läsion aufgetreten und die Tumoren messen bei Diagnose häufig bereits zwischen 1–4 cm im Durchmesser. Die häufigste Lokalisation ist der behaarte Kopf [25]. Der maligne blaue Nävus entsteht zumeist auf dem Boden eines zellreichen blauen Nävus [43]. Eine erhöhte proliferative Aktivität ist feststellbar [84]. Fernmetastasierungen und letale Verläufe kommen vor [63, 70]. Histologisch sind folgende Merkmale charakteristisch [25, 92, 106, 114]:

- Es finden sich knotige Formationen von Spindelzellen;

- diese beginnen unterhalb einer Grenzzone zur Epidermis. Die Epidermis selbst bleibt ausgespart;
- es finden sich ausgeprägte zelluläre Atypien mit einer Verschiebung der Kern-Plasma-Relation und polymorphen Kernen;
- in etwa einem Drittel der Fälle sind die Zellen pigmentiert;
- Zellnekrosen kommen vor;
- Mitosen sind selten;
- häufig zeigen die Tumoren noch Anteile zellulärer blauer Nävi.

Okkultes Melanom

Als primär okkultes Melanom werden solche Melanome bezeichnet, bei denen zuerst Metastasen diagnostiziert werden und ein Primärtumor nicht zu finden ist. Bei Metastasen bei unbekanntem Primärtumor handelt es sich sehr häufig um Weichteilmetastasen, die entweder subkutan auftreten oder sich als Lymphknotenmetastasen manifestieren [80, 103]. Nur bei wenigen Fällen finden sich zum Zeitpunkt der Diagnose bereits Fernmetastasen [88]. Bei Vorliegen von Weichteilmetastasen ist die Prognose der Patienten mit primär okkulten Melanomen vergleichbar der Prognose bei regionärer Metastasierung [78]. Solange nur eine subkutane Metastasierung vorliegt, scheint die Prognose sogar günstiger zu sein als bei vergleichbaren Patienten mit vorhandem Primärtumor an der Haut. Sobald eine Fernmetastasierung eingetreten ist, ist die Prognose derjenigen bei Fernmetastasierung vergleichbar.

Primär okkulte Melanome gehen wahrscheinlich darauf zurück, daß aufgrund immunologischer Mechanismen eine vollständige Rückbildung des Primärtumors stattfindet. Dieser Verlauf konnte in einigen Fällen auch dokumentiert und rekonstruiert werden [82]. Die mit der Rückbildung verbundene Immunlage des Körpers mag dafür verantwortlich sein, daß die Prognose bei regionärer Metastasierung nach primär okkulten Melanomen tendenziell günstiger ist als bei an der Haut vorhanden malignen Melanomen.

26.3
Diagnostik des Primärtumors

26.3.1
Klinische Diagnose

Zur klinischen Diagnose wurde in den 80er Jahren die ABCD-Regel aufgestellt, mit der auch Frühformen des malignen Melanoms erkannt werden können (s. S. 248) [7, 34, 91]. Die rein morphologischen Kriterien der ABCD-Regel sind für die Frühdiagnose besser geeignet als ältere Kriterienkataloge, bei denen anamnestische Zeichen wie Jucken, Blutung usw. miteingingen [67]. Die Treffsicherheit der klinischen Melanomdiagnose mit bloßem Auge aufgrund dieser Kriterien liegt für erfahrene Dermatologen bei ca. 70 %. Dabei muß die Abgrenzung gegenüber einer größeren Zahl von wichtigen Differentialdiagnosen geleistet werden (s. die oben angeführten Übersichten).

26.3.1
Auflichtmikroskopie

Eine wesentliche Bereicherung der Diagnostik pigmentierter Hauttumoren entstand mit der Einführung der Auflichtmikroskopie (vgl. Kap. 28). Bei dieser Methode wird eine Lupe bzw. ein Stereomikroskop mit einem Immersionsölfilm auf die Haut aufgesetzt, und diese wird durch eine interne Lichtquelle beleuchtet. Durch den Immersionsölfilm wird die Reflexion des Lichtes an der Hautoberfläche stark herabgesetzt, und es ist möglich, Strukturen von der Epidermis bis in die papilläre Dermis zu analysieren [83, 99]. Zur Charakterisierung maligner Melanome wurden eine Reihe von Kriterien herausgearbeitet, die die klinische Diagnose unterstützen (s. Übersicht). Die Sensitivität der Diagnosestellung wurde mittels dieses Verfahrens auf etwa 90 % angehoben [10, 60, 77, 109].

Auflichtmikroskopische Kriterien zur Diagnose des kutanen malignen Melanoms

---

Pigmentnetzwerk:
- unregelmäßig,
- abrupter Abschluß in der Peripherie,
- stark ausgeprägt.

Diffuse Pigmentierung:
- unregelmäßig,
- inhomogen,
- scharf begrenzt.

Depigmentierungen:
- unregelmäßig verteilt.

Braune Globuli:
- unregelmäßig verteilt,
- in Form und Größe variierend.

Black dots:
- unregelmäßig verteilt,
- in Form und Größe variierend.

Radiales Strömen:
- vorhanden.

Pseudopodien:
- vorhanden.

Grau-blauer oder weißlicher Schleier:
- vorhanden.

Neuerdings wird untersucht, inwiefern die Diagnostik durch die Anwendung computergestützter Bildanalysesysteme noch weiter verbessert werden kann. Hierzu wurden sowohl fotografische Nahaufnahmen maligner Melanome als auch auflichtmikroskopische Bilder herangezogen. In verschiedenen Untersuchungen werden so mittels Computer richtige Diagnosen in 80–90 % aller Fälle gestellt [33, 93].

26.3.3
Hochauflösende Ultraschalldiagnostik

Die hochauflösende Ultraschalldiagnostik mit 20 MHz-Sonden wird hauptsächlich zur prätherapeutischen Tumordickenbestimmung maligner Melanome angewendet. Die Unterscheidung zwischen gutartigen und bösartigen Pigmentläsionen ist mit dieser Methode nur sehr eingeschränkt möglich. Vom malignen Melanom können seborrhoische Keratosen, das pigmentierte Basaliom und thrombosierte Hämangiome abgegrenzt werden. Eine Unterscheidung zwischen melanozytären Nävi und malignen Melanomen ist aber sonographisch kaum möglich (vgl. Kap. 29).

Die präoperative Vermessung der Tumordicke mittels der 20 MHz-Sonographie zeigte in verschiedenen Untersuchungen eine gute Übereinstimmung mit den postoperativ am histologischen Präparat ermittelten Werten der Tumordicke. In der Regel weist die präoperative Messung eine etwas größere Tumordicke auf als die Vermessung am histologischen Präparat, das durch die Fixierung und Einbettung um mindestens 10 % schrumpft. Zusätzlich können in der sonographischen Aufnahme präexistente Nävusanteile sowie auch das entzündliche Infiltrat nicht sicher vom Melanom abgegrenzt werden und erscheinen ebenfalls als echoarme Bezirke im sonographischen Bild. Da beide Erscheinungen in einem relativ großen Anteil melanozytärer Nävi vorkommen, wird die Tumordicke durch die präoperative sonographische Vermessung häufig überschätzt [49, 105]. Gleichzeitig ist es jedoch auch möglich, sonographisch die Tumordicke zu unterschätzen, wenn kleine subtumorale Tumornester vorhanden sind, die der sonographischen Detektion entgehen [30]. Bei Beachtung dieser möglichen Fehlerquellen leistet die präoperative Vermessung der malignen Melanome eine gute Orientierung für das nachfolgende operative Vorgehen. Deshalb sollte dieses Verfahren nach Möglichkeit vor der operativen Behandlung eingesetzt werden [49, 62].

26.3.4
Histologische Diagnose und Standards der Befundung

Malignitätsdiagnose beim malignen Melanom

Wie bereits bei der Histologie der unterschiedlichen klinisch-histologischen Subtypen dargestellt, sind die Kriterien für die Melanomdiagnose je nach Melanomtyp z.T. unterschiedlich. Folgende Merkmale werden im allgemeinen zur Malignitätsdiagnose beim malignen Melanom herangezogen:

- asymmetrischer Aufbau der gesamten Läsion, z.T. mit unscharfer Randbegrenzung;
- pagetoide Durchsetzung der Epidermis mit einzelnen sich ablösenden Melanomzellen;
- fehlende Reifung der melanozytären Zellen zur Tiefe hin (fehlendes Kleinerwerden bzw. fehlende Atrophie);
- Polymorphie und Hyperchromasie der Zellkerne;
- vergrößerte Zellen mit reichlichem Zytoplasma;
- Vorkommen von Mitosen;
- Vorhandensein eines ausgeprägten entzündlichen Infiltrates;
- Auftreten von Regressionsphänomenen.

Standards der histologischen Befundung maligner Melanome

Malignitätsdiagnose:
- asymmetrische Architektur,
- pagetoide Durchwanderung,
- fehlende Reifung zur Tiefe,
- diffuse Invasion an der Basis,
- Lymphohistiozytäres Infiltrat,
- Regressionsphänomene,
- verschiebung Kern-Plasma-Relation,
- Hyperchromasie und Polymorphie der Kerne,
- Mitosen.

Zusätzlich erforderliche diagnostische Parameter:
- Tumordicke nach Breslow,
- Invasionslevel nach Clark,
- histologischer Subtyp,
- Vorhandensein von Ulzeration,
- Vorhandensein von Regression,
- Nävusassoziation.

Bestimmung von Tumordicke und Tumorinvasion (Invasionslevel)

Die Tumordicke stellt den wichtigsten prognostischen Parameter beim primären Melanom dar. Sie wird am histologischen Präparat vermessen. Die Messung wird nach der von Breslow vorgeschlagenen Methode vorgenommen [14, 15]. Als Tumordicke gilt der vertikale Durchmesser ab dem Stratum granulosum (unterhalb des Stratum corneum) bis zur tiefsten identifizierbaren Tumormanifestation. Die Vermessung erfolgt mittels eines Meßokulars. Bei der Vermessung der Tumordicke nicht einbezogen werden Anteile melanozytärer Nävi in der Läsion. Im Zweifelsfall kann eine immunhistologische Färbung zur Auffindung der am tiefsten liegenden Tumoranteile beitragen.

Zusätzlich zur Vermessung der Tumordicke soll die Invasion des Tumors anhand der Invasionslevel nach Clark angegeben werden [22, 72]. Dabei gilt folgende Festlegung:

- Invasionslevel I: Der Tumor ist rein intraepidermal (Melanoma in situ);
- Invasionslevel II: Der Tumor dringt in die papilläre Dermis ein;
- Invasionslevel III: Der Tumor erreicht das Stratum reticulare;
- Invasionslevel IV: Der Tumor dringt in das Stratum reticulare ein;
- Invasionslevel V: Der Tumor dringt in die Subkutis ein.

Besonders schwierig ist die Unterscheidung zwischen Invasionslevel III und Invasionslevel IV, da das Stratum reticulare in der HE-Färbung nicht sicher vom Stratum papillare abgrenzbar ist. Deshalb ist die Reproduzierbarkeit des Invasionslevels nach Clark weniger gut als die der Tumordicke.

Regression

Eine Regression maligner Melanome wird in der Literatur unterschiedlich definiert. Vollständige Regressionen primärer maligner Melanome wurden berichtet [12]. Bisher ist nicht gesichert, ob eine Regression eine prognostische Bedeutung besitzt [26, 59, 68]. Ein einheitlicher Definitionsvorschlag wurde kürzlich von mehreren renommierten Dermatohistologen vorgelegt; er wird im folgenden zugrundegelegt [57]. Danach werden folgende Stadien der Regression unterschieden:

- Frühstadium,
- fortgeschrittenes Stadium,
- Endstadium.

Im Frühstadium findet sich ein dichtes Infiltrat von Lymphozyten, das in die Tumorformation der papillären Dermis und Epidermis eindringt. Zerstörte Melanomzellen müssen nicht gefunden werden. Es zeigt sich noch keine narbige Umwandlung.

Im fortgeschrittenen Stadium findet sich nach wie vor ein deutliches entzündliches Infiltrat, zusätzlich sich eine Abnahme der Tumorzellformationen im Vergleich zu den nicht durch die Regression betroffenen Tumoranteilen. Es findet sich eine Zunahme von verdichtetem Bindegewebe in dieser Zone. Daneben kommt es auch zu Gefäßneubildung und Mela-

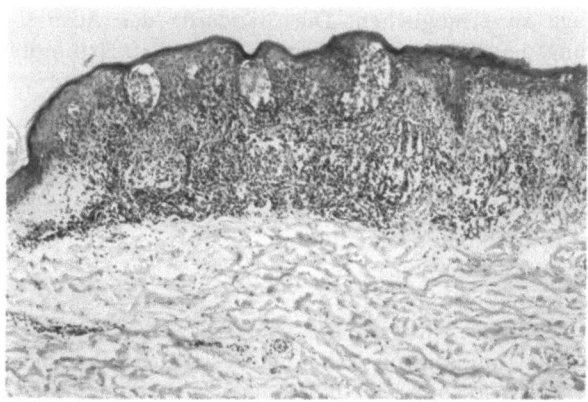

Abb. 26.24. Regressionszone in einem oberflächlich spreitenden malignen Melanom. Der Tumor ist von einem lymphomononukleären dichten Infiltrat durchsetzt und es kommt zu Zerstörung der Tumorzellen. Regressionsphänome im Stadium II (× 25)

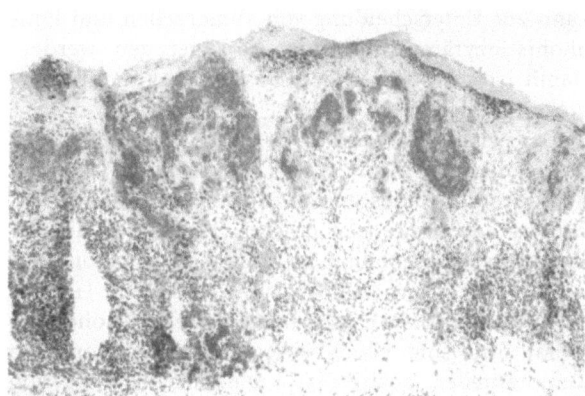

Abb. 26.25. Die Tumorzellen in einer Regressionszone sind mit HMB-45 gefärbt. Auch hier hat bereits eine teilweise Zerstörung von Tumorzellen stattgefunden (× 25)

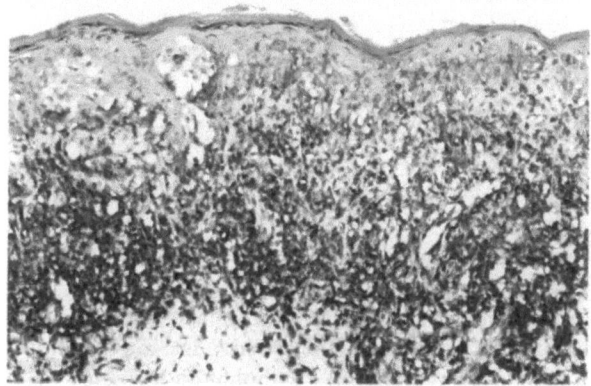

Abb. 26.26. Färbung des lymphomononukleären Infiltrates mit Antikörpern gegen das T-Zell-Antigen CD43, die Infiltratzellen sind ganz überwiegend positiv. Die Regression ist also durch T-Zellen vermittelt (× 50)

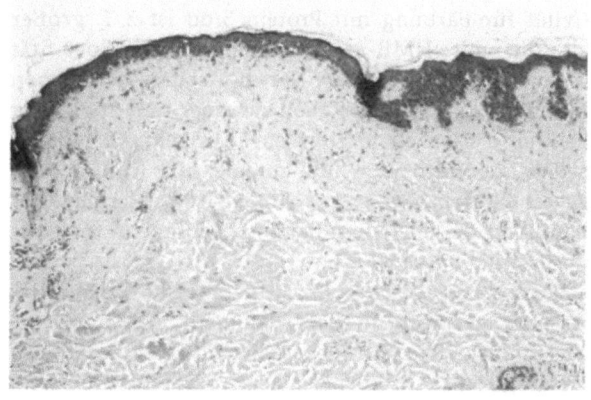

Abb. 26.27. Regression eines oberflächlich spreitenden malignen Melanoms im Stadium III. Tumorzellverbände sind nicht mehr erkennbar. Melanozyten und kleine Nester finden sich noch vereinzelt in der Junktionszone. In der Dermis ist nur noch ein spärliches lymphomononukleäres Infiltrat erkennbar. Es finden sich Melanophagen (× 25)

nophagen sind zumeist vorhanden (Abb. 26.24–26.26).

Im *Endstadium* finden sich keine erkennbaren Melanomzellformationen mehr. Diese sind durch dichtes Bindegewebe ersetzt, das Neuformationen von Gefäßen zeigt und Melanophagen enthält. Die entzündlichen Infiltrate sind nur noch diskret vorhanden (Abb. 26.27).

Ulzeration

Die Ulzeration eines malignen Melanoms besitzt eine eigenständige prognostische Bedeutung: Bei vergleichbarer Tumordicke weisen ulzerierte Tumoren eine deutlich ungünstigere Prognose auf [65, 89, 108]. Eine Ulzeration wird dann diagnostiziert, wenn ein Defekt vorhanden ist, der die Epidermis überschreitet. In diesen Arealen bildet sich in der Regel eine Kruste aus, die histologisch erkennbar ist. Dokumentiert wird das Vorhandensein der Ulzeration; die Größe der Ulzeration scheint nicht von eigenständiger Bedeutung zu sein.

Immunhistologische Diagnose des malignen Melanoms

Bisher gibt es keinen immunologischen Marker, der eine Unterscheidung zwischen benignen und malignen melanozytären Neubildungen erlaubt. Eine immunhistologische Färbung eines malignen Melanoms kann dann von Bedeutung sein, wenn eine Abgrenzung gegenüber Tumoren anderer Gewebsherkunft erforderlich ist. Außerdem kann eine Abgrenzung gegenüber Anteilen dermaler Nävuszellnävi durch die immunhistologische Färbung ermöglicht werden und die immunhistologische Färbung kann zur Unterscheidung von Tumorzellen und lymphohistiozytären Infiltraten herangezogen werden. Damit ist auch eine sichere Bestimmung der Tumordicke möglich.

Der wichtigste Marker ist derzeit der monoklonale Antikörper HMB-45, der eine antigene Determinante eines melanosomalen Proteins erkennt (gp 100, kodiert durch das Gen pMel 17) [45, 110]. Dasselbe Protein wird ebenfalls angefärbt von den monoklonalen Antikörpern HMB-50 und NKI-beteb [1]. Die Färbungen mit HMB-45 haben eine relativ hohe Spezifität und sind etwa bei 90 % aller Tumoren in Tumoranteilen positiv [31]. Die höchste Rate von Anfärbungen bei Nicht-Melanomen wird bei Tumoren des zentralen Nervensystems gefunden. Insbesondere pigmentierte Schwannome und pigmentierte Phäochromozytome können HMB-45 positiv sein. Weitere für die Melanomdiagnose benutzte Antikörper sind gegen das Protein S100 gerichtet. Die Sensitivität für Färbung mit Protein S100 ist z. T. größer als die mit HMB-45, dagegen ist die Spezifität wesentlich geringer [113]. Neben Melanozyten färben sich auch Langerhans-Zellen ekkriner und apokriner Schweißdrüsenzellen, Nerven, Muskeln, Schwannzellen, Chondrozyten und andere mit Antikörpern gegen Protein S100 an. Ein dritter Marker, der häufig in der Melanomdiagnose gebraucht wird, ist der Antikörper NKI-C3 [107]. NKI-C3 ist wahrscheinlich spezifischer als HMB-45, seine Sensitivität ist aber geringer. In der Diagnostik des malignen Melanoms sollte er nur ergänzend zusammen mit HMB-45 und Antikörpern gegen Protein S100 verwendet werden.

26.4
Ausbreitungsdiagnostik

Das maligne Melanom kann primär sowohl lymphogen als auch hämatogen metastasieren. In zwei Drittel aller Fälle kommt es zunächst nur zu einer lymphogenen Metastasierung über die regionären Lymphwege, z. T. mit Befall der regionären Lymphknoten. In einem Drittel der Fälle kommt es zu einer primär hämatogenen Metastasierung mit dem Auftreten von Fernmetastasen.

Die regionäre Metastasierung kann auftreten als

- Satellitenmetastasen (bis 2 cm um den Primärtumor),
- Intransitmetastasen (zwischen dem Primärtumor und der regionären Lymphknotenstationen),
- regionäre Lymphknotenmetastasierung.

Die Ausbreitungsdiagnostik ist darauf gerichtet, den Stand der Tumorausbreitung möglichst sensitiv zu erfassen und damit eine prognostische Vorhersage zu ermöglichen. Die Standards der Ausbreitungsdiagnostik bei Diagnose eines Primärtumors sind im folgenden zusammengefaßt:

Routineausbreitungsdiagnostik und Befunddokumentation beim malignen Melanom

- Lymphknotensonographie,
- Röntgenthorax,
- Computertomographie des Abdomens oder Oberbauchsonographie,
- bei Tumoren mit höherem Metastasierungsrisiko (TD > 1,5 mm): CT oder Magnetresonanztomographie des Schädels,
- Blutuntersuchung:
  - Blutbild und Differentialblutbild,
  - Blutkörperchensenkungsgeschwindigkeit,
  - GOT,
  - GPT,
  - γ-GT,
  - LDH,
  - Kreatinin,
  - Harnstoff.

26.4.1
Lymphknotensonographie

Da die überwiegende Zahl der Metastasierungen die regionären Lymphknoten betrifft, ist die Untersuchung des regionären Lymphabflußgebietes ein wesentliches Element in der Tumornachsorge des malignen Melanoms. Die sorgfältige Palpation der regionären Lymphknoten gehört zu den wichtigsten Untersuchungen im Rahmen der Tumornachsorge. Für die Lymphknotensonographie wird meistens ein 5 MHz- oder 7,5 MHz-Schallkopf verwendet. Mit der Lymphknotensonographie gelingt es, zwischen metastatisch befallenen und reaktiv vergrößerten Lymphknoten in den allermeisten Fällen zu unterscheiden (vgl. Kap. 31). Zusätzlich werden mittels Lymphknotensonographie auch Metastasen entdeckt, die noch nicht tastbar sind [64, 86, 101]. In unklaren Fällen kann auch eine ultraschallgeführte Feinnadelbiopsie zur Abklärung des Befundes herangezogen werden [95]. Ein Vergleich der Sensitivität und Spezifität der Lymphknotensonographie mit den sehr sensitiven Untersuchungen mittels Positronenemissionstomographie (*PET*) ergab weitgehend gleichartige Ergebnisse für beide Methoden [11]. Die Lymphknotensonographie gehört somit zur Ausbreitungsdiagnostik bei allen primären malignen Melanomen und ist weiterhin eine der wichtigsten technischen Untersuchungen im Rahmen der Tumornachsorge.

26.4.2
Sentinel node biopsy

Die Biopsie des ersten drainierenden Lymphknotens mit nachfolgender histologischer sowie immunhistologischer Aufarbeitung zur Entdeckung von Mikrometastasen wurde Mitte der 8oer Jahre als neue Technik in die Behandlung des malignen Melanoms eingeführt. Damit wurde der Versuch unternommen, den hohen Anteil von elektiven Lymphadenektomien, d. h. prophylaktischer radikaler Lymphknotenausräumungen in der drainierenden Lymphknotenregion zu senken. Die elektive Lymphadenektomie hat eine relativ hohe Morbidität bei fraglichem therapeutischem Vorteil. Die Technik der „Sentinel node biopsy" gewährleistet in einem hohen Prozentsatz der Fälle die Identifizierung des ersten drainierenden Lymphknotens und kann damit zur Entdeckung einer Mikrometastasierung führen. Ein Überspringen dieses ersten oder der ersten Lymphknoten kommt offenbar selten vor. Bei 200 Lymphadenektomien fand sich eine Mikrometastasierung in ca. 20 % in den ersten drainierenden Lymphknoten, während nur in etwa 1 % der metastasierenden Fälle andere Lymphknoten von einer Mikrometastasierung betroffen waren [75].

Die drainierenden Lymphknoten werden mit mehreren Methoden dargestellt:

- präoperativ wird zunächst eine Lymphabflußszintigraphie durchgeführt und die ersten sich anfärbenden Lymphknoten werden auf der Haut markiert;
- zu Beginn der Operation wird Patentblau um das primäre Melanom herum infiltriert, das innerhalb von ca. 10 min zur Anfärbung des ersten drainierenden Lymphknotens führt;
- zusätzlich wird die Lokalisation der drainierenden Lymphknoten mit einer Gammasonde intraoperativ vorgenommen. Möglicherweise ist die Benutzung der Gammasonde der wichtigste Schritt zur Auffindung der drainierenden Lymphknoten [2, 109].

Inwieweit dieser „Schildwächter-Lymphknoten-Biopsie" außer einer diagnostischen Funktion zur Erkennung von Mikrometastasierung auch eine therapeutische Funktion zukommt, bleibt durch weitere Studien abzuklären.

26.4.3
Bildgebende Verfahren

Die primäre Ausbreitungsdiagnostik des malignen Melanoms sollte neben der bereits erwähnten Lymphknotendiagnostik eine bildgebende Diagnostik des Thorax und des Abdomens umfassen.

Zusätzlich sollte bei relevantem Metastasierungsrisiko auch ein CT oder eine Magnetresonanztomographie des Schädels durchgeführt werden. Das Ziel der Ausbreitungsdiagnostik besteht nicht nur in der Erkennung von Metastasen zum Zeitpunkt der Erstdiagnose, sondern auch gleichzeitig in der Dokumentation von Ausgangsbefunden für die weitere Tumornachsorge. So werden zu Beginn auch Veränderungen erfaßt und ggf. abgeklärt, die mit dem Melanom nicht in Verbindung stehen müssen (z. B. Leberzysten etc.). Diese würden vielleicht im weiteren Verlauf ohne einen Ausgangsbefund als metastasenverdächtig interpretiert und könnten dann bei der Vordiagnose eines Melanoms zu unnötigen Eingriffen führen. Eine Empfehlung zur primären Ausbreitungsdiagnostik ist in obenstehender Übersicht zusammengestellt (s. S. 262).

Bei Patienten mit höherem Metastasierungsrisiko oder mit Entwicklung regionärer Metastasierung ist es auch empfehlenswert, ein CT des Abdomens durchzuführen, während die CT-Untersuchung des Thorax den Befunden eines Röntgenthorax nur wenig relevante Mehrinformation hinzufügt [18]. Dagegen ist ein Ganzkörper-CT bei einem primären malignen Melanom eine zu ausgedehnte Diagnostik, die nur sehr selten zur Entdeckung von Metastasen führt [17]. Eine weitere bildgebende Diagnostik sollte nur vorgenommen werden, wenn gezielt Beschwerden (z. B. Knochenschmerzen, gastrointestinale Symptome etc.) abzuklären sind [9].

Zur Abklärung verdächtiger Befunde steht heute in verschiedenen Zentren die PET zur Verfügung. Diese Methode ist insbesondere nützlich zur Abklärung verdächtiger Befunde aus Röntgenaufnahmen oder CT-Aufnahmen innerer Organe (vgl. Kap. 32). Die Spezifität und Sensitivität der PET-Diagnostik übersteigt die anderer Methoden [13, 100]. Im Hinblick auf eine Lymphknotendiagnostik hat sich gezeigt, daß die Lymphknotensonographie hinsichtlich der Spezifität und Sensitivität vergleichbare Resultate erreicht [11].

26.4.4
Tumormarker

Etablierte Tumormarker gibt es beim malignen Melanom nicht (vgl. Kap. 33). Es wurde versucht, Melaninmetaboliten wie das 5-S-Cysteinyldopa als mögliche Tumormarker z. B. im Urin von Melanompatienten zu bestimmen. Diese treten aber erst bei weit fortgeschrittener Metastasierung vermehrt auf und steigen auch bei Aktivierung des Pigmentsystems z. B. durch Sonne an [50, 111]. Berichte über erhöhte Konzentrationen von ICAM-1-Molekülen im Serum bei Melanompatienten mit Fernmetastasierung konnten in größeren Untersuchungen

nicht bestätigt werden [54]. Mit Vorsicht zu bewerten sind sicherlich auch Berichte über eine diagnostische Aussagekraft erhöhter Serumwerte des
Proteins S100 bei metastasiertem Melanom [46].
Die Bestimmung von Tumormarkermolekülen beim
malignem Melanom sind derzeit keineswegs Routine
und sollten gezielten Studien vorbehalten bleiben.

26.4.5
PCR -Diagnostik

In den letzten Jahren hat sich ein neuer diagnostischer Ansatz für die Erkennung von Mikrometastasierung des malignen Melanoms durch den Einsatz
der Polymerase-Kettenreaktion (PCR) entwickelt.
Grundlage hierfür ist die besondere Differenzierung
melanozytärer Zellen, die spezifische Organellen für
die Pigmentsynthese ausbilden, und dafür spezifische Enzyme wie die Tyrosinase, aber auch TRP-1
(Tyrosinase related protein-1) und TRP-2 sowie
weitere Proteine aufweisen. Die Expression der
kodierenden Gene kann auf der mRNA-Ebene
nachgewiesen werden. Dazu sind mehrere Schritte
notwendig:

- die technische Herstellung eines Blut- oder Gewe-
  beextraktes,
- die RNA-Extraktion,
- die Umschreibung der RNA mittels Reverser Transkriptase (RT) in cDNA,
- der Nachweis der spezifischen cDNA (exprimierte
  Pigmentgene) mittels der PCR-Technik [96].

Zur Sensitivität der Detektion von zirkulierenden
Melanomzellen im peripheren Blut wurden sehr
unterschiedliche Ergebnisse veröffentlicht. Während
zunächst eine Sensitivität von 100 % bei der Entdeckung von zirkulierenden Melanomzellen bei
gleichzeitigem Vorhandensein von Fernmetastasen
angegeben wurde [16], wurde in späteren Veröffentlichungen eine Entdeckungsrate von 50 % oder darunter genannt [6]. Dieselbe Methode kann auch auf die
Untersuchung von Lymphknoten angewendet werden. Im Zusammenhang mit der Biopsie von Schildwächter-Lymphknoten wird dabei eine höhere Sensitivität erreicht als bei der histologischen oder
immunhistologischen Untersuchungstechnik allein
[112].
Die RT-PCR-Diagnostik ist eine vielversprechende
Diagnosetechnik, deren Aussagekraft in weiteren klinischen Studien untersucht werden muß. Die Ergebnisse bisheriger Publikationen unterscheiden sich
wesentlich, z. T. können dafür auch technische Probleme ausschlaggebend sein. Eine Optimierung der
Technik ebenso wie eine durch größere klinische
Studien abgesicherte Beurteilung der Aussagekraft
dieser Methoden bleibt noch abzuwarten.

26.5
Prognose und Stadieneinteilung

26.5.1
Stadieneinteilung

Der wichtigste Prognosefaktor beim malignen Melanom ist wie bei anderen Tumoren die Tumorausbreitung. Dazu gehört sowohl das Volumen des Primärtumors als auch die Berücksichtigung von regionärer
und disseminierter Tumormetastasierung. Während
bei vielen anderen Malignomen für die Einordnung
in verschiedene T-Kategorien der größte Durchmesser des Primärtumors ermittelt wird, gilt beim
malignen Melanom der Haut der vertikale Tumordurchmesser (Tumordicke) als der entscheidende

Tabelle 26.2. TNM-Klassifikation des Melanoms (UICC 1987)

pT	Primärtumor[1]
pTX	Primärtumor kann nicht beurteilt werden
pT0	kein Primärtumor
pTis	Melanoma in situ (Clark-Level I)
pT1	Tumordicke < 0,75 mm und/oder Clark-Level II
pT2	Tumordicke 0,76–1,5 mm und/oder Clark-Level III
pT3	Tumordicke 1,51–4,0 mm und/oder Clark-Level IV
pT4(a)	Tumordicke > 4,0 mm mm und/oder Clark-Level V
pT4(b)	Satelliten innerhalb von 2 cm vom Primärtumor

[1] Bei Diskrepanzen zwischen Tumordicke und Clark-Level
richtet sich die pT-Kategorie nach dem jeweils ungünstigsten
Befund.

N	Regionäre Lymphknoten
NX	regionäre Lymphknoten können nicht beurteilt werden
N0	keine regionären Lymphknotenmetastasen
N1	Metastase(n) 3 cm oder weniger in größter Aus-
dehnung in irgendeinem regionären Lymphknoten
N2	Metastase(n) mehr als 3 cm in größter Ausdehnung
in irgendeinem regionären Lymphknoten und/oder
In-transit-Metastasen[2]
N2a	Metastase(n) mehr als 3 cm in größter Ausdehnung
N2b	In-transit-Metastase(n)
N2c	Metastase(n) mehr als 3 cm in größter Ausdehnung
und In-transit-Metastase(n)

[2] In-transit-Metastasen sind Metastasen der Haut oder
Subkutis, die mehr als 2 cm vom Primärtumor entfernt,
aber nicht jenseits der regionären Lymphknoten liegen.

M	Fernmetastasen
MX	das Vorliegen von Fernmetastasen kann nicht beurteilt
werden
M0	keine Fernmetastasen
M1(a)	Befall von Haut, Subkutis oder Lymphknoten jenseits
der regionären Lymphknoten
M1(b)	Viszerale Metastasen

Tabelle 26.3. Stadieneinteilung des Melanoms(UICC 1987)

Stadium	pT	N	M
Stadium I	pT1, pT2	N0	M0
Stadium II	pT3	N0	M0
Stadium III	pT4	N0	M0
	jedes pT	N1, N2	M0
Stadium IV	jedes pT	jedes N	M1

Tabelle 26.4. Klinische Stadieneinteilung. (Nach Empfehlungen der Arbeitsgemeinschaft Dermatologische Onkologie und der Deutschen Dermatologischen Gesellschaft [48, 79])

Stadium	pT	N	M	Zehnjahres-überlebens-rate (in %)
Stadium Ia	pT1 (< 0,75 mm)	N0	M0	97
Stadium Ib	pT2 (0,76–1,5 mm)	N0	M0	90
Stadium IIa	pT3 (1,51–4,0 mm)	N0	M0	67
Stadium IIb	pT4 (> 4,0 mm)	N0	M0	43
Stadium IIIa	pTa[1], pTb[2]	N0	M0	28
Stadium IIIb	jedes pT	N1, N2	M0	19
Stadium IV	jedes pT	jedes N	M1	3

[1] Satellitenmetastasen.
[2] In-transit-Metastasen.

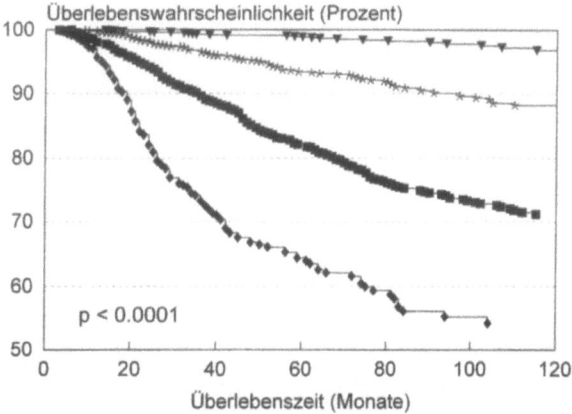

Abb. 26.28. Die Überlebenswahrscheinlichkeit für Primärtumoren nach Tumordicke (▼ bis 0,75 mm, n = 2 698; ★ 0,76–1,5 mm, n = 1 785; ■ 1,51–4 mm, n = 1 741; ◆ > 4 mm, n = 496)

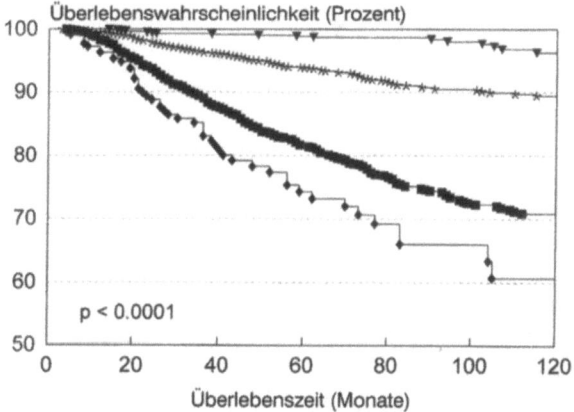

Abb. 26.29. Die Überlebenswahrscheinlichkeit für primäre maligne Melanome nach Invasionslevel (▼ Level II, n = 1 421; ★ Level III, n = 2 755; ■ Level IV, n = 2 309; ◆ Level V, n = 235)

Parameter [14, 15, 19]. Die Tumordicke wird am histologischen Präparat auf hundertstel Millimeter genau von den tiefsten in die Haut bzw. in die Subkutis eingedrungenen Tumoranteilen bis zum Stratum corneum gemessen. Auf der Tumordicke und der Tumorausbreitung beruht die TNM-Einteilung der UICC sowie eine modifizierte TNM-Stadieneinteilung nach Empfehlungen der Deutschen Dermatologischen Gesellschaft [48, 79] (Tabelle 26.2–26.4).

26.5.2
Prognoseschätzung bei Primärtumoren

Mehr als 90 % aller malignen Melanome werden derzeit im Stadium des Primärtumors allein diagnostiziert [39]. Deshalb ist die Prognoseschätzung bei primären malignen Melanomen für therapeutische Überlegungen und die Gestaltung der Nachsorge von besonderer Bedeutung. Unter allen derzeit bekannten prognostischen Faktoren hat sich die Tumordicke nach Breslow als der wichtigste prognostische Faktor erwiesen (Abb. 26.28). Eine Hinzuziehung des Invasionslevels nach Clark ist nur bei dünnen malignen Melanomen für die Unterscheidung zwischen solchen mit einem Invasionslevel II und denen mit Invasionslevel III oder mehr von prognostischer Bedeutung [19] (Abb. 26.29). Aus diesem Grund empfiehlt die Arbeitsgemeinschaft Dermatologische Onkologie und die Deutsche Dermatologi-

sche Gesellschaft, den Invasionslevel nach Clark nicht mehr routinemäßig zur Stadieneingruppierung heranzuziehen, wie es nach den Empfehlungen der UICC geschieht.

Ein weiteres histologisches Merkmal, das eine Bedeutung in der Prognoseschätzung hat, ist der histologische Subtyp des malignen Melanoms (Abb. 26.30). Daneben haben auch klinische Faktoren, wie das Geschlecht und die Lokalisation des Tumors eine signifikante prognostische Bedeutung [40, 41] (Abb. 26.31 und 26.32). Auf der Grundlage von Untersuchungen an großen Patientenkollektiven wurden prognostische Risikogruppen bei primären malignen Melanomen definiert. Zu der Definition wurden jeweils mehrere klinische Faktoren herangezogen, die sich in einer Regressionsanalyse an einem großen Kollektiv langzeitig beobachteter Patienten

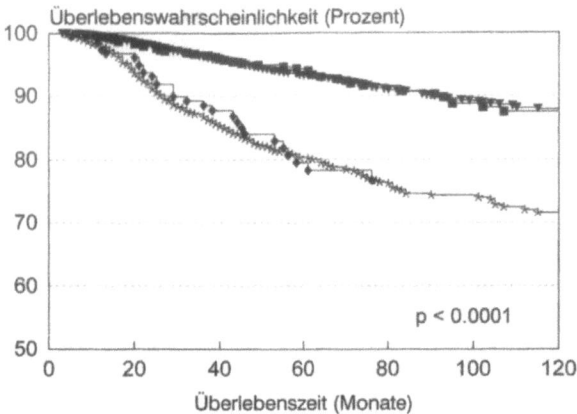

Abb. 26.30. Die Überlebenswahrscheinlichkeit für Primärtumoren nach histologischem Subtyp (▼ SSM, n = 4 100; ★ NM, n = 1 273; ■ LMM, n = 669; ◆ ALM, n = 202)

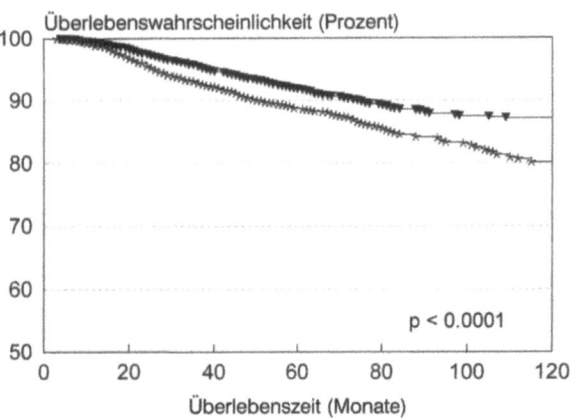

Abb. 26.32. Die Überlebenswahrscheinlichkeit für Primärtumoren nach Lokalisation (▼ non-TANS, n = 3 396; ★ TANS, n = 3 291)

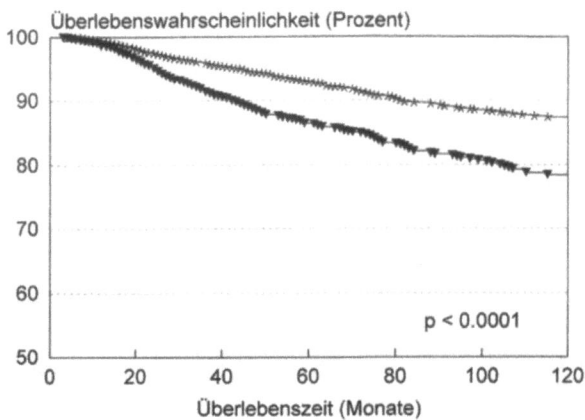

Abb. 26.31. Die Überlebenswahrscheinlichkeiten für primäre maligne Melanome nach Geschlecht. ▼ – männlich (n = 2 720), ★ – weiblich (n = 4 000)

Tabelle 26.5. Signifikante prognostische Faktoren im Stadium des Primärtumors. Ergebnis einer mulitvariaten Analyse (Cox-Hazerd-Modell) an 6 687 Patienten aus 8 Kliniken des Zentralregisters Malignes Melanom

Variable	p-Wert	Relatives Risiko
Tumordicke:		
0,76–1,5 mm vs. ≤ 0,75 mm	< 0,0001	4,1
1,51–4 mm vs. 0,76–1,5 mm	< 0,0001	2,1
> 4 mm vs. 1,51–4 mm	< 0,0001	1,8
Invasionslevel:		
≥ III vs. II	< 0,0001	2,3
Geschlecht:		
männlich vs. weiblich	< 0,0001	1,5
Lokalisation:		
TANS vs. non-TANS	< 0,0001	1,5
Histologischer Typ:		
NM vs. SSM + LMM	0,007	1,7

mit primären malignen Melanomen als relevant erwiesen hatten (Tabelle 26.5) [41].

Die 95 %-Vertrauensbereiche in Tabelle 26.6 zeigen, daß mit diesen klinischen und histologischen Faktoren die Prognose verschiedener Untergruppen von Patienten mit primären malignen Melanomen recht exakt vorhergesagt werden kann. Bisher hat auch die Hinzuziehung von immunhistologischen Markern das multivariate Modell der Prognoseschätzung nicht weiter verbessern können. So fand sich z. B. eine enge Korrelation zwischen den Zunahmen von Proliferationsmarkern (Ki-67) und der Zunahme der Tumordicke.

Die statistische Prognoseschätzung allein ist für die Beurteilung des Einzelfalles immer unbefriedigend. Deshalb ist es anzustreben, eine Mikrometastasierung bereits zum Zeitpunkt der primären Diagnose des malignen Melanoms zu erkennen.

Möglicherweise kann die PCR-Diagnostik dafür neue Wege eröffnen (s. oben). Diese Frage wird gegenwärtig in Studien abgeklärt.

26.5.3
Prognoseschätzung in den Stadien der Metastasierung

Das maligne Melanom kann sowohl primär lymphogen als auch primär hämatogen metastasieren. Etwa zwei Drittel aller Erstmetastasierungen sind zunächst auf das regionäre Lymphabflußgebiet beschränkt. Eine regionäre Metastasierung kann manifest werden mit

● Satellitenmetastasen (bis 2 cm um den Primärtumor), sowie mit lokalen Rezidiven nach Entfernung des Primärtumors mit Sicherheitsabstand,

Tabelle 26.6. Prognostische Risikogruppen bei primären malignen Melanomen. (Cox-Analyse der Daten von 4371 Patienten mit Langzeitbeobachtung [41])

Risikogruppe: Sterberisiko	männlich	weiblich	Fünfjahresüberlebensrate in % [95 %-Vertrauensbereich]	Zehnjahresüberlebensrate in % [95 %-Vertrauensbereich]
1. Sehr niedrig n = 1399	≤ 1 mm + Level II	≤ 1 mm	99 [98,2–99,8]	97 [95,2–98,8]
2. Niedrig n = 1040	≤ 1 mm + Level ≥ III	1,01–2 mm	92 [90,0–94,0]	87 [83,6–90,4]
3. Mittel n = 739	1,01–2 mm außer NM	2,01–4 mm außer TANS[1]	83 [79,8–86,2]	74 [69,2–78,8]
4. Hoch n = 1048	1,01–2 mm + NM *oder* 2,01–4 mm *oder* > 4 mm außer TANS	2,01–4 mm + TANS *oder* > 4 mm	65 [61,6–68,4]	55 [50,4–59,6]
5. Sehr hoch n = 145	> 4 mm + TANS	–	39 [29,0–49,0]	14 [0,8–27,2]

[1]Ungünstige Lokalisationen: oberer Stamm, Oberarme, Hals u. Kapillitium [40] (TANS = upper *t*runk, upper *a*rm, *n*eck and *s*calp).

- In-transit-Metastasen (in der Haut bis zur ersten Lymphknotenstation) und mit
- regionären Lymphknotenmetastasen.

Die Zehnjahresüberlebenswahrscheinlichkeit beträgt bei Patienten mit Satelliten- und In-transit-Metastasen ca. 25–40 % und bei Patienten mit regionären Lymphknotenmetastasen ca. 15–30 %. Bei Fernmetastasierung ist die Prognose in der Regel infaust, die mediane Überlebenszeit ohne Behandlung beträgt nur ca. 4–6 Monate (Abb. 26.33).

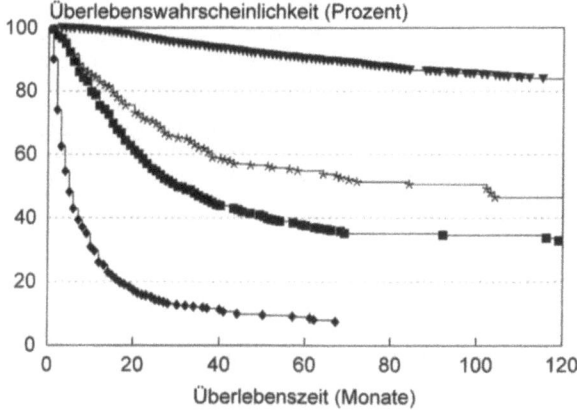

Abb. 26.33. Überlebenswahrscheinlichkeit nach klinischen Stadien (▼ nur Primärtumor, n = 6720; ★ Satelliten- und In-transit-Metastasen, n = 515; ■ regionäre Lymphknotenmetastasen, n = 436; ◆ Fernmetastasen, n = 664)

Literatur

1. Adema GJ, Bakker AB, de Boer AJ, Hohenstein P, Figdor CG (1996) pMel17 is recognised by monoclonal antibodies NKI-beteb, HMB-45 and HMB-50 and by anti-melanoma CTL. Br J Cancer 73: 1044–1048
2. Alex JC, Weaver DL, Fairbank JT, Rankin BS, Krag DN (1993) Gamma-probe-guided lymph node localization in malignant melanoma. Surg Oncol 2: 303–308
3. Angelucci D, Natali PG, Amerio PL, Ramenghi M, Musiani P (1991) Rapid perinatal growth mimicking malignant transformation in a giant congenital melanocytic nevus. Hum Pathol 22: 297–301
4. Anstey A, McKee P, Jones EW (1993) Desmoplastic malignant melanoma: a clinicopathological study of 25 cases. Br J Dermatol 129: 359–371
5. Barnhill RL, Mihm MC Jr (1993) The histopathology of cutaneous malignant melanoma. Semin Diagn Pathol 10: 47–75
6. Battayani Z, Grob JJ, Xerri L et al. (1995) Polymerase chain reaction detection of circulating melanocytes as a prognostic marker in patients with melanoma. Arch Dermatol 131: 443–447
7. Bergman R, Katz I, Lichtig C, Ben Arieh Y, Moscona AR, Friedman Birnbaum R (1992) Malignant melanomas with histologic diameters less than 6 mm. J Am Acad Dermatol 26: 462–466
8. Bergman W, Gruis NA, Sandkuijl LA, Frants RR (1994) Genetics of seven Dutch familial atypical multiple mole-melanoma syndrome families: a review of linkage results including chromosomes 1 and 9. J Invest Dermatol 103: 122S–125S
9. Berman C, Reintgen D (1993) Radiologic imaging in malignant melanoma: a review. Semin Surg Oncol 9: 232–238
10. Binder M, Schwarz M, Winkler A, Steiner A, Kaider A, Wolff K, Pehamberger H (1995) Epiluminescence microscopy. A useful tool for the diagnosis of pigmented skin lesions for formally trained dermatologists. Arch Dermatol 131: 286–291
11. Blessing C, Feine U, Geiger L, Carl M, Rassner G, Fierlbeck G (1995) Positron emission tomography and ultrasonography. A comparative retrospective study assessing the

diagnostic validity in lymph node metastases of malignant melanoma. Arch Dermatol 131: 1394–1398

12. Bottger D, Dowden RV, Kay PP (1992) Complete spontaneous regression of cutaneous primary malignant melanoma. Plast Reconstr Surg 89: 548–553

13. Böni R, Böni RA, Steinert H et al. (1995) Staging of metastatic melanoma by whole-body positron emission tomography using 2-fluorine-18-fluoro-2-deoxy-D-glucose. Br J Dermatol 132: 556–562

14. Breslow A (1970) Thickness, cross-sectional areas and depth of invasion in the prognosis of cutaneous melanoma. Ann Surg 172: 902–908

15. Breslow A (1975) Tumor thickness, level of invasion and node dissection in stage I cutaneous melanoma. Ann Surg 182: 572–575

16. Brossart P, Keilholz U, Willhauck M, Scheibenbogen C, Möhler T, Hunstein W (1993) Hematogenous spread of malignant melanoma cells in different stages of disease. J Invest Dermatol 101: 887–889

17. Buzaid AC, Sandler AB, Mani S, Curtis AM, Poo WJ, Bolognia JL, Ariyan S (1993) Role of computed tomography in the staging of primary melanoma. J Clin Oncol 11: 638–643

18. Buzaid AC, Tinoco L, Ross MI, Legha SS, Benjamin RS (1995) Role of computed tomography in the staging of patients with local-regional metastases of melanoma. J Clin Oncol 13: 2104–2108

19. Büttner P, Garbe C, Bertz J et al. (1995) Primary cutaneous melanoma. Optimized cutoff points of tumor thickness and importance of Clark's level for prognostic classification. Cancer 75: 2499–2506

20. Carlson JA, Dickersin GR, Sober AJ, Barnhill RL (1995) Desmoplastic neurotropic melanoma. A clinicopathologic analysis of 28 cases. Cancer 75: 478–494

21. Carroll CB, Ceballos P, Perry AE, Mihm MC Jr, Spencer SK (1994) Severely atypical medium-sized congenital nevus with widespread satellitosis and placental deposits in a neonate: the problem of congenital melanoma and its simulants. J Am Acad Dermatol 30: 825–828

22. Clark WH Jr, From L, Bernardino EA, Mihm MC (1969) The histogenesis and biologic behavior of primary human malignant melanomas of the skin. Cancer Res 29: 705–727

23. Clark WH Jr, Elder DE, Guerry D 4th, Epstein MN, Greene MH, Van Horn M (1984) A study of tumor progression: the precursor lesions of superficial spreading and nodular melanoma. Hum Pathol 15: 1147–1165

24. Cohen LM (1995) Lentigo maligna and lentigo maligna melanoma. J Am Acad Dermatol 33: 923–936

25. Connelly J, Smith JL Jr (1991) Malignant blue nevus. Cancer 67: 2653–2657

26. Cooper PH, Wanebo HJ, Hagar RW (1985) Regression in thin malignant melanoma. Microscopic diagnosis and prognostic importance. Arch Dermatol 121: 1127–1131

27. Cox NH, Aitchison TC, Sirel JM, MacKie RM (1996) Comparison between lentigo maligna melanoma and other histogenetic types of malignant melanoma of the head and neck. Scottish Melanoma Group. Br J Cancer 73: 940–944

28. Devaraj VS, Moss AL, Briggs JC (1992) Desmoplastic melanoma: a clinico-pathological review. Br J Plast Surg 45: 595–598

29. Dubow BE, Ackerman AB (1990) Ideas in pathology. Malignant melanoma in situ: the evolution of a concept. Mod Pathol 3: 734–744

30. Dummer W, Blaheta HJ, Bastian BC, Schenk T, Bröcker EV, Remy W (1995) Preoperative characterization of pigmented skin lesions by epiluminescence microscopy and high-frequency ultrasound. Arch Dermatol 131: 279–285

31. Duray PH, Palazzo J, Gown AM, Ohuchi N (1988) Melanoma cell heterogeneity. A study of two monoclonal antibodies compared with S-100 protein in paraffin sections. Cancer 61: 2460–2468

32. Egbert B, Kempson R, Sagebiel R (1988) Desmoplastic malignant melanoma. A clinicohistopathologic study of 25 cases. Cancer 62: 2033–2041

33. Ercal F, Chawla A, Stoecker WV, Lee HC, Moss RH (1994) Neural network diagnosis of malignant melanoma from color images. IEEE Trans Biomed Eng 41: 837–845

34. Friedman RJ, Rigel DS (1985) The clinical features of malignant melanoma. Dermatol Clin 3: 271–283

35. Garbe C (1992) Sonne und malignes Melanom. Hautarzt 43: 251–257

36. Garbe C, Büttner P, Weiss J et al. (1994a) Risk factors for developing cutaneous melanoma and criteria for identifying persons at risk: multicenter case-control study of the Central Malignant Melanoma Registry of the German Dermatological Society. J Invest Dermatol 102: 695–699

37. Garbe C, Büttner P, Weiss J et al. (1994b) Associated factors in the prevalence of more than 50 common melanocytic nevi, atypical melanocytic nevi, and actinic lentigines: multicenter case-control study of the Central Malignant Melanoma Registry of the German Dermatological Society. J Invest Dermatol 102: 700–705

38. Garbe C (1995) Risikofaktoren fur die Entwicklung maligner Melanome und Identifikation von Risikopersonen im deutschsprachigen Raum. Hautarzt 46: 309–314

39. Garbe C, Büttner P, Ellwanger U et al. (1995a) Das Zentralregister Malignes Melanom der Deutschen Dermatologischen Gesellschaft in den Jahren 1983–1993. Epidemiologische Entwicklungen und aktuelle therapeutische Versorgung des malignen Melanoms der Haut. Hautarzt 46: 683–692

40. Garbe C, Büttner P, Bertz J et al. (1995b) Primary cutaneous melanoma. Prognostic classification of anatomic location. Cancer 75: 2492–2498

41. Garbe C, Büttner P, Bertz J et al. (1995c) Primary cutaneous melanoma. Identification of prognostic groups and estimation of individual prognosis for 5093 patients. Cancer 75: 2484–2491

42. Garbe C, Orfanos CE (1989) Epidemiologie des malignen Melanoms in der Bundesrepublik Deutschland im internationalen Vergleich. Onkologie 12: 253–262

43. Goldenhersh MA, Savin RC, Barnhill RL, Stenn KS (1988) Malignant blue nevus. Case report and literature review. J Am Acad Dermatol 19: 712–722

44. Goldstein AM, Goldin LR, Dracopoli NC, Clark WH Jr, Tucker MA (1996) Two-locus linkage analysis of cutaneous malignant melanoma/dysplastic nevi. Am J Hum Genet 58: 1050–1056

45. Gown AM, Vogel AM, Hoak D, Gough F, McNutt MA (1986) Monoclonal antibodies specific for melanocytic tumors distinguish subpopulations of melanocytes. Am J Pathol 123: 195–203

46. Guo HB, Stoffel Wagner B, Bierwirth T, Mezger J, Klingmuller D (1995) Clinical significance of serum S100 in metastatic malignant melanoma. Eur J Cancer 31A: 924–928

47. Hara K (1993) Melanocytic lesions in lymph nodes associated with congenital naevus. Histopathology 23: 445–451

48. Häffner AC, Garbe C, Burg G, Büttner P, Orfanos CE, Rassner G (1992) The prognosis of primary and metastasising melanoma. An evaluation of the TNM classification in 2,495 patients. Br J Cancer 66: 856–861

49. Hoffmann K, Jung J, Gammal S el, Altmeyer P (1992) Malignant melanoma in 20-MHz B scan sonography. Dermatology 185: 49–55

50. Horikoshi T, Ito S, Wakamatsu K, Onodera H, Eguchi H (1994) Evaluation of melanin-related metabolites as markers of melanoma progression. Cancer 73: 629–636

51. Hruban RH, Eckert F, Baricevic B (1990) Melanocytes of a melanocytic nevus in a lymph node from a patient with a primary cutaneous melanoma associated with a small congenital nevus. Am J Dermatopathol 12: 402–407

52. Hudson DA, Krige JE (1993) Plantar melanoma in black South Africans. Br J Surg 80: 992–994

53. Jain S, Allen PW (1989) Desmoplastic malignant melanoma and its variants. A study of 45 cases. Am J Surg Pathol 13: 358–373
54. Kageshita T, Yoshii A, Kimura T et al. (1993) Clinical relevance of ICAM-1 expression in primary lesions and serum of patients with malignant melanoma. Cancer Res 53: 4927–4932
55. Kamb A, Gruis NA, Weaver Feldhaus J et al. (1994 a) A cell cycle regulator potentially involved in genesis of many tumor types. Science 264: 436–440
56. Kamb A, Shattuck Eidens D, Eeles R et al. (1994 b) Analysis of the p16 gene (CDKN2) as a candidate for the chromosome 9p melanoma susceptibility locus. Nat Genet 8: 23–26
57. Kang S, Barnhill RL, Mihm MC Jr, Sober AJ (1993) Histologic regression in malignant melanoma: an interobserver concordance study. J Cutan Pathol 20: 126–129
58. Kao GF, Helwig EB, Graham JH (1992) Balloon cell malignant melanoma of the skin. A clinicopathologic study of 34 cases with histochemical, immunohistochemical, and ultrastructural observations. Cancer 69: 2942–2952
59. Kelly JW, Sagebiel RW, Blois MS (1985) Regression in malignant melanoma. A histologic feature without independent prognostic significance. Cancer 56: 2287–2291
60. Kerl H, Wolf IH, Sterry W, Soyer HP (1995) Dermatoskopie. Eine neue Methode zur klinischen Diagnose des malignen Melanoms. Dtsch Med Wochenschr 120: 801–805
61. Kraehn GM, Schartl M, Peter RU (1995) Human malignant melanoma. A genetic disease? Cancer 75: 1228–1237
62. Kraus W, Nake Elias A, Schramm P (1985) Diagnostische Fortschritte bei malignen Melanomen durch die hochauflösende Real-Time-Sonographie. Hautarzt 36: 386–392
63. Kuhn A, Groth W, Gartmann H, Steigleder GK (1988) Malignant blue nevus with metastases to the lung. Am J Dermatopathol 10: 436–441
64. Lohnert JD, Bongartz G, Wernecke K, Peters PE, Macher E, Brocker EB (1988) Sensitivität und Spezifität der sonographischen Lymphknotendiagnostik beim malignen Melanom. Radiologe 28: 317–319
65. MacKie RM, Aitchison T, Sirel JM, McLaren K, Watt DC (1995) Prognostic models for subgroups of melanoma patients from the Scottish Melanoma Group database 1979–86, and their subsequent validation. Br J Cancer 71: 173–176
66. Marghoob AA, Schoenbach SP, Kopf AW, Orlow SJ, Nossa R, Bart RS (1996) Large congenital melanocytic nevi and the risk for the development of malignant melanoma. A prospective study. Arch Dermatol 132: 170–175
67. McGovern TW, Litaker MS (1992) Clinical predictors of malignant pigmented lesions. A comparison of the Glasgow seven-point checklist and the American Cancer Society's ABCDs of pigmented lesions. J Dermatol Surg Oncol 18: 22–26
68. McGovern VJ, Shaw HM, Milton GW (1983) Prognosis in patients with thin malignant melanoma: influence of regression. Histopathology 7: 673–680
69. Megahed M, Hofmann U, Scharffetter Kochanek K, Ruzicka T (1994) Amelanotisches polypoides malignes Melanom vom Ballonzelltyp. Pathologe 15: 350–353
70. Mehregan DA, Gibson LE, Mehregan AH (1992) Malignant blue nevus: a report of eight cases. J Dermatol Sci 4: 185–192
71. Meschig R, Kind P (1989) Akrolentiginöses malignes Melanom. Z Hautkr 64: 137–139
72. Mihm MC Jr, Clark WH Jr, From L (1971) The clinical diagnosis, classification and histogenetic concepts of the early stages of cutaneous malignant melanomas. N Engl J Med 284: 1078–1082
73. Mihm MC Jr, Barnhill RL, Sober AJ, Hernandez MH (1992) Precursor lesions of melanoma: do they exist? Semin Surg Oncol 8: 358–365
74. Mishima Y, Nakanishi T (1985) Acral lentiginous melanoma and its precursor-heterogeneity of palmo-plantar melanomas. Pathology 17: 258–265
75. Morton DL, Wen DR, Wong JH et al. (1992) Technical details of intraoperative lymphatic mapping for early stage melanoma. Arch Surg 127: 392–399
76. Mowat A, Reid R, Mackie R (1994) Balloon cell metastatic melanoma: an important differential in the diagnosis of clear cell tumours. Histopathology 24: 469–472
77. Nilles M, Boedeker RH, Schill WB (1994) Surface microscopy of naevi and melanomas–clues to melanoma. Br J Dermatol 130: 349–355
78. Norman J, Cruse CW, Wells KE, Saba HI, Reintgen DS (1992) Metastatic melanoma with an unknown primary. Ann Plast Surg 28: 81–84
79. Orfanos CE, Jung EG, Rassner G, Wolff HH, Garbe C (1994) Stellungnahme und Empfehlungen der Kommission malignes Melanom der Deutschen Dermatologischen Gesellschaft zur Diagnostik, Behandlung und Nachsorge des malignen Melanoms der Haut. Stand 1993/94. Hautarzt 45: 285–291
80. Panagopoulos E, Murray D (1983) Metastatic malignant melanoma of unknown primary origin: a study of 30 cases. J Surg Oncol 23: 8–10
81. Pathak MA (1991) Ultraviolet radiation and the development of non-melanoma and melanoma skin cancer: clinical and experimental evidence. Skin Pharmacol 4 [Suppl] 1: 85–94
82. Paul E, Mullhofer R (1990) Das metastasierende maligne Melanom bei unbekanntem Sitz des Primärtumors. Hautarzt 41: 432–437
83. Pehamberger H, Steiner A, Wolff K (1987) In vivo epiluminescence microscopy of pigmented skin lesions. I. Pattern analysis of pigmented skin lesions. J Am Acad Dermatol 17: 571–583
84. Pich A, Chiusa L, Margaria E, Aloi F (1993) Proliferative activity in the malignant cellular blue nevus. Hum Pathol 24: 1323–1329
85. Piepkorn MW (1994) Genetic basis of susceptibility to melanoma. J Am Acad Dermatol 31: 1022–1039
86. Prayer L, Winkelbauer H, Gritzmann N, Winkelbauer F, Helmer M, Pehamberger H (1990) Sonography versus palpation in the detection of regional lymph node metastases in patients with malignant melanoma. Eur J Cancer 26: 827–830
87. Quaba AA, Wallace AF (1986) The incidence of malignant melanoma (0 to 15 years of age) arising in „large" congenital nevocellular nevi. Plast Reconstr Surg 78: 174–181
88. Reintgen DS, McCarty KS, Woodard B, Cox E, Seigler HF (1983) Metastatic malignant melanoma with an unknown primary. Surg Gynecol Obstet 156: 335–340
89. Reintgen DS, Cox C, Slingluff CL Jr, Seigler HF (1992) Recurrent malignant melanoma: the identification of prognostic factors to predict survival. Ann Plast Surg 28: 45–49
90. Ridgeway CA, Hieken TJ, Ronan SG, Kim DK, Das Gupta TK (1995) Acral lentiginous melanoma. Arch Surg 130: 88–92
91. Rigel DS, Friedman RJ (1993) The rationale of the ABCDs of early melanoma. J Am Acad Dermatol 29: 1060–1061
92. Rupec R, Eckert F, Ruzicka T (1993) Maligner blauer Nävus. Hautarzt 44: 164–166
93. Schindewolf T, Stolz W, Albert R, Abmayr W, Harms H (1993) Classification of melanocytic lesions with color and texture analysis using digital image processing. Anal Quant Cytol Histol 15: 1–11
94. Schneiderman H, Wu AY, Campbell WA, Forouhar F, Yamase H, Greenstein R, Grant Kels JM (1987) Congenital melanoma with multiple prenatal metastases. Cancer 60: 1371–1377
95. Schoengen A, Binder T, Faiss S, Weber L, Zeelen U (1993) Feinnadelaspirationszytologie beim metastasierenden malignen Melanom. Verbesserung der Ergebnisse durch Ultraschallführung. Hautarzt 44: 703–707
96. Smith B, Selby P, Southgate J, Pittman K, Bradley C, Blair GE (1991) Detection of melanoma cells in peripheral

blood by means of reverse transcriptase and polymerase chain reaction. Lancet 338: 1227–1229

97. Sober AJ, Burstein JM (1995) Precursors to skin cancer. Cancer 75: 645–650

98. Sondergaard K (1983) Histological type and biological behavior of primary cutaneous malignant melanoma. 2. An analysis of 86 cases located on so-called acral regions as plantar, palmar, and sub-/parungual areas. Virchows Arch [A] 401: 333–343

99. Steiner A, Pehamberger H, Wolff K (1987) In vivo epiluminescence microscopy of pigmented skin lesions. II. Diagnosis of small pigmented skin lesions and early detection of malignant melanoma. J Am Acad Dermatol 17: 584–591

100. Steinert HC, Huch Böni RA, Buck A et al. (1995) Malignant melanoma: staging with whole-body positron emission tomography and 2-[F-18]-fluoro-2-deoxy-D-glucose. Radiology 195: 705–709

101. Stutte H, Erbe S, Rassner G (1989) Lymphknotensonographie in der Nachsorge des malignen Melanoms. Hautarzt 40: 344–349

102. Sutherland CM, Mather FJ, Muchmore JH, Carter RD, Reed RJ, Krementz ET (1993) Acral lentiginous melanoma. Am J Surg 166: 64–67

103. Sutherland CM, Chmiel JS, Bieligk S, Henson DE, Winchester DP (1996) Patient characteristics, treatment, and outcome of unknown primary melanoma in the United States for the years 1981 and 1987. Am Surg 62: 400–406

104. Swerdlow AJ, English JS, Qiao Z (1995) The risk of melanoma in patients with congenital nevi: a cohort study. J Am Acad Dermatol 32: 595–599

105. Tacke J, Haagen G, Hornstein OP, Huettinger G, Kiesewetter F, Schell H, Diepgen TL (1995) Clinical relevance of sonometry-derived tumour thickness in malignant melanoma–a statistical analysis. Br J Dermatol 132: 209–214

106. Temple Camp CR, Saxe N, King H (1988) Benign and malignant cellular blue nevus. A clinicopathological study of 30 cases. Am J Dermatopathol 10: 289–96

107. Thomson W, MacKie RM (1989) Comparison of five antimelanoma antibodies for identification of melanocytic cells on tissue sections in routine dermatopathology. J Am Acad Dermatol 21: 1280–1284

108. Thorn M, Ponten F, Bergstrom R, Sparen P, Adami HO (1994) Clinical and histopathologic predictors of survival in patients with malignant melanoma: a population-based study in Sweden. J Natl Cancer Inst 86: 761–769

109. Veen H van der, Hoekstra OS, Paul MA, Cuesta MA, Meijer S (1994) Gamma probe-guided sentinel node biopsy to select patients with melanoma for lymphadenectomy. Br J Surg 81: 1769–1770

110. Wagner SN, Wagner C, Hofler H, Atkinson MJ, Goos M (1995) Expression cloning of the cDNA encoding a melanoma-associated Ag recognized by mAb HMB-45. Identification as melanocyte-specific Pmel 17 cDNA. Lab Invest 73: 229–235

111. Wakamatsu K, Ito S (1995) Seasonal variation in serum concentration of 5-S-cysteinyldopa and 6-hydroxy-5-methoxyindole-2-carboxylic acid in healthy Japanese. Pigment Cell Res 8: 132–134

112. Wang X, Heller R, VanVoorhis N et al. (1994) Detection of submicroscopic lymph node metastases with polymerase chain reaction in patients with malignant melanoma. Ann Surg 220: 768–774

113. Wick MR, Swanson PE, Rocamora A (1988) Recognition of malignant melanoma by monoclonal antibody HMB-45. An immunohistochemical study of 200 paraffin-embedded cutaneous tumors. J Cutan Pathol 15: 201–207

114. Wlotzke U, Hohenleutner U, Hein R, Szeimies RM, Landthaler M (1995) Maligner infiltrierender blauer Nävus vom Plaque-Typ. Fallbericht und Übersicht. Hautarzt 46: 860–864

115. Workman ML, Kaye VN, Anderson PM, Cunningham BL (1992) Malignant melanoma with evidence of maturation arising from a giant congenital nevocellular nevus. Ann Plast Surg 28: 381–385

27 Zur Wachstumsdynamik maligner Melanome der Haut.

Eberhard Paul

27.1
Einleitung

Früher herrschte die irrige Vorstellung, daß sich Melanome rasch entwickeln und – haben sie erst einmal gejuckt oder geblutet – der operativen Entfernung des Primärtumors auch bald die Metastasen in den regionären Lymphknoten oder in anderen Organen folgen. Wir wissen heute, daß solche Verläufe allenfalls nur bei verpaßter Früherkennung des Primärtumors vorkommen und eher als Ausnahmen die „Regel" bestätigen. Die wissenschaftlichen Unter-suchungen der letzten Jahre haben diese Vorstellung völlig widerlegt und ein realistisches Bild der Tumorwachstumsdynamik ergeben. Das Wachstum der Melanome läßt sich nämlich wie bei keinem anderen bösartigen Tumor des Menschen retrospektiv anhand von zufällig gemachten privaten Photos der Patienten und statistisch rechnerisch verfolgen. Diese einzigartige Möglichkeit der photokatamnesti-schen Studie von malignem Tumorwachstum besteht nur beim pigmentierten malignen Melanom der Haut [11, 12, 13, 14, 15].

Schon bei einer Größe von 2–3 mm im Durchmesser und einem sehr geringen Volumen maligner Zellen bei zunächst horizontal verlaufender Wachstums-richtung lassen sich Melanome retrospektiv photokatamnestisch verfolgen. Diese Eigenheiten der malignen Melanome bieten der Tumorforschung die seltene Gelegenheit, das initiale Wachstumsver-halten und die weitere Entwicklung von Primärtu-moren zu erforschen.

Eine Bestätigung dieser Befunde erhielten wir zusätzlich anhand einiger weniger Fälle, in denen die Patienten trotz nachgewiesenem Primärtumor aus den verschiedensten Gründen einen operativen

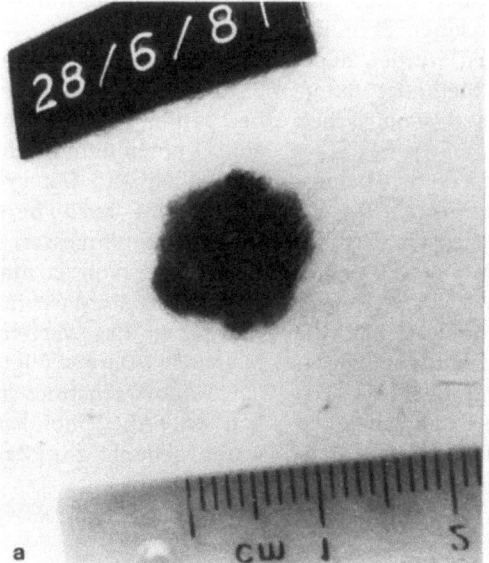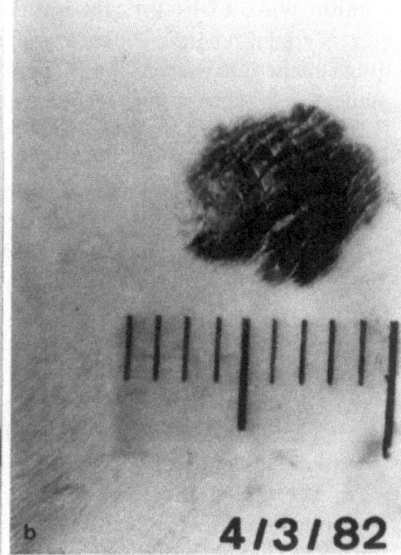

Abb. 27.1 a und b. Geringgra-dige Veränderungen an der Silhouette eines SSM inner-halb von ca. 9 Monaten.
a Aufnahme am 28. Juni 1981, Amateurphoto des Patienten, nachdem er auf den Pig-menttumor aufmerksam geworden war. **b** Präoperative Aufnahme am 4. März 1982. Patient kam zur Behandlung, nachdem er geringgradige Veränderungen an der Tumoroberfläche bemerkte. Histologisch handelte es sich um ein SSM, Level III, Tumordicke 1,1 mm

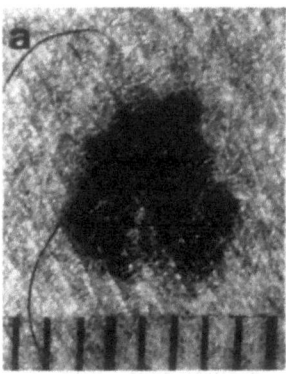 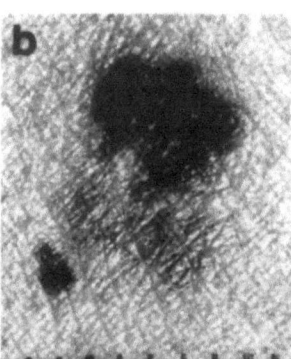 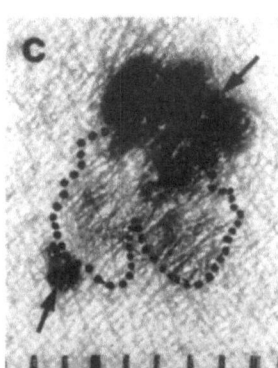

Abb. 27.2 a–c. SSM unterhalb der rechten Klavikula. Partielle Regression des Tumors über fast 4 Jahre. a Nachdem bei der Tochter des Patienten ein Melanom entfernt worden war, wurde der Tumor am 11.November 1980 entdeckt. b Der Patient verweigerte jedoch die Therapie und kam erst wieder am 14. Mai 1984 zur Behandlung. In dieser Zeit hatte sich der Tumor zentral regressiv verändert; an zwei Polen zeigte er jedoch progressives Wachstum. Histologisch handelte es sich um ein SSM, Level III, Tumordicke 0,56 mm. c Tumorsilhouette von a auf b projiziert zeigt deutlich die Regressionszone

Eingriff zunächst versagt haben und somit qualitativ hochwertige Nahaufnahmen aus verschiedenen Phasen der Tumorentwicklung zur Verfügung stehen (Abb. 27.1 a und b, 27.2 a–c).

27.2
Wachstumsdynamik der superfiziell spreitenden Melanome

Nach Milton et al. [10] dauert die langsame horizontale Phase der Primärläsion bei superfiziell spreitenden Melanomen (*SSM*) nur 1–5 Jahre; mit schnellerem Wachstum vergehen dann nur noch einige Monate bevor eine Diagnose gestellt wird. Hornstein [7] meint, daß das radiale präinvasive Wachstum eines SSM oft 3–5 Jahre dauert, jedoch manchmal kürzer oder länger sein kann. Ackerman [1] glaubt, daß es Jahre dauert, bis ein SSM eine Größe von 5–6 mm erreicht hat, in der es erstmals als solches erkannt wird. Clark [3] gibt hierfür einen Zeitraum von 2–20 Jahren an. Diese Aussagen wurden allerdings nicht mit wissenschaftlichen Methoden untermauert, sondern entsprechen eher empirischen Erfahrungswerten.

Aufgrund unserer Untersuchungen muß allerdings festgestellt werden, daß die Existenz eines sich sehr langsam entwickelnden Pigmentfleckes am Ort des späteren Melanoms auch beim SSM unter Umständen über Jahrzehnte bewiesen werden kann (Abb. 27.3 a–d). In dieser Zeit verändert sich die Tumorsilhouette nur wenig, was auf ein sehr langsames Tumorwachstum schließen läßt oder die Existenz eines präexistenten Nävus wahrscheinlich werden läßt. Es ist anzunehmen, daß vielen Patienten der Pigmentfleck zunächst gar nicht bewußt wird. Diese Hypothese wird durch die Analyse der Bestandsdauer der Pigmentläsion unterstützt, wobei zwischen anamnestischen Angaben der Patienten

und definitiven photokatamnestischen Beweisen immerhin viele Jahre liegen können. Daraus folgt, daß im allgemeinen der Patient erst dann auf seinen Pigmentfleck aufmerksam wird, wenn dieser bereits viele Jahre bestanden hat. Bis dahin wurde der Fleck entweder ganz ignoriert oder als „Muttermal" verkannt [vgl. 17].

Nach einer initialen Phase mit nahezu linearem langsamen Wachstum beginnt beim SSM zu einem ganz unterschiedlichen und individuell nicht vorsehbaren Zeitpunkt eine Periode exophytischen Wachstums mit exponentieller Dynamik. Spätestens in dieser Phase sind die Patienten durch die Hautveränderungen beängstigt, weil sie das Wachstum „mit dem Auge selbst" verfolgen können. In vielen Fällen scheint heute jedoch bereits die Auffälligkeit des „einsamen schwarzen Fleckes" eines Melanoms und weniger die Tatsache des exophytischen Wachstums und Blutung Anlaß zu diagnostischen Schritten zu sein, weil die Aufklärungsaktionen seit 1980 Wirkung zeigen.

Bei unseren photokatamnestisch untersuchten SSM lag der durchschnittliche Tumordurchmesser bei 15 mm, wobei noch nicht bei allen Tumoren eine Knotenbildung und exophytisches Wachstum vorhanden war. Der größte gemessene Wert lag bei 26 mm. Da auch bereits bei Tumoren mit nur 10 mm Durchmesser Knotenbildung mit einer Tumordicke von 7,0 mm festgestellt werden konnte, gibt der Tumordurchmesser nur bedingte Information über das vertikale Wachstumsverhalten des Melanoms. Daraus folgt, daß der Beginn des vertikalen Tumorwachstums individuell sehr unterschiedlich ist. Alle photokatamnestisch verfolgten SSM waren jedoch zur Zeit der Exzision mindestens 10 mm groß.

Abb. 27.3 a–d. Entwicklung eines SSM über 34 Jahre? **a** Fleck 1946 nicht näher definierbar, evtl. Nävuszellnävus. **b** 1968 deutliche Zunahme der Pigmentierung. **c** 1978 auch Größenzunahme. **d** Nur noch geringe Veränderungen in den folgenden zwei Jahren. Es handelte sich um ein SSM, Level III, Tumordicke 0,8 mm

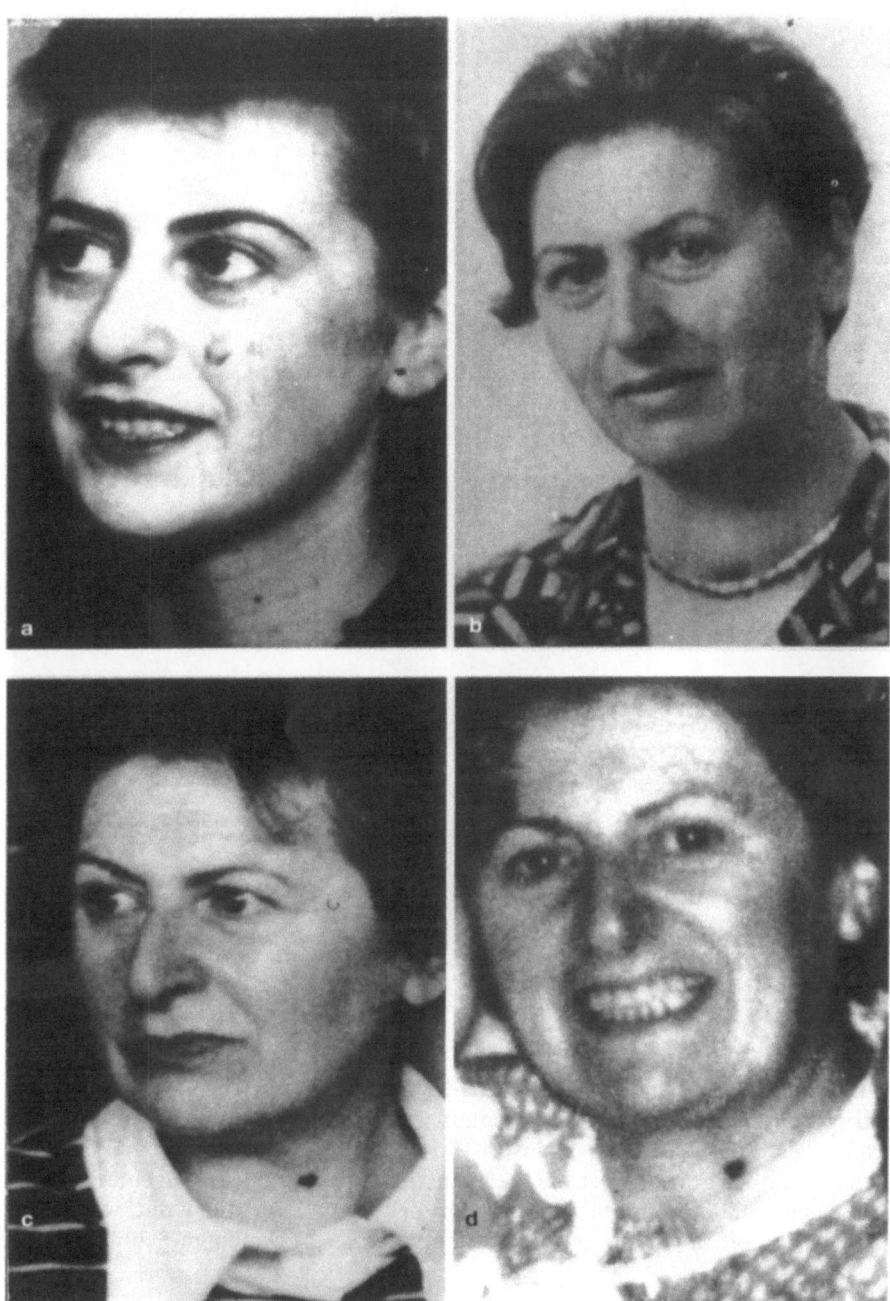

27.3
Wachstumdsdynamik der Lentigo-maligna-Melanome

Das photokatamnestisch zu verfolgende Flächenwachstum der Lentigo-maligna-Melanome (*LMM*) entwickelt sich von Beobachtungsbeginn an gleichmäßig progressiv und ist meist über einen Zeitraum von 10–15 Jahren zurückzuverfolgen. (Abb. 27.4 a–f).

Bereits in einer früheren Untersuchung [14] stellten wir fest, daß bei dem Wachstum der LMM eine gleichmäßigere und kontinuierlichere Größenzunahme als bei den SSM zu beobachten ist. Das protrahierte und gleichmäßige flächige Wachstum scheint unabhängig vom vertikalen Wachstum zu sein, da ein sich innerhalb des pigmentierten Areals entwickelnder Knoten nicht zur Vergrößerung der Fläche beiträgt. Oft ist es aber trotz der schon lange Zeit auffälligen Größe des Tumors erst die Entwicklung eines Knötchens, welche die Patienten beunruhigt und fachärztlichen Rat aufsuchen läßt.

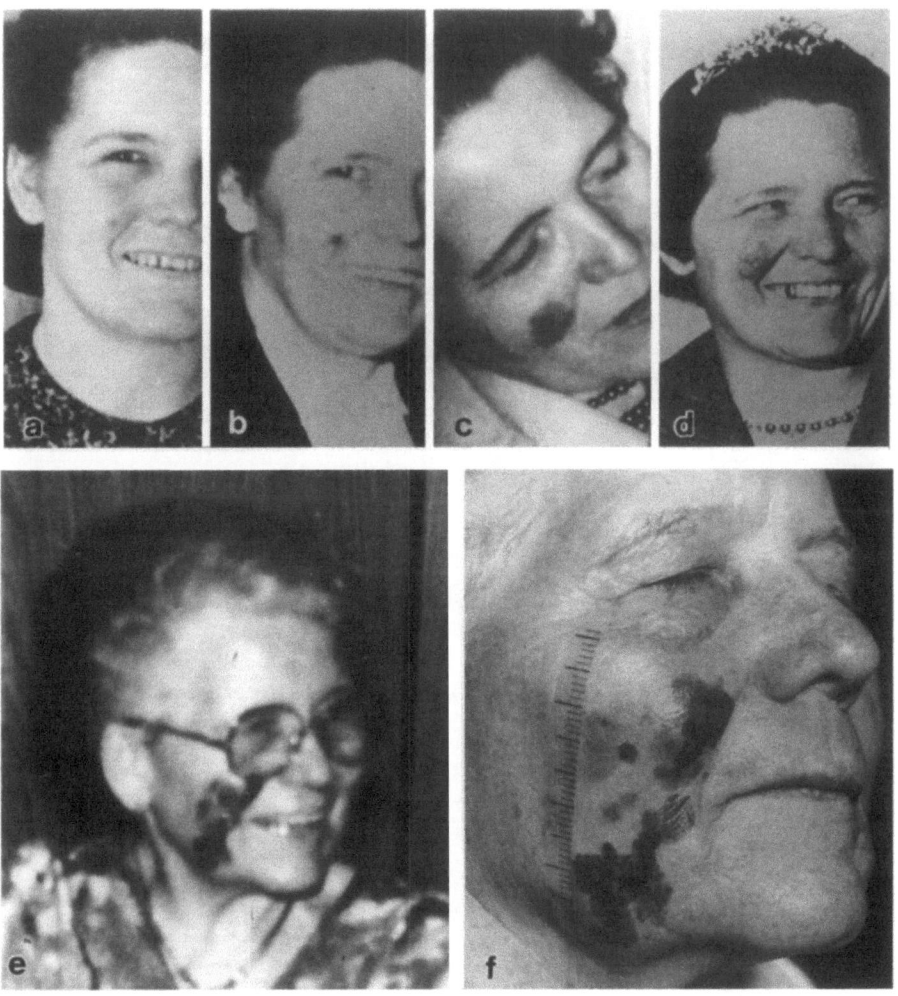

Abb. 27.4 a–f. Entwicklung eines LMM über mehr als 45 Jahre, histologisch immer noch flach und „initial". a Es ist bereits (Patient 30 Jahre alt) ein dunkler Fleck an der rechten Wange sichtbar. b–d Er wächst bis zum Jahr 1961 trotz Therapieversuche durch Ätzen zu einem gleichmäßigen runden Fleck heran. e In den kommenden 25 Jahren (bis 1986) entwickelt sich das LMM ungestört vorwiegend nach kaudal. f Im Jahre 1988: Tumor vor der Behandlung

Der mittlere Durchmesser zur Zeit der Exzision betrug bei LMM 21,5 mm und war somit wesentlich größer als bei SSM. Der kleinste Wert lag bei 8,5 mm und der größte Wert bei 36,8 mm. Trotz der Größe sind LMM-Tumoren jedoch zum Zeitpunkt der Exzision oft noch von geringer Tumordicke.

27.4
Wachstumsdynamik der nodulären Melanome

Auch bei nodulären Melanomen (*NM*) geben die Betroffenen oft an, daß sich am Ort des späteren Tumors schon Jahre zuvor ein Fleck nachweisen ließ. Es ist noch offen, ob sich die NM über die gesamte Entwicklungsdauer – im Unterschied zu den anderen Melanomtypen – von Beginn an in vertikaler Richtung entwickeln, ohne von ausgeprägtem horizontalem Wachstum begleitet zu sein. Denkbar wäre auch hier ein initiales flaches Anfangsstadium, bevor exophytisches und endophytisches Wachstum

einsetzen. Clark [3] gibt für das Wachstum NM eine im Vergleich zu den anderen Melanomtypen kürzere Entwicklungszeit an. Wir fanden dagegen für ein einzelnes NM eine ungewöhnlich lange Entwicklungszeit, wobei von diesem Fall noch keine allgemeinen Schlüsse abgeleitet werden dürfen [14].

27.5
Vergleich der Patientenangaben mit den photokatamnestischen Ergebnissen und Schlußfolgerungen

Ein Vergleich von anamnestischen Angaben mit der photokatamnestisch verifizierten Bestandsdauer ergibt, daß in der Regel die Patienten die Bestandsdauer der Tumoren unterschätzen. Die Flecken lassen sich oft jahrelang photographisch belegen, bevor sie dem Patienten auffielen. Scheinbar paradox ist die Erkenntnis, daß LMM sich im Mittel nur 11,1 Jahre photographisch verfolgen lassen, während SSM

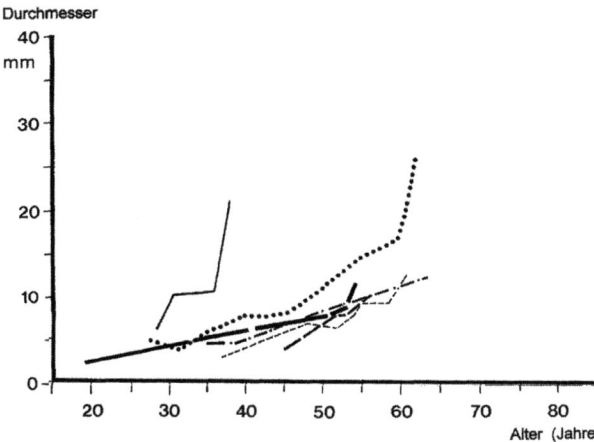

Abb. 27.5. Wachstumskurven von 6 SSM im Gesicht-Hals-Bereich. Entwicklung der größten Tumordurchmesser in Millimeter über viele Jahre verfolgbar. Die Durchmesser der Tumore wurden direkt von Privatphotos entnommen, wobei der Pupillarabstand als Eichmaß zur Quantifizierung herangezogen wurde. Die Tumore zeigen fast alle initial eine sehr protrahierte Zunahme des Tumordurchmessers. In 3 Fällen kommt es allerdings zu einem deutlichen „Wachstumsknick" mit Übergang in ein rascheres Wachstum. (Aus [19])

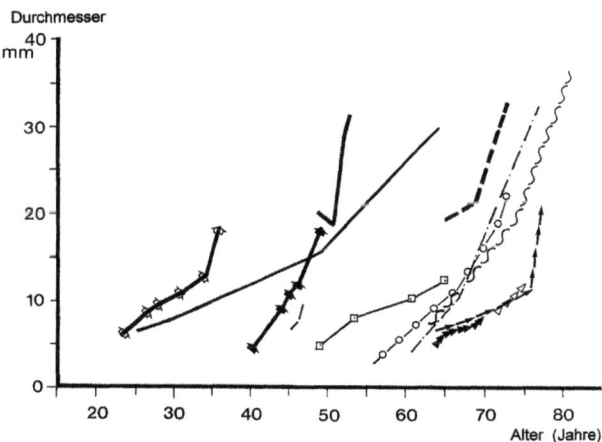

Abb. 27.6. Wachstumskurven von insgesamt 13 LMM, die sich über unterschiedlich lange Zeiträume photokatamnestisch verfolgen lassen. Die Tumordurchmesser wurden in Millimetern angegeben, wobei als Vergleichsmaßstab jeweils die Pupillardistanz herangezogen wurde, um unterschiedliche Vergrößerungsmaßstäbe auszugleichen. Die Tumore zeigen alle eine stetige, fast lineare Größenzunahme der Tumordurchmesser. (Aus [19])

im Mittel über 13,1 Jahre bis zum Zeitpunkt der Exzision zu verfolgen sind. Der Grund dafür ist in den Anfängen des Tumorwachstums zu suchen. Ein frühes SSM gibt bereits als sehr dunkler Fleck auf heller Haut einen guten Kontrast und ist damit deutlich früher zu markieren als der Anfang eines LMM, das recht diffus und als nur geringgradig pigmentierte Läsion beginnt. Erst später – bei relativ großer Fläche – entwickeln sich in diesen Tumoren dunkle

Abschnitte, welche den Kontrast zur gesunden Haut erhöhen.

Betrachtet man nun die Wachstumsdynamik dieser beiden Melanomtypen, so ist festzustellen, daß die Wachstumskurven der SSM einen wesentlich ausgeprägteren exponentiellen Verlauf beschreiben als die der LMM (Abb. 27.5 und 27.6). Dies heißt jedoch auch, daß die SSM mit einer wesentlich langsameren Anlaufphase beginnen als LMM. Offen bleibt dennoch, warum die Patienten erst relativ spät die Entwicklung der Pigmentläsion als alarmierend ansehen. Bei SSM mag die wirklich kaum zu registrierende Flächenzunahme des Melanoms über lange Zeit ein Muttermal vortäuschen, während bei LMM die langsame Entwicklung einer Pigmentläsion im Gesichtsfeld zu einer Gewöhnung führt, da der Patient ja täglich die Läsion betrachtet und ihm die langsamen Veränderungen deshalb entgehen müssen.

27.6 Beschreibung des Wachstumsverlaufes mit mathematischen Modellen

Es wurde versucht, die Wachstumsdynamik der über längere Zeit photokatamnestisch verfolgbaren Melanome mit mathematischen Funktionen zu beschreiben. Es zeigte sich, daß der Vergleich mit einer Exponentialfunktion am besten zutraf (Abb. 27.7 und 27.8). Ähnliche Untersuchungen wurden auch von anderen Autoren z. B. anhand von Röntgenbildern von Lungentumoren oder pulmonalen Metastasen von Melanomen vorgenommen. Sie kamen zu der gleichen Feststellung, daß sich das zu beobachtende Tumorwachstum mit einer Exponentialfunktion beschreiben läßt [21, 22].

Der Vergleich mit der Gompertzfunktion [6], mit einem auf ein Maximum hin zulaufenden exponentiell gehemmten Wachstum, ergab keine Übereinstimmung. An Studien mit schnell wachsenden Mäusetumoren konnte ein solcher Wachstumsverlauf jedoch festgestellt werden [23].

Die Ursachen für diese offensichtliche Diskrepanz sind möglicherweise darauf zurückzuführen, daß zwei ganz unterschiedliche Modelle verglichen werden. Während die schnellwachsenden Mäusetumoren als solitäre Tumoren einen relativ großen Durchmesser erreichen, bleiben im Vergleich dazu die Melanommetastasen relativ klein. Nur die Masse vieler kleiner Metastasen bringt die Patienten ad exitum. Dadurch ist es nicht möglich, die späte Phase der Metastasenwachstumskinetik zu beobachten. Da aber auch die Gompertz-Kurve in ihrem Anfangsteil ähnlich einer Exponentialfunktion verläuft, kann man am Menschen im allgemeinen eine Differenzierung

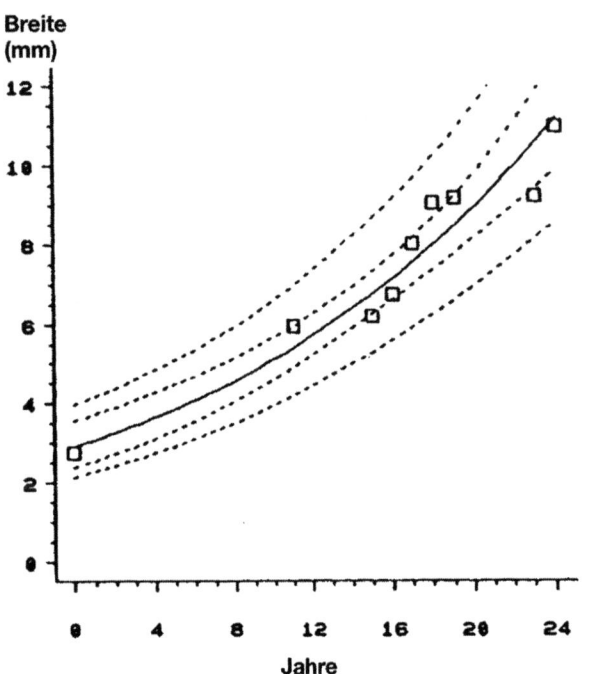
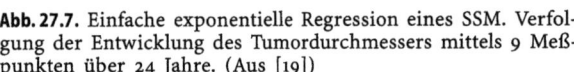
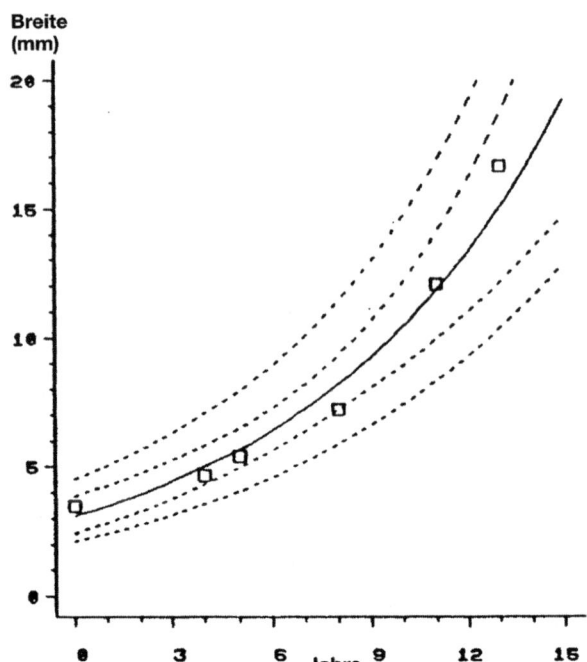

Abb. 27.7. Einfache exponentielle Regression eines SSM. Verfolgung der Entwicklung des Tumordurchmessers mittels 9 Meßpunkten über 24 Jahre. (Aus [19])

Abb. 27.8. Einfache exponentielle Regression eines LMM. Verfolgung der Entwicklung des Tumordurchmessers mittels 6 Meßpunkten über ca. 13 Jahre. (Aus [19])

der beiden Kurvenverläufe nicht vornehmen, weil der späte (gehemmte) Abschnitt der Kurve nicht erreicht wird. Möglicherweise wäre auch bei Melanommetastasen des Menschen, wenn sie nur groß genug würden, in der späten Wachstumsphase eine Abschwächung des Metastasenwachstums im Sinne der Gompertz-Kurve zu beobachten.

27.6.1
Mathematische Berechnungen zum Tumorwachstum

Während photokatamnestische Untersuchungen nur in einigen glücklichen Fällen eine individuelle retrospektive Verfolgung des Tumorwachstum ermöglichen, können diese Ergebnisse mit mathematischen Methoden an großen Kollektiven verifiziert werden [16]. Eine Voraussetzung dafür ist die Tatsache, daß die Tumoren stratifiziert oder kategorisiert werden (vgl. [5]). Dies ist beim Melanom in den Einteilungen nach Tumorleveln [4] und Tumordickengruppen [2] möglich.

Die einfache Überlegung, daß während der progressiven Entwicklung der Melanome Zeit vergeht und die Patienten damit älter werden, führt zu der Hypothese, daß die mittleren Lebensalter von Patientenkohorten mit Tumoren gleicher Level oder gleicher Tumordickengruppen ein Maß für die Wachstumsgeschwindigkeit der Melanome sein müssen.

Zwischen den beiden histologischen Parametern „Tumordicke" und „Level" bestand in unserem Patientengut ein statistisch signifikanter Zusammenhang, was in der Literatur nicht immer so klar gefunden wird (vgl. [4]). Mit zunehmendem Level stieg erwartungsgemäß der vertikale Tumordurchmesser an, was wir für die SSM an unserem Krankengut sichern konnten. Diese Tatsache galt nicht nur für invasiv wachsende maligne Melanome ohne Berücksichtigung des Tumortyps, sondern auch für jeden Melanomtyp im einzelnen.

Bei den meisten Melanomen scheint die Tumordicke aufgrund von invasivem Wachstum zuzunehmen. Ein rein exophytisches Wachstum ist selten und spielt statistisch keine Rolle.

Man war im allgemeinen der Ansicht, daß LMM sehr langsam und NM sehr schnell wachsen würden. Die Wachstumsgeschwindigkeit von SSM sollte sich dazwischen bewegen. Diese klinischen Beobachtungen bzw. Eindrücke können in unserer Studie nicht unterstützt werden. Auch wenn die Werte für NM aufgrund der etwas ungleichen Patientenverteilung vorsichtig interpretiert werden müssen, kann man sagen, daß die vertikale Wachstumsphase sowohl bei SSM, als auch bei NM und LMM in einer ähnlichen Dynamik verläuft (Tabelle 27.1 bis 27.8). Der Unterschied im mittleren Alter von Patienten mit früh invasiven SSM (Level II) zu Patienten mit weit

Tabelle 27.1. Mittlere Lebensalter für insgesamt 963 Patienten mit invasiv wachsenden SSM, unterteilt nach Gruppen gleicher Level

Level	Zahl der Patienten (n)	Mittlere Lebensalter (Jahre)	Differenz zur vorhergehenden Levelstufe (Jahre)	Kumulative Diff. zur Level-II-Gruppe (Jahre)	p zur vorhergehenden Levelstufe	p zur Level-II-Gruppe
II	209	42,7	–	–	–	–
III	392	46,6	3,9	3,9	0,32E-01	0,032
IV	329	51,0	4,4	8,3	0,15E-02	< 0,0001
V	31	54,1	3,1	11,4	0,75	0,0017

Tabelle 27.2. Mittlere Lebensalter für insgesamt 187 Patienten mit invasiv wachsendem LMM, unterteilt nach Gruppen gleicher Level

Level	Zahl der Patienten (n)	Mittlere Lebensalter (Jahre)	Differenz zur vorhergehenden Levelstufe (Jahre)	Kumulative Diff. zur Level-II-Gruppe (Jahre)	p zur vorhergehenden Levelstufe	p zur Level-II-Gruppe
II	76	62,9	–	–	–	–
III	53	67,2	4,3	4,3	0,19	0,19
IV	42	68,5	1,3	5,6	0,96	0,078
V	16	72,6	4,1	9,7	0,67	0,02

Tabelle 27.3. Mittlere Lebensalter für insgesamt 277 Patienten mit invasiv wachsendem NM, unterteilt nach Gruppen gleicher Level

Level	Zahl der Patienten (n)	Mittlere Lebensalter (Jahre)	Differenz zur vorhergehenden Levelstufe (Jahre)	Kumulative Diff. zur Level-III-Gruppe (Jahre)	p zur vorhergehenden Levelstufe	p zur Level-III-Gruppe
III	66	46,9	–	–	–	–
IV	174	49,1	2,2	2,2	0,63	0,63
V	37	56,9	7,8	10,0	0,23E-01	0,0085

Tabelle 27.4. Vergleich der Tumortypen (aus Tabelle 27.1 bis 27.3) untereinander und des ALM

Level	Mittlere Lebensalter SSM (Jahre)	Mittlere Lebensalter NM (Jahre)	Mittlere Lebensalter LMM (Jahre)	Mittlere Lebensalter ALM (Jahre)
II	42,7	–	62,9	48,4
III	46,6	46,9	67,2	53,6
IV	51,0	49,1	68,5	57,8
V	54,1	56,9	72,6	62,4

Tabelle 27.5. Vergleich von mittleren Lebensaltern in den unterschiedlichen Tumordickenklassen bei 891 Patienten mit SSM

Tumordicken-klasse (in mm)	Zahl der Patienten (n)	Mittlere Lebensalter (Jahre)	Differenz zur vorhergehenden Tumordickenklasse (Jahre)	Kumulative Differenz zur kleinsten Tumordickenklasse (Jahre)	Standard-abweichung
≤ 0,75	307	43,9	–	–	15,1
0,76–1,50	284	46,9	3,0	3,0	14,6
1,51–3,00	204	50,1	3,2	6,2	15,7
> 3,00	96	51,7	1,6	7,8	16,1

Tabelle 27.6. Vergleich von mittleren Lebensaltern in den unterschiedlichen Tumordickenklassen bei 156 Patienten mit LMM

Tumordicken-klasse (in mm)	Zahl der Patienten (n)	Mittlere Lebensalter (Jahre)	Differenz zur vorhergehenden Tumordickenklasse (Jahre)	Kumulative Differenz zur kleinsten Tumordickenklasse (Jahre)	Standard-abweichung
≤ 0,75	89	63,9	–	–	11,1
0,76–1,50	20	68,4	4,5	4,5	9,1
1,51–3,00	24	67,0	–1,4	3,1	15,1
> 3,00	23	70,4	3,7	6,5	11,7

Tabelle 27.7. Vergleich von mittleren Lebensaltern in den unterschiedlichen Tumordickenklassen bei 224 Patienten mit NM

Tumordicken-klasse (in mm)	Zahl der Patienten (n)	Mittlere Lebensalter (Jahre)	Differenz zur vorhergehenden Tumordickenklasse (Jahre)	Kumulative Differenz zur kleinsten Tumordickenklasse (Jahre)	Standard-abweichung
≤ 1,50	27	43,9	–	–	12,6
1,51–3,00	80	48,8	4,9	4,9	16,1
> 3,00	116	51,5	2,7	7,6	16,4

Tabelle 27.8. Vergleich der Tumortypen (aus Tabelle 27.5 bis 27.7) untereinander. Es zeigt sich eine deutliche Tendenz von steigenden Tumordickenklassen zu höheren „mittleren Lebensaltern"

Tumordicken-klasse (in mm)	Mittlere Lebensalter gesamt (Jahre)	Mittlere Lebensalter SSM (Jahre)	Mittlere Lebensalter NM (Jahre)	Mittlere Lebensalter LMM (Jahre)	Mittlere Lebensalter ALM (Jahre)
> 0,75	47,9	43,9	–	63,9	40,5
0,76–1,50	48,1	46,9	43,9	68,4	40,5
1,51–3,00	51,1	50,1	48,8	67,0	54,4
> 3,00	54,6	51,7	51,5	70,4	61,0

fortgeschrittenen SSM (Level V) betrug 11,4 Jahre. Bei den Patienten mit LMM errechneten sich 9,7 Jahre. Bei den NM betrug der Unterschied zwischen den Patienten mit Level-III-Melanomen und Level-V-Melanomen sogar 10,0 Jahre. Offensichtlich besteht im Mittel ein kontinuierliches Wachstum der Tumoren in die Tiefe. Nach unseren Untersuchungen benötigt ein Tumor etwa 2–4 Jahre, um von einem Level zum nächsten zu gelangen (vgl. Tabelle 27.1 bis 27.4). Diese Tatsache ist eigentlich verblüffend, da die Leveleinteilung nach Clark nur teilweise strukturell begründet ist. In unserer Studie konnte jedoch nicht geklärt werden, ob für das intraepitheliale Wachstum eines In-situ-Melanoms (Level I) auch durchschnittlich 2–4 Jahre veranschlagt werden können, oder ob diese initiale Wachstumsphase bedeutend länger ist. Sagebiel und Mitarbeiter [20] stellen in einer ähnlichen Studie eine Entwicklungszeit von nur 2 Jahren und 6 Monaten zwischen einem In-situ-Melanom und einem früh invasiven Melanom (Level II) fest. Dies entspricht fast genau unseren Ergebnissen für das Tumorwachstum von einem Level zum nächsten. Lediglich zwischen Level IV und V bei den NM errechneten wir eine bedeutend längere Periode. Dies muß kein Zufall sein und könnte dadurch begründet sein, daß die kollagenen Strukuren des Stratum retikulare dem wachsendem Tumor mehr Widerstand leisten als die oberen Anteile der Dermis.

Ganz ähnliche Werte wie sie anhand der Leveleinteilung zu bestimmen sind, lassen sich auch anhand der Tumordickenklassen errechnen (vgl. Tabelle 27.5 bis 27.8). Beim Vergleich der mittleren Lebensalter von Patienten mit sehr dünnen Tumoren (<0,75 mm Dicke) zu solchen Patienten mit sehr dicken Tumoren (>3,00 mm) ergaben sich Altersunterschiede von 7,8 Jahren beim SSM, 7,6 Jahren beim NM und 6,5 Jahren beim LMM. Diese Werte liegen damit etwas niedriger als bei der vorherigen Gegenüberstellung von Level und mittleren Lebensaltern. Man muß deshalb annehmen, daß die Endpunkte unserer Berechnung (Level V bzw. Tumordicke

>3,00 mm) nicht ganz kongruent sind. Level-V-Tumore scheinen im Durchschnitt wesentlich dicker zu sein als 3 mm, so daß eine weitere Tumordickenklasse (z. B. ab 4,5 mm) auch eine höhere Gesamtwachstumszeit ergeben hätte und die beiden Zeitspannen sich einander genähert hätten.

Ein Zusammenhang zwischen Tumordicke und Lebensalter wurde in der Literatur bereits einmal bewiesen. Anhand einer Regressionsanalyse beschrieben Levine und Mitarbeiter [9] einen positiven Zusammenhang zwischen Tumordicke und Patientenalter. Dieses Phänomen wurde unterschiedlichen Faktoren zugeschrieben, jedoch nicht in Zusammenhang mit der Wachstumsdynamik gebracht. Wir konnten die Beziehung zwischen Tumordicke in stetiger Verteilung und Lebensalter in Hinblick auf das Tumorwachstum für Patienten mit SSM durchführen, da in dieser Gruppe die Fallzahl für eine Regressionsanalyse ausreichte (Abb. 27.9).

Die Analyse zeigte eine stetige, gleichmäßige Zunahme der Lebensalter mit steigender Tumordicke. Offensichtlich besteht auch ein gleichmäßiges Wachstum. Einzelfälle mit möglichen Wachstumspausen (sog. Ruhen des Tumors) oder auch sehr schnelle Verläufe können bei unserem statistischen Vorgehen natürlich nicht erfaßt werden.

27.7
Zusammenfassung und Schluß

Unsere Untersuchungen bestätigen mit ganz unterschiedlichen Methoden das langsame und protrahierte Wachstum von Melanomen. Ergebnisse, die zunächst nur für Einzelfälle gefunden wurden, konnten auf eine breite statistische Basis gestellt werden. Damit ist es wahrscheinlich, daß die Ergebnisse der frühen photokatamnestischen Studien verallgemeinert werden können. Im Mittel dauert es also mehrere Jahre, bis ein initiales Melanom eine große Tumordicke und eine hohe Levelstufe erreicht, so daß es dem Patienten gefährlich werden kann.

Unsere Erkenntnisse werden heute auch im klinischen Alltag vielfach bestätigt. Die Wachstumskinetik der Melanome begünstigt den Erfolg der Früherkennungsbemühungen, für die das Melanom der ideale „Zieltumor" ist. Maligne Melanome „warten darauf", früh erkannt zu werden.

Literatur

1. Ackermann AB (1985) No one should die of malignant melanoma. J Am Acad Dermatol 12: 115–116
2. Breslow A (1970) Thickness, cross-sectional areas and depth of invasion in the prognosis of cutaneous malanoma. Ann Surg 172: 902–903

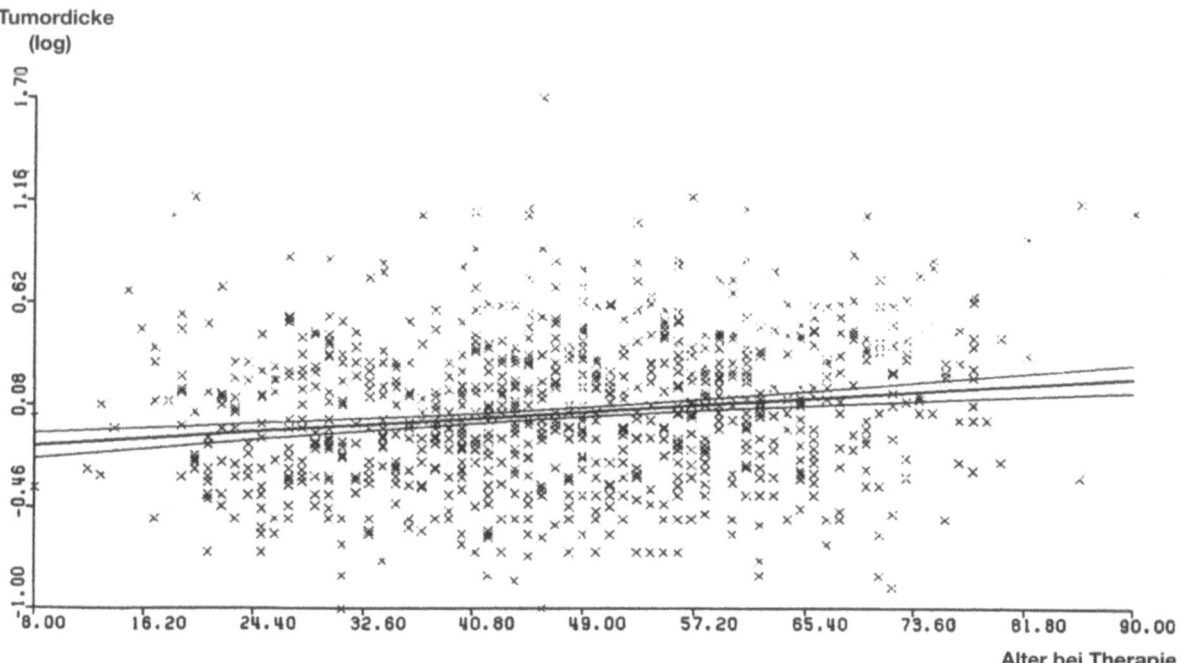

Abb. 27.9. Relation von Tumordicke (mm) und Alter des Patienten zum Zeitpunkt der Exzision des Tumors. Lineare Regression anhand von 891 Patienten mit SSM. Es zeigt sich eine Abhängigkeit von Tumordicke und Lebensalter. (Aus [18])

3. Clark WH Jr (1967) A classification of malignant melanoma in man, correlated with histogenesis and biologic behavior. In: Montagna W, Hu F (eds) Advances in biology of the skin. The pigmentary system. Vol 8 (pp 621–647). Pergamon, London

4. Clark WH Jr, From L, Bernardino EA, Mihm MC (1969) The histogenesis and biologic behavior of primary human malignant melanomas of the skin. Cancer Res 29: 705-726

5. Fournier D von , Weber E, Hoeffken W, Bauer M, Kubli F, Barth V (1980) Growth rate of 147 mammary carcinomas. Cancer 45: 2198-2207

6. Gompertz RR (1825) On the nature of the function expressive of the law of human mortality, and a mode of determining the value of life contingencies. Philosophical Trans Royal Soc London 115: 513-585

7. Hornstein OP (1981) Klinik und Diagnose. In Weidner, F, Tonak J (Hrsg) Das maligne Melanom der Haut (S 27-49). Perimed, Erlangen

8. Laird AK (1964) The dynamics of tumours growth. Brit Journ Cancer 18: 490-502

9. Levine J, Kopf AW, Rigel DS, Bart RS, Hennessey P, Friedman RJ, Mintzis MM (1981) Correlation of thickness of superficial spreading malignant melanoma and ages of patients. J Dermatol Surg Oncol 7: 311-316

10. Milton GW, Balch CM, Shaw HM (1985) Clinical characteristics 2. In: Balch CM, Milton GW, Shaw HM, Soong SJ (eds) Cutaneus melanoma (pp 13-18). Lippinicott, Philadelphia

11. Paul E (1977) Entstehung maligner Melanome auf präexistenten Pigmentläsionen. Überprüfung der anamnestischen Angaben anhand von privaten Photoserien der Patienten. Der Hautarzt 28: 638-647

12. Paul E (1980) Growth dynamics of malignant melanomas. A photodocumentary investigation. Arch Derm 116: 182-185

13. Paul E (1984) Malignant melanoma and nevocellular nevi. Histogenesis and relationships. Fluorescence-microscopic and catamnestic photographic studies. In: Doerr L (Hrsg) Normal and pathological anatomy, vol 48 (pp 1-112). Thieme, Stuttgart

14. Paul E (1988) Growth dynamics of malignant melanoma and their relationship to melanocytic naevi as revealed by photocatamnestical investigations. In: Elwood JM (ed) Pigment Cell, vol 9 (pp 59-76). Karger, Basel

15. Paul E (1990) The slow growth of malignant melanomas – the great chance of their early detection. Reg Cancer Treat 3: 107-110

16. Paul E, Pausch A, Bödeker RH (1989) Speed of growth of melanoma: statistical analysis of the average ages of patient groups. Pigment Cell Res 2: 475-477

17. Paul E, Henkelmann A, Bödeker RH (1988) Untersuchungen zur Wachstumsdynamik maligner Melanome. Analyse anamnestischer Angaben. Z Hautkr 63: 488-493

18. Pausch A (1991) Statistische Untersuchungen zur Wachstumsdynamik maligner Melanome. Korrelation zwischen mittleren Lebensaltern und epidemiologischen Parametern. Inaugural Dissertation der Justus-Liebig-Universität Gießen, S 1-91

19. Polzar G (1990) Zur Wachstumsdynamik maligner Melanome. Photokatamnestische Studien unter Verwendung biomorphometrischer Parameter. Inaugural Dissertation der Justus-Liebig-Universität Gießen, S 1-120

20. Sagebiel RW, Banda PW, Schneider JS, Crutcher WA (1985) Age distribution and histologic patterns of dysplastic nevi. J Am Acad Dermatol 13: 975-982

21. Schötterl KD and Paul E (1988) Untersuchungen zur Wachstumsdynamik maligner Melanome. Bestimmung der Tumorverdopplungszeiten aufgrund morphologischer Messungen an Röntgensilhouetten von Lungenmetastasen. Z Hautkr 63: 481-487

22. Trott KR, Heinze HG, Kiesel B, Kollmann G, Kummermehr J (1979) Die Wachstumsgeschwindigkeiten von Lungenmetastasen. Strahlentherapie 155: 748-753

23. Zimmerman LE, Mc Lean WJ, Foster WD (1980) The Manschot-van Peperzel concept of growth and metastasis of uveal melanomas. Arch Ophtalmol 98: 101-109

28 Auflichtmikroskopische Diagnose des malignen Melanoms

Wilhelm Stolz

28.1
Grundprinzipien

28.1.1
Entwicklung der Auflichtmikroskopie und Dermatoskopie

Die Auflichtmikroskopie wurde für die Verbesserung der präoperativen Diagnostik von pigmentierten Hautveränderungen zuerst 1971 von Rona Mackie wiederentdeckt [10]. Ihre Untersuchungen wurden dann v. a. in Österreich und Deutschland beginnend mit Fritsch und Pechlaner 1981 [5] fortgesetzt [1, 23].

Allerdings war zunächst die Anwendung der Auflichtmikroskopie in der täglichen Praxis dadurch eingeschränkt, daß hierzu große Stereomikroskope erforderlich waren. Diese Schwierigkeiten wurden überwunden mit der Entwicklung des Dermatoskops nach Braun-Falco, Bilek und Stolz (Heine Optotechnik, Herrsching, D) [3, 20]. Mit diesem Gerät kann schnell und problemlos die Auflichtmikroskopie bei 10facher Vergrößerung, die Dermatoskopie genannt wird, durchgeführt werden. Bei dieser Vergrößerung können alle wesentlichen diagnostischen Farb- und Strukturkomponenten sehr gut identifiziert werden (22).

28.1.2
Physikalische Voraussetzungen

Auf die Haut treffendes Licht wird entweder bereits an der Hornschicht reflektiert oder im Gewebe gestreut oder absorbiert. Je unregelmäßiger die Hautoberfläche, desto höher ist der sofort reflektierte Anteil und desto weniger Licht erreicht die tiefer liegenden epidermalen und dermalen Strukturen. Einen weitgehend ungestörten Einblick in diese Strukturen ermöglicht die optische Ankopplung der Hornschicht an eine Glasscheibe mit Hilfe einer Kopplungsflüssigkeit. Dadurch wird auch eine Glättung der Hautoberfläche und eine praktisch vollständige Reflexionsfreiheit erzielt. Die geringe noch verbleibende Reflexion an der dem Licht zugewandten Glasfläche läßt sich durch einen beim Dermatoskop bereits verwendeten Antireflexbelag beseitigen. Häufig erschließen sich Asymmetrie und Polymorphie der Farben und Strukturelemente bei einer melanozytären Hautveränderung erst bei der dermatoskopischen Untersuchung mit Hilfe einer Flüssigkeit und Glasplatte, weil sich dadurch die Auflösung deutlich erhöht.

Von den meisten Anwendern der Auflichtmikroskopie wurde für die Ankopplung der Glasplatte an die Haut Immersionsöl vorgeschlagen [22]. Da jedoch die derzeit gebräuchlichen Immersionsöle von den Herstellern für die Anwendung am Menschen toxikologisch nicht untersucht sind, sollte bei der Dermatoskopie nicht auf Immersionsöl, sondern auf andere farblose Ankopplungsflüssigkeiten wie Paraffinöl, Olivenöl oder Sprays zur Hautdesinfektion zurückgegriffen werden.

28.1.3
Apparate zur Auflichtmikroskopie

Mit dem Dermatoskop (Abb. 28.1) wurde ein Gerät entwickelt, das aufgrund seines geringen Gewichtes und seiner einfachen Handhabung zur raschen und problemlosen Analyse von pigmentierten Hautveränderungen in der täglichen Praxis eingesetzt werden kann. Das Heine-Dermatoskop, das einem Otoskop ähnelt, erlaubt eine etwa 10fache Vergrößerung der mit Flüssigkeit benetzten Hautveränderung. Die Beleuchtung des Objektes erfolgt unter einem Winkel von 20 Grad mit einer Halogenlampe, die im Dermatoskop integriert ist und von Batterien oder einem Akku betrieben wird. Sehr wichtig für die dermato-

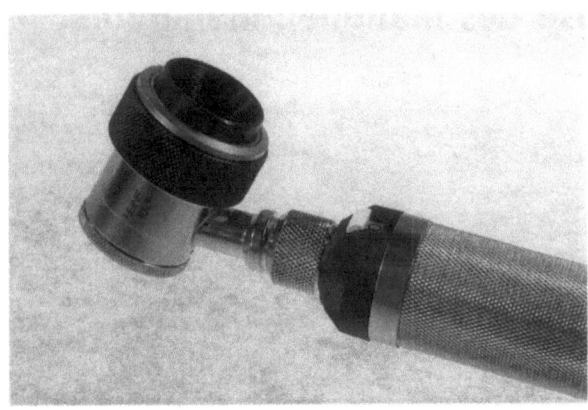

Abb. 28.1. Das Dermatoskop erlaubt eine etwa 10fache Vergrößerung der untersuchten Hautveränderung. Durch die Glasplatte an der Unterseite und die Verwendung von Flüssigkeit kann eine deutliche Zunahme der Auflösung der Pigmentstrukturen erzielt werden

skopische Untersuchung ist, daß die Glasscheibe an der Unterseite des Dermatoskops mit leichtem Druck direkt auf der mit einer Flüssigkeit bedeckten zu untersuchenden Hautveränderung aufliegt.

Für die Dermatoskopie an Stellen, die nur eine kleine Auflagefläche bieten (Zehen- und Fingerzwischenräume, Nägel, Augeninnenwinkel, Retroaurikularregion), eignet sich besonders der spezielle Vorsatz mit dem nur 8 mm im Durchmesser kleinen Kontaktzylinder. Von Kreusch & Rassner [7] wurde ein binokulares Auflichtmikroskop, das zwischen 20- und 40fache Vergrößerungen ermöglicht, entwickelt. Für die Fotografie eignet sich besonders gut der Dermaphot (Heine, Herrsching, D), da er leicht zu bedienen ist und in der Regel gut ausgeleuchtete und im Fokus liegende Aufnahmen ermöglicht. Allerdings ist eine Variation der Vergrößerung bei diesem Gerät nicht möglich. Abbildung 28.2 gibt einen Überblick, welche Strukturen bei den einzelnen Vergrößerungen analysiert werden können. Mit der Dermatoskopie und 10facher Vergrößerung kön-

nen die Geometrie, die Farbtöne, die Strukturen des Pigmentmusters und auch Gefäßmuster analysiert werden. Mit dem Binokulargerät und höherer Vergrößerung sind auch räumliche Informationen zu gewinnen. Ein Vorteil der 10fachen Vergrößerung ist, daß die gesamte Hautveränderung auf einen Blick gesehen werden kann und so globale Kriterien wie Asymmetrie, Zahl der vorhandenen Farben und Strukturelemente sehr rasch eingeschätzt werden können.

28.1.4
Auflichtmikroskopische Diagnostik

In der Praxis hat es sich bewährt, bei der Beurteilung von pigmentierten Hautveränderungen zweistufig vorzugehen (Abb. 28.3). Im ersten Schritt wird entschieden, ob es sich um eine melanozytäre oder nichtmelanozytäre Hautveränderung handelt, während im zweiten Schritt die Dignität der melanozytären Hautveränderung beurteilt wird (Abb. 28.4). Für die diagnostische Einschätzung ist ganz entschei-

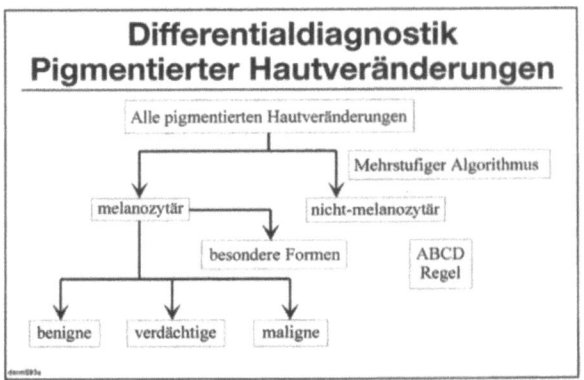

Abb. 28.3. In der Praxis hat sich ein 2-stufiges Vorgehen bei der Diagnostik von pigmentierten Hautveränderungen bewährt. (Aus Stolz et al. [22])

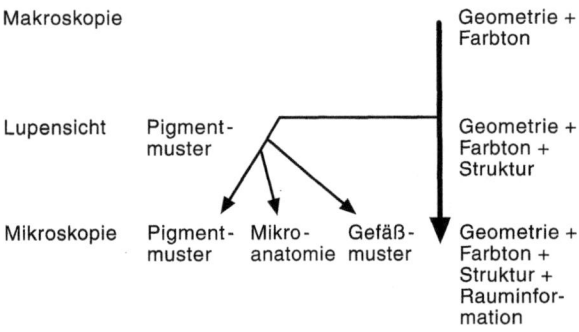

Abb. 28.2. Erfaßbare Kriterien in der Auflichtmikroskopie bei unterschiedlicher Vergrößerung. (Nach Kreusch, aus [23])

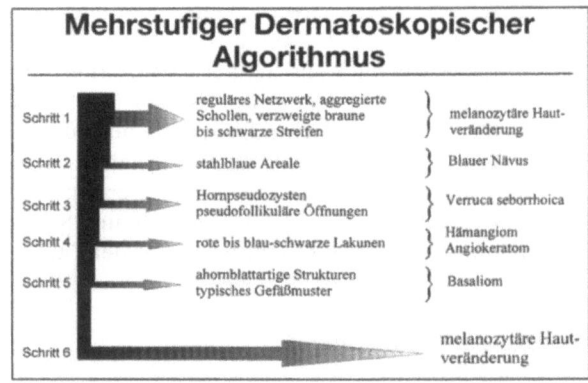

Abb. 28.4. Mehrstufiger Algorithmus zur Diagnostik von melanozytären Hautveränderungen. (Aus Stolz et al. [22])

dend wichtig, die vorkommenden dermatoskopischen Kriterien und Strukturelemente genau zu kennen.

28.2 Dermatoskopische Kriterien

28.2.1 Mögliche Farbtöne

Die normale Epidermis erscheint gelb und die akanthotische Epidermis opak gelbbraun. Nimmt in einer akanthotischen Epidermis die Zahl pigmentierter Keratinozyten zu, so zeigt sich ein graubrauner Farbton. Stärker hyperkeratotische Bezirke wie auch Pseudohornzysten imponieren weißlichgelblich. Bei Basaliomen finden sich opake graubraune bis grauschwarze Farbtöne, da hier die pigmentierten Tumorzellen tiefer in der Haut liegen.

Auf dem von Keratinozyten und der Hornschicht gebildeten Untergrund ist v. a. *Melanin* wesentlich für die Ausprägung unterschiedlicher Strukturelemente verantwortlich. In Abhängigkeit von der Lokalisation des Melanins in der Haut imponiert in der Dermatoskopie ein unterschiedlicher Farbton (Abb. 28.5 a und b, Abb. 28.6 a und b). Melanin in den oberen Anteilen der Epidermis und in der Hornschicht erscheint schwarz, Melanin in der Junktionszone in Abhängigkeit von dessen Konzentration hell- bis dunkelbraun, in der papillären Dermis blaugrau und in der retikulären Dermis stahlblau.

28.2.2 Mögliche Strukturelemente

Wie beim Lesen nur die korrekte Erfassung der einzelnen Buchstaben das exakte Verständnis eines Wortes erlaubt, so ist bei der Dermatoskopie die richtige Identifizierung der einzelnen morphologischen Strukturelemente ganz entscheidend für die korrekte Diagnosestellung.

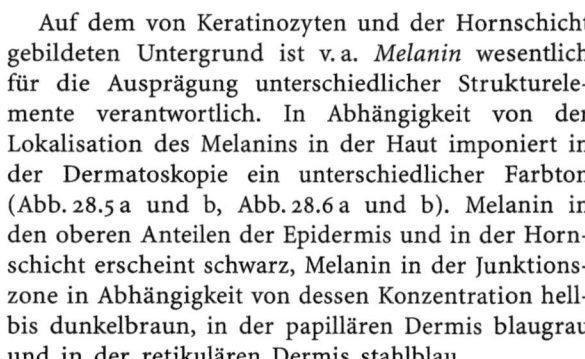

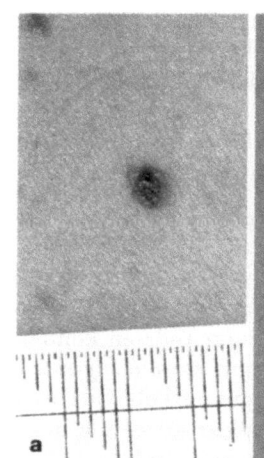

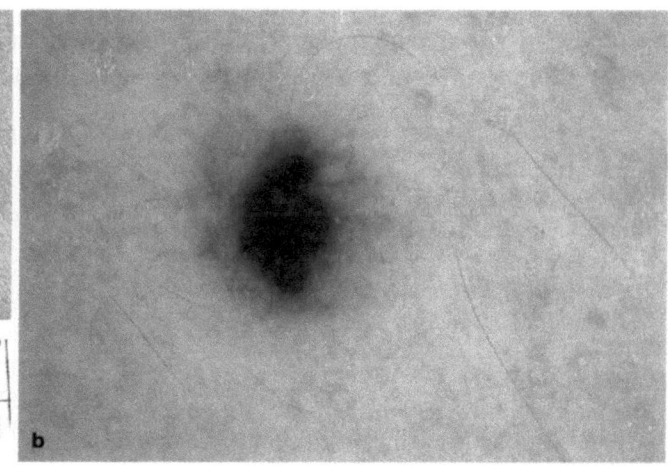

Abb. 28.5 a und b. a Bei der klinischen Untersuchung zeigt sich ein dunkler Knoten innerhalb einer hellbraunen Hautveränderung. **b** Unter dem Dermatoskop imponiert das typische Bild eines kombinierten Nävus mit stahlblauen und flächig-bräunlichen Arealen

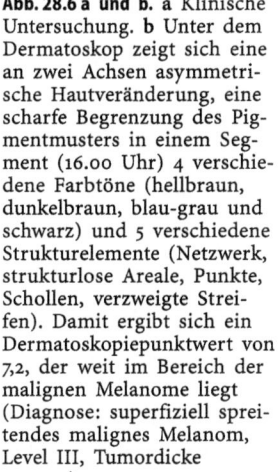

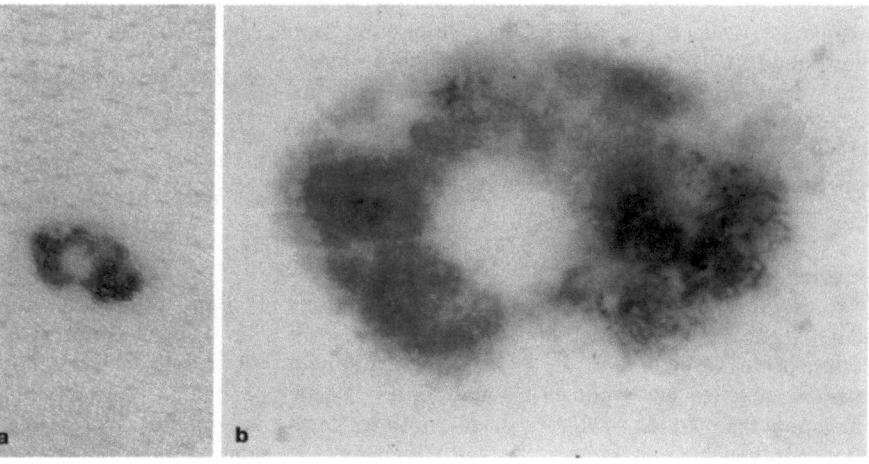

Abb. 28.6 a und b. a Klinische Untersuchung. **b** Unter dem Dermatoskop zeigt sich eine an zwei Achsen asymmetrische Hautveränderung, eine scharfe Begrenzung des Pigmentmusters in einem Segment (16.00 Uhr) 4 verschiedene Farbtöne (hellbraun, dunkelbraun, blau-grau und schwarz) und 5 verschiedene Strukturelemente (Netzwerk, strukturlose Areale, Punkte, Schollen, verzweigte Streifen). Damit ergibt sich ein Dermatoskopiepunktwert von 7,2, der weit im Bereich der malignen Melanome liegt (Diagnose: superfiziell spreitendes malignes Melanom, Level III, Tumordicke 0,4 mm)

Pigmentnetz

Bei der mit dem Dermatoskop erreichten ungefähr 10fachen Vergrößerung zeigt sich bei melanozytären Nävi mit langen und gut pigmentierten Reteleisten ein regelmäßiges wabenförmiges *Pigmentnetz*, das v. a. auf dem Gehalt von Melanin in den Keratinozyten der epidermalen Reteleisten beruht [5]. Auch bei malignen Melanomen kann stellenweise eine Netzstruktur noch gesehen werden (vgl. Abb. 28.6 a und b).

Zahlreiche benigne und maligne melanozytäre Hautveränderungen weisen aber bei 10facher Vergrößerung kein Netz auf, so daß das Fehlen einer Netzstruktur melanozytäre Veränderungen nicht ausschließt. Bei gut pigmentierten Individuen kann besonders am Stamm auch in unbefallener Haut eine Netzstruktur mit dem Dermatoskop gesehen werden.

Strukturlose Areale

Falls bei melanozytären Nävi die Reteleisten kürzer oder weniger pigmentiert sind, finden sich an der Oberfläche *strukturlose Areale* mit unterschiedlichen Brauntönen ohne Netzstruktur. Auch in vielen melanozytären Nävi mit Netzstruktur lassen sich daneben strukturlose Areale finden (vgl. Abb. 28.5 b und 28.6 b).

Pigmentschollen

Pigmentschollen besitzen einen Durchmesser von über 0,1 mm und sind dann zu finden, wenn größere Nester stark pigmentierter melanozytärer Zellen in der unteren Epidermis oder im oberen Corium vorliegen (vgl. Abb. 28.6 b).

Punkte

Braune bis schwarze *Punkte* (vgl. Abb. 28.6 b), die kleiner als Schollen sind, treten auf, wenn einige stark pigmentierte melanozytäre Zellen eng nebeneinander in der oberen Schicht des Stratum spinosum oder in der Hornschicht liegen. Blaugraue und rotbraune Punkte lassen sich v. a. innerhalb regressiver Veränderungen bei malignen Melanomen beobachten und sind dann v. a. auf die Ansammlung stark pigmentierter Makrophagen oder einzelner gut pigmentierter Tumorzellen in gefäßreicher Dermis zurückzuführen.

Verzweigte Streifen

Verzweigte Streifen (vgl. Abb. 28.6 b) sind Ausdruck eines gestörten Pigmentnetzes. Morphologisches Korrelat der Streifen sind die Reste der gut pigmentierten Reteleisten und brückenbildende Nester melanozytärer Zellen in der Epidermis und im Stratum papillare.

Pseudohornzysten

Intraepidermale *Pseudohornzysten* imponieren im Dermatoskop als kreisrunde weißlich-gelbliche Areale und kommen v. a. bei seborrhoischen Alterswarzen vor, sind jedoch auch bei manchen papillomatösen melanozytären Nävi möglich.

Pseudofollikuläre Öffnungen

Pseudofollikuläre Öffnungen sind ebenfalls v. a. bei seborrhoischen Alterswarzen anzutreffen und manchmal auch bei papillomatösen melanozytären Nävi. Sie entsprechen histologisch den innerhalb seborrhoischer Alterswarzen vorkommenden nach oben weit geöffneten komedoartigen Strukturen.

Gefäßmuster

Gut abgegrenzte *rote Lakunen* entstehen durch vermehrte und erweiterte Gefäßräume in der papillären Dermis und kommen v. a. bei eruptiven *Hämangiomen* und *Angiokeratomen* vor. Tiefer liegende vaskuläre Strukturen besitzen einen blauroten oder blauschwarzen Farbton. Rotschwarze Lakunen zeigen an, daß es innerhalb der Gefäße zur Thrombenbildung kam.

Bei helleren *Verrucae seborrhoicae seniles* finden sich nicht selten an der Oberfläche *haarnadelförmig verlaufende feine Gefäße*.

Bei *malignen Melanomen* lassen sich zwei Gefäßmuster unterscheiden:

- ein *polymorphes Muster* mit kleinen Gefäßen, die z. T. parallel zur Oberfläche laufen, z. T. aber auch vertikal, so daß sie entweder als rote Linien oder als kleine rote Punkte sichtbar werden;
- zum anderen können *unscharf voneinander abgegrenzte milchig-rote Schollen* imponieren, die auf gut vaskularisierte amelanotische Tumorzellkomplexe hinweisen und spezifisch für maligne Melanome sind.

Basaliome besitzen ebenfalls zwei verschiedene Gefäßmuster:

- Zum einen können *feine, sich verzeigende Gefäße* auftreten;
- zum anderen aber insbesondere bei knotigen Basaliomen auch *größere über den Tumor ziehende Gefäße mit unterschiedlichen Kalibern und zahlreichen baumartigen Verzweigungen*.

Die unterschiedlichen Gefäßmuster bei den einzelnen pigmentierten Hautveränderungen können im Einzelfall als Sekundärkriterien eine wichtige Hilfe bei der differentialdiagnostischen Einordnung bieten. Allerdings sollte aufgrund des Gefäßmusters allein eine endgültige Diagnose nicht gestellt werden, sondern nur zusammen mit den übrigen dermatoskopischen Befunden.

Ahornblattartige Strukturen

Schmutzig graubraune bis grauschwarze, nach außen wachsende knötchenartige Strukturen, die wie Finger einer Hand oder wie ein Ahornblatt [16] angeordnet sind, sind neben dem Gefäßmuster ein typisches Zeichen für pigmentierte Basaliome.

Stahlblaue Areale

Strukturlose stahlblaue Areale, die z. T. einzelne blaue Schollen oder Punkte aufweisen können, sind typisch für blaue Nävi. Bei blauen Nävi mit junktionaler Aktivität oder kombinierten Nävi tritt ein bräunlicher Anteil hinzu (vgl. Abb. 28.5 b).

28.2.3
Lokalisationstypische Besonderheiten

Gesicht

Kreusch und Rassner [7] wiesen daraufhin, daß aufgrund der Besonderheiten der dermoepidermalen Grenzzone im Gesichtsbereich mit flachen Reteleisten dort kein reguläres Pigmentnetz zu erwarten sei. Bei der Dermatoskopie zeigt sich dagegen ein grobes Netzmuster, das als Pseudopigmentnetz bezeichnet wird, da es nicht aufgund der pigmentierten Reteleisten zustande kommt, sondern dadurch, daß die homogene Grundpigmentierung durch die Follikel und die pigmentfreien Ostien von Schweißdrüsen unterbrochen wird und so helle Löcher entstehen. Die Besonderheiten bei der Dermatoskopie im Gesicht sind ausführlich im Farbatlas der Dermatoskopie [22] dargestellt.

Hand- und Fußflächen

An Hand- und Fußflächen sind bei melanozytären Nävi statt eines Netzmusters parallel zu den Papillarleisten streifenförmige Verdichtungen zu erkennen, die teilweise auch ein quadratisches Muster ausbilden können. Diese streifenförmigen Verdichtungen dürfen nicht als Pseudopodien und somit als melanomverdächtig angesehen werden. Auf den Papillarleisten liegen die Ostien der ekkrinen Schweißdrüsen.

28.3
Auflichtmikroskopische Diagnostik von malignen Melanomen

28.3.1
Unterscheidung zwischen pigmentierten melanozytären und nichtmelanozytären Hautveränderungen

Für die Differentialdiagnose in der Praxis hat es sich bewährt [22], bei der Diagnostik von malignen Melanomen ein 2-stufiges Vorgehen einzuhalten. Zunächst muß geklärt werden, ob es sich bei der zu beurteilenden Hautveränderung überhaupt um eine melanozytäre Veränderung handelt. Falls diese Diagnose gestellt wird, muß dann entschieden werden, ob es sich um eine maligne, benigne oder als verdächtig einzustufende Veränderung handelt. Für die Differenzierung zwischen pigmentierten melanozytären und nichtmelanozytären Hautveränderungen hat sich ein mehrstufiger Entscheidungsbaum bewährt (vgl. Abb. 28.4).

● In der *ersten Stufe* wird entschieden, ob die 3 Primärkriterien Netzwerk, aggregierte Schollen und verzweigte Streifen (vgl. Abb. 28.6 b) vorkommen, die das Vorliegen einer melanozytären Hautveränderung beweisen, wenn Farbe und Topographie stimmen.

Das Netz muß regelmäßige Maschen und eine braune Farbe aufweisen. Die Schollen müssen aggregiert vorliegen und braune, blaugraue oder schwarze Farbe besitzen. Die Streifen müssen verzweigt sein und ebenfalls braune, blaugraue oder schwarze Farbe aufweisen. Rote streifige Verdichtungen des Pigmentnetzes kommen nicht vor; bei so imponierenden Strukturen handelt es sich um feine Gefäße, die z. B. auch beim pigmentierten Basaliom zu finden sind. Da Punkte ebenfalls gelegentlich bei nichtmelanozytären Hautveränderungen wie pigmentierten Basaliomen oder seborrhoischen Alterswarzen vorkommen können, sind diese im mehrstufigen melanozytären Algorithmus (vgl. Abb. 28.4) nicht als Primärkriterien zur Identifikation melanozytärer Läsionen angeführt.

Nur bei einer nichtmelanozytären Hautveränderung können Netzstrukturen und verweigte Streifen beobachtet werden. Bei pigmentierten Dermatofibromen findet sich auch im histologischen Präparat eine ausgeprägte Pigmentierung der Reteleisten, die dann an der Oberfläche zum Eindruck einer Netzstruktur und/oder verzweigter Streifen führen. Charakteristisch für Dermatofibrome ist jedoch ein targetoider Aufbau. Meistens findet sich zentral ein weißlicher Ring und erst dann schließen sich die Netzstrukturen oder verzweigte Streifen an. Auch durch den typischen Palpationsbefund einer derben „Pastille" unter der Haut können in Zweifelsfällen Dermatofibrome von melanozytären Nävi abgegrenzt werden.

● Lassen sich unter dem Dermatoskop keine Primärkriterien für eine positive Identifizierung von melanozytären Hautveränderungen (reguläres Netz, aggregierte Schollen, verzweigte Pigmentstreifen) finden, wird im zweiten Schritt geprüft, ob stahlblaue Areale vorliegen. Ist dies der Fall,

so handelt es sich um einen blauen Nävus. Die
Kombination zwischen weitgehend homogenen
stahlblauen und bräunlichen Arealen charakterisiert den kombinierten melanozytären Nävus
(vgl. Abb. 28.5 a und b).

- Lassen sich stahlblaue Areale nicht nachweisen,
  so wird im nächsten Schritt untersucht, ob die
  typischen Primärkriterien für seborrhoische
  Alterswarzen (pseudofollikuläre Öffnungen, Pseudohornzysten) vorliegen.
- Im vierten Schritt wird geprüft, ob abgegrenzte
  rote bis blaurote Lakunen nachweisbar sind, die
  für ein Hämangiom typisch sind.
- Im fünften Schritt wird nach einem ahornblattar-
  tigen Pigmentmuster und den typischen Gefäß-
  strukturen für pigmentierte Basaliome gesucht.
- Nach dem fünften Schritt bleiben die Hautveränderungen übrig, bei denen weder Primärkriterien
  für melanozytäre Veränderungen (Netz, aggregierte Schollen, verzweigte Streifen, stahlblaue
  Areale) oder Primärkriterien für nichtmelanozytäre Veränderungen wie Pseudohornzysten, pseudofollikuläre Öffnungen, Lakunen oder ahorn-
  blattartige Pigmentmuster nachgewiesen werden
  konnten. Bei den meisten dieser jetzt noch per
  Ausschluß übriggebliebenen Hautveränderungen
  handelt es sich auch um melanozytäre Veränderungen. Daher muß auch bei diesen mit Hilfe
  der ABCD-Regel der Dermatoskopie die Dignität
  evaluiert werden (s. unten).

28.3.2
Beurteilung der Dignität von melanozytären Hautveränderungen

Für diese Fragestelllung hat sich die ABCD-Regel der
Dermatoskopie bewährt. Diese beruht auf einer
semiquantitativen Bestimmung der 4 Merkmale

- Asymmetrie (A),
- Begrenzung (B),
- Farbe (Colour) (C) und
- Differentialstruktur (D).

Mit Hilfe dieses Beurteilungsschemas und einer
Formel (*Asymmetriewert × 1,3 + Begrenzungspunkt-
zahl × 0,1 + Zahl der vorhandenen Farben × 0,5 + -
Zahl der dermatoskopischen Strukturelemen-
te × 0,5 = Dermatoskopiepunktwert*) läßt sich ein
Dermatoskopiepunktwert (*DPW*) berechnen, dessen
Wert für die Beurteilung der Dignität wesentlich ist.

Asymmetrie
Zur Berechnung des Punktwertes für Asymmetrie
werden die Hautveränderungen mit Hilfe von zwei
senkrecht zueinander stehenden Achsen geteilt.
Anschließend wird geprüft, ob entlang dieser beiden
Achsen Symmetrie oder Asymmetrie vorliegt. Die
Orientierung der beiden Achsen wird immer so
gewählt, daß der Asymmetriepunktwert möglichst
niedrig bleibt. Oft erscheint im konventionellen
makroskopischen Bild die Hautveränderung symmetrisch und erst im dermatoskopischen Bild fällt eine
deutliche Asymmetrie auf.

Begrenzung
Wesentlich ist hier, ob ein scharfer Abbruch des Pigmentmusters an der Grenze zur umgebenden Haut
vorliegt. Für die semiquantitative Analyse dieses Kriteriums werden die Hautveränderungen ausgehend
vom Mittelpunkt in 8 gleich große Segmente unterteilt. Für jedes Segment, in dem ein abrupter
Abbruch des Pigmentmusters festzustellen ist, wird
ein Punkt vergeben. Demnach beträgt der niedrigste
Wert 0, der höchste 8.

Farbtöne (Colour)
Für die Berechnung des Colour-Punktwertes wird
die Zahl der unter dem Dermatoskop beobachteten
Farben gezählt. Es werden die Farben Weiß, Hell-,
Dunkelbraun, Rot, Blaugrau und Schwarz unterschieden. Die Farbe Weiß wird als eigener Farbton dann
berücksichtigt, wenn das betreffende Areal heller
als die umgebende Haut erscheint. Die Werte für
den Colour-Punktwert liegen zwischen 1 und 6.

Dermatoskopische Strukturkomponenten
Unter dem Dermatoskop lassen sich 5 verschiedene
dermatoskopische Strukturkomponente unterscheiden:

- Netzwerk,
- verzweigte Streifen,
- Schollen,
- Punkte und
- strukturlose Areale.

Die unterschiedlichen Strukturelemente sind in
den konventionellen makroskopischen Aufnahmen,
wenn überhaupt, nur sehr schwer zu erkennen und
sind oft nur dermatoskopisch nachzuweisen.

Im Gegensatz zum mehrstufigen Algorithmus zur
Unterscheidung melanozytärer und nichtmelanozy-
tärer Hautveränderungen werden hier auch rote
Punkte und Schollen als Strukturelemente gezählt.

Kombination der Merkmale zur ABCD-Regel der Dermatoskopie
Mit Hilfe der oben angeführten Formel läßt sich ein
endgültiger DPW berechnen. Liegt der *DPW zwischen 1 und 4,75*, so handelt es sich in den meisten
Fällen um eine *unauffällige melanozytäre Hautveränderung*. Bei einem *DPW über 5,45* muß mit
hoher Wahrscheinlichkeit vom Vorliegen eines *malig-*

nen Melanoms ausgegangen und die Hautveränderung rasch exzidiert werden. Es gibt einige benigne melanozytäre Hautveränderungen, die trotzdem gelegentlich über 5,45 liegende DPW aufweisen können, wie z.B. melanozytäre Nävi mit einer papillomatösen Komponente, kongenitale Nävi, melanozytäre Nävi mit einer lentiginösen Komponente, melanozytäre Nävi mit Schollen und pigmentierte Spindelzell- oder Spitz-Nävi. Letztere können in den meisten Fällen aufgrund des typischen targetoiden Musters genauso wie die melanozytären Nävi mit Schollen aufgrund der charakteristischen pflastersteinartigen Aggregation diagnostiziert werden. Melanozytäre Nävi mit einer lentiginösen Komponente können präoperativ gelegentlich nicht verläßlich mit klinischen oder dermatoskopischen Kriterien erkannt werden. Für die Identifizierung von kleinen kongenitalen Nävi ist die Anamnese des Patienten wesentlich.

Pigmentierte melanozytäre Veränderungen mit einem *DPW zwischen 4,75 und 5,45* werden als *verdächtig eingestuft* und entweder entfernt oder engmaschig kontrolliert, wenn sie nicht eindeutig den oben beschriebenen Ausnahmen zugeordnet werden können.

Selbstverständlich können auch mit der ABCD-Regel der Dermatoskopie nicht alle malignen Melanome identifiziert werden. Insbesondere bei amelanotischen Melanomen oder knotigen malignen Melanomen sind niedrigere Punktwerte als 5,45 möglich. Punktwerte unter 4,75 haben wir aber bisher nur bei amelanotischen oder nävoiden malignen Melanomen gesehen. Aus diesem Grund ist der DPW nach unserer Erfahrung allen anderen Merkmalen zur Erkennung maligner Melanome überlegen und stellt deshalb das wichtigste Kriterium dar.

Die Verläßlichkeit der ABCD-Regel der Dermatoskopie im klinischen Alltag wurde in einer prospektiven Studie von Nachbar et al. [11] überprüft. Hier-

bei ergab sich eine Spezifität von 90,3% und eine Sensitivität von 92,8% bei einem Schwellenwert von 5,45. In dieser Untersuchung wies kein malignes Melanom einen Punktwert unter 4,75 auf.

Kriterien anderer Arbeitsgruppen

Zum gegenwärtigen Zeitpunkt werden von unterschiedlichen Arbeitsgruppen verschiedene Kriterien zur Diagnostik maligner Melanome verwandt. Von der Wiener Arbeitsgruppe um Pehamberger, Binder und Wolff [12, 13, 17, 18] wird zur Erkennung maligner Melanome großen Wert auf die sog. Musteranalyse von auflichtmikroskopischen Kriterien gelegt. In der Musteranalyse werden die folgenden 8 Kriterien beurteilt:

- Pigmentnetzwerk,
- diffuse Pigmentierung,
- Depigmentierung,
- braune Schollen,
- schwarze Punkte,
- Pseudopodien,
- "radial streaming" und
- grau-blaue Schleier.

Bei einigen dieser Kritierien ist es nicht nur wichtig, ob sie beobachtet werden, sondern auch in welcher Ausprägung. Tabelle 28.1 zeigt die wichtigsten Kriterien für die Unterscheidung zwischen benignen und malignen pigmentierten Hautveränderungen der Wiener Arbeitsgruppe.

Von der Grazer Arbeitsgruppe wurden als wichtigste Kriterien in einer logistischen Regressionsanalyse herausgefunden [16]:

- weißlicher Schleier,
- reguläres Pigmentnetz,
- weites Pigmentnetz,
- schwarze Punkte und
- irreguläre Ausläufer.

Tabelle 28.1. Wichtige auflichtmikroskopische Merkmale für die Diagnostik maligner Melanome. (Aus [13])

Merkmal	Benigne melanozytäre Hautveränderung	Malignes Melanom
Pigmentnetzwerk	regulär, zart, eng, langsam auslaufend in der Peripherie	irregulär, prominent, weit, abrupt an der Peripherie endend
Diffuse Pigmentierung	regulär, homogen, langsam an der Peripherie auslaufend	irregulär, inhomogen, abrupt an der Peripherie endend
Depigmentierung	regulär im Zentrum	irregulär im Zentrum und in der Peripherie
Braune Schollen	gleichmäßig in Größe und Form, gleichmäßig verteilt	unregelmäßig in Größe und Form, unregelmäßig verteilt
Schwarze Schollen	gleichmäßig in Größe und Form, gleichmäßig verteilt im Zentrum	Variation in Größe und Form, unregelmäßig verteilt in der Peripherie
"Radial streaming"	fehlend	vorhanden
Pseudopodien	fehlend	vorhanden
Grau-blaue Schleier	fehlend	vorhanden

Für Kreusch [7, 8] sind die wichtigsten Kriterien für die Diagnostik maligner Melanome (geordnet nach absteigender Bedeutung):

- regressiver Umbau,
- Pseudopodien,
- Melanophagen,
- grauer Farbton,
- Mehrkomponentenaufbau,
- Kapillargefäße,
- Schuppung,
- Erosion,
- Exkoriation,
- fehlende Hautoberflächenfelderung,
- unregelmäßige Randbegrenzung und
- Durchmesser über 5 mm.

Kenet et. al [6] geben 14 Kriterien für die Diagnostik maligner Melanome an:

- Mehrkomponentenaufbau,
- noduläres Muster (knotenartige, unregelmäßige, dunkle und dichte Pigmentkonzentrationen),
- Pseudopodien,
- radiäre Ausläufer,
- unregelmäßige Ausziehungen,
- weißliche Schleier,
- blau-graue Areale,
- periphere Pigmentpunkte,
- Betonung der Kapillargefäße,
- periphere Erytheme,
- unregelmäßiges Pigmentnetz,
- abrupter Abbruch des Pigmentnetzwerkes,
- baumartig periphere Verzweigungen des Netzwerkes,
- periphere dunkle Netzwerkfragmente und Variabilität in der Trabeldicke.

Für Schulz [14, 15] sind 20 Kriterien für die Identifizierung von malignen Melanomen wichtig. Sechs davon werden von ihm als hoch spezifisch für maligne Melanome oder atypische Nävi angesehen. Dies sind im einzelnen:

- zonenartig überlagerte Flecken: schwarz, braun, grau-blau, rötlich oder grau-blaues lakunäres Muster,
- weißlich-opake Schleier,
- Pseudomelanophagentrabekel der Gesichtsregion oder über die gesamte Läsion verteilte Melanophagentrabekel,
- tiefliegendes grau-blau-braunes Netzfragment,
- kapilläre Blutaustritte,
- grau-blaue Lobuli und Stäbchen (Größe 0,15 mm) oder umschriebene Areale stark pigmentierter zentropapillärer Lobuli.

28.4
Aussagekraft der Dermatoskopie

Bei richtiger Anwendung der dermatoskopischen Kriterien läßt sich die Unterscheidung zwischen melanozytären und nichtmelanozytären Hautveränderungen sowie die Beurteilung der Dignität melanozytärer Hautveränderungen deutlich verbessern. Tabelle 28.2 zeigt die Zunahme der diagnostischen Sicherheit bei verschiedenen pigmentierten Hautveränderungen nach Pehamberger et al. [12].

Als wesentlich für eine hohe diagnostische Treffsicherheit bei der Dermatoskopie sind – wie auch bei anderen apparativen Untersuchungen in der Medizin – die Erfahrungen des Untersuchers mit der durchgeführten Methode zu bewerten. Ganz ent-

Tabelle 28.2. Verbesserung der diagnostischen Sicherheit bei pigmentierten Hautveränderungen mit Hilfe der Auflichtmikroskopie. (Nach [12])

Histologische Diagnose	Zahl der untersuchten Fälle	Richtige klinische Diagnose (in %)	Richtige auflicht-mikroskopische Diagnose (in %)
Melanozytärer Nävus, Junktionstyp	48	73	83
Blauer Nävus	34	65	88
Spitz Nävus (pigmentiert)	54	56	93
Dysplastischer Nävus	145	59	76
Lentigo simplex/nävoide Lentigo	21	48	67
Lentigo maligna (Melanom)	20	70	80
Superfiziell spreitendes Melanom (in situ)	30	50	83
Superfiziell spreitendes Melanom (invasiv)	69	54	91
Noduläres Melanom	13	46	62
Seborrhoische Keratose	26	62	77
Basaliom	31	58	84
Angiom/Angiokeratom	18	83	100
Summe	509	60	84

scheidend ist, daß der Untersucher mit einem der vorgestellten Kriterienkombinationen umfangreiche Erfahrung gesammelt hat und er in der Lage ist, diese situationsgerecht anzuwenden. Wichtig ist aber auch, daß der dermatoskopische Befund niemals isoliert von den übrigen anamnestischen und makroskopischen Daten gesehen werden kann. Generell können mit dem Dermatoskop nur pigmentierte Hautveränderungen, bei denen sich histologisch die wesentlichen Veränderungen in der Epidermis und in der oberen Dermis finden lassen, sicher beurteilt werden. Daher ergeben sich meistens bei der diagnostischen Einordnung von hellen melanozytären Nävi, hellen Verrucae seborrhoicae seniles, amelanotischen Melanomen und subepidermalen Knoten ohne Beteiligung der Epidermis – verglichen mit der konventionellen makroskopischen Betrachtung – keine wesentlichen Vorteile. Bei konsequenter Anwendung der Dermatoskopie kann diese Technik einen Beitrag zur Prävention dicker maligner Melanome und zur Qualitätssicherung der Diagnostik sowie Kostenersparnis leisten. Die im Dermatoskop eindeutig als gutartig erkannten Hautveränderungen können belassen oder bei seborrhoischen Alterswarzen kürettiert werden. Verdächtige oder bereits maligne Veränderungen können zum frühestmöglichen Termin erkannt und entfernt werden. Damit reduziert sich die Zahl der übersehenen malignen Melanome. Nach einer kürzlich durchgeführten Untersuchung von Stern und Arndt [19] wird eine hohe Zahl seborrhoischer Keratosen in den USA entweder unnötigerweise unter der Verdachtsdiagnose eines malignen Melanoms oder einer anderen melanozytären Hautveränderung exzidiert oder unangemessen mit einer weiten Exzision oder mit Hilfe einer Verschiebeplastik statt durch eine Kürettage entfernt.

Literatur

1. Bahmer FA, Fritsch P, Kreusch J et al. (1990) Diagnostische Kriterien in der Auflichtmikroskopie. Hautarzt 41: 513–514
2. Binder M, Schwarz M, Winkler A, Steiner A, Kaider A, Wolff K, Pehamberger H (1995) Epiluminescence microscopy. A useful tool for the diagnosis of pigmented skin lesions for formally trained dermatologists. Arch Dermatol 131: 286–291
3. Braun-Falco O, Stolz W, Bilek P, Merkle T, Landthaler M (1990) Das Dermatoskop. Eine Vereinfachung der Auflichtmikroskopie von pigmentierten Hautveränderungen. Hautarzt 41: 131–136
4. Dummer W, Blaheta HJ, Bastian C, Schenk T, Bröcker EB, Remy W (1995) Preoperative characterization of pigmented skin lesions by epiluminescence microscopy and high-frequency ultrasound. Arch Dermatol 131: 279–285
5. Fritsch P, Pechlaner R (1981) Differentiation of benign from malignant melanocytic lesions using incident light microscopy. In: Ackerman AB (ed) Pathology of Malignant Melanoma (pp 301–312). Masson, New York
6. Kenet RO, Kang S, Kenet BJ, Fitzpatrick TB, Sober AJ, Barnhill RL (1993) Clinical diagnosis of pigmented lesions using digital epiluminescence microscopy. Arch Dermatol 129: 157–174
7. Kreusch J, Rassner G (1991) Auflichtmikroskopie pigmentierter Hauttumoren. Thieme, Stuttgart New York
8. Kreusch J, Rassner G, Trahn C, Pietsch-Breifeld B, Henke D, Selbmann H K (1992) Epiluminescent microscopy: a score of morphological features to identify malignant melanoma. Pigm Cell Res [Suppl] 2: 295–298
9. Kreusch J, Koch F (1996) Auflichtmikroskopische Charakterisierung von Gefäßmustern in Hauttumoren. Hautarzt 47: 264–272
10. MacKie RM (1971) An aid to the preoperative assessment of pigmented lesions of the skin. Br J Dermatol 85: 232–238
11. Nachbar F, Stolz W, Merkle T, Cognetta AB, Vogt T, Landthaler M, Bilek P, Plewig G (1994) The ABCD-rule of dermatoscopy: high prospective value in the diagnosis of doubtful melanocytic skin lesions. J Am Acad Dermatol 30: 551–559
12. Pehamberger H, Steiner A, Wolff K (1987) In vivo epiluminescence microscopy of pigmented skin lesions. I. Pattern analysis of pigmented skin lesions. J Am Acad Dermatol 17: 571–583
13. Pehamberger H, Binder M, Steiner A, Wolff K (1993) In vivo epiluminescence microscopy: Improvement of early diagnosis of melanoma. J Invest Dermatol 100: 356S–362S
14. Schulz H (1994) Maligne Melanome in der Auflichtmikroskopie. Hautarzt 45: 15–19
15. Schulz H (1994) Differentialdiagnostik des malignen Melanoms. Hohe Erkennungsraten mit Auflichtmikroskopie. TW Dermatologie 24: 219–225
16. Soyer HP, Smolle J, Leitinger G, Rieger E, Kerl H (1995) Diagnostic reliability of dermoscopic criteria for detecting malignant melanoma. Dermatology 190: 25–30
17. Steiner A, Pehamberger H, Wolff K (1987) In vivo epiluminescence microscopy of pigmented skin lesions. II. Diagnosis of small pigmented skin lesions and early detection of malignant melanoma. J Am Acad Dermatol 17: 584–591
18. Steiner A, Binder M, Schemper MD, Wolff K, Pehamberger H (1993) Statistical evaluation of epiluminescence microscopy criteria for melanocytic pigmented skin lesions. J Am Acad Dermatol 29: 581–588
19. Stern RS, Arndt KA (1991) Diagnostic accuracy and appropriateness of care for seborrheic keratoses. JAMA 265: 74–77
20. Stolz W, Bilek P, Landthaler M, Merkle T, Braun-Falco O (1989) Skin surface microscopy. Lancet II: 864–865
21. Stolz W, Riemann A, Cognetta AB et al. (1994) ABCD rule of dermatoscopy: a new practical method for early recognition of malignant melanoma. Eur J Dermatol 4: 521–527
22. Stolz W, Braun-Falco O, Pillet L, Landthaler M (1993) Farbatlas der Dermatoskopie. Blackwell, Berlin
23. Stolz W, Kreusch J (1995) Bericht über 6. Workshop der Arbeitsgruppe analytische Morphologie in der Arbeitsgemeinschaft dermatologische Forschung. Hautarzt 46: 888–889
24. Yadav S, Vossaert K, Kopf AW, Silverman M, Grin-Jorgensen C (1993) Histopathologic correlates of structures seen on dermoscopy (epiluminescence microscopy). Am J Dermatopathol 15: 297–305

29 Hochfrequente Sonographie in der dermatologischen Onkologie

Klaus Hoffmann, Marcus Freitag, Andrea Hoffmann,
Stephan el Gammal und Peter Altmeyer

29.1 Einleitung

Moderne bildgebende Verfahren hatten in der Dermatologie lange Zeit eine nur untergeordnete Bedeutung. Dies mag in der Tatsache begründet sein, daß die Haut den Sinnesorganen des Untersuchers frei zugänglich ist und somit die Notwendigkeit fehlte, aufwendige Hilfsmittel zu deren Untersuchung zu verwenden. Die Erfolge nichtinvasiver bildgebender Methoden in anderen Fachgebieten der Medizin weckten schließlich das Interesse, diese Diagnostikverfahren auch für die Haut und deren pathologische Veränderungen einzusetzen. Im Bereich der Dermatoonkologie interessierten v. a. die Erhöhung der diagnostischen Treffsicherheit sowie die Verbesserung der Therapieplanung bei Hautmalignomen. Insbesondere durch die in den letzten Jahrzehnten ansteigenden Erkrankungszahlen an bösartigen Hauttumoren wurde diese Entwicklung vorangetrieben [81]. Eines der wichtigsten neueren Verfahren unter den nichtinvasiven Methoden ist die hochfrequente Sonographie der Haut.

Grundlage der Sonographie ist die Ausbreitung und Reflexion des Schalls im Sinne von Schwingungen oder Wellen, ohne daß ein echter Materiefluß stattfindet. Die Frequenz, angegeben in Hertz, bezeichnet die Anzahl der Schwingungen pro Sekunde. Als Ultraschall bezeichnet man den über der Wahrnehmungsgrenze des menschlichen Ohres liegenden Schallbereich mit Frequenzen > 20 MHz. Die Schallgeschwindigkeit gibt in Metern pro Sekunde an, wie schnell sich die Schallwellen im betreffenden Medium (z. B. Haut) ausbreiten. Sie hängt von der Dichte und den elastischen Eigenschaften des Mediums ab. In der Haut beträgt diese Schallgeschwindigkeit, ohne relevante Unterschiede in den einzelnen Schichten, ca. 1580 m/s [80].

Grundlage der Verwendung des Ultraschalls für die Diagnostik sind die Wechselwirkungen der Ultraschallwellen mit dem biologischen Gewebe. Hierzu zählen Reflexion, Brechung, Streuung und Absorption. Treffen Ultraschallwellen auf eine Grenzfläche von zwei Medien (z. B. Wasser und Stratum corneum), welche unterschiedliche Schallwellenwiderstände, auch akustische Impedanzen genannt, besitzen, so wird ein vom Verhältnis der akustischen Impedanzen abhängiger Teil der Ultraschallwellen an dieser Grenzfläche reflektiert. Die akustische Impedanz errechnet sich aus dem Produkt von Dichte und Schallgeschwindigkeit des Mediums (Einheit: Kilogramm pro Quadratmeter und Sekunde). An der Grenzfläche Luft/Gewebe kommt es zu einer fast vollständigen Reflexion, was die Erfordernis erklärt, die Ultraschallsender/-empfänger über bestimmte Medien (Gele, Wasser etc.) an die Haut „anzukoppeln", so daß die Ultraschallwellen in diese eindringen können. An der Haut findet man die erste wesentliche (und auch stärkste Reflexion) an der Grenzfläche Haut-Vorlaufstrecke (Wasser); das Signal durchläuft die Epidermis ohne Reflexion um dann an der epidermal/dermalen Junktionszone reflektiert zu werden. Im Corium gibt es eine Vielzahl dieser Grenzflächen (Kollagenbündel), die für weitere Reflexionen sorgen. Für alle Reflexionen gilt das Gesetz „*Einfallswinkel gleich Ausfallswinkel*": Bei einem Einfallswinkel von 2°, also einer Abweichung von nur 2° von einem senkrechten Einfall auf die Grenzfläche, gelangen nur noch 6% der einfallenden Ultraschallintensität zurück zum Empfänger [124]. Dies erklärt, warum bei knotigen Tumoren die Seiten sonographisch nicht darstellbar sind (sog. Artefakt). Neben der Reflexion kommt es an Grenzflächen auch zur sog. Transmission, d. h. zu einer weiteren Ausbreitung des nichtreflektierten Anteils der Ultraschallwellen im zweiten Medium. Bei schrägem Einfall der Ultraschallwellen auf die Grenzfläche und größerer (bzw. kleinerer) Schallgeschwindigkeit im ersten Medium, wird der transmittierende Schallwellenanteil zum Einfallslot hin (bzw. vom Einfallslot weg) abgelenkt: Es tritt eine Brechung ein. An Zellansammlungen, welche im Größenbereich der Wellenlänge liegen, kommt es daher zu einer ungerichteten Reflexion der Ultraschallwellen. Man bezeichnet dies als Streuung. Gerade bei der hochfrequenten Sonographie ist dieses Phänomen relevant, da es die verwertbare Information verschlechtert. Eine solche Streuung tritt jedoch auch an größeren Grenzflächen (z. B. Tumormassen) aufgrund von „Rauhigkeiten" dieser Flächen auf. Durch die Streuung können unerwünscht Ultraschallwellen wieder zurück zum Empfänger gelangen und somit zum Bildaufbau beitragen [84]. Bei den so erzeugten „Echos" kann es zur *Überlagerung* oder *Interferenz* kommen, welche von einer maximalen Verstärkung bis zur völligen Auslöschung der der gewünschten, verwertbar reflektierten Echos reichen kann. Im Englischen wird dieses Phänomen als *acoustic speckle* bezeichnet [25]. Es wird zukünftig eine erhebliche Forschungsanstrengung benötigen, dieses Phänomen, das gerade bei sehr hohen Frequenzen problematisch ist, technisch zu beseitigen.

Den größten Anteil der Abschwächung der Ultraschallwellen im Gewebe macht die Absorption aus. Durch innere Reibung im Ausbreitungsmedium wird Bewegungsenergie in Wärmeenergie umgewandelt. Die Abschwächung insgesamt, gemessen in Dezibel, führt zu einer exponentiellen Abnahme der Ultraschallintensität mit zunehmender durchstrahlter Materiedicke. Bei den im Impuls-Echo-Verfahren arbeitenden Ultraschallgeräten muß die doppelte Wegstrecke berücksichtigt werden (Weg in die Haut $\Rightarrow$ Weg zurück zum Empfänger). Für biologische Weichteilgewebe nimmt die Abschwächung linear mit zunehmender Frequenz zu und folglich die Eindringtiefe ab. Die Absorption in der Haut nimmt mit zunehmendem Protein- und Kollagengehalt des durchstrahlten Gewebes zu; einfacher: Die Epidermis absorbiert bei 20 MHz nicht, das Corium sehr stark [84]. Die kollagenen Fasern sind in der Haut die Hauptquelle für die Reflexionen.

Die Ultraschallwellen werden in den Ultraschallwandlern oder Transducern erzeugt. In diesen wird elektrische Energie in „Ultraschallenergie" umgewandelt. Grundlage hierfür sind die sog. piezoelektrischen Effekte, die bei Nutzung des umgekehrten Weges zur Erzeugung eines Funkens in unseren Feuerzeugen, gut bekannt sind. Die Effekte treten bei piezoelektrischen Stoffen wie polykristallinen keramischen Materialien (Blei-Zirkonat-Titanat, Blei-Metaniobat, Barium-Titanat etc.) oder polymeren

Kunststoffen (Polyvinylidenfluorid) auf [79]. Beim Senden aus dem Transducer kommt es als indirekter piezoelektrischer Effekt zu einer Umwandlung von elektrischen Impulsen durch Formveränderung der Keramik zu mechanischen Schwingungen. Beim Empfang im Transducer werden die mechanischen Schwingungen infolge Deformation der Keramik (Piezoelektrika) wieder in elektrische Impulse überführt (direkter piezoelektrischer Effekt). Es stellt ein besonderes Problem dar, Transducer zu bauen, die sehr hohe Frequenzen senden und empfangen können. Für die Routine anwendbar sind seit längerem 20 MHz-Transducer, 50 MHz-Transducer sind erst in jüngster Zeit verfügbar. Es darf sicher damit gerechnet werden, daß um die Jahrtausendwende Geräte mit einem 3,5-, 20- und 100 MHz-Schallkopf Standard sein werden.

Bei den dermatologischen Ultraschallgeräten werden nicht kontinuierlich Schallwellen, sondern nur sehr kurze Ultraschallimpulse erzeugt. Man nennt dies auch Impuls-Echo-Methode. Der Transducer erzeugt als Sender einen sehr kurzen Ultraschallimpuls und registriert in einer sich anschließenden Zeiteinheit als Empfänger die aus der Haut zurückkehrenden Echos [3, 19, 25, 59, 63, 79, 84]. In der Dermatologie wird zur Darstellung der Echosignale meist eine Farbkodierung verwendet – ausgehend von der Tatsache, daß das menschliche Auge eine viel geringere Anzahl an Graustufen als an Farben differenzieren kann. Entsprechend der Höhe der Echoamplitude wird dem Signal (Schall umgewandelt in Elektroimpuls) ein Zahlenwert zugeordnet, der zu einem Farbpunkt auf dem Monitor umgerechnet wird.

Die Auflösung wird dabei in die laterale und axiale Auflösung unterschieden. In der Dermatoonkologie wird zur Vermessung der Tumordicken die axiale Auflösung naturgemäß eine größere Rolle spielen. Das laterale Auflösungsvermögen eines Ultraschallgerätes bezeichnet den minimalen Abstand von zwei senkrecht zur Schallausbreitungsrichtung liegenden Strukturen, so daß zwei getrennte Ultraschallechos detektiert werden. Die laterale Auflösung ist insbesondere von der Geometrie des erzeugten Schallfeldes abhängig; d.h. durch Verkleinerung des Transducerdurchmessers oder Fokussierung kann die sog. „Schallkeule" verschmälert und die Auflösung verbessert werden [59]. Die axiale Auflösung bezeichnet den minimalen Abstand von zwei in Schallausbreitungsrichtung liegenden Strukturen, die als zwei getrennte Ultraschallechos erkannt werden. Sie hängt von der räumlichen Impulslänge ab [59]. Letztere läßt sich v. a. durch eine Erhöhung der Mittenfrequenz und der Bandbreite, also des Frequenzspektrums des Signales, verbessern [53, 79]. Beim Kauf eines Gerä-

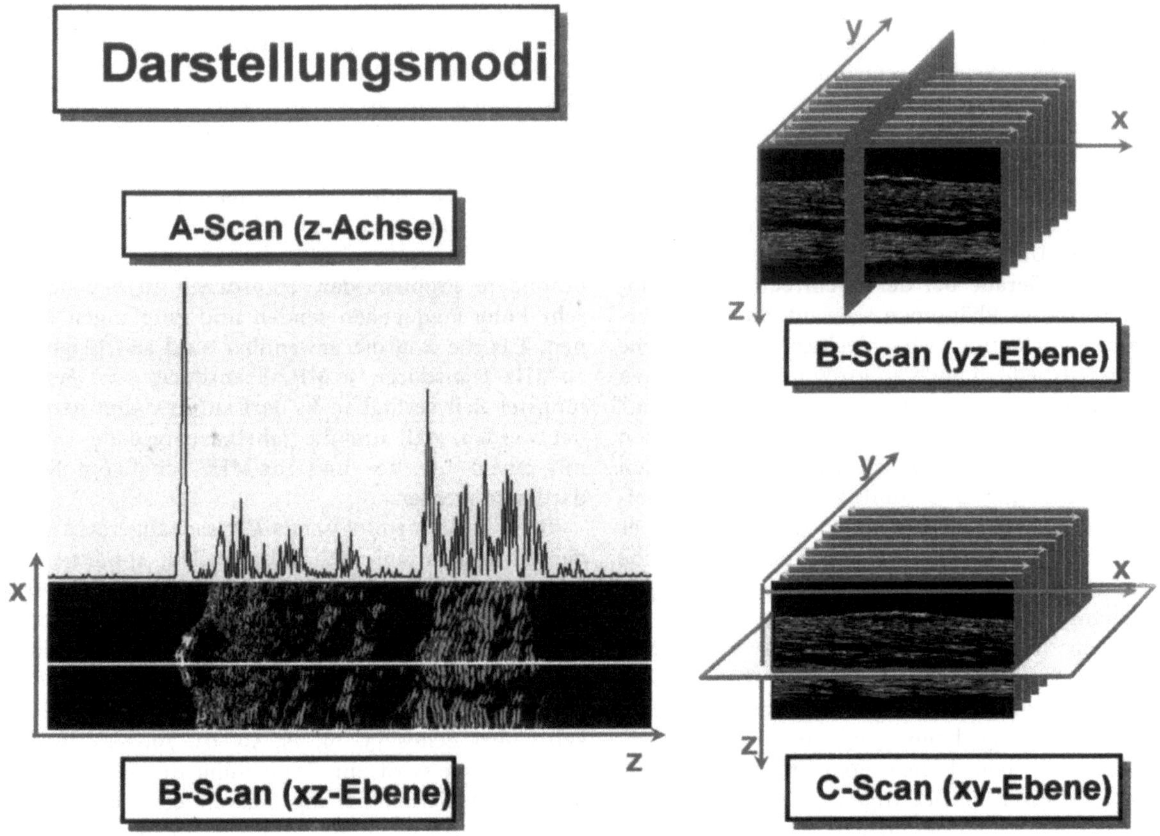

Abb. 29.1. Unterschiedliche Darstellungsmodi in der dermatologischen Sonographie

tes sollte insbesondere auf diese Eigenschaften, die die Leistungsfähigkeit des Transducers beschreiben, Wert gelegt werden.

Die bildliche Darstellung der Echosignale (Abb. 29.1) kann einerseits eindimensional als sog. A-Bild („A" für engl. amplitude) erfolgen, wobei die Amplituden der Echosignale auf der Ordinate gegen die Laufzeit bzw. umgerechnet in die Wegstrecke auf der Abszisse dargestellt werden. Der Transducer mißt bei einem A-Scan an einem bestimmten Punkt auf der Haut. Ordnet man nun den Amplituden der Echosignale entsprechend ihrer Höhe Helligkeitswerte zu, erhält man ein eindimensionales B-Bild („B" für engl. brightness), das einer schmalen verschiedenfarbigen Linie entspricht. Werden linear viele A-Scans aufgezeichnet, kann ein zweidimensionales B-Bild (meist einfach als B-Bild oder B-Scan bezeichnet) errechnet werden, welches einem „Schnittbild" durch die Haut entspricht. Der sog. M-Scan („M" für engl. motion), bei dem die zeitlichen Veränderungen eines eindimensionalen B-Scan dargestellt werden, ist im Gegensatz zum Einsatz beispielsweise bei der Echokardiographie für dermatologische Fragestellungen

von untergeordneter Bedeutung (ggf. Elastizitätsmessungen).

Die derzeit erhältlichen für die Dermatologie konzipierten 20 MHz-Ultraschallgeräte (DUB20S, Taberna pro medicum, Lüneburg, D; Dermascan C, Cortex Technology, Hadsund, DK, Vertrieb durch Lawrenz, Sulzbach, D) sind im Quasi-Real-Time-Modus arbeitende Linearscanner: Beim Dermascan C beträgt beispielsweise die Bildwiederholungsrate 8 Bilder/s. Die Geräte besitzen fokussierte Ein-Element-Keramik-Transducer, welche motorgesteuert (sog. „Steppermotoren") im Applikator durch eine Wasservorlaufstrecke bewegt werden, beim DUB 20 über eine Länge von 12,8 mm, beim Dermascan C von 12,1–28 mm (je nach Applikator). Axiale Auflösungen von ca. 80 µm, laterale von ca. 200 µm werden erzielt. Die verwertbare Eindringtiefe liegt bei ca. 8 mm.

Diese beiden Ultraschallbildgeräte bieten bei Verwendung bestimmter Schallköpfe, welche mit einem zusätzlichen Schrittmotor ausgerüstet sind, die Möglichkeit, aus seriellen B-Bildern mit definierten Abständen der einzelnen Scans dreidimensionale Rekonstruktionen zu erstellen sowie Volumina und Oberflächen ausgewählter Regionen zu berechnen

[22, 75, 113]. Des weiteren offerieren sie die Option, neben den klassischen, in der Scan-Ebene (xz-Ebene) lokalisierten B-Bildern auch orthogonal zu diesen gelegene B-Bilder (yz-Ebene) und durch Wahl eines bestimmten Zeitfensters parallel zu einer idealerweise planen und gerade ausgerichteten Hautoberfläche gelegene, sog. C-Bilder („C" für engl. computed oder constant depth) in der xy-Ebene zu berechnen (vgl. Abb. 29.1).

Mit Hilfe von 50 MHz-Ultraschallgeräten (50- bis 100 MHz-Experimentalgerät an der Ruhr-Universität Bochum, Institut für Hochfrequenztechnik; DUB 50, taberna pro medicum, Lüneburg, D) lassen sich die Hautstrukturen mit noch höherer Genauigkeit auflösen (Abb. 29.2), wobei axiale Auflösungen von < 40 µm und laterale Auflösungen von ca. 100 µm erreicht werden [24, 26, 30, 52]. In diesen Geräten kommen breitbandige PVDF-Transducer zum Einsatz, welche wiederum über Steppermotoren linear durch eine Wasservorlaufstrecke verfahren werden. Höhere Frequenzen bieten (s.o.) dabei einen höheren Informationsgehalt für den Dermatologen und werden zukünftig der Methode einen besonders wichtigen Platz in der Routinediagnostik sichern [120].

Ein 100 MHz-Experimentalgerät im Institut für Hochfrequenztechnik an der Ruhr-Universität Bochum arbeitet mit einem Ein-Element-Keramik-Transducer (Mittenfrequenz 80 MHz, Bandbreite 120 MHz), der durch einen zusätzlichen Schrittmotor in der Z-Achse verschoben wird. So läßt sich die Fokuszone zur Tiefe hin verschieben und eine verwertbare Eindringtiefe von 2 bis 2,5 mm erreichen.

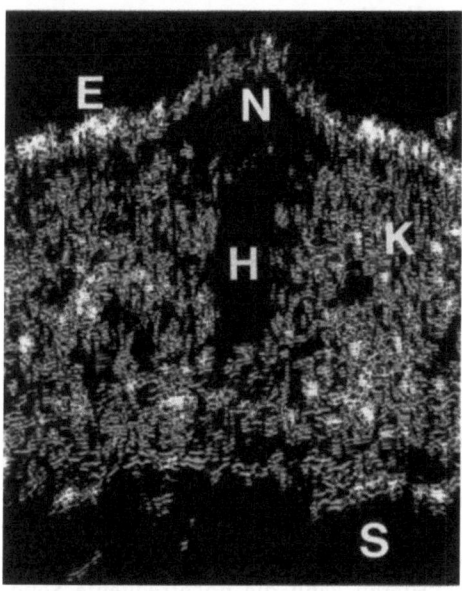

Abb. 29.2. 50 MHz-B-Scan-Bild (DUB 50 L) eines Nävuszellnävus am Unterarm eines 27jährigen Mannes. *E* Eintrittsecho, *K* Corium, *S* Subkutis, *N* Nävus, *H* Haarfollikel

Dieses Verfahren wird von uns als D-Scan („d" für engl. depth) bezeichnet. Die axiale Auflösung bei diesem Gerät liegt bei ca. 11 µm, die laterale bei ca. 30 µm. Eine Weiterentwicklung der Technologie erlaubt, erstmals Informationen auch aus der Epidermis zu bekommen [74].

Als experimentelle In-vitro-Technik (am feingeweblichen, ungefärbten Schnitt) ist die auf einer Idee von Sokolov basierende Ultraschallmikroskopie zu nennen [5, 13, 56, 62]. Es werden laterale Auflösungen bis zu 1 µm erreicht. Ein für die Ultraschallmikroskopie konzipiertes Gerät ist das Akustomikroskop ELSAM (Ernst Leitz Scanning Acoustic Microscope).

29.2 Unbedenklichkeit der Sonographie

Die meisten Untersuchungen über Bioeffekte sowie mögliche Nebenwirkungen des diagnostischen Ultraschalls sind bisher mit nieder- bis mittelfrequenten Geräten durchgeführt worden, bei denen keine negativen Folgen wie Kavitation, thermische oder chemische Effekte beobachtet werden konnten [59, 124]. Auch für den höherfrequenten Bereich soll dies bei einem Produkt aus Expositionszeit und Intensität von < 50 J/cm² gelten [59]. Nach derzeitigem Wissensstand darf es als sicher gelten, daß die auf dem Markt befindlichen Geräte keine biologisch gefährlichen Effekte auf das untersuchte Gewebe ausüben. Ultraschallgel und -applikator können allerdings Vektoren bei der Übertragung nosokomialer Infektionen sein [68, 112].

29.3 Sonographie in der Dermatologie

Alexander und Miller führten erstmals Hautdickenmessungen (A-Scan) mit einem unfokussierten 15 MHz-Transducer im Vergleich zu einem etablierten radiologischen Verfahren durch [1]. Es konnte gezeigt werden, daß die Meßergebnisse signifikant korrelierten. Die sonographisch ermittelten Hautdikken lagen in einer anderen Untersuchung unter den an Paraffin- oder Gefrierschnitten ermittelten Werten, was die Autoren auf den Spannungsverlust des Gewebes nach einer Biopsie zurückführten [117, 118]. Die gute Reproduzierbarkeit der A-Scan-Sonographie bei der Hautdickenbestimmung ließ sich bestätigen [54]. Erste A-Scan-Untersuchungen mit einem fokussierten 20 MHz-Transducer bei malignen Melanomen verliefen vielversprechend [7]. Die kortikosteroidinduzierte Hautatrophie konnte im A-Scan quantifiziert werden [35, 72]. Viele andere Hauterkrankungen (Psoriasis, Morphea, Akrosklerose, Brandverletzungen etc) sowie kutane Testreaktionen (Histaminquaddel, Typ-IV-Reaktion) wurden im A-Scan-Verfahren untersucht [14, 102, 103, 107, 108, 111].

Später war es möglich mit nieder- bis mittelfrequent zu bezeichnenden Ultraschallgeräten (Frequenzen 1,5- bis 10 MHz), welche eine zweidimensionale B-Bild-Darstellung beispielsweise im Sektor- oder Compound-Scan-Verfahren ermöglichten, einzusetzen: Die sonographische Hautarchitektur mit dem sehr echoreichen sog. Eintrittsecho, hervorgerufen durch die starke Reflexion des Ultraschallsignales an der Hautoberfläche, die echolose Epidermis, das echoreiche Corium und der weitgehend echolosen Subkutis, welche von echoreichen bindegewebigen Trabekeln durchzogen sein kann, kann von allen Gruppen gleichermaßen beschrieben werden [16, 28, 37, 65, 80, 114, 123]. Tumoröse Veränderungen fielen meist durch ihre Echoarmut auf [15, 65, 71]. Schon früh galt das Interesse der Untersuchung des malignen Melanoms sowie seiner Differentialdiagnosen und der Nutzung der erhobenen Befunde bei der Planung einer adäquaten chirurgischen Therapie [57, 58, 86, 91, 92, 110]. Diese Vorteile wurden ebenso für das Basaliom erkannt [10]. In dieser Anfangsphase der dermatologischen Ultraschallära wurde der eventuelle Nutzen der neuen Methode bei vielen weiteren Krankheitsbildern untersucht so beispielsweise bei der Induratio penis plastica [66], bei Brandverletzungen [12, 121], bei einer Onchozerkose [83], bei Sklerodermie [70] etc.

Das Problem der Ankopplung des Signals an die Haut wurde mit einer Wasservorlaufstrecke gelöst [66, 67, 115, 122].

Aufgrund des unzureichenden Auflösungsvermögens entstand in mehreren Forschungszentren der Wunsch nach höherfrequenten, speziell für das dermatologische Einsatzgebiet geeigneten, im B-Bild-Modus arbeitenden Ultraschallgeräten [8, 9, 85, 119]. Denn mit solchen Geräten konnte eine bessere räumliche Orientierung und Interpretation der Echosignale erzielt werden. Das im A-Scan beobachtete Problem der richtigen Bestimmung der unteren Coriumgrenze bei Hautdickenmessungen konnte durch das hochaufgelöste zweidimensionale B-Bild behoben werden, da beispielsweise Haarfollikel und in das Corium hineinreichende Fettgewebsinseln als solche identifiziert werden konnten. Die hochauflösende B-Scan-Sonographie wird heute neben den weiter unten im Text erläuterten onkologischen Indikationen bei diversen anderen Krankheitsbildern eingesetzt [4, 45, 51, 60, 69].

Von enormer Wichtigkeit für eine korrekte Interpretation sonographischer Bilder ist die Korrelation mit einem oder besser seriellen histologischen Schnitten in der gleichen Schnittebene wie der des Sonogrammes. So lassen sich die Echoeigenschaften bestimmter Strukturen studieren und für die Interpretation später gefertigter Sonographien nutzen. Zu berücksichtigen bleibt jedoch die Problematik der unterschiedlichen Schnittdicken in der 20 MHz-Sonographie von ca. 200 µm und in der Histologie von ca. 7 µm sowie mehrere Artefakt-Quellen in der Histologie (Spannungsverluste, Schrumpfungsartefakte etc.), die die völlige Vergleichbarkeit beider Methoden unmöglich machen. Artefakte durch Spannungsverlust und Schrumpfung scheinen sich in etwa einander auszugleichen [90]. Durch Anfertigung von histologischen Serienschnitten kann die Interpretationsproblematik durch die Schnittdickendifferenz zumindest teilweise ausgeglichen werden. Es ist unabgingbar, daß gerade der Anfänger die Methode der hochfrequenten Sonographie im direkten Vergleich mit dem feingeweblichen mikroskopisch beurteilbaren Schnitt erlernt. Nur gute Kentnisse des *„Goldstandards-Histologie der Haut"* ermöglichen den adäquaten Einsatz der Methode. Hierin liegt der wesentliche Grund, weshalb die Technik zunächst dem fachärztlich weitergebildeten Dermatologen vorbehalten bleiben soll. Gerade bei dieser sehr neuen Technik wären anderenfalls Überinterpretationen des Informationsgehalts, der durch diese wertvolle weiterentwicklungsfähige Technik gewonnen wird, zu befürchten.

29.4
Sonographische Befunde bei speziellen Hauttumoren

29.4.1
Maligne Melanome

Der weltweit zu verzeichnende Inzidenzanstieg des malignen Melanoms, sowie die schlechte Prognose bei fortgeschrittener Melanomerkrankung bedingen den großen Stellenwert dieses Tumors innerhalb der dermatologischen Onkologie. Die Prognose des malignen Melanoms ist v. a. von der maximalen vertikalen Tumordicke nach Breslow abhängig [11, 73]. Das therapeutische Vorgehen wird insbesondere in Abhängigkeit von der Breslow-Dicke beispielsweise hinsichtlich des Sicherheitsabstandes bei der Exzision des Tumors oder eines Einsatzes adjuvanter Therapien modifiziert [55]. Deshalb sind Diagnostikverfahren wünschenswert, die schon präoperativ nichtinvasiv eine valide Tumordickenbestimmung ermöglichen. Hierzu zählt die hochfrequente Sonographie.

Im zweidimensionalen 20 MHz-Sonogramm stellen sich maligne Melanome als häufig spindelför-

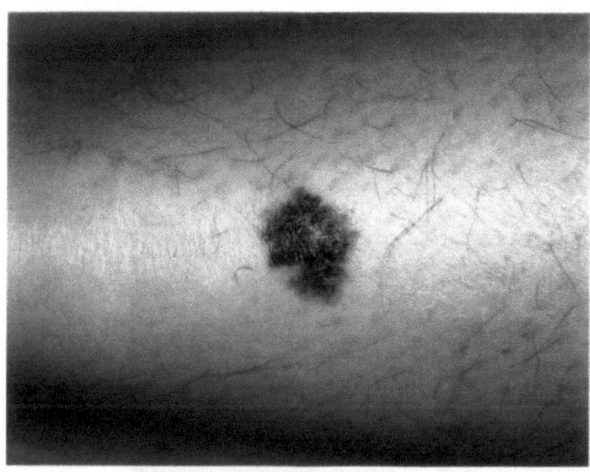

Abb. 29.3. Superfiziell spreitendes malignes Melanom an der linken Wade einer 59jährigen Frau

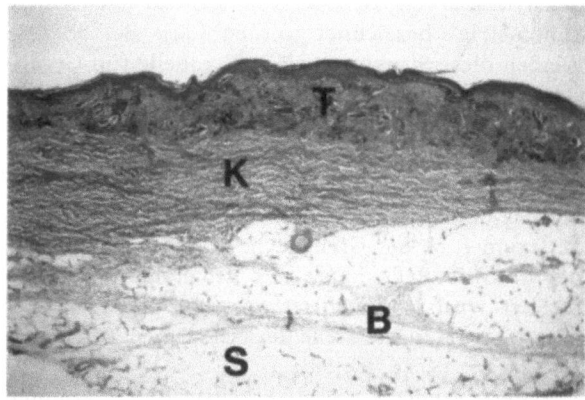

Abb. 29.5. Zu Abb. 29.4 korrespondierender histologischer Schnitt (HE). Superfiziell spreitendes malignes Melanom auf vorbestehendem Nävuszellnävus, vertikale Tumordicke nach Breslow 0,6 mm, Clark-Level III. *T* Tumor, *K* Corium, *S* Subkutis, *B* subkutane Bindegewebssepten

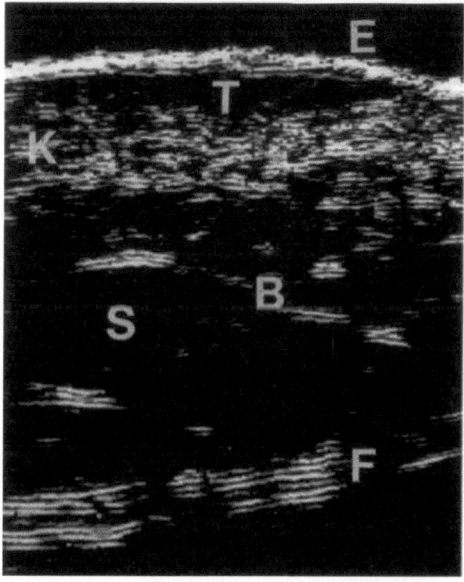

Abb. 29.4. 20 MHz-B-Scan-Bild durch den zentralen Anteil des superfiziell spreitenden malignen Melanoms aus Abb. 29.3. *E* Eintrittsecho, *K* Corium, *S* Subkutis, *B* subkutane Bindegewebssepten, *F* Muskelfaszie, *T* Tumor. Sonometrische Tumordicke 0,6 mm

mige echoarme bis echolose homogene Areale mit meist unverändertem dorsalen Schallverhalten dar (Abb. 29.3–29.5) [46]. Das Eintrittsecho über dem Tumor ist bandförmig, echoreich und von normaler Dicke. Ist das Melanom ulzeriert, kann das Eintrittsecho verdünnt oder unterbrochen sein [46].

Bei exophytischen Tumorknoten kann ein großer Teil der Ultraschallimpulse nach dem Prinzip „Einfallswinkel gleich Ausfallswinkel" an den schrägen Seiten des Tumorknoten nicht zurück zum Transdu-

cer reflektiert werden, so daß es zu einer Unterbrechung des Eintrittsechos in diesen Bereichen kommt. Zusätzlich kann am Rand solcher nodulärer Tumoranteile eine laterale Schallabschwächung infolge von Streuungsphänomenen auftreten. Binnenechos im Tumorareal können u. a. durch normalerweise auch echoarme, innerhalb der noch echoärmeren Tumorzone aber relativ echoreichere Haarfollikel hervorgerufen sein [87]. Eine sichere Differenzierung zwischen Tumorparenchym und subtumoralem entzündlichen Infiltrat oder assoziierten Nävusanteilen ist mittels der 20 MHz-Sonographie nicht möglich [32, 40, 46, 88].

Bildanalytische Verfahren, die versuchen die Informationen der Scans besser einzuordnen, gewinnen in der dermatologischen Sonographie zunehmend an Bedeutung. Grundlegend neue Erkenntnisse haben sie bislang aber nicht gebracht [18, 23, 93–99, 100, 101]. Teilweise lassen sich echoarme Tumoren wie maligne Melanome, Nävuszellnävi oder Basaliome richtig klassifizieren [50, Abschlußbericht Deutsche Krebshilfe, Projekt-Nr. 70512/M3/92/AL1], jedoch ist die Aussagekraft im individuellen Fall zu gering, um eine sichere differentialdiagnostische Aussage allein aus der bildanalytisch analysierten Sonographie ableiten zu können. Die Verwendung höherfrequenter Sonden hat bislang ebenfalls nicht zu einer Lösung dieses Differenzierungsproblems geführt, verspricht aber als einziger Ansatz einen Erfolg [21, 26].

Bei der Tumordickenbestimmung sollten angrenzende echoarme Areale wie Haarfollikel oder ins Corium hinreichende Fettgewebsanteile, welche vom geübten Untersucher durch die zweidimensionale B-Scan-Sonographie häufig als solche identifiziert werden können, nicht miteingeschlossen werden. Dieses Vorgehen ist von uns als „gewichtete Sonometrie" bezeichnet worden [44]. Bei 20 MHz können diese Strukturen als Fehlerquelle (im Gegensatz zu den 50- und 100 MHz-Scans) jedoch nicht endgültig eliminiert werden. Bei der Sonometrie der Tumordicke ist der obere Meßpunkt unmittelbar unterhalb des Eintrittsechos – welches den in der 20 MHz-Sonographie nicht zu differenzierenden Reflexionen an der Grenzfläche Wasser/Stratum corneum sowie Reflexionen aus der Epidermis zugerechnet wird (= *Eintrittsecho*) – zu plazieren, der untere an die tiefste Stelle des echoarmen Tumorareals [21, 26, 38, 46, 87, 88].

Untersuchungen vieler Arbeitsgruppen konnten eine signifikante Korrelation der sonometrisch und histometrisch nach der Methode von Breslow ermittelten Tumordicken nachweisen, wobei die Korrelationskoeffizienten zwischen 0,88 und 0,97 lagen [6, 7, 8, 32, 46, 87, 88, 116]. Diese Ergebnisse bestätigen und übertreffen die mit niederfrequenten Ultraschallgeräten erzielten Resultate [57, 64, 86, 110]. Im Vergleich zur histologischen Tumordicke nach Breslow liegt die sonometrische Tumordicke meist höher, die seltenere Unterschätzung der Tumordicke kann insbesondere bei nodulären malignen Melanomen auftreten – wie in Abb. 29.6–29.8 dargestellt [7, 8, 32, 46, 87, 88, 116].

Als Ursachen für eine sonographische Überschätzung der Tumordicke sind Schrumpfungsartefakte bei der histologischen Aufarbeitung, ein fehlender Anschnitt des dicksten Tumoranteils auf den histologischen Schnitten und eine fehlende sonographische Differenzierungsmöglichkeit zwischen Melanom und subtumoralem entzündlichen Infiltrat oder assoziierten Nävusanteilen zu nennen [32, 33, 46, 86, 87, 88, 116]. Eine Unterschätzung der Tumordicke kann

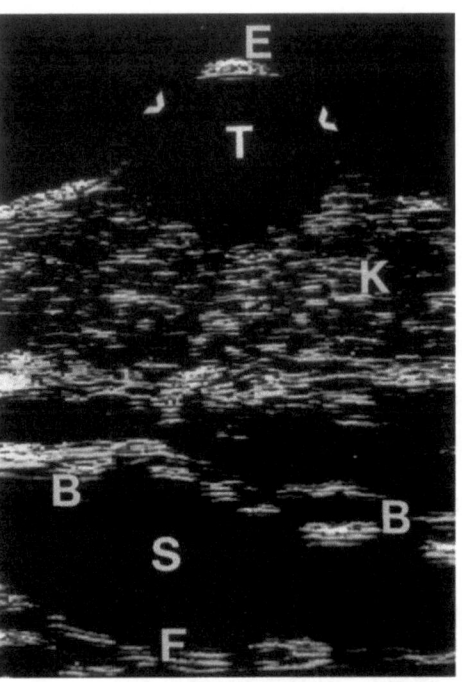

Abb. 29.7. 20 MHz-B-Scan-Bild durch den nodulären Anteil des superfiziell spreitenden malignen Melanoms aus Abb. 29.6. *E* Eintrittsecho, *K* Corium, *S* Subkutis, *B* subkutane Bindegewebssepten, *F* Muskelfaszie, *T* Tumor, ∨ unterbrochenes Eintrittsecho im Bereich der „steilen" Kanten des exophytischen Nodulus. Sonometrische Tumordicke 1,9 mm

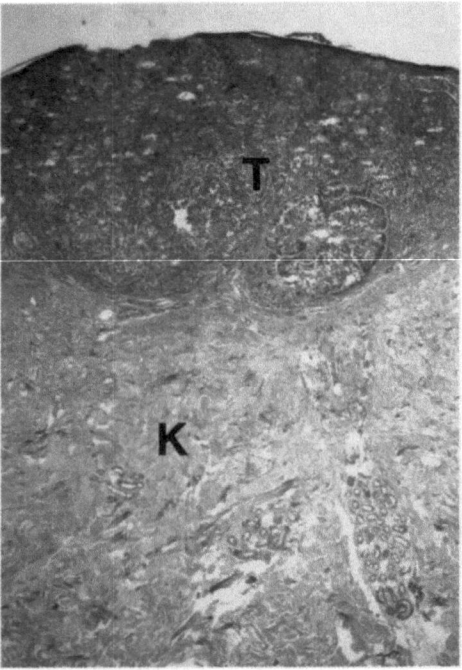

Abb. 29.8. Zu Abb. 29.7 korrespondierender histologischer Schnitt (HE). Superfiziell spreitendes malignes Melanom, vertikale Tumordicke nach Brewlow 2,0 mm, Clark-Level IV. *T* Tumor, *K* Corium

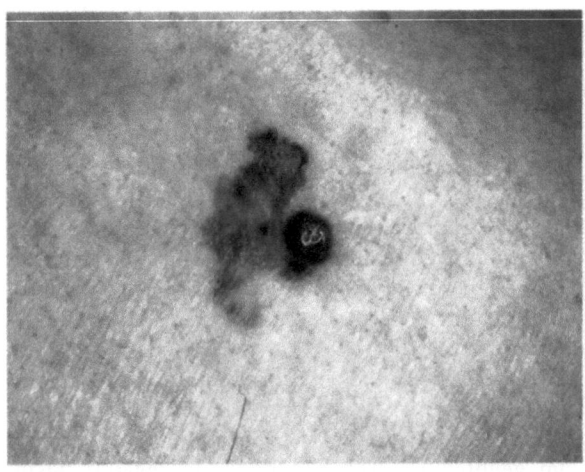

Abb. 29.6. Superfiziell spreitendes malignes Melanom mit nodulärem Anteil links infraklavikulär bei einem 71jährigen Mann

durch ein Übersehen kleiner Melanomzellnester in der Tiefe infolge eines zu geringen Auflösungsvermögens der 20 MHz-Scanner bedingt sein [32]. Weitere Erklärungsversuche berücksichtigen Abweichungen der Schallgeschwindigkeit im Tumorgewebe von der angenommenen Schallgeschwindigkeit von 1580 m/s oder einen zu hohen Druck durch den Ultraschallapplikator während der Untersuchung [46].

Prozentual sind die Abweichungen der Tumordikken v. a. bei dünneren Melanomen bedeutsam, was an den hier relativ dickeren entzündlichen Infiltraten oder Nävusanteilen als bei dickeren Tumoren liegen mag [46]. Sonographisch bedingte Fehlmessungen können zu einer inkorrekten Zuordnung in die prognose- und therapierelevanten Tumordickenklassen führen [116]. Bei malignen Melanomen mit einem Clark-Level-V ist die sichere Tumordickenbestimmung nicht möglich, da eine Abgrenzung des Melanoms innerhalb der ebenfalls sehr echoarmen Subkutis erschwert wird.

Neben der präoperativen Tumordickenbestimmung kann die hochfrequente Sonographie der Visualisierung und Quantifizierung kutaner Melanomfiliae (Abb. 29.9 und 29.10) dienen [39]. Derartige sonometrische Daten können zur objektiven Therapiekontrolle verwendet werden. Bei nur geringer Metastasendicke wurde der Einsatz einer Kryo-

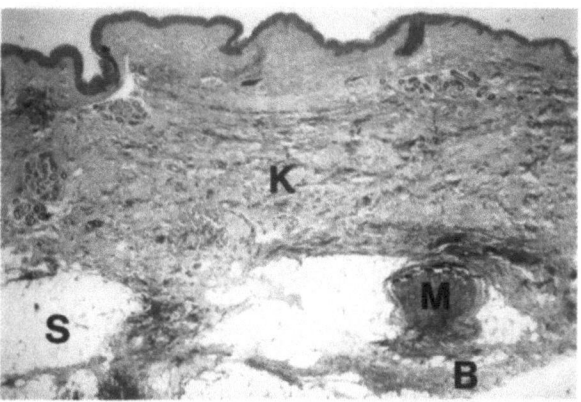

Abb. 29.10. Zu Abb. 29.9 korrespondierender histologischer Schnitt (HE). Subkutane Metastase eines malignen Melanoms. *K* Corium, *S* Subkutis, *B* subkutane Bindegewebssepten, *M* Metastase

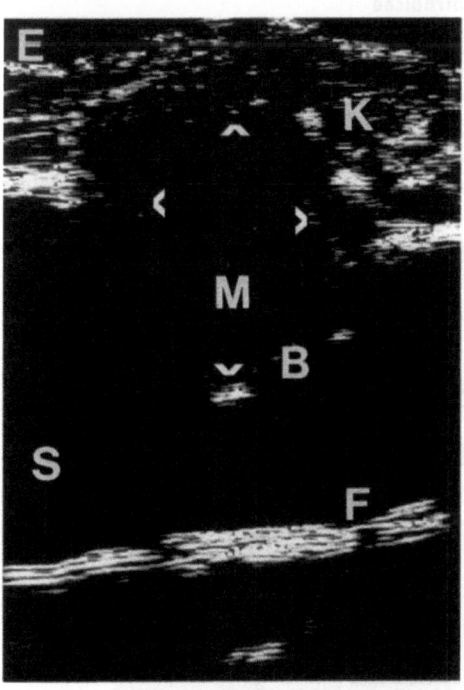

Abb. 29.9. 20 MHz-B-Scan-Bild einer subkutanen Melanommetastase rechts infraklavikulär bei einem 69jährigen Patienten. *E* Eintrittsecho, *K* Corium, *S* Subkutis, *B* subkutane Bindegewebssepten, *F* Muskelfaszie, *M* Metastase an der Corium-Subkutis-Grenze, ∨ Begrenzungen der Metastase

therapie beschrieben [36]. Auch das Ansprechen von Chemo- oder Strahlentherapien ist an Referenzmetastasen beurteilbar.

Dreidimensionale Rekonstruktionen [22] maligner Melanome erleichtern die Vorstellung topographischer Beziehungen einzelner kutaner Strukturen zueinander, eventuell lassen sich echoarme metastasenverdächtige Areale in der Nähe maligner Melanome erst durch eine Rekonstruktion beispielsweise sicher als Gefäß identifizieren [75]. Mit Hilfe entsprechender Computersoftware lassen sich zudem Tumorvolumina und -oberflächen kalkulieren – eventuell erweist sich das Tumorvolumen als ein noch aussagekräftigerer Prognosefaktor als die nur eindimensionale vertikale Tumordicke nach Breslow [30, 31]. Wir bezeichnen diese 3-d-in-vivo-Vermessung des Tumors als „invasive Tumormasse".

29.4.2
Nävuszellnävi

Nävuszellnävi stellen die wichtigsten Differentialdiagnosen des malignen Melanoms dar. Wünschenswert sind deshalb nichtinvasive Verfahren, welche die diagnostische Treffsicherheit bei der Diagnostik pigmentierter Hauttumoren erhöhen. Leider ist die hochfrequente Sonographie (bei 20 MHz) hinsichtlich der Differentialdiagnose pigmentierter Hautveränderungen bis auf wenige Ausnahmen, schon aufgrund der zu geringen axialen Auflösung, nur von geringem Nutzen. Die einzelne Zelle ist nicht beurteilbar, was für die Unterscheidung malignes Melanom *versus* dysplastischer Nävus zu fordern ist. Auch die äußere, sonographische Form der echoarmen Struktur hilft nicht, da sich Nävuszellnävi wie die malignen Melanome oft als spindelförmige,

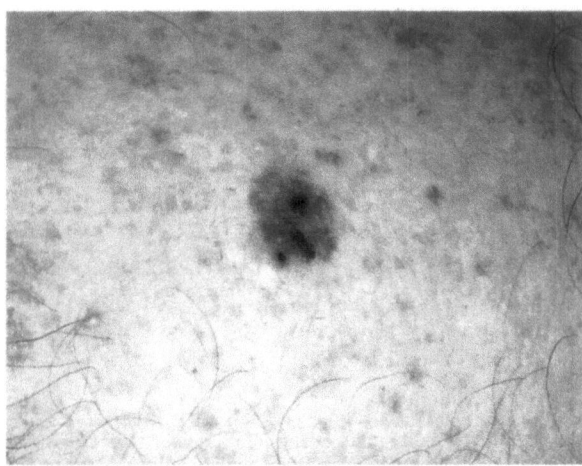

Abb. 29.11. Nävuszellnävus auf der rechten Schulter eines 56jährigen Mannes

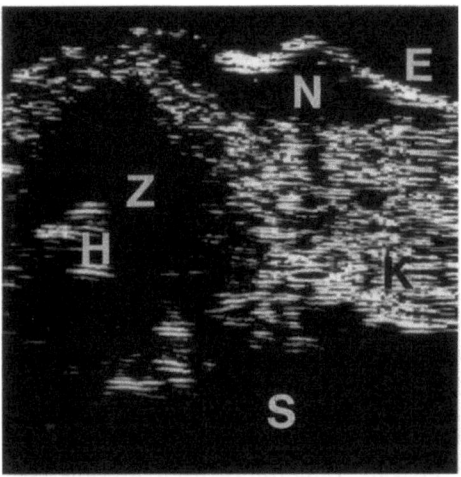

Abb. 29.12. 20 MHz-B-Scan-Bild durch den Nävuszellnävus sowie die angrenzende, zentral schwarze Papel aus Abb. 29.11. *E* Eintrittsecho, *K* Corium, *S* Subkutis, *N* Nävuszellnävus, *Z* Zyste, *H* Binnenechos in der Zyste

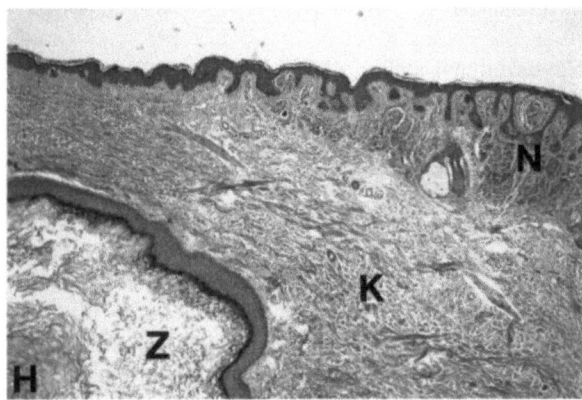

Abb. 29.13. Zu Abb. 29.12 korrespondierender histologischer Schnitt (HE). Dermaler Nävuszellnävus in Kombination mit epithelialer Zyste. *N* Nävuszellnävus, *Z* Zyste, *H* Hornmaterial, *K* Corium

echoarme Tumoren (Abb. 29.11–29.13) darstellen und so eine sichere Unterscheidung der beiden Hauttumoren auch von daher nicht möglich ist [46]. Auch wenn Nävuszellnävi statistisch höhere densitometrische Werte (mehr Binnenechos) – also über das Tumorareal (oder einen repräsentativen Ausschnitt von diesem) gemittelte Echoamplituden – als maligne Melanome besitzen, ist eine sichere Differentialdiagnose zwischen beiden mittels einer solchen Densitometrie (Reflexionsdichtenmessung) zumindest bei 20 MHz nicht möglich, weil die Spannweite der Densitometriewerte bei beiden Tumoren zu groß ist [32, 46, 82]. Eine in früheren Untersuchungen [9, 92] angedachte Differentialdiagnose zwischen Melanom und Nävus anhand eines 20 MHz-Sonogrammes ist unbedingt zu verneinen. Die bei Nävuszellnävi gefundenen Binnenreflexe resultieren – ähnlich wie die Binnenechos bei Basaliomen – aus zwischen den Nävuszellnestern gelegenem „normalen" Bindegewebe, wohingegen sich das Tumorstroma ebenfalls echoarm darstellt [43]. Binnenreflexe können auch durch Hornzysten hervorgerufen werden (vgl. Abb. 29.12). In papillomatösen Nävuszellnävi können dorsale Schallabschwächungen mit einem Bild wie bei einer Verruca seborrhoica auftreten [38, 44].

29.4.3
Verrucae seborrhoicae

Hyperkeratotische Verrucae seborrhoicae imponieren ultrasonographisch mit einem relativ typischen Bild (Abb. 29.14): echoreiches, verbreitertes Eintrittsecho, starke dorsale Schallabschwächung bis zu einem dorsalen Schallschatten [9, 39]. Hornzysten

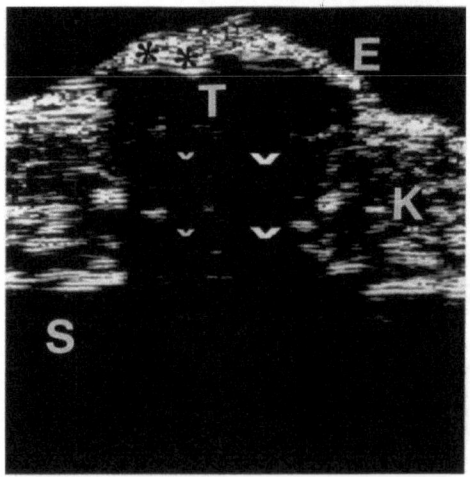

Abb. 29.14. 20-MHz-B-Scan-Bild einer seborrhoischen Keratose am Abdomen einer 43jährigen Frau. *E* Eintrittsecho, *K* Corium, *S* Subkutis, *T* Tumor, ∨ verdicktes Eintrittsecho, ∨ dorsaler Schallschatten

führen zu meist randständig gelegenen Binnenechos. Sehr flache Verrucae seborrhoicae vom akanthotischen Typ zeigen im allgemeinen nicht dieses klassische Bild. Bei sehr glatten, pigmentierten Verrucae (z. B. unter der Mamma) ist es zuweilen auch mit der Auflichtmikroskopie schwierig, differntialdiagnostische Aussagen zu machen. Hier kann die Sonographie zu einer relativ sicheren Information (= Schallschatten) verhelfen, die eine differentialdiagnostische Eingruppierung erlaubt.

29.4.4
Basaliome

Ein weiteres wichtiges Anwendungsgebiet der hochfrequenten Sonographie ist die präoperative nichtinvasive Diagnostik des Basalioms. So kann in Analogie zur Therapieplanung beim malignen Melanom durch die 20 MHz-Sonographie die Eindringtiefe des Basalioms in das Corium oder tiefer gelegene Gewebeschichten (z. B. Knorpel) sowie die laterale Tumorausbreitung ermittelt werden. Aus den so gewonnenen Informationen läßt sich die Therapie hinsichtlich Art (Exzision, Kryochirurgie, Strahlentherapie etc.) und Umfang (Exzisionsweite, -tiefe, Kryostempelgröße, Anzahl der Vereisungszyklen etc.) adäquat planen. Bei dünnen Basaliomen im Gesichtsbereich, welche das mittlere Corium nicht überschreiten, ist eine Kryochirurgie (häufig fälschlich als Kryotherapie bezeichnet) in Erwägung zu ziehen, die sehr gute kosmetische Ergebnisse erzielt und mit geringerem operativen Aufwand als die andernfalls erforderlichen plastischen Operationen einhergeht [47, 48, 61]. Kombiniert man Sonograpie und Kryochirurgie um ein geeignetes Kollektiv zu filtern, können mit der Kryochirurgie noch akzepta-

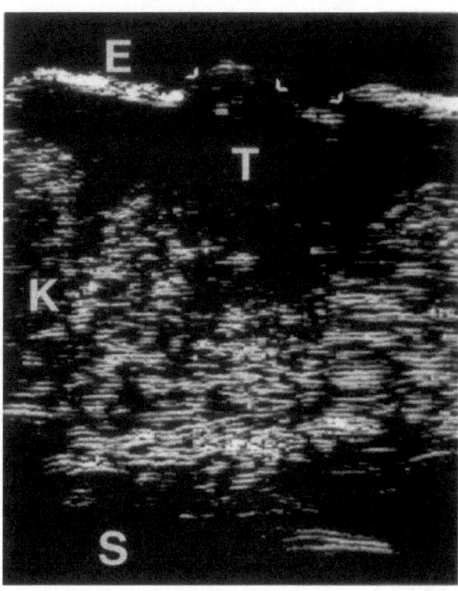

Abb. 29.16. 20 MHz-B-Scan-Bild des Basalioms aus Abb. 29.15. *E* Eintrittsecho, *K* Corium, *S* Subkutis, *T* Tumor, ∨ unterbrochenes Eintrittsecho im Bereich der Seitenkanten des zentralen exophytischen Anteils sowie der Ulzeration

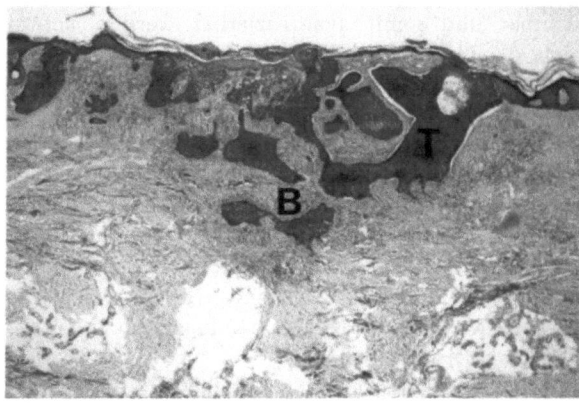

Abb. 29.17. Zu Abb. 29.16 korrespondierender histologischer Schnitt (HE). Solide wachsendes Basaliom. *T* Tumorparenchym, *B* Tumorstroma (Bindegewebe)

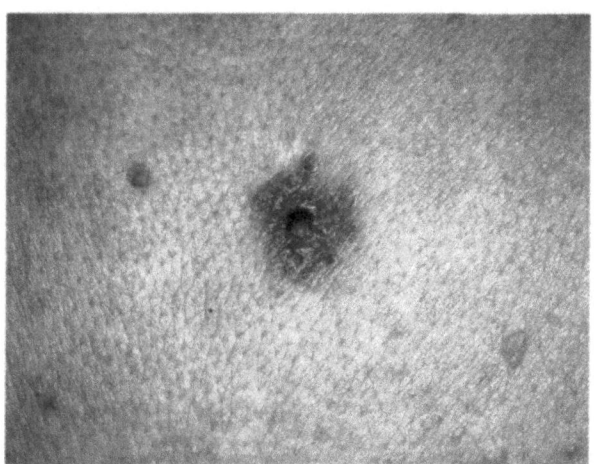

Abb. 29.15. Zentral teilweise ulzeriertes superfizielles Basaliom am kranialen Rücken einer 70jährigen Frau

ble Rezidivquoten, die deutlich unter 2 % liegen, erreicht werden.

Sonographisch fallen Basaliome als echoarme bis echolose, meist regelmäßig und glatt begrenzte Areale mit flauen, inhomogen verteilten Binnenechos und häufig, v. a. bei soliden Basaliomen zu beobachtender, dorsaler Schallverstärkung auf [42, 48]. Tumorparenchym und Tumorstroma können sonographisch nicht unterschieden werden und stellen sich homogen echoarm dar (Abb. 29.15–29.17). Unverändertes coriales Bindegewebe, welches zwischen den Tumorsträngen verblieben ist, mag die

Ursache für Binnenechos sein. Eine eindeutige Differenzierung zwischen den einzelnen histologischen Basaliomtypen und eine Abgrenzung zu anderen echoarmen Tumoren ist derzeit mittels hochfrequenter Sonographie nicht möglich [44].

Nach kryochirurgischer Behandlung eines Basalioms läßt sich der Wundheilungsverlauf mittels 20 MHz-Sonographie visualisieren und quantifizieren [47, 48]. Eine sichere Unterscheidung zwischen nekrotischem Material, Ödem und neu gebildetem Bindegewebe ist nicht sicher möglich, da sie alle durch Echoarmut gekennzeichnet sind [48]. Durch Verlaufskontrollen können jedoch in vielen Fällen zusätzliche Informationen gewonnen werden. Bei schon abgeschlossener Epithelisierung lassen sich die weiterhin stattfindenden, für das Auge jedoch nicht mehr sichtbaren Wundheilungsvorgänge mittels Ultraschall studieren.

29.4.5
Plattenepithelkarzinome

Zur Planung des operativen Prozedere beim Plattenepithelkarzinom eignet sich ebenfalls die 20 MHz-Sonographie. Diese malignen epithelialen Geschwülste können im Sonogramm als echoarme Areale sichtbar und somit quantifizierbar werden, sofern nicht der Blick in die Tiefe der Kutis durch hyperkeratotische oder krustöse Auflagerungen und eine hieraus resultierende dorsale Schallabschwächung bis hin zu einem kompletten dorsalen Schallschatten verwehrt ist [41]. Postuliert man, daß es „dünne" Plattenepithelkarzinome gibt, die keinerlei Tendenz zur Metastasierung haben, so ist die Sonographie, gerade bei der Therapieplanung, ein wichtiges Hilfsmittel. Hier zeigt sich auch eindrucksvoll, wie wichtig der Sachverstand des Dermatologen bei der präoperativen Diagnostik ist.

Ähnliche sonographische Befunde können bei einem M. Bowen gefunden werden. Eine Aussage darüber, ob die Basalmenbran durchbrochen ist und folglich ein Bowen-Karzinom vorliegt, kann mit Hilfe der derzeit verfügbaren Geräte nicht, sehr wohl aber mit 100 MHz-Geräten, getroffen werden.

29.4.6
Mycosis fungoides

Die Infiltrate im Rahmen einer Mycosis-fungoides-Erkrankung stellen sich sonographisch als bandförmige echoarme Zonen dar [24, 29]. Die sonographische Kontrolle solcher Befunde kann der Berurteilung des Therapieerfolges oder Mißerfolges im follow-up dienlich sein. Differentialdiagnostische Erwägungen werden auch mit Experimentalscannern in absehbarer Zukunft kaum möglich sein.

29.4.7
Gefäßtumoren

Kaposi-Sarkome weisen kein charakteristisches sonographisches Bild auf, sie können sowohl echolos als auch echoarm mit vielen Binnenechos zur Darstellung kommen. Ihre Begrenzung zum umgebenden Corium ist häufig eher unscharf [26]. Der Wert der Sonographie bei diesen Tumoren liegt wiederum bei der Therapieplanung. Häufig läßt sich die Invasionstiefe klinisch besonders schlecht abschätzen. Darüber hinaus wird die Dicke, im Gegensatz zum malignen Melanom, von vielen Dermatologen nicht annähernd so sicher beurteilt. Gerade beim Einsatz von Lasern oder Strahlentherapien ist die primäre Tumordicke (Invasionstiefe) aber ausschlaggebend. Beim Einsatz von Zytostatika oder Interferonen ist die Sonographie bei der Beurteilung des Therapieerfolgs und des Verlaufs hilfreich. *Angiome* besitzen kein typisches Reflexverhalten, zumeist sind sie echoarm. Unter thrombosierten Angiomen werden in ca. 10–20 % der Fälle streifige Schallabschwächungen (-schatten) gefunden [44].

29.4.8
Aktinische Elastose

Die seitliche Abgrenzung echoarmer Tumoren kann in Hautarealen mit einer aktinischen Elastose schwierig bis unmöglich sein. Histologisch findet man eine Zunahme elastischer Fasermassen mit ungeordneter Architektur, später schollige, amorphe Faserdegenerate, ein leichtes entzündliches Infiltrat sowie eine Vermehrung der dermalen Grundsubstanz. Das sonographische Korrelat dieser aktinischen Veränderung ist ein unterhalb des Eintrittsechos gelegenes, bis ca. zur Coriummitte reichendes echoarmes Band, welches flaue Binnenechos aufweist und zur Tiefe häufig sägezahnartig begrenzt erscheint [20, 49]. Nach Untersuchungen aus der eigenen Klinik nimmt mit zunehmendem Alter die Echogenität des „Elastosebandes" ab, wobei die Dicke relativ konstant bleibt. Diese Resultate unterscheiden sich teilweise von denen früherer Publikationen [17]. Findet sich peritumoral in klinisch nicht tumorbefallener Haut ein solches echoarmes Band, muß ebenfalls die kontralaterale Haut sonographiert werden: Fällt hier ein Elastoseband auf, so ist dies auch in der peritumoralen Haut wahrscheinlich und das echoarme Band wird nicht zwangsläufig durch laterale Tumorausbreitung bedingt sein. Durch Spannen der Haut und somit der Kollagenfasern kann versucht werden, die Echogenität des peritumoralen Coriums zu erhöhen, um den in seiner Echogenität zumeist nicht veränderbaren echoarmen Tumor besser abzugrenzen [43].

29.5
Schlußfolgerung

Die 20 MHz-Sonographie hat sich v. a. durch die Möglichkeit zur objektiveren und nichtinvasiven Tumordickenbestimmung in der Routinediagnostik im Bereich der Dermatoonkologie etabliert. Adäquate Therapiemaßnahmen lassen sich so schon präoperativ festlegen, unnötige Nachoperationen, die den Patienten belasten, können vielfach vermieden werden. In diesem Zusammenhang spielt nicht nur die Operation selbst, sondern auch der Zeitraum von der ersten zur zweiten Operation eine erhebliche Rolle für die Psyche des Patienten.

Die 20 MHz-Sonographie hat die in sie gesetzten Hoffnungen auf eine Verbesserung der diagnostischen Treffsicherheit, welche bei der Differentialdiagnose pigmentierter Hauttumoren auch bei großer Erfahrung des Untersuchers bei weitem nicht ausreichend ist, nicht erfüllen können. Lediglich in Ausnahmefällen läßt sich die Diagnose durch die Sonographie stellen. Zur Absicherung seiner Diagnose stehen dem Hautarzt andere nichtinvasive Verfahren zur Verfügung; unter diesen nimmt die Auflichtmikroskopie den größten Stellenwert ein. Interessanterweise ergänzen sich die Auflichtmikroskopie, die einen Blick in der Epidermis erlaubt und die 20 MHz-Sonographie, deren Einsatzbereich direkt darunter beginnt, hervorragend. Die Domäne der 20 MHz-Sonographie liegt in der *objektiven Quantifizierung* von Strukturen sowie der Darstellung topographischer Zusammenhänge in der Mikroanatomie der Haut und angrenzender Gewebe. Der quantitative und objektive Charakter der Sonographie kann bei der Therapie- und Verlaufskontrolle genutzt werden.

Mittels dreidimensionaler Rekonstruktionen lassen sich eventuell zukünftig weitere prognostische Parameter berechnen. Noch höherfrequente Ultraschallbildgeräte (> 20 MHz) verbessern die Meßgenauigkeit weiter. Da mit zunehmender Frequenz das untersuchte Gewebe für den Schall inhomogener wird und mehr Grenzflächen aufweist, lassen sich mit diesen Frequenzen eventuell neue qualitative Informationen gewinnen. So konnte beispielsweise durch Untersuchungen mit 50- und 100 MHz-Ultraschallgeräten gezeigt werden, daß sich bei schwacher Verstärkung der überwiegende Teil der Epidermis echoarm darstellt, lediglich die Grenzflächen Wasser/Stratum corneum und Stratum corneum/Stratum Malpighii führen zu echoreichen Signalen [21, 26].

Die hochfrequente Sonographie der Haut ist mittlerweile ein fester Bestandteil, der Weiterbildung zum Hautarzt. Die Musterweiterbildungsordnung, die von den meisten Ärztekammern übernommen wurde schreibt besondere sonographische Kenntnisse zwingend vor. Dies macht insbesondere unter dem Gesichtspunkt der schnell voranschreitenden Entwicklung, die schon bald Geräte über 100 MHz für die Routinediagnostik hervorbringen wird, einen Sinn. Der Traum vom nichtinvasiv erlangten, feingeweblichen Schnitt mit „histologischer Qualität" kann in der Zukunft durchaus Realität werden. Zur Zeit ist die Methode diesbezüglich jedoch noch eindeutig überfordert.

Die neuen abrechnungstechnischen Möglichkeiten der hochfrequenten Sonographie in der Dermatologie, im Rahmen der kassenärztlichen Versorgung, sollen ebenfalls nicht unerwähnt bleiben: Nach der GOÄ ist die sonographische Untersuchung des Organs *Haut* schon seit längerem abrechnungsfähig. Seit Januar 1996 ist dies auch im Rahmen des neuen EBM möglich (*Haut und Subcutis einschließlich Lymphknoten*). Voraussetzung zur Abrechnungsmöglichkeit der hochfrequenten Sonographie des Organs Haut wird zukünftig jedoch der von den Kassenärztlichen Vereinigungen geforderte Fachkundenachweis über diese Methodik sein. Für alle, die diese Ausbildung nicht während der Facharztweiterbildung erhalten haben, wird zur Erlangung derselben das Absolvieren eines Kursprogramms nötig sein.

Literatur

1. Alexander H, Miller DL (1979) Determining skin thickness with pulsed ultrasound. J Invest Dermatol 72: 17–19
2. Altmeyer P (1989) Dermatologische Ultraschalldiagnostik – Gegenwärtiger Stand und Perspektiven (Editorial). Z Hautkr 64: 727–728
3. Altmeyer P, el Gammal S, Hoffmann K (1992) Ultrasound in Dermatology. Springer, Berlin Heidelberg New York Tokyo
4. Bachmann K, Schieferstein G, Stutte H (1992) Sonographische Befunde bei der Induratio penis plastica. Akt Dermatol 18: 89–91
5. Barr RJ, White GM, Jones JP, Shaw LB, Ross PA (1991) Scanning acoustic microscopy of neoplastic and inflammatory cutaneous tissue specimens. J Invest Dermatol 96: 38–42
6. Borroni G, Vinoli GP, Vignati et al. (1992) Correlations and discrepancies between Breslow's thickness and in vivo 20 MHz-sonography assessment of malignant melanoma. Eur J Dermatol 2: 315–318
7. Breitbart EW, Rehpenning W (1983) Möglichkeiten und Grenzen der Ultraschalldiagnostik zur in vivo Bestimmung der Invasionstiefe des malignen Melanoms. Z Hautkr 58: 975–987
8. Breitbart EW, Hicks R, Rehpenning W (1985) Möglichkeiten der Ultraschalldiagnostik in der Dermatologie. Z Hautkr 61: 522–526
9. Breitbart EW, Müller CE, Hicks R, Vieluf D (1989) Neue Entwicklungen der Ultraschalldiagnostik in der Dermatologie. Akt Dermatol 15: 57–61
10. Brenner S, Ophir J, Weinraub Z (1984) Thickness of basal cell epithelioma measured preoperatively by ultrasonography. Cutis 34: 509
11. Breslow A (1970) Thickness, cross-sectional areas and depth of invasion in the prognosis of cutaneous melanoma. Ann Surg 172: 902–908
12. Brink JA, Sheets PW, Dines KA, Etchison MR, Hanke CW, Sadove AM (1986) Quantitative assessment of burn injury

in porcine skin with high-frequency ultrasonic imaging. Invest Radiol 21: 645–651

13. Buhles N, Altmeyer P (1988) Ultraschallmikroskopie an Hautschnitten. Z Hautkr 63: 926–934

14. Cantrell JH (1984) Can ultrasound assist an experienced surgeon in estimating burn depth? J Trauma 24 [Suppl]: S64–S70

15. Chinn DH, Filly RA, Callen PW (1982) Unusual ultrasonographic appearance of a solid schwannoma. J Clin Ultrasound 10: 243–245

16. Cole GW, Handler SJ, Burnett K (1981) The ultrasonic evaluation of skin thickness in sclerodema. J Clin Ultrasound 9: 501–503

17. de Rigal J, Escoffier C, Querleux B, Faivre B, Agache P, Lévêque JJ (1989) Assessment of aging of human skin by in vivo ultrasonic imaging. J Invest Dermatol 93: 621–625

18. Di Nardo A, Seidenari S (1994) Echographic evaluation with image analysis of histamine induced wheals. Skin Pharmacol 7: 285–290

19. Dines KA, Sheets PW, Brink JA et al. (1984) High frequency ultrasonic imaging of skin: Experimental results. Ultras Imag 6: 408–434

20. Dirschka T, Hoffmann K, Stücker M, Altmeyer P (1993) Bewertung der aktinischen Elastose mittels 20 MHz Sonographie. Akt Dermatol 19: 224–228

21. el Gammal S, Auer T, Hoffmann K, Matthes U, Altmeyer P (1992 a) Möglichkeiten und Grenzen der hochauflösenden (20 und 50 MHz) Sonographie in der Dermatologie. Akt Dermatol 18: 197–208

22. el Gammal S, Hoffmann K, Kenkmann J, Altmeyer P, Höß A, Ermert H (1992 b) Principles of three-dimensional reconstructions from high-resolution ultrasound in dermatology. In: Altmeyer P, el Gammal S, Hoffmann K (eds) Ultrasound in dermatology (pp 355–384). Springer, Berlin Heidelberg New York Tokyo

23. el Gammal S, Hoffmann K, Höß A, Hammentgen R, Altmeyer P, Ermert H (1992 c) New concepts and developments in high-resolution ultrasound. In: Altmeyer P, el Gammal S, Hoffmann K (eds) Ultrasound in dermatology (pp 399–419). Springer, Berlin Heidelberg New York Tokyo

24. el Gammal S, Hoffmann K, Auer T, Korten M, Altmeyer P, Höß A, Ermert H (1992 d) A 50 MHz high resolution ultrasound imaging system for dermatology. In: Altmeyer P, el Gammal S, Hoffmann K (eds) Ultrasound in dermatology (pp 297–322). Springer, Berlin Heidelberg New York Tokyo

25. el Gammal S., Auer T, Hoffmann K, Altmeyer P, Paßmann C, Ermert H (1993) Grundlagen, Anwendungsgebiete und Grenzen des hochfrequenten (20–50 MHz) Ultraschalls in der Dermatologie. Zentralbl Haut 162: 817–838

26. el Gammal S, Altmeyer P, Auer T, Kaspar K, Hoffmann K (1995) Der Stellenwert der 20, 50 und 100 MHz Sonographie in der Dermatologie. Akt Dermatol 21: 11–21

27. Feldmann S, Hoffmann K, el Gammal S, Altmeyer P (1990) Sonographic quantification of the tuberculin-type immune-reaction. Zentralbl Haut 157: 320–321

28. Fornage BD, Deshayes JL (1986) Ultrasound of normal skin. J Clin Ultrasound 14: 619–622

29. Fornage BD, McGavran MH, Duvic M, Waldron CA (1993) Imaging of the skin with 20-MHz US. Radiology 189: 69–76

30. Freitag M, Hoffmann K, Stücker M, el Gammal S, Bacharach-Buhles M, Altmeyer P (1993) Möglichkeiten der computergestützten dreidimensionalen Rekonstruktion von 20 MHz-Ultraschallbildern beim malignen Melanom und beim Kaposi-Sarkom. Zentralbl Haut 162 [Suppl]: 197

31. Friedman RJ, Rigel DS, Kopf AW et al. (1991) Volume of malignant melanoma is superior to thickness as a prognostic indicator. Dermatologic Clinics 9: 643–648

32. Gassenmaier G, Kiesewetter F, Schell H, Zinner M (1990) Wertigkeit der hochauflösenden Sonographie für die Bestimmung des vertikalen Tumordurchmessers beim malignen Melanom der Haut. Hautarzt 41: 360–364

33. Gassenmaier G, Schell H (1991) Wertigkeit und Grenzen des Ultraschallverfahrens bei Diagnostik und Differential-diagnostik von Pigmenttumoren. In: Meigel W et al. (Hrsg) Diagnostik und Therapie maligner Melanome (S 9–13). Diesbach, Berlin

34. Gerbaulet U, Hoffmann K, el Gammal S, Altmeyer P (1990) The sonographic texture of skin and subcutaneous tissue in morphea. Zentralbl Haut 157: 321

35. Gomez EC, Berman B, Miller DL (1982) Ultrasonic assessment of cutaneous atrophy caused by intradermal cortico-steroids. J Dermatol Surg Oncol 8: 1071–1074

36. Groß U, Suter L, Hundeiker M (1993) Die 20 MHz-Sonographie als Hilfe bei der Planung der Therapie von Haut-tumoren. Akt Dermatol 19: 32–35

37. Hansen WE, Kehrer H (1987) Asssessment of cutaneous fat and body fat by ultrasound. Klin Wochenschr 65: 407–410

38. Harland CC, Bamber JC, Gusterson BA, Mortimer PS (1993) High frequency, high resolution B-scan ultrasound in the assessment of skin tumours. Br J Dermatol 128: 525–532

39. Hoffmann K, el Gammal S, Matthes U, Altmeyer P (1989) Digitale 20 MHz-Sonographie der Haut in der präoperativen Diagnostik. Z Hautkr 64: 851–858

40. Hoffmann K, Altmeyer P (1989/90) Ultraschall in der Dermatologie. In: Jahrbuch der Dermatologie (S 111–122). Biermann

41. Hoffmann K, el Gammal S, Altmeyer P (1990 a) B-scan-Sonographie in der Dermatologie. Hautarzt 41: W7–W16

42. Hoffmann K, Stücker M, el Gammal S, Altmeyer P (1990 b) Digitale 20-MHz-Sonographie des Basalioms im b-scan. Hautarzt 41: 333–339

43. Hoffmann K, Altmeyer P, el Gammal S, Winkler K, Stücker M, Dirschka T, Matthes U (1991 a) Ultraschallphäno-mene in der Dermatologie – Hochfrequente Sonographie bald schon Routinediagnostik? Therapiewoche 41: 1088–1102

44. Hoffmann K, el Gammal S, Winkler K, Stücker M, Hammentgen R, Schatz H, Altmeyer P (1991 b) Hauttumoren im Ultraschall. Hautnah derm 2/1991: 4–22

45. Hoffmann K, Gerbaulet U, el Gammal S, Altmeyer P (1991 c) 20-MHz B-mode ultrasound in monitoring the course of localized scleroderma (morphea). Acta Derm Venereol (Stockh) [Suppl] 164: 3–16

46. Hoffmann K, Jung J, el Gammal S, Altmeyer P (1992) Malignant melanoma in 20-MHz B scan sonography. Dermatology 185: 49–55

47. Hoffmann K, Dirschka T, Stücker M, Rippert G, Hoffmann A, el Gammal S, Altmeyer P (1993 a) Ultrasound and cryo-surgery. Dermatol Monatsschr 179: 270–277

48. Hoffmann K, Winkler K, el Gammal S, Altmeyer P (1993 b) A wound healing model with sonographic monitoring. Clin Exp Dermatol 18: 217–225

49. Hoffmann K, Dirschka TP, Stücker M, el Gammal S, Altmeyer P (1994 a) Assessment of actinic skin damage by 20-MHz sonography. Photodermatol Photoimmunol Photomed 10: 97–101

50. Hoffmann K, Dirting K, Stücker M, el Gammal S, Wilmert M, Altmeyer P (1994 b) Geschichte der hochfrequenten Sonographie. Ultraschall Med 15: 192–197

51. Hoffmann K, Feldmann S, Dirschka T, el Gammal S, Altmeyer P (1994 c) Sonographic quantification of the type IV reaction after intradermal application of recall anti-gens. Skin Pharmacol 7: 291–299

52. Höß A, Ermert H, el Gammal, Altmeyer P (1989) Hochfre-quentes Ultraschallsystem für die Untersuchung von Hauterkrankungen und zur Tumordiagnostik in der Dermato-logie. Abstractband Tagung der Deutschen Gesellschaft für Biomedizinische Technik, Kiel, Bd 34, Ergänzungsband (S 142–143)

53. Höß A, Ermert H, el Gammal S, Altmeyer P (1992) High frequency ultrasonic imaging systems. In: Altmeyer P, el Gammal S, Hoffmann K (eds) Ultrasound in dermatology (pp 22–31). Springer, Berlin Heidelberg New York Tokyo

54. Kirsch JM, Hanson ME, Gibson JR (1984) The determination of skin thickness using conventional ultrasound equipment. Clin Exp Derm 9: 280–285

55. Koh (1991) Cutaneous melanoma. New England J Med 325: 171–182

56. Kolosov OV, Levin VM, Mayev RG, Senjushkina TA (1987) The use of acoustic microscopy for biological tissue characterization. Ultras Med Biol 13: 477–483

57. Kraus W, Schramm P, Hoede N (1983) First experiences with a high-resolution ultrasonic scanner in the diagnosis of malignant melanomas. Arch Dermatol Res 275: 235–238

58. Kraus W, Nake-Elias A, Schramm P (1985) Diagnostische Fortschritte bei malignen Melanomen durch die hochauflösende Real-Time-Sonographie. Hautarzt 36: 386–392

59. Kremkau FW (1989) Diagnostic ultrasound. Principles, instruments and exercises (3rd edn). WB Saunders, Philadelphia

60. Lévêque JL, de Rigal J (1993) Variation in skin thickness with age. In: Lévêque JL, Agache P (eds) Aging skin: properties and functional canges (pp 57–85). Marcel Dekker, New York

61. Luther H, Banas J, Daweke-Pickardt, Hoffmann K, Fabry H, Altmeyer P (1989) Die Kryochirurgie des Basalioms. Ergebnisse einer retrospektiven Studie. Histologische Untersuchung der Kryoläsion. Z Hautkr 64: 748–755

62. Matthes U, Höxtermann S, Hoffmann K, el Gammal S, Bruschke E, Altmeyer P (1992) Acoustic microscopy in dermatology: Normal skin structures and tumours. In: Altmeyer P, el Gammal S, Hoffmann K (eds) Ultrasound in dermatology (pp 328–340). Springer, Berlin Heidelberg New York Tokyo

63. McDicken WN (1976) Diagnostic Ultrasonics: Principles and use of instruments. Crosby Lockwood Staples, London

64. Merk G, Ulrich J, Merk H, Kühne KH (1992) B-Scan-Sonographie in der Dermatoonkologie. Hautnah derm 3/1992: 232–238

65. Miyauchi S, Tada M, Miki Y (1983) Echographic evaluation of nodular lesions of the skin. J Dermatol 10: 221–227

66. Mohar N, Rukavina B, Uremovic V (1979) Ultrasound diagnostics as a method of investigation of plastic induration of the penis. Dermatologica 159: 115–124

67. Mohar N, Stamatovic M, Rukavina B (1980) Possibilities of diagnostic ultrasound use in dermatology. Current Concepts on Ultrasound. Proceedings of the 2nd Italo-Yugoslavian US Meeting, pp 297–300

68. Muradali D, Gold WL, Phillips A, Wilson S (1995) Can Ultrasound probes and coupling gel be a source of nosocomial infection in patients undergoing sonography? An in vivo and in vitro study. AJR Am J Roentgenol 164: 1521–1524

69. Murakami S, Miki Y (1989) Human skin histology using high-resolution echography. J Clin Ultrasound 17: 77–82

70. Myers SL, Cohen JS, Sheets PW, Bies JR (1986) B-mode ultrasound evaluation of skin thickness in progressive systemic sclerosis. J Rheumatol 13: 577–580

71. Nessi R, Blanc M, Bosco M et al. (1991) Skin ultrasound in dermatologic surgical planning. J Dermatol Surg Oncol 17: 38–42

72. Newton JA, Whitaker J, Sohail S, Young MMR, Harding SM, Black MM (1984) A comparison of pulsed ultrasound, radiography and micrometer screw gauge in the measurement of skin thickness. Current Med Res Opinion 9: 113–118

73. Orfanos CE, Jung EG, Rassner G, Wolff HH, Garbe C (1994) Stellungnahme und Empfehlungen der Kommission malignes Melanom der Deutschen Dermatologischen Gesellschaft zur Diagnostik, Behandlung und Nachsorge des malignen Melanoms der Haut. Hautarzt 45: 285–291

74. Passmann C, Ermert H, el Gammal S, Altmeyer P (1994) 150 MHz In-vivo-Ultraschall für die Abbildung der Haut. Abstractband Tagung der Deutschen Gesellschaft für Biomedizinische Technik, Bd 39, Ergänzungsband, S 21–22

75. Pawlak FM, Hoffmann K, el Gammal S, Altmeyer P (1992) Three-dimensional reconstruction of serial ultrasound images of the skin. In: Altmeyer P, el Gammal S, Hoffmann K (eds) Ultrasound in dermatology (pp 385–396). Springer, Berlin Heidelberg New York Tokyo

76. Payne PA, Grove GL, Alexander H, Quilliam RM, Miller DL (1982) Cross-sectional ultrasonic scanning of skin using plastic film transducers. Bioeng Skin 3: 241–246

77. Payne PA (1983) Non-invasive skin measurement by ultrasound. RNM 13: 24–26

78. Payne PA (1985a) Medical and industrial applications of high resolution ultrasound. J Phys E Sci Instrum 18: 465–473

79. Payne PA (1985b) Applications of ultrasound in dermatology. Bioeng Skin 1: 293–320

80. Payne PA (1987) Ultrasonic methods for skin characterisation. Bioeng Skin 3: 347–357

81. Perednia DA (1991) What dermatologists should know about digital imaging. J Am Acad Dermatol 25: 89–108

82. Pistorius K, Hoffmann K, el Gammal S, Altmeyer P (1990) Naevus cell naevi in 20 MHz sonography. Zentralbl Haut 157: 324

83. Poltera AA, Reyna O, Zea Flores G, Nowell de Arevalo AM, Beltranena F (1987) Detection of skin nodules in onchocerciasis by ultrasound scans. Lancet, Febr. 28: 505

84. Price RR, Jones TB, Goddard J, James AE (1980) Basic concepts of ultrasonic tissue characterization. Radiol Clin N Amer 18,1: 21–30

85. Querleux B, Lévêque JL, de Rigal J (1988) In vivo cross-sectional ultrasonic imaging of human skin. Dermatologica 177: 332–337

86. Reali UM, Santucci M, Paoli G, Chiarugi C (1989) The use of high resolution ultrasound in preoperative evaluation of cutaneous malignant melanoma thickness. Tumori 75: 452–455

87. Rompel R, Petres J (1993) Variationen im ultrasonographischen Bild des malignen Melanoms. Hautarzt 44: 372–375

88. Rompel R, Pfeiffer M, Petres J (1993) Präoperative Ultraschalldiagnostik beim malignen Melanom. Hautnah derm 4/1993: 318–328

89. Rukavina B, Mohar N (1979) An approach of ultrasound diagnostic techniques of the skin and subcutaneous tissue. Dermatologica 158: 81–92

90. Salmhofer W, Rieger E, Soyer P, Smolle J, Kerl H (1996) Influence of skin tension and formalin fixation on sonographic measurement of tumour thickness. J Am Acad Dermatol 34: 34–39

91. Schwaighofer B, Pohl-Markl H, Frühwald F, Stiglbauer R, Kokoschka EM (1987) Der diagnostische Stellenwert des Ultraschalls beim malignen Melanom. Fortschr Röntgenstr 146: 409–411

92. Schwaighofer B, Pohl-Markl H, Hübsch P, Barton P, Stiglbauer R, Frühwald F (1988) Sonographie bei benignen Hauttumoren. Fortschr Röntgenstr 148: 66–68

93. Seidenari S, Di Nardo A, Pepe P, Giannetti A (1991) Ultrasound B scanning with image analysis for assessment of allergic patch test reactions. Contact dermatitis 24: 216–222

94. Seidenari S, Di Nardo (1992a) B scanning evaluation of allergic reactions with binary transformation and image analysis. Acta Derm Venereol (Stockh) [Suppl] 175: 3–7

95. Seidenari S, Di Nardo (1992b) B scanning evaluation of irritant reactions with binary transformation and image analysis. Acta Derm Venereol (Stockh) [Suppl] 175: 9–13

96. Seidenari S, Di Nardo (1992c) Cutaneous reactivity to allergens at 24h increases from the antecubital fossa to wrist: an echographic evaluation by means of a new image analysis system. Contact Dermatitis 26: 171–176

97. Seidenari S (1993) Echographic evaluation of subclinical allergic patch test reactions. Contact Dermatitis 29: 156–157.

98. Seidenari S, Di Nardo A, Giannetti A (1993) Assessment of topical corticosteroid activity on experimentally induced contact dermatitis: echographic evaluation with binary

transformation and image analysis. Skin Pharmacol 6: 85–91

99. Seidenari S (1994) Reactivity to nickel sulfate at sodium lauryl sulfate pretreated skin sites is higher in atopics: An echographic evaluation by means of image analysis performed on 20 MHz B-scan recordings. Acta Derm Venereol (Stockh) 74: 245–249

100. Seidenari S, Pagnoni A, Di Nardo A, Giannetti A (1994 a) Echographic evaluation with image analysis of normal skin: Variations according to age and sex. Skin Pharmacol 7: 201–209

101. Seidenari S, Zanella C, Pepe P (1994 b) Echographic evaluation of sodium lauryl sulfate (SLS)-induced irritation in mice. Contact Dermatitis 30: 41–42

102. Serup J, Staberg B, Klemp P (1984) Quantification of cutaneous oedema in patch test reactions by measurement of skin thickness with high-frequency pulsed ultrasound. Contact Dermatitis 10: 88–93

103. Serup J (1984 a) Decreased skin thickness of pigmented spots appearing in localized scleroderma (morphea) – Measurement of skin thickness by 15 MHz pulsed ultrasound. Arch Dermatol Res 276: 135–137

104. Serup J (1984 b) Localized scleroderma (morphea): Thickness of sclerotic plaques as measured by 15 MHz pulsed ultrasound. Acta Derm Venereol (Stockh) 64: 214–219

105. Serup J (1984 c) Non-invasive quantification of psoriasis plaques – measurement of skin thickness with 15 mHz pulsed ultrasound. Clin Exp Dermatol 9: 502–508

106. Serup J (1984 d) Diameter, thickness, area, and volume of skin-prick histamine weals. Measurement of skin thickness by 15 MHz A-mode ultrasound. Allergy 39: 359–364

107. Serup J (1984 e) Quantification of acrosclerosis: measurement of skin thickness and skin-phalanx distance in females with 15 MHz pulsed ultrasound. Acta Derm Venereol (Stockh) 64: 35–40

108. Serup J, Staberg B (1987) Ultrasound for assessment of allergic and irritant patch test reactions. Contact Dermatitis 17: 80–84

109. Serup J (1993) High-frequency ultrasound examination of aged skin: intrinsic, actinic, and gravitational aging, including new concepts of stasis dermatitis and leg ulcer. In: Lévêque JL, Agache P (eds) Aging skin: properties and functional changes (pp 69–85). Marcel Dekker, New York

110. Shafir R, Itzchak Y, Heyman Z, Azizi E, Tsur H, Hiss J (1984) Preoperative ultrasonic measurements of the thickness of cutaneous malignant melanoma. J Ultrasound Med 3: 205–208

111. S¢ndergaard J, Serup J, Tikj¢b G (1985) Ultrasonic a- and b-scanning in clinical and experimental dermatology. Act Derm Venereol (Stockh) [Suppl] 120: 76–82

112. Spencer P, Spencer RC (1988) Ultrasound scanning of post operative wounds: risk of cross infection. Clin Radiol 39: 245–246

113. Stiller MJ, Driller J, Shupack JL, Gropper CG, Rorke MC, Lizzi FL (1993) Three-dimensional imaging for diagnostic ultrasound in dermatology. J Am Acad Dermatol 29: 171–175

114. Strasser W, Vanscheidt W, Hagedorn M, Wokalek H (1986) B-Scan-Ultraschall in der Dermatologie. Fortschr Med 104: 495–498

115. Strasser W, Wokalek H, Vanscheidt W, Schöpf E (1987) B-Scan-Ultraschall in der Dermatologie. Hautarzt 38: 660–663

116. Tacke J, Haagen G, Hornstein OP, Huettinger G, Kiesewetter F, Schell H, Diepgen TL (1995) Clinical relevance of sonometry-derived tumor thickness in malignant melanoma – a statistical analysis. Br J Dermatol 132: 209–214

117. Tan CY, Marks R, Payne P (1981) Comparison of xeroradiographic and ultrasound detection of corticosteroid induced dermal thinning. J Invest Derm 76: 126–128

118. Tan CY, Statham B, Marks R, Payne PA (1982) Skin thickness measurement by pulsed ultrasound: its reproducibility, validation and variability. Br J Derm 106: 657–667

119. Tikjøb G, Kassis V, Søndergaard J (1984) Ultrasonic B-scanning of the human skin. An introduction of a new ultrasonic skin-scanner. Acta Derm Venereol (Stockh) 64: 67–90

120. Turnbull DH, Starkoski BG, Harasiewicz KA et al. (1995) A 40–100 MHz B-scan ultrasound bachscatter microscope for skin imaging. Ultrasound Med Biol 21: 79–88

121. Wachtel TL, Leopold GR, Frank HA, Frank DH (1986) B-mode ultrasonic echo determination of depth of thermal injury. Burns 12: 432–437

122. Weinraub Z, Brenner S, Krakowski A, Caspi E (1982) The water cushion in dermatological diagnostic ultrasound. Dermatologica 164: 357–359

123. Weiss LW, Clark FC (1987) Three protocols for measuring fat thickness on upper extremities. Eur J Appl Physiol 56: 217–221

124. Wessels G, Weber P (1983) Physikalische Grundlagen. In: Braun B, Günther R, Schwenk B (Hrsg) Ultraschalldiagnostik. Lehrbuch und Atlas. Ecomed, Landsberg

30 Lymphabflußszintigraphie des malignen Melanoms

Peter Altmeyer und Heike Luther

30.1
Einleitung

Die Lymphabflußszintigraphie ist eine präoperative Methode, die es ermöglicht, den lymphogenen Abstrom einer umschriebenen Hautregion zu definieren. Dieser Lymphabfluß erfolgt im Bereich der Extremitäten in der Regel unidirektional in die regionären axillären oder inquinalen Lymphknotenstationen. Ausnahmen betreffen lediglich die sehr proximal gelegenen Anteile der Extremitäten. Am Kopf, Hals und Stamm kann der Lymphabstrom jedoch außerordentlich variabel sein und daher nicht genau vorhergesagt werden [2, 3]. Deshalb sollte die Lymphabflußszintigraphie, als ein den Patienten wenig belastendes Verfahren, bei allen Melanomen mit einer derartigen Lokalisation eingesetzt werden. Auch wenn die elektive Lymphknotendissektion nach wie vor ein kontrovers diskutierter therapeutischer Eingriff beim malignen Melanom ist, so ist aber doch die genaue Kenntnis der Lymphabflußregion von großer Bedeutung für die onkologische Nachsorge.

30.2
Historie

Die Lymphabflußszintigraphie oder genauer die Lymphknotenszintigraphie geht bis in die 50er Jahre zurück und wurde ursprünglich als Ersatz oder Ergänzung der Kontrastmittellymphographie bei der Metastasensuche eingesetzt. Hierbei erwies sich die Methode als wertlos. Erst später erkannte man ihren Nutzen bei der Identifizierung des Lymphabflusses. Und so wird seit den grundlegenden Arbeiten der amerikanischen Radiologen Robinson 1977 [19] und Fee 1978 [6], die Lymphabflußszintigraphie praktisch nur noch lokal und zur Überprüfung der Lymphabflußwege eingesetzt. Diese Arbeitsgruppen benutzten als Radionuklid Radiogold, eine Substanz mit relativ hoher Strahlenbelastung und entsprechenden Nebenwirkungen. Erst die Einführung von Technetium-99 (Tc-99), einem kurzlebigen Radionuklid, das an Antimontrisulfid oder an Humanserummillimikrosphären gekoppelt ist, verhalf diesem Verfahren zum Erfolg.

30.3
Verfahren

Das heute gebräuchliche Verfahren der peritumoralen interstitiellen Lymphabflußszintigraphie wurde entscheidend von Munz entwickelt und standardisiert [12, 13].

Mit Hilfe einer Tuberkulinspritze mit dünner Kanüle (< 26 Gauge) werden pro Patient insgesamt 1,5–2,0 mCi (555,5–74 MBq) Tc-99m-markiertes Antimontrisulfidkolloid oder Tc-99m-markiertes Humanserumalbuminnanokolloid im Abstand von 0,3–0,5 cm um den Hauttumor herum ohne Druck sowohl intra- als auch subkutan injiziert. Dabei werden jeweils zunächst die subkutanen, dann nach Zurückziehen der Kanüle die intrakutanen Aktivitätsdepots gesetzt. Die hierbei applizierten Volumina sind pro Depot kleiner als 0,1 ml und liegen nach Möglichkeit um 50 µl. Durch mehrfache Aspiration wird die interstitielle Lage der Kanüle kontrolliert. Der Abstand der Einstichstellen voneinander beträgt höchstens 0,5 cm. Die Anzahl der Einstichstellen richtet sich nach dem äußeren Umfang des Primärtumors. Um den lymphogenen Abtransport des Radiokolloids an den Injektionsstellen zu steigern, werden die Patienten gebeten, sich zwischen Injektion und Szintigraphie zu bewegen. Bei Tumorsitz im Gesichts- und Schädelbereich ist eine Betätigung der mimischen Muskulatur bzw. der Kaumuskeln notwendig. Drei bis 6 h nach der Injektion wird mit Hilfe einer Großfeldgammakamera die Aktivitätsverteilung durch Anfertigen von überlappenden

Einzelaufnahmen registriert. Eine von der Arbeitsgruppe um Winter [5] modifizierte Technik beginnt mit den Aufnahmen direkt nach der Injektion des Radionuklids. Der Injektionsbereich wird hierbei mit 4 mm dicken Bleiplatten abgedeckt. Der Lymphabstrom läßt sich innerhalb der ersten 10–15 min eindeutig nachweisen. Mit Hilfe einer Punktquelle werden die dargestellten Lymphbahnen auf die Haut projiziert und mit Farbstofflösung der Abstrom markiert. Die Lokalisation erfolgt in zwei Ebenen. Damit lassen sich nicht nur die regionäre Lymphknotenstation, sondern das gesamte Drainagebett vom Primärtumor zur regionären Filterstation erkennen. Die Methode hat nicht unerhebliche chirurgische Konsequenzen. Diese resultieren in einer Schnittführung, die den Tumor nicht zirkulär umkreist, sondern ovalär, mit weiter Verlängerung der Schnittachse in das Drainagefeld bis hin zur En-bloc-Resektion. Es erfolgt also eine lymphabstromgerechte Operation.

Die Lymphabflußszintigraphie ist jedoch keinesfalls geeignet, eine vorhandene Metastasierung zu erkennen.

Die Methode selbst ist insgesamt wenig belastend für den Patienten; gelegentlich werden an den Injektionsstellen kleinere lokale Entzündungsreaktionen beobachtet. Die nach Anwendung von Radiogold beobachteten Nekrosen im Bereich der Injektionsstellen treten seit der Anwendung von Tc-99m nicht mehr auf.

Die Gefahr der Verschleppung von Melanomzellen durch den peritumoral applizierten Radiotracer gilt insgesamt als unwahrscheinlich. Bei der Lymphabflußszintigraphie werden im Gegensatz zur Lymphographie, bei der öliges Kontrastmittel mit hohem Druck in die Lymphbahnen gespritzt wird, nur geringe Volumina mit sehr niedrigem Druck appliziert.

30.4
Ergebnisse

Die Methode wird mittlerweile von zahlreichen Arbeitsgruppen eingesetzt und führte zu folgenden Ergebnissen.

30.4.1
Regionäre Lymphdrainage am Stamm

Vor Verwendung der Lymphabstromszintigraphie erfolgt eine Orientierung zum Lymphabfluß anhand der sog. „lymphatischen Wasserscheiden" (Abb. 30.1). Als solche werden etwa 5 cm breite Hautzonen beidseits der vorderen bzw. hinteren Medianlinie sowie der horizontal verlaufenden Sappey-Linie (Zirkumfe-

renz durch Nabel und Processus spinosus des 2. Lendenwirbels) bezeichnet. Bei Tumoren innerhalb dieser Zonen mußte bisher von einem bidirektionalen Abfluß in die axillären und/oder inquinalen Lymphknoten ausgegangen werden. Dies ist groborientierend durchaus richtig, im Einzelfall kommt dem jedoch keine praktisch-klinische Relevanz zu. So fand Groth in einem Kollektiv von 84 Stamm-Melanomen immerhin bei 69 Patienten (84%) einen Lymphabstrom entsprechend dem Sappey-Schema [7]. Andere Arbeitsgruppen weisen jedoch daraufhin, daß gerade in der Nähe der Mittellinie der Abstrom stark variieren kann [11]. So fand Ulrich bei 73 Patienten mit Rumpfmelanomen in 36% der Fälle einen vom Sappey-Schema abweichenden Drainageweg [20].

Ebenso können die Lymphdrainagewege auch die vordere und hintere lymphatische Wasserscheide sowie die Sappey-Horizontallinie kreuzen, so daß es zu einem gänzlich unerwarteten regionalen Lymphabstrom kommen kann [23]. Hier werden 6–9% aller untersuchten Rumpfhautmelanome angegeben [9, 20].

Bei Melanomen am Rumpf konnten insgesamt die folgenden regionären Lymphknotengruppen identifiziert werden [14]:

- axilläre,
- inquinale,
- parasternale,
- supraklavikuläre und
- nuchale.

Bei 52% von 198 untersuchten Melanomen am Stamm konnte Munz [17] einen Lymphabfluß in eine einzige regionäre Lymphknotengruppe nachwei-

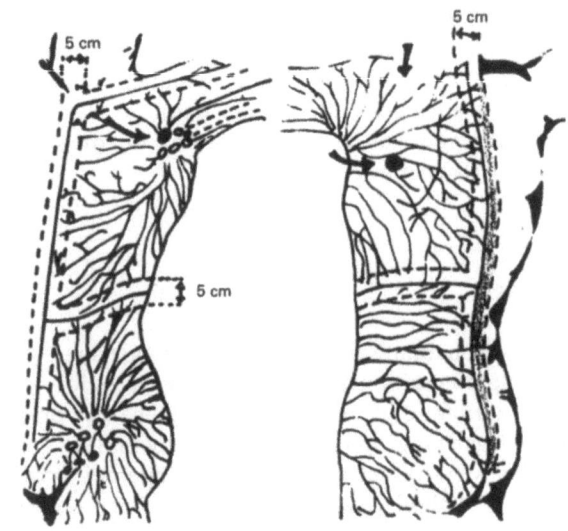

Abb. 30.1. Lymphdrainage am Stamm nach Sappey

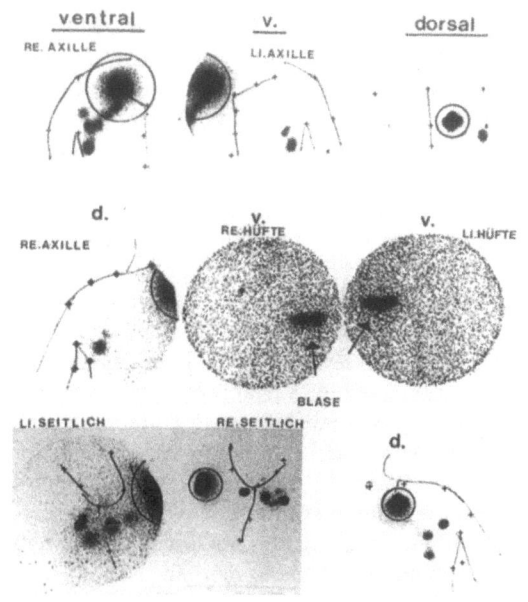

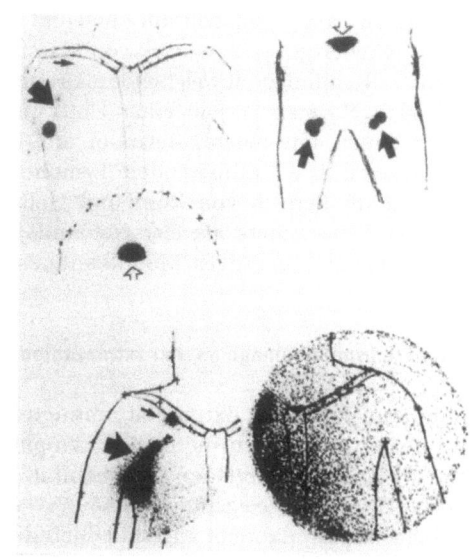

Abb. 30.2. Malignes Melanom supraklavikulär rechts; Regionäre Lymphdrainage durch die Gruppen der Nll. axillares beidseits. Inset: Spätaufnahme mit zusätzlicher Darstellung parasternaler Lymphknoten

Abb. 30.4. Malignes Melanom am Bauch, exakt im Nabel, d. h. innerhalb sowohl der „lymphatischen Wasserscheide" um die vordere Medianlinie als auch derjenigen um die Sappey-Horizontallinie (Injektionsstelle: *heller Pfeil*); regionäre Lymphdrainage durch die Gruppen der Nll. inquinales beidseits, der Nll. axillares rechts und Nll. infraclaviculares rechts (*dicke Pfeile*)

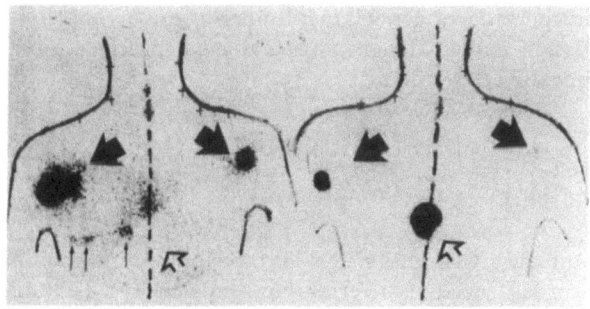

Abb. 30.3. Malignes Melanom am Rücken, innerhalb der um die dorsale Medianlinie angeordneten „lymphatischen Wasserscheide" auf Höhe des sechsten Brustwirbels (Injektionsstelle: *heller Pfeil*); regionäre Lymphdrainage durch die Gruppen der Nll. axillares (*dicke Pfeile*) beidseits. Nach Bleiabschirmung der Injektionsstelle (Szintigramm links) kamen mehrere „in-transit"-Lymphknoten (*dünne Pfeile*) zur Darstellung

sen, wobei sich der Primärtumor in einem Drittel der Fälle innerhalb der lymphatischen Wasserscheiden befand, d. h. potentiell ein bidirektionaler Abfluß erwartet wurde. Hingegen zeigte sich im Kollektiv von Illig an 73 Patienten mit einem Stamm-Melanom nur in einem Drittel der Fälle ein unidirektionaler Abfluß. Die übrigen Fälle waren bi- oder multidirektional [8] (Abb. 30.2 und 30.3).

Von ganz besonderer Bedeutung für die Drainage am Stamm sind die axillären Lymphknotenstationen [11]. Dies wird von mehreren Arbeitsgruppen her-

vorgehoben. So waren die axillären Lymphknotenstationen zu 92 % [7], 94 % [17] bzw. 73 % [8] entweder alleine oder mit anderen Lymphknotenstationen an der Drainage von Rumpfhautmelanomen beteiligt. Selbst bei tiefsitzenden Tumoren unterhalb der Sappey-Linie muß deshalb mit einem axillären Lymphabfluß gerechnet werden (Abb. 30.4).

Während eine ausschließlich inquinale Lymphknotendrainage ebenfalls vorliegen kann, so waren die übrigen Lymphknotenstationen (parasternal, nuchal, supraklavikulär) nur in Einzelfällen isoliert an der Lymphdrainage beteiligt.

Über einen seltenen Drainageweg wurde unlängst bei Sitz des Melanoms periumbilical berichtet; hier erfolgte der Abstrom nach viszeral zu inneren Brustdrüsenlymphknoten [21].

30.4.2
Regionäre Lymphdrainage an Kopf und Hals

In einer Untersuchung von Munz [17] an 43 Melanomen mit Lokalisation an Kopf und Hals ließ sich die Frage eines ein- oder beidseitigen Lymphabstroms jeweils auf der Grundlage konventioneller anatomischer Richtlinien vorhersagen. Bei Tumoren in der Nähe der Medianlinie werden doppelseitige Abflüsse beobachtet. Hauptfilterstationen für Melanome im Hals- und Kopfbereich waren die Nll. jugulares interni, supraclaviculares und submandibulares. Eine genaue anatomische Voraussage, welche Lymphknotengruppen am Lymphabfluß beteiligt sind, ist jedoch schwierig [15]. Ein stark von klassisch-anatomischen Richtlinien abweichendes Drainagemuster, fand auch Norman [18] in einer Untersuchung von 212 Patienten mit einem Melanom am Kopf, Hals und Stamm. Die drainierenden Lymphbahnen bei Tumoren im Bereich von Kopf und Hals waren in 63 % der Fälle anders als erwartet und führten zu entscheidenden operativen Modifikationen.

30.4.3
Regionäre Lymphdrainage an den Extremitäten

Tumoren der unteren Extremität drainieren regelmäßig in die ipsilateralen inquinalen Lymphknotenstationen. Hingegen zeigt der Lymphabfluß am proximalen Oberarm gelegentlich eine Variabilität im Drainagemuster, da nicht ausschließlich die axillären Lymphknotenstationen, sondern bisweilen auch ipsilaterale supraklavikuläre Lymphknotenstationen am Lymphabfluß beteiligt sind [17].

30.5
Diskussion

Die präoperative Lymphabflußszintigraphie ist mittlerweile eine gut etablierte Methode, um den Lymphabfluß, insbesondere bei malignen Melanomen am Stamm, sicher vorherzusagen. Jeder operative Eingriff vor der Durchführung der Abflußszintigraphie kann die Sicherheit des erzielten Ergebnisses beeinflussen und sollte daher vermieden werden [1]. Eine Verfälschung des Lymphoszintigramms kann hierbei durch Durchtrennung von Lymphbahnen und/oder durch eine Änderung der Lymphstromrichtung bedingt sein. Ansonsten kann die Lymphabflußszintigraphie als eine verläßliche Methode gelten mit einer hohen Reproduzierbarkeit der szintigraphischen Ergebnisse. Die Gießener Arbeitsgruppe um Illig [8] konnte in orientierenden Selbstversuchen eine vollständige Übereinstimmung ihrer Primärergebnisse in nachfolgenden Kontrolluntersuchungen nachweisen.

Diesbezüglich von besonderer Aussagekraft sind jedoch tumorbiologische Kontrollen, d. h. die Überprüfung des szintigraphisch nachgewiesenen Lymphabflusses durch den später tatsächlich erfolgten Metastasierungsweg. Die Frankfurter Arbeitsgruppe [4] kam hierbei zu folgenden Resultaten. Bei 107 „high-risk"-Melanomen, bei denen Lymphabflußszintigramme vorlagen, traten postoperativ 20mal Metastasen auf. Bei diesen 20 metastasierten Melanomen fanden sich 10mal Metastasen in den zuvor szintigraphisch identifizierten Lymphknotengruppen. Fünf Patienten mit negativem histologischen Lymphknotenbefund zeigten in der szintigraphisch dargestellten Region „in-transit"-Metastasen. Bei den übrigen 5 Patienten kam es unter Umgehung der szintigraphisch angezeigten Lymphknotenstationen direkt zu Fernmetastasen. In einer Studie von Norman an 212 Patienten mit einem malignen Melanom an Kopf, Hals und Stamm konnte gezeigt werden, daß nach einer medianen Nachbeobachtungszeit von 2,8 Jahren keine Lymphknotenmetastasen außerhalb des in der Lymphoszintigraphie angezeigten Abflußgebietes auftraten [18].

Diese Ergebnisse belegen die hohe Sensitivität des derzeit praktizierten Verfahrens. Der szintigraphische Befund „kein Abfluß" stellt immer ein Artefakt dar, auch wenn keine Operation vorausgegangen ist.

Zusammenfassend steht mit der Lymphabflußszintigraphie eine Methode zur Verfügung, die eine sichere Identifizierung des regionalen Lymphabflusses bei malignen Melanomen an Kopf, Hals und Stamm erlaubt. Der Lymphabfluß unterliegt an diesen Lokalisationen einer großen individuellen Variabilität und ist daher nicht vorherzusagen. Die Lymphabflußszintigraphie hat sich in den letzten 15 Jahren zu einem Standardverfahren entwickelt, das aus der klinischen Routine nicht mehr wegzudenken ist. Alle klinisch als „high-risk"-Melanome oder hoch verdächtigen Pigmenttumoren dieser Lokalisationen sollten daher präoperativ entsprechend diagnostiziert werden.

30.6
Ausblick

Auf der Grundlage der Lymphabflußszintigraphie wurden weitere Verfahren entwickelt, die die Behandlung des primären Melanoms verbessern sollen: Hierzu zählen die Darstellung des gesamten Lymphdrainageweges für eine lymphabflußgerechte operative Schnittführung und die zuletzt eingeführte Darstellung des Schildwächter-Lymphknotens („sentinel nodes"), d. h. die Identifikation des ersten Lymphknotens innerhalb des Lymphabflusses, in den das Melanom drainiert [10]. Werden nach Farbstoffmarkierung (Patent Blau) in diesem Lymphknoten intraoperativ Mikrometastasen entdeckt, wird eine radikale Lymphadenektomie durchgeführt (s. Kap. 37).

Optimal wäre es, wenn mittels der Lymphabflußszintigraphie auch eine Identifizierung klinisch nicht erkennbarer Metastasen im Abflußgebiet und/oder den regionalen Lymphknoten gelänge. Hierzu müßte neben der Darstellung des Lymphabflußweges noch ein zweites tumoraffines oder tumorspezifisches lymphgängiges Radiopharmazeutikum um den Tumor appliziert werden. Untersuchungen hierzu mit tumoraffinem Ga-67 wurden von Munz beim Plattenepithelkarzinom im Mundhöhlen- und Gesichtsbereich durchgeführt [16]. Untersuchungen beim malignen Melanom liegen mit tumorspezifischen monoklonalen Antikörpern vor [22]. Nach peritumoraler Gabe eines mit I-131 radioaktiv markierten monoklonalen Antikörpercocktails gegen das „high molecular weight"-Antigen des malignen Melanoms konnte eine spezifische Akkumulation in metastastisch betroffenen Lymphknoten nachgewiesen werden.

Diese vielversprechenden Weiterentwicklungen sind jedoch für die tägliche Praxis noch nicht ausgereift und stehen daher für die Routinediagnostik bislang noch nicht zur Verfügung.

Literatur

1. Altmeyer P (1981) Szintigraphische Identifizierung der Lymphdrainage maligner Rumpfmelanome. Akt Derm 7: 127–130
2. Altmeyer P (1982) Maligne Melanome an Kopf, Hals und Rumpf: Stellenwert der Lymphoszintigraphie. Hautarzt 33: 467
3. Altmeyer P (1985) 1. Frankfurter Gespräch, Tagungsbericht. Hautarzt 36: 481–483
4. Altmeyer P, Luther H (1990) Die Lymphoszintigraphie beim malignen Melanom. In: Orfanos CE, Garbe C (Hrsg) Das maligne Melanom der Haut (S 109–115). W. Zuckschwerdt Verlag, München Bern Wien San Francisco
5. Buchali K, Blesin HJ, Schürer M, Winter H (1986) Lymphabstromszintigraphie in der päoperativen Diagnostik beim malignen Melanom. Nuc Compact 17: 120–122
6. Fee HJ, Robinson DS, Sample WF, Graham LS, Holmes EC, Morton DL (1978) The determination of lymph shed by colloid gold scanning in patients with malignant melanoma: A preliminary study. Surgery 84: 626–632
7. Groth W, Häussermann, Buschsiewecke U, Voll A (1985) Erfahrungen mit der Lymphoszintigraphie bei Stamm-Melanomen. In: Holzmann H, Altmeyer P, Hör G, Hahn K (Hrsg) Dermatologie und Nuklearmedizin (S 174–180). Springer, Berlin Heidelberg New York Tokyo
8. Illig L, Grebe SF, Müller H, Paul E, Schmitt H (1985) Lokale prätherapeutische Lymphoszintigraphie beim malignen Melanom. In: Holzmann H, Altmeyer P, Hör G, Hahn K (Hrsg) Dermatologie und Nuklearmedizin (S 161–173). Springer, Berlin Heidelberg New York Tokyo
9. Logic JR, Balch CM (1988) Darstellung des regionären Lymphabflusses mit kutaner Lymphoszintigraphie. In: Balch CM, Milton GW (Hrsg) Hautmelanome (S 156–167). Springer Berlin Heidelberg New York Tokyo
10. Morton DL, Wen DR, Cochran AJ (1991) Intraoperative lymphatic mapping and selective lymphadenectomy for detection of regional metastases (Meeting abstract). Advances in the biology and clinical management of melanoma. Thirty-fith Annual Clinical Conference and Twenty-fourth Annual Special Pathology Program. November 20–23, 1991, Houston/TX, pp 53–54
11. Munz DL, Altmeyer P, Sessler MJ, Hör G (1982) Axillary lymph node groups – the center in lymphatic drainage from the truncal skin in man. Lymphology 15: 143–147
12. Munz DL (1983) Experimentelle und klinische Untersuchungen über die reginäre Lymphdrainage der Haut mit Tc-99m markierten Antimontrisulfid-Kolloid: Bedeutung für das maligne Hautmelanom. Habilitationsschrift, Frankfurt (Main)
13. Munz DL (1984) Experimentelle und klinische Untersuchungen über die regionäre Lymphdrainage der Haut mit Tc-99m markiertem Antimontrisulfid-Kolloid: Bedeutung für das maligne Hautmelanom. R. G. Fischer, Frankfurt (Main)
14. Munz DL, Altmeyer P, Hör G, Holzmann H, Chilf GN (1984) Identifizierung der Lymphdrainage maligner Melanome des Rumpfes durch Lymphoszintigraphie. In: Petres J, Kunze J, Müller RPA (Hrsg) Onkologie der Haut (S 119–123). Grosse, Berlin
15. Munz DL, Brandhorst I, Altmeyer P, Jung H, Hör G (1984) Lymphoscintigraphy in malignant tumors of the skin and mucous membrane of the oral cavitiy: Identification of the regional node drainage group(s) in 146 patients. In: Schmidt HAE, Adam WE (eds) Nuclear medicine: Imaging of metabolism and organ function (S 696–699). Schattauer, Stuttgart New York
16. Munz DL, Jung H, Altmeyer P, Hör G (1984) Peritumoral-interstitial double-nuclide double-compound lymphoscintigraphy (PIDDL): A promising approach for non-invasive detection of lymphnodes metastases. J Cancer Res Clin Oncol 107 [Suppl]: 98
17. Munz DL, Altmeyer P (1985) Erfahrungen mit der präoperativen peritumoral-interstitiellen Lymphoszintigraphie (PIL) beim malignen Melanom an 300 Patienten. In: Holzmann H, Altmeyer P, Hör G, Hahn K (Hrsg) Dermatologie und Nuklearmedizin (S 148–160). Springer, Berlin Heidelberg New York Tokyo
18. Norman J, Wells K, Kearney R, Cruse CW, Berman C, Reintgen D (1993) Identification of lymphatic drainage basins in patients with cutaneous melanoma. Semin Surg Oncol 9: 224–227
19. Robinson DS, Sample WF, Fee HJ, Holmes EC, Morton DL (1977) Regional lymphatic drainage in primary malignant melanoma of the trunk determined by colloid gold scanning. Surg Forum 28: 147–148
20. Ulrich J, Arensmeier M, Steinke R, Kühne KH (1992) Kombination von Lymphabstromszintigraphie und Knochenszintigraphie in der präoperativen Diagnostik des malignen Melanoms. In: Burg G, Hartmann AA, Konz B (Hrsg) Onkologische Dermatologie (S 101–105). Springer, Berlin Heidelberg New York Tokyo
21. Uren RF, Howman-Giles RB, Thompson JF, Shaw MH, McCarthy WH (1995) Lymphatic drainage from periumbilical skin to internal mammary nodes. Clin Nucl Med 20: 254–255
22. Wahl RL, Liebert M, Headington J et al. (1990) Lymphoscintigraphy in melanoma: initial evaluation of a low protein dose monoclonal antibody cocktail. Cancer Res 50 [3 Suppl]: 941s–948s
23. Winter H, Sönnichsen N, Buchali K, Blesin HJ (1988) Die Bedeutung der Lymphabstromszintigraphie für die Melanomchirurgie. In: Haneke E (Hrsg) Gegenwärtiger Stand der operativen Dermatologie (S 150–164). Springer, Berlin Heidelberg New York Tokyo

31 Lymphknotensonographie

Dorothee Dill-Müller und Gerd Kautz

31.1
Einleitung

In den letzten Jahren hat sich die Lymphknotensonographie als wertvolle morphologische Untersuchungsmethode zur Diagnostik einer lokoregionären Metastasierung beim malignen Melanom etabliert[15]. Durch schnelle Weiterentwicklung und technische Verbesserung erlauben moderne Ultraschallgeräte mit hochauflösender B-Bildsonographie die Darstellung von Lymphknoten um 5 mm Größe und die Detektion von In-transit-Metastasen ab ca. 3 mm Durchmesser[17]. Mit der Option des farbkodierten Duplexmodus ist die Darstellung der intranodalen Perfusion von Lymphknoten eine hilfreiche Unterstützung bei der Differenzierung morphologisch veränderter Lymphknoten [2]. Auch für die Ausbreitungsdiagnostik bei malignen kutanen Lymphomen, beim Merkelzellkarzinom und Plattenepithelkarzinom sowie seltenen, potentiell metastasierenden Adnextumoren der Haut ist dieses bildgebende, reproduzierbare Verfahren vor invasiven oder radiologischen Untersuchungen indiziert.

31.2
Ultraschallgeräte

Für die hochauflösende B-Bildsonographie oberflächennaher Lymphknoten, der Haut und Subkutis (sog. small parts) werden Ultraschallgeräte mit nahbereichfokussierbaren Transducern der Sendefrequenzen von 5–10 MHz, meist 7,5 MHz, eingesetzt.

Am besten geeignet sind Linearschallköpfe, die entweder direkt oder mit einem Gelkissen/Wasservorlaufstrecke auf die Haut aufgesetzt werden. Bei normalgewichtigen Patienten wird der Nahbereich für die Fokussierung der Schallsignale mit 3,5–4,0 cm in der Axilla und Inguinalregion und mit 3,0–3,5 cm in der Halsregion vorgewählt. Tieferes Eindringen der Signale geht zu Lasten des Auflösungsvermögens von oberflächennahen Strukturen.

Auf die ausführliche Darstellung technischer und methodischer Grundlagen der B-Bildsonographie im Real-time-Verfahren und der farbkodierten Duplexsonographie wird hier verzichtet und auf die einschlägige Ultraschalliteratur verwiesen [1, 19].

31.3
Anatomische Grundlagen und Untersuchungstechnik

Die Indikationen zur Sonographie des lokoregionären Lymphabstromgebietes in der dermatologischen Onkologie umfassen:

- Basisdiagnostik – vor der operativen Therapie des Primärtumors,
- Tumornachsorge,
- Therapiekontrolle,
- alle unklaren Weichteilschwellungen,
- suspekte Palpationsbefunde,
- sonographisch gezielte perkutane Punktion von Lymphknoten (für Zytologie, PCR) und Lymphzysten.

Der nachfolgend beschriebene Untersuchungsgang ist primär auf Patienten mit malignem Melanom ausgerichtet, er gilt aber gleichermaßen für Patienten mit Plattenepithelkarzinom und Merkelzellkarzinom. Bei kutanen Lymphomen empfiehlt sich die Untersuchung aller peripheren Lymphknotenstationen.

Die Anatomie des Lymphgefäßsystems bestimmt den Umfang der Ultraschalldiagnostik: Das initiale Kapillarnetz ist klappenlos, daher kann eine Metastasierung um den Primärtumor in allen Richtungen erfolgen. Aus umschriebenen Arealen wird die Lymphe über Kollektoren (mit Klappen) in gerichteter Strömung den regionären Lymphknoten zugeleitet. Diese Vasa afferentia münden nicht wie die versorgenden Blutgefäße am Hilus sondern an der Peripherie durch die Kapsel des Lymphknotens in den Randsinus (vgl. Abb. 31.4 a). Die Lymphe wird über ein Labyrinth aus Rinden- und Marksinus filtriert und nach Passage des Hilus in sekundäre Lymphbahnen und Knoten weitergeleitet. Bei der Ausbreitungsdiagnostik müssen Variationen des Gefäßverlaufes, wie internodale Verbindungen, rekurrente Lymphbahnen und Bypassgefäße sowie die hohe Variabilität von Größe und Zahl der Lymphknoten berücksichtigt werden[9, 11]. Besonders im Bereich der Inguinal-Iliakal-Region können anastomosierende Lymphbahnen zur Gegenseite primär oder sekundär die „juxtaregionäre" Metastasierung begünstigen[11].

Die systematische Ultraschalluntersuchung des regionären Lymphabstromgebietes beginnt in der Primärtumorregion. Ein Areal von ca. 10 cm Durchmesser um den Tumor oder die Narbe wird mit maximalem Auflösungsvermögen des Scanners dargestellt. Dann folgt die Sonde in transversaler Verschiebung dem Verlauf der ableitenden Lymphbahn(en) in Richtung auf die regionäre(n) Lymphknoten-(LK-)station(en). An den Extremitäten entspricht dies annähernd dem Verlauf der großen Blutgefäße proximal der Gelenkbeugen. Für den Körperstamm sind besondere Verhältnisse zu berücksichtigen: Bei ca. 30 % der stammlokalisierten Melanome können in der Lymphabstromszintigraphie mindestens zwei ableitende Hauptgefäße in verschiedene regionäre LK-Stationen dargestellt werden. Die Trennung des Lymphabstroms aus den oberflächlichen Weichteilen des Stammes in der Medianebene zu beiden Seiten und in einer Horizontalebene auf

Höhe der Dermatome Th 9/10 in die inguinalen bzw. thorakalen LK-Stationen kann nur als Orientierung dienen.

Das empfohlene Untersuchungsspektrum in Abhängigkeit von der Tumorlokalisation zeigt Tabelle 31.1.

Die LK-Stationen werden in Rückenlage des Patienten mit transversaler und longitudinaler Schnittführung entlang der großen Gefäße und den angrenzenden Muskellogen sorgfältig durchgemustert.

Zur Beurteilung der Axilla werden die Hände mit einer Abduktion von 130° im Schultergelenk hinter den Kopf gelegt. Tumorregionen am Rücken werden in Bauchlage, die retroaurikulären und nuchalen LK-Stationen im Sitzen untersucht.

Normale LK lassen sich aufgrund ihrer fettgewebsähnlichen Echogenität häufig nicht von den umgebenden Strukturen der Axilla und des Halses abgrenzen.

Die Aktivierung ihrer physiologischen Funktion durch mikrobiologische Infektionen, die Phagozytose von Zellfragmenten, Lipid oder Kontrastmittel und das intranodale Wachstum eingeschwemmter Tumorzellen führen zu morphologischen Veränderungen im LK: Hyperplasie der Lymphfollikel, Änderung des Wassergehaltes, Schwellung der Sinushistiozyten und Tumorinfiltration korrelieren mit einer Änderung des Reflexmusters und erlauben so die sonographische Darstellung des LK im umliegenden Gewebe [17].

In der Inguinalregion gelingt die Darstellung bei den meisten Menschen. Die Größe der LK variiert umgekehrt proportional zu ihrer Zahl und kann zwischen mikroskopisch klein und – ohne maligne Veränderungen – zwischen 1,0 und 4,0 cm Längsdurchmesser betragen [11].

Lymphknoten sind meist bohnenförmig, abgeflacht, mitunter gelappte oder miteinander verschmolzene Organe, die von einer bindegewebigen Kapsel umhüllt werden. Der histologische Schnitt durch einen normalen Lymphknoten (vgl. Abb. 31.4 a) Rinde und Mark erkennen: in der Peripherie die Ansammlung von zellreichen Lymphfollikeln und am Hilus die ein-/austretenden Gefäße, von

Tabelle 31.1. Spektrum der Ultraschalluntersuchung in Abhängigkeit von der Primärtumorlokalisation

Tumorlokalisation		Regionäre Lymphknotenstation	Ipsilateral	Kontralateral
untere Extremität		inguinal	x	x
obere Extremität		axillär, supra-und infraklavikulär, zervikal	x	
Stamm	proximal	Axilla, supra-/infraklavikulär	x	stets bei
	halsnah	+ nuchal bzw. zervikal	x	mittellinien
	distal	inguinal	x	naher
	Gürtellinie	inguinal, axillär, supra-/infraklavikulär	x	Lokalisation
Kopf/Hals		zervikal, submandiblär, supraklavikulär, nuchal	x	x

denen sich besonders die Arterien entlang der bindegewebigen Trabekel im Zentrum aufzweigen.

Die B-Bildsonographie erzeugt Bilder durch unterschiedliche Gewebeeigenschaften. Gewebe aus mehreren heterogenen Komponenten besitzen viele Grenzflächen und kommen echoreich zur Darstellung. Zellreiche und stromaarme Srukturen, Einschmelzungen und Flüssigkeiten besitzen wenig Grenzflächen. Sie stellen sich echoarm dar. Die Beurteilung der Sonomorphologie einzelner LK-Stationen erfolgt nach den unten genannten Kriterien und – wo erforderlich – auch im intraindividuellen Vergleich zur Gegenseite, was dem weniger Geübten immer empfohlen wird, um Mustererkennung und -differenzierung zu trainieren.

31.4
Sonomorphologische Parameter

Neben dem Nachweis von Lymphknoten werden die folgenden Parameter zur differentialdiagnostischen Beurteilung eingesetzt:

- Anzahl und Verteilung,
- Größe
  - Quotient aus Längen- und Breitendurchmesser (L/B-Index nach Solbiati [13]),
- Form
  - oval, rund, polyzyklisch, bohnenförmig (vielfältige Nomenklatur: nieren- oder kokardenförmig, dattelkernartig), bizarr,
- Begrenzung
  - scharf, unscharf, kaum abgrenzbar, Kapselperforation,
- Echomuster
  - im Vergleich zum umliegenden Muskelgewebe bzw. zur Schilddrüse [1]: homogen, inhomogen, echoreich , echoarm mit /ohne dorsale Schallverstärkung, echoreicher Markreflex mit echoarmem Randsaum,
- Perfusionsmuster
  - zentraler Gefäßbaum (Einzelgefäß), exzentrisch verlagerte Gefäße, randständiger Gefäßsaum, keine Gefäße darstellbar, Hypervaskularisation.

Nach Zuschaltung des Farbduplex wird die intranodale Durchblutung im „slow-flow"-Modus dargestellt. Pathologische Lymphknoten zeigen verschiedene Muster [7]. Dabei werden auch sehr langsame Flußraten bis 0,3 cm/s erfaßt. Einige Arbeitsgruppen [12, 16] zeigten eine signifikante Erhöhung des Pulsatilitätsindex und Resistanceindex in vergrößerten und maligne infiltrierten Lymphknoten bei Karzinomen.

In der klinischen Routine verzichten wir auf die Bestimmung dieser Widerstandsindizes, nachdem

eine Pilotstudie an Melanompatienten keine ausreichende Reproduzierbarkeit der Einzelmessung bei wiederholter Untersuchung und eine erhebliche Variabilität zwischen den einzelnen LK-Stationen ergab.

Die Beurteilung des Perfusionsmusters erfolgt qualitativ: Es gibt keine malignitätsspezifischen Einzelmerkmale. Erst die Kombination der sonographischen Befunde erlaubt eine Differenzierung von benignen gegenüber malignen LK-Veränderungen. Die Sensitivität im Nachweis von LK-Metastasen wird in der Literatur mit Werten zwischen 85 und 97 % angegeben; die Spezifität mit 80–95 % [3, 6, 8, 10, 14]. Die Sonographie ist der klinischen Untersuchung mittels Palpation stets überlegen. Verschiedene Untersucher konnten zeigen, daß die Nachweisgrenze von tastbaren Lymphknoten (am Hals!) zwischen 8 und 12 mm liegt. Die Sensitivität der Palpation in der Axilla wird mit 47 %, nach Lymphonodektomie nur noch mit 33 % angegeben [5, 18].

Die Unterscheidung zwischen LK-Befall bei malignen Lymphomen und entzündlichen LK-Vergrößerungen ist aufgrund ihrer Ähnlichkeit im B-Bild und im Farbduplexmuster eingeschränkt. Daher wird empfohlen LK-Schwellungen, die über 6–8 Wochen persistieren immer histologisch zu kontrollieren.

Tabelle 31.2 faßt die malignitätsverdächtigen Veränderungen von Lymphknoten zusammen.

Tabelle 31.2. Synopsis der sonomorphologischen Beurteilung von Lymphnoten

B-Scan	Malignitätsverdacht	Nicht suspekt
Form	rund/rundoval	längsoval
L/B-Index	< 2	$>> 2$
Abgrenzung	unscharf, Kapselperforation	scharf
Zentrum	inhomogen echoarm	relativ homogen echogen
Randsaum	verbreitert > 3 mm unregelmäßig	unter 2 mm
FKDS		
Perfusionsmuster	peripher in echoarmen Zonen	zentral im Hilus (in echogenen Zonen)
	isolierte Gefäße	Gefäßbaum mit Verzweigung
	Perfusionsausfälle	

31.5
Befunde

31.5.1
Reaktive/regressive Lymphknoten

Nach Ablauf „physiologischer" Prozesse zeigen reaktive, vielfach regressive Lymphknoten ein typisches sonomorphologisches Bild: spindelförmig oder längsoval, glatt und scharf begrenzt, heterogen echogene ovale Hilusregion, die im zweidimensionalen Bild meist exzentrisch liegt, umgeben von einem schmalen, gering echogenen bis echoarmen Randsaum. In der inguinalen Lymphknotenstation finden sich solche Lymphknoten zwischen ca. 1,0–3,0 cm Längsdurchmesser; die Breite des Randsaumes beträgt 2–5 mm (Abb. 31.1). Am Hals und in der Axilla messen abgrenzbare Lymphknoten oft nur wenige Millimeter. Mit hochauflösenden Geräten können sie ab 5 mm Durchmesser gut dargestellt werden. In Abhängigkeit von der Erfahrung des Untersuchers gelingt auch die Dokumentation kleinerer Knoten.

Die absoluten Größenmaße erlauben keine Abgrenzung zu LK-Metastasen. Von mehreren Arbeitsgruppen wird die Wertigkeit des Quotienten aus Längen- und Breitendurchmesser (L/B-Index, Solbiati-Index [13]) herausgestellt. Ein Index > 2 soll bei Halslymphknotenvergrößerung mit über 95 % Sicherheit eine Metastasierung ausschließen [14]. In der farbkodierten Duplexsonographie (*FKDS*) zeigen ca. 60–70 % dieser Knoten eine schwache Perfusion in der echogenen Hilusregion.

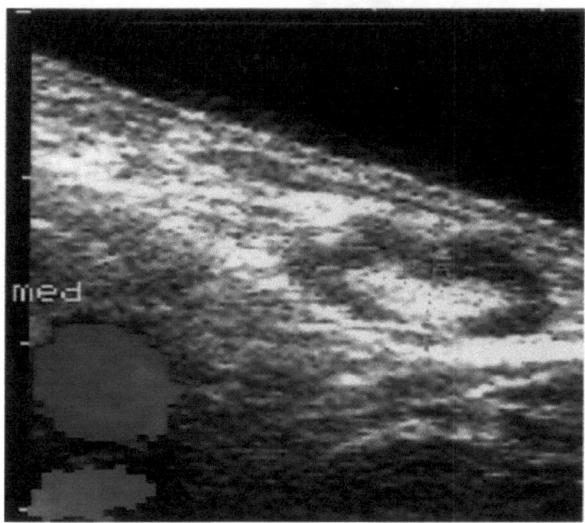

Abb. 31.1. Regressiver inguinaler Lymphknoten. Längsovale, glatt begrenzte Form, heterogen echoreiches Zentrum, schmaler echoarmer Randsaum. Keine Perfusion darstellbar

31.5.2
Entzündlich veränderte Lymphknoten

Die Aktivierung durch entzündliche Stimuli führt zur LK-Schwellung: Die glatt begrenzte, längsovale Form ist an den Polen gering abgerundet, der Randsaum ist verbreitert, homogen echoarm, und die echogene Hilusregion rückt ins Zentrum (Abb. 31.2).Bei einer massiven Entzündungsreaktion kann ein LK auch vollständig homogen echoarm und (seltener) rundoval erscheinen. In der Regel zeigen multiple LK einer Station diese Veränderungen. Lokal umschrieben kann die Ursache im Abflußgebiet klinisch oder anamnestisch aufgedeckt werden. Eine generalisierte Lymphadenitis im Rahmen einer Infektion mit Viren, Bakterien oder Parasiten kann einige Wochen nach Abklingen der Infektion anhalten. Ultraschallkontrollen nach 2–4 Wochen erleichtern die Überwachung.

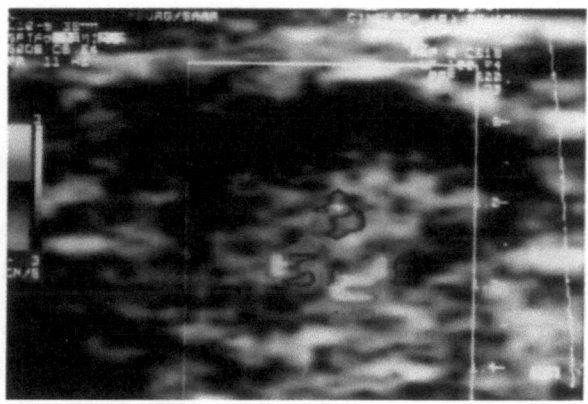

Abb. 31.2. Entzündlicher axillärer Lymphknoten: 0,8×0,5 cm, abgerundete ovale, glatt begrenzte Form. Heterogen echogenes Zentrum, Randsaum verbreitert. Vaskularisation im Zentrum: kräftiges Hilusgefäß mit Aufzweigung

Im Farbduplex imponieren sie ähnlich wie infiltrierte LK eines malignen Lymphoms mit einem zentral lokalisierten Gefäßstamm, der sich in mehrere, kräftige Äste verzweigt, die bis in die Rindenzone vordringen können (vgl. Abb. 31.2).

Flüssigkeitsansammlungen in Zysten und frischen Hämatomen sind ebenfalls durch ein echoarmes bis echofreies Reflexmuster gekennzeichnet. Ihre fehlende Vaskularisation im Farbduplex erlaubt dagegen eine leichte Abgrenzung zu LK.

31.5.3
Lymphknotenmetastasen des malignen Melanoms

Sie erscheinen im B-Bild als vergrößerte, rundovale oder kugelförmige, meist glatt begrenzte, gut demarkierte Tumoren mit einem homogen echoarmen bis echofreien Binnenreflexmuster (Abb. 31.3 a). Gelegentlich kann eine dorsale Schallverstärkung – wie bei Zysten – vorliegen. Unscharfe oder bogige Randbegrenzungen deuten auf eine Kapselperforation hin. Bei normaler Größe und „regelrechter" Sonomorphologie eines Lymphknotens ist auf Asymmetrien und rundliche echofreie Bezirke im echogenen Zentrum als Hinweis auf eine beginnende maligne Infiltration zu achten. In der Farbduplexsonographie zeigen LK-Mestastasen des Melanoms einen exzentrischen Gefäßpol oder ein randständiges Gefäßkonvolut mit girlandenförmiger Verzweigung an der äußeren Zirkumferenz des Tumors (Abb. 31.3 b). Die randständige Perfusion scheint Folge der metastatischen Wachstumskinetik zu sein. Im histologischen Schnitt durch einen subtotal von Melanomzellen austamponierten LK wurde das gefäßführende Bindegewebe der Hilusregion an den Rand unter die Kapsel abgedrängt (Abb. 31.4 b).

Bei größeren, klinisch tastbaren Metastasen oder Konglomerattumoren liefert der Farbduplex wichtige topographische Informationen für die präoperative Planung: Hinweise auf die Infiltration von Muskelgewebe, Impression oder Infiltration arterieller Gefäßwände oder Ummauerung tiefer Extremitätenvenen.

Systemische Therapien öder lokale Radiatio verändern das Reflexmuster der LK-Metastasen. Unter Chemotherapie und Radiatio entsteht ein vermehrt echogenes Binnenmuster; Einschmelzungen sind darin als bizarre echofreie Areale zu erkennen. Unter Hochdosisimmuntherapie mit Interleukin-2 und Interferon wird die Echogenität der Metastasen zunächst nur gering beeinflußt. Nach einigen Zyklen kann eine verstärkte echogene Randbegrenzung beobachtet werden. Bei Ultraschallkontrollen unter dieser Therapie ist der proinflammatorische Effekt auf nicht befallene LK zu beachten.

Bei großen Konglomeratmetastasen und Infiltration in umgebende Gewebe kann ein heterogenes

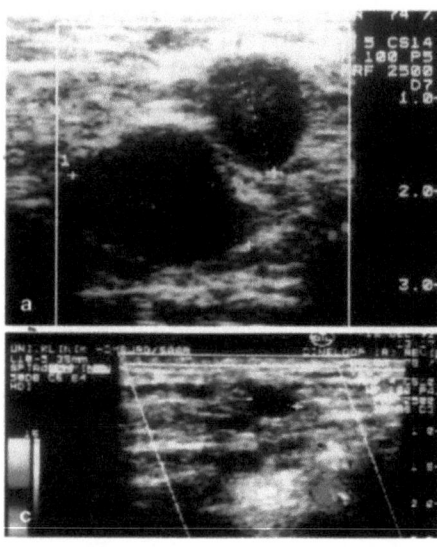
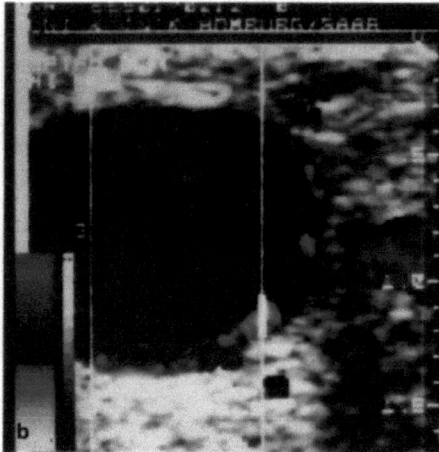

Abb. 31.3 a–c. a Zwei axilläre Melanommetastasen: rundovale, glatt begrenzte, echoarme Tumore von 12 und 16 mm Durchmesser. Unscharfe Begrenzung der oberen Metastase. **b** Melanommetastase im Farbduplex (Ausschnitt): segmentale, randständige Perfusion. **c** Supraklavikuläre Weichteilmetastase (5 mm) eines Melanoms: rundoval, echofrei, keine Perfusion

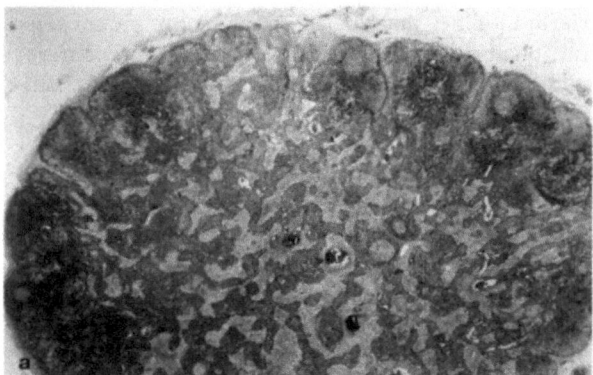
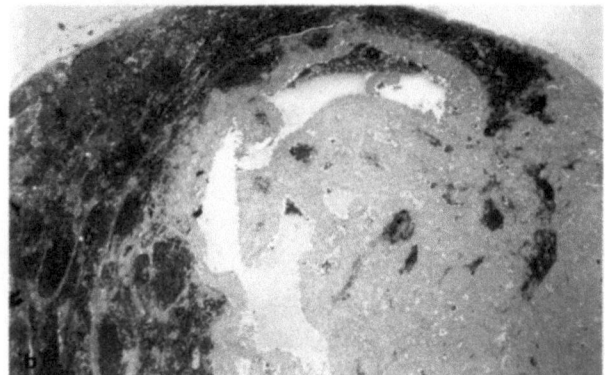

Abb. 31.4 a und b. a Histologischer Querschnitt durch einen benignen Lymphknoten, mit sichtbarer Abgrenzung von Rinden- und Markzone. **b** Histologischer Schnitt durch eine subtotal infiltrierte Lymphknotenmetastase eines Melanoms. Verdrängung der gefäßführenden Trabekelstruktur

Reflexmuster mit unregelmäßiger Vaskularisation entstehen.

31.5.4
Lokalrezidiv und In-transit-Metastasierung

Die Palpation wird in der Pimärtumorregion durch Narbenzüge, in der Transitstrecke häufig durch Adipositas oder Lymphstauung nach Nodektomie erheblich eingeschränkt. Im maximal adaptierten Nahbereich kommen Satelliten- und In-transit-Metastasen im B-Bild als glatt begrenzte, kugelige, echofreie Strukturen in der Dermis oder Subkutis zur Darstellung. Ihre Nachweisgrenze liegt um 3 mm. Sie zeigen in der Regel keine Perfusion im Farbduplex (Abb. 31.3 c). Erst in größeren In-transit-Metastasen (ab ca. 10 mm) treten randständige Farbpicksel als Ausdruck einer Neovaskularisation auf. Lokalrezidive sind wegen ihres echofreien Reflexmusters auch gut zu erkennen, aber oft unregelmäßig begrenzt. Hier ist zu beachten, daß Transplantate, dermale Narbenstränge und sekundär granulierte Wunden im B-Bild geringer echogen erscheinen als die umgebende Dermis.

Neben der Früherkennung liegt der Vorteil der Sonographie in der präoperativen Markierung kleinster, nicht palpabler Metastasen an der Hautoberfläche. Postoperativ kann die Vollständigkeit einer Exzision nach Abdecken der frischen Wunde mit sterilen Klebefolien überprüft werden.

"Minimal suspekte" Ultraschallbefunde werden in 2- bis 4wöchigen Abständen kontrolliert.

31.5.5
Lymphknotenmetastasen von anderen soliden Tumoren

Die auffällige Strukturarmut der Metastasen ist nicht melanomspezifisch. Auch LK-Metastasen des Mammakarzinoms können vergleichbare morphologische Bilder liefern: Dagegen imponieren Metastasen eines Plattenepithelkarzinoms eher mit einem heterogen echoreichen Reflexmuster und einer uncharakteristischen diffusen Durchblutung im Farbduplex (Abb. 31.5).

31.5.6
Lymphknotenbefall bei malignen kutanen Lymphomen

Die nodale Infiltration mit Lymphomzellen zeigt sonographisch ein eindrucksvolles Muster: multiple vergrößerte, ovale und kugelige, oft zu wabenartigen Konglomeraten verschmolzene Tumoren mit echoarmen bis echofreien Binnenmustern. Die echogene Hilusregion kann als schmaler Strang erhalten bleiben, der von einen Pol weit in das echofreie Innere hineinragt und in dem (im Farbduplex) der hyper-

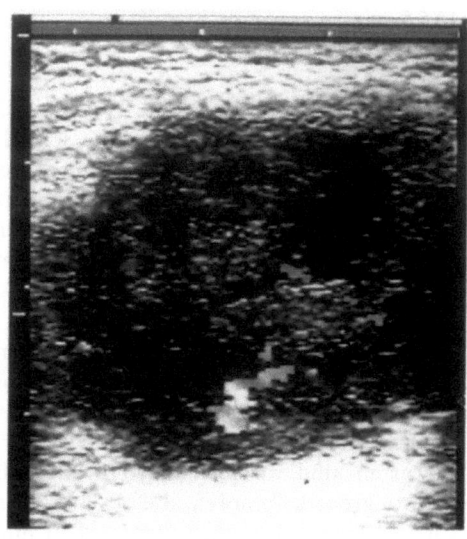

Abb. 31.5. Zervikale Lymphknotenmetastase eines Plattenepithelkarzinoms der Kopfhaut: heterogen echoreiches Reflexmuster, uncharakteristische diffuse Durchblutung

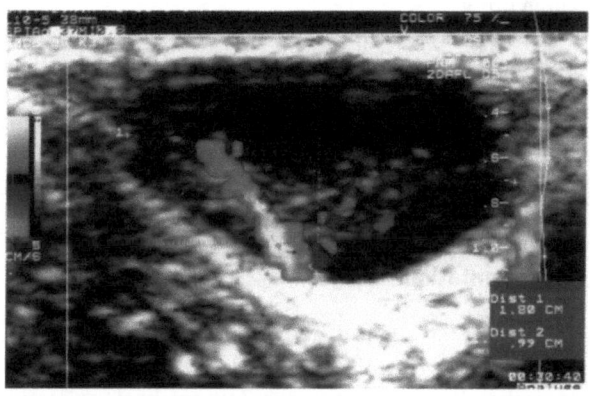

Abb. 31.6. Lymphknotenvergrößerung bei malignem, kutanem Lymphom: echoarmes bis echofreies Binnenmuster. Hypervaskularisierter Gefäßstamm in der echogenen Hilusregion mit Aufzweigung in mehrere Äste

vaskularisierte Gefäßstamm verläuft, bevor er sich in mehrere Äste teilt (Abb. 31.6). Auf die morphologische Parallelität mit entzündlichen Lymphknotenschwellungen wurde bereits hingewiesen.

31.5.7
Metastasierungsmuster beim Merkelzellkarzinom

Die lymphogene Metastasierung des Merkelzellkarzinoms erscheint in der B-Bildsonographie mit kugeligen, unscharf begrenzten, zentral homogen echoarmen und im Randbereich diffus strukturverdichteten Tumoren. Auch LK-Metastasen sind zur Umgebung unscharf abgegrenzt und zentral echoarm.

31.5.8
Differentialdiagnosen

Suspekte Tastbefunde oder Weichteilschwellungen können mit Hilfe der Sonographie schnell und richtungweisend eingeordnet und damit explorative bzw. nicht erforderliche chirurgische Interventionen verhindert werden. Primäre Weichteiltumore und Zysten, Abszesse, Phlegmonen und Ödeme sind – neben entzündlichen LK-Schwellungen – die wichtigsten Ursachen.

Lipome sind rundovale subkutane Tumoren, glatt begrenzt, relativ echoarm und leicht kompressibel. Mit zunehmender Fibrosierung entsteht ein reflexreiches Binnenmuster (Abb. 31.7).

Zysten sind variable kugelige oder abgerundete, glatt begrenzte Tumoren, die oft eine dorsale Signalverstärkung und je nach Zysteninhalt ein echofreies (Lymphe) bis heterogen echogenes (Talgretention) Reflexmuster erhalten (Abb. 31.8). Nach Lymphadenektomie enstandene Lymphzysten kommunizieren oft mit dilatierten echoarmen Lymphbahnen der Umgebung.

Abszesse und Phlegmonen zeigen sich unscharf begrenzt, mit heterogenem Binnenmuster, in dem gangartige echoarme Strukturen verlaufen. Diese Veränderugen zeigen keine signifikante Durchblutung.

31.6
Dokumentation

Neben einem schriftlichen Befundbogen mit anatomischer Skizze erfolgt die Bilddokumentation pathologischer Veränderungen zur Zeit am kostengünstigsten mit Schwarz-weiß-Printern auf Thermopapierrollen. Für die FKDS sind qualitativ hochwertigere (und kostenintensivere) Farbdrucker erforderlich. Als Alternative bietet sich eine Videoaufzeichnung mit nachgeschalteter digitaler Bildverarbeitung und Archivierung an.

31.7
Zusammenfassung

Die hochauflösende B-Bildsonographie der Haut und des regionären Lymphabflußgebietes ist in der Hand eines erfahrenen Untersuchers das bildgebende Verfahren erster Wahl zur Früherkennung einer lokoregionären Metastasierung:

- Sie liefert wesentliche Informationen für die Planung des primären Therapiekonzeptes;

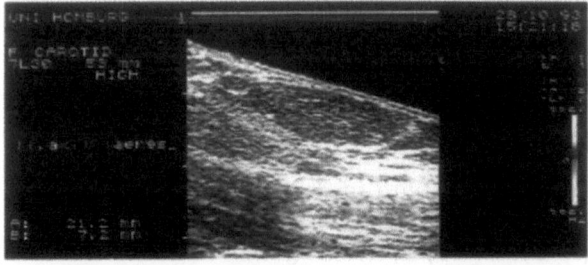

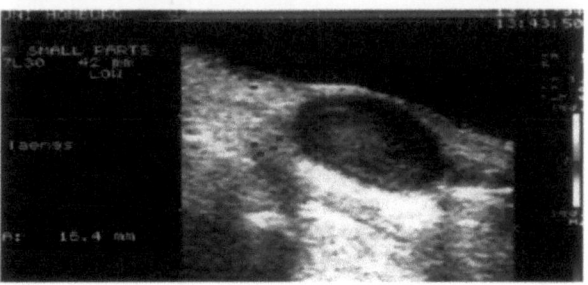

Abb. 31.7. (oben) Lipom: glatt begrenzter Tumor in der Subkutis, inhomogen reflexreiches Binnenmuster durch Fibrosierung

Abb. 31.8. (unten) Talgretentionszyste: glatt begrenzter Tumor, heterogen echogenes Reflexmuster, dorsale Schallverstärkung

- sie gewährt in der Nachsorge von Tumorpatienten eine wesentlich höhere Treffsicherheit als die klinische Palpation,
- sie erlaubt die exakte Dokumentation pathologischer Befunde für Therapieverlaufskontrollen, und
- sie ermöglicht die gezielte Auswahl weiterführender Diagnostik.

Größenrelation und Echomuster vergrößerter LK differenzieren mit hoher Sensitivität zwischen benignen und malignen Veränderungen. Die Farbduplexsonographie liefert wichtige qualitative Zusatzinformationen und versorgt den Operateur mit einem exakten Schnittbild der Weichteiltopographie unter Berücksichtigung relevanter Gefäßverläufe. Ob die Analyse *quantitativer* Flußparameter in der Routine differentialdiagnostische Wertigkeit besitzt oder therapeutische Konsequenzen impliziert, muß derzeit noch geprüft werden.

Literatur

1. Braun B, Günther R, Schwerk WB (Hrsg) (1993) Ultraschalldiagnostik. Lehrbuch und Atlas. Ecomed, Landsberg/Lech
2. Dill-Müller D, Kautz G, Müller S, Kubale R, Bahmer FA (1995) Bedeutung der hochauflösenden Sonographie in der Primärdiagnostik und Nachsorge beim malignen Melanom. In: Tilgen W, Petzoldt D (Hrsg) Operative und konservative Dermato-Onkologie. Springer, Berlin Heidelberg New York Tokyo (Fortschritte der operativen und onkologischen Dermatologie, Bd 10)

3. Eichhorn TH, Schroeder HG, Glanz H, Schwerk WB (1987) Die Rolle der Sonographie bei der posttherapeutischen Kontrolle von Tumoren im Kopf-Hals-Bereich. HNO 35: 463–467

4. Gritzmann N, Czembirek H, Hajek P et al. (1987) Sonographie bei cervicalen Lymphknoten-Metastasen Radiologie 27: 118–122

5. Hajek PC, Salomonowitz E, Türk R, Tscholakoff D, Kumpan W, Czembirek H (1986) Lymphnodes of the neck: evaluation with ultrasound. Radiology 158: 739–742

6. Leicher-Düber A, Bleier R, Düber C, Thelen M (1990) Halslymphknotenmetastasen. Histologisch kontrollierter Vergleich von Palpation, Sonographie und Computertommographie. Fortschr Röntgenstr 153: 575–579

7. Majer MC, Hess CF, Kölbel G, Schmiedl U (1988) Small arteries in peripheral lymphnodes: a apezific sign of lymphomatous involvement. Radiology 168: 241–243

8. Mende U, Winkel K zum, Gademann G, Haels J (1987) Stellenwert der Ultraschalldiagnostik bei Staging, Therapieplanung und Nachsorge von HNO-Tumoren. Röntgenpraxis 40: 19–27

9. Müller K-HG (1995) Normale Anatomie und Histologie des Lymphgefäßsystems. In: Müller K-HG, Kaiserling E (Hrsg) Lymphgefäßsystem, Lymphatisches Gewebe. Diagnostik mit bildgebenden Verfahren. Springer, Berlin Heidelberg New York Tokyo

10. Prayer L, Winkelbauer F, Gritzmann N, Weislein H, Helmer M, Pehambeger H (1989) Untersuchung der primären Lymphknotenstationen beim malignen Melanom mittels hochauflösender Real-time-Sonographie – Stellenwert und Indikationen. Fortschr Röntgenstr 151: 294–297

11. Röder K (1974) Lymphographische Untersuchungen und ihre onkologischen Aspekte. Barth, Leipzig

12. Schreiber J, Mann W, Lieb W (1993) Farbduplexsonographische Messung der Lymphknotenperfusion: Ein Beitrag zur Diagnostik zervicaler Metastasierung. Laryngo Rhino Otol 72: 187–192

13. Solbiati L, Rizzatto G, Belotti E, Ravetto C, Montali G (1988) High-resolution sonography of cervical lymph nodes in Head and neck cancer: Criteria for differentiation of reactive versus malignant nodes. Radiology 169: 113

14. Steinkamp HJ, Knobber D, Schedel H, Maurer J, Felix R (1993) Palpation and sonography in after-care of head-neck tumor patients: comparison of ultrasound tumor entity parameters. Laryngo Rhino Otol 72: 431–438

15. Stutte H, Erbe S, Rassner G (1989) Lymphknotensonographie in der Nachsorge des malignen Melanoms. Hautarzt 40: 344–349

16. Tschammler A, Reinhart E, Hömann D, Feller AC, Landwehr P, Lackner K (1991) Dignitätsbeurteilung vergrößerter Lymphknoten durch qualitative und semiquantitative Auswertung der Lymphknotenperfusion mit der farbkodierten Duplexsonograhie. Fortschr Röntgenstr 154: 414–418

17. Vassallo P, Edel G, Roos N, Naguib A, Peters PE (1993): In-vitro high-resolution ultrasonography of benign and malignant lymphnodes. A sonographic-pathologic correlation. Invest Radiol 28: 698–705

18. Weiß J, Loose R, Kühn W, Georgi M, Jung EG (1991) Zur Früherkennung von Lymphknotenmetastasen in der Melanomnachsorge. Z Hautkr 66: 222–228

19. Wolf K-J, Fobbe F (Hrsg) (1993) Farbkodierte Duplexsonographie. Thieme, Stuttgart

32 Positronenemissionstomographie

Hans Steinert und Roland Böni

32.1
Allgemeines

32.1.1
Definition

Die Positronenemissionstomographie (*PET*) ist ein nichtinvasives nuklearmedizinisches Verfahren, welches unter Anwendung geeigneter Radiotracer die bildliche Darstellung von biochemischen und physiologischen Prozessen im Organismus ermöglicht. Durch den Einsatz moderner Computertechnologie können überlagerungsfreie Schnittbilder des gesamten Körpers mit einer Auflösung von etwa 5 mm erzeugt werden. Aufgrund der verwendeten Positronenstrahler ist unter bestimmten apparativen Voraussetzungen auch die quantitative Messung der Stoffwechselparameter möglich. Während andere Schnittbildverfahren wie Sonographie, Computertomographie oder Magnetresonanztomographie morphologische Veränderungen erfassen, wird der Tumorstoffwechsel von der PET zur Tumorlokalisation bzw. Metastasensuche benutzt. In den letzten Jahren wurden die klinischen Anwendungsgebiete der PET bei onkologischen Fragestellungen intensiv erforscht. Die Ergebnisse zeigen, daß PET beim Staging des malignen Melanoms den anderen bildgebenden Verfahren an Sensitivität und Spezifität überlegen ist [3, 6, 10, 12, 16]. Weitere klinische Anwendungen, wie Messung der tumoralen Zellproliferation und Bestimmung der Therapieansprechrate stehen unmittelbar bevor [11].

32.1.2
Pathophysiologische Grundlagen

In der Tumordiagnostik kann die PET klinisch-relevante Informationen über die Tumorperfusion, den Tumormetabolismus, die Aufnahme von Zytostatika in den Tumor und über die Expression von Rezeptoren auf den Tumorzellen liefern. Für Durchblutungsmessungen wird mit ^{15}O markiertes Wasser ($H_2^{15}O$) verwendet. Da Tumoren jedoch sehr unterschiedliche Perfusionsverhältnisse aufweisen und wegen der anaeroben Stoffwechselvorgänge der Glukosebedarf höher ist als der Sauerstoffbedarf, kommt der Untersuchung des Tumorstoffwechsels eine besondere Bedeutung zu.

Schnell wachsende Tumoren zeigen im Vergleich zum gesunden Gewebe eine deutlich gesteigerte Glykolyse, da ihr Energiebedarf im wesentlichen durch den anaeroben Stoffwechsel gedeckt wird. Die Intensität der Glykolyse korreliert in der Regel mit der Aggressivität des Tumors. Die gesteigerte tumorale Glukoseutilisation nutzt die PET zur Metastasensuche aus. Mit dem Glukoseanalogon $[^{18}F]$Fluordeoxyglukose (*FDG*) steht ein PET-Radiopharmakon zur Verfügung, mit dem der Glukosestoffwechsel in vivo untersucht werden kann.

Maligne Tumoren weisen in der Regel auch eine gesteigerte Proteinsynthese auf. Die gesteigerte tumorale Aminosäureakkumulation kann mit markierten Aminosäuren wie z. B. $[^{11}C]$Methionin oder $[^{18}F]$Tyrosin mit PET zur Tumordarstellung benutzt werden.

Die gesteigerte Proliferationsrate maligner Tumoren führt zu einer erhöhten Desoxynukleosidaufnahme. Die tumorale Proliferation läßt sich mit markierten DNA-Vorläufermolekülen wie z. B. $[^{11}C]$Thymidin in der PET nachweisen. Die Messung der Tumorproliferationsrate erscheint insbesondere zur Untersuchung der Therapieansprechrate geeignet.

Die häufigsten für onkologische Fragestellungen eingesetzte PET-Radiopharmaka sind in Tabelle 32.1 zusammengefaßt.

Tabelle 32.1. Für onkologische Fragestellungen eingesetzte PET-Radiopharmaka

Radiopharmakon	Meßprinzip
[^{18}F]FDG	Glucosestoffwechsel
[^{11}C]Methionin, [^{18}F]Thyrosin	Aminosäuretransport/Proteinsynthese
[^{11}C]Thymidin,	Proliferation
[^{15}O]Wasser	Perfusion
[^{18}F]Fluoruracil	Zytostatika

32.1.3
Gerätetechnik

Die PET-Technologie macht sich die besonderen Eigenschaften der verwendeten Positronenstrahler zunutze. Beim Kernzerfall wird ein Positron emittiert, welches die gleiche Masse wie ein Elektron besitzt, jedoch positiv geladen ist. Das Positron fängt sich in der nahen Umgebung ein Elektron ein. Bei der anschließenden Annihilation werden die beiden Massen in zwei Gammaquanten mit einer Energie von je 511 keV umgewandelt. Beide Gammaquanten fliegen in genau entgegengesetzter Richtung auseinander, so daß die beiden Gammaquanten sich durch gegenüberliegende Detektoren erfassen lassen. In den derzeit klinisch eingesetzten PET-Scannern sind die Detektoren ringförmig angeordnet. Werden die beiden Gammaquanten von zwei gegenüberstehenden Detektoren registriert (Koinzidenzmessung), kann der Ort der Annihilation exakt auf der Verbindungslinie zwischen den beiden Detektoren lokalisiert werden. Die Auflösung eines PET-Scanners hängt wesentlich von der Größe bzw. Anzahl der Detektoren ab und beträgt derzeit etwa 5 mm. Als Nachteil eines Ringdetektorsystems sind die hohen Kosten durch die große Anzahl der Detektoren zu nennen. Derzeit sind mehrere PET-Gerätevarianten in Entwicklung, deren Anschaffungskosten deutlich unter dem Vollringdetektorsystem liegen sollen (PET-Scanner mit rotierenden Detektorblöken, SPECT-Scanner mit PET-Koinzidenzregistrierung) [4]. Die ersten, noch vorläufigen Erfahrungen zeigen, daß die Auflösung dieser Kameras nicht an die Auflösung der Vollringdetektor-PET-Scanner heranreicht. Es bleibt offen, ob die Sensitivität dieser Geräte für den klinischen Einsatz in der Onkologie ausreichend ist.

32.1.4
Radionuklide

Für die PET stehen positronenemittierende Isotope zur Verfügung, die ubiquitär in Biomolekülen vorkommen. Die am häufigsten verwendeten Radionu-

klide sind Kohlenstoff [^{11}C], Stickstoff [^{13}N], Sauerstoff [^{15}O] und das als Wasserstoffersatz dienende Fluor [^{18}F]. Weitere Isotope wie Rubidium [^{82}Rb], Gallium [^{68}Ga] oder Brom [^{76}Br] finden ebenfalls Verwendung. Im Prinzip lassen sich alle Biomoleküle mit PET-Radionukliden markieren. Die radioaktiven Biomoleküle sind mit den nicht markierten Biomolekülen identisch, d. h. sie können an einem biologischen Prozeß teilnehmen, ohne ihn zu stören. Damit kann mit der PET eine Vielzahl von biochemischen und physiologischen Prozessen untersucht werden.

Die häufigst verwendeten positronenemittierenden Radionuklide (Tabelle 32.2) besitzen Halbwertzeiten zwischen 2 min und 2 h. Die PET-Radionuklide werden mit einem Zyklotron hergestellt. Wegen der kurzen Halbwertzeit müssen die Substanzen direkt vor Ort hergestellt werden. Nur [^{18}F] mit einer Halbwertzeit von 110 min kann auch zu einem entfernt liegenden PET-Standort angeliefert werden. Deshalb ist [^{18}F]FDG das derzeit meistverwendete PET-Radiopharmakon. Aus strahlenhygienischen Gründen sind die kurzen Halbwertzeiten (kurze Strahlenbelastung der Patienten, problemlose Entsorgung der Strahler) als Vorteile anzusehen.

Tabelle 32.2. Häufigste positronenemittierende Radionuklide

Isotope	Halbwertzeit (in min)
[^{11}C]	20,4
[^{13}N]	10,0
[^{15}O]	2,1
[^{18}F]	109,7

32.2
Indikationen

Aufgrund der lymphogenen und hämatogenen Metastasierung des malignen Melanoms in sämtliche Organsysteme wird die [^{18}F]FDG-PET klinisch insbesondere zur Metastasensuche bei High-risk-Melanomen (Breslow >1,5 mm) durchgeführt [3, 12]. Auch bei unklaren Befunden anderer bildgebender Verfahren, wie der Differenzierung zwischen Narbengewebe und einem Tumorrezidiv oder zwischen einer benignen Lymphadenopathie und einer Lymphknotenmetastase, ist eine [^{18}F]FDG-PET indiziert. Bei Metastasen eines Melanoms und unbekanntem Primärtumor kann die [^{18}F]FDG-PET zur Primärtumorsuche eingesetzt werden. Eine Arbeitsgruppe setzte die [^{18}F]FDG-PET präoperativ zur Lokalisation regionaler Lymphknotenmetastasen beim Melanom ein [9]. Die [^{18}F]FDG-PET wurde auch zur Therapiekontrolle vor und nach einer Chemotherapie beim metastasiernden Melanom ange-wendet [15]. Wissenschaftliche Studien belegen wei-terhin die Aufnahme von [¹¹C]Dopamin [7] und [¹¹C]Methionin [8] in maligne Melanome.

32.3
Patientenvorbereitung

Für die Patientenvorbereitung zu einer [¹⁸F]FDG-PET sollten bestimmte Regeln beachtet werden. Da Glukose auch vom Myocard metabolisiert wird, soll-ten die Patienten mindestens 4 h vor der [¹⁸F]FDG-PET nüchtern bleiben. Dadurch soll erreicht werden, daß das Myocard seine Energielieferung ausschließ-lich über den Fettsäurestoffwechsel bezieht. Somit läßt sich die kardiale [¹⁸F]FDG-Aufnahme vermei-den. Die Patienten sollten weiterhin ab ca. 1 h vor der Tracerinjektion jegliche starke körperliche Tätigkeiten unterlassen, da auch die Muskulatur Glu-kose verstoffwechselt. Wegen der renalen Elimina-tion von [¹⁸F]FDG sollte bei Verdacht auf in der Umgebung der Harnblase lokalisierte Metastasen ein doppelläufiger Katheter zur Blasenspülung wäh-rend der PET-Akquisition gelegt werden.

32.4
Ergebnisse

Im Unterschied zu anderen Verfahren wie Sonogra-phie, Computertomographie oder Magnetresonanz-tomographie bietet die PET den einzigartigen Vorteil der Ganzkörperuntersuchung. Nach unseren eigenen Erfahrungen bei über 150 PET-Untersuchungen von Patienten mit High-risk-Melanom konnten bei 20 % der Patienten bisher unbekannte Melanommetasta-sen nachgewiesen werden, was für die Patienten direkte therapeutische Konsequenzen hatte (Metasta-senexzision, bei multiplen Metastasen Chemoimmu-notherapie). Im Vergleich zu den anderen nuklear-medizinischen Tumoruntersuchungen, wie der Galliumszintigraphie [1], Immunszintigraphie mit Antikörpern [2] oder der Szintigraphie mit Benza-midderivaten [13] oder Alphamethylthyrosin [14], hat die [¹⁸F]FDG-PET aufgrund ihrer deutlich besse-ren Auflösung und höheren Tumoranreicherung eine wesentlich bessere Sensitivität.

In einer Auswertung der [¹⁸F]FDG-PET fanden sich folgende Ergebnisse: Von 151 PET-Untersuchun-gen konnten 120 definitiv ausgewertet werden. Bei diesen Patienten waren sämtliche Läsionen neben der PET mit mindestens einem anderen radiologi-schen Schnittbildverfahren untersucht worden. Wenn möglich wurden die Herde exzidiert und histologisch verifiziert. Falls ein Herd nicht operiert

werden konnte, wurde eine Verlaufskontrolle des Herdes mit mindestens einem bildgebenden Verfah-ren in einem Abstand von 6 Monaten durchgeführt. Insgesamt wurden 169 Herde abgeklärt, von denen sich 130 als Melanommetastasen herausstellten. In der PET zeigten 109 Metastasen eine stark vermehrte FDG-Speicherung und 14 Metastasen eine mäßig vermehrte FDG-Speicherung (Abb. 32.1–32.6).   22

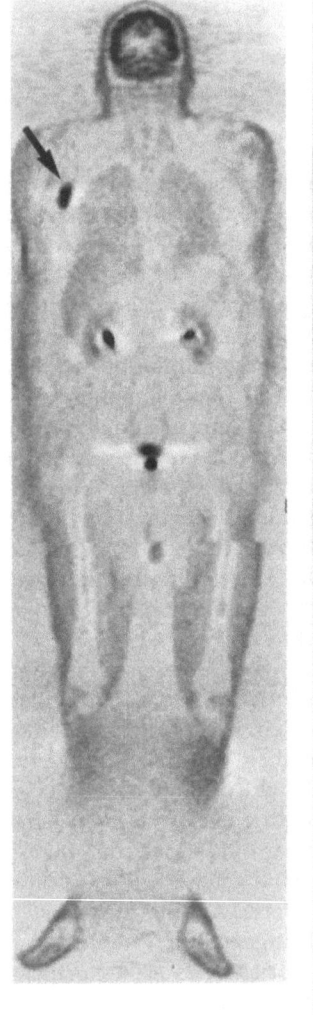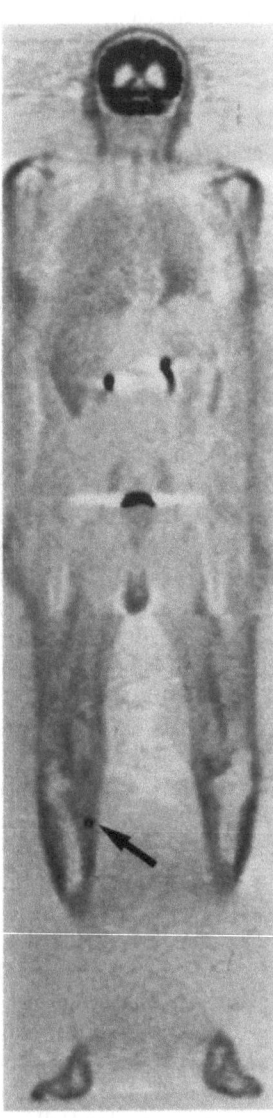

Abb. 32.1. (links) 72jähriger Patient, Z. n. Exzision eines malig-nen Melanoms vor 3 Jahren. Klinisch ein Lymphknoten axillär rechts palpabel, im Verlauf stationär. In der FDG-PET (koro-nale Ganzkörperaufnahme, Schnittdicke 4,5 mm) Metastase axillär rechts (*Pfeil*), physiologische Radiotraceranreicherung im Gehirn, der Nieren und der Blase

Abb. 32.2. (rechts) 83jähriger Patient, Z. n. Exzision eines High-risk-Melanoms an der rechten Brust. In der FDG-PET Weich-teilmetastase im rechten Unterschenkel proximal (*Pfeil*). Sym-metrische FDG-Mehrbelegung im Bereich beider Schultern bei aktivierten Arthrosen, physiologische Radiotraceranreiche-rung im Gehirn, der Nieren und der Blase

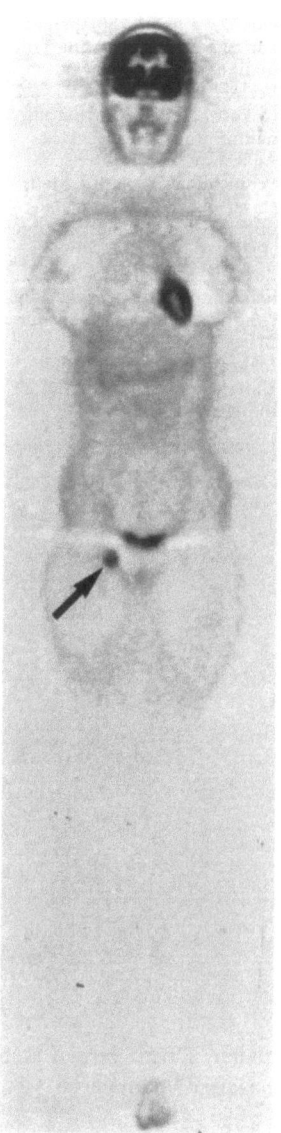
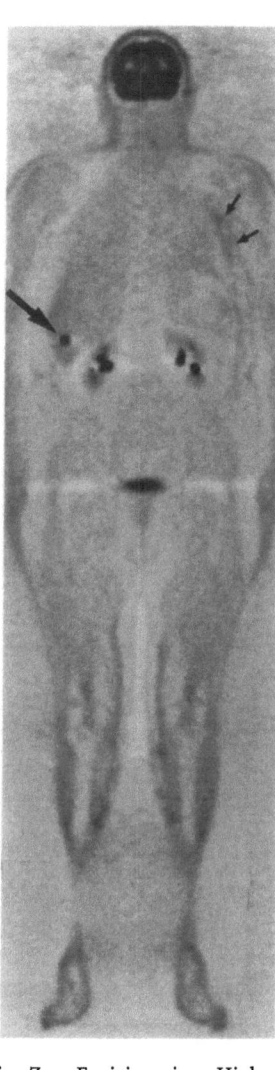

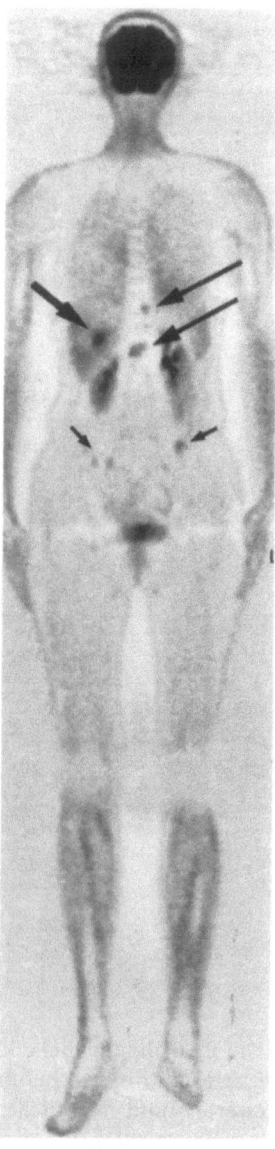

Abb. 32.5. 44jähriger Patient, Z. n. Radiotherapie eines Aderhautmelanoms vor 11 Jahren. In der FDG-PET multiple Metastasen in der Wirbelsäule (*lange Pfeile*) (in der Schnittebene nur angeschnitten), in der Leber (*großer Pfeil*) und in den glutealen Weichteilen (*kurze Pfeile*). Physiologische Radiotraceranreicherung im Gehirn, in den Nieren und in der Blase

Abb. 32.3. (links) 25jährige Patientin, Z. n. Exzision eines High-risk-Melanoms vor 5 Jahren, Z. n. Exzision einer Melanommetastase inguinal rechts vor 2 Jahren. In der FDG-PET Tumorrezidiv inguinal rechts. Physiologische Traceranreicherung des Gehirns und der Blase. Da die Patientin zur Untersuchung nicht nüchtern war, physiologische Glukoseaufnahme des Myokards

Abb. 32.4. (rechts) 62jährige Patientin, Z. n. Exzision eines High-risk-Melanoms am linken Oberarm vor 6 Monaten, Z. n. Lymphadenektomie axillär links bei Lymphknotenmetastase vor 2 Wochen. In der FDG-PET postoperative Veränderungen axillär links (*kleine Pfeile*) und Lebermetastase (*großer Pfeil*). Venöse FDG-Mehranreicherung im Bereich beider Beine bei Varizen mit Thrombophlebitis, physiologische Radiotraceranreicherung im Gehirn, in den Nieren und in der Blase

Herde, die mit einem anderen Verfahren als tumorsuspekt bewertet wurden, jedoch benignen Veränderungen entsprachen, zeigten in der PET richtig negativ keine vermehrte Tracerakkumulation. 7

Metastasen wurden in der [^{18}F]FDG-PET nicht erkannt. 4 Hautmetastasen kleiner als 3 mm, 2 in der Hirnrinde gelegene 1 cm große Metastasen und eine 1 cm große Lebermetastase zeigten keine erhöhte Glukoseutilisation. Es muß beachtet werden, daß [^{18}F]FDG nicht nur in malignen Melanomen, sondern auch von allen anderen stark proliferierenden Tumoren aufgenommen wird. Auch entzündliche Prozesse speichern vermehrt [^{18}F]FDG. Aufgrund der entzündlichen Ausbreitung mit einer flächigen FDG-Speicherung läßt sich diese jedoch leicht von Metastasen mit deren fokaler Tracerakkumulation differenzieren. In unserer Auswertung zeigte ein entzündlicher Herd eine stark vermehrte FDG-Speicherung, 16 Herde (z. B. nach subkutaner Interferoninjektion) eine mäßig vermehrte FDG-Speicherung. Dabei muß betont werden, daß sämt-

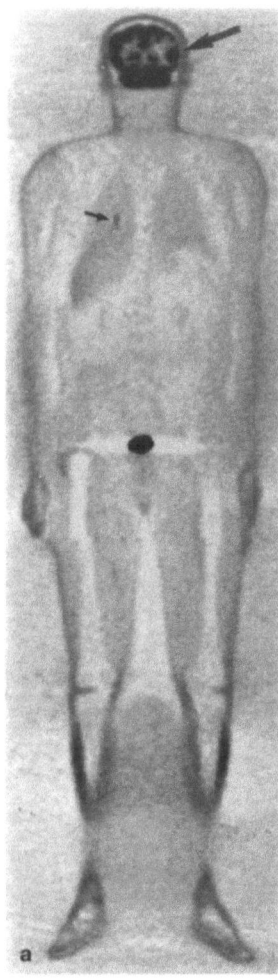
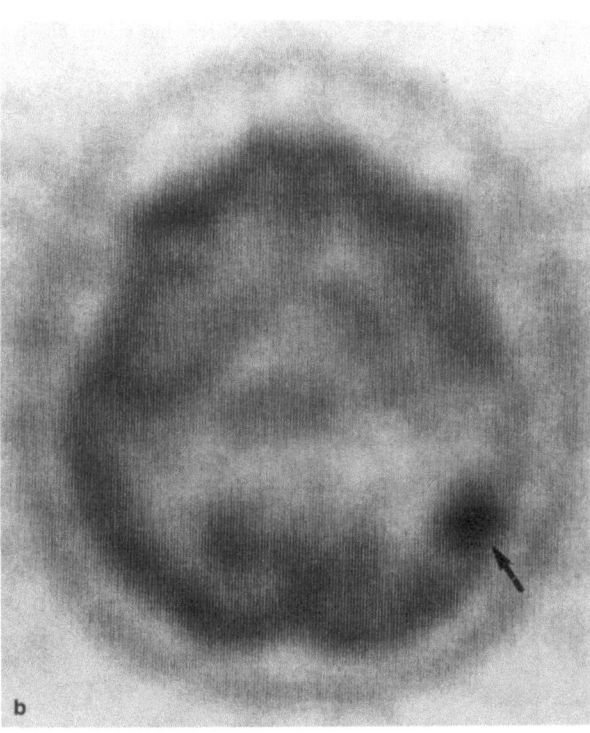

Abb. 32.6 a und b. 48jähriger Patient, Z. n. Abtragung eines malignen Melanoms am Vertex. In der FDG-PET (a koronale Ganzkörperaufnahme und b transaxiale Aufnahme des Gehirns, Schnittdicke 4,5 mm) Metastasen parietal links (*Pfeil*) und im rechten Lungenflügel (*Pfeil*) (in der Schnittebene nur angeschnitten), physiologische Radiotraceranreicherung im Gehirn und in der Blase. Symmetrische FDG-Mehranreicherung in der Unterschenkelmuskulatur infolge Muskelaktivität

liche PET ohne jegliche klinische Informationen und ohne Kenntnis der Befunde anderer Methoden ausgewertet und sämtliche FDG-Mehranreicherungen als tumorverdächtig angesehen wurden. Wurde eine hochspezifische Befundung durchgeführt, d. h. nur Läsionen mit einer starken FDG-Speicherung berücksichtigt, betrug die Sensitivität 83,8 %, die Spezifität 97,4 %, der positive prädiktive Wert 99,0 %, der negative prädiktive Wert 64,4 % und die Effektivität 86,9 %. Bei der hochsensitiven Befundung, d. h. der Bewertung sämticher schwacher oder starker Tracerspeicherungen, betrug die Sensitivität 94,6 %, die Spezifität 56,4 %, der positive prädiktive Wert 87,8 %, der negative prädiktive Wert 75,8 % und die Effektivität 85,7 %.

Die kleinste operativ und histologisch gesicherte Metastase in unserer Patientenserie hatte eine Größe von 3,5×4,0 mm. Bei der Lokalisation dieser Metastase wurde eine Bildfusion der PET mit der Computertomographie durchgeführt. Mit der Bildfusion ist es möglich, die PET-Information über den Metabolismus und die CT-Information über die Ana-

tomie in einem Bild darzustellen. Damit lassen sich auch sehr kleine Metastasen sicher lokalisieren [5].

Literatur

1. Bekerman C, Hoffer PB, Bitran JD (1985) The role of Gallium-67 in the clinical evaluation of cancer. Sem Nucl Med 15: 72–103
2. Böni R, Huch Böni RA, Steinert H et al. (1995) Antimelanoma monoclonal antibody 225.28S immunoscintigraphy in metastatic melanoma. Dermatology 191: 119–123
3. Böni R, Huch Böni RA, Steinert H et al. (1995) Staging of metastatic melanoma by whole-body positron emission tomography (PET) using 2-fluorine-18-fluoro-2-deoxy-D-glucose (FDG). Br J Dermatol 132: 556–562
4. Burger C, Schulthess GK von (1997) Gamma rays – Nuclear medicine. In: Schulthess GK von, Hennig J (eds). Functional imaging – Principles and methods. Lippicot-Raven, Philadelphia
5. Burger C (1996) Bildfusion in der medizinischen Radiologie. Schweiz Med Wochenschr 126: 1274–1280
6. Gritters LS, Francis IR, Zasadny KR, Wahl RL (1993) Initial assessment of positron emission tomography using 2-fluorine-18-fluoro-2-deoxy-D-glucose in the imaging of malignant melanoma. J Nucl Med 34: 1420–1427

7. Ishiwata K, Kubota K, Kubota R, Iwata R, Takahashi T, Ido T (1991) Selective 2-[^{18}F]fluorodopa uptake for melanogenesis in murine metastatic melanomas. J Nucl Med 32: 95–101

8. Lindholm P, Leskinen S, Någren K et al. (1995) Carbon-11-methionine PET imaging of malignant melanoma. J Nucl Med 36: 1806–1810

9. Macfarlane DJ, Sondak V, Wahl RL (1995) Initial prospective evaluation of FDG-PET in staging regional lymph nodes in patients with cutaneous malignant melanoma. J Nucl Med 36: 116P

10. Pounds TR, Valk PE, Haseman MK et al (1995) Wholebody PET-FDG imaging in diagnosis of metastatic melanoma: Comparison to CT. J Nucl Med 36: 116P

11. Ryser JE, Bläuenstein P, Novak-Hofer I et al (1995) 76Br-BrdU, a proposal for the imaging of cell proliferation by PET. Schweiz Med Wochenschr 125 [Suppl] 678: 14S

12. Steinert H, Huch Böni RA, Buck A et al. (1995) Malignant melanoma: Staging with whole-body positron emission tomography and [^{18}F]Fluorodeoxyglucose. Radiology 195: 705–709

13. Steinert H, Huch Böni RA, Böni R, Buck A, Westera G, Schulthess GK von (1995) Dopamin-D2-Rezeptorszintigraphie mit [^{123}J]Iodobenzofuran zur Metastasensuche beim Melanom. Nucl Med 34: 46–50

14. Steinert H, Böni R, Huch Böni RA, Capaul R, Schulthess GK von, Westera G (1997) 123-alpha-Methyltyrosin-Szintigraphie beim malignen Melanom. Nucl Med 36: 36–41

15. Strauss LGF, Tilgen W, Dimitrakopoulou AD et al. (1992) FDG in patients with metastatic melanoma before and after therapy. Radiology 185(P): 10

16. Yao WJ, Hoh CK, Glaspy JA et al. (1994) Whole body FDG PET imaging for staging of malignant melanoma: Is it cost effective? J Nucl Med 35: 8P

33 Tumormarker des malignen Melanoms

Regine Gläser

33.1
Einleitung

Die steigende Inzidenz des malignen Melanoms mit infauster Prognose bei Metastasierung veranlaßte in den letzten Jahren verschiedene Arbeitsgruppen, potentielle Tumormarker auf ihre klinische Eignung zu untersuchen. Nach Darstellung wichtiger Grundlagen zum allgemeinen Verständnis von Tumormarkern werden in diesem Kapitel die bisher beschriebenen Melanommarker erläutert, die Ergebnisse der einzelnen Studien dargestellt und kritisch gewertet.

Als unabhängige Prognoseparameter konnten bisher anhand multivariater Analyse im Rahmen von zwei großangelegten Studien beim Primärmelanom Tumordicke, -lokalisation und Geschlecht [9], beim metastasierten Melanom LDH-Erhöhung und Albumin-Erniedrigung [24] identifiziert werden.

33.1.1
Tumormarker: Definition, Indikation und Interpretation

Tumormarker sind im Blut oder in anderen Körperflüssigkeiten zirkulierende Makromoleküle oder zelluläre Veränderungen, deren Auftreten und Konzentrationsänderung in Beziehung mit der Entstehung und dem Wachstum von malignen Tumoren eines Individuums stehen.

Idealerweise sezernieren Tumorzellen die Signalsubstanz erst nach ihrer malignen Transformation. Dabei sollte die Höhe des frei im Serum zirkulierenden Markers mit einzelnen Tumorstadien korrelieren und alle Veränderungen unter Therapie anzeigen. Weiterhin sollte ein Tumormarker organspezifisch sein und damit einen Nachweis der Tumorlokalisation ermöglichen sowie bei Gesunden und benignen Erkrankungen nicht nachweisbar sein. In der Realität aber werden in Abhängigkeit vom gewählten *cut off* (oberer Grenzwert bei Gesunden und benignen Tumoren) falsch-negative bzw. -positive Befunde beobachtet.

Das Indikationsgebiet von Tumormarkern liegt in erster Linie in der Therapie- und Verlaufskontrolle maligner Erkrankungen; nur wenige Marker erlauben die Erfassung der Tumorlokalisation bzw. ein Screening asymptomatischer Patienten(Tyreoglobulin und prostataspezifisches Antigen, *PSA*).

Für die Interpretation von Tumormarkern gilt, daß nicht ein Einzelwert, sondern stets die Tumormarkerkinetik erfaßt werden sollte. Dabei bedeutet Spiegelabfall vollständige Tumorentfernung, Spiegelpersistenz Residualtumor oder Metastasierung und Spiegelanstieg Rezidiv bzw. Metastasierung. Weiterhin sollten folgende Einflußgrößen auf die Tumormarkerkonzentration berücksichtigt werden:

- Produktion und Freisetzung des Markers,
- Tumormasse,
- Vaskularisation,
- zirkadiane Rhythmik,
- Körperlage bei der Blutabnahme,
- iatrogene Einflüsse,
- Tumormarkerkatabolismus (z. B. Einfluß von Nieren-, Leberfunktion, Cholestase, Hämolyse) etc.

Außerhalb von klinischen Studien sind kommerziell verfügbare, einfach handhabbare, gut standardisierte und reproduzierbare Methoden Grundvoraussetzung für einen Tumormarkertest. Weiterhin sollten Tumormarker grundsätzlich nur dann eingesetzt werden, wenn die dadurch erhaltene Information diagnostisch und/oder therapeutisch (Therapieindikation, -abbruch, -änderung) genutzt werden kann.

Zur besseren Übersicht erfolgt eine funktionelle Einteilung der bisher publizierten Melanommarker:

Einteilung der Melanommarker

- Melaninmetabolite,
- tumorassoziierte Antigene,
- Adhäsionsmoleküle,
- Zytokine,
- Metalloproteinasen.

33.2
Melaninmetabolite

33.2.1
5-S-Cysteinyl-Dopa

5-S-Cysteinyl-Dopa (5-S-CD) ist ein Thiolderivat und gilt als Hauptpräkursor des gelb-roten Phäomelanins. Der Metabolit kann mittels HPLC im Serum und Urin nachgewiesen werden.

Peterson et al. konnten zeigen, daß Plasmaspiegel bei Kontrollpersonen, Patienten mit dysplastischem Nävussyndrom und metastasiertem amelanotischen Melanom niedrig und und ohne signifikante Unterschiede, bei Melanompatienten hingegen tumorstadienassoziiert nachweisbar waren. Im Stadium I und II konnte jedoch keine Korrelation der 5-S-CD-Konzentration mit der Tumordicke gezeigt werden [18]. Horikoshi und Mitarbeiter untersuchten Urin und Serumproben von 28 Patienten auf 5-S-CD sowie weitere Melaninmetabolite (5,6-Dihydroxyindol-2-Carboxylsäure, DHI2C, und 6-Hydroxy-5-Methoxyindol-2-Carboxylsäure, 6H5MI2C). Bei 7 von 9 Patienten mit metastasiertem Melanom war 5-S-CD bereits vor der klinischen Manifestation von Metastasen erhöht. Dabei waren die Serum-5-S-CD-Spiegel signifikant früher erhöht und mit Progression assoziiert als die Konzentrationen der anderen untersuchten Marker [14].

33.2.2
6-Hydroxy-5-Methoxyindol-2-Carboxylsäure

6H5MI2C ist ein Indolderivat und Metabolit des braun-schwarzen Eumelanins. Der Nachweis kann ebenfalls aus Serum und Urin durch HPLC erfolgen.

Hara untersuchte 5-S-CD und 6H5MI2C im Serum und Urin von 88 Melanompatienten. Alle Patienten mit Metastasierung wiesen hohe Plasmaspiegel an 6H5MI2C auf und die Konzentration des Markers korrelierte mit Tumorstadium, -dicke und -progres-

sion. Dabei war die Sensitivität für 6H5MI2C größer als für 5-S-CD [11].

33.2.3
Melanozytenstimulierendes Hormon

Melanozytenstimulierendes Hormon (α-MSH) spielt eine zentrale Rolle bei der Pigmentsynthese und ist am Stoffwechselgeschehen im Rahmen des Tumorwachstums beim malignen Melanom beteiligt. Der Nachweis im Plasma ist mit einem kommerziellen Radioimmunoassay möglich.

Schwartze und Fiedler berichteten über einen signifikanten Unterschied der α-MSH-Plasmaspiegel von 37 Melanompatienten in verschiedenen Erkrankungsstadien im Vergleich zu Kontrollpersonen. Der mittlere Gehalt an α-MSH lag bei Patienten im Stadium I und III nur geringfügig über dem Normalwert, während im Stadium II stärker erhöhte Werte beobachtet wurden [23].

Bezüglich der beschriebenen Metabolite 5-S-CD, 6H5MI2C und α-MSH ist anhand der bisher publizierten Studien keine eindeutige Präferenz für einen der Marker zu erkennen. Der Nachweis von Pigmentmetaboliten im Serum scheint der Messung im Urin überlegen zu sein. Ein kommerzielles Kit ist bisher nur für den α-MSH-Nachweis erhältlich, die Identifikation der anderen Signalsubstanzen erfolgt durch HPLC. Bei allen Melaninmetaboliten ist eine Beeinflussung der Konzentration durch jahreszeitliche Schwankungen mit 2- bis 3fach erhöhten Werten unter UV-Exposition beschrieben und muß bei der Interpretation von Daten berücksichtigt werden.

33.2.4
Tyrosinase

Tyrosinase katalysiert als essentielles Enzym der Melaninbiosynthese die Oxidation von Tyrosin zu 3,4-Dihydroxyphenylalanin (DOPA), die Hydroxylierung von DOPA zu DOPAquinon und interne Zyklisierung zu Indolquinon.

Der Nachweis der Enzymaktivität mittels HPLC im Serum wurde von Sonesson et al. beschrieben und 10 untersuchte Melanompatienten zeigten signifikant erhöhte Tyrosinasespiegel im Vergleich zu gesunden Kontrollen [26]. 1991 publizierten Smith und Mitarbeiter erstmals die Technik der reversen Transkriptase-Polymerase-Kettenreaktion (RT-PCR) zum Nachweis von Tyrosinase mRNA im peripheren Blut von Melanompatienten [25]. Da Tyrosinase spezifisch für Zellen melanozytärer Differenzierung ist, könnte der sensitive Nachweis von Tyrosinasegenexpression im Blut Hinweis für zirkulierende Melanomzellen sein. Zur besseren Übersichtlichkeit sind

Tabelle 33.1. Tyrosinase-RT-PCR zum Nachweis von Tyrosinase-mRNA im peripheren Blut von Melanompatienten. Anteil PCR-positiver Patienten

Autoren	Kutane Melanome	Stadium I	Stadium II	Stadium III	Aderhautmelanome
Smith et al. [25]	4/7	–	–	–	–
Brossart et al. [3]	36/56	1/10	6/17	29/29	–
Battayani et al. [2]	26/60	2/10	8/18	16/32	–
Hoon et al. [13]	70/119	–	–	–	–
Kunter et al. [16]	9/64	0/16	0/16	9/32	–
Mellado et al. [17]	54/91	14/39	7/17	32/35	–
Tobal et al. [27]	–	–	–	–	3/6
Foss et al. [8]	0/6	–	–	0/6	0/36

die Ergebnisse der bisher publizierten Studien in Tabelle 33.1 zusammengefaßt.

Tyrosinase galt in den letzten Jahren als hoffnungsvollster Melanommarker; die Zahl der publizierten Studien dokumentiert diesen Trend. Leider sind die Ergebnisse äußerst diskrepant (z. B. 0–100 % positive PCR-Ergebnisse bei Patienten mit Fernmetastasierung) und sind aufgrund fehlender Standardisierung der verwendeten Technik nicht vergleichbar. Mit einem molekularbiologischen Test und der gewünschten Sensitivität, einzelne zirkulierende Tumorzellen im Blut zu detektieren, ist die große Gefahr verbunden, durch Kontamination falsch-positive Ergebnisse zu produzieren. Neben der aufwendigen und fehleranfälligen Technik muß berücksichtigt werden, daß die biologische Relevanz zirkulierender Tumorzellen (Metastasierungspotential) nach wie vor nicht geklärt ist.

33.3
Tumorassoziierte Antigene

33.3.1
Neuronspezifische Enolase

Enolasen katalysieren im Rahmen der Glykolyse die Umwandlung von 2-Phosphoglycerat in Phosphoenolpyruvat. Fünf Isoenzyme (MW 88 000) sind bekannt, von denen die γ-Enolasen als neuronenspezifisch galten. Sie konnten jedoch auch in zahreichen nichtneuronalen Geweben nachgewiesen werden. Als Tumormarker wurde die neuronspezifische Enolase (NSE) beim kleinzelligen Bronchialkarzinom, beim Neuroblastom und Melanom beschrieben. Der Nachweis erfolgt mittels eines radioimmunologischen Testkits aus dem Serum der Patienten.

Hornef und Mitarbeiter untersuchten 89 Melanompatienten und konnten eindeutig erhöhte NSE-Werte nur bei Fernmetastasierung zeigen. Die Metastasierung war bereits zum Blutabnahmezeitpunkt bekannt [15]. Die Gruppe um Wibe untersuchte 63

Patienten mit metastasiertem Melanom. Sie konnte dokumentieren, daß Patienten mit normaler NSE vor Therapie eine mediane Überlebenszeit von 12 Monaten, Patienten mit erhöhter NSE jedoch nur von 3 Monaten aufwiesen [29]. Buzaid berichtete über NSE-Konzentrationen unterhalb des Cut off bei der Mehrzahl der untersuchten Patienten (n = 240). Erhöhte Werte zeigten keine Korrelation zum klinischen Verlauf [5].

NSE ist ein Marker mit geringer Sensitivität, die Aussagen in den publizierten Studien sind diskrepant. Bezüglich der Methodik ist zu berücksichtigen, daß Erythrozyten und Thrombozyten hohe Enolasenkonzentrationen aufweisen und daher z. B. hämolytische Seren zu falsch-erhöhten Ergebnissen führen können.

33.3.2
Lipid bound sialic acid

Lipid bound sialic acid (LSA) ist als Sialoglykokonjugat ein Zellmembranbestandteil, der in die Erkennung und Adhäsion von Zellen involviert ist. Erhöhte LSA-Spiegel wurden bei zahlreichen chronisch-entzündlichen Erkrankungen sowie bei verschiedenen Tumoren beschrieben (Mamma-, Ovarial-, Bronchialkarzinome, gastrointestinale Tumoren). Die Untersuchung von LSA erfolgt nach Extraktion und Präzipitation durch colorimetrische Bestimmung.

Reintgen et al. untersuchten 270 Melanompatienten und verglichen Sensitivität und Spezifität von LSA mit NSE. LSA-Spiegel korrelierten mit Tumorstadium und -last; die Sensitivität lag bei 65 % (LSA) vs. 27 % (NSE), die Spezifität bei 76 vs. 77 % [19]. Buzaid konnte im untersuchten Patientenkollektiv (n = 240) eine Korrelation der LSA-Konzentration mit Tumormasse und klinischem Verlauf zeigen [6].

LSA scheint der NSE bezüglich Sensitivität und Spezifität überlegen zu sein, ein Nachteil dieser Methode ist die fehlende Verfügbarkeit eines kommerziellen Testkits.

33.3.3
S-100

S-100 ist als saures Ca-bindendes Protein (MW 21 000) Mitglied einer Genfamilie, die bisher 16 Mitglieder umfaßt. Die Löslichkeit in 100 % gesättigter Ammoniumsulfatlösung bei neutralem pH gab diesem Protein seinen Namen; seine Funktion liegt in der Zellzyklusprogression und Differenzierung. Das Molekül ist ein Dimer aus α- und β-Untereinheiten. Vorkommen: quergestreifte Muskulatur, Herz und Nieren (S-100ao), Gliazellen und Melanozyten (S-100a) sowie Gliazellen und Schwann-Zellen (S-100bo). Der Nachweis von S-100 gelang auch auf zahlreichen anderen Geweben und Tumoren (Adipozyten, Chondrozyten, Langerhans-Zellen, Gliome, Schwannome, hoch differenzierten Neuroblastome, Melanome). In vitro wurde eine Ca-abhängige Interaktion von S-100 mit p53 beobachtet; in vivo ist die Assoziation der Expression der β-Untereinheit mit invasivem Wachstum und Verlust von Zellzykluskontrolle beschrieben. Im Liquor und Blut wurde S-100 als Marker für die Schädigung des Nervensystems und als Prognosefaktor bei Hirnläsionen beschrieben. Erste Studien zeigen den möglichen Einsatz als Tumormarker. Der Nachweis von S-100β aus Serum erfolgt anhand eines monoklonalen zweiseitigen immunradiometrischen Assays nach dem Sandwich-Prinzip.

Die Arbeitsgruppe von Guo untersuchte S-100 Serumspiegel bei 126 Melanompatienten im Vergleich zu NSE. Die Sensitivität lag stadienassoziiert bei 1,3%, 8,7% und 73,9 % für S-100 (Stadien I/II, III und IV) im Vergleich zu 8,75%, 13% und 34,8 % für NSE. Sechs Patienten mit Fernmetastasierung zeigten im Verlauf tumorlastassoziierte S-100-Spiegel [10]. Schoultz et al. untersuchten 643 Patienten und konnten nach multivariater Analyse zeigen, daß die Überlebensrate der Patienten mit den Serumspiegeln assoziiert war und S-100-Werte >0,6 µg/l als stadienunabhängige Prognoseparameter gelten [22].

33.4
Adhäsionsmoleküle:
Soluable Intercellular Adhesion Molecule-1

Soluable Intercellular Adhesion Molecule-1 (*sICAM-1*) ist ein Mitglied der Immunglobulinsuperfamilie; das Molekulargewicht liegt abhängig von der Glykosylierung bei 70 000–110 000. sICAM-1 wird auf hämatopoetischen und epithelialen Zellen sowie auf unterschiedlichen Tumoren exprimiert und kann durch Interferon-(*IFN-*)γ, Interleukin-(*IL-*)1-β, TNF-α oder LPS induziert werden; bekannte Liganden sind LFA-1, C3 und CD43. Eine verstärkte Expression wurde bei entzündlichen Erkrankungen (in der Dermatologie bei Kollagenosen, Psoriasis, Ekzem, Lichen planus), nach Transplantation und bei verschiedenen Tumoren (CML, ALL, Non-Hodgkin-Lymphom, Nierenzell-, Magen-, Kolon-, Pankreaskarzinom, malignes Melanom) beschrieben. Der Nachweis aus Serum erfolgt mittels ELISA.

Harning und Mitarbeiter untersuchten 56 Melanompatienten auf sICAM-1: Alle Patienten im Stadium I (n = 14) wiesen positive Serumspiegel auf, positive Patienten der Stadien II (6 von 24) und III (13 von 18) zeigten im Verlauf eine verkürzte Überlebenszeit [12]. Altomonte et al. konnten bei 95 % der untersuchten Melanompatienten (n = 43) erhöhte sICAM-1-Spiegel nachweisen, dagegen nur bei 5 % der Normalpersonen. Bei 4 Patienten war eine Korrelation mit Tumorstadium und Progression möglich [1]. Die Arbeitsgruppe von Viac untersuchte 62 Patienten; die Plasmaspiegel waren bei Patienten mit Melanom im Vergleich zu dem Kontrollkollektiv erhöht; die Unterschiede zwischen Patienten mit Fernmetastasen und Primärtumor waren jedoch nicht statistisch signifikant. Nur einer von 3 Patienten mit Progression zeigte erhöhte Werte, während 4 Patienten mit hohen Serumspiegeln im Verlauf ohne Progression blieben [28].

sICAM-1-Spiegel zeigen bei Melanompatienten große Streuung. Eine Stadienabhängigkeit konnte nicht eindeutig dokumentiert werden. Bei der Interpretation der Daten muß berücksichtigt werden, daß die sICAM-1-Expression durch proinflammatorische Zytokine beeiflußt wird und daher unter Therapie sowie bei Begleiterkrankungen unspezifisch reagiert.

33.5
Zytokine

33.5.1
Interleukin-8

IL-8 gilt als chemotaktischer und Aktivierungsfaktor für neutrophile Granulozyten und wurde als Wachstumsfaktor für Melanomzellinien beschrieben. Der Nachweis erfolgt mittels ELISA aus Serumproben.

Scheibenbogen et al. konnten bei 21 von 56 Melanompatienten erhöhte IL-8-Serumspiegel zeigen, die mit der Tumormasse korrelierten [21].

33.5.2
Interleukin-10

IL-10 unterdrückt als immunsuppressives Zytokin die antigenspezifische T-Zell-Proliferation.

Dummer und Mitarbeiter untersuchten 104 unbehandelte Melanompatienten. Im Stadium I und II wiesen jeweils einer von 16 Patienten, im Stadium III 6 von 17 und im Stadium IV 29 von 40 Patienten hohe Plasmaspiegel im IL-10-ELISA auf. Eine tumorstadienassoziierte Korrelation konnte gezeigt werden [7].

Beide Einzelberichte über im ELISA gemessene Serumzytokine zeigen eine Assoziation mit dem Krankheitsstadium. Der Ansatz, Zytokine im peripheren Blut von Tumorpatienten nachzuweisen, läßt jedoch keine hohe Spezifität erwarten.

33.6
Metalloproteinasen:
Serum-Manganase-Superoxid-Dismutase

Metalloproteinasen katalysieren allgemein die Metabolisierung von Sauerstoffradikalen, um Zellen vor der Zerstörung durch Radikale zu schützen.

Die Arbeitsgruppe von Schadendorf zeigte bei 33 Melanompatienten, daß Serum-Manganase-Superoxid-Dismutase (*MnSOD*) in allen Tumorstadien erhöht war; die Unterschiede in den klinischen Subgruppen waren statistisch nicht signifikant. Der Nachweis erfolgte mittels ELISA [20].

In dieser Studie konnte keine Korrelation der Serumkonzentrationen zu den Tumorstadien gezeigt werden. Weiterhin muß berücksichtigt werden, daß der Test auch positiv bei anderen Erkrankungen (nach Myokardinfarkt, bei anderen Tumoren) reagiert.

33.7
Schlußbemerkung

Abschließend ist hervorzuheben, daß alle beschriebenen Marker bisher als rein experimentell zu bewerten sind. Unter allen diskutierten Signalsubstanzen entspricht am ehesten S-100 den geforderten Qualitätsanforderungen an einen Tumormarker. S-100 kann anhand der bisherigen Ergebnisse als potenter Marker zur Therapie- und Verlaufskontrolle bei Metastasierung bezeichnet werden.

Dagegen war es bisher nicht möglich, durch Einsatz von sensitiven molekularbiologischen Techniken (z. B. Tyrosinase-RT-PCR) einen frühen Progressionsmarker des Melanoms zu etablieren. Ansätze, unter Berücksichtigung anderer melanomspezifischer Antigene oder im semiquantitativen Nachweis zirkulierende Melanomzellen nachzuweisen, können durchaus zum weiteren Verständnis der Tumorbiologie beitragen, sind jedoch vom klinischen Routineeinsatz als Tumormarker weit entfernt [4, 13].

In der Zukunft ist es daher erforderlich, prospektive Studien mit standardisierten Techniken anhand von großen Patientenzahlen durchzuführen, um eindeutige Aussagen zur Wertigkeit einzelner Melanommarker treffen zu können.

Literatur

1. Altomonte M, Colizzi F, Esposito G, Maio M (1992) Circulating intercellular adhesion molecule 1 as a marker of disease progression in cutaneous melanoma. New Engl J Med 327: 959
2. Battayani Z, Grob JJ, Xerri L et al. (1995) Polymerase chain reaction detection of circulating melanocytes as a prognostic marker in patients with melanoma. Arch Dermatol 131: 443–447
3. Brossart P, Keilholz U, Willhauck M, Scheibenbogen C, Möhler T, Hunstein W (1993) Hematogenous spread of malignant melanoma cells in different stages of disease. J Invest Dermatol 10: 887–889
4. Brossart P, Schmier MW, Krüger S, Willhauck M, Scheibenbogen C, Möhler T, Keilholz U (1995) A polymerase chain reaction-based semiquantitative assessment of malignant melanoma cells in peripheral blood. Cancer Res 55: 4065–4068
5. Buzaid AC , Sandler AB, Hayden CL, Scinto J, Poo WJ, Clark MB, Hotchkiss S (1994) Neuron-specific enolase as a tumor marker in metastatic melanoma. Am J Clin Oncol 17: 430–431
6. Buzaid AC, Sandler AB, Hayden CL, Scinto J, Poo WJ, Clark MB, Hotchkiss S (1994) Correlation between lipid-associated sialic acid and tumor burden in melanoma. Int J Biol Markers 9: 247–250
7. Dummer W, Becker JC, Schwaaf A, Leverkus M, Moll T, Bröcker EB (1995) Elevated serum levels of interleukin-10 in patients with metastatic malignant melanoma. Melanoma Res 5: 67–68
8. Foss AJE, Guille MJ, Occleston NL, Hykin PG, Hungerford JL, Lightman S (1995) The detection of melanoma cells in peripheral blood by reverse transcription-polymerase chain reaction. Br J Cancer 72: 155–159
9. Garbe C, Büttner P, Bertz J et al. (1995) Primary cutaneous melanoma: Identification of prognostic groups and estimation of individual prognosis for 5039 patients Cancer 75: 2484–2491
10. Guo HB, Stoffel-Wagner B, Bierwirth T, Mezger J, Klingmüller D (1995) Clinical significance of serum S100 in metastatic malignant melanoma. Eur J Cancer 31: 924–928
11. Hara H, Walsh N, Yamada K, Jimbow K (1994) High plasma level of a eumelanin precursor, 6-hydroxy-5-methoxyindole-2-carboxylic acid as a prognistic marker for malignagnt melanoma. J Invest Dermatol 102: 501–505
12. Harning R, Mainolfi E, Bystryn JC, Henn M, Merluzzi VJ, Rothlein R (1991) Serum levels of circulating intercellular adhesion molecule 1 in human malignant melanoma. Cancer Res 51: 5003–5005
13. Hoon DSB, Wang Y, Dale PS et al. (1995) Detecion of occult melanoma cells in blood with a multiple-marker polymerase chain reaction assay. J Clin Oncol 13: 2109–2116
14. Horikoshi T, Ito S, Wakamatsu K, Onodera H, Eguchi H (1994) Evaluation of melanin-related metabolites as markers of melanoma progression. Cancer 73: 629–636
15. Hornef S, Lux J, Rassner G (1992) NSE – ein geeigneter Tumormarker des malignen Melanoms? Hautarzt 43: 77–80
16. Kunter U, Buer J, Probst M et al. (1996) Peripheral blood tyrosinase messenger RNA detection and survival in malignant melanoma. J Nat Cancer Inst 88: 590–594
17. Mellado B, Colomer D, Castel T et al. (1996) Detection of circulating neoplastic cells by reverse-transcriptase polymerase chain reaction in malignant melanoma: association with clinical stage and prognosis. J Clin Oncol 14: 2091–2097

18. Peterson LL, Woodward WR, Fletcher WS, Palmquist M, Tucker MA, Ilias A (1988) Plasma 5-S-cysteinyldopa differentiates patients with primary and metastatic melanoma from patients with dysplastic nevus syndrome and normal subjects. J Am Acad Dermatol 19: 509–515

19. Reintgen DS, Cruse CW, Wells KE, Saba HI, Fabri PJ (1992) The evaluation of putative tumor markers for malignant melanoma. Ann Plastic Surgery 28: 55–59

20. Schadendorf D, Zuberbier T, Diehl S, Schadendorf C, Czarnetzki BM (1995) Serum manganese superoxide dismutase is a new tumor marker for malignant melanoma. Melanoma Res 5: 351–353

21. Scheibenbogen C, Möhler T, Haefele J, Hunstein W, Keilholz U (1995) Serum interleukin-8 (Il-8) is elevated in patients with metastatic melanoma and correlates with tumor load. Melanoma Res 5: 179–181

22. Schoultz E von, Hansson LO, Djureen E et al. (1996) Prognostic value of serum analyses of S-100 protein in malignant melanoma. Melanoma Res 6: 133–137

23. Schwartze G, Fiedler H (1994) Zur diegnostischen Bedeutung des α-MSH beim malignen Melanom des Menschen. Hautarzt 45: 468–470

24. Sirott MN, Bajorin DF, Wong GYC, Tao Y, Chapman PB, Templeton MA, Houghton AN (1993) Prognostic factors in patients with metastatic malignant melanoma. A multivariate analysis. Cancer 72: 3091–3099

25. Smith B, Selby P, Southgate J, Pittman K, Bradley C, Blair GE (1991) Detection of melanoma cells in peripheral blood by means of reverse transcriptase and polymerase chain reaction. Lancet 338: 1227–1229

26. Sonesson B, Eide S, Ringborg U, Rorsman H, Rosengren E (1995) Tyrosinase activity in the serum of patients with malignant melanoma. Melanoma Res 5: 113–116

27. Tobal K, Sherman LS, Foss AJE, Lightman SL (1993) Detection of melanocytes from uveal melanoma in peripheral blood using the polymerasse chain reaction. Invest Ophthal Vis Sci 34: 2622–2625

28. Viac J, Misery L, Schmitt D, Claudy A (1996) Follow-up of circulating ICAM-1 in malignant melanoma: correlation with the clinical course of the disease. Br J Dermatol 134: 604–605

29. Wibe E, Hannisdal E, Paus E, Aamdal S (1992) Neuron-specific enolase as a prognostic factor in metastatic malignant melanoma. Eur J Cancer 28a: 1692–1695

34 Operative Therapie des primären Melanoms

Roland Kaufmann

34.1
Einführung

Die Behandlung des malignen Melanoms erfolgt im Stadium I in kurativer Zielsetzung und ist primär operativ. Kontrovers debattiert wird hierbei seit Jahren das Ausmaß der operativen Radikalität und der Nutzen verschiedener adjuvanter Maßnahmen bei Tumoren mit hohem Metastasierungsrisiko.

Empfehlungen zu operativen Vorgehensweisen bei Melanomverdacht und zur abgestuften Exzisionsradikalität bei primärem Melanom der Haut sollten einem individuellen Entscheidungsspielraum im Einzelfall Rechnung tragen. Die diesbezüglichen Rahmenrichtlinien werden heute an den meisten Zentren zunehmend einheitlich gehandhabt. Hierbei stützen die Ergebnisse jüngerer Studien ein prognoseorientiertes Konzept, welches im Rahmen der Primärtumorentfernung auf radikalchirurgische Eingriffe zugunsten eher konservativer Operationsstrategien verzichtet. Aufgrund einer damit verbundenen Reduktion der Sicherheitsabstände können die entstehenden Defekte in der Regel mit einfachen Lappenplastiken versorgt werden.

Der Nutzen adjuvanter operativer Maßnahmen bleibt jedoch weiterhin umstritten und entsprechend uneinheitlich sind die hierzu abgegebenen Empfehlungen. Möglicherweise bietet die Technik der „sentinel-node"-Biopsie einen Ansatz, die Lymphknotendissektion gezielter bei Patienten mit Mikrometastasen einzusetzen.

34.2
Vorgehen bei Melanomvorläufern

Als potentielle Vorläuferläsionen von Melanomen werden nävoide melanozytäre Neu- oder Fehlbildungen eingestuft, die mit einem erhöhten Entartungsrisiko einhergehen können und daher in präventiver Zielsetzung entfernt werden sollten (s. die folgende Übersicht). Hierzu zählen die sog. *dysplastischen* oder *atypischen Nävi*, die sich insbesondere im Rahmen des *FAMMM-Syndroms* (famial atypical multiple mole melanoma Syndrome, BK-mole-Syndrom) über ein In-situ-Stadium in ein invasiv wachsendes Melanom entwickeln können, ferner die *kongenitalen Nävi*, in denen größenabhängig gehäuft Melanome entstehen [16, 19, 26, 33].

Vorgehen bei Melanomvorläuferläsionen

Dysplastische resp. atypische Nävi:
- Exzision im Gesunden mit vollständiger histologischer Untersuchung.

Kongenitale Nävi*:
- klein (< 1,5 cm)
  - Exzision;
- mittelgroß (1,5–20 cm)
  - Exzision, serielle Exzisionen, ggf. Hautexpandertechnik;
- groß und Riesennävi (> 20 cm)
  - früh: Dermabrasion,
  - spät: partielle Exzision suspekter Anteile.

---

* Größeneinteilung nach Kopf et al. 1979 [20].

Kleine und mittelgroße kongenitale Nävuszellnävi können in der Regel exzidiert werden. Oft sind mittelgroße kongenitale Nävi ovalär ausgerichtet und damit eine Exizisionsspindelachse bereits vorgegeben. Ist ein Primärverschluß nicht möglich, kann die serielle Operation mit schrittweiser Reduktion der Gesamtgröße in mehreren Sitzungen in Erwägung gezogen werden [15]. Hierdurch wird auch die resultierende endgültige Narbenlänge in der Spindelachse weitmöglichst reduziert. Alternativ kommen Skin-Expander oder Verfahren der Hautdehnung mit entsprechenden Nahttechniken zur schrittweisen Wundrandadaptation („external tissue extension", ETE™, Ethiflex) in Betracht. Bei großen kongenitalen Nävi und Riesennävi (> 20 cm) besteht im Säuglingsalter die Möglichkeit der Dermabrasion.

Die Zielsetzung ist hierbei eine weitgehende Entfernung der junktionalen Nester mit möglicherweise einhergehender Reduktion des Entartungsrisikos sowie eine Verbesserung des ästhetischen Gesamterscheinungsbildes [26]. Skeptisch müßen die Erfolgsaussichten gepulster Laser (Rubinlaser, gütegeschalteter Nd:YAG-Laser, Alexandritlaser) angesehen werden, die zwar eine (temporäre?) selektive Pigmentphotothermolyse des Melanins, evtl. auch eine Epilation ermöglichen, aber bei kongenitalen Nävuszellnävi wohl keine Destruktion der Nävuszellnester und damit auch keine Reduktion des Entartungsrisikos gewährleisten können [38].

Im Falle hochgradig dysplastischer oder irritierter Nävi kann eine Abgrenzung gegenüber intitial horizontal wachsenden Melanomtypen resp. In-situ-Melanomen blickdiagnostisch schwierig sein. Auch unter Zuhilfenahme der klinischen ABCD-Regeln oder auflichtmikroskopischer Zusatzkriterien ist in solchen Fällen eine inspektorische Zuordnung nicht immer zweifelsfrei möglich. Gleiches kann für amelanotische Knoten zutreffen. Daher sollten derart suspekte Läsionen grundsätzlich operativ im Sinne einer bioptischen Exzision entfernt und einer Beurteilung durch dermatohistologisch versierte Untersucher zugeführt werden. Unkontrollierbare destruktive Techniken (z. B. Laservaporisation) oder Verfahren, die eine feingewebliche Beurteilbarkeit einschränken (elektrokaustische Abtragung), sind zur Entfernung melanozytärer Nävi grundsätzlich abzulehnen. Hierzu zählt mit wenigen Ausnahmen (z. B. ausgedehnte Lentigo im Gesichts- oder Akralbereich, größere amelanotische Knoten) auch die Technik der Inzisionsbiopsie, da hierdurch zwar kein erhöhtes Entartungsrisiko erwiesen ist [27], bei initialen Melanomen aber wichtige Informationen verloren gehen können oder nicht geliefert werden (z. B. Beurteilung der Architektur der Gesamtläsion).

34.3
Vorgehen bei Melanomverdacht

Die bioptische Exzision melanomverdächtiger Pigmentläsionen sollte dreidimensional im Gesunden (ca. 0,5–1 cm Abstand) erfolgen. Hierbei wird die Exzisionsspindel möglichst in Richtung auf die Hauptlymphabflußwege orientiert (Abb. 34.1). Die Lokalanästhesie hat im Sinne einer Ringblockade mit perifokaler Infiltration oder als Leitungsblockade zu erfolgen. Im Falle einer histologischen Diagnosebestätigung wird entsprechend den Tumorparametern und der Einstufung des Metastasierungsrisikos möglichst innerhalb eines Monats nach Erstoperation nachexzidiert [18]. Wenngleich

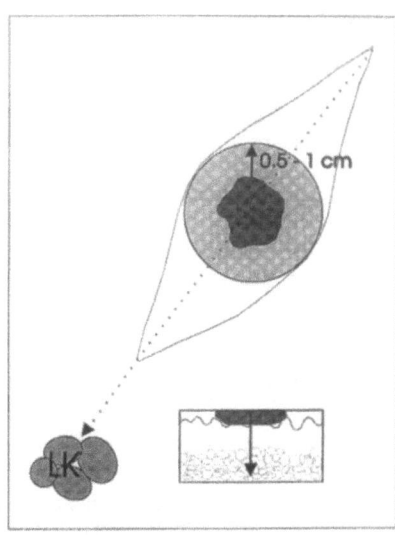

Abb. 34.1. Schematische Darstellung der Exzisionsstrategie bei melanomsuspekter Pigmentläsion. Ausrichtung der Spindelachse in Richtung auf die drainierenden Lymphwege. Exzision dreidimensional ausreichend im Gesunden

bei zweizeitigem Vorgehen mit Nachexzision nach heutigem Verständnis kein direkter Nachteil im Hinblick auf die Langzeitprognose des Patienten abgeleitet werden kann, sollten insbesondere alle Patienten mit klinisch sicherer Melanomdiagnose (z. B. superfiziell spreitendes Melanom mit knotigem Anteil) oder entsprechend hochgradigem Verdacht direkt der zuständigen Hautklinik zur operativen Entfernung und zur weiteren Koordination des Vorgehens zugewiesen werden. Hiervon hängt auch die Möglichkeit zur Gewinnung entsprechend wichtiger Untersuchungsmaterialien ab (z. B. Ausgangstumorgewebe, Etablierung von Zellinien, Gefrierschnitte), um zukünftig neue diagnostische oder therapeutische Verfahren entwickeln zu können.

Bei eindeutigem klinischen Befund (etwa superfiziell spreitendes Melanom mit amelanotischem Knoten) kann die Tumordicke mittels hochauflösender Sonographie abgeschätzt werden und wenn möglich bereits primär eine auf die Tumorparameter abgestimmte Exzisionsplanung getroffen werden.

34.3
Vorgehen bei gesicherter Melanomdiagnose

Basierend auf dem heutigen Kenntnisstand um die prognostisch bedeutsamen Faktoren bei Melanomträgern und die Mechanismen der Metastasierung hat sich eine prognoseorientierte Vorgehensweise mit abgestufter Radikalität zur Entfernung primärer Melanome durchgesetzt [4, 8, 11, 13, 14, 28, 30, 35].

Tabelle 34.1.. Prognoseorientierte Exzisionsstrategie

Tumordicke	Resektionsabstand
MM in situ, pTis, Clark-Level-1	1 cm
Breslow ≤1 mm	1–2 cm[1]
Breslow 1–4 mm	2–3 cm[1]
Breslow >4 mm	3 cm

[1] Bei Vorliegen zusätzlicher Risikofaktoren (z. B. Ulceration) Wahl des höheren Abstandes.

Als prognostisch vorrangiger Parameter für die Planung des operativen Vorgehens wird hierbei die vertikale Tumordicke nach Breslow angesehen. Im Einzelfall sollten jedoch auch weitere prognostisch bedeutsame Kriterien (Invasionslevel nach Clark, Lokalisation, Geschlecht, Ulceration) Mitberücksichtigung finden. Der Eingriff ist entgegen früherer Auffassung grundsätzlich in örtlicher Betäubung möglich, limitierend für die Größe der Operation ist allerdings die maximal zulässige Menge des erforderlichen Lokalanästhetikums. Hinsichtlich den weltweit empfohlenen Resektionsabständen besteht ein Konsenz dahingehend, die historisch auf einer Einzelfallbeobachtung von Handley [9] begründete 5 cm-Marke zugunsten kleinerer Abstände zu verlassen und eine Exzisionstiefe unter Erhalt der Faszienstrukturen als ausreichend zu erachten. Die empfohlenen Abstände bewegen sich einheitlich zwischen 1 cm für dünne Melanome mit niedrigem Metastasierungsrisiko und maximal 3 cm für dickere Melanome mit hohem Metastasierungsrisiko (Tabelle 34.1). Bei In-situ- und dünnen Melanomen bis 1 mm Breslowdicke wird zur Exzision ein Sicherheitsabstand von 1 cm als ausreichend erachtet [24, 25, 37, 40]. Für mitteldicke Melanome (1–4 mm) hat sich in einer prospektiven Studie bestätigt, daß ein Resektionsabstand von 2 cm für den weiteren Verlauf (Rezidiv, Metastasen, Überleben) ohne Nachteil im Vergleich zu einem größeren Abstand von 4 cm ist [3]. Für dicke Melanome mit hohem Metastasierungsrisiko (> 4 mm Breslowdicke) wird hingegen weiterhin ein Sicherheitsabstand von 3 cm propagiert, obwohl es keinen Beleg dafür gibt, ob eine Prognoseverbesserung bei Patienten mit dicken Tumoren überhaupt noch durch eine erhöhte Exzisionsradikalität erzielt werden kann. Möglicherweise läßt sich aber das Risiko von Lokalrezidiven hierdurch vermindern [1, 2, 25].

Die heute üblichen kleineren Sicherheitsabstände haben Spalthauttransplantate weitgehend überflüssig gemacht, wie sie früher zur Deckung der bis zu 10 cm (im Durchmesser) großen Exzisionsdefekte mit vorheriger zeitaufendiger, z. T. mehrwöchiger, Wundgrundkonditionierung notwendig waren.

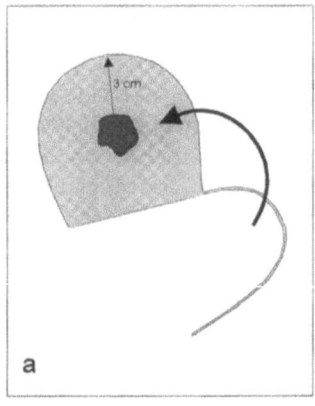

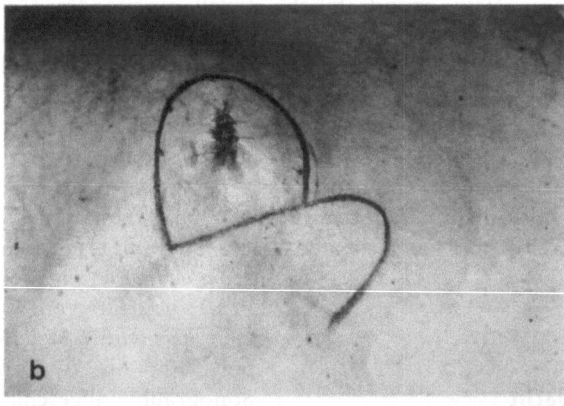

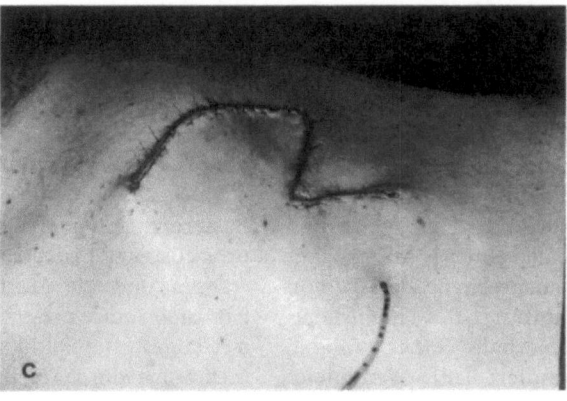

Abb. 34.2 a–c. a Schematische Darstellung der Schwenklappenplastik nach Schrudde. **b** Narbe am seitlichen Thorax bei Zustand nach Melanomnachexzision. Defektverschluß mittels Schrudde-Schwenklappen. **c** Zustand nach subkutan-corial versenkter Adaptation und spannungsfreier Hautnaht

Abb. 34.3. a–e. a–c Schematische Darstellung einer Doppeltranspositionslappenplastik zur Defektdeckung bei medianen Rumpfdefekten. **d** Zustand nach Tumorexzision interskapulär und Umschneidung der Transpositionslappen. **e** Zustand nach corial versenkter Adaptation und spannungsfreier Hautnaht

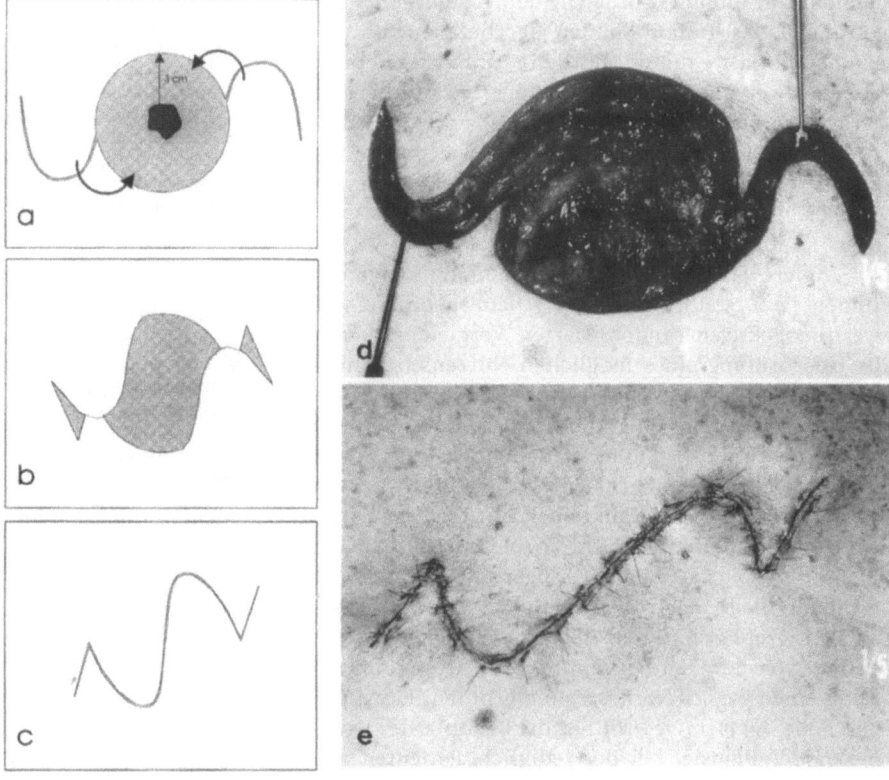

Transplantate werden am ehesten noch bei größeren Extremitätendefekten erforderlich. Hier sollte eine vorherige Wundgrundkonditionierung unter Applikation granulationsfördernder synthetischer Wundauflagen zur Verkleinerung der schließlich resultierenden endgültigen Transplantatfläche (Wundkontraktur) und zur Vermeidung tiefer Muldenbildung (Auffüllung mit Granulationsgewebe) erfolgen.

Am Stamm kann hingegen in der Regel durch Standardtechniken der epifaszialen Weichteilchirurgie (Rotationslappen-, Transpositionslappen-, Verschiebelappenplastiken) eine primäre Defektdeckung unproblematisch gewährleistet werden. Am besten hat sich uns hierbei die Schwenklappenplastik nach Schrudde (Abb. 34.2 a–c) bewährt, die sich bei medianer Lage auch bevorzugt als bilateral gestielte Transpositionsplastik durchführen läßt (Abb. 34.3 a–e) [15, 17]. Mit der Möglichkeit zur direkten Defektversorgung sind in der Regel kürzere stationäre Aufenthalte und eine aus wirtschaftlicher Sicht erwünschte Kostenreduktion verbunden.

Besondere Planungen und u. U. eine interdisziplinäre Vorgehensweise werden hingegen bei Melanomen im Kopf-Hals-Bereich, im Anogenitalbereich, oder bei akral-lentiginösen Formen erforderlich. Hier stehen neben den Überlegungen einer abgestuften Radikalität auch funktionell-topographische Gesichtspunkte im Vordergrund, die im Einzelfall gesondert zu berücksichtigen sind. Eine gewisse Sonderstellung nimmt die klinisch und histologisch oft nicht scharf abzugrenzende Lentigo maligna ein, die wir vorzugsweise als In-situ-Melanom mit Hilfe der mikroskopisch kontrollierten Exzisionstechnik dreidimensional im Gesunden entfernen.

34.4
Adjuvante operative Maßnahmen im Stadium I

Der mögliche Nutzen einer elektiven Lymphadenektomie zur Verlängerung des rezidivfreien Intervalls und zur Verbesserung der Langzeitprognose bei primären Melanomen mit hohem Metastasierungsrisiko wird weiterhin unterschiedlich bewertet und z. T. in noch laufenden Studien geprüft [21].

Verfechter der Methode führen u. a. an, daß durch eine abwartende Strategie Patienten mit klinisch okkulten Lymphknotenbefall benachteiligt sein könnten, daß die elektive Lymphknotenentfernung wichtige Information zum Staging liefere und daß sich hierdurch lokoregionäre Rezidive besser kontrollieren ließen. Kritiker geben zu Bedenken, daß die Majorität der so operierten Patienten keinen Lymphknotenbefall erkennen ließe (Morbidität ohne Benefit), möglicherweise die Tumorimmunität nachteilig beeinflußt würde, in den bisherigen Aus-wertungen das Tumorvolumen der befallenen Kno-ten (Tumorlast, tumor burden) unberücksichtigt geblieben sei und es kaum prospektive Studien zu dieser Fragestellung gäbe [2, 7, 21].

Verschiedene multizentrische, überwiegend retro-spektiv erfolgte Vergleichsstudien konnten einen Vorteil für Patienten mit mittleren Tumordicken zwi-schen 1,5 und 4 mm erkennen lassen [z. B. 6, 12, 22, 29]. Andere Studien haben dies nicht objektivieren können [z. B. 5, 10, 31, 32, 36]. Die Ergebnisse von zwei prospektiven randomisierten Vergleichsstudien zur Überprüfung eines möglichen Nutzens bei mitt-leren Risikogruppen (Intergroup Melanoma Com-mittee, 1,0–4,0 mm) oder dickeren Tumoren (WHO Melanoma Group, > 2 mm) stehen noch aus. Somit ist aus gegenwärtiger Sicht ein Vorteil für Patienten mit dünnen Melanomen und auch mit fortgeschritte-nen Hochrisikotumoren nicht abzuleiten, ein Nutzen bei mittleren Risikogruppen hingegen möglich.

Unklar bleibt auch die Wertigkeit der lymphab-flußszintigraphisch kontrollierten Kontinuitätsdis-sektion, von der sich bei Tumoren mit Rumpflokali-sation eine Prognoseverbesserung erhoffen läßt [40]. Eine neue Perspektive eröffnet die Technik der „sen-tinel-node"-Biopsie, bei der lediglich Patienten mit nachgewiesenem Befall der intraoperativ zu markie-renden, vorgeschalteten ersten Schildwächter-Knoten einer radikalen Ausräumung der lokoregionären Lymphknotenstation zugeführt werden. Nach ersten Studien sind bei Patienten mit dickeren Primärtu-moren (> 0,76 mm) etwa 17–21 % der markierten Knoten mit Mikrometastasen befallen [23, 34]. Unter diesen Patienten fanden sich nur bei 5 von 23 [23] resp. 4 von 22 [34] Fällen positive nachge-schaltete Lymphknoten im Rahmen der angeschlos-senen Lymphadenektomie, ein Hinweis für einen sequentiellen metastatischen Befall mit primärer Absiedelung in den markierten „sentinel nodes". In beiden Studien wurden in knapp 2 % der Fälle posi-tive lokoregionale Lymphknoten bei fehlendem Befall der (falsch positiv) markierten Schildwäch-ter-Knoten gefunden, diese also „übersprungen". Möglicherweise läßt sich mit Hilfe dieser Technik zukünftig eine Zielgruppe an Patienten selektionie-ren, die definitiv von der Lymphadenektomie profi-tiert.

Literatur

1. Aitken DR, James AG, Carey CC (1984) Local cutaneous recurrence after conservative excision of malignant mela-noma. Arch Surg 119: 643–646
2. Balch CM (1988) The role of elective lymph node dissection in melanoma: rationale, results, and controversies. J Clin Oncol 6: 163–172
3. Balch CM, Urist MM, Karakousis CP et al. (1993) Efficacy of 2 cm surgical margins for intermediate-thickness mela-nomas (1–4 mm). Results of a multi-institutional randomi-zed surgical trial. Ann Surg 218: 262–269
4. Brown MD, Johnson TM, Swanson NA (1991) Changing trends in melanoma treatment and the expanding role of the dermatologist. Dermatol Clin 9: 657–667
5. Coates AS, Ingvar CI, Petersen-Schaefer K et al. (1995) Elective lymph node dissection in patients with primary melanoma of the trunk and limbs treated at the Sydney Melanoma unit from 1960 to 1991. J Am Coll Surg 180: 402–409
6. Drepper H, Kohler CO, Bastian B et al. (1993) Benefit of elective lymph node dissection in subgroups of melanoma patients. Results of a multicenter study of 3616 patients. Cancer 72: 741–749
7. Evans RA (1995) Elective lymph node dissection for malignant melanoma: the tumor burden of nodal disease. Anticancer Res 15: 575–579
8. Fisher JC (1985) Safe margins for melanoma excision. Ann Plast Surg 14: 158–161
9. Handley WS (1907) The pathology of melanotic growths in relation to their operative treatment. Lancet 1: 927,996
10. Hansson J, Ringborg U, Lagerlof B et al. (1994) Elective lymph node dissection in stage I cutaneous malignant melanoma of the head and neck. A report from the Swe-dish Melanoma Study Group. Melanoma Res 4: 407–411
11. Harris MN, Shapiro RL, Roses DF (1995) Malignant mela-noma. Primary surgical managment (exision and node dissection) based on pathology and staging. Cancer 75 [2 Suppl]: 715–725
12. Hein DW, Moy RL (1992) Elective lymph node dissection in stage I malignant melanoma: a meta-analysis. Mela-noma Res 2: 273–277
13. Ho VC, Sober AJ (1990) Therapy for cutaneous melano-ma: An update. J Am Acad Dermatol 22: 159–176
14. Johnson TM, Smith JW, Nelson BR, Chang A (1995) Cur-rent therapy for cutaneous melanoma. J Am Acad Der-matol 32: 689–707
15. Kaufmann R, Landes E (1992) Dermatologische Operatio-nen (2. Aufl). Thieme, Stuttgart New York
16. Kaufmann R, Weber L, Rodermund OE (1989) Kutane Melanome. Editiones Roche, Basel
17. Kaufmann R (1991) Operative Behandlung der Melanome im Stammbereich. In: Meigel W, Lengen W, Schwenzer G (Hrsg) Diangostik & Therapie maligner Melanome (S 272–279). Diesbach, Berlin
18. Kaufmann R, Proebstle T, Sterry W (1995) Malignes Mela-nom. In: Zeller WJ, Zur Hausen H (Hrsg) Onkologie. eco-med, Erlangen
19. Koh HK (1991) Cutaneous melanoma. N Engl J Med 325: 171–182
20. Kopf AW, Bart RS, Hennessey P (1979) Congenital nevocy-tic nevi and malignant melanoma. J Am Acad Dermatol 1: 123–130
21. Lyons JH, Cockerell CJ (1994) Elective lymph node dissec-tion for melanoma. J Am Acad Dermatol 30: 467–480
22. McCarthy WH, Shaw HM, Milton GW (1985) Efficacy of elective lymph node dissection in 2,347 patients with cli-nical stage I malignant melanoma. Surg Gynecol Obstet 161: 575–580
23. Milliotes G, Albertini J, Berman C et al. (1996) The tumor biology of melanoma nodal metastases. Am Surg 62: 81–88
24. National Institutes of Health Consensus Development Panel on Early Melanom. (1992) Diagnosis and treatment of early melanoma. JAMA 268: 1314–1319
25. Orfanos CE, Jung HG, Rassner G, Wolff HH, Garbe C (1994) Stellungnahme und Empfehlungen der Kommission Malignes Melanom der Deutschen Dermatologischen Gesellschaft zur Diagnostik, Behandlung und Nachsorge des Malignen Melanoms der Haut – Stand 1993/94. Haut-arzt 45: 285–291

26. Petres J, Rompel R (1992) Konnatale Nävuszellnävi. In: Burg G, Hartmann AA, Konz B (Hrsg) Onkologische Dermatologie (S 220–229). Springer, Berlin Heidelberg New York Tokyo

27. Rampen FHJ, Esch EP van der(1985) Biopsy and survival of malignant melanoms. J Am Acad Dermatol 12: 358–388

28. Rogers GS (1991) Surgical management of stage I malignant melanoma. Dermatol Clin 9: 649–655

29. Rompel R, Garbe C, Buttner P, Teichelmann K, Petres J (1995) Role of elective lymph node dissection in stage I malignant melanoma: evaluation by matched pair analysis. Rec Res Cancer Res 139: 323–336

30. Ross MI (1994) Surgery and other local-regional modalities for all stages of melanoma. Current Opinion Oncol 6: 197–203

31. Sim FH, Taylor WF, Pritchard DJ et al. (1986) Lymphadenectimy in the management of stage I malignant melanoma: a prospective, randomized study. Mayo Clin Proc 61: 697–705

32. Singluff CL Jr, Stidham KR, Ricci WM, Stanley WE, Seigler HF (1994) Surgical managment of regional lymph nodes in patients with melanoma. Experience with 4682 patients. Ann Surg 219: 120–130

33. Sober AJ, Lew RA, Koh HK, Barnhill RL (1991) Epidemiology of cutaneous melanoma. an update. Dermatol Clin 9: 617–628

34. Thompson JF, McCarthy WH, Bosch CM et al. (1995) Sentinel lymph node status as an indicator of the presence of metastatic melanoma in regional lymph nodes. Melanoma Res 5: 255–260

35. Tilgen W, Kaufmann R (1995) Kutane Melanome. Forum 10: 310–323

36. Veronesi U, Adamus J, Bandiera DC et al (1977) Inefficacy of immediate node dissection in stage I melanoma of the limbs. N Engl J Med 297: 627–630

37. Veronesi U, Cascinelli N (1991) Narrow excision (1 cm margin): a safe procedure for thin cutaneous melanoma. Arch Surg 126: 438–441

38. Waldorf H, Kauvar ANB, Geronemus RG (1996) Treatment of small and medium congenital nevi with the Q-swichted ruby laser. Arch Dermatol 132: 301–304

39. Winter H, Bellmann KP, Audring H, Küchler I, Garbe C (1995) Prognoseverbesserung durch Kontinuitätsdissektion nach Lymphabstromszintigraphie bei Rumpfmelanomen. In: Winter H, Bellman KP (Hrsg) Operative Dermatologie – Möglichkeiten und Grenzen (S 251–258). Springer, Berlin Heidelberg New York Tokyo

40. Whooley BP, Wallak MK (1995) Surgical management of melanoma. Surg Oncol 4: 187–195

35 Technik und Ergebnisse der Lymphknotendissektion beim malignen Melanom

Johannes Petres und Rainer Rompel

35.1 Einleitung

Die Rolle der elektiven Lymphknotendissektion (*ELND*) in der Behandlung des malignen Melanoms wird nach wie vor kontrovers diskutiert [4, 12, 23, 27, 28, 29, 37, 38, 44, 56]. Trotz einer Vielzahl von vergleichenden Studien – sei es prospektiv oder retrospektiv, unicenter oder multicenter, randomisiert oder nichtrandomisiert – steht die definitive Klärung dieser Thematik noch aus.

Die Befürworter der ELND stützen sich auf retrospektive Untersuchungen, in denen die ELND eine Prognoseverbesserung bei malignen Melanomen mittlerer Tumordicke erbrachte [3, 8, 17, 18, 21, 39, 41, 46, 47, 48, 49, 52]. Neben einigen retrospektiven Studien, die keinen Überlebensvorteil nach ELND nachweisen konnten [10, 13, 19, 33], berufen sich die Gegner der ELND im wesentlichen auf die prospektiv randomisierten Studien der WHO Melanoma Group und der Mayo Clinic [53, 54, 60, 61], wenngleich ihre Schlußfolgerungen aufgrund methodischer Mängel nicht unkritisiert blieben.

35.2 Operatives Vorgehen

35.2.1 Allgemeine Gesichtspunkte

Die ELND zielt darauf hin, v. a. bei Melanomen mittlerer Tumordicke (1,5–4,0 mm) mögliche okkulte Lymphknotenmetastasen im Rahmen der chirurgischen Primärtherapie frühzeitig zu entfernen, bevor sie an Größe zunehmen und ihrerseits Ausgangspunkt einer weiteren Metastasierung werden

können [4, 20]. Unabdingbar ist die Radikalität der Lymphknotendissektion, die alle Lymphknotengruppen der jeweiligen Abflußregion erfassen sollte. Als Richtmaß kann die Zahl der entfernten Lymphknoten gelten, die axillär etwa 15–25 und bei inguinaler Ausräumung etwa 10–20 betragen sollte [43, 45, 50].

Bei Melanomen am Rumpf muß der elektiven Lymphknotendissektion eine 99-Technetium-Szintigraphie vorausgehen, um die genaue Abflußregion zu detektieren. In jüngster Zeit wird in diesem Zusammenhang die „sentinel"-Lymphknotendissektion zunehmend propagiert, bei der entsprechend dem Lymphabfluß nur der initiale Lymphknoten entfernt wird und erst bei Nachweis dessen metastatischen Befalls eine komplette regionäre Lymphknotendissektion angeschlossen wird [22, 34, 35, 57]. Dieses Vorgehen erbringt unseres Erachtens jedoch keinen Vorteil, da die anatomischen Gegebenheiten der breiten und äußerst variablen Interaktion der einzelnen Lymphknotengruppen innerhalb einer Region (s. unten) die Gefahr einer falsch negativen Beurteilung in sich birgt. Daher ist entsprechend der Lymphabflußszintigraphie die komplette Region – im Falle eines bilateralen Abflusses auch beide Regionen – zu dissezieren.

Bei klinisch palpablen bzw. sonographisch nachweisbar suspekten Lymphknoten ist die radikale Lymphknotendissektion unstrittig indiziert [29, 30, 55]. Dabei handelt es sich um eine therapeutische Lymphknotendissektion. Das Vorgehen entspricht dem der ELND. Da Metastasen häufig den Gefäß-Nerven-Bahnen anliegen, ist dabei ein deutlich schwierigerer Operationssitus und eine höhere Komplikationsrate gegeben.

Nachfolgend werden zunächst die Techniken der Lymphknotendissektion der axillären und inguinalen Region dargestellt. Die Dissektion der zervikalen Lymphknotengruppen fällt in das Gebiet der Otorhinolaryngologie bzw. Mund-Kiefer-Gesichts-Chirurgie und wird dementsprechend von den Fachkollegen übernommen.

35.2.2
Axilläre Lymphknotendissektion

Anatomie

Der Lymphabfluß erfolgt von lateral zunächst über die Lnn. axillares laterales, die entlang der V. axillaris angeordnet sind. Die Lymphonoduli (*Lnn.*) axillares pectorales befinden sich entlang des Randes des M. pectoralis major und liegen z. T. auf den Zakken des M. serratus anterior. Eine weitere Gruppe sind die Lnn. axillares subscapulares, welche die Vv. thoracodorsalis und subscapularis begleiten und auch Lymphe aufnehmen, die durch die Achsellücken von dorsal zufließt. Der weitere Abfluß geht über die Lnn. axillares centrales et subpectorales, wobei letztere hinter dem M. pectoralis minor bis weit nach infraklavikulär reichen. Die dritte Station des axillären Lymphabflusses geht über die Lnn. axillares apicales medial der V. subclavia zwischen M. pectoralis minor und Klavikula. Zwischen den einzelnen Lymphknotengruppen bestehen zahlreiche Verbindungen, woraus sich die Notwendigkeit der kompletten Resektion sämtlicher Gruppen ableitet (Abb. 35.1) [45, 58].

Operationstechnik

Erste Voraussetzung für eine effiziente axilläre Lymphknotendissektion ist der großzügig dimensionierte Zugang zur Achselhöhle. Dadurch wird sichergestellt, daß sämtliche axillären Lymphknotengruppen erreicht und radikal disseziiert werden können. Bei uns hat sich hierzu die von Harris, Gumport und Mitarbeitern angegebene Methode bewährt [24, 25, 26, 43, 45].

Die Öffnung der Achselhöhle erfolgt über einen bogenförmigen Schnitt vom oberen Lateralrand des M. latissimus dorsi bis zum oberen Lateralrand des M. pectoralis major und diesem folgend bis zur seitlichen Thoraxwand. Entlang dem M. pectoralis major wird die Achselhöhle eröffnet und zur Tiefe hin dem Muskel folgend freigelegt (Abb. 35.2 a–h).

Das die axillären Lymphknoten enthaltende Gewebe wird anschließend entlang der Thoraxwand bis zum lateralen Rand des M. latissimus dorsi freigelegt. Nach kranial erstreckt sich die Präparation und Extraktion bis in die Tiefe der Achselhöhle möglichst unter Schonung des M. pectoralis minor – nach ventral bis infraklavikulär und dorsal bis infraskapulär. Die Gefäßabgänge von A. und V. axil-

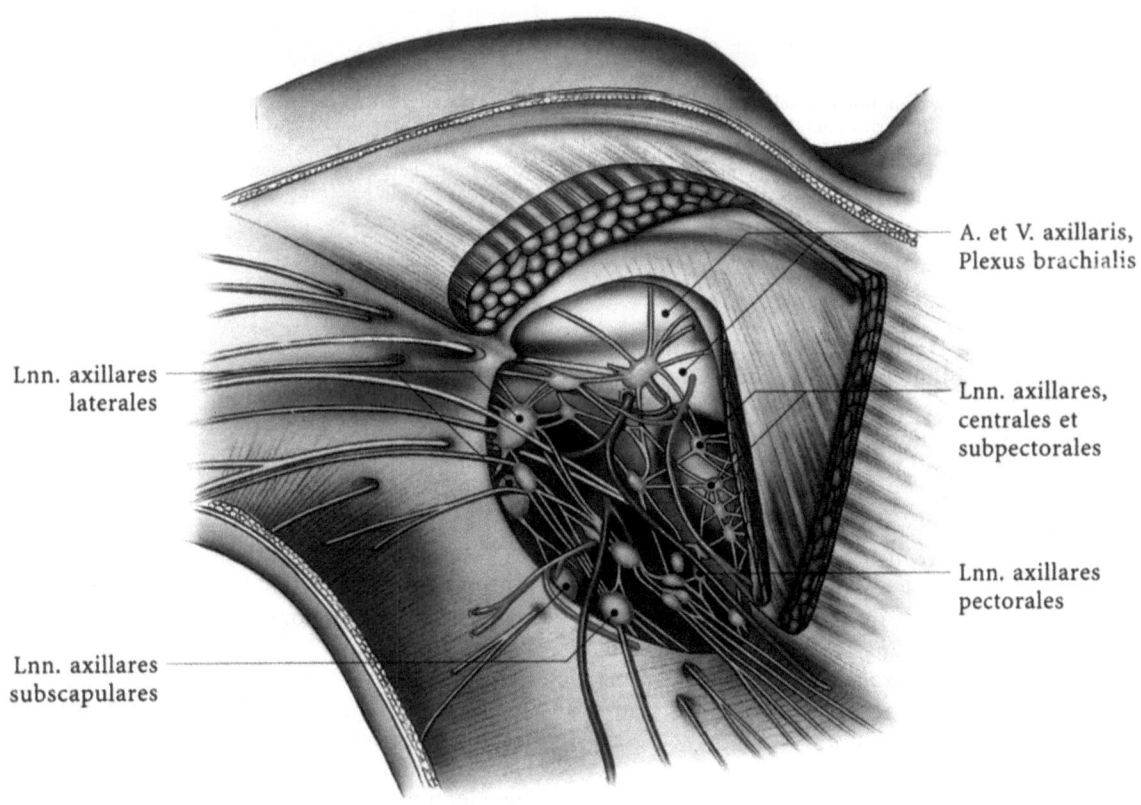

Lnn. axillares laterales

Lnn. axillares subscapulares

A. et V. axillaris, Plexus brachialis

Lnn. axillares, centrales et subpectorales

Lnn. axillares pectorales

Abb. 35.1. Anatomie der regionären Lymphknoten der Axilla. (Aus [45])

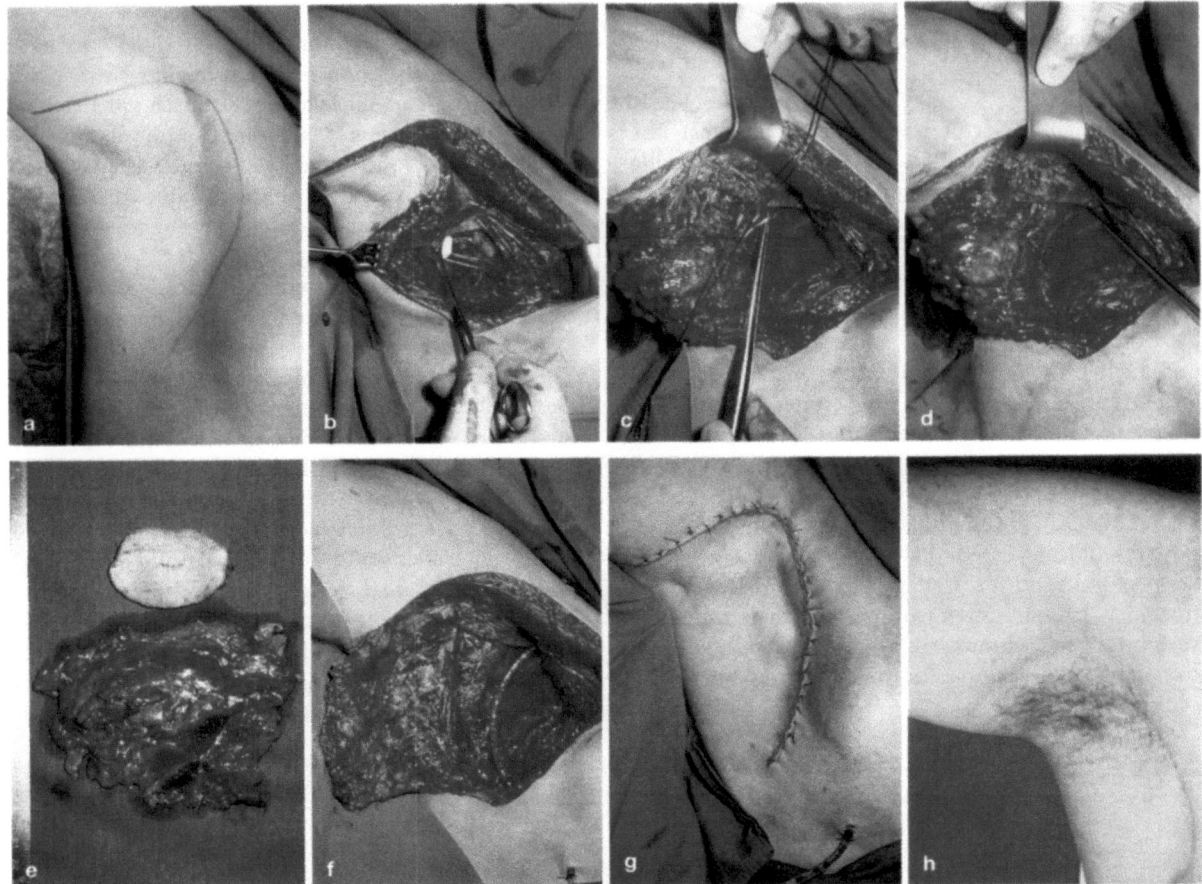

Abb. 35.2 a–h. Axilläre Lymphknotendissektion. **a** Bogenförmiger Zugang entlang der vorderen Axillarlinie bis zur Axillarfalte. **b** Stumpfe Präparation entlang des lateralen Randes der Mm. pectorales. **c** Darstellung der V. axillaris und Doppelligatur der abgehenden Äste unter Schonung des M. thoracicus longus. **d** Sukzessiv weitere Darstellung des Gefäßnervenstrangs und Zugang zu den infraklavikulären und subpektoralen Lymphknotengruppen. **e** Komplettes Fett-Lymphknoten-Paket und Exzidat nach weiter lokaler Exzision des primären Tumorsitzes. **f** Operationssitus nach radikaler axillärer Lymphknotendissektion. **g** Zustand nach Subkutannähten und Hautklammern. **h** 4 Jahre postoperativ

laris sind durch Doppelligaturen zu sichern. Erst dann darf das abführende Gefäß durchtrennt werden. Generell ist auf eine subtile Hämostase zu achten! Bei der Präparation muß eine Irritation des Plexus brachialis vermieden werden. An der lateralen Thoraxwand verlaufen die Nn. thoracodorsalis und thoracicus longus, deren versehentliche Durchtrennung die Armbeweglichkeit stark beeiträchtigen würde.

Nach der Freilegung in der Tiefe wird das Fettgewebe-Lymphknoten-Präparat von dem umschnittenen Hautlappen abgetragen. Nach Einlegen einer Saugdrainage (Charr 12–14) erfolgt der primäre schichtweise Wundverschluß.

35.2.3
Inguinale Lymphknotendissektion

Anatomie
Während die Exstirpation einzelner oberflächlicher Lymphknoten und operative Eingriffe am Integument tieferliegende Strukturen wenig tangieren und relativ problemlos durchführbar sind, muß bei der Planung einer radikalen Entfernung der inguinalen Lymphknoten der topographischen Anatomie der Leistenregion eine besondere Beachtung geschenkt werden.

Das inguinale Lymphknotenpaket umfaßt den Tractus horizontalis und den Tractus verticalis der Lnn. inguinales superficiales, die sich entlang des Ligamentum inguinale bzw. entlang der V. saphena magna gruppieren. Die oberflächlichen Leistenlymphknoten geben die Lymphe durch die Fascia

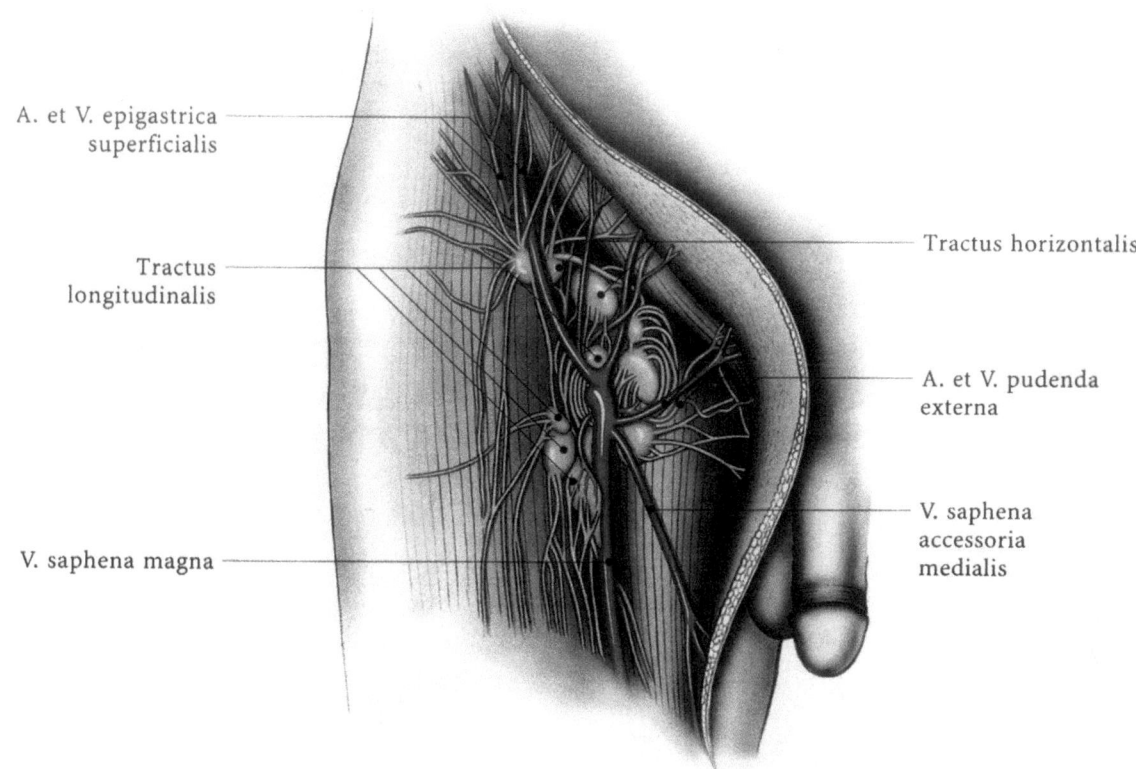

Abb. 35.3. Anatomie der regionären inguinalen Lymphknoten. (Aus [45])

cribrosa in die Tiefe zu den Lnn. inguinales profundi ab (Abb. 35.3) [45, 58].

Operationstechnik
Zur radikalen inguinalen Lymphknotendissektion ist die von Tritsch vorgeschlagene Therapie zu bevorzugen [45, 59]. Um Hautnekrosen zu vermeiden, wird ein spindelförmiger Hautbezirk umschnitten, der von der Spina iliaca anterior superior bogenförmig bis zum Eingang des Adduktorenkanals im oberen Oberschenkeldrittel reicht. Von proximal nach distal wird das die Lymphknoten enthaltende Gewebepaket bis auf die Faszien der Bauch- bzw. Oberschenkelmuskulatur präpariert. Blutende Gefäße müssen abgeklemmt, ligiert oder umstochen werden. Besonders subtil hat die Präparation im Bereich des Leistenkanals zu erfolgen, um zu vermeiden, daß sich eine Blutungsquelle hinter das Ligamentum inguinale retrahiert und ein revisionsbedürftiges retroperitoneales Hämatom verursacht. Nach distal werden dann A. und V. femoralis dargestellt und skelettiert sowie die V. saphena magna an ihrer Einmündungsstelle in die V. femoralis im Sinne einer Krossektomie doppelligiert und durchtrennt. Die weitere nach distal führende epifasziale Präparation des

Lymphknotenpakets bis zum Adduktorenkanal gestaltet sich in der Regel problemlos. Nach Unterbindung des distalen Stumpfes der V. saphena magna im Bereich des oberen Oberschenkeldrittels wird das gesamte Präparat entnommen und zur feingeweblichen Untersuchung gegeben (Abb. 35.4 a–h). Eine Verlagerung des M. gracilis zum Schutz der inguinalen Gefäße ist in der Regel nicht erforderlich. Nach Einlegen einer Saugdrainage (Charr 12–14) erfolgt der Wundverschluß direkt mittels Subkutan- und Hautnaht. Die Schnittführung im Bereich des Integuments kann variiert werden, insbesondere bei Kontinuitätsdissektionen [55].

35.3
Ergebnisse

Eine Matched-pair-Analyse der Hautklinik Kassel in Zusammenarbeit mit dem Zentralregister Malignes Melanom der Deutschen Dermatologischen Gesellschaft erbrachte die Bestätigung des Nutzens der ELND bei malignen Melanomen mittlerer Tumordicke [49]. Im Vergleich der Behandlung mit weiter lokaler Exzision (*WLE*) *und* ELND gegenüber allei-

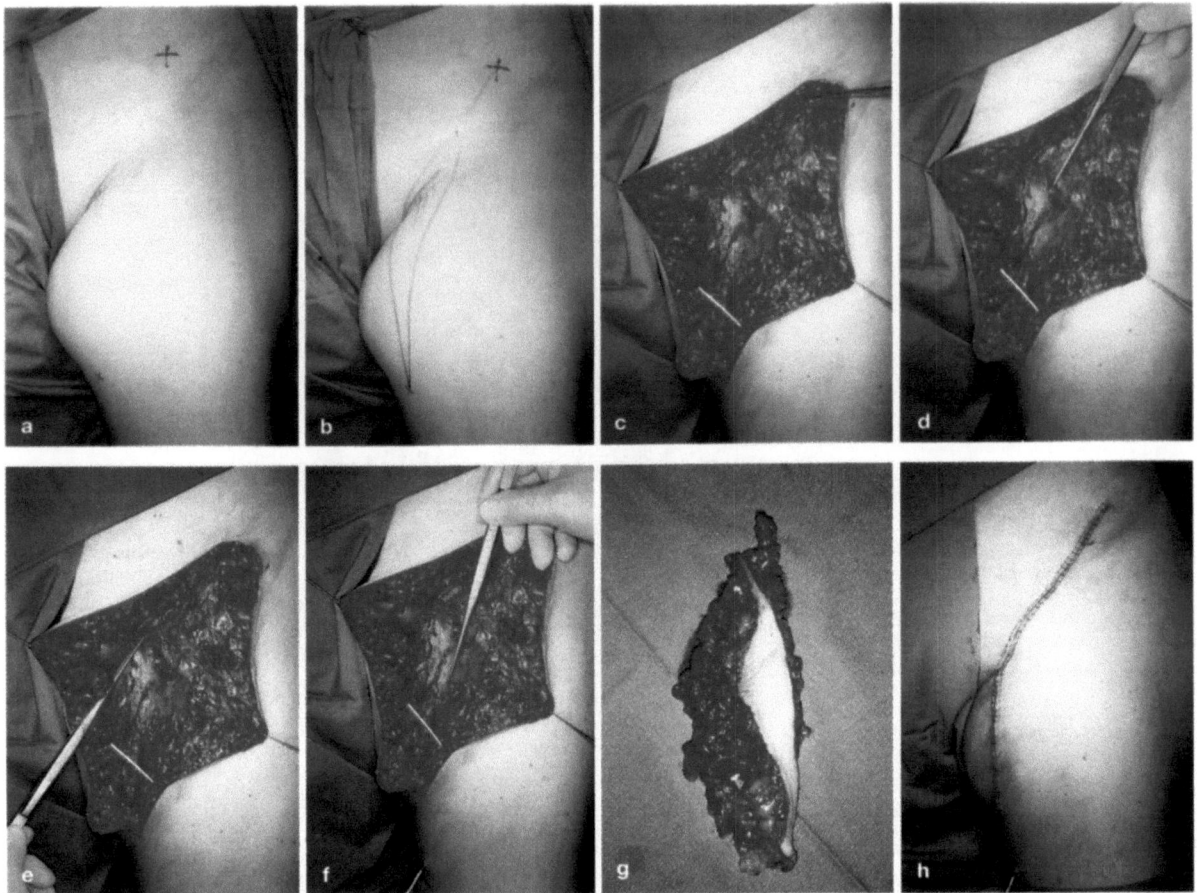

Abb. 35.4 a–h. Inguinale Lymphknotendissektion. **a** Operationsplanung zur radikalen inguinalen Lymphknotendissektion, Markierung des Verlaufs von A. und V. femoralis und V. saphena magna. **b** Markierung des Hautschnitts. **c–f** Resektion beginnend auf Höhe der Spina iliaca anterior superior (c), entlang des Leistenbands bis zur Symphyse (d), unter Ligatur und Krossektomie der V. saphena magna (e), bis zum proximalen Punkt des Adduktorenkanals (f). **g** Gesamtes reseziertes Präparat. **h** Abschluß der Operation nach Subkutannähten und Hautklammern

niger WLE fanden sich im Gesamtkollektiv keine Unterschiede der Gesamtüberlebenszeiten, jedoch war hier bereits das rezidivfreie Intervall im Kollektiv WLE + ELND signifikant verlängert. Höhere Überlebensraten fanden wir nach WLE + ELND bei den mittleren Tumordicken (Abb. 35.6). Signifikant war auch hier der günstige Einfluß auf das rezidivfreie Überleben (p < 0,001) (Abb. 35.5). Im Geschlechtervergleich zeigte sich ein größerer Nutzen der ELND bei männlichen Patienten mit Melanomen mittlerer Tumordicken. Diese Ergebnisse stehen in Einklang mit zahlreichen Daten der Literatur, aus denen eine prognostische Begünstigung durch eine ELND in der Primärbehandlung des malignen Melanoms mittlerer Tumordicke hervorgeht (Tabelle 35.1). Jedoch stehen hier konträre Ergebnisse gegenüber, die keinen Nutzen durch die ELND herausstellten (Tabelle 35.2).

35.4
Diskussion

Zahlreiche retrospektive Studien stellten den Nutzen der ELND beim Melanom mittlerer Tumordicke heraus [3, 6, 8, 16, 17, 21, 39, 41, 47]. Der rationale Hintergrund für den positiven Einfluß der ELND basiert auf der „vereinfachenden" Annahme einer schrittweisen Tumorabsiedlung zunächst im regionären Lymphabstromgebiet und der später folgenden Fernmetastasierung [4, 51]. Tatsächlich sind die regionären Lymphknoten der häufigste Ort der Erstmetastasierung [3, 36, 42]. Dementsprechend hätten Patienten mit einer Mikrometastasierung in den regionären Lymphknoten den größten Nutzen von einer ELND, und eine Lymphknotenausräumung zu einem späteren Zeitpunkt würde das Risiko einer größeren Tumormasse als weiterer Streuherd in

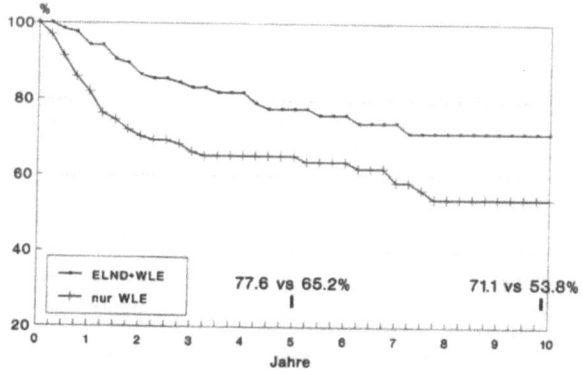

Abb. 35.5. Vergleich der rezidivfreien Überlebenszeit der mittleren Tumordicken (n = 258, p = 0,001, Log-rank-Test)

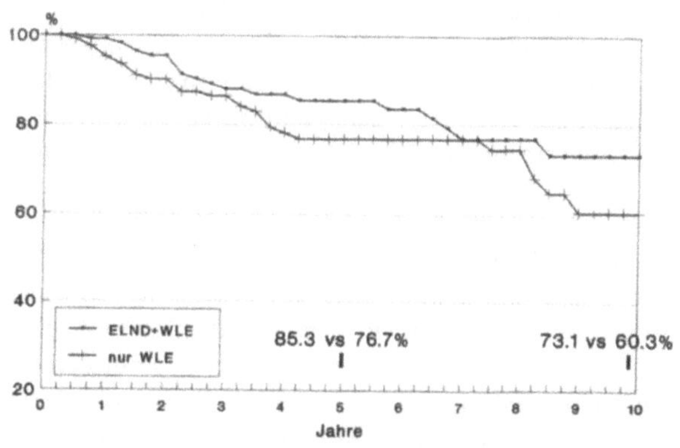

Abb. 35.6. Gesamtüberlebenszeit bei den mittleren Tumordicken (1,51–4,00 mm) (n = 258, p = 0,1399, Log-rank-Test)

Tabelle 35.1. Literaturübersicht der wichtigsten Studien, die einen Überlebensvorteil für bestimmte Subgruppen nach elektiver Lymphknotendissektion erbrachten

Autoren	Jahr	Follow-up (Jahre)	Ort des Primärtumors	Anzahl der Patienten mit ELND	Subgruppe mit Benefit nach ELND
Milton et al. [41]	1982	2–32	alle Lokalisationen	380	Männer mit Extremitätenmelanom und 1,6–3 mm Tumordicke
Balch et al. [8]	1982	2–25	alle Lokalisationen	491	alle Lokalisationen mit 1,3–3,99 mm, Männer mit 0,75–1,5 mm Tumordicke
Reintgen et al. [47]	1983	2–10	Rumpf und Extremitäten	187	grenzwertig bei 0,76–4,0 mm
McCarthy et al. [39]	1985	10	Rumpf und Extremitäten	628	alle Lokalisationen mit 1,6–3 mm Tumordicke
McCarthy et al. [40]	1988	9,8	alle Lokalisationen	754	Tumordicke > 1,5 mm
Drepper et al. [16]	1993	Median 9,6	alle Lokalisationen	1 221	Männer mit 1,5–4,5 mm Tumordicke, Frauen mit 2,5–5 mm Tumordicke
Rompel et al. [49]	1995	Median 4	Rumpf und Extremitäten	375	alle Lokalisationen (v. a. Rumpf) mit 1,5–4 mm Tumordicke

Tabelle 35.2. Literaturübersicht der wesentlichen Studien, die keinenÜberlebensvorteil nach elektiver Lymphknotendissektion erbrachten

Autoren	Jahr	Follow-up (Jahre)	Ort des Primärtumors	Anzahl der Patienten mit ELND	Subgruppe mit Benefit nach ELND
Veronesi et al. [61]	1982	Mittelwert 10,4	Extremitäten	267	keine
Sim et al. [54]	1986	Median 4,5	Rumpf und Extremitäten	109	keine
Karakousis et al. [33]	1987	5–20	alle Lokalisationen ≥ 4 mm Tumordicke	99	keine
Crowley und Seigler [15]	1990	Median 6,7	alle Lokalisationen	116	keine
Binder et al. [10]	1990	Mittelwert 6	alle Lokalisationen	66	keine
Coates et al. [13]	1995	Median 6	alle Lokalisationen	845	keine

sich bergen [9, 14, 20]. Die ELND stellt demnach in der Primärbehandlung eine definitive chirurgische Versorgung mit maximaler Tumorelimination dar. Im eigenen Kollektiv der Hautklinik Kassel liegt die Gesamtrate der histologisch nachgewiesenen okkulten Lymphknotenmetastasen bei 5,9 % – nicht detektierbar ist der sicherlich höhere Anteil von Einzelzellabsiedlungen. Je höher die Tumordicke, um so höher wird das Risiko einer regionären Metastasierung. Dies erklärt auch den positiven Effekt der ELND bei den mittleren Tumordicken [7]. Bei dicken Melanomen ist davon auszugehen, daß zum Zeitpunkt der Primärbehandlung neben einer regionären Absiedlung das Risiko einer okkulten Fernmetastasierung steigt, so daß letztere prognosebestimmend ist und die ELND hier keine Verbesserung hinsichtlich der Überlebenszeit erzielt [15, 51].

Die prospektiv randomisierten Studien der WHO Melanoma Group und der Mayo Clinic erbrachten keinen signifikanten Effekt der ELND [53, 54, 60, 61]. Dennoch lassen die beiden Studien keine definitive Beurteilung zu. Die Studie der WHO Melanoma Group wurde kritisiert wegen methodischer Mängel hinsichtlich einer ungenügenden Stratifizierung entsprechend der prognostischen Faktoren sowie fehlender Standardisierung bezüglich histologischem und klinischem Staging und der chirurgischen Behandlung [4, 6, 39, 51]. Die Studie der Mayo Clinic beinhaltete nur wenige Patienten mit Melanomen mittlerer Tumordicke. Dennoch fand sich ein Trend der Prognoseverbesserung nach sofortiger oder verzögerter Lymphknotendissektion [54].

Die ELND muß bei dem malignen Melanom eine höhere Radikalität beinhalten als z. B. beim Mammakarzinom oder anderen Tumoren, bei denen dem Eingriff z. T. ein Stagingcharakter zukommt [5, 43, 50]. Die divergierenden Metastasierungsraten in den regionären Lymphknotenstationen reflektieren aber auch die Variabilität der operativen Techniken beim malignen Melanom in den verschiedenen Zentren, wie dies bei vielen Multicenterstudien deutlich wird [11, 31, 32, 40, 50, 52]. Daher ist eine standardisierte Technik mit stets maximaler Radikalität des jeweiligen Eingriffs entscheidend für den Nutzen der elektiven ebenso wie auch der therapeutischen Lymphknotendissektion.

Unter Berücksichtigung der Literatur und der eigenen Daten ist zum gegenwärtigen Zeitpunkt die Empfehlung zur Durchführung der ELND bei malignen Melanomen mittlerer Tumordicke (1,51–4,00 mm) gerechtfertigt. Weitere Faktoren wie Geschlecht, ungünstige Lokalisation, Ulzeration, können mit in die Indikationsstellung zur ELND einfließen [1, 2, 45, 46], wenngleich die bislang vorliegenden Erfahrungen keine einheitlichen Empfehlungen diesbezüglich zulassen.

Literatur

1. Ariel IM (1982) Malignant melanoma of the trunk: a retrospective review of 1128 patients. Cancer 49: 1070–1078
2. Auguste LJ, Belluco C, Peralo J (1991) Surgical management of BANS malignant melanoma. Surgery 110: 598–603
3. Balch CM (1980) Surgical management of regional lymph nodes in cutaneous melanoma. J Am Acad Dermatol 3: 511–524
4. Balch CM (1988) The role of elective lymph node dissection in melanoma: rationale, results, and controversies. J Clin Oncol 6: 163–172
5. Balch CM (1990) Axillary lymph node dissection: Differences in goals and techniques when treating melanoma and breast cancer. Surgery 108: 118–119
6. Balch CM, Milton GW, Cascinelli N, Sim FM (1992) Elective lymph node dissection: pros and cons. In: Balch CM, Houghton AN, Milton GW et al. (eds) Cutaneous melanoma (2nd edn, pp 345–366). Lippincott, Philadelphia
7. Balch CM, Murad T, Soong S-J et al. (1979) Tumour thickness as a guide to surgical management of clinical stage I melanoma patients. Cancer 43: 883–888
8. Balch CM, Soong S-J, Milton GW et al. (1982) A comparison of prognostic factors and surgical results in 1,786 patients with localized (stage I) melanoma treated in Alabama, USA, and New South Wales, Australia. Ann Surg 196: 677–684
9. Balch CM, Soong S-J, Shaw HM et al. (1992) An analysis of prognostic factors in 8500 patients with cutaneous melanoma. In: Balch CM, Houghton AN, Milton GW et al. (eds) Cutaneous melanoma (2nd edn, pp 165–187). Lippincott, Philadelphia
10. Binder M, Pehamberger H, Steiner A, Wolff K (1990) Elective regional lymph node dissection in malignant melanoma. Eur J Cancer 26: 871–873
11. Bowsher WG, Taylor BA, Hughes LE (1986) Morbidity, mortality and local recurrence following regional node dissection for melanoma. Br J Surg 73: 906–908
12. Cascinelli N, Belli F (1993) The case for minimal margins and delayed regional node dissection for high-risk cutaneous melanoma. Curr Opin Gen Surg 93: 310–315
13. Coates AS, Ingvar CI, Petersen-Schaefer K et al. (1995) Elective lymph node dissection in patients with primary melanoma of the trunk and limbs treated at the Sydney Melanoma unit from 1960 to 1991. J Am Coll Surg 180: 402–409
14. Cochran AJ, Wen DR, Morton DL (1992) Management of the regional lymph nodes in patients with cutaneous malignant melanoma. World J Surg 16: 214–221
15. Crowley NJ, Seigler HF (1990) The role of elective lymph node dissection in the management of patients with thick cutaneous melanoma. Cancer 66: 2522–2527
16. Drepper H, Köhler CO, Bastian B et al. (1993) Benefit of elective lymph node dissection in subgroups of melanoma patients. Results of a multicenter study of 3616 patients. Cancer 72: 741–749
17. Drepper H, Köhler CO, Bastian B et al. (1994) Prognosevorteil für definierte Risikogruppen durch die Lymphknotendissektion. Langzeitstudie an 3616 Melanompatienten. Hautarzt 45: 615–622
18. Drepper H, Köhler CO, Bastian B et al. (1993) Benefit of elective lymph node dissection in subgroups of melanoma patients. Results of a multicenter study of 3616 patients. Cancer 72: 741–749
19. Elder DE, Guerry D, Van Horn M et al. (1985) The role of lymph node dissection for clinical stage I malignant melanoma of intermediate thickness (1.51–3.99 mm). Cancer 56: 413–418
20. Evans RA (1995) Elective lymph node dissection for malignant melanoma: the tumor burden of nodal disease. Anticancer Res 15: 575–579

21. Fortner JH, Woodruff J, Schottenfeld D, MacLean B (1977) Biostatistical basis for elective lymph node dissection for malignant melanoma. Ann Surg 186: 101–103
22. Glass LF, Fenske NA, Messina JL et al. (1995) The role of selective lymphadenectomy in the management of patients with malignant melanoma. Dermatol Surg 21: 979–983
23. Greenstein DS, Rogers GS (1995) Management of stage I malignant melanoma. Dermatol Surg 21: 927–937
24. Gumport SL, Harris MN (1974) Results of regional lymph node dissection in melanoma. Ann Surg 179: 105–108
25. Harris MN, Gumport SL, Maiwandi H (1972) Axillary lymph node dissection for melanoma. Surg Gyn Obstet 135: 936–940
26. Harris MN, Shapiro RL, Roses DF (1995) Malignant melanoma. Primary surgical management (excision and node dissection) based on pathology and staging. Cancer 75: 715–725
27. Hein DW, Moy RL (1992) Elective lymph node dissection in stage I malignant melanoma: A meta-analysis. Melanoma Res 2(4): 273–277
28. Johnson TM, Smith JW 2nd, Nelson BR, Chang A (1995) Current therapy for cutaneous melanoma. J Am Acad Dermatol 32: 689–707
29. Karakousis CP (1993) The case for wide local excision and regional node dissection for high-risk cutaneous melanoma. Curr Opin Gen Surg 93: 303–309
30. Karakousis CP, Driscoll DL (1994) Groin dissection in malignant melanoma. Br J Surg 81: 1771–1774
31. Karakousis CP, Emrich LJ, Rao U (1986) Groin dissection in malignant melanoma. Am J Surg 152: 491–495
32. Karakousis CP, Hena MA, Emrich LJ, Driscoll DL (1989) Axillary node dissection in malignant melanoma: Results and complications. Surgery 108: 10–17
33. Karakousis CP, Kachrimanidis S, Rao U (1987) Changes in survival with clinical stage I malignant mealnoma. J Surg Oncol 34: 155–159
34. Krag DN, Meijer SJ, Weaver DL et al. (1995) Minimal-access surgery for staging of malignant melanoma. Arch Surg 130: 654–660
35. Lamki LM, Logic JR (1992) Defining lymphatic drainage patterns with cutaneous lymphoscintigraphy. In: Balch CM, Houghton AN, Milton GW et al. (eds) Cutaneous melanoma (2nd edn, pp 367–375). Lippincott, Philadelphia
36. Little JH, Davis NC (1978) Secondary malignant melanoma in lymph nodes: Incidence, time of occurence, and mortality. Aust N Z J Surg 48: 9–13
37. Lyons JH 3rd, Cockerell CJ (1994) Elective lymph node dissection for melanoma. J Am Acad Dermatol 30: 467–480
38. McCarthy WH, Shaw HM, Cascinelli N et al. (1992) Elective lymph node dissection for melanoma: two perspectives. World J Surg 16: 203–213
39. McCarthy WH, Shaw HM, Milton GW (1985) Efficacy of elective lymph node dissection in 2,347 patients with clinical stage I malignant melanoma. Surg Gyn Obstet 161: 575–580
40. McCarthy WH, Shaw HM, Thompson JF, Milton GW (1988) Time and frequency of recurrence of cutaneous stage I malignant melanoma with guidelines for follow-up study. Surg Gyn Obstet 166: 497–502
41. Milton GW, Shaw HM, McCarthy WH et al. (1982) Prophylactic lymph node disscetion in clinical stage I cutaneous malignant melanoma: results of surgical treatment in 1,319 patients. Br J Surg 69: 108–111
42. O'Rourke MG, Louis A (1982) Metastases in malignant melanoma. Aust N Z J Surg 52: 154–157
43. Petrek JA, Blackwood MM (1995) Axillary dissection: current practice and technique. Curr Probl Surg 32: 257–323
44. Petres J, Lohrisch I, Rezazada MA (1990) Operative Therapie des malignen Melanoms. In: Orfanos CE, Garbe C (Hrsg) Das maligne Melanom der Haut (S 191–208). Zuckschwerdt, München Bern Wien San Francisco
45. Petres J, Rompel R (1996) Operative Dermatologie. Lehrbuch und Atlas. Springer, Berlin Heidelberg New York Tokyo
46. Petres J, Rompel R, Büttner P et al. (1996) Elektive Lymphknotendissektion bei primärem malignen Melanom. Hautarzt 47: 29–34
47. Reintgen DS, Cox EB, McCarty KS Jr et al. (1983) Efficacy of elective lymph node dissection in patients with intermediate thickness primary melanoma. Ann Surg 198: 379–385
48. Rompel R, Garbe C, Büttner P, Teichelmann K, Petres J (1995) Role of elective lymph node dissection in stage I malignant melanoma: evaluation by matched pair analysis. Recent Results Cancer Res 139: 323–336
49. Rompel R, Garbe C, Büttner P, Teichelmann K, Petres J (1995) Elective lymph node dissection in primary malignant melanoma: a matched-pair analysis. Melanoma Res 5: 189–194
50. Ross MI, Balch CM (1992) General principles of regional lymphadenectomy. In: Balch CM, Houghton AN, Milton GW et al. (eds) Cutaneous melanoma (2nd edn, pp 339–344). Lippincott, Philadelphia
51. Scott RN, McKay AJ (1993) Elective lymph node dissection in the management of malignant melanoma. Br J Surg 80: 284–288
52. Shaw JH, Rumball EM (1990) Complications and local recurrence following lymphadenectomy. Br J Surg 77: 760–764
53. Sim FH, Taylor WF, Ivins JC et al. (1978) A prospective randomized study of the efficacy of routine elective lymphadenectomy in management of malignant melanoma: preliminary results. Cancer 4: 948–951
54. Sim FH, Taylor WF, Pritchard DJ, Soule E (1986) Lymphadenectomy in the management of stage I malignant melanoma: a prospective randomized study. Mayo Clin Proc 61: 697–705
55. Sterne GD, Murray DS, Grimley RP (1995) Ilioinguinal block dissection for malignant melanoma. Br J Surg 82: 1057–1059
56. Stone CA, Goodacre TE (1995) Surgical management of regional lymph nodes in primary cutaneous malignant melanoma. Br J Surg 82: 1015–1022
57. Thompson JF, McCarthy WH, Bosch CM et al. (1995) Sentinel lymph node status as an indicator of the presence of metastatic melanoma in regional lymph nodes. Melanoma Res 5: 255–260
58. Töndury G (1981) Angewandte und topographische Anatomie. Thieme, Stuttgart New York
59. Tritsch H (1976) Hautschnittführung zur Ektomie der Leistenlymphknoten. Hautarzt 29: 531–535
60. Veronesi U, Adamus J, Bandiera DC et al. (1977) Inefficacy of immediate node dissection in stage I melanoma of the limbs. N Engl J Med 297: 627–630
61. Veronesi U, Adamus J, Bandiera DC et al. (1982) Delayed regional lymph node dissection in stage I melanoma of the skin of the lower extremities. Cancer 49: 2420–2430

36 Schildwächter-Lymphknotenbiopsie beim malignen Melanom

Jonas Göhl, Thomas Meyer
und Werner Hohenberger

36.1
Einleitung

Nach wie vor wird die Indikation zur elektiven Lymphknotendissektion (*ELND*) beim malignen Melanom im klinischen Stadium I kontrovers beurteilt.

Neben verschiedenen klinisch-prognostischen Faktoren, der Tumorkategorisierung des Primärtumors und dem Vorliegen von Fernmetastasen, hat der regionäre Lymphknotenstatus signifikanten Einfluß auf das Überleben bei Patienten mit malignen Melanomen.

In Abhängigkeit vom größten vertikalen Tumordurchmesser nach Breslow [7] ist nach erfolgter operativer Behandlung des Primärtumors innerhalb der ersten 3 Beobachtungsjahre in einer Häufigkeit von über 50 % mit dem Auftreten von regionären Lymphknotenmetastasen bei Tumoren über 1,5 mm zu rechnen [3]. Trotz der Ergebnisse mehrerer prospektiv randomisierter Studien zur elektiven regionären Lymphknotendissektion, welche keine prognostischen Vorteile dieses operativen Vorgehens nachweisen konnten [5, 6, 21, 24], war bisher keine gesicherte Aussage über den Stellenwert der ELND möglich, da allen diesen Studien gravierende Mängel nachgewiesen werden konnten. Auf dem Boden einer retrospektiv durchgeführten Multicenterstudie [9, 10] wurde gezeigt, daß es Patientenuntergruppen gibt, für die neben der Berücksichtigung der pT-Kategorien weitere prognoserelevante Parameter – wie Tumorlokalisation und Geschlecht – in der multivariaten Analyse existieren, welche die Überlebensraten nach elektiver Dissektion beeinflussen.

In Anbetracht dieser Problematik der ELND muß ein Verfahren Berücksichtigung finden, welches von Morton [17] entwickelt und beschrieben wurde. Diese Methode geht von der Vorstellung aus, daß mit der Identifikation und Untersuchung des Pförtnerlymphknotens, d. h. dem ersten Lymphknoten im Abstromgebiet eines Hautareals, der Lymphknotenstatus bezüglich okkulter Metastasierung in hohem Maß beurteilt werden könnte. Die Methodik und deren Ergebnisse sollen im folgenden dargestellt werden.

36.2
Lymphknoten-Mapping
und „sentinel"-Lymphknotenbiopsie

In Abhängigkeit von der pT-Kategorie des Primärtumors (UICC 1987, [13]) liegt nach Angaben der Literatur und nach eigenen Untersuchungen die Häufigkeit von histologisch nachgewiesenen regionären Lymphknotenmetastasen bei elektiv dissezierten Melanompatienten zwischen 11 und 22 % [14].

Läßt man das bei zunehmendem Tumordurchmesser ebenfalls relevant ansteigende Fernmetastasenrisiko außer acht, so bleibt festzuhalten, daß von einer ELND, die sich ausschließlich mit ihrer Indikation an der Breslow-Dicke über 1,5 mm orientiert, keinerlei prognostischer Gewinn erzielt werden kann.

Demgegenüber sind jedoch die beobachteten postoperativen Komplikationsraten nach Lymphknotendissektionen nicht zu vernachlässigen. Serombildungen und Lymphzysten sind nach Axilla- und Leistendissektion mit 27 bzw. 23 % die häufigsten Komplikationen. Diese sind auch durch subtile Operationstechniken nicht signifikant zu beeinflussen. Für die Patienten sind auch die langfristigen Komplikationen – wie persistierende Lymphödeme mit Schwellneigung bei Belastung – von besonderer Relevanz. Balch [4] beziffert sie auf 26 %. Anhand unserer eigenen Erfahrungen ist in etwa 10 % der Fälle mit schwerwiegenden persistierenden Schwellneigungen, welche eine intermittierende Dauerbehandlung sowohl medikamentös als auch physikalisch erfordern, zu rechnen [12].

Der regionäre Lymphknotenstatus hat entscheidenden Einfluß auf die Prognose. Diese verschlechtert sich signifikant beim Nachweis von regionären

Metastasen [14]. Die in den letzten Jahren durchgeführten adjuvanten Therapiestudien bei gesichertem
regionärem Lymphknotenbefall ließen in den ersten
Ergebnissen eine Prognoseverbesserung von Untergruppen nachweisen, welche nach erfolgter operativer Dissektion adjuvant eine weitere Therapie
(Chemo- oder Immuntherapie) erhalten haben [8,
11, 19]. Nachdem die Indikation zu adjuvanten therapeutischen Maßnahmen vom histologischen Nachweis des Befalls der regionären Lymphknoten
abhängt, ergibt sich eine weitere Notwendigkeit des
frühen Stagings bei Melanompatienten.

Als zusätzliche Überlegung muß angeführt werden, daß nicht nur der Befall von regionären Lymphknoten von entscheidender prognostischer Wertigkeit ist, sondern auch die jeweilige Anzahl der
befallenen Lymphknoten signifikanten Einfluß auf
das Überleben der Patienten zu haben scheint [8].

Aufgrund dieser Überlegungen scheint das von Morton 1992
beschriebene Verfahren prädestiniert zu sein – über die Identifikation des sog. Pförtner- oder Schildwächter-Lymphknotens
bei bekannter regelhafter Metastasierung des malignen Melanoms –, einen entscheidenden Vorteil sowohl hinsichtlich des
Staging als auch in Anbetracht weiterer therapeutischer Maßnahmen bei positivem Nachweis des Schildwächter-Lymphknotens zu bieten. Als Konsequenz lassen sich Komplikationen
drastisch reduzieren und weitere adjuvante und therapeutische
Maßnahmen zur Prognoseverbesserung gezielt einsetzen.

36.3
Methodik

Etwa 15–20 Min. vor geplanter Inzision im Bereich
des regionären Lymphabstromgebietes werden
jeweils 0,5 ml Patent-Blau-V-Lösung intrakutan auf
beiden Seiten des suspekten Primärtumors bzw.
nach bereits erfolgter Exzision in den benachbarten
Narbenarealen injiziert (Abb. 36.1). Über eine Haut-

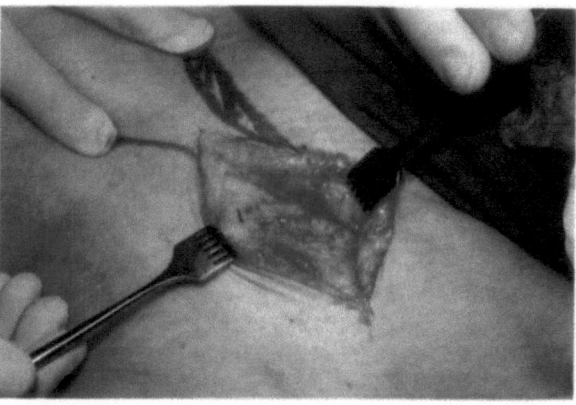

Abb. 36.2. Intraoperativer Situs mit Darstellung des Pförtnerlymphknotens (blau markiert)

inzision von etwa 5 cm Länge über der zugehörigen
regionären Lymphknotenstation können dann die
zentripedal ziehenden Lymphbahnen identifiziert,
durch Präparation weiter verfolgt und der als erste
blaugefärbt imponierende Lymphknoten selektiv
exzidiert und histopathologisch untersucht werden
(Abb. 36.2 und 36.3). Ist in der Schnellschnittunter-
suchung eindeutig ein Tumorbefall des Schildwächter-Lymphknotens nachweisbar, so erfolgt in gleicher Sitzung die therapeutische radikale
Lymphknotendissektion des regionären Lymphabflußgebietes. Ist anhand der intraoperativen Schnellschnittbefundung kein Tumornachweis erkennbar,
bzw. keine eindeutige Aussage möglich, so wird
der Eingriff als selektive Lymphknotenbiopsie beendet und das weitere Vorgehen anhand des endgültigen histopathologischen Ergebnisses am Paraffinschnitt vorgenommen. Bleibt der Befund negativ,
so besteht momentan keine weitere Indikation zu
chirurgisch-therapeutischen Maßnahmen. Kann am

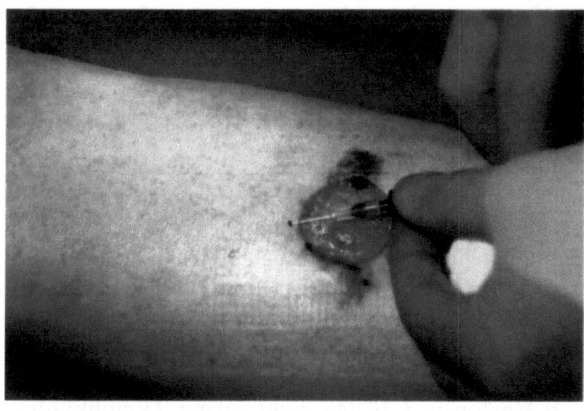

Abb. 36.1. Farbstoffinjektion von Patent-Blau-V-Lösung intrakutan um die Tumorexzisionsstelle

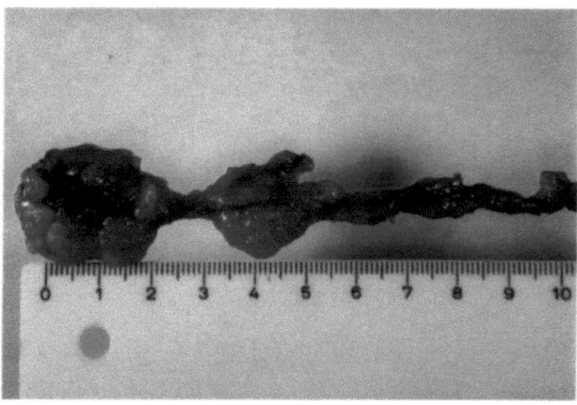

Abb. 36.3. Präparat nach selektiver Lymphknotenbiopsie mit
Darstellung der regionären Lymphbahn und des Pförtnerlymphknotens

Paraffinbefund ein Tumornachweis verifiziert werden, so erfolgt zweizeitig die therapeutische Lymphknotendissektion.

Nachdem bei malignen Melanomen die lymphogene Metastasierung anatomisch regelhaft und nach reproduzierbaren Regeln verläuft und der Lymphknotensprung eine Ausnahme darstellt [15], ist ohne Zweifel ein rationeller Hintergrund für diese Vorgehensweise vorhanden, mit der Notwendigkeit, die Methodik und deren Ergebnisse intensiv zu überprüfen.

Angesichts der Tatsache, daß bei Lokalisation des Primärtumors an den Extremitäten eine regelhafte Metastasierung in den Leisten bzw. Achselhöhlen aufgrund der gegebenen anatomischen Strukturen des Lymphabflußgebietes erfolgt, ergibt sich in der Regel keine größere Schwierigkeit, den ersten blaugefärbten Lymphknoten ohne weitere zusätzliche Maßnahmen zu identifizieren.

Anders hingegen liegen die Lymphabflußverhältnisse im Bereich des Rumpfes. Bei geplanter Durchführung einer Lymphknotenmarkierung mit entsprechender Biopsie sollte präoperativ zusätzlich eine Lymphoszintigraphie mit Technetium-99 und anschließender kutaner Markierung des ersten in der Szintillationskamera sammelnden Lymphknotens erfolgen [22]. Die Kombination von präoperativer Nuklid- mit intraoperativer Patent-Blau-V-Markierung scheint eine weitere Erhöhung der Trefferquote zur Identifikation des Pförtnerlymphknotens zu erlauben (Abb. 36.4). Anstatt der Farbmarkierung mit Patent-Blau-V-Lösung kann als intraoperative Identifikationsmethode eine Gammasonde verwendet werden. Eine Lokalisation des Pförtnerlymphknotens durch Radioaktivitätsmessung im Operationsgebiet und am Operationspräparat analog der Blaumarkierung ermöglicht auch hier eine hohe Treffsicherheit [1, 2, 23].

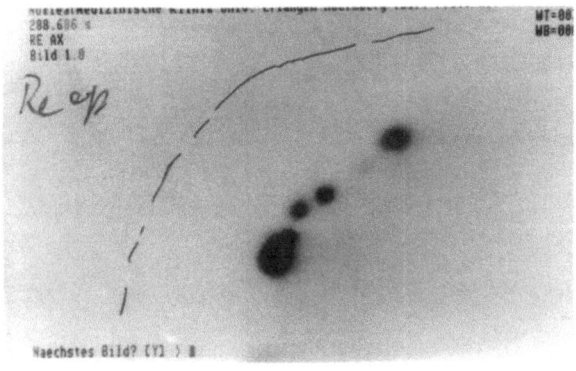

Abb. 36.4. Lymphoszintigraphiebefund der rechten Axilla bei Tumorlokalisation am Rumpf

36.4
Ergebnisse

Nach den Angaben von Morton [17] ließen sich bei 237 Lymphknotenbiopsien des regionären Lymphabflußgebietes nach Blaumarkierung bei 194 Patienten Pförtnerlymphknoten nachweisen. Diese waren bei 40 Patienten (21 %) histopathologisch metastatisch befallen. In nur 2 von 3079 histopathologisch untersuchten Nicht-„sentinel"-Lymphknoten fanden sich unter Umgehung des Pförtnerlymphknotens bei 194 durchgeführten therapeutischen Lymphknotendissektionen Metastasen. Dementsprechend muß von einer falsch-negativen Rate von weniger als 1 % ausgegangen werden. Von den 194 durchgeführten Lymphknotendissektionen mit vorheriger Identifikation des Pförtnerlymphknotens fand sich in 72,7 % ein solitärer Schildwächter-Lymphknoten, in 19,6 % waren 2 und in 7,7 % 3 Lymphknoten als vorliegende Pförtnerlymphknoten zu identifizieren.

Insgesamt wird die Treffsicherheit der „sentinel"-Lymphknotenmethodik von Morton mit 82 % angegeben; für unterschiedliche Lokalisationen werden bei der Axilla- 78 %, der zervikalen 81 % und der Leistendissektion 89 % berichtet. Zwischen Schnellschnittbefundung und endgültiger Paraffinbeurteilung der Lymphknotenbiopsate zeigt sich eine Übereinstimmung von 96 %. Dabei wurde kein falsch positiver Befund anhand des Schnellschnitts gestellt. Acht Patienten wurden bei negativem Schnellschnittbefund des Pförtnerlymphknotens im Paraffinschnitt positiv beurteilt.

Retsas [19] berichtet über eine Studie an 42 Patienten, bei welchen nach präoperativ erfolgter Lymphoszintigraphie mit kutaner Markierung die intraoperative Darstellung mit Blaulösung nach der Methode von Morton erfolgte. Acht von 42 Patienten (19 %) zeigten Mikrometastasen, wobei 7 Patienten (87,5 %) den Pförtnerlymphknotenbefall als einzige Manifestation der Metastasierung aufwiesen. Es konnte kein Lymphknotensprung nachgewiesen werden. 115 untersuchte, nicht als „sentinel node" imponierende Lymphknoten waren histologisch nicht metastatisch befallen.

Nach den Ergebnissen von Bachter [2], der in einer Studie mit insgesamt 28 Patienten die intraoperative Gammakamerauntersuchung evaluierte, konnten in 4 Fällen Mikrometastasen nachgewiesen werden. Im nachfolgenden Dissektat der betreffenden Lymphknotenregion fanden sich bei keinem Patienten weitere Absiedelungen. Nachdem es nach anfänglicher Anwendung der Farbstoffmethode nach Morton in 6 Fällen nicht gelang, Lymphknoten zu lokalisieren, wurde die Technik unter Zuhilfenahme eines Radioisotops und eines Szintillationsdetektors modifiziert. Nach Angaben von Bachter war seither in allen Fällen ein intraoperatives Auffinden des „sentinel"-Lymphknotens möglich.

Auch van der Veen [23] berichtet über 11 Patienten, bei denen mit Hilfe der „gamma probe"-Detektion in allen Fällen eine Identifikation und eine selektive Biopsie des Pförtnerlymphknotens gelang.

Krag [16] beschreibt neben seinen Erfahrungen mit der selektiven Lymphknotenbiopsie nach Radiomarkierung und Gammakameramessung bzw. unter Zuhilfenahme von Blaufarbstoff auch das Follow-up seiner Patienten. Zusammenfassend konnte er in 98 % (118 von 121 Patienten) erfolgreich den markierten Lymphknoten biopsieren. Von diesen 121 Patienten wurden 44 neben der Radiomarkierung mit Blaulösung gefärbt. Alle aufgefundenen blaugefärbten Lymphknoten waren auch radioaktiv markiert. In 16 regionären Lymphabflußgebieten fand sich ein metastatisch durchsetzter Pförtnerlymphknoten. Es wurde bei diesen Befunden eine radikale Lymphadenektomie durchgeführt. In 10 Fällen fand sich nur ein metastatisch durchsetzter Lymphknoten. Bei 2 Patienten waren 2 Lymphknoten positiv, und 3 positive Lymphknoten fanden sich in 3 Fällen. In einem Fall wurden 5 metastatisch befallene Lymphknoten nachgewiesen. Die mediane postoperative Nachbeobachtungszeit betrug 7,2 Monate. Bei 3 Patienten zeigte sich eine Tumorprogression, wobei zwei Patienten Fernmetastasen ohne Nachweis einer lokoregionären Metastasierung entwickelten und ein Patient 10 Monate nach erfolgter Primärtumortherapie und kombinierter Lymphknotenbiopsie mit negativem Befund eine regionäre Lymphknotenmetastase aufwies. Diese konnte durch therapeutische Dissektion radikal entfernt werden. Von Bedeutung ist die Angabe, daß durch die Lymphoszintigraphie mit Radiodetektion in 4 Fällen außerhalb der regionären Lymphabflußregion Lymphknoten lokalisiert werden konnten. Sie macht deutlich, daß die Kombination von Lymphoszintigraphie und Blaumarkierung eine weitere Verbesserung der Lokalisations- und Identifikationsrate des Pförtnerlymphknotens ermöglicht.

Die Ergebnisse des WHO-Melanoma-Programmes sowie unsere eigenen Erfahrungen an der Chirurgischen Klinik der Universität Erlangen-Nürnberg, an der wir die „sentinel node"-Biopsie (*SNB*) seit 1995 durchführen, bestätigen die bisher vorliegenden und dargestellten Ergebnisse, daß in 80–90 % eine problemlose Identifikation des Pförtnerlymphknotens in der regionären Lymphabflußregion möglich ist. Der Lymphknotensprung, d. h. die Metastasierung in die regionäre Lymphknotenstation unter Umgehung des Pförtnerlymphknotens, muß als Rarität betrachtet werden und ist wohl nach den bisherigen Untersuchungen und Ergebnissen zu vernachlässigen.

36.5 Diskussion

Die grundlegende Problematik, welche mit der ELND beim malignen Melanom verbunden ist, liegt einmal in der Tatsache, daß bisher keine eindeutigen Studienergebnisse vorliegen, welche Patientengruppen definieren, die von einer ELND profitieren. Die Studien, welche keinerlei Vorteile bezüglich Prognose und Überleben zeigten, müssen kritisch betrachtet werden und weisen teilweise gravierende Mängel auf. Nach den Angaben in der Literatur und nach eigenen Erfahrungen findet sich jedoch nur in etwa 15–20 % aller elektiv operierten Patienten histologisch ein regionärer Lymphknotenbefall. Bei postoperativen Komplikationsraten um 25–30 % und Langzeitnebenwirkungen je nach Literaturangabe bei teilweise über 20 % der operierten Patienten muß die Indikation zur ELND nach den bisherigen Kriterien kritisch gesehen und neu überdacht werden. Erste Ansätze hierzu stellen Prognosemodelle dar, welche nach multivariaten Analysen zeigen konnten, daß verschiedene Patientengruppen unter Berücksichtigung von Geschlecht, Lokalisation und Primärtumorkategorie wohl einen signifikanten Prognosevorteil nach ELND aufweisen. Dies führt dazu, daß der Stellenwert der ELND bei verschiedenen Untergruppen bestätigt erscheint. Es muß jedoch nach Möglichkeiten gesucht werden, um die Effektivität, sprich die Nachweisraten okkulter Lymphknotenmetastasen bei den Dissektionen weiter zu steigern. Den Schlüssel hierzu könnte das von Morton beschriebene Lymphknoten-Mapping mit darauffolgender selektiver Lymphknotenbiopsie mit Hilfe von Patent-Blau-V evtl. in Kombination mit anderen radioaktiven Markierungsmethoden darstellen. Diese Methodik erlaubt auf elegante Weise neben einer Reduzierung der operativen Belastung auf ein Minimum und Vermeidung der sonst üblichen Komplikationen und Nebenwirkungen nach radikaler Lymphknotendissektion effektive Aussagen über den metastatischen Befall von Lymphknotenregionen. Man muß davon ausgehen, daß die histologische Untersuchung des Pförtnerlymphknotens mit positivem Ergebnis gleichzusetzen ist mit dem ersten realen Beweis der Metastasierung beim malignen Melanom.

Diese Information hat möglicherweise entscheidenden Einfluß auf das weitere Prozedere in der individuellen Therapie von Melanompatienten. Verschiedene Autoren [8, 11, 19] konnten zeigen, daß adjuvante Therapiemaßnahmen bei Patienten mit regionären Lymphknotenmetastasen nach radikaler Chirurgie signifikante Prognoseverbesserungen aufweisen. Voraussetzung hierzu ist ein exaktes Staging. Unter Berücksichtigung der Ergebnisse der Lymphknotenmarkierung mit selektiver Lymphknotenbiopsie scheint diese Methode hinsichtlich der Genauigkeit wohl allen anderen Verfahren überlegen zu sein. Bei Reduzierung der Komplikationsraten nach selektiver Lymphknotenbiopsie auf unter 5 % [17] mag dieses Vorgehen als entscheidender Fortschritt in der Entwicklung der individuellen Melanombehandlung gesehen werden. Inwieweit dieses Verfahren in der Lage ist, in der Langzeitbeobachtung einen Einfluß auf die Prognose zu nehmen, muß abgewartet werden. Die bisher vorliegenden Erkenntnisse und Ergebnisse rechtfertigen unseres Erachtens die Entscheidung, dieses Verfahren bei allen Patienten einzusetzen, welche nach bisherigen Kriterien ein hohes Risiko der lokoregionären Metastasierung aufweisen.

Es muß jedoch darauf hingewiesen werden, daß die Durchführung der Lymphknotenmarkierung, insbesondere die Präparation zur Identifikation des Pförtnerlymphknotens eine Lernphase beinhaltet und akkurates chirurgisches Vorgehen mit entsprechender Vorerfahrung aus der radikalen Lymphknotendissektion erfordert. Nur so kann die Grundlage dafür geschaffen werden, daß die Treffsicherheit dieser Methode sichergestellt bzw. weiter gesteigert werden kann (zusätzlich unter Zuhilfenahme weiterer zur Lokalisation dienlicher Maßnahmen wie intraoperative Gammaprobe bzw. obligate präoperative Lymphoszintigraphie bei Rumpflokalisationen). Unter Berücksichtigung dieser Kriterien ist die Rate der lokoregionären Komplikationen nach diesem Eingriff zu vernachlässigen. Außerdem sollte die Möglichkeit gegeben sein, bei positivem intraoperativen Schnellschnittbefund in gleicher Sitzung eine radikale Lymphknotendissektion durchzuführen, um die Belastung für den Patienten so gering wie möglich zu halten.

Literatur

1. Alex JC, Weaver DL, Fairbank JT, Rankin BS, Krag DN (1993) Gamma-probe-guided lymph node localization in malignant melanoma. Surg Oncol 2: 303–308
2. Bachter D, Balda BR, Vogt H, Büchels (1996) Die „sentinel" Lymphonodektomie mittels Szintillationsdetektor in der Behandlung maligner Melanome. Der Hautarzt (in Druck)
3. Balch CM (1980) Surgical management of regional lymph nodes in cutaneous melanoma. J Am Acad Dermatol 3: 511
4. Balch CM, Milton GW, Cascinelli N, Sim FH (1992) Elective lymph node dissection: pros and cons. In: Balch CM, Houghton AN, Milton GW et al. (eds) Cutaneous melanoma (2nd edn, pp 345–366). Lippincott, Philadelphia
5. Binder M, Pehamberger H, Steiner A, Wolff K (1990) Elective regional lymph node disection in malignant melanoma. Eur J Cancer 26: 871–873
6. Blois MS, Sagebiel RW, Abarbanel RM, Caldwell TM, Tuttle MS (1983) Malignant melanoma of the skin: 1. The asssociation of the tumor depth and type, and patient sex, age, and site with survival. Cancer 52: 1330–1341
7. Breslow A (1972) Thickness, cross-sectional areas and depth of invasion in the prognosis of cutaneous melanoma. Ann Surg 172: 902–908
8. Cascinelli N, Bufalino R, Morabito A, MacKie R (1994) Results of adjuvant interferon study in WHO melanoma programme. Lancet 343: 913–914
9. Drepper H, Köhler CO, Bastian B et al. (1993) Benefit of elective lymph node dissection in subgroups of melanoma patients. Results of a multicenter study of 3616 patients. Cancer 72: 741–749
10. Drepper H, Köhler CO, Bastian B et al. (1994) Prognosevorteil für definierte Risikogruppen durch die Lymphknotendissektion. Langzeitstudie an 3616 Melanompatienten. Hautarzt 45: 615–622
11. Garbe C (1995) Adjuvant vindesine and interferon-beta in malignant melanoma. 1st International Conference, The Adjuvant Therapy of Malignant Melanoma, Royal Society of Medicine, London, A12
12. Göhl J, Hohenberger W (1993) Die regionale hypertherme Perfusion – Therapiekonzept und Langzeitergebnisse. Z Herz Thorax Gefäßchir 7: 46–52
13. Hermanek P, Scheibe O, Spiessl B, Wagner G (1987) UICC, TNM Klassifikation maligner Tumoren (4. Aufl). Springer, Berlin Heidelberg New York Tokyo
14. Hohenberger W, Göhl J, Altendorf-Hofmann A, Meyer Th (1996) Lymphdissektionen beim malignen Melanom. Chirurg 67: 779–787
15. Illig L, Aigner KR, Biess B et al. (1988) Diagnostic excision of the Rosenmüller's node. Screening for occult metastases before elective regional lymph node dissection in patients with lower limb melanoma? Cancer 61: 1200–1206
16. Krag DN, Meijer SJ, Weaver DL et al. (1995) Minimalaccess surgery for staging malignant melanoma. Arch Surg 130: 654–658
17. Morton DL, Wen DR, Wong JH et al. (1992) Technical details of intraoperative mapping for early stage melanoma. Arch Surg 127: 392–399
18. Reintgen D, Cruse CW, Wells K et al. (1994) The orderly progression of melanoma nodal metastases. Ann Surg 220: 759–767
19. Retsas S, Quigley M, Pectasides D, MaCrae K, Henry K (1994) Clinical and histological involvement of regional lymph nodes in malignant melanoma: adjuvant vindesine improves survival. Cancer 73: 2119–2130
20. Ross MI, Reintgen D, Balch CM (1993) Selective lymphadenectomy: emerging role for lymphatic mapping and sentinel node biopsy in the management of early stage melanoma. Semin Surg Oncol 9: 219–223
21. Sim FH, Tayor WF, Ivins JC, Pritchard DJ, Soul EH (1978) A prospective randomized study of the eficacy of routine elective lymphadenectomy in management of malignant melanoma. Preliminary results. Cancer 41: 948–956
22. Uren RF, Howman-Giles R, Thompson JF, Shaw HM, Quinn MJ, O'Brien CJ, Mc Carthy WH (1994) Lymphoscintigraphy to identify sentinel lymph nodes in patients with melanoma. Melanoma Res 4: 395–399
23. Van der Veen H, Hoekstra OS, Paul MA, Cuesta MA, Meijer S (1994) Gamma probe-guided sentinel node biopsy to select patients with melanoma for lymphadenectomy. Br J Surg 81: 1769–1770
24. Veronesi U, Adamus J, Bandiera DC (1982) Delayed regional lymph node dissection in stage I melanoma of the skin of the lower extremities. Cancer 49: 2420–2430

37 Radiotherapie des Melanoms

Renato G. Panizzon

37.1 Einleitung

Die Primärtherapie des Melanoms stellt zweifellos das chirurgische Verfahren dar. Dagegen ist die Radiotherapie wegen der Annahme, Melanome seien strahlenresistent, sehr vernachlässigt worden. In den letzten Jahren hat jedoch das Interesse an der Radiobiologie und Radiotherapie des Melanoms zugenommen. Die Röntgensensibilität ist unter den verschiedenen Melanomformen unterschiedlich, die besten Resultate werden beim Lentigo-maligna-Melanom (*LMM*) erreicht. Nach unserer Auffassung ist die Röntgentherapie des LMM ebenso wirksam wie das chirurgische Verfahren, insbesondere für größere Herde beim älteren Patienten, der über diese Therapiemöglichkeit sehr dankbar ist. Diese stellt eine kleinere psychische Belastung, eine weniger strapazierende ambulante Therapie und auch ein kostengünstiges Verfahren dar.

Die Radiotherapie ist lange Zeit in Ungnade gefallen, insbesondere, weil bei der Anwendung der üblichen radiotherapeutischen Verfahren kein Erfolg verzeichnet werden konnte. Neuere experimentelle und klinische Ergebnisse zeigen aber, daß das Melanom nicht als strahlenresistenter, sondern als „vermindert strahlensensibler" oder „reduziert strahlensensibler" Tumor zu bezeichnen ist. Bereits in den 20er Jahren schlugen Chaoul, Ellis, Hohlfelder und Miescher für die erfolgreiche Röntgenbehandlung des Melanoms der Haut relativ hohe Einzeldosen vor [11].

37.2 Experimentelle Daten aus der Literatur

Barranco et al. [2] zeigten anhand von In-vitro-Versuchen, daß das Melanom nicht strahlenresistent ist.

Ebenfalls fanden Dewey et al. [zit. in 11] keinen Hinweis für eine Strahlenresistenz bei Harding-Passey-Melanomzellen. Die Autoren benötigten jedoch fraktionierte Einzeldosen von über 420 R, um eine Wirkung zu erzielen. Anhand von In-vitro-Überlebenskurven konnte Wheldon [15] zeigen, daß:

- die optimale Einzeldosis direkt proportional zu Do (= 37 % Dosisüberlebenskurve) ist,
- das optimale Zeitintervall zwischen den Fraktionen direkt proportional der Tumorverdoppelungszeit ist und
- sowohl die Dosis wie auch die Zeit mit der Extrapolationszahl (n) zunimmt.

Am Na11-Melanom konnte auch der Beweis erbracht werden, daß die Reoxygenierung bei hohen Einzeldosen besser ist, wogegen bei täglicher Fraktionierung mit niederen Einzeldosen eine Hypoxie persistiert und somit die verminderte Strahlensensibilität erklärt [12]. Anhand des „Sphäroid"-Kulturmodells konnte dargelegt werden, daß zum Wachstumsstop verschiedenster Melanomtypen eine minimale Einzeldosis von 3,5 Gy benötigt wird [16]. Ähnliches konnte auch am Beispiel des B16-Melanoms gezeigt werden [8].

37.3 Neuere klinische Ergebnisse

Im Anschluß an die radiobiologischen Experimente folgte die klinische Anwendung der Behandlung des Melanoms der Haut und eventueller Metastasen mit höheren Einzeldosen, nachdem dies, wie schon erwähnt, 50 Jahre zuvor bereits vorgeschlagen wurde (Tabelle 37.1) [11].

Tabelle 37.1. Empfohlene höhere Einzeldosen zur Radiotherapie des Melanoms

Dosierung		Literatur
4 Gy	5mal pro Woche	[3]
5 Gy	3- bis 5mal pro Woche	[5]
6 Gy	ein- bis 3mal pro Woche	[zit. in 8]
8 Gy	einmal pro Woche	[4]

Harwood [4] zeigte auch, daß die verschiedenen Melanomformen unterschiedlich auf Röntgenstrahlen reagieren. Er behandelte Lentigo-maligna-Melanome, noduläre Melanome und Schleimhautmelanome. Ein Ansprechen auf die Radiotherapie konnte der Autor bzw. Dvorak [3] nur mit einer Einzeldosis von mindestens 4 Gy beobachten.

Trotz dieser günstigen Ergebnisse müssen wir anerkennen, daß mit Ausnahme des Lentigo-maligna-Melanoms (s. unten) die übrigen Melanomformen weniger strahlensensibel sind. Mögliche Gründe dafür sind:

- Hoher Anteil von nichtproliferierenden Zellen,
- Hoher Anteil von hypoxischen Zellen,
- Ausgeprägte Möglichkeit von Repair potentieller Letalschäden,
- Subpopulationen von Zellen mit verschiedenen Radiosensibilitätsgraden im „Schulterbereich" der 37 % Dosisüberlebenskurve (Do),
- Bildung von Prostaglandinen (Radioprotektoren) in den Zellen,
- Melanin stellt einen Radikalen-„Fänger" dar.

Um das Melanom strahlensensibler zu machen, ist in den letzten Jahren nach neueren bzw. zusätzlichen Verfahren gesucht worden. Als Beispiele möchten wir nennen: Die zusätzliche Anwendung der Hyperthermie [10], von Radiosensibilisatoren bzw. Zytostatika und der Einsatz von Strahlen mit hohem LET (linear energy transfer) [6, 9, 13].

37.4
Eigene Resultate mit der Radiotherapie des Lentigo-maligna-Melanoms

Bereits 1955 berichteten Miescher und später auch Storck über die erfolgreich angewandte Röntgentherapie beim Lentigo-maligna-Melanom (aber auch bei der Lentigo maligna) [14]. In Literaturangaben fanden wir 38 Patienten mit Lentigo-maligna-Melanom, die erfolgreich röntgentherapiert wurden. Die durchschnittliche Nachkontrolldauer dieser Patienten betrug 3,5 Jahre. Rezidive sind bei zwei Patienten aufgetreten, was 5,3 % der Fälle entspricht [1, 4, 7]. In der Zeit von 1945 bis 1964 [1] und 1965 bis 1986 sind an unserer Klinik je 9 Patienten mit einem Lentigo-maligna-Melanom bestraht worden. Bei oberflächlichen Lentigo-maligna-Melanomen, d. h. bis zu einer Tumordicke von 1 mm, wurden Grenzstrahlen, bzw. bei Tumordicken >1 mm Weichstrahlen (Tabelle 37.2) eingesetzt. Das Durchschnittsalter der Patienten betrug 59,9 Jahre. Bei allen Patienten wurde die Diagnose Lentigo-maligna-Melanom histologisch bestätigt. Alle Patienten befanden sich

Tabelle 37.2. Bestrahlungsschema für Lentigo-maligna-Melanome. (Mod. nach Miescher, zit. in [11])

	Grenzstrahlen	Weichstrahlen
Tumordicke	bis 1 mm	über 1 mm
kV	12	20/30/40/50
Filter, mm	1,0 Cellon	0,4/0,5/1,0/2,0 Al
FHD, cm	12/20/28,3	12/20/28,3
GHWT, mm	0,25/1,0/1,0	2,5–22,5
Einzeldosis, Gy	10/20	6
Fraktionierung	10–12/5–6	7–9
Intervall, Tage	2–4	2–4

im klinischen Stadium I und waren nicht vorbehandelt.

Daß sich die Röntgentherapie für diese Patienten eignete, zeigt sich auch darin, daß der durchschnittliche Durchmesser der Tumorherde 25,8 mm betrug. Die Melanome befanden sich ausschließlich im Gesichtsbereich. Nach einer mittleren Nachkontrollzeit von 8,0 Jahren (wir fanden keine vergleichbar lange Nachkontrollzeit in der Literatur) konnten wir 2 Rezidive feststellen. Somit ergibt sich eine Heilungsrate von 89 % (Tabelle 37.3).

Verglichen mit den Literaturergebnissen sind unsere Resultate keineswegs zufällig, ermittelten doch auch andere Autoren [4, 7] ähnliche Erfolgsquoten. Die kosmetischen Resultate waren ausgezeichnet und die bestrahlten Stellen wurden von den Hausärzten der Patienten oftmals nicht einmal bemerkt. Am ehesten stellten sich Hyper- und Depigmentierungen ein (Abb. 37.1 a und b). Das von Miescher [zit. in 11] vorgeschlagene Bestrahlungsschema hat sich bewährt und konnte auch bestätigt werden [5, 9]. Gemäß den Angaben aus dem Schrifttum und gemäß unserer eigenen Erfahrung stellt die Röntgentherapie des Lentigo-maligna-Melanoms ein der chirurgischen Behandlung ebenbürtiges Verfahren dar, insbesondere bei großen Lentigo-maligna-Melanomherden der älteren Patienten sind die kleinere psychische Belastung

Tabelle 37.3. Therapieresultate von bestrahlten und histologisch verifizierten Lentigo-maligna-Melanomen in unserer Klinik (1945–1986)

	1945–1964	1965–1986	Total bzw. Durchschnitt
Anzahl Patienten	9	9	18
Durchschnittsalter, Jahre	50,0	69,7	59,9
Nachkontrolle, Jahre	6	9,9	8,0
Tod an Melanom	0	0	0
Rezidive	2	0	2
Heilungsrate (nach 8 Jahren)			89 %

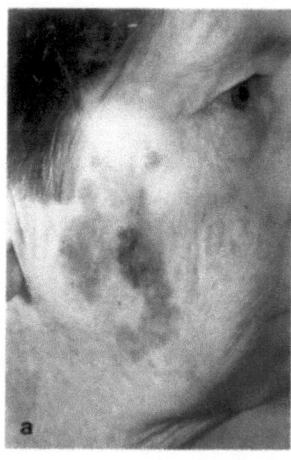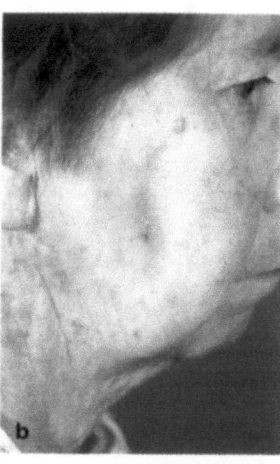

Abb. 37.1 a und b. a Ausgedehntes Lentigo-maligna-Melanom bei 60jähriger Patientin, an rechter Wange, vor Therapie. **b** Dieselbe Patientin 6 Monate nach Röntgentherapie mit 54 Gy Totaldosis, bei Einzeldosen von 6 Gy (2mal wöchentlich), 40 kV, 1,0 mm Al Filter, FHD 20 cm). Lediglich eine leichte Depigmentierung ist feststellbar

und der wenig strapazierende Eingriff beachtenswert.

Literatur

1. Arma-Szlachcic M, Ott F, Storck H (1970) Zur Strahlentherapie der melanotischen Präkanzerosen. Hautarzt 21: 505–508
2. Barranco SC, Romsdahl MM, Humphrey RM (1971) The radiation response of human malignant melanoma cells grown in vitro. Cancer Res 31: 830–833
3. Dvorak E, Haas RE, Liebner EJ (1993) Contribution of radiotherapy to the management of malignant melanoma. A ten year experience at the University of Illinois Hospital in Chicago. Neoplasma 40: 387–399
4. Harwood AR (1982) Conventional radiotherapy in the treatment of lentigo maligna and lentigo maligna melanoma. J Am Acad Dermatol 6: 310–316
5. Johanson CR, Harwood AR, Cummings BJ, Quirt J (1983) 0-7-21 radio therapy in nodular melanoma. Cancer 51: 226–232
6. Katz HR (1981) The results of different fractionation schemes in the palliative irradiaton of metastatic melanoma. Int J Radiat Oncol Biol Phys 7: 907–911
7. Kopf AF, Bart RS, Gladstein AH (1976) Treatment of melanotic freckle with X-rays. Arch Dermatol 112: 801–807
8. Krishnan EC, Krishnan L, Schweiger GD et al. (1994) Quantitative assay for the radiosensitivity of malignant melanomas. Melanoma Res 4: 151–155
9. Overgaard J (1985) A randomised study comparing two high dose per fraction radiation schedules in recurrent or metastatic malignant melanoma. Int J Radiat Oncol Biol Phys 11: 1837–1839
10. Overgaard J, Gonzales-Gonzales D, Hulshof MC et al. (1995) Randomised trial of hyperthermia as adjuvant to radiotherapy for recurrent or metastatic malignant melanoma. Lancet 345: 540–543
11. Panizzon R (1986) Die Radiotherapie des malignen Melanoms der Haut – eine Renaissance? Hautarzt 37: 481–484
12. Pourreau-Schneider N, Malaise E (1981) Relationship between surviving fractions using the colony method, the LA 50, and the growth delay after irradiation of human melanoma cells grown as multicellular spheroids. Rad Res 85: 321–332
13. Umebayashi Y, Uyeno K, Tsujii H et al. (1995) Proton radiotherapy for malignant melanoma of the skin. Dermatology 190: 210–213
14. Storck H, Ott F, Schwarz K (1972) Maligne Melanome. In: Diethelm L, Olsson O, Struad F, Vieten H, Zuppinger A (Hrsg) Handbuch der medizinischen Kadiologie, Bd 1911 (S 205–217). Springer, Berlin Heidelberg New York
15. Wheldon TE (1975) Optimal radiotherapy of radioresistant tumors. Br J Radiol 48: 870–871
16. Yuhas JM, Blake S, Weichselbaum RR (1984) Quantitation of the response of human tumor spheroids to daily exposures. Int J Radiat Oncol Biol Phys 10: 2323–2327

38 Adjuvante Therapie des Melanoms[1]

Axel Hauschild

38.1
Einleitung/Rationale

Trotz aller Fortschritte in der Prävention und Diagnostik maligner melanozytärer Hautveränderungen versterben weltweit immer noch etwa 20 % der Patienten, die an einem malignen Melanom erkranken. Während früh diagnostizierte und konsekutiv operierte maligne Melanome mit einer Tumordicke (maximaler vertikaler Tumordurchmesser nach Breslow) von weniger als 0,75 mm in aller Regel als geheilt gelten, haben Patienten mit dickeren Melanomen der mittleren Risikogruppe (1,5–4,0 mm Tumordicke) wie auch der Hochrisikogruppe (> 4,0 mm Tumordicke) ein bis zu 50 %iges Risiko einer noch okkulten lymphogenen oder hämatogenen Metastasierung (Tabelle 38.1) [25].

Noch größer ist die Wahrscheinlichkeit einer subklinischen hämatogenen Metastasierung bei Patienten mit lokoregionären In-transit- oder Lymphknotenfiliae (vgl. Tabelle 38.1). In der Bundesrepublik Deutschland wird im allgemeinen bei allen Patienten mit Melanomen im Primärtumor- oder Metastasenstadium ein Routinestagingprogramm durchgeführt. Sollten diese Untersuchungen (obligat: Abdomensonographie, Lymphknotensonographie, Röntgenthoraxaufnahme; fakultativ: Hirn-CT/MRT, Knochenszintigraphie, Lymphabstromszintigraphie) unauffällige Befunde ergeben, ist eine Mikrometastasierung dennoch nicht auszuschließen. Bis heute gibt es keinen serologischen Melanomtumormarker mit nachgewiesenem Wert.

Die Verhinderung von Rezidiven und Zerstörung bereits vorhandener Mikrometastasen stellt das Ziel

Tabelle 38.1. Melanom: stadienabhängige Prognose

Tumorstadium	Fünfjahresüberlebensrate (in %)
I Primärtumoren:	
Tumordicke < 0,75 mm	96
0,75–1,5 mm	85
> 1,5–4, 0 mm	70
> 4,0 mm	50
II Lokoregionäre Metastasen:	
In transit	30
Lymphknoten	20
III Fernmetastasen:	
nichtviszeral	5
viszeral	0

für eine adjuvante („unterstützende") Therapie dar. Das Konzept von adjuvanten Therapieverfahren wurde an in Tiere implantierten menschlichen Tumoren vor etwa 20 Jahren erarbeitet [1]. Hierbei zeigte sich, daß

- der Erfolg der Therapie umgekehrt proportional zur Tumormasse ist,
- klinisch unauffällige Mikrometastasen für eine Therapie empfindlicher als größere Primärtumoren sind und
- Wirkstoffe, die gegen weit fortgeschrittene Tumoren wirksam waren, bei geringeren Mengen von Mikrometastasen noch erfolgversprechender sind [15].

Die Zeitspanne zwischen dem in kurativer Absicht durchgeführten operativen Eingriff und der sich anschließenden adjuvanten Therapie sollte möglichst kurz sein, d. h. üblicherweise nicht länger als 4–6 Wochen betragen [15, 29].

38.2
Ergebnisse klinischer Studien zur adjuvanten Therapie

In den vergangenen 30 Jahren wurden zahlreiche Studien mit einem prospektiv-randomisierten Design oder einem Vergleich mit historischen Kon-

[1] Frau Sandra Paul gilt der Dank für die sorgfältige Präparation des Manuskriptes.

trollen durchgeführt [Übersichten bei 2, 3, 16]. Im folgenden sollen schwerpunktmäßig Ergebnisse aus prospektiv-randomisierten klinischen Studien, die üblicherweise Patienten mit einer bestimmten Therapieform im Vergleich zu unbehandelten Kontrollpersonen evaluieren, detailliert besprochen werden.

38.2.1
Adjuvante Immuntherapie

Die Rationale einer Immuntherapie beim Melanom ist die aus vielen Beobachtungen bekannte Immunogenität dieser Tumorentität. Melanome gehören zu den soliden Tumoren, die am häufigsten Spontanremissionen im Primärtumor erkennen lassen. Ein Infiltrat von aktivierten T-Lymphozyten ist das histologische Korrelat dieser sog. „Regressionszonen". Das gleichzeitige Auftreten einer Vitiligo bei Melanompatienten, v. a. unter Immuntherapie, ist offensichtlich mit einer günstigeren Prognose bei betroffenen Paienten verbunden. Ein weiteres Indiz der Immunogenität des malignen Melanoms ist die erhöhte Inzidenzrate bei immunsupprimierten Patienten [28].

Unspezifische Immunstimulation
Frühe Phase-II-Studien beim metastasierten Melanom ließen eine Regression von Metastasen durch eine intraläsionäre oder systemische Therapie mit unspezifischen Immunstimulantien erkennen [26]. Bei bestimmten Subgruppen, die mit den am häufigsten verwendeten Substanzen *Bacille Calmette Guerin (BCG)* und *Corynebacterium parvum (C. parvum)* behandelt wurden, zeigte sich in den ersten Studien zwar eine Verlängerung des rezidivfreien Intervalls, die aber ohne Einfluß auf die Gesamtüberlebenszeit blieb [4, 13, 20]. Alle prospektiv-randomisierten BCG-Studien mit größeren Patientenzahlen bei Patienten mit Hochrisikoprimärmelanomen beziehungsweise bei Patienten mit operativ entfernten Lymphknotenmetastasen und postoperativer BCG-Immunisierung blieben übereinstimmend ohne statistisch signifikanten Einfluß auf die rezidivfreie Zeit oder die Gesamtüberlebenszeit. Die Patientenzahlen in den verschiedenen Studien variierten zwischen 8 und 203 pro Patientenarm, das mittlere Follow-up betrug zwischen 1 und 10 Jahren [3, 12]. Hieraus wird deutlich, daß Subgruppenanalysen nur bei Studien mit großen Patientenzahlen möglich sind.

In der am häufigsten in der Literatur zitierten größten adjuvanten Therapiestudie zur BCG-Immunisierung konnte die WHO bei den ausschließlich BCG- oder BCG- und zusätzlich Dacarbazin-(DTIC-)behandelten Patienten in der Gesamtauswertung keinen Vorteil im Vergleich zu unbehandelten Patienten feststellen [32]. Bei einer Subgruppenanalyse zeigte sich jedoch bei BCG-behandelten Patienten eine bessere Überlebenszeit, wenn der BCG-Hauttest vor Therapiebeginn negativ war [8].

Auch die Verwendung von C. parvum zur unspezifischen Immunstimulation bietet gegenüber BCG keinen wesentlichen Vorteil. Die große Mehrzahl von Patienten im fortgeschrittenen Primärtumorstadium oder Stadium der lokoregionären Metastasierung profitieren nicht von einer subkutanen oder intravenösen Therapie mit C. parvum [22, 30].

Interferone/Interleukin-2
Im Gegensatz zur unspezifischen Immunstimulation können durch die Interferone *(IFN)* und Interleukin-*(IL-)*2 spezifische Aktivierungen von immunkompetenten Zellen in der Tumorabwehr nachgewiesen werden, die im folgenden für die einzelnen Zytokine erläutert werden sollen.

IFN-γ bewirkt v. a. eine verstärkte Expression von HLA-Klasse-I- und II-Molekülen an der Membran der Melanomzellen, darüber hinaus aktiviert IFN-γ Makrophagen [18]. Eine randomisierte adjuvante US-Therapiestudie der Southwestern Oncology Group *(SWOG)* mit IFN-γ bei Patienten mit Stadium II und III wurde vorzeitig abgebrochen, da die IFN-γ-behandelten Patienten im Vergleich zu unbehandelten Patienten frühzeitiger verstarben [24]. In einer Studie der EORTC zeigte die IFN-γ-Gruppe die gleichen Rezidiv- und Überlebensraten wie die unbehandelte Kontrollgruppe (U. Kleeberg, Hamburg, persönliche Mitteilung). IFN-γ wird heute nicht mehr zur systemischen Therapie des Melanoms verwendet.

Rekombinantes INFβ (rIFN-β) wird derzeit im Rahmen einer deutschen prospektiv-randomisierten Studie bei Patienten mit Melanomen mittleren und höheren Risikoprofils (> 1,5 mm Tumordicke) überprüft. Eine Untersuchung von *natürlichen IFN-β-(nIFN-β-)*behandelten Patienten im Vergleich zu Symptomzwillingen aus dem Zentralregister Malignes Melanom der Deutschen Dermatologischen Gesellschaft wies erste Hinweise für einen möglichen Nutzen auf [5].

Das *rekombinante IFN-α-2a (Roferon A^R)* und das *rekombinate IFNα-2b (Intron A^R)* hat bei der Behandlung von fernmetastasierten Melanompatienten durch Remissionsraten von jeweils etwa 15 % seine Wirksamkeit bewiesen [6].

Als Wirkungsmechanismus werden die Expression von HLA-Klasse-I-Molekülen und melanomassoziierten Proteinen auf der Zelloberfläche der Zielzellen diskutiert. Auch ein antiproliferativer Effekt durch Inhibition der Proteinsynthese in Melanomzellen und die Aktivierung von natürlichen Killerzellen soll eine wichtige Rolle in der Destruktion von Melanomzellen spielen [6].

In den letzten Jahren wurden mehrere Studien publiziert, die für die rIFN-α-behandelten Patienten einen signifikanten Vorteil in der rezidivfreien Überlebenszeit sahen. Allerdings sind die Nachbeobachtungszeiten oftmals noch kurz und somit ist vielfach keine Aussage zum Einfluß auf die Gesamtüberlebenszeit möglich.

Die interessanteste Studie zur adjuvanten IFN-α-Therapie wurde 1996 von der Eastern Cooperative Oncology Group (ECOG; EST 1684-Studie) publiziert. Patienten mit Hochrisikoprimärmelanomen mit klinisch okkulter oder klinisch manifester Lymphknotenmetastasierung wurden zunächst 4 Wochen lang mit sehr hoch dosiertem IFN-α-2b (20 Mio. IE/m² pro Tag, 5 Tage pro Woche) i.v. behandelt, danach erfolgte eine Erhaltungstherapie mit subkutan appliziertem hochdosiertem IFN-α-2b (10 Mio. IE/m²; 3mal pro Woche) über 11 Monate [19].

Im Vergleich zu unbehandelten Kontrollpatienten zeigte sich nicht nur eine verbesserte rezidivfreie Überlebenszeit (1,72 vs. 0,98 Jahre; Fünfjahresrezidivfreiheit: 37 vs. 26%) sondern auch eine verlängerte Gesamtüberlebenszeit von 3,82 vs. 2,78 Jahren und eine Fünfjahresüberlebensrate (Heilungsrate?) von 46 vs. 37% [19]. Diese Studie ist weltweit die erste, die signifikante Überlebensvorteile durch eine adjuvante Therapie zeigen konnte. Allerdings war die Toxizität dieser Hochdosis-IFN-Therapie ausgeprägt, so daß die ECOG im Jahre 1990 eine neue Studie (EST 1690) bestehend aus einem Vergleich von Hochdosis- (EST 1684-Studie) vs. Niedrigdosis-IFN (3mal 3 Mio. IE IFN-α-2b pro Woche über 2 Jahre) konzipierte. Erste Zwischenergebnisse stehen derzeit noch aus.

Eine weitere Studie mit Niedrigdosis-IFN-α (3mal 3 Mio. IE IFN-α2a pro Woche) stellte die WHO („trial 16") in einer Zwischenauswertung vor [9]. 46% der 218 an Lymphknotenmetastasen operierten Patienten mit nachfolgender IFN-α-2a-Therapie waren nach 2 Jahren noch rezidivfrei im Vergleich zu 27% der unbehandelten Kontrollpatienten. Nach Absetzen der insgesamt 3jährigen Therapie soll dieser positive Effekt allerdings rückläufig sein (N. Cascinelli, Mailand, persönliche Mitteilung).

Eine dritte große prospektiv angelegte Untersuchung zur adjuvanten IFN-α-Therapie wurde in Frankreich an 497 Patienten mit Melanomen einer Tumordicke von 1,5 mm oder mehr durchgeführt. Die 18monatige Therapie mit rIFN-α-2a (3mal 3 Mio. IE pro Woche) führte in der ersten Zwischenauswertung zu einer statistisch signifikanten Verlängerung der rezidivfreien Überlebenszeit, die auch nach Absetzen der Therapie anhielt (J.J. Grob, Marseille, persönliche Mitteilung).

Die niedrigste Dosierung von rIFN-α-2b (1 Mio. IE pro Tag) wurde von der EORTC in einer adjuvanten Studie (Studie 18871) verwendet. Für die so therapierten Patienten zeigte sich in den Auswertungen kein Rezidiv- oder Überlebensvorteil, so daß davon ausgegangen werden kann, daß eine derart niedrige IFN-Dosierung wirkungslos ist (U. Kleeberg, Hamburg, persönliche Mitteilung).

Die weltweit einzige Studie unter Verwendung von IL-2 (Proleukin^R) in der adjuvanten Therapie des malignen Melanoms wurde von einer deutsch-schweizer Melanomtherapiestudiengruppe durchgeführt. Die Patienten erhielten subkutan appliziertes rekombinantes IL-2 und rIFN-α-2b über 48 Wochen. In die Studie wurden insgesamt 228 Patienten mit malignen Melanomen im Primärtumorstadium (Tumordicke > 1,5 mm) eingeschlossen. Diese prospektiv-randomisierte Studie beinhaltete einen Vergleich mit unbehandelten Kontrollpatienten.

Im Immunmonitoring zeigte sich, daß die IL-2-Rezeptoren im Serum auch nach einer mehrmonatigen Therapie noch aktivierbar sind. Zum klinischen Erfolg einer derartigen kombinierten IFN-/IL-2-Therapie in der adjuvanten Situation kann in Kürze nach der ersten Zwischenauswertung Stellung genommen werden.

Aktive spezifische Immunisierung (ASI)
Um Immunreaktionen auf schwache tumorassoziierte Antigene zu steigern, wurde verschiedentlich versucht, Patienten mit eigenen Melanomzellen, die mit nichtpathogenen onkolytischen Viren infiziert wurden, zu behandeln. Besonders das Newcastle-disease-Virus [10] und das Vaccinia-Virus [21] wurden für die Vakzination aus lysierten Melanomzellen in Phase-II-Studien mit ermutigendem Erfolg verwendet. Die einzige Phase-III-Studie mit einem Vergleich von ASI und unbehandelten Kontrollpersonen wurde vor kurzem [33] publiziert. 250 Patienten mit operativ sanierten Lymphknotenmetastasen wurden entweder mit einem Vaccinia-Melanomonkolysat oder mit einem Placebo (Vaccinia-Virus) behandelt. In der ersten Zwischenauswertung zeigt sich kein Unterschied in bezug auf das rezidivfreie Überleben zwischen beiden Gruppen. Aufgrund der noch zu kurzen Nachbeobachtungszeit von 30 Monaten können Aussagen zur Gesamtüberlebenszeit noch nicht gemacht werden. Die Analyse von Untergruppen wies allerdings einen signifikanten Unterschied in der Immunreaktivität zwischen Männern und Frauen auf [33]. Weitere Phase-III-Studien werden derzeit weltweit durchgeführt, um den Wert einer adjuvanten ASI-Therapie zu überprüfen.

38.2.2
Adjuvante Chemotherapie

Systemische Applikation

In den letzten 30 Jahren wurden viele Vergleiche von Melanompatienten, die eine adjuvante Chemotherapie mit *Dacarbazin* oder *Methyl-Chloroethyl-Nitrosourea (CCNU)* erhalten haben, zu einer ausschließlich operativ behandelten Kontrollgruppe ohne weitere Therapie durchgeführt. In großen randomisierten Untersuchungen zeigt sich übereinstimmend, daß eine adjuvante Chemotherapie keinen gesicherten Wert aufweist [Übersicht bei 2, 3, 16]. Eine der umfangreichsten Untersuchungen – von der Central Oncology Group (COG) aus den USA – weist sogar bemerkenswerterweise schlechtere Überlebensraten in der Chemotherapiegruppe im Vergleich zu unbehandelten Kontrollgruppen auf [17].

Eine weitere klinische Studie hat bei Patienten mit mehr als 5 histologisch gesicherten Lymphknotenmetastasen bei der postoperativen Behandlung mittels Hochdosischemotherapie und nachfolgender autologer Knochenmarkstransplantation ebenfalls keinen Erfolg gesehen [23].

Das mangelnde Ansprechen von Melanommikrometastasen auf eine systemische adjuvante Chemotherapie in der Mehrzahl der adjuvanten Therapiestudien dürfte auf zellulärer Ebene am ehesten auf eine natürliche Zytostatikaresistenz zurückzuführen sein.

Vor kurzem wurde eine Studie zum Wert einer adjuvanten Chemotherapie mit *Vindesin* nach operativer Entfernung von Lymphknotenmetastasen publiziert [27]. In dieser allerdings nicht prospektiv-randomisierten Untersuchung erhielten 87 Patienten i.v. Vindesin (3 mg/m² Körperoberfläche) zunächst über ein Jahr alle 2 Wochen, in den folgenden 6 Monaten alle 3 Wochen und im letzten halben Jahr dann 4wöchentlich. Nach einer medianen Nachbeobachtungszeit von 8 Jahren wiesen die Vindesinbehandelten Patienten eine Fünfjahresüberlebensrate von 49 % gegenüber 28 % einer Gruppe gleichzeitig beobachteter nichtadjuvant behandelter Patienten im gleichen Tumorstadium auf [27]. Diese ermutigenden Ergebnisse bedürfen allerdings einer Bestätigung durch eine prospektive Studie.

Lokoregionäre Applikation

Eine lokoregionäre adjuvante Chemotherapie verspricht im Vergleich zur systemischen Applikation höhere lokale Zytostatikakonzentrationen im Gewebe. Die weltweit größte Studie zur hyperthermen adjuvanten Extremitätenperfusion mit *Melphalan* wurde als gemeinsames Projekt der North American Perfusion Group (NAPG), der EORTC und der WHO durchgeführt. Durch die Zytostatikaperfusion

konnte die Rate der Rezidive (In-transit-Metastasen) gesenkt werden, die Gesamtüberlebenszeit der Patienten wird jedoch nicht signifikant beeinflußt (A. Eggermont, Rotterdam, persönliche Mitteilung). Als adjuvante Routinetherapie nach Entfernung eines Primärtumors sollte diese Therapieform aus diesem Grund und wegen der bekannten Toxizität nicht mehr eingesetzt werden.

38.2.3
Adjuvante Strahlentherapie

Die Strahlensensibilität des Melanoms ist aus der Röntgenweichstrahlentherapie des Lentigo-maligna-Melanoms sowie der palliativen Radiatio von Hirn-, Weichteil- oder Knochenmetastasen hinlänglich bewiesen [Übersicht bei 31]. In der bis heute einzigen randomisierten Studie zur adjuvanten Radiatio wurde bei Patienten mit Lymphknotenmetastasen nach einer radikalen Lymphadenektomie eine Bestrahlung der Lymphknotenregion vorgenommen. Verglichen mit nicht radiotherapeutisch behandelten Patienten zeigten sich bei den bestrahlten Patienten keine Verbesserung der Lokalrezidiv- oder Überlebensrate [11].

Zur Zeit wird von der Radiation Therapy Oncology Group in den USA eine neue Studie zur regionalen postoperativen Radiatio mit 5×6 Gy bei Kopf- und Halsmelanomen mit Lymphknotenmetastasen durchgeführt. Ergebnisse liegen derzeit noch nicht vor.

38.3
Neoadjuvante Therapie

Der Begriff neoadjuvante Therapie wurde von Frei inauguriert [14, 15]. Definitionsgemäß handelt es sich um eine primäre systemische Therapie, die vor einer operativen Sanierung durchgeführt wird. Bei bestimmten soliden Tumoren wie z. B. Nierenzellkarzinomen wird durch eine neoadjuvante Therapie und die damit häufig verbundene Tumorverkleinerung erst eine Operabilität des Tumors erreicht.

Buzaid und Mitarbeiter vom M.D. Anderson Cancer Center in Houston/USA behandelten 52 Melanompatienten mit manifesten Lymphknotenmetastasen *präoperativ* mit einer Polychemotherapie aus Cisplatin, Vinblastin und Dacarbazin (*CVD-Schema*). Bei 48 % der Patienten wurde entweder eine komplette (10 %) oder partielle (38 %) Remission erzielt. Alle Patienten wurden nach der 2monatigen neoadjuvanten Therapie einer radikalen Lymphadenektomie zugeführt. In dieser Phase-II-Studie bestand die postoperative Behandlung aus der Fortsetzung der Polychemotherapie bei Patienten mit vorherigen Zeichen einer Remission. Nach 5 Jahren waren noch 38 % der behandelten Patienten rezidivfrei [7].

38.2
Ausblick

Trotz aller Fortschritte und neuen ermutigenden Daten, insbesondere zur IFN-Therapie des malignen Melanoms, werden noch weitere Untersuchungen notwendig sein, um die Frage einer sinnvollen Therapie zum Nutzen von Patienten mit Hochrisikomelanomen abschließend zu klären. Ein wichtiger Aspekt der adjuvanten Therapie ist – wie bei jeder Behandlung – welche Komplikationen in Relation zum voraussichtlichen Nutzen in Kauf genommen werden müssen. Abgesehen von Melanomen mit sehr schlechter Prognose muß der mögliche Nutzen daher erheblich sein, bevor eine adjuvante Behandlung routinemäßig angewendet werden kann. Zielkriterium aller Untersuchungen sollte nicht nur eine Verlängerung der rezidivfreien Zeit, sondern insbesondere eine verlängerte Gesamtüberlebenszeit der behandelten Patienten sein. Um diese Fragen abschließend zu klären, werden in genau definierten Patientenrisikogruppen Studien mit langer Nachbeobachtungszeit notwendig sein. Aussichtsreichste Kandidaten für eine erfolgreiche adjuvante Behandlung sind nach derzeitigem Wissensstand v. a. die IFN; der Stellenwert des IL-2 in der adjuvanten Therapie kann derzeit aufgrund der fehlenden Untersuchungen noch nicht beurteilt werden. Auch Kombinationstherapien von Zytostatika und Zytokinen sollten als zukunftsweisende Therapieverfahren weiter untersucht werden. Ergebnisse aus randomisierten Untersuchungen mit aktiver spezifischer Immunisierung oder in weiterer Zukunft auch genmodifizierten Tumorzellen (Gentherapie) werden in den nächsten Jahren erwartet.

Literatur

1. Balch CM, Maddox WA (1978) The logic of adjunctive therapy in surgical patients with resectable cancer. South Med J 71: 951
2. Balch CM, Hersey P (1988) Heutiger Stand der adjuvanten Therapie. In: Balch CM, Milton GW, Shaw HM, Soong SJ (Hrsg) Hautmelanome (S 192–211). Springer, Berlin Heidelberg New York Tokyo
3. Barth A, Morton DL (1995) The role of adjuvant therapy in melanoma management. Cancer 75(2): 726–734
4. Bast RC Jr, Zbar B, Borsos T, Rapp HJ (1974) BCG and cancer. N Engl J Med 290: 1413
5. Beiteke U, Ruppert P, Garbe C et al. (1993) Adjuvante Therapie des primären malignen Melanoms mit natürlichem humanen Interferon beta. Hautarzt 44: 365–371
6. Bonnem EM (1991) Alpha Interferon: The potential drug of adjuvant therapy: past achievements and future challenges. Eur J Cancer 27(4): S2–S6
7. Buzaid AC, Legha SS, Balch CM et al. (1994) Pilot study of preoperative chemo therapy with cisplatin, vinblastine, and dacarbazine in patients with local- regional recurrence of melanoma. Cancer 74: 2476–2482
8. Cascinelli N, Rümke P, MacKie R, Morabito A, Bufalino R (1989) The significance of conversion of skin reactivity to efficacy of bacillus Calmette-Guérin (BCG) vaccinations given immediately after radical surgery in stage II melanoma patients. Cancer Immunol Immunother 28: 282–286
9. Cascinelli N, Bufalino R, Morabito A, MacKie R (1994) Results of adjuvant Interferon study in WHO melanoma programme. Lancet 343: 913–914
10. Cassel WA, Murray DR, Phillips HS (1983) A phase II study on the postsurgical management of stage II malignant melanoma with a Newcastle disease virus oncolysate. Cancer 52: 856
11. Creagan ET, Cupps RE, Ivins JC, Pritchard DJ, Sim FH, Soule EH, et al (1978) Adjuvant radiation therapy for regional nodal metastases from malignant melanoma: a randomized, prospective study. Cancer 42: 2206–2210
12. Czarnetzki BM, Macher E, Suciu S, Thomas D, Steerenberg PA, Rümke P (1993) Long-term adjuvant immunotherapy in stage I high risk malignant melanoma, comparing two BCG preparations versus non-treatment in a randomised multicentre study (EORTC Protocol 18781). Eur J Cancer 29A(9): 1237–1242
13. Eilber FR, Townsend CM Jr, Morton DL (1976) Results of BCG adjuvant immunotherapy for melanoma of the head and neck. Am J Surg 132: 476
14. Frei E III (1982) Clinical cancer research: An embattled species. Cancer 50: 1979–1992
15. Goldie JH (1987) Scientific basis for adjuvant and primary (neoadjuvant) chemotherapy. Semin Oncol 14(1): 1–7
16. Hauschild A, Sterry W (1992) Adjuvante Therapie des malignen Melanoms. DMW 117: 303–306
17. Hill GJ, Moss SE, Golomb FM et al. (1981) DTIC and combination therapy for melanoma, III: DTIC (NSC 45388) surgical adjuvant study COG protocol 7040. Cancer 47: 2556–2562
18. Kirkwood J, Agarwala S (1993) Systemic cytotoxic and biologic therapy of melanoma. Principles and practice of oncology updates (vol 7). Lippincott, Philadelphia
19. Kirkwood JM, Strawderman MH, Ernstoff MS, Smith TJ, Borden EC, Blum RH (1996) Interferon alfa-2b adjuvant therapy of high-risk resected cutaneous melanoma: The Eastern Cooperative Oncology Group Trial EST 1684. J Clin Oncol 14: 7–17
20. Lamoureux G, Turcotte R, Portelance V (eds) (1976) BCG in Cancer Immunotherapy. Grune & Stratton, New York
21. Lindemann J, Klein PA (1967) Viral oncolysis: Increased immunogenicity of host cell antigen associated with influenza virus. J Exp Med 126: 93
22. Lipton A, Harvey HA, Balch CM, Antle CE, Heckard R, Bartolucci AA (1991) Corynebacterium parvum versus bacille Calmette-Guérin adjuvant immuno therapy of stage II malignant melanoma. J Clin Oncol 9: 1151–1156
23. Meisenberg BR, Ross M, Vredenburgh JJ et al. (1993) Randomized trial of high-dose chemotherapy with autologous bone marrow support as adjuvant therapy for high-risk, multi-node-positive malignant melanoma. J Natl Cancer Inst 85: 1080–1085
24. Meyskens FL, Kopecky K, Samson M et al. (1990) Recombinant human interferon gamma: Adverse effects in high-risk stage I and II cutaneous malignant melanoma. J Natl Cancer Inst 82: 1071
25. Morton DL, Davtyan DG, Wanek LA, Foshag LJ, Cochran AJ (1993) Mul tivariate analysis of the relationship between survival and the microstage of primary melanoma by Clark level and Breslow thickness. Cancer 71: 3737–3743
26. Morton DL, Eilber FR, Malmgren RA, Wood WC (1970) Immunological factors which influence response to immunotherapy in malignant melanoma. Surgery 68: 158–164

27. Retsas S, Quigley M, Pectasides D, Macrae K, Henry K (1994) Clinical and histologic involvement of regional lymph nodes in malignant melanoma. Cancer 73(8): 2119–2130

28. Rhodes AR, Weinstock MA, Fitzpatrick TB, Mihm MC Jr, Sober AJ (1987) Risk factors for cutaneous melanoma: a practical method of recognizing predisposed individuals. JAMA 258: 3146–3154

29. Schabel FM Jr (1975) Concepts for systemic treatment of micrometas tases. Cancer 35: 15

30. Thatcher N, Mene A, Banerjee SS, Craig P, Gleave N, Orton C (1986) Randomized study of corynebacterium parvum adjuvant therapy following surgery for (stage II) malignant melanoma [abstract]. Br J Surg 73: 111–115

31. Tilgen W (1995) Therapie des malignen Melanoms: Derzeitiger Stand und Perspektiven. In: Macher E, Kolde G, Bröcker EB (Hrsg) Jahrbuch der Dermatologie (S 123–150). Biermann, Zülpich

32. Veronesi U, Adamus J, Aubert C et al. (1982) A randomized trial of adjuvant chemotherapy and immunotherapy in cutaneous melanoma. N Engl J Med 307: 913–916

33. Wallack MK, Sivanandham M, Balch CM et al. (1995) A phase III randomized, double-blind, multiinstitutional trial of vaccinia melanoma oncolysate-active specific immunotherapy for patients with stage II melanoma. Cancer 75(1): 34–42

39 Die isolierte Extremitätenperfusion beim malignen Melanom

Christoph Kettelhack und Peter M. Schlag

39.1 Einleitung

Die Prognose des malignen Melanoms wird von der Tendenz zur systemischen Metastasierung bestimmt. Diese erfolgt zum einen primär hämatogen, aber auch lymphogen in die regionalen Lymphknotenstationen. Bedingt durch die superfizielle Lage des Melanoms findet die lymphogene Ausbreitung in den kutanen und subkutanen Lymphbahnen statt. Dabei kommt es bei einem Teil der Patienten zur Entwicklung von sichtbaren Metastasen in direkter Nachbarschaft zum Primärtumor (Satelliten) oder zwischen Primärtumor und Lymphknotenstation (In-transit-Metastasen). Die Häufigkeit des Auftretens einer derartigen regionalen Metastasierung ist abhängig von den gleichen Faktoren, die auch die Gesamtprognose der Patienten beeinflußen, wobei der Eindringtiefe der Tumoren (Breslow) die größte Bedeutung zukommt [4, 42, 43]. Von 245 Patienten mit Primärtumoren oder Lymphknotenmetastasen entwickelten insgesamt 7 % ein lokoregionäres Rezidiv [41], die Häufigkeit stieg dabei von 1 % bei sehr dünnen Melanomen auf 19 % bei Tumoren > 5 mm an. In einer Untersuchung an 3 445 Patienten im Stadium I (nur Primärtumor) betrug die lokoregionäre Rezidivrate 2,7 % [64], sie stieg von 0,2 % bei einer Tumordicke von 0,75 mm auf 13,2 % bei > 4 mm an.

Im Krankengut der Duke University entwickelten 15 % von über 4 000 Patienten lokoregionäre kutane Metastasen [56]. In der von Veronesi veröffentlichten WHO-Studie zum Exzisionsabstand bei Tumoren bis 2 mm Dicke [68] entwickelten 4 von 612 Patienten ein Lokalrezidiv und ebenfalls 4 Patienten In-transit-Metastasen. Cascinelli et al. [5] beobachteten bei 7 % ihrer 1 503 Patienten im klinischen Stadium I und II Lokalrezidive, bei 8 % In-transit-Metastasen, und bei 4 % beides.

Die Therapie der In-transit-Metastasierung beim Melanom ist primär chirurgisch. Die Möglichkeiten der operativen Behandlung sind jedoch dann begrenzt, wenn multiple Tumoren vorliegen, oder wenn nach mehrfachen Voroperationen und anderen Vortherapien die lokalen Verhältnisse eine Resektion der Tumorknoten nicht mehr zulassen. Hinzu kommt, daß im weiteren Krankheitsverlauf bei vielen Patienten das Zeitintervall bis zum Auftreten der nächsten Metastasen immer kürzer wird, und neue Tumoren schon entstehen, bevor die Narben der letzten Operation verheilt sind.

In dieser Situation gibt es eine Vielzahl therapeutischer Ansätze wie z. B. intra- und paraläsionale Injektionstherapie mit Bacille Calmette Guerin (BCG), Corynebacterium parvum (C. parvum), Interferonen (IFN) und Interleukinen (IL), lokale Kryotherapie, systemische Chemotherapie oder kombinierte Chemo-/Immuntherapien. Hierbei werden zwei Ziele verfolgt:

- lokale Tumorrückbildung und Tumorfreiheit,
- Verhindern oder Verzögern des Auftretens von systemischen Metastasen.

Die lokale Tumorfreiheit kann mit den genannten Verfahren nur bei einem Teil der Patienten und sehr inkonstant erreicht werden. Die lokale Ansprechrate übersteigt nur in Ausnahmefällen 50 %. Auch das zweite Ziel ist mit den Therapieformen kaum zu erreichen, wenn man die schlechten Ansprechraten des metastasierten Melanoms auf die systemische Therapie berücksichtigt und den bisher fehlenden Nachweis der Wirksamkeit einer adjuvanten systemischen Therapie.

Die Möglichkeiten der isolierten Extremitätenperfusion beim regional metastasierten malignen Melanom bestehen in der – im Vergleich zu anderen Therapieformen – sehr hohen Rate an Tumorrückbildungen mit einem großen Anteil auch kompletter Remissionen. Für den Patienten kann damit eine z. T. sehr langfristige krankheitsfreie Periode erreicht werden. Aus technischen Gründen ist die Perfusionsbehandlung jedoch prinzipiell nur bei einer Tumorlokalisation distal des proximalen Drittels des Oberarmes bzw. Oberschenkels möglich.

39.2
Historische Entwicklung

Das Konzept der regionalen, intraarteriellen Applikation von Zytostatika wurde bereits Anfang der 50er Jahre mit dem Ziel entwickelt, die tumorizide Wirkung der Zytostatika bei gleichzeitig verringerter sytemischer Toxizität zu steigern [33, 61]. 1957 wurde an der Tulane University in New Orleans mit tierexperimentellen Vorarbeiten zur isolierten Organ- und Extremitätenperfusion begonnen [51]. Hieraus entwickelte sich die klinische Applikation der isolierten Extremitätenperfusion beim Menschen. Beim ersten bereits 1957 behandelten Patienten, handelte es sich um einen 76jährigen Mann mit multiplen (ca. 80) In-transit-Metastasen eines Melanoms am Unterschenkel. Die Perfusion mit 120 mg Melphalan führte zu einer 16 Jahre anhalten kompletten Remission des Melanoms. Der Patient verstarb im Alter von 92 Jahren ohne erneute Tumormanifestation [9,35].

In den ersten Jahren der Perfusionstherapie erfolgte keine systematische Überprüfung der Temperatur des Perfusates oder des Gewebes. Die technischen Möglichkeiten der Erwärmung waren nur sehr unzureichend, z. B durch Einlegen der Schläuche in einen Eimer mit heißem Wasser. Aufbauend auf In-vitro-Untersuchungen zur zytotoxischen Wirkung von Hyperthermie an Zellinien wurde von Cavaliere die Extremitätenperfusion mit erhitztem Blut untersucht [7]. Bei Gewebetemperaturen von 42–44 °C wurden deutliche Tumorrückbildungen beobachtet; begleitet wurde dieser Erfolg aber von einer stark erhöhten Komplikationsrate. In Fortführung dieser Ergebnisse und eigener In-vitro-Daten [21] wurde am M.D. Anderson Hospital mit der Perfusion bei konstanten Gewebetemperaturen von 38,8–40,0° C begonnen [58]. Hiermit wurde eine deutliche Verbesserung sowohl der Remissionsraten, als auch der Überlebenszeiten erreicht.

Die in den 60er und 70er Jahren entwickelte Methodik der Perfusionsbehandlung wird bis heute von den meisten Zentren in ähnlicher Form durchgeführt. Unterschiede betreffen technische Details der Perfusion oder der Zusammensetzung des Perfusates, die Wahl der Medikamente und die angestrebte Temperatur in der Extremität.

39.3
Stadieneinteilung

Für die Beschreibung der regionalen Metastasierung des malignen Melanoms hat sich im Rahmen der Perfusionstherapie die M.D. Anderson-Klassifikation durchgesetzt [58] (Tabelle 39.1). Das Stadium I betrifft Patienten mit Primärtumoren ohne Berücksichtigung der lokalen Tumorausdehnung. Lokalrezidive und Satelliten- bzw. In-transit-Metastasen (Stadium II und III) bilden die Hauptgruppe der Patienten, die mit einer isolierten Extremitätenperfusion behandelt werden. Im Stadium der Fernmetastasierung (IV) besteht nur noch in Ausnahmefällen eine Indikation zur isolierten Perfusionsbehandlung.

Tabelle 39.1. M.D. Anderson-Klassifikation des malignen Melanoms. (Nach [58])

Ausdehnung	Stadium
Primärtumor	I
Lokalrezidiv	IIa
Satellitenmetastasen	IIb
In-transit-Metastasen	III
– ohne Lymphknotenbefall	IIIa
– mit Lymphknotenbefall	IIIab
Regionale Lymphknotenmetastasen	IIIb
Fernmetastasen	IV

39.4
Technik der Perfusion

Zur Isolierung der Extremität vom Sytemkreislauf werden die jeweils hauptversorgende Arterie und Vene operativ freigelegt. Der Gefäßzugang wird dabei in Abhängigkeit von der zu perfundierenden Region gewählt. Als Standardzugang haben sich für die untere Extremität die retroperitoneale Darstellung der A. und V. iliaca externa und für die Armperfusion die infraklavikuläre Exposition der axillären Gefäße bewährt [28] (Abb. 39.1).

Nach Unterbindung oder temporärem Abklemmen der Kollataralen werden die Gefäße mit geeigneten Kathetern kannüliert (14–16 Charr). Hierüber wird nach systemischer Heparinisierung (200 IE/kg) die Verbindung zur Herz-Lungen-Maschine hergestellt und die extrakorporale Zirkulation aufgebaut. Der Gasaustausch erfolgt im Oxygenator (Membran- oder Bubble-oxygenator) in dem das Perfusat gleichzeitig erwärmt wird. Die Messung

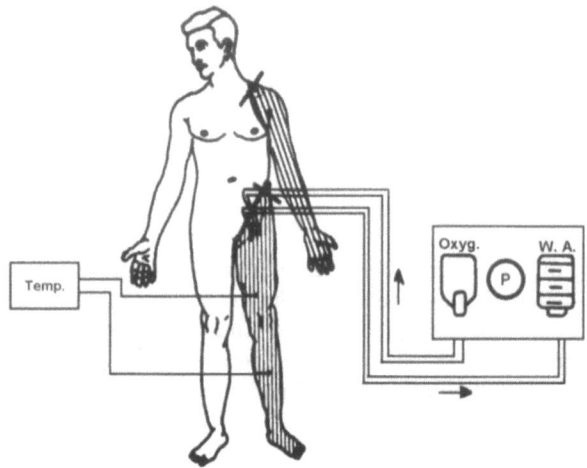

Abb. 39.1. Schematische Darstellung der isolierten Extremitätenperfusion

der Gewebetemperatur erfolgt über 2–4 Nadelelektroden die proximal und distal an der Extremität im Subkutangewebe und der Muskulatur plaziert werden. Nach Erreichen der angestrebten Gewebetemperatur und konstanter Perfusionsverhältnisse werden die Medikamente in den arteriellen Schenkel der extrakorporalen Zirkulation injiziert. Die Perfusionszeit beträgt üblicherweise 60 min, einige Gruppen befürworten aber auch eine Ausdehnung dieser Zeit bis zu 2 h [23]. Anschließend wird die Extremität mit mehreren Litern eines Volumenersatzmittels (Dextran, Hydroxyäthylstärke) ausgewaschen, und die normale Zirkulation wird nach Gefäßnaht wieder freigegeben.

Der Druck im Perfusionskreislauf liegt 15–20 mmHg unter dem systemischen arteriellen Mitteldruck [14]. Bei höheren Druckverhältnissen ist mit einem vermehrten Übtritt der Zytostatika in die systemische Zirkulation zu rechnen. Arterielle Flußraten von 30–40 ml/l Extremitätenvolumen/min sind ausreichend [38], es sind jedoch auch Flußraten von 1 200–1 500 ml/min beschrieben [45].

Um eine ausreichende Abdichtung des Extremitätenkreislaufes zum Stammkreislauf zu erzielen wird körpernah mit einer Esmarch-Binde oder einem Gummischlauch ein Tourniquet angelegt. In vielen Zentren wird diese zusätzlich um einen Steinmann-Nagel geführt, welcher in das Tuberculum majus bzw. in die Spina iliaca anterior superior eingeschlagen wird. Anschließend wird eine Leckkontrolle durchgeführt, um die adäquate Isolierung des extrakorporalen Kreislaufes gegenüber der systemischen Zirkulation zu bestätigen und bei Änderung der Situation ggf. sofort reagieren zu können (z.B. Korrektur des Tourniquets, Änderung der Flußrate, Abbruch der Perfusion). Die gebräuchlichsten Verfahren sind eine Farbstoffverdünnungsmethode [20] bzw. nuklearmedizinische Verfahren mit radioaktiv markiertem Albumin [2]. In unseren Händen hat sich eine Doppeltracermethode mit Indium-markierten autologen Erythrozyten und Technetium-markiertem Humanalbumin bewährt [48, 57]. Hierdurch haben wir die Möglichkeit, sowohl das intravasale als auch das interstitielle Kompartiment kontinuierlich zu überwachen. Bei technisch exakter Durchführung der Perfusionstherapie können ca. zwei Drittel der Behandlungen ohne nachweisbaren Übertritt der Zytostatika in die systemische Zirkulation beendet werden. Wenn mehr als 10 % der applizierten Zytostatika in den Systemkreislauf übertreten, sollte die Perfusion abgebrochen werden.

39.5
Medikamente

39.5.1
Melphalan

Bereits bei der ersten klinischen Extremitätenperfusion 1957 wurde Melphalan eingesetzt. Die Rationale für seine Anwendung beruhte auf seiner Strukturverwandschaft zum Phenylalanin, wodurch man sich eine Konzentrierung in Zellen mit aktiver Melaninsynthese erhoffte [9]. Dieses Zytostatikum ist bis heute das Standardmedikament in der Perfusionsbehandlung des malignen Melanoms geblieben. Neben seiner alkylierenden Aktivität führt es über Brückenbildungen zur Schädigung der DNS. Die synergistische zytotoxische Wirkung von Melphalan und Hyperthermie beim malignen Melanom konnte experimentell belegt werden [22].

In Anlehnung an die systemische Therapie mit Melphalan wurde auf der Basis des Körpergewichtes eine Dosis von 0,6–1,0 mg/kg KG bei der Perfusion der oberen, und von 0,8–1,2 mg/kg KG bei der Perfusion der unteren Gliedmaße ermittelt [34]. Dieses Verfahren zur Dosisbestimmung ist auch heute – v. a. in den USA – weit verbreitet. Konstitutionelle Unterschiede der einzelnen Patienten bezüglich Größe, Muskelmasse und Verhältnis von Extremität zum Restkörper bleiben jedoch hierbei unberücksichtigt. Von Wieberdink [72] wurde die Bestimmung des Volumens der zu perfundierenden Extremität mittels Wasserverdrängungsmethode eingeführt. Die hierdurch ermittelte Dosierung für Melphalan beträgt 10 mg/l perfundiertes Extremitätenvolumen bei Beinperfusionen und 13 mg/l bei Armperfusionen. Die relativ höhere Dosierung bei Behandlung der oberen Extremität kommt durch unterschiedliche Perfusatvolumina zustande. Die Dosierung der Zytostatika auf der Basis des Extremitätenvolumens hat sich in den letzten Jahren zunehmend durchgesetzt und wurde auch im eigenen Vorgehen adaptiert. Basierend auf Berechnung des tatsächlich vorhandenen austauschbaren Blutvolumens in der Extremität wurde von Lejeune eine Melphalandosis von 20 µg/ml bzw. 40 µg/ml angegeben [18]. Die mit diesem Dosisschema gemessenen Melphalankonzentrationen bei der Perfusion entsprechen weitgehend denen nach Ermittlung des Extremitätenvolumens.

Die Applikation des Melphalans erfolgt entweder in das Reservoirsystem oder direkt in den arteriellen Schenkel der extrakorporalen Zirkulation. Bei Injektion der Gesamtmenge als Bolus sollte dies innerhalb einer Zirkulationszeit erfolgen, um Spitzenkonzentrationen zu vermeiden. Die Verteilung der Dosis auf mehrere Einzeldosen mit dem Ziel konstanterer Plasmaspiegel während der Perfusion wird von einigen Untersuchern propagiert [19, 58]. Im eigenen Vorgehen wird, aufbauend auf pharmakokinetischen Daten, die Hälfte der berechneten Dosis als Bolus gegeben, gefolgt von einer 30minütigen Infusion der anderen Hälfte.

39.5.2
Andere Medikamente

Neben Melphalan werden eine Reihe von Medikamenten in der isolierten Extremitätenperfusion eingesetzt. Vor allem in den USA wurden Thiotepa und Stickstoff-Lost auch an größeren Kollektiven angewendet [54]. Dies ist z. T. auch Folge der fehlenden Zulassung von Melphalan in den USA außerhalb von klinischen Studien. Im Vergleich zu Melphalan liegt die erreichbare Ansprechrate nach einer Perfusion mit diesen Substanzen jedoch niedriger. Eingesetzt werden sie auch heute noch in Kombination mit Melphalan z.B. bei einem erneuten Rezidiv nach vorausgegangener Perfusion mit Melphalan allein. In der Kombinationsbehandlung mit Melphalan wird auch Actinomycin-D verwendet (0,006-0,01 mg/kg bzw. 0,008-0,12 mg/kg). Diese Substanz kann jedoch zu einer starken regionalen Toxizität führen. Im eigenen Vorgehen wird Actinomycin-D daher nicht verwendet.

DTIC ist eine der wirksamsten Einzelsubstanzen in der systemischen Chemotherapie des Melanoms. Obwohl für eine zytotoxische Wirkung dieser Substanz eine Aktivierung durch hepatische Enzyme erforderlich ist, wurde sie von verschiedenen Gruppen bei der isolierten Extremitätenperfusion eingesetzt [1, 3, 11, 66]. Die vermutete Aktivierung des Zytostatikums durch Lichteinwirkung auch in der extrakorporalen Zirkulation konnte von den Untersuchern nicht bestätigt werden [11]. Daß dennoch in einigen Fällen eine Tumorremission beobachtet

wurde, ist möglicherweise als Folge der isolierten Perfusion unter Hyperthermie zu bewerten.

Cisplatin ist die am besten untersuchte Substanz für die isolierte hypertherme Extremitätenperfusion neben Melphalan. Die maximal tolerierte Dosis beträgt nach Dosiseskalationsstudien zwischen 3 mg/kg KG [10] und 4-6 mg/kg KG bzw. 250 mg/m² [13]. Die klinische Ansprechrate bei alleiniger Perfusion mit Cisplatin differiert stark zwischen den einzelnen Gruppen [13, 27, 32, 63], was möglicherweise auf die sehr unterschiedlichen Dosierungen (50-250 mg/m²) zurückzuführen ist. Vor allem in der Kombination mit höheren Gewebetemperaturen wurde wiederholt über eine gesteigerte periphere Neurotoxizität berichtet. Im eigenen Vorgehen wurde Cisplatin in Kombination mit Melphalan bei Patienten mit regional metastasiertem Melanom eingesetzt, ohne daß hierbei eine im Vergleich zu anderen Verfahren gesteigerte Toxizität zu verzeichnen war [28].

39.6
Rolle der Hyperthermie

Bis heute existieren 3 Temperaturkonzepte in der isolierten Extremitätenperfusion des malignen Melanoms:

- echte Hyperthermie (> 41,5 °C),
- milde Hyperthermie (38,5-41 °C) und
- kontrollierte Normothermie (37-38 °C).

39.6.1
Echte Hyperthermie

Die Hyperthermie wurde in den 60er Jahren in die Perfusionsbehandlung eingeführt, nachdem zuvor in In-vitro-Untersuchungen eine synergistische zytotoxische Wirkung von Zytostatika und Hyperthermie gegen Tumorzellen aufgezeigt werden konnte [7, 22, 58]. Bereits in den ersten Berichten zeigte sich allerdings auch schon eine gesteigerte Toxizität bei Temperaturen zwischen 42 und 46 °C [7, 58]. Diese Probleme wurden auch in neueren Untersuchungen einer italienischen Gruppe bestätigt [52]. Bei 7 von 16 Patienten, bei denen eine Gewebetemperatur von 42 °C erreicht wurde, kam es zu neurologischen Schädigungen. Zehn Patienten entwickelten eine bleibende Beeinträchtigung der motorischen Funktion, und bei 2 von 16 Patienten wurde sogar eine Amputation erforderlich. Kroon und Mitarbeiter [40] berichten über eine ähnliche Komplikationsrate nach isolierter Extremitätenperfusion mit Melphalan und Gewebetemperaturen über 42 °C. Sie haben daraufhin eine sequentielle Perfusionsbehandlung durchgeführt, wobei die erste Perfusion bei Gewebetemperaturen von 42–43 °C (2 h) ohne Zytostatika erfolgt, und eine Woche später eine Zytostatikaperfusion mit Melphalan unter Normothermiebedingungen angeschlossen wird [39]. Mit diesem Vorgehen konnte bei 9 von 10 Patienten eine komplette Tumorremission erreicht werden. Die Bedeutung der Hyperthermie für die Tumorremission konnte am deutlichsten von Cavaliere und Mitarbeitern aufgezeigt werden [6, 10], die die Ergebnisse aus zwei Tumorzentren analysierten. Insgesamt wurden 327 Patienten im Stadium IIIa und IIIb behandelt. Die Rate kompletter Tumorremissionen stieg von 27 % bei Temperaturen < 41,5 °C auf 54 % bei Temperatu­ren > 41,5 °C an (Rom), bzw. von 32 % bei Temperaturen < 40 °C auf 76 % bei Temperaturen > 41 °C (Mailand). Auch wurde eine deutlich Verbesserung der Gesamtüberlebensrate bei Patienten mit erreichten höheren Temperaturen deutlich festgestellt.

39.6.2
Milde Hyperthermie

Durch Erhöhung der Gewebetemperatur auf 39–41 °C kann die Perfusion des Gewebes und damit die Verteilung des Zytostatikums verbessert werden. Auch wenn echte zytotoxische Wirkungen der Hyperthermie erst bei 42 °C und mehr zu verzeichnen sind, so gibt es jedoch Hinweise, daß es schon bei niedrigeren Temperaturen zu synergistischen Wirkungen mit Melphalan kommt [22]. Dies trifft v. a. auch auf Cisplatin zu, welches in die Mechanismen der Hitzeschockproteinsynthese eingreift.

Für das Konzept der „milden" Hyperthermie sprechen auch die sehr guten Ergebnisse von Stehlin [58], der eine Verbesserung der Fünfjahresüberlebensrate von 22 auf 76 % nach Einführung der (38,8–40,0 °C-)Hyperthermie beobachtete. Im eigenen Vorgehen wird ebenfalls dieses Konzept verfolgt. Eine Temperatur von über 40 °C wird nur in Ausnahmefällen angestrebt.

39.6.3
Normothermie

Durch den Einsatz einer kontrollierten Hyperthermie mit Gewebetemperaturen von 37–38 °C sollen v. a. die Komplikationen einer echten Hyperthermiebehandlung vermieden werden. Gegenüber der Perfusionsbehandlung ohne jegliche Erwärmung, bei der die Gewebetemperatur auch zwischen 32–34 °C oder darunter liegen kann, wird durch die kontrollierte Erwärmung eine homogene Perfusion des Gewebes ermöglicht. Der Nutzen der sog. milden Hyperthermie wird von den Befürwortern des Konzeptes der kontrollierten Normothermie in Frage gestellt [71].

In einer retrospektiven Analyse wurden 166 Patienten nach normothermer Perfusion mit 218 Patienten nach Perfusion unter milder Hyperthermie verglichen [29]. Die Behandlungstechnik in den beteiligten Kliniken war ansonsten vergleichbar. Unterschiede in bezug auf Gesamtüberleben und lokoregionäre rezidivfreie Zeit konnten in dieser Analyse nicht festgestellt werden.

39.7
Indikationen und Ergebnisse

39.7.2
Adjuvante Perfusion im Stadium I

Das Risiko eines lokoregionären Rezidives oder einer Fernmetastasierung beim malignen Melanom steigt mit der Eindringtiefe des Primärtumors (Clark-Level) bzw. mit dem vertikalen Tumordurchmesser (Breslow) eindeutig an [4, 8]. Patienten mit einer Tumordicke über 1,5 mm haben somit eine deutlich schlechtere Prognose sowohl in bezug auf Lokalrezidive, als auch für In-transit-, Lymphknoten- und Fernmetastasen (High-risk-Melanome).

Durch eine adjuvante Extremitätenperfusion mit Melphalan wurde von vielen Autoren versucht, das Rezidivrisiko dieser Patienten zu senken und das Gesamtüberleben der Patienten damit gleichzeitig zu verbessern. Die Fünfjahresüberlebenszeiten der perfundierten Patienten liegen zwischen 78 und 92 % (Tabelle 39.2). Diese Ergebnisse scheinen im Vergleich zur Literatur eine Verbesserung der Überlebenswahrscheinlichkeit aufzuzeigen. Nur wenige Studien beinhalten aber einen direkten Vergleich von perfundierten und nichtperfundierten Patienten.

In einer retrospektiven Analyse wurden 227 in Groningen mit einer isolierten Extremitätenperfusion behandelten Patienten im Stadium I (Tumor-

Tabelle 39.2. Ergebnisse nach adjuvanter Extremitätenperfusion bei High-risk-Primärtumoren

Autor(en)	Patienten (n)	Clark-Level	Fünfjahresüberlebensrate (in %)
Stehlin et al. 1975 [58]	70	III–V	83,5
Sugarbaker und McBride 1976 [60]	199	III–V	83
Krementz 1986 [34]	381	III–V	87
Krige et al. 1988 [37]	93	III–V	83
Lejeune et al. 1989 [45]	77	III–V	92
Kettelhack et al. 1990 [28]	47	III–V	89
Henneking et al. 1993 [26]	259	II–V	85

dicke 1,5 mm oder größer) mit 238 Patienten verglichen, bei denen der Tumor lediglich exzidiert wurde [16]. Es konnten hierbei keine signifikanten Unterschiede bezüglich lokoregionärer rezidivfreier Zeit, Zeit bis zum Auftreten von Lymphknoten- oder Fernmetastasen, Gesamtrezidivfreier Zeit oder Gesamtüberleben festgestellt werden.

In einer „matched-control"-Analyse wurden 151 Patienten, die am M.D. Anderson Cancer Center perfundiert worden waren, mit 151 Patienten ohne Perfusionsbehandlung aus Alabama und Sydney verglichen [12]. Auch in dieser Studie konnte für das Gesamtkollektiv kein signifikanter Vorteil für die perfundierten Patienten nachgewiesen werden. Für die Untergruppe der Patienten mit Tumoren mit einer Dicke von > 2,0 mm ließ sich jedoch eine signifikante Verlängerung des rezidivfreien und des Gesamtüberlebens nachweisen.

Von der WHO und der European Organization für Research and Treatment of Cancer (EORTC) wurde gemeinsam eine prospektiv-randomisierte Studie zu dieser Fragestellung durchgeführt. Die Studie wurde 1995 abgeschlossen. Bei der Auswertung der Daten von 852 Patienten zeigte sich weder eine signifikante Verlängerung des krankheitsfreien Intervalles noch des Gesamtüberlebens (F. Lejeune, unveröffentlicht).

Insgesamt besteht aufgrund der vorliegenden Ergebnisse keine Indikation mehr für eine isolierte Extremitätenperfusion als adjuvante Maßnahme nach Exzision des Primärtumors.

39.7.2
Therapeutische Perfusion

Primäres Ziel der isolierten Extremitätenperfusion beim lokal rezidivierten oder regional metastasierten malignen Melanom ist die lokoregionäre Tumorfreiheit. Ob es darüber hinaus auch zu einer Verzögerung der systemischen Progression kommen kann ist fraglich. Denkbar ist dies allerdings bei Patienten, die zum Zeitpunkt ihrer lokoregionären Metastasierung noch keine systemische (Mikro-)Metastasierung aufweisen. Bewertungskriterien für eine therapeutische Extremitätenperfusion sind daher:

- Tumorrückbildung,
- Zeit bis zur erneuten Progression und
- Gesamtüberleben.

Tumorrückbildung
Durch die isolierte hypertherme Extremitätenperfusion kann bei der Mehrzahl der Patienten eine deutliche Tumorrückbildung erreicht werden. Der Anteil der kompletten und partiellen Remission ist abhängig vom eingesetzten Medikament und z. T. auch

Tabelle 39.3. Tumorrückbildung nach isolierter Extremitätenperfusion mit Melphalan

Autor(en)	Patienten (n)	Komplette Remission (CR) (in %)	Partielle Remission (PR) (in %)
Rosin und Westbury 1980 [50]	80	26	36
Lejeune et al. 1983[44]	23	65	26
Storm und Morton 1985 [59]	26	81	–
Minor et al. 1985 [49]	28	81	19
Santinami et al. 1989 [52]	85	46	48
Di Filippo et al. 1989 [10]	69	39	44
Skene et al. 1990 [55]	67	78 CR+PR	
Klaase et al. 1994 [30]	120	54	25
Klaase et al. 1994 [31]	42 Doppel-perfusion	76	14
Würl et al. 1995 [73]	27	70	30

von der erreichten Gewebetemperatur (s. oben). Durch eine Perfusion mit Melphalan kann eine komplette Remission bei 26–65 % der Patienten erreicht werden (Tabelle 39.3). Die Ansprechraten nach Einsatz anderer Zytostatika liegen etwas darunter (Tabelle 39.4).

Um das Ergebnis der Perfusionsbehandlung histologisch zu sichern, sollten die Herde einige Wochen nach der Perfusionsbehandlung exzidiert werden, wenn dies technisch möglich ist. Bei multiplen Tumoren ist es evtl. möglich, mehrere Knoten zur Beurteilung zu entnehmen.

Tabelle 39.4. Tumorrückbildung nach isolierter Extremitätenperfusion; andere Medikamente

Substanz	Autor(en)	Patienten (n)	Komplette Remission (n)	Partielle Remission (n)
N-Lost	Shiu et al. 1986 [54]	19	6	6
Cisplatin	Aigner und Schwemmle 1983 [1]	12	2	4
	Tompson und Gianoutsos 1992 [63]	6	–	5
	Hoekstra et al. 1993 [27]	4	2	1
	Santinami et al. 1989 [52]	9	1	6
Methotrexat	Würl et al. 1995 [73]	16	10	4
DTIC	Aigner und Schwemmle 1983 [1]	4	1	–
	Vaglini et al. 1987 [66]	24	3	7

Progressionsfreie Zeit

Angaben über die Häufigkeit von Rezidiven in der perfundierten Extremität sind nicht aus allen Literaturstellen zu entnehmen. In vielen Fällen ist lediglich das krankeitsfreie Intervall angegeben, ohne daß eine genauere Differenzierung erfolgt. Vor allem amerikanische Arbeiten beziehen sich überwiegend auf das Gesamtüberleben nach therapeutischer Extremitätenperfusion.

Von 100 in Groningen behandelten Patienten [53] entwickelten 29 im Verlauf erneute Lokalrezidive bzw. In-transit-Metastasen. Lejeune et al. [45] sahen bei 4 % der Patienten Lokalrezidive und bei 29 % In-transit-Metastasen nach adjuvanter und therapeutischer Perfusion. 27 % der therapeutisch perfundierten Patienten waren nach 5 Jahren noch krankheitsfrei. Von 120 von Klaase et al. behandelten Patienten waren 38 % nach 3 Jahren noch regional tumorfrei [30].

22 von 116 von Di Filippo et al. behandelten Patienten entwickelten ein lokoregionäres Rezidiv [10]. Die Rezidive traten alle innerhalb von 36 Monaten auf. Nach 5 Jahren waren noch 61 % der Patienten rezidivfrei.

Skene beobachtete bei 18 von 81 Patienten ein regionales Rezidiv. Im Stadium IIIa betrug die Rezidivrate 30 % bei einer mittleren krankheitsfreien Zeit von 17,8 Monaten [55].

In einer randomisierten Studie von Hafström [24] entwickelten 12 von 33 perfundierten Patienten Rezidive vs. 19 von 36 nur chirurgisch behandelten Patienten. Dieser Unterschied war signifikant (p=0,044). Das mediane tumorfreie Überleben betrug 17 vs. 10 Monate.

Gesamtüberleben

Aufgrund der großen Heterogenität der Patienten mit Lokalrezidiven, Satelliten- oder In-transit-Metastasen eines Melanoms schwanken die Angaben zur Überlebenszeit in der Literatur sehr stark (Tabelle 39.5). Ein Vergleich zwischen perfundierten Patienten und solchen, die ausschließlich chirurgisch behandelt wurden, ist aus diesen Gründen sehr schwierig. In der einzigen bisher vorliegenden randomisierten Studie zu dieser Fragestellung [24] fand sich zwar ein signifikanter Unterschied bezüglich des krankheitsfreien Überlebens; das Gesamtüberleben war aber in der perfundierten Gruppe nicht signifikant verlängert.

39.7.3
Wiederholung der Perfusionsbehandlung

Prinzipiell ist es möglich, die isolierte Extremitätenperfusion mehrfach durchzuführen, falls es zu einem Rezidiv im Bereich der Extremität kommt. Bei der Indikationsstellung zu einer nochmaligen Perfusionsbehandlung ist eine eventuelle Vorschädigung des Gewebes durch die vorangegangene(n) Perfusionen(en) zu berücksichtigen. Narbige Veränderungen an den Gefäßen, die für die Kanülierung benutzt wurden, sind häufig. Wenn es aufgrund der Tumorlokalisation sinnvoll erscheint, so ist daher ggf. ein anderer Gefäßzugang (z. B. femoral oder brachial) zu wählen.

Die größte Erfahrung mit wiederholten Perfusionsbehandlungen besteht an der Tulane University, dem Zentrum, an dem auch die isolierte Extremitätenperfusion entwickelt wurde [36]. Bei insgesamt 158 Patienten wurden dort mehrfache Perfusionen durchgeführt: 2fach in 120 Fällen, 3fach in 28 Fällen, 4fach bei 8 Patienten und bei 2 Patienten sogar insgesamt 5mal. Schwerwiegende Komplikationen im Bereich der Extremitäten wurden hierbei nicht beobachtet.

Im eigenen Krankengut sind ebenfalls mehrere Patienten wiederholt perfundiert worden. Hinzu kommen Patienten, die sich mit einem erneuten Rezidiv nach wiederholter Perfusionsbehandlung in anderen Kliniken bei uns vorstellen, und die von uns durch eine Perfusion mit Tumornekrosefaktor (*TNF*) und Melphalan behandelt werden konnten. Mehr als 3 Perfusionsbehandlungen bei dem gleichen Patienten haben wir jedoch bisher in keinem Fall durchgeführt.

Tabelle 39.5. Ergebnisse nach isolierter Extremitätenperfusion mit Melphalan im Stadium II-IV (M.D. Anderson-Klassifikation)

Autor(en)	Stadium	Patienten (n)	Fünfjahres-überlebensrate (in %)
Stehlin et al. 1975 [58]	II-IIIAB	73	48
	IIIA	30	72
Krementz 1986 [34]	II	39	68
	IIIA	70	29
	IIIB	129	52
	IIIAB	96	31
	IV	144	9
Lejeune et al. 1989 [45]	II-IIIAB	129	54
Henneking et al. 1993 [26]	II	33	49
	IIIA	73	31
	IIIB	44	52
	IIIAB	29	15
	IV	5	–
Vrouenraets et al. 1993 [71]	IIA	31	58
	IIB	36	57
	IIIA	71	45
	IIIAB/IIIB	78	25
Di Filippo et al. 1989 [10]	II	5	80
	IIIA	41	55
	IIIB	27	47
	IIIAB	21	35
	IV (LK)	22	16

39.7.4
Extremitätenperfusion mit Tumornekrosefaktor

Der Einsatz von TNF-α in Kombination mit IFN-γ und Melphalan bei der isolierten Extremitätenperfusion wurde erstmals von Lejeune und Mitarbeitern [47] beschrieben. Die Ergebnisse der Pilotstudie, und auch erste Mitteilungen aus der Phase-II-Studie [46] bei In-transit-Metastasen eines malignen Melanoms zeigten eine Ansprechrate von 100 % mit 90 % kompletten Remissionen. Durch die regionale Applikation konnten die Probleme der systemischen Toxizität von TNF überwunden werden, die klinisch eine therapeutisch wirksame Dosierung bis dahin nicht gestatteten. Die bei der isolierten Extremitätenperfusion eingesetzte Dosis von 4 mg TNF liegt um den Faktor 10 über der systemisch maximal tolerierten Dosis (*MTD*). Voraussetzung für diese Therapie ist daher eine effiziente Abdichtung der extrakorporalen Zirkulation gegenüber dem Systemkreislauf und eine kontinuierliche Leckkontrolle. Wir verwenden hierzu eine Doppeltracermethode mit radioaktiv markierten Erythrozyten und Albumin [57]. Die systemische Leckrate lag hiermit bei 78 % der von uns durchgeführten Perfusionen unter 5 %.

Von August 1993 bis Dezember 1995 haben wir bei 21 Patienten (17 Frauen, 4 Männer, Durchschnittsalter 59 Jahre) mit einem malignen Melanom eine isolierte hypertherme Extremitätenperfusion mit rhTNF-α und Melphalan durchgeführt. Ein großer Teil der Patienten war bereits durch z. T. mehrfache Voroperationen, systemische Chemo- und Immuntherapien, isolierte Extremitätenperfusionen oder Bestrahlungen vorbehandelt.

Eine Patientin ist postoperativ an den Folgen einer schweren Pneumonie verstorben. Die systemischen Auswirkungen der Extremitätenperfusion mit rhTNF-α waren unter intensivtherapeutischer Überwachung beherrschbar. Schwerwiegende Störungen (WHO-Grad 3/4) der kardiozirkulatorischen oder pulmonalen Funktion traten nicht auf. Auffallend war jedoch eine Erhöhung der Lebertransaminasen und des Bilirubins bei 6 der durchgeführten Perfusionen (26 %), die nach einigen Tagen auftrat. Bei Perfusionen mit Melphalan alleine oder mit anderen Zytostatika wurden solche Veränderungen in der Vergangenheit nicht beobachtet [28, 45]. Ursächlich hierfür kommt am ehesten eine Aktivierung der Zytokinkaskade in der perfundierten Extremität mit verzögerter Freisetzung von Mediatoren wie IL-1, IL-6 und IL-8 in Frage [17, 62]. Die Nierenfunktion war bei 3 von 21 Patienten vorübergehend eingeschränkt (WHO-Grad 1).

Bei 13 der von uns behandelten Patienten wurde eine komplette, und bei 3 Patienten eine partielle Tumorrückbildung erreicht (Ansprechrate 80 %).

Nach einer medianen Nachbeobachtungszeit von bisher 12 Monaten entwickelten 3 der 13 Patienten mit einer kompletten Remission ein regionales Rezidiv.

Ergebnisse mit einer Ansprechrate von 100 % wurden außer von Lienard et al. [47] auch von einer amerikanischen Gruppe berichtet [15]. Eine italienische Arbeitsgruppe konnte dagegen nur bei 67 % der behandelten Patienten eine komplette Remission erzielen [65]. Die eigenen Ergebnisse beim malignen Melanom mit einer Ansprechrate von insgesamt 80 % und 65 % kompletten Tumorremissionen bleiben ebenfalls deutlich hinter den Daten der Erstuntersucher zurück. Dennoch erscheinen sie besser als die in der Literatur allgemein berichteten Ergebnisse einer Melphalan-Mono-Perfusionstherapie [23, 28, 45]. Um die Daten der Extremitätenperfusion mit TNF und Melphalan beim malignen Melanom weiter abzusichern, ist eine prospektiv-randomisierte Studie erforderlich, in der die Kombination aus TNF und Melphalan gegen Melphalan alleine geprüft wird. Eine solche Studie wird zur Zeit multiinstitutional eingeleitet. Hierbei wird auch die Dauer der erreichten Remission zu beurteilen sein.

39.8
Regionale Toxizität

39.8.1
Akuttoxizität

Für die akute Toxizität im Bereich der perfundierten Extremität nach isolierter hyperthermer Extremitätenperfusion gibt es prinzipiell 3 mögliche Ursachen:

- Die hohe lokale Konzentration an Zytostatika, die bei einigen Substanzen bis zum 10fachen der systemisch tolerierten Dosis bezogen auf das Körpergewicht betragen kann;
- der Einfluß der Hyperthermie;
- die Hypoxie während der Zeit der Kanülierung bzw. Dekanülierung der Gefäße bis zum Aufbau einer suffizienten Perfusion mit Oxygenierung.

Die Systematik der Einteilung der akuten regionalen Toxizität wurde von Wieberdink et al. [72] erarbeitet (Tabelle 39.6). Der Schwerpunkt dieser Klassifikation liegt in der Beurteilung der Reaktion der Haut und Subkutis. Der überwiegende Anteil der Patienten zeigt nach der Perfusionsbehandlung eine deutliche Schwellung und Rötung der Extremität (Grad II, Tabelle 39.7). Auch Blasenbildungen (Grad III) sind bei einem Teil der Patienten zu erwarten. Die akuten Veränderungen sind innerhalb weniger Wochen rückbildungsfähig. Ein Lymphödem kann

Tabelle 39.6. Klassifikation der regionalen Toxizität. (Nach Wieberdink et al. [72])

Ausmaß der Reaktion	Grad
Keine subjektive oder objektive Reaktion	I
Leichte Rötung und/oder Ödem	II
Deutliches Erythem und/oder Ödem mit Blasenbildung; geringe Beeinträchtigung der Motilität	III
Ausgedehnte Epidermolysen; Schädigung tiefer Gewebe mit bleibenden Funktionsverlusten; drohendes oder manifestes Kompartmentsyndrom	IV
Schädigung die eine Amputation erforderlich machen kann	V

Tabelle 39.7. Regionale Toxizität nach isolierter Extremitätenperfusion

Autor(en)	Patienten (n)	Schweregrad nach Wieberdink (in %)				
		I	II	III	IV	V
Lejeune et al. 1989 [45]	206	5	57	36	2	–
Klaase et al. 1995 [29]	166	3	84	11	1	1
van Geel et al. 1989 [67]	57	8	72	16	2	2
Kettelhack et al. 1990 [28]	113	13	67	18	2	–

jedoch auch noch längere Zeit persistieren. Ursächlich hierfür ist v. a. auch die Unterbrechung der inguinalen bzw. axillären Lymphbahnen bei der Operation, insbesondere wenn gleichzeitig eine radikale Lymphknotendissektion durchgeführt wurde. Eine schwerwiegende Beeinträchtigung der sensiblen und motorischen Funktion (Grad IV) ist nur in einem geringen Teil der Patienten zu erwarten (1–2%). Eine Amputation als Folge der Perfusionsbehandlung ist in Einzelfällen beobachtet worden. Bei einigen dieser Patienten waren vaskuläre Komplikationen mitverantwortlich für die ausgedehnte Schädigung der Extremität.

Durch die Bestimmuung des Myoglobins und der Kreatinkinase im Serum kann im postoperativen Verlauf der Gewebeschaden (Myolyse) abgeschätzt werden [25]. Um eine Nierenschädigung durch die z. T. sehr hohen Myoglobinspiegel zu verhindern, wird im eigenen Vorgehen auf eine ausreichende Diurese (> 4 l/Tag) geachtet bei gleichzeitiger Alkalisierung des Harns (pH >7,5).

Die regionale Toxizität ist zu einem erheblichen Teil auch von dem bei der Perfusion eingesetzten Zytostatikum abhängig. Im Vergleich zu Melphalan kommt es beim Einsatz von Cisplatin bei einem wesentlich höheren Anteil der Patienten zu neurologische Schädigungen. Hierbei bestehen jedoch erhebliche Unterschiede in Abhängigkeit von der verwendeten Dosis und der Gewebetemperatur [27]. Weitere Medikamente mit gesteigerter regionaler Toxizität sind Actinomycin-D, Methotrexat [73], Adriamycin und Stickstoff-Lost (HN$_2$) [54].

39.9
Spätkomplikationen und funktionelle Langzeitergebnisse

Obwohl die hypertherme Extremitätenperfusion seit inzwischen mehr als 30 Jahren eingesetzt wird, gibt es nur wenige Untersuchungen über Spätfolgen [67, 69, 70]. Die wichtigsten Langzeitfolgen sind ein Lymphödem, fibrotische Veränderungen des Subkutangewebes und der Muskulatur, Bewegungseinschränkungen der großen Gelenke, oder Störungen der Feinmotorik und Sensibilität. Insgesamt ist der Anteil der Patienten mit nach 6–12 Monaten noch nachweisbaren deutlichen Beeinträchtigungen der Gliedmaßenfunktion jedoch gering (Tabelle 39.8).

Tabelle 39.8. Funktionelle Langzeitauswirkungen der isolierten Extremitätenperfusion nach Ablauf von mindestens einem Jahr. (Nach [67, 70])

Symptom	Häufigkeit (in %)
Ödem	28
Muskelatrophie/-fibrose	12
Schmerzen	8
Neuropathie	3
Rez. Infektionen (Erysipel)	3
Bewegungseinschränkungen	
– Handgelenk	20
– Kniegelenk	20
– Sprunggelenk	50

Literatur

1. Aigner K, Schwemmle K (1983) Technik der isolierten Extremitätenperfusion. Langenbecks Arch Chir 359: 113–122
2. Alexander C, Berberich R, Omlor G, Schmidt S (1991) Measurement of blood leakage during isolation perfusion by 99mTc blood pool labelling. Reg Cancer Treat 3: 312–315
3. Ariyan S, Mitchell MS, Kirkwood JM (1984) Regional isolated perfusion of high risk melanoma of the extremities with imidazole carboxamide. Surg Gyn Obstet 158: 238–242
4. Breslow A (1970) Thickness, cross-sectional areas and depth of invasion in the prognosis of cutaneous melanoma. Ann Surg 172: 902–908
5. Cascinelli N, Bufalino R, Marolda R et al. (1986) Regional non-nodal metastasesof cutaneous melanoma. Eur J Surg Oncol 12: 175–180
6. Cavaliere R, Cavaliere F, Deraco M et al. (1994) Hyperthermic antiblastic perfusion in the treatment of stage IIIa-IIIab melanoma patients. Comparison of two experiences. Melanoma Res 4 [Suppl] 1: 5–11
7. Cavaliere R, Ciocatto EC, Giovanella BC et al. (1967) Selective heat sensitivity of cancer cells. Biochemical and clinical studies. Cancer 20: 1351–1381

8. Clark WH, From L, Bernardino EA, Mihm MC (1969). The histiogenesis and biological behavior of primary malignant melanomas of the skin. Cancer Res 29: 705

9. Creech O, Krementz ET, Ryan RF, Winblad JN (1958) Chemotherapy of cancer: regional perfusion utilizing an extracorporeal circuit. Ann Surg 148: 616–631

10. Di Filippo F, Calabro A, Giannarelli D, Carlini S, Cavaliere F, Moscarelli F (1989) Prognostic variables in recurrent limb melanoma treated with hyperthermic antiblastic perfusion. Cancer 63: 2551–2561

11. Didolkar MS, Fitzpatrick JL, Jackson AJ, Johnston GS (1986) Toxicity and complications of vascular isolation and hyperthermic perfusion with imidazole carboxamide (DTIC) in melanoma. Cancer 57: 1961–1966

12. Edwards MJ, Soong SJ, Boddie AW, Balch CM, McBride CM (1990) Isolated limb perfusion for localized melanoma of the extremity. Arch Surg 125: 317–321

13. Fletcher WS, Woltering EA, Moseley HS et al. (1993) Hyperthermic isolation limb perfusion (HILP) in the management of extremity melanoma and sarcoma with particular reference to the dosage, pharmacokinetics, and toxicity of cisplatin. Cancer Treat Res 62: 241–244

14. Fontijne WPJ, Mook PH, Schraffordt Koops H, Oldhoff J, Wildevuur CRH (1985) Improved tissue perfusion during pressure regulated hyperthermic regional perfusion. Cancer 55: 1455–1461

15. Fraker DL, Alexander HR (1994) The use of tumour necrosis factor (TNF) in isolated perfusion: results and side effects. The NCI results. Melanoma Res 4 [Suppl] 1: 27–29

16. Franklin HR, Schraffordt Koops H, Oldhoff J et al. (1988) To perfuse or not to perfuse? A retrospective comparative study to evaluate the effect of adjuvant isolated regional perfusion in patients with stage I extremity melanoma with a thickness of 1.5 mm or greater. J Clin Oncol 6: 701–708

17. Gerain J, Lienard D, Ewalenko P, Lejeune FJ (1992) High serum levels of TNF-alpha after its administration for isolation perfusion of the limb. Cytokine 4: 585–591

18. Ghanem G, Lejeune FJ (1987) A simple and accurate new method for cytostatics dosimetry in isoaltion perfusion of the limbs based on exchangeable blood volume determination. Cancer Res 47: 639–643

19. Ghussen F, Krüger I, Smalley RV, Groth W (1989) Hyperthermic perfusion with chemotherapy for melanoma of the extremities. World J Surg 13: 598–602

20. Ghussen F, Nagel K, Sturz J, Isselhard W (1982) A modified dye dilution method to estimate leakage during regional isolated perfusoin of the extremity. Res Exp Med 180: 179–187

21. Giovanella BC, Stehlin JS, Williams LJ (1973) Selective lethal effect of supranormal temperatures on mouse sarcoma cells. Cancer Res 33: 2658–2578

22. Goss P, Parsons PG (1977) The effect of hyperthermia and Melphalan on survival of human fibroblast strains and melanoma cell lines. Cancer Res 37: 152–156

23. Hafström L, Mattson J (1993) Regional chemotherapy for malignant melanoma. Cancer Treat Rev 19: 17–28

24. Hafström L, Rudenstam CM, Blomquist E et al. (1991) Regional hyperthermic perfusion with Melphalan after surgery for recurrent melanoma of the extremities. J Clin Oncol 9: 2091–2094

25. Haier J, Hohenberger P, Schlag PM (1994) Quantification of skeleton muscle damage after isolated limb perfusion by determination of myoglobin and creatinkinase. Eur J Surg Oncol 20 (Abstract)

26. Henneking K, Binder J, Weyers W, Schwemmle K (1993) Surgical treatment and regional chemotherapy in melanoma of the extremities. Chirurg 64: 134–138

27. Hoekstra HJ, Schraffordt Koops H, De Vries LGEJ, Van Weerden TW, Oldhoff J (1993) Toxicity of hyperthermic isoalted limb perfusion with cisplatin for recurrent melanoma of the lower extremity after previous perfusion. Cancer 72: 1224–1229

28. Kettelhack C, Kraus T, Hupp T, Manner M, Schlag P (1990) Hyperthermic limb perfusion for malignant melanoma and soft tissue sarcoma. Eur J Surg Oncol 16: 370–375

29. Klaase JM, Kroon BBR, Eggermont AMM et al. (1995) A retrospective comparative study evaluating the results of mild hyperthermic versus controlled normothermic perfusion for recurrent melanoma of the extremities. Eur J Cancer 31A: 58–63

30. Klaase JM, Kroon BBR, van Geel AN, Eggermont AMM, Franklin HR, Hart AAM (1994) Prognostic factors for tumor response and limb recurrence-free interval in patients with advanced melanoma of the limbs treated with regional isolated perfusion with Melphalan. Surgery 115: 39–45

31. Klaase JM, Kroon BBR, van Geel AN, Eggermont AMM, Franklin HR, Van Dongen JA (1994) Is there an indication for a double perfusion schedule with Melphalan for patients with recurrent melanoma of the limbs? Melanoma Res 4 [Suppl] 1: 13–16

32. Klein ES, Ben-Ari GY (1987) Isolation perfusion with cisplatin for malignant melanoma of the limbs. Cancer 59: 1068–1071

33. Klopp CT, Alford TC, Bateman J (1950) Fractional intraarterial cancer chemotherapy with methyl-bis-amine hydrochloride. Ann Surg 132: 811–832

34. Krementz ET (1986) Regional perfusion – Current sophistication, what next ? Cancer 57: 416–432

35. Krementz ET, Creech O, Ryan RF, Wickstrom J (1959) Treatment of malignant tumors of the extremites by perfusion with chemotherapeutic agents. J Bone Joint Surg 41: 977–987

36. Krementz ET, Muchmore JH, Carter RD, Sutherland CM (1994) Multiple perfusions for melanoma. Melanoma Res 4 [Suppl] 1: 39–44

37. Krige JEJ, King HS, Strover RM (1988) Prophylactic hyperthermic limb perfusion in stage I melanoma. Eur J Surg Oncol 14: 321–326

38. Kroon BBR (1988) Regional isolation perfusion in melanoma of the limbs; accomplishments, unsolved problems, future. Eur J Surg Oncol 14: 101–110

39. Kroon BBR, Klaase JM, Van de Merwe SA, Van Dongen JA, Zee J van der (1992) Results of a double perfusion schedule using high-dose hyperthermia and Melphalan sequentially for recurrent melanoma of the limbs: a pilot study. Reg Cancer Treat 4: 305–308

40. Kroon BBR, Klaase JM, Geel AN van, Eggermont AMM (1992) Application of hyperthermia in regional isolated perfusion for melanoma of the limbs. Reg Cancer Treat 4: 223–226

41. Lang NP, Stair JM, Degges RD et al. (1984) Melanoma today does not require radical surgery. Am J Surg 148: 723–726

42. Lee YM (1980) Loco-regional recurrent melanoma: I Natural history. Cancer Treat Rev 7: 59–72

43. Lee YM (1980) Loco-regional primary and recurrent melanoma: III. Update of natural history and non-systemic treatments (1980–1987). Cancer Treat Rev 15: 135–162

44. Lejeune FJ, Deloof T, Ewalenko P et al. (1983) Objective regression of unexcised melanoma in-transit metastases after hyperthermic isolation perfusion of the limbs with Melphalan. Rec Res Cancer Res 86: 268–276

45. Lejeune FJ, Lienard D, El Douaihy M, Vadoud Seyedi J, Ewalenko P (1989) Results of 206 isolated limb perfusions for malignant melanoma. Eur J Surg Oncol 15: 510–519

46. Lienard D, Eggermont AMM, Schraffordt Koops H et al. (1994) Isolated perfusion of the limb with high-dose tumor necrosis factor-alpha (TNF-α), interferon-gamma (IFN-γ) and Melphalan for melanoma stage III. Results of a multi-centre pilto study. Melanoma Res 4 [Suppl] 1: 21–26

47. Lienard D, Ewalenko P, Delmotte JJ, Lejeune FJ (1992) High-dose recombinant tumor necrosis factor alpha in combination with interferon gamma and Melphalan in

isolation perfusion of the limbs for melanoma and sarcoma. J Clin Oncol 10: 52–60

48. Manner M, Sinn H, Bubeck H, Kettelhack C, Schlag P (1990) Verbesserte intraoperative Leckkontrolle bei der isolierten Zytostatikaperfusion von Extemitätentumoren. Langenbecks Arch Chir 375: 208–213

49. Minor DR, Allen RE, Alberts D, Peng Y, Tardelli G, Hutchinson J (1985) A clinical and pharmacokinetic study of isolated limb perfusion with heat and Melphalan for melanoma. Cancer 55: 2638–2644

50. Rosin RD, Westbury C (1980) Isolated limb perfusion for malignant melanoma. Practitioner 224: 188–198

51. Ryan RF, Krementz ET, Creech O, Winblad JN, Chamblee W, Cheek H (1957) Selected perfusion of isolated viscera with chemotherapeutic agents using extracorporeal circuit. Surg Forum 8: 158–161

52. Santinami M, Belli F, Cascinelli N, Rovini D, Vaglini M (1989) Seven years experience with hyperthermic perfusions in extracorporeal circulation for melanoma of the extremities. J Surg Oncol 42: 201–208

53. Schraffordt Koops H, Oldhoff J, Oosterhuis JW, Beekhuis H (1987) Isolated regional perfusion in malignant melanoma of the extremities. World J Surg 11: 527–533

54. Shiu MH, Knapper WH, Fortner JG et al. (1986) Regional isolated limb perfusion of melanoma intransit metastases using mechlorethamine (nitrogen mustard). J Clin Oncol 4: 1819–1826

55. Skene AI, Bulman AS, Williams TR, Thomas JM, Westbury G (1990) Hyperthermic isolated limb perfusion with Melphalan in the treatment of advanced malignant melanoma of the lower limb. Br J Surg 77: 765–767

56. Slingluff CL, Stidham KR, Ricci WM, Stanley WE, Seigler HF (1994) Surgical management of regional lymph nodes in patients with melanoma. Ann Surg 219: 120–130

57. Sprenger H-J, Markwardt J, Schlag PM (1994) Ouantitative Leckbestimmung bei der isolierten Extremitätenperfusion. Nuklearmedizin 33: 248–253

58. Stehlin JS, Giovanella BC, deIpolyi PD, Muenz LR, Anderson RF (1975) Results of hyperthermic perfusion for melanoma of the extremities. Surg Gyn Obstet 140: 339–348

59. Storm FK, Morton DL (1985) Value of therapeutic hyperthermic limb perfusion in advanced and recurrent melanoma of the lower extremity. Am J Surg 150: 32–35

60. Sugarbaker EV, McBride CM (1976) Survival and regional disease control after isolation-perfusion for invasive stage I melanoma of the extremities. Cancer 37: 188–198

61. Sullivan RD, Jones R, Schnabel TG, Shorey JM (1953) The treatment of human cancer with intra-arterial nitrogen mustard (methylbis (2-chloroethyl) amine hydrochloride) utilizing a simplified catheter technique. Cancer 6: 121–134

62. Thom AK, Alexander HR, Andrich MP, Barker WC, Rosenberg SA, Fraker DL (1995) Cytokine levels and systemic toxicity in patients undergoing isolated limb perfusion with high-dose tumor necrosis factor, interferon-gamma, and Melphalan. J Clin Oncol 13: 264–273

63. Thompson JF, Gianoutsos MP (1992) Isolated limb perfusion for melanoma: effectiveness and toxicity of cisplatin compared with that of Melphalan and other drugs. World J Surg 16: 227–233

64. Urist MM, Balch CM, Soong SJ, Shaw HM, Milton GW, Maddox WA (1985) The influence of surgical margins and prognostic factors predicting the risk of local recurrence in 3445 patients with primary cutaneous melanoma. Cancer 55: 1398–1402

65. Vaglini M, Belli F, Ammatuna M et al. (1994) Treatment of primary or relapsing limb cancer by isolation perfusion with high-dose alpha-tumor necrosis factor, gamma-interferon, and Melphalan. Cancer 73: 483–492

66. Vaglini M, Belli F, Marolda R, Prada A, Santinami M, Cascinelli N (1987) Hyperthermic antiblastic perfusion with DTIC in stage IIIA-IIIAB melanoma of the extremities. Eur J Surg Oncol 13: 127–129

67. van Geel AN, Wijk J van, Wieberdink J (1989) Functional morbidity after regional isolated perfusion of the limb for melanoma. Cancer 63: 1092–1096

68. Veronesi U, Cascinelli N (1991) Narrow excision (1-cm margin). A safe procedure for thin cutaneous melanoma. Arch Surg 126: 438–441

69. Vrouenraets BC, Eggermont AMM, Klaase JM, Geel BN van, Van Dongen JA, Kroon BBR (1994) Long-term neuropathy after regional isolated perfusion for melanoma of the limbs. Eur J Surg Oncol 20: 681–685

70. Vrouenraets BC, Klaase JM, Kroon BBR, Geel BN van, Eggermont AMM, Franklin HR (1995) Long-term morbidity after regional isolated perfusion with Melphalan for melanoma of the limbs. Arch Surg 130: 43–47

71. Vrouenraets BC, Klaase JM, Geel AN van et al. (1993) Regional isolated limb perfusion in patients with malignant melanoma. Onkologie 16: 163–169

72. Wieberdink J, Benckhuysen C, Braat RP, Slooten EA van, Olthuis GAA (1982) Dosimetry in isolation perfusion of the limbs by assessment of perfused tissue volume and grading of toxic tissue reactions. Eur J Cancer Clin Oncol 18: 905–910

73. Würl P, Eichfeld U, Pauer HD, Rose U, Dralle H (1995) Hyperthermic regional cytostatic limb perfusion in patients with malignant melanoma – comparison between methotrexate and Melphalan. Int J Surg Sci 2: 241–244

40 Palliative Therapie des malignen Melanoms

Wolfgang Tilgen, Karen Uhl und Eva-B. Bröcker

40.1 Einleitung

Die Möglichkeit, ein Melanom zu heilen, besteht nur in einer Situation: Der Primärtumor muß in einer frühen Wachstumsphase erkannt und operiert werden. Eine Therapie zur Heilung von Patienten mit metastasiertem Melanom steht uns noch nicht zur Verfügung, wenn auch in Ausnahmefällen langanhaltende komplette Remissionen erzielt werden können [2, 49, 106]. Zur palliativen Behandlung können operative, strahlen- und chemotherapeutische Therapieverfahren als Standardtherapie angesehen werden. Im Rahmen von Studienprotokollen wird die Wirksamkeit einer Immuntherapie und kombinierten Chemoimmuntherapie mit Zytokinen und Zytostatika überprüft [1, 26, 33, 50, 53, 55, 57, 59, 60, 63, 71–73, 76, 95, 103, 105, 131, 134, 138–142, 146, 152].

Therapiemöglichkeiten des malignen Melanoms – palliative Therapie

Operation:
- Excision,
- Kryotherapie,
- Laser-/photodynamische Therapie (*PDT*).

Strahlentherapie:
- ionisierende Strahlung,
- Bestrahlung und Hyperthermie,
- stereotaktische Konvergenzbestrahlung.

Chemotherapie:
- Monochemotherapie,
- Polychemotherapie,
- kombinierte Zytostatika-Tamoxifen-Therapie,
- isolierte Extremitätenperfusion,
- regionale Infusion/Perfusion.

Immuntherapie:
- Interferone (*IFN-α*),
- Interleukin (*IL-2*),
- lymphokinaktivierte Killerzellen (*LAK*),
- tumorinfiltrierende Lymphozyten (*TIL*),
- monoklonale Antikörper (*mAk*),
- regionale Infusion/Perfusion,
- Tumor-/Antigenvakzine,
- Gentherapie.

Chemoimmuntherapie:
- kombinierte Zytostatika-Zytokin-Therapie
- isolierte Extremitätenperfusion.

Für die Therapieentscheidung sind generelle prognostische Faktoren von Bedeutung:
- die Lokalisation von Metastasen (viszeral/nichtviszeral),
- die Ausbreitung des Tumors (Anzahl der Metastasenlokalisationen),
- die Anzahl der Metastasen,
- die Schnelligkeit des Tumorwachstums,
- das Zeitintervall zwischen Primärtherapie und Auftreten der Metastasierung: bei kurzem Intervall ist z. B. bei Lymphknotenmetastasen mit ausgedehnten Rezidiven innerhalb von 2–3 Monaten zu rechnen, und
- insbesondere das Befinden des Patienten.

Therapieerfolge werden zudem durch die Heterogenität der Tumorzellpopulationen beeinflußt.

Die Überlebenszeit von Patienten mit systemischer Metastasierung beträgt im Mittel 6 Monate. Patienten mit Metastasen der Haut und Lymphknoten haben eine bessere Prognose als Patienten mit viszeralen Metastasen; Patienten mit Lungenmetastasen haben eine höhere Überlebenschance als Patienten mit Leber- Knochen- und Hirnmetastasen [13].

Die Willkür des Therapieerfolges mag die Vermutung nahelegen, daß das Überleben von Melanompatienten eher von der Biologie des Melanoms abhängt als auf dem Ansprechen auf eine Therapie beruht [4, 23, 61, 79, 92, 123, 126].

40.2
Operative Therapie

Die operative Intervention richtet sich neben der Zugänglichkeit und dem damit verbundenen Operationsrisiko nach dem Alter und der Lebenserwartung des Patienten [13, 59, 75, 107]. Weitere Faktoren beeinflussen die Indikation zum aktiven Vorgehen: Eine kurative Intention besteht bei einer Metastasierung in ein einzelnes Organ wie z.B. Haut, Lymphknoten, Lunge, Leber oder ZNS. Die komplette Resektion von nichtviszeralen Metastasen bedeutet für die Patienten eine mediane Überlebenszeit von 17–50 Monaten und eine Fünfjahresüberlebenschance von 9–35%, von Lungenmetastasen – die zumeist asymptomatisch sind – von 8–20 Monaten und 10–25% [26]. Bei palpablen Lymphknoten in der Leistenregion ist die Indikation zur Entfernung der iliakalen Lymphknoten gegeben, da in diesen in bis zu 40% bereits Metastasen nachweisbar sein können (Karakousis, zit. in [139]). Auch bei Patienten in Remission nach Chemo- oder Chemoimmuntherapie kann eine Operation unter kurativem Aspekt durchgeführt und die Patienten durch Resektion des verbliebenen Tumorgewebes in eine z.T. langandauernde komplette Remission gebracht werden [49]. Unter palliativen Gesichtspunkten werden symptomatische Metastasen in multilokulärer Manifestation operiert um die Beschwerden des Patienten zu verringern. Die mediane Überlebenszeit nach Operation von Hirnmetastasen oder Metastasen des Gastrointestinaltraktes, die meist mit Symptomen zum Zeitpunkt der Entdeckung einhergehen, beträgt lediglich 7–10 Monate bei nur wenigen Langzeitüberlebenden [26]. Bei diesen Aussagen aus der Literatur ist zu berücksichtigen, daß die von verschiedenen Tumorzentren angegebenen mittleren Überlebenszeiten einen großen Schwankungsbereich aufweisen: für Hirnmetastasen z.B. zwischen 5 und 15 Monaten [13]. Bei ossärer Metastasierung in statisch wichtige Skelettanteile kommt eine operative Stabilisierung in Frage. Amputationen, die an den Extremitäten bis hin zur Hemipelvektomie durchgeführt wurden, sind im Sinne einer kurativen Zielsetzung nicht sinnvoll. Bei ausgedehntem Tumorbefall, häufigen Tumorrezidiven oder bei Versagen anderer Therapiemöglichkeiten sind Amputationen ausschließlich als palliative Maßnahme zu sehen (Ebskov, zit. in [139]).

Die Kryochirurgie multipler Hautmetastasen, die häufigste klinische Metastasenlokalisation, kann bei einem Teil der Patienten zu langanhaltenden Vollremissionen führen. Eine weitere therapeutische Alternative in dieser speziellen Metastasierungslokalisation ist die CO_2-Lasertherapie (Breitbart, Hill, zit. in [139]).

40.3
Strahlentherapie

40.3.1
Konventionelle Strahlentherapie

Die Therapie mit ionisierenden Strahlen hat ihren festen Platz im Indikationsspektrum der palliativen Behandlungsmodalitäten des metastasierten Melanoms. Wesentlich ist die Fraktionierung [75, 86, 105, 146]. Die übliche Einzelfraktionierung von 2–2,5 Gy induziert keine nennenswerte Tumorrückbildung, doch kann durch höhere Einzeldosen von 4–6 Gy bei der Mehrzahl der Patienten eine objektive Remission erreicht werden. Bei symptomatischen Hirnmetastasen und/oder frakturgefährdeten Skelettmetastasen ist eine Strahlentherapie indiziert, ebenso bei Lymphknoten- und Hautmetastasen, auch bei non in sano operablen Metastasen in diesem Bereich. Verschiedene Bestrahlungsprotokolle werden empfohlen. In Abhängigkeit von der Tumormasse, der Tumorlokalisation und der Toleranz benachbarter Risikoorgane liegen die einzelnen Fraktionen zwischen 2 und 6 Gy, die Gesamtdosen (GD) zwischen 20 und 60 Gy. Bei großen, schnell proliferierenden Metastasen bietet sich eine Hyperfraktionierung an z.B. 1,5 Gy 2mal täglich oder 2–4 Gy täglich mit einer GD von 30–40 Gy.

Bei multiplen kutanen Metastasen in einem umschriebenen Areal können durch die Kombination der Strahlentherapie mit *lokaler Hyperthermie* (42 °C) gute Erfolge erzielt werden [39, 101].

40.3.2
Radiochirurgie

Die Radiochirurgie („gamma-knife", stereotaktische Hochdosis-Einzeit-Photonen-Konvergenzbestrahlung) mittels eines modifizierten Linearbeschleunigers stellt eine Präzisionsstrahlentherapie dar [38]. Indikation sind einzelne Hirnmetastasen (nicht mehr als 3) in einer Größenordnung von bis zu 4 cm Durchmesser. Bei dieser einzeitig durchgeführten Behandlung wird das Tumorareal mit einer hohen Einzeldosis (15–20 Gy) bestrahlt. Bei 95% der Patienten konnte eine lokale zerebrale Tumorkontrolle und eine Verbesserung der neurologischen Symptomatik erzielt werden [29].

Die Protonenbestrahlung des Melanoms der Aderhaut mit einer lokalen Heilungsrate von 96 % kann gegenüber der Enukleation des Auges als Therapie der Wahl angesehen werden.

40.4
Photodynamische Therapie

Ein neues Konzept für die Behandlung multipler Hautmetastasen stellt möglicherweise die PDT dar [48, 80, 144]. Fluoreszenzfarbstoffe (Hämatoporphyrinderivate), die als Photosensibilisatoren wirken, reichern sich im Tumorgewebe an – z. B. in Haut- und Schleimhautmetastasen. Nach Aktivierung durch Laserlicht bei 630 nm Wellenlänge (z. B. argo- nionengepumpter Farbstofflaser) führen sie auf- grund photochemischer Prozesse (u. a. Bildung von Singulett-Sauerstoffmolekülen) zur Zerstörung des Tumorgewebes. Die wichtigste Nebenwirkung einer systemischen Anwendung ist eine mehrere Wochen andauernde Überempfindlichkeit gegenüber Strahlen im UVA-Bereich. In den vergangenen Jahren wurden wesentliche Fortschritte in der Entwicklung neuer Photosensibilisatoren auch für die topische Anwen- dung erzielt, die einen höheren und selektiveren Ein- bau in Tumorzellen gewährleisten. Größere Erfah- rungen liegen bei Basaliomen und Plattenepithel- karzinomen der Haut vor; Kasuistiken bei Kaposi- Sarkomen und Melanomen.

40.5
Chemotherapie

40.5.1
Regionale Chemotherapie

Eine effektive Chemotherapie ist in der Regel dadurch limitiert, daß vor Erreichen der notwendi- gen Tumorzytotoxizität die letale Toxizität auf z. B. das Knochenmark eintritt. Bei Satelliten- und In- transit-Metastasen im Bereich der Extremitäten wird daher eine regionale hypertherme Perfusion mit Zytostatika durchgeführt [53, 76, 86]. Durch die Isolierung der tumorbefallenen Extremität vom Körperkreislauf kann eine wesentlich höhere Medi- kamentenkonzentration erreicht werden, ohne daß toxische systemische Nebenwirkungen auftreten [86]. So kann z. B. für Melphalan eine 10- bis 30fache Konzentration im Tumorareal erzielt wer- den. Die Kombination mit Hyperthermie bis 41,5 °C erhöht den Therapieeffekt. Außer Melphalan wurden Actinomycin-D, Cisplatin, Dacarbazin, Vincristin und Methotrexat verwendet. Ansprechraten unter Melphalantherapie werden zwischen 43 und 100 %

angegeben [53], komplette Remissionen von 7–81 %. Die Fünfjahresüberlebensrate liegt zwischen 29 und 52 %. Die große Spannweite der im internationalen Schrifttum angegebenen Remissionsraten verdeut- licht, daß dieses komplexe Verfahren, trotz Standar- disierung, offensichtlich noch von vielfältigen Varia- blen abhängt.

Zur Optimierung einer Chemotherapie durch möglichst unmittelbare Applikation von Therapeu- tika an den Zielort werden intraarterielle Organper- fusionen/-infusionen durchgeführt [147]. Bei isolier- ten Lebermetastasen kann eine passagere (Lipo- somen, Stärkepartikel) oder definitive (Ethi-bloc) Chemoembolisation in Frage kommen [75].

40.5.2
Systemische Chemotherapie

Auch die Entwicklung neuer Medikamente wie Fote- mustine [17, 41, 74, 122], Piritrexim [44] und Temo- zolomide [18], konnte die Ansprechrate auf die chemotherapeutische Behandlung nicht wesentlich verbessern. Gut verträgliche Monochemotherapien sind assoziiert mit niedrigen Ansprechraten, Poly- chemotherapien die höhere Ansprechraten erzielen, bedeuten eine erhöhte Toxizität. Die Angaben über die Wirksamkeit schwanken für jedes einzelne Medi- kament und für Kombinationstherapien, z. B. für Dacarbazin (DTIC) zwischen 14–33 %, für Cisplatin, Vindesin, Dacarbazin zwischen 24–44 %, meist in Abhängigkeit von der Anzahl behandelter Patienten (Tabelle 40.1 und 40.2). Die im klinischen Alltag beobachteten Remissionsraten liegen vielfach deut- lich unter den publizierten Daten, die in Studien erzielt wurden, in denen durch notwendige Ein- und Ausschlußkriterien eine Selektion der Patienten

Tabelle 40.1. Remissionsraten unter Monochemotherapie bei metastasiertem Melanom (kumulative Ergebnisse)

Substanz	Remissionsrate in %
Fotemustine	24,2 (10–47)
Dacarbazin	23,4 (14–33)
Carmustin	17,1
Cisplatin	15,8
Vindesin	14,9
Cyclophosphamid	12,5
Vinblastin	12,1
Lomustin	11,1
Vincristin	11,0
Hydroxyurea	8,1
Bleomycin	2,5
Taxol	15,0
Tamoxifen	7,9

Tabelle 40.2. Remissionsraten unter Polychemotherapie bei metastasiertem Melanom

Substanz	Remissionsrate in %
Dacarbazin/Cisplatin	10,0–42,5
Dacarbazin/Fotemustine	27,2
Dacarbazin/Vincristin/Carmustin	22,7–42,5
Carmustin/Hydroxyurea/Dacarbazin	12,5–31,0
Cisplatin/Vinblastin/Bleomycin	47,0
Cisplatin/Vindesin/Dacarbazin	24,0–44,0
Bleomycin/Vincristin/Lomustin/ Dacarbazin (BOLD)	4,0–46,0
Bleomycin/Vindesin/Lomustin/ Dacarbazin (BELD)	41,0–45,0
Dacarbazin/Carmustin/Cisplatin/ Tamoxifen (DBCT)	29,0–55,0

erfolgt. Nur bei 1–2 % der Patienten mit einem metastasierten Melanom kann die Chemotherapie langanhaltende Tumorremissionen möglicherweise sogar einen kurativen Erfolg erzielen [2, 49, 75, 106].

Monochemotherapie

Zur Zeit stellt DTIC in der Monochemotherapie (vgl. Tabelle 40.1) das Standardtherapeutikum dar. Der Einsatz von z. B. Cisplatin, Vindesin oder Carmustin (*BCNU*) führte zu geringeren Ansprechraten. Für DTIC werden komplette Remissionen mit einer Ansprechdauer von 3–6 Monaten bei ca. 5 % der Patienten beschrieben. Metastasenrückbildungen werden vorwiegend in nichtviszeralen Lokalisationen und in der Lunge beobachtet. Hirn-, Knochen- und Lebermetastasen sprechen schlechter an. Ein Medikament, welches zur Zeit noch nicht in Deutschland im Handel ist, das Nitrosoureaderivat Fotemustine (in Frankreich unter dem Namen Muphoran zugelassen), führte in 19,2 % bei viszeralen, in 31,8 % bei nichtviszeralen Metastasen zu Tumorremissionen und bietet sich mit einer hohen Ansprechrate von 28,2 % bei Hirnmetastasen als Alternative an. Ob die Gabe von Fotemustine in Kombination mit einer Strahlentherapie bei Hirnmetastasen zu besseren Ergebnissen führt, wird in laufenden Studien überprüft.

Polychemotherapie

Eindeutig höhere Ansprechraten, verbunden mit höherer Toxizität, können durch Polychemotherapien erzielt werden (vgl. Tabelle 40.2) [3, 51, 52, 60, 112, 145, 146]. Einige Kombinationstherapien erreichen in Einzelstudien Ansprechraten von über 40 % z. B. Bleomycin, Vincristin, Lomustin, Dacarbazin (*BOLD*); Bleomycin, Vindesin, Carmustin, Dacarbazin (*BELD*); Cisplatin, Vindesin, Dacarbazin (*CVD*).

Die objektive Beurteilung eines für Mono- oder Polychemotherapien angegebenen Überlebensvorteils fällt schwer, da die Ergebnisse sehr stark von einander abweichen. Für DTIC schwanken die Angaben zwischen 14 % (>200 Patienten [52]) und 33 % (15 Patienten; Carter, zit. in [139]), für Fotemustine zwischen 10 % (31 Patienten [41]), 24,2 % (153 Patienten; Jaquillat, zit. in [139]) und 47 % (19 Patienten; Schallreuter, zit. in [139]). Für die Polychemotherapie bietet sich ein vergleichbares Bild. BOLD: 4 % (51 Patienten; Sheridan, zit. in [139]) bis 46 % (42 Patienten [3]), CVD: 24 % (92 Patienten [145]) bis 44 % (27 Patienten; Pectasides zit. in [139]). Dies ist ein für alle Therapieformen immer wiederkehrendes Phänomen, dem unterschiedliche Fehlerquellen zugrunde liegen dürften [92]. Evident sind die Unterschiede zwischen mono- und multizentrisch durchgeführten Studien, zwischen Ein- und Ausschlußkriterien, bei Vergleichen mit historischen Kontrollkollektiven und möglicherweise aufgrund einer unterschiedlichen Interpretation eines partiellen oder kompletten Ansprechens. Zumeist ist die tumorfreie Ansprechdauer auf ein Medikament zu kurz, um eine signifikante Verlängerung der Überlebenszeit zu bewirken. Bedauerlicherweise zeigen die zahlreichen Studien keine eindeutige Verlängerung der mittleren Überlebenszeit der Patienten, sie liegt weiterhin bei ungefähr 6 Monaten (79).

Kombinationstherapien mit Tamoxifen

Der Einfluß endokriner Faktoren auf den klinischen Verlauf des Melanoms wird seit vielen Jahren diskutiert, da u. a. Östrogenrezeptoren auf Melanomzellen gefunden wurden. Erste Studien zur Überprüfung der Therapiemöglichkeit mit dem Hormonantagonisten Tamoxifen (*TAM*) als Monotherapie waren mit einer Ansprechraten von lediglich 6 % enttäuschend. Eine Kombination mit Zytostatika ergab hingegen Tumorrückbildungsraten von 28 % mit einer Verlängerung der Überlebenszeit für postmenopausale Frauen (in Kombination mit DTIC [25]) und von 51 % (in Kombination mit DTIC, BCNU, Cisplatin-DBCT-Schema [93]). Ein synergistischer Wirkmechanismus dieser Kombinationsbehandlung wird aufgrund von In-vitro-Untersuchungen postuliert, ist jedoch zur Zeit nicht bewiesen [45, 84, 94, 129]. Auch neueste Publikationen zeigen widersprüchliche Ergebnisse für das DBC±T-Schema: 54 % Ansprechrate (26 Patienten) vs. 25 % (16 Patienten) ohne TAM [81] gegenüber 30 % Ansprechrate (104 Patienten) vs. 21 % (100 Patienten) ohne TAM [119].

Die *Hochdosis-Chemotherapie mit autologer Knochenmarktransplantation* ist weiterhin als ein experimenteller Therapieansatz zu werten [67, 133].

40.6
Immuntherapie

Immunologische Faktoren spielen eine wichtige Rolle in der Pathogenese maligner Melanome. Klinische und feingewebliche Zeichen einer Auseinandersetzung des Immunsystems mit dem Tumor sind u. a. Spontanregressionen von Primärtumoren sowie peri- und intratumorale Infiltrate mononukleärer Zellen und Makrophagen. Körpereigene Immunmechanismen scheinen in der Lage zu sein, das Wachstum von Mikrometastasen über Jahre hin aufzuhalten. In der Immuntherapie werden immunmodulatorisch wirksame Substanzen mit unterschiedlichen Wirkmechanismen eingesetzt. Sie können präferentiell eine direkte Wirkung auf die Tumorzelle ausüben, oder eine Aktivierung des Immunsystems bewirken, oder auch beide Wirkmechanismen in Gang setzen, wie IFN und mAk.

40.6.1
Vakzinen

Vakzinen werden auf verschiedenen Wegen gewonnen (Tabelle 40.3) [55, 56] und haben unter dem Schlagwort „Melanomimpfstoff" in der Laienpresse oftmals falsche Hoffnungen geweckt. Einen Behandlungsansatz stellt die *aktive spezifische Immuntherapie* mit *Tumorzellvakzinen* dar [15, 55, 56, 58, 124]. Dies ist der Versuch, durch autologe oder heterologe Melanomzellen, die durch ionisierende Strahlen devitalisiert sind und als intakte Zellen, Membranextrakte oder Lysate injiziert werden, eine gezielte spezifische über das T- und B-Zell-System vermittelte Immunantwort gegen melanomassoziierte Antigene auszulösen. Neben nativen Tumorzellen kommen v. a. virusmodifizierte und daher möglicherweise stärker immunogene Tumorzellpräparationen zur Anwendung. Impfstudien bei Patienten mit solchen

Tabelle 40.3. Vakzine Therapie des malignen Melanoms

Vakzine	Patienten (n)	Ergebnisse (KFI[1], ÜLZ[2])	Autor
Tumorzellvakzine (autolog/allogen)			
Zell-/Membranvakzine			
	50	n. d.[3]	[a4] Kokoschka et al. 1976
+/– Cyclophosphamid	19	kein Vorteil	[p5] Berd et al. 1986
	53	n. d.	[a] Hoon et al. 1995
+/– BRM[6]	136	5-Jahres ÜLZ: 2-3-fach erhöht[9]	[a+p] Morton et al. 1992
– NDV[7]-modifiziert	6	n. d.	[a] Schirrmacher et al. 1990
Onkolysate			
– Vaccinia Onkolysate	217	kein Vorteil	[a] Wallack et al. 1995
	94	n. d.	[a] Hersey et al. 1986
– VSV[8] Onkolysate	11	n. d.	[a+p] Livingston et al. 1985
– NDV Onkolysate	83	5-Jahres ÜLZ: 68% vs 17%[9]	[a] Cassel et al. 1988
Antigenvakzine			
Polyvalente Vakzine	82	5,4 vs 1,4 Jahre[10] 71% vs 44%[10]	[a] Miller et al. 1995
Ganglioside			
– GM 2	31	n. d.	[a] Livingston et al. 1987
– GD 3	42	n. d.	[a] Ritter et al. 1995

[1]KFI: Krankheitsfreies Intervall
[2]ÜLZ: Überlebenszeit
[3]n. d.: keine Angaben
[4]a: adjuvant
[5]p: palliativ
[6]BRM: Biological Response Modifiers
[7]NDV: Newcastle Disease Virus
[8]VSV: Vesicular Stomatitis Virus
[9]versus historische Kontrollgruppe
[10]Responder versus Non-Responder

Virus-Tumorzell-Vakzinen, die zumeist aufgrund der lytischen Eigenschaften der Viren als Zellysate, sog. *Onkolysate* [148], eingesetzt werden, zeigten unterschiedliche Erfolge.

Die Kenntnis immunogener melanomassoziierter Antigene führte zur Herstellung von *Antigenvakzinen* autolog aus dem Operationsmaterial von Tumoren eines Patienten, oder allogen aus Kulturüberständen in vitro wachsender Melanomzellen [87, 96]. In einer neueren Studie mit einer Vakzine, die neben verschiedenen Glykoproteinen und Lipoproteinen Ganglioside enthält, konnten bei 23 % der behandelten Patienten (n = 136) Tumorregressionen nachgewiesen werden, in einem Drittel der Patienten wurden komplette Remissionen erzielt. In einem Vergleich mit einem historischen Kontrollkollektiv wird in dieser Studie eine Verbesserung der Fünfjahresüberlebensrate für Patienten mit regionärer Weichteilmetastasierung auf das 2fache, für Patienten mit viszeraler Metastasierung sogar auf das 3fache, verglichen mit anderen Immuntherapien, postuliert [97]. In allen Studien stellte die Bildung von Antikörpern im Sinne einer Immunantwort einen wesentlichen prognostischen Faktor dar [58, 96].

Vor einigen Jahren ist es gelungen, mehrere Gene zu identifizieren, welche für Antigene kodieren, die HLA-restringiert auf Melanomzellen präsentiert und von autologen zytotoxischen T-Zellen erkannt werden. Dies sind u. a. Melanomantigengen-(*MAGE*-)1, MAGE-3, MART-1/Melan A, Tyrosinase, Gp100 (HMB45) sowie Peptide. Durch HLA-A1 werden MAGE-1 und MAGE-3 präsentiert, die anderen genannten Antigene werden durch HLA-A2 präsentiert. Da mehr als die Hälfte aller Melanompatienten die Allele HLA-A1 oder HLA-A2 besitzen, können die entsprechenden Antigene für eine autologe oder allogene Vakzinierung, eine Peptidvakzinierung oder eine Vakzinierung mit peptidbeladenen dendritischen Zellen dienen [19a, 19b, 20a].

Mit dem Nachweis eines Gens, das für ein menschliches „Tumorabstoßungsantigen" kodiert, ist die Suche nach einer wirksamen spezifischen Immuntherapie gegen Melanome in eine neue Phase getreten. Ein Vorteil wäre, daß erstmals Patienten, die von einer bestimmten Form der spezifischen Immuntherapie profitieren können, vor Behandlungsbeginn ermittelt werden können.

40.6.2
Monoklonale Antikörper

Die Hybridomtechnik ermöglicht die Herstellung von mAk mit dem Ziel der selektiven Darstellung und Zerstörung neoplastischer Zellen. Neben dem diagnostischen Aspekt wurde diese Technologie

zum Hoffnungsträger für eine spezifische Immuntherapie [12, 103, 120, 130]. Die eher enttäuschenden Ergebnisse klinischer Studien mit nativen mAk zeigten die Grenzen der Antikörpertherapie auf, auch wenn es in Einzelfällen gelang, eine eindeutige Rückbildung von Metastasen zu erzielen. Die Ansprechraten lagen bei jeweils kleinen Patientenzahlen zwischen 0 % (4 Patienten) und 33 % (6 Patienten); für das größte behandelte Patientenkollektiv (20 Patienten) werden 20 % angegeben [130]. Dies lag neben der Heterogenität der Melanomzellen v. a. an der begrenzten Zugänglichkeit eines soliden Tumors für Antikörper-Makromoleküle [62, 137]. Lediglich 0,01–0,04 % der injizierten mAk-Dosis/g Tumor bindet an die Tumorzelle [130]. Auch Immunkonjugate – Verbindungen eines mAk mit einem Radionuklid, einem Toxin oder Zytostatikum – brachten nicht den gewünschten Erfolg. Zu beachten ist, daß Patienten nach wiederholter mAk-Applikation *humane Anti-Maus Antikörper (HAMA)* entwickeln, welche die Fortsetzung der Therapie wegen der Gefahr eines anaphylaktischen Schocks verhindern können. Beide Probleme konnten gelöst werden: Durch die Herstellung antiidiotypischer und sog. humanisierter, chimärer mAk konnte die Immunogenität des mAk entscheidend vermindert werden, wie erste Therapiestudien zeigen [120]; durch eine signifikante Verkleinerung des mAk durch Herstellung von IG-Fragmenten gelang die Verbesserung der Pharmakokinetik. Die Kombination von mAk mit Zytokinen führte zu einer Erhöhung der mAk-Anreicherung im Tumor [12, 22]. Die Erhöhung der spezifischen Wirkung am Tumor unter gleichzeitiger Verminderung der Nebenwirkungen war der Grundgedanke bei der Herstellung bi-spezifischer Antikörper, die mit zwei unterschiedlichen Antigenbindungsstellen ausgestattet sind. Man hofft mit diesem Ansatz unter Ausnutzung der mAk-Spezifität die Zielzelle mit der Wirksubstanz bzw. einer Effektorzelle – zytotoxische T-Lymphozyten – direkt zu verbinden.

Die zunehmende Kenntnis der biologischen Eigenschaften des Antigen-Antikörper-Systems und die Entwicklung dieser neuen mAk erlauben 10 Jahre nach ihrer ersten Anwendung in der klinischen Diagnostik und Therapie neue Schritte zur Verwirklichung der Idee, Tumorzellen selektiv darzustellen und zu zerstören.

40.6.3
Zytokine

Die Entdeckung der Zytokine und die Möglichkeit, diese mit Hilfe der Gentechnologie rein und in ausreichender Menge zu produzieren, haben in der Tumortherapie neue Perspektiven eröffnet. Zentrale

Mediatoren im Zytokinnetzwerk sind IFN und IL-2 (Abb. 40.1).

Je nach verwendetem IFN, je nach Verabreichungsform und Dosis sowie Metastasenlokalisation und Vorbehandlung werden Remissionsraten bis zu 29 % erzielt (Tabelle 40.4 und 40.5, vgl. Tabelle 40.9) [1, 20, 21, 24, 27, 31, 37, 69, 70, 82, 98, 100, 113, 127]. In ersten Therapiestudien mit einer IL-2-Monotherapie werden Remissionsraten bis zu 24 % angegeben (Tabelle 40.6, vgl. Tabelle 40.10) [30, 85, 102, 114, 117, 128, 150, 152]. Allerdings kann eine Zytokinmonotherapie bereits wieder als verlassen angesehen werden.

Die *intrathekale* Applikation von IL-2 bei Patienten mit Meningeosis „melanomatosa" führte zur Beseitigung von Melanomzellen aus dem Liquor, in Einzelfällen zu einer Tumorremission [43, 121].

Ein weiteres Konzept ist die *adoptive Immuntherapie*. Hochdosiertes IL-2 wird mit aus dem peripheren Blut gewonnenen LAK kombiniert. Da nur ein Bruchteil der i.v.-injizierten Effektorzellen peripheres Tumorgewebe erreicht, ist die systemische Form einer solchen adoptiven Immuntherapie im Gegensatz zu den Erfolgen in Tiermodellen bei Patienten kaum wirksamer als die Monotherapie mit IL-2 (Tabelle 40.6) [14, 36, 116, 132]. Patienten mit In-transit-Metastasen an den unteren Extremitäten wurden mit einer hohen Ansprechrate mit einer Kombination aus *isolierter Perfusion* und systemischer Gabe von IL-2 und LAK behandelt [143]. In einer weiteren Studie wurde eine *Milz-/Leberinfusion* mit IL-2 und LAK durchgeführt [65].

Die Kombination von IL-2 und aus dem Tumor isolierten TIL, deren selektiv-tumorspezifische und zytolytische Wirkung besonders hoch eingeschätzt wird [6], erbrachte mit 31 % (29 Patienten [118]) höhere Ansprechraten im Vergleich zu 17 % (134

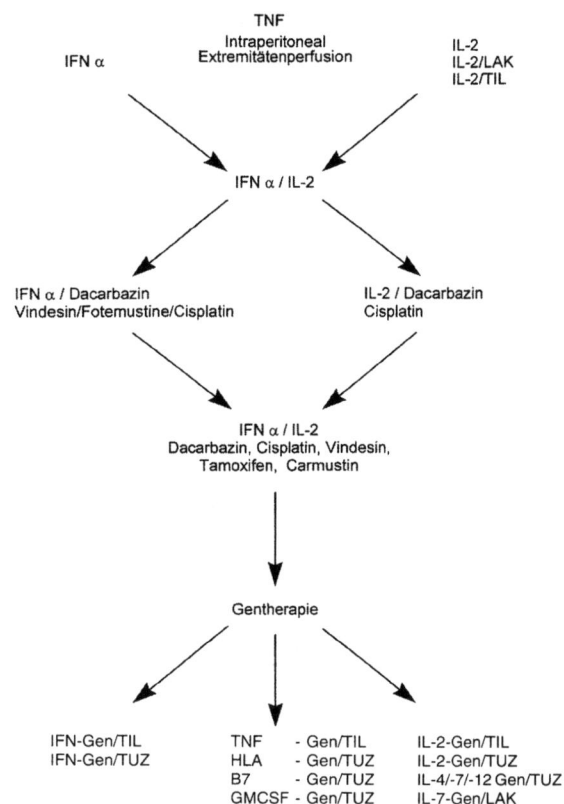

Abb. 40.1. Zytokine in der Therapie des metastasierten Melanoms

Patienten [117]) der Monotherapie mit IL-2 (Tabelle 40.6 und Tabelle 40.10).

Mit der Kombination von IFN-α und 13-cis-Retinsäure konnte eine Ansprechrate von 30 % erzielt wer-

Tabelle 40.4. IFN-α-2a-Therapie bei metastasiertem Melanom

Substanz/ Applikation	Dosis/Schema	Pat.	CR	PR	OR %	RD (Mo.)	ÜLZ (Mo. alle)	Autor
s.c.								
IFNα-2a	3-36x10^6 I.E. esk. tgl. 70 Tg.; 3/Wo.	97	6	2	8,2%	10,8/7,9	ND	Neefe et al., Am J Clin Oncol 1990
i.m.								
IFN α-2a	12 × 10^6 I.E./m^2, 3/Wo.	30	1	5	20,0%	3/9,6	4,2	Creagan et al., J Clin Oncol 1984
IFN α-2a	15-50 × 10^6 I.E./m^2, esk. 3/Wo.	18	2	0	11,0%	10	6,5	Hersey et al., Br J Cancer 1985
IFNα-2a	50 × 10^6 I.E./m^2, 3/Wo.	31	3	4	23,0%	10/3,8	6	Creagan et al., Cancer 1984
IFNα-2a	3-36 × 10^6 I.E. esk. tgl. 70 Tg.; 3/Wo.	31	0	3	9,7%	2	12	Legha et al., J Clin Oncol 1987
IFNα-2a	18 × 10^6 I.E. 3/Wo.	31	0	2	6,5%	2	12	Legha et al., J Clin Oncol 1987
IFNα-2a	3-18 × 10^6 I.E. esk. tgl. 70 Tg.; 3/Wo.	23	3	0	13,0%	14	ND	Elsässer et al., DMW 1987
i.v								
IFNα-2a	30 × 10^6 I.E./m^2 5 Tg./Wo. int.	29	1	1	7,0%	ND	ND	Parkinson et al., Cut. Mel. 1992

Literaturangaben der Tabelle siehe: Tilgen W, Seiter S, Uhl K (1997)

Tabelle 40.5. IFN-α-2b-Therapie bei metastasiertem Melanom

Substanz/ Applikation	Dosis/Schema	Pat.	CR	PR	OR%	RD (Mo.)	ÜLZ (Mo. alle)	Autor
s.c.								
IFNα-2b	10×10^6 I.E. 3/Wo.	22	2	4	27,0%	3,2/4*	ND	Dorval et al., Cancer 1986
IFNα-2b	10×10^6 I.E./m^2 3/Wo.	40	4	6	25,0%	14/3,5*	20,5/14*	Robinson et al., Immunobiol 1986
IFNα-2b	10×10^6 I.E./m^2 3/Wo.	24	2	5	29,2%	12/2*	ND	Dorval et al., Invest New Drugs 1987
IFNα-2b	10×10^6 I.E./m^2 3/Wo.	51	4	6	19,6%	ND	ND	Mughal et al., Oncology 1991
IFNα-2b	3×10^6 I.E./m^2 3/Wo.	33	1	1	6,0%	ND	ND	Bröcker et al., ECCO 1991
i.m.								
IFNα-2b	10×10^6 I.E./m^2 3/Wo.	21	0	3	14,3%	12,5	ND	Sertoli et al., Oncology 1989
IFNα-2b	$3/30/50 \times 10^6$ I.E. 7/Wo.	2/2/3	0	2	28,5%	3,5	ND	Kirkwood et al., Ann Intern Med 1985
i.v.								
IFNα-2b	20×10^6 I.E./m^2 5/Wo./4 Wo. 10×10^6 I.E./m^2 3/Wo. s.c.	23	2	1	13,0%	ND	ND	Miller et al., Cancer Res 1989
IFNα-2b	30×10^6 I.E./m^2 5/Wo.	27	0	1	3,7%	ND	ND	Hawkins et al., ASCO 1984
IFNα-2b	$10/30/50/100 \times 10^6$ I.E. 5/Wo.	4/4/4/4	2	0	12,5%	29	ND	Kirkwood et al., Ann Intern Med 1985
IFNα-2b	20×10^6 I.E./m^2 5/Wo., int.	15	0	0	0%	ND	4,75	Coates et al., J IFN Res 1986

CR: Komplette Remission   OR: Gesamtansprechrate   int.: intermittierend
PR: Partielle Remission   RD: Remissionsdauer   s.c.: subkutan
SD: Stabile Erkrankung   ÜLZ: Überlebenszeit   i.v.: intravenös
Mo.: Remissionsdauer in Monaten * RD, ÜLZ: CR/PR   i.m.: intramuskulär
ND: keine Angaben   Mo. alle: Remissionsdauer aller Patienten in Monaten esk.: eskalierend
Literaturangaben der Tabelle siehe: Tilgen W, Seiter S, Uhl K (1997)   tgl.: täglich

den, bei 2 von 17 Patienten eine komplette Remission [46].

Nach den aus der Literatur bekannten Daten lag es nahe, die höhere Wirksamkeit einer *Kombinationstherapie von IFN-α und IL-2* nachzuweisen (Tabelle 40.7, vgl. Tabelle 40.11). Zahlreiche Studienprotokolle und verschiedene Behandlungsschemata wurden initiiert und führten zu extrem unterschiedlichen Ansprechraten von 0–56% [9, 40, 64, 78, 91, 115, 125, 128, 151]. Aufgrund der diskrepanten Ergebnisse in den einzelnen Studien, besteht zur Zeit kein Konsens bezüglich Dosis und Applikationsschema beider Zytokine.

Die *Nebenwirkungen* einer Zytokintherapie insbesondere bei Applikation von IL-2 sind, wie die Wirkung, dosisabhängig und bedürfen u. U. einer intensivmedizinischen Betreuung [89, 135, 153]. Sie können Fieber, Schüttelfrost und Gliederschmerzen, gastrointestinale und zerebrale Symptome auslösen. Im Falle der Hochdosis-Interleukinbehandlung ist eine Erythrodermie obligates Begleitsymptom. Hinzu kommt eine durch IL-2 hervorgerufene renale Minderperfusion und das „capillary leak syndrome", welches durch eine Flüssigkeitsretention in den viszeralen Organen mit Gewichtszunahme und Hypotonie gekennzeichnet ist.

40.7
Multimodale Therapie mit Zytokinen und Zytostatika

Kein anderes Therapiekonzept spiegelt die unterschiedlichen „Philosophien", die den einzelnen Therapiestrategien zugrunde liegen, so deutlich wider wie die Chemoimmuntherapie. Basierend auf In-vitro-Daten, die einen synergistischen und/oder additiven Effekt von Zytokinen kombiniert mit Zytostatika nachwiesen, wurden zahlreiche Therapieschemata initiiert. Der In-vivo-Wirkmechanismus einer solchen Biomodulation ist derzeit noch unklar [77, 104, 149].

„Biomodulatin" von Zytostatika durch Zytokine

- Änderung der Pharmakokinetik und Bioverfügbarkeit,
- Änderung der lokalen oder systemischen Toxizität,
- Änderung immunmodulatorischer Eigenschaften,
- Überwindung einer Multi-Drug-Resistenz,
- Änderung der intrazellulären Metabolisierung
→selektive Erhöhung der Tumortoxizität
→selektiver Schutz des gesunden Gewebes.

Tabelle 40.6. Immuntherapie mit IL-2 beim metastasierten Melanom

Therapieschema	Pat.	CR	PR	OR%	RD (Mo.)	ÜLZ (Mo. alle)	Autor
IL-2 720.000 I.E./kg i.v. B 3/Tg.	134	9	14	17%	23/8	ND	Rosenberg et al., JAMA 1994
IL-2 1×10^5 E./kg i.v. B 3/Tg.	46	2	8	22%	8	ND	Parkinson et al., J Clin Oncol 1990
IL-2 6×10^6 E./m² i.v. B 3/Tg.	44	0	2	5%	11,5	10,2	Sparano et al., J Clin Oncol 1993
IL-2 36-60×10^6 I.E./m² i.v. B 3/Wo.	42	0	4	10%	ND	9,9	Whitehead et al., J Natl Cancer Inst 1991
IL-2 12×10^6 I.E./m² i.v. C 4/Wo./4 Wo.	33	1	6	22%	8/6	26/9,7	Legha et al., Cancer 1996
IL-2 3×10^5 E./m² i.v. B/C 3×10^6 E./m² i.v. B/C	15	0	0	0%	ND	ND	Thompson et al., J Clin Oncol 1988
IL-2 720.000 I.E./kg i.v. B 3/Tg. LAK	25	3	3	24%	66/6	ND	Rosenberg et al., J Natl Cancer Inst 1993
IL-2 1×10^5 E./kg i.v. B 3/Tg. IL-2 1-6×10^6 E./m² i.v. B 3/Tg. LAK	48	4	6	21%	25/4,5	ND	Rosenberg et al., Ann Surg 1989
IL-2 1×10^5 E./kg i.v. B 3/Tg. LAK	32	1	5	19%	5	ND	Dutcher et al., J Clin Oncol 1989
IL-2 1×10^5 E./kg i.v. B 3/Tg. 3×10^6 E./m² i.v. C LAK	50	1	6	14%	21	ND	Barr et al., J Clin Oncol 1990
IL-2 18×10^6 I.E./m² i.v. C $22,5 \times 10^6$ I.E./m² i.v. C LAK	33	0	1	3%	10	ND	Dutcher et al., J Clin Oncol 1991
IL-2 18×10^6 I.E./m² i.v. C LAK	53	CR+PR:	12	23%	3,2	6,1	Dilman et al., Cancer 1993
TIL IL-2 720.000 I.E./kg i.v. B 3/Tg.	29	4	5	31%	30,5/4	ND	Rosenberg et al., J Natl Cancer Inst 1994
CTX 25 mg/kg TIL IL-2 720.000 I.E./kg i.v. B 3/Tg.	57	1	19	35%	20/6,5	ND	Rosenberg et al., J Natl Cancer Inst 1994
CTX 1 g/m² TIL IL-2 18×10^6 I.E./m² i.v. C	21	CR+PR:	5	24%	3	5,8	Dillman et al., Cancer 1993
IL-2 12×10^6 I.E./m² i.v. C TIL IFNα 3×10^6 E. i.m. CTX 350 mg/m²	12	1	3	33%	ND	ND	Arienti et al., Cancer Immunol Immunother 1993

CR, PR, SD, OR, RD, ÜLZ, Mo., Mo. alle, ND: siehe Tabelle 6
B: Bolus Applikation, C: kontinuierliche Applikation, Tg.: Tag, Wo.: Woche
CTX: Cyclophosphamid
Literaturangaben der Tabelle siehe: Tilgen W, Seiter S, Uhl K (1997)

Das Spektrum umfaßt relativ gut „verträgliche" Kombinationen von 2–3 Medikamenten [10, 32, 35, 47, 68, 90, 99, 111, 139] und toxische Kombinationen mehrerer Zytokine und Zytostatika (Tabelle 40.8 bis 40.11) [5, 7–8, 28, 54, 66, 83, 108–110, 129, 132].

Eine hohe „in loco"-Heilungsrate (90% komplette, 10% partielle Remissionen) wird für eine *Extremitätenperfusion* mit Zytokinen (TNF-α, IFN-γ) und einem Zytostatikum (Melphalan) beschrieben. Diese Medikamentenkombination wurde unter dem Aspekt einer synergistischen Wirkung zwischen TNF-α und IFN-γ, und einer Verstärkung der zytolytischen Wirkung von TNF-α durch die Hyperthermie gewählt [86, 88]. Der limitierende Faktor für die Beurteilung dieses Therapieerfolges quoad vitam bleibt – wie bei allen regionären Thera-pieverfahren – das hohe Risiko einer Fernmetastasierung, welches Patienten in diesem Stadium der Tumorentwicklung haben.

Studien über systemische Kombinationstherapien von IFN-α oder IL-2 mit einem Zytostatikum zeigen höhere Ansprechraten (*Ar*) als mit dem jeweiligen Monotherapeutikum. Für die endgültige Aussage ist die Anzahl der behandelten Patienten meist jedoch zu gering. Für die am besten dokumentierte Kombinationstherapie von DTIC und IFN-α werden Ar bis 53% angegeben [42]. Bei größeren Patientenzahlen und anderer Applikation (s.c. vs. i.v.) sinkt jedoch die Ar auf die für eine DTIC-Monotherapie angegebenen Werte ab (Tabelle 40.8 und 40.9) [11, 16, 136, 139]. Eine Behandlung mit Mehrfachkombinationen zwischen Zytokinen und Zytostatika wie z.B.

Tabelle 40.7. IL-2- und IFN-α-Therapie bei metastasiertem Melanom

Therapieschema	Pat.	CR	PR	OR%	RD (Mo.)	ÜLZ (Mo. alle)	Autor
IFNα 10 × 10^6 I.E./m^2 s.c. 5/Wo. IL-2 18 × 10^6 I.E./m^2/6h i.v. C 18 × 10^6 I.E./m^2/12h i.v. C 18 × 10^6 I.E./m^2/24h i.v. C 4,5 × 10^6 I.E./m^2/24h i.v. C 3 Tg.	45	3	11	31%	ND	ND	Keilholz et al., Rec Res Cancer Res 1995
IL-2 18 × 10^6 I.E./m^2 i.v. C 5/Wo. IFNα 3 × 10^6 E./m^2/s.c. 3/Wo.	66	CR+PR: 7		11%	4,3	9,5	Dillman et al., Cancer 1993
IL-2 3 × 10^6 E./m^2 BRMP i.v. C 4/Wo. IFNα 6 × 10^6 E./m^2 Tg. 1+4 s.c.	54	1	10	20%	1+/4,8	ND	Kruit et al., Br J Haematol 1991
IL-2 2 × 10^6 E./m^2 i.v. C 4/Wo. IFNα 6 × 10^6 E./m^2 s.c./i.m. Tg. 1+4	14	0	0	0%	2,4	6,2	Whitehead et al., Immunother 1993
IL-2 2,6-15,6 × 10^6 I.E./m^2 i.v. B 3/tgl. 5/Wo. IFNα 3-6 × 10^6 E./m^2 i.v. B 3/tgl. 5/Wo.	82	6	14	24% *(2/15/9/14/5/37	16/7,5 0/1/0/2/1/2	19,5 0/2/4/4/2/2	Marincola et al., J Clin Oncol 1995 0/20/44/43/60/11)
IL-2 4,5 × 10^6 E./m^2 i.v. B 3/tgl. 5/Wo. IFNα 3 × 10^6 E./m^2 i.v. B 3/tgl. 5/Wo.	41	0	4	10%	11,5	9,7	Sparano et al., J Clin Oncol 1993
IL-2 4,5 × 10^6 E./m^2 BRMP i.v. B 3 Tg. IFNα 3 × 10^6 E./m^2 s.c. 3/Wo.	9	1	4	56%	ND	ND	Kruit et al., Br J Haematol 1991
IL-2 9 × 10^6 I.E./m^2 s.c. 2/tgl. 2 Tg. 1,8 × 10^6/m^2 s.c. 2/tgl. 5 Tg. IFNα 5 × 10^6 I.E./m^2 s.c. 3/Wo.	7	0	1	14%	4+	9+	Atzpodin et al., Lancet 1990

* 6 Therapiearme, Anzahl der Patienten und Zahl der Patienten in CR, PR, OR %
BRMP: Biological Response Modifiers Programme
tgl.: täglich
Literaturangaben der Tabelle siehe: Tilgen W, Seiter S, Uhl K (1997)

IFN-α/IL-2/DTIC/Vinblastin/Cisplatin ergab Tumorremissionen bis >80 % (Tabelle 40.11) [54].

Die ständige Weiterentwicklung von der Zytokinmonotherapie zu Mehrfachkombinationen zwischen Zytokinen und Zytostatika (Abb. 40.1) hat bisher zwei Aspekte für den Patienten: Hohe Ansprechraten von >50 % gehen im Vergleich zu einer Polychemotherapie auch mit einer Verlängerung der Überlebenszeit einher. Allerdings wird dieser Vorteil mit einer deutlich erhöhten Toxizität unter Einschränkung der Lebensqualität erzielt. Es bleibt abzuwarten, ob die Relation von Wirkung zu Nebenwirkung gewahrt ist.

40.8
Zusammenfassung

Neben Standardtherapien haben neue Technologien der Entwicklung noch experimenteller Therapiekonzepte den Weg gebahnt: z. B. der PDT, den vielen Facetten der Vakzinebehandlung, der Anwendung humanisierter mAk und der Gentherapie mit Tumor- und Effektorzellen. Chemoimmuntherapien, die schon seit vielen Jahren durchgeführt werden, erzielen hohe Tumorremissionsraten, verlängern eventuell das krankheitsfreie Intervall und die Überlebenszeit von Patienten und bleiben dennoch im

Rahmen von Studienprotokollen auf dem Prüfstand (Tabelle 40.12). Der Satz: „Metastatic melanoma remains incurable yet highly treatable" reflektiert die Weiterentwicklung immunologischer Therapieansätze von einer Zytokinmonotherapie zu einer Polyimmuno-Polychemo-Therapie.

Schwierigkeiten in der Vergleichbarkeit von Therapieerfolgen bei Patienten mit metastasiertem Melanom

Medikamente:
- unterschiedliche Dosierung,
- unterschiedlicher Verabreichungsweg (i.v., i.m., subkutan),
- unterschiedliche Verabreichungsart (Bolustherapie, Dauerinfusion),
- unterschiedliches Verabreichungsschema (eskalierend, intermittierend, kontinuierlich),
- unterschiedliche Gesamtdauer der Therapie.

Patient:
- unterschiedliche Patientenklientel,
- "responder" ungenügend definiert.

Während zunächst die Evaluierung der Ansprechrate eines Therapieschemas im Vordergrund stand, muß nunmehr die teilweise hohe Toxizität durch eine signifikante Verlängerung des krankheitsfreien Intervalls und einen eindeutigen Überlebensvorteil bei erhaltener Lebensqualität gerechtfertigt werden [34, 75, 107]. Eine Vergleichbarkeit der zahlreichen Therapieschemata ist aufgrund der unterschiedlichen Studiendesigns kaum gegeben.

Ansprechraten, Remissionsdauer und Überlebenszeiten weichen z. T. erheblich voneinander ab.

Wenn wir den Standort der palliativen Therapie des metastasierten Melanoms definieren wollen,

müssen wir feststellen, daß viele Maßnahmen noch auf Hypothesen oder Theorien beruhen. Es gilt, die Kluft zwischen gewecker Erwartung und dem tatsächlich Erreichbaren und Erreichten zu überbrükken. Da der Wirkmechanismus dieser Therapien nur unzureichend aufgeklärt ist, geht die Suche nach dem optimalen Therapieverfahren und der Patientengruppe, die eine bessere Überlebenschance durch eine bestimmte Therapie hat, weiter.

Tabelle 40.8. Behandlung des metastasierten Melanoms mit DTIC und IFN-α vs. DTIC

Schema	Pat.	CR	PR	OR %	SD	RD/ÜLZ (Mo.) CR/PR/OR/alle	Autor
DTIC 250 mg/m^2 i.v. Tg. 1-5 Wdh. Tg. 28 IFNα 15 × 10^6 I.E./m^2 i.v. Tg. 1-5/3Wo. dann IFNα 10 × 10^6 I.E./m^2 versus	18	4	3	39	7	–	Vorobiof et al., Proc Am Soc Clin Oncol 1989
DTIC 250 mg/m^2 i.v. Tg. 1-5 Wdh. Tg. 28	19	1	2	16	10	–	
DTIC 200 mg/m^2 i.v. Tg. 1-5 Wdh. Tg. 21 IFNα 20 × 10^6 I.E./m^2 Tg. 1-5 Wdh. Tg. 21 versus	21	–	–	19	ND	ND	Kirkwood et al., J Natl Cancer Inst 1990
DTIC 200 mg/m^2 i.v. Tg. 1-5 Wdh. Tg. 21	24	–	–	21	ND	ND	
DTIC 200 mg/m^2 i.v. Tg. 22-26 Wdh. Tg. 28, ×24	30	12	4	53	10	9(TTF) -/-/-/17,6	Falkson et al., J Clin Oncol 1991
IFNα 15 × 10^6 I.E./m^2 i.v. Tg. 1-5/3Wo. 10 × 10^6 I.E./m^2 s.c. 3/Wo. versus	34	13	4	50	11	9 (TTF)	Falkson et al., Med Oncology 1995
DTIC 200 mg/m^2 i.v. Tg. 1-5 Wdh. Tg. 21	34	2	5	20	10	2,5 (TTF)	
DTIC 800 mg/m^2 i.v. Wdh. Tg. 28, ×6	62	4	13	27	–	-/-/6,6	Sertoli et al., Proc Am Soc Clin Oncol 1992
IFNα 9 × 10^6 I.E. i.m. tgl. oder 3 × 10^6 I.E. i.m. 3/Wo. versus	74	5	13	24	–	-/-/9	
DTIC 800 mg/m^2 i.v. Wdh. Tg. 21	67	3	8	16	–	-/-/2,6	
DTIC 200-800 mg/m^2 i.v. esk. Wdh. Tg. 21 IFNα 3 × 10^6 I.E. s.c. Tg. 1-3 9 × 10^6 I.E. s.c. Tg. 4-70; 9 × 10^6 I.E. s.c. 3/Wo versus	87	6	12	21	15	-/-/8,6/- -/-/7,6/-	Thomson et al., Melanoma Res 1993
DTIC 800 mg/m^2 i.v. Wdh. Tg. 21	83	2	12	17	18	-/-/9,6/-	
DTIC 800 mg/m^2 i.v. Wdh. Tg. 21, ×6 IFNα 3-9 × 10^6 I.E. i.m. tgl. esk. versus	76	6	15	28	–	10/8,4/8,4/- -/-/-/13	Bajetta et al., J Clin Oncol 1994
DTIC 800 mg/m^2 i.v. Wdh. Tg. 21, ×6 IFNα 3 × 10^6 I.E. i.m. 3/Wo. versus	84	6	13	23	–	14/4,8/5,5/- -/-/-/11	
DTIC 800 mg/m^2 i.v. Wdh. Tg. 21	82	4	12	20	–	8,0/1,5/2,6	
DTIC 200 mg/m^2 i.v. Tg. 22-26 Wdh. Tg. 28, ×24 IFNα 15 × 10^6 I.E./m^2 i.v. Tg. 1-5 /3Wo. 10 × 10^6 I.E./m^2 s.c. 3/Wo.	29	2	5	24	3	5,1 (TTF) -/-/-/8,9	Simon et al., submitted Europ J Clin Oncol

TTF: Zeit bis zum Therapieversagen
Wdh.: Wiederholung
esk.: eskalierend
Literaturangaben der Tabelle siehe: Tilgen W, Seiter S, Uhl K (1997)

Tabelle 40.9. Kombinierte Behandlung des metastasierten Melanoms mit IFN-α und Zytostatika

Therapie	Pat.	CR	PR	OR %	RD (Mo.) (CR/PR/SD)	ÜLZ (Mo. alle)	Autor
IFNα	7-97*	6	2	0-29% (8%*)	10,8/7,9	ND	* Neefe et al., Am J Clin Oncol 1990
IFNα/DTIC	17-87*	6	12	6-53% (21%*)	8,6	7,6	* Thomson et al., Proc Am Soc Clin Oncol 1992
IFNα/Vindesin	10-25*	3	1	10-39% (16%*)	7	14	* Garbe et al., Pigment Cell Res 1993
IFNα/Cisplatin	10-42*	3	7	10-42% (24%*)	8/4,4/2,9	7,4	* Margolin et al., J Clin Oncol 1992
IFNα/Fotemustine	25-50*	–	–	32-37%*	ND	ND	* Bizzari et al., Melanoma Res 1993
IFNα/mAk R24	15	0	0	0%	ND	ND	Caulfield et al., J Biol Response Mod 1990
IFNα/DTIC/5FU	26	5	5	38%	6/2	12	Mulder et al., Br J Cancer 1992
IFNα/Cisplastin Vinblastin/DTIC	36	3	14	47%	9	9	Legha et al., Proc Am Soc Clin Oncol 1993
IFNα/BCNU/DTIC/ Cisplatin/Tamoxifen	18-34*	0	9	26-44% (26%*)	4	12 (OR) 10 (NR)	* Stark et al., Proc Am Soc Clin Oncol 1993
IFNα/Cisplatin/DTIC/ Vinblastin/Tamoxifen	33	3	7	30%	9	8	* Legha et al., Proc Am Soc Clin Oncol 1993
IFNα/DTIC/CCNU/ Vincristin/Bleomycin	28-45*	6	22	40-62%*	26,7/6,6	ND	* Pyrhönen et al., J Clin Oncol 1992

* Die Studie mit den höchsten Patientenzahlen wird zitiert.
mAk: monoklonale Antikörper
NR: Non-Responders
Literaturangaben der Tabelle siehe: Tilgen W, Seiter S, Uhl K (1997)

Tabelle 40.10. Kombinierte Behandlung des metastasierten Melanoms mit IL-2 und Zytostatika

Therapie	Pat.	CR	PR	OR %	RD (Mo.)	ÜLZ (Mo. alle)	Autor
IL-2	10-134*	9	14	0-24% (17%*)	23+/8	ND	* Rosenberg et al., JAMA 1994
	44	0	2	5%	11,5	10,2	Sparano et al., J Clin Oncol 1993
IL-2/LAK	27-53*	CR+PR:12		3-24% (23%*)	3,2	6,1	* Dillman et al., Cancer 1993
IL-2/LAK/DTIC	27	CR+PR: 7		26%	6,3	10,0	Dillman et al., Cancer 1993
IL-2/TIL	29	4	5	31%	30,5/4	ND	Rosenberg et al., J Natl Cancer Inst 1994
IL-2/TIL/CTX	21-57*	1	19	24-35%*	20/6,5	ND	* Rosenberg et al., J Natl Cancer Inst 1994
IL-2/DTIC	10-57*	1	8	10-37% (16%*)	39/9,9	19/9,3	* Dummer et al., Cancer 1995
IL-2/Cisplatin	20-49*	3	5	17*-40%	ND	11	Dorval et al., Proc Am Soc Clin Oncol 1994
IL-2/DTIC/Cisplatin	8-32*	5	8	38-62% (41%*)	18/6,4/8	32,6/11,4/10,2* 13 OR/ 6,4 NR	Flaherty et al., Cancer 1993
IL-2/DTIC/Cisplatin/TAM	38	3	13	42%	5	11	Atkins et al., J Clin Oncol 1994
IL-2/mAk R24	20	0	1	5%	6	ND	Bajorin et al., Cancer Res 1990
IL-2/mAk R24/CTX	23	0	10	43%	ND	ND	Creekmore et al., Proc Am Soc Clin Oncol 1992

* Die Studie mit den höchsten Patientenzahlen wird zitiert.
TAM: Tamoxifen
NR: Non-Responder
Literaturangaben der Tabelle siehe: Tilgen W, Seiter S, Uhl K (1997)

Tabelle 40.11. Kombinierte Behandlung des metastasierten Melanoms mit Zytokinen und Zytostatika

Therapie	Pat.	CR	PR	OR %	RD (Mo.) (CR/PR)	ÜLZ (Mo. alle)	Autor
IFNα/IL-2	8-82*	6	14	0-56% (24%*)	16/7,5	19,5	* Marincola et al., J Clin Oncol 1995
	66	CR+PR: 7		11%	4,3	9,5	Dillman et al., Cancer 1993
	7-25* s.c.	0	4	14-16%*	ND	ND	* Schwartsmann et al., Ann Oncol 1994
IFNα/IL-2/TIL/CTX	12	1	3	33%	ND	ND	Arienti et al., Cancer Immunol Immunother 1993
IFNα/IL-2/DTIC	10 s.c.	0	2	20%	ND	ND	Avril et al., Melanoma Res 1993
IFNα/IL-2/Cisplatin	52-57*	6	24	26-53%*	24/5	6	* Rixe et al., Proc Am Soc Clin Oncol 1994
IFNα/IL-2/Cisplatin/TAM	23	1	11	52%	11/6	8	Rixe et al., Proc Am Soc Clin Oncol 1994
IFNα/IL-2/Cisplatin/DTIC	12	3	7	83%	ND	ND	Hamblin et al., Proc Am Soc Clin Oncol 1991
IFNα/IL-2/Carboplatin/ DTIC	40 s.c.	3	11	35%	19/8	ND	Atzpodin et al., Eur J Cancer 1995
IFNα/IL-2/LAK/CTX/ Doxorubicin	40	0	8	20%	3,5	ND	Sznol et al., J Natl Cancer Inst 1992
IFNα/IL-2/Cisplatin/ DTIC/Vinblastin (seq.)	30	5	9	47%	7	ND	Legha et al., Proc Am Soc Clin Oncol 1994
Cisplatin/DTIC/Vinblastin/ IFNα/IL-2 (alt., seq., gz.)	39/30/52	2/9/6	11/13/27	33/73/63%	8 seq.	12 seq.	Legha et al., Proc Am Soc Clin Oncol 1994
Cisplatin/DTIC/Vindesin/ IFNα/IL-2/TAM	30	4	5	30%	ND	ND	de Braud et al., Ann Oncol 1994
IFNα/IL-2/Cisplatin/ DTIC/BCNU	42	10	14	55%	9+/7	11,5 8,4 (NR)	Richards et al., J Clin Oncol 1992
IFNα/IL-2/Cisplatin/ DTIC/BCNU/TAM	27-74*	11	30	57%*	9,1	14	* Richards et al., Proc Am Soc Clin Oncol 1992

* Die Studie mit den höchsten Patientenzahlen wird zitiert.
alt.: alternierend
seq.: sequentiell
gz.: gleichzeitig
Literaturangaben der Tabelle siehe: Tilgen W, Seiter S, Uhl K (1997)

Tabelle 40.12. Derzeitige Standardtherapie und Studienprotokolle bei metastasiertem Melanom

	Dosierung	Ansprechraten in %
Monochemotherapie		
Dacarbazin	250 mg/m^2 i.v. Tag 1–5 Wdh. Tag 21/28 oder 850 mg/m^2 i.v. Tag 1 Wdh. Tag 21/28	14–33
Fotemustine	100 mg/m^2 i.v. Tag 1, 8 und 15 dann 5 Wochen Pause Wdh. Tag 21	10–47
Polychemotherapie		
BHD-Schema	BCNU 150 mg/m^2 i.v. Tag 1, nur jeden 2. Zyklus Hydroxyurea 1.500 mg/m^2 p.o. Tag 1–5 DTIC 150 mg/m^2 i.v. Tag 1–5 Wdh. Tag 28–42	13–31
BOLD-Schema	Bleomycin 15 mg i.v. Tag 1+4 Vincristin 1 mg/m^2 i.v. Tag 1+5 CCNU 80 mg/m^2 p.o. Tag 1 DTIC 200 mg/m^2 i.v. Tag 1–5 Wdh. Tag 28–42	4–46
DVP-Schema	DTIC 450 mg/m^2 i.v. Tag 1+8 Vindesin 3 mg/m^2 i.v. Tag 1+8 Cisplatin 50 mg/m^2 i.v. Tag 1+8 Wdh. Tag 28 oder DTIC 250 mg/m^2 i.v. Tag 1–5 Vindesin 3 mg/m^2 i.v. Tag 1 Cisplatin 100 mg/m^2 i.v. Tag 1 Wdh. Tag 21	24–44
DBCT-Schema	DTIC 220 mg/m^2 i.v. Tag 1–3 BCNU 150 mg/m^2 i.v. Tag 1 jeden 2. Zyklus Cisplatin 25 mg/m^2 i.v. Tag 1–3 Tamoxifen 2×10 mg p.o. täglich Wdh. Tag 21/28	29–55
Chemoimmuntherapie		
DTIC, IFN-α vs. DTIC, IFN-α, IL-2 (ADO 1/95)	DTIC 850 mg/m2 i.v. Tag 1 IFN-α 2×3 Mio. I.E./m^2 s.c. Tag 1 IFN-α 3 Mio. I.E./m^2 s.c. Tag 2–5 IL-2 5 Mio. I.E./m^2/3 h i.v. Tag 3 10 Mio. I.E./m^2/24 h i.v. 5 Mio. I.E./m^2 s.c. Tag 4–7 IFN-α 5 Mio. I.E./m^2 s.c. 3mal wöchentlich im Intervall Wdh. Tag 28	laufendes Studienprotokoll
DTIC+CDDP+IFN-α vs. DTIC+CDDP+IFN-α +IL-2 (EORTC 18951)	DTIC 250 mg/m^2 i.v. Tag 1–3 CDDP 30 mg/m^2 i.v. Tag 1–3 IFN-α 10 Mio. I.E./m^2 s.c. Tag 1–5 IL-2 18 Mio. I.E./m^2/6 h i.v. Tag 4 18 Mio. I.E./m^2/12 h i.v. 18 Mio. I.E./m^2/24 h i.v. 4,5 Mio. I.E./m^2/24 h über 3 Tage Wdh. Tag 28	Studienprotokoll in Auswertung

Literatur

1. Agarwala SS, Kirkwood JM (1996) Interferons in melanoma. Curr Opin Oncol 8: 167–174
2. Ahmann DL, Creagan ET, Hahn RG, Edmonson JH, Bisel HF, Schaid DJ (1989) Complete responses and long-term survivals after systemic chemotherapy for patients with advanced malignant melanoma. Cancer 63: 224–227
3. Ahn SS, Giuliano A, Kaiser L et al. (1983) The limited role of BOLD chemotherapy for disseminated malignant melanoma. Proc Am Soc Clin Oncol 2: 228, C-893
4. Albino AP (1995) Genes involved in melanoma susceptibility and progression. Curr Opin Oncol 7: 162–169
5. Anderson CM, Buzaid AC, Legha SS (1995) Systemic treatments for advanced cutaneous melanoma. Oncology 9: 1149–1158
6. Arienti F, Belli F, Rivoltini L et al. (1993) Adoptive immunotherapy of advanced melanoma patients with interleukin-2 (IL-2) and tumor-infiltrating lymphocytes selected in vitro with low doses of IL-2. Cancer Immunol Immunother 36: 315–322
7. Atkins MB, O'Boyle KR, Sosman JA et al. (1994) Multiinstitutional phase II trial of intensive combination chemoimmunotherapy for metastatic melanoma. J Clin Oncol 12: 1553–1560
8. Atzpodien J, Hänninen EL, Kirchner H et al. (1995) Chemoimmunotherapy of advanced malignant melanoma: sequential administration of subcutaneous interleukin-2 and interferon α after intravenous dacarbazine and carboplatin or intravenous dacarbazine, cisplatin, carmustine and tamoxifen. Eur J Cancer 31A: 876–881

9. Atzpodien J, Körfer A, Franks CR, Poliwoda H, Kirchner H (1990) Home therapy with recombinant interleukin-2 and interferon-α2b in advanced human malignancies. Lancet 335: 1509–1512

10. Avril MF, Ravaud A, Gaspard MH et al. (1993) Treatment of metastatic melanoma with subcutaneous interleukin 2 interferon alpha 2a and dacarbazine. Melanoma Res 3: 53

11. Bajetta E, Di Leo A, Zampino MG et al. (1994) Multicenter randomized trial of dacarbazine alone or in combination with two different doses and schedules of interferon alpha-2a in the treatment of advanced melanoma. J Clin Oncol 12: 806–811

12. Bajorin DF, Chapman PB, Wong G et al. (1990) Phase I evaluation of a combination of monoclonal antibody R24 and interleukin 2 in patients with metastatic melanoma. Cancer Res 50: 7490–7495

13. Balch CM, Houghton AN, Milton GW, Sober AJ, Soong SJ (eds) (1992) Cutaneous Melanoma. Lippincott, Philadelphia

14. Barr MH, Sznol M, Atkins MB et al. (1990) Metastatic malignant melanoma treated with combined bolus and continuous infusion interleukin 2 and lymphokine-activated killer cells. J Clin Oncol 8: 1138–1147

15. Berd D, Maguire HC Jr, Mastrangelo MJ (1986) Induction of cell-mediated immunity to autologous melanoma cells and regression of metastases after treatment with a melanoma cell vaccine preceded by cyclophosphamide. Cancer Res 46: 2572–2577

16. Betticher DC, Lee SM, Morris C, Clemons M, Thatcher N (1995) Dacarbazine and interferon-α 2a in advanced malignant melanoma: high response rate and prolongation of response duration occur in different patient subpopulations. Melanoma Res 5: 277–282

17. Bizzari JP, Gerard B, Bertrand P (1993) Analysis of fotemustine chemotherapy in disseminated malignant melanoma (DMM): a review of 903 patients including 146 patients with cerebral metastases (CM). Melanoma Res 3: 35

18. Bleehen NM, Newlands ES, Lee SM et al. (1995) Cancer research campaign phase II trial of temozolomide in metastatic melanoma. J Clin Oncol 13: 910–913

19. Boon T (1993) Tumor antigens recognized by cytolytic T lymphocytes: Present perspectives for specific immunotherapy. Int J Cancer 54: 177–180

19a. Boon T, Gajewski TF, Coulie PG (1995) From defined human tumor antigens to effective immunization? Immunol Today 16: 334–334

19b. Brasseur F, Rimoldi D, Lienard D et al. (1995) Expression of MAGE genes in primary and metastatic cutaneous melanoma. Int J Cancer 63: 375–380

20. Bröcker EB, Carrel S, Israels P, Kleeberg U, Ruiter D, Rümke P, Lejeune F (1991) An assessment of alpha interferon on subcutaneous and soft tissue melanoma metastases: an EORTC melanoma cooperative group pilot study (18852). Sixth European Conference on Clinical Oncology (ECCO) 6: 11–13

20a. Bröcker EB, Becker JC (1995) Die Immunologie des Melanoms. Hautarzt 46: 818–828

21. Cascinelli N, Belli F, Santinami M (1994) Cutaneous melanoma. The role of interferons. Consulting Series (2) No.5. Gardiner-Caldwell Communications, Pittstreet, Macclesfield, UK

22. Caulfield MJ, Barna B, Murthy S, Tubbs R, Sergi J, Medendorp S, Bukowski RM (1990) Phase Ia-Ib trial of an anti-GD3 monoclonal antibody in combination with interferon- in patients with malignant melanoma. J Biol Resp Mod 9: 319–328

23. Clemente CG, Mihm MC, Bufalino R, Zurrida S, Collini P, Cascinelli N (1996) Prognostic value of tumor infiltrating lymphocytes in the vertical growth phase of primary cutaneous melanoma. Cancer 77: 1303–1310

24. Coates A, Rallings M, Hersey P, Swanson C (1986) Phase-II study of recombinant alpha 2-interferon in advanced malignant melanoma. J Interferon Res 6(1): 1–4

25. Cocconi G, Bella M, Calabresi F et al. (1992) Treatment of metastatic malignant melanoma with dacarbazine plus tamoxifen. N Engl J Med 327: 516–523

26. Coit DG (1993) Role of surgery for metastatic malignant melanoma: A review. Semin Surg Oncol 9: 239–245

27. Creagan ET, Ahmann DL, Green SJ, Long HJ, Rubin J, Schutt AJ, Dziewanowski ZE (1984) Phase II study of recombinant leukocyte A interferon (rIFN-alpha A) in disseminated malignant melanoma. Cancer 54(12): 2844–2849

28. de Braud F, Bajetta E, Comella G et al. (1994) A pilot study with Dacarbazine (DTIC) + Tamoxifen (TAM) + Interferon Alpha-2A (rIFN-a 2A) + IL-2 or CVD (CDDP+VDS+DTIC) + TAM + rIFN-α 2A ± IL-2 in metastatic melanoma for the B.R.E.M.I.M I (BRM in melanoma) Italian Cooperative Group. Ann Oncol 5 [Suppl 8]: 171 (abs. 0862)

29. Debus J, Franz S, Engenhart R, Tilgen W, Wannenmacher M (1995) Die radiochirurgische Behandlung von Hirnmetastasen beim malignen Melanom. In: Tilgen W, Petzoldt D (Hrsg) Fortschritte der operativen und onkologischen Dermatologie, Bd. 10: Operative und konservative Dermato-Onkologie. Neue Ansätze und Strategien (S 271–278). Springer, Berlin Heidelberg New York Tokyo

30. Dillman RO, Church C, Oldham RK, West WH, Schwartzberg L, Birch R (1993) Inpatient continuous-infusion interleukin-2 in 788 patients with cancer. Cancer 71: 2358–2370

31. Dorval T, Palangie T, Jouve M, Garcia-Giralt E, Falcoff E, Schwab D, Lerminier M, Pouillart P (1987) Treatment of metastatic malignant melanoma with recombinant interferon alfa-2b. Invest New Drugs 5 [Suppl]: 61–64

32. Dorval T, Negrier S, Chevereau C et al. (1994) Results of a French multicentric randomized trial of chemoimmunotherapy (Cisplatin (P), IL-2 (Proleukin), with or without IFN (Roferon) in metastatic malignant melanoma. Proc Am Soc Clin Oncol 13: 395 (abs. 1347)

33. Drake LA, Ceilley RI, Cornelison RL et al. (1993) Guidelines of care for malignant melanoma. J Am Acad Dermatol 28: 638–641

34. Drings P, Brittinger G, Gaedicke G et al. (1995) Die moderne Krebsbehandlung: Wissenschaftlich begründete Verfahren und Methoden mit unbewiesener Wirksamkeit. Onkologie 18: 158–162

35. Dummer R, Gore ME, Hancock BW et al. (1995) A multicenter phase II clinical trial using dacarbazine and continuous infusion of interleukin-2 in metastatic melanoma: clinical data and immunomonitoring. Cancer 75: 1038–1044

36. Dutcher JP, Gaynor ER, Boldt DH et al. (1991) A phase II study of high-dose continuous infusion interleukin-2 with lymphokine-activated killer cells in patients with metastatic melanoma. J Clin Oncol 9(4): 641–648

37. Elsässer Beile U, Schöpf E, Neumann HA, Drews H, Hundhammer K, Balda B-R (1987) Rekombiniertes Leukozyten-A-Interferon beim metastasierten malignen Melanom. Ergebnisse einer Phase-II-Studie. Dtsch Med Wochenschr 112: 373–377

38. Engenhart R, Kimmig BN, Höver K-H et al. (1993) Long-term follow-up for brain metastases treated by percutaneous stereotactic single high-dose irradiation. Cancer 71: 1353–1361

39. Engin K, Tupchong L, Waterman FM, Moylan DJ, Nerlinger RE, Leeper DB (1992) Hyperthermia and radiation in advanced malignant melanoma. Int J Radiation Oncology 25: 87–94

40. Eton O, Talpaz M, Lee KH, Rothberg JM, Brell JM, Benjamin RS (1996) Phase II trial of recombinant human interleukin-2 and interferon-alpha-2a. Implications for the treatment of patients with metastatic melanoma. Cancer 77: 893–899

41. Falkson CI, Falkson G, Falkson HC (1994) Phase II trial of fotemustine in patients with metastatic malignant melanoma. Invest New Drugs 12: 251–254

42. Falkson CI (1995) Experience with interferon alpha 2b combined with dacarbazine in the treatment of metastatic melanoma. Med Oncology 12: 35–40

43. Fathalla-Shaykh HM, Zimmerman C, Morgan H, Rushing E, Schold SC, Unwin DH (1996) Response of primary leptomeningeal melanoma to intrathecal recombinant interleukin-2. Cancer 77: 1544–1550

44. Feun LG, Gonzales R, Savaraj N, Hanlon J, Collier M, Robinson WA, Clendenin NJ (1991) Phase II trial of piritrexim in metastatic melanoma using intermittent, low-dose administration. J Clin Oncol 9: 464–467

45. Feun LG, Savaraj N, Moffat F et al. (1995) Phase II trial of recombinant interferon-a with BCNU, cisplatin, DTIC and tamoxifen in advanced malignant melanoma. Melanoma Res 5: 273–276

46. Fierlbeck G, Schreiner T, Rassner G (1995) Combination of highly purified human leukocyte interferon α and 13-cis-retinoic acid for the treatment of metastatic melanoma. Cancer Immunol Immunother 40: 157–164

47. Flaherty LE, Robinson W, Redman BG et al. (1993) A phase II study of Dacarbazine and Cisplatin in combination with outpatient administered interleukin-2 in metastatic malignant melanoma. Cancer 71: 3520–3525

48. Frazier CC (1996) Photodynamic therapy in dermatology. Int J Dermatol 35: 312–316

49. Garbe C (1996) Verlängertes Überleben bei fernmetastasiertem Melanom und der Einfluß von Behandlungen. Hautarzt 47: 35–43

50. Garbe C (1995) Malignes Melanom. In: Seeber S, Schütte J (Hrsg) Therapiekonzepte Onkologie (S 674–702). Springer, Berlin Heidelberg New York Tokyo

51. Garbe C (1993) Chemotherapy and chemoimmunotherapy in disseminated malignant melanoma. Melanoma Res 3: 291–299

52. Gundersen S (1987) Dacarbazine, vindesine, and cisplatin combination chemotherapy in advanced malignant melanoma: A phase II study. Cancer Treat Rep 71: 997–999

53. Hafström L, Mattsson J (1993) Regional chemotherapy for malignant melanoma. Cancer Treat Rev 19: 17–28

54. Hamblin TJ, Davies B, Sadullah S, Oskam R, Palmer P, Franks CR (1991) A phase II study of the treatment of metastatic malignant melanoma with a combination of Dacarbazine, Cis-Platin, interleukin-2 (IL-2) and alpha-interferon (IFN). Proc Am Soc Clin Oncol 10: 294 (abs. 1029)

55. Hellström KE, Hellström I, Morton DL et al. (1992) Melanoma vaccines. In: Balch CM, Houghton AN, Milton CW, Sober AJ, Soong SJ (eds) Cutaneous Melanoma (pp 542–559). Lippincott, Philadelphia

56. Hersey P (1994) Melanoma vaccines. Current status and future prospects. Drugs 47: 373–382

57. Ho RCS (1995) Medical management of stage IV malignant melanoma. Cancer 75: 735–741

58. Hoon DSB, Yuzuki D, Hayashida M, Morton DL (1995) Melanoma patients immunized with melanoma cell vaccine induce antibody responses to recombinant MAGE-1 antigen. J Immunol 154: 730–737

59. Houghton AN, Balch CM (1992) Treatment for advanced melanoma. In: Balch CM, Houghton AN, Milton CW, Sober AJ, Soong SJ (eds) Cutaneous Melanoma (pp 468–497). Lippincott, Philadelphia

60. Houghton AN, Legha S, Bajorin DF (1992) Chemotherapy for Metastatic Melanoma. In: Balch CM, Houghton AN, Milton CW, Sober AJ, Soong S (eds) Cutaneous Melanoma (pp 498–505). Lippincott, Philadelphia

61. Itoh K, Salmeron MA, Morita T et al. (1992) Distribution of autologous tumor-specific cytotoxic T lymphocytes in human metastatic melanoma. Int J Cancer 52: 52–59

62. Jain RK (1991) Therapeutic implications of tumor physiology. Curr Opin Oncol 3: 1105–1108

63. Johnson TM, Smith JW, Nelson BR, Chang A (1995) Current therapy for cutaneous melanoma. J Am Acad Dermatol 32: 689–707

64. Keilholz U, Scheibenbogen C, Tilgen W et al. (1993) Interferon- and interleukin-2 in the treatment of metastatic melanoma. Comparison of two phase II trials. Cancer 72: 607–614

65. Keilholz U, Scheibenbogen C, Brado M, Georgi P, Maclachlan D, Brado B, Hunstein W (1994) Regional adoptive immunotherapy with interleukin-2 and lymphokine-activated killer (LAK) cells for liver metastases. Eur J Cancer 30A: 103–105

66. Keilholz U, Scheibenbogen C, Brossart P, Möhler T, Tilgen W, Hunstein W (1995) Interleukin-2-based immunotherapy and chemoimmunotherapy in metastatic melanoma. Recent Results Cancer Res 139: 383–390

67. Kessinger A (1985) High-dose chemotherapy with autologous marrow transplantation for malignant melanoma. J Am Acad Dermatol 12: 337–343

68. Khayat D, Borel C, Tourani JM et al. (1993) Sequential chemoimmunotherapy with cisplatin, interleukin-2, and interferon alfa-2a for metastatic melanoma. J Clin Oncol 11: 2173–2180

69. Kirkwood JM, Ernstoff MS, Davis CA, Reiss M, Ferraresi R, Rudnick SA (1985) Comparison of intramuscular and intravenous recombinant alpha-2 interferon in melanoma and other cancers. Ann Intern Med 103: 32–36

70. Kirkwood J M (1991) Studies of interferons in the therapy of melanoma. Semin Oncol 18: 83–90

71. Kirkwood JM (1992) Preclinical studies, experimental therapeutics, and clinical management of advanced melanoma. Curr Opin Oncol 4: 368–379

72. Kirkwood JM (1994) Systemic therapy of melanoma. Curr Opin Oncol 6: 204–211

73. Voigt H, Kleeberg UR (Hrsg) Systemische Chemotherapie maligner Melanome. In: Voigt H, Kleeberg UR (Hrsg) Malignes Melanom (S 235–298). Springer, Berlin Heidelberg New York Tokyo

74. Kleeberg UR, Engel E, Israels P et al. (1995) Palliative therapy of melanoma patients with fotemustine. Inverse relationship between tumour load and treatment effectiveness. A multicentre phase II trial of the EORTC-Melanoma Cooperative Group (MCG). Melanoma Res 5: 195–200

75. Kleeberg UR, Tilgen W (1996) Palliative und supportive Therapie von Melanomkranken. Onkologe 2 (in Druck)

76. Krementz ET, Ryan RF, Muchmore JH, Carter RD, Sutherland CM, Reed RJ (1992) Hyperthermic regional perfusion for melanoma of the limbs. In: Balch CM, Houghton AN, Milton CW, Sober AJ, Soong SJ (eds) Cutaneous Melanoma (pp 403–426). Lippincott, Philadelphia

77. Kreuser ED, Wadler S, Thiel E (1995) Biochemical modulation of cytotoxic drug by cytokines: molecular mechanisms in experimental oncology. Recent Results Cancer Res 139: 372–382

78. Kruit WHJ, Goey SH, Monson JRT et al. (1991) Clinical experience with the combined use of recombinant interleukin-2 (IL-2) and interferon-α2a (IFNα) in metastatic melanoma. Br J Haematology 79 [Suppl 1]: 84–86

79. Lakhani S, Selby P, Bliss JM, Perren TJ, Gore ME., McElwain TJ (1990) Chemotherapy for malignant melanoma: combinations and high doses produce more responses without survival benefit. Br J Cancer 61: 330–334

80. Landthaler M, Rück A, Szeimies R-M (1993) Photodynamische Therapie von Tumoren der Haut. Hautarzt 44: 69–74

81. Lattanzi SC, Tosteson T, Chertoff J et al. (1995) Dacarbazine, cisplatin and carmustine, with or without tamoxifen, for metastatic melanoma: 5-year follow-up. Melanoma Res 5: 365–369

82. Legha SS, Papadopoulos NEJ, Plager C, Ring S, Chawla SP, Evans LM, Benjamin RS (1987) Clinical evaluation of recombinant interferon alfa-2a (Roferon-A) in metastatic melanoma using two different schedules. J Clin Oncol 5(8): 1240–1246

83. Legha SS, Buzaid AC (1993) Role of recombinant interleukin-2 in combination with interferon-alfa and chemothe-

rapy in the treatment of advanced melanoma. Semin Oncol 20 [Suppl 9]: 27–32

84. Legha S, Ring S, Bedikian A et al. (1993) Lack of benefit from Tamoxifen (T) added to a regimen of Cisplatin (C), Vinblastine (V), DTIC (D) and alpha interferon (IFN) in patients (PT) with metastatic melanoma (MM). Proc Am Soc Clin Oncol (abs. 1325)

85. Legha SS, Gianan MA, Plager C, Eton OE, Papadopoulous NEJ (1996) Evaluation of interleukin-2 administered by continuous infusion in patients with metastatic melanoma. Cancer 77: 89–96

86. Lejeune FJ, Liénard D, Leyvraz S, Mirimanoff RO (1993) Regional therapy of melanoma. Eur J Cancer 29A: 606–612

87. Lewis JJ, Houghton AN (1995) Definition of tumor antigens suitable for vaccine construction. Semin Cancer Biol 6: 321–328

88. Liénard D, Ewalenko P, Delmotte J-J, Renard N, Lejeune FJ (1992) High-dose recombinant tumor necrosis factor alpha in combination with interferon gamma and melphalan in isolation perfusion of the limbs for melanoma and sarcoma. J Clin Oncol 10: 52–60

89. MacFarlane MP, Yang JC, Guleria AS et al. (1995) The hematologic toxicity of interleukin-2 in patients with metastatic melanoma and renal cell carcinoma. Cancer 75: 1030–1037

90. Margolin KA, Doroshow JH, Akman SA et al. (1992) Phase II trial of cisplatin and -interferon in advanced malignant melanoma. J Clin Oncol 10: 1574–1578

91. Marincola FM, White DE, Wise AP, Rosenberg SA (1995) Combination therapy with interferon alfa-2a and interleukin-2 for the treatment of metastatic cancer. J Clin Oncol 13: 1110–1122

92. Markman M (1993) Why does a higher response rate to chemotherapy correlate poorly with improved survival? J Cancer Res Clin Oncol 119: 700–701

93. McClay EF, Mastrangelo MJ, Berd D, Bellet RE (1992) Effective combination chemo/hormonal therapy for malignant melanoma: experience with three consecutive trials. Int J Cancer 50: 553–556

94. McClay EF, McClay MET (1994) Tamoxifen: Is it useful in the treatment of patients with metastatic melanoma? J Clin Oncol 12: 617–626

95. Melanoma Session. Ann Congress ASCO (1991–1995) Proc Am Soc Clin Oncol 10–14

96. Miller K, Abeles G, Oratz R et al. (1995) Improved survival of patients with melanoma with an antibody response to immunization to a polyvalent melanoma vaccine. Cancer 75: 495–502

97. Morton DL, Foshag LJ, Hoon DSB et al. (1992) Prolongation of survival in metastatic melanoma after active specific immunotherapy with a new polyvalent melanoma vaccine. Ann Surg 216: 463–482

98. Mughal TI, Thomas MR, Robinson WA (1991) Role of recombinant alpha interferon in the treatment of advanced cutaneous malignant melanoma. Oncology 48: 365–368

99. Mulder NH, de Vries EGE, Sleijfer DT, Schraffordt-Koops H, Willemse PHB (1992) Dacarbazine (DTIC), human recombinant interferon alpha2a (Roferon) and 5-fluorouracil for disseminated malignant melanoma. Br J Cancer 65: 303–304

100. Neefe JR, Legha SS, Markowitz A et al. (1990) Phase II study of recombinant α-interferon in malignant melanoma. Am J Clin Oncol 13(6): 472–476

101. Overgaard J, Gonzalez Gonzalez D, Hulshof MCCM, Arcangeli G, Dahl O, Mella O, Bentzen SM (1995) Randomized trial of hyperthermia as adjuvant to radiotherapy for recurrent or metastatic melanoma. Lancet 345: 540–543

102. Parkinson DR, Abrams JS, Wiernik PH et al. (1990) Interleukin-2 therapy in patients with metastatic malignant melanoma: A phase II study. J Clin Oncol 8: 1650–1656

103. Parkinson DR, Houghton AN, Hersey P, Borden EC (1992) Biologic therapy for melanoma. In: Balch CM, Houghton AN, Milton CW, Sober AJ, Soong SJ (eds) Cutaneous Melanoma (pp 522–541). Lippincott, Philadelphia

104. Parmiani G, Rivoltini L (1991) Biological agents as modifiers of chemotherapeutic agents. Curr Opin Oncol 3: 1078–1086

105. Peters LJ, Byers RM, Ang KK (1992) Radiotherapy for melanoma. In: Balch CM, Houghton AN, Milton GW, Sober AJ, Soong SJ (eds) Cutaneous melanoma (pp 509–512). Lippincott, Philadelphia

106. Petit T, Borel C, Rixe O et al. (1996) Complete remission seven years after treatment for metastatic malignant melanoma. Cancer 77: 900–902

107. Porzsolt F (1995) Ziele der palliativen Krebstherapie. Tumordiagn Ther 16: 41–44

108. Pröbstle TM, Scheibenbogen C, Sterry W, Keilholz U (1996) A phase II study of dacarbazine, cisplatin a-interferon and high dose interleukin-2 in „poor-risk" metastatic melanoma. Eur J Cancer (in Druck)

109. Pyrhönen S, Hahka-Kemppinen M, Muhonen T (1992) A promising interferon plus four-drug chemotherapy regimen for metastatic melanoma. J Clin Oncol 10: 1919–1926

110. Richards JM, Mehta N, Ramming K, Skosey P (1992) Sequential chemoimmunotherapy in the treatment of metastatic melanoma. J Clin Oncol 10: 1338–1343

111. Rixe O, Benhammouda A, Antoine E et al. (1994) Final results of a prospetice multicentric study on 91 metastatic malignant melanoma (MMM) patients treated by chemo-immunotherapy (CH-IM) with Cisplatin, interleukin-2 (IL-2), interferon-α (IFN). Proc Am Soc Clin Oncol 13: 399 (abs. 1360)

112. Rixe O, Borel C, Paraiso D et al. (1995) Fotemustine, dacarbazine, vindesine combination chemotherapy in advanced malignant melanoma: a phase II study of 43 patients. Melanoma Res 5: 419–424

113. Robinson WA, Mughal TI, Thomas MR, Johnson M, Spiegel RJ (1986) Treatment of metastatic malignant melanoma with recombinant interferon alpha 2. Immunobiology 172: 275–282

114. Rosenberg SA, Lotze MT, Yang JC, Aebersold PM, Linehan WM, Seipp CA, White DE (1989) Experience with the use of high-dose interleukin-2 in the treatment of 652 cancer patients. Ann Surg 210: 474–484

115. Rosenberg SA, Lotze MT, Yang JC et al. (1989) Combination therapy with interleukin-2 and alpha-interferon for the treatment of patients with advanced cancer. J Clin Oncol 7:1863–1874

116. Rosenberg SA, Lotze MT, Yang JC et al. (1993) Prospective randomized trial of high-dose interleukin-2 alone or in conjunction with lymphokine-activated killer cells for treatment of patients with advanced cancer. J Natl Cancer Inst 85: 622–632

117. Rosenberg SA, Yang JC, Topalian SL et al. (1994) Treatment of 283 consecutive patients with metastatic melanoma or renal cell cancer using high-dose bolus interleukin 2. JAMA 271: 907–913

118. Rosenberg SA, Yannelli JR, Yang JC et al. (1994) Treatment of patients with metastatic melanoma with autologous tumor-infiltrating lymphocytes and interleukin 2. J Natl Cancer Inst 86: 1159–1166

119. Rusthoven JJ, Quirt IC, Iscoe NA et al. (1996) Randomized, double-blind, placebo-controlled trial comparing the response rates of carmustine, dacarbazine, and cisplatin with and without tamoxifen in patients with metastatic melanoma. J Clin Oncol 14: 2083–2090

120. Saleh MN, Khazaeli MB, Wheeler RH et al. (1992) Phase I trial of the chimeric anti-GD2 monoclonal antibody ch14.18 in patients with malignant melanoma. Hum Antibod Hybridomas 3: 19–24

121. Samlowski WE, Park K-J, Galinsky RE, Ward JH, Schumann GB (1993) Intrathecal administration of interleu-

kin-2 for meningeal carcinomatosis due to malignant melanoma: Sequential evaluation of intracranial pressure, cerebrospinal fluid, cytology, and cytokine induction. J Immunother 13: 49–54

122. Sarkany M, Dubois F (1994) Fotemustin-Therapie beim metastasierenden malignen Melanom. In: Macher E, Kolde K, Bröcker EB (Hrsg). Jahrbuch der Dermatologie 1994/1995 – Tumoren der Haut (S 267–274). Biermann, Zülpich

123. Schipper H, Goh CR, Wang TL (1995) Shifting the cancer paradigm: must we kill to cure?. J Clin Oncol 13: 801–807

124. Schirrmacher V, Hoegen P von, Schlag P et al. (1989) Active specific immunotherapy with autologoues tumor cell vaccines modified by Newcastle Disease Virus: Experimental and clinical studies. In: Schirrmacher V, Schwartz-Albiez R (eds) Cancer metastasis (pp 157–170). Springer, Berlin Heidelberg New York Tokyo

125. Schwartsmann G, Scaletzky A, Gottfridson C et al. (1994) A phase II trial of interleukin-2 (IL-2) plus alpha-interferon (IFN) administered subcutaneously (sc) in patients with metastatic malignant melanoma. Ann Oncol 5 [Suppl 8]: 176 (abs. 890)

126. Schwartzentruber DJ (1993) In vitro predictors of clinical response in patients receiving interleukin-2-based immunotherapy. Curr Opin Oncol 5: 1055–1058

127. Sertoli MR, Bernengo MG, Ardizzoni A et al. (1989) Phase II trial of recombinant alpha-2b interferon in the treatment of metastatic skin melanoma. Oncology 46: 96–98

128. Sparano JA, Fisher RI, Sunderland M et al. (1993) Randomized phase III trial of treatment with high-dose interleukin-2 either alone or in combination with interferon alfa-2a in patients with advanced melanoma. J Clin Oncol 11: 1969–1977

129. Stark JJ, Schulof R, Wiemann M, Barth N, Honeycutt P, Soori G (1993) Alpha interferon and chemo-hormonal therapy in advanced melanoma: a phase I-II NBSG/MAOP Study. Proc Am Soc Clin Oncol 12: (abs. 1341)

130. Steffens ThA, Bajorin DF, Houghton AN (1992) Immunotherapy with monoclonal antibodies in metastatic melanoma. World J Surg 16: 261–269

131. Swetter SM, Smoller BR, Bauer EA (1995) Cutaneous cancer and malignant melanoma. In: Abeloff MD, Armitage JO, Lichter AS, Niederhuber JE (eds) Clinical Oncology (pp 1023–1045). Churchill Livingstone, New York

132. Sznol M, Clark JW, Smith JW et al. (1992) Pilot study of interleukin-2 and lymphokine-activated killer cells combined with immunomodulary doses of chemotherapy and sequenced with interferon alfa-2a in patients with metastatic melanoma and renal cell carcinoma. J Natl Cancer Inst 84: 929–937

133. Tchekmedyian NS, Tait N, Van Eho D, Aisner J (1986) High-dose chemotherapy without autologous bone marrow transplantation in melanoma. J Clin Oncol 4: 1811–1818

134. Thatcher N (1991) Recombinant interleukin-2 and other types of treatment of advanced malignant melanoma. Curr Opin Oncol 3: 364–376

135. Thompson JA, Lee DJ, Lindgren CG, Benz LA, Collins C, Levitt D, Fefer A (1988) Influence of dose and duration of infusion of interleukin-2 on toxicity and immunomodulation. J Clin Oncol 6(4): 669–678

136. Thomson DB, Adena M, McLeod GRC et al. (1993) Interferon-α2a does not improve response or survival when combined with dacarbazine in metastatic malignant melanoma: results of a multi-instituional Australian randomized trial. Melanoma Res 3: 133–139

137. Tilgen W, Matzku S (1990) Pitfalls in the clinical application of monoclonal antibodies in malignant melanoma: modulation by and impaired accessibility of antigens to monoclonal antibodies. Cancer Treat Rev 17: 357–371

138. Tilgen W (1994) Adjuvante und palliative Therapie des Melanoms. Chirurg 65: 153–163

139. Tilgen W (1994) Therapie des malignen Melanoms: Derzeitiger Stand und Perspektiven. In: Macher E, Kolde G, Bröcker EB (Hrsg) Jahrbuch der Dermatologie 1994/1995 -Tumoren der Haut (S 123–150). Biermann, Zülpich

140. Tilgen W (1995) Malignant Melanoma: Current therapeutic concepts. Onkologie 18: 534–547

141. Tilgen W, Kaufmann R (1995) Malignes Melanom. Forum Deutsche Krebsgesellschaft 10: 310–323

142. Tilgen W, Seiter S, Uhl K (1997) Current therapy strategies for malignant melanoma with special regard to immunotherapy with cytokines. In: Aul C, Schneider W (ed) Interferons. Biological activities and clinical efficacy. Springer, Berlin Heidelberg New York Tokyo (pp 165–195)

143. Vaglini M, Belli F, Santinami M et al. (1995) Isolation perfusion in extracorporeal circulation with interleukin-2 and lymphokine-activated killer cells in the treatment of in-transit metastases from limb cutaneous melanoma. Ann Surg Oncol 2: 61–70

144. Van Hillegersberg R, Kort WJ, Wilson JHP (1994) Current status of photodynamic therapy in oncology. Drugs 48: 510–527

145. Verschraegen CF, Kleeberg UR, Mulder J et al. (1988) Combination of cisplatin, vindesine, and dacarbazine in advanced malignant melanoma. Cancer 62: 1061–1065

146. Voigt H, Kleeberg UR (1986) Malignes Melanom. Springer, Berlin Heidelberg New York Tokyo

147. Voigt H (1988) Systemic and regional approaches in the chemotherapeutic treatment of advanced malignant melanoma: a review. In: Aigner KR, Patt YZ, Link KH, Kreidler J (eds) Regional cancer treatment. Contr Oncol 29 (pp 9–18). Karger, Basel

148. Wallack MK, Sivanandham M, Balch CM et al. (1995) A phase III randomized, double-blind, multiinstitutional trial of vaccinia melanoma oncolysate-active specific immunotherapy for patients with stage II melanoma. Cancer 75: 34–42

149. Weigand M, Meyer-Bremen H, Thome M, Oberdorfer F, Tilgen W (1995) Der Einfluß von Interferon-a2b auf den Metabolismus von Dacarbazin in vivo und in vitro. In: Tilgen W, Petzoldt D (Hrsg) Fortschritte der operativen und onkologischen Dermatologie, Band 10. Operative und konservative Dermato-Onkologie. Neue Ansätze und Strategien (S 304–310). Springer, Berlin Heidelberg New York Tokyo

150. Whitehead RP, Kopecky KJ, Samson MK et al. (1991) Phase II study of intravenous bolus recombinant interleukin-2 in advanced malignant melanoma: Southwest Oncology Group Study. J Natl Cancer Inst 83(17): 1250–1252

151. Whitehead RP, Figlin R, Citron ML et al. (1993) A phase-II trial of concomitant human interleukin-2 and interferon-2a in patients with disseminated malignant melanoma. J Immunother 13: 117–121

152. Whittington R, Faulds D (1993) Interleukin-2 A review of its pharmacological properties and therapeutic use in patients with cancer. Drugs 46: 446–514

153. Wolkenstein P, Chosidow O, Wechsler J et al. (1993) Cutaneous site effects associated with interleukin 2 administration for metastatic melanoma. J Am Acad Dermatol 28: 66–70

41 Supportive Therapie

Eva-B. Bröcker und Wolfgang Tilgen

41.1 Einleitung

Unter supportiver Tumortherapie versteht man nichtmedikamentöse und medikamentöse unterstützende Therapiemaßnahmen bei Tumorpatienten zur Verbesserung der Lebensqualität. Im folgenden werden praktische Hinweise zur antiemetischen Therapie bei Chemotherapie des Melanoms, zur Schmerzbehandlung und zur Hirndrucktherapie gegeben. Des weiteren findet der jüngere Leser Hinweise zum hilfreichen Umgang mit Tumorpatienten.

41.2 Antiemetische Therapie bei Chemotherapie

Für den Patienten stellen Anorexie, Nausea und Erbrechen (*ANE*-Syndrom) die belastendste Nebenwirkung einer Zytostatikatherapie dar. Die emetogene Potenz in der Melanomtherapie gebräuchlicher Zytostatika zeigt eine große Variationsbreite (Tabelle 41.1). Erst seit etwa 20 Jahren gibt es systematische Unter-

Tabelle 41.1. Emetogene Potenz von Zytostatika in der Melanomtherapie. (Adaptiert nach Joss et al. 1995)

Emetogene Potenz Medikament	Beginn nach (h)	Dauer (h)
niedrig:		
Melphalan	4–6	6–12
Vindesin	4–8	6–12
Fotemustine	3–6	6–12
mittel:		
Ifosphamid	3–6	6–12
Hydroxyurea	6–12	24–72
hoch:		
Cisplatin	1–6	12–24
Dacarbazin (DTIC)	2–6	6–24
BCNU	2–6	6–24
CCNU	2–6	4–6

suchungen, wie man chemotherapiebedingtes Erbrechen unterdrücken kann. Der Mechanismus des chemotherapieinduzierten Erbrechens ist vielfältig. Vor allem scheinen die 5-HT$_3$-Rezeptoren im Bereich der Chemorezeptorentriggerzone im Gebiet der Area postrema am Boden des IV. Ventrikels (hier keine Bluthirnschranke!) und im Magen-Darm-Trakt verantwortlich zu sein. Zytostatika hemmen bestimmte Enzyme, die für den Abbau des Neurotransmitters 5-Hydroxytryptamin (Serotonin) notwendig sind. 5-HT$_3$-Rezeptorantagonisten sind deshalb besonders wirksam zur Prophylaxe und Therapie zytostatikainduzierten Erbrechens. Die Emesisprobleme während einer Chemotherapie können in 3 zeitlich unterschiedlich ablaufenden Stadien auftreten:

• das *akute* zytostatikainduzierte Erbrechen: Auftreten der Symptome innerhalb der ersten 24 h nach Behandlungsbeginn. Die Symptome sind meist in den ersten 6 h am stärksten ausgeprägt;
• *verzögerte(s)* oder *persistierende(s)* Übelkeit (Erbrechen): Auftreten der Symptome mehr als 24 h nach Behandlungsbeginn, bzw. länger als 24 h persistierbar. Diese Form tritt insbesondere bei Cisplatin-haltigen Therapieschemata auf;
• *antizipatorisches* Erbrechen: Auftreten der Symptome *vor* Therapiebeginn, besonders bei Patienten, die bereits mit hoch-emetogenen Zytostatika behandelt wurden, im Sinne einer Konditionierung der schlechten Therapieerfahrung.

Auch Immuntherapeutika (Interferon-α, Interleukin-2) können Übelkeit und Erbrechen induzieren. Dieses Erbrechen ist weniger erforscht. Bei Interleukin-2 spielt wahrscheinlich das Ödem der Magen-Darm-Schleimhaut eine Rolle.

Außer Art und Dosis des Zytostatikums spielen andere Faktoren für die Stärke von Übelkeit und Erbrechen eine Rolle: So leiden Frauen stärker als Männer unter Erbrechen, jüngere Erwachsene stärker als Kinder und alte Patienten. Bei abendlicher Gabe – untersucht ist Cisplatin – ist die Verträglichkeit besser als morgens. Außer der Prophylaxe der akuten chemotherapiebedingten Emesis ist die Prophylaxe von Spätemesis, insbesondere bei Cisplatin, wichtig (Tabelle 41.2).

Das Ziel bei der supportiven Behandlung chemotherapierter Patienten ist eine vollständige Verhinderung von Übelkeit und Erbrechen durch rechtzeitige Gabe der Antiemetika am Anfang der Therapie. Die zusätzliche Gabe von Sedativa und anxyolytischwirksamen Psychopharmaka ist sehr hilfreich und trägt auch dazu bei, daß unangenehme Begleiterscheinungen der Therapie vergessen werden. Sollte die erste Therapie trotz supportiver Maßnahmen schlecht vertragen worden sein, kann es hilfreich sein, beim nächsten Therapiezyklus die Umgebung (Krankenzimmer, Bilder etc.) zu wechseln. Des weiteren sollte man den Patienten ermuntern, seine Lieblingsmusik, spannende Bücher oder anderes zur Ablenkung mitzubringen. Solche Kleinigkeiten gehören zu dem, was im Angelsächsischen als „love and care approach" bezeichnet wird.

Vorschläge zur antiemetischen Therapie

Gering und mäßig emetogene Zytostatika:
● Vorabend:
  – evtl. Lorazepam 0,5 mg p.o. (Tavor),
  – evtl. Metoclopramid in Retardform (Paspertin retard).
● Unmittelbar vor Chemotherapie:
  – Metoclopramid 10–20(–50) mg i.v.,
  – evtl. zusätzlich Methylprednisolon 125 mg i.v.,
  – evtl. zusätzlich Diazepam 10 mg Dauertropf während und nach der Therapie.

Stark emetogene Zytostatika:
● Vorabend:
  – Lorazepam 0,5–1 mg p.o. (Tavor).
● Unmittelbar vor Chemotherapie:
  – Lorazepam 0,5–1 mg p.o. (Tavor expidet),
  – Tropisetron 5 mg i.v. (Navoban) oder
  – Ondansetron 8 mg i.v. (Zofran) oder
  – Granisetron 3 mg i.v. (Kevatril);
evtl. zusätzlich:
– Dexamethason 20 mg i.v. (Fortecortin).
● Gefolgt von:
  – Metoclopramid in Retardform 20 mg (Paspertin ret) alle 12 Stunden, Tag 2–6;
evtl. zusätzlich
– Dexamethason 4 mg p.o. (Fortecortin) alle 12 Std.

41.3
Supportive Therapie bei Hirnmetastasen

Bei zerebraler Metastasierung, die leider sehr häufig im Verlauf fortgeschrittener Melanommetastasierung auftritt, kommen als Komplikationen fokale oder generalisierte Krampfanfälle vor, häufiger jedoch Hirndrucksymptome in Form von Kopfschmerzen,

morgendlichem Erbrechen und Sprachstörungen. Die antiepileptische Therapie bei Krampfanfällen erfolgt in Zusammenarbeit mit dem Neurologen. Bei Verdacht auf Hirndruck kann man ex juvantibus Dexamethason i.v. (12–20 mg) geben, worauf sich die Symptome innerhalb von 30–60 min bessern sollten. Die weitere Therapie besteht in 3–4 täglichen oralen Gaben von Kortikosteroiden, z.B. je 4–8 mg Fortecortin. Eine Dosisreduktion bis zur geringsten notwendigen Dosis erfolgt unter genauer Beobachtung oder Befragung des Patienten.

41.4
Schmerztherapie

Die Angst vor Schmerzen im Finalstadium ist für viele Tumorkranke noch belastender als die Angst vor dem Sterben. Bei etwa 60–70 % der Patienten mit metastasiertem Melanom treten Schmerzen als Symptom fortschreitender Erkrankung auf: Brustschmerzen bei pleuranahen Metastasen, radikulärer Schmerz bei Wirbel- und medullären Metastasen, Knochenschmerzen, Kapselschmerz bei Lebermetastasen oder diffuse Bauchschmerzen, seltener Koliken, bei abdominellen Metastasen. Eine möglichst vollständige Schmerzfreiheit ermöglicht dem Patienten, für lange Zeit Herr seiner geistigen und emotionalen Kräfte zu bleiben und sollte deshalb das Ziel supportiver Therapiemaßnahmen sein. Die Schmerztherapie beim Tumorpatienten – es handelt sich fast immer um chronische Schmerzen – unterscheidet sich grundsätzlich von akuter z.B. postoperativer Schmerzbehandlung. Während die Therapie akuter Schmerzen nach Bedarf und mit Medikamenten mit schnellem Wirkungseintritt erfolgt, wobei eine Sedierung durchaus wünschenswert sein kann, möchte der Tumorpatient nicht sediert, sondern schmerzfrei und wach sein. Der Patient möchte, so lange es geht, vom Arzt unabhängig sein. Deshalb sollte die Tumorschmerztherapie so lange wie möglich oral erfolgen mit Medikamenten langer Wirkungsdauer. Die Einnahme muß regelmäßig nach festem Zeitschema erfolgen, wobei die individuelle

Tabelle 41.2. WHO-Schema der Schmerztherapie

Schmerz-stärke	Medikamente	
leicht	peripher wirksame Analgetika	+ Co-Medikation
mittel	peripher wirksame + niederpotente zentral wirksame Analgetika	+ Co-Medikation
stark	peripher wirksame + hochpotente zentral wirksame Analgetika	+ Co-Medikation

Dosierung festgelegt wird. Wichtig ist die rechtzeitige Behandlung bzw. Prophylaxe von Nebenwirkungen durch Zusatzmedikation (z. B. Abführmittel, Antiemetikum). Der Patient sollte dazu angehalten werden, seine Medikation *vor* dem erneuten Auftreten von Schmerzen einzunehmen und nicht abzuwarten, bis sich Schmerzen einstellen. Mancher Patient möchte nicht abhängig werden und zögert deshalb die rechtzeitige Medikamenteneinnahme hinaus. Für einen solchen Patienten ist es jedoch einleuchtend, wenn man ihm erklärt, daß die Medikation bei vorhandener Schmerzsymptomatik wegen der zusätzlichen Muskelanspannung höher dosiert werden muß und deshalb die vorbeugende Einnahme zu bevorzugen ist. Zur Anpassung an die jeweilige Schmerzsituation des Patienten bewährt sich die Einhaltung des Stufentherapieschemas der WHO:

Vor dem Wechsel in eine andere Therapiestufe erfolgt zunächst eine Dosiserhöhung innerhalb der bisherigen Therapiestufe. Wirkungsspektrum und Nebenwirkungen einiger peripher wirksamer Analgetika und eine Auswahl zentral wirksamer Analgetika sind in Tabelle 41.3 und 41.4 zusammengestellt. Bei den Morphinderivaten ist auf frühzeitige Co-Medikation (Antiemetika, Laxanzien) zu achten. Die Morphinsulfatpräparate in Retardform (z. B.

Capros, MST) sind für die ambulante Behandlung besonders geeignet wegen ihrer langen Wirkungsdauer und unterschiedlicher im Handel befindlicher Einzeldosen.

Abruptes Absetzen von Opiaten führt zu körperlichen Entzugserscheinungen, eine psychische Abhängigkeit im Sinne der WHO tritt nicht ein bei korrekter regelmäßiger Medikamentenzufuhr. Wird das Opiat unterdosiert oder nach Bedarf gegeben, kann auch beim Schmerzpatienten eine psychische Abhängigkeit ebenso wie eine Toleranzentwicklung auftreten (Zech et al. 1989). Zusätzlich zu den Medikamenten, die den Nebenwirkungen der peripheren oder zentralen Analgetika vorbeugen sollen, sind in fast allen Schmerzsituationen andere Medikamente hilfreich. Neuropathische Schmerzen, Depressionen und Angstsyndrome werden mit Antidepressiva, z. B. Amitryptilin (Saroten 50–150 mg/Tag) und Imipramin (Tofranil 75–150 mg/Tag) behandelt. Kapselschmerz der Leber und der Milz spricht auf Kortikosteroide, z. B. 20–30 mg Prednisolon, gut an. Günstig sind Kortikosteroide auch bei Knochenschmerzen. Ferner heben sie bei vielen Patienten wegen ihrer appetitsteigernden und psychisch aufhellenden Wirkung das Allgemeinbefinden deutlich.

Tabelle 41.3. Peripher wirksame Analgetika

Substanz (Präparat[1])	Einzeldosis, Zeiten	Maximale Tagesdosis	Analgesie	Antiphlogistische Wirkung	Nebenwirkungen außer Allergien
Metamizol (Novalgin)	500–1 000 mg p.o. Supp. alle 4 h	6 000 mg	+++	+	Leukopenie (selten)
Paracetamol (Ben-u-ron)	500–1 000 mg p.o. Supp. alle 4 h	6 000 mg	+	–	Hepatopathie
Diclofenac (Voltaren)	50–100 mg p.o. Supp. alle 4–8 h	200–300 mg	++	+++	gastrointestinal

[1] Beispiel.

Tabelle 41.4. Zentral wirksame Analgetika (Auswahl)

Substanz (Präparat)	Einzeldosis, Zeiten	Maximale Tagesdosis	Vorteile	Nachteile	Nebenwirkungen
Tramadol (Tramal)	50–100 mg alle 4 h	600 mg	nicht BTM-pflichtig	niedrig potent	Übelkeit
Buphrenorphin (Temgesic)	0,2–0,6 mg	4 mg	sublingual, sofort wirksam; lange wirksam	„Ceiling-"Effekt, d. h. nicht maximal steigerbare Wirkung	Schwindel, Sedierung
Morphinhydrochlorid	5–120 mg p.o. Supp. alle 4 h	1 200 mg (auch mehr)	individuell dosierbar	Geschmack	Übelkeit, Obstipation, Atemdepression
Morphinsulfat (MST-Retardtabletten, Capros)	10–200 mg alle 8–12 h	1 200 mg	lange Wirksamkeit		s. oben

41.5
Grundsätzliche Überlegungen

Ärztliche Hilfe ist in jeder Phase der Melanomerkrankung sinnvoll. Fachkenntnis und Einfühlungsvermögen, v. a. aber der Wunsch des Patienten erleichtern die Entscheidung, ob ein kurativer Therapieansatz, z. B. die Operation viszeraler Metastasen, eine palliative tumorhemmende Therapie oder eine palliative supportive Therapie durchgeführt wird. Die Entscheidung zu einer palliativ-supportiven, d. h. nicht mehr tumorhemmenden Therapie bedeutet keineswegs ein „Aufgeben" eines Patienten. Dies sollte der behandelnde Arzt den Patienten fühlen lassen. Die Einleitung einer supportiven Therapie unter Aufsicht der Klinik (stationär oder ambulant) kann wünschenswert sein. Die Weiterführung erfolgt am Heimatort in enger Kooperation mit dem betreuenden Hausarzt. Es ist erfahrungsgemäß für den Patienten und den Hausarzt eine große Hilfe, wenn eine Kontaktperson in der Klinik jederzeit, auch bei den scheinbar banalsten Fragen, ansprechbar ist. Wenn ein Patient im Finalstadium noch einmal stationär kommen möchte, kann diese ärztlich und menschlich große Aufgabe besser bewältigt werden, wenn besondere räumliche Bedingungen vorhanden sind, die z. B. ein „rooming in" mit Familienangehörigen ermöglichen. Angehörige kommen durch die Einbindung in die Pflege des sterbenden Partners (Elternteils, Kindes) unter kompetenter Aufsicht mit der Gesamtsituation oft besser zurecht, als wenn sie nur als Besucher geduldet sind. Seitens der Pflegekräfte und der betreuenden Stationsärzte wird besonderer Einsatz, nicht im Sinne von Aktivität, sondern im Sinne von Zeit, verlangt. Das Sterben eines Melanompatienten an seiner Krankheit darf nicht als medizinisches Versagen, sondern sollte als unabwendbares Schicksal aufgefaßt werden. Wenn dem Kranken in jedem Tumorstadium soviel Kompetenz und Menschlichkeit entgegengebracht wird wie möglich, ist die ärztliche Aufgabe der Melanombehandlung erfüllbar.

Literatur

1. Hoos A, Rust M (1990) Schmerztherapie und Depression bei Karzinompatienten. Fortschr Med 108: 462–466
2. Joss R, Schüpfer M, Pfortmüller J (1995) Behandlung von Übelkeit und Erbrechen bei Tumorpatienten. In: Zeller WJ, zur Hausen H (Hrsg) Onkologie. Grundlagen, Diagnostik, Therapie, Entwicklungen VII-1, (S 1–13). Ecomed, Landsberg/Lech
3. Ludat K, Riess H (1991) Zytostatikainduziertes Erbrechen. Arzneimitteltherapie 7: 196–205
4. Schlunk Th (1995) Schmerzbehandlung bei Tumorpatienten. Interdisziplinäres Tumorzentrum Tübingen
5. Schreml W, Rust M (1992) Antiemetische Therapie nach Zytostatika-Gabe. MMW 134: 763–767
6. Schütte J (1995) Antiemetische Therapie. II. Prophylaxe und Therapie Zytostatika-induzierten Erbrechens. In: Seeber S, Schütte J (Hrsg) Therapiekonzepte Onkologie (S 1069–1091). Springer, Berlin Heidelberg New York Tokyo
7. Volkenandt M (1995) Zur ärztlichen Aufklärung von Patienten mit malignen Melanomen. Akt Dermatol 21: 182–187
8. Zech D, Schug SA, Horsch M (1989) Therapiekompendium Tumorschmerz. Perimed, Erlangen

42 Einsatz von Interleukin-2 und supportive Therapie des malignen Melanoms

Uwe Reinhold und Axel Hauschild

42.1
Immunbiologische Grundlagen

42.1.1
Struktur von Interleukin-2

Interleukin-2 (*IL-2*) ist ein 15-kd-Glykoprotein, das von aktivierten $CD4^+$-T-Zellen und in geringerem Maße von $CD8^+$-T-Zellen gebildet wird. Das Zytokin wurde ursprünglich als T-Zell-Wachstumsfaktor (*TCGF*) beschrieben, es bewirkt aber eine Aktivierung und Proliferation nicht nur von T-Zellen, sondern auch von B-Zellen, natürlichen Killer-(*NK-*)Zellen und Makrophagen. Humanes IL-2 wurde zunächst in Kulturüberständen von mitogen- oder alloantigenstimulierten T-Zellen charakterisiert. Unter Verwendung von T-Zell-Leukämiezellinien, die große Mengen an IL-2 freisetzen, gelang 1983 die Isolierung und Expression des humanen IL-2-Gens. Das IL-2-Gen befindet sich auf Chromosom 4 und besteht aus 4 Exons und 3 Introns. Das rekombinante IL-2-Protein besteht aus 133 Aminosäuren mit einem Molekulargewicht von ca. 15,3 kD. Im Gegensatz zu natürlichem IL-2 ist das rekombinante Protein nicht glykosiliert und enthält kein N-terminales Alanin. Das für den klinischen Einsatz entwickelte IL-2 enthält an Position 125 die Aminosäure Serin statt Valin, wodurch die Herstellung eines stabilen Produkts bei erhaltener biologischer Aktivität erreicht werden konnte.

42.1.2
Spezifische Rezeptorbindung von Interleukin-2

IL-2 bindet über einen spezifischen Rezeptor an die Oberfläche verschiedener Zelltypen [43, 65]. Der IL-2-Rezeptor (*IL-2R*) besteht aus 3 Untereinheiten (55-kD-α-Kette, 75-kD-β-Kette und 64-kD-γ-Kette. Die α-Kette bindet IL-2 mit niedriger Affinität und bewirkt alleine keine Zellaktivierung. Die Bindung von IL-2 an die β-/γ-Kette erfolgt mit intermediärer Affinität und induziert eine T-Zellproliferation. Bei einer Koexpression der α- und β-/γ-Kette des IL-2R von aktivierten T-Zellen wird IL-2 an der Zelloberfläche mit hoher Affinität spezifisch gebunden. Hierdurch wird über eine nachfolgende transmembranäre Signalübertragung eine maximale Stimulation der immunologischen Effektorzellen erreicht. Etwa 90 % aller NK-Zellen exprimieren im Gegensatz zu T-Zellen nur die β-/γ-Kette und nicht die α-Kette des IL-2R. Allerdings wird der IL-2R konstitutiv exprimiert, so das NK-Zellen eine „permanente IL-2-Sensitivität" besitzen. Lösliche Anteile des IL-2R sind unter bestimmten klinische Bedingen in verschiedenen Körperflüssigkeiten nachweisbar und können möglicherweise über eine spezifische Bindung die pharmakologische Verfügbarkeit von IL-2 beeinflussen.

42.1.3
Biologische Effekte der Interleukin-2-/Interleukin-2R-Bindung

Durch die Bindung von IL-2 an immunkompetente Zellen werden zahlreiche Reaktionen ausgelöst (Tabelle 42.1). IL-2 bewirkt eine Aktivierung und Proliferation von T-Zellen. Nachfolgend sezernieren aktivierte T-Zellen eine Vielzahl von löslichen Immunmediatoren wie z. B. Interferon-(*IFN-*)γ und TNF-α. Weiterhin stimuliert IL-2 über den 75-kD-Rezeptor das Wachstum und die zytotoxische Aktivi-

Tabelle 42.1. Immunologische Effektormechanismen der körpereigenen Tumorabwehr. (Nach [40, 50])

Mechanismus	IL-2-Effekt
Antikörpervermittelte Lyse	⇑
Zytotoxische T-Zellen	⇑
Antikörpervermittelte zelluläre Zytotoxizität	⇑
Natürliche Killerzellen (NK-Zellen)	⇑
Lymphokin-aktivierte Killerzellen(LAK-Zellen)	⇑⇑⇑
Monozyten-/makrophagenvermittelte Zytotoxizität	⇑
Freisetzung toxischer Mediatoren durch Lymphozyten und andere Immunzellen	⇑⇑⇑

tät von NK-Zellen. Unter NK-Zellen versteht man Lymphozyten, welche eine nicht-MHC-(major histocompatibility complex)-)restringierte, spontane zytotoxische Aktivität gegen autologe und allogene Tumorzellen vermitteln können [51]. Im Gegensatz zur NK-Aktivität, die ohne Aktivierung spontan wirksam wird, entsteht nach IL-2 Stimulation von T- und NK-Zellen die Lymphokinaktivierte-Killerzell-(*LAK*-)Aktivität. Das Spektrum zur Tumorzelllyse ist bei der LAK-Aktivität wesentlich breiter als bei der spontanen NK-Aktivität und umfaßt eine weite Reihe von soliden Tumorzellen, die gegenüber der NK-Aktivität resistent sind [27, 47, 50]. Die Mehrzahl der LAK-Zellen entstehen aus Vorläuferzellen der NK-Zellen, die durch ein charakteristisches Oberflächenantigenmuster ($CD3^-CD56^+$) gekennzeichnet sind. Ein kleiner Anteil der IL-2-induzierten LAK-Aktivität rekrutiert sich aus dem T-Zell-Pool ($CD3^+$).

42.2
Rationale für den klinischen Einsatz von Interleukin-2

Die biologischen Effekte von IL-2 setzten sich aus einer komplexen Summe von immunmodulierenden Eigenschaften zusammen. Hierzu zählt die Induktion einer unspezifischen zellulären Zytotoxizität von NK- und T-Zellen gegen ein Spektrum von Tumorzellen in vitro. 1980 entwickelte die Gruppe von Rosenberg eine Methode zur Gewinnung von Lymphozyten, die autologe Tumorzellen, aber nicht autologe normale Zellen lysieren. Nach Aktivierung dieser Lymphozyten mit IL-2 in vitro und anschließender Retransfusion konnte die komplette Remission von Fernmetastasen sowohl immunogener als auch nichtimmunogener Tumorzellen beobachtet werden. In verschiedenen experimentellen Tumoren war auch alleine durch die systemische Applikation von IL-2 ohne die gleichzeitige Gabe von LAK-Zellen

ein therapeutischer Effekt zu erzielen. 1985 wurden die ersten Ergebnisse klinischer Therapiestudien mit IL-2 publiziert. Die Phase-I-Studien mit rekombinantem IL-2 zeigten, daß sowohl die direkte Applikation dieser Substanz als auch die Retransfusion von in vitro mit IL-2 generierten LAK-Zellen möglich war. Die Ergebnisse der klinischen Behandlung verschiedener Tumortypen zeigen übereinstimmend, daß die IL-2 Therapie im wesentlichen bei Patienten mit Nierenzellkarzinomen und malignen Melanomen wirksam ist [24, 53]. Anfänglich wurden Remissionsraten von über 50 % erzielt. Mit zunehmenden Patientenzahlen reduzierten sich die Remissionsraten allerdings deutlich und werden heute mit ca. 15 % angegeben. In anschließenden, teilweise randomisierten Studien wurden bei diesen Erkrankungen vergleichbare therapeutische Ergebnisse sowohl mit IL-2 + LAK-Zellen als auch mit einer systemischen Gabe von IL-2 allein erzielt, so daß der gleichzeitige Transfer von autologen Lymphozyten nicht substantiell zum klinischen Erfolg der IL-2-Therapie beiträgt.

42.3
Interleukin-2 beim malignen Melanom

42.3.1
Passive und adoptive Immuntherapie mit Interleukin-2

Beim malignen Melanom sind seit langer Zeit verschiedene Phänomene bekannt, die einen besonderen Einfluß immunologischer Effektormechanismen auf die Entstehung, das Wachstum und den klinischen Verlauf dieser Erkrankung wahrscheinlich machen. Hierzu zählen:

- der Nachweis von Antikörpern gegen normale Melanozyten und Melanomzellen, die zu einer Zelldestruktion beitragen können;
- der Nachweis von aktivierten T-Zellen, NK-Zellen und Makrophagen im Infiltrat von Primärtumoren und Melanommetastasen;
- Spontanremissionen von Melanomen oder Melanomanteilen. Aus tumorinfiltrierenden Lymphozyten von Melanomregressionszonen konnten T-Zellen mit spezifischer Zytotoxizität gegen autologe Tumorzellen isoliert werden;
- als weiteres Indiz für die besondere Funktion der immunologischen Abwehr beim malignen Melanom muß auch das oft erst Jahre bis Jahrzehnte nach der Operation des Primärtumors zu beobachtende Auftreten von Rezidiven und Metastasen angesehen werden;
- das Krankheitsbild der Vitiligo tritt beim Menschen und bei Tieren (Sinclair-Schwein, Lippiza-

ner-Pferde, arabische Pferde) etwa 10fach häufiger in Verbindung mit dem Melanom auf als in der errechneten Prävalenz der Normalbevölkerung;
- verschiedene Berichte deuten auf eine erhöhte Melanominzidenz bei immunsupprimierten Patienten (z. B. unter immunsuppressiver Therapie nach Nierentransplantation).

Zur Behandlung des metastasierten Melanoms mit IL-2 wurden inzwischen zahlreiche, z. T. sehr verschiedene, Behandlungsprotokolle eingesetzt (Tabelle 42.2). Im Rahmen der IL-2-Hochdosistherapie wird die Substanz entweder als Bolus in 8stündlichen Intervallen oder als kontinuierliche Dauerinfusion über mehrere Tage appliziert [16].

Pharmakologisches Profil von IL-2 [22, 33]

Handelsname: Proleukin,
Struktur: rekombinantes Protein (15,3 kD) bestehend aus 133 Aminosäuren,
Konzentration: 18 Mio IE/ml,
Applikationsweisen: i.v. (15 min. Kurzinfusion alle 8 h bzw. Dauerinfusion), subkutan,
maximale Dosierung: 600 000 IE/kg KG i.v. alle 8 h bzw. 18 Mio IE/m² über 24 h,
maximale Serumkonzentration: 40 IE/l,
Elimination: renal (EHWZ: ca. 85 min),
Plasmahalbwertzeit: ca. 80 min.

In den publizierten Studien wurden IL-2-Dosen von 6 Mio bis zu 42 Mio IE/m² Körperoberfläche pro Tag eingesetzt. In der hohen Dosierung ist IL-2 sehr toxisch und die Behandlung mußte daher in der Regel auf Intensivstationen durchgeführt werden. Behandlungsbedingte Todesfälle (v. a. durch Herzinfarkte) unter der IL-2-Therapie sind anfänglich mit einer Häufigkeit von 1–2 % beobachtet worden. Therapieprotokolle mit modifizierten Applikationsschemata und reduzierter IL-2-Dosierung erbrachten zu den Ergebnissen der Hochdosistherapie vergleichbare Ansprechraten bei wesentlich verbesserter Verträglichkeit. Bei einem Teil der Patienten wurde die IL-2-Applikation mit dem gleichzeitigen adoptiven Transfer von in-vitro-aktivierten LAK-Zellen verbunden [9, 41]. Als Weiterentwicklung des adoptiven Zelltransfers wurden neben LAK-Zellen (aus Patientenblut hergestellt) auch tumorspezifische zytotoxische Lymphozyten (*TIL*) verwendet, die aus dem Tumorbiopsat der Patienten isoliert wurden [1, 2, 6, 17, 30]. Die isolierten TIL-Zellen wurden ähnlich der LAK-Zellgeneration in vitro mit IL-2 expandiert und nach Herstellung von großen Zellmengen (> 10¹⁰ Zellen) dem Patienten reinfundiert.

Die Kosten dieser Therapieverfahren sind aufgrund der aufwendigen technischen Verfahren enorm hoch. Die klinischen Ansprechraten der IL-2-Monotherapie beim malignen Melanom variieren in der Literatur zwischen 0–27 %. Im Mittel sind mit der IL-2-Monotherapie ca. 15 % komplette und

Tabelle 42.2. IL-2-Studien beim metastasierten Melanom

Autor(en)	IL-2-Applikation	Kombinationen	Patienten-anzahl	Ansprechrate (in %)
Rosenberg et al. [54]	HD (Bolus)	–	42	24
Parkinson et al. [48]	HD (Bolus)	–	46	22
Sparano et al. [64]	HD (Bolus)	–	44	5
Rosenberg et al. [54]	HD (Bolus)	+ LAK	48	21
Dutcher et al. [20]	HD (Bolus)	+ LAK	35	17
Dillmann et al. [17]	HD (Dauerinfusion)	+ LAK	33	12
Dutcher et al. [21]	HD (Dauerinfusion)	+ LAK	33	3
Rosenberg et al. [56]	HD (Bolus)	+ TIL	50	38
Kradin et al. [35]	HD (Dauerinfusion)	+ TIL	13	31
Dillmann et al. [17]	HD (Dauerinfusion)	+ TIL	21	24
Sondel et al. [63]	DM (Dauerinfusion)	–	5	0
Perez et al. [49]	DM (Dauerinfusion)	–	16	6
Rosenberg et al. [54]	HD (Bolus)	+ IFN-α	44	36
Sparano et al. [64]	HD (Bolus)	+ IFN-α	41	10
Kruit et al. [37]	HD (Dauerinfusion)	+ IFN-α	54	21
Oldham et al. [46]	HD (Dauerinfusion)	+ IFN-α	66	11
Keilholz et al. [32]	HD (Dauerinfusion)	+ IFN-α	27	18
Keilholz et al. [32]	DM (Dauerinfusion)	+ IFN-α	27	41
Whitehead et al. [67]	DM (Dauerinfusion)	+ IFN-α	14	0
Atzpodien et al. [3]	SK	+ IFN-α	8	14
Sznol et al. [62]	SK	+ IFN-α	12	0

HD: Hochdosis, DM: Dosis modifiziert, SK: subkutan.

Tabelle 42.3. Chemoimmun-therapiestudien beim meta-stasierten Melanom

Autor(en)	Therapieschema	Patienten	Ansprechrate (in %)
Richards et al. [52]	IL-2/IFN-α/Cisplatin/DTIC/BCNU	42	57
Khayat et al. [31]	IL-2/IFN-α/Cisplatin	39	54
Atkins et al. [5]	IL-2/Cisplatin/Tamoxifen	38	42
Atzpodien et al. [4]	IL-2/IFN-α/Carb oplatin/DTIC	40	35
Dummer et al. [19]	IL-2/DTIC	57	16

partielle Remissionen erzielbar. Bei Patienten mit kompletten Remissionen nach IL-2-Therapie konnte teilweise eine sehr lange anhaltende Tumorfreiheit (bis zu mehreren Jahren) beobachtet werden. Ein Vergleich der IL-2-Monotherapie mit der kombinier-ten IL-2-/LAK-Therapie hat gezeigt, daß keine wesentlichen Unterschiede hinsichtlich der An-sprechraten und des Überlebens festgestellt werden können [34, 55]. Im Gegensatz dazu bewirkt der kombinierte Einsatz von IL-2 mit TIL-Zellen höhere Ansprechraten bei der Behandlung des metastasier-ten Melanoms. Der technische Aufwand ist aller-dings extrem hoch und die Möglichkeit zur TIL-Zell-Gewinnung ist auf ein selektioniertes Patienten-gut limitiert. Die von der experimentellen Seite her sehr interessanten LAK- und TIL-Zell-Therapiever-fahren sind daher heute praktisch vollständig verlas-sen worden.

Neuere Studien prüfen derzeit die Wertigkeit der subkutanen IL-2-Therapie [58, 61, 62]. Aufgrund der guten Verträglichkeit kann sie nahezu vollstän-dig ambulant durchgeführt werden. Nach ersten Ergebnissen konnten fast identische Remissionsraten im Vergleich zu Schemata mit einer i.v.-IL-2-Thera-pie erzielt werden. Weitere Hinweise deuten darauf hin, daß die IL-2 Therapie nicht unbedingt über eine Erhöhung der Remissionsrate eine deutliche Lebensverlängerung bewirken kann. Dennoch kann der endgültige Wert der subkutanen Therapie derzeit nicht beurteilt werden.

42.3.2
Kombinierte Immuntherapie mit Interleukin-2

Zur Verbesserung der therapeutischen Wirksamkeit von IL-2 beim malignen Melanom wurde die Sub-stanz mit anderen immunmodulatorisch wirksamen Substanzen kombiniert. Die größten Erfahrungen liegen derzeit mit der Kombination von IL-2 und IFN-α vor. Die bisher vorliegenden Daten ergeben beim metastasierten Melanom allerdings keine über-zeugende Verbesserung der therapeutischen Ergeb-nisse durch die Kombinationstherapie von IL-2 mit anderen Zytokinen [57].

42.3.3
Chemoimmuntherapie mit Interleukin-2

Inzwischen wurde begonnen, IL-2 in Kombination mit Zytostatika wie Dacarbazin, Cisplatin, Carbopla-tin, Vindesine, BCNU bzw. Cyclophosphamid bei metastasierten Melanomen zu prüfen (Tabelle 42.3). Die bisherigen Ergebnisse deuten darauf hin, daß durch die Kombination von IL-2 mit bestimmten Chemotherapeutika eine Steigerung der Ansprechra-ten erzielt werden kann. Mit einigen Protokollen wurden z. T. Ansprechraten von über 80 % erzielt. Die Patientenzahlen der bisher vorliegenden Studien sind allerdings noch zu gering, oder die Beobach-tungsintervalle sind noch zu kurz, um eine abschlie-ßende Interpretation der Ergebnisse zu vollziehen. Insbesondere muß geklärt werden, ob mit den z. T. hohen Ansprechraten der Chemoimmuntherapie auch eine signifikante Verlängerung der Überlebens-zeit der Patienten verbunden ist. Diese Forderung ergibt sich aus der hohen Nebenwirkungsrate, die die meisten Chemoimmuntherapieprotokolle bele-gen.

42.4
Toxizität von Interleukin-2 und supportive Therapie

42.4.1
Pathomechanismen der Interleukin-2-vemittelten Toxizität

Die Behandlung mit IL-2 ist generell mit einer dosis-abhängigen Toxizität verbunden [60].

Immunpharmakologische Effekte der IL-2-Therapie [8, 10, 15, 23, 25, 38, 39, 42]

Anstieg:
● eosinophile Granulozyten, Lymphozyten (post-therapeutisch), NK-Zellen, LAK-Zellen, IL-1, IL-3, IL-4, IL-5, IL-6, IFN-γ, TNF-α, G-CSF, lösliche Proteine (IL-2R, CD8, ICAM-1), Neopterin, ACTH, Kortisol, ANF, β-Endorphin, Plasmanit-rate, Histamin.

Abfall:
- Lymphozyten (im Therapieverlauf), Immunglobuline, Testosteron, TSH, Cholesterin, Melatonin, Faktor XII, Präkallikrein.

Das Spektrum der Nebenwirkungen, wie sie insbesondere bei der IL-2-Hochdosistherapie auftreten, kann auf unterschiedliche Auslösemechanismen zurückgeführt werden:

- IL-2 bewirkt die Induktion und Freisetzung sekundärer Zytokine (z. B. IFN-γ, TNF-α),
- die unspezifische Aktivierung von Lymphozyten innerhalb der verschiedenen Organe bewirkt eine lokale Entzündungsreaktion,
- durch die Margination und Zytokinfreisetzung zirkulierender aktivierter Lymphozyten entstehen Endothelzellschäden und das sog. „capillary leak syndrome".

Diese immunologischen Mechanismen können erhebliche Folgewirkungen verursachen, die den vorzeitgen Abbruch der Therapie erzwingen können [28]. Die Häufigkeit und der Schweregrad der IL-2-assoziierten Nebenwirkungen ist allerdings abhängig von der Dosis sowie der Applikationsweise der Substanz. Bei der Hochdosistherapie ist die kontinuierliche IL-2-Gabe (Dauerinfusion) wesentlich besser verträglich als die intermittierende Bolusinjektion. Beide Therapieformen sollten nur in speziellen Zentren unter ständiger Überwachung durch geschultes Personal durchgeführt werden. Niedrig und ultraniedrig dosierte subkutane IL-2-Therapieschemata sind mit weitaus geringeren Nebenwirkungen assoziiert und teilweise ambulant durchführbar. Die häufigsten schweren und lebensbedrohlichen Nebenwirkungen unter der i.v. Hochdosistherapie sind:

- Hypotonie (85 %),
- renale Dysfunktion mit Oligurie oder Anurie (76 %),
- Bewußtseinsveränderungen (73 %; depressive Verstimmung, Verwirrtheits-zustände),
- Dyspnoe (52 %),
- Erregungsbildungs- und leitungsstörungen (22 %),
- gastrointestinale Blutungen (13 %) mit nachfolgender operativer Intervention (2 %),
- intubationspflichtige Ateminsuffizienz (9 %),
- Sepsis (7 %),
- Angina pectoris (3 %),
- Myokardinfarkt (2 %),
- Dialysepflicht bei akutem Nierenversagen (2 %) und
- zerebrale Anfälle (1 %).

Diese schweren Nebenwirkungen sind bei der niedrigdosierten IL-2-Therapie in der Regel nicht zu erwarten.

42.4.2
Allgemeine Nebenwirkungen

Zu den häufigsten – ebenfalls dosisabhängigen – allgemeinen Nebenwirkungen von IL-2 zählen (Tabelle 42.4):

- Fieber und Schüttelfrost (89 %),
- Kopf- und Gelenkschmerzen (54 %),
- Abgeschlagenheit mit allgemeinem Schwächegefühl (53 %) und
- Flüssigkeitsretention mit Gewichtszunahme (23 %).

Tabelle 42.4. Häufige Nebenwirkungen der mittel- bzw. hochdosierten IL-2-Therapie

Nebenwirkung	Häufigkeit (in %)
Fieber/Schüttelfrost	89
Übelkeit/Erbrechen	87
Hypotonie	85
Diarrhö	76
Bewußtseinsveränderungen	73
Kopf-/Gliederschmerzen	54
Flüssigkeitseinlagerung	47
Generalisierter Pruritus	48
Erythem	41

Die wesentlichsten pathologischen Laborwertveränderungen sind:

- Hypomagnesiämie,
- Acidose,
- Hypokalzämie,
- Hypophosphatämie,
- Hypokaliämie,
- Hyperurikämie,
- Hypoproteinämie und
- Hypoalbuminämie.

Die Mehrheit aller aufgeführten Nebenwirkungen bilden sich nach Absetzten des IL-2 aufgrund der kurzen Halbwertszeit der Substanz rasch zurück. Ein Vielzahl der Veränderungen und Beschwerden kann durch supportive Maßnahmen unterdrückt bzw. wesentlich gemildert werden (s. die folgende Übersicht).

Supportive Therapiemaßnahmen während der intravenösen IL-2-Therapie

Überwachungsmabnahmen:
- 4stündlich Blutdruck-/Pulskontrollen,
- 8stündlich Gewichtskontrollen,
- Einfuhr-/Ausfuhrkontrollen.

Fieber/Schüttelfrost:
- Paracetamol (prophylaktisch 2 g/24 h),
- Metamizol (bis 2 g/24 h),
- Indometacin (bis 150 mg/24 h),
- evtl. eine Ampulle Pethidin i.v.

Hypotonie:
- kontinuierliche Infusion von Flüssigkeit (3 l 0,9 % NaCl/24 h),

in akuten Situationen:
- Kopftieflagerung, 20 % Humanalbumin i.v., Dopaminperfusor (3–5 μg/kg/min).

Übelkeit/Erbrechen:
- Metoclopramid (4×10 mg/24 h),
- Tropisotron (5 mg/24 h).

Flüssigkeitsretention:
- Furosemid (40–120 mg).

Als wirksamstes Antidot für IL-2-assoziierte Nebenwirkungen, insbesondere für das Capillary leak syndrome gilt Dexamethason. Da durch Dexamethason der immunstimulierende Therapieeffekt von IL-2 aufgehoben wird, sollte diese Substanz nur zur Intervention bei lebensbedrohlichen Toxizitäten eingesetzt werden.

42.4.3
Kardiovaskuläre Toxizität

Das Capillary leak syndrome verursacht einen Abfall des Serumnatrium- und Albuminspiegels, wodurch sich Ödeme, Lungenstauung, Diarrhöen und Gewichtszunahme entwickeln können [14]. Durch die ausgeprägte Hypotonie, verbunden mit einer Flüssigkeitsretention, kann es zu Myokardinfarkten sowie zentralnervösen Störungen bis hin zum Koma kommen [36, 45]. Die Nebenwirkungen setzten innerhalb der ersten 2–12 h nach Beginn der Therapie ein und sind zum überwiegenden Teil passager [26]. Zur Verminderung des Risikos eines schweren Capillary leak syndrome und assoziierter Nebenwirkungen sind intensive therapiebegleitende Kontrollen und supportive Maßnahmen zwingend erforderlich. Als weitere kardiologische Nebenwirkungen treten Sinustachykardien (70 %) und seltener Sinusbradykardien (7 %) auf. Perikardergüsse, Endokarditis und Thrombosen wurden selten beobachtet.

42.4.4
Renale Toxizität

Durch die Verminderung des zirkulierenden Blutvolumens kommt es zum Anstieg der Kreatinin- und Harnstoffkonzentrationen im Serum (61 %) sowie zur Proteinurie (12 %). Schwere Nierenschäden sind durch protektive Maßnahmen (Furosemid, Flüssigkeitszufuhr, Elekrolytausgleich) weitgehend vermeidbar.

42.4.5
Kutane Toxizität

Hautveränderungen unter IL-2-Therapie sind häufig, aber in der Regel nicht behandlungslimitierend [7, 18]. Zu den typischen Reaktionen zählen:

- generalisierter Pruritus (48 %),
- Erythem (41 %) sowie
- exfoliative Dermatitis (14 %).

Bei einigen Patienten tritt eine Vitiligo auf. Dies bedeutet möglicherweise ein prognostisch günstiges Zeichen. Selten kommt es zu Purpura (4 %), Urticaria (2 %) oder diffusen Alopezie (1 %). Als supportive Therapiemaßnahmen kommen rückfettende Maßnahmen sowie Antihistaminika zur Anwendung. Bei der subkutanen IL-2-Applikation kann eine ca. 4 Wochen bestehende subkutane Knotenbildung auftreten.

42.4.6
Endokrine Toxizität

Veränderungen im endokrinen System sind insgesamt selten. Als häufigste Störung wurde insbesondere im Rahmen einer längerfristigen IL-2-Therapie das Auftreten einer Hypothreose beobachtet, wahrscheinlich als Folge einer exazerbierten Thyreoiditis [12, 29]. Weiterhin wurden Hyperthyrosen und Verschlechterungen vorbestehender Autoimmunerkrankungen (Kontraindikation!) beobachtet. Bei der Behandlung von Patienten mit Diabetes mellitus ist ebenfalls Vorsicht geboten, da unter IL-2 Stoffwechselentgleisungen bis hin zu Todesfällen möglich sind [68]. Daher sind sorgfältige Kontrollen der Glukosewerte und Schilddrüsenparameter erforderlich [44].

Laboruntersuchungen unter IL-2-Therapie

- Blutbild und Differentialblutbild,
- Leberwerte,
- Nierenwerte,
- Elektrolyte,
- Glukose,
- Schilddrüsenhormone (TSH, T_3, T_4, fT_3, fT_4),
- Schilddrüsenautoantikörper.

42.4.7
Hämatologische Toxizität

Bereits wenige Stunden nach Beginn der IL-2-Behandlung wird ein drastischer Abfall der Zahl zirkulierender Lymphozyten beobachtet. Allerdings kommt es bereits 24–48 h nach Beendigung der IL-2-Applikation zum sog. Lymphozyten-Rebound, d. h. zu einem starken Anstieg von Lymphozyten im peripheren Blut. Der Anstieg der Gesamtleukozyten nach Therapiebeendigung kann Werte bis zu 50 000 Leukozyten/µl Blut erreichen. Neben dem Anstieg von Lymphozyten wird häufig auch eine Granulozytose, Monozytose und Eosinophilie beobachtet [66]. Kurz nach Beginn der IL-2-Therapie tritt häufig eine Anämie (77 %) sowie Thrombozytopenie (64 %) auf. Transfusionspflichtige Thrombopenien (< 20 000/ml) sind jedoch eher die Ausnahme.

42.4.8
Gastrointestinale Toxizität

Typische gastrointestinale Nebenwirkungen sind:

- Übelkeit und Erbrechen (87 %),
- Diarrhö (76 %) und
- Stomatitis (32 %).

In seltenen Fällen wurde ein Ileus oder Darmperforationen beobachtet (2 %). Sehr selten können auch Darmischämien auftreten, die zur operativen Intervention zwingen. Zur supportiven Therapie der symptomatischen Beschwerden sind in der Regel Antiemetika (z. B. Tropisetron oder Ondansetron) ausreichend. Bei nahezu 50 % aller Patienten tritt unter der IL-2-Therapie eine Splenomegalie auf, die beim Staging nicht als Hinweis für eine Metastasierung fehlgedeutet werden darf.

42.4.9
Neurologische Toxizität

Die häufigsten neurologischen Störungen bei der IL-2-Behandlung beinhalten Bewußtseinsstörungen (73 %) wie depressive Verstimmung, Verwirrtheitszustände, Schwindel, Sprachstörungen und Somnolenz [11, 13]. Für diese Nebenwirkung sind die zerebrale Ödemneigung aufgrund des Capillary leak syndrome sowie die Sekundäreffekte der freigesetzten Zytokine verantwortlich.

Radiologisch nachweisbare Hirnmetastasen wurden bisher als relative Kontraindikation für die Immuntherapie mit IL-2 angesehen. Neuere Berichte deuten allerdings daraufhin, daß die Applikation von IL-2 auch bei Patienten mit Hirnmetastasen ohne größere Nebenwirkungen möglich ist.

Literatur

1. Aebersold P, Hyatt C, Johnson S et al. (1991) Lysis of autologous melanoma cells by tumor-infiltrating lymphocytes:association with clinical response. JNCI 83: 932–937
2. Albertini MR, Hank JA, Sondel PM (1992) Strategies for improving antitumor activity utilizing IL-2: preclinical models and analysis of antitumor activity of lymphocytes from patients receiving IL-2. Biotherapy 4: 189–198
3. Atzpodien J, Korfer A, Franka CR, Poliwoda H, Kirchner H (1990) Home therapy with recombinant interleukin-2 and interferon-alpha2b in advanced human malignancies. Lancet 1: 1509–1512
4. Atzpodien J, Hänninen EL, Kirchner H et al. (1995) Chemoimmunotherapy of advanced malignant melanoma: Sequential administration of subcutaneous interleukin-2 and interferon a after intravenous dacarbazine and carboplatin or intravenous dacarbazine, cisplatin, carmustine and tamoxifen. Eur J Cancer 31A: 876–881
5. Atkins MB, O'Boyle KR, Sosman JA et al. (1994) Multiinstitutional phase II trial of intensive combination chemoimmunotherapy for metastatic melanoma. J Clin Oncol 12: 1553–1560
6. Baars JW, Fonk JCM, Scheper RJ et al. (1992 a) Treatment with tumor infiltrating lymphocytes and interleukin-2 in patients with metastatic melanoma: a pilot study. Biotherapy 4: 289–297
7. Baars JW, Wagstaff J, Hack CE, Wolbing G-J, Erenberg-Belmer AJM, Pinedo HM (1992 b) Angioneurotic oedema and urticaria during therapy with interleukin-2 (IL-2). Ann Oncol 3: 243–244
8. Baker H, Marcus SL, Frank O, Petrylak DP, Deangelis B, Dutcher JP, Wiernik PH (1989) Interleukin-2 enhances biopterins and catecholamines production during adoptive immunotherapy. Cancer 64: 1226–1231
9. Bar MH, Sznol M, Atkins MB et al. (1990) Metastatic malignant melanoma treated with combined bolus and continuous infusion interleukin-2 and lymphokine-activated killer cells. J Clin Oncol 8: 1138–1147
10. Becker JC, Dummer R, Schwinn A, Hartmann AA, Burg G (1992) Circulating intercellular adhesion molecule-1 in melanoma patients: induction by interleukin-2 therapy. J Immunother 12: 147–150
11. Bernard JT, Ameriso S, Kempf RA, Rosen P, Mitchell MS, Fisher M (1990) Transient focal neurologic deficits complicating interleukin-2 therapy. Neurology 40: 154–155
12. Berthaud P, Schlumberger M, Comoy E, Avril M-F, Le Chevalier T, Spielmann M, Tursz T (1990) Hypothyroidism and goiter during interleukin-2 therapy. J Endocrinol Invest 13: 689–690
13. Caraceni A, Martini C, Belli F, Mascheroni L, Rivoltini L, Arienti F, Cascinelli N (1993) Neuropsychological and neurophysiological assessment of the central effects of interleukin-2 administration. Eur J Cancer 29A: 1266–1269
14. Contant EF, Fox KR, Miller WT (1989) Pulmonary edema as a complication of interleukin-2 therapy. Am J Roentgenology 152: 749–752
15. Denicoff KD, Durkin TM, Lotze MT et al. (1989) The neuroendocrine effects of interleukin-2 treatment. J Clin Endocrinol Metab 69: 402–410
16. Dillman RO, Church C, Oldham RK, West WH, Schwartzberg L, Birch R (1993) Inpatient continuous-infusion interleukin-2 in 788 patients with cancer. The National Biotherapy Study Group experience. Cancer 71: 2358–2370
17. Dillman RO, Oldham RK, Barth NM et al. (1991) Continuous interleukin-2 and tumor-infiltrating lymphocytes as treatment of advanced melanoma: a National Biotherapy Study Group trial. Cancer 68: 1–8
18. Dummer R, Miller K, Eilles Ch, Burg G (1991) The skin: an immunoreactive target organ during interleukin-2 administration? Dermatologica 183: 95–99
19. Dummer R, Gore ME, Hancock BW et al. (1995) A multicenter phase II clinical trial using dacarbazine and conti-

nuous infusion interleukin-2 for metastatic melanoma. Clinical data and immunomonitoring. Cancer 75: 1038–1044

20. Dutcher JP, Creekmore S, Weiss GR et al. (1989) A phase II study of interleukin-2 and lymphokine-activated killer cells in patients with metastatic malignant melanoma. J Clin Oncol 7: 477–485

21. Dutcher JP, Gaynor ER, Boldt DH et al. (1991) A phase II study of high-dose continuous infusion interleukin-2 with lymphokine-activated killer cells in patients with metastatic melanoma. J Clin Oncol 9: 641–648

22. Fleischmann JD, Wentworth DB, Thomas KM, Imbembo AL (1989) Measurement of serum interleukin-2 activity. Immunol. Invest 18: 713–722

23. Fleischmann JD, Shingleton WB, Gallagher C, Ratnoff OD, Chahine A (1991) Fibrinolysis, thrombocytopenia, and coagulation abnormalities complicating high-dose interleukin-2 immunotherapy. J Lab Clin Med 117: 76–82

24. Gaynor ER, Weiss GR, Margolin KA et al. (1990) Phase I study of high-dose continuous-infusion recombinant interleukin-2 and autologous lymphokine-activated killer cells in patients with metastatic or unresectable malignant melanoma and renal cell carcinoma. J Natl Cancer Inst 82: 1397–1402

25. Gemlo BT, Palladina MA Jr, Jaffe HW, Espevik TP, Rayner AA (1988) Circulating cytokines in patients with metastatic cancer treated with recombinant interleukin-2 and lymphokine-activated killer cells. Cancer Res 48: 5864–5867

26. Goel M, Flaherty L, Lavine S, Redman BG (1992) Reversible cardiomyopathy after high-dose interleukin-2 therapy. J Immunother 11: 225–229

27. Grimm EA, Mazumder A, Zhang HZ, Rosenberg SA (1982) Lymphokine-activated killer cell phenomenon. Lysis of natural killer-resistant fresh solid tumor cells by interleukin 2-activated autologous human peripheral blood lymphocytes. J Exp Med 155: 1823–1841

28. Groeger JS, Bajorin D, Reichman B, Kopec I, Atiq O, Pierri MK (1991) Haemodynamic effects of recombinant interleukin-2 administered by constant infusion. Eur J Cancer 27: 1613–1616

29. Hartmann LC, Urba WJ, Steis RG, Smith JW, VanderMolen L, Creekmore SP, Longo DL (1989) Hypothyroidism after interleukin-2 therapy. J Clin Oncol 7: 686–687

30. Itoh K (1991) Tumour-infiltrating lymphocytes in human metastatic melanoma. Cancer Bull 43: 109–116

31. Khayat D, Borel C, Tourani JM et al. (1993) Sequential chemoimmunotherapy with cisplatin, interleukin-2 and interferon alfa-2a for metastatic melanoma. J Clin Oncol 72: 607–614

32. Keilholz U, Scheibenbogen C, Tilgen W et al. (1993) Interferon-alpha and interleukin-2 in the treatment of metastatic melanoma: Comparison of phase II trials. Cancer 72: 607–614

33. Konrad MW, Hemstreet G, Hersh EM, Mansell PWA, Mertelsmann R, Kolitz JE, Bradley EC (1990) Pharmacokinetics of recombinant interleukin-2 in humans. Cancer Res 50: 2009–2017

34. Koretz MJ, Lawson DH, York RM et al. (1991) Randomized study of interleukin 2 (IL-2) alone vs IL-2 plus lymphokine-activated killer cells for treatment of melanoma and renal cell cancer. Arch Surg 126: 898–903

35. Kradin RL, Lazarus DS, Dubinett SM et al. (1989) Tumour-infiltrating lymphocytes and interleukin-2 in treatment of advanced cancer. Lancet 1: 577–580

36. Kragel AH, Travis WD, Steis RG, Rosenberg SA, Roberts WC (1990) Myocarditis or acute myocardial infarction associated with interleukin-2 therapy for cancer. Cancer 66: 1513–1516

37. Kruit WH, Goey SH, Monson JR et al. (1991) Clinical experience with the combined use of interleukin-2 (IL-2) and interferon alfa 2a (IFN-alpha) in metastatic melanoma. Br J Haem 79 [suppl] 1: 84–86

38. Lissoni P, Barni S, Rovelli F et al. (1991) Neuroendocrine effects of subcutaneous interleukin-2 as palliative therapy for neoplastic effusion. Tumori 78: 92–96

39. Lissoni P, Tisi E, Brivio F, Barni S, Rovelli F, Perego M, Tancini G (1991) Increase in soluble interleukin-2 receptor and neopterin serum levels during immunotherapy of cancer with interleukin-2. Eur J Cancer 27: 1014–1016

40. Malkovsky M, Loveland B, North M, Asherson GL, Gao L, Ward P, Fiers W (1987) Recombinant interleukin-2 directly augments the cytotoxicity of human monocytes. Nature 325: 262–265

41. Margolin KA, Rayner AA, Hawkins MJ et al. (1989) Interleukin-2 and lymphokine-activated killer cell therapy of solid tumors: analysis of toxicity and management guidelines. J Clin Oncol 7: 486–498

42. Meikle AW, Cardoso de Sousa JC, Ward JH, Woodward M, Samlowski WE (1991) Reduction of testosterone synthesis after high dose interleukin-2 therapy of metastatic cancer. J Clin Endocrinol Metab 73: 931–935

43. Minami Y, Kono T, Yamada K, Taniguchi T (1992) The interleukin-2 receptors: insights into a complex signalling mechanism. Biochim Biophys Acta 1114: 163–177

44. Mönig H, Hausschild A, Lange S, Fölsch UR (1994) Suppressed thyroid-stimulating hormone secretion in patients treated with interleukin-2 and interferon-alpha 2b for metastatic melanoma. Clin Invest Med 72: 975–978

45. Nora R, Abrams JS, Tait NS, Hiponia DJ, Silverman HJ (1989) Myocardial toxic effects during recombinant interleukin-2 therapy. J Natl Cancer Inst 81: 59–62

46. Oldham RK, Blumenschein G, Schwartzbert L, Birch R, Arnold J (1992) Combination biotherapy utilizing interleukin-2 and alpha interferon in patients with advanced cancer: A national Biotherapy Study Group trial. Mol Biother 4: 4–9

47. Ortaldo JR, Mason A, Overton R (1986) Lymphokine-activated killer cells. Analysis of progenitors and effectors. J Exp Med 164: 1193–1205

48. Parkinson DR, Abrams JS, Wiernik PH et al. (1990) Interleukin-2 therapy in patients with metastatic melanoma: a phase II study. J Clin Oncol 8: 1650–1656

49. Perez EA, Scudder Sa, Meyers FA, Tanaka MS, Paradise C, Gandara DR (1991) Weekly 24-hour continuous infusion interleukin-2 for metastatic melanoma and renal cell carcinoma: A phase I study. J Immunother 10: 57–62

50. Phillips JH, Lanier LL (1986) Dissection of the lymphokine-activated killer phenomenon. Relative contribution of peripheral blood natural killer cells and T lymphocytes to cytolysis. J Exp Med 164: 814–825

51. Reynolds CW, Ortaldo JR (1987) Natural killer activity: the definition of a function rather than a cell type. Immunol Today 8: 172–174

52. Richards JM, Mehta N, Ramming K, Skosey P (1992) Sequential chemoimmunotherapy in the treatment of metastatic melanoma. J Clin Oncol 10: 1338–1343

53. Rosenberg SA, Lotze MT, Muul LM et al. (1987) A progress report on the treatment of 157 patients with advanced cancer using lymphokine-activated killer cells and interleukin-2 or high-dose interleukin-2 alone. N Engl J Med 316: 889–897

54. Rosenberg SA, Lotze MT, Yang JC, Aebersold PM, Linehan WM, Seipp CA, White DE (1989) Experience with the use of high-dose interleukin-2 in the treatment of 652 cancer patients. Ann Surg 210: 474–485

55. Rosenberg SA, Lotze MT, Yang JC et al. (1993) Prospective randomized trial of high-dose interleukin-2 alone or in conjunction with lymphokine-activated killer cells for the treatment of patients with advanced cancer. JNCI 85: 622–632

56. Rosenberg SA, Packard BS, Aebersold PM et al. (1988) Use of tumor-infiltrating lymphocytes and interleukin-2 in the immunotherapy of patients with metastatic melanoma: a preliminary report. N Engl J Med 319: 1676–1680

57. Schiller JH, Hank J, Storer B et al. (1993) A direct comparison of immunological and clinical effects of interleukin-2

with and without interferon-alpha in humans. Cancer Res 53: 1286–1292

58. Schomburg A, Menzel T, Körfer A et al. (1992) In vivo and ex vivo antitumor activity in patients receiving low-dose subcutanoeus recombinant interleukin-2. Natural Immunity 11: 133–143
59. Shulman KL, Thompson JA, Benyunes MC, Winter TC, Fefer A (1993) Adverse reactions to intravenous contrast media in patients treated with interleukin-2. J Immunother 13: 208–212
60. Siegel JP, Puri RK (1991) Interleukin-2 toxicity. J Clin Oncol 9: 694–704
61. Smith KA (1993) Lowest dose interleukin-2 immunotherapy. Blood 81: 1414–1423
62. Sznol M, Janik JE, Sharfman WH, Steis RG, Smith II JW, Urba WJ et al. (1991) A phase 1a/1b study of subcutaneously (SQ) administered interleukin-2 (IL-2) in combination with interferon-alpfa 2a (IFN). Proc Am Soc Clin Oncol 10: 209
63. Sondel PM, Kohler PC, Hank JA et al. (1988) Clinical and immunological effects of recombinant interleukin 2 given

by repetitive weekly cycles to patients with cancer. Cancer Res 48: 2561–2567
64. Sparano JA, Fisher RI, Sunderland M et al. (1993) Randomized phase III trial of treatment with high-dose interleukin-2 either alone or in combination with interferon alfa-2a in patients with advanced melanoma. J Clin Oncol 11: 1969–1977
65. Taniguchi T, Minami Y (1993) The IL-2/IL-2 receptor system: a current overview. Cell 73: 5–8
66. van Haelst Pisani C, Kovach JS, Kita H et al. (1991) Administration of interleukin-2 (IL-2) results in increased plasma concentrations of IL-5 and eosinophilia in patients with cancer. Blood 78: 1538–1544
67. Whitehead RP, Figlin R, Citron ML et al. (1993) A phase II trial of concomitant human interleukin-2 and interferon-alpha2a in patients with disseminated malignant melanoma. J Immunother 13: 117–121
68. Whitehead RP, Hauschild A, Christophers E, Figlin R (1995) Diabetes mellitus in cancer patients treated with combination interleukin 2 and a-Interferon. Cancer Biother 10: 45–51

43 Somatische Gentherapie beim malignen Melanom[1]

Reinhard Dummer und Dirk Schadendorf

43.1 Einleitung

Fortschritte, v. a. im Bereich der Molekularbiologie, ermöglichen heute prinzipiell Eingriffe in Gene und Genome aller Lebewesen. Gene sind die Träger vererbbarer Information in lebenden Zellen. In pflanzlichen und tierischen Zellen sind diese Gene in den Zellkernen lokalisiert und dort strukturell in den Chromosomen organisiert. Das menschliche Genom enthält 46 Chromosomen, die aus Desoxyribonukleinsäuren (DNA) bestehen. Diese DNA besteht aus 2 komplementären Polynukleotidketten mit den 4 Bausteinen Desoxyadenosin (A), Desoxyguanosin (G), Thymidin (T) und Desoxycytosin (C). Durch komplementäre Basenpaarung zwischen Adenin und Thymidin (A=T) bzw. Guanin und Cytosin (G≡C) entsteht die Doppelhelixstruktur der DNA. Gene sind strukturell-funktionelle Einheiten auf den Chromosomen, die als definierte DNA-Sequenzen die Information für bestimmte Proteine enthalten. Die Expression der Gene geschieht prinzipiell in 2 Schritten. Im ersten Schritt, der Transkription, wird die DNA nach dem Prinzip der komplementären Basenpaarung [A=U (Uracil); G≡C] in eine komplementäre Boten- oder Messenger-RNA (*mRNA*) überschrieben. Im zweiten Schritt, der Translation, wird die mRNA-Sequenz in eine Aminosäuresequenz übersetzt. Dabei kodieren immer 3 aufeinanderfolgende Nukleotide (Basentriplet = Kodon) der mRNA für eine Aminosäure. Die Gesamtheit aller Kodons wird als genetischer Code bezeich-

net. Damit bestimmt die DNA-Sequenz über die komplementäre mRNA-Sequenz die Aminosäuresequenz und somit die Struktur aller synthetisierten Proteine. Da viele Krankheitszustände durch die Synthese abnormer Proteine aufgrund von Defekten im genetischen Code bedingt sind, stellt die Korrektur des abnormen Gens durch Gentherapie letztlich die einzige kausale Therapie dar. Die erfolgreiche Anwendung der Gentherapie setzt deshalb die genaue Kenntnis von Genen und Gendefekten und deren Einfluß auf normale und pathologische Zellfunktionen voraus.

43.2 Definition des Begriffes somatische Gentherapie

Gentherapie beinhaltet den Transfer von genetischem Material (Transfektion oder Transduktion) in Zellen eines Patienten durch Anwendung der DNA-Technologie. Dadurch werden Genprodukte exprimiert, die sich günstig auf den Krankheitsverlauf auswirken.

Somatische Gentherapie bedeutet, daß nur Körperzellen neue Gene erhalten, die nicht an der Reproduktion eines Individuums beteiligt sind (z. B. Muskelzellen, Blutzellen, Hirnzellen, Leber- und Nierenzellen). Deshalb beschränken sich die Effekte der somatischen Gentherapie auf das behandelte Individuum und werden nicht auf die Nachkommen übertragen. Gentherapeutische Eingriffe in der Keimbahn des Menschen stehen zur Zeit nicht zur Diskussion. Sie sind technisch (noch) nicht möglich, ethisch problematisch und gesetzlich zumindest in manchen Ländern verboten.

Eine erfolgreiche Etablierung eines so komplexen Therapieverfahrens wie die somatische Gentherapie in der Klinik erfordert die koordinierte Entwicklung neuer Technologien in enger Interaktion zwischen Arzt und Grundlagenwissenschaftlern [28].

[1] Die Autoren möchten sich recht herzlich bedanken bei ihren verschiedenen Drittmittelgebern (DFG, Deutsche Krebshilfe, Wilhelm-Sander-Stiftung für therapeutische Forschung) sowie bei allen Mitarbeitern, die wesentlich zu den vorgelegten Arbeiten beigetragen haben.

43.3
Methoden zum Gentransfer (Transfektion) in vivo und in vitro

Zur Zeit stehen verschiedene Methoden zum Transfer von genetischem Material zur Verfügung, die jeweils Vor- oder Nachteile aufweisen und prinzipiell in vivo und ex vivo durchgeführt werden können [28]. Der Gentransfer ex vivo, also in kultivierte Zellen des Patienten, die nach der Manipulation wieder zurückgegeben werden, hat den Vorteil, daß nicht abschätzbare Effekte einer Genübertragung auf andere Zellen weitgehend ausgeschlossen sind und daß die erfolgreiche Genübertragung einfach nachzuweisen ist.

- *Virale Methoden:* Zur transienten Expression eines Gens in vivo oder in vitro bieten sich Adenoviren an. Retrovirale Konstrukte werden meist ex vivo eingesetzt. Sie transduzieren sehr effizient verschiedene Zelltypen und integrieren bei der folgenden Zellteilung ins Genom. Dadurch werden die transduzierten Gene über längere Zeit stabil exprimiert.
- *Nichtvirale Methoden:* Hierzu gehören die direkte DNA-Injektion, die Elektroporation (Erhöhung der Membrandurchlässigkeit durch ein starkes elektrisches Feld), die Kalzium-Phosphat-Präzipitation, die „Lipofection" (Einsatz von kationischen Liposomen) oder der ballistische Gentransfer [41]. In der Regel führen diese Methoden zu einer transienten Expression. In vitro kann nach gleichzeitigem Transfer eines Resistenzgens eine Selektion angeschlossen werden, so daß eine Population von transfizierten Zellen isoliert werden kann.

Alle erwähnten Methoden sind mit dem Risiko einer Inaktivierung von Tumorsuppressorgenen bzw. einer Aktivierung von Onkogenen verbunden. Bis eine exakte Risikoabschätzung hierzu erfolgen kann, sind gentherapeutische Behandlungskonzepte nur unter intensiver Überwachung durchzuführen. Da retrovirale Vektoren Bestandteile von „Wildtyptroviren" enthalten, wäre auch die Aktivierung von endogenen Retroviren denkbar [28].

43.4
Strategien zur Gentherapie des Melanoms

Für das Melanom sind verschiedene Behandlungsstrategien denkbar [16]. Ist ein wesentliches Onkogen oder Tumorsuppressorgen für die Proliferation der Melanomzellen identifiziert, kann es supprimiert oder ersetzt werden. Diese Faktoren sind für das Melanom nicht eindeutig aufgeklärt. Da hingegen melanomspezifische bzw. melanozytenspezifische Antigene bekannt sind, beinhalten die meisten gentherapeutischen Ansätze beim Melanom eine Steigerung der Immunantwort. Ein sinnvoller Einsatz der Gentherapie zur Behandlung des Melanoms zielt somit in der Regel auf eine spezifische T-Zellaktivierung ab. Als Angriffspunkte kommen dabei in Betracht:

- antigenpräsentierende Zellen, deren Fähigkeit, Tumorantigene aufzunehmen, zu prozessieren und zu präsentieren, beeinflußt werden kann;
- Melanomzellen, die durch Transfektion von Zytokinen (IL-2 [20]; IL-12 [19]) oder kostimulatorischen Molekülen von antigenen zu immunogenen Zellen werden [23];
- tumorspezifische Lymphozyten, deren zytotoxische Effizienz verbessert wird, z. B. mittels des Tumornekrosefaktor-(*TNF*-)α-Gens [50].

Der Gentransfer kann entweder in vitro oder in vivo stattfinden, wobei zur Zeit In-vitro-Transfermethoden aus technischen und sicherheitspolitischen Gründen bevorzugt werden.

43.4.1
Extrakorporale Transfektion

Extrakorporale Transfektion von Melanomzellen (autolog oder allogen)
Bei fast allen Melanomen sind die individuellen tumorassoziierten Antigene auf dem Tumor in Assoziation mit dem HLA-Komplex vorhanden, aber meist nicht bekannt. Lymphozyten erkennen zwar das Antigen auf dem Melanom, bleiben aber inaktiv oder treten sogar in die Apoptose (programmierter Zelltod) ein, weil zusätzliche Signale ausbleiben.

Wenn das Antigen, das von den Melanomzellen präsentiert wird, nicht bekannt ist, bleiben Vakzinierungskonzepte unmöglich, die auf der Anwendung melanomspezifischer Antigene in Form von Peptiden oder „naked DNA" beruhen. Da Melanomzellen aus verschiedensten Metastasen gut anzüchtbar sind, bietet es sich an, bestrahlte Tumorzellen als Impfstoff zu verwenden. Um die induzierte Immunantwort zu erhöhen, werden verschiedene Manipulationen vorgenommen. Übertragen werden entweder Zytokingene oder kostimulatorische Moleküle.

Durch mit Zytokingenen wie Interleukin-(*IL*-)2, IL-7 oder IL-12 transfizierte Melanomzellen [20] können Lymphozyten in unmittelbarer Nachbarschaft stimuliert werden. Die Sekretion von transfiziertem GM-CSF [15] wirkt sich zunächst auf antigenpräsentierende Zellen und erst indirekt auf Lymphozyten aus. In Tiermodellen hatte das transfizierte GM-CSF-Gen den ausgeprägtesten Effekt auf die Abstoßung des anschließend injizierten Tumors.

Neben den Zytokinen bewirkt die Transfektion von B7 eine Immunogenisierung mit entsprechender proliferativer und zytotoxischer T-Zellantwort [14]. Im Tiermodell beinhaltet dies auch Immunität gegenüber neu injizierten Tumorzellen und den Rückgang vorhandener Metastasen [49, 24]. Damit sind Gene der B7-Familie geeignete Kandidaten zur Herstellung einer potenten Vakzine durch Gentransfer.

Erste klinische Studien mit transfizierten autologen oder allogenen Tumorzellen zeigten, daß diese Behandlungen gut verträglich sind. Bei einigen Patienten wurden auch immunologische Effekte wie eine Konversion der kutanen Spättypreaktion auf die autologen Melanomzellen oder eine Vermehrung der zirkulierenden melanomspezifischen zytotoxischen T-Lymphozyten dokumentiert.

Wie erwartet kam es bis jetzt selten zu einer dramatischen Rückbildung von Metastasen.

Extrakorporale Transfektion von tumorinfiltrierenden Lymphozyten

Tumorinfiltrierende Lymphozyten (*TIL*) in Kombination mit IL-2 werden seit Jahren zur Therapie des Melanoms eingesetzt. Sie zeichnen sich im Gegensatz zu lymphokinaktivierten Killerzellen [17] dadurch aus, daß sie spezifisch sind für das entsprechende Melanom, eventuell sogar für die entsprechende Melanommetastase [5], und sich bei nahezu allen Patienten in den Metastasen anreichern [11, 32]. Damit stellen sie ideale „carrier" für zytotoxische Moleküle dar.

Insbesondere die Arbeitsgruppe um Rosenberg hat TIL transfiziert mit verschiedenen Zytokingenen und Patienten mit diesen TIL therapiert. Vorläufige Resultate zeigen allerdings bis heute keine entscheidenden Verbesserungen der Remissionsraten [9].

43.4.2
In-vivo-Gentherapie

Unabhängig von den hoffnungsvollen Resultaten der ersten Ex-vivo-Gentherapiestudien, die im Grunde genommen die Durchführbarkeit und Sicherheit derartiger Therapieansätze gezeigt haben, sind dem Fortschritt dieser Gentherapieform sicherlich Grenzen gesetzt. Dies ist durch hohe Arbeitsintensität und damit verbundene Kosten, durch ungenügende Effizienz des Gentransfers sowie durch Probleme mit der effektiven und stabilen Genexpression nach Applikation in vivo bedingt. So wird eine Reihe anderer, alternativer Versuchsansätze derzeit in vitro und in Tiermodellen getestet, mit dem Ziel einer direkten Anwendung von gentherapeutischen Konstrukten in naher Zukunft im Patienten, d. h. einer sog. In-vivo-Gentherapie.

Die Anwendbarkeit von therapeutischen Nukleinsäuren bei der Behandlung von Infektionen oder Tumoren kämpft initial wie jede Therapieform mit pharmakologischen Problemen wie der Verteilung im Körper, der ausreichenden Konzentration, möglichen Nebenwirkungen und der Spezifität.

Die Verabreichung derartig therapeutisch wirksamer Nukleinsäuren kann als „naked DNA" direkt in einen Tumor oder in andere Krankeitsherde wie z. B. Koronarstenosen erfolgen. Die Injektion erfolgt je nach therapeutischem Ziel entweder intramuskulär oder über einen Katheter bzw. eine Sonde in das Zielgewebe [31, 47]. Eine weitere direkte Applikationsform ist die Verwendung von Liposomen. Liposomen versprechen eine verbesserte Aufnahme der Nukleinsäure im Zielgebiet, da die Komposition der Liposomen einer Zellmembran sehr ähnlich ist. Sowohl „naked DNA" als auch liposomenverkapselte DNA kann in der Regel nur lokal begrenzt, d. h. nicht systemisch eingesetzt werden, da die Wirkung nicht auf die Zielzellen, z. B. die Tumorzellen, begrenzt ist.

Um eine höhere Spezifität der Wirkung zu erzielen, bietet es sich an, den Tropismus und Besonderheiten von selektiven Mikroorganismen zu nutzen. So ist die Gewebespezifität von Adenoviren genutzt worden, um diese als Vektoren in der Therapie von Lungenerkrankungen wie der Mukoviszidose einzusetzen [7]. Auch Herpesviren mit ihrer Affinität zu neuronalen Geweben werden ebenso wie Parvoviren aufgrund ihres natürlichen Infektionsweges bezüglich einer gentherapeutischen Nutzbarkeit evaluiert. Häufig sind die durch die Infektion bekannten Nebenwirkungen auch limitierend für ihren Einsatz in der Gentherapie. Mittels molekularbiologischen Techniken ist es möglich, durch Verwendung von gewebespezifischen, genregulatorischen Einheiten (= Promotor) die Gewebespezifität zu erhöhen [13].

Für epitheliale Tumoren bietet sich die Verwendung der molekuar gut definierten Keratinpromotoren an, die z. T. in Mäusen bereits hervorragend charakterisiert sind. Bei Melanomzellen, die durch ihre Fähigkeit zur Melanogenese gekennzeichnet sind, ist die Analyse von selektiven genregulatorischen Einheiten verschiedener Pigmentgene wie der Tyrosinase, TRP-1 und TRP-2 weit fortgeschritten. Erste Versuche, diese Einheiten für eine therapeutische Intervention einzusetzen, waren in vitro und im Mausversuch außerordentlich ermutigend [3, 52]. Die Stärke der Promotoren ist bislang nicht ausreichend, um eine Anwendung beim Patienten zu rechtfertigen. Derzeit laufen Versuche, durch molekularbiologische Veränderungen die Promotorstärke zu erhöhen, ohne die Zellspezifität zu verlieren.

Im folgenden sollen einzelne Beispiele für die In-vivo-Gentherapie herausgegriffen werden, v. a.

Ansätze, die z. T. bereits in der vorklinischen Prüfung sind.

Immunmodulierende Gentherapie

Wie die Ex-vivo-Gentherapie mit zytokingentransfizierten Tumorzellen haben die im folgenden beschriebenen Ansätze das Ziel, die Waffen des körpereigenen Immunsystems spezifisch gegen den Krankheitsherd zu aktivieren (Abb. 43.1 und 43.2). Während jedoch der Zytokingentransfer vermutlich über antigenpräsentierende Zellen indirekt immunologisch wirksam wird, gelingt es bei der Anwendung von „naked DNA" sowie liposomal verkapselter Nukleinsäure z. B. zytotoxische T-Lymphozyten (*CTL*) direkt und gezielt zu induzieren [31]. Dabei werden beim Melanom beispielsweise molekularbiologische Vektoren konstruiert, die nur die genetische Information für tumorspezifische, antigene Proteine wie z. B. Tyrosinase, MART-1 oder MAGE kodieren, die als Peptide in Kombination mit spezifischen HLA-Molekülen von CTL erkannt werden [8, 25]. Dieses molekularbiologische Konstrukt wird nun als „naked DNA" oder liposomal verpackt intramuskulär appliziert, so daß diese Proteine über längere Zeit von der Muskelzelle produziert werden und zu einer starken T-Zellantwort führen [51, 55]. Da bereits eine Reihe tumorspezifischer Peptide beim Melanom identifiziert worden sind [8, 25], sind Vakzinierungsprotokolle, die eine derartige Strategie beim malignen Melanom verfolgen, eine äußerst interessante Therapieoption. Bei Infektionen mit Influenzaviren oder auch bei Malariainfektionen hatte diese Strategie bereits Erfolg und ist in der Lage, die Infektion zu bekämpfen oder den Ausbruch der Erkrankung im Tiermodell zu verhindern [31, 51, 55, 57].

Neben den Möglichkeiten, die aus der Anwendung von „naked DNA" resultieren, werden in der

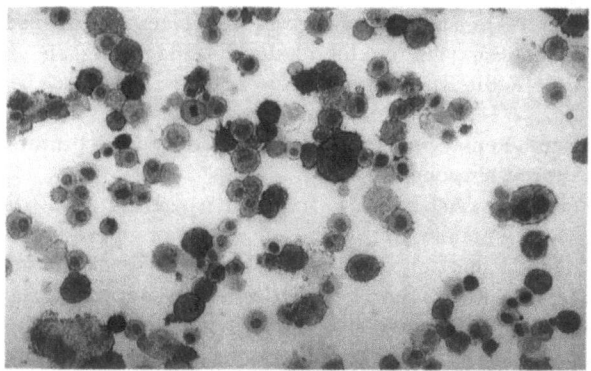

Abb. 43.1. Zytospinpräparat einer mit B7-transduzierten Melanomzellinie nach Färbung mit einem monoklonalen Antikörper gegen humanes B7 und APAAP-Farbreaktion (Vergrößerung 200fach)

Vakzination mit autologen Tumorzeller

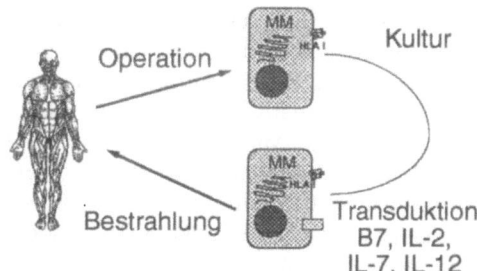

Abb. 43.2. Schematische Darstellung einer Gentherapie mittels autologen transduzierten Melanomzellen. Dabei wird im Rahmen operativer Maßnahmen Tumorgewebe entnommen. Aus dem Gewebe werden Tumorzellen in Kultur gebracht. Ist eine ausreichende Zellzahl vorhanden, wird ein Gentransfer durchgeführt. Dieser Gentransfer kann entweder adenoviral, retroviral oder ballistisch erfolgen. Die transduzierten Zellen werden bestrahlt, um eine Vermehrung im Patienten zu verhindern, und dem Patienten dann typischerweise intradermal appliziert

Grundlagenforschung weitere Therapieansätze für die Klinik vorbereitet. Die meisten dieser Therapieansätze zielen ebenso wie die derzeitigen Ex-vivo-Gentherapien auf die Induktion einer Immunantwort ab, insbesondere auf die Induktion von CTL. Dazu zählt die Anwendung von Vacciniaviren [27], von attentuierten Shigellen [43] oder Listeria monocytogenes [30, 42, 48] als Vehikel, um Tumorantigene wie MART-1, Tyrosinase oder gp100 in den Organismus des Patienten zu schleusen. Sowohl das Vacciniavirus als auch die Listerien sind dadurch charakterisiert, daß sie mit hoher Effizienz ihre Antigene in den HLA-Klasse-I-Komplex positionieren können. Diese adäquate Antigenprozessierung führt zu einer protektiven, CD8-vermittelten Immunität [31]. Auch Bakterien wie attenuierte Shigellen oder Mykobakterien sind nach Gentransfer in der Lage, eine spezifische Immunisierung zu erzielen bzw. zu potenzieren [29, 43].

Eine weitere Möglichkeit, von den Kenntnissen der Basisimmunologie zu profitieren und diese für die Klinik anwendbar zu machen, sind die neuen Erkenntnisse über die Antigenpräsentation und die Rolle der dendritischen Zellen (*DC*) in der Generierung einer effektiven Immunantwort [34, 44, 45]. Dabei stellte sich u. a. heraus, daß GM-CSF ein außerordentlich wichtiger Faktor für die Reifung der antigenpräsentierenden DC ist [31]. Darüber hinaus ist GM-CSF, auch nach Zytokingentransfer im Tiermodell, in der Lage, einen langandauernden, systemischen Antitumoreffekt, der durch T-Zellen mediiert ist, zu generieren [12, 38]. Heute weiß man, daß DC aus dem Knochenmark wie auch aus dem peripheren Blut außerordentlich potente Stimulatoren einer T-Zellantwort in vivo sind und daß sie die einzigartige Fähigkeit besitzen, sowohl eine CD4- als auch eine CD8-Antwort in naiven T-Zellen zu induzieren. DC sind aus unterschiedlichen Quellen, insbesondere aus dem peripheren Blut zu isolieren. Sie sind zudem relativ einfach mit Peptiden zu beladen. Darüber hinaus sind sie in der Lage, eine effektive systemische Antitumorantwort zu induzieren. So werden DC zunehmend im Rahmen von Therapiekonzepten in Betracht gezogen [2, 18, 56]. Im Rahmen eines klinischen Protokolls der Universitätskliniken in Zürich, Münster und Berlin (Virchow-Klinikum) werden Melanompatienten seit April 1996 mit dendritischen Zellen immunisiert, die entweder mit Tumorzellysaten oder mit spezifischen Peptiden beladen wurden.

Eine Steigerung der Effektivität der DC verspricht man sich durch die Kombination mit gentechnischen Ansätzen. So deuten erste In-vitro-Untersuchungen darauf hin, daß DC durch einen Zytokintransfer von IL-7, IL-12, GM-CSF oder IFN die inhibitorisch wirkenden Zytokine in der Tumorumgebung überwinden können und die immunstimulierende Wirkung dadurch dramatisch steigt [1, 33, 46]. Vergleichbare Untersuchungen bei rekombinanten BCG-Stämmen zeigten ebenfalls nach Gentransfer eine deutlich gesteigerte immunmodulierende Wirkung [29].

Die Suche nach effektiveren Adjuvantien im Rahmen der Vakzinierung [26] mag ebenso Fortschritte bringen wie die HLA-unabhängige Immunisierung mit aus den Tumoren eluierten Hitzeschockproteinen, die als Chaperone tumorspezifische Antigene präsentieren können und zumindest im Maustumormodell zu Tumorregressionen führen [6].

Prodrug-aktivierende Enzymtherapie und Suizidgene
Diese Form der Gentherapie wird derzeit in einigen klinischen Studien bereits erprobt. Das Prinzip beruht nicht auf einem immunologischen, sondern auf einem direkt toxischen Effekt [21]. Der therapeutisch verwendete Vektor beinhaltet daher zumeist die Geninformation für ein obligates Zellgift wie z.B. das Diphtherietoxin oder die Information für ein bakterielles oder virales Enzym. Wird die eingebrachte zusätzliche genetische Information am Applikationsort abgelesen, entsteht entweder das Toxin mit der Folge des sofortigen Zelltodes der transfizierten Zellen und der benachbarten Zellumgebung („By-stander-Effekt") oder das entsprechende Enzym. Ein häufig verwendetes Enzymmolekül ist die virale Thymidinkinase. Sie ist selbst nicht toxisch. Erst die zusätzliche Verabreichung eines ebenfalls nicht toxischen Pharmakons wie das Gancyclovir, das von der viralen Thymidinkinase in ein toxisches Endprodukt überführt wird, führt am Ort der Synthese zu toxischen Effekten, die in der

Lage sein könnten, Tumorwachstum zu kontrollieren [21].

Das Problem bei diesem Therapieansatz besteht in der fehlenden Zellspezifität, so daß die zur Zeit durchgeführten klinischen Protokolle – z.B. bei der Behandlung von Hirntumoren – die direkte Injektion des molekularbiologischen Konstruktes vorsehen. Möglicherweise wird die Entwicklung der erwähnten gewebespezifischen genregulatorischen Einheiten in Kombination mit dieser zytotoxischen Gentechnik eine gezielte Therapie auch beim Melanom erlauben.

Ribozyme und Antisense-Vektoren
Eine andere Anwendung von „naked DNA" ist die Verwendung von Ribozymen, Triplehelixoligonukleotiden oder sog. Antisense-Oligonukleotiden. Die Therapie mit Antisense-Vektoren hat bereits Einzug in die Klinik gehalten und erste Studien, die zumeist Onkogene oder mutierte Tumorsuppressorgene zum Ziel haben, werden in der Behandlung von Leukämien und Lungenkarzinomen erprobt [10, 58]. Voraussetzung für die Anwendung dieser therapeutischen Ansätze ist ein klares molekulares Verständnis des Krankheitsgeschehens. Das Ziel ist es, die Genexpression eines definierten Genes während der Transkription der DNA in RNA spezifisch zu blockieren. Dies gelingt in vitro in der Zellkultur außerordentlich gut und effektiv, für die Anwendung beim Menschen sind jedoch noch eine Vielzahl von Problemen zu lösen [53].

Triplehelixoligonukleotide lagern sich an bestimmte Sequenzen in der genregulatorischen Region des auszuschaltenden Zielgenes an und verhindern dadurch die Transkription des Genes in eine mRNA. Ribozyme sind kleine katalytische RNA-Moleküle, die sich an die komplementäre Struktur der mRNA anlagern und diese dann zu schneiden und zu zerstören vermögen. Damit wird die Translation der mRNA in ein Protein unterbunden [53]. Gleichermaßen verhindert ein Antisense-Oligodesoxyribonukleotid durch Anlagerung an die mRNA die Translation in ein Protein.

Gene Replacement (Applikation von Wildtyptumorsuppressorgenen)
Für eine Vielzahl von Tumoren ist gezeigt, daß die Mutation oder der Verlust von Tumorsuppressorgenen dramatisch die Tumorerkrankung beeinflussen. In der Regel führen genetische Veränderungen zu einem Funktionsverlust eines wichtigen Tumorsuppressorgens. Die Veränderungen können der Tumorentstehung vorausgehen oder erst später hinzukommen. Für das Melanom ist allerdings nicht klar bekannt, welche Onkogene bzw. Tumorsuppressorgene relevant sind. Bei einem Teil der Melanome

kommt es zu Veränderung des ras-Onkogens. Diskutiert werden Mutationen beim sog. p16-Tumorsuppressorgen. Einige Autoren haben auch eine Überexpression von p53 beobachtet. Das p53-Tumorsuppressorgen ist mindestens bei 50 % aller humanen Karzinome mutiert und scheint eine zentrale Rolle als Wächter des Genoms zu spielen. Somit ist es sinnvoll, eine gestörte Funktion dieses Tumorsuppressorgens in Tumoren wiederherzustellen. In In-vitro-Experimenten und in Tiermodellen konnte klar gezeigt werden, daß die Reexpression von normalem Wildtyp-p53 in p53-mutierten-Tumorzellen das Tumorwachstum unterdrückt oder in Einzelfällen auch Apoptose induziert. Aufgrund dieser Beobachtung wurde ein rekombinantes Adenovirus entwickelt, das humanes p53 exprimiert. In Phase-1-Studien bei verschiedenen Malignomen, u. a. auch bei malignen Melanomen, die immunhistologisch p53 überexprimieren, wird jetzt dieses rekombinante Adenovirus in Tumoren injiziert. Aus Tierexperimenten ist bekannt, daß die Injektion zur Überexpression von mRNA für das normale p53 führt.

Die Reexpression von Tumorsuppressorgenen ist möglicherweise ein durchaus gangbarer Weg, mit dem das Wachstum verschiedener Tumoren gehemmt werden kann [54].

43.5
Ausblick

Derzeit scheint sicher, daß gentherapeutische Strategien unter Verwendung zytokingentransfizierter Tumorzellen einen deutlichen Einfluß auf die immunologischen Wechselwirkungen von Tumorzelle und Wirt haben. Diese Wechselwirkungen werden zumeist nicht genügend beeinflußt, so daß es zu keiner kompletten Tumorvernichtung kommt, v. a. bei vorbehandelten Patienten mit ausgedehnter Metastasierung. Vergleichbar mit anderen immunologischen Strategien zur Behandlung von Tumorpatienten wie z. B. die Anwendung von monoklonalen Antikörpern bei Kolonkarzinompatienten oder auch beim Melanom, die einen Überlebensvorteil in ersten Studien zeigten [35], scheint die Vakzinierung mit genmodifizierten Tumorzellen speziell im adjuvanten Bereich oder bei niedriger Tumorlast aussichtsreich zu sein.

Wenngleich die Gentherapie beim Melanom noch in den Kinderschuhen steckt, werden eine Reihe verschiedener Ansätze in ersten Pilotstudien getestet. Weitere alternative Strategien befinden sich darüber hinaus in der Entwicklung. Dazu zählt die Entwicklung neuer, molekularbiologischer Vektorsysteme; die Anwendung von „nackter" Plasmid-DNA, die in der Lage ist, antigene Peptide zu kodieren; die Verwendung von gewebespezifischen genregulatorischen

Einheiten in Kombination mit zytotoxischen Molekülen oder auch die spezifische Induktion von zellulären immunologischen Antitumormechanismen mittels dendritischer Zellen. Für die Optimierung dieser verschiedenen Strategien und für ihre Anwendung in der Klinik wird die enge Kooperation zwischen Grundlagenwissenschaftlern und Klinikern von außerordentlicher und kritischer Bedeutung sein.

Literatur

1. Aicher A, Wetermann J, Cayeux S, Blankenstein T, Pezzutto A. (1996). Gene-modified antigen presenting cells for the induction of anti-tumor T-cell responses. J Mol Med 74: B2
2. Alijagic S, Möller P, Artuc M, Jurgovsky K, Czarnetzki BM, Schadendorf D. (1995) Dendritic cells generated from peripheral blood transfected with human tyrosinse induce specific T-cell activation. Eur J Immunol 25: 3100–3105
3. Artuc M, Nürnberg W, Czarnetzki BM, Schadendorf D. (1995) Characterization of gene regulatory elements for selective gene expression in human melanoma cells. Biochem Biophys Res Comm 213: 699–705
4. Bakker ABH, Marland G, de Boer AJ, Huijbens RJF, Danen EHJ, Adema GJ, Figdor CG. (1995) Generation of antimelanoma cytotoxic T lymphocytes from healthy donors after presentation of melanoma-associated antigen-derived epitopes by dendritic cells in vitro. Cancer Res 55: 5330–5334
5. Becker JC, Schwinn A, Dummer R, Burg G, Brocker EB (1993) Lesion-specific activation of cloned human tumor-infiltrating lymphocytes by autologous tumor cells: induction of proliferation and cytokine production. J Invest Dermatol 101: 15–21
6. Blachere NE, Srivastava PK (1995) Heat shock protein-based cancer vaccines and related thoughts on immunogenecity of human tumors. Sem Cancer Biol 6: 349–355
7. Blau HM, Springer ML (1995) Gene therapy - anovel form of drug delivery. N Engl J Med 333: 1204–1207
8. Boon T, Coulie P, Marchand M, Weynants P, Wölfel T, Brichard V. (1994). Genes coding for tumor rejection antigens: perspectives for specific immunotherapy. In: DeVita VT, Hellman S, Rosenberg SA (eds) Important Advances in Oncology (pp 53–64). Lippincott, Philadelphia
9. Cai Q, Rubin JT, Lotze MT (1995) Genetically marking human cells-results of the first clinical gene transfer studies. Cancer Gene Ther 2: 125–136
10. Calabretta B, Skorski T, Szczylik C, Zon G. (1993). Prospects for gene-directed therapy with antisense oligonucleotides. Cancer Treat Rev 19: 169–179
11. Chin Y, Janssens J, Bleus J, Zhang J, Raus J (1993) In vivo distribution of radio-labeled tumor infiltrating lymphocytes in cancer patients. In Vivo 7: 27–30
12. Colombo MP, Forni G (1994). Cytokine gene transfer in tumor inhibition and tumor therapy: where are we now? Immunol Today 15: 48–51
13. Dalgleish AG (1994) Cancer vaccines. Eur J Cancer 30A: 1029–1035
14. Döhring C, Angman L, Spagnoli G, Lanzavecchia A (1994) T-helper- and accessory-cell-independent cytotoxic responses to human tumor cells transfected with a B7 retroviral vector. Int J Cancer 57: 754–759
15. Dranoff G, Jaffee E, Lazenby A et al. (1993) Vaccination with irradiated tumor cells engineered to secrete murine granulocyte-macrophage colony-stimulating factor stimulates potent, specific, and long-lasting anti-tumor immunity. Proc Natl Acad Sci U S A 90: 3539–3543

16. Dummer R, Davis-Daneshfar A, Döhring C, Döbbeling U, Burg G (1995) Strategien zur Gentherapie des Melanoms. Hautarzt 46: 305–308

17. Dummer R, Schafer E, Eilles C, Borner W, Burg G (1991) Lymphokine-activated killer-cell traffic in metastatic melanoma [letter]. Lancet 338: 456–457

18. Grabbe S, Beissert S, Schwarz T, Granstein RD (1995) Dendritic cells as initiators of tumor immune responses: a possible strategy for immunotherapy? Immunology Today 16: 117–121

19. Hall SS (1994) IL-12 holds promise against cancer, glimmer of AIDS hope. Science 263: 1685–1686

20. Hock H, Dorsch M, Kunzendorf U, Qin Z, Diamantstein T, Blankenstein T (1993) Mechanisms of rejection induced by tumor cell-targeted gene transfer of interleukin 2, interleukin 4, interleukin 7, tumor necrosis factor, or interferon gamma. Proc Natl Acad Sci U S A 90: 2774–2778

21. Huber BE, Richards CA, Austin EA. (1994) Virus-directed enzyme/prodrug therapy (VDEPT). Ann NY Acad Sci 716: 104–114

22. Kiehntopf M, Esquivel E, Brach MA, Herrmann F (1995) Clinical application of ribozymes. Lancet 345: 1027–1033

23. Lanzavecchia A (1993) Identifying strategies for immune intervention. Science 260: 937–944

24. Li Y, McGowan P, Hellstrom I, Hellstrom KE, Chen L (1994) Costimulation of tumor-reactive CD4+ and CD8+ T lymphocytes by B7, a natural ligand for CD28, can be used to treat established mouse melanoma. J Immunol 153: 421–428

25. Maeurer MJ, Storkus WJ, Kirkwood JM, Lotze MT. (1996) New treatment options for patients with melanoma: review of melanoma-derived T-cell epitope-based peptide vaccines. Melanoma Res 6: 11–24

26. McElrath MJ (1995) Selection of potent immunological adjuvants for vaccine construction. Sem Cancer Biol 6: 375–385

27. Moss B, Flexner C (1987) Vaccinia virus expression vectors. Ann Rev Immunol 5: 305–324

28. Mulligan RC (1993) The basic science of gene therapy. Science 260: 926–932

29. Murray PJ, Aldovini A, Young RA (1996). Manipulation and potentiation of antimycobacterial immunity using recombinant Bacille Calmette-Guerin strains that secrete cytokines. Proc Natl Acad Sci U S A 93: 934–939

30. Pan ZK, Ikonomidis G, Pardoll D, Paterson Y (1995) Regression of established tumors in mice mediated by the oral administration of recombinat Listeria monocytogenes vaccine. Cancer Res 55: 4776–4779

31. Pardoll DM, Beckerleg AM (1995) Exposing the immunology of naked DNA vaccines. Immunity 3: 165–169

32. Pockaj BA, Sherry RM, Wei JP et al. (1994) Localization of 111indium-labeled tumor infiltrating lymphocytes to tumor in patients receiving adoptive immunotherapy. Augmentation with cyclophosphamide and correlation with response. Cancer 73: 1731–1737

33. Qin Z, Noffz G, Mohaupt M, Blankenstein T (1996) Interleukin 10 prevents dendritic cell infiltration and vaccination with granulocyte-macrophage-colony-stimulating-factor gene modified tumor cells. J Mol Med 74: B9

34. Rammensee HG, Falk K, Rötzschke O (1993) Peptides naturally presented by MHC class I molecules. Ann Rev Immunol 11: 213–244

35. Riethmüller G, Schneider-Gädicke E, Schlimok G et al. (1994) Randomised trial of monoclonal antibody for adjuvant therapy of resected Dukes'C colorectal carcinoma. Lancet 343: 1177–1183

36. Romani N, Gruner S, Brang D et al. (1994) Proliferating dendritic cell progenitors in human blood. J Exp Med 180: 83–93

37. Sallusto F, Lanzavecchia A (1994) Efficient presentation of soluble antigen by cultered human dendritic cells is maintained by granulocyte-macrophage colony-stimulating factor plus interleukin 4 and downregulated by tumor necrosis factor alpha. J Exp Med 179: 1109–1118

38. Schadendorf D, Henz BM, Wittig B (1996) IL-7 Gene transfer in melanoma treatment. Mol Med Today 2: 144–145

39. Schadendorf D, Wittig B, Czarnetzki BM (1995) Clinical protocol – Interleukin-7-, interleukin-12-, and GM-CSF gene transfer in patients with metastatic melanoma. J Mol Med 73: 473–475

40. Schadendorf D. (1996) Alternative Strategien in der Therapie des malignen Melanoms. H+G (in Druck)

41. Schmidt Wolf IG, Huhn D, Neubauer A, Wittig B (1994) Interleukin-7 gene transfer in patients with metastatic colon carcinoma, renal cell carcinoma, melanoma, or with lymphoma. Hum Gene Ther 5: 1161–1168

42. Shen H, Slifka MK, Matloubian M, Jensen ER, Ahmed R, Miller JF (1995) Recombinant Listeria monocytogenses as a live vaccine vehicle for the induction of protective anti-viral cell-mediated immunity. Proc Nat Acad Sci U S A 92: 3987–3991

43. Sizemore DR, Branstrom AA, Sadoff JC (1995) Attenuated Shigella as a DNA delivery vehicle for DNA-mediated immunization. Science 270: 299–302

44. Steinman RM (1991) The dendritic cell system and its role in immunogenicity. Ann Rev Immunol 9: 271–296

45. Stingl G, Shevach EM (1992) Langerhans cells as antigen-presenting cells. In: Schuler G (ed) Epidermal Langerhans cell (pp 159–190). CRC Press, Boca Raton

46. Storkus W, Mayordomo J (1996) Gene-modified dendritic cells as biologic adjuvants for cancer immunotherapy. J Mol Med 74: B11

47. Svensson EC, Tripathy SK, Leiden JM (1996) Muscle-based gene therapy: realistic possibilities for the future. Mol Med Today 2: 166–172

48. Szalay G, Ladel CH, Kaufmann SHE (1995) Stimulation of protective CD8+ T lymphocytes by vaccination with non-living bacteria. Proc Natl Acad Sci U S A 92: 12389–12392

49. Townsend SE, Allison JP (1993) Tumor rejection after direct costimulation of CD8+ T cells by B7-transfected melanoma cells. Science 259: 368–370

50. Treisman J, Hwu P, Yannelli JR, Shafer GE, Cowherd R, Samid D, Rosenberg SA (1994) Upregulation of tumor necrosis factor-alpha production by retrovirally transduced human tumor-infiltrating lymphocytes using trans-retinoic acid. Cell Immunol 156: 448–457

51. Ulmer JB, Donnelly JJ, Parker SE et al. (1993) Heterologous protection against influenza by injection of DNA encoding a viral protein. Science 259: 1745–1749

52. Vile RG, Hart IR (1993) Use of tissue-specific expression of the herpes simplex virus thymidine kinase gene to inhibit growth of established murine melanomas following direct intratumoral injection of DNA. Cancer Res 53: 3860–3864

53. Wagner RW. (1995) The state of the art in antisense research. Nature Med 1: 1116–1118

54. Wills KN, Maneval DC, Menzel P et al. (1994) Development and characterization of recombinant adenoviruses encoding human p53 for gene therapy of cancer. Hum Gene Ther 5: 1079–1088

55. Wolff JA, Malone RW, Williams P, Chong W, Ascadi G, Jani A, Felgner PL (1990) Direct gene transfer into mouse muscle in vivo. Science 247: 1465–1468

56. Young JW, Inaba K (1996) Dendritic Cells as adjuvants for class I major histocompatibility complex-restricted antitumor immunity. J Exp Med 183: 7–11

57. Zarozinski CC, Fynan EF, Selin LK, Robinson HL, Welsh RM. (1995) Protective CTL-dependent immunity and enhanced immunopathology in mice immunized by particle bombardment with DNA encoding an internal virion protein. J Immunol 154: 4010–4017

58. Zhang WW (1996) Antisense oncogene and tumor suppressor gene therapy of cancer. J Mol Med 74: 191–204

44 Nachsorge bei Melanompatienten

Waltraud Stroebel, Bettina Schlagenhauff,
Friedegund Meier, Helmut Breuninger, Marina Carl,
Gerhard Fierlbeck, Claus Garbe,
Caroline Zimmermann und Gernot Rassner

44.1 Einleitung

Sich sorgen um Patienten nach einer Melanomoperation ist notwendig. Wenn bei Patienten eine lokoregionäre Metastasierung eintritt, so haben sie eine Zehnjahresüberlebensrate von 20–40 %, so daß eine klinische und apparative Diagnostik (v. a. Lymphknotensonographie) im Rahmen der Nachsorge sinnvoll erscheint. Allerdings stirbt nach wie vor jeder 3. bis 4. Patient an den Folgen seines Melanoms.

Die Empfehlungen der Deutschen Dermatologischen Gesellschaft werden im folgenden erläutert, eigene Erfahrungen in der Nachsorgeambulanz der Hautklinik Tübingen dargestellt und kritische Anmerkungen zur Nachsorge diskutiert.

Da die Nachsorge mit erheblichen psychischen und finanziellen Belastungen für den Patienten und die Gemeinschaft verbunden ist, muß eine sinnvolle, d. h. risikoadaptierte Nachsorge gefordert werden.

44.2 Entwicklung und Zielsetzungen der Tumornachsorge beim malignen Melanom

Während bis in die 60er Jahre die Diagnose „Melanom" ein Todesurteil für die meisten betroffenen Patienten bedeutete, wurden in den letzten 20 Jahren zunehmend mehr maligne Melanome in einem frühen, noch heilbaren Stadium diagnostiziert und somit die Prognose dieses Tumors deutlich verbessert. Häufig können die Patienten durch eine rechtzeitige und adäquate Exzision des Tumors geheilt werden.

Während die Zehnjahresüberlebensrate für Patienten im Stadium ohne Metastasierung ca. 75 % beträgt [10], haben Patienten mit lokoregionärer Metastasierung bei frühzeitiger Entfernung der Metastasen eine Zehnjahresüberlebensrate von 20–40 %. [1, 9, 16]. Dabei stellt im Stadium der Lymphknotenmetastasierung die Zahl der befallenen Lymphknoten den wichtigsten prognostischen Parameter dar. Die frühe Erkennung und Operation von lokoregionären Rezidiven kann bei einem Teil der Patienten zur Heilung führen [1, 11, 25].

Bei Fernmetastasen ist die Prognose weiterhin ziemlich infaust. Trotz verbesserter diagnostischer und therapeutischer Möglichkeiten ist die Überlebenszeit seit 22 Jahren unverändert geblieben, der Medianwert beträgt 5–7 Monate [2, 16]. In Einzelfällen wird jedoch beobachtet, daß die frühzeitige Operation oder Bestrahlung von singulären Metastasen, z. B. im Bereich der Lunge, Leber, Niere oder des ZNS sowie die Anwendung systemischer Therapien zu einer erheblichen Lebensverlängerung führen [11, 15, 25]. Die Zehnjahresüberlebensrate im Stadium der Fernmetastasierung beträgt 3 % [16].

Um Rezidive frühzeitig zu erkennen und wenn möglich operativ zu entfernen, ist es sinnvoll, Patienten nach der Melanomoperation einer regelmäßigen Nachsorge zuzuführen [17, 31]. In vielen dermatologischen Zentren wurde deshalb schon seit Jahren eine Spezialsprechstunde für Melanompatienten eingerichtet. Unter „Melanomnachsorge" versteht man die postoperative, ambulante, kontinuierliche, medizinische und psychosoziale Betreuung nichtmetastasierender und metastasierender Melanompatienten bis zur Heilung oder zum Tod [23, 26, 42].

Aufgaben und Ziele der Nachsorge sind also:

- Wahrung einer kontinuierlichen Betreuung,
- Feststellung der Tumorfreiheit bzw. Früherkennung der Progression,
- Erkennung von Zweitmelanomen und Überwachung des Pigmentsystems,

- psychosoziale Betreuung und Rehabilitation,
- Therapieüberwachung,
- Sterbebegleitung,
- Dokumentation der Krankheitsverläufe,
- Datensammlung.

44.3
Empfehlungen der Deutschen Dermatologischen Gesellschaft zur Nachsorge des malignen Melanoms

1994 hat die Deutsche Dermatologische Gesellschaft Empfehlungen zur Diagnostik, Behandlung und Nachsorge des malignen Melanoms veröffentlicht [29]. Die Nachsorgeuntersuchungen bei Melanompatienten sollten aufgrund der nicht so seltenen Spätmetastasierung mindestens über 10 Jahre nach Primärexzision bzw. nach dem letzten Rezidiv durchgeführt werden. In den ersten 5 Jahren sollte die Nachsorge sehr intensiv sein, d. h. mit 3monatigen Untersuchungsintervallen, da 90% der Metastasen in dieser Zeit registriert werden [18]. Im 6. bis 10. postoperativen Jahr werden Kontrollen in halbjährlichen Abständen empfohlen. Die Untersuchungen sollten alternierend in Praxis und Klinik durchgeführt werden. Zur Ausbreitungsdiagnostik gehören routinemäßig mindestens einmal pro Jahr die Durchführung von Röntgenthoraxuntersuchung, Abdomensonographie und Lymphknotensonographie sowie bei Bedarf eine weiterführende organbezogene Diagnostik.

Im Stadium der Fernmetastasierung wird die Nachsorge individuell vorgenommen.

Als Programm der Nachsorgeuntersuchung werden folgende Punkte formuliert:

---

1. *Zwischenanamnese:*
- Beschwerden im Bereich der Narbe, Transitstrecke und regionären Lymphknoten, tumorbezogene und tumorunabhängige Beschwerden (z. B. Kopfschmerzen, Knochenschmerzen, Gewichtsverlust),
- zwischenzeitliche andere Erkrankungen und Operationen,
- Medikamentenanamnese,
- zwischenzeitliche Veränderung, Neuauftreten oder Entfernung von Pigmentherden.

2. *Inspektion und Palpation* der Operationsnarbe, der Transitstrecke, der regionären und übrigen Lymphknotenstationen.

3. *Allgemein-dermatologische Untersuchung* der Haut und einsehbaren Schleimhäute hinsichtlich atypischer Naevi, Zweitmelanome und weiterer Hauttumoren.

4. *Allgemein-körperliche tumorbezogene Untersuchung.*

5. *Labor:* BSG, Leberenzyme (besonders LDH). Etablierte Tumormarker stehen derzeit für das Melanom nicht zur Verfügung.

6. *Apparative Diagnostik:* Empfehlung zur Häufigkeit der apparativen (Mindest-)Diagnostik pro Jahr in Abhängigkeit vom Stadium (Tabelle 44.1).

Tabelle 44.1. Apparative Diagnostik

Untersuchungen pro Jahr	Stadien			
	Ia, Ib	IIa, IIb	IIIa, IIIb	IV
Röntgenthorax	1mal	1mal	2mal	individuell
Abdomensonographie	1mal	1mal	2mal	individuell
Lymphknotensonographie	1mal	2mal	2mal	individuell

Bei Bedarf weiterführende Diagnostik (z. B. organbezogene Diagnostik, Computer-, Kernspin-und Positronenemissionstomographie, Szintigraphie).

7. *Eigenuntersuchung:* Der Patient wird angeleitet, in regelmäßigen Abständen (ca. alle 4 Wochen) die Narbe, die Transitstrecke und die regionären Lymphknoten abzutasten und seine übrigen Pigmentherde zu überwachen.

8. *Psychosoziale Betreuung:* Mitbetreuung der Patienten durch Ärzte und Sozialdienst im Krankenhaus mit den Zielen:
- Hilfe bei der Bewältigung von Problemen, Ängsten und Belastungen,
- Rehabilitationsmaßnahmen: Prüfung der Indikation für Anschlußheilbehandlungen oder Nachsorge- und Festigungskuren,
- Beratung über finanzielle Erleichterungen, bzw. Klärung von Ansprüchen gegenüber Versicherungsträgern, Information bezüglich Schwerbehindertenstatus,
- Vermittlung ambulanter Hilfen wie mobile soziale Hilfsdienste u. a.

Inwieweit im Einzelfall eine psychosoziale Betreuung erforderlich und gewünscht wird, muß individuell geklärt werden. Auf die Möglichkeit sozialrechtlicher Maßnahmen ist aber stets hinzuweisen.

9. *Therapieüberwachung und Sterbebegleitung:* Die Melanomnachsorge ist bei der Indikationsstellung und Überwachung der Therapie, die auch z. T. vom Hausarzt durchgeführt wird, beteiligt.

Wenn Patienten nicht in der Klinik, sondern zu Hause sterben möchten, übernimmt die Melanomnachsorgeambulanz die Regelung der Betreuung durch den Hausarzt und soziale Hilfsdienste.

10. *Dokumentation und Datensammlung:* Sie erfolgt durch die an der Nachsorge beteiligte Klinik. Der Anschluß an das Zentralregister Malignes Melanom der Deutschen Dermatologischen Gesellschaft wird empfohlen [14].

44.4
Erfahrungen mit der Melanomnachsorge an der Tübinger Hautklinik

44.4.1
Kooperatives Nachsorgeprogramm

Durch die steigende Inzidenz des Melanoms [8, 9] hat die Zahl der zu betreuenden Patienten mit diesem Tumor in den einzelnen Zentren dramatisch zugenommen. Während in der Tübinger Hautklinik in den 70er Jahren einige 100 Patienten betreut wurden, ist die Zahl der Melanompatienten von 1976 bis 1995 auf 3235 angestiegen. Jährlich kommen ca. 300 neue Melanompatienten hinzu. Dies führte zu großen Kapazitätsproblemen bezüglich Diagnostik, Operation, Therapie und Nachsorge. Außerdem umfaßt das Einzugsgebiet der Tübinger Hautklinik über den Regierungsbezirk Tübingen hinaus große Teile Baden-Württembergs. Somit ist eine engmaschige Nachsorge in Tübingen für die Patienten durch eine oft lange Anfahrt beschwerlich und teuer. Deshalb wurde bereits vor 10 Jahren ein kooperatives Nachsorgemodell entwickelt, an dem sich fast alle niedergelassenen Fachkollegen intensiv beteiligen [17, 18, 19, 31].

Außerdem haben wir uns seit 1983 an das Zentralregister Malignes Melanom der Deutschen Dermatologischen Gesellschaft angeschlossen und alle Melanompatienten dort eingebracht, so daß die Krankheitsverläufe seit vielen Jahren dokumentiert und ausgewertet wurden [10, 14, 17, 18, 38, 39].

44.4.2
Nachsorgegespräch und praktische Durchführung der Nachsorgeuntersuchungen

Die Nachsorge beginnt mit einem ausführlichen Informationsgespräch. Der Patient wird über die Diagnose, die Ergebnisse der Ausbreitungsdiagnostik und die individuelle Prognose aufgeklärt. Wichtig ist die Betonung der günstigen Prognose bei Melanomen geringer Tumordicke. Mit dem Patienten werden prophylaktische Maßnahmen wie adäquater Lichtschutz und die hautfachärztliche Untersuchung Verwandter ersten Grades besprochen. Da zwei Drittel der Metastasierung lymphogen, d.h. in Form von Satelliten-, Transit- oder Lymphknotenmetastasen erfolgt, muß besonderer Wert auf die Anleitung zur Selbstuntersuchung gelegt werden: Inspektion und Palpation der Narbe, Abtasten der Transitstrecke und der regionären Lymphknotenstation sowie Kontrolle des Pigmentsystems.

Für die Besprechung psychosozialer Probleme und die Einleitung von Rehabilitationsmaßnahmen steht zusätzlich eine Sozialpädagogin zur Verfügung.

Patientinnen in gebärfähigem Alter werden in Abhängigkeit vom klinischen Stadium bezüglich Schwangerschaftsplanung individuell beraten [12].

Da der Patient in dem Nachsorgegespräch oft aufgeregt ist und manche Informationen vergißt, erhält er im Anschluß an das Gespräch ein Merkblatt. Dieses erste Gespräch dauert oft bis zu einer Stunde.

Bei jeder *Nachsorgeuntersuchung* sollte eine sorgfältige Zwischenanamnese erhoben werden, da nach unseren Erfahrungen 40–50% der lokoregionären Metastasen vom Patienten selbst durch die Eigenuntersuchung bemerkt werden und 40–50% der Fernmetastasen Symptome verursachen [18, 31]. Die klinische Untersuchung erfolgt immer am entkleideten Patienten und beinhaltet die Inspektion und Palpation des Operationsgebietes, der Transitstrecke und der regionären und übrigen Lymphknoten, sowie die Inspektion des gesamten Integumentes, einschließlich des Kapillitiums und der einsehbaren Schleimhäute. Atypische Pigmentmale werden zusätzlich auflichtmikroskopisch betrachtet [21]. Die apparative Diagnostik wird entsprechend den Richtlinien zur Nachsorge der Deutschen Dermatologischen Gesellschaft [29] veranlaßt.

Zur Vereinheitlichung der Nachsorge und Aufrechterhaltung einer standardisierten Nachsorgequalität wird dem Patienten bei der Entlassung bzw. nach jeder Nachsorgeuntersuchung in der Klinik ein Brief ausgehändigt, der einen Vordruck für die Zwischenanamnese und Untersuchungsergebnisse enthält. Dieser wird vom Haut- oder Hausarzt an das Nachsorgeteam zurückgeschickt, wodurch eine engmaschige Krankheitsdokumentation ermöglicht wird. Selbst der Verlauf bei Patienten, die sich der Nachsorge an der Hautklinik entziehen, kann mit Hilfe dieser Nachsorgebriefe weiterhin beobachtet und registriert werden.

Die *Compliance* der Patienten bezüglich der Nachsorge ist gut [33]. Unsere aktuellen Auswertungen von 1996 ergaben, daß nur 14% der Patienten die Nachsorge abgebrochen haben. Allerdings haben diese Patienten im Mittelwert 52 Monate (d.h. 4,3 Jahre) lang an den Nachsorgeuntersuchungen teilgenommen. Die mittlere Nachbeobachtungszeit aller Patienten (auch der verstorbenen und der erst kürzlich diagnostizierten Patienten) beträgt 59 Monate (d.h. 4,9 Jahre).

Die intensive und sorgfältige Betreuung der Melanompatienten stellt an Ärzte und Pflegepersonal große Anforderungen bezüglich Organisation, Einsatz und Fachkenntnissen. 1995 wurden 2584 klinische Untersuchungen und Beratungen durchgeführt. In den Jahren 1983 bis 1995 erfolgten 27127 Untersuchungen an Melanompatienten.

Angesichts des enormen finanziellen und personellen Untersuchungsaufwandes müssen dringend

Studien durchgeführt werden, die die Effizienz der Nachsorge überprüfen. Vom Zentralregister Malignes Melanom der Deutschen Dermatologischen Gesellschaft werden zur Zeit entsprechende Projekte vorbereitet.

44.4.3
Lymphknotensonographie

Eine Ultraschalluntersuchung der hautnahen Lymphknoten wird bei Patienten mit malignem Melanom im Stadium I einmal jährlich, im Stadium II zweimal jährlich und im Stadium III und IV bei Bedarf vorgenommen. Untersucht werden drainierende Lymphknoten des direkten Abflußgebietes auch bei unauffälligem Tastbefund. Bei positivem Tastbefund in anderen Lymphknotenstationen werden auch diese der Untersuchung zugeführt. Verwendet wird ein Ultraschallgerät mit einem 7,5 MHz Schallkopf, der eine Eindringtiefe von etwa 5 cm erreicht. Lymphknotenuntersuchungen in tieferen Geweben oder bei sehr adipösen Patienten sind mit 5 MHz möglich. Oberflächliche Subkutanstrukturen stellen sich optimal mit 10 MHz dar. Eine farbkodierte Duplexvorrichtung ist nützlich, jedoch nicht Voraussetzung. Photodokumentiert werden alle auffindbaren Lymphknoten im Abflußgebiet. Sie werden im Längs- und Querschnitt ausgemessen. Dies gilt sowohl für sonomorphologisch unauffällige (um eine evtl. spätere Infiltration zu erkennen) als auch für metastasenverdächtige Lymphknoten.

Unklare Befunde sollten in 4- bis 6wöchigem Abstand kontrolliert werden. Bei verbleibender Unklarheit sind weitere Kontrollen indiziert. Spätestens nach einem halben Jahr sollte die endgültige Befundfestlegung erfolgen – im Interesse des Patienten histologisch abgesichert. Die Lymphknotensonographie ist eine unverzichtbare Methode im Bereich der Melanomnachsorge [30, 32, 40]. Zum einen lassen sich noch nicht tastbare Metastasen nachweisen, zum anderen können Regionen untersucht werden, die aufgrund der anatomischen Lokalisation (z. B. retroklavikulär) bzw. als Folge von Adipositas, Narben oder vorausgegangener Radiatio schwer zu beurteilen sind. Nach unseren Untersuchungen sind in 35–45 % der Fälle Lymphknotenmetastasen sonographisch bereits diagnostizierbar bevor sie palpatorisch entdeckt werden. Weiterhin ist sonographisch eine Differenzierung zwischen reaktiv vergrößerten und metastatisch befallenen Lymphknoten meistens möglich. Allerdings können mit den sonographischen Kriterien Melanommetastasen nicht von einer möglichen neoplastischen Zweiterkrankung unterschieden werden und bedürfen immer einer histologischen Abklärung [6].

44.4.4
Psychosoziale Aspekte

Eine wichtige Aufgabe der Nachsorge ist es, die Melanompatienten bei der psychosozialen Rehabilitation zu unterstützen, die Sorgen und Probleme aufzufangen und die Krankheitsverarbeitung zu fördern [34, 35]. Der Patient wird mit der Diagnose „Melanom" konfrontiert und muß sich mit einer potentiell zum Tode führenden Krankheit auseinandersetzen. Dies kann existentielle Ängste und Verzweiflung auslösen. Allerdings sind aggressive und depressive Patienten eher selten. Bei ca. 3 200 Patienten sind uns zwei Suizide bekannt geworden: eine Patientin mit Metastasierung und ein junger Patient ohne Metastasen nach einer Aufklärungssendung im Fernsehen. Aufgrund geringerer Sicherheitsabstände und verbesserter operativer Techniken spielt heute das Problem entstellender Narben eine untergeordnete Rolle [5, 33].

Da der allgemeine körperliche Zustand der Patienten meist gut ist, verläuft die soziale und berufliche Rehabilitation ohne größere Schwierigkeiten.

Die Nachsorgeuntersuchungen, die langen Anfahrtswege und die Wartezeiten bedeuten für den Patienten große psychische und finanzielle Belastungen. Diese müssen auf ein Minimum reduziert werden, indem niedergelassene Ärzte mit in die Nachsorge einbezogen werden und z. B. ein Teil der apparativen Diagnostik bereits am Heimatort durchgeführt wird.

Bei jeder Nachuntersuchung sollte der Patient Gelegenheit haben, über seine Probleme offen zu reden. Die Fragen sollten wahrheitsgemäß beantwortet werden. Falsche Hoffnungen dürfen nicht geweckt werden [42].

Viele Patienten nehmen die Nachsorgetermine wahr, um nichts zu versäumen und die Gewißheit zu haben, daß „alles in Ordnung ist". Jedoch wiegen sie sich manchmal in einer scheinbaren Sicherheit, da schon einige Wochen nach der letzten Kontrolle Metastasen auftreten können. Das Ereignis der Progression bedeutet für den Patienten immer einen enormen Schock. Die Vertrauensbasis zwischen Patient und Arzt wird erheblich belastet.

Der Arzt muß eingehend mit dem Patienten die Situation der eingetretenen Metastasierung besprechen und durch sinnvolle Therapiemaßnahmen (z. B. Metastasenoperation, Immun- und Chemotherapie, Radiatio, experimentelle Behandlungsmethoden) realistisch neue Hoffnungen vermitteln. Allein durch Zuhören und Dabeisein wird dem Patienten gezeigt, daß er mit seinen existentiellen Ängsten nicht alleine ist [41]. Zwar hat sich die prognostische Situation in den letzten Jahren nicht grundlegend verändert, aber das Auftreten von Metastasen bedeutet nicht unbedingt eine infauste Prognose oder den schnellen Tod. Patienten mit lokoregionärer Metastasierung haben eine Zehnjahresüberlebensrate von ca. 20–40 %. Bei Fernmetastasen ist die Prognose deutlich schlechter. Allerdings haben einige unserer Melanompatienten, die an isolierten Fernmetastasen operiert wurden (z. B. Milz, Niere, Lunge etc.) mehr als 10 Jahre überlebt. Sichtbare Hautmetastasen werden häufig schon deshalb entfernt, da die Patienten durch den täglichen Anblick psychisch belastet sind.

Immer noch stirbt etwa jeder 3. bis 4. Patient an seinem Melanom. Ein Teil der Patienten stirbt zu Hause oder im Heimatkrankenhaus. Durch die Nachsorgeambulanz oder die Sozialpädagogin können ambulante Hilfen vermittelt werden. Manche Patienten möchten in der finalen Phase in der Klinik betreut werden, da über viele Jahre eine stabile Arzt-Patient-Beziehung aufgebaut wurde und der Patient die Klinik und ihre Mitarbeiter kennt [26, 33].

Vor allem den Patienten mit Metastasierung sollte der Nachsorgearzt anbieten, daß Familienangehörige an den Aufklärungsgesprächen teilnehmen. Allerdings will der Patient selbst nicht immer alles wissen, manchmal möchte er auch die Angehörigen mit seiner Krankheit nicht belasten. Die Familienangehörigen sollten jedoch nicht besser informiert sein als der Patient, da sie oft damit überfordert sind, ihr Wissen zu verschweigen. Der Patient fühlt sich dann übergangen und wird mißtrauisch [24].

Nicht immer ist es günstig, die Patienten über alle Einzelbefunde genauestens aufzuklären. Manche Details bringen dem Patienten keine wichtige Information sondern sind schädlich für ihn, weil sie ihm jegliche Hoffnung nehmen.

"Wir werden nicht alles sagen, was wahr ist, aber was wir sagen, wird wahr sein" [22].

Oft werden Nachsorgeärzte in den Gesprächen mit metastasierenden Patienten und deren Angehörigen überfordert und gelangen an die Grenzen der eigenen Belastbarkeit. Die Ängste der Patienten, die Nebenwirkungen der Behandlung, die mangelnde Vorhersagbarkeit, der quälende und tödliche Ausgang der Tumorerkrankung, das Mitleiden bei starker Identifikation mit Patienten u. a. führen manchmal zu einem „Burn-out-Syndrom" [41]. Verres plädiert dafür, das Sichhineinwagen in die existentiellen Grenzbereiche beim Übergang vom Handlungsdruck zur Begleitung in die innere Ruhe mehr unter dem Aspekt des neuartigen Spürens von Lebensenergien, Lebenskunst und Transzendenz zu betrachten, statt nur unter dem Aspekt von Hoffnungslosigkeit, Angst, Anstrengung und desolater Negation zu sehen.

Das Wissen des Arztes darum, daß der Patient sich bei ihm gut aufgehoben fühlt, dürfte ihm eine wichtige Hilfe bei der Betreuung von Tumorkranken und ihrer Angehörigen sein [41]. Wertvoll sind in solchen Situationen auch Gespräche mit Kollegen, die dieselben Probleme haben:

"Man muß lernen, mit dem Versagen umzugehen" [28].

Eine Kraftquelle für den Arzt kann auch das bewußte und behutsame Neinsagen werden, wenn das Durchführen therapeutischer Maßnahmen keinen Sinn mehr hat. Man muß sich trauen, dem Patienten die Wahrheit zu sagen und ihn auf das Sterben vorzubereiten.

44.5
Kritische Anmerkungen zur Melanomnachsorge

In den letzten Jahren ist die Krebsnachsorge von einzelnen Onkologen heftig kritisiert worden [7]. Es wird die Frage gestellt, ob eine Nachsorge überhaupt einen Effekt auf das Überleben hat [27]. Auf dem Deutschen Krebskongreß 1996 in Berlin sagte U.R. Kleeberg , daß man sich von der „großen Illusion der vergangenen Jahrzehnte freimachen müßte, durch die Nachsorge Heilungsraten und Überlebensdauer verbessern zu können". Bei manchen Tumorarten (z. B. kolorektales Karzinom, Mammakarzinom) wird die Progression erst erkannt, wenn keine kurative Therapie mehr möglich ist [7, 36]. Für diese Tumoren stellen die Nachsorgeuntersuchungen eine psychische Belastung des Patienten dar und verursachen Kosten, ohne dem Patienten wirklich zu nützen.

Beim malignen Melanom gibt es jedoch genügend Daten, die belegen, daß die frühzeitige Entfernung lokoregionärer Metastasen lebensrettend sein kann. Die Zehnjahresüberlebensraten betragen bei Befall nur eines Lymphknotens noch 40 % und mehr, bei Befall von 2–4 Lymphknoten 26 % und bei Befall von mehr als 4 Lymphknoten noch ca. 15 % [1]. Aktuelle Auswertungen des Tübinger Kollektivs zeigen Zehnjahresüberlebensraten von 31 % bei Patienten mit Lymphknotenmetastasen und von 40 % bei Patienten mit Satelliten- und Transitmetastasen. Außerdem werden bei einigen Patienten im Rahmen der Nachsorge Zweit- oder Drittmelanome entdeckt, die meistens sehr dünn und somit prognostisch günstig sind.

Trotzdem stellt sich die Frage, ob alle Melanompatienten nach den Empfehlungen zur Nachsorge der Deutschen Dermatologischen Gesellschaft in gleicher Weise untersucht werden sollen. Die Herausnahme von Patienten mit geringer Tumordicke könnte zu einer erheblichen Entlastung der Nachsorgeambulanzen führen. Andererseits lassen sich aufgrund bestimmter Risikofaktoren evtl. Untergruppen definieren, die häufiger bzw. länger als 10 Jahre untersucht werden müßten [20]. Eine individuelle, risikoadaptierte Nachsorge ist zu fordern [3, 4].

Ziel von Studien zur Nachsorge sollte es auch sein abzuklären, in wieweit die apparativen Untersuchungen bei Patienten mit Melanomen geringer Tumordicke im Rahmen der routinemäßigen Nachsorge wirklich sinnvoll sind.

Eine weitere wichtige Aufgabe wäre es herauszufinden, welchen Stellenwert Selbstuntersuchungen der Patienten haben und ob sie teilweise ärztliche Untersuchungen ersetzen können. Ein beträchtlicher Anteil von lokoregionären Metastasen wird durch den Patienten selbst zuerst entdeckt [18, 31, 43].

Durch standardisierte Erhebungen sollte der Einfluß der Nachsorgeuntersuchungen auf die psychische Situation der Patienten untersucht werden. Einerseits wird der Patient durch die Nachsorge mit der Melanomerkrankung immer wieder konfrontiert und so möglicherweise die Entwicklung einer reaktiven Depression begünstigt. Andererseits könnten die Nachsorgeuntersuchungen dem Patienten eine vermehrte Sicherheit geben und ihn in seiner Stimmung evtl. günstig beeinflussen.

Um die psychologischen Bedürfnisse der Melanompatienten bei der Nachsorge zu erfassen, werden an der Tübinger Hautklinik entsprechende Studien durchgeführt. Eine Studie der Innsbrucker Klinik ergab, daß 59 % der Melanompatienten zusätzliche Informationen über ihre Erkrankung durch ihren Hautarzt wünschen, 20 % würden eine flankierende psychotherapeutische Betreuung begrüßen [37].

Die vorliegenden Ausführungen sollen dazu beitragen, Inhalte, Strukturen und Praxis der Melanomnachsorge kritisch zu überprüfen und zu hinterfragen. Für die Nachsorge muß auch eine Qualitätssicherung gefordert werden. Dies sollte eine der Aufgaben des Zentralregisters Malignes Melanom werden. Bei allen auch kontrovers geführten Diskussionen über die Krebsnachsorge sollen immer Wohl und Lebensqualität des Patienten im Vordergrund stehen.

Literatur

1. Balch CM, Soong SJ, Shaw HM, Urist MM, McCarthy WH (1992) An analysis of prognostic factors in 8500 patients with cutaneous melanoma. In: Balch CM, Houghton AN, Milton GW, Sober AJ, Soong SJ (eds) Cutaneous melanoma, second edition (pp 165–187). Lippincott, Philadelphia
2. Barth A, Wanek LA, Morton DL (1995) Prognostic factors in 1521 melanoma patients with distant metastases. J Am Coll Surg 181: 193–201
3. Bier H, Schultze M, Ganzer U (1993) Anmerkungen zur Nachsorge von Tumorpatienten. HNO 41: 47–54
4. Böhm B, Oßwald J, Hucke HP, Stock W (1991) Individuelle risikoadaptierte Nachsorge beim kolorektalen Karzinom? Langenbecks Arch Chir 376: 314–322
5. Breuninger H, Zimmermann C (1996) Bauchnabelrekonstruktion nach Excision von Melanomen im Bauchnabelbereich. Hautarzt 47: 273–275
6. Carl M, Blum A, Entress D, Rassner G (1995) Differentialdiagnose sonomorphologisch echoarmer Lymphknoten im Rahmen der Nachsorge bei malignem Melanom. In: Tilgen W, Petzold D (Hrsg) Operative und konservative Dermato-Onkologie (S 144–150). Springer, Berlin Heidelberg New York Tokyo
7. Gallmeier WM, Keding G (1994) Nachsorge bei Krebs-Patienten. Münchner Med Wochenschr 136: 610–616
8. Garbe C, Bertz J, Orfanos CE (1986) Malignes Melanom: Zunahme von Inzidenz und Mortalität in der Bundesrepublik Deutschland. Z Hautkr 61: 1751–1764
9. Garbe C, Orfanos CE (1989) Epidemiologie des malignen Melanoms in der Bundesrepublik Deutschland im internationalen Vergleich. Onkologie 12: 253–262
10. Garbe C, Büttner P, Bertz J et al. (1990) Die Prognose des primären malignen Melanoms. In: Orfanos CE, Garbe C (Hrsg) Das maligne Melanom der Haut (S 41–59). Zuckschwerdt, München Bern Wien San Francisco
11. Garbe C, Taud W, Karg CH, Orfanos CE (1990) Nachsorge und Behandlung des metastasierenden malignen Melanoms. In: Orfanos CE, Garbe C (Hrsg) Das maligne Melanom der Haut (S 316–324). Zuckschwerdt, München Bern Wien San Francisco
12. Garbe C (1993) Schwangerschaft, Hormonpräparate und malignes Melanom. Hautarzt 44: 347–352
13. Garbe C, Büttner P, Bertz J et al. (1995) Primary cutaneous melanoma. Identification of prognostic groups and estimation of individual prognosis for 5093 patients. Cancer 75: 2484–2491
14. Garbe C, Büttner P, Ellwanger U et al. (1995) Das Zentralregister Malignes Melanom der Deutschen Dermatologischen Gesellschaft in den Jahren 1983–1993. Epidemiologische Entwicklungen und aktuelle therapeutische Versorgung des malignen Melanoms der Haut. Hautarzt 46: 683–692
15. Garbe C (1996) Verlängertes Überleben bei fernmetastasiertem Melanom und der Einfluß von Behandlungen. Hautarzt 47: 35–43
16. Häffner AC, Garbe C, Burg G, Büttner P, Orfanos CE, Rassner G (1992) The prognosis of primary and metastasising melanoma. An evaluation of the TNM classification in 2495 patients. Br J Cancer 66: 856–861
17. d'Hoedt B, Stroebel W, Rassner G (1988) Melanomnachsorge an der Univ.-Hautklinik Tübingen. Dt Derm 36: 957–959
18. d'Hoedt B, Stroebel W, Stutte H, Rassner G (1990) Nachsorge des malignen Melanoms an der Tübinger Hautklinik. In: Orfanos CE, Garbe C (Hrsg) Das maligne Melanom der Haut (S 304–311). Zuckschwerdt, München Bern Wien San Francisco
19. d'Hoedt B, Stroebel W, Breuninger H et al. (1992) Klinische Epidemiologie, Therapie und Nachsorge des malignen Melanoms an der Universität Tübingen. Ärzteblatt Bad Württ 47: 130–136
20. Kofler R, Rieger E, Soyer HP, Smolle J, Kerl H (1994) Spätmetastasierung kutaner maligner Melanome. Hautarzt 45: 145–148
21. Kreusch J, Rassner G (1991) Melanozytische Pigmentmale. In: Kreusch J, Rassner G (Hrsg) Auflichtmikroskopie pigmentierter Hauttumoren (S 39–125). Thieme, Stuttgart New York
22. Kümmerle F, Schreiber HL, Lilie H (1983) Medizinische und juristische Aspekte der Aufklärung bei Tumorpatienten. In: Fischer J (Hrsg.) Taschenbuch der Onkologie (S 161–165). Urban & Schwarzenberg, München Wien Baltimore
23. Landthaler M, Hölzel D (1987) Ambulante Melanomnachsorge. In: Braun-Falco O, Schill WB (Hrsg) Fortschritte

der praktischen Dermatologie und Venerologie (S 361–367). Springer, Berlin Heidelberg New York Tokyo

24. Luban-Plozza B, Drings P (1982) Der Tumorpatient mit infauster Prognose – Möglichkeiten der psychischen Betreuung für ihn und seine Familie. In: Ott G, Kuttig H, Drings P (Hrsg) Standardisierte Krebsbehandlung (2. Aufl, S 65–68). Springer, Berlin Heidelberg New York

25. Meier F, Blum A, Stroebel W, Rassner G (1996) Ergebnisse zehnjähriger Nachsorge von 17 Melanompatienten im Stadium IIb–IIIb bei Erstvorstellung. In: Dummer R, Panizzon P, Burg G (Hrsg) Operative und konservative Dermatoonkologie im interdisziplinären Grenzbereich (S 181–185). Blackwell, Berlin Wien

26. Milton GW (1992) Care of the dying patient. In: Balch CM, Houghton AN, Milton GW, Sober AJ, Soong SJ (eds) Cutaneous melanoma (2. edn, pp 560–566). Lippincott, Philadelphia

27. Müller JM, Tübergen D, Zieren U (1994) Nachsorge beim kolo-rektalen Karzinom – Eine daten- und patientenorientierte Bewertung. Zentralbl Chir 119: 65–74

28. Nagel G (1987) „Man muß lernen mit dem Versagen umzugehen". Der Spiegel 38: 243–256

29. Orfanos CE, Jung EG, Rassner G, Wolff HH, Garbe C (1994) Stellungnahme und Empfehlungen der Kommission malignes Melanom der Deutschen Dermatologischen Gesellschaft zur Diagnostik, Behandlung und Nachsorge des Malignen Melanoms der Haut – Stand 1993/4. Hautarzt 45: 285–291

30. Prayer L, Winkelbauer H, Gritzmann N, Winkelbauer F, Helmer M, Pehamber H (1990) Sonography versus palpation in the detection of regional lymph-node metastases in patients with malignant melanoma. Eur J Cancer 26: 827–830

31. Rassner G, d'Hoedt B, Stroebel W, Stutte H (1990) Melanomnachsorge: Integriertes Nachsorgekonzept der Tübinger Hautklinik sowie Ergebnisse einer Umfrage zur Melanomnachsorge an deutschen Hautkliniken. Hautarzt 41 [Suppl X]: 94–97

32. Rassner G, Stutte H, d'Hoedt B, Stroebel W, Schippert W (1992) Lymphknotensonografie in der Melanomnachsorge. In: Braun-Falco O, Plewig G, Meurer M (Hrsg) Fortschritte der praktischen Dermatologie und Venerologie, Bd 13 (S 161–166). Springer, Berlin Heidelberg New York Tokyo

33. Rassner G, Stroebel W, d'Hoedt B, Breuninger H (1993) Der Krebskranke und sein Arzt aus der Sicht des Dermatologen. In: Wanagat L (Hrsg) Onkologie. Der Krebskranke: sein Umfeld und sein Arzt. 4. Bad Mergentheimer Onkologisches Gespräch (S 106–112). Thieme, Stuttgart New York

34. Reimer CH, Dilling H, Janssen R, Richter E, Riffert M, Rothlaender JP (1985) Die Verarbeitung der Melanomerkrankung aus psychiatrischer Sicht. In: Wolff HH, Schmeller W (Hrsg) Fortschritte der operativen Dermatologie. Bd 2 Fehlbildungen Nävi Melanome (S 304–313). Springer, Berlin Heidelberg New York Tokyo

35. Rothlaender JP, Reimer CH (1985) Die Verarbeitung der Melanomdiagnose aus dermatologischer Sicht. In: Wolff HH, Schmeller W (Hrsg) Fortschritte der operativen Dermatologie. Bd 2 Fehlbildungen Nävi Melanome (S 301–303). Springer, Berlin Heidelberg New York Tokyo

36. Safi F, Beger HG (1991) Ist die Tumornachsorge beim kolorektalen Karzinom sinnvoll? Dt Med Wochenschr 116: 1001–1007

37. Söllner W, Mairinger G, Zingg-Schir M, Fritsch P (1996) Krankheitsprognose, psychosoziale Belastung und Einstellung von Melanompatienten zu unterstützenden psychotherapeutischen Maßnahmen. Hautarzt 47: 200–205

38. Stroebel W, d'Hoedt B, Rassner G et al. (1990) Epidemiologische Trends beim malignen Melanom im deutschsprachigen Raum. Dt Derm 38: 222–228

39. Stroebel W, Garbe C, d'Hoedt B, Bertz J, Rassner G, Orfanos CE (1990) Klinisch-epidemiologische Daten des Zentralregisters Malignes Melanom der Deutschen Dermatologischen Gesellschaft. In: Orfanos CE, Garbe C (Hrsg) Das maligne Melanom der Haut (S 13–18). Zuckschwerdt, München Bern Wien San Francisco

40. Stutte H, Erbe S, Rassner G (1989) Lymphknotensonographie in der Nachsorge des malignen Melanoms. Hautarzt 40: 344–349

41. Verres R (1995) Vom Handlungsdruck zur Begleitung in die innere Ruhe. Dt Ärzteblatt 92: A3615–A3618

42. Voigt H (1985) Klinisch-onkologische Erfordernisse einer Melanomnachsorge. In: Wolff HH, Schmeller W (Hrsg) Fortschritte der operativen Dermatologie. Bd 2 Fehlbildungen Nävi Melanome (S 290–297). Springer, Berlin Heidelberg New York Tokyo

43. Weiss M, Loprinzi ChL, Creagan ET, Dalton RJ, Novotny P, O'Fallon JR (1995) Utility of follow-up tests for detecting recurrent disease in patients with malignant melanomas. JAMA 274: 1703–1705

45 Prävention des malignen Melanoms – Strategien, Ergebnisse und Perspektiven in verschiedenen Ländern

Andreas Blum, Gernot Rassner und Claus Garbe

45.1
Einleitung

Das maligne Melanom ist ein Tumor, dem mit Prävention sehr erfolgreich begegnet werden kann. Die exogenen, vermeidbaren Risikofaktoren, die zur Entstehung des malignen Melanoms beitragen, sind bekannt. Es ist möglich, diesen zumeist pigmentierten Tumor bereits im frühen Stadium makromorphologisch zu erkennen. Die Inspektion des gesamten Integuments während einer Hautkrebsfrüherkennungsuntersuchung bzw. einer Pigmentmalsprechstunde ist einfach durchführbar. Im Frühstadium kann das Melanom unkompliziert exzidiert werden, und der Patient hat sehr gute Überlebenschancen [21–23, 28, 29, 39, 46, 51, 52, 57, 68, 69, 74].

45.2
Primäre und sekundäre Prävention

Unter primärer Prävention wird die Vermeidung des Entstehens maligner Melanome verstanden. Dieses Ziel wird im wesentlichen durch Aufklärung der Bevölkerung über die Risikofaktoren der Melanomentstehung zu erreichen versucht. Angestrebt wird dabei, die Sonnenexposition in allen Altersgruppen der Bevölkerung, insbesondere in Kindheit und Jugend, zu reduzieren. Durch die Aufklärung der Bevölkerung kann das Wissen über die Risikofaktoren des malignen Melanoms erhöht und dadurch Einstellung sowie Verhalten beeinflußt werden. Langfristig wird damit angestrebt, die Inzidenz des malignen Melanoms zu senken. Derartige Kampagnen wurden in Vergangenheit und Gegenwart weltweit mit unterschiedlichen Strategien und unterschiedlichem Aufwand durchgeführt.

Die sekundäre Prävention ist als Früherkennung definiert und soll der Tumorprogression und Metastasierung vorbeugen. Maligne Melanome können heute meistens bereits in einer Größe von wenigen Millimeter im Durchmesser, als In-situ-Tumor bzw. in der frühinvasiven Phase sicher erkannt werden. Solange dieser Tumor die Epidermis nicht überschreitet oder nur wenige zehntel Millimeter in die Dermis eindringt, besteht keine oder nur eine äußerst geringe Metastasierungsgefahr. Patienten mit solchen initialen Tumoren werden in der Regel durch eine einfache Exzision mit einem kleinen Sicherheitsabstand geheilt.

In den letzten Jahren wurden wichtige Fortschritte in der Früherkennung des malignen Melanoms erzielt: Die wichtigsten waren die Definition von Risikogruppen [16, 19, 21–23, 39, 51, 52, 61, 75] und die Einführung der Auflichtmikroskopie in der Diagnostik von Pigmentläsionen [3, 4, 8, 47, 48, 65, 66, 76, 77, 82].

Im folgenden werden Beispiele unterschiedlicher Strategien und Ergebnisse von Präventionskampagnen in verschiedenen Ländern der Welt dargestellt und ihre möglichen Perspektiven diskutiert.

45.3
Beispiele und Ergebnisse

45.3.1
Australien

Die in der Welt höchste Inzidenz des malignen Melanoms existiert in Queensland/Australien. 1966 waren 17 von 100 000 Einwohnern betroffen, 1977 32,7 von 100 000 und zu Beginn der 90er Jahre mehr als 50 von 100 000 [17, 60, 70]. In den Jahren von 1931 bis 1985 zeigte sich ein kontinuierlicher Anstieg der Melanommortalität in Australien. Seit 1985 hingegen ist ein Plateau zu beobachten. Bei der Analyse der Mortalität in Australien lassen sich regionale Unterschiede verzeichnen; z. B. gab es für Frauen die höchste Mortalitätsrate in Queensland Ende der 70er Jahre. Diejenige der Männer in New South Wales reichte hingegen bis 1994 an die Werte von

Queensland heran. Zu diskutieren ist, ob man die Stabilisierung der Mortalitätsraten auf die Früherkennungs- und Aufklärungskampagnen in Australien zurückführen kann. Sollte dies der Fall sein, müßte in anderen Ländern (z. B. USA, Länder in Europa) ein ähnlicher Effekt auf die Mortalität innerhalb der nächsten Dekaden zu sehen sein [25].

Australien war das erste Land der Welt, in dem Ärzte Früherkennungs- und Aufklärungskampagnen entwickelten und seit mehr als 3 Jahrzehnten in unterschiedlicher Art umgesetzt haben [17, 60]. „Public and Professional Melanoma Detection" war die erste Früherkennungskampagne der Welt, initiiert 1963 durch den Chirurgen Neville Davis aus Brisbaine (Queensland in Australien) [17]. Das Ziel dieser Aktion war, Ärzte für die Früherkennung des malignen Melanoms zu sensibilisieren und fortzubilden, und die Aufmerksamkeit in der Bevölkerung für dieses Thema zu erhöhen. Die Öffentlichkeit wurde durch Voträge, Zeitungsartikel, Radio, Fernsehen und Broschüren über pigmentierte Tumoren der Haut unterrichtet. Mit Hilfe von Broschüren, Vorträgen und Veröffentlichungen in vorwiegend australischen wissenschaftlichen Zeitschriften wurde die Fortbildung der Ärzte und Studenten forciert. „Besser eine große Narbe als ein kleiner Grabstein", so lautete damals der Slogan der australischen Ärzte. Seit 1963 wurden alle neuen Melanomerkrankungsfälle Queenslands in Brisbane gemeldet, so daß man erste epidemiologische Analysen durchführen konnte. Von 1966 bis 1977 verdoppelte sich ihre Häufigkeit beinahe. Die Mortalität hingegen stieg kaum an (von 4,1 auf 4,4 pro 100 000 Einwohner und Jahr). In Gesamtaustralien jedoch verzeichnete man eine deutliche Zunahme der Mortalität des Melanoms (von 2,8 auf 3,6 pro 100 000 Einwohner und Jahr) [16, 17]. Weitere Früherkennungsuntersuchungen, meist gekoppelt mit Aufklärungskampagnen, folgten in den nächsten Jahren.

Ende der 70er Jahre wurden die ersten Studien mit dem Ziel begonnen, jene Faktoren zu identifizieren, die zur Melanomentstehung beitragen. Die Ergebnisse bildeten einen wichtigen Grundpfeiler für spätere Aufklärungs- und Früherkennungskampagnen [60]. Jeder zweite Melanompatient ließ sich einer für Australien typischen Risikogruppe zuordnen (Anzahl der Nävi am Arm, Ankunft in Australien vor dem 10. Lebensjahr, in der Eigenanamnese bereits epitheliale Hautkrebsarten, häufiger Aufenthalt außerhalb des Hauses zwischen dem 10. und 24. Lebensjahr und positive Familienanamnese bez. Melanom) [19, 60]. Darüber hinaus konnten neben den verhaltensunabhängigen Faktoren (Männer, UV-Belastung, Hauttyp, Alter) weitere verhaltensabhängige Faktoren (mangelnder Sonnenschutz durch

Schatten, Kleidung und Sonnenschutzmittel) ermittelt werden. Es zeigte sich, daß Sonnenbrand unter der städtischen Bevölkerung mit der UV-Einstrahlung an Wochenenden korrelierte. Helle Hauttypen, Jugendliche und Männer zeigten ein signifikant erhöhtes Risiko für Sonnenbrände [33].

Im Bundesland Vicotria wurde in den frühen 80er Jahren die erste Aufklärungskampagne über das Fernsehen ausgestrahlt: „Slip! Slop! Slap!".

Slip! Slop! Slap!

- Slip on a shirt!
  Zieh ein Hemd an!
- Slop on sunscreen!
  Trag ein Sonnenschutzmittel auf!
- Slap on a hat!
  Setz einen Hut auf!

In einem 30 sec-Spot bediente man sich dieses leicht zu merkenden Mottos. 1988 waren 89 % der Bevölkerung in der Lage, den Slogan richtig zuzuordnen – dies gilt auch heute noch in sehr hohem Maße, obwohl dieser zu Beginn der 90er Jahre in „SunSmart" (frei übersetzt: „kluger Umgang mit der Sonne") umgewandelt wurde [60].

Seit den 80er Jahren zielten diese Kampagnen auf strukturelle Veränderungen ab. Dazu gehörten „Schatten schaffen" durch Anpflanzung von Bäumen an Stränden und Badeanstalten, sowie anderen Freizeiteinrichtungen, die zeitliche Umorganisation von beruflichen und sportlichen Aktivitäten außerhalb der sonnenintensivsten Zeit, sowie die Reduktion der Steuer auf Sonnenschutzmittel und deren Verkauf zu niedrigeren Preisen. Jahr für Jahr werden durch Spenden finanzielle Mittel aufgebracht, um die Kampagnen zu finanzieren: Die dazu entworfene kommerzielle Werbung erreicht nahezu 3 von 4 Bewohnern Australiens, ist jedoch aufgrund der hohen Kosten limitiert. Einen wichtigen Bestandteil dieser Programme stellt die Einbeziehung von Kindergärten, Vorschulen und Schulen dar. Sowohl Lehrer als auch Schüler organisieren eine Art „Sonnenpolizei", die ungeschützte Kinder auf ihr Verhalten aufmerksam machen soll. Die Schuluniformen sind mit einem Hut bzw. einer Kappe inklusive Nackenschutz ausgestattet. Wer diesen Sonnenschutz vergessen hat, darf an Aktivitäten, die in der direkten Sonne stattfinden, nicht teilnehmen. Originelle Ideen und gute Umsetzung prämiert außerdem der jeweilige lokale Krebsverband. Sofern es die finanziellen Mittel zulassen, werden Sportvereine bzw. Gruppen, die ein Teil des öffentlichen Lebens darstellen (z. B. „life guards" an den Stränden), finanziell unterstützt und tragen somit zur Aufklärungsaktion bei. Die Erfahrungen aus solchen Programmen bildeten die Grundlage für eine landesweite Aufkläungskampagne, die in Australien jeden Frühsommer durchgeführt wird [58–60].

In Australien konnte man zuerst nachweisen, daß sich das Wissen und die Einstellung zum Melanom, zum Sonnenlicht und zur Hautbräunung verändert hat. Ebenso wurde eine Änderung des Verhaltens, gemessen am deutlichen Rückgang der Sonnenbrände innerhalb eines Jahres und nach sonnenreichen Wochenenden festgestellt [32, 33, 59]. Die Anzahl der Sonnenbrände sank von 11 über 10 auf 7 % im Rahmen des SunSmart-Programms Anfang der 90er Jahre. Sonnencreme wurde in zunehmendem Maße von der Bevölkerung als Schutzmöglichkeit angewendet (Anstieg von 12 auf 21 %). Auch wurde signifikant häufiger ein Hut als Sonnenschutz getragen (Anstieg von 19 auf 29 %) [32].

Eine intensive und betont emotionale Art der Aufklärung beeinflußte das Verhalten der Bevölkerung in puncto Sonnenschutzmaßnahmen. Sie gaben Anreiz zu häufigeren Früherkennungsuntersuchungen [13, 27, 79]. Im Rahmen einer populären Fernsehsendung („60-minutes-program") behandelte man von 1987 bis 1989 jeweils einmal pro Jahr das Schicksal eines bestimmten jungen Mannes mit einem metastasierenden Melanom. Kurz vor seinem Tod heiratete er. Schon 1987 stieg die Anzahl der neu diagnostizierten Melanome mit einer im Durchschnitt deutlich geringeren Tumordicke. Im Bundesstaat Victoria wurde geschätzt, daß von den 4,1 Mio. Menschen der Gesamtbevölkerung mehr als 200 000 Menschen daran gedacht hatten, einen Arzt aufzusuchen. Von diesen gingen tatsächlich ungefähr 27 000 in den nächsten 4 Wochen nach der Sendung zur Beurteilung pigmentierter Hautmale zum Arzt [79].

Australische Krebsverbände (Anti-Cancer Councils) empfehlen die regelmäßige Eigen- bzw. Partneruntersuchung auf Anzeichen eines malignen Melanoms bzw. anderer Hautkrebsarten. Weiterhin sprechen sie die Empfehlung aus, daß praktische Ärzte ihre Patienten jährlich untersuchen sollten. Bei einer Untersuchung von 1 344 Personen in New Castle in Australien zeigte sich, daß 48 % dies weder bei ihrer eigenen Haut noch der einer anderen Person durchführten; nur 17 % der australischen Bevölkerung ließen sich in einem Jahr vom Hausarzt (general practitioneer) untersuchen. Dies zeigt, daß nur etwa 50 % der befragten Bevölkerung der Aufforderung nachkamen, sich jährlich auf Hautkrebs selbst zu untersuchen bzw. untersuchen zu lassen. Vor allem Männer, Menschen mit niedrigem sozialen Status, Arbeitslose, Kranke oder Personen mit geringerer Schulausbildung erhalten die Empfehlungen nicht und/oder ignorierten sie [26].

Die Australier betreiben ihre Aufklärungsarbeit mit großem Engagement. Doch finanzielle und administrative Einschränkungen setzen auch hier, wie in anderen Ländern, Grenzen. Jede Aufklärungsarbeit wird begrüßt, besonders dann, wenn sie zielgenau auf eine Region bzw. eine Gruppe mit erhöhtem Risiko gerichtet ist, um so eine hohe Kosteneffektivität zu erreichen [25, 60]. Besonders Kinder, Jugendliche und junge Erwachsene werden in den Präventionskampagnen angesprochen.

Möglicherweise ist der Inzidenzanstieg der letzten 10 Jahre auch in Australien durch die intensiven Fürherkennungskampagnen mitbedingt [11, 12]. Doch werden Screeningkampagnen in Form eines Massenscreenings eher abgelehnt, da der größte Teil der australischen Bevölkerung einer Risikogruppe angehört und somit die Kapazitäten nicht ausreichen würden. Die Aufklärungskampagnen unterstützen sowohl Eigenuntersuchungen der Bevölkerung [26, 60], als auch die Hautuntersuchung durch Ärzte ohne dermatologische Ausbildung. Ebenfalls werden für diese Gruppen Kurse in Auflichtmikroskopie angeboten und digitale Kameras zur Diagnosehilfe entwickelt, die speziell solchen Ärzten dienen sollen, die weit entfernt von größeren Zentren tätig sind [66]. Im Vergleich zu den deutschen Verhältnissen ist dabei zu berücksichtigen, daß in Australien wesentlich weniger Dermatologen im Verhältnis zur Bevölkerungszahl tätig sind, und daß diese deutlich weniger in Diagnostik, Behandlung und Nachsorge des Melanoms involviert sind.

45.3.2
USA

Auch in den USA ist ein stetiger Anstieg der Inzidenz des malignen Melanoms zu verzeichnen:

- 1960 lag sie bei 2–3 pro 100 000 Einwohner,
- 1980 bei 3–4 pro 100 000,
- 1990 bei 10 pro 100 000 und
- 1995 über 12 pro 100 000.

1996 schätzte man für die USA 38 300 neue Melanompatienten [1]. Die jährliche Mortalitätsrate stieg von knapp

- 1 pro 100 000 Einwohner im Jahr 1960 auf
- 1,5 pro 100 000 im Jahr 1980, über mehr als
- 2 pro 100 000 im Jahr 1990 auf
- 2,5 pro 100 000 im Jahr 1995.

Für 1996 wurde geschätzt, daß ca. 7 300 Menschen am malignen Melanom versterben werden. Für alle Melanompatienten lag die Fünfjahresüberlebensrate im Zeitraum 1960 bis 1963 bei 60 %, für 1986 bis 1991 bei 87 % [1, 72].

Später als in Australien wurden unterschiedliche Kampagnen zur Prävention des malignen Melanoms zunächst auf regionaler Ebene durchgeführt. Die American Acadamy of Dermatology (*AAD*) hat es in Zusammenarbeit mit dem Center of Disease Control (*CDC*) im Jahr 1985 erreicht, daß Präsident Reagan eine Resolution unterzeichnete, mit der jeden Frühsommer eine nationale Hautkrebswoche institutionalisiert wurde: „Melanoma/Skin Cancer Prevention and Detection Weeks". Für die gesamten Vereinigten Staaten wurde die Aufklärung über das Melanom sowie andere Hautkrebsformen mit kostenlosen Hautkrebsfrüherkennungsuntersuchungen gekoppelt. Dabei ist zu bedenken, daß in den USA kein kostenloses Gesundheitssystem besteht, und daß der Besuch beim Dermatologen nicht unter 100 $ kostet. Mit Hilfe der lokalen und nationalen Fernsehsender, Radioanstalten und Tageszeitungen verbreitet die AAD seit 1985 in jedem Frühsommer umfassende Informationen über Melanom/ Hautkrebs („Melanoma/Skin Cancer"). Die Früherkennungsuntersuchungen werden von Dermatologen mit Hilfe der regionalen dermatologischen Gesellschaften in speziellen Sprechstunden durchgeführt. Die AAD unterstützt die Gesellschaften mit organisatorischen Anleitungen/Hilfen, Dokumentationsbögen und Unterrichtsmaterial (z. B. Broschüren, Poster). Personen, bei denen ein Verdacht auf Hautkrebs besteht, fordert man auf, ihren Hausarzt („physician") zur (Exzisions-)Biopsie und weiteren Behandlung aufzusuchen [36, 41, 45, 46, 73]. Auch für die USA gilt, daß bezogen auf die gesamte Bevölkerung wesentlich weniger Dermatologen zur Verfügung stehen als in Deutschland.

Zwischen 1985 und 1994 wurden in den Kampagnen der AAD ca. 743 000 Menschen untersucht. Bei ungefähr 8 000 Personen äußerte man einen Melanomverdacht. Zwischen 1992 und 1994 umfaßte das Screening 282 555 Menschen. Bei 4 458 von ihnen wurde die Indikation einer Exzision gestellt. In 72 % der Fälle erhielt man eine histologische Diagnose: Bei 364 Patienten wurden 371 Melanome diagnostiziert. Hiervon hatten 98 % einen Primärtumor ohne Metastase. 90 % der Melanome waren dünner als 1,50 mm. Die mediane Tumordicke lag insgesamt bei 0,30 mm. 39 % der Patienten mit einem Melanom, das während der jährlich durchgeführten Kampagne diagnsotiziert worden war, wären alleine wegen der Pigmentläsion nicht zum Arzt gegangen [45].

Bei einer 1987 durchgeführten Evaluation im Rahmen der Melanoma/Skin-Cancer-Früherkennungsuntersuchungen in Massachusetts zeigte sich, daß die meisten Untersuchten ein erhöhtes Risiko für ein Melanom bzw. andere Hautkrebsarten aufwiesen. Bei 86 % fand sich mindestens ein Risikofaktor für ein Melanom bzw. einen epithelialen Hauttumor, bei mindestens 78 % fanden sich zwei [42].

In einer 1992 durchgeführten Untersuchung stellte sich heraus, daß 53 % der betroffenen Patienten ihr Melanom selber entdeckten, wogegen 26 % durch Personen aus dem medizinischen Bereich, 17 % durch Familienmitglieder und die restlichen 3 % durch andere Personen auf die pigmentierten Läsionen hingewiesen worden sind. Circa ein Drittel von ihnen konnte die Hautläsion selber nicht sehen. Im Vergleich zu Männern konnten Frauen das maligne Melanom sowohl an ihrem Körper (42 vs. 66 %, p<0,001) als auch an dem des Ehemannes (2 vs. 23 %, p<0,001) besser erkennen [44].

Bei einem im Februar 1995 telephonisch durchgeführten Interview sagten 42 % der Befragen aus, daß sie nicht in der Lage wären, ein Melanom zu erkennen. Nur 26 % jener, die angaben, ein Melanom erkennen zu können, wußten die typischen Merkmale auch zu benennen. Die meisten Befragten kannten wenigstens eine der Ursachen für Melanomentstehung. Hingegen konnten viele Befragte nicht zwischen den Risikofaktoren, ersten klinischen Anzeichen und der Körperverteilung der verschiedenen Hautkrebsarten unterscheiden. Mehr als die Hälfte der Befragten (54 %) führte keine Selbstuntersuchung der eigenen Haut durch. Diese Selbstuntersuchungen realisierten am ehestens ältere, weiße Frauen, die bereits besser über das Melanom informiert waren [67].

In den USA bestehen aufgrund des Gesundheitssystems gewisse Schranken für die Hautkrebsfrüherkennung: Zahlreiche Untersucher sind nicht in der Lage, Hochrisikoläsionen zu erkennen. Es fehlt an Zeit, das gesamte Integument zu untersuchen, die Vergütung von präventiver Medizin ist unzureichend und andere gesundheitspolitische Interessen schränken die Hautkrebsfrüherkennung ein [81]. Das Programm der AAD versucht, dem entgegen zu steuern.

Zusätzliche Anstrengungen werden sich in den nächsten Jahren auf Personenkreise richten, die nicht an Hautkrebsfrüherkennungsuntersuchungen teilnehmen wollen (Männer und Personen mit niedrigem sozialen Status). So würde man zusätzliche Gruppen mit erhöhtem Erkrankungsrisiko erreichen [24, 42]. Genaue Erklärungen vor der Inspektion des gesamten Integuments reduzieren Bedenken bei der Inspektion des Genitalbereichs und minimieren Widerstände in der Bevölkerung [50]. Auch die Verbreitung von Wissen in Pflege- und Erziehungsberufen kann landesweite Früherkennungskampagnen unterstützen [40]. Es wird vermutet, daß in den nächsten 10–20 Jahren ein weiterer Anstieg des malignen Melanoms zu verzeichnen sein wird. Daher fordert man in den USA auch, effektivere Aufklärungs- und Früherkennungskampagnen besser zu etablieren. In Ergänzung dazu sollte ein die gesamte Population erfassendes Melanomregister, auch zum Zwecke der Verbesserung von Präventionsstrategien, aufgebaut werden [72].

45.3.3
Großbritannien

In Großbritannien liegt die Inzidenz des malignen Melanoms bei ca. 11 pro 100 000 Einwohnern und Jahr [62, 63, 70]. In Schottland ermittelte man 1979 einen Wert von 5,1 pro 100 000 Einwohner [54, 55]. Zwischen 1971 und 1989 stieg er in England und Wales um 190 % bei den Männern und um 137 % bei den Frauen an [15]. In West Glamorgan (Welsh Cancer Registry) betrug die Inzidenz 5,6 pro 100 000 Einwohner für die Jahre 1979 bis 1983, 10,6 pro 100 000 für 1986 bis 1988 [74].

In der gesamten Bevölkerung zeigte sich eine Zunahme der Mortalität am Melanom. Bei den Frauen zwischen 15–34 Jahren sank diese seit den späten 70er Jahren, hingegen nicht bei den Männern. Am Ende der 80er Jahre war die Zahl der am Melanom gestorbenen Frauen rückläufig, die der Männer nicht [56, 78].

1979 wurde durch die schottische Melanomgruppe ein populationsbezogenes Melanomregister aufgebaut, um Inzidenz, Tumordaten, Verlauf und Mortalität in der schottischen Bevölkerung zu dokumentieren. Erkenntnisse aus diesen Daten wurden in Aufklärungs- und Früherkennungskampagnen, erstmals 1985 in Westschottland umgesetzt [51, 62, 63]. Nach 3 Jahren zeigte sich, daß die Inzidenz der dikken Tumoren (≥3,5 mm) bei Frauen dieser Region signifikant abgenommen hatte [53].

In Anlehnung daran führte man 3 Jahre lang, von 1987 bis 1989, in 7 Regionen Englands und Schottlands (Exeter, Leicester, Edinburgh, Nottingham, Wandsworth, Southamptom, Camberwell) mit einer Gesamtpopulation von 3,6 Mio. Menschen eine Präventionskampagne durch [62, 63]. Ende 1986 wurden spezielle Pigmentmalsprechstunden (pigmented lesion clinics) eingerichtet. Zwischen Januar und April 1987 gingen an alle Hausärzte (general practitioner) einschlägige Informationen über diese Kampagne, mit dem Ziel, daß sie die Patienten mit auffälligen pigmentierten Hautläsionen in die Pigmentmalsprechstunden schicken sollten (im Gesundheitswesen von Großbritannien kann der Patient nur über den Hausarzt in eine Spezialsprechstunde eingewiesen werden). Außerdem erhielten die Hausärzte eine Anleitung in Form einer Broschüre, um Frühformen des Melanoms sicherer zu erkennen. Im Juli 1987 wurde dann die Bevölkerung durch Zeitungen, Radio, Fernsehen und örtliche Initiativen über das Melanom, seine Frühformen und mögliche

präventive Maßnahmen eingehend informiert. Auch Poster und Faltblätter in öffentlichen Gebäuden, Reisebüros, Apotheken und Warteräumen von Arztpraxen dienten diesem Zweck. 1988 und 1989 wurde diese Kampagne in exakt der gleichen Art wiederholt. Patienten, die sich in den Pigmentmalsprechstunden vorstellten, wurden standardisiert dokumentiert. Die histologischen Daten wurden von den örtlichen Kliniken bezogen sowie von den pathologischen Instituten und Krebsregister erfragt.

In Exeter, Leicester und Nottingham stieg die Anzahl von Neuvorstellungen in den Pigmentmalsprechstunden deutlich an. Die 3 verbleibenden Regionen (Wandsworth, Southamptom und Camberwell) hatten die Pigmentmalsprechstunden gerade erst neu eingerichtet, somit war hier kein Vergleich möglich.

Fernsehen und Tageszeitungen waren am wirksamsten darin, die Menschen zu einem Besuch beim Hausarzt zu motivieren. Nach Beginn der Kampagne wurden 95 % der Patienten innerhalb von nur 4 Wochen nach der Erstvorstellung beim Hausarzt in einer Pigmentmalsprechstunde untersucht, nach 3 Monaten sank diese Rate auf 83 %. Die meisten Menschen stellten sich in den ersten 3 Monaten nach der jeweiligen Kampagne vor. Insgesamt untersuchte man 17 155 Menschen, bei 4 590 von ihnen wurde die Indikation einer (Exzisions-) Biopsie gestellt. 524 Melanome wurden histologisch gesichert. Sowohl für dünne (<1,5 mm) als auch für dicke Tumoren (≥3,5 mm) zeigte sich eine deutliche Zunahme der Inzidenz im ersten Jahr, dann ein Rückgang in den folgenden zwei Jahren, jedoch mit deutlich höheren Inzidenz-Werten als noch vor der Kampagne (Tabelle 45.1) [62, 63].

In England wuchs die Aufmerksamkeit für das maligne Melanom und damit für Sonnenschutzmöglichkeiten seit Mitte der 80er Jahre stetig an. Jedoch ist diese Veränderung weniger stark bei Männern ausgeprägt, die jünger als 25 Jahre alt oder bereits älter als 60 Jahre sind, aber einen Partner sowie einen geringeren sozioökonomischen Status haben [64, 78]. In einer 1992 durchgeführten Befragung

Tabelle 45.1. Inzidenzrate pro 100 000 Einwohner für dünne (<1,5 mm) und dicke (≥3,5 mm) Melanome (alters- und geschlechtbezogen für England und Wales, 1988) vor und nach dem Start der Präventionskampagnen in Exeter, Leicester, Edinburgh, Nottingham und Southamptom (±95 % Konfidenzintervalle). (Nach [62])

Tumordicke	Vor der Kampagne 1987	1987	1988	1989
<1,5 mm	1,8 ± 0,5	7,2 ± 1,0	6,1 ± 0,9	4,3 ± 0,8
≥3,5 mm	0,9 ± 0,4	3,6 ± 0,7	1,7 ± 0,5	1,8 ± 0,5

von 3961 Personen wußten 45%, daß das Melanom ein Hautkrebs ist. Hingegen wußten dies nur 25% vor der Kampagne [63].

Die Aufklärungskampagnen erreichten in Schottland vorzugsweise junge Patienten und solche mit dünnen Tumoren. Im Vergleich zu jenen, die die Werbung nicht erreichte, stieg die Fünfjahresüberlebensrate von 70 (1982 bis 1984) auf 84% (1987 bis 1989, Kohortenanalyse) [31].

Von 238 befragten Eltern in Leicester hatten 80% etwas vom Melanom gehört, 47% achteten (aber nicht regelmäßig) darauf, daß die Kinder durch Sonnenschutzmittel geschützt werden. Nur 34% schützen ihre Kinder regelmäßig vor der Sonneneinstrahlung zwischen 11 und 15 Uhr. 48% der Eltern gaben an, daß die Kinder mindestens einmal pro Jahr einen Sonnenbrand haben [7].

Eine Überlegung britischer Fachleute ist, daß in einem Gebiet, in dem die Inzidenz des malignen Melanoms nicht sehr hoch ist, wiederkehrende jährlich durchgeführte Aufklärungskampagnen weniger wirkungsvoll sind als Präventionskampagnen, die in unterschiedlichen und unregelmäßigen Zeitabständen durchgeführt werden [30]. Aufklärungskampagnen sollten Diagnoseverzögerungen verringern, indem sowohl die Öffentlichkeit als auch die Ärzte besser über das Melanom unterrichtet werden [2]. Unklar ist, inwiefern Hautkrebsfrüherkennungsuntersuchungen in England die Inzidenz und Mortalität zu senken halfen. Daher wurden weitere Forschungen gefordert, um das Kosten-Nutzen-Verhältnis der Screeninguntersuchung zu analysieren [71]. Bestimmte Risikogruppen sollten mit geringerem (Werbe-)Aufwand über einen kürzen Zeitraum aufzuklären versucht werden [63]. Dergleichen könnten hier kontrollierte Studien, die der Evaluation von Untersuchungen durch den Hausarzt bzw. von regelmäßigen Eigenuntersuchungen dienen, zu weiteren Erkenntnissen führen.

45.3.4
Deutschland

Zu Beginn der 70er Jahre betrug die Inzidenz des Melanoms in Deutschland 3 pro 100 000 Einwohner. In den 90er Jahren stieg sie auf 10–12 pro 100 000 Einwohner [6, 20].

Schon Mitte der 70er Jahre verteilte die Deutsche Krebshilfe ein mehrseitiges Merkblatt über Hautkrebs, in dem auf das Melanom hingewiesen wurde. Zu viel Information, zu wenige eindringliche Formulierungen und ungenügende Hinweise auf die besondere Gefährlichkeit des Melanoms führten dazu, daß dieses Merkblatt von der Bevölkerung und den Ärzten kaum zur Kenntnis genommen wurde [38].

An der Universitätsklinik Gießen gründeten Dermatologen und Chirurgen Ende der 70er Jahre die „Gießener Melanom-Gruppe" zum Zwecke der Optimierung von Therapieverfahren nach internationalem Standard [38]. Ihre Resultate beim metastasierenden Melanom waren ernüchternd, so daß der Schluß gezogen wurde, therapeutische Fortschritte seien eher durch systematische Verbesserung der Früherkennung und Frühbehandlung zu erreichen. Hierbei mußte auch die nicht einschlägig medizinisch gebildete Bevölkerung mit einbezogen werden. Das Ziel war, den potentiell Melanomgefährdeten als schwächstes Glied der Kette Patient-Hausarzt-Hautarzt-Hautklinik eher und vollständiger zu erfassen als das bisher der Fall war. 1980 wurden an der Universitäts-Hautklinik Gießen wenig mehr als 30% der Melanome im Frühstadium erkannt. Bei Ärzten und in der Bevölkerung war die Ansicht „noli me tangere" in bezug auf das Melanom noch weit verbreitet.

In Anlehnung an das Queensland Melanoma Education Project und den „mole booklet" aus New Mexico, konzipierten Illig und seine Mitarbeiter 4 Flugblätter, die in hoher Auflage verteilt wurden [38]. Als Stichwort und Blickfang wählten sie die Bezeichnung „der schwarze Krebs". Die Flugblätter wurden 1982 den Wochenendausgaben der beiden Gießener Tageszeitungen beigefügt und konnten auf diesem Wege ca. 50 000 Haushalte erreichen. Zudem berichteten die Medien (Rundfunk, Fernsehen, Gazetten) über die Aufklärungsaktion.

Die Resonanz in der Bevölkerung war unerwartet groß. Die Melanominzidenz der ersten 1000 Beratungen lag bei 6%. Insgesamt wurden 61 Melanome entdeckt, die im Vergleich zu den Vorjahren prognostisch günstiger waren.

Weitere regionäre Aufklärungskampagnen folgten. So wurde 1988 eine Melanomuntersuchungswoche in Offenbach durchgeführt und die Bevölkerung mit Hilfe der lokalen Presse über das maligne Melanom und dessen Früherkennung eingehend unterrichtet [37]. Während der europäischen Woche gegen den Krebs boten verschiedene Hautarztpraxen eine Pigmentmalsprechstunde an. 76% der Ratsuchenden hatten Kenntnisse über das Melanom.

Die erste flächendeckende Aufklärungskampagne in Deutschland wurde von der „Kommission zur Früherkennung und Prävention von Hautkrebs" unter der Leitung von Breitbart in Kooperation mit der Deutsche Dermatologischen Gesellschaft (DDG) und mit der Deutschen Krebshilfe im Juni 1989 durchgeführt [10]. Es wurden Broschüren und Plakate in einer Gesamtauflage von über 900 000 verteilt. Ziel war es, das Thema Früherkennung in das öffentliche Bewußtsein zu tragen („Wie schützen Sie sich vor dem schwarzen Hautkrebs?"). Im Sommer 1989 fanden im gesamten Bundesgebiet Informationsveranstaltungen zum Thema Hautkrebs statt. Von der Kommission der DDG wurden weitere Aktionen 1990 bis 1992 im Sommer unter dem Thema „Achtung Sonne" und „Kind und die Sonne" von 1993 bis 1995 durchgeführt. Das Sonnenschutzverhalten der Bevölkerung sollte verbessert, Risikogruppen gezielt informiert und frühe Anzeichen von Hautkrebs, insbesondere dem schwarzen Hautkrebs, zum Bestandteil medizinischer Allgemeinkenntnisse werden.

In einer 1989 bzw. 1991 durchgeführten Umfrage in 3 Regionen (Hamburg, München, Würzburg) konnte gezeigt werden, daß die Zahl der Personen, die sich gezielt der Sonne aussetzten, um braun zu werden, abgenommen hatte (von 53 auf 44 %). Der Anteil derer, die den Begriff „gesunde Haut" spontan mit brauner oder gebräunter Haut assoziierten, sank von 35 auf 19 %. Die Zahl der Solariumnutzer ging um fast 20 % zurück. Der regelmäßige Gebrauch von Sonnenschutzmitteln stieg von 37,7 auf 49,9 %. Das Wissen über Anzeichen für möglichen Hautkrebs stieg signifikant von 19,4 auf 28,3 %. Innerhalb der Ärzteschaft gaben 60 % der Ärzte an, daß seit 1989 eine höhere Bereitschaft zu gezielter Hautkrebsfrüherkennung zu verzeichnen sei. Insgesamt zeigte sich große Zustimmung (mehr als 90 %) unter der Ärzteschaft, daß die Inspektion der gesamten Haut für eine rechtzeitige Erkennung des Hautkrebses wichtig sei [9, 10, 80].

Im Anschluß an die großen bundesweiten Kampagnen zu Beginn der 90er Jahre fanden verschiedene mehr regional begrenzte Aktivitäten statt. So wurde beispielsweise eine umfangreiche Aufklärungskampagne im Ruhrgebiet mit Unterstützung der Landesregierung unter dem Motto „Rette Deine Haut" durchgeführt. Im Rahmen dieser Untersuchungen wurden mehrere 10 000 Menschen auf Hautkrebs untersucht, bei 1–2,5 % der teilnehmenden Personen konnte Hautkrebs histologisch nachgewiesen werden. Die abschließende Auswertung der Kampagne „Rette Deine Haut" steht noch aus [34]. Der größeren Aktion „Rette Deine Haut" gingen bereits andere Aktionswochen unter den Stichworten „Aktionswoche schwarzer Hautkrebs" und „Laß dem Hautkrebs keine Chance" voraus [35].

Auch in Baden-Württemberg wurde 1996 eine landesweite Aufklärungs- und Früherkennungskampagne in Angriff genommen. Eine Arbeitsgemeinschaft aus dem Krebsverband Baden-Württemberg e. V., allen Hautkliniken und niedergelassenen Hautärzten initiierten die Aktion „Sonne mit Vernunft – Im Schatten ist die Sonne am schönsten". Im Frühsommer wurde die Bevölkerung, noch vor der sonnenintensiven Zeit, über die Medien und mit Postern und Faltblättern vor den Gefahren übermäßiger UV-

Einstrahlung gewarnt. Im Herbst (und somit nach der sonnenreichen Zeit) wurden, ebenfalls über Zeitung und Rundfunk angekündigt, kostenlose Hautkrebsfrüherkennungsuntersuchungen in Zusammenarbeit mit zahlreichen Kliniken und Hautärzten in freier Praxis angeboten.

Im Rahmen der Aufklärungskampagnen in Baden-Württemberg wurde eine repräsentative Umfrage zu Wissen, Einstellung und Verhalten in bezug auf die Sonne im Frühsommer 1996 durchgeführt. Dabei zeigte sich folgender Trend: Die meisten Befragten hielten Hautkrebs für eine gefährliche Erkrankung (97 %) und achteten darauf, keinen Sonnenbrand zu bekommen (77 %). Allerdings gaben 25 % der Befragten an, in die Sonne zu gehen, um braun zu werden und weitere 25 % gingen manchmal in die Sonne. Auf die Frage, ob sie im letzten Jahr einen Sonnenbrand gehabt haben, antworteten 45 % aller Befragten mit „ja". Diese Befragungsergebnisse lassen sich so zusammenfassen, daß in der Bevölkerung ein recht hoher Wissensstand über die Gefahren des Sonnenlichts und den Zusammenhang zur Verursachung von Hautkrebs vorliegt. Noch immer ist allerdings das Motiv, braun zu werden, stark ausgeprägt. Die hohe Zahl von Personen mit Sonnenbrand im Jahr vor der Befragung zeigt, daß eine Verhaltungsänderung zu besserem Sonnenschutz noch wenig wirksam ist. Es ist zu vermuten, daß diese Befragungsergebnisse auch weitgehend repräsentativ für die übrige Bundesrepublik sind [5].

45.4
Zusammenfassung und Perspektiven

Durch Aufklärungskampagnen (primäre Prävention) und durch Früherkennungsuntersuchungen (sekundäre Prävention) wird versucht, die Inzidenz (langfristiges Ziel) und die Mortalität (kurzfristiges Ziel) zu senken. Dabei verfolgte man in den verschiedenen Ländern teils ähnliche, teils unterschiedliche Präventionsstrategien.

In Australien steht die primäre Prävention im Vordergrund. In dem Land mit der weltweit höchsten Inzidenz des malignen Melanoms wird jeden Frühsommer eine Aufklärungskampagne landesweit durchgeführt. Zudem gibt es ergänzende regionale Aktionen. Kampagnen für die sekundäre Prävention fanden bisher nur auf regionaler Ebene statt. Screeningkampagnen in Form von Massenscreening stoßen eher auf Ablehnung, da der größte Teil der australischen Bevölkerung einer Risikogruppe angehört und somit die Kapazitäten finanziell und organisatorisch nicht ausreichen würde. Daher fordern die Ärzte und die australischen Krebsverbände die Bevölkerung auf, die Untersuchungen der eigenen

Haut regelmäßig selbst durchzuführen und bei Auffälligkeiten ihren Arzt, meist Hausarzt (general practitioner), aufzusuchen. Des weiteren wird empfohlen, daß die Hausärzte bei ihren Patienten jährlich das gesamte Integument untersuchen sollten. Für Hausärzte gibt es regelmäßige Angebote zur Fortbildung. Die Präventionskampagnen werden ebenfalls gezielt auf die Risikogruppen konzipiert.

In den USA ist die Aufklärungs- mit der Früherkennungkampagne in Form der „Melanoma/Skin Cancer Prevention and Detection Weeks" durch die AAD und CDC kombiniert worden, die einmal jährlich im Frühsommer für das gesamte Land durchgeführt wird. Nur durch die große Zahl von freiwilligen Helfern sind die kostenlosen Untersuchungen möglich. In Ergänzung dazu werden Eigenuntersuchung der Haut unterstützt. Die Präventionskampagnen richten sich zudem gezielt auf Risikogruppen.

In Großbritannien wurden die Präventionskampagnen (Aufklärung gekoppelt mit Früherkennung) bisher nur in einzelnen Regionen durchgeführt. Die Ergebnisse haben zu der Frage geführt, ob in einem Gebiet, in dem die Inzidenz von malignen Melanomen relativ niedrig ist, die dort durchgeführten Präventionskampagnen in unterschiedlichen und unregelmäßigen Zeiträumen effektiver wären als regelmäßige. Auch hier werden besonders die Risikogruppen, analog zu Australien und den USA, Ziel weiterer Präventionskampagnen sein.

In Deutschland wurde die erste Aufklärungs- und Früherkennungskampagne 1982 von Illig und seinen Mitarbeitern in Gießen organisiert. Diese ersten Aufklärungsbemühungen in Deutschland hatten wegen der negativen Färbung und des Schlagwortes „schwarzer Hautkrebs" unter den Dermatologen nur eine begrenzte Akzeptanz gefunden. Kennzeichnend ist, daß es in den folgenden Jahren nur wenige Nachahmer gab und in breiterem Maßstab Melanomaufklärung erst ab Ende der 80er Jahre aufgenommen wurde. Seit 1989 setzt die ADP und die DDG mit Hilfe der Deutschen Krebshilfe bundesweite Aufklärungskampagnen zu verschiedenen Themen um. Gekoppelte Kampagnen, Aufklärung *und* Früherkennungsuntersuchungen, wurden bisher von eigenständigen Gruppen auf regionaler Ebene realisiert (u. a. Gießen, Offenbach, Berlin, Ruhrgebiet, Baden-Württemberg). Weitere Kampagnen, die bundesweit bisher nur aufklären, aber regional mit Früherkennungsuntersuchungen gekoppelt sind, sollen in Zukunft ebenfalls gezielt Risikogruppen ansprechen.

Bis zum jetzigen Zeitpunkt ist noch unklar, ob und in welchem Ausmaß Aufklärungsaktionen und Hautkrebsfrüherkennungsuntersuchungen die Inzidenz und Mortalität senken [71].

Die Kosteneffektivität der Hautkrebsfrüherkennungsuntersuchung wurde zudem in Frage gestellt, weil sie nicht alle Teile der Bevölkerung erreichen würde [2, 30]. In Trentino (Italien) wurde die Kosteneffektivität einer Früherkennungskampagne analysiert. In dem Zeitraum von 1977 bis 1985 wurde errechnet, daß 22,3 Leben durch eine Präventionskampagne gerettet wurden. Somit sparte das Gesundheitswesen umgerechnet fast eine halbe Million US$ ein. Hingegen hatte die Früherkennungskampagne nur 70 800 $ gekostet, so daß ein gerettetes Leben pro Jahr 400 $ Wert war [14].

Nur randomisierte kontrollierte Untersuchungen könnten aufzeigen, inwieweit primäre und sekundäre Präventionskampagnen die Inzidenz und Mortalität des Melanoms (und weiterer Hauttumoren) zu senken vermögen [18, 43, 49, 71]. Es stellt sich jedoch die Frage, ob dies noch – praktisch und ethisch – durchführbar sein könnte.

Mit einer Änderung im Verhalten der Bevölkerung darf man erst in langen Zeiträumen rechnen. Das Wissen über die Gefahren von UV-Exposition in der Bevölkerung ist hoch, was sich in der Einstellung schon weniger und besonders im Verhalten kaum noch niederschlägt. Somit sollten Aufklärungs- und Früherkennungskampagnen regelmäßig durchgeführt werden. Unterschiedliche Schwerpunkte können die Originalität solcher Kampagnen unterstützen, um so das Thema für die Bevölkerung attraktiv zu gestalten.

Zusammenfassend kann festgestellt werden, daß die Aktivitäten in vielen Ländern zur Früherkennung und zur Prävention des malignen Melanoms das Bild dieser Krankheit verändert haben. In erster Linie sind erhebliche Fortschritte in der Früherkennung des Tumors gemacht worden und heute kommt der größte Teil der Patienten in den hier behandelten Ländern mit dünnen malignen Melanomen und einer günstigen Prognose zur ersten Diagnose. Die Fortschritte in der primären Prävention sind nach Ländern unterschiedlich zu bewerten. Die größten Veränderungen dürften für Australien feststellbar sein, wo am frühesten mit den Aufklärungsmaßnahmen begonnen wurde. Hier hat sich das Verhalten in der Bevölkerung deutlich verändert und Sonnenschutzmaßnahmen werden von der überwiegenden Zahl der Bevölkerung befolgt. In den USA und in Europa ist dieser Trend noch uneinheitlicher und es werden sicherlich noch langjährige Bemühungen erforderlich sein, um zu ähnlichen Ergebnissen zu kommen. In Australien wurde inzwischen über eine Stabilisierung der Mortalitätsraten berichtet, ein weiterer Anstieg war in den letzten Jahren nicht zu verzeichnen. In Australien gibt es auch bereits erste Anzeichen für eine Stabilisierung der Inzidenz in den jüngeren Geburtskohorten. Wir folgern, daß die Aufklärungsbemühungen wahrscheinlich einen größeren Einfluß auf die Verbesserung der Prognose von Melanompatienten gehabt haben als alle Fortschritte in der Therapie.

Empfehlung für den vernünftigen Umgang mit der Sonne

- Meidung der direkten Sonne zwischen 11 und 15 Uhr,
- Schatten aufsuchen, Schatten schaffen und schützende Kleidung tragen,
- Sonnenbrille tragen,
- ergänzend Sonnenschutzmittel (SPF >15) einsetzen.

Literatur

1. American Cancer Society (1996) Cancer Facts and Figures
2. Austoker J (1994) Melanoma: prevention and early diagnosis. BMJ 308: 1682–1686
3. Bahmer FA, Fritsch P, Kreusch J et al. (1990) Terminology in surface microscopy. Consensus meeting of the Committee on Analytical Morphology of the Arbeitsgemeinschaft Dermatologische Forschung, Hamburg, Federal Republic of Germany, Nov. 17, 1989. J Am Acad Dermatol 23: 1159–1162
4. Binder M, Schwarz M, Winkler A, Steiner A, Kaider A, Wolff K, Pehamberger H (1995) Epiluminescence microscopy. A useful tool for the diagnosis of pigmented skin lesions for formally trained dermatologists. Arch Dermatol 131: 286–291
5. Blum A, Blum D, Ellwanger U, Garbe C, Rassner G (1996) Einstellung und Verhalten in bezug auf die Sonne in Baden-Württemberg. Z Hautkr 71: 880
6. Blum A, Ellwanger U, Garbe C (1996) Das Maligne Melanom der Haut. Analyse der Daten des Zentralregisters Malignes Melanom der Deutschen Dermatologischen Gesellschaft, 1983–1995. Krebsverband Baden Württemberg e. V.
7. Bourke JF, Graham Brown RA (1995) Protection of children against sunburn: a survey of parental practice in Leicester. Br J Dermatol 133: 264–266
8. Braun Falco O, Stolz W, Bilek P, Merkle T, Landthaler M (1990) Das Dermatoskop. Eine Vereinfachung der Auflichtmikroskopie von pigmentierten Hautveranderungen. Hautarzt 41: 131–136
9. Breitbart EW, Eberl A, Flatten G et al. (1992) Ziele und Ergebnisse der Hautkrebskampagne. Deutsches Ärzteblatt 89: 1211–1214
10. Breitbart EW, Roser M (1989) Früherkennung und Prävention des malignen Melanoms der Haut. HÄB 4: 136–139
11. Burton RC (1995) Analysis of public education and the implications with regard to nonprogressive thin melanomas. Curr Opin Oncol 7: 170–174
12. Burton RC, Coates MS, Hersey P et al. (1993) An analysis of a melanoma epidemic. Int J Cancer 55: 765–770
13. Cody R, Lee C (1990) Behaviors, beliefs, and intentions in skin cancer prevention. J Behav Med 13: 373–389
14. Cristofolini M, Bianchi R, Boi S, DeCarli A, Hanau C, Micciolo R, Zumiani G (1993) Analysis of the cost-effectiveness ratio of the health campaign for the early diagnosis of cutaneous melanoma in Trentino, Italy. Cancer 71: 370–374
15. Crombie IK (1979) Variation of melanoma incidence with latitude in North America and Europe. Br J Cancer 40: 774–781
16. Davis NC (1971) Sunlight and melanomas. Lancet 1: 803
17. Davis NC, Herron JJ (1966) Queensland melanoma project: organization and a plea for comparable surveys. Med J Aust 1: 643–644
18. Dobes WL Jr (1995) Melanoma skin cancer screenings. A how-to approach. Cancer 75: 705–706
19. English DR, Armstrong BK (1988) Identifying people at high risk of cutaneous malignant melanoma: results from a case-control study in Western Australia. Br Med J Clin Res Ed 296: 1285–1288
20. Garbe C (1994) Epidemiologie des malignen Melanoms in Deutschland. In: Macher E, Bröcker EB, Kolde G (Hrsg) Tumoren und Haut: Jahrbuch der Dermatologie 1994/95 (S 113–122). Biermann, Stuttgart
21. Garbe C (1995) Risikofaktoren für die Entwicklung maligner Melanome und Identifikation von Risikopersonen im deutschsprachigen Raum. Hautarzt 46: 309–314
22. Garbe C, Büttner P, Weiss J et al. (1994) Risk factors for developing cutaneous melanoma and criteria for identifying persons at risk: multicenter case-control study of the Central Malignant Melanoma Registry of the German Dermatological Society. J Invest Dermatol 102: 695–699
23. Garbe C, Büttner P, Weiss J et al. (1994) Associated factors in the prevalence of more than 50 common melanocytic nevi, atypical melanocytic nevi, and actinic lentigines: multicenter case-control study of the Central Malignant Melanoma Registry of the German Dermatological Society. J Invest Dermatol 102: 700–705
24. Geller AC, Miller DR, Lew RA, Clapp RW, Wenneker MB, Koh HK (1996) Cutaneous melanoma mortality among the socioeconomically disadvantaged in Massachusetts. Am J Public Health 86: 538–544
25. Giles GG, Armstrong BK, Burton RC, Staples MP, Thursfield VJ (1996) Has mortality from melanoma stopped rising in Australia? Analysis of trends between 1931 and 1994. BMJ 312: 1121–1125
26. Girgis A, Campbell EM, Redman S, Sanson Fisher RW (1991) Screening for melanoma: a community survey of prevalence and predictors. Med J Aust 154: 338–343
27. Girgis A, Sanson Fisher RW, Tripodi DA, Golding T (1993) Evaluation of interventions to improve solar protection in primary schools. Health Educ Q 20: 275–287
28. Grob JJ, Gouvernet J, Aymar D et al. (1990) Count of benign melanocytic nevi as a major indicator of risk for nonfamilial nodular and superficial spreading melanoma. Cancer 66: 387–395
29. Grob JJ, Guglielmina C, Gouvernet J, Zarour H, Noe C, Bonerandi JJ (1993) Study of sunbathing habits in children and adolescents: application to the prevention of melanoma. Dermatology 186: 94–98
30. Healsmith MF, Graham Brown RA, Osborne JE, London SP, Fletcher A (1993) Further experience of public education for the early diagnosis of malignant melanoma in Leicestershire. Clin Exp Dermatol 18: 396–400
31. Herd RM, Cooper EJ, Hunter JA, McLaren K, Chetty U, Watson AC, Gollock J (1995) Cutaneous malignant melanoma. Publicity, screening clinics and survival – the Edinburgh experience 1982–90. Br J Dermatol 132: 563–570
32. Hill D, White V, Marks R, Borland R (1993) Changes in sun-related attitudes and behaviours, and reduced sunburn prevalence in a population at high risk of melanoma. Eur J Cancer Prev 2: 447–456
33. Hill D, White V, Marks R, Theobald T, Borland R, Roy C (1992) Melanoma prevention: behavioral and nonbehavioral factors in sunburn among an Australian urban population. Prev Med 21: 654–669
34. Hoffmann K (1996) Recent results of German skin cancer campaigns "Laß dem Hautkrebs keine Chance" and „Rette Deine Haut". Melanoma Res 6 [Suppl 1]: 12
35. Hoffmann K, Matthes U, Stücker M, Segerling M, Altmeyer P (1990) Aufklärungsaktion malignes Melanom Bochum 1989. Öffentl Gesundheitswes 52: 9–13
36. Howell JB, Cockerell CJ (1996) Melanoma self-examination day: Melanoma monday, may 1, 1995. J Am Acad Dermatol 34: 837–838

37. Illig L, McCann-Roos U, Klaubert EW et al. (1989) Öffentliche Erziehung zur Melanomerkennung. Z Hautkr 64: 537–538, 543–546, 551–563
38. Illig L, Paul E, Hundeiker M (1983) „Public and Professional Melanoma Education." Ein deutsches Modell zur Verbesserung der Melanom-Früherkennung bzw.-Erfassung mit publizistischen Methoden auf dem Boden korrigierter Vorstellungen uber Melanom und Naevus. Z Hautkr 58: 73–112
39. Kelly JW, Rivers JK, MacLennan R, Harrison S, Lewis AE, Tate BJ (1994) Sunlight: a major factor associated with the development of melanocytic nevi in Australian schoolchildren. J Am Acad Dermatol 30: 40–48
40. Kelly PP (1991) Skin cancer and melanoma awareness campaign. Oncol Nurs Forum 18: 927–931
41. Koh HK, Geller AC (1995) Melanoma control in the United States: current status. Recent Results Cancer Res 139: 215–224
42. Koh HK, Geller AC, Miller DR, Caruso A, Gage I, Lew RA (1991) Who is being screened for melanoma/skin cancer? Characteristics of persons screened in Massachusetts. J Am Acad Dermatol 24: 271–277
43. Koh HK, Geller AC, Miller DR, Lew RA (1991) Can screening for melanoma and skin cancer save lives? Dermatol Clin 9: 795–803
44. Koh HK, Miller DR, Geller AC, Clapp RW, Mercer MB, Lew RA (1992) Who discovers melanoma? Patterns from a population-based survey. J Am Acad Dermatol 26: 914–919
45. Koh HK, Norton LA, Geller AC et al. (1996) Evaluation of the American Academy of Dermatology's National Skin Cancer Early Detection and Screening Program. J Am Acad Dermatol 34: 971–978
46. Kopf AW (1988) Prevention and early detection of skin cancer/melanoma. Cancer 62: 1791–1795
47. Kreusch J, Rassner G (1991) Standardisierte auflichtmikroskopische Unterscheidung melanozytischer und nichtmelanozytischer Pigmentmale. Hautarzt 42: 77–83
48. Kreusch J, Rassner G, Trahn C, Pietsch Breitfeld B, Henke D, Selbmann HK (1992) Epiluminescent microscopy: a score of morphological features to identify malignant melanoma. Pigment Cell Res Suppl 2: 295–298
49. Kölmel KF (1996) Prävention des malignen Melanoms der Haut. Onkologe 2: 428–440
50. Leffell DJ, Berwick M, Bolognia J (1993) The effect of pre-education on patient compliance with full-body examination in a public skin cancer screening. J Dermatol Surg Oncol 19: 660–663
51. MacKie R, Hunter JA, Aitchison TC et al. (1992) Cutaneous malignant melanoma, Scotland, 1979–89. The Scottish Melanoma Group. Lancet 339: 971–975
52. MacKie RM, Freudenberger T, Aitchison TC (1989) Personal risk-factor chart for cutaneous melanoma. Lancet 2: 487–490
53. MacKie RM, Hole D (1992) Audit of public education campaign to encourage earlier detection of malignant melanoma. BMJ 304: 1012–1015
54. MacKie RM, Hunter JA (1982) Cutaneous malignant melanoma in Scotland. Br J Cancer 46: 75–80
55. MacKie RM, Smyth JF, Soutar DS et al. (1985) Malignant melanoma in Scotland 1979–1983. Lancet 2: 859–863
56. MacKie RM, Watt D, Doherty V, Aitchison T (1991) Malignant melanoma occurring in those aged under 30 in the west of Scotland 1979–1986: a study of incidence, clinical features, pathological features and survival. Br J Dermatol 124: 560–564
57. Marks R (1987) Skin cancer–childhood protection affords lifetime protection. Med J Aust 147: 475–476
58. Marks R (1990) Skin cancer control in the 1990's, from slip! Slop! Slap! To sun smart. Australas J Dermatol 31: 1–4
59. Marks R (1994) Melanoma prevention: is it possible to change a population's behavior in the sun? Pigment Cell Res 7: 104–106
60. Marks R, Hill D (eds) (1992) The public health approach to melanoma control. Prevention and early detection. International Union Against Cancer (UICC)
61. McHenry PM, Hole DJ, MacKie RM (1992) Melanoma in people aged 65 and over in Scotland, 1979–89 [see comments]. BMJ 304: 746–749
62. Melia J, Cooper EJ, Frost T et al. (1995) Cancer Research Campaign health education programme to promote the early detection of cutaneous malignant melanoma. II. Characteristics and incidence of melanoma. Br J Dermatol 132: 414–421
63. Melia J, Cooper EJ, Frost T (1995) Cancer Research Campaign health education programme to promote the early detection of cutaneous malignant melanoma. I. Workload and referral patterns. Br J Dermatol 132: 405–413
64. Melia J, Ellman R, Chamberlain J (1994) Investigating changes in awareness about cutaneous malignant melanoma in Britain using the Omnibus Survey. Clin Exp Dermatol 19: 375–379
65. Menzies SW, Crotty KA, McCarthy WH (1995) The morphologic criteria of the pseudopod in surface microscopy. Arch Dermatol 131: 436–440
66. Menzies SW, Ingvar C, McCarthy WH (1996) A sensitivity and specficity analysis of the surface microscopy features of invasive melanoma. Melanoma Res 6: 55–62
67. Miller DR, Geller AC, Wyatt SW et al. (1996) Melanoma awareness and self-examination practices: results of a United States survey. J Am Acad Dermatol 34: 962–970
68. Orfanos CE, Jung EG, Rassner G, Wolff HH, Garbe C (1994) Stellungnahme und Empfehlungen der Kommission malignes Melanom der Deutschen Dermatologischen Gesellschaft zur Diagnostik, Behandlung und Nachsorge des malignen Melanoms der Haut. Stand 1993/94. Hautarzt 45: 285–291
69. Osterlind A (1992) Epidemiology on malignant melanoma in Europe. Acta Oncol 31: 903–908
70. Parkin DM, Muir CS, Whelan SL, Gao YT, Ferlay J, Powell J, (eds) (1992) Cancer incidence in five continents. International Agency of Research on Cancer (IARC), Sientific Publication N° 120, Vol VI. Oxford University Press, New York
71. Rampen FH, Neumann HA, Kiemeney LA (1992) Fundamentals of skin cancer/melanoma screening campaigns. Clin Exp Dermatol 17: 307–312
72. Rigel DS, Friedman RJ, Kopf AW (1996) The incidence of malignant melanoma in the United States: issues as we approach the 21st century. J Am Acad Dermatol 34: 839–847
73. Rigel DS, Kopf AW, Friedman RJ (1987) The rate of malignant melanoma in the United States: are we making an impact? J Am Acad Dermatol 17: 1050–1053
74. Roberts DL (1990) Malignant melanoma in West Glamorgan – increasing incidence and improving prognosis, 1986–88. Clin Exp Dermatol 15: 406–409
75. Slade J, Salopek TG, Marghoob AA, Kopf AW, Rigel DS (1995) Risk of developing cutaneous malignant melanoma in atypical-mole syndrome: New York University experience and literature review. Recent Results Cancer Res 139: 87–104
76. Steiner A, Binder M, Schemper M, Wolff K, Pehamberger H (1993) Statistical evaluation of epiluminescence microscopy criteria for melanocytic pigmented skin lesions. J Am Acad Dermatol 29: 581–588
77. Stolz W, Bilek P, Merkle T, Landthaler M, Braun Falco O (1991) Verbesserung der klinischen Diagnostik von pigmentierten Hautveränderungen im Kindesalter durch das Dermatoskop. Monatsschr Kinderheilkd 139: 110–113
78. Streetly A, Markowe H (1995) Changing trends in the epidemiology of malignant melanoma: gender differences and their implications for public health. Int J Epidemiol 24: 897–907
79. Theobald T, Marks R, Hill D, Dorevitch A (1991) „Goodbye Sunshine": effects of a television program about mela-

noma on beliefs, behavior, and melanoma thickness. J Am Acad Dermatol 25: 717–723

80. Weichental M, Breitbart M, Ebert A, Kirschner W, Christophers E, Breitbart EW (1996) Evaluation of nation white skin cancer education compains in Germany (1989–1993). In: Bundesministerium für Umwelt, Naturschutz und Reaktorsicherheit (Hrsg) Environmental UV-radiation, risk of skin cancer and primary prevention.

Veröffentlichung der Strahlenschutzkommission, Bd 34 (S 428). Fischer, Stuttgart Jena Lübeck Ulm

81. Wender RC (1995) Barriers to effective skin cancer detection. Cancer 75: 691–698

82. Wolff K, Binder M, Pehamberger H (1994) Epiluminescence microscopy: a new approach to the early detection of melanoma. Adv Dermatol 9: 45–56

46 Diagnostik und Klassifikation kutaner Lymphome

Wolfram Sterry, Sylke Gellrich, Heike Audring,
Peter Schulze und Sigbert Jahn

46.1 Einleitung

Die Haut stellt ein wichtiges Immunorgan des Menschen dar. Spezialisierte Lymphozyten haben hier ihr Immunkompartiment, genannt SALT (*skin-associated lymphoid tissues*), und üben wichtige Funktionen hinsichtlich der lokalen Infektabwehr, Steuerung von Zellwachstum und Wundheilung aus [21, 28].

Kutane Lymphome sind autonome Proliferationen von Lymphozyten des Immunsystems der Haut, die von einzelnen T- oder B-Zellen ausgehen [5]. Trotz vieler Bemühungen ist die Ursache der einzelnen Lymphomerkrankungen unklar. Ebensowenig verstehen wir, weshalb die Entartung einzelner Lymphozyten zu unterschiedlichen klinischen, histologischen und zytologischen Bildern führt. Diese Situation unterscheidet sich nicht grundlegend von der bei anderen malignen Lymphomen, die in unterschiedlichen zentralen oder peripheren Kompartimenten des Immunsystems auftreten, obwohl es einige Besonderheiten gibt, die in der aktuellen Klassifikation der EORTC-Gruppe für kutane Lymphome ihre Widerspiegelung finden (Abb. 46.1). Zweifellos ist es ein wesentliches Ergebnis dieser neuen Klassifikation, die Aggressivität des klinischen Verlaufes eines Hautlymphoms in den Mittelpunkt gestellt zu haben und damit auf die therapeutischen Konsequenzen der klinischen Einteilung hinzuweisen [15, 17, 27]. Wir werden im folgenden darlegen, daß ein niedrig malignes kutanes T-Zell-Lymphom, wie

z. B. frühe Stadien der Mycosis fungoides, eben völlig anderer, weil weniger aggressiver Behandlungsmethoden bedarf, wie etwa ein hochmalignes, CD30-negatives pleomorphes kutanes T-Zell-Lymphom. Richtlinie für die Auswahl des Therapieschemas muß die genaue Klassifikation der Lymphomzellen sein, wobei die Aggressivität der Behandlung dem Grad der Malignität des Lymphoms angepaßt sein muß.

Angesichts dieser nach wie vor bestehenden Unklarheit bezüglich der ätiologischen und pathogenetischen Vorgänge werden Lymphome aufgrund

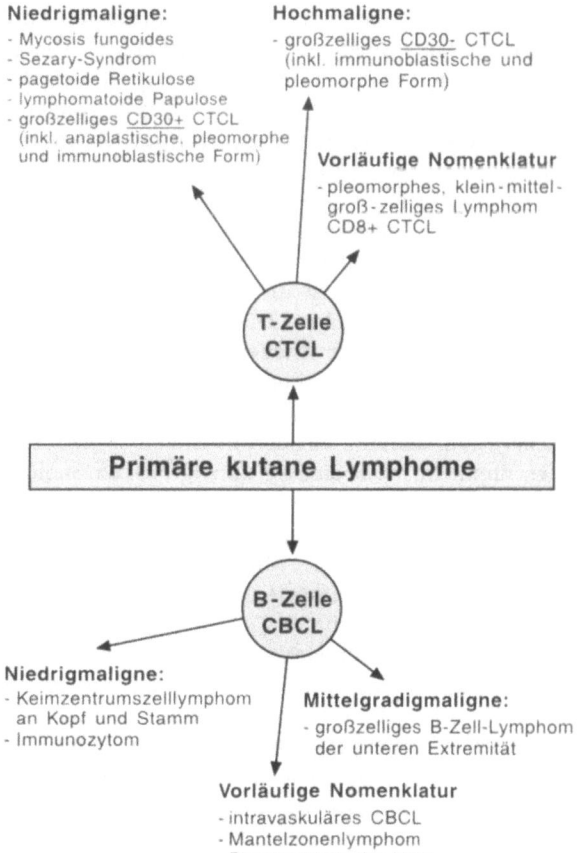

Abb. 46.1. Klassifikation der kutanen Lymphome. (Mod. nach EORTC-Lymphomgruppe, 1996)

Tabelle 46.1. Immunhistochemische Charakterisierung des Phänotyps maligner Infiltratzellen bei kutanen Lymphomen

Lymphom	CD3 pan-T	CD4 T-Helfer	CD8 Zytotox. T	CD19 pan-B	CD30 Ki-1	CD38 Plasma z.	HLA-Klasse-II	CD45RO Memory T
Mycosis fungoides	+ (spät –)	+ (selten –)	– (selten +)	–	–	–	+	+
Sezary-Syndrom	+	+	–	–	–	–	+	+
Großzelliges, CD30+ CTCL	+ (spät –)	+	–	–	+	–	+	+
Großzelliges, CD30- CTCL	+	+	–	–	–	–	+	+
Lymphomatoide Papulose	+	+	– (selten +)	–	+ (Typ A) – (Typ B) + (Typ C)	–	+	+
Pagetoide Retikulose	+	+ oder –	+ oder –	–	+ oder –	–	+	+
Keimzentrums-lymphom	–	–	–	+	–	–	+	–
Großzelliges CBCL der unteren Extremitäten	–	–	–	+	–	–	+	
Immunozytom	–	–	–	+	–	– und +	+ und –	–
Plasmozytom	–	–	–	(+)	–	+	–	

gleicher oder ähnlicher klinischer, histologischer oder zytologischer sowie immunphänotypischer Charakteristika (Tabelle 46.1) zu Gruppen zusammengefaßt, die sich durch einen definierbaren klinischen Verlauf voneinander unterscheiden. Hierbei sind in den letzten Jahren neben den klassischen Lymphomentitäten, wie etwa der Mycosis fungoides oder dem Sezary-Syndrom, zahlreiche weitere Krankheitsbilder beschrieben worden, die z. T. bereits klar definiert werden können, z. T. aufgrund ihres seltenen Vorkommens noch einer genauen klinischen Charakterisierung harren. Dennoch hat es in den letzten 5 Jahren unzweifelhaft einen deutlichen Fortschritt gegeben. Dieser besteht zum einen in der Publikation verschiedener Gruppen zu Fragen der Prognose und des therapeutischen Ansprechens der seltenen Lymphomtypen [12, 14, 23, 35] und basiert zum anderen auf den in einzelnen Laboratorien nunmehr routinemäßig durchgeführten molekularbiologischen Untersuchungen [27], die eine deutliche Zunahme der diagnostischen Verläßlichkeit gerade im Bereich der Abgrenzung entzündlicher Dermatosen von Frühformen kutaner maligner Lymphome bewirkt haben.

Die molekularbiologische Diagnostik basiert darauf, daß in der Haut ein B- oder T-Zell-Klon proliferiert, das Infiltrat also aus einer größeren Zahl völlig identischer Tochterlymphozyten besteht. Ebenso wie auf Proteinebene (identisches Immunglobulin, identischer T-Zell-Rezeptor) läßt sich auf Genebene ein für diesen Klon unikaler „Fingerabdruck" finden. Letzterer entsteht durch den komplizierten Mechanismus der Kombination verschiedener Genabschnitte zu einem kompletten Immunglobulin-(Ig-)

Gen auf DNA-Ebene (dem sog. Rearrangement). Analog erfolgt in den T-Lymphozyten-Vorläuferzellen die Kombination von Genabschnitten, welche den T-Zell-Rezeptor (TCR) kodieren. Durch die Verwendung mehrerer hundert verschiedener Genabschnitte sowie Ungenauigkeiten beim Zusammenfügen derselben entsteht eine nahezu unendlich große Variabilität der IG-(TCR-)Gen-Rekombinationsereignisse, die letztendlich die Vielfalt der produzierten Antikörper (bzw. T-Zell-Klone) im menschlichen Immunsystem gewährleistet (Abb. 46.2). Im Falle der Diagnostik eines kutanen Lymphoms jedoch hilft diese Unikalität, den pathologischen Klon

● zu detektieren und
● im Krankheitsverlauf in verschiedenen Biopsien wiederzufinden.

Aus Hautbiopsien, dem peripheren Blut oder Lymphknotenmaterial wird DNA extrahiert und mit Hilfe der Polymerase-Kettenreaktion (PCR) die relevanten Segmente der schweren Kette des Ig (bzw. der γ-Kette des TCR) amplifiziert. Im Falle eines Infiltrates nichtmaligner Lymphozyten würde es aber zur Amplifikation ganz unterschiedlich langer Genabschnitte kommen, weil jeder B-oder T- Lymphozyt „sein" rearrangiertes Ig-(TCR-)Gen einbringt (Abb. 46.3). Nur das Vorhandensein eines Klons mit identischen Genen führt zur bevorzugten Vermehrung des entsprechenden Genabschnittes durch die PCR, was sich dann als distinkte Bande in hochsensitiven Gelelektrophoresetechniken ausdrückt [19, 29, 20, 26, 34].

Abb. 46.2. Rekombination eines Ig-Gens während der B-Zell-Ontogenese (VH-Gen kodiert die variable Domäne der schweren Ig-Kette; *D-diversity* Segment, *J-joining* Segment)

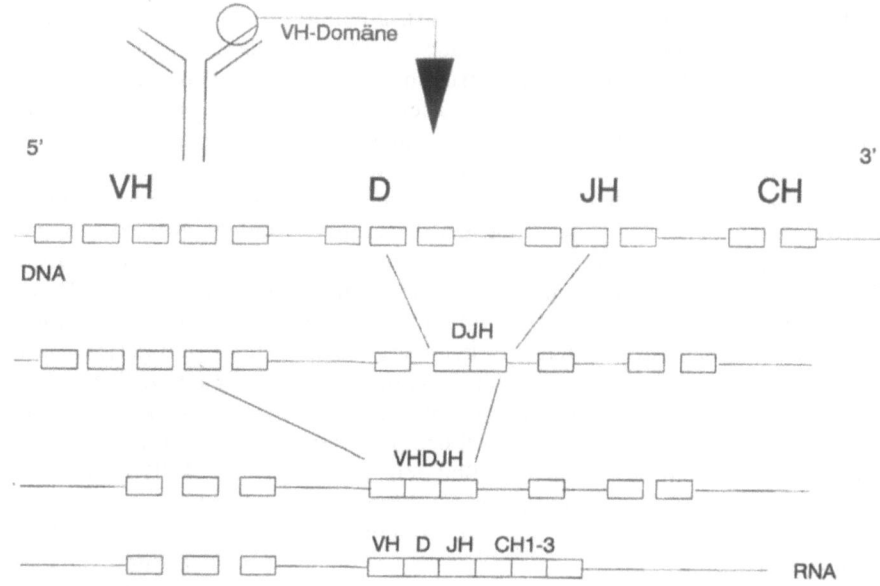

Abb. 46.3. Nachweis einer klonalen B- oder T-Zell-Expansion im Gewebe durch PCR-Technik (die Unikalität eines jeden Gen-Rearrangements in jeder einzelnen T-/B-Zelle basiert auf einer gewissen „Unschärfe" bei der Rekombination der *V-* mit den *J-*Teilen, wodurch eine für jede Zelle einmalige *CDR3-*(complementarity determining region-)Region entsteht

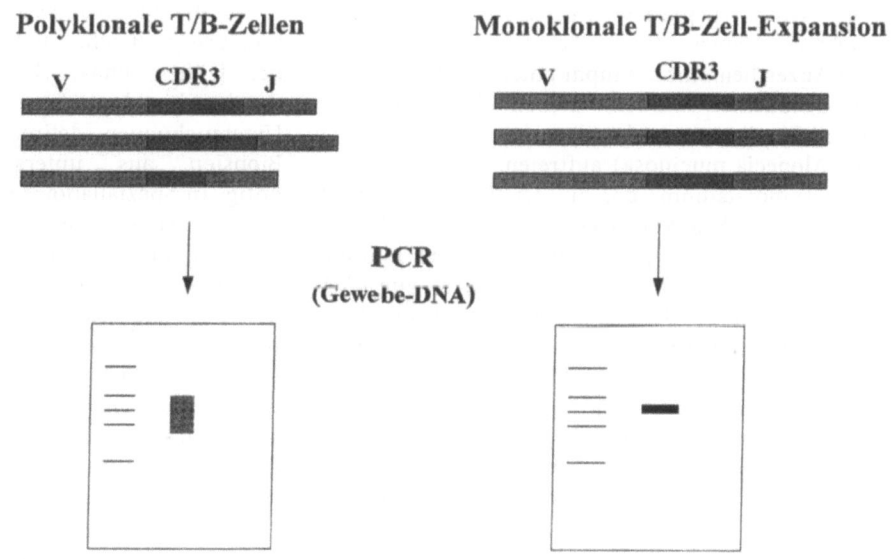

46.2
Kutane T-Zell-Lymphome

46.2.1
Mycosis fungoides

Die zuerst von Aliberg beschriebene Mycosis fungoides hat ihren Namen von den in fortgeschrittenen Krankheitsstadien typischerweise auftretenden pilzartigen (tumorösen) Hauteffloreszenzen. Bei der Mycosis fungoides handelt es sich um ein niedrig malignes Lymphom der Haut, das chrakteristischerweise in 3 klinischen Stadien abläuft:

● Ekzemstadium,
● Plaquestadium,
● Tumorstadium.

Im Ekzemstadium der Erkrankung finden sich leicht atrophische, gering schuppende, unterschiedlich große, flächige, ekzemähnliche Herde, die bevorzugt axillär, am seitlichen Stamm sowie an den Oberarm- und Oberschenkelinnenseiten lokalisiert sind. Häufig besteht starker Juckreiz. Neben solchen als *Parapsoriasis en plaques en grande et petit* bekannten Erscheinungen werden gelegentlich auch ausgesprochen poikilodermische Hautzustände beobachtet. In diesem Stadium kann die Erkrankung jahre- bis jahrzehntelang bestehen. Zumindest ein Teil jedoch sollte dem Stadium einer frühen Mycosis fungoides zugeordnet werden, da bei diesen Patienten in späteren Phasen der Erkrankung zwangsläufig die Umwandlung in eine Mycosis fungoides stattgefunden hat, während bei anderen Patienten mit einer Parapsoriasis en plaques hingegen diese Spätstadien nie beobachtet werden. Daher scheinen 2 Formen der Parapsoriasis en plaques mit unterschiedlicher Prognose vorzuliegen scheinen, ohne daß bisher ein selektiver diagnostischer Marker zur Unterscheidung verfügbar wäre. Interessanterweise gibt es einige Patienten mit Parapsoriasis en plaques, die eine Vermehrung klonaler T-Lymphozyten im Gewebe und sehr selten auch im Blut zeigen, wie mit molekularbiologischen Methoden nachgewiesen werden konnte (Sterry et al., unveröffentlichte Ergebnisse).

Im „Plaquestadium" der Erkrankung kommt es zur zunehmenden Infiltration der Herde, innerhalb derer scharf begrenzte Inseln normaler Haut bestehen bleiben (sog. Leredde-Aussparungen). Erste Anzeichen einer Lymphknotenbeteiligung können beobachtet werden. Nebenbefundlich kann zusätzlich eine vernarbende Alopezie (im Sinne einer Alopecia mucinosa) auftreten.

Im Tumorstadium, das in der Regel erst nach mehrjährigem Krankheitsverlauf erreicht wird, werden disseminiert am gesamten Integument multiple bläulich-bräunliche Tumoren mit Tendenz zur Ulzeration beobachtet. Der Befall des Kapillitiums kann vorkommen. Lymphknoten und innere Organe (Milz, Leber, seltener ZNS) können in das Krankheitsgeschehen einbezogen werden. Klinisch und histologisch wird die Erkrankung in diesem Stadium der Entdifferenzierung einem primär kutanen pleomorphen T-Zell-Lymphom immer ähnlicher (s. unten).

Das histologische Bild zeigt im Ekzemstadium ein perivaskuläres bis bandförmig konfluierendes, subepidermales Infiltrat. Einige Zellen steigen in die Epidermis auf und bilden gelegentlich sog. Pautrier-Mikroabszesse. Die immunhistochemische Phänotypisierung charakterisiert die malignen Infiltratzellen als CD3+, CD4+, CD8-, CD45Ro+, CD30- (selten CD4-CD8+, dann manchmal CD30+) und damit meist als T-Helferlymphozyten vom Memory-Typ, die den Proliferationsmarker CD30 nicht exprimieren. Die PCR-Technik zeigt zu diesem Zeitpunkt der Erkrankung selten ein monoklonales Amplifikationsprodukt. Während des Plaquestadiums steigen immer mehr kleine Lymphozyten mit zerebriformen Kernen in die Epidermis auf (sog. Epidermotropismus der malignen Zellen), wo sie sog. Pautrier-Abszesse bilden. Im oberen Corium findet sich ein bandförmiges, mischzelliges Infiltrat aus Lymphozyten, Histiozyten, Eosinophilen, Plasmazellen. Die PCR-Technik zeigt im Gewebematerial häufig die Vermehrung eines T-Zell-Klons. Das Tumorstadium geht histologisch und klinisch mit der Umwandlung in ein pleomorphes malignes T-Zell-Lymphom einher. Es finden sich intra- bis subkutane Knoten aus pleomorphen bis anaplastischen T-Zellen. Häufig wird immunhistochemisch der Verlust der Marker CD3 und CD4 auf der Zelloberfläche als Merkmal der Entdifferenzierung nachgewiesen. Der Proliferationsmarker CD30 wird jetzt auf den malignen Zellen exprimiert. Die PCR-Technik zeigt in den meisten Fällen ein klonales T-Zell-Rezeptor-Gen-Rearrangement.

Die PCR-Technik ermöglicht auch schon im frühen Stadium der Erkrankung den Nachweis eines expandierten T-Zell-Klons im peripheren Blut. Weitere Laboruntersuchungen zeigen gelegentlich eine leichte Lymphozytose und Eosinophilie sowie häufig ein massiv erhöhtes Serum-IgE (bis über 1000 kU/l).

Da die Stadieneinschätzung von therapeutischer und prognostischer Relevanz ist und zumindest in der frühen Phase der Erkrankung entscheidend durch histologische und molekularbiologische Untersuchungen definiert wird, sind regelmäßige Biopsien aus unterschiedlichen Effloreszenzen nötig. In Speziallaboratorien kann die molekularbiologische Analyse aus Gewebematerial sowie aus Blut erfolgen. Zur Ausbreitungsdiagnostik (in der Regel innerhalb eines halbjährlichen „Stagings") gehören die Erhebung des Lymphknotenstatus (Palpationsbefund, sonographische Vermessung, ggf. histologische und molekularbiologische Untersuchungen), Röntgenuntersuchung des Thorax, Ultraschalluntersuchung des Abdomens sowie, bei suspekten Befunden, die Computertomographie von Thorax und Abdomen.

Als Differentialdiagnosen kommen aus klinischer Sicht v. a. in den frühen Stadien der Mycosis fungoides Kontaktekzem, atopische Dermatitis, Psoriasis vulgaris oder Tinea corporis in Frage, aus klinischer Sicht insbesondere die beiden erstgenannten Erkrankungen.

Die Therapie umfaßt im Ekzem- bis Plaquestadium die PUVA-Behandlung, welche (insbesondere im Plaquestadium) neuerdings mit Interferon-(*IFN*-)α (subkutan) oder Acitretin kombiniert werden kann. Im Tumorstadium kommen neben PUVA/IFN-α insbesondere Polychemotherapieschemata oder Radiotherapie (Röntgenweichteilstrahlung, schnelle Elektronen) zur Anwendung.

Die Erkrankung zeigt einen insgesamt protrahierten Verlauf mit einer günstigen Prognose. Eindeutig hat sich erwiesen, daß die Anwendung aggressiver Therapiemaßnahmen bereits im Initialstadium nicht zu einer Verlängerung der Überlebenszeit führt.

46.2.2
Sezary-Syndrom

Das Sezary-Syndrom ist klinisch durch Erythrodermie und generalisierte Lymphadenopathie gekennzeichnet. Die malignen T-Lymphozyten (sog. Sezary- oder Lutzner-Zellen) werden in Blut (häufig als Leukämie), Lymphknoten und der Haut nachgewiesen. Das Erstmanifestationsalter liegt meist nach dem 40. Lebensjahr.

Die Erkrankung kann zunächst unter dem klinischen Bild einer seborrhoischen Dermatitis, einer Kontaktdermatitis, einer generalisierten atopischen Dermatitis oder mit psoriasiformen Hautveränderungen beginnen. Ausgeprägte Erythrodermie und Lymphadenopathie sind klinische Merkmale im fortgeschrittenen Stadium, sehr häufig begleitet von diffuser Alopezie, Onychodystrophie, zu palmoplantaren Hyperkeratosen und generalisiertem Juckreiz.

Das histologische Bild ähnelt der Mycosis fungoides, wobei die zellulären Infiltrate beim Sezary-Syndrom „eintöniger" aussehen und der Epidermotropismus fehlen kann. Die vergrößerten Lymphknoten zeigen histologisch ein dichtes monomorphes Infiltrat von Sezary-Zellen in den T-Zell-Zonen mit fließenden Übergängen von dermopathischer Lymphadenopathie bis zum Verlust der Lymphknotenstruktur im weiteren Verlauf. Die histochemische Immunphänotypisierung zeigt CD3+, CD4+ (T-Helfer-), CD45Ro (Gedächtnis-*memory*-), CD8-, CD30- Zellen. Die molekularbiologische Untersuchung mittels PCR ergibt ein klonales Gen-Rearrangement als Anhalt für eine maligne klonale T-Zell-Expansion in Haut, Lymphknoten und Blut. Laboruntersuchungen zeigen eine ausgeprägte Leukozytose mit relativer Lymphozytose, eine deutlich erhöhte Blutsenkungsgeschwindigkeit sowie einen häufig erhöhten IgE-Serumspiegel. Elektronenmikroskopisch lassen sich im Ausstrich sog. Sezary- oder Lutzner-Zellen von 6–10 mm Durchmesser mit gelappten (zerebriformen) Kernen und Zytoplasmaarmut nachweisen. Da sog. Sezary-Zellen auch bei anderen Dermatosen und bei allgemeiner T-Zell-Aktivierung vorkommen können, muß zur Bestätigung der Diagnose die Anzahl dieser Zellen im peripheren Blut größer als 1000/µl sein.

Ultraschallgestützte Vermessung und Punktion subkutaner Lymphknoten können im Staging behilflich sein.

Differentialdiagnostisch sind verschiedene primäre Erythrodermien, z. B. als Ausdruck anderer Hämoblastosen, bzw. sekundäre Erythrodermien, insbesondere im Rahmen einer Psoriasis, der Pityriasis rubra pilaris sowie der atopischen oder der seborrhoischen Dermatitis, in Betracht zu ziehen.

Therapeutisch kommen, insbesondere in den Initialstadien, die Behandlungsschemata der Mycosis fungoides zur Anwendung. In Spezialzentren wird erfolgreich auch die extrakorporale Photopherese angewendet.

Die Prognose des Sezary-Syndroms ist gegenüber der Mycosis fungoides insofern deutlich ungünstiger, als es nach einem zunächst häufig milden Verlauf über mehrere Jahre zu einer sehr plötzlichen, explosionsartigen Exazerbation mit Knotenbildung und Übergang in ein hochmalignes, immunoblastisches T-Zell-Lymphom kommen kann, das häufig foudroyant letal enden kann.

46.2.3
Großzelliges CD30-positives kutanes T-Zell-Lymphom

Bei dieser Form eines kutanen T-Zell-Lymphoms exprimieren die malignen Lymphomzellen in der überwiegenden Mehrheit das CD30-(Ki-1, Hodgkin-Zell-Marker; [11])Molekül als Zeichen ihrer Aktivierung und Proliferation. Es findet sich kein anderes vorangegangenes bzw. begleitendes kutanes Lymphom, wie Mycosis fungoides oder lymphomatoide Papulose [16]. Die Entität des CD30-positiven kutanen T-Zell-Lymphoms schließt anaplastische, immunoblastische und pleomorphe Lymphome ein [32], sie ist seiner Dignität nach den niedrig malignen Lymphomen zuzuordnen [2, 8, 30]. Männer erkranken etwas häufiger als Frauen.

Ohne spezielle Prädilektionsstellen finden sich ein oder mehrere einzeln stehende Knoten oder Tumoren mit lividem Farbton, die zur Ulzeration neigen. Selten ist eine generalisierte Aussaat der Effloreszenzen; spontane Regressionen wurden beobachtet.

Das histologische Bild zeigt diffuse, nichtepidermotrope Infiltrate mit Ansammlungen von lymphoiden Zellen. Die Tumorzellen können die charakteristische Morphologie von pleomorphen Zellen, anaplastischen Zellen oder Immunoblasten aufweisen. Am Rand der Läsion werden häufig kleine, reaktive Lymphozyten beobachtet. Die immunhistochemische Phänotypisierung weist die Zellen als CD30+, CD4+ und CD15- aus. Bei einem Teil der Patienten fehlen charakterisitische T-Zell-Marker, wie CD3 oder CD5. Sehr selten wird auf den malignen Lymphomzellen CD8-Expression gefunden. Mit der PCR-Technik gelingt der molekularbiologische Nachweis eines klonalen T-Zell-Rezeptor-Gen-Rearrangements als Beweis einer klonalen Expansion von Lymphomzellen in der Haut.

Die diagnostischen Maßnahmen neben Histologie und Routinelabor umfassen bildgebende Diagnostik, wie Ultraschalluntersuchung suspekter Lymphknoten, Röntgenuntersuchung des Thorax, Sonographie des Abdomens und ggf. weiterführende CT-Untersuchungen.

Als Differentialdiagnosen kommen andere kutane Lymphome, kutane Metastasen anderer Tumoren oder eine primär kutane Manifestation bei M. Hodgkin in Frage.

Die Therapie richtet sich nach der Schwere der Erkrankung, insbesondere einem Befall von Lymphknoten und inneren Organen. Im wesentlichen finden therapeutische Ansätze wie bei der Mycosis fungoides (s. dort) Anwendung.

Die Prognose beim CD30-positiven kutanen T-Zell-Lymphom ist günstig, die Fünfjahresüberlebensrate beträgt über 80 %.

46.2.4
Großzelliges CD30-negatives kutanes T-Zell-Lymphom

Diese kutanen Lymphome sind durch die klonale Expansion von T-Zellen in der Haut gekennzeichnet, die das CD30-Antigen nicht exprimieren. Sie gelten als hochmaligne kutane Lymphome. Ein typisches klinisches Bild findet sich nicht. Es können solitäre oder generalisierte Plaques (häufiger als beim CD30-positiven kutanen T-Zell-Lymphom), Knoten und Tumoren mit rascher Größenprogredienz auftreten. Die livid-roten Knoten neigen zur Ulzeration.

Die Histologie zeigt knotige oder diffuse Infiltrate mit einer unterschiedlichen Anzahl mittelgroßer bis großer pleomorpher T-Zellen (30 %) mit gelappten Kernen, daneben auch Immunoblasten. Der Phänotyp der Infiltratzellen ist CD4+, CD30-. In der überwiegenden Mehrzahl der Fälle weist die PCR-Technik ein klonales T-Zell-Rezeptor-Gen-Rearrangement nach.

Die Ausbreitungsdiagnostik besteht aus Ultraschall-, Röntgen- und CT-Untersuchungen und muß mit großer Sorgfalt zum Ausschluß einer gastrointestinalen Beteiligung (Endoskopie), einer okulären (ophthalmologische Mitbetreuung) oder Skelettmanifestation (Szintigraphie) geführt werden.

Differentialdiagnostisch kommen Mycosis fungoides, kutane Metastasen anderer Tumoren oder andere kutane Lymphome in Frage.

Unverzüglich nach der Diagnosestellung sollte in interdisziplinärer Zusammenarbeit (Hämatologie) eine Chemotherapie (z. B. CHOP-Schema) eingeleitet werden. In Abhängigkeit vom Stadium der Erkrankung und dem Zustand des Patienten sind als therapeutische Alternativen in Betracht zu ziehen:

- Radiatio mit einer Mindestsummendosis von 30 Gy,
- Photochemotherapie (PUVA),
- extrakorporale Photopherese.

Erste Therapiestudien mit IFN-α bzw. -γ wurden durchgeführt.

Die Prognose der Erkrankung ist ungünstig. Die Fünfjahresüberlebenszeit liegt trotz aggressiver Chemotherapie bei 25 %, sie korreliert mit dem Anteil großzelliger Tumorzellen, und sie muß bei einem Infiltratanteil von über 80 % als besonders ungünstig eingeschätzt werden [3].

46.2.5
Lymphomatoide Papulose

Die lymphomatoide Papulose ist eine durch chronische, rezidivierende, teils spontan abheilende papulonoduläre Hauteruptionen gekennzeichnete Erkrankung mit den histologischen Eigenschaften eines kutanen T-Zell-Lymphoms. Es bestehen Assoziationen mit bzw. Übergänge in kutane T-Zell-Lymphome [9].

Papulöse, papulonekrotische und knotige Hauterscheinungen werden nebeneinander beobachtet und können innerhalb von 3–6 Wochen Spontanregression aufweisen. Das Allgemeinbefinden der Patienten ist in der Regel nicht beeinträchtigt. Juckreiz wird nur in Einzelfällen angegeben. Es besteht keine Lymphadenopathie.

Es werden 3 histologische Typen der lymphomatoiden Papulose unterschieden [31]:

- Typ A zeigt Nester von CD30+-T-Zellen in einem stark entzündlichen Infiltrat von Lymphozyten, Histiozyten, Neutrophilen und Eosinophilen.
- Beim Typ B ist der Befund ähnlich dem des klassischen Plaquestadiums der Mycosis fungoides; die T-Zellen sind hier CD30-.
- Das histologische Bild beim Typ C ähnelt dem des großzelligen anaplastischen CD30+-kutanen T-Zell-Lymphoms.

Merkmale der Typen A und B können in der gleichen Läsion auftreten. In mehr als 50 % der Fälle gelingt mittels PCR der molekularbiologische Beweis einer klonalen Expansion. Interessanterweise wird dieser Klon auch im Falle eines Übergangs in ein T-Zell-Lymphom in den Läsionen detektiert.

Differentialdiagnostisch müssen andere maligne Lymphome der Haut, akute und chronische Formen der Pityriasis lichenoides, syphilitische Exantheme, disseminierte Arthropodenreaktionen, Histiozytosis X oder das papulonekrotische Tuberkuloid in Erwägung gezogen werden.

Zuverlässige therapeutische Maßnahmen existieren zur Zeit nicht, Penicillin und Prednisolon bzw. MTX (0,2–0,3 mg/kg KG pro Woche) werden intern appliziert. Weiterhin werden die intraläsionale Instillation von Steroiden, bzw. deren topische Anwendung sowie die Photochemotherapie als therapeutische Alternative angegeben.

Durch halbjährliche Staging-Kontrollen kann der Übergang in ein kutanes T-Zell-Lymphom mit viszeraler Beteiligung (bildgebende Diagnostik, regelmäßige Biopsien) frühzeitig erfaßt werden.

Die Prognose wird durch die potentielle Entwicklung eines sekundären malignen Lymphoms bestimmt; Übergänge zu einem kutanen T-Zell-Lymphom oder einem M. Hodgkin sind bei 10–20 % der Patienten beschrieben [1, 3].

46.2.6
Pagetoide Retikulose

Die pagetoide Retikulose ist gekennzeichnet durch das Vorhandensein von einzelnen Makulä und Plaques mit streng intradermaler Proliferation neoplastischer Zellen. Die Erkrankung ist sehr selten, weniger als 100 Fälle wurden bisher in der Weltliteratur mitgeteilt.

Es finden sich langsam wachsende Makulä, häufig eher Plaques, typischerweise an den distalen Extremitäten. Es wird ein lokalisierter (Woringer und Kolopp) von einem disseminierten Typ (Ketron und Goodman) unterschieden.

Das histologische Bild zeigt eine nestförmige bis diffuse Infiltration der Epidermis mit großen atypischen T-Zellen. Die immunhistochemische Phänotypisierung der Infiltratzellen zeigt CD3+, CD4+, CD8- oder CD3+, CD4-, CD8+-Zellen, die CD30+ oder CD30- sein können. Bei den meisten Patienten wird molekularbiologisch durch PCR eine klonale Expansion in der Haut nachgewiesen.

Die Exzision isolierter Herde oder deren Röntgenbestrahlung sind therapeutische Maßnahmen. Über eigene gute Erfahrungen verfügen die Autoren mit der Laserbehandlung eines isolierten Herdes der pagetoiden Retikulose.

Erkrankungen vom lokalisierten Typ haben eine sehr gute Prognose, der disseminierte Typ kann in seltenen Fällen hochakut verlaufen und binnen eines Jahres letal enden.

46.3
Kutane B-Zell-Lymphome

46.3.1
Kutanes Keimzentrumslymphom (follicle center lymphoma)

Unter den sehr seltenen primär kutanen B-Zell-Lymphomen sind die zentroblastisch-zentrozytischen Keimzentrumslymphome die häufigsten [5].

Die Klinik vermittelt ein eher unspezifisches Bild mit nicht schuppenden, einzeln stehenden, auch gruppierten Papeln, seltener Plaques oder Knoten, häufig mit Umgebungserythem. Bevorzugt werden die Kopf-Hals-Region, der Stamm sowie die untere Extremität (als Entität aufzufassen, s. Abschn. 46.3.2) befallen. Eine extrakutane Ausbreitung ist für das primär kutane Keimzentrumslymphom eher ungewöhnlich [4].

In der Histologie fallen diffuse oder knotige Infiltrate ohne Epidermotropismus auf, die ein Gemisch aus kleineren Zentrozyten und größeren Zentroblasten darstellen. Immunhistochemisch erfolgt die Phänotypisierung dieser Zellen als CD19+, CD20+, CD22+, CD79a+, HLA-Klasse-II-Antigen+. Die Zellen sind CD5- und CD10±. Größe und Anteil der unterschiedlichen Zellpopulationen sind von Patient zu Patient sehr variabel [25]. Von hoher diagnostischer Wertigkeit ist der Nachweis einer Ungleichverteilung der exprimierten leichten Ig-Ketten zugunsten von entweder κ oder λ (im Normalfall 1:1) auf den infiltrierenden B-Zellen. Es findet sich ein wechselnder Anteil von reaktiven T-Lymphozyten im Infiltrat. Fälle von ausgesprochen T-Zell-reichen kutanen B-Zell-Lymphomen wurden beschrieben. Bei der Entscheidung primär kutane vs. sekundär kutane Manifestation eines systemischen B-Zell-Lymphoms hilft die Untersuchung der Expression des apoptoseinhibierenden Bcl-2-Proteins [18], welches durch die malignen B-Zellen beim primären Hautlymphom eher selten exprimiert wird [7, 10].

Die PCR-Technik erlaubt in der Mehrzahl der Fälle den Nachweis eines dominanten Ig-Gen-Rearrangements als Hinweis auf eine klonale B-Zell-Expansion im Gewebe.

Die Ausbreitungsdiagnostik umfaßt Röntgen- und Ultraschalluntersuchungen und weiterführende Maßnahmen in Abhängigkeit von der klinischen Symptomatik.

Differentialdiagnosen sind in Anbetracht des sehr variablen klinischen Bildes zahlreich, insbesondere muß die Abgrenzung vom Pseudolymphom erfolgen, wobei die Molekularbiologie hilfreiche Unterstützung leistet.

Zu den therapeutischen Maßnahmen, deren Auswahl in Abhängigkeit vom Krankheitsstadium erfolgt, gehören die Exzision (insbesondere bei Einzelherden), intraläsionale Applikation von IFN-α, Radiotherapie und, in fortgeschrittenen Stadien, die Chemotherapie (z. B. CHOP-Schema). Im Rahmen klinischer Studien wird die Behandlung mit einer Kombination aus Interleukin-2 und IFN-α erprobt.

Die Prognose ist bei einer Fünfjahresüberlebensrate von über 95 % sehr günstig.

46.3.2
Großzelliges kutanes B-Zell-Lymphom der unteren Extremität (large B-cell lymphoma of the skin)

Hierbei handelt es sich um die Manifestation eines kutanen B-Zell-Lymphoms mit dem Vorherrschen großer Zellen (Zentroblasten und große Zentrozyten/Immunoblasten) an der unteren Extremität. Pathogenetisch ist die Erkrankung den Keimzentrumslymphomen zuzuordnen [33].

Meist treten an der unteren Extremität in asymmetrischer, seltener in symmetrischer Anordnung bläulich-rötliche livide Knoten mit schnellem Wachstum und Neigung zur Ulzeration auf. Prädilektionsstelle ist die tibiale perimalleoläre Region. Bei progredientem Verlauf kommt es schnell zu ausgedehntem homolateralen inguinalen Lymphknotenbefall.

Das histologische Bild zeigt diffuse Infiltrate aus großen Lymphozyten (Zentroblasten und insbesondere Immunoblasten) ohne Epidermotropismus. Es findet sich ein nur spärliches Infiltrat aus reaktiven T-Lymphozyten und Entzündungszellen. Die immunhistochemische Phänotypisierung charakterisiert die malignen Zellen als Oberflächenimmunglobulin-(sIg-)positiv, ein Typ der leichten Ig-Kette wird deutlich überexprimiert. Typische B-Zell-assoziierte Marker, wie CD19, CD20, CD22, CD79a, HLA-Klasse-II-Antigen, werden exprimiert, CD5 nicht, CD10 eher selten. Im Unterschied zu den primär kutanen Keimzentrumslymphomen anderer Lokalisation wird häufig die Expression von *Bcl*-2 gefunden, was auf den invasiven Charakter des Lymphoms hinweist. In den meisten Fällen weist man mittels PCR ein klonales Ig-Gen-Rearrangement in den Infiltratzellen nach.

Hauptaugenmerk der bildgebenden Diagnostik muß sich auf den inguinalen Lymphknotenbefall richten (Ultraschall, CT), im späteren Verlauf steht oft der schnelle Mitbefall von Hilus- und Mediastinallymphknoten im Vordergrund.

Die frühzeitige Einleitung einer Chemotherapie und die Durchführung aggressiver Therapieprotokolle erscheint im Augenblick die einzige Möglichkeit einer Verlängerung der Überlebenszeit. Die Prognose ist mit einer Fünfjahresüberlebensrate von unter 45%, wobei überwiegend ältere Menschen erkranken, ungünstig.

46.3.3
Immunozytom und Plasmozytom

Kutane Immunozytome sind das Resultat der Proliferation von kleinen Lymphozyten, plasmozytoiden Zellen und Plasmazellen in der Haut [24]. Das noch seltenere primär kutane Plasmozytom stellt die monoklonale Proliferation von Plasmazellen in der Haut ohne Mitbefall des Knochenmarks (extramedulläres Plasmozytom) dar. Zumindest in einigen dieser Ig-sezernierenden kutanen B-Zell-Lymphome können vorausgegangene Infektionen mit *B. burgdorferi* eine pathogenetische Bedeutung für die klonale Selektion und Expansion haben [13].

Klinisch finden sich bei Patienten mit Immunozytom einzelne oder multiple Knoten mit häufig subkutaner Ausbreitung. Prädilektionsstellen sind die Extremitäten. Beim Plasmozytom, das vorwiegend Männer mittleren Alters befällt, werden kutane bis subkutane, zur Ulzeration neigende Knoten mit Stamm und Kopf als Prädilektionsstellen beobachtet.

Histologisch finden sich beim Plasmozytom knotige bis diffuse Ansammlungen von reifen Plasmazellen in der Dermis und dem subkutanen Fettgewebe. Es bestehen von Patient zu Patient Unterschiede im Anteil von Mitosen und Zellatypien. Beim Immunozytom finden sich neben wenigen Plasmazellen eher plasmozytoide Zellen und kleine Lymphozyten. Wenige Immunoblasten können vorhanden sein. Die monotypischen Plasmazellen sind häufig an der Peripherie der Infiltrate lokalisiert. Die immunhistochemische Phänotypisierung der Infiltratzellen zeigt beim Immunozytom CD79a+, CD20+, zu einem geringeren Anteil CD38+, meist HLA-Klasse-II-Antigen±, beim Plasmozytom zum großen Teil CD38+, CD20-, HLA-Klasse-II-Antigen-. In beiden Fällen findet sich typischerweise die Überexpression eines der beiden Typen von Ig-Leichtketten.

Die molekularbiologische Diagnostik mittels PCR trägt durch den Nachweis eines klonalen Ig-Gen-Rearrangements zur Diagnosestellung bei.

Laboruntersuchungen zeigen häufig eine stark erhöhte Blutsenkungsgeschwindigkeit und (insbesondere beim kutanen Plasmozytom) eine monoklonale Gammopathie im peripheren Blut.

Die Ausbreitungsdiagnostik konzentriert sich auf den Ausschluß eines systemischen Plasmozytoms (Schädelröntgen, Knochenbiopsie, Nachweis von Bence-Jones-Protein im Urin).

Differentialdiagnostisch sind andere kutane Non-Hodgkin-Lymphome, kutane Metastasen anderer Tumoren sowie kutane Manifestation des M. Hodgkin in Betracht zu ziehen.

Therapeutische Maßnahmen umfassen die chirurgische Exzision einzelner Knoten oder deren Radiotherapie mit 30 Gy Summendosis. In fortgeschrittenen Stadien kommt die Chemotherapie (z.B. CHOP-Schema) zur Anwendung.

Mit einer Fünfjahresüberlebensrate von über 80% haben kutane Plasmozytome/Immunozytome eine gute Prognose.

Literatur

1. Beljaards RC, Willemze R (1992) The prognosis of patients with lymphomatoid papulosis associated with malignant lymphoma. Br J Dermatol 126: 596–602
2. Beljaards RC, Kaudewitz P, Berti E et al. (1993) Primary cutaneous CD30-positive large cell lymphoma: definition of a new type of cutaneous T cell lymphoma with a favorable prognosis. An European multicenter study on 47 cases. Cancer 71: 2097–2104
3. Beljaards RC, Meijer CJLM, van der Putte SCJ, Hollema H, Geerts ML, Bezemer D, Willemze R (1994) Primary cutaneous T-cell lymphoma: clinicopathologic features and prognostic parameters of 35 cases other than mycosis fungoides and CD30-positive large cell lymphoma. J Pathol 172: 543–560
4. Berti E, Gianotti R, Alessi E, Caputo R (1990) Primary cutaneous follicular center cell lymphoma: Immunophenotypical and immunogenotypical aspects. Curr Probl Dermatol 19: 196–202
5. Burg G, Kerl H, Przybilla B, Braun-Falco O (1984) Some statistical data, diagnosis, and staging of cutaneous B cell lymphomas. J Dermatol Surg Oncol 10: 256–262
6. Burg G, Dummer R, Kerl H (1994): Classification of cutaneous lymphomas. Dermatol Clin 12: 213–217
7. Cerroni L, Volkenandt M, Rieger E, Soyer EP, Kerl H (1994) Bcl-2 protein expression and correlation with the interchromosomal 14;18 translocation in cutaneous lymphomas and pseudolymphomas. J Invest Dermatol 162: 231–235
8. Chott A, Kaserer K, Augustin J et al. (1990) Ki-1-positive large cell lymphoma. A clinicopathologic study of 41 cases. Am J Surg Path 14: 439–448
9. Davis TH, Morton CC, Miller-Cassmann R, Balk SP, Kadin M. (1992) Hodgkin's disease, lymphomatoid papulosis and cutaneous T cell lymphoma derived from a common T-cell clone. N Engl J Med 326: 1115–1122
10. Delia D, Borrello MG, Berti E (1989) Clonal immunoglobulin gene rearrangements and normal T-cell receptor, bcl-2 and c-myc genes in primary cutaneous B-cell lymphomas. Cancer Res 49: 4901–4905
11. Dürkop H, Latza U, Hummer M, Eitelbach F, Seed B, Stein H (1987) Molecular cloning and expression of a new member of the nerve growth factor receptor familiy, that is characteristic for Hodgkin's disease. Cell 68: 421–427
12. Fridrik MA (1993) Interferon alpha therapy in non-Hodgkin's lymphoma. Wien Med Wochenschr 143: 429–434
13. Garbe C, Stein H, Dienemann D, Orfanos CE (1991) Borrelia burgdorferi – associated cutaneous B cell lymphoma: Clinical and immunohistological characterization of four cases. J Am Acad Dermatol 24: 584–590
14. Jorg, B, Kerl H, Thiers BH, Bröcker EB, Burg G (1994) Therapeutic approaches in cutaneous lymphoma. Dermatol Clin 12: 433–441
15. Kaplan EH, Leslie WT (1993) Cutaneous T-cell lymphomas. Curr Opin Oncol 5: 812–818
16. Kaudewitz P, Stein H, Dallenbach F (1989) Primary and secondary Ki-1+ (CD30+) anaplastic large cell lymphomas. Am J Pathol 135: 1169–1178
17. Kerl H, Volkenandt M, Cerroni L (1994) Maligne Lymphome der Haut. Hautarzt 45: 421–443
18. Korsmeyer SJ (1992) Bcl-2: a repressor of lymphocyte death. Immunol Today 13: 285–288
19. Lessin SR, Rook AH (1993) T cell receptor gene rearrangement studies as a diagnostic tool in lymphoproliferative skin diseases. Exp Dermatol 2: 53–62
20. Mielke V, Staib G, Boehnke WH, Duller B, Sterry W (1994) Clonal disease in early cutaneous T-cell lymphoma. Dermatol Clin 12: 351–360
21. Picker LJ, Terstappen LW, Rott LS, Streeter PR, Stein H, Butcher EC (1990) Differential expression of homing-associated adhesion molecules by T cell subsets in man. J Immunol 145: 3247–3255
22. Rajka G, Winkelmann RK (1984) Atopic dermatitis and Sezary syndrom. Arch Dermatol 120: 83–84
23. Rappersberger K, Ortel B, Forstinger C, Wolff K (1994) Therapy of cutaneous T-cell lymphomas. Wien Klin Wochenschr 106: 300–308
24. Rijlaarsdam JU, Putte SCJ van der, Berti E et al. (1993) Cutaneous immunocytomas: a clinicopathologic study of 26 cases. Histopathology 23: 117–125
25. Santucci M, Pimpinelli N, Arganini L (1991) Primary cutaneous B-cell lymphoma: A unique type low grade lymphoma. Clinico-pathologic and immunologic study of 83 cases. Cancer 67: 2311–2326
26. Staib G, Sterry W (1994) Demonstration of clonal disease in peripheral blood of patients with cutaneous T cell lymphoma in different stages. Arch Dermatol Res 286: 217(A)
27. Sterry W, Staib GT (1995) Moderne molekularbiologische Diagnostik kutaner maligner Lymphome. Hautarzt 46: 4–9
28. Streilein JW (1983) Skin-associated lymphoid tissues (SALT). Origin and functions. J Invest Dermatol. 80: 12–20
29. Terhune MH, Cooper KD (1993) Gene rearrangements and T cell lymphomas. Arch Dermatol 129: 1484–1490
30. Trautmann C, Hahnemann H-G, Hilbert ET, Detmar M, Gollnick H, Orfanos CE (1995) Das großzellige anaplastische Ki-1-positive Lymphom der Haut. Hautarzt 46: 28–34
31. Willemze R, Meijer CJLM, Vloten WA van, Scheffer E (1982) The clinical and histological spectrum of lymphomatoid papulosis. Br J Dermatol 107: 131–144
32. Willemze R, Beljaards RC (1993) Spectrum of primary cutaneous CD30+ lymphoproliferative disorders. A proposal for classification and guidelines for management and treatment. J Am Acad Dermatol 28: 973–980
33. Vermeer MH, Geelen FAMJ, Haselen CW van (1996) Primary cutaneous large B-cell lymphomas of the legs. A distinct type of cutaneous B-cell lymphoma with an intermediate prognosis (in Druck)
34. Volkenandt M, Wienecke R, Tiemann M (1994) Detection of monoclonal lymphoid cell populations by polymerase chain reaction technology. Dermatol Clin 12: 341–349
35. Zenone T, Catimel G, Barbet N, Clavel M (1994) Complete remission of a primary cutaneous B cell lymphoma treated with intralesional recombinant Interferon alpha 2a. Eur J Cancer 30A: 246–247

47 Kutane B-Zell-Lymphome

Helmut Kerl und Lorenzo Cerroni

47.1 Einleitung

Kutane B-Zell-Lymphome (*CBCL*) sind Neoplasien des Immunsystems, charakterisiert durch eine Proliferation von B-Lymphozyten, die ein gewebespezifisches „homing pattern" mit Infiltration in die Haut aufweisen. Diese Tumoren bilden häufig Immunglobuline und der Nachweis einer „Leichtkettenrestriktion" ist ein wichtiges diagnostisches Kriterium.

47.2 Klinik

Wir wissen heute, daß die Häufigkeit der CBCL viel größer ist als allgemein angenommen wird.

Die klinischen Manifestationen sind variabel. Man findet solitäre Tumoren mit glatter Oberfläche, manchmal ulzerierte Knoten und regional multiple oder generalisierte Läsionen (Erytheme, Papeln, Plaques, Knoten), die eine Tendenz zur Rezidivierung zeigen. Der Farbton der Hautveränderungen kann zwischen rot, blaurot bis bräunlich schwanken. Bevorzugte Lokalisationen betreffen Kopf, Rücken und untere Extremitäten. Im Gegensatz zu den kutanen T-Zell-Lymphomen werden bei CBCL schuppende Läsionen und Erythrodermien eher nicht beobachtet.

47.3 Diagnose

Die Diagnose CBCL beruht in erster Linie auf dem Ergebnis *histologischer Untersuchungen* [3, 13, 17, 22]. Entscheidend für die Befundung ist eine ein-

wandfreie technische Qualität der Präparate. Der Operateur muß eine genügend große Probe gewinnen und darf das Präparat nicht quetschen oder auf einen Gazetupfer legen. Weitere Fehler betreffen eine unsachgemäße Einbettung im Labor. Für die histologische Routinediagnostik ist es empfehlenswert, neben der HE-Färbung, die Giemsa-Färbung und die PAS-Reaktion sowie bei Bedarf die Chlorazetatesterase-Reaktion (Leder-Färbung) durchzuführen. Die Giemsa-Färbung gestattet eine differenzierte Zelldiagnostik insbesonders bei großzelligen Lymphomen, die PAS-Reaktion ist für die Immunzytomerkennung bedeutsam und mit der Leder-Färbung können v. a. myeloische Erkrankungen ausgeschlossen werden.

Für die histologische Diagnose CBCL ist die Beurteilung der Infiltratarchitektur und die genaue zytomorphologische Charakterisierung der Zellen notwendig. Diese ist schwierig und erfordert langjähriges intensives Training.

Im Rahmen *immunhistologischer Untersuchungen* CBCL stehen die Analyse der Immunglobulin-(*Ig-*)Leichtketten (k, <λ>) und die Identifizierung der neoplastischen B-Lymphozyten mit B-Zellmarkern

Tabelle 47.1. Immunhistologie – Wichtige Antikörper für die Diagnose kutaner B-Zell-Lymphome

Cluster/Antikörper	Spezifität
CD20/L26	B-Lymphozyten
CD79a/mb1	B-Lymphozyten
CDw75/LN1	B-Lymphozyten (Keimzentrumszellen)
Ig,k, λ	B-Lymphozyten
CD5	T-Lymphozyten, B-CLL
CD10	Keimzentrumszellen, „common-ALL-antigen"
CD23	B-Lymphozyten, Monozyten
CD43/MT1	T-Lymphozyten, Monozyten
CD45RA/MT2	T-Lymphozyten, B-Lymphozyten (Mantelzellen)
MIB-1	Proliferierende Zellen
CD21/anti-DRC	Dendritische Retikulumzellen
anti-Bcl-2	Bcl-2-Protein
KiM1p	Monozytoide B-Lymphozyten, „marginal zone"-Zellen, Monozyten

(CD20, CD79a) im Vordergrund [5, 34]. Die Palette monoklonaler Antikörper nimmt ständig zu. In Tabelle 47.1 ist eine Auswahl für die Praxis wichtiger Antikörper zur Diagnostik CBCL angeführt.

Die Methoden der *Molekularbiologie* haben das Studium CBCL entscheidend bereichert. Der Klonalitätsnachweis gelingt durch Untersuchungen der Rearrangierung der Ig-Schwerkettengene und der Ig-Gene der leichten Ketten.

47.4
Staging

CBCL können nach folgenden Gesichtspunkten unterteilt werden:

- *Primäre kutane B-Zell-Lymphome:* Hier handelt es sich um Hautbeteiligung als alleinige Krankheitsmanifestation ohne Vorliegen extrakutaner Lymphome während eines Intervalls von 6 Monaten, nachdem exakte Staging-Untersuchungen durchgeführt werden.
- *Sekundäre kutane B-Zell-Lymphome:* Es finden sich extrakutane Manifestationen (Lymphknoten, viszerale Organe) und nachfolgender (oder gleichzeitiger) Hautbefall.

Parallel zur Sicherung der Diagnose (Histologie, Immunhistologie, Molekularbiologie und Chromosomenanalyse) sind eine Reihe planmäßiger Untersuchungen erforderlich, um das klinische Ausbreitungsstadium der Krankheit (Staging) zu erfassen. Neben konventionellen Laboruntersuchungen, Abdomensonographie (Leber, Milzgröße, intraperitoneale Lymphome) und Röntgenthorax sind bei CBCL v. a. Beckenkammbiopsien, eine Immunelektrophorese sowie bei entsprechender klinischer Symptomatik weitere Spezialuntersuchungen (z. B. Gastroskopie) und bildgebende radiologische Verfahren notwendig.

47.5
Klassifikation

Primäre CBCL repräsentieren ein breites Spektrum von Lymphomen mit charakteristischen klinischen, histologischen, immunphänotypischen und molekulargenetischen Eigenschaften. Wir benötigen daher ein eher umfangreiches als ein zu einfaches Ordnungsprinzip, um die verschiedenen Subtypen der primären CBCL als differenzierte Entitäten herauszustellen.

Es hat sich gezeigt, daß Lymphome der Lymphknoten und primäre CBCL ausgeprägte prognostische Unterschiede aufweisen, auch wenn beide nahezu identische morphologische Kriterien zeigen.

Außerdem finden sich nicht selten verschiedene immunologische und molekulare Alterationen (Beispiel: Bcl-2-Proteinexpression und t(14;18) bei Keimzentrumslymphomen), die einen wichtigen Hinweis für eine unterschiedliche Pathogenese nodaler Lymphome und primärer CBCL darstellen.

Die primären CBCL können aus diesen Gründen nicht zwanglos den nodalen Lymphomen gleichgestellt werden und es ist notwendig, ein von der Kiel-Klassifikation und der „Revised European American Lymphoma Classification", die in erster Linie für die Lymphome der Lymphknoten entwickelt wurden, abweichendes Schema vorzulegen [10, 22, 36].

Die von uns hier gewählte Einteilung *primärer CBCL* basiert auf einer modifizierten Version der kürzlich von der EORTC-Cutaneous Lymphoma Project Group vorgeschlagenen Klassifikation primärer Hautlymphome (Berlin 1995, Amsterdam 1996; R. Willemze et al. in Vorbereitung). Sie stützt sich sowohl auf exakt definierte klinische Kriterien (z. B. Lokalisation, Prognose) wie auch auf moderne morphologische, immunologische und molekulargenetische Befunde:

Klassifikation der primären CBCL*

- Follicle center lymphoma of the head and trunk
- Immunozytom
- Marginal zone B-cell lymphoma
- Plasmozytom
- Large B-cell lymphoma of the leg

Seltene/Andere:
- Intravaskuläres B-Zell-Lymphom u. a.

* Modifizierung nach der Klassifikation der EORTC-Cutaneous Lymphoma Project Group (Berlin 1995, Amsterdam 1996)

47.5.1
Primäre kutane B-Zell-Lymphome

Follicle center lymphoma of the head and trunk (zentroblastisch-zentrozytisches Lymphom, kutanes Keimzentrumslymphom) [2, 8, 16, 23, 35]
Hier handelt es sich um einen malignen B-Zell-Tumor mit einem Differenzierungsspektrum von Zellen, die in ähnlicher Weise in den Keimzentren von Lymphknoten vorliegen. Das follicle center lymphoma (FCL) kann daher auch als neoplastisches Äquivalent der Keimzentren definiert werden.

Das primäre kutane FCL ist ein häufiges B-Zell-Lymphom der Haut.

Klinisch sieht man solitäre Tumoren oder mehrere rötliche oder blaurote bis bräunlich-rote Plaques, Knötchen und Knoten, die von Papeln bzw. anulären

Erythemen umgeben sind. Wegen der bevorzugten typischen Lokalisation am Kopf und Rücken wurde der Name „follicle center lymphoma of the head and trunk" vorgeschlagen. Ein großer Teil, der als „Reticulohistiocytoma Crosti" bezeichneten Tumoren wird heute zu den kutanen Keimzentrumslymphomen gezählt (Abb. 47.1 a).

Der Malignitätsgrad ist niedrig und die Prognose günstig. Rezidive werden allerdings nicht selten beobachtet (Abb. 47.1 b).

Histologisch zeigen die kutan-subkutanen Infiltrate ein knotiges follikuläres Muster mit Keimzentren (Abb. 47.2 a) und/oder ein diffuses Wachstum. Die zelluläre Zusammensetzung besteht aus Zentrozyten (kleine und mittelgroße Zellen mit gekerbten unregelmäßigen Kernen) und Zentroblasten (größere Zellen mit hellen rundlichen Kernen und membranständigen Nukleolen sowie schmalem Zytoplasmasaum) (Abb. 47.2 b).

Differentialdiagnostisch bereitet die Unterscheidung von gutartigen kutanen Pseudolymphomen, die häufig Keimzentren aufweisen, mitunter Schwierigkeiten.

Immunhistologisch findet man die Expression von Ig (Leichtkettenrestriktion), CD20 und CD79a sowie CD5-Negativität. Innerhalb der follikulären Strukturen liegt regelmäßig ein Netzwerk von dendritischen Retikulumzellen. Zwischen den neoplastischen Follikeln gelangen zahlreiche T-Lymphozyten zur Ansicht.

Bei Keimzentrumslymphomen läßt sich die Klonalität außer mit dem immunhistologischen Nachweis der Leichtkettenrestriktion und der Analyse des Ig-Gen-Rearrangements auch durch *molekulare Untersuchungen* bestimmter Onkogene beweisen. Ein Rearrangement des Bcl-2-Onkogens, dem in der Regel eine Translokation (14;18) zugrunde liegt, ist typisch für Keimzentrumslymphome der Lymph-

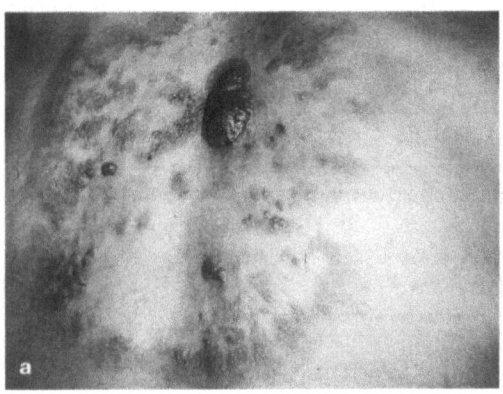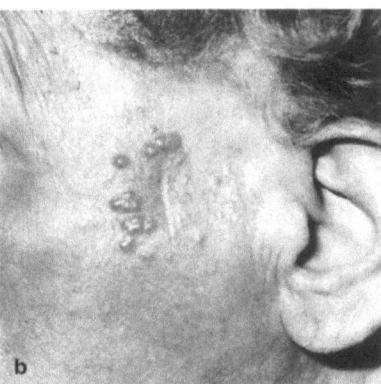

Abb. 47.1 a und b. Follicle center lymphoma of the head and trunk. **a** Dieses am Rücken lokalisierte Lymphom wurde früher als „Reticulohistiocytoma Crosti" bezeichnet. **b** Rezidiv mit multiplen Papeln und kleinen Knoten im Gesicht

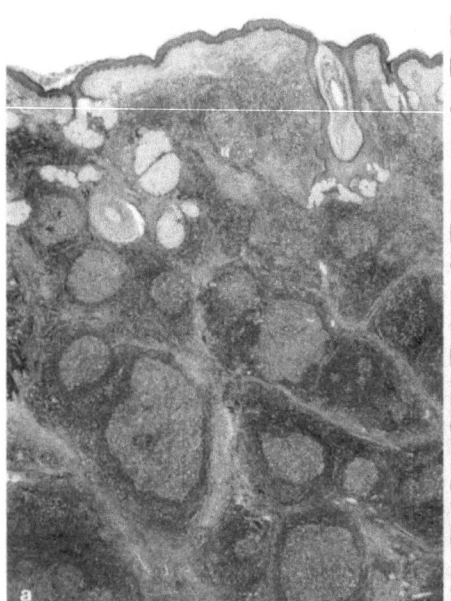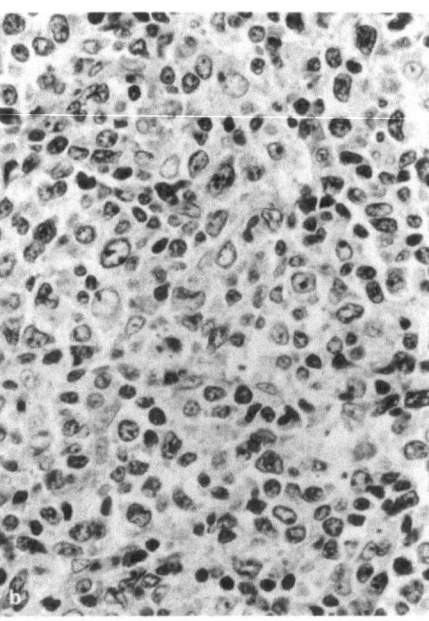

Abb. 47.2 a und b. Follicle center lymphoma. Das histologische Bild ist durch ein follikuläres Muster mit Keimzentren (**a**) und eine Proliferation von Zentrozyten/Zentroblasten (**b**) gekennzeichnet

knoten. Der Nachweis der Bcl-2-Expression und der t(14;18) gelingt in primären FCL of the head and trunk nur selten. Das Vorhandensein dieser Translokation kann allerdings als Hinweis für das Vorliegen eines sekundären extrakutanen Hautlymphoms gewertet werden.

Immunozytom (lymphoplasmozytoides Lymphom) [20, 24]

Das Immunozytom (*IZ*) wird als monoklonale Proliferation von lymphoplasmozytoiden Zellen und von Plasmazellen definiert. Wichtig ist, daß die Tumorzellen zur Produktion von Ig befähigt sind. Die Grenze zur chronischen lymphatischen Leukämie ist nicht immer scharf.

Primäre Hautmanifestationen sind häufig und die Prognose ist (zum Unterschied bei nodalen IZ) sehr günstig.

Hinsichtlich des *klinischen Bildes* stehen solitäre bzw. lokoregional begrenzte Knoten oder Plaques im Vordergrund (Abb. 47.3 a). Der Farbton ist rötlich bis rotbraun. Charakteristische Lokalisationen sind die unteren Extremitäten, der Stamm und die Orbitalregion. Gelegentlich wird die Entwicklung eines IZ im Rahmen einer Borrelia-burgdorferi-Infektion auf dem Boden einer Acrodermatitis chronica atrophicans beobachtet.

IZ mit sekundärer Hautbeteiligung zeigen generalisierte knotige Hautinfiltrate. In diesen Fällen wird manchmal eine Paraproteinämie (*IgM* = Morbus Waldenström) oder die Assoziation mit einer Autoimmunkrankheit gefunden.

Das IZ zeigt *histologisch* knotige dermale und subkutane Infiltrate, die kleine Lymphozyten, lymphoplasmozytoide Zellen und Plasmazellen enthalten. Diagnostisch hinweisend sind PAS-positive kugelige Einschlüsse im Kern (Dutcher bodies) und/oder im Zytoplasma (Russel-Körperchen).

Immunhistologisch läßt sich zytoplasmatisches Ig darstellen. Der Nachweis nur einer leichten Kette (κ oder λ) ist diagnostisch entscheidend (Abb. 47.3 b). Die monotypischen Tumorzellen (CD20-, CD5-) finden sich oft in den Randzonen der Infiltrate.

Marginal zone B-cell lymphoma [monozytoides B-Zell-Lymphom; extranodales niedrig-malignes B-Zell-Lymphom vom MALT-Typ; SALT-(skin associated lymphoid tissue-)Lymphom] [1, 4, 13, 26, 28]

Das marginal zone B-cell lymphoma (*MZL*) ist ein niedrig-malignes Lymphom, dessen Zellen eine Differenzierung in Richtung Marginal-zone-Zellen (Milz, Lymphknoten) aufweisen. Primäre kutane MZL zeigen enge Korrelationen zum IZ, zu monozytoiden B-Zell-Lymphomen und zu den MALT-(mucosa associated lymphoid tissue-)Lymphomen.

Das *klinische Bild* ist durch meist solitäre, regional lokalisierte und selten generalisierte rötliche bis rötlich-braune Papeln, Plaques und Tumoren, die sich insbesonders am Stamm und an den oberen Extremitäten entwickeln, gekennzeichnet (Abb 47.4 a). Rezidive werden beobachtet, die Prognose ist günstig.

Bei einigen Patienten wurde die Assoziation mit Borrelia-burgdorferi-Infektion nachgewiesen [7].

Histologisch (Abb. 47.4 b und c) findet man knotige und diffuse Infiltrate im Bereich der gesamten Dermis bis in die Subkutis reichend. Zytomorphologisch überwiegen kleine bis mittelgroße Zellen mit gekerbten Kernen und einem blassen breiten Zytoplasma (centrocyte-like cells). Zusätzlich werden Plasmazellen, lymphoplasmozytoide Zellen, einzelne Blasten, Eosinophile und Histiozyten beobachtet. Nicht selten sieht man auch reaktive Follikel.

Die Tumorzellen zeigen folgenden *immunhistologischen Phänotyp*: CIg(>50 %)+, CD20+, CD79a+, CD5– und Bcl-2+. Charakteristisch ist ein intrazyto-

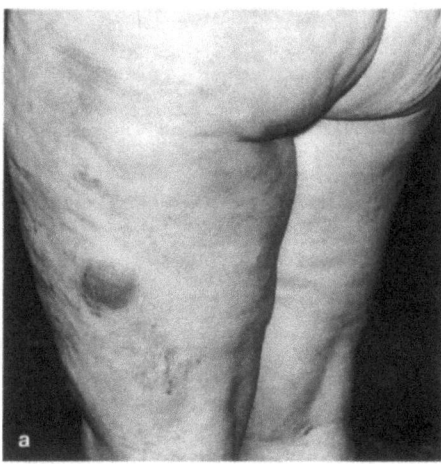
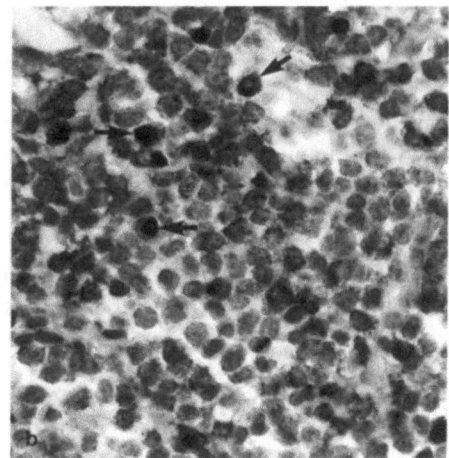

Abb. 47.3 a und b. Immunozytom. a Knoten an der linken unteren Extremität. b Lymphoplasmozytoide Zellen mit Nachweis der κ-Leichtkette (Pfeile)

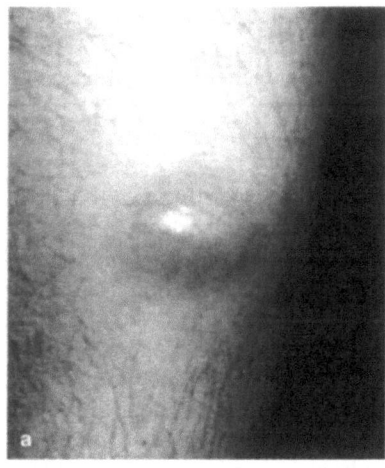

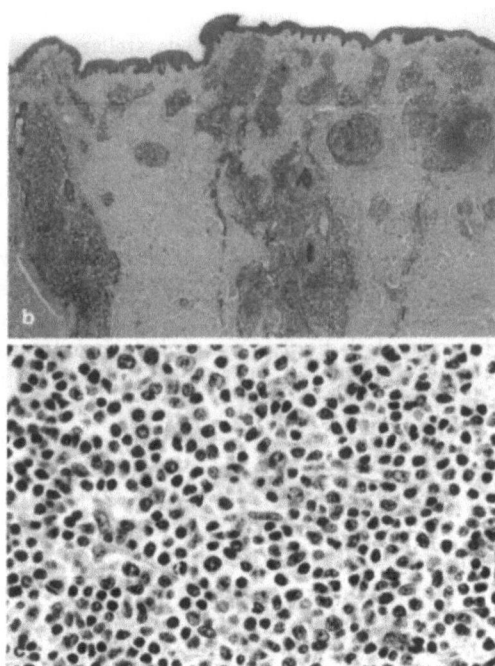

Abb. 47.4 a–c. Marginal zone B-cell lymphoma. **a** Solitärer Tumor im Ellbogenbereich. **b** Noduläre Infiltrate in der Dermis. Keine Epidermotropismus. **c** Zytomorphologisch überwiegen centrocyte-like cells und lymphoplasmozytoide Zellen; vereinzelt sind auch Blasten erkennbar

plasmatisches granuläres Muster bei Anwendung von Ki-M1p.

Der Klonalitätsnachweis (Ig-Schwerkettengene) gelingt in einem großen Teil der primären kutanen MZL.

Plasmozytom [12, 31, 32, 37]

Das primäre kutane Plasmozytom (*PZ*) wird als monoklonale Proliferation von Plasmazellen in der Haut bei Fehlen einer Knochenmarkserkrankung (extramedulläres Plasmozytom) definiert.

Primäre kutane PZ sind extrem selten.

Die spezifischen Hautveränderungen erscheinen *klinisch* meist als solitäre rotbraune oder rötlichblaue Papeln, Plaques oder Knoten am Kopf oder Stamm älterer Patienten.

Histologisch kann das Zellbild einerseits monoton erscheinen oder die Plasmazellen zeigen ein breites morphologisches Spektrum mit typischen Marschalkó-Zellen, atypischen Plasmazellen und Riesenformen bzw. mehrkernigen Plasmazellen (Abb. 47.5).

Die Tumorzellen enthalten zytoplasmatisches Ig; sie zeigen allerdings häufig eine negative Reaktion bei Anwendung von B-Zell-Markern.

Large B-cell lymphoma of the leg [zentroblastisches oder immunoblastisches (großzelliges) Lymphom; früher: Retikulosarkom oder histiozytisches Lymphom] [33]

Es handelt sich um maligne Lymphome, die den großzelligen Keimzentrumslymphomen und immunoblastischen Lymphomen zugeordnet werden kön-

nen. Primäre kutane large B-cell lymphomas of the leg (*LBL*) treten bevorzugt an den Unterschenkeln älterer Patienten auf und zeigen eine „intermediäre" Malignität.

Das *klinische Spektrum* (Abb. 47.6 a) ist durch bräunlich-rote bis blaurote exulzerierte solitäre oder lokal aggregierte Knoten, Plaques und Papeln gekennzeichnet. Rezidive und extrakutane Manifestationen werden beobachtet. Die Prognose ist bei einer Fünfjahresüberlebensrate von ca. 50 % nicht besonders günstig.

Histologisch überwiegen große Tumorzellen mit den Charakteristika von Zentroblasten und großen Zentrozyten und/oder Immunoblasten (große helle Kerne mit deutlicher Kernmembran, zentral gelege-

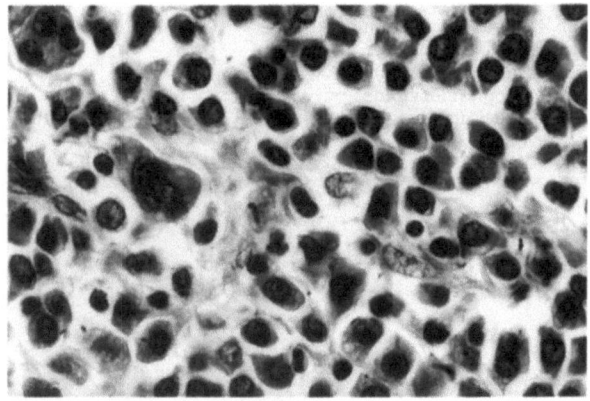

Abb. 47.5. Plasmozytom. Das histologische Bild zeigt verschiedene Varianten von Plasmazellen einschließlich Riesenzellen

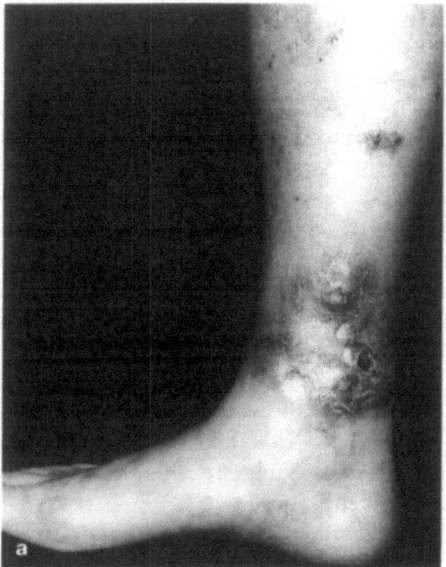 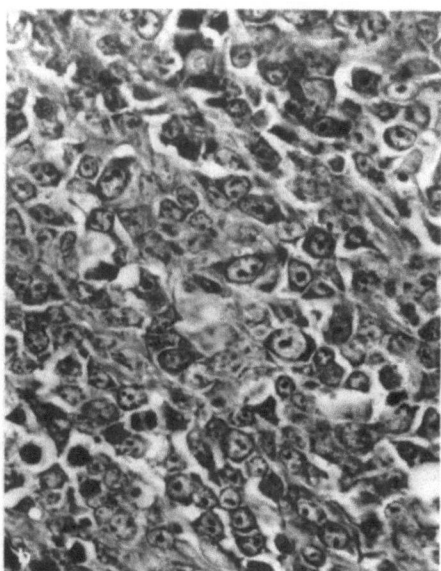

Abb. 47.6 a und b. Large B-cell lymphoma of the leg. **a** Multiple exulzerierte Knoten mit typischer Lokalisation am Unterschenkel. **b** Histologisch überwiegen große Zellen mit den Charakteristika von Immunoblasten

nen prominenten Nukleoli und breitem basophilen Zytoplasma) (Abb. 47.6 b). Die Zahl der Mitosen ist meist groß.

Die *immunhistologischen Untersuchungen* ergeben folgendes Profil: Oberflächen Ig und/oder zytoplasmatisches Ig+, pan-B-Marker+, Bcl-2+ sowie eine hohe Proliferationsrate (MIB1+).

47.5.2
Sekundäre kutane B-Zell-Lymphome

Bei allen Typen der B-Zell-Lymphome des lymphatischen Gewebes können nach Dissemination sekundär spezifische Hautveränderungen beobachtet werden. Die Zellpopulationen dieser kutanen Lymphome zeigen im allgemeinen die äquivalenten morphologischen, immunhistologischen und molekulargenetischen Kriterien wie das Original im Lymphknoten. Die Prognose ist meist schlecht (Ausnahme: B-chronische lymphatische Leukämie).

Von speziellem Interesse sind spezifische Hautinfiltrate bei B-lymphoblastischen Lymphomen und bei chronischer lymphatischer Leukämie-B-Typ.

B-Lymphoblastisches Lymphom ("precursor"-B-lymphoblastisches Lymphom; B-akute lymphoblastische Leukämie) [9, 15, 19, 25]
B-lymphoblastische Lymphome (*B-ALL*), die als Neoplasien von Vorläufer-B-Zellen definiert werden, sind in ihrer reinen Tumorform selten. Sie kommen meist als B-lymphoblastische Leukämie mit Beteiligung von Knochenmark und peripherem Blut sowie *sekundären Hautmanifestationen* vor.

Gelegentlich beobachtet man bei Kleinkindern, insbesondere im Kopfbereich (Kapillitium), *Hautma-*

nifestationen mit solitären oder multiplen rötlichbraunen bis blauroten Knoten. Die Hautveränderungen werden manchmal vor dem Auftreten der Leukämie oder einer systemischen Organbeteiligung diagnostiziert. Komplette Remissionen und Heilung werden nach Chemotherapie beobachtet.

Histologisch (Abb. 47.7) sieht man dichte diffuse Infiltrate, die überwiegend aus mittelgroßen Zellen bestehen, die rundliche oder unregelmäßige ("convoluted") Kerne mit feinem Chromatin, kleinen Nukleolen und schmalem Zytoplasma zeigen. Ein "Sternhimmelbild" und zahlreiche Mitosen liegen häufig vor.

Der *Immunphänotyp* ist für die Abgrenzung der verschiedenen lymphoblastischen Lymphome von großer Bedeutung. Die lymphoblastischen Lymphome mit Hautbeteiligung lassen sich meist den *Prä-B-Zell-Lymphomen* zuordnen. Die Zellen expri-

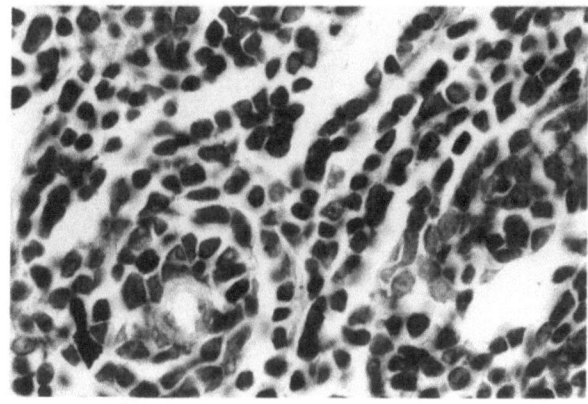

Abb. 47.7. B-lymphoblastisches Lymphom (B-ALL) mit Proliferation von Lymphoblasten (Prä-B-Zellen)

mieren B-Zell-assoziierte Antigene (CD19 und CD79a) sowie CD10 (common-ALL-Antigen), CD34 und TdT. Bedeutsam ist der Nachweis von μ-Ketten im Zytoplasma der Lymphoblasten (= prä-B-Lymphoblasten) bei Fehlen von Oberflächen-Ig.

Chronische lymphatische Leukämie-B-Typ [6]

Bei der B-chronischen lymphatischen Leukämie (*B-CLL*) werden die spezifischen Hautveränderungen erst sekundär nach voll entwickelter klinisch-hämatologischer Symptomatik (Lymphknotenschwellungen, Hepatosplenomegalie, Knochenmarksinfiltration, leukämisches Blutbild) manifest.

Die häufigsten *klinischen Morphen* (Abb. 47.8 a) sind bräunlichrote oder blaurote Plaques und Knoten. Als ausgesprochene Akroläsionen sitzen sie v. a. im Gesicht (facies leontina) und an den Händen; selten werden kleinknotige Veränderungen gesehen. Die Prognose ist variabel, hängt jedoch vom Stadium bei der Diagnose ab.

Histologisch findet man fleckförmige, knotige oder diffuse Infiltrate in der Kutis und Subkutis, die überwiegend aus kleinen Lymphozyten mit meist rundem Kern und dichter Chromatinstruktur sowie schmalem Zytoplasma bestehen (Abb. 47.8 b). Als Richter-Syndrom wird der Übergang in ein hochmalignes großzelliges Lymphom bezeichnet.

Die Lymphozyten der B-CLL exprimieren IgM (häufig zusammen mit IgD) sowie die leichten Ketten κ oder λ und tragen die Marker für B-Lymphozyten. Charakteristisch ist der Nachweis des CD5-Antigens.

47.6
Prognose und Therapie

Primäre CBCL haben insbesondere bei Tumoren, die in einem begrenzten anatomischen Hautareal (z. B. Kopf oder Rücken) vorliegen, eine ausgezeichnete Prognose. Sehr häufig bleiben diese Läsionen für immer auf die Haut beschränkt und die Fünfjahresüberlebensrate liegt >90 %. Dagegen ist die Prognose bei sekundären CBCL sehr ungünstig.

Die Auswahl und Reihenfolge der verschiedenen *therapeutischen Maßnahmen* bei primären CBCL – Chirurgie, Strahlenbehandlung und Chemotherapie – werden der individuellen Situation des Kranken (lokalisierte Infiltrate, generalisierte Hautveränderungen, Alter, Allgemeinzustand) angepaßt [18, 29, 30].

Solitäre Knoten oder lokoregional begrenzte Läsionen werden mit kurativer Intention *vorzugsweise einer Strahlentherapie* zugeführt. Einzelne kleinere Knoten können exzidiert werden.

Bei generalisierten primären CBCL, bei primären CBCL mit extrakutaner Ausbreitung und bei sekundären CBCL ist die Behandlung an eine enge *interdisziplinäre Zusammenarbeit* mit einem spezialisierten *hämatologisch-onkologischen Zentrum* gebunden und es werden die für den jeweiligen Lymphomtyp stadienorientierten Richtlinien der zytostatischen Chemotherapie (z. B. CHOP) und Radiotherapie angewendet [11, 14, 21, 27]. Über die Ergebnisse der autologen Knochenmarkstransplantation bei sekundären Hautlymphomen liegt noch zu wenig Erfah-

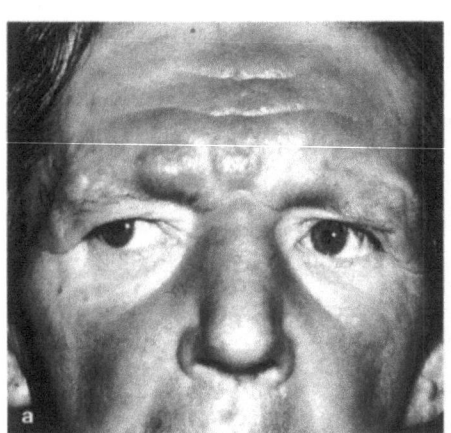

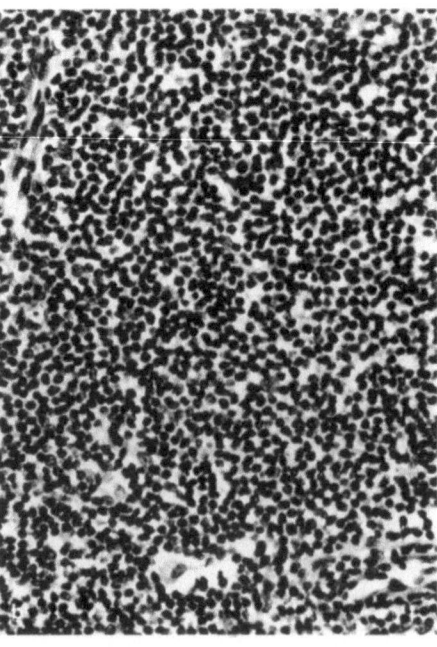

Abb. 47.8. a und b. Chronische lymphatische Leukämie-B-Typ. **a** Knoten im Gesicht. **b** Dichtes Infiltrat aus kleinen Lymphozyten, deren Kerne eine dichte Chromatinstruktur zeigen

rung vor. Der Einsatz von α-Interferon kann bei primären CBCL, insbesonders als adjuvante Therapie oder bei Rezidiven, versucht werden; allerdings müssen weitere Studien den Stellenwert von α-Interferon zur Therapie von CBCL klären. Auch das Konzept des „watchful waiting" ist in manchen Fällen mit langsamer Progredienz gerechtfertigt.

Literatur

1. Banks PM, Chan J, Cleary ML et al. (1992) Mantle cell lymphoma. Am J Surg Pathol 16 :637–640
2. Berti E, Alessi E, Caputo R, Gianotti R, Delia D, Vezzoni P (1988) Reticulohistiocytoma of the dorsum. J Am Acad Dermatol 19: 259–272
3. Burg G, Braun-Falco O (1983) Cutaneous lymphomas, pseudolymphomas and related disorders. Springer, Berlin Heidelberg New York Tokyo
4. Cerroni L, Signoretti S, Kütting B, Annessi G, Metze D, Giannetti A, Kerl H (1996) Marginal zone B-cell lymphoma of the skin. J Cut Pathol 23: 47
5. Cerroni L, Smolle J, Soyer HP, Martinez-Aparicio A, Kerl H. (1990) Immunophenotyping of cutaneous lymphoid infiltrates in frozen and paraffin-embedded tissue sections: a comparative study. J Am Acad Dermatol 22: 405–413
6. Cerroni L, Zenahlik P, Höfler G, Kaddu S, Smolle J, Kerl H (1996) Specific cutaneous infiltrates of B-cell chronic lymphocytic leukemia. A clinicopathologic and prognostic study of 42 patients. Am J Surg Pathol 20: 1000–1010
7. Garbe C, Stein H, Dienemann D, Orfanos CE (1991) Borrelia-burgdorferi-associated cutaneous B cell lymphoma: clinical and immunohistologic characterization of four cases. J Am Acad Dermatol 24: 584–590
8. Garcia CF, Weiss LM, Warnke RA, Wood GS (1986) Cutaneous follicular lymphoma. Am J Surg Pathol 10: 454–463
9. Grümayer ER, Ladenstein RL, Slavc I, Urban C, Radaszkiewicz T, Bettelheim P, Gadner H (1988) B-cell differentiation pattern of cutaneous lymphomas in infancy and childhood. Cancer 61: 303–308
10. Harris NL, Jaffe ES, Stein H et al. (1994) A revised European-American classification of lymphoid neoplasms: a proposal from the International Lymphoma Study Group. Blood 84: 1361–1392
11. Heinz R, Hopfinger-Limberger G (1994) Therapie niedrigmaligner Non-Hodgkin-Lymphome. Wien Klin Wochenschr 106: 321–326
12. Hurt MA, Santa Cruz DJ (1990) Cutaneous inflammatory pseudotumor. Am J Surg Pathol 14: 764–773
13. Isaacson PG, Norton AJ (1994) Extranodal lymphomas. Churchill Livingstone, Edinburgh
14. Jäger U, Delle Karth G, Knapp S, Tueni C (1994) Therapie hochmaligner Non-Hodgkin-Lymphome. Wien Klin Wochenschr 106: 315–320
15. Kamps WA, Poppema S (1988) Pre-B-cell non-Hodgkin's lymphoma in childhood. Am J Clin Pathol 90: 103–107
16. Kerl H, Kresbach H (1984) Germinal center cell-derived lymphomas of the skin. J Derm Surg Oncol 10: 291–295
17. Kerl H, Kresbach H (1979) Lymphoretikuläre Hyperplasien und Neoplasien der Haut. In: Schnyder UW (Hrsg) Spezielle pathologische Anatomie (S 351–480). Springer, Berlin Heidelberg New York
18. Kerl H, Volkenandt M, Cerroni L (1994) Maligne Lymphome der Haut. Hautarzt 45: 421–443
19. Knowles DM (1992) Lymphoblastic lymphoma. In: Knowles DM (ed) Neoplastic hematopathology (pp 715–747). Williams & Wilkins, Baltimore
20. LeBoit PE, McNutt NS, Reed JA, Jacobson M, Weiss LM (1994) Primary cutaneous immunocytoma. A B-cell lymphoma that can easily be mistaken for cutaneous lymphoid hyperplasia. Am J Surg Pathol 18: 969–978
21. Lechner K, Bilbeisi S, Wittmann E, Wilfing A (1994) Chronisch lymphatische Leukämie. Wien Klin Wochenschr 106: 291–299
22. Lennert K, Feller AC (1992) Histopathology of non-Hodgkin's lymphomas (2nd edn). Springer, Berlin Heidelberg New York Tokyo
23. Pimpinelli N, Santucci M, Bosi A, Moretti S, Vallecchi C, Messori A, Giannotti B (1989) Primary cutaneous follicular centre cell lymphoma: a lymphoproliferative disease with favourable prognosis. Clin Exp Dermatol 14: 12–19
24. Rijlaarsdam JU, Putte SCJ van der, Berti E et al. (1993) Cutaneous immunocytomas: a clinicopathologic study of 26 cases. Histopathology 23: 117–125
25. Sander CA, Medeiros LJ, Abruzzo LV, Horak ID, Jaffe ES (1991) Lymphoblastic lymphoma presenting in cutaneous sites: A clinicopathologic analysis of six cases. J Am Acad Dermatol 25: 1023–1031
26. Santucci M, Pimpinelli N, Arganini L (1991) Primary cutaneous B-cell lymphoma: a unique type of low-grade lymphoma. Clinicopathologic and immunologic study of 83 cases. Cancer 67: 2311–2326
27. Schwonzen M, Pohl C, Diehl V (1992) Internistische Therapie kutaner Lymphome. Z Hautkr 67: 216–219
28. Slater DN (1994) MALT and SALT: the clue to cutaneous B-cell lymphoproliferative disease. Br J Dermatol 131: 557–561
29. Sterry W, Jähn S (1995) Kutane maligne Lymphome. Z Hautkr 70: 781–788
30. Sterry W (1988) Therapie der kutanen malignen Lymphome. Deutsch Med Wochenschr 113: 221–223
31. Torne R, Su WPD, Winkelmann RK, Smolle J, Kerl H (1990) Clinicopathologic study of cutaneous plasmacytoma. Int J Dermatol 29: 562–566
32. Tüting T, Bork K (1996) Primary plasmacytoma of the skin. J Am Acad Dermatol 34: 386–390
33. Vermeer MH, Geelen AMJ, Haselen CW van, Voorst Vader PC van, Geerts ML, Vloten WA van, Willemze R (1996) Primary cutaneous large B-cell lymphomas of the legs. Arch Dermatol 132: 1304–1308
34. Wallace ML, Smoller BR (1996) Immunohistochemistry in diagnostic dermatopathology. J Am Acad Dermatol 34: 163–183
35. Willemze R, Meijer CJLM, Sentis HJ, Scheffer E, Vloten WA van, Toonstra J, Putte SCJ van der (1987) Primary cutaneous large cell lymphomas of follicular center cell origin: a clinical follow-up study of 19 patients. J Am Acad Dermatol 16: 518–526
36. Willemze R, Rijlaarsdam JU, Beljaards RC, Meijer CJLM (1994) Classification of primary cutaneous lymphomas. Historical overview and perspectives. Dermatology 189: 8–15
37. Wong KF, Chan JKC, Li LPK, Yau TK, Lee AWM (1994) Primary cutaneous plasmacytoma. Report of two cases and review of the literature. Am J Dermatopathol 16: 392–397

48 Kutane B-Zell-Pseudolymphome

Helmut Kerl und Lorenzo Cerroni

48.1
Einleitung

In den letzten Jahren wurden durch die Synthese aus klassischen morphologischen Konzepten und den Fortschritten der Immunhistologie sowie Molekularbiologie im Zusammenhang mit den *kutanen B-Zell-Pseudolymphomen (CBPL)* bemerkenswerte Erkenntnisse gewonnen [1, 2, 4, 5, 6].

Man kann heute annehmen, daß sehr viele früher als CBPL bezeichnete Tumoren tatsächlich niedrigmaligne B-Zell-Proliferationen mit ausgezeichneter Prognose repräsentieren, die den kutanen Keimzentrumslymphomen, Immunozytomen und „marginal zone B-cell-lymphomas" zugeordnet werden können.

Die Bezeichnung „kutanes Pseudolymphom" wird auch heute noch verwendet. Es handelt sich jedoch um eine unspezifische, deskriptive Diagnose, die sich auf eine heterogene Gruppe entzündlicher Hauterkrankungen und gutartiger atypischer lymphoidzelliger Proliferationen bezieht, die *klinisch und/ oder histologisch maligne Lymphome imitieren* [5]. Für das diagnostische und therapeutische Vorgehen ist es wichtig, diese verschiedenartigen Erkrankungen, unter Einbeziehung der Ätiologie und der Terminologie der klinischen Dermatologie, näher zu spezifizieren.

Das klassische Beispiel eines CBPL stellt die *Lymphadenosis benigna cutis* (Lymphozytom, kutane Lymphoplasie, Pseudolymphom Spiegler-Fendt) dar, die nicht selten durch Borrelia burgdorferi nach Übertragung durch Ixodes ricinus hervorgerufen wird. Weitere ätiologisch-pathogenetische Aspekte im Zusammenhang mit CBPL betreffen u. a. persistierende Arthropodenreaktionen (noduläre Skabies), Impfungen, Akupunktur, Tätowierungen und gelegentlich lymphomatoide Arzneireaktionen (z. B. Antidepressiva) [3]. Leider gelingt es in vielen Fällen jedoch nicht, eine spezifische Diagnose zu stellen.

48.2
Klinik

Das klinische Bild (Abb. 48.1 a und b) ist variabel. Die Läsionen können einzeln, regionär multipel oder generalisiert vorliegen. Meist handelt es sich um solitäre Knoten mit glatter Oberfläche, aber es

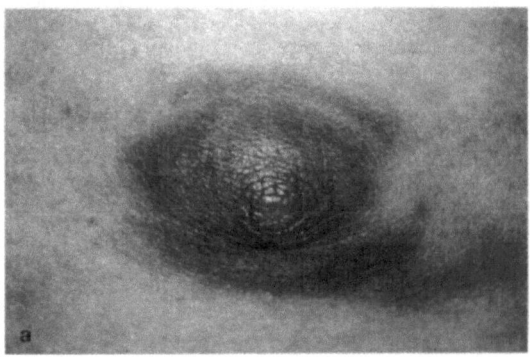
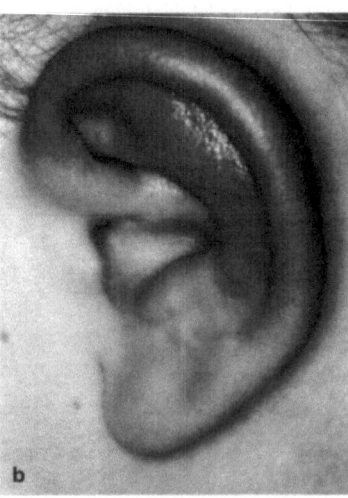

Abb. 48.1 a und b. Kutanes B-Zell-Pseudolymphom. a und b Lymphadenosis benigna cutis (Borrelienlymphozytome)

können sich auch Flecke, Plaques oder miliare Knötchen finden, die rötlich oder bräunlichrot bis tief blaurot gefärbt sind. Gesicht und Mamillarregion. Skrotum und Extremitäten sind bevorzugt betroffen. Oft sind auch Kinder befallen. Als klinische Differentialdiagnosen sind ein Granuloma faciale eosinophilicum, die angiolymphoide Hyperplasie mit Eosinophilie, eine knotige sekundäre Syphilis und verschiedene Hauttumoren in Erwägung zu ziehen.

48.3
Histologie

Für die histologische Diagnose (Abb. 48.2 a) CBPL benötigt man klare Kriterien, damit CBPL nicht als maligne Lymphome verkannt werden und umgekehrt [5]. Man sieht ein dichtes noduläres Infiltrat mit oder ohne Keimzentren. Dieses Infiltrat ist in der oberen und mittleren Dermis massiv und verliert sich gegen die Subkutis. Die Epidermis ist nicht beteiligt. Ein wichtiges Einzelkriterium ist der gemischtzellige Charakter des Infiltrats mit dem Nachweis von kleinen Lymphozyten, Plasmazellen, Eosinophilen, Histiozyten und manchmal Riesenzellen (Abb. 48.2 b).

48.4
Immunhistologie

Man findet meist dichte Cluster von B-Lymphozyten (CD20+), die von T-Zonen (CD3+) umgeben sind. Bei Vorliegen von Keimzentren (Bcl-2–, CD45RA–) erkennt man ein reguläres Netz dendritischer Retikulumzellen. Die B-Lymphozyten sind polyklonal, d. h. sie exprimieren beide Ig-Leichtketten.

Molekulargenetische Untersuchungen haben bei einigen Fällen CBPL polyklonale Ig-Gene-Rearrangements ergeben; allerdings liegen systematische Studien zum Klonalitätsnachweis von CBPL noch nicht vor.

48.5
Therapie

Die Prognose CBPL ist günstig. Persistenz über Wochen und länger, Spontanremissionen und wiederholte Rezidive werden beobachtet.

Grundsätzlich ist zur Behandlung eine genaue Diagnostik sowie eine exakte Nachbeobachtung der Patienten erforderlich.

Kleinere Tumoren können chirurgisch *exzidiert* oder mit Kortikoidkristallsuspension intraläsionell behandelt werden. α-Interferon, Laser und Kryothe-

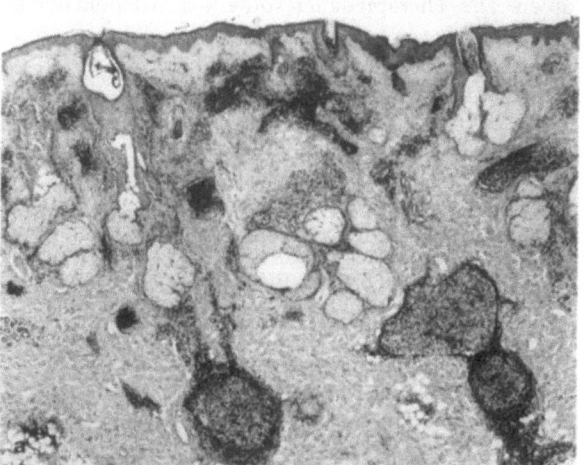

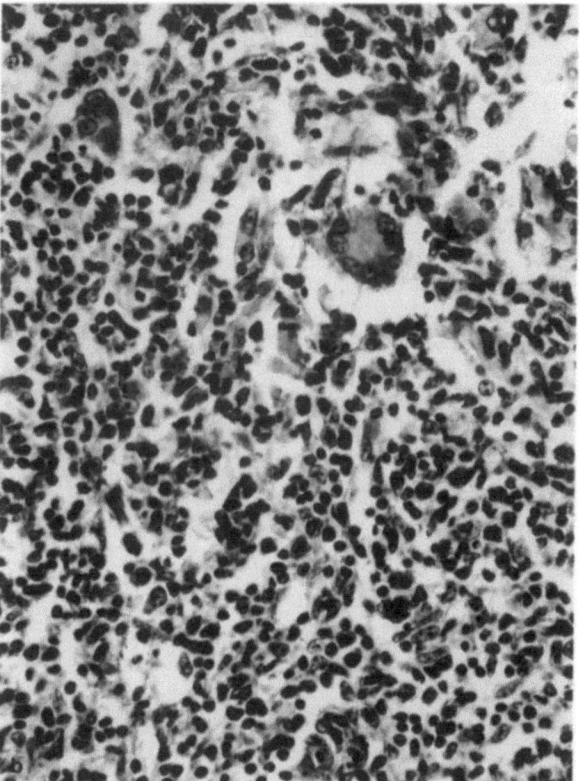

Abb. 48.2 a und b. Kutanes B-Zell-Pseudolymphom. a Lymphoidzellige Infiltrate mit follikulärem Muster. b Polymorphes Infiltrat mit Lymphozyten, Plasmazellen, Eosinophilen und Riesenzellen

rapie wurden ebenfalls angewandt. Äußerst wirkungsvoll ist auch die konventionelle *Röntgentherapie*.

Bei Verdacht auf eine Borrelieninfektion (Lymphozytom – Lymphadenosis benigna cutis) werden *Antibiotika* aus der Gruppe der Tetrazykline (Doxycyclin oder Minocyclin, 200 mg täglich) oder der β-Lactame (Penicillin V, 1,5 Mio. IE 3mal täglich) empfohlen. Die Therapiedauer sollte 3–4 Wochen betragen.

Generalisierte CBPL können systemisch mit Kortikosteroiden behandelt werden.

Literatur

1. Burg G, Braun-Falco O (1983) Cutaneous lymphomas, pseudolymphomas and related disorders. Springer, Berlin Heidelberg New York Tokyo
2. Caro WA, Helwig EB (1969) Cutaneous lymphoid hyperplasia. Cancer 24: 487–502
3. Crowson AN, Magro CM (1995) Antidepressant therapy. A possible cause of atypical cutaneous lymphoid hyperplasia. Arch Dermatol 131: 925–929
4. Kerl H, Kresbach H (1979) Lymphoretikuläre Hyperplasien und Neoplasien der Haut. In: Schnyder UW (Hrsg) Spezielle pathologische Anatomie (S 351–480): Springer, Berlin Heidelberg New York
5. Kerl H, Ackerman AB (1993) Inflammatory diseases that simulate lymphomas: Cutaneous pseudolymphomas. In: Fitzpatrick TB et al. (eds) Dermatology in general medicine (pp 1315–1327). McGraw-Hill, New York
6. Rijlaarsdam JU, Meijer CJLM, Willemze R (1990) Differentiation between lymphadenosis benigna cutis and primary cutaneous follicular center cell lymphomas: a comparative clinicopathologic study of 57 patients. Cancer 65: 2301–2306

49 Mycosis fungoides und Sézary-Syndrom

Reinhard Dummer und Günter Burg

49.1
Einleitung

Die Mycosis fungoides (*MF*) und ihre leukämische Variante, das Sézary-Syndrom (*SS*), sind die häufigsten kutanen Lymphome. In der adaptierten Kiel-Klassifikation für kutane Lymphome entsprechen sie den kleinzelligen, peripheren T-Zell-Lymphomen mit niedrigem Malignitätsgrad [5, 7]. Die Erkrankungen sind relativ selten. Die Inzidenz dürfte bei etwa 4 Fällen pro 100 000 Einwohner pro Jahr liegen [41].

49.2
Ätiologie und Pathogenese

Die Ätiologie und die genauen Schritte der Pathogenese der kutanen T-Zell-Lymphome sind noch nicht genau verstanden, falls es überhaupt ein einheitliches Pathogenesekonzept geben kann. Es ist eher anzunehmen, daß diese Erkrankungen den Endpunkt von verschiedenen Prozessen darstellen. Im folgenden listen wir kurz die wichtigsten Faktoren auf, die in der Pathogenese der MF und des SS bedacht werden sollten:

Genetische Faktoren einschließlich chromosomaler Veränderungen
Eine ganze Reihe von kongenitalen Erkrankungen wie Trisomie 21 oder Bloom-Syndrom gehen mit einem erhöhten Risiko einher, ein Lymphom oder eine Leukämie zu entwickeln. Eine Reihe von nodalen Lymphomen, z. B. das zentroblastische-/zentrozytische-(follikuläre-)B-Zell Lymphom, sind assoziiert mit einer typischen Translokation (für das oben genannte die t14;18 Translokation) und nachfolgender Überexpression von Bcl-2. Bei der MF und dem SS kommen regelmäßig chromosomale Veränderungen vor [35]. Sie erscheinen allerdings unspezifisch. Eine begrenzte genetische Disposition läßt sich ableiten vom erhöhten Risiko für Verwandte ersten Grades von Patienten mit MF und SS, ebenfalls eine Erkrankung dieses Formenkreises zu entwickeln [17]. Außerdem wurde eine Assoziation mit bestimmten Histokompatibilitätsantigenen beschrieben [32].

Umweltfaktoren
In mehreren Studien wurde die Möglichkeit einer umweltbedingten Ätiologie für die MF untersucht. In der ersten Studie wurde eine hohe Inzidenz von Allergien, Pilz- oder Virusinfektionen und ein überdurchschnittlicher Anteil von Patienten gefunden, die in der petrochemischen, textil- oder metallverarbeitenden Industrie beschäftigt waren [21]. In einer zweiten Studie konnte dies nicht bestätigt werden. Allerdings wurde eine überdurchschnittliche Rate von Patienten mit atopischer Disposition beschrieben [37]. Eine weitere Studie konnte diese Beobachtungen wiederum nicht mehr nachweisen. Allerdings wurde eine erhöhte Rate von malignen Tumoren einschließlich Hauttumoren nachgewiesen [43]. Weitere Untersuchungen stellten dann fest, daß diese bösartigen Neubildungen der MF oder dem SS nicht vorausgehen, sondern vielmehr Zweitmalignome darstellen [28, 40]. Dieses erhöhte Risiko für eine Zweitmalignom ist wahrscheinlich bedingt durch die Immunsuppression im Rahmen des Lymphoms [14].

Als gesichert gilt, daß radioaktive Strahlung in hohen Dosierung Hautveränderungen auslösen kann, die einer MF sehr nahe kommen. Dies wurde bei Arbeitern beobachtet, die im Rahmen von Aufräumungsarbeiten nach einem Absturz eines atomwaffentragenden Bombers beteiligt waren [48].

Infektiöse Faktoren

Zahlreiche Untersuchungen weisen auf die Bedeutung von HTLV-1 (humanes T-Zell-lymphotropes Virus) in der Pathogenese der Hautlymphome hin. Allerdings konnten neuere molekularbiologische Untersuchungen, die mit fortgeschrittener PCR-(Polymerase-Kettenreaktion-)Technik durchgeführt werden, zeigen, daß dieses Virus nur eine geringe Rolle in einer Untergruppe von Patienten mit Hautlymphomen spielt. Das gilt v. a. für Europa [42].

Immunologische Faktoren

Es ist evident, daß es im Rahmen der Hautlymphomerkrankungen zu Störungen der Immunantwort kommt. Dies zeigt sich u. a. im erhöhten Risiko, ein Zweitmalignom zu entwickeln [28]. Das Zytokinsekretionsprofil der malignen Zellen des SS [10] und möglicherweise auch der MF [39] wird dominiert durch Interleukin-(*IL-*)10 und IL-5. Dies induziert ein Ungleichgewicht im System der T-Helferzellen (T-Helfer-1/T-Helfer-2) [11]. Diese Hypothese erklärt immunologische Auffälligkeiten wie erhöhte Immunglobulin-(*Ig-*)Serumspiegel, Eosinophilie, verminderte Aktivität der natürlichen Killerzellen im peripheren Blut und Einschränkung der verzögerten Typ-4-Antwort in der Haut (delayed type hypersensitivity reaction) [16].

49.3
Klinik

Die MF und das SS treten meist erst im 4.–10. Lebensjahrzent, mit der Bevorzugung des männlichen Geschlechtes auf.

Die MF manifestiert sich zunächst in Form von ekzematösen Hautveränderungen, die sich oft nach jahre- oder jahrzehntelanger Bestandsdauer zu plattenartigen Infiltraten (Plaque-Stadium) und später dann auch zu Tumoren entwickeln. Mit gängigen klinischen und histologischen Methoden ist eine Beteiligung von Lymphknoten, inneren Organen oder Knochenmark – wenn überhaupt – erst in fortgeschrittenen Stadien nachzuweisen. Neben Patches, Plaques und Tumoren treten bei einigen Patienten besondere klinische Erscheinungsbilder auf (Abb. 49.1), wie z.B. Muzinosis follicularis, Hyper- oder Hypopigmentierungen, Poikilodermie und akanthotische epidermale Veränderungen (Abb. 49.2) [5].

Das SS beginnt hingegen meist mit einer Erythrodermie (Rötung, Infiltration und oft ödematöse Schwellung mit mehr oder weniger ausgeprägter Schuppung des gesamten Integuments), typischerweise mit Befall der Handflächen und der Fußsohlen (Abb. 49.3). In diesem Stadium ist die Erkrankung

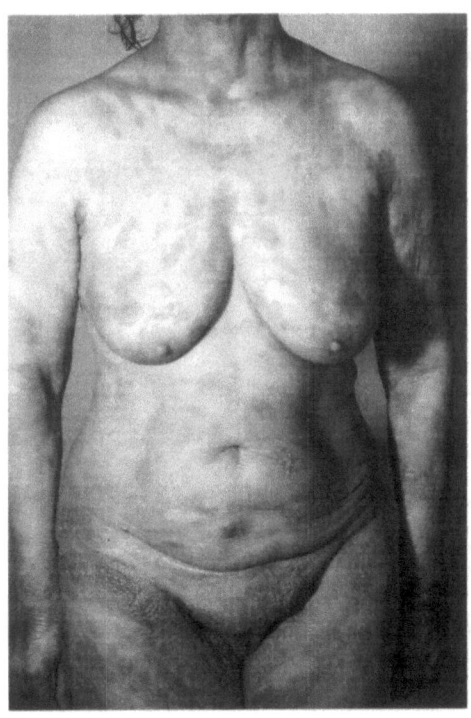

Abb. 49.1. Klinisches Bild einer fortgeschrittenen MF (Stadium IIB). Es bestehen verschiedene Hautveränderungen. Neben Patches kommen auch plaqueförmige Infiltrationen vor, sowie Tumoren (Knoten 10 cm unterhalb des Nabels). In der Leistenregion besteht eine ausgeprägte Mucosis follicularis. Die Patientin konnte mit einer Kombinationsbehandlung von IFN-α und Retinoid in eine komplette Remission überführt werden

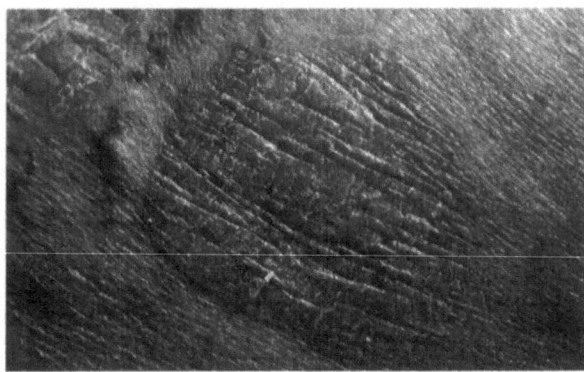

Abb. 49.2. Circa 5 cm (Durchmesser) großer Plaque bei einem Patienten mit MF. Die Läsion ist tastbar infiltriert und weist epidermale Veränderungen wie Akanthose und groblamelläre Schuppung auf

nicht vom sog. „red-man syndrom" abzugrenzen [36]. Erst im weiteren Verlauf entwickeln sich leukämische Blutbildveränderungen und eine generalisierte Schwellung der Lymphknoten (Lymphadenopathie). Bei weiterem Fortschreiten der Erkrankung können sich auf die Erythrodermie Plaques oder Tumoren aufpflanzen [5].

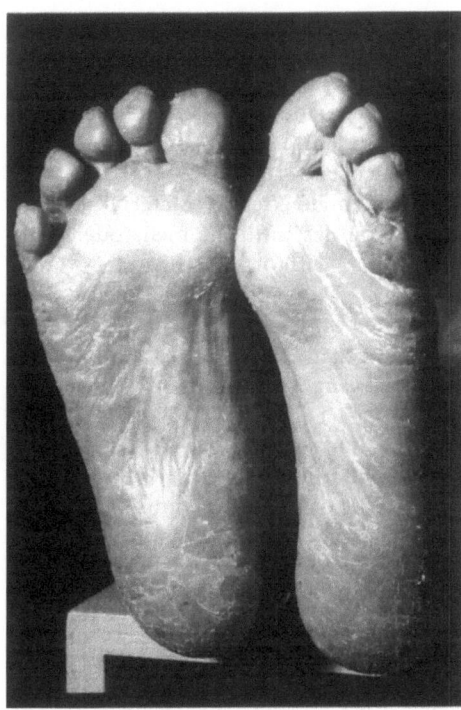

Abb. 49.3. Plantare Beteiligung bei einem Patienten mit SS

49.4
Diagnostische Maßnahmen

Bei Verdacht auf ein niedrig malignes kutanes T-Zell-Lymphom wie MF oder SS sind eine ganze Reihe von diagnostischen Maßnahmen notwendig. Zunächst muß der Hautbefall dokumentiert werden, wobei die Qualität der Hautveränderung (Patch, Plaque, Tumor) und der Prozentsatz der befallenen Haut berücksichtigt werden muß. Um den Hautbefall zu quantifizieren werden von verschiedenen Gruppen Berechnungsvorschläge gemacht. Ein in Zürich gebräuchliches System ist die Berechnung des sog. Tumorburdenindex (*TBI*) [14]. Der TBI erlaubt es, die Tumormasse des Hautbefalles auf eine semiquantitative Weise zu beschreiben. Anhand der Neunerregel wird der Hautbefall abgeschätzt und daraus auf der Grundlage nachstehender Formel der TBI berechnet:

TBI $= 1 \times$ % Körperoberfläche mit patchförmigem Befall

$+ 2 \times$ % Körperoberfläche mit plaqueförmigem Befall

$+ 4 \times$ Anzahl der Tumoren.

Die Entnahme von Biopsiematerial soll im günstigsten Fall mindestens an 2 der 3 Stellen erfolgen. Dieses Material wird aufgeteilt in

- formalinfixierte, paraffineingebettete Gewebeproben zur Routinehistologie und Immunhistologie auf formalinfixiertem Material,
- kryoasservierte Gewebeproben zur immunhistologischen Untersuchung mit speziellen Antikörpern, die nur auf so fixiertem Gewebe anwendbar sind und
- einem dritten Gewebestück für weiterführende molekulargenetische Untersuchungen.

Bei der klinischen Untersuchung muß besonderes Augenmerk auf vergrößerte Lymphknoten und Hepatosplenomegalie gelegt werden. Als weiterführende diagnostische Maßnahmen wird ein Röntgenbild der Thoraxorgane angefertigt und eine Sonographie des Abdomens und der Lymphknoten durchgeführt. Im Falle einer klinischen und/oder sonographischen Lymphknotenvergrößerung erfolgt die Biopsie des Lymphknotens, wobei das Biopsiematerial analog zum Hautbiopsat aufgearbeitet werden muß.

Labordiagnostische Maßnahmen beinhalten ein Blutbild mit Differentialblutbild mit besonderem Augenmerk auf Sézary-Zellen (kleine Lymphozyten mit hyperchromatischen Kernen). Die Bestimmung von klinischen Laborparametern ist in der Regel nicht hilfreich. Einzig die Laktatdehydogenase (*LDH*) kann in fortgeschrittenen Stadien als Verlaufsparameter herangezogen werden. Als immunologische Serumparameter, die zur Dokumentation der Krankheitsaktivität eingesetzt werden können, bieten sich an das β-2-Mikroglobulin und der lösliche IL-2-Rezeptor oder andere [33]. Steht ein Durchflußzytometer zur Verfügung, ist insbesondere bei Verdacht auf SS, die Bestimmung der CD4-CD8-Ratio hilfreich [22].

Weiterführende bildgebende Verfahren wie Computertomographie des Abdomens oder des Schädels bleiben Patienten vorbehalten, die klinisch Hinweise für einen Befall des ZNS bzw. abdomineller Organe bieten.

49.5
Histologie

49.5.1
Histologisches Bild der Haut

Die typische Histologie einer routinemäßig verarbeiteten, formalinfixierten Biopsie der MF zeigt ein dichtes epidermotropes Infiltrat von kleinen lymphozytären Zellelementen mit hyperkonvoluten Nuklei. Diese atypischen Lymphozyten sind v. a. im Bereich der Junktionszone zwischen Epidermis und Dermis bandartig angeordnet. Daneben findet sich eine diffuse Infiltration der Dermis und der Epidermis. In der Epidermis sind typischerweise immer wieder abszeßartige Ansammlungen atypischer Lymphozyten, sog. Pautrier-Mikroabszesse, anzutreffen. Abbildung 49.4 zeigt das typische Bild einer MF im Patch-Stadium. Frühformen (Patch-Stadium) der MF lassen sich histologisch nur sehr schwer von ekzematösen Prozessen abgrenzen. Deshalb sind bei Verdacht auf MF mehrfach Biopsien durchzuführen. Im Tumorstadium ist oft die ganze Dermis ausgefüllt mit atypischen Lymphozyten, die teilweise auch großzellige blastäre Zellelemente enthalten. Dies bezeichnet man als Transformation (Übergang des niedrig-malignen T-Zell-Lymphoms in ein höhergradiges T-Zell-Lymphom) [30].

Die Histologie des SS in frühen Krankheitsphasen ist oft im Gegensatz zum eindrucksvollen klinischen Bild wenig ergiebig (Abb. 49.5). Neben weitgestellten Gefäßen finden sich nur diskrete perivaskuläre Infilt-

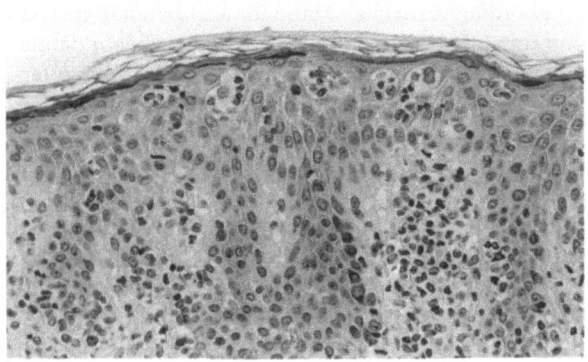

Abb. 49.4. Typisches histologisches Bild einer MF mit epidermotropem Infiltrat von kleinen lymphoiden Zellelementen mit zerebriformen Kernstrukturen. Unterhalb des Stratum granulosum finden sich multiple sog. Pautrier-Mikroabszesse

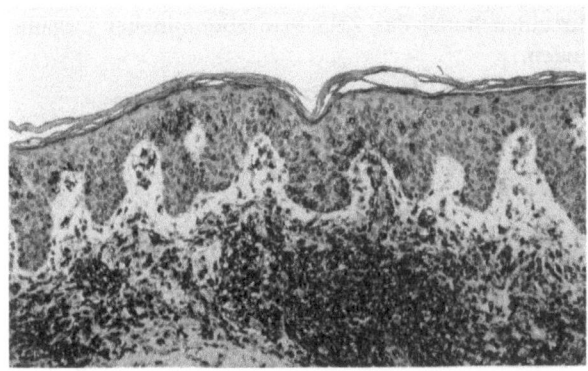

Abb. 49.5. Immunhistologie einer Hautbiopsie eines Patienten mit SS (Kryomaterial), gefärbt mit einem Antikörper gegen CD4. Man findet ein perivaskulär betontes dichtes lymphozytäres Infiltrat von T-Helferzellen, die vereinzelt in die Epidermis auswandern und insbesondere häufig im Bereich der Junktionszone „gänsemarschartig" aufgereiht sind

rate mit mehr oder weniger stark ausgeprägtem Epidermotropismus. Erst in fortgeschrittenen Krankheitsphasen finden sich Pautrier-Mikroabszesse. Ob sich signifikante Unterschiede in der Histologie des SS und der MF finden lassen, wird gegenwärtig noch widersprüchlich bewertet [6, 25, 30].

Auf in Paraffin eingebettetem Material können zur Charakterisierung des Infiltrats mehr oder weniger T-Zell-spezifische Antikörper eingesetzt werden wie Anti-CD3, Anti-CD43 und Anti-CD45Ro. Beim Vorliegen von Blasten empfiehlt sich die Anwendung eines Antikörpers gegen CD30. Auf kryofixiertem Material empfiehlt sich eine Immunphänotypisierung mit Antikörpern gegen CD2, CD3, CD4, CD5, CD8, Leu-8, CD56 und gegen den T-Zell-Rezeptor (α/β, γ/δ), um Lymphome mit einem T-Suppressor-Phänotyp [1], γ-/δ-positive Lymphome [3, 8] und T-Zell-Rezeptor negative Lymphome mit einem NK-(natürliche Killerzelle-)Phänotyp [15] abzugrenzen. Das Infiltrat bei MF oder SS zeichnet sich oft dadurch aus, daß einer oder mehrere der T-Zell-Marker nicht mehr exprimiert werden [47].

Insbesondere wenn klinisch oder histologisch Unklarheiten bezüglich der Dignität des T-Zell-Infiltrates bestehen, bieten sich molekularbiologische Untersuchungsmethoden zum Nachweis von Klonalität im Infiltrat an. Aufgrund des Verdünnungseffektes der T-Zell-DNA [45] durch andere Zellpopulationen des Hautorgans (Keratinozyten, Fibroblasten, Langerhans-Zellen u. a.) ist die Aussagekraft der für nodale Lymphome standardmäßig angewandten „southern-blot"-Untersuchung für Frühstadien begrenzt [46].

Fortschritte zum Klonalitätsnachweis brachten insbesondere Methoden, die auf der Amplifizierung des T-Zell-Rezeptor-γ-Gens beruhen. Aufgrund der begrenzten Rekombinationsmöglichkeiten dieses Gens muß das PCR-Produkt dann unter sequenzspezifischen Elektophoresebedingungen untersucht werden, wozu sich Temperaturgradientengele oder denaturierende Gradientengele eignen. Es muß an dieser Stelle darauf hingewiesen werden, daß der Nachweis von Klonalität nur ein Mosaikstein bei der komplexen Diagnose MF sein kann, insbesondere da auch benigne Erkrankungen klonale T-Zell-Populationen aufweisen können [46].

49.5.2
Histologisches Bild der Lymphknoten

In vielen Fällen finden sich im Lymphknoten nur unspezifische histopathologische Veränderungen wie reaktive follikuläre Hyperplasie, sinusoidale Hyperplasie oder Fibrose. In anderen Fällen kommt es zu einer teilweisen oder kompletten Aufhebung der Lymphknotenarchitektur durch ein diffuses Infiltrat von Tumorzellen mit oder ohne Transformation zu großzelligen Lymphomzellen. Die Transformation in ein großzelliges Lymphom ist oft assoziiert mit der Gegenwart von großen Zellen, die ähnlich wie Reed-Sternberg-Zellen erscheinen. Plasmazellen und Eosinophile sind oft auch vorhanden. In den meisten Fällen jedoch entspricht der histopathologische Befund einer „dermatopathischen Lymphadenopathie", wobei der Parakortex des Lymphknotens erweitert ist durch die Infiltration von dendritischen Zellen, Makrophagen, Lymphozyten, Plasmazellen und gelegentlich auch Eosinophilen. Mitosen können ebenfalls vorkommen. Vor diesen reaktiven Veränderungen finden sich immer wieder atypische lymphoide Zellen mit hyperchromatischen, zeribriformen veränderten Zellkernen in unterschiedlicher Anzahl. In den 80er Jahren war für den Lymphknotenbefall ein „grading"-System entwickelt worden, das auf dem Gehalt von atypischen Lymphozyten basierte. Allerdings hat sich diese Einteilung nicht als prognostischer Indikator bewährt, wenn zusätzliche Informationen wie Ausdehnung des kutanen Befalls und viszerale Beteiligung berücksichtigt wurden. Unabhängig davon wurden molekularbiologisch auch in dermatopathischen Lymphknoten klonale T-Zell-Populationen nachgewiesen [34, 44].

49.5.3
Histologisches Bild in viszeralen Organen

Liegt ein Leberbefall oder Knochenmarksbefall durch MF oder SS vor, findet man meist knotige Aggregate kleiner atypischer Lymphozyten [34, 44].

49.6
Stadieneinteilung

Nach Durchführung der oben genannten diagnostischen Maßnahmen lassen sich MF und SS nach der TNM-Klassifikation einteilen. Die zur Zeit gültige TNM-Klassifikation ist in Tabelle 49.1 zusammengefaßt. Diese TNM-Klassifikation [31] besitzt eine gewisse prognostische Bedeutung für die Spätstadien. Während bei frühen kutanen T-Zell-Lymphomen (T1/2, No, Mo) in den allermeisten Fällen eine Überlebenszeit von mehr als 10 Jahren zu erwarten ist, liegt die durchschnittliche Lebenserwartung eines Patienten mit SS [definitionsgemäß mindestens Stadium III (T4, No, Mo)] bei etwa 2 Jahren. Die jetzige Version der TNM-Klassifikation weist insbesondere in der Beschreibung des Hautbefalls noch gravierende Mängel auf, so daß in den nächsten Jahren Verbesserungen erarbeitet werden müssen.

49.7
Behandlungsstrategien

Da MF und SS eher seltene Erkrankungen darstellen, fehlen große, randomisierte Multicenter-Studien, die den therapeutischen Nutzen verschiedener Maßnahmen aufzeigen. Allerdings hat eine große amerikanische Studie randomisiert untersucht, ob eine hochaggressive Chemotherapie kombiniert mit einer Ganzkörperbehandlung mit schnellen Elektronen im Vergleich zu einem stadienorientierten, eher milden therapeutischen Vorgehen die Überlebenszeit beeinflußt. Wie erwartet waren die Remissionsraten beim aggressiven Vorgehen wesentlich höher. Allerdings zeigte sich keine Verbesserung der Gesamtüberlebenszeit, obwohl z. T. beträchtliche Nebenwirkungen, insbesondere infektiöse Komplikationen, in Kauf

Tabelle 49.1. TNM-Stadien der kutanen Lymphome der Haut

Stadium	Befunde für	T	N	M
IA		1	0	0
IB		2	0	0
IIA		1/2	1	1
IIB		3	0/1	0
III		4	0/1	0
IVA		1–4	2/3	0
IVB		1–4	0–3	1

Kategorie	Definition
T: Haut	
T0	klinisch und/oder histologisch verdächtige Veränderungen
T1	ekzematöse Herde, Plaques: <10 % Körperoberfläche
T2	ekzematöse Herde, Plaques: >10 % Körperoberfläche
T3	Tumoren (mehr als einer)
T4	Erythrodermie
N: Lymphknoten	
N0	klinisch keine Lymphknoten palpabel
N1	palpable Lymphknoten; histologisch kein Anhaltspunkt für CTCL
N2	klinisch keine palpable Lymphknoten; histologisch Infiltrate eines T-Zell-Lymphoms
N3	palpable Lymphknoten; histologisch Infiltrate eines T-Zell-Lymphoms
B: Peripheres Blut	
B0	keine atypischen Lymphozyten im peripheren Blut (<5 %)
B1	atypische Lymphozyten im peripheren Blut (>5 %)
M: Viszerale Organe	
M0	keine Beteiligung viszeraler Organe
M1	histologisch gesicherte viszerale Beteiligung

genommen werden mußten [29]. Diese Multicenter-Studie und Untersuchungen zur Pathophysiologie der MF, die zeigen konnten, daß die Erkrankung weniger durch eine erhöhte Proliferationsrate als durch eine verminderte Apoptoserate der malignen Zellen bedingt ist [13], haben zur Empfehlung geführt, daß die Therapie der MF und SS abgestuft stadienorientiert erfolgen soll. In den Frühstadien der Erkrankung kommen im europäischen Raum v. a. lokal applizierte Steroide oder eine Lichtbehandlung mit Psoralen und PUVA in Betracht [24]. Die amerikanischen Kollegen verwenden auch häufig Stickstofflost [38] zur initialen Behandlung. Weitere therapeutische Optionen beruhen auf der Kombination von Interferon-(*IFN-*)α entweder mit PUVA oder mit Retinoiden. In der aktuellen Studie der EORTC (European Organisation for Research and Treatment of Cancer) wurden eine Therapie mit Retinoid plus IFN-α mit einer Therapie mittels PUVA plus IFN-α verglichen. Es zeichneten sich leichte Vorteile für die Kombination des IFN mit PUVA ab. Die Dosierung des IFN lag in dieser Studie bei ca. 9 Mio. IE 3mal wöchentlich. Eventuell kann die Dosierung – insbesondere in der Kombination mit anderen therapeutischen Modalitäten – reduziert werden.

Beim Auftreten von Tumoren empfiehlt sich die Röntgenweichstrahltherapie. 14–20 Gy bei einer Spannung von 50 kV führen regelmäßig zu einer meist narbenlosen Abheilung von Tumoren [20]. Die Radiotherapie läßt sich sehr gut kombinieren mit Retinoiden und IFN [2]. Steht der Einsatz von Zytostatika zur Debatte, muß immer bedacht werden, daß Patienten mit MF auch bei nichtleukämischem Blutbild eine Immundefizienz aufweisen, die durch den Einsatz zytotoxischer Substanzen weiter verstärkt wird. Somit ist häufig mit infektiösen Komplikationen zu rechnen. In erster Linie kann niedrig dosiert Leukeran eingesetzt werden. In fortgeschrittenen Fällen empfiehlt sich zunächst eine Behandlung mit Pednison und Leukeran, später Polychemotherapieschemata wie COP (Cyclophosphamid, Vincristin, Prednison) oder CHOP (zusätzlich Adriamycin) [4, 23, 27].

Beim SS, das ja eine wesentlich schlechtere Prognose ausweist, empfiehlt sich zunächst ein Therapieversuch mit der Photophorese. Dabei werden periphere mononukleare Zellen aus dem peripheren Blut des Patienten entnommen und in Gegenwart von Psoralen mit UVA bestrahlt. Danach werden die Zellen reinfundiert. Der genaue Wirkungsmechanismus dieser Behandlung ist noch ungeklärt. Diskutiert wird insbesondere eine Autovakzination mit den durch PUVA modifizierten autologen malignen T-Zellen. Die Photophorese kann erfolgversprechend kombiniert werden mit IFN-α, Retinoiden oder mit Methotrexat. Falls die Kombination mit anderen Substanzen nicht zum Ziel führt, bleiben wie bei der fortgeschrittenen MF die verschiedenen chemotherapeutischen Optionen.

In der folgenden Übersicht haben wir versucht, stadienorientiert die gängigsten Therapieverfahren für diese Erkrankungen zusammenzufassen [9].

Empfehlungen zur stadiengerechten Therapie von MF und SS

Stadien Ia, Ib und IIa:
- 1. PUVA [Psoralen (5-Methoxypsoralen 1,2 mg/kg oder 8-Methoxypsoralen 0,8–1,2 mg/kg KG) 2 h vor UVA 0,5–6,0 J/cm², 3mal wöchentlich, eventuell in Kombination mit 0,5–1 mg Acetretin /kg (Re-PUVA).
- 2. Ganzkörperapplikation von Stickstofflost oder Carmustine (BCNU), 5 mg in Unguentum cordis für 3 Tage alle 2 Wochen (cave Thrombozytopenie) (v. a. in den USA eingesetzt).
- Bei Progress:
  - PUVA mit IFN-α (3–9 Mio. IE subkutan 3mal/Woche),
  - 0,5–1 mg Acetretin/kg KG mit IFN-α (3–9 Mio. IE subkutan 3mal/Woche),
  - Ganzkörper „schnelle Elektronen" (bis zu 30 Gy Gesamtdosis),
  - Methotrexat 7–20 mg/m² Körperoberfläche, einmal/Woche.

Stadium IIb:
- 1. PUVA mit IFN-α oder Acetretin mit IFN-α wie oben kombiniert mit Röntgenweichstrahltherapie (6- bis 10mal 2 Gy, 50 kV, 2mal/Woche).
- 2. Ganzkörper „schnelle Elektronen".
- Bei Progreß: Chemotherapie mit
  - Knospe-Schema (Chlorambucil 0,4–0,7 mg/ kg KG verteilt über Tag 1–3 p.o., Prednisolon 75 mg Tag 1, 50 mg Tag 2, 25 mg Tag 3 p.o.) Wiederholung ab Tag 15,
  - COP (Vincristin 1,4 mg/m² Körperoberfläche max. 2 mg i.v. Tag 1, Cyclophosphamid 400 mg/m² Körperoberfläche i.v. Tag 1–5, Prednisolon 100 mg/m² Körperoberfläche Tag 1–5 p.o.) Wiederholung ab Tag 29,
  - CHOP (Cyclophosphamid 750 mg/m² Körperoberfläche i.v. Tag 1, Adriamycin 50 mg/m² i.v. Tag 1, Vincristin 1,4 mg/m² Körperoberfläche max. 2 mg i.v. Tag 1, Prednisolon 100 mg/ m² Tag 1–5 p.o., Wiederholung ab Tag 29,
  - bei High-grade-Histologie evtl. auch COPBLAM (Cyclophosphamid 400 mg/m² i.v. Tag 1, Vincristin 1,0 mg/m² Tag 1, Prednisolon 40 mg/m² Tag 1–10 p.o., Bleomycin 15 mg i.v. Tag 14, Adriamycin 50 mg/m² i.v. Tag 1, Procarbazin 100 mg/m² Tag 1–10 p.o.; Wiederholung ab Tag 22.

Stadium III:

- 1. Photopherese (Tag 1 und 2 alle 4 Wochen). Falls keine Remission:
  - zusätzlich IFN-α (3–9 Mio. IE subkutan 3mal/ Woche) evtl. plus 0,5–1 mg Acetretin/kg oder
  - Methotrexat 7–20 mg/m², einmal/Woche.
- 2. PUVA mit IFN-α wie oben.
- Bei Progreß: palliative PUVA, Ganzkörper „schnelle Elektronen", Röntgenfernbestrahlung, Chemotherapie wie oben, experimentelle Therapien (IL-2, Fusiontoxine).

Stadium IVa, IVb:

- Palliative Therapie mit Chemotherapie (s. oben), evtl. kombiniert mit IFN-α oder Retinoiden (vgl. oben). Photophorese bei leukämischen Patienten oder experimentelle Therapien.

Bei der Auswahl der Therapie muß selbstverständlich die individuelle Situation des Patienten (Begleiterkrankungen, Motivation zur Therapie und ähnliches) berücksichtigt werden.

49.7.1
Adjuvante Therapiemaßnahmen

In frühen Stadien können sowohl die PUVA-Therapie, als auch lokale zytostatische Behandlungen sowie die Ganzkörperelektronenbestrahlung komplette Remissionen erzielen, die unterschiedlich lange anhalten. Die Bedeutung adjuvanter Therapiemaßnahmen, insbesondere mit IFN-α, ist noch ungeklärt. Der Effekt solcher Maßnahmen muß in großen Multicenter-Studien untersucht werden.

49.8
Experimentelle Therapien

49.8.1
Lokal applizierbare Substanzen

Hexadecylphosphocholin

Das Phospholipid Hexadecylphosphocholin ist eine neue Substanz, die das Tumorwachstum sowohl direkt als auch indirekt über immunregulatorische Effekte inhibieren kann. Es wird erfolgreich zur Behandlung von Hautmetastasen bei Mammakarzinomen eingesetzt. Vorläufige Ergebnisse für kutane Lymphome zeigen eine Gesamtansprechrate von etwa 50%, wobei frühe, oberflächliche Läsionen wie Patches am besten ansprachen [12]. Dies hängt wahrscheinlich mit der begrenzten Penetration der extern angewandten Lösung zusammen.

49.8.2
Systemische Therapien

2' Desoxycoformycin, Fludarabin, 2' Chlorodesoxyadenosin

Diese 3 zytotoxischen Purin-Analogons sind Inhibitoren der Adenosindeaminase. Die systemische Applikation erbrachte Ansprechraten bis 50%, die allerdings wie andere Zytostatika mit häufigen infektiösen Komplikationen verbunden war [4].

Autologe Knochenmarktransplantation

In einer Pilotstudie wurden 6 Patienten mit kutanem T-Zell-Lymphom mit einer autologen Knochenmarktransplantation behandelt. Die Transplantationen konnten ohne lebensbedrohliche Infektionen durchgeführt werden. Jedoch waren ein Jahr nach der Transplantation nur 2 der 6 behandelten Patienten ohne Rezidiv. Deshalb wird die autologe Knochenmarktransplantation gegenwärtig nicht empfohlen [26].

Interleukin-2

IL-2 ist ein Glykoprotein, das in vivo v.a. von aktivierten T-Lymphozyten sezerniert wird. Es induziert die Proliferation von T-Zellen über spezifische Bindung zum hochaffinen IL-2-Rezeptor. IL-2 wirkt v.a. über die Induktion von zytotoxischen T-Zellen oder NK. Da in den 80er Jahren spekuliert wurde, daß IL-2 ein autokriner Wachstumsfaktor für T-Zell-Lymphome der Haut sein könnte, wurden bis jetzt nur wenige klinische Studien durchgeführt. In den letzten Jahren wurde allerdings deutlich, daß die meisten kutanen T-Zell-Lymphome Neubildungen von T-Helfer-2-Zellen sind, die nicht abhängig sind von IL-2 sondern von anderen Zytokinen wie z.B. IL-10 oder IL-7. Daher erscheint es jetzt vernünftig, Zytokine einzusetzen, die T-Helfer-1-Zellen induzieren wie z.B. IL-2 oder IL-12. Eine Studie konnte nachweisen, daß sich mit IL-2 partielle und komplette Remissionen bei T-Zell-Lymphomen der Haut erzielen lassen [19].

Fusiontoxine

Bei Fusiontoxinen handelt es sich um gentechnologisch hergestellte Moleküle, die auf der einen Seite einen natürlichen Liganden für die bösartigen Zellen beinhalten (z.B. IL-2), der kombiniert wird mit einer zytotoxischen Substanz (z.B. Tetanustoxin). Der Prototyp für diese Substanzen ist das IL-2-Fusiontoxin DAB389IL-2. Im Rahmen einer Multicenter-Phase-2-Studie wurde gezeigt, daß dieses Fusiontoxin zur Behandlung von T-Zell-Lymphomen der Haut geeignet ist, die den hochaffinen IL-2-Rezeptor an ihre Oberfläche exprimieren [18].

Mit dem Prinzip der Fusionstoxine eröffnen sich neue Möglichkeiten zur spezifischen Intervention bei lymphoproliferativen Erkrankungen. Eine endgültige Beurteilung ist zur Zeit noch nicht möglich.

49.9
Schlußfolgerung

Die MF und das SS sind kutane Lymphome, die einer aufwendigen Diagnostik bedürfen. Es existieren eine ganze Reihe von effizienten Therapiemaßnahmen, die stadiengerecht eingesetzt werden sollen. Die klinischen und anatomischen Eigenheiten dieser Erkrankungen bedingen, daß sie für wissenschaftliche Untersuchungen gut zugänglich sind und langfristig als Modellerkrankungen für andere lymphoproliferative Prozesse in der Haut herangezogen werden können.

Literatur

1. Agnarsson BA, Vonderheid EC, Kadin ME (1990) Cutaneous T cell lymphoma with suppressor/cytotoxic (CD8) phenotype: identification of rapidly progressive and chronic subtypes. J Am Acad Dermatol 22: 569–577
2. Bauch B, Barraud-Klenowssek M, Burg G, Dummer R (1995) Eindrucksvolle Remission einer Mycosis fungoides im Tumorstadium unter low-dose Interferon-a und Acitretin nach erfolgloser Chemotherapie. Zeitschrift H & G 70: 200–203
3. Berti E, Cerri A, Cavicchini S, Delia D, Soligo D, Alessi E, Caputo R (1991) Primary cutaneous gamma/delta T-cell lymphoma presenting as disseminated pagetoid reticulosis. J Invest Dermatol 96: 718–723
4. Bunn PJ, Hoffman SJ, Norris D, Golitz LE, Aeling JL (1994) Systemic therapy of cutaneous T-cell lymphomas (mycosis fungoides and the Sezary syndrome). Ann Intern Med 121: 592–602
5. Burg G, Braun-Falco O (1983) Cutaneous lymphomas, pseudolymphomas and related disorders. Springer, Berlin Heidelberg NewYork Tokyo
6. Burg G, Dummer R, Dommann S, Nestle FO, Nickoloff BO (1995) Pathology of cutaneous T-cell lymphoma. Hematol Oncol Clin North Am 9: 961–997
7. Burg G, Dummer R, Kerl H (1994) Classification of cutaneous lymphomas. Derm Clinics 12: 213–217
8. Burg G, Dummer R, Wilhelm M et al. (1991) A subcutaneous delta-positive T-cell lymphoma that produces interferon gamma. New Engl J Med 325: 1078–1081
9. Dummer R, Häffner A, Hess M, Burg G (1996) A rational approach to the therapy of cutaneous T-cell lymphomas. Onkologie 19: 226–230
10. Dummer R, Heald P, Nestle F, Ludwig E, Laine E, Hemmi S, Burg G (1996) Sézary Syndrome's T-cell clones display T helper 2 cytokines and express the accessory factor-1 (interferon gamma receptor beta chain). Blood 88: 1383–1389
11. Dummer R, Kohl O, Gillisson J, Kägi M, Burg G (1993) Peripheral blood mononuclear cells in non-leukemic cutaneous T-cell lymphoma patients: reduced proliferation and preferential secretion of a T helper 2 like cytokine pattern on stimulation. Arch Dermatol 129: 433–436
12. Dummer R, Krasovec M, Röger J, Sindermann H, Burg G (1993) Topical application of hexadecylphosphocholine in patients with cutaneous lymphomas: Results of a phase I/II study. J Am Acad Dermatol 29: 963–970
13. Dummer R, Michie S, Kell D et al. (1995) Expression of BCL-2 protein and Ki-67 nuclear proliferation antigen in benign and malignant cutaneous T-cell infiltrates. J Cutan Pathol 22: 11–17
14. Dummer R, Nestle F, Wiede J et al. (1991) Coincidence of increased soluble interleukin-2 receptors, diminished natural killer cell activity and progressive disease in cutaneous T-cell lymphomas. Eur J Dermatol 1: 135–138
15. Dummer R, Potoczna N, Häffner A, Gilardi F, Zimmermann D, Burg G (1996) A primary cutaneous non-T non-B CD4+, CD56+ lymphoma. Arch Derm 132: 550–553
16. Dummer R, Schwarz T (1994) Cytokines as regulatory proteins in cutaneous lymphoproliferation. Dermatol Clin 12: 283–241
17. Edelson RL (1980) Cutaneous T cell lymphoma: mycosis fungoides, Sezary syndrome, and other variants. J Am Acad Dermatol 2: 89–106
18. Foss FM, Borkowski TA, Gilliom M et al. (1994) Chimeric fusion protein toxin DAB486IL-2 in advanced mycosis fungoides and the Sezary syndrome: correlation of activity and interleukin-2 receptor expression in a phase II study. Blood 84: 1765–1774
19. Gisselbrecht C, Maraninchi D, Pico JL et al. (1994) Interleukin-2 treatment in lymphoma: a phase II multicenter study. Blood 83: 2081–2085
20. Goldschmidt H (1991) Radiation therapy of other cutaneous tumors. In: Goldschmit H, Panizzon R (eds) Modern dermatologic radiation therapy (pp 123–132). Springer, Berlin Heidelberg New York Tokyo
21. Greene MH, Dalager NA, Lamberg SI, Argyropoulos CE, Fraumeni JJ (1979) Mycosis fungoides: epidemiologic observations. Cancer Treat Rep 63: 597–606
22. Heald P, Yan SL, Edelson R (1994) Profound deficiency in normal circulating T cells in erythrodermic cutaneous T-cell lymphoma. Arch Dermatol 130: 198–203
23. Holloway KB, Flowers FP, Ramos CF (1992) Therapeutic alternatives in cutaneous T-cell lymphoma. J Am Acad Dermatol 27: 367–378
24. Honigsmann H, Brenner W, Rauschmeier W, Konrad K, Wolff K (1984) Photochemotherapy for cutaneous T cell lymphoma. A follow-up study. J Am Acad Dermatol 10: 238–245
25. Imai S, Burg G, Braun-Falco O (1986) Mycosis fungoides and Sezary's syndrome show distinct histomorphological features. Dermatologica 173: 131–135
26. Jörg B, Kerl H, Thiers BH, Bröcker E-B, Burg G (1994) Therapeutic approaches in cutaneous lymphoma. Dermatol Clinics 12: 433–441
27. Kalinke DU, Dummer R, Burg G (1996) Mangement of cutaneous T-cell lymphoma. Curr Opinion Dermatol 3: 71–76
28. Kantor AF, Curtis RE, Vonderheid EC, Scott EJ van, Fraumeni JJ (1989) Risk of second malignancy after cutaneous T-cell lymphoma. Cancer 63: 1612–1615
29. Kaye FJ, Bunn PJ, Steinberg SM et al. (1989) A randomized trial comparing combination electron-beam radiation and chemotherapy with topical therapy in the initial treatment of mycosis fungoides. N Engl J Med 321: 1784–1790
30. Kerl H, Cerroni L, Burg G (1991) The morphologic spectrum of T-cell lymphomas of the skin: a proposal for a new classification. Semin Diagn Pathol 8: 55–61
31. Kerl H, Sterry W (1987) Classification and staging. In: Burg G, Sterry W (eds) EORTC/BMFT Cutaneous Lymphoma Project Group: Recommendations for staging and therapy of cutaneous lymphomas (pp 1–10)
32. MacKie R, Dick HM, Sausa MB de (1976) Letter: HLA and mycosis fungoides. Lancet 1: 1179
33. Rajan G, Seifert B, Prümmer O, Joller-Jemelka H, Burg G, Dummer R (1996) Incidence and in-vivo relevance of antiinterferon antibodies during treatment of low-grade cutaneous T-cell lymphomas with interferon-alpha2a combined with acetretin or PUVA. Arch Derm Res 288: 543–548

34. Rappaport H, Thomas LB (1974) Mycosis fungoides: the pathology of extracutaneous involvement. Cancer 34: 1198–1229
35. Shapiro PE, Warburton D, Berger CL, Edelson RL (1987) Clonal chromosomal abnormalities in cutaneous T-cell lymphoma. Cancer Genet Cytogenet 28: 267–276
36. Thestrup-Pedersen K, Halkier SL, Sogaard H, Zachariae H (1988) The red man syndrome. Exfoliative dermatitis of unknown etiology: a description and follow-up of 38 patients. J Am Acad Dermatol 18: 1307–1312
37. Tuyp E, Burgoyne A, Aitchison T, MacKie R (1987) A case-control study of possible causative factors in mycosis fungoides. Arch Dermatol 123: 196–200
38. Vonderheid EC, Tan ET, Kantor AF, Shrager L, Micaily B, Scott EJ van (1989) Long-term efficacy, curative potential, and carcinogenicity of topical mechlorethamine chemotherapy in cutaneous T cell lymphoma. J Am Acad Dermatol 20: 416–428
39. Vowels BR, Lessin SR, Cassin M, Jaworsky C, Benoit B, Wolfe JT, Rook AH (1994) Th2 cytokine mRNA expression in skin in cutaneous T-cell lymphoma. J Invest Dermatol 103: 669–673
40. Weinstock MA (1991) A registry-based case-control study of mycosis fungoides. Ann Epidemiol 1: 533–539
41. Weinstock MA (1994) Epidemiology of mycosis fungoides. Semin Dermatol 13: 154–159
42. Whittaker SJ, Luzzatto L (1993) HTLV-1 provirus and mycosis fungoides [letter]. Science 259: 1470–1471
43. Whittemore AS, Holly EA, Lee IM et al. (1989) Mycosis fungoides in relation to environmental exposures and immune response: a case-control study. J Natl Cancer Inst 81: 1560–1567
44. Wood GS (1992) Benign and malignant cutaneous lymphoproliferative disorders including Mycosis fungoides. In: Knowles DM (ed) Neoplastic hematology (pp 917–952). Williams & Wilkins, Baltimore
45. Wood GS, Bourguin A, Crooks CF, Sklar J (1991) Quantitation of T-cell DNA in cutaneous lymphoid infiltrates. Am J Pathol 138: 1503–1509
46. Wood GS, Haeffner AC, Dummer R, Crooks C (1994) Molecular biology techniques for the diagnosis of CTCL. Dermatol Clinics 12: 231–241
47. Wood GS, Hong SR, Sasaki DT, Abel EA, Hoppe RT, Warnke RA, Morhenn VB (1990) Leu-8/CD7 antigen expression by CD3+ T cells: comparative analysis of skin and blood in mycosis fungoides/Sezary syndrome relative to normal blood values. J Am Acad Dermatol 22: 602–607
48. Zachariae H, Soyaard H (1990) Plutonium-induced mycosis fungoides and parpsoriasis en plaques – a new entity? In: Vloten WA van, Willemze R, Vejlsgaard G, Thomsen K (eds) Cutaneous Lymphomas, vol 19 (pp 81–89). Karger, Basel

50 Andere T-Zell-Lymphome einschließlich CD30 positive großzelligeT-Zell-Lymphome

Peter Kaudewitz

50.1 Definition und Klassifikation kutaner T-Zell-Lymphome vom Nicht-Mycosis-fungoides-Typ

Als primär kutane T-Zell-Lymphome werden T-Zell-Neoplasien bezeichnet, die primär am Hautorgan auftreten. Die neoplastischen Zellen befallen ausschließlich das Hautorgan, eine extrakutane Manifestation ist mit den üblichen Stagingmethoden nicht nachzuweisen [13].

Primär kutane T-Zell-Lymphome lassen sich zunächst in Mycosis fungoides (*Mf*) und Sézary-Syndrom sowie nicht der Mf zugehörige Lymphome einteilen. Da Mf und Sézary-Syndrom etwa 90 % aller primär kutanen T-Zell-Lymphome ausmachen, ist diese pragmatische Einteilung klinisch zweckmäßig. Mf und Sézary-Syndrom gehören zu den lange etablierten dermatologischen Krankheitsbildern und werden in allen gängigen Lymphomklassifikationen wie Kiel-Klassifikation [54] oder REAL-Klassifikation [25] der International Lymphoma Study Group als eigenständige klinikopathologische Entitäten eingestuft. Auch die von der niederländischen Studiengruppe kutane Lymphome vorgeschlagene Klassifikation kutaner T-Zell-Lymphome [66, 67] und die daraus weiterentwickelte EORTC-Klassifikation kutaner Lymphome (s. auch Klassifikation kutaner Lymphome unten) grenzt Mf und Sézary-Syndrom von den übrigen primär kutanen T-Zell-Lymphomen ab. Die von der Mf zu unterscheidenden peripheren T-Zell-Lymphome der Haut werden dagegen in den verschiedenen Klassifikationen noch nicht übereinstimmend bezeichnet und definiert. Die bisher vorherrschende Kiel-Klassifikation nennt in der Gruppe der niedrigmalignen T-Zell-Lymphome neben Mf und Sézary-Syndrom noch das kleinzellige pleomorphe T-Zell-Lymphom. Zur Gruppe der hochmalignen T-Zell-Lymphome werden das mittelgroß-/großzellige pleomorphe, das T-immunoblastische und das großzellig-anaplastische T-Zell-Lymphom gerechnet. Die REAL-Klassifikation teilt T-Zell- und NK-Zell-Neoplasien in Vorläufer-T-Zell-Neoplasien und periphere T-Zell- und NK-Zell-Neoplasien ein. Unter periphere T-Zell- und NK-Zell-Neoplasien werden 10 Lymphomneoplasien eingeordnet, die präzise definierte Entitäten, aber auch provisorische Kategorien umfassen. Zu den von der International Lymphoma Study Group als gut abgrenzbar angesehenen klinikopathologischen Entitäten gehören neben weiteren Lymphomtypen Mf und Sézary-Syndrom sowie das anaplastische großzellige (anaplastic large cell lymphoma, *ALCL*) CD30-positive Lymphom. Pleomorphe T-Zell-Lymphome bilden dagegen keine eigene Entität, sondern werden einer Gruppe noch nicht näher spezifizierter peripherer T-Zell-Lymphome zugerechnet. Diese Gruppe wird als heterogen und aus mehr als einer Entität bestehend angesehen.

Primär kutane Lymphome weichen in ihren klinischen Eigenheiten oft deutlich von nodalen Lymphomen gleichen histologischen Typs ab. Aus dermatologischer Sicht ist deshalb eine dritte, speziell für kutane Lymphome gültige Klassifikation erforderlich [55]. Der Nachweis definierbarer T-Zell-Populationen mit nicht überlappendem Organotropismus auch für die Haut wird als physiologische Basis für die biologischen Eigenheiten primär kutaner T-Zell-Lymphome erachtet. Ob deshalb neben den bestehenden noch zusätzliche organbezogene Lymphomklassifikationen notwendig sind, bleibt umstritten.

Eine solche speziell für kutane Lymphome gültige, von der EORTC-Studiengruppe kutane Lymphome erarbeitete Klassifikation primär kutaner T-Zell-Lymphome nennt neben MF und Sézary-Syndrom die pagetoide Retikulose und die lymphomatoide Papulose als klinisch niedrigmaligne Lymphome. Die übrigen primären T-Zell-Lymphome der Haut sind dagegen zunächst in noch nicht weiter differenzierte Gruppen zusammengefaßt. Als wesentliches Einteilungskriterium wurde auf der Basis klinischer Verlaufsbeobachtungen [9] hierbei die Expression des CD30-Antigens auf den neoplastischen Zellen gewählt, während die morphologische Differenzierung nur die Größe der atypischen Zellen berücksichtigt. Folgt man dieser Einteilung, verbleiben neben Mf, Sezary-Syndrom, pagetoider Retikulose und lymphomatoider Papulose bei den niedrigmalignen T-Zell-Lymphomen noch großzellige CD30-positive T-Zell-Lymphome und bei den hochmalignen T-Zell-Lymphomen großzellig CD30-negative T-Zell-Lymphome.

Als pleomorphes T-Zell-Lymphom klein-/mittelgroßzellig wird eine provisorische, noch nicht abschließend charakterisierte Gruppe weiterer T-Zell-Lymphome bezeichnet. Ebenso vorläufige Kategorien sind *granulomatous slack skin* und CD8-positive kutane T-Zell-Lymphome.

Probleme sind beim Gebrauch unterschiedlicher Klassifikationen zu erwarten, wenn Behandlungsergebnisse verglichen werden sollen oder wenn ein extrakutaner Befall bei einem zunächst primär kutanen Lymphom vom Pathologen histologisch klassifiziert werden und vom hämatoonkologischen Internisten behandelt werden soll. Daher sollte auch der Dermatologe neben der für kutane Lymphome vorgeschlagenen Klassifikation auch die Grundzüge der in der Pathologie üblichen Lymphomklassifikationen kennen. Die folgende Darstellung kutaner Lymphome orientiert sich an der EORTC-Klassifikation, verweist jedoch, soweit dies erforderlich erscheint, auch auf davon abweichende Einteilungen in der REAL- oder Kiel-Klassifikation.

50.2
Vorläufige Kategorien (EORTC-Klassifikation)

50.2.1
Pleomorphe T-Zell-Lymphome, klein-/mittelgroßzellig

In der überarbeiteten Kiel-Klassifikation [54] werden innerhalb der peripheren T-Zell-Lymphome bei den niedrigmalignen Lymphomen kleinzellige pleomorphe T-Zell-Lymphome und bei den hochmalignen mittelgroß-/großzellige pleomorphe T-Zell-Lymphome abgegrenzt. Die EORTC-Klassifikation nennt als provisorische Kategorie kutaner T-Zell-Lymphome kleinzellig/mittelgroßzellige pleomorphe Lymphome. Als wesentliche histomorphologische Kriterien des kleinzelligen pleomorphen T-Zell-Lymphoms der Kiel-Klassifikation werden das im wesentlichen monotone Erscheinungsbild der atypischen T-Zellen, ihre einem normalen Lymphozyten entsprechende etwas variierende Größe und ihr irre-

gulär konfigurierter Kern mit einem schmalen Zytoplasmasaum genannt. Mittelgroßzellige-großzellige pleomorphe T-Zell-Lymphome der Kiel-Klassifikation bestehen aus mittelgroßen, aus großen, oder aus mittelgroßen und großen atypischen T-Zellen. Auch hier zeigen die Zellkerne eine ausgeprägte Vielgestaltigkeit, die eine für alle Zellen gültige morphologische Beschreibung schwierig macht. Pleomorphe T-Zell-Lymphome kommen als Manifestation eines HTLV-1-positiven Lymphoms oder bei HTLV-1-negativen Patienten vor.

Den nodalen pleomorphen T-Zell-Lymphomen morphologisch entsprechende neoplastische T-Zell-Proliferationen treten auch primär an der Haut auf. Ebenso ist die Unterteilung in kleinzellige und mittelgroßzellige-großzellige Formen bei diesen Infiltraten möglich [24, 56, 57]. In einer Serie von 11 Patienten mit primär kutanen kleinzelligen pleomorphen T-Zell-Lymphomen [24] bestehen die Hautmanifestationen aus rötlichen Papeln, Knötchen und Tumoren und deutlich infiltrierten Plaques. Ekzematoide Stadien fehlen auch in der Anamnese völlig. Die Läsionen treten solitär, lokalisiert oder disseminiert auf. Allgemeinsymptome fehlen, ein extrakutaner Befall ist definitionsgemäß nicht feststellbar.

Histologisch ist die Dermis bis in die tieferen Schichten infiltriert, mitunter auch die Subkutis. Epidermotropismus ist, wenn überhaupt, nur gering ausgeprägt zu beobachten. Immunhistologisch sind die atypischen T-Zellen CD3-/CD4-positiv; auch CD3-/CD8-positive Infiltrate kommen vor. Auffällig ist ein bei etwa der Hälfte der Patienten zu beobachtender T-Zell-Antigenverlust.

Bei der Analyse der T-Zell-Antigenrezeptor-Genkonfiguration ist ein monoklonales Rearrangement des T-Zell-Rezeptor-Gamma-Gens nachzuweisen.

Die Prognose der kleinzelligen Form wird als gut angesehen, zur Therapie werden lokale Bestrahlung und/oder chirurgische Entfernung empfohlen. Bei disseminiertem Befall wird Cyclophosphamid allein oder in Kombination mit Prednison als wirksam beschrieben.

Für mittelgroßzellige-großzellige primär kutane pleomorphe T-Zell-Lymphome werden ebenfalls Plaques und Knoten, auch mit Ulzeration beschrieben. Meist treten diese disseminiert auf. Immunhistologisch überwiegen CD3-/CD4-positive Tumorzellen.

Im Gegensatz zur kleinzelligen Form gilt die Prognose der primär kutanen mittelgroßzelligen-großzelligen pleomorphen T-Zell-Lymphome als ungünstig. Meist treten rasch extrakutane Manifestationen auf, die eine systemische Chemotherapie erforderlich machen [57].

50.2.2
CD8-positive T-Zell-Lymphome

Unter dieser Bezeichnung wird in der EORTC-Klassifikation eine heterogene Gruppe peripherer T-Zell-Lymphome vorläufig zusammengefaßt, deren atypische Zellen neben weiteren T-Zell-Antigenen das CD8-Antigen tragen. CD8-positive Infiltrate kommen bei Mf [51, 59], pagetoider Retikulose [3, 46, 59] und bei pleomorphen T-Zell-Lymphomen [24] vor. Daneben werden jedoch von diesen Erkrankungen in ihrem klinisch-morphologischen Bild und ihrem Verlauf abweichende CD8-positive kutane Lymphome beschrieben [2, 60]. Klinisch zeigen diese eruptiv auftretende, disseminierte Papeln und Knötchen, sowie Patches und psoriasiforme Infiltrate. Histologisch überwiegen hyperchromatische mittelgroße atypische Zellen. Pautrier-Mikroabszesse und Einzelzellepidermotropismus kommen vor. Immunhistologisch wurde neben der Expression von T-Zell-Antigenen v. a. ein Verlust des CD2-Antigens als charakteristisch beschrieben.

Die Prognose der CD8-positiven kutanen T-Zell-Lymphome ist uneinheitlich. Zwei Subtypen herrschen vor [2]. Besonders die klinisch durch eruptive disseminierte Papeln und Knoten gekennzeichneten Formen haben einen rasch progredienten Verlauf. Daneben sind als zweite klinische Variante Patienten mit chronischer, nur langsam progredienter Erkrankung zu beobachten.

Das Krankheitsbild CD8-positive Lymphome ist v. a. durch den Immunphänotyp der atypischen Infiltratzellen definiert. Bisher ist unklar, ob allein dadurch eine klinikopathologisch homogene Entität abgegrenzt werden kann. Eher handelt es sich bei den CD8-positiven Lymphomen um eine heterogene Gruppe klinisch und morphologisch verschiedener peripherer T-Zell-Lymphome, die z. T. auch die diagnostischen Kriterien bereits etablierter Entitäten erfüllen.

50.2.3
Granulomatous slack skin

Die sehr seltene Erkrankung wurde 1973 von Convit als progressive atrophisierende chronische Dermohypodermitis beschrieben und 1978 von Ackerman als *granulomatous slack skin* bezeichnet [1].

Klinisch beginnt die Erkrankung mit symptomlosen, gering infiltrierten, rötlich lividen Plaques und konfluierenden Papeln mit etwas schuppender atrophisch wirkender Oberfläche. Über Jahre hinweg entwickeln sich langsam die charakteristischen schlaffen, herabhängenden, infiltrierten cutis-laxa-artigen Hautfalten meist im Bereich der Beugen und im Leistenbereich.

Histologisch zeigen die befallenen Areale ein ausgeprägtes, oft bis in die Subkutis reichendes granulomatöses Infiltrat mit zahlreichen histiozytären Zellen, auch mehrkernigen Riesenzellen vom Langhans-, Touton- und Fremdkörpertyp sowie Schaumzellen. Auch Tuberkelbildung mit Epitheloidzellen wird beschrieben. Daneben finden sich zahlreiche teils morphologisch atypische Lymphozyten mit überwiegend kleinen chromatindichten zerebriformen Kernen. Elastische Fasern fehlen fast vollständig oder sind fragmentiert und geschwollen [6]

Immunhistologisch sind die Riesenzellen CD14-positiv, die lymphozytären Zellen tragen die T-Zell-Antigene CD3, CD5, sowie CD4. Bei den wenigen bisher untersuchten Patienten ist im Southern blot ein monoklonales T-Zell-Infiltrat nachzuweisen [42].

Die Granulomatous slack skin ist in der EORTC-Klassifikation kutaner Lymphome als vorläufige Entität eingestuft. Sie unterscheidet sich klinisch und histologisch von der typischen Mf, bei der ohne Prädilektion ekzematoide und plaqueförmige Infiltrate ohne cutis-laxa-artigen Aspekt auftreten. Unscharf wird die Abgrenzung gegenüber ebenfalls beschriebenen granulomatösen Varianten der Mf. Die ausgeprägte Elastolyse gilt jedoch als typisch für Granulomatous slack skin, die aufgrund immunhistologischer und genotypischer Befunde als niedrigmaligne klonale T-Zell-Proliferation der Haut anzusehen ist.

50.3
Niedrigmaligne primär kutane T-Zell-Lymphome (EORTC-Klassifikation)

50.3.1
Pagetoide Retikulose

Die Bezeichnung pagetoide Retikulose wurde 1973 von Braun-Falco und Wolff [12] für ein Krankheitsbild geprägt, das 1931 von Worringer und Kolopp erstmals beschrieben wurde [72]. Die Definition der pagetoiden Retikulose basiert weitgehend auf den klinischen und histologischen Charakteristika des erstmitgeteilten Patienten. Obwohl die immunhistologischen und genotypischen Befunde bei zahlreichen der Erstbeschreibung entsprechenden Krankheitsbildern nicht einheitlich sind, lassen sie die Klassifikation der pagetoiden Retikulose als nicht aggressive T-Zell-Neoplasie zu.

Von Ketron und Goodmann [38] wurde 1931 ein Patient mit „multiple lesions of the skin apparently of epithelial origin resembling mycosis fungoides" beschrieben. Von zahlreichen Autoren wird darin ergänzend zur lokalisierten Form der Erstbeschreibung eine disseminierte Form der pagetoiden Retikulose gesehen. Der Erstbeschreibung folgt eine ausführliche Diskussion des mitgeteilten Krankheitsbildes durch zeitgenössische Autoren. Bereits diese zweifeln die Eigenständigkeit der Erkrankung an und diagnostizieren bei dem von Ketron und Goodman publizierten Patienten eine Mf.

Klinik
Die lokalisierte Form ist klinisch als solitäre, umschriebene, schuppende, infiltrierte, psoriasiforme, auch hyperkeratotische, erythematöse, bis zu 25 cm messende Plaque mit zirzinärem, etwas eleviertem oft verrukösem Rand beschrieben [12, 15, 45]. Zentrale Aufhellung kommt vor, selten auch Ulzeration. Der Herd besteht meist über Jahre; in einer Serie von 15 Patienten werden Zeiträume von 2,5 Monaten bis 35 Jahren angegeben [45]. Er nimmt nur wenig an Größe zu und ist bis auf gelegentlichen Pruritus symptomfrei. Ganz überwiegend sind die Extremitäten betroffen. Die Läsion bleibt auf den Ort der Primärmanifestation beschränkt, eine Ausbreitung darüber hinaus mit disseminiertem Befall wurde bisher nur bei einer Patientin 3 Jahre nach operativer Entfernung eines als lokalisierte pagetoide Retikulose diagnostizierten Infiltrates atypischer mononukleärer Zellen beschrieben [73]. Ebenfalls eine Einzelfallbeobachtung ist die Entwicklung eines großzellig-anaplastischen Lymphoms aus einer lokalisierten pagetoiden Retikulose [52].

Histologie
Die typischen histologischen Veränderungen betreffen vorwiegend die Epidermis. Dort treten Hyperkeratose, fleckförmige Parakeratose, irreguläre Akanthose und ausgeprägte Papillomatose mit Ausziehung und Verdünnung der Reteleisten auf. Besonders die basalen Anteile und die Spitzen der Reteleisten sind von einem dichten intraepidermalen Infiltrat aus irregulär konfigurierten atypischen Zellen durchsetzt. Diese sind oft größer als normale Lymphozyten und haben einen großen, irregulären Kern mit fein verteiltem Chromatin. Um den Kern liegt eine klare Zone (Halo). Meist liegen die atypischen Zellen einzeln; kleinere Zellaggregate kommen vor, Mikroabszesse werden ebenfalls beschrieben. Subepidermal und im oberen Corium ist typischerweise nur ein geringes Infiltrat aus morphologisch unauffälligen Lymphozyten, Histiozyten und gelegentlich Plasmazellen vorhanden.

Immunhistologisch lassen sich auf den atypischen intraepidermalen Zellen T-Zell-assoziierte Antigene nachweisen. Das Expressionsmuster ist jedoch nicht einheitlich. Die morphologisch atypischen T-Zellen des intraepidermalen Infiltrates können einen normalen Pan-T-Zell-Phänotyp aufweisen (CD2-, CD3-, CD5-positiv). Einzelne dieser Antigene können jedoch auch deutlich vermindert exprimiert sein oder fehlen. Bei der Mehrzahl der untersuchten Patienten sind die T-Zellen CD8-positiv; CD4-positve Infiltrate sind jedoch ebenso beschrieben wie Infiltrate CD4- und CD8-negativer T-Zellen [15, 46, 59]. Der CD4-/CD8-negative Phänotyp ist charakteristisch für eine T-Zell-Subpopulation mit Expression der γ- und δ-Kette des T-Zell-Antigenrezeptors. Bereits bei der immunhistologischen Beschreibung CD4- und CD8-negativer T-Zellen bei pagetoider Retikulose wurde deshalb vermutet, daß diese seltene Erkrankung eine Neoplasie γ-/δ-positiver T-Zellen sein könnte [46]. Immunhistologisch bestätigt wurde dies bisher bei einem Patienten mit disseminierter pagetoider Retikulose [10]; bei der lokalisierten Form konnten keine γ-/δ-positiven T-Zellen nachgewiesen werden [3]. Bei zwei Patienten mit lokalisierter pagetoider Retikulose fehlte auf den atypischen T-Zellen das CD45-Antigen (common leucocyte antigen). Dieses Antigen wird als wesentlich für die Funktion der lymphozytenspezifischen Tyrosinkinase p56^{Ick} angesehen, die Wachstum und Transformation von Lymphozyten beeinflußt. Da dieses Antigen nur auf T-Zellen der umschriebenen Form fehlte, bei der disseminierten dagegen exprimiert war, wurde das nichtaggressive Wachstum der lokalisierten pagetoiden Retikulose mit dem Fehlen des CD45-Antigens in Zusammenhang gebracht [58]. Weitere Untersuchungen zeigen, daß auch Abweichungen von diesem Antigenprofil mit CD45-positiven lokalisierten [15] und CD45-negativen disseminierten Formen [73] der pagetoiden Retikulose vorkommen.

Bei der Analyse des Genotyps mittels Southern blot und PCR erweisen sich die T-Zell-Infiltrate bei einigen Patienten als monoklonal [71], bei anderen ist eine Klonalität nicht nachzuweisen [15]. Da bei zwei Patienten mit polyklonalem Infiltrat in loco Spinnenbisse vorausgegangen waren, wurde die pagetoide Retikulose dieser Patienten als Hypersensitivitätsreaktion interpretiert [17]. Ein auslösendes Agens ist jedoch in der Mehrzahl der Patienten nicht zu ermitteln, so daß die Ätiologie der Erkrankung unbekannt bleibt.

Therapie
Lokale Maßnahmen sind wirksam. Kleine Herde können operativ entfernt werden. Auch Röntgenweichstrahltherapie oder Bestrahlung mit schnellen Elektronen sind geeignet. Mit einer Bade-PUVA-Behandlung konnte bei eigenen Patienten Erscheinungs- und Rezidivfreiheit erreicht werden.

50.3.2
Lymphomatoide Papulose

Als lymphomatoide Papulose bezeichnete Macaulay 1968 eine Erkrankung der Haut, die klinisch durch spontan abheilende und wieder neu auftretende gruppierte Papeln und histologisch durch ein Infiltrat atypischer lymphomatoider, d. h. lymphomartiger Zellen gekennzeichnet war [44]. Bereits 1956 hatte Dupont bei Patienten mit vergleichbaren Hauterscheinungen diese als histiomonozytische Retikulose beschrieben.

Klinik

Die typische Hauteffloreszenz bei lymphomatoider Papulose ist eine rötliche, bräunliche, feste 2–12 mm große Papel. Sie nimmt zunächst an Größe zu, kann zentral hämorrhagisch und nekrotisch werden, auch Krustenbildung und Schuppung kommen vor. Nach etwa 3–8 Wochen heilt die Papel in der Regel spontan ab, danach können Hyper- und Hypopigmentierung oder flache Narben zurückbleiben. Meist treten die Papeln gruppiert auf, oft innerhalb erythematöser oder auch hämorrhagischer Plaques. Die Anzahl kann von einzelnen wenigen bis zu hunderten variieren. Innerhalb der Papeln können Vesikel oder Pusteln entstehen. Neben den klassischen Papeln sind bei lymphomatoider Papulose auch ausgeprägtere Infiltrate in Form von Knötchen und Knoten sowie ekzematoide bis plaqueförmige Veränderungen beschrieben [5, 31, 36, 43, 65]. Größere Knötchen und Knoten können über Monate bestehen bleiben. Alle Körperregionen können befallen sein, seltener auch die Mund- oder Genitalschleimhäute, Hand- und Fußflächen, Gesicht und Kapillitium; bevorzugt treten die Hautveränderungen jedoch an Stamm und Extremitäten auf. Die Hautveränderungen sind abgesehen von gelegentlichem Juckreiz und leichtem Brennen weitgehend asymptomatisch.

Am häufigsten tritt die Erkrankung im mittleren Lebensalter auf, der Altersmedian liegt in den meisten größeren Serien zwischen 35 und 45 Jahren. Grundsätzlich können jedoch alle Lebensalter betroffen sein, der jüngste berichtete Patient war bei Erstmanifestation 8 Monate, der älteste Patient 84 Jahre alt [36]. Die angegebene Geschlechtsverteilung variiert zwischen Werten von 2:1 bis 3:2 für das Verhältnis männliche/weibliche Patienten; auch eine gleichmäßige Verteilung wird beschrieben.

Die Prävalenz der lymphomatoiden Papulose wird auf 1,2–1,9 pro 1 000 000 Einwohner geschätzt, wobei diese Zahlen als eher zu niedrig gewertet werden [31, 62].

Histologie

Das histologische Bild der lymphomatoiden Papulose hängt wesentlich vom Alter der Läsion ab. Eine frühe, einige Tage alte Papel zeigt ein eher spärliches, oberflächliches perivaskuläres Infiltrat aus kleinen morphologisch unauffälligen Lymphozyten, Histiozyten, Neutrophilen und gelegentlich Eosinophilen. Epidermale Veränderungen fehlen bis auf gelegentliche geringe Spongiose. Atypische Zellen fehlen. Auch abheilende Papeln weisen dieses Bild auf, Neutrophile fehlen jedoch meist. Die papilläre Dermis zeigt Fibrose; die Epidermis kann nekrotisch, ulzeriert oder parakeratotisch sein. Die 2–3 Wochen alte, vollentwickelte Papel ist durch ein diffuses und perivaskuläres, oberflächliches und tiefes manchmal keilförmiges, auch bis in das subkutane Fettgewebe reichendes Infiltrat gekennzeichnet. In der oberen Dermis kann das Infiltrat lichenoid angeordnet sein mit Epidermotropismus mononukleärer Zellen. Das dermale Infiltrat besteht aus morphologisch unauffälligen Lymphozyten, zahlreichen Histiozyten, Neutrophilen und vereinzelten Eosinophilen. Dieses entzündliche, gemischtzellige Infiltrat bildet den Hintergrund für einen zusätzlichen charakteristischen Infiltratbestandteil aus atypischen Zellen. Ein Teil dieser atypischen Zellen ist klein bis mittelgroß, seltener blastär, der Kern mißt etwa 8–15 μm im Durchmesser, ist hyperchromatisch, chromatindicht und zerebriform konturiert. Solche atypischen Zellen haben nur wenig Zytoplasma. Weiter kommen große atypische zytoplasmareiche Zellen mit rundlichen oder nierenförmigen 15–40 μm messenden Kernen mit prominenten Nukleolen in Ein- oder Mehrzahl vor. Auch mehrkernige, bizarr konfigurierte Riesenzellen mit ähnlicher Morphologie finden sich im Infiltrat. Mitosen sind zahlreich.

Trotz des weiten morphologischen Spektrums der atypischen Infiltratzellen lassen sich diese immunhistologisch als T-Zellen identifizieren [28, 32]. Damit war auch die lange diskutierte Frage nach der Histogenese der verschiedenen atypischen Zellen geklärt. T-Zell-Antigene wie CD2, CD3, CD4, und CD5 werden auch von den größeren atypischen Zellen exprimiert, einzelne T-Zell-Antigene können jedoch auch fehlen. Charakteristisch ist weiter die Expression des CD30-Antigens. Mit dem Antikörper Ber-H2 können am Paraffinschnitt CD30-Expression und Morphologie der reaktiven Zellen korreliert werden. Besonders die großen atypischen Zellen mit prominenten ovalären oder nierenförmigen Nukleolen sind CD30-positiv. Weiter tragen diese Zellen T-Zell-assoziierte Antigene und Aktivierungsantigene wie CD25, CD43 und CD71. Die großen atypischen Zellen bilden das wesentliche proliferierende, Ki-67-positive Zellkompartiment. Die Angaben zu CD15-Expression sind widersprüchlich.

Regelmäßiger Nachweis auf 55% der großen atypischen Zellen und regelmäßiges Fehlen auf denselben Zellen wird beschrieben [28, 43]. Histiozytäre Zellen sind zahlreich vorhanden, proliferieren aber nicht.

Diese immunhistologischen Befunde bieten eine einfache Erklärung für die bei lymphomatoider Papulose zu beobachtende morphologische Heterogenität der atypischen Infiltratzellen. Die kleineren chromatindichten Zellen mit zerebriformen Kernen entsprechen nichtaktivierten T-Zellen, die nach Stimulation über morphologisch unterschiedliche Zwischenstadien die Morphologie der großen atypischen Zellen mit großen Kernen und prominenten Nukleolen annehmen.

Genotypische Studien zeigen am Beispiel einer transformierten Mf [69] für denselben T-Zell-Klon ebenfalls ein morphologisches Spektrum der atypischen Zellen, das von kleinzellig/zerebriform bis großzellig/CD30-positiv reicht. Nach der vorherrschenden Infiltratkomponente wurden bei lymphomatoider Papulose mehrere histologische Subtypen unterschieden:

- bei Typ A überwiegen große atypische Zellen mit prominenten Nukleolen und reichlich Zytoplasma,
- bei Typ B kleine Zellen mit chromatindichten, zerebriformen Kernen,
- der diffuse großzellige Typ nach Willemze [65] besteht aus kohärent wachsenden großen atypischen Zellen,
- die kleinzelligen Variante nach Weinmann und Ackerman [63] aus kleinen, chromatindichten Zellen.

Die Histogenese der beschriebenen Subtypen ist durch die genannten immunhistologischen Befunde erklärbar. Bei Typ A überwiegen CD30-positive aktivierte T-Zellen, bei Typ B und bei der kleinzelligen Variante dagegen nichtaktivierte T-Zellen. Die T-Zell-Natur beider atypischer Zellvarianten war bei der ursprünglichen Beschreibung der Subtypen A und B nicht klar; vielmehr wurde eine Langerhans-Zell- oder histiozytäre Genese vermutet und die Unterscheidung beider Typen auch durch die unterschiedliche Histogenese begründet. Die genannten Typen werden jedoch heute als unterschiedliche Manifestationsformen des histologischen Spektrums der lymphomatoiden Papulose verstanden. Dies um so mehr als sie gleichzeitig am selben Patienten zu beobachten sind [36, 65].

Die Untersuchung der T-Zell-Antigenrezeptor-Genkonfiguration bei lymphomatoider Papulose zeigt klonale aber auch polyklonale und oligoklonale T-Zell-Infiltrate in den Hauterscheinungen. Papeln in unterschiedlichen anatomischen Lokalisationen und im Abstand von Monaten entnommene Papeln desselben Patienten können aus klonal identischen T-Zell-Infiltraten bestehen [5, 64]. Umgelagert sind die Gene für die β- und die γ-Kette oder nur die β-Kette. Die Mehrzahl der klonalen T-Zell-Infiltrate bestehen aus großen atypischen Zellen, aber auch kleine chromatindichte Zellen erweisen sich als monoklonale T-Zellen. Die meisten beschriebenen Untersuchungen basieren auf Southern-blot-Analysen, so daß der fehlende Nachweis eines klonalen Infiltrates auch auf eine zu geringe Sensitivität dieser Methode zurückzuführen sein kann. Wertet man die Ergebnisse als methodisch korrekt, so stellt sich die lymphomatoide Papulose in der Mehrzahl der untersuchten Biopsien zusammen mit den immunhistologischen Befunden als klonale T-Zell-Proliferation aktivierter CD4-positiver T-Zellen dar. Ein Zusammenhang zwischen Klonalität des Infiltrates und biologischem Verhalten ist jedoch nicht erkennbar; der klinische Verlauf bei polyklonalen und monoklonalen Infiltraten ist identisch. Ein Klonalitätsnachweis hat somit keine prognostische Bedeutung.

Morphologisch und immunphänotypisch gleichartige klonale große atypische Infiltratzellen kommen auch bei anderen Lymphomen vor. CD30-positive große Zellen mit atypischer Morphologie bestimmen das histologische Bild bei Morbus Hodgkin und bei CD30-positiven großzellig anaplastischen T-Zell-Lymphomen; sie treten bei pleomorphen T-Zell-Lymphomen und im Tumorstadium der Mf auf. Kleine CD30-negative atypische Lymphozyten sind charakteristisch für Mf. In-vitro-Studien und elektronenmikroskopische Untersuchungen belegen die Umwandlung kleiner nichtaktivierter CD30-negativer T-Zellen zu großen CD30-positiven blastären Zellen. Weiter zeigen kleine CD30-negative T-Zellen mit chromatindichten Kernen in ekzematoiden Infiltraten bei lymphomatoider Papulose und die CD30-positiven großen Zellen identische Konfiguration des umgelagerten T-Zell-Antigenrezeptorgenes und sind somit morphologische Varianten klonal identischer atypischer T-Zellen [18]. Auch bei einer zunächst kleinzelligen Mf mit Transformation in ein CD30-positives großzelliges Lymphom waren beide morphologischen Zelltypen klonal identisch [61].

Die genannten Befunde erklären die klinisch beobachtete Assoziation der lymphomatoiden Papulose mit M. Hodgkin, großzellig anaplastischen Lymphomen und Mf, die zusammen 90% der in der Literatur beschriebenen, mit lymphomatoider Papulose assoziierten Lymphome ausmachen [7]. Die restlichen Neoplasien sind ungenügend charakterisiert. In der Kombination von lymphomatoider Papulose und M. Hodgkin tritt eine morphologisch und immunphänotypisch weitgehend identische klonale Population atypischer Zellen an der Haut als lymphomatoide Papulose und im Lymphknoten als M. Hodgkin auf [36]. Bei lymphomatoider Papulose und nachfolgendem großzellig-anaplastischen Lymphom sind die atypischen Zellen morphologisch und immunphänotypisch kaum zu unterscheiden; in Haut und nachfolgend befallenem Lymphknoten sind diese Zellen auch genotypisch identisch [35, 61]. Bei Mf dominieren kleine atypische Zellen mit zerebriformen chromatindichten Kernen, die auch bei lymphomatoider Papulose zu finden sind [65, 70]. Mycosis fungoides und lymphomatoide Papulose mit ausschließlich kleinzelligem Infiltrat wird nicht beobachtet. Beide Erkrankungen wären allerdings histologisch auch schwer voneinander abgrenzbar. Morbus Hodgkin und Mf können vor, zusammen mit oder nach lymphomatoider Papulose auftreten. Großzellig-anaplastische CD30-positive Lymphome kommen bei den beschriebenen Patienen ausschließlich nach lymphomatoider Papulose vor. Die Häufigkeit einer Assoziation zwischen lymphomatoider Papulose und den genannten Lymphomen liegt zwischen 5 und 20 %. Davon werden etwa 8 % während der Nachbeobachtung der lymphomatoiden Papulose manifest [7]. Klinisch verwertbare Kriterien zur Identifizierung von Risikopatienten für die Entwicklung eines systemischen Lymphoms sind bisher nicht beschrieben. Eine erhöhte Wahrscheinlichkeit wird jedoch für Patienten mit persisterenden tumorösen CD30-positiven Infiltraten vermutet.

Patienten mit lymphomatoider Papulose sollten engmaschig klinisch kontrolliert werden. Da die berichteten nodalen Lymphome fast ausschließlich zunächst in den regionalen Lymphknoten auftraten, sollten diese besonders aufmerksam untersucht und zusätzlich sonographiert werden.

Pathogenese

Das in der Tumorimmunologie gängige Konzept der *immune surveillance* wurde auch zur Erklärung der Pathogenese der lymphomatoiden Papulose benutzt. Demnach werden die atypischen T-Zellen der kutanen Infiltrate durch die Immunantwort des Wirtes an einer Expansion gehindert. Erst wenn diese Immunantwort funktionell eingeschränkt wird, entstehen die für lymphomatoide Papulose typischen Veränderungen bis hin zur systemischen Ausbreitung als malignes Lymphom. Daten für diese Theorie fehlen, eine Immundefizienz ist bei Patienten mit lymphomatoider Papulose nicht nachzuweisen. Auch für eine virale Genese [41] der Erkrankung gibt es keine klaren Hinweise. Im Gegensatz zu M. Hodgkin konnten in den großen atypischen Zellen der lymphomatoiden Papulose keine EBV-Genome nachgewiesen werden [30]. Nur bei einem einzigen Patienten wurden bisher HTLV-I-assoziierte DNA-Sequenzen gefunden [53]. Möglicherweise beeinflus-

sen die Produktion von TGF-β und Abweichungen bei der Expression von TGF-β-Rezeptoren auf den atypischen CD30-positiven Zellen deren biologisches Verhalten [47]. Die Pathogenese der lymphomatoiden Papulose ist jedoch noch nicht schlüssig geklärt.

Therapie

Die Hauterscheinungen der lymphomatoiden Papulose sind therapeutisch nur schwer mit lange anhaltendem Erfolg zu beeinflussen. Überraschenderweise zeigt bei gleichzeitig bestehendem Lymphom und lymphomatoider Papulose das maligne Lymphom nach aggressiver Kombinationschemotherapie langanhaltende Remissionen, während die Hauterscheinungen der lymphomatoiden Papulose sich, wenn überhaupt, nur vorübergehend zurückbilden [74]. Eine aggressive Therapie ist deshalb nicht sinnvoll. Von den zahlreichen bei lymphomatoider Papulose angewandten therapeutischen Verfahren [14, 36] haben Methotrexat, topisches Carmustin und Photochemotherapie den überzeugendsten Effekt. Methotrexat wird in einer Dosierung von 5–25 mg pro Woche als effektiv beschrieben. Topisches Carmustin lokal für einzelne Papeln und für die gesamte betroffene Haut reduziert die Aktivität der Erkrankung und verkürzt die Bestandsdauer der einzelnen Papeln. Allerdings sind auch hier keine langanhaltenden Remissionen zu erzielen. Photochemotherapie (Methoxypsoralen und UVA] gilt als Therapie der Wahl bei ausgedehntem Befall und bei ekzematoiden Veränderungen [40]. PUVA reduziert die Anzahl der Papeln, gewährleistet allerdings ebensowenig eine langanhaltende Remission. Eine Variante der Photochemotherapie ist die Bade-PUVA-Therapie, bei der das im Badewasser gelöste Methoxypsoralen während eines etwa 20minütigen Bades an die Haut gelangt. Unmittelbar anschließend wird mit UVA bestrahlt. Bei lymphomatoider Papulose konnten bei den bisher von uns behandelten Patienten – auch bei Kindern – anhaltende Remissionen von mehreren Monaten erreicht werden. Andererseits war bei einem Patienten mit lymphomatoider Papulose nach M. Hodgkin nur eine geringgradige Besserung zu erzielen. Wegen der besseren Verträglichkeit und der geringeren Strahlenbelastung sollte die Bade-PUVA-Therapie auch bei lymphomatoider Papulose als wesentliche therapeutische Alternative erwogen werden.

50.3.3
Großzellige CD30-positive Lymphome

Das CD30-Antigen ist ein Zytokinrezeptor der *tumor-necrosis-factor superfamily*, zu der auch der niedrig affine NGF-Rezeptor, die TNF-Rezeptoren 1 und 2, das B-Zell-Antigen CD40 und das Fas/Apo1-

Antigen gehören. Die Expression des CD30-Antigens ist eng mit der Aktivierung und Proliferation der jeweiligen Zellen verbunden. Nach Stimulation kann dieses Antigen auf T- und B-Zellen, nicht dagegen auf Makrophagen induziert werde. CD30 wird dementsprechend ganz überwiegend auf hämatopoetischen Neoplasien exprimiert [50], eine Ausnahme bilden embryonale Karzinome mit membranständiger Anfärbung und Tumoren des Pankreas und der Speicheldrüse mit diffuser zytoplasmatischer Färbung. CD30-positive neoplastische lymphatische Zellen zeigen eine punktförmige intrazytoplasmatische Anfärbung und eine Färbung der Zellmembran [20]. Mit Toxinen gekoppelte Anti-CD30-Antikörper wurden bereits erfolgreich zur Behandlung bei therapierefraktärem M. Hodgkin eingesetzt [21].

Bei der Untersuchung der CD30-Expression auf einer großen Anzahl von überwiegend nodalen Non-Hodgkin-Lymphomen fiel eine Gruppe von Neoplasien auf, die nahezu ausschließlich aus CD30-positiven Tumorzellen bestand. Assoziiert mit der Expression des CD30-Antigens war eine als großzellig-anaplastisch beschriebene, bis dahin für eine histiozytäre Genese charakteristisch geltende Morphologie der Tumorzellen [55]. Immunhistologisch trugen die Tumorzellen dieser als großzellig anaplastisch bezeichneten Lymphome überwiegend T- oder B-Zell-assoziierte Antigene, histiozytäre Antigene fehlten. Entsprechend wurde die neue Entität in der überarbeiteten Kiel-Klassifikation als großzellig-anaplastisches Lymphom unter die Gruppe der hochmalignen T-oder B-Zell-Lymphome eingeordnet [54].

Auch an der Haut waren bereits 1971 Tumoren mit großzelliger Morphologie und vermeintlicher histiozytärer Genese mit spontaner Regression bei fehlender extrakutaner Manifestation als atypische regressive Histiozytose beschrieben worden [23]. Die zytogenetische Einordnung der Tumorzellen basierte jedoch überwiegend auf der enzymzytochemischen Charakterisierung von suspendiertem Tumorgewebe. Die zunächst angenommene spontane Regression erwies sich als vorübergehend; einige der ursprünglich beschriebenen Patienten verstarben nach systemischem Befall durch das zunächst primär kutan aufgetretene Malignom. Primär an der Haut auftretende Neoplasien mit einer den nodalen großzellig-anaplastischen Lymphomen und der atypischen regressiven Histiozytose entsprechenden Morphologie bestehen ebenfalls ganz überwiegend aus CD30-positiven Tumorzellen. Die weitgehend einheitlichen klinischen, histologischen und immunphänotypischen Eigenschaften solcher primär kutanen großzelligen CD30-positiven Lymphome weisen diese als eigenständige klinikopathologische Entität aus [8, 22, 33, 34, 37].

Definition und Nomenklatur

Kutane CD30-positive Lymphome können primär oder sekundär am Hautorgan auftreten. Primär kutane anaplastische großzellige CD30-positive Lymphome (CD30-positive ALCL) bestehen zu mindestens 75% aus CD30-positiven großen blastären Tumorzellen. Meist wachsen diese in kohärenten Arealen. Ein primäres CD30-positives ALCL kann nur diagnostiziert werden, wenn nach eingehenden Staginguntersuchungen keine Hinweise auf ein extrakutanes Lymphom gleichen Typs vorliegen und wenn beim Patienten keine lymphoproliferativen Erkrankungen der Haut, insbesondere Mf oder lymphomatoide Papulose vorausgegangen sind oder gleichzeitig bestehen, aus denen sich sekundär ein CD30-positives ALCL entwickelt hat. Neben der histologischen und immunhistologischen Beurteilung einer Biopsie ist also immer auch das klinische Bild und der Verlauf der Erkrankung gerade zur Abgrenzung gegenüber Infiltraten bei lymphomatoider Papulose bei der Diagnose mit zu berücksichtigen.

Die Tumorzellen einiger der ursprünglich beschriebenen nodalen CD30-positiven ALCL wiesen eine bizarre anaplastische Morphologie auf. Daneben fanden sich in der gleichen Serie ebenfalls CD30-positive großzellige Lymphome mit homogenerer Zytomorphologie. Nachfolgende Untersuchungen weiterer Serien nodaler CD30-positiver großzelliger Lymphome versuchen diese Pleomorphie der Tumorzellen in histomorphologische Varianten einzuordnen. In der überarbeiteten Kiel-Klassifikation wurde die Bezeichnung großzellig-anaplastisch jedoch für die gesamte Gruppe dieser CD30-positiven Lymphome mit variabler aber charakteristischer Morphologie beibehalten. Gleichartige Lymphome wurden bei Kindern als Ki-1-Lymphome der Kindheit bezeichnet [29] oder in weiteren Studien anaplastische großzellige Ki-1-Lymphome genannt. Die Mehrzahl der selbstheilenden atypischen Histiozytosen sind mit größter Wahrscheinlichkeit ebenfalls kutane CD30-positive großzellige anaplastische Lymphome. Andere morphologisch nicht der Gruppe der großzellig-anaplastischen Lymphome der Kiel-Klassifikation zuzuordnende primär kutane großzellige Lymphome können ebenfalls ganz überwiegend CD30-positiv sein. Manche dieser Lymphome wurden als mittelgroß-/großzellige pleomorphe T-Zell-Lymphome oder T-immunoblastische Lymphome bezeichnet, andere waren nicht eindeutig zu klassifizieren. Von manchen Autoren werden primär kutane anaplastische und nichtanaplastische großzellige Lymphome als primär kutane CD30-positive großzellige Lymphome zusammengefaßt. Auch die von der EORTC-Projektgruppe kutane Lymphome vorgeschlagene Klassifikation kutaner Lymphome beschreibt nur ein großzelliges CD30-positives Lymphom ohne weitere Differenzierung der Morphologie. Dagegen erachten die Autoren der REAL-Klassifikation das CD30-positive ALCL innerhalb der Gruppe der peripheren T-Zell-Lymphome als klar abgrenzbare Entität.

In einer Studie mit 47 Patienten zum klinischen Verlauf CD30-positiver Lymphome mit anaplastischer und nichtanaplastischer Morphologie war kein statistisch belegbarer Unterschied zwischen beiden Typen zu beobachten [8]. Es bleibt deshalb offen, ob die oft schwierige histologische Differenzierung auch klinisch erforderlich ist.

Klinik

Ein CD30-positives ALCL kann in jedem Alter auftreten. Der jüngste Patient einer Serie von 47 Patienten war 2 Jahre, der älteste 95 Jahre alt. Im Gegensatz zu der bimodalen Altersverteilung des extrakutanen, nodalen CD30-positiven ALCL sind Kinder und Jugendliche seltener betroffen; der Altersgipfel liegt bei 60 Jahren, in einer Serie von 27 Patienten wurde ein Altersmedian von 67 Jahren ermittelt [39]. Überwiegend sind männliche Patienten betroffen. Bei Patienten unter 40 Jahren betrug das Verhältnis männlich/weiblich 1,3:1, bei Patienten über 40 Jahren 2,1:1, in einer Serie mit 27 Patienten lag es bei 6,1:1.

Das klinisch morphologische Bild des primär kutanen CD30-positiven ALCL ist uncharakteristisch. Meist bestehen die Hautinfiltrate aus solitären oder lokalisiert auftretenden festen, hautfarbenen oder rötlichen Knötchen oder Knoten, die bei der Erstvorstellung häufig bereits eine Größe von über 1 cm erreicht haben. Auch kleinere Papeln oder größere solitäre Tumoren mit bis zu 10 cm Durchmesser kommen vor. Bei etwa der Hälfte der Patienten ulzerieren die größeren Knoten spontan. Meist ist eine umschriebene Körperregion betroffen, ausgedehnterer Befall wird nur bei etwa 10 % der Patienten beobachtet. Prädilektionsstellen bestehen nicht. Die tumorösen Infiltrate entwickeln sich meist innerhalb von 1–3 Monaten. Spontane Regression auch von knotigen Infiltraten wurde beobachtet [8, 39].

Histologie

Primär kutane CD30-positive ALCL bilden ein dichtes diffuses dermales Infiltrat, das auch bis ins subkutane Fettgewebe reichen kann. Epidermotropismus der Tumorzellen fehlt in der Regel. Ulzeration und pseudoepitheliomatöse Hyperplasie der Epidermis finden sich bei etwa 60 % der Fälle, weitere unspezifische Veränderungen sind Gefäßproliferation und Infiltration der Gefäßwände.

Die neoplastischen Zellen wachsen meist in kohärenten Arealen oder bilden umschriebene knotige Infiltrate. In den meisten Fällen haben sie bereits

im HE- und Giemsa-gefärbten Schnittpräparat eine für die Diagnose ausreichend charakteristische Morphologie. Die Tumorzellen sind rundlich oder polygonal, oft ausgeprägt polymorph und etwa 20 μm groß, wobei auch deutlich größere Riesenzellen vorkommen. Ihr großer Kern liegt oft exzentrisch in reichlich amphophilem Zytoplasma. Die Kernkontur kann rundlich sein, oval oder nierenförmig mit glatter konvexer und irregulär gebuchteter konkaver Oberfläche. Der Kern enthält einen oder oft mehrere prominente, etwas eosinophile Nukleolen. Auch mehrkernige Tumorzellen und Reed-Sternberg-ähnliche Zellen kommen vor.

Die beschriebene Zytomorphologie war bei 65 % der Fälle einer europäischen Multizenterstudie zu beobachten [8]. Diese vorherrschende morphologische Variante wird auch als „common type" bezeichnet. Große, völlig irregulär geformte Tumorzellen mit bizarren oder polygonalen Kernen und prominenten Nukleolen kennzeichnen die anaplastische Variante. Zusätzlich können CD30-positive großzellige Lymphome mit nichtanaplastischer und vom Common type abweichender Morphologie abgegrenzt werden. Manche dieser Lymphome gleichen pleomorphen oder immunoblastischen T-Zell-Lymphomen. Die Klassifikation solcher Lymphome bleibt jedoch schwierig, auch fehlen klare morphologische Kriterien für einen nichtanaplastischen Subtyp CD30-positiver großzelliger Lymphome.

Die verschiedenen Varianten CD30-positiver anaplastischer und nichtanaplastischer Lymphome illustrieren die morphologische Vielfalt innerhalb dieses Lymphomtyps. Bisher war eine klinische, insbesondere prognostische Bedeutung derartiger Subklassifikationen im Gegensatz zu den nodalen Lymphomen gleichen Typs [11, 16] für primär kutane CD30-positive ALCL noch nicht nachzuweisen. Prognostisch wesentlich ist jedoch die Expression des CD30-Antigens; für CD30-negative großzellige Lymphome der Haut wurde eine schlechtere Prognose beobachtet [9]. Von manchen Autoren und in der EORTC-Klassifikation primär kutaner Lymphome wird deshalb nur noch die großzellige Morphologie und die CD30-Expression als wesentlich angesehen und die gesamte Gruppe unabhängig von den beschriebenen morphologischen Varianten als CD30-positive großzellige Lymphome bezeichnet.

Reaktive Zellen wie Lymphozyten, Eosinophile, Neutrophile und gelegentlich vereinzelte Plasmazellen sind überwiegend an der Peripherie des neoplastischen Infiltrates lokalisiert. Makrophagen bilden eine wesentliche reaktive Infiltratkomponente und können gegenüber den neoplastischen Zellen an Zahl überwiegen. Dies hat zu der irrtümlichen Klassifikation primär kutaner CD30-positiver ALCL als histiozytäre Neoplasien geführt. Doppelmarkierungen mit dem Antikörper Ki-67, der mit einem proliferationsassoziierten nukleären Antigen reagiert und mit Antikörper gegen CD30- oder makrophagenassoziierten Antigenen zeigen jedoch eindeutig, daß die infiltrierenden Makrophagen nicht zum proliferierenden Infiltratkompartement gehören. Dieses besteht ausschließlich aus CD30-positiven Zellen.

Die Tumorzellen des primären CD30-positiven ALCL exprimieren das CD30-Antigen. Mit dem Antikörper Ber-H2 gegen ein formalinresistentes Epitop kann dieses Antigen auch an Paraffinmaterial nachgewiesen werden [20, 34, 49]. Positive Zellen zeigen eine deutliche Färbung der Zellmembran und eine fleckförmige Reaktion in der Gegend der Golgi-Region. Das *leucocyte common antigen (LCA)* war in einer Serie bei allen Fällen nachweisbar [39], kann aber auch fehlen. Die Tumorzellen sind positiv für Aktivierungsantigene wie CD25 und HLA-DR.

Die Mehrzahl der Infiltrate besteht aus neoplastischen T-Zellen, die mit gegen T-Zell-assoziierten Antikörpern reagieren. Wie bei anderen großzelligen T-Zell-Lymphomen läßt sich häufig ein vom Antigenprofil normaler reifer T-Zellen aberrierender Phänotyp mit inkonstanter Expression von CD2, CD3, CD5 und CD6 nachweisen. Das *cutaneous lymphocyte associated antigen HECA452* findet sich auf der Mehrzahl der Tumorzellen. Die Mehrzahl der neoplastischen T-Zellen gehört zur CD4-/CD45RO-Subpopulation, der CD8-positive Suppressor-T-Zell-Phänotyp ist dagegen seltener. Am Paraffingewebe reagieren die Tumorzellen in der Mehrzahl der Fälle mit dem Antikörper UCHL-1 (CD45RO) und MT1. Primäre CD30-positive ALCL mit B-Zell-Phänotyp (L26-/CD20- und MB-2-positiv) sind dagegen selten.

Die neoplastischen Zellen sind negativ für Monozyten-Makrophagen-assoziierte Antigene wie CD68, Mac387 und Lysozym und CD15 (Leu M-1). Gelegentliche positive Reaktionen mit EMA (epithelial membrane antigen) werden beschrieben; in der Regel sind die Tumorzellen im Gegensatz zu den nodalen CD30-positiven ALCL jedoch EMA-negativ. Sie reagieren nicht mit den in der Differentialdiagnostik großzelliger Neoplasien gebräuchlichen Antikörpern S100, HMB 45, Anti-Zytokeratin, Anti-neuronspezifische-Enolase und Anti-Chromogranin [43].

Die auf ihre T-Zell-Rezeptorgenkonfiguration untersuchten CD30-positiven ALCL zeigen eine rearrangierte monoklonale Bande für die β-Kette [4]. Chromosomale Aberrationen in Form einer t(2;5)(p23;q35)-Translokation sind charakteristisch für nodale CD30-positive ALCL [27, 48]. Bei primär kutanen Lymphomen dieses Typs war mit Hilfe der Reverse-Transcriptase-PCR und immunhistologisch durch einen gegen das Fusionsprotein p80 gerichteten polyklonalen Antikörper eine solche Transloka-

tion in einer Studie mit 14 Patienten nicht nachzuweisen [19].

Pathogenese

Die Pathogenese des primär kutanen CD30-positiven ALCL ist unbekannt. Untersucht wurden Hinweise auf eine mögliche virale Ätiologie, wobei HTLV-I oder verwandte Viren sowie EBV [26] in Frage kommen. In einer kleinen Serie von 6 Patienten ließen sich nach Southern-blot-Hybridisierung Banden zeigen, die Anteilen der HTLV-I-DNA entsprachen; die komplette virale DNA war jedoch nicht nachzuweisen [4].

Bei HIV-infizierten Patienten mit kutanen ALCL fanden sich mittels In-situ-Hybridisierung mit einer EBER-1-Probe Anteile des viralen Genoms. Diese Lymphome unterscheiden sich jedoch in ihrem klinischen Verlauf deutlich von denjenigen bei nicht HIV-infizierten Patienten [43].

Eine virale Ätiologie der primär kutanen CD30-positiven ALCL ist bisher nicht eindeutig nachgewiesen.

Differentialdiagnosen

Kutane Infiltrate aus CD30-positiven Zellen mit gleichartiger Morphologie und kohärentem, meist knotigem Wachstum wie bei primär kutanen CD30-positiven ALCL kommen auch bei Patienten mit vorangegangenen und gleichzeitig bestehenden lymphoproliferativen Erkrankungen der Haut und bei extrakutanen meist nodalen CD30-positiven ALCL vor. Die Haut ist bei nodalen Lymphomen dieses Typs ein bevorzugter extranodaler Manifestationsort. Klinisch treten solche sekundären CD30-positiven ALCL meist als isolierte oder multiple Knoten auf.

Histologisch finden sich meist in den Randbereichen der CD30-positiven Areale auch kleinere atypische Lymphozyten mit zerebriformen Kernen und dichtem Chromatin als Manifestation des ursprünglich bestehenden Lymphoms. Untersuchungen zur Konfiguration des T-Zell-Rezeptorgens in sekundär nach Mf aufgetretenen großzellig-anaplastischen CD30-positiven Tumorzellen zeigen, daß diese Zellen trotz veränderter Morphologie demselben neoplastischen T-Zell-Klon angehören wie die kleinen atypischen Lymphozyten der zunächst bestehenden Mf [69].

Bei lymphomatoider Papulose sind ebenfalls ausschließlich aus großen CD30-positiven Zellen bestehende tumoröse Infiltrate beschrieben. Klinisch treten diese als größere Papel oder isolierter Knoten auf. Bei einzelnen davon betroffenen Patienten waren auch die drainierenden Lymphknoten klinisch vergrößert. Darin konnte derselbe neoplastische T-Zell-Klon nachgewiesen werden wie in der primären Hautinfiltration [36, 61]. Inwieweit ein solcher CD30-

positiver Tumor der Haut als sekundäres CD30-posi-tives ALCL nach lymphomatoider Papulose oder als diffuse großzellige Variante der lymphomatoiden Papulose nach Willemze [68] zu beschreiben ist, bleibt eine terminologische Frage. Einzelne große Knoten sollten jedoch gemäß den 1992 von der EORTC-Studiengruppe kutane Lymphome in Pavia erarbeiteten Konsensusempfehlungen für die Diffe-rentialdiagnose zwischen lymphomatoider Papulose und ALCL nicht dem Spektrum der lymphomatoiden Papulose zugeordnet werden.

Die Unterscheidung zwischen primärem und sekundärem CD30-positivem ALCL ist bei Kenntnis von Anamnese und klinischem Bild einfach. Beim sekundären CD30-positiven ALCL bestehen neben den CD30-positiven Knoten mit der Histologie eines primär kutanen CD30-positiven ALCL auch meist in Gruppen angeordnete Papeln mit der Histo-logie einer lymphomatoiden Papulose. In der Regel liegen die CD30-positiven großen atypischen Zellen der lymphomatoiden Papulose einzeln innerhalb eines aus weiteren atypischen Zellen unterschiedli-cher Größe und Kernkonfiguration bestehenden Infiltrates. Probleme können knotige Infiltrate bei lymphomatoider Papulose mit der Morphologie eines CD30-positiven ALCL und isoliert auftretende Papeln mit der Morphologie einer lymphomatoiden Papulose ohne sonstige Manifestationen dieser Erkrankung bieten [68].

Therapie

Vor der Therpie muß die Diagnose primär kutanes ALCL durch ein umfassendes Staging gesichert wer-den. Dazu werden neben Röntgenuntersuchung des Thorax auch die Computertomographie des Abdo-mens und des Retroperitonealraumes sowie eine Myelotomie empfohlen. Ist dabei keine extrakutane Manifestation nachzuweisen, können einzelne iso-lierte oder wenige regional begrenzt auftretende Knoten operativ entfernt oder bestrahlt werden. Ein um einige Wochen verzögerter Therapiebeginn, der die ebenfalls beobachtete spontane Remission zuläßt, kann bei lokalisierter Erkrankung vertreten werden. Für eine primär aggressivere Therapie ins-besondere eine Chemotherapie bei isoliertem Befall konnte gegenüber lokal wirksamen Maßnahmen keine höhere Heilungsrate nachgewiesen werden [8]. Bei disseminiertem Befall ist eine systemische Chemotherapie angezeigt.

In einer europäischen Multizenterstudie mit 47 Patienten mit primär kutanen CD30-positiven groß-zelligen Lymphomen war bei 75% der Patienten nach lokaler oder chemotherapeutischer Primärthe-rapie unabhängig von der Therapieform eine von 2–130 Monate (Median 42) anhaltende komplette Remission zu erzielen. Nur 4 Patienten verstarben an systemischem Lymphom. Obwohl das primär kutane CD30-positive ALCL damit einen indolenten Verlauf zeigt, wird bei einzelnen Patienten eine rasche systemische Manifestation beobachtet. Da zur frühzeitigen Diagnose dieser Verlaufsform keine zuverlässigen Erkennungsmerkmale bekannt sind, sollten alle Patienten regelmäßige engmaschige Verlaufsuntersuchungen erhalten.

50.4
Hochmalige primär kutane T-Zell-Lymphome

Die Zuordnung zu dieser morphologisch inhomoge-nen Gruppe innerhalb der EORTC-Klassifikation kutaner T-Zell-Lymphome basiert auf einfachen morphologischen und immunphänotypischen Krite-rien. Die neoplastischen Zellen sind großzellig und CD30-negativ. Die Tumorzellen können morpholo-gisch den Kategorien pleomorph und/oder immuno-blastisch der Kiel-Klassifikation entsprechen. Es bleibt abzuwarten, ob innerhalb dieser Gruppe kli-nisch sinnvoll weitere Entitäten abzugrenzen sind.

Das klinische Bild ist uncharakteristisch, meist treten rasch wachsende rötlich-livide Knoten ohne Prädilektionsstellen auf.

Klinische Studien dokumentieren für CD30-nega-tive großzellige T-Zell-Lymphome einen ungünsti-gen, rasch progredienten Verlauf. Entsprechend ist eine systemische Chemotherapie indiziert. Einzelne Tumoren können unter Berücksichtigung des systemischen Therapieschemas mit schnellen Elek-tronen bestrahlt werden.

Literatur

1. Ackerman AB (1978) Granulomatous slack skin. In: Acker-man AB (ed) Histologic diagnosis of inflammatory skin diseases (pp 483–485). Lea & Febinger, New York
2. Agnársson BA, Vonderheid EC, Kadin M (1990) Cutaneous T cell lymphoma with suppressor/cytotoxic (CD8) pheno-type: identification of rapidly progressive and chronic sub-types. J Am Acad Dermatol 22: 569–577
3. Alaibac M, Chu A (1992) Pagetoid reticulosis: a gamma/delta T-cell lymphoma? Eur J Dermatol 2: 109–111
4. Anagnostopoulos J, Hummel M, Kaudewitz P, Herbst H, Braun-Falco O, Stein H (1990) Detection of HTLV-I proviral sequences in CD30-positive large cell cutaneous T-cell lym-phomas. Am J Pathol 137: 1317–1322
5. el-Azhary RA, Gibson LE, Kurtin PJ, Pittelkow MR, Muller SA (1994) Lymphomatoid papulosis: a clinical and histopa-thologic review of 53 cases with leukocyte immunophenoty-ping, DNA flow cytometry, and T-cell receptor gene rear-rangement studies. J Am Acad Dermatol 30: 210–218
6. Balus L, Basetti F, Gentili G (1985) Granulomatous slack skin. Arch Dermatol 121: 250–252
7. Beljaards RC, Willemze R (1992) The prognosis of patients with lymphomatoid papulosis associated with malignant lymphomas. Br J Dermatol 126: 596–602
8. Beljaards RC, Kaudewitz P, Berti E et al. (1993) Primary cutaneous CD30-positive large cell lymphoma: definition of a new type of cutaneous lymphoma with a favourable prognosis. Cancer 71: 2097–2104

9. Beljaards RC, Meier CJLM, Scheffer K et al. (1989) Prognostic significance of CD30 (Ki-1/Ber-H2) expression in primary cutaneous large-cell lymphomas of T-cell origin. A clinicopathologic and immunohistochemical study of 20 patients. Am J Pathol 135: 1169–1178

10. Berti E, Cerri A, Cavicchini S, Delia D, Soligo D, Alessi E, Caputo R (1991) Primary cutaneous gamma/delta T-cell lymphoma presenting as disseminated pagetoid reticulosis. J Invest Dermatol 96: 718–723

11. Bitter MA, Franklin WA, Larson RA et al. (1990) Morphology in Ki-1(CD30)-positive non-Hodgkin's lymphoma is correlated with clinical features and the presence of a unique chromosomal abnormality, t(2;5)(p23;q35). Am J Surg Pathol 14: 305–316

12. Braun-Falco O, Margescu S, Wolff H (1973) Pagetoide Reticulose. Morbus Woringer Kolopp. Hautarzt 24: 11–21

13. Burg G, Braun-Falco O (1983) Cutaneous lymphomas, pseudolymphomas and related disorders. Springer, Berlin Heidelberg New York Tokyo

14. Burg G, Klepzig K. Kaudewitz P (1986) Acyclovir in lymphomatoid papulosis and mycosis fungoides. JAMA 256: 214–215

15. Burns MK, Chan LS, Cooper KD (1995) Woringer-Kolopp disease (localized pagetoid reticulosis) or unilesional mycosis fungoides? An analysis of eight cases with benign disease. Arch Dermatol 131: 325–329

16. Chan JKC, Ng CS, Hui PK, Leung TW, Lo ESF, Lau WH, McGuire LJ (1989) Anaplastic large cell Ki-1 lymphoma. Delineation of two morphological types. Histopathology 15: 11–43

17. Crowson AN, Magro CM (1994) Woringer-Kolopp disease. A lymphomatoid hypersensitivity reaction. Am J Dermatopathol 16: 542–548

18. Davis TH, Morton CC, Miller-Cassman R, Balk SP, Kadin M (1992) Hodgkin's disease, lymphomatoid papulosis and cutaneous T-cell lymphoma derived from a common T-cell clone. N Engl J Med 326: 1115–1122

19. DeCoteau JF, Butmarc JR, Kinney M, Kadin M (1996) The t(2;5) chromosomal translocation is not a common feature of primary cutaneous CD30+ lymphoproliferative disorders: comparison with anaplastic large cell lymphoma of nodal origin. Blood 87: 3437–3441

20. Falini B, Pileri S, Pizzolo G et al. (1995) CD30(Ki-1) molecule: a new cytokine receptor of the tumor necrosis factor receptor superfamily as a tool for diagnosis and immunotherapy. Blood 85: 1–14

21. Falini B, Bolognesi A, Flenghi L et al. (1992) Response of refractory Hodgkin's disease to monoclonal anti-CD30 immunotoxin. Lancet 1195

22. Feller AC, Sterry W (1989) large cell anaplastic lymphoma of the skin. Br J Dermatol 121: 593–602

23. Flyn KJ, Dehner LP, Gajl-Pczalska KJ, Dahl MV, Ramsay N, Wang N (1982) Regressing atypical histiocytosis: A cutaneous proliferation of atypical neoplastic histiocytes with unexpectedly indolent biologic behaviour. Cancer 49: 959–970

24. Friedman D, Wechsler J, Delfau M-H et al. (1995) Primary cutaneous pleomorphic small T-cell lymphoma. A review of 11 cases. Arch Dermatol 131: 1009–1015

25. Harris NL, Jaffe ES, Stein H et al. (1994) A revised European-American classification of lymphoid neoplasms: a proposal from the international lymphoma study group. Blood 84: 1361–1392

26. Herbst H, Dallenbach F, Hummel M et al. (1991) Epstein-Barr virus DNA and latent gene products in Ki-1 (CD30) positive anaplastic large cell lymphomas. Blood 78: 1–10

27. Herbst H, Anagnostopoulos J, Heinze B, Dürkop H, Hummel M, Stein H (1995) ALK gene products in anaplastic large cell lymphomas and Hodgkin's disease. Blood 86: 1694–1700

28. Kadin M, Nasu K, Sako D, Said J, Vonderheid E (1985) Lymphomatoid papulosis: a cutaneous proliferation of activated helper T-cells expressing Hodgkin's disease-associated antigens. Am J Pathol 119: 315–325

29. Kadin M, Sako D, Berliner N et al. (1986) Childhood Ki-1 lymphoma presenting with skin lesions and peripheral lymphadenopathy. Blood 68: 1047–1049

30. Kadin ME, Vonderheid EC, Weiss LM (1993) Absence of Epstein-Barr viral RNA in lymphomatoid papulosis. J Pathol 170: 145–148

31. Karp DL, Horn TD (1994) Lymphomatoid papulosis. J Am Acad Dermatol 30: 379–395

32. Kaudewitz P, Stein H, Burg G, Mason DY, Braun-Falco O (1986) Atypical cells in lymphomatoid papulosis express the Hodgkin cell associated antigen Ki-1. J Invest Dermatol 86: 350–354

33. Kaudewitz P, Braun-Falco O (1992) Malignant cutanaous lymphomas. In: Champion RH, Pye RJ (eds) Recent advances in dermatology (pp 33–48). Churchill Livingstone, Edinburgh London Madrid

34. Kaudewitz P, Stein H, Dallenbach F, Eckert F, Bieber K, Burg G, Braun-Falco O (1989) Primary and secondary cutaneous Ki-1+ (CD30+) anaplastic large cell lymphomas. Morphologic, immunohistologic and clinical characteristics. Am J Pathol 135: 359–367

35. Kaudewitz P. Herbst H, Anagnostopoulos J, Eckert F, Braun-Falco O, Stein H (1991) Lymphomatoid papulosis followed by large cell lymphoma: immunophenotypical and genotypical analysis. Br J Dermatol 124: 465–469

36. Kaudewitz P, Burg G (1991) Lymphomatoid papulosis and Ki-1 (CD30) positive cutaneous large cell lymphomas. Semin Diagn Pathol 8: 117–124

37. Kaudewitz P, Kind P, Sander C (1994) CD30+ anaplastic large cell lymphomas. Semin Dermatol 13: 180–186

38. Ketron LW, Goodman MH (1931) Multiple lesions of the skin apparently of epithelial origin resembling clinically mycosis fungoides. Arch Dermatol 24: 758–777

39. Krishnan J, Tomaszewski MM, Kao G (1993) Primary cutaneous CD30-positive anaplastic large cell lymphoma. Report of 27 cases. J Cut Pathol 20: 193–202

40. Lange-Wantzin G, Thomsen K (1982) PUVA-treatment in lymphomatoid papulosis. Br J Dermatol 107: 687–690

41. Lange-Wantzin G, Thomsen K, Nissen NJ, Saxinger C, Gallo RC (1986) Occurrence of human lymphotropic virus (type I) antibodies in cutaneous T cell lymphoma. J Am Acad Dermatol 15: 598–692

42. LeBoit PE, Beckstead JH, Bond B, Epstein WL, Frieden IJ, Parslow T (1987) Granulomatous slack skin: Clonal rearrangement of the T-cell receptor β gene is evidence for the lymphoproliferative nature of a cutaneous elastolytic disorder. J Invest Dermatol 89: 183–186

43. LeBoit PE (1996) Lymphomatoid papulosis and cutaneous CD30+ lymphoma. Am J Dermatopathol 18: 221–235

44. Macaulay WL (1968) Lymphomatoid papulosis. A continuing self-healing eruption, clinically benign-histologically malignant. Arch Dermatol 97: 23–30

45. Mandojana RM, Helwig EB (1983) Localized epidermotropic reticulosis (Woringer-Kolopp disease). A clinicopathologic study of 15 new cases. J Am Acad Dermatol 8: 813–829

46. Mielke V, Wolff HH, Winzer M, Sterry W (1988) Localized and disseminated pagetoid reticulosis. Diagnostic immunophenotypical findings. Arch Dermatol 125: 402–406

47. Newcom SR, Kadin M, Ansari AA (1988) Production of transforming growth factor-beta activity by Ki-1 positive lymphoma cells and analysis of its role in the regulation of Ki-1 positive lymphoma growth. Am J Pathol 131: 569–577

48. Orscheschek K, Merz H, Hell J, Binder T, Bartels H, Feller AC (1995) Large-cell anaplastic lymphoma specific translocation t(2;5)(p23;q35) in Hodgkin's disease: indication of a common pathogenesis? Lancet 345: 87–90

49. Pallesen G (1990) The diagnostic significance of the CD30 (Ki-1) antigen. Histopathology 16: 409–413

50. Piris M, Brown DC, Gatter KC, Mason DY (1990) CD30 expression in non-Hodgkin's lymphoma. Histopathology. 17: 211–218

51. Ralfkiaer E, Lange-Wantzin G, Mason DY. (1985) Phenotypic characterisation of lymphocyte subsets in mycosis fungoides. Comparison with large plaque parapsoriasis and benign chronic dermatosis. Am J Clin Pathol 119: 436–447

52. Ralfkiaer E, Thomsen K, Agdal N, Hou-Jensen K, Lange-Wantzin G (1989) The development of a Ki-1 positive large cell non-Hodgkin's lymphoma in pagetoid reticulosis. Acta Derm Venereol 69: 206–211

53. Sander CR, Hsieh HC, Jaffe ES, Raffeld M (1992) Association of HTLV-I with clinically indolent cutaneous lymphoproliferative disorders. In: 18th world congress of dermatology. New York, p 199 (abstract)

54. Stansfeld AG, Diebold J, Noel H et al. (1988) Updated Kiel Classification of lymphomas. Lancet 1: 292–293

55. Stein H, Mason DY, Gerdes J et al. (1985) The expression of the Hodgkin's disease-associated antigen Ki-1 in reactive and neoplastic lymphoid tissues. Evidence that Reed-Sternberg cells and histiocytic malignancies are derived from activated lymphoid cells. Blood 66: 848–858

56. Sterry W, Korte B, Schubert C (1988) Pleomorphic T-cell lymphoma and large cell anaplastic lymphoma of the skin. A morphological, immunophenotypical and ultrastructural study of two typical cases. Am J Dermatopathol 11: 112–123

57. Sterry W, Mielke V (1992) HTLV-1-negative pleomorphic T-cell lymphoma of the skin: the clinicopathologic correlations and natural history of 15 patients. Br J Dermatol 126: 456–462

58. Sterry W, Hauschild A (1991) Loss of leucocyte common antigen (CD45) on atypical lymphocytes in the localized but not disseminated type of pagetoid reticulosis. Br J Dermatol 125: 238–242

59. Tan RSH, MacLeod TIF Dean SG (1986) Pagetoid reticulosis, epidermotropic mycosis fungoides and mycosis fungoides: a disease spectrum. Br J Dermatol 116: 67–77

60. Urruita S, Piris MA, Orradre JL, Martinez B, Crus MA, Garcia-Almagro D (1990) cytotoxic/suppressor (CD8+, CD4-) cutaneous T-cell lymphoma with aggressive course. Am J Dermatopathol 12: 603–606

61. Volkenandt M, Bertino JR, Shenoy BV Koch OM Kadin M (1993) Molecular evidence for a clonal relationship between lymphomatoid papulosis and Ki-1 positive large cell anaplastic lymphoma. J Dermatol Sci 6: 121–126

62. Wang HH, Lach L, Kadin ME (1992) Epidemiology of lymphomatoid papulosis. Cancer 70: 2951–2957

63. Weinman VF, Ackerman AB (1981) Lymphomatoid papulosis. A critical review and new findings. Am J Dermatopathol 3: 129–163

64. Weiss LM, Wood G, Trela M, Warnke R, Sklar J (1986) Clonal T-cell populations in lymphomatoid papulosis. Evidence of a lymphoproliferative origin for a clinically benign disease. N Engl J Med 315: 475–479

65. Willemze R (1985) Lymphomatoid Papulosis. Dermatol Clin 3: 735–747

66. Willemze R, Beljaards RC, Meijer CJLM (1994) Classification of primary cutaneous T-cell lymphomas. Histopathology 24: 405–415

67. Willemze R (1995) New concepts in the classification of cutaneous lymphomas. Arch Dermatol 131: 1077–1080

68. Willemze R, Beljaards RC (1993) Spectrum of primary cutaneous CD30 (Ki-1) positive lymphoproliferative disorders. J Am Acad Dermatol 28: 973–980

69. Wood GS, Bahler DW, Hoppe RT, Warnke RA, Sklar JL Levy R (1993) Transformation of mycosis fungoides: T-cell receptor β gene analysis demonstrates a common clonal origin for plaque-type mycosis fungoides and CD30+ large-cell lymphoma. J Invest Dermatol 101: 296–300

70. Wood G, Crooks CF, Uluer AZ (1995) Lymphomatoid papulosis and associated cutaneous lymphoproliferative disorders exhibit a common clonal origin. J Invest Dermatol 105: 51–55

71. Wood G, Weiss L, Hu CH, Abel EA, Hoppe R, Warnke R, Sklar J (1988) T-cell antigen deficiencies and clonal rearrangements of T-cell receptor genes in pagetoid reticulosis (Woringer-Kolopps disease) N Engl J Med 318: 164–167

72. Woringer F, Kolopp P (1939) Lesion erythemato-squamous polycyclique de l'avant bras evoluant depuis 6 ans chez une garconnet de 13 ans: Arch Dermatol Venereol 10: 945–948

73. Yagi H, Hagiwara T, Shirahama S, Tokura Y, Takigawa M (1994) Disseminated pagetoid reticulosis: need for long term follow up. J Am Acad Dermatol 30: 345–349

74. Zackheim H, LeBoit P, Gordon B, Glassberg AB (1993) Lymphomatoid papulosis followed by Hodgkin's lymphoma. Differential response to therapy. Arch Dermatol 129: 86–91

51 Hautveränderungen bei Leukämien

Reinhard Dummer

51.1
Einleitung

Unter Hautveränderungen bei Leukämien („Leukemia cutis") versteht man den Befall der Haut durch eine aggressive systemische Leukämie. Leukemia cutis ist typischerweise mit einer schlechten Prognose der Erkrankung assoziiert.

Die Leukämien, bei denen ein Hautbefall berichtet ist, sind in Tabelle 51.1 aufgelistet.

Hauterscheinungen bei Patienten mit Leukämien können entweder bedingt sein durch spezifische Infiltrate oder durch entzündliche Prozesse, die oft klinisch nicht von einander abzugrenzen sind.

Tabelle 51.1. Leukämien mit möglichem Hautbefall. (Diagnosen entsprechend der French-American-British-Klassifikation [2, 3, 15])

Akute myeloische Leukämien (AML)	Chronische Leukämien
Myeloblastische Leukämien M1 (AGL)	Chronisch-myeloische Leukämie (CGL)
Myeloblastische Leukämien M2	Chronisch-lymphatische Leukämie (CLL)
Promyelozytenleukämie M3	Adulte T-Zell-Leukämie/ -Lymphom (ATLL)
Myelomonozytäre Leukämien M4	T-Zell-prolymphozytäre Leukämie
Monozytenleukämie M5	Haarzelleukämie
Erythroleukämie M6	Chronisch-myelomonozytäre Leukämie
Megakaryoblastenleukämie M7	Leukämische Phase bei Non-Hodgkin-Lymphomen

51.2
Klinische Präsentation

51.2.1
Spezifische Hautveränderungen

Das Spektrum der spezifischen Hautveränderungen bei Leukemia cutis entsteht durch die Infiltration von Epidermis, Dermis oder Unterhautfettgewebe durch neoplastische Leuko- bzw. Lymphozyten. Oft ist das klinische Bild vergleichbar mit dem Bild eines kutanen Lymphoms. Das Spektrum der spezifischen Veränderungen bei Leukämiepatienten umfaßt

- Papeln,
- Knoten,
- Plaques, aber auch
- makulöse Veränderungen.

Daneben finden sich häufig

- vaskulitische Zeichen mit palpabler Purpura,
- ulzerierenden Läsionen, insbesondere in der Mundschleimhaut, und
- Erythrodermien.

Seltener sind bullöse Hautveränderungen, Gingivahypertrophie oder Hautveränderungen, die an entzündliche Dermatosen wie Erythema annulare centrifugum, Pyoderma gangraenosum oder Urticaria erinnern. Am häufigsten treten spezifisch leukämische Infiltrate bei der Monozytenleukämie auf. In den Frühstadien von Leukämieerkrankungen sind Hauterscheinungen häufig bei der akuten myelomonozytären und bei der monozytären Leukämie, seltener hingegen bei B-Zell-Leukämien und Lymphomen. Akute myeloische Leukämien können das ganze Spektrum der Hautveränderungen umfassen. Bei ihnen kommen auch die sog. Chlorome vor [11]. Darunter versteht man einen Tumor, der durch die Infiltration von Myeloblasten zustande kommt und oft im Bereich der Orbita oder am Schädel vorkommt (Abb. 51.1).

In einer Studie von Su und Mitarbeitern [14] fiel auf, daß die chronisch-lymphatischen Leukämien (*CLL*) die größte Gruppe mit Hautinfiltraten darstellen. CLL sind häufig Erkrankungen mit langem Ver-

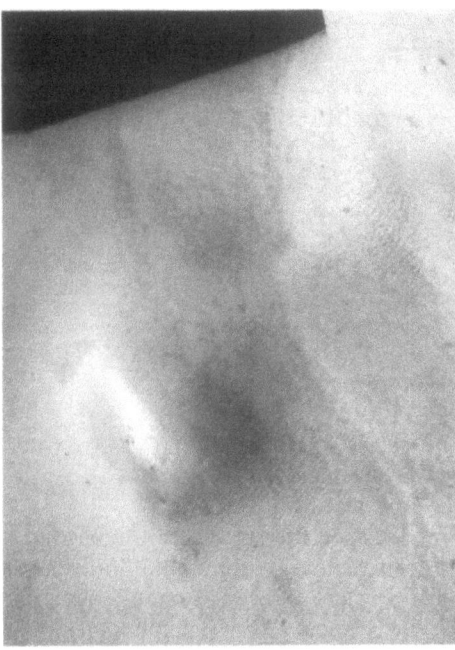

Abb. 51.1. Knotige spezifische Hautinfiltration (Chlorom) bei einem Patienten mit akuter myeloischer Leukämie

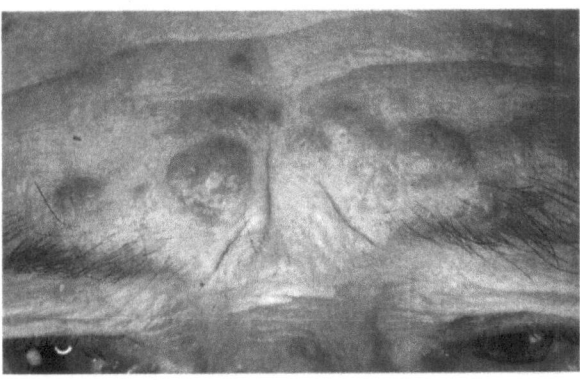

Abb. 51.2. Knotige Hautinfiltrate bei einem Patienten mit B-CLL. Die Hautveränderungen führten zur Diagnose

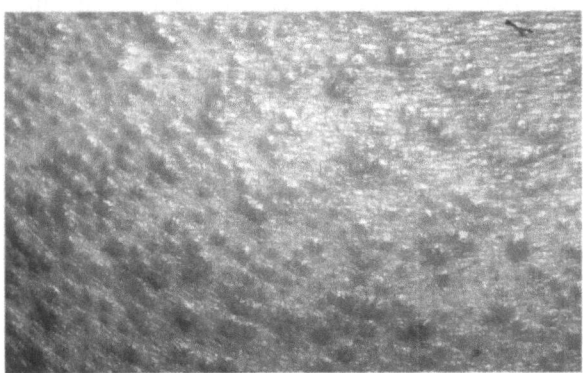

Abb. 51.3. Kleinpapulöse spezifische Infiltrate bei einem Patienten mit T-CLL

lauf. Spezifische Infiltrate können sich manifestieren als Erythrodermie, blasige Läsionen oder gelegentlich auch follikuläre Mukinose. Am häufigsten kommen jedoch Knoten oder Tumoren vor (wie in Abb 51.2 dargestellt). Die Mundschleimhaut ist im Rahmen dieser Erkrankung selten befallen. Die überwiegende Mehrheit aller CLL sind B-Zell-Leukämien. Allerdings scheint der Hautbefall bei T-Zell-CLL noch häufiger zu sein (Abb. 51.3) als bei der B-Zell-CLL und tritt im Rahmen der T-Zell-CLL oft schon im frühen Krankheitsstadium auf.

Die adulte T-Zell-Leukämie/-Lymphom (*ATLL*) ist eine endemische Erkrankung, die mit dem humanen T-Zell-Leukämievirus (*HTLV-1*) assoziiert ist. Im Rahmen dieser Erkrankung können die Hautveränderungen der systemischen Erkrankung gelegentlich vorangehen. Häufig finden sich Papeln, Noduli, Plaques oder Erythrodermie (Abb. 51.4). Oft fällt die Abgrenzung der spezifischen Läsionen bei ATLL von Infiltraten bei kutanen T-Zell-Lymphomen schwer [7].

Spezifische Hautveränderungen in Form von erythematösen Makeln oder Papeln oder als Plaque können in etwa 8 % der Fälle auch bei Patienten mit Haarzelleukämien nachgewiesen werden [1].

Bei fast allen Leukämien gilt, daß der Befall der Haut mit dem Befall anderer extramedulärer Organe einhergeht, was typischerweise eine Verschlechterung der Prognose bedeutet. Gelegentlich kann auch das spezifische Hautinfiltrat der Leukämie vorangehen.

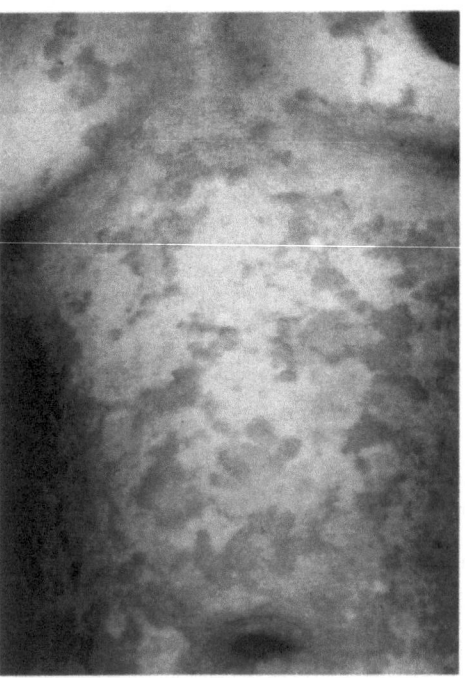

Abb. 51.4. Patches und Plaques bei einem Patienten mit adulter T-Zell-Leukämie (HTLV-1-positiv)

Allerdings kommt dies sehr selten vor. Man spricht dann von einer aleukämischen Leukemia cutis [8].

51.2.2
Unspezifische Hautveränderungen

Unspezifische Hautveränderungen bei Patienten mit Leukämien sind wesentlich häufiger als spezifische Hautveränderungen. Sie kommen insgesamt wahrscheinlich in einer Größenordnung von 30 % aller Patienten vor. Am häufigsten finden sich

- Petechien,
- Purpura oder
- Ekchymosen.

Diese sind meist durch die Thrombozytopenie und die vermehrte Blutungsneigung bedingt. Die oft auftretende Neutropenie führt zu einer Immunsuppression mit bakteriellen, viralen oder Pilzinfektionen.

Generalisierter Pruritus, häufig auch ohne Hautveränderungen, kommt v. a. bei CLL vor [10]. Weitere häufige Hautveränderungen [11] sind:

- Sweet-Syndrom,
- Pyoderma gangraenosum,
- Arzneimittelreaktionen (insbesondere bei Chemotherapiebehandlungen, z.B. neutrophile ekkrine Hydradermitis) und gelegentlich
- nach intensiver Chemotherapie die sog. „eruptions of lymphocyte recovery" [9].

51.2.3
Histopathologie der Leukemia cutis

Die Diagnose der Leukemia cutis basiert auf dem dominierenden Zelltyp, dem Infiltrationsmuster in der Haut und auf den klinischen und hämatologischen Befunden. In vielen Fällen müssen histochemische oder immunhistologische Untersuchungen eingeschaltet werden, um die definitive Diagnose zu stellen [5].

Spezifische Infiltrate bei akuter und chronischer myeloischer Leukämie zeigen typischerweise ein dichtes leukämisches Infiltrat in der Dermis und im subkutanen Fettgewebe ohne epidermale Beteiligung. Bei der akuten myeloischen Leukämie finden sich überwiegend Myeloblasten und atypische Myelozyten. Bei der chronisch-myeloischen Leukämie ist das Infiltrat eher pleomorph. Es besteht aus einer Mischung von atypischen Myelozyten, Metamyelozyten, eosinophilen Metamyelozyten und Neutrophilen. Mitosen kommen immer wieder vor. Das Infiltrat findet sich meist perivaskulär und periadnexell und zeigt typischerweise eine scharfe Begrenzung [5].

Beim Chlorom liegt ein pleomorphes Infiltrat vor, das aus Zellen verschiedener Größe besteht. Die größeren Zellen sind Myeloblasten, die einen blasig veränderten Zellkern zeigen. Die kleineren Zellen sind Myelozyten, die im Zellkern oft Fältelungen aufweisen. Daneben kommen oft Eosinophile oder eosinophile Myelozyten zur Darstellung.

Bei der akuten monozytären Leukämie ist das Infiltrat ebenfalls monomorph und besteht aus atypisch monozytoiden Zellen verschiedener Größe. Es ist meist in der oberen Dermis lokalisiert, aber es kommen auch perivaskuläre und periadnexelle Infiltrate vor [5].

Die akute myelomonozytäre Leukämie zeigt typischerweise ein Infiltrat von atypischen Monozyten und Myelozyten in der Dermis, das oft auch das subkutane Gewebe miteinbezieht. Wie bei anderen Leukämien findet sich eine unbefallene Zone in der oberen Dermis und perivaskuläre und periadnexelle Infiltrate.

Das histologische Bild der CLL ist charakterisiert durch ein unterschiedlich dichtes Infiltrat von kleinen bis mittelgroßen Lymphozyten. Fast immer ist die Dermis betroffen, gelegentlich ist auch das subkutane Fettgewebe beteiligt. In einer Vielzahl der Fälle findet sich eine epidermale Beteiligung, die bei anderen Leukämien eher selten vorkommt [5]. Seltener finden sich noduläre Infiltrate mit Keimzentren. Bei der seltenen T-Zell-chronischen-Leukämie besteht das Infiltrat aus kleinen Lymphozyten mit basophilen Granula und zerebriformen Zellkernen. Epidermotropismus ist typischerweise vorhanden.

Die Hautveränderungen der ATLL bestehen aus Infiltraten von kleinen, mittelgroßen oder großen Zellen in der Dermis und oft auch im subkutanen Fettgewebe. In einem Drittel der Patienten besteht auch Epidermotropismus mit Pautrier-Mikroabszessen, was die histopathologische Differenzierung von einem primären kutanen T-Zell-Lymphom sehr schwierig macht. Molekularbiologisch läßt sich sowohl mittels PCR als auch mit Southern blot das HTLV-1-Genom nachweisen. Die molekularbiologischen Untersuchungen werden insbesondere in Gebieten angewendet, wo HTLV-1 endemisch vorkommt. Dies ist allerdings in Europa nicht der Fall [4].

Bei der Haarzelleukämie findet sich das Infiltrat der malignen Zellen vorwiegend in der Dermis als relativ scharf begrenzte perivaskulär und periadnexell gelegene Zellinfiltrate, die typischerweise die Epidermis aussparen. Die Zellen weisen einen sehr dichten Zellkern auf. Ein leicht rosa angefärbtes Zytoplasma ist meist sichtbar. Die typischen zytoplasmatischen Ausläufer der Haarzelleukämiezellen können nur in Abklatschpräparaten nachgewiesen werden [1].

51.2.4
Immunhistologische Untersuchungen

Immunhistologische Untersuchungen sind oft notwendig, um zwischen spezifischen und nichtspezifischen Hautinfiltraten zu unterscheiden [11, 12]. Dies gilt insbesondere für die Hautveränderungen bei der chronisch-lymphatischen Leukämie, bei der die neoplastischen Zellen morphologisch meist nicht von benignen Lymphozyten unterschieden werden können. Zur Einordnung des Infiltrats werden monoklonale Antikörper verwendet. Die gängigsten monoklonalen Antikörper sind in Tabelle 51.2 aufgelistet.

Tabelle 51.2. Monoklonale Antikörper für die immunhistologische Analyse bei Hautveränderungen im Rahmen von Leukämien [11]

Antikörper	Reaktivität
CD3	T-Zellen
CD45RO (UCHL-1)	Reife T-Zellen
CD45 (LCA)	Lymphozyten, Monozyten
CD43 (Leu-22)	T-Zellen, Monozyten, Granulozyten
CD20 (L-26)	B-Zellen (große oder normal kleine)
CD30 (Ber-H2)	Aktivierte Zellen
CD68 (KP-1)	Monozyten
Lysozyme	Granulozyten, Monozyten

51.3
Therapie und Prognose

Typischerweise wird die Leukemia cutis im Rahmen der Therapie der Grunderkrankung mitbehandelt. Eine Lokalbehandlung mit Radiatio ist in Einzelfällen sinnvoll [13].

Die Prognose von Patienten mit Leukemia cutis hängt natürlich in erster Linie von der Grunderkrankung ab. Für die jeweilige Grunderkrankung ist der Hautbefall jedoch meist ein Faktor, der die Prognose zusätzlich verschlechtert [6, 14].

Literatur

1. Arai E, Ikeda S, Itoh S et al. (1988) Specific skin lesions as the presenting symptom of hairy cell leukemia. Am J Clin Pathol 90: 459–464
2. Bennett JM, Catovsky D, Daniel MT et al. (1982) The French-American-British (FAB) co-operative group: Proposals for the classification of the myelodysplastic syndromes. Br J Haematol 51: 189–199
3. Bennett JM, Catovsky D, Daniel MT et al. (1976): Proposals for classification of the acute leukemias: French-American-British (FAB) co-operative group. Br J Haematol 33: 451–458
4. Böni R, Davis-Daneshfar A, Burg G, Fuchs D, Wood GS (1996) No detection of proviral DNA in lesional skin biopsies from Swiss and German patients with cutaneous T cell lymphoma. Br J Dermatol 134: 282–284
5. Buechner SA, Li C-Y, Su WPD (1985) Leukemia cutis: a histopathologic study of 42 cases. Am J Dermatopathol 7: 109–119
6. Byrd JC, Edenfield WJ, Shields DJ, Dawson NA (1995) Extramedullary myeloid cell tumors in acute nonlymphocytic leukemia: a clinical review. J Clin Oncol 13(7): 1800–1816
7. Davey FR, Hutchison RE(1991) Pathology and immunology of adult T-cell leukemia/lymphoma. Curr Opin Oncol 3: 12–20
8. Horlick HP, Silvers DN, Knobler EH et al. (1990) Acute myelomonocytic leukemia presenting as a benign-appearing cutaneous eruption. Arch Dermatol 126: 653–656
9. Horn TD, Redd JV, Karp JE et al. (1989) Cutaneous eruptions of lymphcyte recovery. Arch Dermatol 125: 1512–1517
10. Piette WW (1989) An approach to cutaneous caused by hematologic malignancies. Dermatol Clin 7: 467–479
11. Ratnam KV, Khor CJL, Su WPD (1994) Leukemia cutis. In: Burg G, Kerl H, Thiers B (eds) Dermatologic clinics, cutaneous lymphomas. 12/2: 419–431
12. Ratnam KV, Su WPD, Ziesmer SC et al. (1992) Value of immunohistochemistry in the diagnosis of leukemia cutis: Study of 54 cases using paraffin-section markers. J Cutan Pathol 19: 193–200
13. Rubin CM, Arthur DC, Meyers G et al. (1985) Leukemia cutis treated with total skin irradiation. Cancer 55: 2649–2652
14. Su WPD, Buechner SA, Li C-Y (1984) Clinicopathologic correlations in leukemia cutis. J Am Acad Dermatol 11: 121–128
15. Wilms K (1994) Akute Leukämien in: Willmans W, Huhn D, Wilms K (Hrsg) Internistische Onkologie (S 330–343). Thieme, Stuttgart New York

52 Therapie des kutanen T-Zell-Lymphoms mittels extrakorporaler Photopherese

Klaus Hoffmann, Andrea Hoffmann, Stephan Busch
und Peter Altmeyer

52.1
Einleitung

Die Mycosis fungoides (MF) und das Sézary-Syndrom (SS) sind die häufigsten Varianten der kutanen T-Zell-Lymphome, die zu den Non-Hodgkin-Lymphomen gerechnet werden. Es handelt sich dabei nicht um eine kutane Manifestation eines viszeralen Lymphoms, es sind vielmehr eigenständige maligne Lymphome mit primär kutanen Manifestationen.

Die Mehrzahl der kutanen T-Zell-Lymphome (>95 %) sind durch einen niedrig-malignen Klon maligner T-Helfer-Lymphozyten charakterisiert (zumeist CD 4-positiv). Studien des National Cancer Institute in den USA haben gezeigt, daß das unbehandelte T-Zell-Lymphom im Stadium II eine mittlere Überlebenszeit von 12 Jahren erreicht, diese sinkt auf 5 Jahre im Stadium III und weniger als 3 Jahre erst im Stadium IV [17, 20, 22].

Auf dem Tumorstadium basiert ein gestaffeltes Behandlungskonzept, das als Entscheidungsgrundlage bei der Therapieentscheidung dient [7]. In das Konzept gehen neben dem Stadium der Erkrankung die Dynamik der Krankheitsentwicklung beim Erkrankten (einschließlich Immunologie, Histologie, Klinik, Molekulargenetik) sowie die derzeitige und die zu erwartende Lebensqualität und Lebenserwartung ein.

Grundregeln für die Therapieempfehlungen sind:

- So blande wie möglich, so eingreifend wie nötig („Pulver" nicht vorzeitig verschießen!).
- Lokaltherapie vor Systemtherapie.
- Kombinations- und Rotationstherapien vor Monotherapie.
- Zytostatika frühestens ab Stadium IIb – IV.
- Bei Tumorprogression: Prinzip der angepaßten moderaten Stufentherapie.

Die Behandlungsmodalitäten sind gegenwärtig im Umbruch [16, 20, 22, 25, 26, 33, 38]. Insbesondere Studien mit A-Interferon (IFN-a), Retinoiden, Cyclosporin A und neuentwickelten, teilweise topisch angewandten, Chemotherapeutika sowie Kombinationen aus den Genannten (mit und ohne Photochemotherapie) werden möglicherweise die Therapiemöglichkeiten erweitern.

52.2
Photochemotherapie

Seit den 70er Jahren bedient sich die Dermatologie der sog. PUVA-Therapie (Psoralen- und Ultraviolett A-Therapie). Die Entdeckung des Psoralens ist schon sehr alt und entstammt Beobachtungen aus der Natur. Schon vor ca. 3000 Jahren behandelten die Ägypter die Vitiligo, indem sie sich mit dem Saft bestimmter Pflanzen einrieben, der die Haut lichtempfindlich machte, um sich anschließend einer therapeutischen Sonnenbestrahlung auszusetzen.

Heute weiß man, daß es sich um eine *Photochemotherapie* der Haut handelt, bei der der phototoxische Effekt von Furocumarinen bzw. Psoralenen ausgenutzt wird.

Psoralene gehören zu der Gruppe trizyklischer Aromate, bestehend aus einem Furanring und einem Cumarin. Sie kommen in der Natur in sehr geringen Mengen in bestimmten Früchten und Gemüsen (z.B. Feigen, Limonen), aber auch in bestimmten Gräsern vor. Bei den Psoralenen handelt es sich zunächst um inerte Moleküle, die erst durch Absorption von UV-A für wenige Millionstel Sekunden aktiviert werden. Die optimal aktivierende Wellenlänge liegt bei 365 nm; daher werden zur PUVA-Therapie und Photopherese-Behandlung UV-A-Lampen mit gefiltertem Spektrum verwandt. Unter dem 365-nm-Bestrahlungsoptimum geht das aktivierte 8-MOP eine Verbindung mit dem DNA-Doppelstrang ein, verhindert eine Replikation und reduziert die ribosomale Aktivität [5].

Man unterscheidet 2 grundlegende Reaktionstypen:

- *Typ 1* repräsentiert die zelluläre Ebene mit Photoadduktion des 8-MOP an die DNA und den daraus resultierenden antiproliferativen Effekten auf die bestrahlten Zellen.
- *Typ 2* ist eine O_2-abhängige Reaktion, bei der freie Radikale entstehen, über die Zellmembranen zerstört und Zytokine/Leukotriene aktiviert werden [21].

Auch die Typ-2-Reaktion hat mit der Inhibierung der Transskription der Interleukine (IL) 1, 6 und 8 sowie dem Tumor-Nekrose-Faktor a antiinflammatorische und antiproliferative Effekte. IL-1 und IL-8 steuern die Migration der T-Lymphozyten, IL-1und IL-6 stellen akzessorische Signale im Rahmen der T-Zell-Aktivierung dar [29].

Zunächst war nur eine Wirksamkeit der PUVA-Therapie auf kutane Fibroblasten, Melanozyten und Keratinozyten bekannt. Erst 1985 hat eine Studie die 8-MOP-Bindung an in der Haut liegenden Lymphozyten nachgewiesen [13]. Man folgerte daraus, daß sich auch im Blut zirkulierende Lymphozyten mit PUVA beeinflussen lassen. Damit ergab sich ein neues Indikationsfeld und der Wunsch, die Bestrahlung der Haut wegen der nicht auszuschließenden Schäden (Photokarzinogene, Hautalterung) zu umgehen und das Blut direkt zu bestrahlen.

52.3
Extrakorporale Photopherese

Die Photopherese ist eine neuentwickelte Technik im Rahmen der Photochemotherapie [18]. Sie stellt eine Weiterentwicklung der PUVA-Behandlung dar. Wie bei der systemischen PUVA-Therapie nehmen die Patienten das Psoralen in Tablettenform ein. Danach müssen sie sich für eine gewisse Zeit (ca. 8 h) vor der Sonne schützen. Zu diesem Zweck ist eine spezielle UV-A-Lichtschutzbrille und das Meiden direkter Sonneneinstrahlung (das bedeutet Aufenthalt in geschlossenen Räumen) ausreichend. Zukünftig dürfte die extrakorporale Gabe von Psoralen Standard werden.

Die Photopherese wird über das von der Fa. Therakos (Norderstedt, Deutschland) vertriebene *UVAR*-Gerät durchgeführt (Abb. 52.1 und 52.2). Nach oraler Einnahme von 8-Methoxypsoralen (8-MOP; therapeutische Dosierung 0,5–0,8 mg Meladinine/kg Körpergewicht; alternativ: die Zugabe von Psoralen direkt in die gesammelten Buffy-Coats) beginnt 90 min später die venöse Blutentnahme über eine Dialysekanüle. Das Blut wird mittels einer Zentrifuge aufgetrennt und mit Leukozyten angereichertes Blutplasma (der sog. „buffy coat") gesammelt und in einem extrakorporalen Kreislauf einer kontrollierten UV-A-Bestrahlung ausgesetzt (durchschnittliche UV-Exposition der Leukozyten 2 J/cm^2).

Während der Sammelphase werden 300 ml 8-MOP-haltiges Blutplasma und 240 ml „buffy coat", das in 6 Sammelphasen á 40 ml aus der Zellzentrifuge gewonnen wird, in einem Beutel zusammengefaßt. Von dort wird das Blut in einem separaten Kreislauf in eine Bestrahlungskammer, den sog. „photoceptor" geführt (Lumenstärke 1 mm) und von beiden Seiten für 90 min mit UV-A bestrahlt. Das Blut im *UVAR* wird mit bis zu 25 000 IE Heparin-Na versetzt. Nach der Behandlung, die insgesamt ca. 3,5 h dauert, wird das Blut zum Patienten zurückgeführt. Durch die Vollheparinisierung des Blutes ist die Blutgerinnung vorübergehend eingeschränkt. Da die Halbwertszeit von Heparin-Na bei normaler Stoffwechselleistung ca. 90 min beträgt, wird 5 h nach Abschluß der Behandlung wieder eine annähernd normale Blutgerinnung erreicht.

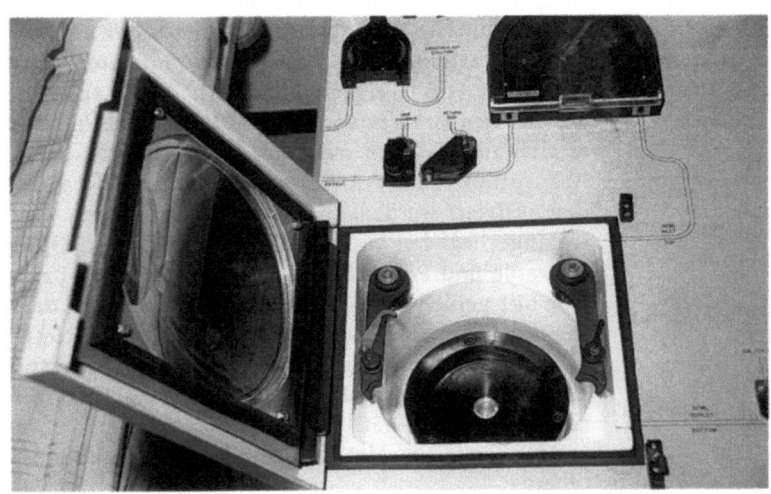

Abb. 52.1. Aufsicht auf eine UVAR Einheit. In die Oberseite des Geräts wird ein Einwegeinsatz zur Zellseparation (Zentrifuge) eingebracht. Die kontrollierte zu und Abfuhr von Blut und buffy coat wird über Schlauchpumpen erreicht.

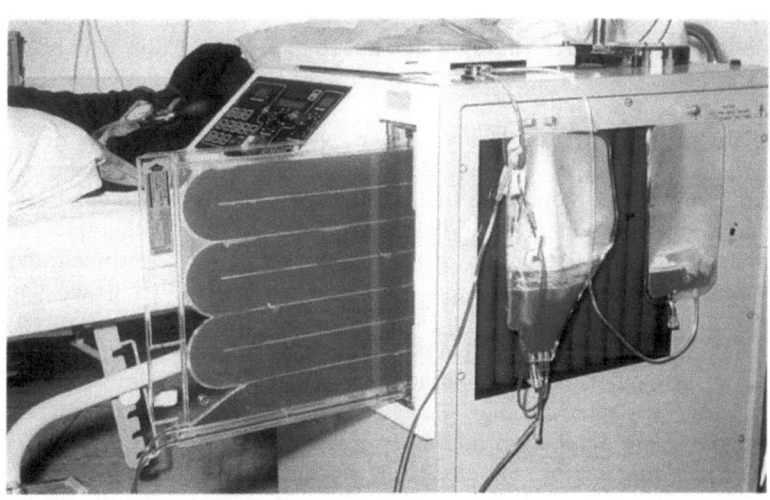

Abb. 52.2. UVAR Einheit mit ausgezogener buffy coat gefüllter Photceptoreinheit. Die Lymphozyten werden in die hier zur Demonstration ausgezogene Einheit geleitet und dann zwischen zwei UV-A-Lampenarmierungen gebracht.

Welcher Wirkungsmechanismus der durch Photopherese veränderten Zellen im menschlichen Körper zum Erfolg führt, ist nicht in allen Einzelheiten aufgeklärt. Der Amerikaner Edelson, der sich als einer der ersten Ärzte schon Anfang der 80er Jahre mit Photopherese befaßt hat, postuliert, daß eine Immunmodulation durch die besondere Erkennung (durch „Markierung") und Reduktion des autoimmunpathologischen Zellklons erreicht wird [9]. Die 8-MOP-Bindung an die DNA reduziert die ribosomale und die mitotische Aktivität der bestrahlten Zellen. Ebenso konnten Veränderung an der Oberflächenproteinen der Zelloberflächen nachgewiesen werden. Die Reinfusion der behandelten Zellen soll in der gängigen Modellvorstellung eine „Immunmodulation" bewirken, dessen Wirkmechanismus letztlich ungeklärt ist [11].

Es gibt tierexperimentelle Untersuchungen an Ratten, bei denen durch Injektion autoreaktiver T-Zell-Klone Autoimmunerkrankungen induziert werden konnten. Durch Schädigung dieser Klone vor Injektion (z.B. mit Cholchizin) konnte die Entstehung einer Autoimmunerkrankung verhindert werden [3]. Khavari et al. [23] konnten 1988 den Versuch von Ben-Nun et al. [11] nachvollziehen. Diese Arbeitgruppe hat an Ratten bewiesen, daß eine paralytische Autoimmunenzephalitis verhindert werden kann, wenn die pathologischen T-Zell-Klonen durch Psoralen- und UV-A-Bestrahlung behandelt werden.

Das Modell beider Gruppen ist einfach: Die Injektion (Impfung) fremden Myelins (*MBP*="myelin basic protein") führt zur Autoimmunparalyse unter Bildung autoreaktiver T-Zellen. Die pathogenen Anti-MBP-T-Lymphozyten der geimpften Ratten werden kloniert und können nach Injektion in gesunde Tiere die Enzephalitis ebenfalls auslösen.

Khavari et al. [23] konnten durch die PUVA-Behandlung der Anti-MBC-T-Zellen die Induktion der Autoimmunenzephalitis verhindern.

Daraus kann gefolgert werden, daß die Photopherese eine klonspezifische Suppression erreichen kann. Für diese Theorie spricht, daß Photopheresestudien mit Facs-Analysen gute Ansprechraten lediglich bei immunkompetenten Patienten mit normaler Anzahl von CD-8-positiven Zellen (T-Suppressor-Zellen) fanden [2, 31]. Aus der Anwendung der Photopherese an Patienten mit Lupus erythematodes und Pemphigus vulgaris hat man einen Anstieg der T-Suppressor-Zellen und einen kontinuierlichen Abfall des Tumor-Nekrose-Faktor a und der T-Helfer-/T-Suppressor-Ratio auf unter 1,0 beobachtet [15, 27, 36, 37]. Insgesamt deuten sowohl die Tierexperimente als auch die klinischen Erfahrungen darauf hin, daß T-Zell-Lymphome, Autoimmunerkrankungen und andere T-Zell-mediierte Erkrankungen, zumindest vom theoretischen Modell her, durch Photopherese positiv beeinflußt werden können [30, 31, 35].

Weiteres Wirkprinzip der Photopherese ist die direkte zytostatische/zytotoxische Schädigung der bestrahlten Zellen. Dabei wird offensichtlich eine klinische Relevanz nur bei der hohen Zellzahl autoreaktiver oder maligner Klone erreicht, obwohl bei allen bestrahlten Leukozyten eine Photoadduktion des 8-Methoxypsoralen an das Genom vorliegt [8,11]. Daher ist das leukämische kutane CD 4-positive Lymphom der Stadien III bis IVa eine weitere Hauptindikation für die Photopherese.

52.4
Photopherese in der Therapie des kutanen T-Zell-Lymphoms

Während der letzten Jahre haben verschiedene Arbeitsgruppen das kutane T-Zell-Lymphom erfolgreich mit der Photopherese behandelt [6, 12, 16, 24, 28, 32, 39, 40]. Für diese Indikation hat die Photopherese die Zulassung der FDA (Food and Drug Administration, USA) erlangt. Die Ansprechraten der Photopherese potenzieren sich insbesondere in der Kombination mit IFN-a. 1987 zeigte eine Studie an 37 Patienten, daß die Photopheresetherapie an 27 dieser Patienten zu einer Verbesserung des Hautbefundes von durchschnittlich 64 % innerhalb von 8 Monaten führte [10]. Photopherese erscheint dabei sehr vielversprechend bei solchen Patienten, bei denen andere Therapien versagen, und führte nach einigen Studien zu Überlebenszeiten von bis zu 62 Monaten. So sprachen bis zu 80 % der Patienten mit Lymphknotenbefall und annähernd 75–83 % der Patienten mit schwerer Erythrodermie auf Photopherese an (insgesamt 105 Patienten) [11, 17, 19, 40].

In der deutschen Literatur werden geringere Erfolgsraten zwischen 50 und 70 % bei insgesamt 30 beobachteten Patienten angegeben [16, 32].

Eine der Ursachen für die schlechteren Ergebnisse liegt darin, daß in einigen amerikanischen Studien zusätzlich immunsuppressive Medikamente (Steroide) verabreicht wurden, wenn die Patienten auf die Photopherese-Monotherapie nicht ansprachen [19]. Die Zugabe von Immunsuppresiva ist vielfach nicht zu umgehen. Man kann davon ausgehen, daß die Zugabe von Immunsuppresiva die Wirkungsmechanismen der Photopherese nicht wesentlich beeinflußt. Der gleichzeitige Einsatz von Immunsuppressiva und der Photopherese erschwert aber die exakte Evaluation des allein durch die Photopherese bedingten Therapieerfolgs.

Unser eigenes Patientenkollektiv mit kutanem T-Zell-Lymphom, das einer Photopheresebehandlung zugeführt wurde, und unter der o. genannten Prämisse auswertbar ist, umfaßt 14 Personen (5 Frauen und 9 Männer), die zwischen 1992 und 1996 behandelt wurden (mittlere Behandlungsdauer 25 Monate). Acht dieser Patienten werden gegenwärtig noch weiter therapiert.

Insgesamt ist diese Gruppe uneinheitlich bezüglich der Ausprägung der Erkrankung (Stadien IIa-IVa). Jedoch gelangen bevorzugt Patienten mit einer Erythrodermie zur Photopheresetherapie (insgesamt 10 der 14 Patienten). Das Behandlungskonzept variiert von der Photopheresemonotherapie (7 Patienten) bis zur Kombination mit IFN-α (4 Patienten) oder Zytostatika/Immunsuppressiva (3 Patienten Stadium IVa).

In der Übersicht sprachen 6 von 14 Patienten auf die Behandlung an (2 CR, 4 PR; entspricht 43 %), 3 Patienten (21 %) zeigten über den Behandlungszeitraum keine Veränderungen (stable disease) und bei 5 Patienten kam es zu einer Verschlechterung (36 %; davon verstarben 3 Patienten, bei denen die Photopherese im Fortgeschrittenen Stadium als Basistherapie eingesetzt wurde). Die gemittelten Ansprechraten der Photopherese in unserem Kollektiv liegen damit unter denen, die aus einigen anderen Zentren berichtet wurden. Der wesentliche Unterschied liegt im Vergleich der Behandlungsregime (orales Psoralen vs. direkte Gabe des Psoralens). Im Literaturvergleich fällt auf, daß Patienten, die flüssiges Psoralen direkt zum buffy coat bekommen haben, scheinbar besser ansprechen; die Begründung könnte in besser kontrollierbaren Psoralenspiegeln liegen.

Im folgenden soll ein Fall exemplarisch eine erfolgreiche Behandlung des kutanen T-Zell-Lymphoms unter Photopheresetherapie beschreiben:

Ein 82jähriger Mann entwickelte aus völliger Gesundheit 1992 erste Erytheme am Stamm. Eine extern durchgeführte PUVA-Therapie wurde nicht vertragen und wurde abgesetzt. Seit Januar 1993 wurde in Folge immunsuppresiv und mit IFN behandelt. Dennoch waren die Hautveränderungen langsam progredient, es kam zu einer Erythrodermie unter Ausbildung von deutlichen tastbaren Infiltraten (Abb. 52.3). Im Rahmen eines stationären Aufenthaltes erfolgte die histologische Sicherung des T-Zell-Lymphoms und das Absetzen der Immunsuppression. Eine Photopheresemonotherapie einmal monatlich wurde im Dezember 1993 eingeleitet. Der Hautbefund zu Beginn der Photopheresetherapie zeigte eine stammbetonte Erythrodermie, deutlich palpable Infiltrate und vereinzelte Tumoren. Die Laborbefunde zu Beginn der Photopheresetherapie zeigten typische Veränderungen [4]: BSG 25/52, 9 100 Leukozyten/ml bei unauffälliger Verteilung (Lymphozyten 27 %), in der Lymphozytendifferenzierung 90 % T-Zellen, davon Helferzellvermehrung auf 85 % bei Suppressorzellverminderung auf 9 % (Ratio 9,4). Ab dem 5. Photopheresezyklus (4. Monat) kam es zur Abblassung der Erythrodermie an den Armen, einer deutlichen Reduktion des vormals generalisierten Juckreizes auf umschriebene Bezirke an Unterarmen und Oberschenkeln. Nach einem Jahr fand sich nur noch eine Suberythrodermie des Stammes und ein deutlicher Rückgang der Infiltrate. Mitte 1995 kam es zu einem deutlichen Abklingen Erytheme und des Juckreizes, die eine Verlängerung der Behandlungsintervalle erlaubte (Abb. 52.4). Im Dezember 1995 wurde der 21. Photopheresezyklus durchgeführt. Die Laborbefunde Anfang 1996 zeigten insbesondere eine Veränderung

Abb. 52.3. 82jähriger Mann, Stamm ventral; Erythrodermie mit nappes claires, Status zu Beginn der Photopherese-Therapie

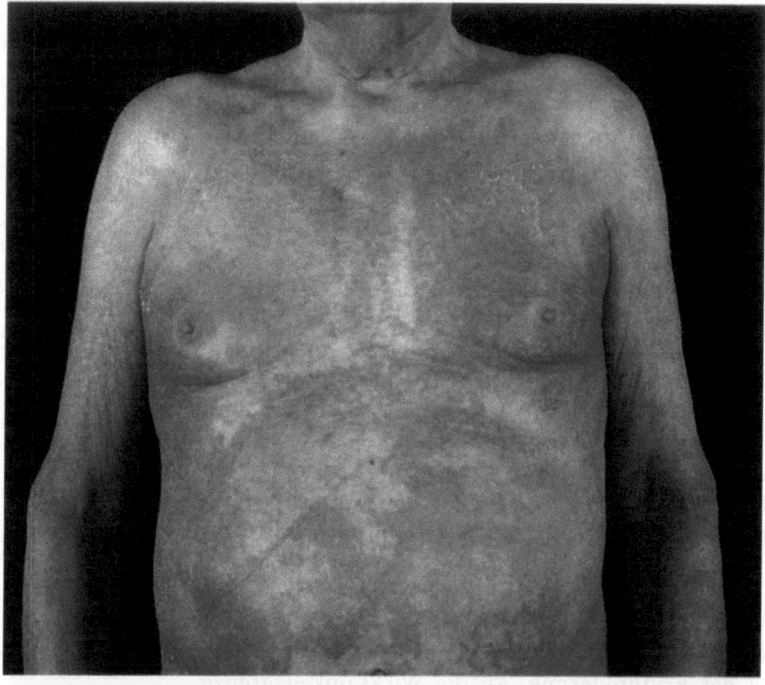

Abb. 52.4. Folgebild zu Abb. 52.3 nach 1 Jahr Photopherese mit deutlicher Abblassung der erythmatösen Areale und Verminderung der Infiltrate

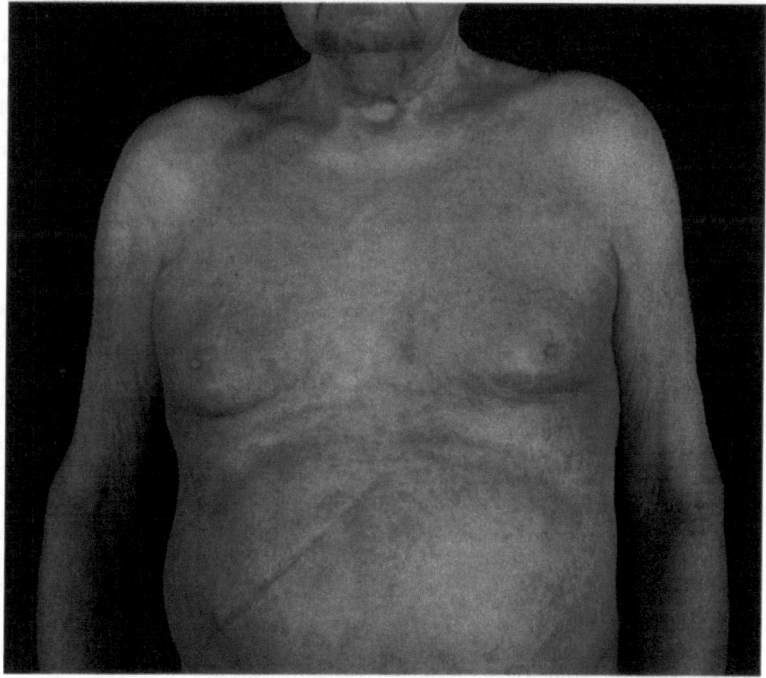

der Lymphozytendifferenzierung: 6 580 Leukozyten/ml bei unauffälliger Verteilung (Lymphozyten 30 %), in der Lymphozytendifferenzierung 80 % T-Zellen, davon Helferzellvermehrung auf 73 % bei Suppressorzellverminderung auf 13 % (Ratio 5,6).

Bei Resistenz auf IFN, Immunsuppressiva und Unverträglichkeit einer PUVA-Behandlung stellte sich die Photopheresetherapie (Bestrahlung der im Blut zirkulierenden Lymphozyten) als erfolgreiches Therapiekonzept heraus. Die Behandlung des mittlerweile 86jährigen Patienten mit extrakorporaler Photopherese war komplikationslos und nebenwirkungsfrei. Die therapeutischen Erfolge waren nach einem halben Jahr sichtbar. Im Laufe des ersten Behandlungsjahres konnten deutliche Besserungen erreicht werden. Nach 2 Jahren ist nahezu eine Beschwerdefreiheit erzielt worden.

Durch die deutlichen und regelmäßig bestätigten Erfolge hat die extrakorporale Photopherese in der Therapie des kutanen T-Zell-Lymphoms besonders im amerikanischen Raum einen festen Platz erhalten. Während dort im Stadium Ia wegen der limitierten Plaques der PUVA-Therapie der Vorzug gewährt wird, wird Photopherese im Stadium Ib/IIa (generalisierte Plaques ggf. mit Lymphknotenbeteiligung) alternativ, im Stadium III/Sézary-Syndrom mittlerweile bevorzugt eingesetzt. Im Stadium IVa (histologischer Lymphknotenbefall) hat sich die Photopherese in der Kombination mit Interferonen oder niedrigdosierter Chemotherapie bewährt. Wenig wirksam erscheint die Photopherese im Stadium IIb (Tumoren) und IVb (viszerale Beteiligung). Nach unserer Erfahrung ist der Therapieerfolg nicht sicher mit dem serologischen Parameter des löslichen IL-2-Rezeptors verifizierbar, obwohl Korrelationen gefunden werden [14].

Insgesamt gesehen stellt die extrakorporale Photopherese eine Bereicherung des Therapiespektrums beim kutanen T-Zell-Lymphom dar, insbesondere bei der Erythrodermie. An die Wirksamkeitsgrenze kommt die Photopherese, wenn sich Tumoren und viszerale Manifestationen bilden. Eine Kombination der extrakorporalen Photopherese mit anderen Therapiemodalitäten (insbesondere IFN-a) sollte aber regelmäßig und für jeden Patienten erwogen werden.

Literatur

1. Agnarsson BA, Vonderheid E, Kadin E (1990) Cutaneous T cell lymphoma with suppressor/cytotoxic (CD 8) phenotype: identification of rapidly progressive and chronic subtypes. J Am Acad Dermatol 22:569–577
2. Al-Katib A, Volbergs M, Shearer C, Heilbrun L, Reading B, Sensenbrenner L (1991) Immunophenotypic marker analysis of peripheral blood lymphocytes during extracorporeal photopheresis. Ann NY Acad Sci 636:357–359
3. Ben-Nun A, Wekerle H, Cohen IR (1981) Vaccination against autoimmune encephalomyelitis with T-lymphozyte line cells reactive against myelin basic protein. Nature 292:60–61
4. BowenG, StevensS, DubinH, Siddiqui J, Cooper K (1995) Diagnosis of Sezary Syndrome in a patient with Generalized Pruritus based on Early Molecular Study and Flow Cytometry. J Am Acad Dermatol 33:678–680
5. Chandra P, Rodighiero G, Balikcioglu S, Biswas RK (1976) Nucleic acid modification by furocoumarins and light: some biomedical implications. In: Jung EG (Hrsg) Photochemotherapie. Grundlage, Technik, Nebenwirkungen. Schattauer, Stuttgart New York, S 25–32
6. Cohen J, Lessin S, Vowels B, Benoit B, Witmer W, Rook A (1993) The sign of Leser-Trelat in Association with Sezary Syndrome: Simultaneous Disappearance of Seborrheic Keratoses and Malignant T-Cell Clone During Combined Therapy with Photopheresis and Interferon Alfa. Arch Dermatology 129:1213–1215
7. Dummer R, Häffner AC, Hess M, Burg G (1996) A Rational Approach to the Therapy of Cutaneous T-Cell Lymphomas. Onkologie 19: 226–230
8. Edelson RL (1987) Light-activated drugs. Sci Am 252:2–9
9. Edelson RL (1991) Photopheresis: a clinically relevant immunobiologic response modifier. Ann NY Acad Sci 636:154–164
10. Edelson R, Berger C, Gasparro F, Jegasothy B, Heald P, Wintroub B, Vonderheid E et al. (1987) Treatment of cutaneous T-cell lymphoma by extracorporeal photochemotherapy. N Engl J Med 316:297–303
11. Edelson RL, Heald P, Perez M, Rook A (1991) Photopheresis update. Prog Dermatol 25:1–6
12. Fimiani M, Rubegni P, D'Ascenzo G, Andreassi L (1994) Extracorporeal Photochemo-therapy in the Early Treatment of Cutaneous T-Cell Lymphoma. J Am Acad Dermatol 31:828–830
13. Gasparro FP, Chan G, Edelson RL (1985) Phototherapy and photopharmacology. Yale J Biol Med 58:519–534
14. Goldman B, Oh SK, Davis B, Kadin M, Poiesz B, Koh H (1993): Serum Soluble Interleukin 2 Receptor Levels in Erythrodermic Cutaneous T-Cell Lymphoma Correlate with Response to Photopheresis-Based Treatment. Arch Dermatol 129:1166–1170
15. Gollnick HPM, Owsianowski M, Taube KM (1993) Unresponsive severe generalized pemphigus vulgaris successfully controlled by extracorporeal photopheresis. J Am Acad Dermatol 28:122–124
16. Gollnick HPM, Owsianowski M, Ramaker J, Chun SC, Orfanos CE (1995) Extracorporeal photopheresis – a new approach for the treatment of cutaneous T-cell lymphomas. Rec Results Cancer Res 139:409–415
17. Green SB, Byar DP, Lamberg SI (1981) Prognostic variables in mycosis fungoides. Cancer 47:2671–2677
18. Gross M, Boh E, Millikan L (1993) Extracorporeal Photopheresis – Rev Int J Dermatol 33:407–411
19. Heald P, Rook A, Perez M, Wintroub B, Knobler R, Jegasothy B, Gasparro F et al. (1992) Treatment of erythrodermic cutaneous T-cell lymphoma with extracorporeal photochemotherapy. J Am Acad Dermatol 27:427–433
20. Herrmann JJ, Kuzel TM, Rosen ST, Roenigk HH (1994) Proceedings of the second international symposium on cutaneous T-cell lymphoma. J Am Acad Dermatol 31:819–822
21. Hönigsmann H (1986) Psoralen photochemotherapy – mechanisms, drugs, toxicity. Curr Probl Dermatol 15:52–66
22. Holloway KB, Flowers FP, Ramos-Caro FA (1992) Therapeutic alternatives in cutaneous T-cell lymphoma. J Am Acad Dermatol 27:367–378
23. Khavari PA, Edelson RL, Lider O, Gasparro FP, Weiner HL, Cohen IR (1988) Specific vaccination against photoinactivated cloned T cells. Clin Res 36: 662 A
24. Knobler R (1995) Photopheresis and the Red Man Syndrome. Dermatology 190:97–98
25. Koh HK, Jacobson JO, Foss F, Lew RA (1995) Is cutaneous T-cell lymphoma curable? Arch Dermatol 131: 1081–1082
26. Kuzel TM, Roenigk HH, Samuelson E, Herrmann JJ, Hurria A, Rademaker AW, Rosen ST (1995) Effectiveness of interferon alpha-2a combined with phototherapy for mycosis fungoides and the Sézary syndrome. J Clin Oncol 13:257–263
27. Liang G, Nahass G, Kerdel FA (1992) Pemphigus vulgaris treated with photopheresis. J Am Acad Dermatol 26:779–780
28. Lim HW., Edelson, RL (1995) Photopheresis for the Treatment of Cutaneous T-Cell Lymphoma. Hematology/Oncology Clinics of North America-Cutaneous T-Cell Lymphoma 9:1117–1126
29. Luger TA, Schwarz T (1993) Zytokine. In: Macher E, Kolde G, Bröcker EB (Hrsg) Jahrbuch der Dermatologie 1992/93. -Licht und Haut-. Biermann, Zülpich, S 59–73
30. Obel N, Storgaard M, Hansen B, Zachariae H (1994) Normal Oxidative Activity and Chemotaxis of Circulating Neutrophils in Patients Treated with Photopheresis. Arch Dermatol Res 286:18–20

31. Perez MI, Edelson RL (1994) Regulation of immunity by ultraviolet radiation and photosensitized reactions. Chem Immunol 58:314–330
32. Prinz B, Behrens W, Hölzle E, Plewig G (1995) Extracorporeal photopheresis for the treatment of cutaneou T-cell lymphoma – the Düsseldorf and Munich experience. Arch Dermatol Res 287:621–626
33. Roenigk HH (1983) Moderne Therapie der Mycosis fungoides. Hautarzt 34:266–272
34. Van Iperen HP, Beijersbergen van Henegouwen GMJ (1992) An Animal Model for Extracorporeal Photochemotherapy Based on Contact Hypersensitivity. J Photochem Photobiol B: Biology 15:361–366
35. Van Iperen HP, Beijersbergen van Henegouwen GMJ (1993) An animal model and new photosensitizers for photopheresis. Photochem Photobiol 58:571–574
36. Vonderheid EC, Kang CA, Kadin M, Bigler RD, Griffin TD, Rogers TJ (1990) Extracorporeal photopheresis in psoriasis vulgaris: clinical and immunologic observations. J Am Acad Dermatol 23:703–712
37. Vowels BR, Cassin M, Boufal H, Walsh LJ, Rook AH (1992) Extracorporeal photochemotherapy induces the production of tumor necrosis factor alpha by monocytes: implications for the treatment of cutaneous T-cell lymphoma and systemic sclerosis. Invest Dermatol 98:686–692
38. Wieselthier JS, Koh HK (1990): Sézary syndrome: diagnosis, prognosis, and critical review of treatment options. J Am Acad Dermatol 22:381–401
39. Zachariae H, Bjerring P, Brodhagen U, Sogaard H (1995) Photopheresis in the Red Man or Pre-Sezary Syndrome. Dermatology 190:132–135
40. Zic J, Arzubiaga C, Salhany KE, Parker RA, Wilson D, Stricklin GP, Greer J, King LE (1992) Extracorporeal photopheresis for the treatment of cutaneous T-cell lymphoma. J Am Acad Dermatol 27:729–736

53 HIV-assoziierte Non-Hodgkin-Lymphome

Norbert H. Brockmeyer und Gabriele Pohl

53.1
Einleitung

Die HIV-Infektion und der dadurch bedingte Immundefekt prädisponieren zur Entstehung maligner Tumoren [7]. Der häufigste Tumor ist nach wie vor das Kaposi-Sarkom mit einem Anteil von ca. 80 % aller HIV-assoziierten Tumoren. An zweiter Stelle folgen die Non-Hodgkin-Lymphome (*NHL*) mit ca. 10–15 %. Insgesamt treten diese 60mal häufiger auf als in der Normalbevölkerung [18]. Ihre Inzidenz ist lange Zeit unterschätzt worden, da dem Center of Disease Control (*CDC*) nur solche Neoplasien gemeldet wurden, die ein initiales Aids-definierendes Ereignis darstellten, die Aids-assoziierten Lymphome aber typischerweise erst im fortgeschrittenen Stadium der Immundefizienz auftreten. Seit 1985 gehören maligne NHL nach den Kriterien des CDC zu den Aids-definierenden Erkrankungen [7, 26].

53.2
Klinik

HIV-assoziierte NHL weisen bei homo- oder bisexuellen Männern eine höhere Inzidenz auf als bei Drogenabhängigen [28].

Ein wesentlicher Risikofaktor für die Entwicklung von NHL stellt der Grad der Immundefizienz, ausgedrückt durch die CD4-T-Lymphozytenzahl dar. Die mittlere CD4-T-Lymphozytenzahl zum Zeitpunkt der Diagnose disseminierter NHL liegt bei ca. 100/µl, jedoch besteht im Gegensatz zu primären intrazerebralen Lymphomen, bei denen sie weniger als 100/µl betragen, keine eindeutige Korrelation zur CD4-Zellzahl [21].

Die Vermutung, daß eine antiretrovirale Therapie, insbesondere mit Zidovudin, zur Entwicklung von HIV-assoziierten Lymphomen beiträgt, bestätigte sich nicht. Vielmehr scheint dieser Theorie eine Fehlinterpretation der Tatsache zugrunde zu liegen, daß Patienten, die Zidovudin einnehmen, eine längere Überlebenszeit aufweisen und aus diesem Grund ein erhöhtes Risiko zur Entwicklung eines Lymphomes besitzen [2].

HIV-assoziierte Lymphome weisen im Vergleich zu nicht HIV-assoziierten Besonderheiten auf. Histologisch handelt es sich vorwiegend um hochmaligne, meist lymphoblastische oder immunoblastische NHL. Sie sind fast ausschließlich B-Zell-Lymphome [15]. Eine extranodale Beteiligung ist signifikant häufiger als bei nicht HIV-assoziierten NHL. Dabei kann das ZNS sowohl primär als auch sekundär im Rahmen eines disseminierten NHL involviert sein. Das Knochenmark ist in 20–30 % und der Gastrointestinaltrakt in 15–45 % der Fälle betroffen. Es wurden jedoch auch ungewöhnliche Lokalisationen wie Myokard, Nebennieren, Oberkiefer, Gallenblase, Orbita und Rektum beschrieben. Wichtig ist das für HIV-NHL typische Muster der Organmanifestation. Im Gastrointestinaltrakt ist der Befall meistens sehr ausgedehnt und multilokulär. Eine pulmonale Beteiligung muß differentialdiagnostisch gegen opportunische Infektionen abgegrenzt werden [10, 26].

Zum Zeitpunkt der Diagnosestellung liegt häufig bereits ein Lymphomstadium IV vor.

Stadieneinteilung primär extranodaler Non-Hodgkin-Lymphome

(Ann-Arbor-Klassifikation)

I   Befall eines extralymphatischen Organs oder Gewebes,

II.1   Befall eines extralymphatischen Organs einschließlich der regionalen Lymphknoten oder eines weiteren benachbarten extralymphatischen Organs,

II.2   Befall eines extralymphatischen Organs und
        Lymphknotenbefall, der über die regionalen
        Lymphknoten hinausgeht,

III   Befall eines extralymphatischen Organs und
        Lymphknotenbefall ober- und unterhalb des
        Zwerchfells einschließlich eines weiteren
        lokalisierten extralymphatischen Organs oder
        der Milz,

IV   disseminierter Organbefall mit oder ohne
        Lymphknotenbefall.

A   ohne Allgemeinsymptome,

B   mit Fieber, Nachtschweiß und/oder
        Gewichtsverlust (10 % in den letzten 6
        Monaten).

NHL treten in der Regel in fortgeschrittenen Stadien der HIV-Infektion, meist erst nach opportunistischen Infektionen auf. Die Prognose ist aufgrund der schnellen Proliferation und Progression sowie der häufigen und frühen Rezidive schlecht [18]. Eine B-Symptomatik ist bei ca. 50 % der Patienten zu beobachten.

Ein Grund für die späte Erstdiagnose der NHL besteht darin, daß Symptome wie Fieber, Nachtschweiß und Gewichtsverlust als HIV-assoziiert fehlgedeutet werden. Zudem werden einer Therapie durch den Immundefekt enge Grenzen gesetzt. Die mittlere Überlebenszeit liegt zwischen 5 und 6 Monaten nach Diagnosestellung [29]. Von den Patienten sterben ca. 50 % an der Progression des NHL, die anderen versterben an opportunistischen Infektionen [8, 19].

53.2.1
ZNS-Lymphome

Eine spezielle Betrachtung erfordern die Aids-assoziierten NHL des ZNS. Anders als im Falle der disseminierten Lymphome, ist der Zusammenhang von primären ZNS-NHL mit der HIV-Infektion sehr rasch erkannt worden. Patienten mit primärem ZNS-NHL stellen die Patienten mit der schlechtesten Prognose im Rahmen Aids-assoziierter Lymphome dar [6]. Meist wird die Diagnose erst durch Autopsie gestellt. Dies liegt u. a. an der schwierigen Differentialdiagnose insbesondere zur zerebralen Toxoplasmose und zur progressiven multifokalen Leukenzephalopathie (*PML*) sowie an der sehr kurzen Überlebenszeit der Betroffenen. Eine definitive Diagnose ist erst durch stereotaktische Hirnbiopsie zu stellen, die den Patienten in fortgeschrittenem Krankheitsstadium häufig nicht mehr zugemutet wird [22]. Die Patienten mit ZNS-NHL weisen fokale neurologische Defizite wie Hemiparesen, Aphasien oder Hirnnervenläsionen auf. Nicht selten zeigen

sich auch nur sehr subtile Symptome wie Konfusion, Lethargie, Gedächtnisstörungen, Persönlichkeitsstörungen oder Apathie. In 10 % der Fälle ist Kopfschmerz das einzige Symptom. Von daher ist es wichtig, beim Auftreten selbst geringer unspezifischer neurologischer Symptome an die Möglichkeit eines ZNS-Lymphoms zu denken [6].

53.2.2
Pathogenese

Im Rahmen Aids-assoziierter NHL ist häufig eine Herpesvirusaktivierung nachweisbar. Stadienabhängig findet man eine Reaktivierung von EBV in 20–68 % und von HHV6 in 25–81 % der Fälle [17].

Das EBV-Genom ist in einem hohen Prozentsatz in den HIV-assoziierten NHL nachweisbar; beim primären ZNS-Lymphom in 100 %, bei anderen Lymphomen in ca. 50 %. Insbesondere den immunoblastischen Lymphomen scheint eine EBV-Genese inhärent zu sein [23, 24].

In nahezu 40 % der Lymphknoten von HIV-infizierten Patienten mit generalisiertem Lymphadenopathiesyndrom ließen sich EBV-positive Klone nachweisen. Ferner konnte eine signifikante Korrelation zwischen der Präsenz EBV-positiver B-Lymphozyten bei Lymphadenopathiesyndrom und einer nachfolgenden Entwicklung von NHL nachgewiesen werden [30].

Die Entwicklung EBV-assoziierter Neoplasien im Status der Immunsuppression basiert auf der deletären Abwehrsituation mit nachfolgender unkontrollierter EBV-induzierter Proliferation latent infizierter B-Lymphozyten [23]. Eine akute EBV-Infektion, z. B. des oropharyngealen Epithels, ermöglicht eine ortsständige Replikation und Virusproduktion. Sekundär werden B-Lymphozyten während ihrer Passage durch das oropharyngeale Lymphgewebe infiziert. Diese exprimieren EBNA (EBV nuclear antigen) und LMP's (latent membrane proteins). LMP-1 ist in vivo einer der wichtigsten Mediatoren EBV-induzierter Zellproliferation. Es beeinflußt diese sowohl direkt durch Stimulation des Zellwachstums als auch indirekt durch die Induktion des apoptoseinduzierenden Bcl-2-Gens und führt in vitro zur malignen Zelltransformation [31]. In vivo kommt es im Rahmen der ausgeprägten Immundefizienz zu persistierenden hohen Virustitern und zu einer Dauerinfektion der Gewebe. Eine unkontrollierte Replikation aktivierter B-Lymphozyten führt zur Ausbildung genetisch instabiler B-Zell-Klone. Weitere genetische Alterationen in Form von *c-myc rearrangements* resultieren schließlich in der Entwicklung eines vollständig transformierten EBV-enthaltenden monoklonalen B-Zell-Lymphoms. In vitro konnte durch die Introduktion aktivierter c-myc-Gene in EBV-infizierte Lymphoblasten von HIV-infizierten Patienten eine maligne Transformation dieser Lymphoblasten erzielt werden [24].

HHV6-Antikörper lassen sich bei 60–80 % der Bevölkerung nachweisen [17]. Ebenso wie EBV scheint HHV6 eine wichtige Koinfektion im Rahmen der Lymphomgenese bei HIV-infizierten Patienten zu sein [17]. Bei reduziertem Immunstatus führt eine Reaktivierung des HHV6 mittels persistierender T-Helferlymphozyten-Infektion und polyklonaler B-Zell-Stimulation zur weiteren Dysregulation des Immunsystems.

Darüber hinaus aktiviert HHV6 die EBV-Replikation. Möglicherweise ist eine EBV-Infektion alleine nicht ausreichend für die Lymphomentwicklung und bedarf der Konjugation mit anderen Herpesviren (HHV6, HHV8) zur Induktion einer malignen Transformation [5].

HHV8-(KSHV-)assoziierte Lymphome scheinen eine bestimmte Gruppe Aids-assoziierter Lymphome darzustellen mit ungewöhnlichen klinischen und morphologischen Charakteristika. HHV8 wird insbesondere bei den Body-cavity-based-Lymphomen als pathogenetischer Faktor diskutiert [1].

53.3
Histologie

Entsprechend der Kiel-Klassifikation lassen sich die Aids-assoziierten NHL wie folgt einteilen:

Histologische Klassifikation

---

85 % hochmaligne Non-Hodgkin-Lymphome:
- 40 % lymphoblastisch,
- 20 % zentroblastisch,
- 20 % immunoblastisch,
- 20 % nicht klassifizierbar.
15 % niedrig maligne Non-Hodgkin-Lymphome.

Unter den lymphoblastischen sind 60 % Burkitt-like-Lymphome. Bei den Aids-assoziierten NHL handelt es sich fast ausschließlich um B-Zell-Lymphome, T-Zell-Lymphome stellen eine Rarität dar [15, 29].

Im angelsächsischen Sprachraum hat sich folgende Einteilung durchgesetzt: Lymphome des Typs

- small-non-cleaved,
- large-cell-,
- large-cell-immunoblastic-,
- anablastic-large-cell- und
- CNS-lymphomas [19].

Für den Beurteiler gibt es u. U. erhebliche Abgrenzungsschwierigkeiten dieser Lymphome zu

lymphozytären Reizformen im Rahmen der HIV-bedingten Lymphadenopathie [10].

53.4
Prognose

Über die kurze mittlere Überlebenszeit von ca. 6 Monaten für Patienten mit Aids-assoziierten Lymphomen besteht Einigkeit, die prognostischen Faktoren sind jedoch nicht unumstritten [20]. Frühe Lymphomstadien sind mit längeren Überlebenszeiten assoziiert. Ungünstig auf die Prognose wirken sich opportunistische Infektionen oder das Kaposi-Sarkom aus, die mit einer signifikant kürzeren Überlebenszeit assoziiert sind, sowie Knochenmarkinfiltration, ein niedriger Karnofsky-Index <70 und CD4-T-Lymphozyten <200/µl [14, 19].

Eine infauste Prognose weisen primäre ZNS-Lymphome mit einer durchschnittlichen Überlebenszeit von ca. 2 Monaten nach Diagnosestellung auf [20].

Prognostische Faktoren

Prognostisch ungünstig:
- frühere opportunistische Infektionen,
- Kaposi-Sarkome,
- primäres ZNS-Lymphom,
- Knochenmarkinfiltration,
- Karnofsky-Index <70 %,
- CD4-T-Lymphozyten <200/µl.

Prognostisch günstig:
- niedriges Lymphomstadium,
- Karnofsky-Index >70 %,
- Fehlen einer B-Symptomatik,
- CD4-Zellen >200/µl.

53.5
Diagnostik

Eine frühzeitige klinische Lymphomdiagnose wird durch das weite Spektrum Aids-assoziierter Erkrankungen erschwert. Fieber, Nachtschweiß und Gewichtsverlust werden häufig als Symptome von opportunistischen Erkrankungen oder als Allgemeinsymptome des HIV-Infektes gedeutet und nicht als tumorbedingte B-Symptomatik [3]. Bei ZNS-Lymphomen können die Symptome diskret und unspezifisch sein. Die Differentialdiagnosen beinhalten:

- Toxoplasmose,
- PML,

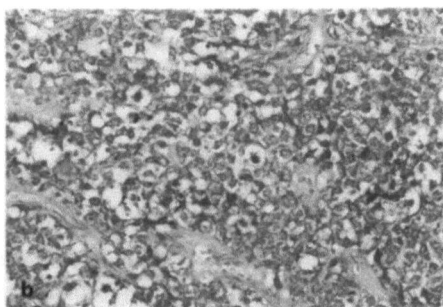

Abb. 53.1 a und b. Lymphknotengewebe, dessen Struktur völlig zerstört ist, es finden sich große atypische lymphoide Zellen mit schmalem bis mittelbreitem Zytoplasma und mit reichlich atypischen Mitosen. Die Zellkerne sind rund bis rund-oval und zeigen charakteristische Nukleolen. Insgesamt Lymphknotengewebe mit ausgedehnten Infiltraten eines zentroblastischen malignen Lymphoms von hohem Malignitätsgrad (Giemsa, **a** 50fache, **b** 400fache Vergrößerung)

- HIV-Enzephalopathie,
- Kryptokokkose [20].

Bei dem Vorliegen einer Lymphadenopathie ist die histologische Untersuchung eines exzidierten Lymphknotens die wichtigste Untersuchungsmethode zur Diagnosesicherung (Abb. 53.1 a und b). An zweiter Stelle steht die Knochenmarkpunktion, da ein frühzeitiger Knochenmarkbefall bei Aids-assoziierten NHL charakteristisch ist. Eine primäre mediastinale Lokalisation oder pulmonale Infiltration ohne Knochenmarkbeteiligung ist im Rahmen der HIV-Infektion selten [13]. Lungenbiopsie oder Mediastinoskopie folgen der Knochenmarkbiopsie. Prinzipiell gelten für den Untersuchungsablauf die gleichen Grundsätze wie bei nicht-HIV-assoziierten Lymphomen [10, 21].

Die wichtigsten Symptome des primären ZNS-Lymphoms sind

- hirnorganisches Psychosyndrom,
- neurologische Defizite,
- Krampfanfälle und
- Hirndruckzeichen.

Eine weitere Abklärung erfolgt durch ein kraniales Computertomogramm mit und ohne Kontrastmittel, ferner mit Kernspintomographie, welche eine verbesserte Aussagekraft in der Darstellung kleiner und diffuser Herde erbringt. Beide Methoden erlauben jedoch nicht immer eine differentialdiagnostische Aussage insbesondere zur Toxoplasmose und zur PML. Eine negative Toxoplasmoseserologie oder ein Nichtansprechen auf eine durchgeführte Toxoplasmosetherapie sowie eine Toxoplasmoseprophylaxe in der Anamnese sprechen gegen eine zerebrale Toxoplasmose [16]. Die Liquorpunktion sollte zur zytologischen Abklärung erfolgen. Lymphomzellen werden hier jedoch selten gefunden. In 80 % der Fälle finden sich nur unspezifische Befunde, eine geringgradige Pleozytose und ein erhöhtes Gesamtprotein.

Zur weiteren Klärung kann u. U. eine probatorische Kortikosteroidtherapie durchgeführt werden. Anders als die Toxoplasmose sprechen zerebrale Lymphome zumindest kurzfristig gut auf diese Therapie an. Letztendlich geklärt werden kann die Diagnose jedoch nur durch eine stereotaktische Biopsie, die in unklaren Fällen rasch angestrebt werden sollte [22].

53.6
Behandlungsstrategie

Aufgrund der raschen Progredienz HIV-assoziierter NHL macht die tumorbedingte Morbidität eine frühzeitige Behandlung erforderlich. Der Einwand, der reduzierte Immunstatus des Patienten könne sich durch die Chemo- und/oder Strahlentherapie noch weiter verschlechtern, ist angesichts der akuten Lebensbedrohung des Patienten zweitrangig. Therapie der Wahl disseminierter Lymphome ist die Chemotherapie. CHOP ist wegen einfacher Anwendung und verhältnismäßig geringer Toxizität zur Zeit der Goldstandard [11], eine ZNS-Prophylaxe sollte mit Methotrexat, 15 mg intrathekal durchgeführt werden. In 50 % der Fälle läßt sich eine komplette Remission erreichen. Allerdings ist diese in vielen Fällen nur kurz [16, 19].

Chemotherapie nach dem CHOP- und COP-BLAM-Schema

CHOP:
- Tag 1   Cyclophosphamid 750 mg/m^2 i.v.,
- Tag 1   Doxorubicin 50 mg/m^2 i.v.,
- Tag 1   Vincristin 1,4 mg/m^2 i.v.,
- Tag 1–5   Prednison 100 mg p.o.

COP-BLAM:
- Tag 1   Cyclophosphamid 400 mg/m^2,
- Tag 1   Vincristin 1 mg/m^2,
- Tag 1   Adriamycin 40 mg/m^2,
- Tag 1–10   Prednisolon 40 mg/m^2,
- Tag 1–10   Natulan 100 mg/m^2,
- Tag 14   Bleomycin 15 mg/m^2.

Nach wie vor ist umstritten, ob eine aggressivere Chemotherapie bessere Ergebnisse erzielt [8, 21].

Im Falle primärer ZNS-Lymphome ist die Radiao Therapie Mittel der Wahl. Auch hier können Komplettremissionen erreicht werden [27].

Symptome einer Meningiosis lymphomatosa bessern sich durch intrathekale Zytostatikagabe. Gegebenenfalls sollte eine Schädelbestrahlung angeschlossen werden.

Strahlentherapie und Chemotherapie eignen sich ebenfalls als palliative Maßnahmen zur Symptomlinderung in fortgeschrittenen Stadien, die eine kurative Therapie nicht mehr zulassen [27].

53.7
Adjuvante Therapie

Die Chemotherapie erzeugt eine zusätzliche Myelosuppression. Damit steigt die Gefahr opportunistischer Infektionen, so daß eine Pilzprophylaxe in jedem Falle indiziert ist. Zusätzlich sollten auftretende Granulozytopenien $<800/\mu l$ durch Gabe von G-CSF abgefangen werden [12]. Unsere Erfahrung ist, daß bei sehr ausgeprägten Granulozytopenien eine Kombinationstherapie von G-CSF mit GM-CSF eine bessere Wirkung zeigt als eine Monotherapie. Eine prophylaktische Antibiotikagabe zur Darmdekontamination ist notwendig (Vancomycin oder Colistin).

Adjuvante Therapien

Während der Chemotherapie:
- Tag 1   Mesna 400 mg/m² 0, 4, 8 h nach Therapiebeginn,
- Tag 1   Methotrexat 15 mg intrathekal zur ZNS-Prophylaxe,
- täglich   Ondansetron 3×8 mg, Alizaprid-HCL 3×50 mg, Dimenhydrinat 3×62 mg,
- täglich   Foscarnet 3×4 000 mg,
- Tag 1
  - Prophylaxe opportunistischer Infektionen: Fluconazol 200 mg, Trimethoprim 80 mg/Sulfamethoxazol 400 mg,
  - Darmdekontamination: Vancomycin 3×500 mg, Colistin 3×48 mg,
  - Granulozytenstimulationsfaktoren: z. B. G-CSF.

Nach Beendigung der Chemotherapie:
- antiretrovirale Therapie AZT 2×250 mg plus Lamivudin 2×150 mg,
- immunologische Therapie IFN-α 3×3 Mio. IE,
- antiherpetische Dauertherapie Foscarnet 6 000 mg/täglich.

Nach Abschluß der Chemotherapie sollte die antiretrovirale Behandlung fortgesetzt werden. Neben Nukleosidanaloga ist die zusätzliche Gabe von Interferon-(*IFN-*)α (3 Mio. IE 3mal pro Woche), das sowohl eine antiretrovirale als auch eine antiproliferative Wirkung besitzt, sinnvoll [11]. Eine weitere Variante einer immunologischen Therapie Aidsassoziierter maligner Lymphome besteht in der Gabe von Interleukin-(*IL-*)2 (6 Mio. U/m² 5mal pro Woche). Die Kombination von IL-2 mit Zidovudin stimuliert die zellmediierte Immunität und ist zudem als adjuvante Therapie wirksam [25]. Eine antiemetische Abdeckung erfolgt durch Ondansetron 3×8 mg, Alizaprin-HCL 3×50 mg und Dimenhydrinat 3×62 mg jeweils pro Tag, ein Blasenschutz durch Mesna 400 mg/m².

Eine wesentliche Komponente der adjuvanten Therapie besteht in der Verabreichung antiherpetisch wirkender Substanzen [9]. Da Herpesvirusinfektionen (EBV, HHV6, HHV8) der klonalen Expansion vorausgehen und den ersten Schritt in der Lymphomgenese darstellen, sollte bei Nachweis einer Virusreaktivierung eine virustatische Dauertherapie, z. B. mit Aciclovir 3×750 mg oder Foscarnet als Inhibitoren der Herpesvirus-DNA-Polymerase, etabliert werden (s. Übersicht).

Wir konnten bei 3 Patienten mit NHL nach COP-BLAM-Therapie und zusätzlicher Aciclovir-Gabe, welche nach Vollremission weitergeführt wurde, Überlebenszeiten von bisher 18–30 Monaten erzielen.

53.8
Experimentelle Therapien

Zu den experimentellen Ansätzen gehört heute der Einsatz von Antikörpern (antikörperkonjugierte Immunotoxine, antiidiotypische Antikörper oder Antikörper gegen Oberflächenstrukturen von Lymphozyten) [12].

Da IL-6 wahrscheinlich als Wachstumsfaktor einiger hochmaligner B-Zell-Lymphome wirkt, ist der Einsatz von IL-4 oder Anti-IL-6-Antikörpern derzeit einer der wichtigsten experimentellen Ansätze in der Therapie Aids-assoziierter maligner Lymphome [4].

Literatur

1. Cesarman E, Chang Y, Moore PS, Said JW, Knowles DM (1995) Kaposi's sarcoma-associated herpesvirus-like DNA sequences in AIDS-related body-cavity based lymphomas: N Engl J Med 4: 1186–1191
2. Chapman M, Minor J (1992) Lymphoma in AIDS patients receiving long term antiretroviral therapy. Am J Hosp Pharm 49: 174–175
3. Egli F, Baumann R, Bernasconi E, Opravil M (1992) HIV-assoziierte maligne Lymphome. Schweiz Med Wochenschr 122: 495–502

4. Emilie J, Loumbaras J, Kaphael M et al. (1992) Interleukin-6 production in high-grade B lymphomas. Blood 80: 498–504

5. Flamand L, Stefanescu J, Ablashi DV, Menezes J (1993) Activation of the Epstein-Barr virus replicative cycle by human herpesvirus 6. J Virol 67: 6768–6777

6. Galleto G, Levine A (1993) AIDS-associated primary central nervous system lymphoma. Jama 269: 92–93

7. Gatti R (1987) Occurence of malignancy in immunodeficiency diseases. Cancer 28: 89–98

8. Gisselbrecht C, Oksenjendler E, Tirelli U et al. (1992) Non-Hodkgin's lymphoma associated with human immunodeficiency virus: Treatment with LNH 84 Regimen in a selected group of patients. Leukemia 6 [Suppl 3]: 10S–11S

9. Heng MCY, Heng SY, Allen SG (1994) Co-infection and synergy of human immunodeficiency virus-1 and herpes simplex virus-1. Lancet 343: 255–258

10. Huhn D (1994) HIV-assoziierte Non-Hodgkin-Lymphome. Internist 35: 906–911

11. Huhn D, Weiß R, Nerl C et al. (1993) HIV-related non-Hodgkin's lymphoma: CHOP-Induction and AZT-IF α-maintenance therapy. Proc ASCO 12: 52

12. Jäger M, Delle Karth G, Knapps S, Tueni Ch (1994) Therapie hochmaligner Non-Hodgkin-Lymphome. Wien Klin Wochenschr 106: 315–320

13. Joachim HL (1992) Lymphoma: An opportunistic neoplasia of AIDS. Leukemia 6 [Suppl 3]: 30S–33S

14. Karnofski DA, Abelmann WH, Carver LF, Burchenal JA (1948) The use of nitrogen mustards in the palliative treatment of carcinoma. Cancer 1: 634–656

15. Knowles DM, Chadburn A (1992) Lymphadenopathy and the lymphoid neoplasms associated with the aquired immune deficiency syndrom (AIDS). Neoplastic Hematophatology 9: 773–836

16. Knowles DM, Chamulak GA, Subar M et al. (1988) Lymphoid neoplasia associated with the acquired immunodeficiency syndrome (AIDS): The New York University Medical Center experience with 105 patients (1981–1986). Ann Intern Med 108: 744–753

17. Krueger GRF, Sander Ch (1989) What's new in human herpesvirus-6? Clinical immunopathology of the HHV-6 infection. Path Res Pract 185: 915–929

18. Levine AM (1987) Non-Hodgkin's lymphomas and other malignancies in the acquiered immunodeficiency syndrome. Semin Oncol 14 [Suppl]: 34–39

19. Levine AM (1988) HIV-positive high or intermediate grade lymphoma: Prognostic factors related to survival. Blood 72: 247a

20. Levine AM (1990) Lymphoma in acquired immunodeficiency syndrome. Semin Oncol 17: 104–112

21. Levine AM (1992) Acquired immunodeficiency syndrome-related lymphoma. Blood 80: 8–20

22. Levy RM, Russel E, Yungbluth M et al. (1992) The efficacy of image-guided stereotactic brain biopsy in neurologically symptomatic acquired immunodeficiency syndrome patients. Neurosurgery 30: 186–190

23. Liebowitz D (1995) Epstein-Barr virus: an old dog with new tricks. N Engl J Med 332: 55–57

24. Lombardi L, Newcomb EW, Dalla-Favera R (1987) Pathogenesis of Burkitt lymphoma: expression of an activated c-myc oncogene causes the tumorigenic conversion of EBV-infected human B lymphoblasts. Cell 49: 161

25. Mazza P, Bocchia M (1992) Recombinant interleukin-2 in aquired immune deficiency syndrom: Eur J Haematol 49: 1–6

26. Mitrou PS (1991) Mit der HIV-Infektion assoziierte maligne Melanome. Dtsch Med Wochenschr 116: 1217–1223

27. Nisce LZ, Metroka C (1992) Radiation therapy in patients with AIDS-related central nervous system lymphomas. JAMA 267: 1921–1922

28. Ribas A, Bellmunt J, Albanell J et al. (1995) Malignant lymphoproliferative disease in HIV-seropositive patients. A study of 40 cases at a single institution in Spain. Acta Oncol 34: 75–82

29. Scheidegger C, Heinrich B, Popescu M et al. (1991) HIV-assoziierte Lymphome. Dtsch Med Wochenschr 116: 1129–1135

30. Shibata D, Weiss LM, Hernandez AM, Nathwani BN, Bernstein L, Levine AM (1993) Epstein-Barr virus-associated non-Hodgkin's lymphoma in patients infected with the human immunodeficiency virus. Blood 81: 2102

31. Zur Hausen H (1991) Viruses in human cancers. Science 254: 1167–1173

Andere Hauttumoren

54 Das Merkelzellkarzinom

Wolfgang Hartschuh

54.1
Definition und Klinik

Merkelzellkarzinome (*MZK*) sind sehr seltene Tumoren der tiefen Dermis, die vorzugsweise im Gesicht älterer Menschen auftreten, häufig auf aktinisch vorgeschädigter Haut. In etwa gleicher Häufigkeit von ca. 15 % wurde über MZK an den Extremitäten und am Stamm berichtet [26], vereinzelt auch bei Menschen im mittleren und jüngeren Lebensalter [12, 26]. Von einigen Autoren wird eine Geschlechtspräferenz zugunsten der Frauen angegeben [12], nach anderen Untersuchungen sind Männer und Frauen gleich häufig betroffen [1,12].

Der Primärtumor ist zumeist ein rötlich-livider, schlecht umschriebener, derber Knoten, der von einer unauffälligen Epidermis bedeckt, kegelartig (Abb. 54.1) über die Hautoberfläche hinausragt und sich in der Tiefe eisbergartig verbreitert. Diese klinische Erscheinungsform sowie die anamnestische Angabe eines raschen Wachstums sind recht charakteristisch und sollten immer an ein MZK denken lassen. Gelegentlich imponiert das MZK auch als exophytischer, halbkugelig aufsitzender kirschroter Tumor, dessen Oberfläche von Teleangiektasien durchzogen ist (Abb. 54.2). Größere MZK können exulzerieren (Abb. 54.3), in seltenen Fällen wurden

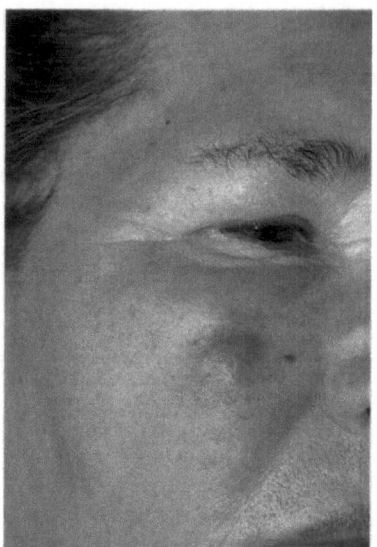 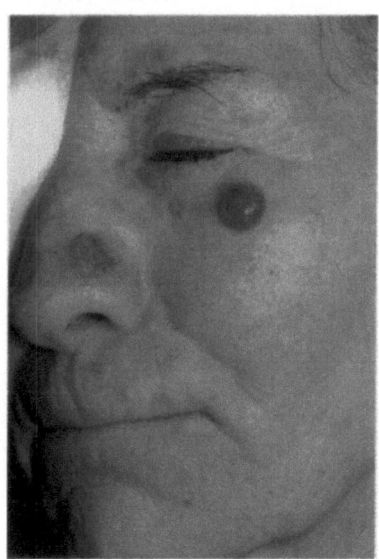 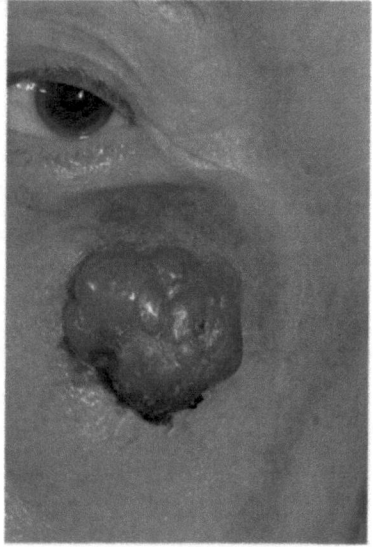

Abb. 54.1. (links) Typisches MZK von rötlich-livider Farbe an der rechten Wange einer 66jährigen Frau. Die Hautoberfläche kegelartig vorgewölbt, von Teleangiektasien durchsetzt

Abb. 54.2. (mitte) Kalottenförmig aufsitzendes, kirschrotes MZK an der linken Periorbitalregion einer 67jährigen Frau auf dem Boden einer aktinisch geschädigten Haut. Nebenbefundlich Carcinoma spinocellulare der linken Nasenflanke

Abb. 54.3. (rechts) Exophytisches, teilweise exulzeriertes, primäres MZK der linken Periorbitalregion einer 87jährigen Frau mit typischer eisbergartiger Ausbreitung in der Tiefe

Spontanregressionen sowohl der Primärtumoren als auch von Metastasen beobachtet [2, 4].

Die klinische Differentialdiagnose umfaßt die Hautmetastase, das maligne Lymphom, den malignen Adnextumor (Schweißdrüsenkarzinom), das Basaliom und das amelanotische Melanom.

Das MZK ist derzeit der einzige Tumor der Haut, der histogenetisch mit der Merkelzelle in Verbindung gebracht werden kann. Dabei ist unklar, warum das MZK tief dermal lokalisiert ist, wohingegen die Merkelzelle in adulter Haut in Epidermis und Haarfollikeln ansässig ist [13].

Das MZK wurde erstmals als „trabekuläres Karzinom der Haut" beschrieben, unter der Vorstellung, daß es sich hierbei um eine Sonderform des Schweißdrüsenkarzinoms handelt [35]. Spätere elektronenmikroskopische Untersuchungen [34] zeigten die auffallende Ähnlichkeit der Tumorzellen mit den neuroendokrinen Merkelzellen der Haut, v. a. hinsichtlich ihres Gehalts an elektronendichten Granula, zarten Filamentbündeln und desmosomartigen Strukturen. Da nur die Merkelzelle und keine weitere ortsansässige Zelle der Haut solche Charakteristika aufweist [13], wurden die Tumoren später als MZK (Synonyme: neuroendokrines Karzinom der Haut, Merkelzelltumor) bezeichnet [27].

54.2
Histologie

In der überwiegenden Zahl der Fälle zeigt sich das MZK als ein von der Dermis ausgehender, schlecht umschriebener, asymmetrischer, zellreicher Knoten (Abb. 54.4), der sich zumeist in das subkutane Fettgewebe ausbreitet. In seltenen Fällen findet sich auch eine epidermale Komponente [36]. Der Tumor besteht aus dicht zusammengelagerten zytoplasmaarmen, monomorphen, epitheloiden Zellen, teils in soliden größeren Zellkomplexen, teils interstitiell in unregelmäßigen Zellsträngen angeordnet (vgl. Abb. 54.4). Diese Verteilung wird als trabekuläres Wachstumsmuster bezeichnet (Abb. 54.5). Die rundlichen Zellkerne zeigen eine deutliche Heterochromatinstruktur, unauffällige Nukleoli und kommen speziell in der Giemsafärbung sehr hell zur Darstellung. Dieser milchglasartige Aspekt der recht monomorphen Zellkerne ist sehr charakteristisch und erlaubt zusammen mit dem Ausbreitungsmuster des Tumors sowie den zahlreichen Mitosen (Abb. 54.6) bereits auf lichtmikroskopischer Ebene die Diagnose eines MZK. Einzelzellnekrosen sowie größere Nekroseareale sind nicht selten. Zumeist findet sich ein unterschiedlich starkes lymphozytäres Begleitinfiltrat, wodurch die Tumorzellen „maskiert" sein können, besonders beim kleinzelligen Typ des MZK (s. unten). Ein endolymphatischer Nachweis von Tumorzellen (Abb. 54.7) ist, insbesondere bei Rezidivtumoren, keine Seltenheit.

Die histologische Unterteilung in verschiedene Typen ist in der Literatur nicht einheitlich. So unterscheiden einige Untersucher einen „klassischen Typ" von einem „unterschiedlichen Typ", in Anlehnung an die Klassifizierung von Lungenkarzinomen [20]. Gould [11] unterteilt in 3 verschiedene Subtypen: ein seltener, rein trabekulärer Typ, ein zahlenmäßig überwiegender intermediärer Typ und ein kleinzelliger undifferenzierter Typ. Oft finden sich aber

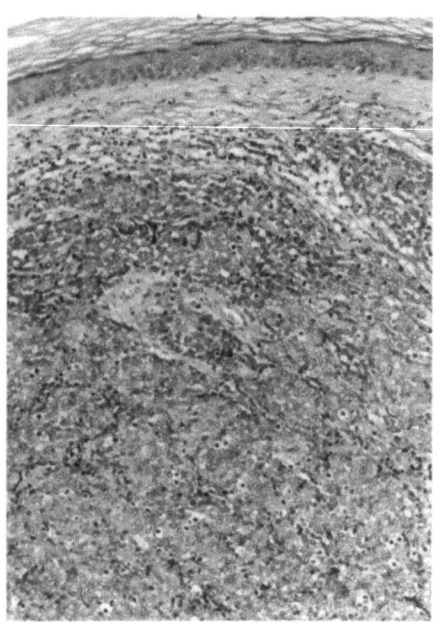

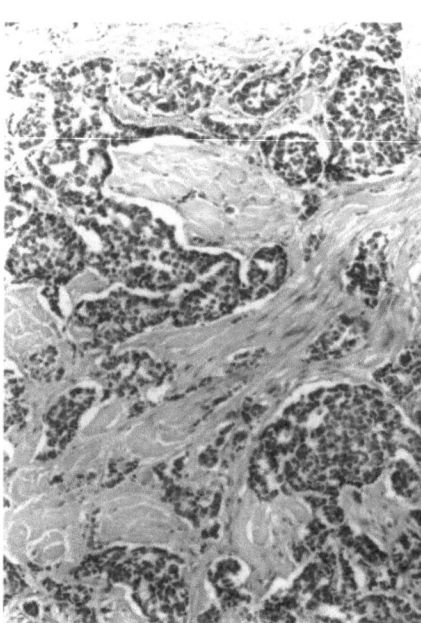

Abb. 54.4. (links) Von der Epidermis abgesetzter Tumor (primäres MZK) aus dicht beieinanderliegenden zytoplasmaarmen Zellen. Helle, monomorphe Zellkerne (Giemsa)

Abb. 54.5. (rechts) Trabekuläres Wachstumsmuster in den Randabschnitten eines MZK (H & E)

Abb. 54.6. (links) MZK bei höherer Vergrößerung. Helle, monomorphe Zellkerne, deutliche Heterochromatin-struktur, unauffällige Nukleolen, zahlreiche Mito-sen (Giemsa)

Abb. 54.7. (rechts) Endolym-phatischer Tumoreinbruch, Randbereich des MZK von Abb. 54.5 (H&E)

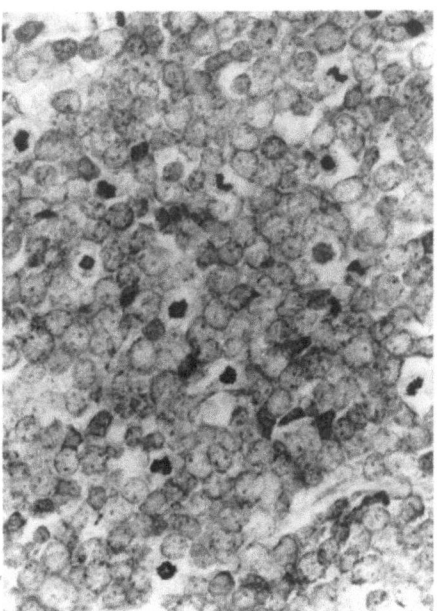
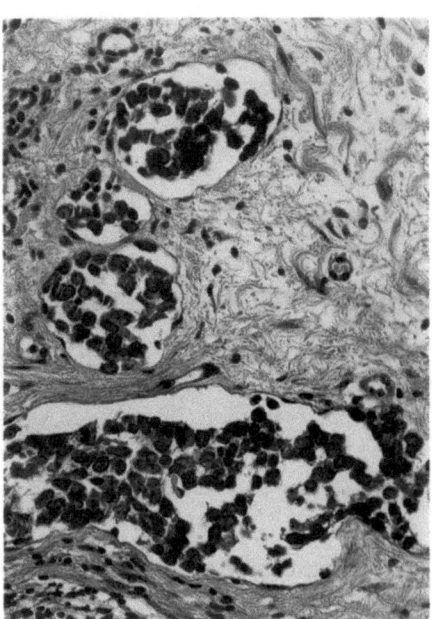

innerhalb ein und desselben Tumors Abschnitte der verschiedenen Subtypen, so daß eine Einordnung der MZK entsprechend der oben genannten Klassifizierung oft nicht möglich ist [12, eigene Beobachtungen].

Es gibt Berichte über MZK, die in Basaliomen, Stachelzellkarzinomen, M. Bowen, aktinischen Keratosen und Schweißdrüsentumoren entstanden sind mit entsprechenden morphologischen Übergängen innerhalb der Tumoren [siehe Revue 12].

In der histologischen Differentialdiagnose ist v. a. an die Metastase eines kleinzelligen Bronchialkarzinoms, aber auch an kleinzellige primäre Hautmalignome und deren Metastasen zu denken.

Histologische Differentialdiagnose kleinzelliger Hauttumoren

- Merkelzellkarzinom,
- peripheres Neuroblastom (ZK-negativ!),
- peripheres Neuroepitheliom,
- Metastase eines kleinzelligen Bronchialkarzinoms,
- Adnexkarzinom (z. B. ekkrines Karzinom),
- Basalzellkarzinom,
- Trichoblastom,
- malignes Lymphom,
- malignes Melanom.

54.3
Immunhistologie

Entsprechend ihrer Verwandtschaft mit den Merkelzellen, exprimieren auch MZK die niedermolekularen Zytokeratine-(*ZK-*)8, -18, -19 und -20 sowie Chromogranin A, Neuropeptide, neuronenspezifische Enolase, Synaptophysin und „neural cell adhesion molecule" (*NCAM*), nur in vereinzelten Fällen aber Protein-S-100. Ebenso wie Merkelzellen sind MZK nicht immunreaktiv mit Antikörpern gegen Vimentin, Actin, Desmin oder „leucocyte-common-antigen".

Von besonderer Bedeutung für die immunhistochemische Sicherung der Diagnose eines MZK ist der Nachweis von ZK (Abb. 54.8) und neuronenspezifischer Enolase (*NSE*) (Abb. 54.9), die in MZK konstant und stark exprimiert werden. Im Gegensatz dazu ist die Expression von Chromogranin A (Abb. 54.10) und den verschiedenen Neuropeptiden, die in Merkelzellen nachgewiesen wurden [14] in MZK sehr variabel oder fehlend.

ZK-8, -18, -19, läßt sich in Merkelzellen nachweisen aber auch in Epithelien, u. a. von Schweißdrüsen und des Respirationstrakts. Daher hat ZK-20, das in der Haut lediglich in Merkelzellen lokalisiert wurde [22], eine besondere Bedeutung bei der immunhistochemischen Diagnostik. Allerdings erscheint in MZK die Expression von ZK-20 nicht so konstant wie die von ZK-8, -18, -19 (eigene nicht veröffentlichte Beobachtungen). Beim kleinzelligen, undifferenzierten Typ des MZK kann ein weitgehender Verlust der

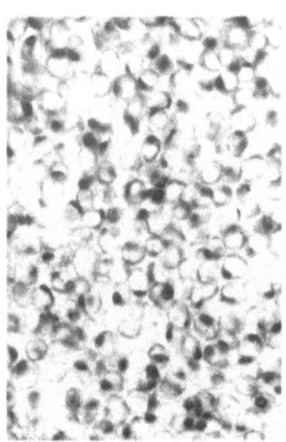 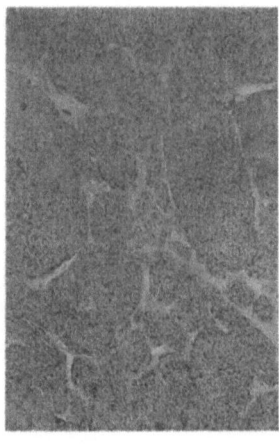 

Abb. 54.8. (links) Zytokeratin-20-Immunreaktion in typischer perinukleärer, teils globulärer Anordnung sichert die Diagnose MZK (APAAP-Methode)

Abb. 54.9. (mitte) Starke, homogene NSE-Immunreaktion sämtlicher Tumorzellen eines MZK (Streptavidin-Biotin-Methode)

Abb. 54.10. (rechts) Chromogranin-A-Immunreaktion eines MZK in homogener zytoplasmatischer Verteilung in einem Großteil der Tumorzellen (Streptavidin-Biotin-Methode)

Antigenexpression neuroendokriner Markersubstanzen eintreten [20].

ZK-Antikörper führen beim MZK zu einer charakteristischen globulären, paranukleären, z. T. auch schalenartigen Immunreaktion (vgl. Abb. 54.8). Auch Antikörper gegen Neurofilament zeigen schwächer – und oft nur fokal [23] – globuläre paranukleäre Immunreaktionen, dies im Gegensatz zur Merkelzelle, die nach Auffassung der meisten Untersucher kein Neurofilament exprimiert. Dieses paranukleäre globuläre Verteilungsmuster für ZK und Neurofilament ist charakteristisch für das MZK und erlaubt die Abgrenzung von einem kleinzelligen Bronchialkarzinom [23].

54.4
Elektronenmikroskopie

Das hervorstechendste ultrastrukturelle Merkmal sind die intrazytoplasmatischen elektronendichten Granula, die in Größe und Form den Granula von Merkelzellen entsprechen (Abb. 54.11 a). Die Anzahl dieser Granula ist bei verschiedenen Tumoren erheblichen Schwankungen unterworfen. Des weiteren finden sich rudimentäre desmosomartige Zellkontaktstrukturen sowie in wechselnder Häufigkeit charakteristische paranukleäre knäuelartige fibrilläre Verdichtungen (Abb. 54.11 b).

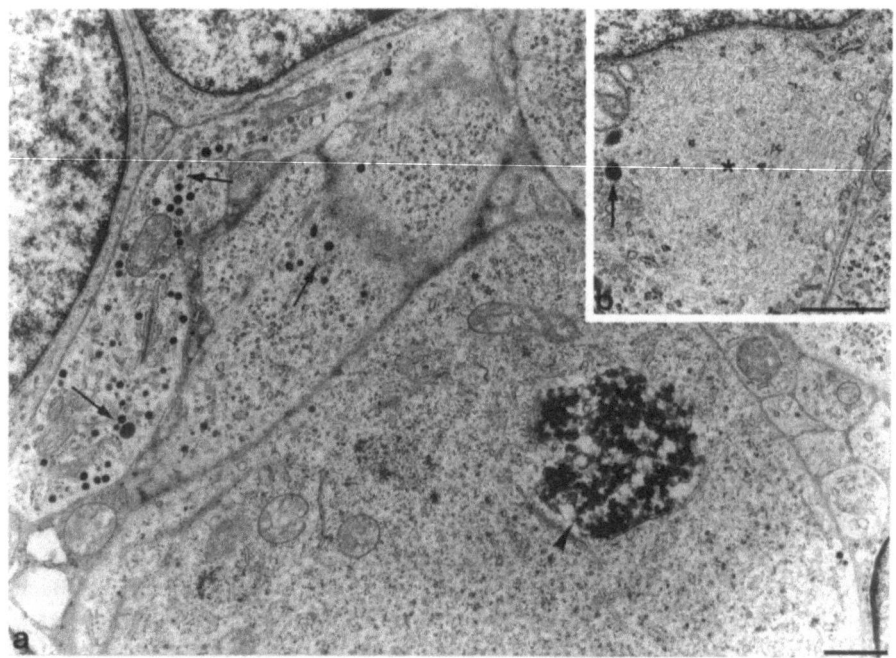

Abb. 54.11 a und b. MZK. a Elektronenmikroskopische Detailaufnahme einer Tumorzelle. Zahlreiche, elektronendichte Granula (*Pfeile*) innerhalb der dicht beieinanderliegenden Zellfortsätze. *Pfeilspitze*: großes Autophagosom (Vergr.: X11 550). (Inset) b Höhere Vergrößerung eines filamentösen Körperchens (*Stern*), bestehend aus ineinander verknäulten Tonofilamenten, dazwischen (*Pfeil*) einige Granula (Vergr.: X15 750)

54.5
Prognose und Stadieneinteilung

In der neueren Literatur wird das MZK, das in früheren Arbeiten als semimaligne betrachtet wurde [3, 35] zu den hochmalignen Tumoren gerechnet [26]. Dafür sprechen das rasche Wachstum der Tumoren, die hohe Lokalrezidivrate in einer Schwankungsbreite zwischen 25 und 77% [2, 12, 26, 33] sowie die Metastasierung in die regionalen Lymphknoten in mehr als 50% der Fälle innerhalb des ersten Jahres nach Entfernung des Primärtumors. Ein letaler Ausgang nach allgemeiner Metastasierung wird in 30 [12] bis >60% [30] der Fälle angegeben. Von anderen Untersuchern wurde eine Dreijahresüberlebensrate von 55% ermittelt [15].

Lokalrezidive können nach Primärexzision bereits wenige Wochen später, nach Rezidivoperationen sogar schon wenige Tage postoperativ auftreten (eigene Beobachtungen) und rasch an Größe zunehmen, v. a. wenn der Tumor nur mit knappem Sicherheitsabstand oder nicht vollständig entfernt wurde. Diese oft explosionsartige Tumorprogredienz unterscheidet das MZK von den meisten anderen Hautkarzinomen. Mit jedem weiteren Rezidiv erhöht sich die Gefahr einer lymphogenen Metastasierung zunächst in die regionalen Lymphknoten [1], welche wiederum ein hohes Risiko einer Fernmetastasierung mit sich bringt [33]. Somit erscheinen die Angaben von Boyle [2], daß ein Lokalrezidiv ohne Einfluß auf die Überlebensrate des Patienten sei, recht zweifelhaft. Nach Shaw und Rumball sollen zwei Drittel der Patienten mit lokoregionären Tumorrezidiven ad exitum kommen [30]. Auch diese Daten spiegeln das ungewöhnlich aggressive biologische Verhalten des MZK wider und scheinen dafür zu sprechen, daß eine hämatogene Metastasierung häufiger eintritt als bisher angenommen wurde.

Als weitere prognoseverschlechternde Faktoren („high risk") werden in der Literatur angesehen:

- eine Tumorgröße von >2 cm,
- eine endolymphatische Tumorausbreitung,
- eine Lokalisation im Kopf-Hals-Bereich und am Rumpf [26],
- männliches Geschlecht und
- jüngeres Lebensalter.

Auch die histologische Differenzierung des MZK scheint von prognostischer Bedeutung zu sein. Nach Gould [11] verhält sich der intermediäre und kleinzellige Typ klinisch aggressiver als der trabekuläre Typ.

Aufgrund des völlig unterschiedlichen Wachstumsverhaltens lassen sich Stadieneinteilungen des malignen Melanoms sowie von Plattenepithelkarzinomen nicht auf das MZK übertragen.

Folgende Stadien des MZK werden in der Literatur unterschieden:

- *Stadium I:* Primärtumor allein,
- *Stadium II:* lokoregionäre und Lymphknotenmetastasen,
- *Stadium III:* Fernmetastasen.

54.6
Diagnostik

Die histologische Diagnose erfolgt bei kleineren Tumoren durch eine therapeutisch-diagnostische Exzision, bei größeren Tumoren durch Inzisionsbiopsie oder Feinnadelaspiration [10].

Nach Diagnosesicherung oder bei klinischem Verdacht auf MZK sollten eine eingehende klinische Untersuchung v. a. der entsprechenden Lymphknotenstationen einschließlich Lymphknotensonographie, eine Oberbauchsonographie und eine Röntgenthoraxuntersuchung durchgeführt werden.

Bei Verdacht auf Fernmetastasierung kommen die üblichen organspezifischen Untersuchungen wie Magnetresonanztomographie des Gehirns, Computertomographie und Knochenszintigraphie zum Einsatz.

Erfolgversprechend sind erste Ergebnisse der „Somatostatinrezeptorszintigraphie" [19] mit der sich MZK-Primärtumore und deren Metastasen mit einer großen Genauigkeit aufzeigen lassen. Die Methode begründet sich auf den Nachweis von Somatostatinrezeptoren in MZK [18].

Die kürzlich in MZK immunhistochemisch nachgewiesene Expression von CD44 als Marker für ein erhöhtes Metastasierungsrisiko [25] könnte für eine frühzeitige Festlegung der Therapiemodalitäten von Interesse sein.

Ein spezifischer serologischer Tumormarker besteht derzeit nicht. Jedoch wurde bei metastasierenden MZK über erhöhte Serumwerte für Calcitonin [27], NSE [7, 12], Chromogranin A und ACTH berichtet [12].

54.7
Behandlungsstrategie

Die einzuschlagende Therapie ist abhängig von

- Tumorstadium,
- Größe und
- Lokalisation des Tumors,
- Alter sowie
- Allgemeinzustand des Patienten.

In Stadium I stellt die vollständige operative Entfernung des Primärtumors, wenn möglich mit weitem Sicherheitsabstand, die Therapie der ersten Wahl dar, auch unter dem Gesichtspunkt der exakten histologischen Differenzierung.

Eine elektive Lymphadenektomie kann derzeit nicht generell empfohlen werden, könnte aber zu einer genaueren Stadieneinteilung beitragen. Bei unvollständiger Exzision oder bei High-risk-Tumoren (s. oben) sollte sich postoperativ eine Strahlentherapie des Operationsgebietes sowie der Lymphabstromgebiete einschließlich der zugehörigen Lymphknotenstationen anschließen.

In Stadium I und II bietet sich alternativ die Strahlentherapie an, therapeutisch überlegen ist aber eine Kombination mit operativen Maßnahmen (s. unten). Dies gilt umgekehrt auch für die Lymphadenektomie in Stadium II, die ohne anschließende Radiatio von zweifelhaftem Wert ist.

In Stadium II gibt es erste erfolgversprechende Mitteilungen über den Einsatz einer Chemotherapie [8], teils in Kombination mit Strahlentherapie [6]. Die Chemotherapie des MZK lehnt sich an die Therapieempfehlungen des kleinzelligen Lungenkarzinoms an. Klinische Erfahrungen über den Einsatz einer adjuvanten Chemotherapie liegen noch nicht vor.

In Stadium III wird die Behandlungsstrategie bestimmt durch eine Metastasierung, die meist mehrere Organsysteme betrifft. Daher treten operative Therapien an Bedeutung völlig zurück und sind im wesentlichen beschränkt auf Notfallmaßnahmen. Strahlen-, Chemo- und Immuntherapien, auch in Form multimodaler Therapieansätze, haben im Stadium der allgemeinen Metastasierung überwiegend palliativen Charakter.

54.7.1
Chirurgische Therapie

Bei Primär- und Rezidivtumoren sollte die mikroskopisch kontrollierte Exzision mit mindestens 2–3 cm Sicherheitsabstand erfolgen. Bei diesen Exzisionsweiten handelt es sich um empirische Daten, die auf der Erkenntis beruhen, daß Lokalrezidive gehäuft nach knapper oder nicht vollständiger Tumorexzision auftreten. Ein erweiterter Sicherheitsabstand ist bei einem histologischen Nachweis einer angiolymphatischen Tumorinvasion indiziert. Bei anatomisch exponierten Stellen des Gesichts ist ein geringerer Sicherheitsabstand, auch im Sinne einer therapeutisch-diagnostischen Exzision, oft nicht zu vermeiden. In diesen Fällen muß sich eine postoperative Strahlentherapie anschließen (s. unten).

Der Wert einer elektiven Lymphadenektomie wird kontrovers diskutiert, so daß sie nach dem jetzigen Kenntnisstand nicht generell empfohlen werden

kann [12]. Allerdings könnte eine prophylaktische Lymphadenektomie bei High-risk-Tumoren indirekt zu einer Prognoseverbesserung beitragen, indem evtl. vorhandene subklinische Metastasen früher entdeckt werden und somit adjuvante strahlentherapeutische Maßnahmen früher zum Einsatz kämen [1, 26].

Bei Verdacht auf Lymphknotenmetastasen sollte sich der Exzision des Primärtumors eine Lymphadenektomie in Kombination mit einer Strahlentherapie anschließen (s. unten).

Die Option auf eine postoperative Strahlentherapie muß auch in die operative Planung ausgedehnter Befunde miteinbezogen werden. Zum Beispiel sollten in Hautregionen, in denen knöcherne Strukturen sehr oberflächlich lokalisiert sind (z. B. prästernal) Defektdeckungen mit freien Transplantaten vermieden werden, da sich eine anschließende Strahlentherapie des Operationsgebiets wegen der Gefahr von schweren Strahlenschäden verbieten würde.

Bei sehr ausgedehnter lokoregionärer Metastasierung, die eine vollständige operative Entfernung fraglich erscheinen läßt, sollte evtl. ganz auf eine chirurgische Therapie verzichtet werden zugunsten einer primären Strahlentherapie (s. unten).

In Stadium III hat die operative Therapie lediglich palliativen Charakter (s. oben).

54.7.2
Radiotherapie

Das MZK gilt allgemein als strahlensensibel [21, 28, 31, 33, 36, 37], im Gegensatz zum malignen Melanom, mit dem es in seinem biologischen Verhalten viele Ähnlichkeiten aufweist. Die Strahlentherapie hat daher in der adjuvanten und palliativen Behandlung des MZK einen großen Stellenwert. Einige Autoren halten sogar die alleinige Strahlentherapie einer operativen Therapie für gleichwertig [36]. Vollständige Remissionen ausgedehnter Befunde, aber auch Rezidive sind nach alleiniger Radiatio beschrieben [33]. Goepfert et al. [9] beobachteten häufiger Lokalrezidive nach Radiatio von unvollständig exzidierten Tumoren. Somit kann die kurative Wirksamkeit einer *primären Radiotherapie* des MZK noch nicht abschließend beurteilt werden, da zur Zeit zu wenige Langzeitergebnisse vorliegen.

Neuere Befunde sprechen dafür, daß die Strahlensensibilität abhängig ist vom Differenzierungsgrad der Tumoren. So gelten kleinzellige Varianten des MZK als weniger strahlensensibel [21]. Eine Auswertung der Ansprechraten auf die Strahlentherapie in Relation zur histologischen Differenzierung des MZK ist bisher nicht ausreichend berücksichtigt worden, erscheint aber im Rahmen prospektiver Therapiekonzepte dringend erforderlich.

Die Daten der Literatur sprechen mehrheitlich dafür [siehe aber 38], daß sich durch Kombination von Operation und Radiatio eine Verbesserung der Prognose des MZK in Stadium I und II erzielen läßt [21,26]. Indirekt belegt auch eine außergewöhnlich hohe Mortalitätsrate des MZK von 67% nach alleiniger operativer Therapie [29] den Wert einer *kombinierten Radiotherapie*.

In der Radiotherapie des MZK kommen schnelle Elektronen-, Photonen- und Röntgenbestrahlungen in einer Gesamtdosis von 45–60 Gy, fraktioniert in 20–25 Einzeldosen zum Einsatz. Insgesamt scheint die Tumoransprechrate bei Dosen >45 Gy größer zu sein [2]. Bei großen, unresezierbaren Tumoren bzw. Tumorrestanteilen werden Gesamtdosen von 55–65 Gy empfohlen [37].

Die postoperative Radiatio ist in Stadium I bei High-risk-Tumoren (Tumoren >2 cm, kleinzellige Differenzierung, angiolymphatischer Tumoreinbruch, Lokalisation im Kopf-Hals-Bereich) zu empfehlen, v.a. wenn die Tumorexzision nicht vollständig oder nur knapp in toto erfolgte. Die Strahlentherapie sollte das Operationsgebiet mit weitem Sicherheitsabstand erfassen, unter Berücksichtigung einer möglichen subklinischen Tumorausbreitung. In gleicher Dosierung sollten die Lymphabstromgebiete einschließlich der abhängigen Lymphknotenstationen miteinbezogen werden.

Das gleiche Prozedere empfiehlt sich auch nach unseren eigenen Erfahrungen bei ausgedehnten Lokalrezidiven mit lokoregionären Metastasen in Stadium II im Anschluß an eine radikale chirurgische Intervention.

Bei sehr ausgedehnten Lokalbefunden, die eine vollständige operative Entfernung fraglich erscheinen lassen oder bei starker gesundheitlicher Einschränkung des Patienten wird mitunter ganz auf eine chirurgische Therapie verzichtet werden müssen, zugunsten einer primären Strahlentherapie, evtl. auch in Kombination mit einer Chemotherapie (s. unten).

Beim allgemein metastasierenden MZK in Stadium III findet die Radiatio ihren Einsatz im Rahmen multimodaler Therapiekonzepte neben chirurgischen Maßnahmen, systemischer Chemotherapie und Immuntherapien (s. unten).

Auch über eine günstige Wirkung einer lokalen Hyperthermie in Kombination mit einer Strahlentherapie bei ausgedehnter lokaler Metastasierung wurde berichtet [37].

54.7.3
Chemotherapie und andere Therapieverfahren

Im Stadium III sind in der Mehrzahl der Veröffentlichungen zwar z.T. eindrucksvolle, überwiegend aber nur kurz anhaltende Vollremissionen nach Chemotherapie dokumentiert, die aber in aller Regel von einer starken Tumorprogression [6, 7, 8, 24] gefolgt sind. Dies läßt auf eine rasche Resistenzentwicklung des MZK schließen. Eine eindrucksvolle Tumormassenverkleinerung wurde auch durch eine präoperative Chemotherapie erreicht [7].

Die Fallmitteilungen belegen, daß die Remissionschancen bei sekundärer Chemotherapieresistenz äußerst gering sind [7,24]. Somit hat die Chemotherapie im fernmetastasierten Stadium einen durchweg palliativen Charakter [12].

Vereinzelte neuere Berichte über mehrere Jahre anhaltende komplette Remissionen in Stadium II bei teilweise massiver lokoregionärer Metastasierung [6, 8] relativieren die Auffassung, daß das MZK nicht chemosensibel ist. Bei genauerem Hinsehen fällt aber auf, daß in den beiden von Fenig [6] publizierten Fällen, in denen eine mehrjährige Vollremission erzielt wurde, eine Nachbestrahlung im Anschluß an die Chemotherapie erfolgte, so daß die therapeutischen Erfolge der Kombination von Chemo- und Radiotherapie angerechnet werden müssen. In der Studie von Feun [8] hingegen, finden sich nach alleiniger Chemotherapie in 2 Fällen (in einem Fall als Extremitätenperfusion appliziert) mehrjährige Vollremissionen in Stadium II. Aus diesen Therapieerfolgen läßt sich abgeleiten, daß eine kombinierte Chemo-/Radiotherapie wahrscheinlich auch in einem früheren Tumorstadium erfolgreich eingesetzt werden könnte. Es ist vorstellbar, daß bei High-risk-Tumoren in Stadium I, von denen häufiger okkulte Metastasen ausgehen dürften, eine Prognoseverbesserung durch eine zytostatische Therapie in Kombination mit Chirurgie und Strahlentherapie zu erzielen wäre. Allerdings ist eine Wertung einer adjuvanten Chemotherapie momentan nicht möglich, da randomisierte Studien nicht vorliegen und wegen der Seltenheit des MZK auch nicht durchführbar sind.

Die in der Literatur angeführten Therapiestrategien leiten sich im wesentlichen von den Behandlungskonzepten des kleinzelligen Bronchialkarzinoms ab [2]. Das z.T. erhebliche Nebenwirkungsspektrum dieser aggressiven Therapie wird bei der zumeist höheren Altersgruppe der Patienten mit MZK aufgrund eines eingeschränkten Gesundheitszustandes zwangsläufig Modifikationen sowie Dosisreduktionen erforderlich machen.

Die größten Erfahrungen gibt es mit folgenden Substanzen, die in den unterschiedlichsten Kombinationen eingesetzt wurden (s. Revue [12]):

- Doxorubicin,
- Cyclophosphamid,
- 5-Fluorouracil,

- Vincristin,
- Methotrexat,
- Bleomycin,
- Etoposid,
- Cisplatin,
- Carboplatin,
- Cytoxan,
- Streptozocin.

Es fällt schwer, aus den diversen Behandlungsschemata in denen die oben genannten Substanzen sehr variabel eingesetzt wurden, eine einzelne Kombination als standardisierte Therapieempfehlung besonders herauszustellen. [2, 24].

Gute Erfolge wurden z. B. mit der Kombination Cyclophosphamid/Methotrexat/5-Fluorouracil (*CMF*-Schema) über 6 Zyklen erzielt [5] oder mit der Kombination Cyclophosphamid/Doxorubicin/Vincristin [2].

Der Gruppe der platinhaltigen Therapeutika wird eine besondere Wirksamkeit zugeschrieben, z. B. in der Kombination Doxorubicin/Cyclophosphamid/Cisplatin [24] oder das nebenwirkunsärmere Carboplatin kombiniert mit Etoposid [2].

Es bleibt abzuwarten, ob bei jüngeren, gesundheitlich nicht stärker eingeschränkten Patienten mit MZK aggressive Therapiemodalitäten, wie z. B. die Kombination Cisplatin/Etoposid, in einem früheren Stadium eingesetzt, Prognosevorteile bringen. Auch eine Hochdosispolychemotherapie mit Stammzelltransplantation wäre bei jüngeren Patienten im fernmetastasierten Stadium vorstellbar.

Bei einer ganzen Reihe von Tumoren, insbesondere bei solchen mit neuroendokriner Differenzierung, wurden kürzlich Somatostatinrezeptoren nachgewiesen, darunter auch beim MZK [19]. Von daher lag es nahe, diese Eigenschaften diagnostisch in Form der Somatostatinrezeptorszintigraphie einzusetzen, aber auch die überwiegend inhibitorische und wachstumshemmende Wirkung von Somatostatin therapeutisch zu nutzen. Mit dem Somatostatinanalogon Octreotid, das im Vergleich zum natürlichen Somatostatin eine wesentlich längere effektive biologische Halbwertszeit aufweist, so daß therapeutisch wirksame Plasmaspiegel erreicht werden, könnte sich eine interessante Perspektive eröffnen, diese Substanz bei inoperablen MZK einzusetzen. Vorläufige Ergebnisse haben einen wachstumsunterdrückenden Einfluß bei mehreren neuroendokrinen Tumoren, darunter einem MZK gezeigt, bei einem allerdings sehr kurzen Beobachtungszeitraum von nur einigen Monaten [18]. Daher kann zum therapeutischen Nutzen dieser Therapie noch nicht entgültig Stellung genommen werden.

54.7.4
Immuntherapie

Die Beobachtungen spontaner Regressionen von MZK lassen darauf schließen, daß immunologische Phänomene, ähnlich wie beim malignen Melanom, auch beim natürlichen Verlauf des MZK bedeutsam sind [2, 4]. Obgleich der genaue Mechanismus der Regression nicht bekannt ist, wurde vermutet, daß Apoptose und zellvermittelte Immunität von Bedeutung sind [2, 4]. Von daher leitet sich ab, Immunmodulatoren bei der Therapie des metastasierenden MZK einzusetzen [2, 4]. In der Literatur finden sich einige wenige aber eindrucksvolle Fallberichte über den erfolgreichen Einsatz von Immuntherapeutika beim MZK. So wurde in einer Kurzmitteilung über eine vollständige Rückbildung eines Mehrfachrezidivs eines MZK nach Therapie mit Interferon-(*IFN*-)α (Intron A) berichtet, das 3mal wöchentlich in einer Dosierung von 3×10^6 IE bis zur völligen Rückbildung des Tumors nach 3 Monaten subkutan appliziert wurde [5]. In einem Nachbeobachtungszeitraum von einem Jahr blieb der Patient rezidivfrei. Es muß an größeren Kollektiven entschieden werden, ob der Einsatz von IFN evtl. in höherer Dosierung und in Kombination mit einer Chemotherapie beim metastasierenden MZK, evtl. auch im Rahmen einer adjuvanten Therapie, gerechtfertigt ist.

In einer weiteren Kasuistik [16] wurde durch intraläsionale Applikation von rekombinantem Tumornekrosefaktor (*TNF*) eine völlige Rückbildung eines inoperablen MZK erreicht. Insgesamt wurden 6 Injektionen in einer Dosis von $2,5 \times 10^5$, jeden 2. Tag, bis zu einer Gesamtdosis von $1,5 \times 10^6$ IE verabreicht, worunter eine völlige Tumorrückbildung auftrat. In einem Nachbeobachtungszeitraum von 12 Monaten war die Patientin rezidivfrei. Klinische Daten mehrerer Patienten müssen den Wert der Therapie mit TNF beim MZK bestätigen.

54.8
Nachsorge

Nicht genügend kann die Notwendigkeit engmaschiger Tumornachkontrollen im Rahmen einer onkologisch ausgerichteten Sprechstunde hervorgehoben werden. Da Lokalrezidive und Lymphknotenmetastasen oft in kürzester Zeit gleichsam „aufschießen" können (eigene Erfahrungen), sollte innerhalb des ersten Jahres nach Entfernung des Primärtumors in 4- bis 6wöchigen Abständen körperlich untersucht werden. Danach kann auf vierteljährliche, später auf halbjährliche Abstände übergegangen werden. Der Nachsorgezeitraum sollte mindestens 5 Jahre umfassen, da Spätrezidive noch nach diesem Zeitraum beschrieben wurden.

Dieselben Nachsorgeintervalle sollten auch im therapierten, erscheinungsfreien Stadium II eingehalten werden.

Von besonderer Wichtigkeit sind eine genaue Palpation des Operationsgebietes, der Lymphknoten sowie eine Ganzkörperinspektion. Eine Lymphknotensonographie v. a. der regionären Lymphknotenstationen sollte mit einbezogen werden. Es hat sich nach unseren Erfahrungen bewährt, den Patienten darauf hinzuweisen, daß Lokalrezidive und Lymphknotenvergrößerungen beim MZK auftreten können, und anzuleiten, gelegentliche Eigenuntersuchungen vorzunehmen.

Eine halbjährliche Oberbauchsonographie sowie jährliche Röntgenthoraxuntersuchungen sind in Stadium II indiziert, in Stadium I aber eine Ermessensfrage.

In Stadium III kann eine Bestimmung der NSE im Serum sinnvoll sein und im Falle eines Titeranstiegs eine Tumorprogression anzeigen [6]. Der Wert der NSE als zuverlässiger serologischer Marker des metastasierenden MZK muß noch an größeren Fallzahlen überprüft werden [12].

Literatur

1. Andrew JE, Silvers DN, Lattes R (1991) Merkel cell carcinoma. In: Friedman RJ et al. (eds) Cancer of the skin 19: 288–295. Saunders
2. Boyle F, Pendlebury S, Bell D (1995) Further insights into the natural history and management of primary cutaneous neuroendocrine (Merkel cell) carcinoma. Int J Radiat Oncol Biol Phys 15, 31(2): 315–323
3. DeWolf-Peeters C, Marien K, Mebis J, Desmet V (1980) A cutaneous APUDoma or Merkel cell tumor? Am Cancer Society 46: 1810–1816
4. Duncan WCh, Tschen JA (1993) Spontaneous regression of Merkel cell (neuroendocrine) carcinoma of the skin. J Am Acad Dermatol 29(4): 653–654
5. Durand JM, Weiller C, Richard MA, Portal I, Mongin M (1991) Treatment of Merkel cell tumor with interferon α 2b. Br J Dermatol 124: 509
6. Fenig E, Lurie H, Klein B, Sulkes A (1993) The treatment of advanced Merkel cell carcinoma – A multimodality chemotherapy and radiation therapy treatment approach. J Dermatol Surg Oncol 19: 860–864
7. Ferrau F, Micali G, Guitart J (1994) Merkel cell carcinoma of the scalp: Dramatic resolution with primary chemotherapy. J Am Acad Dermatol 31: 271–272
8. Feun LG, Savara N, Legha SS, Silva EG, Benjamin RS, Burgess MA (1988) Chemotherapy for metastatic Merkel cell carcinoma. Review of the M.D. Anderson Hospital's experience. Cancer 62: 683–685
9. Goepfert H, Remmler De Silva E, Wheeler B (1984) Merkel cell carcinoma (endocrine carcinoma of the skin) of the head and neck. Arch Otolaryngol 110: 707–712
10. Gottschalk-Sabag S, Ne'eman Z, Glick T (1996) Merkel cell carcinoma diagnosed by fine-needle aspiration. Am J Dermatopathol 18(3): 269–272
11. Gould VE, Moll R, Moll I, Lee I, Franke WW (1985) Biology of disease. Neuroendocrine (Merkel) cells of the skin: hyperplasias, dysplasias and neoplasms. Lab Invest 52: 334–353
12. Haag ML, Glass LF, Fenske NA (1995) Merkel cell carcinoma. Diagnosis and treatment. Division of Dermatology and Cutaneous Surgery, University of South Florida College of Medicine, Tampa 33612, USA. Dermatol Surg 21(8): 669–683
13. Hartschuh W, Weihe E, Reinecke M (1986) The Merkel Cell. In: J Bereiter-Hahn, AG Matoltsy, KS Richards (eds) Biology of the integument, vol 2 Vertebrates (pp 605–620). Springer, Berlin Heidelberg New York Tokyo
14. Hartschuh W, Weihe E (1988) Multiple messenger candidates and marker substances in the mammalian Merkel cell-axon complex: a light and electron microscopic immunohistochemical study. Prog Brain Res 74: 181–189
15. Hitchcock CL, Bland KI, Laney RG III, Franzini D, Harris B, Copeland EM (1988) III. Neuroendocrine (Merkel cell) carcinoma of the skin. Its natural history, diagnosis and treatment. Ann Surg 207: 201–207
16. Ito Y, Kawamura K, Miura T et al. (1989) Merkel cell carcinoma: A successfull treatment with tumor necrosis factor. 125: 1093–1095
17. Johannessen JV, Gould VE (1980) Neuroendocrine skin carcinoma associated with calcitonin production: a Merkel cell carcinoma? Hum Pathol 11 [Suppl]: 586–588
18. Kau RJ, Wagner-Manslau C, Saumweber D, Arnold W (1994) Nachweis von Somatostatinrezeptoren in Tumoren des Kopf-Hals-Bereiches und ihre klinische Bedeutung. Laryngorhinootologie 73: 21–26
19. Kwekkeboom DJ, Hoff AM, Lamberts SWJ, Oei HY, Krenning EP (1992) Somatostatin analogue scintigraphy. A simple and sensitive method for the in vivo visualization of Merkel cell tumors and their metastases. Arch Dermatol 128: 818–821
20. Leonard JH, Dash P, Holland P, Kearsley JH, Bell JR (1995) Characterisation of four Merkel cell carcinoma adherent cell lines. Int J Cancer 60(1): 100–107
21. Meeuwissen JA, Bourne RG, Kearsley JH (1995) The importance of postoperative radiation therapy in the treatment of Merkel cell carcinoma. Int J Radiat Oncol Biol Phys 31(2): 325–331
22. Moll R (1993) Cytokeratine als Differenzierungsmarker: Expressionsprofile von Epithelien und epithelialen Tumoren. Gustav Fischer, Stuttgart
23. Moll R, Osborn M, Hartschuh W, Moll I, Mahrle G, Weber K (1986) Variability of expression and arrangement of cytokeratin and neurofilaments in cutaneous neuroendocrine carcinomas (Merkel cell tumors): Immunocytochemical and biochemical analysis of twelfe cases. Ultrastruct Pathol 10: 473–495
24. Pectasides D, Moutzourides G, Dimitriadis M, Varthalitis J, Athanassiou A (1995) Chemotherapy for Merkel cell carcinoma with carboplatin and etoposide. Am J Clin Oncol 18(5): 418–420
25. Penneys NS, Shapiro S (1994) CD44 expression in Merkel cell carcinoma may correlate with risk of metastasis. Division of Dermatology, St. Louis University School of Medicine, Missouri 63104. J Cutan Pathol 21(1): 22–26
26. Ratner D, Nelson BR, Brown MD, Johnson TM (1993) Merkel cell carcinoma. Department of Dermatology, University of Michigan Medical Center, Ann Arbor. J Am Acad Dermatol 29: 143–156
27. Rosai J (1982) On the nature and nomenclature of a primary small carcinoma of the skin exhibiting endocrine (? Merkel cell) differentiation. Am J Dermatopathol 4: 501–505
28. Schmoeckel I, Engst R, Worret WI (1995) Das Merkelzellkarzinom – therapeutische Möglichkeiten. Z für Dermatologie 181: 120–123
29. Shack RB, Barton RM, DeLozier J, Rees RS, Lynch JB (1994) Is aggressive surgical management justified in the treatment of Merkel cell carcinoma? Plast Reconstr Surg 94(7): 970–975
30. Shaw JH, Rumball E (1991) Merkel cell tumour: clinical behaviour and treatment. Br J Surg 78: 138–142

31. Smith DE, Bielamowicz S, Kagan AR, Anderson PJ, Peddada AV (1995) Cutaneous neuroendocrine (Merkel cell) carcinoma. A report of 35 cases. Am J Clin Oncol 18(3): 199–203
32. Smith KJ, Skelton III HG, Holland TT, Morgan AM, Lupton GP (1993) Neuroendocrine (Merkel Cell) carcinoma with an intraepidermal component. Am J Dermapathol 15(6): 528–533
33. Suntharalingam M, Rudoltz MS, Mendenhall WM, Parsons JT, Stringer SP, Million RR (1995) Radiotherapy for Merkel cell carcinoma of the skin of the head and neck. Head Neck 17(2): 96–101
34. Tang CK, Toker C (1978) Trabecular carcinoma of the skin. An ultrastructural study. Cancer 42: 2311–2321
35. Toker C (1972) Trabecular carcinoma of the skin. Arch Dermatol 105: 107–110
36. Westgate SJ (1993) Radiation therapy for skin tumors. Otolaryngol Clin North Am 26: 295–309
37. Wilder RB, Harari PM, Graham AR, Shimm DS, Cassady JR (1991) Merkel cell carcinoma. Improved locoregional control with postoperative radiation therapy. Cancer 68: 1004–1008
38. Yiengpruksawan A, Coit DG, Thaler HT, Urmacher C, Knapper WK (1991) Merkel cell carcinoma. Prognosis and management. Arch Surg 126: 1514–1519

55 Morbus Paget

Konrad Bork

55.1
Mammärer Morbus Paget der Frau

Der mammäre M. Paget, beschrieben erstmals in 15 Fällen von Sir James Paget 1874 in den St. Bartholomew's Hospital Reports, ist eine besondere Form des Mammakarzinoms, die durch eine morphologisch besondere Ausbreitung in der Haut der Mamillenregion charakterisiert ist, die längere Zeit ekzemähnlich aussehen kann [29]. Daher suchen die Patientinnen oft zunächst einen Dermatologen auf. Praktisch immer sind die sichtbaren Veränderungen der oberflächliche Anteil eines darunter gelegenen veritablen Mammakarzinoms, meistens eines duktalen Karzinoms. Etwa einem Drittel der Fälle liegt ein nichtinvasives und den übrigen zwei Dritteln der Fälle ein invasives Karzinom zugrunde. Die Bandbreite des tiefer gelegenen Karzinomanteils reicht von einem kleinen duktalen In-situ-Karzinom bis hin zu einem invasiven, ausgedehnten Karzinom mit Metastasen in den Achsellymphknoten.

Eine besondere Eigenschaft des M. Paget ist, daß er auch in extramammärer Lokalisation vorkommen kann (s. unten).

55.1.1
Klinik

Der M. Paget [4] macht etwa 1–3 % aller Mammakarzinome aus. In aller Regel tritt er bei Frauen auf, in Einzelfällen ist er auch bei einem Mann beobachtet worden. Das Durchschnittsalter beträgt 54 Jahre [2], die jüngste Frau in diesem Kollektiv war 28 Jahre alt, die älteste 82.

Der M. Paget ist ein durchweg langsam wachsender Tumor, weshalb vielfach erst eine gewisse Zeit verstreicht, bis der Tumor bemerkt wird. Bereits zu diesem Zeitpunkt kann der tiefer gelegene Anteil des Karzinoms bereits invasiv vorgewachsen sein. Subjektive Beschwerden bestehen gelegentlich in Juckreiz oder Schmerzen, besonders wenn größere Erosionen vorliegen, oft aber auch bestehen keinerlei Beschwerden. Der äußerlich sichtbare Teil des Tumors nimmt in den meisten Fällen seinen Ausgang von der Mamille, ist im Anfangsstadium sogar manchmal auf die Brustwarzen beschränkt und breitet sich dann als ein zumeist geschlossener, scharf begrenzter Herd langsam, über Wochen und Monate, peripher aus (Abb. 55.1 und 55.2). Gelegentlich beginnt der sichtbare Teil des Tumors nicht an der Mamille, sondern im Areolarbereich, kann später aber auch die Mamille miteinbeziehen. Der klinische Aspekt des mammären M. Paget ist variantenreich. Meistens sieht man einen bogig begrenzten erythrosquamösen Herd, in dem nach einiger Zeit die Mamille verstrichen bzw. eingeebnet und schließlich destruiert ist. Dieser erythrosquamöse Herd ist das scheibenförmige tumoröse Infiltrat. Manchmal ist der Herd glatt, ohne wesentliche Schuppung, manchmal überwiegt aber auch die

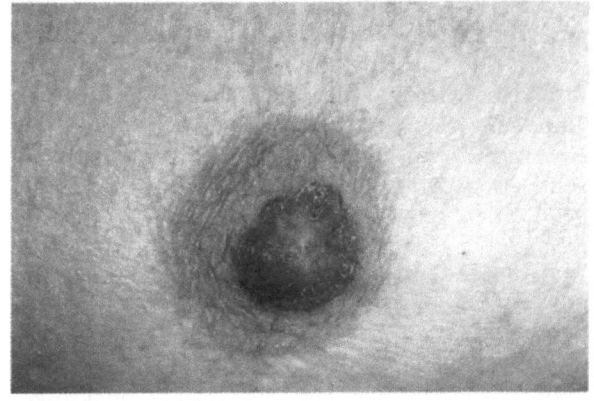

Abb. 55.1. Initialer Morbus Paget, die Kontur der Mamille ist bereits verschwunden

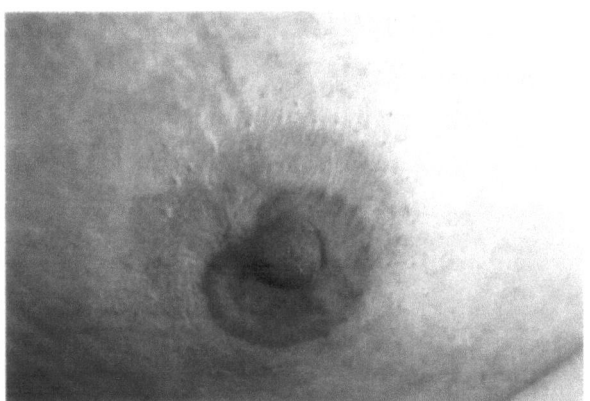

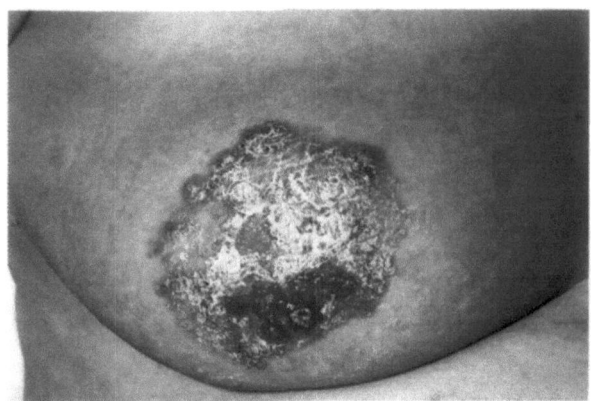

Abb. 55.2. Von der Mamille ausgehender Morbus Paget, der bereits einen großen Teil der Areola einnimmt

Abb. 55.3. Fortgeschrittener, teils psoriasiformer, teils erosiver Morbus Paget. Areola und Mamille sind nicht mehr erkennbar

Schuppung, so daß ein psoriasisähnlicher Aspekt entsteht (Abb. 55.3). Nicht selten sind einige Teile der Tumoroberfläche oder diese insgesamt erosiv-nässend, und Krusten können das klinische Bild bestimmen. Insgesamt ist das Tumorareal durchweg plan und nicht oder nur kaum über die Oberfläche der umgebenden Haut erhaben. Bei längerem Bestand treten Pigmentierung und Atrophie, besonders aber auch Ulzeration hinzu. Auffällig ist gerade auch bei fortgeschrittenen Fällen die scharfe Begrenzung zur Umgebung hin. Die Pigmentierung kann so ausgeprägt sein, daß ein malignes Melanom vorgetäuscht wird [14, 19].

Aus der Beschreibung der Anfangssymptome ergibt sich, daß vielfach zunächst ein uncharakteristisches, ekzemähnliches Bild in Erscheinung tritt, so daß der Tumor dementsprechend nicht selten über längere Zeit als Ekzem oder Mykose verkannt wird. Häufig wird die Diagnose daher erst 10–21 Monate nach dem Auftreten der klinischen Symptome gestellt (zumal nach einer topischen Behandlung, z. B. mit kortikosteroidhaltigen Externa, durch Rückgang der Schuppung und evtl. auch Abnahme der Rötung eine Besserung vorgetäuscht werden kann). Die Einseitigkeit ist beim M. Paget die Regel, in seltenen Fällen sind aber auch bilaterale Tumorentwicklungen beschrieben worden [9]. Bei einseitigen Veränderungen im Mamillenbereich sollte also stets auch ein M. Paget in Erwägung gezogen werden, gerade wenn sie bei älteren Frauen auftreten.

Bei Patientinnen mit einem Mammakarzinom finden sich histologisch manchmal zufällig auch die feingeweblichen Veränderungen eines M. Paget, ohne daß dieser M. Paget bereits klinische Symptome hervorgerufen hat. Ein solcher, makroskopisch (noch) nicht sichtbarer M. Paget machte in 2 Kollektiven von Paget-Patientinnen immerhin 10 %

aus [2, 24]. In manchen Fällen sind die Hautherde auch deutlich induriert, eine blutige Sekretion aus der Mamille ist möglich, kommt aber nur selten vor.

Bei etwa der Hälfte der Tumoren finden sich palpatorisch in der Tiefe bereits ausgeprägte Tumormassen des Mammakarzinoms. In diesen Fällen zeigt sich bei der Hälfte der Patienten auch ein palpatorisch wahrnehmbarer Befall der axillären Lymphknoten. Sind unter den Hautveränderungen des M. Paget keine Karzinomknoten oder -infiltrate tastbar, so ist ein Befall der axillären Lymphknoten eher selten.

Damit lassen sich 3 klinische Formen des M. Paget unterscheiden:

- sichtbare Veränderungen ohne tastbaren, daruntergelegenen Tumor;
- sichtbare Veränderungen mit tastbarem, daruntergelegenem Tumor;
- tastbarer Tumor unter Mamille und Areola ohne sichtbare, wohl aber mikroskopisch nachweisbare Mamillenbeteiligung.

55.1.2
Histologie

Der M. Paget bietet histologisch ein charakteristisches und eindrucksvolles Bild, intraepidermal finden sich die sog. Paget-Zellen, nämlich runde oder ovale, helle, einzeln oder unregelmäßig gruppiert liegende Zellen in allen Schichten der Epidermis, besonders aber basal. Sie sind größer als die umgebenden Keratinozyten und besitzen ein helles Zytoplasma (Abb. 55.4). Nicht ganz selten sind die Paget-Zellen in der Epidermis läppchenartig um ein Lumen aggregiert, das dann klares Material enthält. Paget-Zellen können im übrigen auch in den epidermalen Anteilen der Hautanhangsgebilde, also

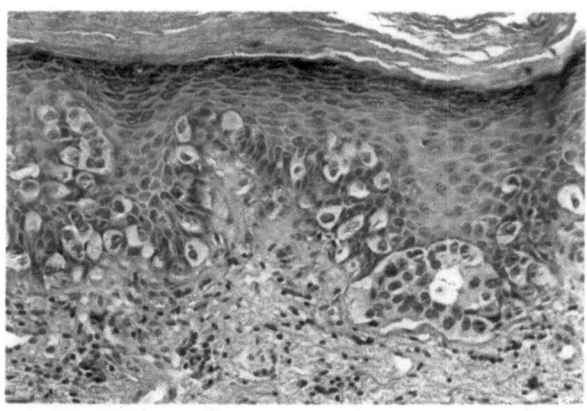

Abb. 55.4. Histologie des Morbus Paget. Große, helle Paget-Zellen in der Epidermis. Ausbildung tubulärer Strukturen (nicht regelmäßig vorhanden)

in Haarfollikeln, Talg- und Schweißdrüsen vorkommen. Lichtmikroskopisch sind Interzellularbrücken nicht sichtbar. In einem frühen Stadium ist die Epidermis insgesamt etwa akanthotisch verbreitert, manchmal mit sogar basaliomähnlicher Hyperplasie [33]; in späteren Stadien kommt es zu einer Atrophie.

Der Epidermisaufbau als solcher jedoch ist trotz der Infiltration mit Paget-Zellen weitgehend ungestört, nur wenn die Epidermis dicht mit Paget-Zellen durchsetzt ist, liegt eine Parakeratoseschicht auf, die klinisch als Kruste imponiert. Nässende Erosionen zeigen sich histologisch als Epidermisdefekte mit Fibrin- und Zelldetritusauflagerungen. Unter dem Tumor befindet sich ein entzündliches mononukleäres Zellinfiltrat. Das zugrundeliegende Mammakarzinom kann bis zu 3 cm von der Oberfläche entfernt sein [20].

55.1.3
Histochemie und Immunhistochemie

Mit diesen beiden Methoden sind in den Paget-Zellen Glykogen, Muzin und Melaningranula nachweisbar. Weiterhin enthalten die Zellen Kasein wie die Zellen des duktalen Epithels [6]. Dies ist ein weiterer Hinweis, daß der M. Paget eigentlich ein duktales Karzinom ist, dessen Zellen sich in besonderem Maße in der Epidermis ausbreiten.

Immunhistochemisch läßt sich das karzinoembryonale Antigen (*CEA*) in den Paget-Zellen nachweisen [26]. Auch läßt sich das Zytoplasma mit einem Lektin anfärben, das spezifisch für N-Acetyl-α-D-Galaktosamin ist (Dolichos-biflorus-Agglutinin).

55.1.4
Diagnostik

Die Diagnose des M. Paget beruht wie auch sonst bei anderen Formen des Mammakarzinoms auf der klinischen Symptomatik in Verbindung mit den Ergebnissen der histologischen Untersuchung. Die anschließenden Untersuchungen geben Aufschluß über die Ausdehnung des Tumorleidens. Ziel ist es, Informationen über die Größe und Ausdehnung des Primärtumors zu erhalten und außerdem festzustellen, inwieweit eine Metastasierung in Haut, Lymphknoten oder andere Organe eingetreten ist und wo die Metastasen lokalisiert sind.

Untersuchungen zum Staging umfassen:

- Inspektion,
- Palpation,
- Mammographie (wichtigste apparative Untersuchung),
- Sonographie,
- Dopplersonographie,
- Röntgenuntersuchungen der Knochen.

55.1.5
Differentialdiagnose

Die häufigste Differentialdiagnose sind Ekzemherde. Dies können Herde eines atopischen Ekzems, eines Kontaktekzems oder eines nummulären Ekzems sein.

Ekzemherde jedoch bilden durchweg keine so homogene, scharf begrenzte Infiltratscheiben, sondern zeigen durchweg einen unregelmäßigeren Herdaufbau mit Papeln und krustösen Arealen. In fortgeschrittenen Fällen eines M. Paget ist eine Verwechslung eigentlich nicht möglich. Ein M. Paget tritt praktisch immer einseitig auf, Ekzeme dagegen sehr oft, allerdings nicht immer, beidseitig. Auch die Chronizität des M. Paget ist ein wichtiger Hinweis zur Unterscheidung von einem Ekzem. Das Ekzem zeigt eine wesentlich größere Dynamik, es kommt zu einem rascheren Befundwechsel. Auch spricht ein Ekzem auf eine Lokaltherapie meistens prompt an, während ein M. Paget naturgemäß durch eine Lokalbehandlung nicht zu beeinflussen ist. Ekzemherde in der Mamillenregion treten oft in jüngerem Lebensalter auf als ein M. Paget. Kommt bei kleinen Herden eine Psoriasis differentialdiagnostisch in Betracht, so helfen die übrigen Zeichen wie weitere Herde an der Haut, Nagelbeteiligung, Gelenkbeteiligung, Familiarität etc. Die Keratosis areolae mammae naeviformis zeigt sich in Form von auf den Warzenhof beschränkten, stärker verhornenden, papillomatösen Veränderungen, die sich kaum verändern und sich bereits aspektmäßig vom M. Paget sofort unterscheiden lassen sollten.

Eine schwierige Differentialdiagnose kann das papilläre Adenom der Mamille sein (floride Papillomatose, erosive Adenomatose). Hierbei können ekzematöse Veränderungen analog zum M. Paget längere Zeit bestehen, sie können gleichfalls krustös bedeckt sein oder stärker schuppen; später bildet sich dann oft ein keratoakanthomartiger Tumor, so daß der Herd dann mit einem M. Paget nicht mehr zu verwechseln ist. Andere Differentialdiagnosen betreffen das superfiziell spreitende Melanom, v. a. in seiner amelanotischen Form, wenn dies in der Mamillenregion auftritt; dies ist allerdings außerordentlich selten der Fall. Hierbei können ähnlich wie beim M. Paget große Einzelzellen die Epidermis durchsetzen, die jedoch mit histochemischen und immunhistochemischen Methoden eindeutig von den Zellen eines M. Paget abzugrenzen sind. Ebenfalls sind andere Tumoren nur sehr selten differentialdiagnostisch in Betracht zu ziehen, so z. B. ein Basaliom oder ein M. Bowen. Ein knotiges Mammakarzinom kann gelegentlich einmal im Bereich der Areola ulzerieren, aber selbst dann zeigen sich kaum jemals Schwierigkeiten bei der Abgrenzung eines M. Paget.

55.1.6
Prognose

Die Prognose hängt im wesentlichen von derjenigen des zugrundeliegenden invasiven oder nichtinvasiven Mammakarzinoms ab. Ist der M. Paget auf Mamille, Areola und Brusthaut beschränkt, also ohne palpablen Tumorknoten darunter, so sind die axillären Lymphknoten nur bei 5–10 % der Patientinnen befallen. Die Fünfjahresüberlebensrate beträgt 80–90 %. Ist unter den sichtbaren Veränderungen ein Tumor palpabel, so liegt ein invasives Karzinom vor und die axillären Lymphknoten sind in solchen Fällen bei etwa 75 % der Patientinnen mitbefallen. Die Fünfjahresüberlebensrate liegt dann bei unter 50 %.

55.1.7
Therapie

Die Therapie eines M. Paget richtet sich wesentlich nach dem histologischen Befund und nach der Tumorausdehnung. Ist nur die Mamille bzw. die Mamillenregion betroffen, ohne ein darunter gelegenes Tumorsubstrat, wird vielfach eine zentrale Segmentresektion mit axillärer Lymphonodektomie und Nachbestrahlung der Brust gewählt. Ist ein Tumor unter den sichtbaren Symptomen nachweisbar, wird eine modifiziert-radikale Mastektomie mit Dissektion der axillären Lymphknoten durchgeführt.

55.2
Mammärer Morbus Paget des Mannes

Mammakarzinome kommen auch bei Männern vor, allerdings relativ selten. In den USA wurden für 1992 1 000 neue männliche Patienten mit Mammakarzinom gegenüber 180 000 Frauen mit Mammakarzinom geschätzt, und daß 300 der männlichen Patienten an dieser Krankheit versterben [3, 16]. Durchschnittlich machen männliche Mammakarzinome 0,5 % aller Mammakarzinome aus und sie bilden weniger als 1 % aller Malignome bei Männern. Im allgemeinen entwickelt sich dabei, ähnlich wie bei Frauen, ein schmerzloser Tumorknoten oder ein scharf oder unscharf begrenztes tumoröses Infiltrat, das sich langsam seitlich ausbreitet. Nur sehr selten zeigt sich das männliche Mammakarzinom als M. Paget; die Zahl der berichteten Krankheitsfälle liegt bei etwa 50. Sarason und Prior teilten 1952 5 Patienten mit, und Treves berichtete 1954 über zwei weitere Fälle und fand außerdem 4 weitere in der älteren Literatur. Später wurden weitere Krankheitsfälle bekannt [1, 8, 13, 21, 27, 30]. Immer lagen auch in tieferen Arealen weitere Anteile eines Mammakarzinoms vor. Das klinische Bild und die Therapie unterscheiden sich nicht von denjenigen des M. Paget der Frau; der Tumor scheint jedoch aggressiver als bei Frauen zu wachsen. Nur wenige Patienten überlebten länger als 5 Jahre nach der Mastektomie.

Krankheitsberichte über einen extramammären M. Paget bei Männern liegen in größerer Zahl vor (s. unten). Die Lokalisation eines extramammären M. Paget an der Brustwand wurde mitgeteilt [31].

55.3
Extramammärer Morbus Paget

Eine besondere Eigenschaft des M. Paget ist, daß er auch in extramammärer Lokalisation vorkommen kann, nämlich in den Regionen, in denen apokrine Schweißdrüsen vorhanden sind, insbesondere perigenital (die Vulva ist die häufigste extramammäre Lokalisation) und perianal, weniger häufig schon axillär und viel seltener im Gehörgang und am Lidrand [5, 7, 10, 11, 12, 17, 18, 23, 35]. Andere Lokalisationen sind noch seltener, wie z. B. Rücken oder Brustwand unterhalb der Mamma [15, 31]. Dort finden sich üblicherweise keine apokrinen Schweißdrüsen, so daß als Ursprung entweder ektopische apokrine Schweißdrüsen oder pluripotente Matrixzellen der Epidermis in Frage kommen. Immunhistochemische Befunde sprechen für eine apokrine Differenzierung des extramammären M. Paget [22,

25, 28]. Die Paget-Zellen reagieren mit CEA und HMFG1.

Ein solcher extramammärer M.Paget kommt sowohl bei Frauen als auch bei Männern vor, insgesamt jedoch bei Frauen häufiger als bei Männern. Fast immer tritt er jenseits des 40. Lebensjahres auf. Ebenso wie der mammäre M. Paget kann auch der extramammäre M. Paget der intraepidermale Teil eines tiefer gelegenen primären Adenokarzinoms, ausgehend von sekretorischen Drüsen, sein, so daß hiernach unbedingt sorgfältig gefahndet werden muß. Bei etwa 25 % der Patienten mit einem extramammären M. Paget läßt sich ein solches Adenokarzinom finden.

55.3.1
Klinik

Das klinische Bild ähnelt letztlich dem mammären M. Paget. Zumeist handelt es sich um einen erythematösen, etwas schuppenden, scharf begrenzten Herd von unregelmäßiger Ausdehnung. Nässen und Krustenbildung können vorhanden sein. In fortgeschrittenen Stadien sind Ulzeration und Tumorbildung möglich, ebenso ein Befall der regionalen Lymphknoten. Die häufigsten Lokalisationen sind die Genital- und Perigenitalregion, also insbesondere Vulva, Skrotum und Penis, und außerdem die Anal-, Perianal- und Perinealregion. Nur ausnahmsweise sind Axillen, Nabel, Prästernalregion oder Augenlider betroffen. Oft handelt es sich nur um einen einzelnen Herd; eine Mehrherdigkeit, also eine multifokale Entstehung, kommt jedoch vor. Die Differentialdiagnose umfaßt ähnlich wie beim mammären M. Paget

- ein chronisches Ekzem,
- eine Intertrigo,
- eine inguinale, perigenitale oder perianale Candidose,
- einen M. Bowen.

Bei Frauen liegt der extramammäre M. Paget zumeist an der Vulva. Überwiegend befinden sich die Frauen in der Postmenopause. Meistens sind die großen Labien betroffen, seltener die kleinen Labien, Vagina oder Introitus. Klinisch handelt es sich oft um scharf begrenzte, gerötete, feuchte Herde mit samtartiger Oberfläche. Juckreiz oder Schmerzen können vorhanden sein. Bei einem extramammären M. Paget der Vulva wird nicht selten kein darunter gelegenes Karzinom gefunden, trotz ausgedehnter Exzision. Die Gründe hierfür sind derzeit noch ungeklärt.

Bei Männern liegt der extramammäre M. Paget meistens perianal. Bei einem perianal gelegenen extramammären M. Paget kann das darunter gele-

gene primäre Adenokarzinom von der Rektumschleimhaut oder von in der Muskulatur gelegenen Drüsen ausgehen. Es findet sich bei etwa 20 % der Betroffenen.

55.3.2
Histologie

Entsprechend dem mammären M. Paget finden sich Paget-Zellen intraepidermal zwischen den Keratinozyten, zumeist einzeln, nicht selten aber auch gruppiert und sogar drüsige Strukturen bildend. Sie reichen oft in die Hautanhangsgebilde hinein (Haarfollikel, ekkrine Schweißdrüsengänge). Nicht selten findet sich ein Adenokarzinom der Hautanhangsgebilde. Das Zytoplasma der Pagetzellen ist deutlich PAS-positiv und diastaseresistent, was auf die glanduläre Genese des Tumors hinweist. Der Nachweis von CEA fällt positiv aus.

55.3.3
Diagnostik

Nach der Sicherung der Diagnose durch Histologie und Immunhistologie ist eine sorgfältige Untersuchung von Rektum, Urethra und Zervix zum Ausschluß eines primären Adenokarzinoms dort erforderlich (gynäkologische, urologische und proktologische Untersuchung, Proktoskopie).

55.3.4
Prognose und Therapie

Wie beim mammären M. Paget hängt die Prognose von der Ausdehnung des zugrundeliegenden Adenokarzinoms ab. Die Therapie besteht in der lokalen Exzision des extramammären Paget sowie in der Entfernung des darunter gelegenen Karzinoms. Die Rezidivrate ist hoch, auch nach offenbar ausgedehnter Exzision. Sie ist offenbar auf die multifokale Entstehung zurückzuführen, so daß in der Nachbarschaft bereits Mikrokarzinome vorhanden sind, die klinisch noch nicht erkennbar sind. Rezidive erfordern ein neuerliches operatives Vorgehen. In Ausnahmefällen können gewebszerstörende Verfahren wie eine Kryotherapie angewandt werden, sofern ein chirurgisches Vorgehen, aus welchen Gründen auch immer, nicht möglich ist.

Literatur

1. Adam W, Nikolowski W, Wiehl R (1956) Uber Ca. mammae virile spontaneum. Arch Klin Exp Dermatol 203: 1–14
2. Ashikari R, Park K, Huvos AG, Urban JA (1970) Paget's disease of the breast. Cancer 26: 680–685
3. Boring CC, Squires TS, Tong T (1991) Cancer statistics, 1991. CA Cancer J Clin 41: 19–36

4. Bork K (1995) Haut und Brust. Gustav Fischer, Stuttgart Jena New York
5. Bork K, Brachtel R (1976) Morbus Paget der Vulva und Mammakarzinom. Med Welt 27: 2019-2020
6. Bussolati G, Pich A, Alfani V (1975) Immunofluorescence detection of casein in human mammary dysplastic and neoplastic tisssue. Virchows Arch [A] 365: 15-21
7. Coppens M, Colpaert C, Dam P van, Marck E van, Buytaert P (1994) Extramammary Paget's disease of the axilla. Eur J Obstet Gynecol Reprod Biol 54: 140-142
8. Crichlow RW, Czernobilsky B (1969) Paget's disease of the male breast. Cancer 24: 1033
9. Fernandes FJ, Costa MM, Bernardo M (1990) Rarities in breast pathology. Bilateral Paget's disease of the breast - a case report. Eur J Surg Oncol 16: 172-174
10. Fligiel Z, Kaneko M (1975) Extramammary Paget's disease of the external ear canal in association with ceruminous gland carcinoma. Cancer 36: 1072-1076
11. Flue M von, Baerlocher C, Herzog U (1994) Perianal extramammary Paget's disease. Schweiz Rundsch Med Prax 83: 1267-1269
12. Goldman S, Ihre T, Lagerstedt, U, Svensson C (1992) Perianal Paget's disease: report of five cases. Int J Colorectal Dis 7: 167-169
13. Gupta S, Khanna NN, Khanna S, Gupta S (1983) Paget's disease of the male breast: A clinicopathologic study and a collective review. J Surg Oncol 22: 151-156
14. Ho TCN, Jacques MS, Schopflocher P (1990) Pigmented Paget's disease of the male breast. J Am Acad Dermatol 23: 338-341
15. Inada S, Kohno T, Sasaki I (1985) A case of extramammary Paget's disease on the back. Jpn J Clin Dermatol 39: 685-691
16. Jaiyesimi IA, Buzdar AU, Sahin AA, Ross MA (1992) Carcinoma of the male breast. Ann Intern Med 117: 771-777
17. Jones RE, Austin C, Ackerman AB (1979) Extramammary Paget's diseases: a critical reexamination. Am J Dermatopathol 1: 101-132
18. Knauer WJ, Whorton CM (1963) Extramammary Paget's disease originating in Moll's glands of the lids. Trans Am Acad Ophthalmol Otolaryngol 67: 829-833
19. Kutzner H, Hügel H, Embacher G (1992) Pigmentierter Morbus Paget und pigmentierte Mammakarzinommetastase. Hautarzt 43: 28-31
20. Lagios MD, Westdahl PR, Rose MR, Concannon S (1984) Paget's disease of the nipple. Cancer 54: 545-551
21. Lancer HA, Moschella SL (1982) Paget's disease of the male breast. J Am Acad Dermatol 7: 393-396
22. Lautier R, Achtelik WV, Wolff HH (1990) Immunhistochemische Untersuchungen beim mammären und extramammären Morbus Paget weisen auf eine apokrine Differenzierung hin. Z Hautkr 65: 571-574
23. Lever WF, Schaumburg-Lever G (1990) Histopathology of the skin (7th edn; pp 567-568). Lippincott, Philadelphia
24. Maier WP, Rosemond GP, Harasym EL Jr, Al-Saleem TI, Tassoni EM, Schor SS (1969) Paget's disease in the female breast. Surg Gynecol Obstet 128: 1253-1263
25. Mori O, Hachisuka H, Nakano S, Sasai Y (1993) Fractionation of Paget cells in extramammary Paget's disease. Arch Dermatol Res 285: 502-504
26. Nadji M, Morales A, Girtanner RE et al. (1982). Paget's disease of the skin. A unifying concept of histogenesis. Cancer 50: 2203-2206
27. Nehme AE (1976) Paget's disease of the male breast: a collective review and case report. Am Surg 42: 289-295
28. Ordonez NG, Anwalt H, Mackay B (1987) Mammary and extramammary Paget's disease, an immunocytochemical and ultrastructural study. Cancer 59: 1173-1183
29. Paget J (1874) Disease of the mammary areola preceding cancer of the mammary gland. St Bart Hosp Rep 10: 89
30. Satiani B, Powell RW, Mathews WH (1977) Paget disease of the male breast. Arch Surg 112: 587-592
31. Saida T, Iwata M (1987) „Ectopic" extramammary Paget's disease affecting the lower anterior aspect of the chest. J Am Acad Dermatol 17: 910-913
32. Sarason EL, Prior JT (1952) Paget's disease of the male breast. Ann Surg 135: 253
33. Tousignant J, Grossin M, Crickx B, Belaich S (1991) Maladie de Paget du mamelon associée a une hyperplasie épidermique basaloide simulant un carcinome baso-cellulaire. Ann Dermatol Venereol 118: 211-214
34. Treves N (1954) Paget's disease of the male mamma. Cancer 7: 325-330
35. Whorton CM, Patterson JB (1955) Carcinoma of Moll's glands with extramammary Paget's disease of the eyelid. Cancer 8: 1009-1015

56 Haarfollikeltumoren

Ulrike Blume-Peytavi, Christoph Trautmann
und Constantin E. Orfanos

56.1
Einleitung und Klassifikation

Der menschliche Haarfollikel ist ein komplexes Anhangsorgan der Haut, das sich aus mehr als 20 verschiedenen Zellpopulationen zusammensetzt. In einer gut koordinierten epithelial-mesenchymalen Interaktion ist er in der Lage, als holokrines Endprodukt einen terminal differenzierten Haarschaft zu produzieren. Die Regulation der hierzu notwendigen interzellulären Interaktionen und die Kontrolle der beteiligten Haarfollikelpopulationen ist jedoch ein empfindliches System, das auf diverse „Störfaktoren" mit Änderungen der Wachstumsaktivität und Differenzierung reagiert. Gelegentlich kann es nicht nur zur Beeinflussung der Haarzyklusaktivität, sondern auch zu „unkontrolliertem" Wachstum einzelner Zellpopulationen der Haartalgdrüseneinheit kommen. So sind Neoplasien mit follikulärer, sebozytärer und auch ekkriner Differenzierung beschrieben [27, 49, 113, 127, 136, 155].

Das beste Beispiel für die pluripotenten Eigenschaften einzelner Zellpopulationen des Haarfollikelapparates stellt das *Basaliom* dar. So können Basaliome

- eine *trichoepitheliomatöse*,
- eine *sebozytäre* und
- eine *Haarmatrixzell-orientierte* Differenzierung zeigen,

z. T. mit Ausbildung von reichlich *infundibulozystischen Hohlräumen* und *Pseudozysten* [143]. Basaliome gehen von epidermalen bzw. follikulären Keratinozyten mit basalzellähnlichem Charakter aus. Neuere Untersuchungen unterstützen die Annahme, daß das Basaliom aus pluripotenten embryonalen Zellen des primordialen Follikels stammt und

einem Hamartom ähnlich ist [95]. So konnte gezeigt werden, daß dieser Tumor ein Differenzierungsmuster in Richtung des Haarkeratins aufweist und seinen Ursprung von Zellen der äußeren Wurzelscheide des Terminalhaarfollikels nimmt [5, 6]. Übereinstimmende Expression von Zytokeratin 19 in der äußeren Wurzelscheide und v. a. in der Wulstregion, einem verdickten, mehrschichtigen Kompartiment der äußeren Wurzelscheide, das vermutlich die follikulären Stammzellen beinhaltet [72, 73, 78, 123], unterstreicht die follikuläre Herkunft des Basalioms. Neben der Pluripotenz der epithelialen Elemente findet sich auch eine große Variabilität des perifollikulären Bindegewebsaufbaus; das Bindegewebe kann locker um die Tumorzellverbände angeordnet aber auch verdichtet oder verstärkt sein.

Haarfollikeltumoren sind seltene, in der Regel benigne Tumoren mit einem klinisch relativ unspezifischen Bild; nur in wenigen Fällen wurde eine maligne Transformation beschrieben [79, 149]. Sie treten hauptsächlich in den behaarten Körperarealen auf, am häufigsten im Kopfhaarbereich, im Gesicht und im Nacken, aber auch in der Brust- und Rückenregion und können therapeutisch durch Exzision mit kleinem Sicherheitsabstand rezidivfrei entfernt werden.

Aufgrund der Vielfalt der bisher bekannten Haarfollikeltumoren ist es schwierig, diese in einfache, leicht abgrenzbare Entitäten bzw. Gruppen einzuteilen. Wir schlagen vor, die Haarfollikeltumoren entweder nach dem Typ des Tumors, d. h. Hamartom, Adenom, Epitheliom oder Karzinom oder in Abhängigkeit von ihrer Differenzierungsrichtung oder nach ihrem histologischen Aufbau zu klassifizieren [14, 142].

Klassifizierung in Abhängigkeit von der Differenzierungsrichtung

In der Mehrzahl der Haarfollikeltumoren kann innerhalb des Tumors eine vorherrschende Zellpopulation histologisch erkannt werden. Daher wird versucht, Haarfollikeltumoren nach der Haarfollikelstruktur, in deren Richtung sie differenzieren, einzuteilen:

- Tumoren, die ein epidermales Keratinisierungs-muster zeigen und in Richtung des suprasebo-glandulären Epithels differenzieren (z. B. inver-tierte follikuläre Keratose, Trichoadenom),
- Tumoren, die als Hauptmerkmal Ähnlichkeit mit den Zellen der äußeren Wurzelscheide zeigen, d. h. klare Zellen mit hohem Glykogenanteil (z. B. Winer's Pore, Haarscheidenakanthom, Abb. 56.1),
- Tumoren, die in Richtung der Haarmatrix/Haar-kortex differenzieren (z. B. Pilomatrikom) und
- Tumoren mit überwiegendem Bindegewebsanteil (z. B. perifollikuläres Fibrom, Trichodiskom).

Klassifizierung nach histologischem Aufbau
Haarfollikeltumoren lassen histologisch in der Regel 3 unterschiedliche Aufbaumuster erkennen (Tabelle 56.1):

- Tumoren, die einen zentral dilatierten Haarfollikel aufweisen, d. h. in ihrem Zentrum eine dilatierte, haarfollikelähnliche Struktur besitzen, von der epitheliale Formationen in das Corium hinein-wachsen (z. B. Winer's Pore, Haarscheidenakan-thom, Trichofollikulom, Abb. 56.2 a);
- Tumoren, die im Corium liegende vorwiegend keratotische Zysten und epitheliale Formationen aufweisen und weniger organisierte Neoplasien sind (Abb. 56.2 b). Diesen fehlt der zentrale Haar-follikel, jedoch trägt der Nachweis keratinisieren-der zystischer Formationen und kleiner Epithelin-seln dazu bei, die Diagnose eines Tumors mit Ursprung vom Haarfollikelapparat zu stellen;
- hier werden die Tumoren zusammengefaßt, die epitheliale, überwiegend von mesodermalen Bestandteilen umgebene Formationen zeigen (Abb. 56.2 c).

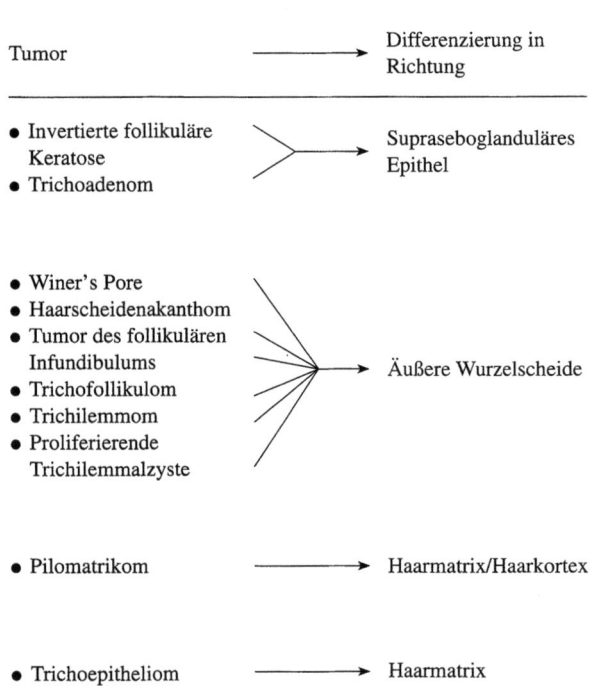

Abb. 56.1. Klassifikation der Haarfollikeltumoren in Abhängig-keit von ihrem vorherrschenden Differenzierungstyp

Tabelle 56.1. Klassifikation der Haarfollikeltumoren nach ihrem histologischen Aufbaumuster

Aufbaumuster	Tumor
A Zentral dilatierter Haar-follikel	Winer's Pore Haarscheidenakanthom Trichofollikulom invertierte follikuläre Keratose Trichilemmom
B Keratotische Zysten und epitheliale Formationen im Corium	Trichoadenom Trichoblastom Trichoepitheliom Pilomatrikom Panfollikulom Basaliom mit keratotischer Differenzierung
C Epitheliale Formationen von mesenchymalen Bestandteilen umgeben	perifollikuläres Fibrom, Fibro-follikulom Trichodiskom desmoplastisches Trichoepithe-liom

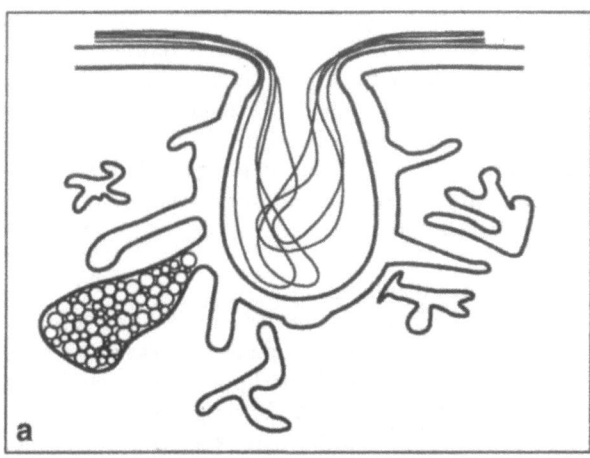

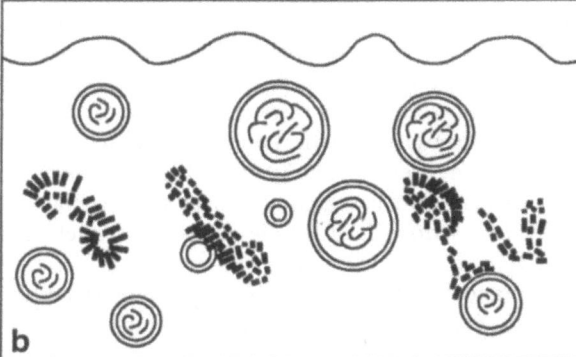

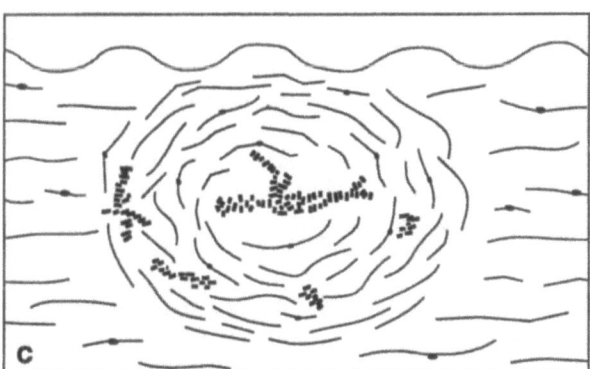

Abb. 56.2 a–c. Klassifikation der Haarfollikeltumoren nach ihrem histologischen Aufbau. **a** Zentral dilatierter Haarfollikel. **b** Keratotische Zysten und epitheliale Formationen im Corium. **c** Epitheliale Formationen von überwiegend mesenchymalen Bestandteilen umgeben

56.2
Hamartome

Haarfollikelnävus

Der selten vorkommende *Haarfollikelnävus* wurde von Gans 1928 [35] erstmalig in seinem Handbuch aufgeführt, um eine Veränderung zu kennzeichnen, die bereits 1924 Fessler [31] beschrieben hat. Er ist mit bisher ca. 20 mitgeteilten Fällen ein sehr seltener Tumor, der sich klinisch mit klein-papulösen, hautfarbenen, meist solitär im Gesicht auftretenden kongenital oder in frühester Jugend auftretenden Veränderungen darstellt [14, 111, 141, 150]. Eine maligne Entartung ist bisher nicht beschrieben [71].

Histologisch zeigen Haarfollikelnävi knotige Ansammlungen von Vellushaarfollikeln, die im Unterschied zur Normalhaut wesentlich höher lokalisiert sind. Die Haarfollikelanschnitte verlaufen teils vertikal, teils horizontal mit zwischengelagerten unauffälligen Talgdrüsen und sind schräg zur Epidermis ausgerichtet oder wirbelartig miteinander verschlungen. Eingebettet sind sie in ein lockeres bindegewebiges Stroma, das z. T. reichlich vaskularisiert ist und mit der Alzian-Blaufärbung nachweisbare saure Mukopolysaccharide zeigt.

Differentialdiagnostisch müssen histologisch follikuläre Malformationen im Sinne von schräg verlaufenden Vellushaarfollikeln, wie auch Pili multigemini, die fibröse Papel und das Trichofollikulom abgegrenzt werden [68]. Insbesondere in den Randbereichen von Trichofollikulomen ist der Haarfollikelnävus schwer auszuschließen, so daß der gesamte Tumor stets in Stufenschnitten komplett aufgearbeitet werden sollte.

Fibröse Papel

Die *fibröse Papel* (syn.: fibröse Nasenpapel) [38], wurde früher als alter, in Regression befindlicher dermaler Nävuszellnävus angesehen; größere histologische Studien ergaben jedoch, daß es sich hierbei um teils epitheliale, teils mesodermale Hamartome handelt, die neben Vellushaarfollikeln eine Vermehrung von Bindegewebe, jedoch keine Vermehrung von Nävuszellen aufweisen [98]. Neuere Studien zeigen, daß in der fibrösen Papel meist auch reichlich dermale, Faktor-XIIIa-positive dendritische Zellen nachweisbar sind [102].

Klinisch stellt sich die fibröse Papel als kleine, zwischen 1 und 5 mm große, derbe, hautfarbene Papel dar, welche sich in mehr als 80 % der Fälle auf der Nase, in 20 % in den übrigen zentralen Gesichtsanteilen befindet. Sie tritt meist solitär, ohne Geschlechts- oder Altersbevorzugung auf. Eine Assoziation mit Syndromen oder eine maligne Entartung ist nicht beschrieben.

Histologisch zeigt die fibröse Papel eine meist akanthotische Vorwölbung der Epidermis mit kompakter Orthohyperkeratose. In der unterhalb beginnenden Dermis befinden sich Vellushaarfollikel, die im Gegensatz zum Haarfollikelnävus auch Malformationen aufweisen, wie z. B. doppelte Anlage der Haarwurzel, epitheliale, vom Follikel ausgehende Wucherungen, brückenförmige Anastomosen, etc. Charakteristisch ist somit die ungeordnete pathologische Ansammlung von Vellushaarfollikeln mit nur selten vorhandenen Talgdrüsenanteilen und ausgesprochen kompaktem perifollikulären Bindegewebe, das reichlich zwischengelagerte dermale dendritische Zellen und vermehrt kapilläre Blutgefäße aufweist [21, 42].

Differentialdiagnostisch sind histologisch perifolliculäre Fibrome abzugrenzen. Diese sind durch Vellushaarfollikel, die wie in der normalen Haut vertikal zur Epidermis geordnet stehen und von einer dichten Bindegewebsscheide umgeben sind, charakterisiert. Die histologische Unterscheidung der fibrösen Papel von einem alten dermalen Nävuszellnävus kann sich als schwierig erweisen, da letzterer meist einige Vellushaarfollikel und nur noch einzelne, vorwiegend pervaskulär angeordnete Nävuszellen aufweist.

56.3
Adenome

Winer's Pore

Die *Winer's Pore* [148] entspricht klinisch einem Riesenkomedo, der meist solitär im Gesicht, seltener auch am Rücken, den Schultern, der Brust und den oberen Extremitäten auftritt und keine tastbare Induration aufweist. Die Geschlechtsverteilung von Frauen zu Männern ist 3:1, wobei mehr als 75 % der Patienten älter als 40 Jahre sind. Häufig ist eine Akne vulgaris in der Anamnese.

Histologisch ist die Winer's Pore durch einen zystischen, in der Dermis gelegenen Hohlraum charakterisiert, der eine weite Öffnung zur Epidermis hin aufweist. Der Hohlraum ist mit lamellär geschichtetem Hornmaterial gefüllt; die Zystenwandung besteht im oberen infundibulären Anteil aus einer atrophischen Epidermis, im unteren Anteil jedoch aus einer akanthotischen Epidermis mit stark verlängerten Reteleisten, die sich in die Dermis hinein vorwölben mit meist deutlicher Hypergranulose. Vereinzelt finden sich in diesem Bereich kleine, der Zystenwand eng anliegende Vellushaarfollikel bzw. kleine Talgdrüsen.

Differentialdiagnostisch muß das Haarscheidenakanthom abgegrenzt werden [65]. Die Winer's Pore zeigt hier nicht so stark verlängerte Reteleisten

und unauffällige epidermale Zellen. Ein weiterer Unterschied zum Haarscheidenakanthom besteht darin, daß die Winer's Pore aus *einem* großen zentralen zystischen, nicht verzweigten und nicht septierten Hohlraum besteht. Auch Atypien von Keratinozyten, wie sie bei der proliferierenden Trichilemmalzyste zu finden sind, lassen sich hier nicht nachweisen.

Haarscheidenakanthom

Das *Haarscheidenakanthom* ist durch einen solitären Knoten von 0,5–1,0 cm Durchmesser gekennzeichnet, der sich meist an der Oberlippe sowie seltener in zentralen Anteilen des Gesichtes findet [65, 96]. Es handelt sich um hautfarbene, langsam wachsende Knoten, die eine zentrale mit Keratin gefüllte Pore besitzen, wodurch sich klinisch der Aspekt eines Riesenkomedo oder einer Epidermalzyste ergibt.

Nicht nur klinisch, auch histologisch erinnern Haarscheidenakanthome an die Winer's Pore, weisen jedoch einige deutliche Unterschiede auf. Es handelt sich auch um große zystische Hohlräume in der Dermis, die eine weite Öffnung zur Epidermis aufweisen und mit lamellär geschichtetem Hornmaterial ausgefüllt sind. Jedoch ist hier die Zyste meist mehrfach verzweigt bzw. septiert und dringt weit in die Dermis, manchmal bis in das subkutane Fettgewebe hinein vor. Die Zystenwand besteht aus einer stark akanthotischen Epidermis, deren Reteleisten extrem verlängert und verbreitert sind und in die umgebende Dermis eindringen. Der Aufbau der Reteleisten entspricht nicht demjenigen der normalen Epidermis, vielmehr ist die Ausreifung der Keratinozyten in Richtung Stratum corneum gestört; die Keratinozyten zeigen oft ein monomorphes gleichsam klonales Erscheinungsbild. Es finden sich oft kleine Anteile von Talgdrüsen sowie Talgdrüsenausführungsgänge eingestreut, die sich in der PAS-Färbung positiv darstellen lassen. Der Tumor zeigt in den Keratinozyten oft reichlich Glykogen (PAS positiv) und stellenweise kann eine Pallisadenstellung der Basalzellreihe im Randbereich beobachtet werden. Ganz vereinzelt finden sich auch nekrotische bzw. nekrobiotische Zellen (sog. Schattenzellen), die jedoch niemals so reichlich vorhanden sind wie beim Pilomatrikom [96, 138].

Differentialdiagnostisch müssen vom Haarscheidenakanthom neben der Winer's Pore das Trichofollikulom sowie das Keratoakanthom abgegrenzt werden, wobei die ausgeprägten Atypien der Keratinozyten sowie die Koilozyten des Keratoakanthoms beim Haarscheidenakanthom nicht nachweisbar sind. In Einzelfällen muß wegen der Pallisadenstellung der Basalzellreihe ein Basaliom ausgeschlossen werden.

Naevus comedonicus

Der *Naevus comedonicus* ist eine seltene Fehlbildung des follikulären Infundibulums, die von Kofmann 1895 erstmals beschrieben wurde [67] (Abb. 56.3). Es handelt sich um einen organoiden Nävus epithelialen Ursprungs, der durch teils linear, teils plaqueförmig angeordnete Riesenkomedonen charakterisiert ist. Er tritt meist am Oberkörper, aber auch am übrigen Körper und an den Extremitäten auf [8]. Fälle von bilateralem Naevus comedonicus wurden beschrieben [33]. Der Nävus tritt entweder kongenital oder in der frühen Jugend bzw. in der Pubertät auf [152] und ist weitgehend asymptomatisch. Nur in seltenen Fällen kann es zur Superinfektion mit Ausbildung von Abszessen und Fisteln kommen, die v. a. im Bereich der Hautfalten mit Narben abheilen. Dort können auch Übergänge zu anderen Krankheitsbildern (z. B. sog. apokrine Akne, Hidradenitis suppurativa) oder Hamartome vorkommen.

Histologisch ist der Naevus comedonicus durch gruppiert angeordnete zystische, zur Epidermis geöffnete Hohlräume im infundibulären Haarfollikelanteil charakterisiert, die mit Hornmaterial gefüllt sind. Auch beim Naevus comedonicus ist der zystische Hohlraum von einer Epidermis ausgekleidet, die verlängerte Reteleisten aufweist. Die starke Verzweigung und Verwinkelung der Zysten wie beim Haarscheidenakanthom findet sich hier jedoch nicht. In der Umgebung der zystischen Hohlräume findet sich eine geringgradige Vermehrung des Bindegewebes, stellenweise sind Vellushaarfollikel oder Talgdrüsen den Komedonen eng angelagert mit teilweise begleitenden entzündlichen Veränderungen [104, 115]. Differentialdiagnostisch muß histologisch ein chronisch diskoider Lupus erythematodes mit follikulären Hyperkeratosen sowie eine Akne comedonica abgegrenzt werden.

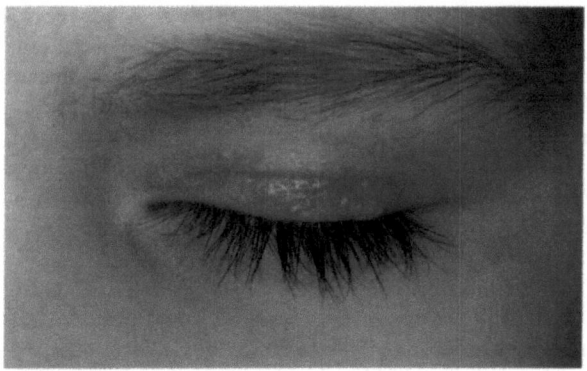

Abb. 56.3. Naevus comedonicus

Eine maligne Entartung des Naevus comedonicus wurde bisher unseres Wissens nicht beschrieben. Jedoch kommt die Assoziation mit einem *Sturge-Weber-Syndrom* und verschiedenen Ichthyosen vor. Ferner ist das gemeinsame Auftreten eines Naevus comedonicus mit einem epidermalen Nävus [61] sowie mit einem kongenitalen Katarakt und zerebralen Defekten sowie Knochenanomalien beschrieben worden (sog. „*naevus comedonicus-Syndrom*") [29].

Therapeutisch wäre im Einzelfall eine topische Vitamin-A-Säurebehandlung [43] oder eine orale Retinoidbehandlung (Isotretinoin) zu erwägen. In ausgedehnten Fällen kann das gesamte Areal operativ entfernt und plastisch gedeckt werden, teilweise unter Einsatz von Skin-Expandern [86].

Trichofollikulom

Das *Trichofollikulom* [99] zeigt sich als ein solitärer, bis ca. 1 cm durchmessender, hautfarbener, meist im Gesicht lokalisierter Knoten. Er enthält eine zentrale Öffnung, aus der meist sehr kleine, feine, weiße Vellushaare herauswachsen [39, 76]. In seltenen Fällen wurden in Trichofollikulomen auch schwarze bzw. pigmentierte Haare beschrieben. Der Tumor zeigt keine Alters-, aber eine leichte Geschlechtsbevorzugung für Frauen. Eine familiäre Häufung oder eine Assoziation mit Syndromen wurde bisher nicht berichtet.

Die Histologie zeigt beim Trichofollikulom einen zentralen, zystischen, mit Hornmaterial gefüllten Hohlraum. Von diesem ausgehend finden sich radiär in der Dermis verteilt multiple Vellushaarfollikel, die in den zentralen Hohlraum einmünden. Einige der Vellushaarfollikel bilden Haare, die über den zentralen Hohlraum aus der Epidermis austreten. Die Vellushaare sind z. T. so klein, daß sie nur als doppelt brechende Strukturen im polarisierten Licht erkennbar sind. Peritumoral findet man häufig eine leichte Verdichtung des kollagenen Bindegewebes. Selten sind kleine Talgdrüsen mit den Vellushaarfollikeln verbunden [62].

Differentialdiagnostisch müssen Haarfollikelnävi, deren Struktur dem Randbereich von Trichofollikulomen ähnelt (s. oben), von Trichoadenomen und Trichoepitheliomen abgegrenzt werden (s. unten).

Trichoadenom

Das *Trichoadenom*, als organoides Follikelhamartom 1958 von Nikolowski beschrieben [103], ist ein sehr seltener Tumor, der histogenetisch wahrscheinlich vom Epithel des supraseboglandulären Follikelanteils abzuleiten ist. Er tritt meist im Gesicht [128], seltener am übrigen Körper [153] auf und zeigt keine besondere Alters- oder Geschlechtsverteilung. Das Trichoadenom tritt immer solitär auf und stellt sich als ein gelblich-erythematöser, durchscheinend wirkender Knoten mit 3 bis maximal 15 mm im Durchmesser dar. Es hat eine derbe Konsistenz ähnlich dem Dermatofibrom und geht manchmal mit Pruritus einher [137]. Oft beobachtet man perlenförmige Vorwölbungen und Teleangiektasien, so daß die häufigste klinische Fehldiagnose „Basaliom" lautet.

Histologisch finden sich in der oberen und mittleren Dermis multiple, meist annähernd runde bis ovale zystische Hohlräume, die von einer schmalen epithelialen Auskleidung umgeben sind. Das Epithel erinnert an das des Follikelinfundibulums. Auf die inneren Schichten folgen meist ein bis 2 Lagen von auffällig eosinophilen Keratinozyten. Die Zystenepithelien sind stellenweise durch kleine epitheliale Brücken verbunden, die aber nie so breit und zahlreich sind wie beim Trichoepitheliom. Die Lumina der Zysten sind von lamellär geschichtetem Hornmaterial gefüllt. Das zwischen den Zysten gelegene Bindegewebe ist etwas verdichtet und erinnert an das perifollikuläre Bindegewebe.

Differentialdiagnostisch müssen klinisch das *Basaliom*, histologisch das *desmoplastische Trichoepitheliom*, das *mikrozystische Adnexkarzinom* und der *Tumor des follikulären Infundibulums* abgegrenzt werden. Beim desmoplastischen Trichoepitheliom sind die zystischen Hohlräume kleiner, nicht so regelmäßig und monomorph wie beim Trichoadenom und die Bindegewebskomponente ist stärker ausgeprägt. Das mikrozystische Adnexkarzinom zeigt sowohl eine ausgeprägte Pleomorphie der Zysten als auch des umgebenden Epithels, das stellenweise strangförmig die Dermis infiltriert. Der Tumor des follikulären Infundibulums liegt oberflächlicher als das Trichoadenom, das oft die ganze Dermis durchsetzt.

Perifollikuläres Fibrom

Perifollikuläre Fibrome (syn.: Fibrofollikulome), wurden von Zackheim und Pinkus 1960 erstmals beschrieben [156]. Es handelt sich um bis ca. 5 mm große, derbe, langsam über Monate wachsende Papeln, die eine zentrale Follikelöffnung aufweisen und meist im Gesicht (Abb. 56.4) und am Hals lokalisiert sind, sich selten auf Oberkörper oder das gesamte Integument ausbreiten [139]. Perifollikuläre Fibrome können familiär ohne Geschlechtspräferenz vorkommen. Sie sind entweder bei Geburt vorhanden oder bilden sich erst im höheren Alter (>60 Jahre) aus [59, 70, 109]. Auch solitäre Fibrofollikulome wurden beschrieben [59].

Histologisch findet man kleine, in der Dermis gelegene Papeln und Knötchen aus vertikal zur Epidermis angeordneten, relativ dichten Bindegewebslamellen, die um Vellushaarfollikel angeordnet sind. Das proliferierende, perifollikuläre Bindegewebe ist gegenüber der umgebenden Dermis scharf abgesetzt;

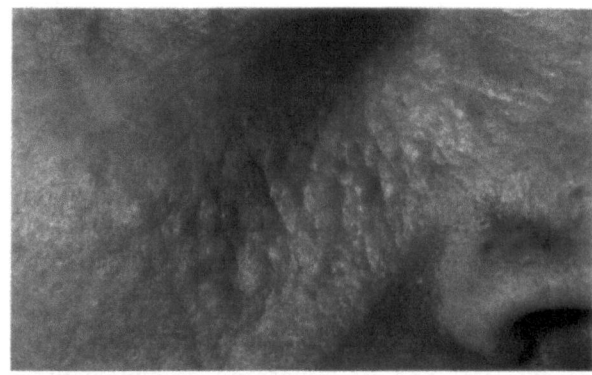

Abb. 56.4. Perifollikuläre Fibrome

es kann jedoch auch relativ locker sein und Ablagerungen von sauren Mukopolysacchariden in der Alzian-Blau-Färbung zeigen. Von den Haarfollikeln ausgehend finden sich oft 2- bis 5schichtige Epithelstränge, die sich girlandenförmig im Bindegewebe verzweigen. Erweiterte Follikelostien und kleine Follikelzysten werden ebenso beobachtet wie eine Vermehrung der Talgdrüsen [59].

Differentialdiagnostisch sind Trichodiskome nicht immer einfach von den perifollikulären Fibromen abzugrenzen. Hier überwiegt jedoch der Bindegewebs- weitgehend den epithelialen bzw. Follikelanteilen. Die 2 Entitäten unterscheiden sich wenig voneinander; vielfach ist nur die Anordnung bzw. die Etage der perifollikulären Bindegewebsvermehrung unterschiedlich.

Multiple perifollikuläre Fibrome kommen in der Regel familiär gehäuft vor und können mit Trichodiskomen, Akrochordonen (weiche Fibrome) assoziiert sein (*Birt-Hogg-Dubé-Syndrom*) [9, 34, 63]; weitere kutane und viszerale Manifestationen (Lipome, Angiolipome, Bindegewebsnävi, chorioretinische Narben, Polypen, evtl. auch Karzinome) können im Rahmen dieses autosomal-dominanten Syndroms vorkommen [23, 69, 144]. Generalisierte multiple perifollikuläre Fibrome können ferner in Verbindung mit Kolonpolypen auftreten (*Hornstein-Knickenberg-Syndrom*) [55, 119]. Da Kolonadenome die Potenz zur malignen Transformation besitzen, sollte in diesen Fällen stets eine regelmäßige koloskopische Kontrolle der Patienten erfolgen. Eine Untersuchung und Beratung aller betroffenen Familienmitglieder muß erfolgen. Ein therapeutischer Versuch mit dem CO_2-Laser kann unternommen werden.

Trichodiskom

Das *Trichodiskom* wurde erstmalig von Pinkus et al. (1974) als mesodermaler Tumor der „Haarscheibe" beschrieben [110]. Manche Autoren werten das Trichodiskom als Endstadium des Fibrofollikuloms [1].

Da die beiden Tumoren aber histologisch gut voneinander unterscheidbare Eigenschaften aufweisen, betrachten wir das Trichodiskom und das Fibrofollikulom für gesonderte Entitäten. Das Trichodiskom ist eine hamartöse Neoplasie der mesodermalen Komponente der Haarscheide. Es entwickelt sich langsam über mehrere Jahre meist nach dem 35. bis 50. Lebensjahr und tritt bei Frauen doppelt so häufig auf wie bei Männern. Das Trichodiskom ist klinisch ein kleiner, derber, hautfarbener Tumor bis ca. 5 mm Größe, der meist multipel im Gesicht und Hals, seltener am Stamm, Axillen und Extremitäten auftritt [24, 41, 91]. Die ursprüngliche Auffassung, daß es mit der „Haarscheibe" verwandt ist, wurde inzwischen weitgehend aufgegeben.

Histologisch findet man eine knotige Bindegewebsverdichtung in der oberen Dermis, in deren Randbereich sich Vellushaarfollikel finden, von denen ausgehend sich schmale epitheliale Stränge im Bindegewebe verbreiten. Das Bindegewebe des Trichodiskoms zeigt oft eine Auflockerung und Einlagerung von z. T. reichlich Muzin, das sich mit der Alzian-Blau-Färbung darstellen läßt.

Trichodiskome können zusammen mit Fibrofollikulomen, Akrochordonen und medullären Schilddrüsenkarzinomen auftreten (*Birt-Hogg-Dubé-Syndrom,* s. oben, perifolliuläres Fibrom) [9, 34, 63]; Kolonkarzinome, Nierenzellkarzinome u. a. Neoplasien müssen ausgeschlossen werden. Differentialdiagnostisch ist das *Cowden-Syndrom* abzugrenzen [16].

56.4
Benigne Epitheliome

Trichilemmom

Das *Trichilemmom,* erstmals 1962 von Headington und French beschrieben [51], kommt entweder solitär oder multipel im Gesicht vor und ist meist nicht größer als 0,5 cm. In Einzelfällen kann es jedoch bis zu mehreren Zentimetern groß werden. Es handelt sich um langsam wachsende Papeln bis Knoten, die z. T. eine verruköse Oberfläche besitzen. Das Trichilemmom entwickelt sich in der Regel nicht vor dem 20. Lebensjahr, kann aber bis ins hohe Alter (85 Jahre) – doppelt so häufig bei Männern wie bei Frauen – auftreten. Der Tumor wird häufig als Basaliom oder Virusakanthom klinisch fehldiagnostiziert [17, 50, 57, 130]. In der Regel handelt es sich um einen benignen Tumor, jedoch sind auch maligne Transformationen beschrieben worden [75, 77]. Mehr als 7 Fälle eines pseudomalignen Trichilemmoms, das sog. desmoplastische Trichilemmom [56, 135] sind berichtet worden.

Die histologische Struktur ist charakterisiert durch eine ausgeprägte plumpe Akanthose, die sich teils als sägezahnförmige verruköse Oberfläche nach außen vorwölbt, teils fingerförmig in die Dermis eindringt. Brownstein und Shapiro haben darauf hingewiesen, daß in selten Fällen auch eine Pallisadenstellung der Kerne im Randbereich auftreten kann [17]. Differentialdiagnostisch muß ein älteres Virusakanthom ausgeschlossen werden.

Schon Headington und French haben beschrieben [51], daß sich das Trichilemmom mit großer Wahrscheinlichkeit von der äußeren Wurzelscheide des Haarfollikels ableitet, da es zum großen Teil aus hellen, eosinophilen Zellen besteht, in denen reichlich Glykogen in der PAS-Färbung nachgewiesen werden kann [130].

Multiple Trichilemmome können in Assoziation mit dem *Cowden-Syndrom* auftreten, das 1980 von Allen et al. berichtet und nach dem ersten Patienten, bei dem es beobachtet wurde, benannt ist [16]. Das Cowden-Syndrom ist eine autosomal dominante Genodermatose und umfaßt neben multiplen Trichilemmomen eine stark erhöhte Inzidenz von Mammakarzinomen sowie Hamartomen und malignen Neoplasien der Schilddrüse und des Gastrointestinaltraktes. Das Auftreten der Trichilemmome geht meist der Entwicklung maligner Neoplasien der Mamma oder des Magen-Darm-Traktes voraus, weswegen dem Dermatologen entscheidende Bedeutung bei der frühzeitigen Diagnosestellung und auch bei der Beratung der betroffenen Patienten und ihrer Familienmitglieder zukommt.

Tumor des follikulären Infundibulums

Der Tumor des follikulären Infundibulums [97] ist ein sehr seltener, meist im Gesicht lokalisierter, gutartiger Tumor von 5–8 mm im Durchmesser. Klinisch erscheint er als derbe, gelblich-bräunliche Papel, die meistens zwischen dem 60. und 80. Lebensjahr auftritt, wobei Frauen um einem Faktor von ca. 2,6 häufiger als Männer betroffen sind [66]. Eine Assoziation des Tumors mit Syndromen oder eine maligne Entartung ist bisher nicht beobachtet worden [97].

Histologisch findet sich ein typisches Bild: Der Tumor des follikulären Infundibulums hat im Querschnitt eine charakteristische Silhouette und breitet sich flach in der oberen Dermis aus mit girlandenförmigen, meist parallel zur Epidermis verlaufenden Epithelsträngen, die 2–5 Zellschichten aufweisen. In diesen keratinozytären Strängen sind kleine, infundibuläre mit Hornmaterial gefüllte Zysten eingelagert [25, 54]. Die histologische differentialdiagnostische Abgrenzung zum Trichoepitheliom fällt leicht, da der Tumor des follikulären Infundibulums eine geringere Zahl und kleinerer Größe zeigt als dieses. Weiterhin muß differentialdiagnostisch ein trichoepitheliomatös differenziertes Basaliom ausgeschlossen werden. Als seltene Varianten findet sich die Ausbildung ekkriner Schweißdrüsen innerhalb eines Tumors des follikulären Infundibulums [54].

Invertierte follikuläre Keratose

Die invertierte follikuläre Keratose, 1954 von Helwig erstmals beschrieben [52], entwickelt sich in der Regel zwischen dem 40. und 80. Lebensjahr und tritt häufiger bei Männern als bei Frauen (ca. 7:3) auf. Sie ist überwiegend im Gesicht, Wange, Oberlippe und Nacken von älteren Personen lokalisiert und erscheint als verruköser, solitärer, pinkfarbener Knoten bis ca. 1 cm Durchmesser und gelegentlich sichtbarer zentraler Pore [90, 93, 94].

Histologisch ähnelt der Tumor einer invertierten Verruca vulgaris. Man sieht im Querschnitt breite Epithelstränge, die in die Dermis eindringen und durch Hypergranulose gekennzeichnet sind. Charakteristisch ist eine oft zu findende Hornperlenbildung wie sie sich sonst bei Plattenepithelkarzinomen findet. Über dem Tumor liegt meist eine mächtige parakeratotische Schuppe, die die Form eines *Cornu cutaneum* annehmen kann [100, 147] (Abb. 56.5 a und b)

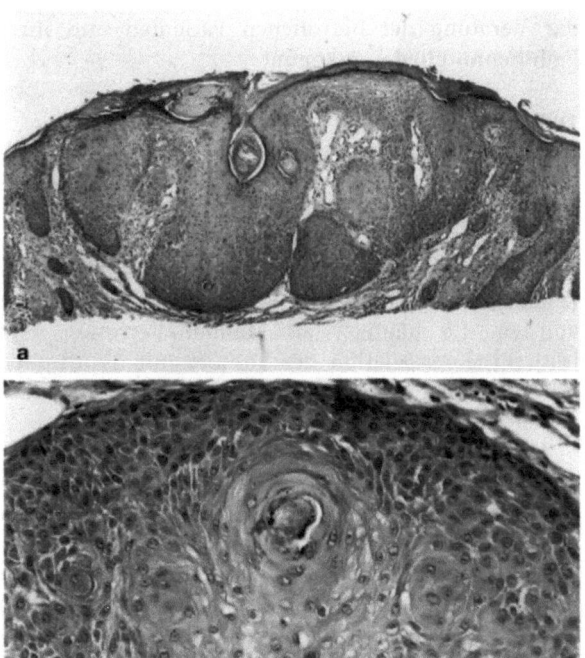

Abb. 56.5 a und b. Invertierte follikuläre Keratose. **a** Zentral dilatierter Haarfollikel umgeben von breiten Epithelsträngen, die in die Dermis eindringen und **b** durch Hypergranulose gekennzeichnet sind

Differentialdiagnostisch muß klinisch und histologisch die Verruca vulgaris abgegrenzt werden, mit der die invertierte follikuläre Keratose häufig verwechselt wird [80]. Interessant ist in diesem Zusammenhang, daß bei invertierten follikulären Keratosen der Nachweis von Papillomviren gelungen ist [53, 129] und in einem möglichen ätiogenetischen Zusammenhang gesehen werden kann.

Panfollikulom

Das *Panfollikulom* ist eine junge, erstmals 1993 von Ackerman et al. abgegrenzte Entität [1], die histologisch zwischen einem Trichoblastom und einem Trichoepitheliom steht. Klinisch handelt es sich um kleine Papeln im Gesicht von Patienten meist zwischen dem 30. und 60. Lebensjahr.

Histologisch sind alle Anteile des normalen Haarfollikels vertreten, d. h. es finden sich Matrixzellen, Zellen des Haarschaftes sowie infundibuläre Anteile mit Ausbildung kleiner Zysten. Das Verhältnis von zystischen zu soliden Anteilen ist etwa 1:1, damit kleiner als beim Trichoepitheliom, jedoch größer als beim Trichoblastom. Der Tumor ist relativ scharf begrenzt und zeigt über Follikelostien z. T. Verbindungen zur Epidermis. Eine maligne Entartung des Tumors wurde nicht beschrieben.

Pilomatrikom

Der Tumor wurde als verkalkendes Epitheliom von Malherbe bereits früh beschrieben [83], doch die Bezeichnung Pilomatrixom, der die Herkunft der konstituierenden Zelle dieses Tumors von der *Haarmatrix* zum Ausdruck bringen soll, geht auf Forbis und Helwig zurück [32]. Zur Zeit wird aus etymologischen Gründen der Ausdruck *Pilomatrikom* dem Terminus „Pilomatrixom" vorgezogen. Das Pilomatrikom ist ein gutartiger, im Durchschnitt 1–3 cm großer, in seltenen Fällen größerer Knoten, der in ca. 50 % der Fälle im Gesicht und Nacken lokalisiert ist [132], seltener jedoch auch an den oberen Extremitäten sowie am übrigen Körper gefunden wird [105]. Vereinzelt wurde ein Pilomatrikom an der Konjunktiva mit Ausbildung eines sekundären Korneaulkus beschrieben. Klinisch ist der Tumor durch seine ausgesprochen derbe Konsistenz charakterisiert, die auf Kalkeinlagerungen oder Verknöcherungen beruht. Klinisch stellt sich das Pilomatrikom als ein solitärer, scharf begrenzter und auf der Unterlage gut verschieblicher Knoten dar. Die darüberliegende Haut ist im Vergleich zur Umgebung unverändert und nur selten schimmert die darunterliegende Kalkablagerung weißlich durch.

Das Pilomatrikom kommt in jedem Lebensalter vor, ist jedoch bei jüngeren Patienten, insbesondere Kindern häufiger (33 % jünger als 30 Jahre) und hat eine leichte Präferenz für das weibliche

Geschlecht (ca. 3:2). Das multiple Auftreten von Pilomatrikomen wurde in letzter Zeit bei der myotoni-
schen Dystrophie und/oder bei erworbener Immunschwäche (AIDS) beobachtet [11, 20, 30, 89].

Histologisch zeigt sich ein sehr charakteristisches
Bild: Es findet sich ein in der Dermis und im subkutanen Fettgewebe lokalisierter, scharf umschriebener
Knoten aus Matrixzellen, die in Richtung des
Tumorzentrums ausreifen, d. h. Trichohyalingranula
bilden. Nach der Ausreifung und z.T. auch schon
vor der Ausreifung kommt es zur Nekrobiose und
schließlich Nekrose der Zellen, deren Kern unsicht-
bar wird. Diese Zellen werden als „Schattenzellen"
bezeichnet und finden sich z.T. in großen Mengen
im Zentrum der Pilomatrikome [58]. Die nekrotischen Zellverbände weisen oft eine sekundäre dystrophische Verkalkung auf, auf deren Boden sich
häufig eine Knochenbildung, z.T. sogar mit Ausbildung von Knochenmark, abspielt. Größere Kalk-
bzw. Knochenmengen sind für den derb-harten Tastbefund bei Pilomatrikomen verantwortlich. Um
Schattenzellverbände, verkalkte und verknöcherte
Areale herum finden sich häufig Fremdkörperreak-
tionen mit Fremdkörperriesenzellen, Histiozyten
und Makrophagen. Oft kann in Pilomatrikomen
eine Vermehrung von Mitosen, jedoch ohne Nachweis atypischer Mitosen gefunden werden. Ferner
findet sich in Pilomatrikomen oft eine Vermehrung
der Melanozyten, die z.T. reichlich Melanin produzieren, wie sie es auch in der normalen Haarmatrix
tun. Bei entsprechender Schnittführung kann der
Zusammenhang des Pilomatrikoms mit einem präexistenten Haarfollikel in manchen Fällen nachgewiesen bzw. dargestellt werden [47, 60].

Eine einfach zu handhabende, sichere diagnostische Maßnahme des Pilomatrikoms ist in der Fein-
nadelpunktion mit histologischer Beurteilung zu
sehen [107, 118]. In seltenen Fällen zeigen Pilomatrikome eine maligne Entartung und werden dann als
Pilomatrixkarzinom oder als malignes Pilomatrikom
bezeichnet [101].

Trichoepitheliom

Der häufigste Haarfollikeltumor, das *Trichoepitheliom*, wurde unter dem Namen *Epithelioma adenoides cysticum* von Brooke 1892 erstmals beschrieben
[13]. Er beschrieb das familiäre Auftreten multipler
Trichoepitheliome, während kurz nach ihm Jarisch
erstmals das solitäre Trichoepitheliom beschrieb
und auch erstmals den Terminus Trichoepitheliom
verwendete. Von diesen beiden Typen des Trichoepi-
thelioms muß das von Headington 1976 beschriebene solitäre „Riesentrichoepitheliom" abgegrenzt
werden [49, 82].

Das Trichoepitheliom ist eine kleine Papel von 5–
8 mm Durchmesser, die meist im Gesicht (Abb. 56.6),

am Hals oder am Oberkörper auftritt. Am häufigsten jedoch treten Trichoepitheliome multipel auf,
wobei neben den häufigeren familiären Fällen auch
spontane Fälle beschrieben wurden. Die *familiären
multiplen Trichoepitheliome* folgen einem autosomal-dominanten Erbgang mit einer verminderten
Penetranz bei Männern, wobei häufig begleitend
Milien, Zysten etc. auftreten [12, 13, 87].

Das *solitäre Trichoepitheliom* ist in der Regel im
Gesicht aber auch mit absteigender Häufigkeit an
der Kopfhaut, Hals, Rücken und proximalen Extremitäten zu finden. Es handelt sich dann um eine allmählich wachsende Läsion, die sich klinisch als ein
solitärer asymptomatischer Knoten oder eine
anuläre Läsion mit gruppiert stehenden Papeln in
der Peripherie und einem Durchmesser <20 mm
zeigt. Sehr selten kommt das *solitäre Riesentrichoepitheliom* vor, das im Bereich der Hüftregion und der
perianalen Region häufiger ist als im Bereich der
Kopfhaut und der Extremitäten. Es tritt zwischen
dem 25. und 75. Lebensjahr auf und zeigt eine doppelt so große Häufigkeit bei Männern als bei Frauen.
Es handelt sich hierbei um Tumoren, die bis 8 cm im
Durchmesser groß sein können und oft eine
Bestandsdauer über Jahrzehnte aufweisen [81].

Die Histologie der solitären und multiplen Trichoepitheliome unterscheidet sich nicht. Man findet
in der oberen Dermis germinative Haarfollikelzellen
in trabekulärer Anordnung, wobei neben einem
nodulären Infiltrationsmuster auch häufig ein kribri-
formes, razemiformes oder retiformes Infiltrationsmuster gefunden wird. Eingestreut zwischen die girlandenartig sich verzweigenden Epithelstränge findet

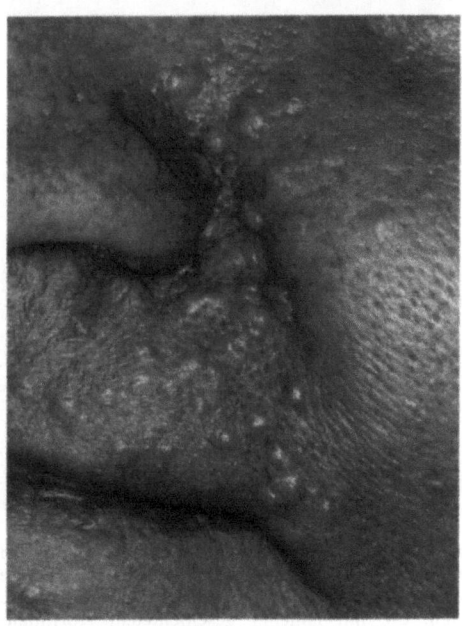

Abb. 56.6. Multiple Trichoepitheliome

man infundibulozystische Strukturen, die mit lamellär geschichtetem Hornmaterial gefüllt sind. Nicht selten können Melanozyten sowie eine Pigmentierung von Keratinozyten und eine Vermehrung von Mitosen beobachtet werden. Im bindegewebigen Stroma läßt sich oft Muzin nachweisen, und es zeigen sich artifiziell bedingte Spalten, die Folge der lockeren Stromaarchitektur sind. Immer wieder kann man Zeichen der Haarfollikeldifferenzierung mit Ausbildung kleiner Matrizes finden [2, 121] (Abb. 56.7 a und b).

Die wichtigste histologische Differentialdiagnose ist diejenige zum *Trichoblastom*, das durch einen höheren Anteil germinativer Zellverbände und einen kleineren Anteil von infundibulozystischen Strukturen gekennzeichnet ist. Ferner ist das Trichoblastom durch das tiefere Eindringen der Zellverbände bis in die mittlere und tiefe Dermis charakterisiert, das sich beim Trichoepitheliom nicht findet. Die zweite wichtige Differentialdiagnose ist das *trichoepitheliomatös differenzierte Basaliom*, das im Gegensatz zum Trichoepitheliom meist asymmetrisch angeordnet ist, nur selten follikuläre Strukturen aufweist und durch ein dichteres peritumoröses Bindegewebe ohne Ausbildung von Spalträumen

gekennzeichnet ist. Der immunhistochemische Nachweis von CD34-positiven Trichoepitheliomen erleichtert deren Abgrenzung gegenüber Basaliomen [64].

Multiple Trichoepitheliome können gehäuft mit Zylindromen als *Brooke-Spiegler-Syndrom* auftreten [12, 13], aber auch in selteneren Fällen mit Spiradenomen assoziiert sein [124]. Die mögliche Assoziation mit der Dystrophia myotonica und dem *Gardner-Syndrom* sollte bedacht werden [131]. In sehr seltenen Fällen ist der Übergang von Trichoepitheliomen zu trichoepitheliomatös differenzierten Basaliomen beschrieben, die auch in ein Karzinom übergehen können [117].

Therapeutisch kommen diverse symptomatische Maßnahmen in Frage (Dermabrasio, CO_2-Lasertechniken, Kryotherapie etc.) [19, 28]. Bei aggressiven, infiltrierenden Transformationen ist eine operative Ausräumung indiziert, von einigen Autoren wird hierbei die Mohs-Technik bevorzugt. In einzelnen seltenen Fällen wird der Einsatz der Radiatio bei schwierigen Lokalisationen empfohlen [7, 117].

Proliferierende Trichilemmalzyste

Die *proliferierende Trichilemmalzyste* wurde von Hanau und Großhans 1979 unter der Bezeichnung „proliferierender Trichilemmaltumor" beschrieben [44]. Es handelt sich hierbei um nahezu immer solitär auftretende Tumoren, die sich zu 90 % im Bereich der Kopfhaut befinden (Abb. 56.8), in den übrigen Fällen am Oberkörper lokalisiert sind [15, 158]. Das Verhältnis von Frauen zu Männern beträgt 5:1, die Tumoren treten meist im höheren Lebensalter auf. Oftmals findet sich eine Assoziation zu Trichilemmalzysten im Bereich der Kopfhaut, weswegen die proliferierende Trichilemmalzyste von manchen Autoren lediglich als Subtyp der Trichilemmalzysten angesehen wird. Klinisch handelt es sich um derbe subkutane Knoten, die bis 5 cm im Durchmesser groß werden können, auf der Unterlage gut verschieblich und gut gegenüber der Umgebung

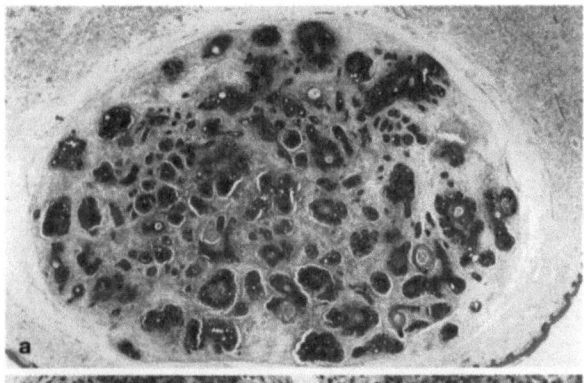
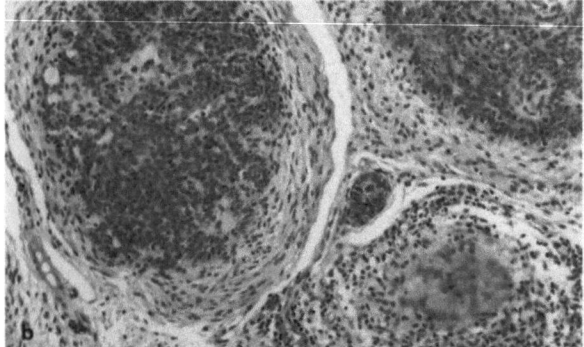

Abb. 56.7 a und b. Trichoepitheliom. **a** Germinative Haarfollikelzellen in trabekulärer Anordnung mit sich girlandenartig verzweigenden Epithelsträngen und infundibulozystischen Strukturen, die mit lamellär geschichtetem Hornmaterial gefüllt sind. **b** Häufig findet man Zeichen der Haarfollikeldifferenzierung mit Ausbildung kleiner Matrizes

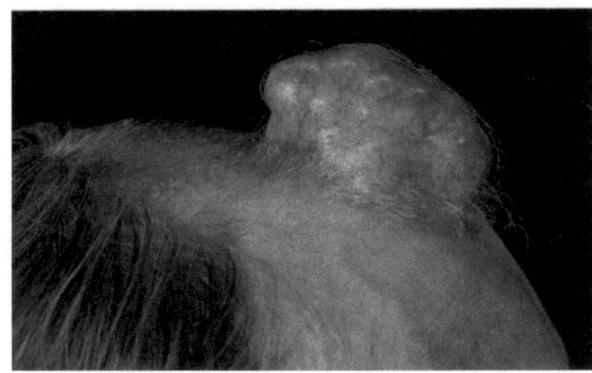

Abb. 56.8. Proliferierende Trichilemmalzyste

abgrenzbar sind. Sie zeigen meist ein rasches Größenwachstum und können Schmerzen verursachen [112].

Histologisch findet man zystische Hohlräume, die von einer Epidermis mit fehlendem Stratum granulosum ausgekleidet sind. In Richtung des Zentrums der Zyste findet sich eine abrupte Keratinisierung, wobei im Zystenhohlraum meist reichlich amorphe Hornmassen gefunden werden. Stellenweise ist eine Hornperlenbildung zu beobachten, ferner weisen die Keratinozyten stellenweise eine Vermehrung des zytoplasmatischen Glykogens auf, welches die Zellen hell eosinophil, milchglasartig erscheinen läßt. Nicht selten werden Mitosen in großer Anzahl gefunden, jedoch keine atypischen Mitosen. Stellenweise zeigen sich dystrophische Verkalkungen im Bereich des nekrotischen Hornmaterials. Proliferierende Trichilemmalzysten können einerseits eine follikuläre Differenzierung ähnlich den Zellen der äußeren Wurzelscheide im Isthmusbereich und andererseits eine sebozytäre oder auch apokrine Differenzierung zeigen [116]. Eine Entartung von proliferierenden Trichilemmalzysten wurde von verschiedenen Autoren beschrieben. Hierbei findet sich klinisch ein rasches Größenwachstum der Tumoren über 5 cm Durchmesser hinaus. Ferner wurde in einzelnen Fällen über lymphogene Metastasen berichtet [145].

Histologisch entsprechen sich die maligne und die benigne Form der proliferierenden Trichilemmalzyste mit dem Unterschied, daß sich bei der ersteren ausgeprägte Kernpleomorphie mit Kernatypie, atypische Mitosen und Riesenkerne nachweisen lassen und sich ein invasives Wachstum in die umgebende Dermis hinein findet.

Aufgrund der potentiellen malignen Transformation der proliferierenden Trichilemmalzyste ist eine Exzision mit kleinem Sicherheitsabstand zu empfehlen. Bei der malignen proliferierenden Trichilemmalzyste ist eine Exzision mit mindestens 0,5 cm Sicherheitsabstand und gleichzeitiger mikroskopischer Schnittrandkontrolle erforderlich.

Trichoblastom

Das Trichoblastom wurde 1962 von Headington und French erstmals unter dem Namen „trichogener Adnextumor" beschrieben [51] und erst später wurde der Terminus „Trichoblastom" eingeführt. Das Trichoblastom ist gekennzeichnet durch meist im Gesicht bzw. am Kopf lokalisierte Knoten von 0,5–2,0 cm Durchmesser. Potentiell kann es jedoch an allen übrigen Lokalisationen des Körpers sogar einschließlich der Hand- und Fußflächen sowie der Schleimhäute auftreten. Weiterhin ist das Auftreten von Trichoblastomen auf einem Naevus sebaceus berichtet [125]. Verschiedene Sonderformen des Trichoblastoms in Einzelfallberichten wurden beschrieben, u. a. pigmentierte, noduläre und Riesentrichoblastome [3, 22, 114]. Eine höher differenzierte Sonderform mit einem größeren Anteil an Haarfollikelstrukturen als das eigentliche Trichoblastom wurde zeitweise von einigen Autoren als „Trichomatrikom" bezeichnet, da er degenerierende bzw. nekrotische Keratinozyten wie das Pilomatrikom aufweist. Dieser Begriff hat sich jedoch als eigene Entität bisher nicht etablieren können. Wahrscheinlich handelt es sich beim „Trichomatrikom" nur um eine sehr seltene Variante des Trichoblastoms.

Histologisch ist das Trichoblastom durch Wucherungen *germinativer Haarfollikelzellen* gekennzeichnet [120], die 5 verschiedenen Wachstumsmustern folgen können:

- großknotig,
- kleinknotig,
- kribriform,
- razemiform und
- retiform.

Die germinativen Zellen sind klein und monomorph und weisen selten eine geringgradige Vermehrung von Mitosen auf. Vereinzelt kann eine Pallisadenstellung der Kerne im Randbereich beobachtet werden [36]. Das Auftreten von infundibulozystischen Strukturen ist selten; sie sind dann meist sehr klein und treten nur vereinzelt auf, so daß die histologische Differenzierung des Trichoblastoms vom Trichoepitheliom keine Schwierigkeiten bereitet [48]. Die histologische Differentialdiagnose gegenüber dem skleroderiformen, adamantoiden oder trichoepitheliomatös differenzierten Basaliom ist hingegen schwieriger. Ein wichtiges Unterscheidungskriterium besteht darin, daß die Trichoblastome immer symmetrisch, die Basaliome jedoch meist asymmetrisch sind. Ferner weisen Basaliome meist reichlich Mitosen auf, die in Trichoblastomen nur selten angetroffen werden. Die Kerne wie auch die einzelnen Zellen sind beim Basaliom oft pleomorph, beim Trichoblastom meist monomorph. Follikuläre Strukturen werden beim Trichoblastom oft, beim Basaliom jedoch selten gefunden. Ferner treten beim Basaliom nicht selten Ulzerationen auf, die das Trichoblastom niemals zeigt.

Desmoplastisches Trichoepitheliom

Das *desmoplastische Trichoepitheliom*, initial schon früh als benignes zystisches Epitheliom beschrieben, erhielt seinen Namen von Brownstein und Shapiro [18]. Desmoplastische Trichoepitheliome treten meist solitär im Gesicht auf [146] und zwar hier unter Betonung der Wangen, der Stirn, der Nasolabialfalten, des Kinns und der Lippen. Nur vereinzelt werden desmoplastische Trichoepitheliome im Bereich der Schultern bzw. der oberen Extremitäten beobachtet. Es handelt sich um kleine, scharf begrenzte, gelblich-bräunliche, derbe, flache, anuläre bis max. 10 mm durchmessende Hautveränderungen mit derbem elevierten Rand und atrophischem Zentrum. Das Verhältnis von Frauen zu Männern beträgt 3:1, und es findet sich eine deutliche Bevorzugung des jüngeren Lebensalters (<30 Jahren) mit familiärer Häufung [74, 126]. Es ist eine benigne Läsion mit pseudomaligner Erscheinung, die die histomorphologischen Kriterien eines infiltrierenden Neoplasma mit denen eines benignen Trichilemmoms vereint. Eine maligne Entartung desmoplastischer Trichoepitheliome wurde nicht beobachtet, ebenso ist unseres Wissens keine Assoziation mit Syndromen bekannt.

Histologisch findet man in der oberen Dermis unter einer abgeflachten, in der Mitte oft leicht eingedellten Epidermis multiple epitheliale Stränge, die sich verzweigen und oft kleine infundibulozystische Hohlräume aufweisen. Manchmal erinnern die kleinen Zysten mit anhängendem Epithelstrang an die kommaförmigen Veränderungen beim Syringom, wenngleich eine Differenzierung in Richtung ekkriner Schweißdrüsen nicht angetroffen wird. Vielmehr finden sich stellenweise Haarfollikel- bzw. Haarma-

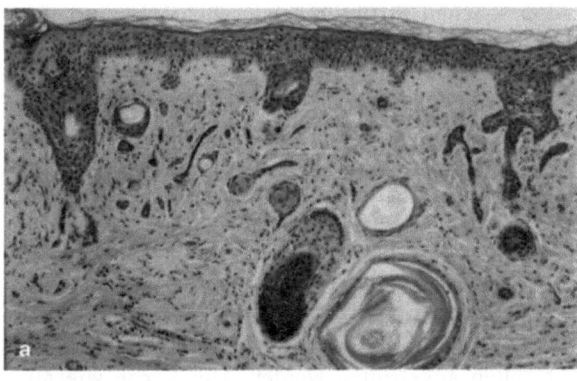

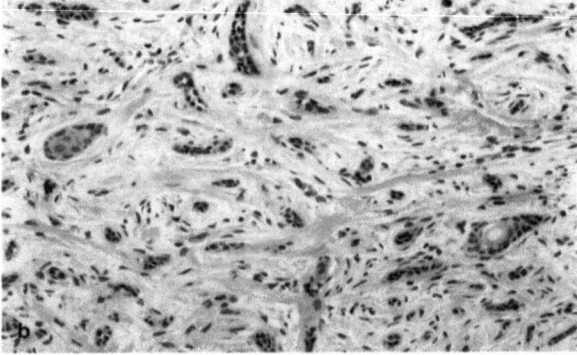

Abb. 56.9 a und b. Desmoplastisches Trichoepitheliom. **a** In der oberen Dermis zeigen sich unter einer abgeflachten Epidermis multiple sich verzweigende epitheliale Stränge, die von vielen kleinen infundibulozystischen Hohlräumen durchsetzt sind. **b** Stellenweise finden sich Haarfollikel- bzw. Haarmatrixdifferenzierungen

trixdifferenzierungen und die Verhornung erfolgt auf dem Weg über die Bildung von Trichohyalingranula [45, 46, 84] (Abb. 56.9 a und b).

Die wichtigste histologische Differentialdiagnose ist das sklerodermiforme oder das trichoepitheliomatös-differenzierte Basaliom [27, 134]. Dieses weist jedoch keine zentrale Delle, sondern oft eine zentrale Ulzeration auf, zeigt mehr Mitosen und weniger trichofollikuläre Differenzierung, ist meist asymmetrisch und hat meist weniger Stroma als das desmoplastische Trichoepitheliom.

56.5
Karzinome

Haarfollikeltumoren sind in der Regel benigne Tumoren, die nur in wenigen Fällen nach längerer Bestandsdauer als Karzinome entdifferenzieren können; so z. B. ist die maligne Entartung von Trichilemmomen und von proliferierenden Trichilemmalzysten (s. oben) bekannt [133]. Sehr selten sind Übergänge von Trichoepitheliomen zu trichoepitheliomatös differenzierten Basaliomen berichtet worden (s. oben) [108].

Nur in vereinzelten Fällen manifestieren sich Haarfollikeltumoren bereits zu Beginn als maligne. So wurde das primäre Auftreten von Trichilemmomkarzinomen wie auch von malignen Pilomatrikomen berichtet [10, 26, 37, 85, 154].

Maligne Trichilemmome treten im Bereich der behaarten Haut (Kopf, Oberarme) bei Patienten im mittleren bis höheren Lebensalter auf und sind klinisch durch 0,4–2,0 cm große Tumoren charakterisiert. Histologisch findet sich eine Zusammensetzung der Tumoren aus auffällig hellen eosinophilen Keratinozyten mit einem weiten lockeren Zytoplasma, in dem sich in der PAS-Färbung reichlich Glykogen nachweisen läßt. Stellenweise sind Trichohyalingranula in den Zellen nachweisbar, und es findet sich manchmal eine Hypergranulose und Orthohyperkeratose oder Parakeratose. Die Tumoren unterscheiden sich von Trichilemmomen dadurch, daß ein strangförmiges Einwachsen in die Dermis, stellenweise auch eine Einzelzellinfiltration nachweisbar ist. Ferner zeigen die Keratinozyten eine ausgesprochene Pleomorphie der Zellform und der Zellkerne und weisen darüber hinaus eine sehr hohe mitotische Aktivität (zwischen 10 und 35 %) auf. Aus diesen Tatsachen leitet sich die Einordnung als maligne Tumoren ab, die wegen der besonderen Form ihrer Differenzierung den Namen *Tricholemmokarzinom* erhielten [4, 10, 133].

Histopathologisch erscheint die Abgrenzung zum Basaliom und zum Plattenepithelkarzinom wichtig [108, 154]. Zu Bedenken ist hierbei, daß Tricholemmokarzinome genauso wie Basaliome und Plattenepithelkarzinome intratumoral eine große histomorphologische Variabilität aufweisen können und die histogenetische Einordnung sich danach richten sollte, welche Morphe der größte Teil des Tumors präsentiert. Darüber hinaus gibt es auch Plattenepithelkarzinome mit einer Differenzierung in Richtung von Haarfollikelstrukturen.

Das Tricholemmokarzinom sollte mit einem Mindestabstand von 0,5 cm exzidiert werden, wenn möglich unter mikroskopischer Schnittrandkontrolle.

Das *maligne Pilomatrikom* stellt sich klinisch dar als große bis riesengroße, meist im Gesicht oder am Oberkörper (1 bis >5 cm groß) lokalisierte Knoten. Es zeigt die histologisch typischen Charakteristika des Pilomatrikoms, d. h. das Vorhandensein von Schattenzellen, stellenweise auch Verkalkungen bzw. auch Verknöcherungen. Darüber hinaus finden sich die typischen Charakteristika eines Karzinoms, d. h. Pleomorphie der Tumorzellen, Kernpleomorphie, reichlich z. T. auch atypische Mitosen sowie flächenhaftes und auch diffuses Eindringen in die Dermis und in das subkutane Fettgewebe [40, 88, 92, 157]. Histopathologisch muß man diese Tumoren vom „normalen" Plattenepithelkarzinom differenzieren. Voraussetzung für die Diagnose eines malignen Pilomatrikoms sind die Schattenzellen, die in jedem Fall nachweisbar sein müssen [140, 151].

Die Tumoren zeigen sich auch klinisch als maligne, indem sie oft rezidivieren und auch metastasieren können [106] und nur bei sicherer Exzision im Gesunden, gegebenenfalls mit mikroskopischer Randkontrolle, zur Abheilung gebracht werden.

Literatur

1. Ackerman AB, Viragh PA de, Chongchitnant N (1993) Neoplasms with follicular differentiation. Fibrofolliculoma and trichodiscoma. Lea & Fiebiger London, Philadelphia, pp 244–279
2. Albrecht G (1986) Histologische Variationsbreite der Trichoepitheliome. Z Hautkr 61: 57–60
3. Aloi F, Tomasini C, Pippione M (1992) Pigmented trichoblastoma. Am J Dermatopathol 14: 345–349
4. Ansai S, Koseki S, Hozumi Y, Kondo S (1995) An immunohistochemical study of lysozyme, CD-15 (Leu M1), and gross cystic disease fluid protein-15 in various skin tumors. Assessment of the specificity and sensitivity of markers of apocrine differentiation. Am J Dermatopathol 17: 249–255
5. Asada M, Schaart F-M, Almeida HL de Jr, Korge B, Kurokawa I, Asada Y, Orfanos CE (1993) Solid basal cell epithelioma possibly originates from the outer root sheath of the hair follicle. Acta Derm Venereol 73: 286–292
6. Asada M, Schaart F-M, Detmar M, Mischke D, Almeida HL de Jr, Gollnick H, Orfanos CE (1992) Growth characteristics and differentiation of basal cell carcinoma in vitro - immunhistochemical, gel electrophoretic, and ultrastructural analysis. J Invest Dermatol 99: 474–481
7. Aygun C, Blum JE (1993) Trichoepithelioma 100 years later: A case report supporting the use of radiotherapy. Dermatology 187: 209–212
8. Beck MH, Dave VK (1980) Extensive nevus comedonicus. Arch Dermatol 116: 1048–1050
9. Birt AR, Hogg GR, Dubé J (1977) Hereditary multiple fibrofolliculomas with trichodiscomas and acrochordons. Arch Dermatol 113: 1674–1677
10. Boscaino A, Terracciano LM, Donofrio V, Ferrara G, Rosa G de (1992) Tricholemmal carcinoma: a study of seven cases. J Cutan Pathol 19: 94–99
11. Bouadjar B, Masmoudi AN, Bouhadef A, Ysmail-Dahlouk M (1992) Multiple pilomatrixoma and myotonic dystrophy. Ann Derm Venereol 119: 899–900
12. Bress S, Rogozinski TT, Majewski S, Jablonska S (1993) Generalized trichoepitheliomatosis. Eur J Dermatol 3: 460–463
13. Brooke HG (1892) Epithelioma adenoides cysticum. Br J Dermatol 4: 269–286
14. Brown AC, Crounse RG, Winkelmann RK (1969) Generalized hair-follicle hamartoma. Arch Dermatol 99: 478–493
15. Brownstein MH, Arluk DJ (1981) Proliferating trichilemmal cyst. Cancer 48: 1207–1214
16. Brownstein MH, Mehregan AH, Bikowski JB (1977) Trichilemmomas in Cowden's disease. JAMA 238: 26
17. Brownstein MH, Shapiro L (1973) Trichilemmoma. Arch Dermatol 107: 866–869
18. Brownstein MH, Shapiro L (1976) Desmoplastic trichoepithelioma. Arch Dermatol 112: 1782
19. Buecker JW, Estes SA, Zalla JA (1986) Multiple trichoepitheliomas treated with the carbon dioxide laser. J Ky Med Ass 84: 543–544
20. Bugatti L, Filosa G, Ciattaglia G, Giaccaglini E (1995) Association of ossifying pilomatricoma and myotonic dystrophy in a patient with Klinefelter's syndrome and thrombotic microangiopathy. Eur J Dermatol 5: 45–49
21. Cerio R, Rao BK, Spaull J, Jones EW (1989) An immunohistochemical study of fibrous papule of the nose: 25 cases. J Cutan Pathol 16: 194–198
22. Chan JK, Ng CS, Tsang WY (1994) Nodular desmoplastic variant of trichoblastoma. Am J Surg Pathol 18: 495–500
23. Chung JY, Ramos-Caro FA, Beers B, Ford MJ, Flowers F (1996) Multiple lipomas, angiolipomas and parathyroid adenomas in a patient with Birt-Hogg-Dubé syndrome. Int J Dermatol 35: 365–367
24. Coskey RJ, Pinkus H (1976) Trichodiscoma. Int J Dermatol 15: 600–601
25. Cribier B, Großhans E (1995) Tumor of the follicular infundibulum: A clinicopathologic study. J Am Acad Dermatol 33: 979–984
26. Cross P, Richmond I, Wells S, Coyne J (1994) Malignant pilomatrixoma with bone metastasis. Histopathol 24: 499–500
27. Crowson AN, Magro CM (1996) Basal cell carcinoma arising in association with desmoplastic trichilemmoma. Am J Dermatopathol 18: 43–48
28. Duhra P, Paul JC (1988) Cryotherapy for multiple trichoepithelioma. J Dermatol Surg Oncol 14: 1413–1415
29. Engber PB (1978) The nevus comedonicus syndrom: A case report with emphasis on associated internal manifestations. Int J Dermatol 17: 745–749
30. Farrell AM, Ross JS, Barton SE, Bunker CB (1995) Multiple pilomatricomas and myotonic dystrophy in a patient with AIDS. Clin Exp Dermatol 20: 423–424
31. Fessler A (1924) Angeborene Haargeschwulst. Arch Dermatol Syph (Berlin) 146: 411–414
32. Forbis RSM Jr, Helwig EB (1961) Pilomatrixoma (calcifying epithelioma). Arch Dermatol 83: 606–618
33. Fritsch P, Wittels W (1971) Ein Fall von bilateralem Naevus comedonicus. Hautarzt 22: 409–412
34. Fujita WH, Barr RJ, Headley JL (1981) Multiple fibrofolliculomas with trichodiscomas and acrochordons. Arch Dermatol 117: 32–35
35. Gans O (1928) Die Histologie der Hautkrankheiten, Band II. Berlin, Springer, S. 260

36. Gilks CB, Clement PB, Wood WS (1989) Trichoblastic fibroma. A clinicopathologic study of three cases. Am J Dermatopathol 11: 397–402

37. Gould E, Kurzon R, Kowalczy KP (1984) Pilomatrix carcinoma with pulmonary metastases. Cancer 54: 370–372

38. Graham JH, Sanders JB, Johnson BC, Helwig EB (1965) Fibrous papule of the nose: a clinicopathologic study. J Invest Dermatol 45: 194–203

39. Gray HR, Helwig EB (1962) Trichofollikuloma. Arch Dermatol 89: 619–625

40. Green DE, Sanusi ID, Fowler MR (1987) Pilomatrix carcinoma. J Am Acad Dermatol 17: 264–270

41. Großhans E, Gungler T, Hanau D (1981) Le trichodiscome de Pinkus. Ann Dermatol Venereol 108: 837–846

42. Guitart J, Bergfeld WF, Tuthill RJ (1991) Fibrous papule of the nose with granular cells: two cases. J Cutan Pathol 18: 284–287

43. Haasted L (1991) Naevus comedonicus. A rare skin disease of the hair follicles. Tidsskr Nor Laegeforen 111: 1626–1627

44. Hanau D, Großhans E (1979) Trichilemmal tumor undergoing specific keratinization. Keratinizing trichilemmoma. J Cutan Pathol 6: 463–475

45. Hartschuh W, Schulz T (1995) Merkel cells are integral constituents of desmoplastic trichoepithelioma: an immunohistochemical and electron microscopic study. J Cutan Pathol 22: 413–421

46. Hartzell MB (1904) Benign cystic epithelioma and its relationship to so-called syringocystadenoma, syringocystoma, and haemangioma-endothelioma. Br J Dermatol 16: 361–366

47. Hashimoto K, Prince C, Kato I, Ito M, Tazawa T, Pelachyk JM, Mikhail GR (1989) Rippled-pattern trichomatricoma. Histological, immunohistochemical and ultrastructural studies of an immature hair matrix tumor. J Cutan Pathol 16: 19–30

48. Headington JT (1970) Differentiating neoplasms of hair germ. J Clin Pathol 23: 464–471

49. Headington JT (1976) Tumors of the hair follicle: A review. Am J Pathol 85: 479–514

50. Headington JT (1990) Tumors of hair follicle differentiation. In: Farmer ER, Hood AF (eds) Pathology of the Skin. Appleton & Lange, Norwalk/CT, p 608

51. Headington JT, French AJ (1962) Primary neoplasms of the hair follicle. Arch Dermatol 86: 430, 441

52. Helwig EB (1955) Seminar on the skin: Neoplasms and Dermatoses. Proceed 20th Sem Am Soc Clin Pathol, Washington/DC, 1954

53. Hori K (1991) Inverted follicular keratosis and papillomavirus infection. Am J Dermatopathol 13: 145–151

54. Horn TD, Vennos EM, Bernstein BD, Cooper PH (1995) Multiple tumors of follicular infundibulum with sweat duct differentiation. J Cutan Pathol 22: 281–287

55. Hornstein OP, Knickenberg M (1975) Perifollicular fibromatosis cutis with polyps of the colon. Arch Dermatol Res 253: 161–175

56. Hunt SJ, Kilger PB, Santa Cruz D (1990) Desmoplastic tricholemmoma. J Cutan Pathol 17: 45–52

57. Ingrish FM, Reed RJ (1968) Trichilemmona. Dermatol Int 7: 182–190

58. Jacobson M, Ackermann AB (1987) „Shadow" cells as clues to follicular differentiation. Am J Dermatopathol 9: 51–57

59. Junkins-Hopkins JM, Cooper PH (1994) Multiple perifollicular fibromas: report of a case and analysis of the literature. J Cutan Pathol 21: 467–471

60. Kaddu S, Soyer HP, Cerroni L, Salmhofer W, Hodl S (1994) Clinical and histopathologic spectrum of pilomatricomas in adults. Int J Dermatol 33: 705–708

61. Kim SC, Kang WH (1989) Nevus comedonicus associated with epidermal nevus. J Am Acad Dermatol 21: 1085–1088

62. Kimura T, Miyazawa H, Aoyagi T, Ackermann AB (1991) Folliculo-sebaceous cystic hamartoma. Am J Dermatopathol 13: 213–220

63. Kint A, Geerts ML, Naevaert JM (1995) Das Birt-Hogg-Dubé-Syndrom. Z Hautkr 70: 123–125

64. Kirchmann TT, Prieto VG, Smoller BR (1994) CD34 staining pattern distinguishes basal cell carcinoma from trichoepithelioma. Arch Dermatol 130: 589–592

65. Kloevekorn G, Kloevekorn W, Plewig G, Pinkus H (1983) Riesenpore und Haarscheidenakanthom. Hautarzt 34: 209–216

66. Koch B, Rufli T (1991) Tumor of follicular infundibulum. Dermatologica 183: 68–69

67. Kofmann S (1895) Ein Fall von seltener Lokalisation und Verbreitung von Komedonen. Arch Dermatol Syph (Berlin) 32: 177–178

68. Komura A, Tani M (1992) Hair follicle nevus. Dermatology 185: 154–155

69. Korge BP, Smola H, Schulze H-J (1996) Multiple perifollikuläre Fibrome, Fibrofolliculome, Trichodiscome und Akrochordome in Assoziation mit chorioretinitischen Narben und Kolonpolyp (Hornstein-Birt-Hogg-Dubé-Syndrom). Z Hautkr 79: 129–131

70. Krasagakis K, Blume-Peytavi U, Goerdt S, Orfanos CE (1996) Perifollicular fibromas. Eur J Dermatol 6: 387–388

71. Labandeira J, Peteiro C, Toribio J (1996) Hair follicle nevus: case report and review. Am J Dermatopathol 18: 90–93

72. Lane EB, Wilson CA, Hughes BR, Leigh IM (1991) Stem cells in hair follicles – cytoskeletal studies. Ann NY Acad Sci 642: 197–213

73. Lavker RM, Miller S, Wilson C, Cotsarelis G, Wie ZG, Yang JS, Sun T-T (1993) Hair follicle stem cells: their location, role in hair cycle, and involvement in skin tumor formation. J Invest Dermatol 101: 16S–26S

74. Lazorik FC, Wood MG (1982) Multiple desmoplastic trichoepitheliomas. Arch Dermatol 119: 361–362

75. Lee JY, Tang CK, Leung YS (1989) Clear cell carcinoma of the skin: a tricholemmal carcinoma? J Cutan Pathol 16: 31–39

76. Lee S, Nasemann T (1971) Das Trichofollikulom. Hautarzt 22: 165–167

77. Leonardi CL, Zhu WY, Kinsey WH, Penneys NS (1991) Trichilemmomas are not associated with human papillomavirus DNA. J Cutan Pathol 18: 193–197

78. Leshin B, White WL (1990) Folliculocentric basaloid proliferation. The bulge (der Wulst) revisited. Arch Dermatol 126: 900–906

79. Lever WF (1948) Pathogenesis of benign tumors of cutaneous appendages and of basal cell epithelioma. Arch Dermatol Syph 57: 679–724

80. Lever WF (1983) Inverted follicular keratosis is an irritated seborrheic keratosis. Am J Dermatopathol 5: 474

81. Long SA, Hurt MA, Santa Cruz DJ (1988) Immature trichoepithelioma: report of six cases. J Cutan Pathol 15: 353–358

82. Lorenzo MJ, Yebra Pimentel MT, Peteiro C, Toribio J (1992) Cystic giant solitary trichoepithelioma. Am J Dermatopathol 14: 155–160

83. Malherbe A, Chenantais J (1880) Note sur l'epitheliome calcifié des glandes sebacées. Bull Soc Anat Paris 5: 169–176

84. Mandal AK, Mandal A (1993) Exocrine differentiation of trichoepithelioma & desmoplastic trichoepithelioma; a scanning electron microscopic study. Indian J Pathol Microbiol 36: 101–103

85. Manivel C, Wick MC, Mukai K (1986) Pilomatrix carcinoma: an immunohistological comparison with benign pilomatrixoma and of benign cutaneous lesions of pilar origin. J Cutan Pathol 13: 22–29

86. Marcus J, Esterly NB, Bauer BS (1992) Tissue expansion in a patient with extensive nevus comedonicus. Ann Plast Surg 29: 362–366

87. Marrogi AJ, Wick MR, Dehner LP (1991) Benign cutaneous adnexal tumors in childhood and young adults, excluding pilomatrixoma: review of 28 cases and literature. J Cutan Pathol 18: 20–27

88. Martelli G, Giardini R (1994) Pilomatrix carcinoma: a case report and review of the literature. Eur J Surg Oncol 20: 703–704

89. Martinez-Albaladejo M, Alguacil-Garcia G, Paco-Moya M de, Moreno-Requena J (1995) Dystrophia myotonica with multiple pilomatrixomas. Rev Clin Esp 195: 516–517

90. Mascaro JM (1983) Inverted follicular keratoses are acrotrichomas. Am J Dermatopathol 5: 447–451

91. McCalmont CS, White WL, Jorizzo JL (1991) Giant fibromyxoid tumors of the adventitial dermis. Forme fruste of trichodiscoma? Am J Dermatopathol 13: 403–409

92. McCulloch TA, Singh S, Cotton DWK (1996) Pilomatrix carcinoma and multiple pilomatrixomas. Br J Dermatol 134: 368–371

93. Mehregan AH (1964) Inverted follicular keratosis. Arch Dermatol 89: 229–235

94. Mehregan AH (1983) Inverted follicular keratosis is a distinct follicular tumor. Am J Dermatopathol 5: 467–470

95. Mehregan AH, Baker S (1985) Basaloid follicular hamartoma: three cases with localized and systematized unilateral lesions. J Cutan Pathol 12: 55–65

96. Mehregan AH, Brownstein MH (1978) Pilar sheath acanthoma. Arch Dermatol 114: 1495–1497

97. Mehregan AH, Butler JD (1961) A tumor of follicular infundibulum. Arch Dermatol 83: 924–927

98. Meigel WN, Ackerman AB (1970) Fibrous papule of the face. Am J Dermatopathol 1: 329–340

99. Miescher G (1944) Un cas de trichofolliculome. Dermatologica 89: 193–194

100. Moehlenbeck FW (1983) Inverted follicular keratosis. A morbus sui generis? Am J Dermatopathol 5: 447–451

101. Monchy D, McCarthy SW, Dubourdieu D (1995) Malignant pilomatrixoma of the scalp. Pathology 27: 201–203

102. Nemeth AJ, Penneys NS, Bernhardt HB (1988) Fibrous papule: A tumor of fibrohistiocytic cells that contain factor XIIIa. J Am Acad Dermatol 19: 1102–1106

103. Nikolowski W (1958) Tricho-Adenom (Organoides Follikel-Hamartom). Arch Klin Exp Dermatol 207: 34–45

104. Nilles M, Viragh PA de, Mossmann H, Heinrichs C, Eckert F (1992) Naevus folliculosis keratosus: Klinik, Histologie und Histogenese. Hautarzt 43: 205–209

105. Noguchi H, Hayashibara T, Ono T (1995) A statistical study of calcifying epithelioma, focusing on the sites of origin. J Dermatol 22: 24–27

106. O'Donovan DG, Freemont AJ, Adams JE, Markham DE (1993) Malignant pilomatrixoma with bone metastasis. Histopathol 23: 385–386

107. Ortiz J, Garcia-Macias C, Abad M, Flores T, Paz JI, Bullon A (1995) Pilomatrixoma: a description of two cases diagnosed by fine-needle aspiration. Diagn Cytopathol 12: 155–157

108. Pariser RJ (1986) Multiple hereditary trichoepitheliomas and basal cell carcinomas. J Cutan Pathol 13: 111–117

109. Pinkus H (1979) Perifollicular fibromas. Pure periadnexal adventitial tumors. Am J Dermatopathol 1: 341–342

110. Pinkus H, Coskey R, Burgess GH (1974) Trichodiscoma. A benign tumor related to haarscheibe (Hair disk). J Invest Dermatol 63: 212–218

111. Pippione M, Aloi F, Depaoli MA (1984) Hair-follicle nevus. Am J Dermatopathol 6: 245–247

112. Poiares Baptista A, Garcia E Silva L, Born MC (1983) Proliferating trichilemmal cyst. J Cutan Pathol 10: 178–187

113. Reed R (1989) Basal cell carcinoma with follicular differentiation (letter). Am J Dermatopathol 11:97–498

114. Requena L, Barat A (1993) Giant trichoblastoma on the scalp. Am J Dermatopathol 15: 497–502

115. Resnik KS, Kantor GR, Howe NR, Ditre CM (1993) Dilated pore nevus. A histologic variant of nevus comedonicus. Am J Dermatopathol 15: 169–171

116. Sakamoto F, Ito M, Nakamura A, Sato Y (1991) Proliferating trichilemmal cyst with apocrine-acrosyringeal and sebaceous differentiation. J Cutan Pathol 18: 137–141

117. San-Juan EB, Guana AL, Goldberg LH, Kolbusz RV, Orengo IF, Alford E (1993) Aggressive trichoepithelioma versus keratotic basal cell carcinoma. Int J Dermatol 32: 728–730

118. Sanchez CS, Bascunana AG, Quirante FAP, Romero MSM, Fernandez JC, Perez JS, Parra DM, Perez-Guillermo M (1996) Mimics of pilomatrixomas in fine-needle aspirates. Diagn Cytopathol 14: 75–83

119. Schachtschabel A, Küster W, Happle R (1996) Perifollikuläre Fibrome der Haut und Kolonpolypen: Hornstein-Knickenberg-Syndrom. Hautarzt 47: 304–306

120. Schirren CG, Rutten A, Sander C, McClain S, Diaz C, Kind P (1995) Das Trichoblastom. Ein Tumor mit follikulärer Differenzierung. Hautarzt 46: 81–86

121. Schirren CG, Worle B, Kind P, Plewig G (1995) A nevoid plaque with histological changes of trichoepithelioma and cylindroma in Brooke-Spiegler syndrome – An immunhistochemical study with cytokeratins. J Cutan Pathol 22: 563–569

122. Schmidt KT, Ma A, Goldberg R, Medenica M (1991) Multiple adnexal tumors and a parotid basal cell adenoma. J Am Acad Dermatol 25: 960–964

123. Schmitt A, Rochat A, Zeltner R, Borenstein L, Barrandon Y, Wettstein FO, Iftner T (1996) The primary target cells of the high-risk cottontail rabbit papillomavirus colocalize with hair follicle stem cells. J Virol 70: 1912–1922

124. Schramm M, Blume-Peytavi U, Krüger K, Gollnick HPM (1996) Rare association of multiple familiar trichoepitheliomas with multiple spiradenomas. Eur J Dermatol 6: 259–261

125. Schulz T, Hartschuh W (1995) Merkel cells in nevus sebaceous: An immunohistochemical study. Am J Dermatopathol 17: 570–579

126. Shapiro PE, Kopf AW (1991) Familial multiple desmoplastic trichoepitheliomas. Arch Dermatol 127: 83–87

127. Shimizu N, Ito M, Tazawa T, Sato Y (1989) Immunhistochemical study on keratin expression in certain cutaneous neoplasms – basal cell carcinoma, pilomatricoma, and seborrhoeic keratosis. Am J Dermatopathol 11: 534–540

128. Sieron J, Thein T, Pirsig W, Hemmer J (1993) Das Trichoadenom Nikolowski: ein seltener Tumor im HNO-Gebiet. Laryngorhinootol 72: 140–142

129. Soyer HP, Schadendorf D, Cerroni L, Kerl H (1993) Verrucous cysts: histopathologic characterization and molecular detection of human papillomavirus-specific DNA. J Cutan Pathol 20: 411–417

130. Starink TM, Hausman R (1984) The cutaneous pathology of facial lesions in Cowden's disease. J Cutan Pathol 11: 331–337

131. Starink TM, Lane EB, Meijer CJ (1986) Generalized trichoepitheliomas with alopecia and myasthenia gravis: clinicopathologic and immunohistochemical study and comparison with classic and desmoplastic trichoepithelioma. J Am Acad Dermatol 15: 1104–1112

132. Stobl H, Emshoff R (1995) Pilomatrixoma of the cheek: report of case. J Oral Maxillofac Surg 53: 1355–1357

133. Swanson PE Marrogi AJ, Williams DJ, Cherwitz DL, Wick MR (1992) Tricholemmal carcinoma: clinicopathologic study of 10 cases. J Cutan Pathol 19: 100–109

134. Takei Y, Fukushiro S, Ackermann AB (1985) Criteria for histologic differentiation of desmoplastic trichoepithelioma (sclerosing epithelial hamartoma) from morphealike basal-cell carcinoma. Am J Dermatopathol 7: 207–221

135. Tellechea O, Reis JP, Baptista AP (1992) Desmoplastic trichilemmoma. Am J Dermatopathol 14: 107–114

136. Tozawa T, Ackermann AB (1987) Basal cell carcinoma with follicular differentiation. Am J Dermatopathol 9: 474–482

137. Undeutsch W, Rassner G (1984) Das Trichoadenom (Nikolowski). Hautarzt 35: 650–652

138. Vakilzadeh F (1987) Haarscheidenakanthom. Hautarzt 38: 40–42

139. Vakilzadeh F, Manegold HG (1976) Perifollikuläre Fibrome. Z Hautkr 51: 1039–1041

140. Veliath AJ, Reddy US, Gomathinayam D (1984) Malignant pilomatrixoma. Report of a case. Acta Radiol (Oncol) 23: 429–431

141. Viragh PA de (1993) Hair follicle nevus: an entity of its own? Dermatology 187: 213–214

142. Waibel M, Blume-Peytavi U, Anhuth D, Almond-Roesler B, Orfanos CE (1994) Tumors of the pilosebaceous unit. Skin Pharmacol 7: 90–93

143. Walsh N, Ackermann AB (1990) Infundibulo-cystic basal cell carcinoma: A newly described variant. Modern Pathol 3: 599–608

144. Weintraub R, Pinkus H (1977) Multiple fibrofolliculomas (Birt-Hogg-Dubé) associated with a large connective tissue nevus. J Cutan Pathol 4: 289–299

145. Weiss J, Heine M, Grimmel M, Jung EG (1995) Malignant proliferating tichilemmal cyst. J Am Acad Dermatol 32: 870–873

146. West AJ, Hunt SJ, Goltz RW (1995) Solitary facial plaque of long duration. Desmoplastic trichoepithelioma. Arch Dermatol 131: 213, 216

147. White DK, Miller AS, Burkes EJ Jr, Damm DD (1985) Inverted follicular keratosis. J Oral Maxillofac Surg 43: 498–503

148. Winer LH (1954) The dilated pore, a trichoepithelioma. J Invest Dermatol 23: 181–188

149. Wölfer LU, Blume-Peytavi U, Almond-Roesler B, Gollnick H, Orfanos CE (1994) Übergang multipler Basaliome in Plattenepithelkarzinome bei einem HIV-Patienten mit Gorlin-Goltz-Syndrom. Hautarzt 46: 268–271

150. Won JH, Ahn SK, Lee SH (1994) Subepidermal calcified nodule of the ear in a child with hair follicle nevus. Int J Dermatol 33: 505–506

151. Wood MG, Parhizgar B, Beerman H (1984) Malignant pilomatricoma. Arch Dermatol 120: 770–773

152. Woods KA, Larcher VF, Harper JI (1994) Extensive naevus comedonicus in a child with Alagille syndrome. Clin Exp Dermatol 19: 163–164

153. Yamaguchi J, Takino C (1992) A case of trichoadenoma arising in the buttock. J Dermatol 19: 503–506

154. Yamamoto O, Asahi M, Horie A, Fujimoto S, Nakayama K (1991) Medusa head-like granules in squamous cell carcinoma with differentiation toward a hair follicle structure. J Cutan Pathol 18: 298–302

155. Yoshikawa K, Katagata Y, Kondo S (1995) Relative amounts of keratin 17 are higher than those of keratin 16 in hair-follicle-derived tumors in comparison with nonfollicular epithelial skin tumors. J Invest Dermatol 104: 396–400

156. Zackheim HS, Pinkus H (1960) Perifollicular fibromas. Arch Dermatol 82: 913–917

157. Zagarella SS, Kneale KL, Stern HS (1992) Pilomatrix carcinoma of the scalp. Australas J Dermatol 33: 39–42

158. Zili J, Zakhama A, Amri M, Khorchani H (1996) Proliferating trichilemmal cyst of the back. Nouv Dermatol 15: 6–7

57 Schweißdrüsentumoren

Dieter Metze

57.1
Einleitung

Die Schweißdrüsentumoren umfassen eine Vielfalt klinisch und feingeweblich sehr unterschiedlicher Neoplasien [1, 21, 25, 54, 55, 56, 59]. Im allgemeinen werden die Neoplasien der Hautanhangsgebilde (Adnextumoren) nach ihrer Differenzierungsrichtung klassifiziert. Da nur selten ein unmittelbarer Ursprung aus präexistenten Hautdrüsen oder Haarfollikeln erkennbar ist, muß davon ausgegangen werden, daß die Adnextumoren sich aus pluripotenten epithelialen Stammzellen entwickeln [4, 31]. Die Heterogenität der Schweißdrüsentumoren ergibt sich aus der Embryogenese und dem komplexen Aufbau der verschiedenen epithelialen und mesenchymalen Komponenten der Schweißdrüsen. Während die Haarfollikel, Talgdrüsen und apokrinen Drüsen aus einer gemeinsamen epithelialen Keimanlage hervorgehen, entwickeln sich die ekkrinen Schweißdrüsen davon getrennt [17]. Das Vorkommen kombinierter Adnextumoren mit gleichzeitiger Differenzierung in Haarfollikel-, Talgdrüsen- und apokrine Schweißdrüsenstrukturen wird somit verständlich [55]. Darüber hinaus leiten sich von den Schweißdrüsen zahlreiche umschriebene kongenitale Fehlentwicklungen, sog. Hamartome oder Nävi ab [1, 21, 25, 54, 55, 56, 59].

Histologisch sind die Schweißdrüsenneoplasien durch gangartige oder drüsenähnliche Strukturen sowie durch das Auftreten intrazytoplasmatischer Vakuolen in soliden Epithelverbänden charakterisiert, die häufig embryonale Drüsenanlagen imitieren (Abb. 57.1). Von den eigentlichen Neoplasien müssen reaktive Hyperplasien und Metaplasien der Schweißdrüsen unterschieden werden [27].

In einigen Schweißdrüsentumoren ermöglicht die Elektronenmikroskopie eine Differenzierung zwischen apokrinen und ekkrinen sekretorischen Drüsenepithelien (Abb. 57.2) [17]. Lichtoptisch können zytoplasmatische Abschnürungen luminaler Epithelanteile und andere Kriterien lediglich auf eine apokrine Differenzierung hinweisen [1]. Der Versuch ekkrine von apokrinen Schweißdrüsen abzugrenzen, berücksichtigt jedoch nicht, daß die sog. ekkrinen Schweißdrüsen des Menschen auch einen mikroapokrinen Sekretionsmechanismus besitzen und nach forciertem Schwitzen eine deutliche holokrine Sekretion zeigen. Zielführender wäre die von Schiefferdecker benutzte Klassifizierung in atrichiale und epitrichiale Schweißdrüsen [28]. Darüber hinaus läßt die Existenz von apo-ekkrinen Drüsen in den Axillen und „anogenitaler" Schweißdrüsen die bisherige anatomische Einteilung als zu vereinfacht erscheinen [42, 43, 46]. Ebensowenig sind Gangstrukturen in Schweißdrüsentumoren näher zu charakterisieren. Bisher lassen sich die Schweißdrüsenausführungsgänge der ekkrinen und apokrinen Drüsen, abgesehen von der nicht immer zu beurteilenden Beziehung zur sebopilären Einheit, weder morphologisch noch immunhistochemisch voneinander abgrenzen. Obwohl die verschiedenen Schweißdrüsenanteile unterschiedliche Keratine, zytoplasmatische und membrangebundene Proteine, Enzyme und lektinbindende Kohlenhydratgruppen exprimieren, bleibt in vielen Neoplasien die eindeutige Definition einer Differenzierungsrichtung schwierig [25]. Dementsprechend sollte eine zu strenge Subklassifizierung und verwirrende Nomenklatur der Schweißdrüsentumoren vermieden werden.

In der Differentialdiagnostik epithelialer Hauttumoren können immunhistochemische Untersuchungen hilfreich sein. Bisher gibt es jedoch keinen einzigen monospezifischen Marker für die Schweißdrüsendifferenzierung. Da inzwischen gezeigt werden konnte, daß auch normale Talgdrüsenepithe-

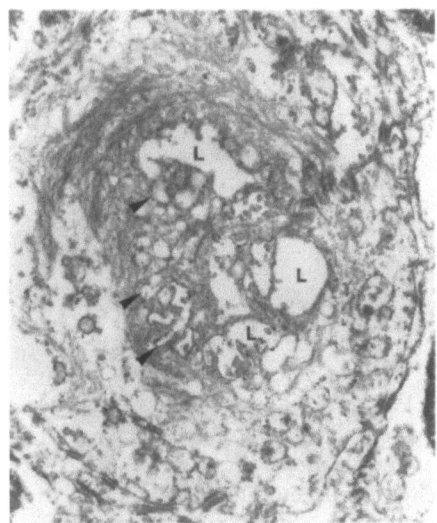

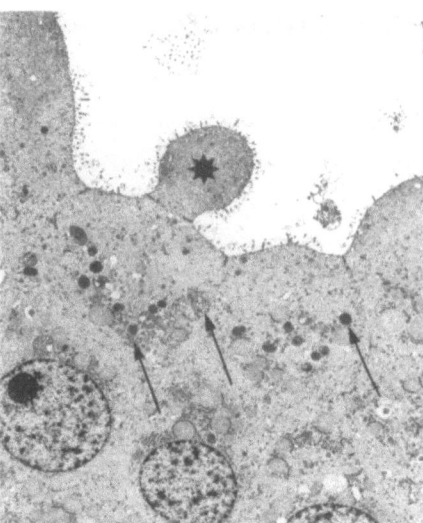

Abb. 57.1. (links) Intrazytoplasmatische Vakuolen, die CEA exprimieren (*Pfeilspitzen*), bilden durch Konfluenz Ganglumina (**L**) aus. Fetale Schweißdrüse. Immunogoldtechnik

Abb. 57.2. (rechts) Apokriner Sekretionsmechanismus (*Stern*) und sekretorische Granula (*Pfeile*) in einem apokrinen Hidrozystom

lien und Talgdrüsentumoren ein karzinoembryonales Antigen-(*CEA*-)Glycoprotein exprimieren [34, 38], wird deutlich, daß nur eine Kombination von Antikörpern einen Hinweis auf die Differenzierungsrichtung von Adnextumoren geben kann. Das immunreaktive Muster der unterschiedlichen Keratine und Glykoproteine der CEA-Genfamilie (sekretorische und duktale Anteile), von Aktin der glatten Muskulatur (Myoepithelialzellen), S100, EMA oder sekretorischen Immunglobulinen (sekretorische Drüsenepithelien), sowie von Ferritin, Leu-7, Fibronektin u. a. ermöglicht die Bestätigung der Diagnose eines Schweißdrüsentumors [8, 35, 37, 40].

In der Regel besitzen solitäre Hamartome und benigne Neoplasien der Schweißdrüsen keine pathologische Relevanz. Eine chirurgische Therapie ist in vielen Fällen problemlos möglich. Multizentrisch auftretende Schweißdrüsentumoren stellen dagegen ein therapeutisches Problem dar und sind häufig mit anderen Erkrankungen assoziiert. Schweißdrüsenkarzinome der Hautanhangsgebilde werden oftmals fehldiagnostiziert und weisen bei Auftreten von Metastasen eine schlechte Prognose auf. Im folgenden wird versucht, auf die praktischen Aspekte der Klinik, Diagnostik und Therapie der Schweißdrüsentumoren einzugehen.

57.2
Schweißdrüsenhamartome (-nävi)

Ekkriner Nävus, ekkrines angiomatöses Hamartom (Abb. 57.3), akrosyringealer Nävus, Syringofibroadenomatosis und unterschiedliche Nävi, die komedonenartige Dilatationen der Akrosyringien mit oder ohne kornoide Lamelle aufweisen, sind Raritäten

und klinisch schwierig zu diagnostizieren [1, 21, 25, 54, 55, 56, 59]. Apokrine Nävi treten meist in Naevi sebacei auf. Von allen umschriebenen Fehlanlagen der Hautanhangsgebilde besitzt lediglich der Naevus sebaceus als komplex aufgebautes und fast sämtliche Strukturen der Haut betreffendes organoides Hamartom eine Entartungstendenz und sollte daher frühzeitig in toto exzidiert werden [25, 55].

57.3
Apokrines und ekkrines Hidrozystom

Hidrozystome sind zystische Erweiterungen, teils auch zystische Proliferationen (Zystadenome) der duktalen oder sekretorischen Anteile ekkriner und apokriner Schweißdrüsen. Meist handelt es sich um solitäre, hautfarbene, manchmal auch durch den Tyndaleffekt bedingt bläulich durchschimmernde Knötchen oder Knoten mit wasserklarem Inhalt

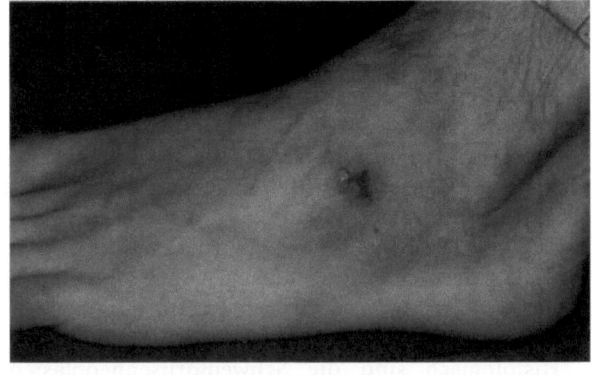

Abb. 57.3. Ekkrines angiomatöses Hamartom in typischer Lokalisation

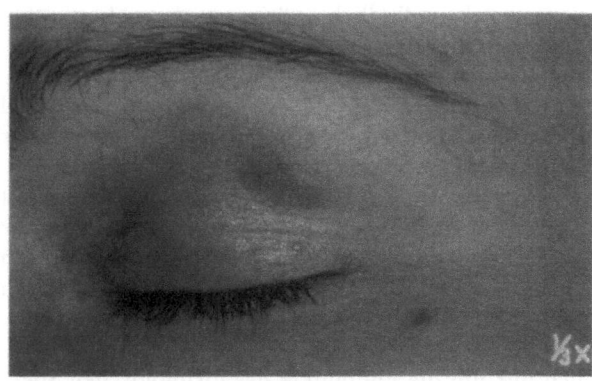

Abb. 57.4. Apokrines Hidrozystom

(Abb. 57.4). Prädilektionsstellen sind u. a. Augenlider und Periorbitalregion. Selten treten Hidrozystome multipel auf, dann überwiegend bei Frauen. Apokrine Hidrozystome entwickeln sich auch aus den Moll-Drüsen und in Naevi sebacei. Ekkrine Hidrozystome zeigen vereinzelt witterungsabhängiges Anschwellen und Assoziation mit Hyperhidrose [1, 21, 25, 54, 55, 56, 59].

Die Therapie solitärer Läsionen ist mit der zur Diagnosesicherung durchgeführten Exzisionsbiopsie abgeschlossen. Multipel auftretende Läsionen können elektrokaustisch oder mit dem CO_2-Laser zerstört werden, größere Zysten auch durch Chemokaustik der Zystenwand mit Phenolum liquefactum. Eine Abpunktion der Zysten zeigt nur vorübergehende Wirkung. Bei ekkrinen Hidrozystomen kann eine Lokaltherapie mit 1 %iger Atropincreme versucht werden, die durch den anticholinergen Effekt auf die Schweißproduktion ein Füllen der Zyste unterdrücken soll [22].

57.4
Syringome

Das Syringom, früher auch als Hidradenom bezeichnet, zählt zu einem der häufigsten Adnextumoren [1]. Syringome entwickeln sich ausschließlich multipel als glatte, derbe, hautfarbene oder leicht gelbliche, halbkugelige Knötchen. Die klinische Diagnose von Syringomen in typischer symmetrischer Verteilung vorwiegend bei Frauen im mittleren Lebensalter im Unterlidbereich, bei Männern auf die Wangen und Stirn übergreifend, ist einfach (Abb. 57.5). Die Expression von Hormonrezeptoren erklärt das Auftreten von Juckreiz und die Größenänderung der Syringome in Abhängigkeit vom Menstruationszyklus [53]. Syringome manifestieren sich jedoch auch umschrieben am Genitale, den Extremitäten oder anderen Lokalisationen, selten auch in unilate-

raler oder linearer Verteilung [1, 36]. Bei jüngeren Frauen können Syringome auch eruptiv am ventralen Stamm, Hals und proximalen Extremitäten auftreten (eruptive Hidradenome). Eine durch Mastzellvermehrung verursachte Rötung auf Reibung macht die differentialdiagnostische Abgrenzung zu Mastozytosen schwierig [55]. Berichte über Syringome am Kapillitium, die zu Alopezien führen, erscheinen unglaubwürdig. Vielmehr handelt es sich dabei um reaktive Proliferationen der Schweißdrüsenausführungsgänge, wie sie sich sekundär sowohl bei vernarbenden als auch nichtvernarbenden Alopezien verschiedenster Genese entwickeln [33]. Familiäres Auftreten von Syringomen stellt eine Rarität dar [16]. Interessant ist die hohe Inzidenz von Syringomen bei Patienten mit Down-Syndrom, die in 20–40 % der Fälle bereits im jüngeren Lebensalter Syringome im Periorbitalbereich entwickeln [51]. Es liegen keine Berichte über eine maligne Entartung von Syringomen vor.

Histologisch finden sich in der oberen Dermis tubuläre Proliferationen von Epithelien, die Schweißdrüsenausführungsgänge imitieren. Vereinzelt treten mit Keratin gefüllte zystische Hohlräume auf, die klinisch als Milien imponieren und stärker verhornende akrosyringeale Anteile darstellen [9]. Als weiteres typisches Differenzierungsmerkmal für Schweißdrüsen zeigen die Epithelien intrazytoplasmatische Vesikel, die durch Konfluenz Gangstrukturen ausbilden. Dieses Prinzip der intrazytoplasmatischen Lumenformation wird auch in der Embryogenese der Schweißdrüsen angetroffen, wobei eigene Untersuchungen hier eine Beteiligung von Adhäsionsmolekülen der CEA-Familie zeigten (vgl. Abb. 57.1). Die glykogenreiche Klarzellvariante der Syringome weist häufig auf einen bestehenden Diabetes mellitus hin [10].

Die Therapie der kosmetisch störenden, manchmal juckenden Syringome ist schwierig. Obwohl sich nach systemischer Gabe von Retinoiden histolo-

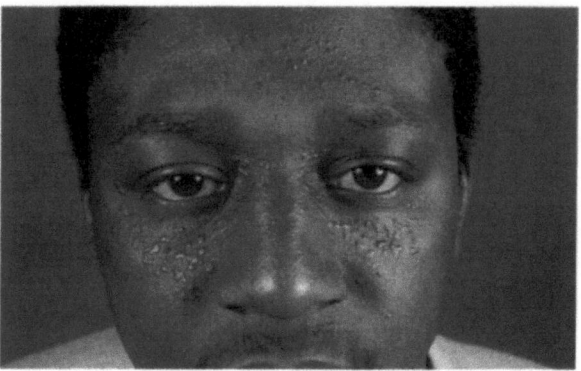

Abb. 57.5. Syringome

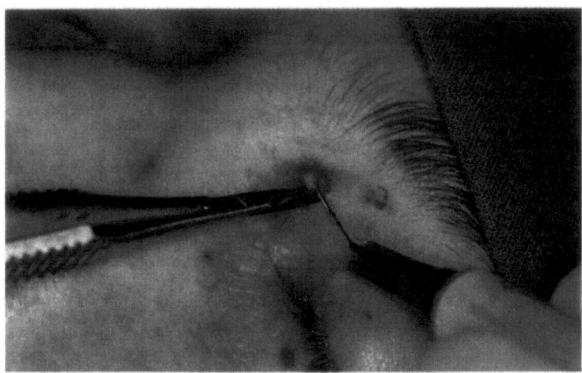

Abb. 57.6. Mikrochirurgische Therapie der Syringome

gisch Zeichen der Involution zeigten, waren die klinischen Ergebnisse nicht zufriedenstellend. Die zu oberflächliche chirurgische Dermabrasion geht häufig mit Rezidiven einher. Während elektrokaustische Therapien zu Vernarbungen führen, konnten wir bei eruptiven Syringomen gute Ergebnisse mit dem CO_2-Laser erzielen. Im Gesicht hat sich eine mikrochirurgische Therapie bewährt. Die Syringome mit ihrem fibrosierten Tumorstroma lassen sich mit einer spitzen Mikroschere leicht aus dem umliegenden lockeren dermalen Bindegewebe herauspräparieren (Abb. 57.6). Ein primärer Wundverschluß mit dünnen Fäden führt zu fast narbenloser und rezidivfreier Abheilung [29]. Aufgrund der langsamen multizentrischen Entwicklung der Syringome sind meist wiederholte Eingriffe notwendig.

57.5
Spiradenom

Klinisch handelt es sich beim Spiradenom um einen solitären, weichen, hautfarbenen, manchmal auch bläulichen, kleinen oder größeren Knoten, der sehr selten auch ulzeriert (Abb. 57.7). Spiradenome kön-

nen druckempfindlich oder paroxysmal spontan schmerzhaft sein. Prädilektionsstellen sind Kapillitium, Gesicht und oberer ventraler Anteil des Stammes. Manchmal treten Spiradenome auch multipel locker disseminiert oder in gruppierter, segmentaler und linearer Anordnung auf [1, 21, 25, 55, 59].

Die Differenzierungsrichtung der Spiradenome ist unklar, möglicherweise auch apokrin, so daß die ältere Bezeichnung „ekkrines" Spiradenom verlassen werden sollte. Das Spiradenom weist histologisch und immunhistochemisch viele Gemeinsamkeiten mit dem Zylindrom auf, sodaß es sich wahrscheinlich nur um die Endpunkte des histologischen Spektrums eines Schweißdrüsentumors handelt.

Eine maligne Transformation lange bestehender Spiradenome wird in der Literatur als Rarität beschrieben [30, 44]. Grundsätzlich muß jedoch von einem benignen biologischen Verhalten ausgegangen werden. Die chirurgische Exzision bestätigt histologisch die Diagnose; bei multiplen Läsionen erscheinen klinische Verlaufskontrollen ausreichend.

57.6
Zylindrom

Das Zylindrom tritt zu 90 % solitär als rötlich derber Knoten am Kapillitium auf. Frauen sind häufiger betroffen als Männer [1]. In multipler Form manifestiert sich dieser Schweißdrüsentumor bereits im frühen Erwachsenenalter am Kapillitium, aurikulär, an Stirn, seltener an Stamm und Extremitäten (Abb. 57.8). Dabei besteht ein autosomal dominanter Erbgang mit variabler Penetranz, der auf einen Gen-

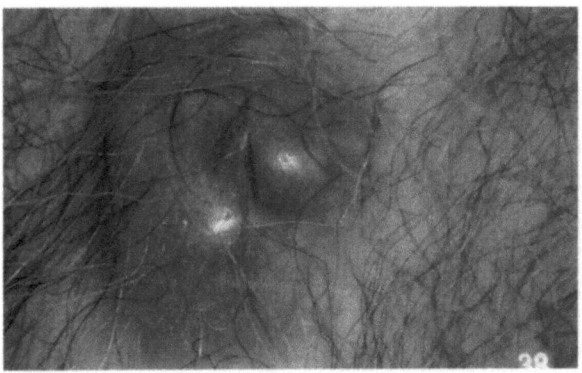

Abb. 57.7. Spiradenom

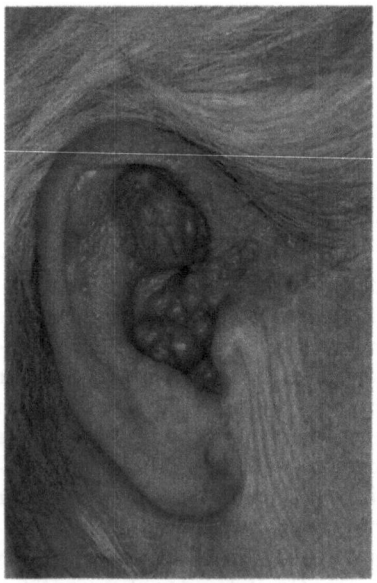

Abb. 57.8. Multiple Zylindrome

defekt auf Chromosom 16q12-q13 zurückzuführen ist [2]. Durch Wachstum und Konfluenz der Knoten kann es zu dem typischen Bild des Turbantumors kommen. Die familiäre Variante ist häufig mit Milien, Parotistumoren sowie mit Spiradenomen und perinasalen Trichoepitheliomen vergesellschaftet. Das gemeinsame Auftreten der genannten Adnextumoren erklärt sich daraus, daß das Spiradenom und Zylindrom als apokriner Schweißdrüsentumor zusammen mit dem Trichoepitheliom aus einer gemeinsamen epithelialen Keimanlage hervorgehen. Da multiple Trichoepitheliome ebenfalls autosomal dominant vererbt werden und in manchen Familien entweder multiple Trichoepitheliome oder multiple Zylindrome vorkommen, handelt es sich möglicherweise um eine unterschiedliche phänotypische Manifestationen desselben genetischen Defektes. Dementsprechend liegen Berichte über die Assoziation sowohl von Trichoepitheliomen als auch Zylindromen mit Mammakarzinom, Dystrophia unguis congenita, Alopezien, Myasthenia gravis und Rombosyndrom vor [13].

Vor allem die multiplen Zylindrome können, wenn auch selten, lokal aggressiv wachsen und maligne degenerieren, wobei in der Literatur von metastasierenden Verläufen mit letalem Ausgang berichtet wurde. Multiple maligne Zylindrome in Assoziation mit Brachydaktylie und Racket-Nails bei starker familiärer Disposition zu Malignomen an inneren Organen stellen ein seltenes Syndrom dar [15].

Histologisch zeigen Zylindrome typische inselförmige Epithelkomplexe, die von verbreiterten, ungeordnet aus Typ-IV- und -VII-Kollagen zusammengesetzten Basalmembranen eingescheidet werden (Abb. 57.9) Verschmälerung dieser PAS-positiven Membranen und Verlust der palisadenartigen Anordnung der peripheren Zellen können erste Hinweise auf eine beginnende maligne Degeneration sein [52].

Die Therapie multipler Zylindrome sollte frühzeitig erfolgen. Kleinere Knoten lassen sich sehr leicht mit Kontaktkryotherapie oder CO_2-Laser behandeln. Über Strahlentherapien liegen nur geringe Erfahrungen vor. Bei ausgedehnten Turbantumoren sind nur mehr radikalchirurgische Maßnahmen möglich [62]. Präoperativ muß dabei ein Übergreifen auf den Schädelknochen und das Vorliegen von Metastasen ausgeschlossen werden.

57.7
Porome

Porome umfassen eine Gruppe von Schweißdrüsenneoplasien des mittleren bis höheren Lebensalters bei gleicher Geschlechtsverteilung, die eine Proliferation von poroiden Zellen der äußeren Gangepithelien innerhalb der Epidermis (*Hidroakanthoma simplex*), in der Epidermis und oberen Dermis (*Porom im engeren Sinn*), bzw. ausschließlich dermal (*Dermalduct-Tumor*) aufweisen [1, 25, 55].

Klinisch manifestiert sich das *Hidroakanthoma simplex* überwiegend als leicht hyperkeratotische Läsion am Bein, die kaum von einer seborrhoischen oder aktinischen Keratose bzw. einem M. Bowen zu unterscheiden ist (Abb. 57.10). Das *Porom im engeren Sinn* tritt überwiegend an Fußsohle, Handfläche, aber auch im Gesicht auf. Es kommt zum langsamen Wachstum hautfarbener bis rötlicher derber Knoten mit glatter, verruziformer oder verkrusteter Oberfläche, die vereinzelt auch gestielt sind. Multiples Vorkommen ist selten, bei linearer Verteilung dürfte es sich um poromartige Hamartome handeln. Interessant erscheint dabei die Assoziation mit hidrotischer ektodermaler Dysplasie [61]. Der *Dermal-duct-*

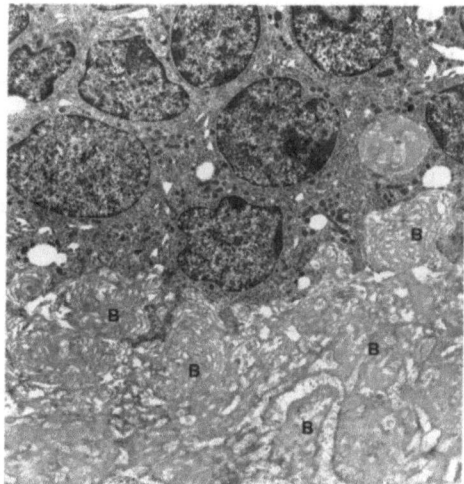

Abb. 57.9. Epithelien des Zylindroms exprimieren eine verdickte, unstrukturierte Basalmembran (*B*)

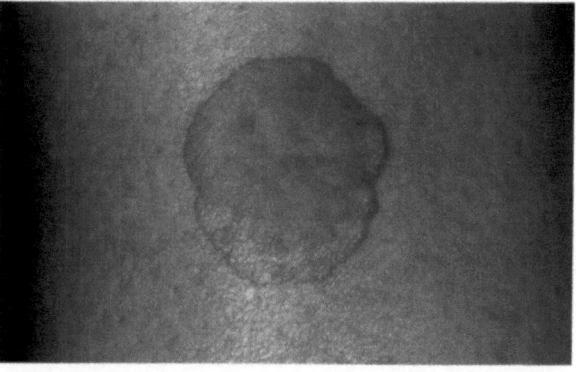

Abb. 57.10. Hidroakanthoma simplex (intraepidermale Variante des Poroms)

Tumor ist ein vorwiegend am Kopf oder Hals lokalisierter, kleiner, bisweilen dunkel pigmentierter Knoten oder Plaque.

Porome sind gutartige Neoplasien; es wurde jedoch die Entstehung von Porokarzinomen in Poromen beobachtet. Fokale Kernatypien und Mitosen in Poromen haben zu dem Begriff „dysplastisches" Porom geführt. Einzelne zytologische Merkmale in Adnextumoren lassen aber in der Regel keine Aussagen über eine Entartungstendenz zu [1]. Dennoch erscheinen klinische Kontrollen bei unvollständiger Exzision angezeigt.

57.8
(Solid-zystische) Hidradenome

Hidradenome, früher auch als ekkrine Akrospirome bezeichnet, sind benigne Schweißdrüsentumoren, die solide und zystische Anteile in einem unterschiedlichen Verhältnis aufweisen (solid-zystische Hidradenome). Eine heterogene Zellpopulation aus klaren, polygonalen oder muzinösen Epithelien deutet auf eine apokrine Differenzierung hin (*Klarzellhidradenom*). Ein monomorpher Aufbau aus poroiden Zellen spricht für einen ekkrinen Tumor (*poroides Hidradenom*), der auch der Poromgruppe zugerechnet werden kann [1].

Klinisch manifestieren sich beide Typen als überwiegend solitärer kleiner, teils aber auch einige Zentimeter großer, gut abgrenzbarer hautfarbener oder rötlicher Knoten (Abb. 57.11). Zystische Anteile führen zu einem bläulichen Farbton und entleeren seröses oder hämorrhagisches Sekret. Größere Hidradenome weisen eine gelappte Oberfläche auf und können selten auch ulzerieren. Prädilektionsstellen sind Kopf, Rumpf, Extremitäten, ganz vereinzelt Handflächen oder Fußsohlen. Die Diagnose wird meist im 5. bis 6. Lebensjahrzehnt gestellt [1].

Bei der chirurgischen Therapie muß berücksichtigt werden, daß Hidradenome auch tiefer im Fettge-

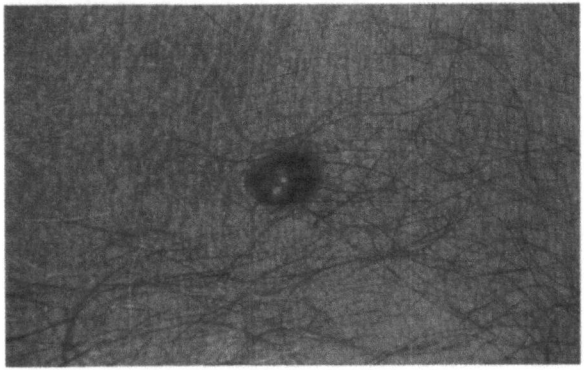

Abb. 57.11. Klarzellhidradenom

webe liegende Anteile aufweisen können, die zu Rezidiven Anlaß geben. Ähnlich wie bei Poromen dürfen zytologische Veränderungen und sog. Necrosis en masse nicht zur Fehldiagnose eines Karzinoms verleiten. Entscheidend ist dabei die Beurteilung des Gesamtaufbaus der Läsion, was nur in ausreichend großen Exzisionsbiopsien möglich ist. Einzelne Berichte über die Entwicklung von Karzinomen in vorbestehenden Hidradenomen liegen vor [20].

57.9
Syringofibroadenome

Diese extrem seltene Tumorgruppe entsteht durch eine eigentümliche Proliferation miteinander anastomosierender akrosyringealer Epithelstränge in der obersten Dermis, die rahmenartig ein fibrovaskuläres, muzinreiches Bindegewebe umschließen [1]. Das Syringofibroadenom entwickelt sich im mittleren Erwachsenenalter an den Extremitäten als hyperkeratotische Papel oder Plaque mit „schwammiger" Oberfläche [26]. Das multiple Auftreten ist wahrscheinlich auf einen hamartomatösen Prozeß zurückzuführen (*Syringofibroadenomatosis*). Bei palmoplantaren Syringofibroadenomen finden sich keratodermaähnliche Aspekte, wobei eine Assoziation mit hidrotischer ektodermaler Dysplasie bestehen kann [26]. Dagegen handelt es sich beim Auftreten einer palmoplantaren Syringofibroadenomatosis nach bullösem Pemphigoid am ehesten um reaktive Hyperplasien der Schweißgänge.

Abgesehen von der Exzision oder dermabrasiven Methoden bestehen derzeit keine therapeutischen Alternativen.

57.10
Mischtumor der Haut (chondroides Syringom)

Der kutane Mischtumor präsentiert sich als sehr derber, hautfarbener erbs- bis bohnengroßer, asymptomatischer Knoten, der verschieblich und gut abgrenzbar ist. Prädilektionsstellen sind Wange, Oberlippe und Kapillitium. Männer sind häufiger als Frauen betroffen. Nach jahre- bis jahrzehntelangem Bestehen erfolgt die Vorstellung der Patienten meist erst in höherem Lebensalter [1, 57].

Die Bezeichnung Mischtumor geht auf die feingewebliche Zusammensetzung zurück. Neben einer soliden, tubulären und kleinzystischen Epithelproliferation findet sich ein myxoides oder chondroides fibröses Stroma (chondroides Syringom). Die häufigere apokrine Form kann sebo-follikuläre Anteile aufweisen, die beim ekkrinen Typ mit seinem einreihigen, nicht verzweigten Tubulusepithel fehlen [18].

Die operative Entfernung ist einfach, Rezidive treten lediglich bei unvollständiger Exzision auf. Ein Entartungsrisiko scheint nicht vorzuliegen, was auch dadurch unterstrichen wird, daß de novo entstehende maligne kutane Mischtumoren andere Prädilektionsstellen (Extremitäten) aufweisen.

57.11
Syringozystadenoma papilliferum

Das Syringozystadenoma papilliferum manifestiert sich klinisch bei der Geburt oder in der Kindheit. Betroffen sind Kapillitium, Stirn- und Schläfenbereich, seltener übriges Integument. In einem Drittel der Fälle entsteht dieser Tumor in einem Naevus sebaceus. Ein Bericht eines Syringozystadenoma papilliferum mit gleichzeitiger geistiger Retardierung, Hirnanomalien und Epilepsie dürfte auf diese Assoziation zurückzuführen sein. Vom Entwicklungsstadium abhängig zeigt sich eine rötliche bis bräunliche, haarlose, manchmal fistulierende Läsion, die flach, plaqueartig, kleinknotig oder papillomatös ist und eine verruköse, ulzerierte oder verkrustete Oberfläche aufweist. Das Syringozystadenoma papilliferum kann sich auch aus gruppiert stehenden, genabelten, durchscheinenden Knötchen zusammensetzen. Lineare Verteilungsbilder sind beschrieben [1, 21, 25, 54, 55, 59].

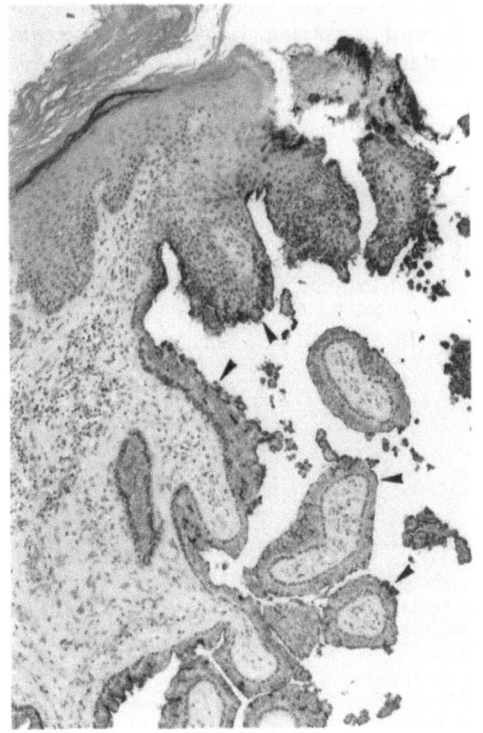

Abb. 57.12. Syringozystadenoma papilliferum zeigt luminale Expression von EMA (*Pfeilspitzen*)

Histologisch baut sich das Syringozystadenoma papilliferum aus zystischen Einsenkungen einer irregulär proliferierten Epidermis auf, die in eine zottenartige Wandauskleidung mit typischem zweireihigen Epithel übergeht (Abb. 57.12). In der Tiefe finden sich häufig erweiterte ekkrine und apokrine Drüsen. Das Stroma enthält dichte plasmazellreiche Infiltrate.

Eine vollständige Exzision sollte frühzeitig angestrebt werden, da sich aus einem eventuell assoziierten Naevus sebaceus Basaliome und andere Neoplasien entwickeln können [19].

57.12
Papillär-tubuläre Adenome

Unter der Diagnose *papilläres ekkrines Adenom* und *tubuläres apokrines Adenom* wurden Schweißdrüsentumoren publiziert, denen eine papilläre Proliferation von tubulären Strukturen zugrundeliegt. Es erscheint sinnvoll, diese Adenome unter dem Begriff papillär-tubuläres Adenom zusammenzufassen, da weder die sichere Unterscheidung in duktale und sezernierende Drüsenanteile noch eine eindeutige Differenzierung zwischen apokrin und ekkrin möglich sind [1, 25].

Die gut abgrenzbaren, wenige Zentimeter großen, klinisch uncharakteristischen solitären Knoten treten überwiegend bei dunkelhäutigen Frauen im mittleren Lebensalter an den distalen Extremitäten, Kapillitium oder anderen Regionen auf. Vereinzelt manifestieren sie sich in einem Naevus sebaceus oder zusammen mit einem Syringozystadenoma papilliferum, wobei histologisch die Abgrenzung von letzerem gelegentlich schwierig ist [1].

Histologisch können leichte Zelltypien und Nekrosen die Abrenzung zu Karzinomen erschweren. Die regelrechte Architektur und der Nachweis von Myoepithelialzellen spricht jedoch in den meisten Fällen für einen gutartigen Prozeß [55].

57.13
Hidradenoma papilliferum

Das Hidradenoma papilliferum wird als besondere Variante eines Adenoms apokriner Drüsen aufgefaßt und entwickelt sich daher v. a. an Augenlid, Gehörgang, Vulva, aber auch der perianalen Region. Klinisch handelt es sich um einen derben, manchmal auch prall-elastischen, selten juckenden oder druckempfindlichen kleinen Knoten, der Flüssigkeit sezernieren und menstruationsabhängig eine Änderung seiner Konsistenz aufweisen kann [1, 21, 25, 54, 55, 59].

Eine chirurgisches Vorgehen zur Diagnosesicherung und Therapie erscheint angezeigt.

57.14
Aggressives papilläres digitales Adenom

Das teils solide, teils zystische Adenom und Adenokarzinom mit papillärer Proliferation findet sich gehäuft bei Männern mittleren bis höheren Alters an Fingern, Handflächen, Zehen, Fußsohlen (in absteigender Häufigkeit). Klinisch handelt es sich meist um eine asymptomatische, seltener dolente, langsam zunehmende Schwellung, vereinzelt besteht ein zystischer Aspekt. Sowohl das Adenom als auch das Adenokarzinom können infiltrierend in die Tiefe wachsen, wodurch sich die hohe Rezidivrate von 50 % erklärt [23]. Möglicherweise stellt das Adenom bereits eine Low-grade-Variante des Adenokarzinoms dar [1]. Die Abgrenzung zum Adenokarzinom ist dementsprechend schwierig. Gefäßeinbrüche und Arrosion des Knochens zeigen ein hohes Metastaserisiko an. Teils mit langer Latenz erfolgt die Metastasierung überwiegend pulmonal.

Die Exzision des Tumors muß weit im Gesunden unter histologischer Kontrolle der Schnittränder erfolgen. Präoperativ sollte radiologisch eine Knochenbeteiligung ausgeschlossen und eine Staginguntersuchungen durchgeführt werden.

57.15
Schweißdrüsenkarzinome

Karzinome mit Schweißdrüsendifferenzierung sind selten und dementsprechend schlecht definiert. Es besteht eine verwirrende Klassifizierung, die einen Vergleich der publizierten Fälle bezüglich Klinik, Histologie und Prognose erschwert [45]. Schweißdrüsenkarzinome werden häufig histologisch verkannt. Neben der Beurteilung der Malignität ist eine differentialdiagnostische Abgrenzung zu kutanen Metastasen viszeraler Karzinome schwierig.

Schweißdrüsenkarzinome weisen eine unterschiedliche Prognose auf. Einige, wie *mikrozystisches Adnexkarzinom*, *adenoid-zystisches Karzinom*, *muzinöses Karzinom* und *mukoepidermoides Karzinom* zeigen zwar lokal destruierendes Wachstum mit einer hohen Rezidivrate, jedoch selten Metastasierung. Schweißdrüsenkarzinome, die histologisch als malignes Gegenstück zu benignen Schweißdrüsentumoren gesehen werden können und möglicherweise auch direkt aus diesen hervorgehen, verhalten sich unterschiedlich, weisen jedoch insgesamt eine höhere Metastasierungspotenz und letale Verläufe auf. Undifferenzierte Schweißdrüsenkarzinome sind

von der histologischen Diagnose her problematisch und zeigen eine schlechte Prognose [12, 45].

Unter dem Begriff *mikrozystisches Adnexkarzinom* wurden wahrscheinlich sehr unterschiedliche Adnexkarzinome mit höherer Differenzierung publiziert [1, 14]. Histologisch charakteristisch ist der geschichtete Aufbau mit verhornenden zystischen Strukturen in der oberen Dermis, während in der tieferen Dermis syringoide Epithelproliferationen mono- oder polymorpher Zellen mit Infiltration der Subkutis, Muskulatur und Nerven vorherrschen (Abb. 57.13). Das Tumorstroma ist sklerosiert. Manche der Fälle stellen syringomartige Karzinome der ekkrinen Schweißdrüsen dar, andere zeigen eine follikuläre und apokrine Differenzierung. Zu oberflächliche Stanzbiopsien führen leicht zur Fehldiagnose Syringom oder desmoplastisches Trichoepitheliom. Bei Diskrepanz zur Klinik muß daher eine tiefreichende Inzisions- oder Exzisionsbiopsie gefordert werden.

Ackerman versuchte, jene Schweißdrüsenkarzinome, die sich aus tubulären Strukturen mit ekkriner Differenzierung aufbauen, in höher differenzierte syringomatöse Karzinome ohne Atypien („*sklerosierendes Schweißdrüsengangkarzinom*" und einige Fälle vom „*mikrozystischen Adnexkarzinom*"), mittelgradig differenzierte syringomatöse Karzinome mit Kernatypien und Mitosen („*ekkrines Epitheliom*" und „*syringoides ekkrines Karzinom*") und schlecht differenzierte syringomatöse Karzinome („*ekkrines Karzinom*" und „*ekkrines duktales Karzinom*") zusammenzufassen [1, 32].

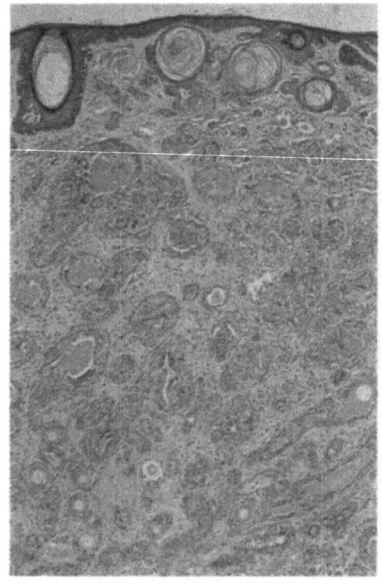

Abb. 57.13. Mikrozystisches Adnexkarzinom

- Die unter *höher differenzierte syringomatöse Karzinome* klassifizierten Neoplasien manifestieren sich häufig an der Wange oder Oberlippe, seltener am Kapillitium, Axillen und Stamm älterer Patienten. Sie zeigen ein knotiges oder plaqueförmiges, langsames Wachstum. Eine Ulzeration der glatten Hautoberfläche erfolgt erst spät. Ein derber Tastbefund weist auf eine Infiltration der Muskulatur hin, Dys- oder Hypästhesien sowie Schmerzen auf eine Nervenbeteiligung.
- *Mittelgradig differenzierte syringomatöse Karzinome* treten hingegen vor allem am Kapillitium, hier als derber alopezischer Plaque, sowie Stamm und Extremitäten auf. Da die genannten syringomatösen Karzinome weit über das klinisch sichtbare Gebiet hinaus infiltrieren, kommt es häufig, teils mit jahrelanger Latenz, zu Lokalrezidiven. Die mittelgradig differenzierten Formen gehen vereinzelt mit regionaler Lymphknotenmetastasierung einher.
- Die *schlecht differenzierten syringomatösen Karzinome* führen vielfach zu Lungenmetastasen und enden in 50 % der Fälle letal [1, 6].

Das *adenoid-zystische Karzinom* tritt überwiegend am behaarten Kopf, seltener Brust und Axillen als derber, unscharf abgegrenzter und schlecht verschieblicher Knoten oder haarloser Plaque auf, der sporadisch blutet und verkrustet [47]. Späte Lokalrezidive sind häufig, nur selten wird Metastasierung beobachtet. Wenn jedoch jene Fälle, die wahrscheinlich mittelgradig differenzierte syringomatöse Karzinome darstellen, nicht berücksichtigt werden, ergibt sich eine höhere Metastasierungsrate [55].

Das *muzinöse Karzinom* ist klinisch ein uncharakteristischer Knoten am Augenlid, Periorbitalregion, Wange, Kapillitium, Axilla oder Stamm. Es zeigt eine hohe Rezidivrate, jedoch nur in 15 % Lymphknotenabsiedlungen [1, 55, 60].

Das *Porokarzinom* entsteht überwiegend an den distalen Extremitäten älterer Patienten. Es handelt sich um einen ulzerierenden, asymmetrischen, unscharf abgesetzten exophytischen Knoten oder verruköse Plaque (Abb. 57.14). Meist entwickelt sich das Porokarzinom de novo, es liegen jedoch Berichte über maligne Transformation vorbestehender ekkriner Porome vor [48]. Porokarzinome werden häufig klinisch als aktinische Keratosen oder Plattenepithelkarzinome verkannt [1]. Die Diagnosestellung erfolgt spät, oftmalig liegen bereits Lymphknotenmetastasen mit ausgedehnten Lymphödemen vor [24]. Typisch für Porokarzinome sind lokale epidermotrope Metastasen. Die hämatogene Fernmetastasierung ist ein spätes Ereignis [7]. Die Prognose der Porokarzinome ist insofern schwierig einzuschätzen, da wahrscheinlich auch benigne Porome als Porokar-

zinome in die Literatur eingegangen sind. Leichte Zellatypien, Mitosen sowie Nekrosen können auch bei Poromen vorkommen und dürfen nicht immer als Malignitätskriterium gewertet werden.

Apokrine Adenokarzinome enstehen meist in der Axilla, Anogenitalregion, aber auch in Naevi sebacei oder leiten sich von den Moll-Drüsen der Augenlider und zeruminösen Drüsen des äußeren Gehörgangs ab. Lymphogene und hämatogene Metastasierung werden in teils hohem Prozentsatz beobachtet [54].

Maligner Mischtumor, malignes Zylindrom, malignes Spiradenom, aggressives digitales papilläres Adenokarzinom (s. oben), *Siegelringzellkarzinom der Lider, Syringoadenocarcinoma papilliferum, Hidradenokarzinome* und andere Schweißdrüsenkarzinome sind Raritäten. Lokal aggressive Verläufe, Lymphknotenmetastasierungen und lokale sowie hämatogene Fernmetastasierungen (v. a. in Lunge und Knochen) mit letalen Ausgängen werden in der Literatur beschrieben [55].

Zur histologischen Beurteilung eines Tumors sollte bei Malignitätsverdacht immer eine ausreichend große Inzisions- oder Exzisionsbiopsie vorliegen. Bei Schweißdrüsenkarzinomen mit adenokarzinomatösem oder muzinösem Aspekt bzw. niedriger Differenzierung muß differentialdiagnostisch an das Vorliegen von Hautmetastasen aus Karzinomen innerer Organe gedacht werden (Abb. 57.15). Histologie und Immunhistochemie erlauben dabei keine sichere Unterscheidung [35, 50].

Schweißdrüsenkarzinome werden nach genauem präoperativen Tumorstaging radikal chirurgisch entfernt. Es liegen keine kontrollierten Studien vor, ob eine elektive Lymphknotendissektion auf die Prognose einen entscheidenden Einfluß hat [60]. Lokoregionäre Metastasen sprechen vereinzelt auf strahlentherapeutische Maßnahmen, insbesondere Neutronen- oder Kobaltbestrahlung an [24]. Bei entsprechender Lokalisation kann eine hypertherme Extremitätenperfusion mit Fluorouracil und Melpha-

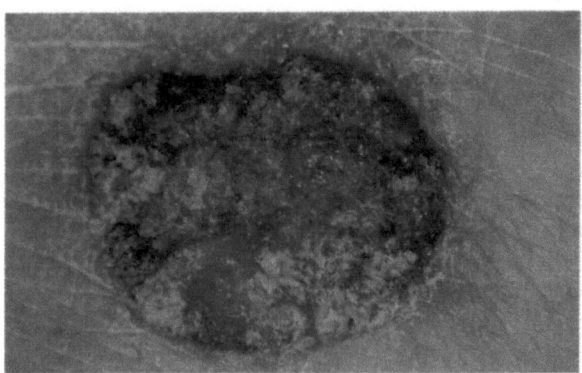

Abb. 57.14. Porokarzinom

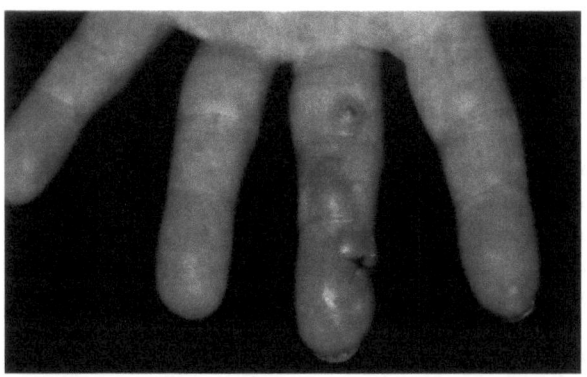

Abb. 57.15. Kutane Metastasierung eines viszeralen Karzinoms

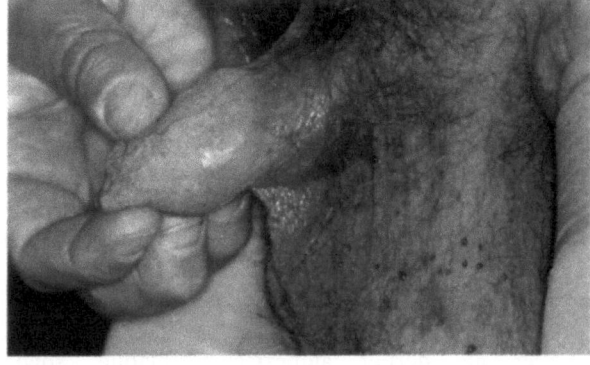

Abb. 57.16. Extramammärer M. Paget

lan erwogen werden [3]. Eine Kombination einer Strahlentherapie mit Methotrexat ist möglich [7]. Insgesamt ist das therapeutische Ansprechen metastasierender Schweißdrüsenkarzinome schlecht. Vor allem bei viszeraler und ossärer Metastasierung kann auch eine Polychemotherapie nur eine vorübergehende Remission erzielen [41]. Interessant erscheint ein Bericht über den Einsatz von Tamoxifen bei positivem Hormonrezeptorstatus [49]. Retinoiden dürfte nur ein kurzfristiger palliativer Effekt zukommen [7].

57.16
Extramammärer Morbus Paget

Die Pathogenese und die Differenzierungsrichtung des extramammären M. Paget gibt noch immer Anlaß zu vielen Spekulationen. Neben einem primären, manchmal multizentrischen Adenokarzinom der Epidermis liegen dem extramammären M. Paget auch per continuitatem epidermal wachsende Karzinome des Urogenital- und Analtraktes zugrunde. Epidermal spreitende primäre Schweißdrüsenkarzinome scheinen dagegen in der Literatur nicht überzeugend dokumentiert. Prädilektionsstellen des extramammären M. Paget sind die Genital- und Perianalregion, seltener Axilla, äußerer Gehörgang, Augenlid, Rumpf und Extremitäten. Frauen sind häufiger betroffen als Männer; der extramammäre M. Paget kann ab dem 5. Lebensjahrzehnt auftreten [5]. Klinisch finden sich langsam wachsende, unscharf abgegrenzte, manchmal juckende Erytheme bzw. schuppende oder erosive Plaques (Abb. 57.16). Nicht selten wird der extramammäre M. Paget lange Zeit als Ekzem oder Mykose verkannt. In einer Studie fanden sich bei fast der Hälfte der Patienten erhöhte CEA-Spiegel im Serum [11]. Eine Markerfunktion des extramammären M. Paget für assoziierte, aber unabhängig auftretende interne

Malignome (v. a. Mammakarzinom) wird diskutiert [5].

Histologisch findet sich bei allen Formen des extramammären M. Paget eine typische pagetoide Aussaat muzinreicher, PAS-positiver Zellen innerhalb der Epidermis und in den oberen Anteilen der präexistenten Hautanhangsgebilde (Abb. 57.17). Fokal kann es zur Ausbildung adenoider Strukturen kommen. Eine apokrine Differenzierungsrichtung bleibt jedoch trotz vieler diesbezüglicher Berichte spekulativ [55]. Immunhistochemisch exprimieren die meisten Tumorzellen u. a. Glykoproteine der CEA-Familie, EMA und niedrigmolekulare Keratine (Abb. 57.18). Bei zugrundeliegendem Prostatakarzinom kann zusätzlich prostataspezifisches Antigen nachgewiesen werden [55]. Immunhistochemische Färbungen sind v. a. zum differentialdiagnostischen Ausschluß eines Melanoms und der Klarzellvariante des M. Bowen hilfreich [25, 55].

Der primäre extramammäre M. Paget zeigt langsames Wachstum und erst nach Jahren Übergang in ein invasives Stadium mit möglicher Metastasierung. Sekundäre Formen, die ein pagetoides Wachstum extrakutaner Karzinome repräsentieren, weisen jedoch eine schlechte Prognose auf.

Bei Vorliegen eines extramammären M. Paget müssen Karzinome des Urogenital- und Analtraktes sowie andere Karzinome durch diverse Untersuchungen ausgeschlossen werden. Beim primären extramammären M. Paget wird eine radikale chirurgische Therapie mit anschließender plastischer Deckung empfohlen. Kürzlich wurde über Verfahren zur Sichtbarmachung subklinischer Manifestationen mit δ-Aminolävulinsäure oder topischer Vorbehandlung mit 5-Fluorouracil berichtet [39]. Um Rezidive zu vermeiden, müssen jedoch immer intraoperativ sorgfältige Schnittrandkontrollen durchgeführt werden. Dermabrasio, Kryotherapie, Kaustik oder CO_2-Laserung sind nur Therapiealternativen, da sie die entlang der Hautanhangsgebilde in die Tiefe vor-

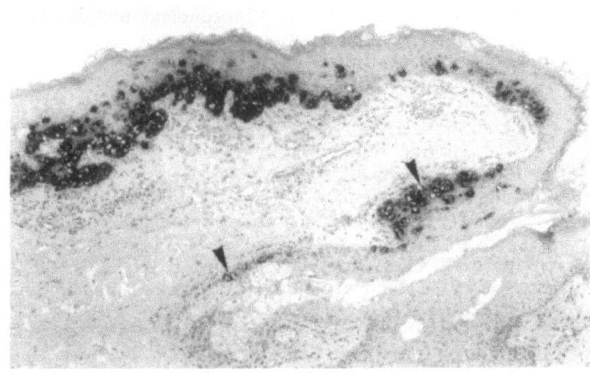

Abb. 57.17. Pagetoide Aussaat von Karzinomzellen in der Epidermis mit Vorwachsen entlang der Haarfollikel und Talgdrüsen (*Pfeilspitzen*). Immunhistochemische Färbung auf EMA

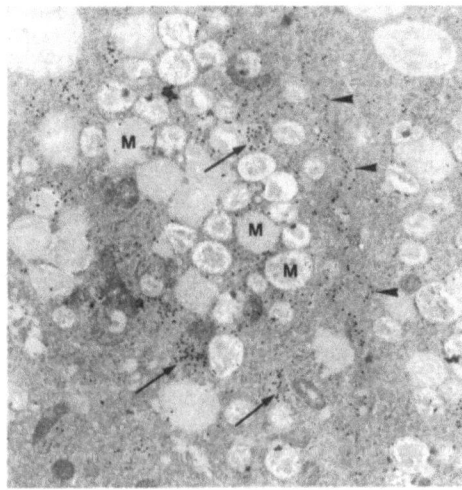

Abb. 57.18. Expression von CEA in kleinen Vesikel (*Pfeile*) und entlang der Zelloberfläche (*Pfeilspitzen*) der Tumorzellen des extramammären Paget. Muzingranula (*M*). Immunogoldtechnik

wachsenden Tumorzellen nicht sicher erfassen (vgl. Abb. 57.17). Bei einem sehr ausgedehnten, ungünstig lokalisierten extramammären M. Paget kann bei inoperablen Patienten alternativ eine nicht kurative Röntgenbestrahlung erwogen werden. Ebenso ist die systemische Gabe von Retinoiden lediglich palliativ. Unserer Erfahrung nach können dadurch jedoch Juckreiz und die in den späteren Phasen auftretenden stark nässenden Erosionen unterdrückt werden.

Literatur:

1. Abenoza P, Ackerman AB (1990) Neoplasms with eccrine differentiation. Lea & Febiger, Philadelphia New York
2. Biggs PJ, Wooster R, Ford D et al. (1995) Familial cylindromatosis (turban tumour syndrome) gene localised to chromosome 16q12-q13: evidence for its role as a tumour suppressor gene. Nat Genet 11: 441–443
3. Briscoe KE, Grage T, Kennedy BJ (1978) Sustained complete remission of metastatic sweat gland carcinoma. J Am Acad Dermatol 240: 51–52
4. Brownstein MH (1984) The genodermatopathology of adnexal tumors. J Cutan Pathol 11: 457–465
5. Chanda JJ (1985) Extramammary Paget's disease: prognosis and relationship to internal malignancy. J Am Acad Dermatol 13: 1009–1014
6. Dave VK (1972) Eccrine sweat gland carcinoma with metastases. Br J Dermatol 86: 95–97
7. DeKort WJA (1985) Eccrine porocarcinoma. Br J Dermatol 112: 227–234
8. Eckert F, Betke M, Schmoeckel C, Neuweiler J, Schmid U (1992) Myoepithelial differentiation in benign sweat gland tumors. J Cutan Pathol 19: 294–301
9. Friedman SJ, Butler DF (1987) Syringoma presenting as milia. J Am Acad Dermatol 16: 310–314
10. Furue M, Hori Y, Nakabayashi Y (1984) Clear-cell syringoma. Am J Dermatopathol 6: 131–138
11. Furukawa F, Kashihara M, Miyauchi H, Aymabe H, Hamashima Y, Imamura S (1984) Evaluation of carcinoembryonic antigen in extramammary Paget's disease. J Cutan Pathol 11: 558–561
12. Galadari E, Mehregan AH, Lee KC (1987) Malignant transformation of eccrine tumors. J Cutan Pathol 14: 15–22
13. Gerretsen AL, Beemer FA, Deenstra W, Hennekam FAM, Vloten W van(1995) Familial cutaneous cylindromas: investigations in five generations of a family. J Am Acad Dermatol 33: 199–206
14. Goldstein DJ, Barr RJ, Santa Cruz DJ (1982) Microcystic adnexal carcinoma. A distinct clinicopathologic entity. Cancer 50: 566–572
15. Greither A, Rehrmann A (1980) Spiegler-Karzinome mit assoziierten Symptomen. Dermatologica 160: 361–370
16. Hashimoto K, Blum D, Fukaya T, Eto H (1985) Familial Syringoma. Arch Dermatol 121: 756–760
17. Hashimoto K, Kanzaki T (1984) Appendage tumors of the skin: histogenesis and ultrastructure. J Cutan Pathol 11: 365–381
18. Hassab El Naby H, Tam S, White WL, Ackerman AB (1989) Mixed tumors of the skin. Am J Dermatopathol 11(5): 413–428
19. Helwig E, Hackney VC (1955) Syringoadenoma papilliferum. Arch Dermatol 71: 361–372
20. Hernández-Pérez E, Cestoni-Parducci R (1985) Nodular hidradenoma and hidradenocarcinoma. J Am Acad Dermatol 12: 15–20
21. Ishikawa K (1988) Adnexal Tumors of the Skin. Springer, Berlin Heidelberg New York Tokyo
22. Itin P, Bircher A, Gudat F (1989) Ekkrine Hidrozystome. Hautarzt 40: 647–649
23. Kao GF, Helwig EB, Graham JH (1987) Aggressive digital papillary adenoma and adenocarcinoma. A clinicopathological study of 57 patients. J Cutan Pathol 14: 129–146
24. Langfritz K, Grabbe S, Kovacs G, Pötter R, Kolde G (1993) Metastasierendes ekkrines Schweißdrüsenkarzinom. Hautarzt 44: 176–179
25. Lever WF, Schaumburg-Lever G (1989) Histopathology of the skin. Lippincott, Philadelphia
26. Lui H, Stewart WD, English JC, Wood WS (1992) Eccrine syringofibroadenomatosis: a clinical and histologic study and review of the literature. J Am Acad Dermatol 26: 805–813
27. Luther H, Altmeyer P (1988) Eccrine sweat gland reaction. Am J Dermatopathol 10(5): 390–398
28. Mainitz M, Gebhart W, Metze D (1989) Morphology and function of the human atrichial sweat gland system. Trends in Vertebrate Morphology 35: 70–73
29. Maloney ME (1982) An easy method for removal of syringoma. J Dermatol Surg Oncol 8: 973–975
30. Mambo NC (1983) Eccrine spiradenoma: clinical and pathologic study of 49 tumors. J Cutan Pathol 10: 312–320

31. Mehregan AH (1985) The origin of the adnexal tumors of the skin: a viewpoint. J Cutan Pathol 12: 459–467
32. Mehregan AH, Hashimoto K, Rahbari H (1983) Eccrine adenocarcinoma. A clinicopathologic study of 35 cases. Arch Dermatol 119: 104–114
33. Mehregan AH, Mehregan DA (1990) Syringoma-like sweat duct proliferation in scalp alopecias. J Cutan Pathol 17: 355–357
34. Metze D, Bhardwaj R, Amann U et al. (1996) Glycoproteins of the carcinoembryonic antigen (CEA) family are expressed in sweat and sebaceous glands of human fetal and adult skin. J Invest Dermatol 106: 64–69
35. Metze D, Grunert F, Neumaier M, Bhardwaj R, Amann U, Wagener Ch, Luger TA (1996) Neoplasms with sweat gland differentiation express various glycoproteins of the carcinoembryonic antigen (CEA) family. J Cutan Pathol 23: 1–11
36. Metze D, Jurecka W, Gebhart W (1990) Disseminated syringomas of the upper extremities. Dermatologica 180: 228–235
37. Metze D, Jurecka W, Gebhart W, Schuller-Petrovic S (1989) Secretory immunoglobulin A in sweat gland tumors. J Cutan Pathol 16: 126–132
38. Metze D, Soyer H-P, Zelger B et al. (1996) Expression of a glycoprotein of the carcinoembryonic antigen (CEA) family in normal and neoplastic sebaceous glands – limited role of CEA as a sweat gland marker. J Am Acad Dermatol 34: 735–744
39. Orfanos CE, Garbe C (1995) M. Paget. In: Orfanos CE (Hrsg) Therapie der Hautkrankheiten (S 825–827). Springer, Berlin Heidelberg New York Tokyo
40. Penneys NS (1984) Immunohistochemistry of adnexal neoplasms. J Cutan Pathol 11: 357–364
41. Piedbois P, Breau JL, Morere JF, Israel L (1987) Sweat gland carcinoma with bone and visceral metastases. Cancer 60: 170–172
42. Putte SCJ van der (1991) Anogenital „sweat" glands. Am J Dermatopathol 13(6): 557–567
43. Putte SCJ van der (1994) Apoeccrine glands in nevus sebaceus. Am J Dermatopathol 16(1): 23–30
44. Revis P, Chyu J, Medenica M (1988) Multiple eccrine spiradenoma: case report and review. J Cutan Pathol 15: 226–229
45. Santa Cruz DJ (1987) Sweat gland carcinomas: a comprehensive review. Semin Diagn Pathol 4: 38–74
46. Sato K, Leidal R, Sato F (1987) Morphology and development of an apoeccrine sweat gland in human axillae. Am J Physiol 252: R166–R180
47. Seab JA, Graham JH (1987) Primary cutaneous adenoid cystic carcinoma. J Am Acad Dermatol 17: 133–118
48. Shaw M, McKee PH, Lowe D, Black MM (1982) Malignant eccrine poroma: a study of twenty-seven cases. Br J Dermatol 107: 675–680
49. Sridhar KA, Benedetto P, Otrakji CL, Charyulu K (1989) Response of eccrine adenocarcinoma to tamoxifen. Cancer 64: 366–370
50. Swanson PE, Cherwitz DL, Neumann MP, Wick MR (1987) Eccrine sweat gland carcinoma: an histologic and immunohistochemical study of 32 cases. J Cutan Pathol 14: 65–86
51. Urban C, Cannon JR, Cole RD (1981) Eruptive syringomas in Down's syndrome. Arch Dermatol 117: 374–375
52. Urbanski SJ, From L, Abramowicz A, Joaquin A, Luk SC (1985) Metamorphosis of dermal cylindroma: possible relation to malignant transformation. J Am Acad Dermatol 12: 188–195
53. Wallace ML, Smoller BR (1995) Progesterone receptor positivity supports hormonal control of syringoma. J Cutan Pathol 22: 442–445
54. Warkel RL (1984) Selected apocrine neoplasms. J Cutan Pathol 11: 437–449
55. Weedon D (1992) Tumours of cutaneous appendages. In: Symmers WSC (ed) Systemic Pathology, vol 9, The skin. Churchill Livingstone, Edinburgh London
56. Weedon D (1984) Eccrine tumors: a selective review. J Cutan Pathol 11: 421–436
57. Welke S, Goos M (1982) Das chondroide Syringom. Hautarzt 33: 15–17
58. Whittington R, Browning ME, Farrell G, Miremadi A (1986) Radiation therapy and chemotherapy in malignant sweat gland tumors. J Am Acad Dermatol 15: 1093–1097
59. Wick M, Swanson P (1991) Cutaneous adnexal neoplasms – a guide to pathological diagnosis. ASCP, Chicago
60. Wick MR, Goellner JR, Wolfe JT, Su WPD (1985) Adnexal carcinomas of the skin. I. Eccrine carcinomas. Cancer 56: 1147–1162
61. Wilkinson RD, Schopflocher P, Rozenfeld M (1977) Hidrotic ectodermal dysplasia with diffuse eccrine poromatosis. Arch Dermatol 113: 472–476
62. Winter H, Sönnichsen N, Lehnert W (1983) Spezielles operationstaktisches Vorgehen bei monströsen Spiegler-Tumoren. Hautarzt 34: 225–228

58 Talgdrüsentumoren

Uwe Wollina, Thomas Bocker und Elena Castelli

58.1
Einführung

Talgdrüsen entwickeln sich ontogenetisch aus den primitiven Haar-Talgdrüsen-Einheiten der Haarbündel, welche beim Menschen überwiegend aus einem Haupt- und zwei Beihaaren bestehen [66, vgl. 85]. Prinzipiell gelten ähnliche Verhältnisse auch für den Vellushaarfollikel [7]. Aus einem epithelialen Follikelkragen bildet sich die Anlage, aus welcher Talgdrüsen entstehen können [106]. Die funktionelle Intaktheit der Talgdrüsen ist an die physiologische Ausprägung des Haares geknüpft. Kommt es zur sekundären Degeneration der Haarfollikel, bilden sich auch Talgdrüsen zurück [74].

Talgdrüsen bestehen aus Sebozyten und duktalen Zellen. Im Verlaufe ihrer Differenzierung zeigen beide Zelltypen ein charakteristisches Glykokonjugat- und Keratinmuster. Differenzierte duktale Zellen exprimieren zusätzlich Filaggrin, während Involucrin durch mature Zellen beider Typen gebildet wird [50, 93, 104]. Ihr Nachweis kann bis zu einem gewissen Grade die histopathologische Diagnostik ergänzen [vgl. 56, 100].

Neben der Lipidproduktion und der damit verknüpften holokrinen Sekretion konnten in den vergangenen Jahren eine Vielzahl biologisch aktiver Peptide wie Interleukin-(IL-)1α und -1β [2], Transforming Growth Factor-β (TGFb)[101], Calmodulin [103], Caldesmon [102] oder karzinoembryonales Antigen (CEA) [93] und Enzyme wie Aromatasen, Steroiddehydrogenasen und Gluthathion-S-Transferasen [80, 102] in Talgdrüsen lokalisiert werden, denen bisher nur z. T. physiologische Funktionen zugeordnet werden konnten [89].

Sebazeöse Tumoren sind insgesamt eher selten; Ektopien und Hyperplasien hingegen häufig. Auffällig ist die geringere Neigung der Tumoren zur malignen Entartung im Vergleich zu Tumoren des Haarfollikels oder der apokrinen Milchdrüsen [28]. Die Tumoren werden aufgrund ihrer Makro- und Mikromorphologie klassifiziert [38, 84]. Die Immunhistochemie kann zusätzliche Informationen liefern [96]. Die häufigsten tumorartigen Läsionen, die von Talgdrüsen ausgehen, sind in Tabelle 58.1 enthalten.

Es können aber auch fokale sebazeöse Differenzierungen in zahlreichen anderen eigenständigen Läsionen der Haut beobachtet werden. Sie sind beispielsweise innerhalb einer Verruca vulgaris, seborrhoischen Keratosen, über Dermatofibromen und in Basalzellkarzinomen zu finden [84].

Tabelle 58.1. Übersicht der sebazeösen Neu – und Fehlbildungen

Ektopien/Hyperplasien	Hamartome	Tumoren
ektopische Talgdrüsen	Naevus sebaceus	*benigne:*
prämatureTalgdrüsenhyperplasien	Steatocystom	Talgdrüsenadenom
zirkumskripte senile Talgdrüsenhyperplasien	follikosebazeöses zystisches Hamartom	Talgdrüsenepitheliom
Rhinophym	Talgdrüsenfollikulom	
		maligne:
		Talgdrüsenkarzinom

58.2
Ektopische Talgdrüsen (heterotope Talgdrüsen, Fordyce-Zustand)

Definition
Ektopische Talgdrüsen sind entwicklungsgeschichtlich bedingte, harmlose Ektopien von Talgdrüsen, die als physiologische Varietät eingeordnet werden [10].

Klinik und Histologie
Klinisch stellen ektopische Talgdrüsen einzelne bis zahlreiche stecknadelkopfgroße, gelbliche Knötchen ohne Entzündungszeichen in der Lippen- und Mundschleimhaut, der Wangenschleimhaut und der perimamillären Region dar [84]. Selten sind sie an der Genitalschleimhaut, den Augenhöhlen, an den Handflächen und Fußsohlen, den Speicheldrüsen, der Zunge und im Larynx zu finden [18]. Diese symptomlosen Knötchen sind bei 48–95 % aller Erwachsenen bukkal nachweisbar [17, 84]. Aufgrund des häufigen Vorkommens von intraoral gelegenen Talgdrüsen bei Erwachsenen ist ihre Einordnung als ektopisch kritisch zu bewerten, da eine den Meibom-Drüsen analoge Funktion zu vermuten ist [89].

Die perimamillär gelegenen *Montgomery-Drüsen* sind jedoch keine Talgdrüsen sondern gehören zur apokrinen Brustdrüse [62, vgl. 77, 92]. Beim Mann sind ektopische Talgdrüsen am inneren Präputialblatt zu finden. Talgdrüsen im Bereich des Frenulums werden als *Tyson-Drüsen* bezeichnet [10].

Histologisch bestehen sie aus einem einzigen oder wenigen Talgdrüsenlobuli, die meist unmittelbar subepithelial gelegen sind. Konstant fehlt das untere Segment der follikulo-sebazeösen Einheit mit dem Haarfollikel, dem Haarschaft und dem M. erector pili. Der Talgausführungsgang steht nicht direkt mit der Oberfläche des Epithels in Kontakt, sondern mit infundibulären Strukturen der follikulo-sebazeösen Einheit, so daß nicht vom Vorliegen „freier" Talgdrüsen gesprochen werden kann [84].

Immunhistologisch gleichen sie überwiegend normalen Talgdrüsen, ihre Sebozyten sollen jedoch kein CEA exprimieren [93].

Prognose
Assoziationen ihres Vorkommens mit anderen häufigen Erkrankungen sind unbekannt. Im Lokalisationsbereich ektopischer Talgdrüsen werden sehr selten sebazeöse Hyperplasien, Tumoren- und Zystenbildungen beschrieben [11].

Diagnostik
Die Diagnosestellung erfolgt in der Regel aufgrund der klinischen Merkmale. Die kleinen gelblichen Knötchen in variabler Anzahl sind nicht palpabel und können durch Straffen des bedeckenden Epithels oder durch leichten Glasspateldruck besser dargestellt werden.

Therapie
Es ist keine Therapie erforderlich.

58.3
Zirkumskripte senile Talgdrüsenhyperplasie (Naevus sebaceus senilis, seniler Talgdrüsennävus)

Allgemeines

Definition
Häufig vorkommende Hyperplasien von Talgdrüsen, die fast ausschließlich bei über 35jährigen Männern mit starker Seborrhoe auftreten.

Klinik und Histologie
Talgdrüsenhyperplasien sind zentral nabelartig gedellte, gelbliche, weiche Papeln oder Knötchen. Häufig sind die einzeln oder multipel vorkommenden, scharf abgegrenzten, weder ulzerierten noch krustös bedeckten Veränderungen in Stirn- und Gesichtsbereich (Abb. 58.1) zu finden [11, 53]. Sie kommen selten auch intraoral vor [20]. In einer Untersuchung unter 286 Männern im Alter von 65–102 Jahren (Mittel 82 Jahre) waren Talgdrüsenhyperplasien bei 26 % der Untersuchten zu finden. Eine Korrelation zur Sonnenlichtexposition konnte in dieser Studie nicht gesichert werden [49]. Eine gewisse Sonderstellung nimmt die gruppierte Talgdrüsenhyperplasie ein, welche linear oder unilateral auftreten kann und in der Pubertät beginnt [24]. Mehregan [56] bezeichnet dieses Phänomen als „field neoplasia". Hashimoto et al. [38] vermuten, daß es sich dabei um eine Variante des Naevus sebaceus handeln könnte.

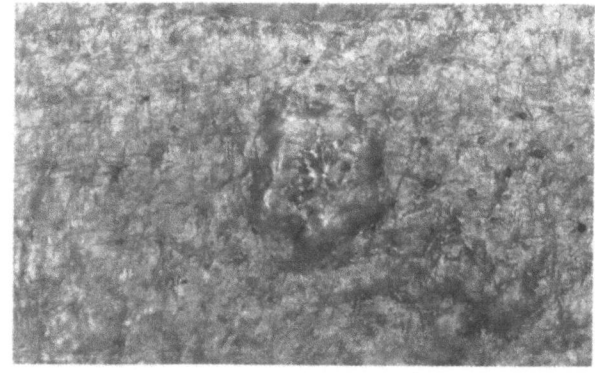

Abb. 58.1. Zirkumskripte senile Talgdrüsenhyperplasie

Histologisch sind Talgdrüsenhyperplasien meist kleine, symmetrische, gut abgegrenzte Läsionen in der oberen Hälfte der Dermis, welche von einer papillomatös vorgewölbten, verschmälerten Epidermis bedeckt werden. Ihre Silhouette ist herzförmig und sie bestehen aus über 15 Talgdrüsenlobuli, welche büschelartig um ein oder mehrere erweiterte Infundibula angeordnet sind. Die dilatierten Infundibula sind das morphologische Korrelat des zentralen Kraters. Ein Vellusfollikel umgeben von Talgdrüsenlobuli kann oft in Stufenschnitten beobachtet werden. Die einzelnen Talgdrüsenlobuli variieren stark in ihrer Größe und Gestalt. Zytologisch sind typische Sebozyten zu finden. Unreife Sebozyten kommen nur in der Peripherie der Talgdrüsenläppchen vor [84]. Die reifen Sebozyten lassen eine CEA-Expression vermissen [93].

Prognose
In Talgdrüsenhyperplasien werden sehr selten Tumoren- und Zystenbildungen beschrieben [18].

Assoziation zu Syndromen
Bei der seltenen, wahrscheinlich autosomal-dominant vererbten Pachydermoperiostose (Friedreich-Erb-Arnold-Syndrom, Touraine-Solente-Gole-Syndrom), die nahezu ausschließlich Männer betrifft, treten Talgdrüsenhyperplasien neben den Hauptsymptomen Trommelschlegelfinger und -zehen, Hyperhidrosis manum et pedum, Pachydermien, periostalen Hyperostosen und Seborrhö auf [43].

Diagnose

Die klinische Diagnose wird durch den typischen dermatoskopischen Befund des symmetrischen, gut abgegrenzten Tumors von leicht gelblicher Farbe mit einem oder mehreren dilatierten Ausführungsgängen unterstützt. Sebum kann nur selten aus dem zentralen Krater exprimiert werden [84].

Operative Therapie

Konventionelle Chirurgie
Die einfache Exzision dieser benignen Proliferation erfolgt relativ selten zur histologischen Aufarbeitung, um das Talgdrüsenadenom, das Basalzellkarzinom und andere trichofollikuläre Tumoren abgrenzen zu können.

Kryotherapie
Die Kryotherapie mit flüssigem Stickstoff nach dem Kontakt- oder offenen Sprayverfahren wird häufig mit gutem kosmetischem Erfolg eingesetzt. Sie stellt bei diesen oberflächlichen Läsionen insbesondere bei Patienten höheren Lebensalters eine Alternative zur Operation dar [48].

Kaustik und Lasertherapie
Die Elektrokaustik sowie die CO_2- und Argonlaserbehandlung stellen weitere therapeutische Alternativen dar. Rezidive sind möglich [81].

Weitere Therapieformen

Ausgedehnte Talgdrüsenhyperplasien im Alter, die durch eine aktinische Schädigung bedingt sind, sprechen gut auf eine langfristige Lokalbehandlung mit Vitamin A-Säure oder Isotretinoin an. Eine orale sebosuppressive Therapie mit Isotretinoin ist bei schweren Verläufen möglich und sollte mit einer Dosis von 0,5–0,8 mg/kg KG täglich für 4 Wochen begonnen und mit einer Erhaltungsdosis von 0,1–0,3 mg/kg KG täglich fortgesetzt werden. Oft reicht eine 2malige Gabe von 20–40 mg pro Woche Isotretinoin aus [69, 105]. Die topische Isotretinoinbehandlung ist bei minderschweren Verlaufsformen möglich (vgl. [51]).

58.4
Prämature Talgdrüsenhyperplasie

Allgemeines

Definition
Als prämature Talgdrüsenhyperplasien werden selten vorkommende Hyperplasien von Talgdrüsen bezeichnet, die während der Pubertät beginnen.

Klinik und Histologie
Meist liegen zahlreiche gelbliche 1–2 mm große, symptomlose Knötchen in Clustern vor. Prädilektionsstelle ist das Kinn.

Histologisch unterscheiden sie sich nicht von hyperplastischen Talgdrüsen. Eine minimale lymphozytäre Infiltration ist möglich [38].

In Talgdrüsenhyperplasien werden sehr selten Tumoren- und Zystenbildungen beschrieben [18].

Diagnose

Die klinische Diagnose wird durch den typischen dermatoskopischen Befund zahlreicher kleiner gut abgegrenzter Tumoren am Kinn bei Jugendlichen gestellt.

Operative Therapie

Konventionelle Chirurgie
Ist nicht erforderlich.

Kaustik und Lasertherapie

Die CO_2-Laserbehandlung ist möglich, aber selten nötig.

Weitere Therapieformen

Die topische Isotretinoinbehandlung kann versucht werden.

58.5
Rhinophym

Allgemeines

Definition

Das Rhinophym ist eine glanduläre oder fibroangiomatöse Hyperplasie mit allmählich stärkerer und verunstaltender Auftreibung der Nase bei älteren Männern. Es wird teilweise als Grad IV der Rosazea bezeichnet. Es wird die glanduläre, fibröse und fibroangiomatöse Form des Rhinophyms sowie das aktinische und das „maligne" Rhinophym unterschieden.

Klinik und Histologie

Die klinischen Befunde und die morphologischen Veränderungen werden von der jeweiligen Form des Rhinophyms bestimmt.

Bei der *glandulären* Form ist die Nase knollenförmig vergrößert und zeigt tiefeingezogene, oft extrem erweiterte Talgdrüseninfundibula, aus denen leicht Sebum exprimiert werden kann. Die Nasenform ist oft durch die höckrigen bis tumorösen Auftreibungen asymmetrisch (Abb. 58.2). Die Haut der Nasenspitze

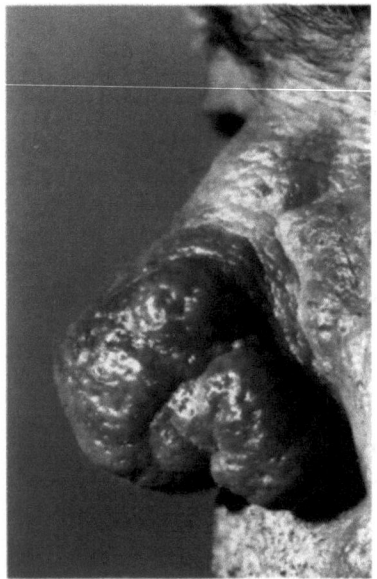

Abb. 58.2.
Rhinophym

und der -flügel ist mit einem Netzwerk von Gefäßektasien überzogen. Die ektatischen Gefäße können auch tiefer in der Dermis liegen, so daß eine gelbliche bis lividrote Farbe der Nasenhaut entsteht. Für diese Nasenveränderung sind eine diffuse Hyperplasie des Bindegewebes, Gefäßektasien und Hyperplasien der Talgdrüsenfollikel verantwortlich. Bei der *fibrösen* Form des Rhinophyms ist die Hyperplasie des Bindegewebes vordergründig, meist verbunden mit einer starken aktinischen Elastose, Gefäßhyperplasien und Hyperplasie der Talgdrüsenlobuli. Eine stark vergrößerte, kupferrote bis dunkelrote Nase ist für die *fibroangiomatöse* Rhinophymform typisch. Es schießen immer wieder Pusteln auf, so daß neben der Fibrose, den Angiektasien und entzündlichen Veränderungen die Talgdrüsenhyperplasie nicht vordergründig ist. Beim *aktinischen* Rhinophym ist die aktinische Elastose die Hauptkomponente desselben. An der Entwicklung des Rhinophyms wie der Rosazea sollen lokal wirksame Neuropeptide beteiligt sein [99].

Die histologischen Befunde des Rhinophyms sind ähnlich der Talgdrüsenhyperplasie. Bei dem Rhinophym finden sich nur zahlreiche Talgdrüsenhyperplasien, die nicht klein, gutumschrieben und symmetrisch, sondern groß und schwer abzugrenzen sind. Es sind große Talgdrüsenlobuli radiär um Follikel angeordnet in der mittleren und tiefen Dermis zu beobachten. Die Sebozyten haben eine normale Zytomorphologie. Die weit dilatierten Infundibula der follikulosebazeösen Einheit beinhalten eine erhöhte Anzahl verhornender Zellen. Die Talgausführungsgänge können auch zu mehreren in einem Infundibulum münden. Eine oberflächliche Follikulitis und granulomatöse Perifollikulitis werden bei entzündlichen Formen und eine Fibrose der Dermis, welche bis zur Narbenbildung führen kann, bei langbestehenden Formen des Rhinophyms gesehen. Es sind auch infundibuläre Zysten mit umgebender Fremdkörperreaktion nach Ruptur zu finden. Ferner bestehen häufig eine aktinische Elastose und Teleangiektasien in der oberen Dermis als Zeichen der Rosazea [84].

Unter dem „malignen" Rhinophym wird eine Paraneoplasie unter dem Bilde des Rhinophyms verstanden, welche durch ein retroperitoneales malignes Hämangioperizytom ausgelöst wurde [55].

Diagnostik

Eine spezifische Diagnostik ist bei dem Rhinophym nicht notwendig.

Therapie

Die Therapie des Rhinphyms bei Rosazea erfolgt stadienbezogen.

- Während des ersten Stadium mit subepidermalem Ödem und Talgdrüsenhyperplasie kommt eine Tetrazyklin- und Isotretinontherapie in mittlerer Dosierung (0,5–0,75 mg/kg KG täglich) zur Anwendung, welche eine Rückbildung der vergrößerten Talgdrüsen, der Entzündung und eine Befundstabilisierung bewirken kann. Paraklinisch muß auf die Beeinflussung der Blutfettwerte durch Isotretinon bei älteren Männern geachtet werden. Auch verstärkt sich eine vorbestehende Xerophthalmie, welche durch künstliche Tränenflüssigkeit symptomatisch zu behandeln ist.
- Im zweiten Stadium mit zunehmender Fibrosierung des dermalen Bindegewebes und Knötchenbildung ist nach einer internen Vorbehandlung die operative Therapie das Mittel der Wahl. Sie kann als Dermabrasio, CO_2-Laserbehandlung oder Elektrochirurgie erfolgen.
- Im dritten Stadium mit derber Fibrose des Bindegewebes, Knollenbildung, Zysten und Fibrose ist grundsätzlich nur die operative Therapie angezeigt. In Lokal- oder Vollnarkose erfolgt die scharfe tangentiale Abtragung der hyperplastischen Veränderungen mit dem Skalpell und ggf. nachfolgend eine Modellierung des Nasenprofils durch Fräsen und Schleifen. Versuchsweise werden auch die verschiedenen Lasertypen zur chirurgischen Korrektur des Rhinophyms eingesetzt [52]. Es hat sich uns die Abdeckung der entstandenen Wundflächen mit hydrokolloidalen oder anderen hydroaktiven Verbänden als günstig erwiesen. Die Reepithelialisierung erfolgt aus den zahlreichen Ausführungsgängen der Talgdrüsen sehr schnell, sofern die Abtragung nicht zu tief vorgenommen wurde [26]. Eine entstauende Gesichtsmassage wird zur Erhaltung des operativen Behandlungsergebnisses empfohlen. Die

Lokalbehandlung mit Metronidazol 1–2 % in halbfetten Grundlagen ist fortzusetzen. Zur Rezidivprophylaxe sollten während der Sommermonate Lichtschutzmittel benutzt werden.

58.6
Naevus sebaceus (Jadassohn-Nävus)

Allgemeines

Definition
Der Naevus sebaceus ist ein häufiges, epitheliales nävoides Hamartom mit einem vermehrten Vorkommen von Talgdrüsen und anderen Adnexstrukturen nach Jadassohn. Die Bezeichnung des Naevus sebaceus als organoider Nävus ist treffender, da er neben sebazeösen Anteilen auch aus epithelialen und nichtepithelialen Elementen besteht [57]. Familiäre Häufungen wurden beobachtet [61].

Klinik und Histologie
Der Naevus sebaceus tritt bevorzugt am Kapillitium, im Gesicht, im Nacken und auch an anderer Lokalisation als angeborene, flach erhabene, weich-elastische, glänzende Platte von gelblichem Farbton und mit feingefurchter oder etwas papillomatöser hyperkeratotischer Oberfläche auf. Haare fehlen in der Regel im Bereich des Nävus; es kommen lineare und systematisierte Anordnungen vor. Selten werden Naevi sebacei in gigantischer Größe beobachtet (Abb. 58.3 a).

Der Naevus sebaceus kann epitheliale Strukturen der Haut, wie Epidermis, Haarfollikel, sebazeöse, apokrine und ekkrine Strukturen ebenso wie mesenchymale Elemente beinhalten. Die Epidermis kann verschmälert oder verdickt sein. Haarfollikel sind

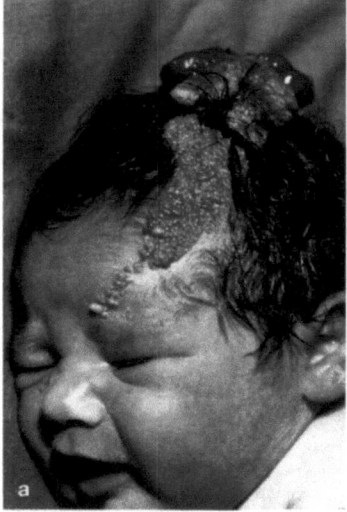
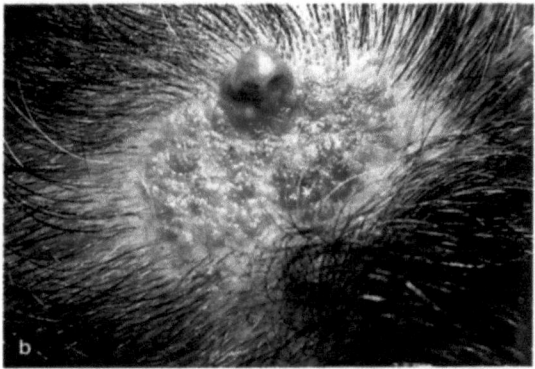

Abb. 58.3 a und b. a Naevus sebaceus bei Schimmelpenning-Feuerstein-Mims-Syndrom. **b** Naevus sebaceus mit einem Talgdrüsenadenom

in ihrer Anzahl vermindert oder sie fehlen. Die Anzahl der Talgdrüsen ist erhöht, sie sind klein oder groß, sie können unvollständig rudimentär, reif oder deformiert sein. Apokrine Elemente können fehlen oder sie sind zahlreich vorhanden. Follikuläre Papillen sind oft unter rudimentären Haarfollikeln zu beobachten. Innerhalb des Naevus sebaceus ist eine regelrechte Expression von Filaggrin, Involucrin und Keratin zu beobachten [93].

Der Naevus sebaceus weist verschiedene Entwicklungsstadien auf, die sich auch in seinem histologischen Gestaltswandel ausdrücken.

- In *Stadium I* (von der Geburt bis zum 6. bis 8. Lebensjahr) zeigt er sich als umschriebene gelbliche Alopezie. Histologisch sind bei Neugeborenen nur eine leichte Verdickung der flachen Epidermis und zahlreiche winzige sebazeöse Einheiten mit zahlreichen, dilatierten, gangähnlichen Strukturen in der oberen Dermis zu beobachten. Nach dem dritten Lebensmonat sind bereits Talgdrüsenläppchen mit der Tendenz der Gruppenbildung zu erkennen. Neben diesen hypoplastischen Talgdrüsen sind unvollständig entwickelte Haarstrukturen sowie Stränge und Zapfen undifferenzierter Zellen bemerkbar. Nach dem ersten Lebensjahr ist die Epidermis meist noch flach oder nur gering papillär konfiguriert. Apokrine Drüsen fehlen meist [5].
- Im jugendlichen Alter – im *Stadium II* – sind klinisch verruköse Veränderungen mit deutlicher Verdickung und ein zunehmend dunklerer Farbton festzustellen. Jetzt finden sich histologisch neben wenig hypoplastischen zahlreiche reife, ovaläre und birnenförmige Talgdrüsen in der mittleren Dermis sowie eine Papillomatose der Epidermis mit wechselnd starker Hyperkeratose und rechtwinklig abgeknickten Reteleisten (Abb. 58.4 a). Zusätzlich lassen sich ektope apokrine Drüsen mit dilatierten Ausführungsgängen im mittleren Corium beobachten. Rudimentäre Haarfollikel sind zu erkennen, Terminalhaare fehlen stets.

- Das *Stadium III* des Erwachsenenalters gleicht bis auf vereinzelte Knotenbildungen (Sekundärtumoren; Abb. 58.3 b und Abb. 58.4 b) dem klinischen Befund des zweiten Stadium. Diese Knoten können durch schnelle, umschriebene Vergrößerung und Ulzeration auffallen. Nach der Pubertät lassen sich histologisch große Talgdrüsenläppchen in deutlich erhöhter Anzahl sowie verschiedender Größe und Form erkennen. Die histologischen Muster des Naevus sebaceus bei Erwachsenen variieren beträchtlich. Die Läsion kann exophytisch, die Epidermis dicker und mehr papillomatös werden. In anderen Läsionen ist die Epidermis nur leicht gefaltet und die Talgdrüsen ähneln einer Talgdrüsenhyperplasie. Die Epitheloberfläche kann verrukös sein oder markant hyperkeratotisch; Talgdrüsenläppchen können normal in der Größe sein und eine reguläre Ausreifung der Sebozyten zeigen oder sie sind rudimentär, elongiert oder enthalten mehr reife Sebozyten als normale Talgdrüsenlobuli.

Prognose

Das Risiko der Entwicklung benigner und maligner Hauttumoren ist in einem Naevus sebaceus erhöht. Es können sich Zysten mit Talgdrüsengangepithelien, follikulärem und apokrinem Epithel neben Neubildungen mit typischen adnexalen Differenzierungen, einschließlich sebazeöser sowie Karzinome und sehr selten Sarkome entwickeln. Es sind aber auch Tumorassoziationen zwischen einem Naevus sebaceus und anderen Tumoren, z. B. dem kombinierten Nävus beschrieben worden [60].

Die große Mehrheit der Neubildungen innerhalb eines Naevus sebaceus ist gutartig. Eine klare Beschränkung auf bestimmte Differenzierungsrichtungen existiert nicht, im Gegenteil können sowohl ekkrine, apokrine und trichogene Entwicklungsmuster beobachtet werden. So können sich in einem Naevus sebaceus Syringocystadenomata papillifera (in ca. 15 %), seltener Hidradenome, Syringome, Talgdrüsenadenome, aber auch Verrucae vulgares entwickeln. Maligne Hauttumoren wie das Basalzellkarzinom (in ca. 25 %) und selten spinozelluläre Kar-

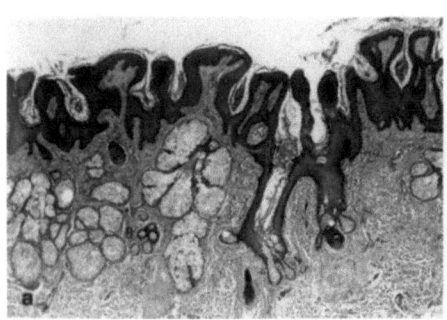
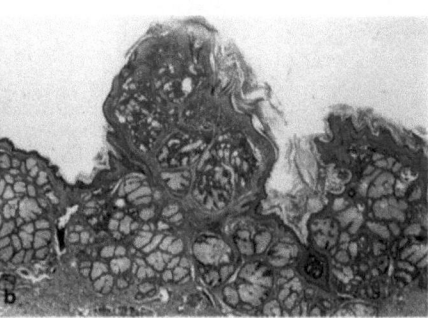

Abb. 58.4 a und b. a Naevus sebaceus mit reifen Talgdrüsen. **b** Naevus sebaceus mit Talgdrüsenadenom

zinome oder Talg- und Schweißdrüsenkarzinome, insbesondere Porokarzinome, sollen vereinzelt vorkommen [86]. Nach anderen Untersuchungen sind die Trichoblastome häufiger als Basalzellkarzinome [84]. Über die Transformation von ekkrinem in apokrines Epithel innerhalb von Naevi sebacei wird berichtet [94].

Assoziation zu Syndromen

Das Schimmelpenning-Feuerstein-Mims-Syndrom (Syndrom des linearen Naevus sebaceus, neuroektodermales Syndrom, Haut-Augen-Hirn-Herz-Syndrom, Solomon's epidermal nevus syndrome, organoide Nävusphakomatose) gehört zu den epidermalen Nävussyndromen. Es handelt sich um einen sehr seltenen angeborenen und familiär erblichen Anomaliekomplex, der Folge von autosomalen Mosaizismen ist [33]. Er wird durch das Vorkommen multipler Naevi sebacei in bizarr-systematisierter Anordnung, v. a. an Kopf, Hals und oberem Rumpf charakterisiert. Neben den Naevi sebacei werden bei diesem Syndrom weitere pigmentierte Nävi, Oligophrenie, Krampfanfälle sowie zusätzliche Mißbildungen, besonders der Augen (Kolobom), des Sklettes (asymmetrische Deformation des Schädels) und des Herzens, beobachtet [9, 14]. Über eine assoziierte anormale neuronale Migration und ein Gliom des Nervus opticus wurden in Ergänzung dieses Syndroms berichtet [78]. Dieses Syndrom tritt auch mit Vitamin-D-resistenter Rachitis auf [23, 47, 68, 70]. Auch der kranioenzephalokutanen Lipomatose kann ein Naevus sebaceus assoziiert sein [46].

Diagnostik

Der typische klinische Befund und der Gestaltswandel des Tumors reichen fast immer aus, eine Diagnose zu stellen. Diagnostische Probeexzisionen sind nur selten indiziert.

Operative Therapie

Konventionelle Chirurgie

Wegen der Möglichkeit der Tumorentstehung sollte in den ersten Lebensjahren eine klinische Kontrolle durchgeführt werden. Die Exzision des Naevus sebaceus ist spätestens im jungen Erwachsenenalter anzustreben [10, 26].

Kryotherapie

Die Kryotherapie dieser Läsionen ist möglich. Es empfiehlt sich die Verwendung des Kontaktverfahrens, welche eine größere Gewebstiefe des Einfrierens erlaubt als Sprayverfahren [48]. Grundsätzlich ist jedoch bei unklaren Befunden die Histologie zu erheben.

Laserchirurgie

Die Laserchirurgie mit dem CO_2-Laser wird zur Behandlung von größeren flachen Naevi sebacei im Gesichtsbereich propagiert [4].

58.7 Steatocystom

Allgemeines

Definition

Das Steatocystoma multiplex (Sebozystomatose) ist eine erbliche, familiär gehäuft vorkommende, asymptomatische, nävoide Zystenbildung der Talgdrüsen bei Frauen und Männern.

Klinik und Histologie

Die Zystenbildung der Talgdrüsen manifestiert sich nach der Pubertät, meist im 2. bis 3. Lebensjahrzehnt. Es entwickeln sich langsam 3–5 mm große, in der Dermis in verschiedenen Höhen gelegene Zysten mit meist leicht bläulichem Farbton. Klinisch findet man zahlreiche (über 100) derbe bis zystische kutane Knötchen und Knoten. Die Prädilektionsstellen sind Brust, Achselhöhlen, Rücken, Skrotum, Labien und im Gesicht besonders die Stirn (Abb. 58.5; [75]). Über das Auftreten von Steatocystomen an den Händflächen, den Fußsohlen und Schleimhäuten wurde nicht berichtet [84].

Das Steatocystoma multiplex entwickelt sich aus den unteren Abschnitten des Talgdrüsenfollikels, zu

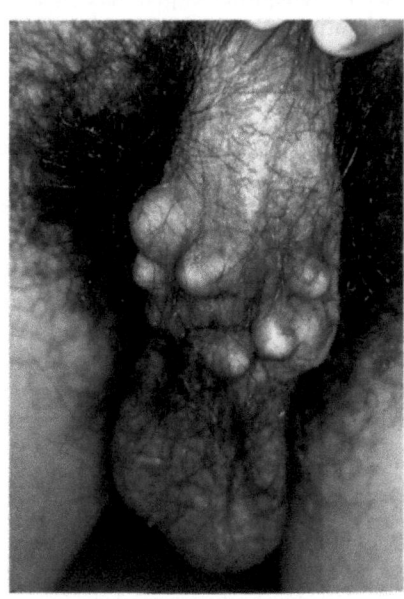

Abb. 58.5. Multiple skrotale Steatocystome bei Sturge-Weber-Syndrom

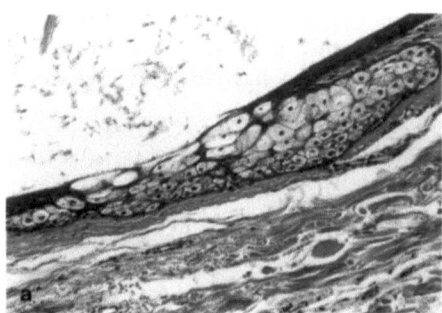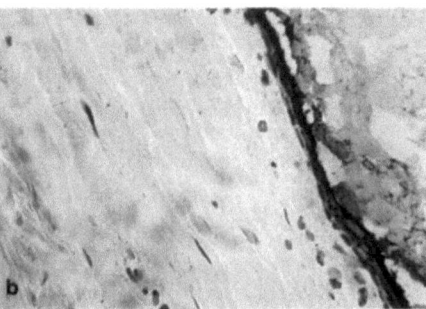

Abb. 58.6a und b. a Steatocystom. Talgdrüsenläppchen in der Zystenwand. **b** Steatocystom. Markierung desVIP-Rezeptor

dem die Talgdrüsenläppchen, die Talgausführungsgänge und die Haaranlagen gehören. Das Infundibulum ist nur rudimentär angelegt und ohne durchgängiges Lumen, sodaß keine offene Verbindung zur Hautoberfläche besteht [73]. Der Zysteninhalt ist steril und eine Entzündung fehlt.

Histologisch wird die dünne Zystenwand aus dem Epithel der Talgausführungsgänge und der Talgdrüsenläppchen gebildet. Die Zystenwand besteht aus abgeflachten Zellen mit einer inkompletten Lage von granulierten Zellen ohne Bildung eines Stratum granulosum. Oftmals können erst in Stufenschnitten einzelne Sebozyten, Talgdrüsenläppchen und Talgausführungsgänge in der Zystenwandung erkannt werden (Abb. 58.6 a). Auch sind regelmäßig Vellusfollikel und benachbart liegende glatte Muskelzellgruppen zu erkennen. Im Zystenlumen sind trichilemmale Hornmassen, homogenes Talgmaterial und oft viele kleine Vellushaare nachzuweisen. Umgeben wird die Zyste von einer fibrösen Pseudokapsel. Das Zystenepithel exprimiert den Rezeptor für das vasoaktive intestinale Peptid, welches in normalen Talgdrüsen fehlt (Abb. 58.6 b; [98, 102]).

Prognose
Eine Malignisierung ist nicht zu befürchten.

Assoziationen zu anderen Krankheitsbildern
Es sind mehrere Fälle beschrieben worden, bei denen neben Steatozystomen auch eruptive Vellushaarzysten beobachtet wurden. Vermutlich gehören beide Läsionen zu einem Krankheitsbild [44]. Einzelfalldarstellungen beider Erkrankungen in Assoziation mit einer Pachyonychia congenita oder einem Sturge-Weber-Syndrom wurden publiziert [63, 98].

Diagnostik

Die klinische Diagnose ist durch den typischen Befund der kutan und subkutan gelegenen, leicht bläulich durchschimmernden Knoten in talgdrüsenreichen Regionen und die Anamnese zu stellen.

Operative Therapie

Die operative Behandlung der oft multiplen Zysten sollte nur bei dringendem Behandlungswunsch des Patienten eingeleitet werden.

Konventionelle Chirurgie
Empfohlen wird die sukzessive Exzision oder Verödung der Zysten. Hierbei hat sich die Kombination von chirurgischem Vorgehen mit Elektrokaustik bewährt. Nach Umspritzung der Zystenwand mit adrenalinhaltigen Lokalanästhetika erfolgt die schlitzförmige Inzision über den oberen Zystenpol. Danach wird die freiliegende Zystenwand kurzzeitig elektrokoaguliert, die sich dadurch leicht mittels stumpfer Präparation aus dem Gewebeverband herauslösen läßt. Gelegentlich erweist es sich als günstiger, einen Teil des Zysteninhaltes zu exprimieren. Wegen des Gewebedefekts ist oft eine Subkutannaht notwendig. Bei Zysten, die mehrfach Entzündungszeichen mit nachfolgenden periläsionalen Vernarbungen aufwiesen, kann die Zystenwand oft nicht vollständig entfernt werden. Hier lassen sich die verbliebenen Wandanteile mit dem Elektrokauter koagulieren [26]. Neben der chirurgischen Exzision wird auch die Aspirationstherapie vorgeschlagen [79].

Elektrokaustik und Lasertherapie
Kleinere Zysten können auch elektrokoaguliert oder mit dem CO_2-Laser evaporiert werden [69].

Weitere Therapieformen

Es kann die interne Isotretinoinbehandlung versucht werden. Oft zeigt sich eine Verminderung der lokalen entzündlichen Reaktion und eine Verkleinerung der Zysten, eventuell hervorgerufen durch eine verminderte Talgsekretion in das Zystenlumen. Über die externe Isotretinointherapie liegen bisher keine Erfahrungen vor.

58.8
Steatocystoma simplex

Die Diagnose kann klinisch nur vermutet werden, wenn ein solitärer zystischer Tumor vorliegt. Die histologische Einordnung als Steatocystom mit nachfolgender Inspektion und Ausschluß weiterer Zystenbildung bei Patienten erlaubt erst die Diagnose des Steatocystoma simplex [12].

Die klinischen und die histologischen Befunde sowie die Therapie entsprechen der Sebocystomatose.

58.9
Steatocystoma multiplex conglobatum

Bei dieser sehr seltenen Erkrankung, die nur Männer betrifft, finden sich zahlreiche zystische Steatocystomata multiplex, die entzündlich verändert sind und unter Hinterlassung von tief eingezogenen Narben und Fistelgängen wie eine Acne conglobata abheilen. Die Ursache, die zu den entzündlichen Veränderungen führt, ist unbekannt. Es werden mechanische Faktoren wie Druck und Scheuerung vermutet. Die Diagnose kann letztlich nur histologisch gestellt werden [10].

58.10
Follikulosebazeöses zystisches Hamartom

Allgemeines

Definition
Das follikulosebazeöse zystische Hamartom ist der histopathologische Begriff für eine sehr seltene umschriebene leicht vorgewölbte Läsion der Dermis und/oder des subkutanen Fettgewebes. Sie besteht aus epithelialen und mesenchymalen Anteilen.

Klinik und Histologie
Das follikulosebazeöse zystische Hamartom ist klinisch eine hautfarbene exophytische Papel oder ein Knoten am Kopf mit einem Durchmesser von ca. 1 cm. Es ist meist zentrofazial im Nasenbereich lokalisiert und zeigt eine zentrale kraterförmige haarlose Öffnung. Das Hamartom kommt bei Frauen und Männern vor [88].

Die zystische Komponente des Hamartoms wird begrenzt vom Follikelepithelium des Infundibulums. Darin eingeschlossen finden sich follikulosebazeöse Elemente. Umgeben sind diese von anormalem Mesenchym mit kollagenen und elastischen Fasern, proliferierenden kleinen Blutgefäßen, Adipozyten sowie abgelagerten mukoiden Substanzen. Oft grenzen Spalten das Stroma vom ortständigen Bindegewebe ab [27].

Histologisch findet sich ein zentral gut entwickeltes zystenartig dilatiertes, follikuläres Infundibulum mit radiär angeordneten Talgdrüsenlobuli und umgebenden fibrösen Stroma. Das infundibuläre Epithel zeigt die typische Keratinisierung mit Keratohyalingranula. Das zystenartige Lumen im Zentrum wird durch lamelläres orthokeratisches Keratinmaterial ohne eingeschlossene Haarschäfte ausgefüllt. Die sebazeösen Strukturen sind reif und bestehen aus ein oder zwei Keimschichten. Sie stehen über Talgdrüsengänge mit dem zystenartig erweiterten Infundibulum in Verbindung. Innerhalb des mesenchymalen Stromas sind fibrilläres und sklerotisches Kollagen, Adipozyten und kleinkalibrige Blutgefäße in variabler Anzahl zu beobachten. Spindlige Stromazellen reagieren in wechselnder Intensität mit CD34- und Faktor-XIIIa-Antikörpern [88].

Therapie

Die Therapie der Wahl ist die komplette chirurgische Exzision des Hamartoms.

58.11
Talgdrüsenfollikulom

Allgemeines

Definition
Das Talgdrüsenfollikulom ist eine isolierte Läsion, welche sich in typischer Lokalisation auf dem Nasenrücken findet.

Klinik und Histologie
Das Talgdrüsenfollikulom ist klinisch als ein tief eingezogener, zystisch erweiterter, vernarbter Gang des Nasenrückens gekennzeichnet, aus welchem mehrere borstenartige Haare oder auch feine Härchen herauswachsen. Es wurde ausschließlich bei Männern beobachtet.

Histologisch findet sich ein mehrkammeriger Hohlraum, der zystisch erweitert ist und von Epithel ausgekleidet wird, in das zahlreiche große Talgdrüsenazini einmünden [72].

Operative Therapie

Die tiefe Exzision nach Ausschluß tiefreichender Fistelgänge stellt die Therapie der Wahl dar.

58.12
Talgdrüsenadenom

Allgemeines

Definition

Das Talgdrüsenadenom ist ein relativ seltener, oft asymptomatischer Talgdrüsentumor vorwiegend des älteren Menschen, der bevorzugt am Kopf zu finden ist. Sollte bei einem Patienten mehr als ein Talgdrüsenadenom auftreten, ist an das Muir-Torre-Syndrom zu denken. Das Talgdrüsenadenom ist nicht gleichzusetzen mit dem Adenoma sebaceum (faziales Angiofibrom), welches beim M. Pringle vorkommt.

Klinik und Histologie

Das Talgdrüsenadenom ist oft ein kleines, gering erhabenes Knötchen. Die Farbe dieses Knötchens kann gelb, pink, rot oder hautfarben sein. Der Tumor ist meist am Kopf, insbesondere im Gesichtsbereich und in der Kopfhaut lokalisiert. Es wurden auch Talgdrüsenadenome im Bereich des Nackens und der Augenlider beobachtet [59]. Meist hat das Adenom einen Durchmesser von 0,5 cm; in Einzelfällen kann es mehr als 10 cm im Durchmesser erreichen. Über die Hälfte der Tumoren zeigt eine leichte Blutung vor Exzision und ist krustös bedeckt, so daß die Exzision unter der Verdachtsdiagnose eines Basalzellkarzinoms erfolgt.

Histologisch findet sich ein gering vorgewölbter bis verruköser Tumor in der oberen Dermis. Dieser ist meist klein, symmetrisch gebaut und gut abgegrenzt. Die Talgdrüsenadenome zeigen überwiegend eine horizontale Orientierung und eine ovale Silhouette. Einige haben ein kraterförmiges, andere ein verruköses Erscheinungsbild. Die Talgdrüsenadenome wachsen endophytisch, endo-exophytisch oder exophytisch. Sie sind charakterisiert durch eine erhöhte Anzahl von verschieden großen Talgdrüsenläppchen, welche teilweise im unterschiedlichen Maße verbunden sind und im direkten Kontakt zur Hautoberfläche stehen. Die Gestalt der Lobuli variiert stark, und es sind keine komplett normalen Talgdrüsenläppchen zu erkennen. Sie bestehen aus deutlich vermehrt peripher gelegenen basaloiden, nicht vakuolisierten Zellen (Abb. 58.7). Es sind ebensolche Zellen im Zentrum der Talgdrüsenläppchen nachweisbar. Hier können aber auch proliferierende spindelige Zellen beobachtet werden. Sie sind infundibulärer Herkunft und verhornen. Strukturen des Talgausführungsganges sind nur sehr selten zu erkennen. Oft lassen sich erst in Stufenschnitten die infundibuläre Verbindung oder die kraterförmige Öffnung zur Epidermis erkennen [38, 84].

Es wurden auch zystische Talgdrüsenadenome beschrieben, die symmetrisch, gut abgegrenzt und

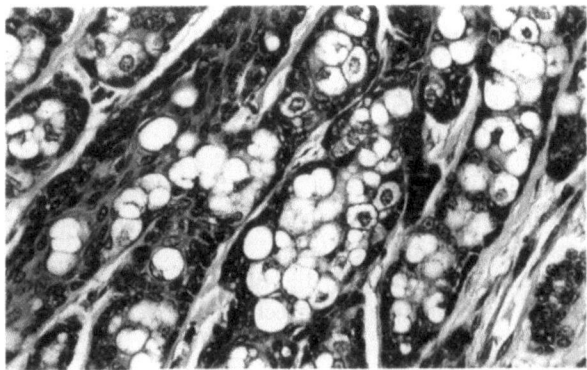

Abb. 58.7. Talgdrüsenadenom. Gruppen von reifen mit umgebenden unreifen Sebozyten

auch tiefer in der Dermis gelegen sind [84]. Die Immunhistologie zeigt eine im wesentlichen normale Differenzierung [93] einschließlich der Expression des epithelialen Membranantigens (*EMA*) [96].

Prognose

Die Prognose wird im wesentlichen durch die mögliche Assoziation zum Muir-Torre-Syndrom bestimmt [vgl. 67].

Assoziation zu Syndromen

Das Auftreten multipler sebazeöser Adenome muß an ein Muir-Torre-Syndrom denken lassen [82]. Das Muir-Torre-Syndrom ist eine autosomal-dominant vererbte Erkrankung mit inkompletter Penetranz, die durch das Auftreten von Talgdrüsenneoplasien (Talgdrüsenadenome, -epitheliome und -karzinome) in Verbindung mit internen malignen Tumoren charakterisiert ist [15, 64, 90]. Verschiedentlich wird gefordert, bereits beim Vorliegen eines gesicherten Talgdrüsenadenoms die Suche nach intestinalen Tumoren zu beginnen [16, 83]. Cirka die Hälfte aller Patienten mit dem Muir-Torre-Syndrom erkranken an mehr als einem internen malignen Tumor. Es wird von bis zu 9 verschiedenen Malignomen bei einem Patienten berichtet. Dabei ist das Kolonkarzinom, welches mit einem Anteil von 52 % auftritt, der häufigste maligne Tumor und bei der Hälfte der Patienten auch das Erstmalignom. Im Gegensatz zur Normalpopulation sind die Kolonkarzinome bei 44 % der Patienten mit dem Muir-Torre-Syndrom im proximalen Kolon zu finden. 26 % aller Malignome werden im Urogenitaltrakt beobachtet, wobei das Transitionalzellkarzinom der ableitenden Harnwege das häufigste multizentrisch entstehende Karzinom im Rahmen dieses Syndroms mit durchschnittlich 3 Tumoren pro Patient ist. Der zweithäufigste multizentrisch entstehende Tumor ist das Kolonkarzinom. Weitere relativ

Tabelle 58.2. Diagnostische Kriterien des Muir-Torre-Syndroms nach Hartig [34]

Hauptkriterien	Zweitkriterien	Drittkriterien
Talgdrüsenadenom	Talgdrüsenepitheliom	extraokuläres Talgdrüsenkarzinom
internes Malignom	Malignom	pos. Familienanamnese bezüglich interner Malignome
internes Zweitmalignom	Keratoakanthom	Kolonpolypen

Ein Muir-Torre-Syndrom liegt hochwahrscheinlich vor bei dem Vorhandensein von:
1 Hauptkriterium + 2 Zweitkriterien
1 Hauptkriterium + 1 Zweitkriterium + 2 Drittkriterien

häufige Tumoren sind Uteruskarzinome (8 %), Mammakarzinome, maligne hämatologische Erkrankungen und Plattenepithelkarzinome der Mundhöhle und des Larynx (jeweils 5 %; [15, 29, 34]). Diagnosekriterien für das Muir-Torre-Syndrom sind Tabelle 58.2 zu entnehmen.

Genetisch stellt das Muir-Torre-Syndrom ein autosomal-dominant vererbtes Leiden dar, welches mit dem Lynch-II-Syndrom den Gendefekt auf D2S123 des Chromosoms 2p gemeinsam hat [32]. Ebenso wie beim hereditären nonpolypösen kolorektalen Karzinom lassen sich bei einem Teil der Patienten mit Muir-Torre-Syndrom sowohl in den viszeralen als auch den Talgdrüsentumoren der Haut Mikrosatelliteninstabilitäten (*MIN*) auf den Chromosomen 5q, 15q, 17p und 18q nachweisen. Patienten mit einem Muir-Torre-Syndrom plus MIN entwickeln eher kolorektale Karzinome (im Durchschnitt mit 40 Jahren im Vergleich zu 70 Jahren bei Patienten ohne MIN), leben länger nach Diagnosestellung des viszeralen Tumors (Median 32 Jahre gegenüber 11 Jahren ohne MIN) und entwickeln eine größere Zahl verschiedener viszeraler und kutaner Tumore [42].

Diagnostik

Zur Diagnostik wird zumeist die Exzision einzelner Läsionen aber teils auch die Aspirationszytologie mittels Feinnadelbiopsie eingesetzt [19]. Für das Muir-Torre-Syndrom ist die bildgebende Diagnostik des Magen-Darm-Traktes und der Nieren zu fordern, welche mit endoskopischen Methoden und Tumormarkerbestimmungen in Serum oder Plasma kombiniert werden kann.

Operative Therapie

Konventionelle Chirurgie
Die einfache komplette Exzision ist Methode der Wahl bei solitären Herden.

Lasertherapie
Nach Diagnosesicherung können multiple Läsionen auch mit dem CO_2-Laser evaporiert werden [26].

Sonstige Therapieverfahren
Für das Muir-Torre-Syndrom wird die interne Therapie mit Isotretinoin empfohlen, welche auch das Tumorwachstum der viszeralen Karzinome verlangsamen soll [83].

58.13 Talgdrüsenepitheliom (Sebaceoma)

Allgemeines

Definition
Das Talgdrüsenepitheliom ist ein benigner Adnextumor der Haut mit sebazeöser Differenzierung [22, 56]. Es ist die meist umstrittene Entität im Spektrum der sebazeösen Neubildungen. Einige Autoren ordnen das Talgdrüsenepitheliom als eigenständige Entität ein, wogegen andere Autoren diese Läsion als Basalzellkarzinom mit sebazeöser Differenzierung bewerten. Die Talgdrüsenepitheliome haben nach verschiedenen Mitteilungen einen günstigeren klinischen Verlauf als Basalzellkarzinome mit sebazeöser Differenzierung [3]. Zur Abgrenzung zum Basalzellepitheliom wurde der Begriff Sebazeom geprägt [91].

Klinik und Histologie
Das Talgdrüsenepitheliom ist eine solitäre gelblich-orange oder hautfarbene Papel oder ein Knoten im Gesichts- und Kopfhautbereich und gleichhäufig bei Männern und Frauen [84]. Das bevorzugte Auftreten bei Frauen in talgdrüsenreichen Gesichtsbereichen wurde von Dinnen und Mehregan [91] berichtet. Es wird von Tumorgrößen über 4 cm im Durchmesser berichtet [65]. Das Talgdrüsenepitheliom wird in der Regel unter dem Verdacht des Basalzellkarzinoms exzidiert.

Histologisch handelt es sich um eine gut abgegrenzte dermale Läsion, die solid-noduläre, lobuläre und adenoide Muster und die Silhouetten eines benignen Tumors zeigt. Die bedeckende Epidermis kann verschmälert, papillomatös oder ulzeriert sein. Der Anteil basaloider Zellen im Tumor beträgt >50 %. Die Sebozyten zeigen eine wechselnde Gestalt

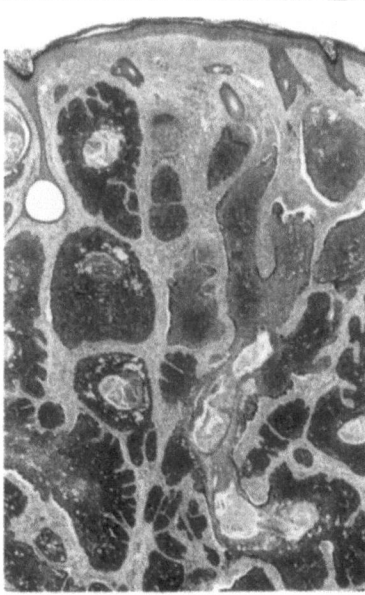

Abb. 58.8. Talgdrüsenepitheliom. Wenig reife Sebozyten umgeben von zahlreichen undifferenzierten basaloiden Zellen

und leichte Zellkernatypien (Abb. 58.8). Die Mitoserate der basaloiden Zellen ist leicht erhöht. Eine periphere Palisadenstellung und die typische Spaltenbildung zwischen den epithelialen Proliferaten und dem nichtbasophilen Stroma fehlt. Die Architektur der reifen Talgdrüsenlobuli wird nicht ausgebildet [58]. Immunhistochemisch zeigen die Tumorzellen fast das gleiche Reaktionsmuster mit Keratinantikörpern wie das Basalzellkarzinom [87]. Jedoch fand sich beim Talgdrüsenepitheliom eine herdförmige Reaktion mit Keratin-10-Antikörpern, welches auch in suprabasalen epidermalen Keratinozyten exprimiert wird. Bei elektronenmikroskopischen Untersuchungen enthielten die Tumorzellen der Talgdrüsenepitheliome Lipidtröpfchen im Zytoplasma und in einigen differenzierten Zellen waren Keratingranula nachzuweisen. Diese Befunde zeigen, daß das Talgdrüsenepitheliom vom Basalzellkarzinom zu unterscheiden ist [97].

Prognose
Die Prognose des benignen Tumors ist gut.

Assoziation zu Syndromen
Talgdrüsenepitheliome treten gehäuft bei dem Muir-Torre-Syndrom auf ([90]; vgl. Tabelle 58.2); möglich auch bei organoider Nävusphakomatose.

Diagnostik

Die Diagnose Talgdrüsenepitheliom wird klinisch aufgrund der Seltenheit des Tumors gewöhnlich nicht vermutet. Sie ist histologisch zu stellen.

Therapie

Konventionelle Chirurgie
Es ist die vollständige primäre Exzision anzustreben.

58.14
Talgdrüsenkarzinom

Allgemeines

Definition
Das Talgdrüsenkarzinom ist ein sehr seltener maligner Tumor der Talgdrüsen. Es wird ein periorbitaler („okulärer") und ein extraorbitaler („extraokulärer") Typ des Talgdrüsenkarzinoms unterschieden.

Klinik und Histologie
Das häufigere periorbitale Talgdrüsenkarzinom entwickelt sich aus Talg-, Meibom- oder Zeis-Drüsen der Augenlider. Das sehr seltene extraorbitale Talgdrüsenkarzinom ist eine Rarität unter den Hauttumoren; es wird eine de novo Entstehung desselben angenommen [6, 13]. Das Talgdrüsenkarzinom des Augenlides wird nicht selten als Chalazion verkannt. In aller Regel handelt es sich um solitäre knötchen- oder knotenförmige, gelblich hautfarbene und symptomlose Läsionen. Betroffen sind überwiegend Frauen über 60 Jahre [67]. Andere Autoren geben ein ausgewogenes Geschlechterverhältnis an [95]. Orientalen und Japaner sind häufiger von Talgdrüsenkarzinomen betroffen als Kaukasier [21].

Das extraorbitale Talgdrüsenkarzinom ist bevorzugt am Kopf und im Nacken zu beobachten.

Klinisch handelt es sich um solitäre nodulär-zystische Tumoren ohne eingeschlossene Haare mit oftmals jahrelangem Bestehen, teils mit Ulzeration [84]. Histologisch findet sich ein asymmetrischer, schlecht abgegrenzter Tumor. Er besteht aus irregulären Läppchen polymorpher Sebozyten mit einer deutlichen Basophilie und geringen bis hochgradigen nukleären Atypien. Vakuolisierte und nichtvakuolisierte Sebozyten liegen unmittelbar nebeneinander und können sowohl typische als auch atypische Mitosen zeigen. In der Peripherie der Tumorstränge oder -lobuli können kleinere basophile Zellen in palisadenartiger Anordnung vorkommen, welche als Äquivalent unreifer, germinativer Sebozyten angesehen werden [35]. Oft sind Einzelzell- und Gruppennekrosen von Tumorzellen zu beobachten. Eine pagetoide Ausbreitung in der bedeckenden Epidermis wurde beschrieben [67]. Talgdrüsenkarzinome lassen eine Expression von EMA erkennen [96].

Elektronenmikroskopisch läßt sich das Talgdrüsenkarzinom leicht von anderen klarzelligen Karzinomen durch seinen Reichtum an intrazytoplasmatischen Vesikeln und Talgtröpfchen unterscheiden. Von lipidbeladenen Histiozyten können die entdifferenzierten Sebozyten aufgrund der desmosomalen Junktionen und der Tonofilamente abgrenzt werden [37]. Infolge der möglichen squamösen Zellmetaplasie sind Stachelzellkarzinome abzugrenzen [35].

Prognose

Es handelt sich um einen infiltrativ wachsenden Tumor. Mit regionaler Metastasierung und Fernmetastasen ist zu rechnen. Die periorbitalen Talgdrüsenkarzinome zeigen ein aggressiveres Verhalten als die extraorbitalen. Beide Formen wachsen lokal invasiv und destruierend. Es kommt zunächst zur regionären lympho-und später hämatogenen viszeralen Metastasierung. Der Verlauf ist bei der extraorbitalen Tumorlokalisation protrahierter [71]. Eine hohe Proliferationsaktivität (proliferating cell nuclear antigen-staining index >20 %), eine deutliche Expression des p53-Antigens (>10 %) und der Nachweis der c-erbB-2-Expression sind mit einer verminderten Lebenserwartung verbunden [40, 41].

Diagnostik

Die Diagnose wird überwiegend erst durch die Histologie gestellt. Bei einem therapieresistenten Chalazion sollte jedoch ein Talgdrüsenkarzinom unbedingt bedacht werden.

Operative Therapie

Die Exzision mit großzügigem Sicherheitsabstand stellt die Primärversorgung der Wahl dar. Im Lidbereich sind ihr jedoch enge Grenzen gesetzt [26]. Nicht selten sind Lidrekonstruktionen durch den Ophthalmologen erforderlich [45, 76].

Strahlentherapie

Es liegen kaum gesicherte Erkenntnisse zur Strahlensensitivität des Talgdrüsenkarzinoms vor. Ein erfolgreicher Einsatz schneller Elektronen beim periorbitalen Typ wurde kasuistisch beobachtet [54].

Systemische Chemotherapie

Die systemische Chemotherapie kommt beim metastasierenden Tumor in Betracht. Kontrollierte Studien fehlen vollständig. Es empfiehlt sich am ehesten eine multimodale Behandlungsstrategie wie bei den Kopf-Hals-Tumoren [1]. Die Chemoprävention bei vollständig exzidiertem Primärtumor mittels interner Isotretinoingabe erscheint aufgrund theoretischer Überlegungen denkbar [8, 30].

Literatur

1. Al-Sarraf M (1994) Head and neck cancer treatment: present status and future direction. In: Banzet P, Holland JF, Khayat D, Weil M (eds) Cancer Treatment – An Update (pp186–190). Springer, Berlin Heidelberg New York Tokyo Paris
2. Anttila HSI, Reitamo S, Saurat J-H (1992) Interleukin 1 immunoreactivity in sebaceous glands. Br J Dermatol 127: 585–588
3. Argenyi ZB (1995) Sebaceous epithelioma. In: Hügel H, Kutzner H, Rütten A (Hrsg) Dermatologisches Schnittseminar am Bodensee (Skripte) (S 43–44). Selbstverlag
4. Ashinoff R (1993) Linear nevus sebaceus of Jadassohn treted with the carbon dioxide laser. Pediatr Dermatol 10: 189–191
5. Barth JH, Dawber RPR (1987) Focal naevoid hypotrichosis. Acta Derm Venereol (Stockh) 67: 178–179
6. Bailet JW, Zimmerman MC, Arnstein DP, Wollman JS, Mickel RA (1992) Sebaceous carcinoma of the haed and neck: case report and literature review. Arch Otolaryngol Head Neck Surg 118: 1245–1249
7. Blume U, Ferracin J, Verschoore M, Czernielewski JM, Schaefer H (1991) Physiology of the vellus hair follicle: hair growth and sebum excretion. Br J Dermatol 124: 21–28
8. Bollag W, Holdener EE (1992) Retinoids in cancer prevention and therapy. Ann Oncol 3: 513–526
9. Bouwes Bavinck JN, Kamp JJP van de(1985) Organoid naevus phakomatosis: Schimmelpenning-Feuerstein-Mims syndrome. Br J Dermatol 113: 491–492
10. Braun-Falco O, Plewig G, Wolff HH (1996) Dermatologie und Venerologie. Springer, Berlin Heidelberg New York Tokyo
11. Braun-Falco O, Thianprasit M (1965) Über die circumscripte senile Talgdrüsenhyperplasie. Arch Klin Exp Dermatol 221: 207–231
12. Brownstein MH (1982) Steatocystoma simplex. A solitary steatocystoma. Arch Dermatol 118: 409–411
13. Burgdorf WHC (1990) Tumors of sebaceous gland differentiation. In: Farmer ER, Hood AF (eds) Pathology of the Skin (pp 615–623). Appleton & Lange, Norwalk
14. Busch S, Altmeyer P (1994) Schimmelpenning-Feuerstein-Mims-Syndrom (SFM-Syndrom). Hautarzt 45: 719–724
15. Cohen PR, Cohn SR, Kurzrock R (1991) Association of sebaceous gland tumors and internal malignancy: the Muir-Torre-syndrome. Am J Med 90: 606–613
16. Cohen PR, Kohn SR, Davis DA, Kurzrock R (1995) Muir-Torre syndrome. Dermatol Clin 13: 79–89
17. Daley TD (1993a) Pathology of intraoral sebaceous glands. J Oral Pathol Med 22: 241–245
18. Daley TD (1993b) Intraoral sebaceous hyperplasia. Oral Surg Oral Med Oral Pathol 74: 343–347
19. Daskalopoulou D, Maounis N, Kokalis G, Liodandonaki P, Belezini E (1993) The role of fine needle aspiration cytology in the diagnosis of primary skin tumors. Arch Anat Cytol Pathol 41: 75–81
20. Dent CD, Hunter WE, Svirsky JA (1995) Sebaceous gland hyperplasia. J Oral Maxillofac Surg 53: 936–938
21. De Potter P, Shields CL, Shields JA (1993) Sebaceous gland carcinoma of the eyelids. Int Ophthalmol Clin 33: 5–9
22. Dinnen AM, Mehregan DR (1996) Sebaceous epithelioma: a review of twenty-one cases. J Am Acad Dermatol 34: 47–50
23. Dodge NN, Dobyns WB (1995) Agenesis of the corpus callosum and Dandy-Walker malformation associated with hemimegalencephaly in the sebaceous nevus syndrome. Am J Med Genet 56: 147–152
24. Fernandez N, Torres A (1984) Hyperplasia of sebaceous glands in a linear pattern of papules. Report of four cases. Am J Dermatopathol 6: 237–243

26. Fewkes JL, Cheney ML, Pollack V (1992) Illustrated Atlas of Cutaneous Surgery. Lippincott, Philadelphia/Gower, New York
27. Fogt F, Tahan SR (1993) Cutaneous hamartoma of adnexa and mesenchyme: a variant of folliculosebaceous cystic hamartoma with vascular-mesenchymal overgrowth. Am J Dermatopathol 15: 73–76
28. Ghadially FN (1961) The role of the hair follicle in the origin and evolution of some cutaneous neoplasms of man and experimental animals. Cancer 14: 801–816
29. Gentry Jr WC (1990) Paraneoplastic syndromes. In: Sams WM Jr, Lynch PJ (eds) Principles and practice of dermatology (pp 715–721). Churchill Livingstone, New York
30. Gollnick H, Orfanos CE (1991) Theoretical aspects of the use of retinoids as anticancer agents. In: Marks R (ed) Retinoids in Cutaneous Malignancy (pp 41–65). Blackwell, Oxford
32. Hall NR, Murday VA, Chapman P, Williams MA, Burn J, Finan PJ, Bishop DT (1994) Genetic linkage in Muir-Torre syndrome to the same chromosomal region as cancer family syndrome. Eur J Cancer 30A: 180–182
33. Happle R (1995) Epidermal nevus syndromes. Semin Dermatol 14: 111–121
34. Hartig C, Stieler W, Stadler R (1995) Muir-Torre-Syndrom. Hautarzt 46: 107–113
35. Hashimoto K (1991) Adnexal carcinoma of the skin. In: Friedman RJ, Rigel DS, Kopf AW, Harris MN, Baker D (eds) Cancer of the Skin (pp 209–216). Saunders, Philadelphia
37. Hashimoto K, Kanzaki T (1984) Appendage tumors of the skin: histogenesis and ultrastructure. J Cutan Pathol 11: 365–381
38. Hashimoto K, Mehregan AH, Kumakiri M (1987) Tumors of Skin Appendages. Butterworths, Boston
40. Hasebe T, Mukai K, Yamaguchi N, Ishihara K, Kaneko A, Takasaki Y, Shimosato Y (1994) Prognostic value of immunohistochemical staining for proliferating cell nuclear antigen, p53, and c-erbB-2 in sebaceous gland carcinoma and sweat gland carcinoma: comparision with histopathological parameter. Mol Pathol 7: 37–43
41. Hayashi N, Furihata M, Ohtsuki Y, Ueno H (1994) Search for accumulation of p53 protein and detection of human papillomavirus genomes in sebaceous gland carcinoma of the eyelid. Virchows Arch 424: 503–509
42. Honchel R, Halling KC, Schaid DJ, Pittelkow M, Thibodeau SN (1994) Microsatellite instability in Muir-Torre syndrome. Cancer Res 54: 1159–1163
43. Jansen T, Brandl G, Bandmann M, Meurer M (1995) Pachydermoperiostose. Hautarzt 46: 429–435
44. Jerasutus S, Suvanprakorn P, Sombatworapat W (1989) Eruptive vellus hair cyst and steatocystoma multiplex. J Am Acad Dermatol 20: 292–293
45. Jordan DR, McDonald H, Anderson RL (1994) Irradiated homologous aorta in eyelid reconstruction. Part II. Human data. Ophthal Plast Reconstr Surg 10: 227–233
46. Kodsi SR, Bloom KE, Egbert JE, Holland EJ, Cameron JD (1994) Ocular and systemic manifestations of encephalocraniocutaneous lipomatosis. Am J Ophthal 118: 77–82
47. Kücüködük S, Özsan H, Turanli AY, Dinc H, Selcuk M (1993) A new neurocutaneous syndrome: nevus sebaceus syndrome. Cutis 51: 437–441
48. Kuflik EG, Gage AA (1990) Cryosurgical Treatment for Skin Cancer. Igaku-Shoin, New York Tokyo
49. Kumar P, Marks R (1987) Sebaceous gland hyperplasia and senile comedones: A prevalance study in elderly hospitalized patients. Br J Dermatol 117: 231–236
50. Kurokawa I, Mayer-da-Silva A, Gollnick H, Orfanos CE (1988) Monoclonal antibody labeling for cytokeratins and filaggrin in the human pilosebaceous unit of normal, seborrheic and acne skin. J Invest Dermatol 91: 566–571
51. Lever L, Marks R (1991) Topical retinoid treatment for skin cancer: a review. Skin Pharmacol 4: 125–131
52. Lim RY (1994) Contact Nd:YAG laser excision of rhinophyma. W V Med J 9: 62–63
53. Luderschmidt C, Plewig G (1985) Circumscribed sebaceous gland hyperplasia: autoradiographic and histoplanometric studies. J Invest Dermatol 70: 207–209
54. Matsumoto CS, Nakatsuka K, Matsuo K, Yatsuka H, Monzen Y (1995) Sebaceous carcinoma responds to radiation therapy. Ophthalmologica 209: 280–283
55. Mayou SC, Benn JJ, Sonksen PH, Black MM (1989) Paraneoplastic rhinophyma and the Leser-Trélat sign. Clin Exp Dermatol 14: 253–255
56. Mehregan AH (1985) The origin of the adnexal tumors of the skin: a viewpoint. J Cutan Pathol 12: 459–467
57. Mehregan AH, Pinkus H (1965) Life history of organoid nevi: special reference to nevus sebaceus of Jadassohn. Arch Dermatol 91: 574–588
58. Mehregan AH, Hashimoto K (1991) Nevus sebaceus and sebaceous tumors, basal cell epithelioma. In: Mehregan AH, Hashimoto K (eds) :Pinkus' Guide to Dermatohistology (5th edn; pp 523–529, 583–601). Appleton & Lange, Norwalk
59. Meier-Gibbsons F, Messmer E (1994) Sebaceous gland adenoma of the palpebral conjunctiva in a patient with Muir-Torre-Syndrome: a case report. Gräfes Arch Clin Exp Ophthalmol 232: 734–736
60. Misago N, Narisawa Y, Takahisa N, Kohda H (1994) Association of nevus sebaceus with an unusual type of „combined nevus". J Cutan Pathol 21: 76–81
61. Monk BE, Vollum DI (1982) Familial naevus sebaceous. J Roy Soc Med 75: 660–661
62. Montagna W, Yun JS (1972) The glands of Montgomery. Br J Dermatol 86: 126–133
63. Moon SE, Lee YS, Youn JI (1994) Eruptive vellus hair cyst and steatocystoma multiplex in a patient with pachyonychia congenita. J Am Acad Dermatol 30: 375–376
64. Muir EG, Bell AJY, Barlow KA (1967) Multiple primary carcinomata of the colon, duodenum, and larynx associated with keratoacanthoma of the face. Br J Surg 54: 191–195
65. Nakamura S, Toyoda K (1994) A case of giant sebaceoma on the head. J Dermatol 21: 367–369
66. Oberste-Lehn H (1958) Haarordnung bei Mensch und Säugetier. Bericht über die 6. Tagung der Deutschen Gesellschaft für Anthropologie. Musterschmidt Verlag, Göttingen, S 75–82
67. Omura EF (1990) Paraneoplastic syndromes. In: Sams WM Jr, Lynch PJ (eds) Principles and Practice of Dermatology (pp 247–255). Churchill Livingstone, New York
68. Oranje AP, Przyrembel MD, Meradji M, Loonen MC, Clark JB de (1994) Solomon's epidermal nevus syndrome (type: linear nevus sebaceus) and hypophosphatemic vitamin D-resistant rickets. Arch Dermatol 130: 1167–1171
69. Orfanos CE, Garbe C (1995) Therapie der Hautkrankheiten. Springer, Berlin Heidelberg New York Tokyo
70. Palazzi P, Artese O, Paolini A, Cazzato C, Cucchiarelli S, Iezzi D, Amerio P (1996) Linear sebaceous nevus syndrome: report of a patient with unusual associated abnormalities. Pediatr Dermatol 13: 22–24
71. Pickford MA, Hogg FJ, Fallowfield ME, Webster MH (1995) Sebaceous carcinoma of the periorbital and extraorbital regions. Br J Plast Surg 48: 93–96
72. Plewig G (1980) Sebaceous trichofolliculoma. J Cutan Pathol 7: 394–403
73. Plewig G, Wolff HH, Braun-Falco O (1982) Steatocystoma multiplex: anatomic reevaluation, electron microscopy and autoradiography. Arch Dermatol Res 272: 363–380
74. Prinzhorn F (1920/21) Die Haut und die Rückbildung der Haare beim Nackthunde. Jenaische Z Naturwiss 57/NF 50: 143–198
75. Requena L, Martin L, Renedo G, Arias D, Espinel ML, Castro A de (1993) A facial variant of steatocystoma multiplex. Cutis 51: 449–452
76. Rodriguez-Sains RS (1991) The role of the ophthalmologist in management of skin cancers. In: Friedman RJ, Rigel DS, Kopf AW, Harris MN, Baker D (eds) Cancer of the Skin (pp 589–610). Saunders, Philadelphia

77. Sanchez-Yus E, Montull C, Valcayo A, Robledo A (1988) Aereolar [sic] sebaceous hyperplasia: a new entity? J Cutan Pathol 15: 62

78. Sato K, Kubota T, Kitai R (1994) Linear sebaceous nevus syndrome (sebaceous nevus of Jadassohn) associated with abnormal neuronal migration and optic glioma: case report. Neurosurgery 35: 318–320

79. Sato K, Shibuya K, Tagucchi H, Kitano Y (1993) Aspiration therapy in steatocystoma multiplex. Arch Dermatol 129: 35–37

80. Sawaya ME, Penneys NS (1991) Immunohistochemical distribution of aromatase and 3B-hydroxysteroid dehydrogenase in human hair follicle and sebaceous gland. J Cutan Pathol 19: 309–314

81. Schmoeckel C (1994) Lexikon und Differentialdiagnose der klinischen Dermatologie. Thieme, Stuttgart New York, S 619–621

82. Schwartz RA, Torre P (1995) The Muir-Torre syndrome: a 25-year retrospect. J Am Acad Dermatol 33: 90–104

83. Spielvogel R, DeVillez RL, Roberts LC (1985) Oral isotretinoin therapy for familial Muir-Torre syndrome. J Am Acad Dermatol 12: 475–480

84. Steffen C, Ackerman AB (1994) Neoplasms with Sebaceous Differentiation. Lea & Febiger, Philadelphia

85. Strauss JS, Pochi PE (1968) Histology, histochemistry and electron microscopy of sebaceous glands in man. In: Gans O, Steigleder GK (Hrsg) Normale und pathologische Anatomie der Haut. (Handbuch der Haut- und Geschlechtskrankheiten. J. Jadassohn Ergänzungswerk. Bd 1/1, S 217–218). Springer, Berlin Heidelberg New York

86. Tarkhan II. Domingo J (1985) Metastasizing eccrine porocarcinoma developing in a sebaceous nevus Jadassohn. Arch Dermatol 121: 413–415

87. Tazawa T, Fujiwara H, Ito M, Sato Y (1990) Immunohistochemical study on differentiations of carcinomas of the skin using antikeratin monoclonal antibodies. Acta Med Biolog 38: 75–84

88. Templeton SF (1996) Folliculosebaceous cystic hamartoma: a clinical pathologic study. J Am Acad Dermatol 34: 77–81

89. Thody AJ, Shuster S (1989) Control and function of sebaceous glands. Physiol Rev 69: 383–416

90. Torre D (1968) Multiple sebaceous tumors. Arch Dermatol 98: 549–552

91. Troy JL, Ackerman AB (1984) Sebaceoma, a distinctive benign neoplasma of adnexal differentiating toward sebaceous cells. Am J Dermatopathol 6: 7–13

92. Tsuji T, Yamauchi R (1994) Areolar sebaceous hyperplasia with a Fordyce's spot-like lesion. J Dermatol 21: 524–526

93. Valcuen De Cavero F, Castells Rodellas A (1990) Aportación al estudio de los tumores anexiales benignos. Actas Dermo-Sif 81: 99–111

94. Van der Putte P (1994) Apoeccrine glands in nevus sebaceus. Am J Dermatopathol 16: 23–30

95. Verlooy H, Mortelmans L, Schiepers C de Roo (1993) A rare case of sebaceous carcinoma with very malignant characteristics. Clin Nucl Med 18: 425–427

96. Wallace ML, Smoller BR (1996) Immunohistochemistry in diagnostic dermatopathology. J Am Acad Dermatol 34: 163–183

97. Watanabe R, Kawai K, Ito M, Ito K, Ikeda K (1994) Sebacous epithelioma. J Dermatol 21: 35–41

98. Werner S, Stuhlert A, Wollina U (1995) Skrotalzysten bei Sturge-Weber-Syndrom. Z Hautkrankh 70: 31–34

99. Wollina U (1996) Rhinophyma – unusual expression of simple-type keratins and S100A in sebocytes and abundance of VIP recceptor positive dermal cells. Histol Histopathol 11: 111–115

100. Wollina U (1993) Diversity of epithelial skin tumors: thoughts and comments on some basic principles. In: Hecker E, Jung EG, Marks F, Tilgen W (eds) Skin carcinogenesis in man and in experimental models. Recent Results Cancer Res 128: 153–178

101. Wollina U, Lange D, Funa K, Paus R (1996) Expression of transforming growth factor b isoforms and their receptors during hair growth phases in mice. Histol Histopathol 11: 431–436

102. Wollina U, Paus R, Feldrappe S (1995) Sequential expression of glutathione-S-transferase isoenzymes during anagen hair growth in mice and their relationship to phosphotyrosinase and VIP receptor. Histol Histopathol 10: 39–45

103. Wollina U, Rülke D, Schaarschmidt H (1992) Distribution of calmodulin-immunoreactivity (CaM-IR) and neuroglandular antigen among adnexal tumors of skin. Eur J Dermatol 2: 435–439

104. Wollina U, Schaarschmidt H, Hipler C, Knopf B (1989) Distribution of glycoconjugates in human skin appendages. Acta Histochem 87: 87–93

105. Wollina U, Karte K (1997) Acitretin in diffuse sebaceous gland hyperplasia, photodamaged skin and alopecia. Report of a case with chondroma of the lung. An bras Dermatol (Rio de Janeiro) 72: in press

106. Zimmermann KW (1935) Über einige Formverhältnisse der Haarfollikel des Menschen. Z Mikrosk-Anat Forsch 38: 503–553

59 Dermatofibrosarcoma protuberans

Helmut Breuninger

59.1
Klinik

Das Dermatofibrosarkoma protuberans ist ein fibro-histiozytärer, ausschließlich an der Haut vorkommender Tumor von intermediärer Malignität [5, 9]. Er wächst langsam lokal infiltrierend und metastiert nur selten. Er imponiert als ein meist hautfarbener manchmal braungelb tingierter, manchmal auch rötlicher, uncharakteristischer, flach erhabener, derber, unregelmäßig konturierter manchmal auch multinodulärer Tumor, mit teilweise jahrelanger Bestandsdauer (Abb. 59.1) [13, 2]. Der Tumor ist vorwiegend am Stamm sowie an den proximalen Extremitätenabschnitten lokalisiert.

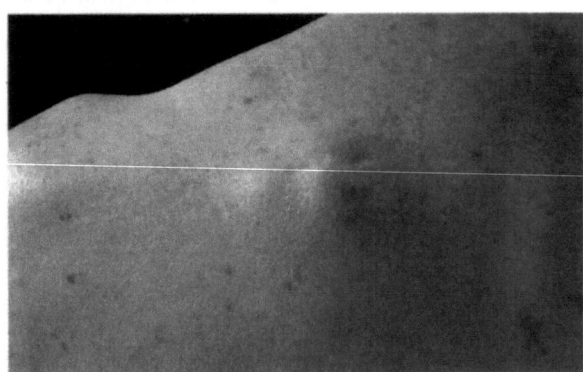

Abb. 59.1. Dermatofibrosarcoma protuberans. Klinisches Bild

59.2
Malignität

Das Dermatofibrosarkoma protuberans wächst lokal destruierend. Es neigt zu lokalen Rezidiven [12, 18]

– in Abhängigkeit von der Behandlungsstrategie (vgl. unten). In der Literatur werden Lokalrezidive bei bis zu 80 % der Patienten berichtet. Es metastasiert aber in der Regel nicht, jedoch können Lymphknotenmetastasierungen auftreten. Fernmetastasierungen sind vergleichsweise selten, in der Literatur finden sich Größenordnungen von ca. 5 % nach zuvor aufgetretenen Lokalrezidiven.

Eine verbindliche Stadieneinteilung existiert nicht. Verwendung findet die Einteilung in

● Stadium I – nur Primärtumor,
● Stadium II – lokoregionäre Rezidive,
● Stadium III – Fernmetastasierung.

59.3
Häufigkeit

Das Vorkommen ist sehr selten (unter 1 pro 100 000 Einwohner und Jahr). Das Durchschnittsalter der Patienten liegt bei 40 Jahren. Männer und Frauen sind gleichmäßig betroffen. Die Mortalität ist gering.

59.4
Diagnostik

Eine sichere klinische Diagnose ist nicht möglich, die Ausbreitung des Tumors erfolgt intradermal und subkutan [3]. Charakteristisch ist am ehesten die derbe Konsistenz der Läsion. Die Diagnose wird in der Regel durch eine Inzisionsbiopsie, seltener durch Exzisionsbiopsie gestellt.

Zur Ausbreitungsdiagnostik sind bei Rezidiven eine Lymphknotensonographie und ein Röntgenthorax notwendig. Die präoperative Vermessung der Tumorausdehnung mittels Ultraschall (7,5–10 MHz bzw. 20 MHz für kleinere Tumoren) ist im Eizelfall nützlich, läßt aber nur bedingt Aussagen über die wirkliche Infiltration zu. Die Tumoren sind auch mit CT- und MRT-Aufnahmen darstellbar, auch dies mag im Einzelfall präoperativ nützlich sein [10], die reale Ausdehnung ist allerdings nur histologisch festzustellen.

59.5
Histologie

Histologisch finden sich dicht gelagerte atypische spindelförmige und wenig pleomorphe Zellen mit einer oftmals charakteristischen sog. Radspeichenstruktur [17]. Bei manchen Tumoren finden sich melaninhaltige dentritische Zellen; für derartige Tumoren wurden auch die Bezeichnungen pigmentiertes Dermatofibrosarcoma protuberans oder Bednar-Tumor gebraucht [4, 6]. Der Tumor infiltriert die Dermis und – je nach Bestandsdauer – auch die Subkutis und daruntergelegene Strukturen. Das Dermatofibrosarkom muß histopathologisch einerseits von benignen atypischen Dermatofibromvarianten und vom kürzlich beschriebenen Dermatomyofibrom abgegrenzt werden und andererseits von dem prognostisch meist viel ungünstigeren malignen fibrösen Histiozytom. Eine zusätzliche Hilfe bei der Diagnostik kann die meist deutliche Positivität des Dermatofibrosarcoma protuberans mit Antikörpern gegen CD34 sein, während es mit Anti-Faktor-XIIIa im Gegensatz zum Dermatofibrom negativ reagiert [1, 11, 19].

59.6
Therapie

Die Therapie orientiert sich am lokalen infiltrativen Wachstum des Dermatofibrosarcoma protuberans. Es ist gekennzeichnet durch asymmetrische, subklinische Ausläufer, besonders häufig langstreckig in horizontaler Richtung (bis mehrere Zentimeter, in einem Fall bis 6 cm) [3] (Abb. 59.2). Eine dauerhafte Heilung kann bei allen Tumoren mit hoher Sicherheit nur durch die mikrographische Chirurgie erreicht werden [3, 15, 18]. Mikrographische Chirurgie bedeutet die chirurgische Exzision des Tumors mit einer topographischen Markierung und anschließender lückenloser histologischer Aufarbeitung der gesamten Exzisataußenfläche (Abb. 59.3).

Die histologische Aufarbeitung sollte nur im Paraffinschnittverfahren durchgeführt werden, da Kryostatschnitte nicht sensitiv genug sind. Durch diese Aufarbeitungstechnik ist eine topographische Zuordnung von subklinischen Ausläufern möglich mit entsprechenden Nachexzisionen, bis die Exzisataußenfläche tumorfrei ist. Auch die Verwendung immunhistologischer Färbungen mit Anti-CD34 kann hilfreich sein [5, 7].

Die Sicherheitsabstände der einzelnen Schritte sollten in der Regel ca. 1 cm betragen. Bei ausgedehnten Tumoren, bei Tumoren in schwieriger Lokalisation oder unklarer Abgrenzung sollte der Defekt bis zum Nachweis der kompletten Entfernung aller Tumoranteile offen gelassen werden. Bei diesem Vorgehen kann gleichzeitig gesunde Haut geschont werden, da nur entsprechend der histologisch festgestellten Tumorinfiltration exzidiert wird. Dieses Verfahren bietet also sowohl Vorteile hinsichtlich der Sicherheit als auch des kosmetischen Ergebnisses.

Alle nicht kontrollierten Verfahren müssen infolge dieser spezifischen lokalen Infiltration des Dermatofibrosarcoma protuberans mit einem höheren Rezidivrisiko rechnen, auch wenn unverhältnismäßig große Sicherheitsabstände (3–5 cm und mehr) eingeplant werden [16, 18].

Die Indikation einer Strahlenbehandlung ergibt sich erst bei primärer Inoperabilität, R1- (mikroskopisch nicht in sano) oder R2-Resektion (makroskopisch nicht in sano) sowie bei Zustand nach mehrfachen Rezidiven. Das Zielvolumen umfaßt die Primärtumormanifestation, postoperative Narben sowie einen Sicherheitsabstand von 3–5 cm. Einzeldosis 2 Gy, 5mal pro Woche, mit einer Gesamtdosis von 60 Gy (mikroskopischer Tumor) bis 70 Gy (makroskopischer Tumor) bei kurativer Zielsetzung [14]. In der Palliation und abhängig von der Lokalisation mit entsprechenden umgebenden Risikostrukturen sind 50 Gy Gesamtdosis anzustreben.

Eine wirksame Chemotherapie ist nicht bekannt.

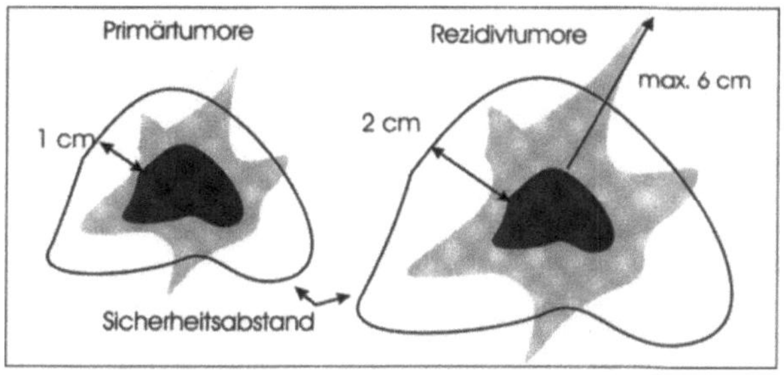

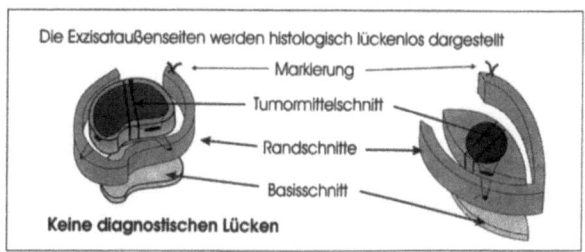

Abb. 59.2. Die subklinische Ausbreitung des Dermatofibrosarcoma protuberans (schematisch, im Mittel)

Abb. 59.3. Mikrographische Chirurgie mit Hilfe der Randschnittechnik

59.7
Nachsorge

Die Nachsorge richtet sich v. a. auf die frühzeitige Erfassung von Lokalrezidiven oder Lymphknotenmetastasierungen. Wichtig ist die Anleitung des Patienten zur Selbstuntersuchung der Narbe und regionären Lymhknotenstation und klinische Untersuchungen in ca. halbjährlichen Abständen. Die technischen Untersuchungen (Sonographie der regionären Lymphknoten, Röntgenthorax, Abdomensonographie) müssen nur bei Risikopatienten (Rezidive) in jährlichen Abständen für mindestens 5 Jahre durchgeführt werden.

Literatur

1. Abenoza P, Lillemoe T (1993) CD34 and factor XIIIa in the differential diagnosis of dermatofibroma and dermatofibrosarcoma protuberans. Am J Dermatopathol 15: 429–434
2. Brabant B, Revol M, Vergote T, Servant JM, Banzet P (1993) Dermatofibrosarcoma protuberans of the chest and the shoulder: wide and deep excisions with immediate reconstruction. Plast Reconstr Surg 92: 459–462
3. Breuninger H, Thaller A, Schippert W (1994) Die subklinische Ausbreitung des Dermatofibrosarkoma protuberans (DFSP) und daraus resultierende Behandlungsmodalitäten. Hautarzt 45: 541–545
4. Dupree WB, Langloss JM, Weiss SW (1985) Pigmented dermatofibrosarcoma protuberans (Bednar tumor). A pathologic, ultrastructural, and immunohistochemical study. Am J Surg Pathol 9: 630–639
5. Fletcher CD, Evans BJ, MacArtney JC, Smith N, Wilson Jones E, McKee PH (1985) Dermatofibrosarcoma protuberans: a clinicopathological and immunohistochemical study with a review of the literature. Histopathology 9: 921–938
6. Fletcher CD, Theaker JM, Flanagan A, Krausz T (1988) Pigmented dermatofibrosarcoma protuberans (Bednar tumour): melanocytic colonization or neuroectodermal differentiation? A clinicopathological and immunohistochemical study. Histopathology 13: 631–643
7. Jimenez FJ, Grichnik JM, Buchanan MD, Clark RE (1994) Immunohistochemical margin control applied to Mohs micrographic surgical excision of dermatofibrosarcoma protuberans. J Dermatol Surg Oncol 20: 687–689
8. Holzschuh J Breuninger H. Eine histologische Aufarbeitungstechnik von Hauttumorexzisaten zur lückenlosen Schnittrandkontolle. Pathologe 1996: 17: 127–129
9. Koh CK, Ko CB, Bury HP, Wyatt EH (1995) Dermatofibrosarcoma protuberans. Int J Dermatol 34: 256–260
10. Kransdorf MJ, Meis Kindblom JM (1994) Dermatofibrosarcoma protuberans: radiologic appearance. AJR Am J Roentgenol 163: 391–394
11. Kutzner H (1993) Expression of the human progenitor cell antigen CD34 (HPCA-1) distinguishes dermatofibrosarcoma protuberans from fibrous histiocytoma in formalin-fixed, paraffin-embedded tissue. J Am Acad Dermatol 28: 613–617
12. Lopes JM, Paiva ME (1991) Dermatofibrosarcoma protuberans. A histological and ultrastructural study of 11 cases with emphasis on the study of recurrences and histogenesis. Pathol Res Pract 187: 806–813
13. Mark RJ, Bailet JW, Tran LM, Poen J, Fu YS, Calcaterra TC (1993) Dermatofibrosarcoma protuberans of the head and neck. A report of 16 cases. Arch Otolaryngol Head Neck Surg 119: 891–896
14. Marks LB, Suit HD, Rosenberg AE, Wood WC (1989) Dermatofibrosarcoma protuberans treated with radiation therapy. Int J Radiat Oncol Biol Phys 17: 379–384
15. Parker TL, Zitelli JA (1995) Surgical margins for excision of dermatofibrosarcoma protuberans. J Am Acad Dermatol 32: 233–236
16. Rowsell AR, Poole MD, Godfrey AM (1986) Dermatofibrosarcoma protuberans: the problems of surgical management. Br J Plast Surg 39: 262–264
17. Schmoeckel C, Albini A, Krieg T, Stets R (1985) The fibroblastic nature of dermatofibrosarcoma protuberans: morphological investigations in vivo and in vitro. Arch Dermatol Res 278: 138–147
18. Smola MG, Soyer HP, Scharnagl E (1991) Surgical treatment of dermatofibrosarcoma protuberans. A retrospective study of 20 cases with review of literature. Eur J Surg Oncol 17: 447–453
19. Weiss SW, Nickoloff BJ (1993) CD-34 is expressed by a distinctive cell population in peripheral nerve, nerve sheath tumors, and related lesions. Am J Surg Pathol 17: 1039–1045

60 Kaposi-Sarkom

Norbert H. Brockmeyer

60.1
Einleitung

Das Kaposi-Sarkom (*KS*) ist eine multifokale, von Gefäßzellen ausgehende Neoplasie unklarer Genese an Haut und inneren Organen, deren Erstbeschreibung durch Moritz Kaposi 1872 erfolgte:

"Es entwickeln sich in der Haut ohne bekannte, allgemeine oder locale Veranlassung, schrotkorn-, erbsen- bis haselnussgroße braunroth bis blaurot gefärbte Knoten, ihre Consistenz derb-elastisch, ... sie stehen isolirt und ragen dann, wenn grösser geworden kugelig hervor; oder sie gruppiren sich ... sie entstehen regelmässig zuerst in der Fusssohle und auf dem Fussrücken, bald darauf auch an den Händen, ... im weiteren Verlauf ... auch an den Armen und Beinen, im Gesichte und am Stamme ... sie ulceriren, wie es scheint erst spät ... die Lymphdrüsen sind nicht erheblich geschwellt ... Endlich kommt es auch zur Bildung der gleichen Knoten auf der Schleimhaut des Kehlkopfes, der Trachea, des Magens und Darmes. Die Krankheit führt zum Tode, und zwar innerhalb einer kurzen Frist von 2-3 Jahren. Die beobachtenden Fälle betrafen nur Männer vom 40. Jahre aufwärts." [46]

Wir unterscheiden heute 4 unterschiedliche Manifestationsformen des KS:

- klassisches Kaposi-Sarkom,
- afrikanisches Kaposi-Sarkom,
- Kaposi-Sarkom bei iatrogener Immunsuppression,
- epidemisches (HIV-assoziiertes) Kaposi-Sarkom.

60.2
Klinik

60.2.1
Epidemiologie und Prognose

Klassisches Kaposi-Sarkom
Das von Moritz Kaposi beschriebene Sarcoma idiopathicum multiplex haemorrhagicum wird auch als europäisches oder klassisches KS bezeichnet. Es ist im Mittelmeerraum, insbesondere in Südosteuropa und Vorderasien, endemisch verbreitet. Außerhalb dieser Region beträgt die Inzidenz 0,02-0,05/ 100 000 Einwohner mit ausgesprochener Androtropie von 10:1 sowie Assoziation zum Histokompatibilitätskomplex HLA-DR5 [22]. Der Altersgipfel liegt jenseits des 50. Lebensjahres. Der Tumor ist primär an den Extremitäten lokalisiert und zeigt langsames zentripetales Wachstum. Die Erkrankung zeigt längere Zeitverläufe als von Kaposi angegeben, so daß die Patienten aufgrund ihres fortgeschrittenen Alters häufig an Erkrankungen versterben, die in keiner Beziehung zum KS stehen [65].

Afrikanisches Kaposi-Sarkom
Seit 1960 wird über eine aggressivere Variante berichtet: das in Zentralafrika endemisch, auch bei Frauen und Kindern auftretende KS. In Uganda und Sambia macht es 3-9 % aller bösartigen Neubildungen aus [84]. Es zeigt abhängig vom Alter der Erstmanifestation zwei unterschiedliche klinische Verläufe.

- bei Kindern bis zum 15. Lebensjahr (Jungen zu Mädchen 3:1) sind meist die Lymphknoten betroffen mit sehr schneller und früher Dissemination und viszeraler Beteiligung. Die mittlere Überlebenszeit liegt bei zwei Jahren [56];
- bei Erwachsenen finden sich daneben auch lange, lokal begrenzte Verläufe wie beim europäischen KS (Männer zu Frauen 17:1) [56, 65].

Kaposi-Sarkom bei iatrogener Immunsuppression
Das KS findet sich seit dem Ende der 50er Jahre mit steigender Inzidenz bei immunsupprimierten Patien-

ten [40, 67]. Bei dieser Variante des KS (Männer zu Frauen 2,3:1) ist ebenfalls vorwiegend die Haut betroffen [56]. Vollständige und persistierende Remissionen zeigen sich in bis zu 80 % aller Fälle nach Rekonvaleszenz des Immunstatus [40]. Dabei scheint zur Dosis und Dauer der immunsuppressiven Therapie keine Beziehung zu bestehen [67].

Epidemisches (HIV-assoziiertes) Kaposi-Sarkom

Schon 1981 beschrieben Friedman-Kien et al. das gehäufte Auftreten von Kaposi-Sarkomen bei jungen, homosexuellen Männern in New York, die gleichzeitig eine erworbene Immunschwäche aufwiesen [30]. Diese Koinzidenz war so charakteristisch, daß schon 1982 die Diagnose KS verbunden mit einer nicht erklärbaren Immunschwäche als Aids-definierend (Center of Disease Control, CDC) eingestuft und als epidemisches KS bezeichnet wurde.

Man findet ein disseminiertes Auftreten der Hautveränderungen mit frühzeitigem Befall des lymphoretikulären Systems und der inneren Organe wie beim afrikanischen KS. Die Hautbeteiligung betrifft das gesamte Integument. Viszerale Beteiligung läßt sich autoptisch in 75 % der Fälle nachweisen. Befallen sind hierbei v. a. Lunge, Gastrointestinaltrakt, Leber, Niere und Lymphknoten [55].

Die Patienten überleben bis zu 3 Jahren. Diese Zeit verkürzt sich jedoch deutlich, wenn dem KS opportunistische Infektionen vorausgehen [47]. Bei rund 10 % der Patienten stellt das Kaposi-Sarkom die alleinige Todesursache dar [18]. Grundsätzlich sind Spontanremissionen – auch bei der allgemein schlechten Prognose – beim HIV-assoziierten Kaposi-Sarkom möglich [19, 72].

60.2.2
Pathogenese

Die Pathogenese des KS ist bis heute nicht geklärt, auch wenn die Ergebnisse großer epidemiologischer Studien [5, 6, 7] zeigten, daß das KS bei HIV-positiven Patienten 20 000fach häufiger auftritt als in der übrigen amerikanischen Bevölkerung, insgesamt 15 % aller HIV-positiven Patienten betroffen sind und deutliche Unterschiede zwischen den jeweiligen mit dem HI-Virus infizierten Gruppen bestehen. Die Inzidenz variiert zwischen 21 % bei homosexuellen Männern, 17 % bei i.v.-drogenabhängigen Frauen, die mit bisexuellen Männern sexuelle Kontakte gehabt haben, und 1 % bei Hämophilen, wobei das Risiko für europäische Homosexuelle, an einem KS zu erkranken, signifikant erhöht ist, wenn sie in ihrer Anamnese sexuelle Kontakte mit US-Amerikanern hatten. Die Studien legen nahe, daß das KS-Wachstum durch ein infektiöses Agens ausgelöst wird, das nicht identisch mit dem HI-Virus ist.

Die Suche nach einem sexuell übertragbaren Erreger (CMV, EBV, HPV16, HSV, Mykoplasmen) war in der Vergangenheit erfolglos [34, 37], und es konnte nur in wenigen Fällen eine Amplifikation bekannter Onkogene (H-ras, K-ras, N-ras, C-myk, c-erb-B) nachgewiesen werden [25, 88]. Erst in jüngster Zeit wurde nicht nur in Aids-assoziierten KS sondern auch in KS von HIV-negativen Patienten von Chang et al. [21] ein bisher unbekanntes und von ihnen KS-assoziiertes Herpes-Virus (*KSHV*) bzw. von R. Gallo HHV8 genanntes Virus nachgewiesen [10, 20, 21, 58], das sich auch in malignen Lymphomen von HIV-Patienten findet und möglicherweise ursächlich neben der Immundefizienz und dem HIV-tat-Gen an der Entstehung des KS beteiligt ist [27].

Die Immundysregulation stellt Promotoren in Form pleiotroper Zytokine bereit, die autokrin und parakrin die Proliferation von Endothelzellen, Fibroblasten und KS-Zellen stimulieren [82, 83]. Durch die Hemmung von NK-Zellen, zytotoxischen T-Lymphozyten und Monozyten wird die Erkennung und Phagozytose virusveränderter Zellen beeinflußt. Die Rolle der Herpesviren in der Kanzerogenese ist am besten im Lymphommodell dokumentiert. Im Zusammenhang mit der EBV-Infektion von Lymphozyten werden regelmäßig stabile Chromosomentranslokationen beobachtet, die auf den Chromosomen 14, 2 und 22 gelegene Gene für die Aktivierung der Immunglobulin-(*IG-*)Transkription mit Sequenzen des c-myc-Lokus auf dem Chromosomen 8 zusammenführen, so daß letztere als Onkogene aktiv transkribiert werden können [89]. Auch für KS-Zellen wurde c-myc-Aktivierung beschrieben [88]. Die Tatsache, daß dieser Vorgang konserviert bleibt, auch wenn der ursprünglich an der Initiierung des Tumorwachstums beteiligte kanzerogene Faktor verändert oder beseitigt wird, wirft Zweifel an dem Konzept auf, durch Elimination onkogenaktivierender Herpesviren (Gammavirinae) eine Tumorremission erreichen zu können [47]. Andererseits ist nicht ausgeschlossen, daß das KS kein Malignom im engeren Sinne ist, u. a. deshalb, weil KS-Zellen zwar infiltrierend wachsen können, jedoch nur begrenzt in der Zellkultur passagierbar sind und Spontanremissionen bei allen Formen beobachtet wurden [19, 78].

60.2.3
Histogenese und Ätiologie

Elektronenmikroskopische und immunhistochemische Untersuchungen zur Charakterisierung der KS-Zellen haben bisher keine eindeutige Zuordnung zu einer Ursprungszelle erlaubt.

Alle Zellen exprimieren mesenchymale, zytoskelettale Proteine wie das Vimentin und in unterschiedlichem Ausmaß, teilweise abhängig vom Stadium des Tumors, von der räumlichen Nähe zu den oben beschriebenen gefäßähnlichen Strukturen (vascular slits) oder vom Alter der Zellinien in der Zellkultur Endothelzellmarker [62, 63].

60.2.4
Klinisches Bild

Allen Varianten des KS sind ihr multizentrisches Auftreten, ihre Makromorphologie, ihre fragliche Metastasierung, wobei KS-Zellen im Blut nachweisbar sind, ihre Spontanremissionen und ihr fast identisches mikromorphologisches Bild gemeinsam.

Initial finden sich erythematöse Makeln, ähnlich einer entzündlichen korialen Reaktion ohne epidermale Beteiligung (Abb. 60.1). Hell- bis dunkelrote leicht glänzende Papeln, ähnlich einem Granuloma pyogenicum (Abb. 60.2), oval-livide Plaques und Knoten in den Spaltlinien der Haut, die unter Glasspateldruck einen bräunlichen Farbton annehmen

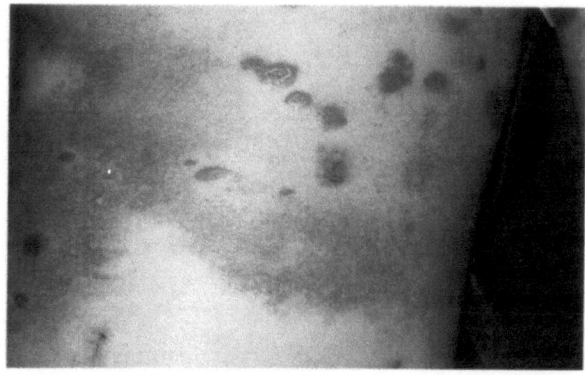

Abb. 60.3. Tumorstadium mit paratumoralen Hämorrhagien

und nicht wegdrückbar sind (vgl. Abb. 60.8 a). Nach längerem Bestehen finden sich dunkelviolette bis braunschwarze Plaques, die teilweise zu großflächigen, harten Infiltraten konfluieren (Abb. 60.3). Alle makromorphologischen Typen können gleichzeitig bei einem Patienten bestehen.

Beim HIV-assoziierten KS ist die Primärmanifestation häufig die Mundschleimhaut, Glans penis und die Plantae. Besonders an den Unterschenkeln und den Füßen können insbesondere beim afrikanischen aber auch beim HIV-assoziierten KS ausgeprägte hyperkeratotische Plaques auftreten, die oft ulzerieren (Abb. 60.4). Ferner zeichnet sich das Spätstadium durch ausgedehnte Ödeme aus, die v. a. Extremitäten, Gesicht und Skrotum betreffen (Abb. 60.5).

Differentialdiagnostisch muß bei frühen Formen des KS an Granulationsgewebe, Histiozytome oder Hämangiome, im Plaquestadium an Akroangiodermatitis mali und bazilläre Angiomatose und in Spätstadien an Angio- oder Lymphangiosarkome gedacht werden.

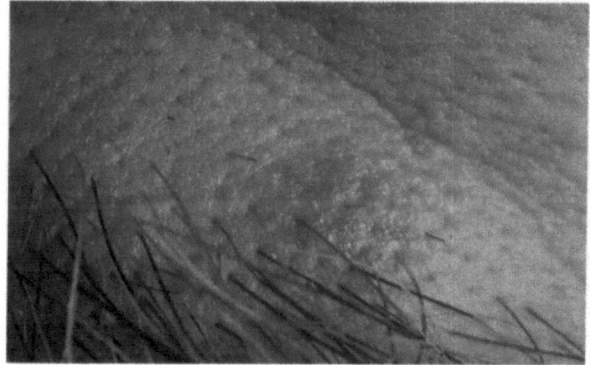

Abb. 60.1. Frühphase eines makulösen Kaposi-Sarkoms an der Oberlippe

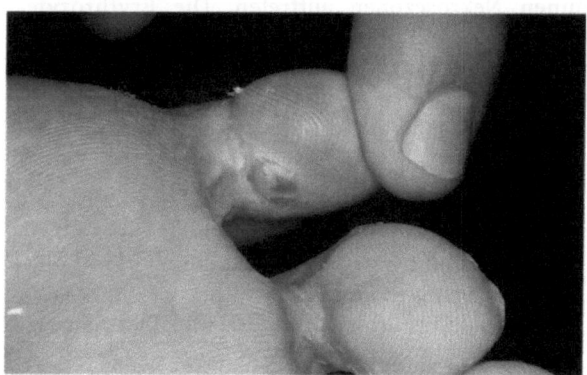

Abb. 60.2. Papulöses Kaposi-Sarkom ähnlich einem Granuloma pyogenicum

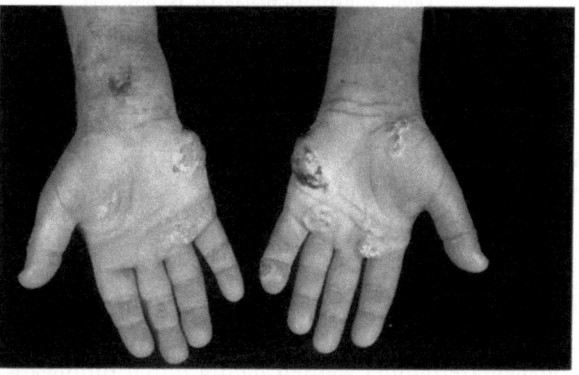

Abb. 60.4. Hyperkeratotisches Kaposi-Sarkom bei einem HIV-positiven Patienten wie es für die afrikanische Manifestationsform des Kaposi-Sarkoms typisch ist

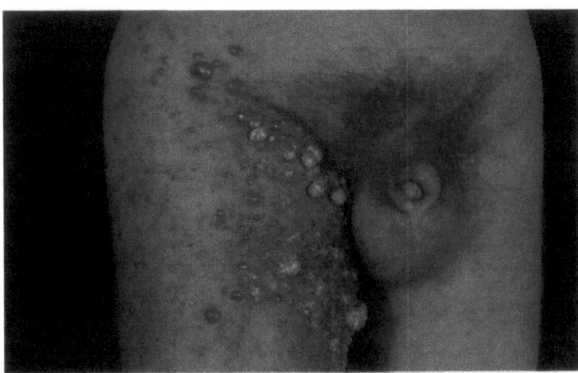

Abb. 60.5. Kaposi-Sarkomplaque mit darauf befindlichen Tumorknoten teils ulzeriert sowie Lymphknotenbeteiligung und beginnendem Skrotalödem

60.2.5
Klassifikation

Patienten mit KS wurden sowohl entsprechend der Stadieneinteilung von Mitsuyasu et al. [55] (Tabelle 60.1) als auch in Anlehnung an die Stadieneinteilung der Aids Clinical Trials Groups (*ACTG*) klassifiziert [48] (Tabelle 60.2). Erstere umfaßt 4 Stadien je nach kutaner und viszeraler Ausdehnung des Tumors.

Tabelle 60.1. Stadieneinteilung des Kaposi-Sarkoms. (Nach [55])

Stadium	Beschreibung
I	umschriebener kutaner Befall (<10 Tumoren oder eine anatomische Region)
II	disseminierter kutaner Befall (>10 Tumoren oder >1 anatomische Region)
III	ausschließlich viszeraler Befall (gastro-intestinal, Lymphknoten)
IV	kutaner und viszeraler Befall
Subtypen	
A	keine konstitutionellen (B-)Symptome
B	mit konstitutionellen (B-) Symptomen

60.2.6
Histologie

Im makulösen Stadium finden sich perivaskulär sowie periadnexiell monomorphe ovale Zellen ohne Atypiezeichen mit wenig Mitosen und ein geringes Infiltrat von Lymphozyten und Plasmazellen. Die Kollagenfaserbündel werden häufig durch dünnwandige Gefäßlumina (vascular slits) auseinandergedrängt, die von kleinen flachen Endothelzellen ausgekleidet sind. Haarfollikel und Nerven sind von

Tabelle 60.2. ACTG-Stadieneinteilung der HIV-assoziierten Kaposi-Sarkome. (Nach [48])

Stadium	Beschreibung
Tumoren	
T0 (good risk)	auf Haut, Lymphknoten oder harten Gaumen beschränkter Tumor (makulös)
T1 (poor risk)	viszeraler Tumor, Tumor assoziierte Ödeme bzw. Ulzerationen oder extensiver oraler Tumor (nodulär)
Immunsystem	
I0 (good risk)	CD4-Zellen >200 µl
I1 (poor risk) l	CD4-Zellen ≤200 µ
Systemische Erkrankungen	
S0 (good risk)	keine opportunistische Infektion oder orale Kandidose in der Anamnese, keine konstitutionellen Symptome, Karnofski-Index ≥0,7
S1 (poor risk)	opportunistische Infektionen, orale Kandidose oder andere HIV-assozierte Erkrankungen in der Anamnese, konstitutionelle Symptome oder Karnofski-Index <0,7

den irregulären Gefäßen oft so umgeben, als würden sie in die Lumina hineinragen (Promontoriumszeichen) [1, 35].

Im Plaquestadium treten die beschriebenen Veränderungen deutlicher hervor. Teilweise sind die Spindelzellen zu Bündeln parallel geordnet (fischzugartig). Im Zytoplasma der Spindelzellen findet man sog. „hyaline globules" [1], Reste phagozytierter Erythrozyten, die als homogene eosinophile Kügelchen imponieren. Die Spindelzellen haben eine geringe mitotische Aktivität. In der Umgebung der Gefäße finden sich Erythrozytenextravasate und Makrophagen. In der retikulären Dermis lassen sich einige Siderophagen nachweisen.

Im Tumorstadium findet sich das sog. pleomorphe KS. Hier sieht man ausgeprägte Atypien und eine gesteigerte Mitoserate. Im Zentrum der Knoten können Nekrosezonen auftreten. Die Erythrozytenextravasate und Hämosiderinablagerungen in den vascular slits sowie zwischen den Spindelzellen sind häufig [35].

Zusammengefaßt sind die wesentlichen diagnostischen Kriterien:

- bündelförmig geordnete Spindelzellen,
- proliferierende Endothelzellen,
- erweiterte und irreguläre in Retikulin- und Kollagenfasern eingebettete Blutgefäße,
- extravasale Erythrozyten und Hämosiderinablagerungen,
- "hyaline Globules",
- das sog. Promontoriumszeichen und das plasmazelluläre Infiltrat [1] (Abb. 60.6 a und b).

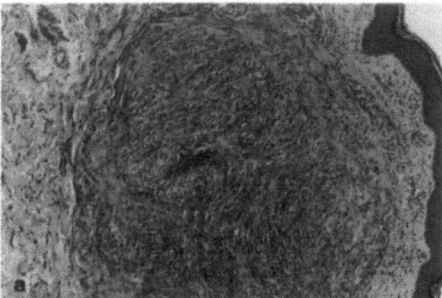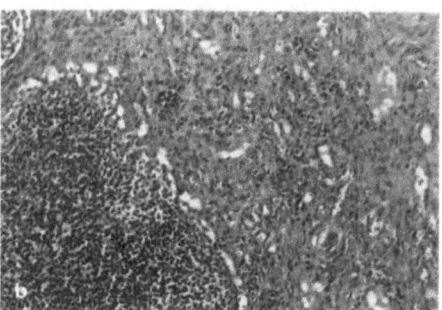

Abb. 60.6 a und b. a Regelrecht geschichtete Epidermis. Im Corium erweiterte und irreguläre Gefäße (vascular slits), die von verplumpten Endothelzellen ausgekleidet sind. Dazwischen sehr dichtes bindegewebiges Stroma mit vielen Zellen mit spindeligen Zellkernen sowie massenhaft Erythrozytenextravasaten. **b** Es sind noch Keimzentren eines Lymphknotens erkennbar. Der größte Anteil besteht jedoch aus Gefäßkonglomeraten mit proliferierenden Endothelzellen. Daneben Ansammlungen von spindeligen Zellen (fischzugartig) wenige Mitosen. Intra- und extravasal Erythrozytenansammlungen. Geringes entzündliches Infiltrat

60.3
Diagnostik

In den Frühstadien, wenn sich nur erythematöse Makeln finden, kann die klinische Diagnose schwierig sein (vgl. Abb. 60.1). In diesen Fällen ist die Histologie entscheidend. In weiter fortgeschrittenen Stadien sind die KS so typisch (livid-rote Farbe, Anordnung in den Hautspaltlinien, periläsionale Hämorrhagien), daß die Diagnose klinisch sicher gestellt werden kann. Die Ausbreitungsdiagnostik sollte eine komplette Inspektion des Integuments beinhalten und insbesondere bei HIV-positiven Patienten auch eine apparative Diagnostik (Sonographie des Abdomens und der Lymphknoten, Röntgenthoraxuntersuchung). Darüber hinaus sollte nach Möglichkeit eine Gastroduodenoskopie und Rektoskopie angestrebt werden. Die klinische Diagnose sollte immer histologisch gesichert werden. Therapieergebnisse lassen sich gut mittels Ultraschall (DuB20) verifizieren (vgl. Abb. 60.9 a und b).

60.4
Behandlungsstrategie

Bei der Therapie nicht HIV-assoziierter KS ist eine Lokaltherapie in den meisten Fällen ausreichend.

Eine kurative Therapie des HIV-assoziierten KS existiert zur Zeit nicht. Weder lokale noch systemische Therapien konnten bisher die Überlebenszeiten eindeutig verlängern. Das primäre Ziel muß also sein, die Lebensqualität zu verbessern und palliativ mit geringen Nebenwirkungen zu therapieren. Das bedeutet, daß eine sowohl HIV- als auch KS-stadienabhängige Therapie durchgeführt werden muß.

60.4.1
Lokale Therapie (Tabelle 60.3)

Die Erfordernis, Hauttumoren aus rein kosmetischen Gründen zu therapieren, kann nicht überbewertet

werden. Das durch den Tumor bedingte soziale Stigma und die ständige Erinnerung an eine tödliche Krankheit stellen eine kaum zu bewältigende psychische Belastung dar. Sie sind Therapie der Wahl bei

- wenigen, flachen Hautläsionen,
- Lymphödemen durch lokalisierte Tumoren,
- einzelnen resistenten Tumoren nach Chemotherapie.

Konventionelle Chirurgie- und Lasertherapie
Solitäre Tumoren lassen sich sehr gut exzidieren, wobei mit Rezidiven im Narbenbereich gerechnet werden muß. Großflächigere, kutane, makulöse Läsionen sind der Lasertherapie (Argon-, CO_2-, Neodym- YAG-Laser) gut zugänglich. Allerdings treten in der Regel schon nach wenigen Wochen erneut Tumoreffloreszenzen in loco auf. Ferner sollte die Gefahr für den Therapeuten, die durch Vaporisation der Viren entsteht, bedacht werden [2].

Kryotherapie
In 85 % der Fälle läßt sich 11 Wochen nach einer Kryotherapie in den jeweiligen mit flüssigem Stickstoff behandelten Arealen eine komplette oder partielle Remission feststellen. Sie dauert bei der Mehrzahl der Patienten mindestens ein halbes Jahr [48]. Das kosmetische Ergebnis ist in den meisten Fällen zufriedenstellend. Beste Ergebnisse werden bei makulösen oder gering-papulösen Läsionen von rund 1 cm im Durchmesser erzielt, wobei an einem Behandlungstag 2malig so vereist wird, daß die Auftauphase jeweils 10–30 sec beträgt. Die Behandlung muß in 2wöchigen Intervallen im Durchschnitt 4- bis 5mal wiederholt werden. Die in loco entstandenen Blasen und leichten Ulzerationen heilen innerhalb von 1–3 Wochen ab.

Intraläsionale Interferontherapie
Die intraläsionale Gabe von Interferon-(*IFN-*)α (1–3 Mio. IE) zeigt eine Ansprechrate von rund 60 % für die behandelten Tumoren [61]. Die Gabe von

IFN-β intraläsional führt nach unserer Beobachtung zu einer höheren Ansprechrate, möglicherweise, weil die Gewebsaffinität des IFN-β höher als die des IFN-α ist [42], so daß wir ebenso wie andere Untersucher bei dieser Therapie keine systemischen Nebenwirkungen gesehen haben.

Intraläsionale Chemotherapie
Durch eine intraläsionale Chemotherapie mit Vinca-Alkaloiden oder Bleomycin können komplette oder partielle klinische Remissionen bei 60–80 % der behandelten kutanen KS erzielt werden. Innerhalb von ca. 4–6 Monaten treten jedoch in 40 % der Fälle Rezidive auf. Ähnlich wie nach einer kryotherapeutischen Behandlung sind weiterhin histologisch Residuen des KS in den behandelten Arealen nachweisbar. Gelegentlich treten postinflammatorische Hyperpigmentierungen auf. Die kosmetischen Resultate sind jedoch insgesamt sehr gut [13, 79]. Die Vorteile einer intraläsionen Chemotherapie im Vergleich zur Kryotherapie liegen in höheren Remissionsraten für papulo-noduläre Läsionen von >1 cm Durchmesser und der Möglichkeit, symptomatische (ulzerierte, blutende) und orale Tumoren behandeln zu können. Die kutanen KS werden mit 0,1 mg/cm^2 Tumoroberfläche Vinblastin infiltriert. Wenn Läsionen nach einer Therapie mit 0,1 mg/cm^2 keine Remissionen zeigen, wird die Dosis auf 0,2 mg/cm^2 gesteigert. Orale Läsionen und papulo-noduläre Läsionen werden mit gutem Erfolg schon initial mit 0,2 mg/cm^2 therapiert. Pro Therapiezyklus wird eine Gesamtdosis von max. 2 mg nicht überschritten. Schmerzen bei der Injektion werden durch Zugabe von Lidocain coupiert. An behaarten Stellen des Integuments können Alopezien auftreten. Injektionen in die Nähe von peripheren Nerven führen gelegentlich zu vorübergehenden Neuropathien.

Strahlentherapie
Beim HIV-assoziierten KS kommt es bei rund 70 % der Patienten zu einer partiellen Remission bzw. zu einem palliativen Therapieerfolg [23]. Das Ergebnis von Bestrahlungen mit großflächigen Bestrahlungsfeldern (Elektronenbestrahlung) ist aufgrund der Immunsuppression eher entmutigend [79]. Wenn bei Patienten mit HIV-assoziiertem KS der Oropharynx bestrahlt wird, treten häufig schwere Schleimhautentzündungen als Komplikationen auf [8]. Aus diesem Grunde sollte bei diesen Patienten nur eine Radiatio erfolgen, wenn klinisch symptomatische (ulzerierte, blutende, schmerzhafte) orale Läsionen vorliegen, wobei eine fraktionierte Bestrahlung – reduzierte Dosen von 1,5 Gy bis zu einer Gesamtdosis von 15 Gy – empfehlenswert ist. Symptomatische konjunktivale Läsionen sprechen gut auf fraktionierte, reduzierte Dosen von 2–3 Gy/Fraktion bis zu einer Gesamtdosis von 20–30 Gy an. [87]. Mittels fraktionierter Röntgenweichstrahltherapie (z. B. Dermopan 2–4 Gy, Stufe 4) lassen sich kosmetisch störende Läsionen im Gesicht sehr gut behandeln. Die Strahlentherapie ist das Mittel der Wahl, wenn die tumorösen Raumforderungen Symptome hervorrufen, z.B. Lymphödeme, die durch andere Therapien nicht mehr zu kontrollieren sind.

Experimentelle intraläsionale Therapieansätze
Die 3mal wöchentliche intraläsionale Therapie mit Interleukin-(IL-)2 in einer Dosis von jeweils 3×10^6 IE ergab in der Mehrzahl komplette Remissionen der behandelten Tumoren. In 94 % der intraläsionalen mit TNF-α behandelten KS konnte eine Regression erzielt werden, wobei die komplette Remissionsrate 19 % betrug. Hier sollte jedoch die systemische Wirkung mit fraglicher HIV-Replikationssteigerung und Progression des KS-Wachstums nach i.v.-Therapie bedacht werden. Zudem wurde die Therapie insgesamt wegen starker Nebenwirkungen schlecht toleriert [45]. Die beobachteten Tumoreffekte sind nur ungenügend zu erklären; es könnte sich um eine lokale zytokinvermittelte Entzündungsreaktion oder um eine lokale Nekrose durch die Injektion handeln. Eine Tumornekrose wird auch durch Sklerosierung mit z. B. 3 % Natriumtetrasulfat erreicht und führt ohne wesentliche Nebenwirkungen zu guten Therapieergebnissen [60] wie auch die topische Therapie mit 1 % Retinoidgel [12, 26]. Ein erfolgreicher Ansatz war ebenfalls, das relativ polare Vinblastinmolekül durch Ionthophorese verstärkt in Tumoren diffundieren zu lassen. Ein vielversprechender Therapieansatz mit guten Remissionsraten ist die photodynamische Therapie entweder mit einer systemischen Gabe von Ethyl-

Tabelle 60.3. Lokaltherapie des Kaposi-Sarkoms in Abhängigkeit von der Tumorgröße

Tumorgröße	Therapie
kleinflächig ≤1 cm^2 (makulös, nodulär):	● Exzision, ● Kryochirurgie, ● z. B. Vincristin intraläsional 0,1 mg/cm^2, ● Interferone intraläsional 0,5 × 10^6 U/cm^2, Camouflage
mittelgroß 1–4 cm Durchmesser (makulös, nodulär):	● Vincaalkaloide 0,2 mg/cm^2, ● Dermopan-Bestrahlung (fraktioniert bis 30 Gy)
großflächig >4 cm Durchmesser (knotig, infiltrierend, oral):	● schnelle Elektronen, Kobaltbestrahlung (fraktioniert bis 30 Gy oral bis 15 Gy); nur, wenn keine systemische Therapie durchführbar ist: Extremitätenkompressionsverbände

Etiopurpurin 1,2 mg/kg KG i.v. oder Lokalbehandlung mit δ-Aminolävulinsäure jeweils in Kombination mit einer Lichtbestrahlung (640 nm) bei einer Gesamtdosis von 150 J/cm² [4, 36]. Einzelne Läsionen, die auf eine Lokaltherapie (Tabelle 60.3) nicht ansprechen , können gut mittels Camouflage abgedeckt werden [79].

60.4.2
Systemische Therapie (Tabelle 60.4)

Abhängig vom zugrundeliegenden pathogenetischen Konzept sind folgende Therapieansätze möglich:

- immunmodulierende Therapie z.B. mit IFNoder Zytokinrezeptorantagonisten (IL-1, IL-13 oder PDGF);
- Chemotherapie z.B. mit Vinblastin, Bleomycin, Adriamycin, wobei den liposomalen Anthracyclinderivaten eine herausragende Bedeutung zuwächst und die Stellung von Paclitaxel, das eine gute Wirksamkeit beim fortgeschrittenen Mammakarzinom besitzt, noch nicht sicher bestimmt werden kann;
- antivirale Therapie z.B. mit Foscarnet-Na;
- Angiogeneseinhibition z.B. mit Fumagillin;
- Hormontherapie z.B. mit β-HCG oder Tamoxifen.

Interferontherapie
Klinische Erfahrungen bei der Therapie des HIV-assoziierten KS sind v.a. mit der systemischen Applikation des IFN-α gewonnen worden. Auffällig bei der IFN-α-Therapie ist die klare Abhängigkeit des Therapieerfolgs vom Immunstatus des Patienten. Bei mehr als 400 CD4-T-Lymphozyten μl^{-1} werden Remissionsraten von rund 45 % beobachtet, die bei weniger als 200 CD4-T-Lymphozyten μl^{-1} im peripheren Blut auf 7 % abfallen. Prognostisch bedeutsam sind zudem die endogenen IFN-α-Spiegel, die in fortgeschrittenen Stadien des HIV-Infektes deutlich erhöht sind und mit einer geringeren Ansprechrate von exogen appliziertem IFN-α korrelieren [71, 49]. Unsere Untersuchungen legen nahe, daß das HIV-Virusload für die Therapieplanung in Zukunft der entscheidende Parameter sein wird.

Neuere Untersuchungen mit niedrigdosiertem IFN-α (3×10^6 IE i.v., 3mal pro Woche) in Kombination mit Retrovir erzielten sehr gute Ansprechraten (ca. 50 %) bei Patienten mit >200 CD4-T-Lymhozyten [53, 68]. Der Therapieerfolg scheint unabhängig vom verwendeten IFN-α-Typ, jedoch treten IFN-Antikörper bei der Behandlung mit IFN-α-2b seltener auf.

Die Kombination mit weiteren Nukleosidanaloga wird zur Zeit erprobt; diese haben in der Regel eine geringere Knochenmarktoxizität, führen aber häufiger zu einer schwieriger zu beeinflussenden Polyneuropathie.

Zur Therapie mit IFN-β liegen nur wenige Studienergebnisse mit jedoch guten Therapieerfolgen und Remissionsraten von ca. 50 % vor, die aber HIV-stadienunabhängig waren [17].

Die Therapie mit IFN-γ führte in den meisten Fällen zu einer Progression des KS [14], so daß IFN-γ in der Behandlung des KS obsolet ist.

Von einigen Autoren ist eine Steigerung der Remissionsrate durch Kombination von IFN-α mit Anthracyclinderivaten beschrieben worden. Demgegenüber bringt die Kombinationstherapie mit Retinoiden, die in vitro zu einer DNA-Degradation und Apoptose der KS-Zellen führt [15, 24], nach unseren eigenen Erfahrungen mit 5 Patienten im Stadium $T_1 I_1 S_1$, die mit IFN-β und 80 mg Acitretinoin behandelt wurden, wie auch nach den Erfahrungen von Bailey et al. 1995 mit IFN-α keine Verbesserung des Therapieerfolges [3, 17].

Chemotherapie
Die Chemotherapie des KS als Einzel- oder Kombinationstherapie mit Vinca-Alkaloiden (Vinblastin, Vincristin, Etoposid), Bleomycin und/oder Adriamycin führte bisher zu keinen zufriedenstellenden Ergebnissen. Die Remissionsraten schwankten in einem weiten Bereich zwischen 10 und 76 %, abhängig sowohl vom HIV- als auch vom KS-Stadium der behandelten Patienten, insbesondere, wenn anamnestisch oder aktuell opportunistische Infektionen nachweisbar waren. Zudem sind viele Studienergebnisse nicht vergleichbar, weil die Autoren jeweils eigene Remissions- und Einschlußkriterien definiert haben. Mit höheren Dosierungen ließ sich kein eindeutiger Therapievorteil bei deutlich gesteigerter Nebenwirkungsrate erzielen, eine Kombinationstherapie z.B. (ABV) war der Einzeltherapie überlegen [9, 29, 31, 32, 51, 73].

Eine Monotherapie sollte wegen der hohen Nebenwirkungsrate mit den zur Zeit verfügbaren nicht liposomal verkapselten Substanzen nicht durchgeführt werden. Oftmals waren bei den Therapien die Nebenwirkungen Granulozytopenien und speziell bei der Behandlung mit Vinca-Alkaloiden das Auftreten von Polyneuropathien therapielimitierend.

Überzeugende Studienergebnisse liegen demgegenüber zur Therapie mit dem liposomal verkapselten Doxorubicin (*LD*) vor. Hierbei zeigt sich LD sowohl in der Langzeittherapie als auch in den randomisiert durchgeführten Studien den herkömmlichen Chemotherapeutika gerade auch bei der Behandlung von intestinalen Tumoren (beim ausgeprägten Lungen-KS lagen die Überlebenszeiten bei unter einem halben Jahr) überlegen [28, 33, 38, 81].

Die 52 von uns mit LD 20 mg/m² Körperoberfläche in 14tägigen Intervallen – im Durchschnitt 36,1 Wochen mit einer Spannweite von 18–183 Wochen – behandelten Patienten zeigten zu 90 % eine Remission. Die Therapie wurde von allen gut vertragen, so daß eine deutliche Verbesserung der Lebensqualität resultierte. Ähnliche Studienergebnisse sind auch von anderen Arbeitsgruppen berichtet worden. Zudem konnten wir im Vergleich zu historischen Kontrollen eine Verlängerung der Überlebenszeit beobachten (Abb. 60.7 a und b, 60.8 a und b, 60.9 a und b, 60.10 a und b). Die kumulative Toxizität von liposomal verkapseltem Doxorubicin ist auch in der Langzeittherapie gering. Die häufigste unerwünschte Wirkung war die Myelosuppression, die durch den Einsatz von G-CSF gut kontrollierbar ist. Wir konnten auch in der Langzeitanwendung die in einigen Studien als nur gering beschriebene akute und chronische Kardiotoxizität bestätigen [11, 76]. Die maximale bei einem Patienten von uns verabreichte kumulative Gesamtdosis betrug 850 mg/m² Körperoberfläche ohne Zeichen einer Kardiomyopathie [41]. Als therapielimitierend erwies sich bei einigen Patienten die Hepatotoxizität. Aufgrund der weit fortgeschrittenen Grunderkrankung bei den Patienten, die die Einnahme von zahlreichen verschiedenen Arzneimitteln erforderlich macht, addieren sich deren hepatotoxische Nebenwirkungen. Dermatologisch ist besonders interessant, daß hyperkeratotische Palmoplantarerytheme auch bei den liposomal verkapselten Anthrazyclinderivaten in einem geringen Prozentsatz auftreten (Tabelle 60.4 und 60.5, Abb. 60.11).

Im Vergleich zum freien Doxorubicin führt das liposomal verkapselte zu einer verlängerten Plasmahalbwertzeit und zu einer erhöhten Penetration und Akkumulation in Gebieten mit alterierten Gefäßen, wie sie im KS zu finden sind.

Die mit Methoxypolyethylene-glycol-(*MPEG-*)Derivaten beschichtete Oberfläche der Liposomen schützt diese vor Phagozytose durch das retikuloendotheliale System, was eine weitere Verlängerung der Plasmahalbwertzeit bedingt und die Anreicherung im Tumorgewebe ermöglicht [69, 70]. Dies erklärt die höhere Effektivität bei deutlich verringerter Toxizität des liposomal verkapselten gegenüber

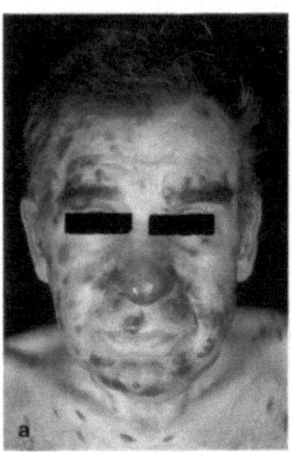
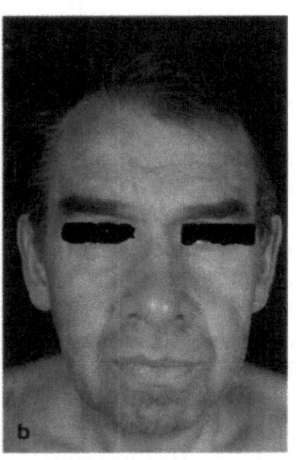
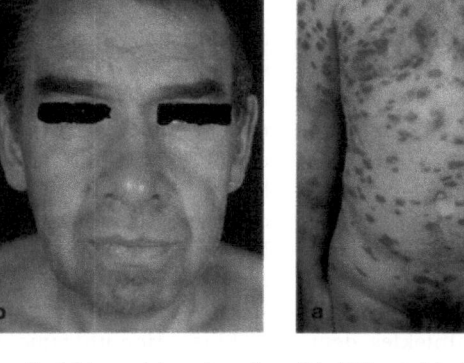
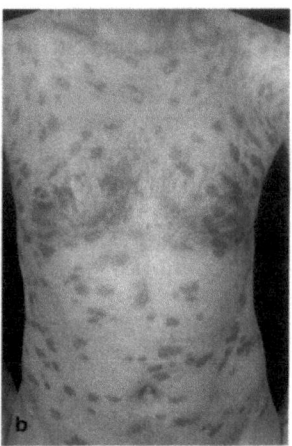

Abb. 60.7 a und b. Kaposi-Sarkom im Gesicht vor (a) und nach (b) 8 Zyklen liposomal verkapseltem Doxorubicin (20 mg/m² Körperoberfläche)

Abb. 60.8 a und b. Kaposi-Sarkom am Oberkörper vor (a) und nach (b) 8 Zyklen liposomal verkapseltem Doxorubicin (20 mg/m² Körperoberfläche)

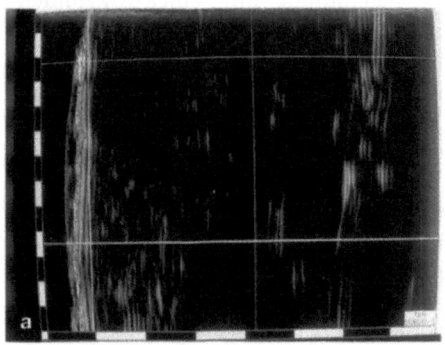
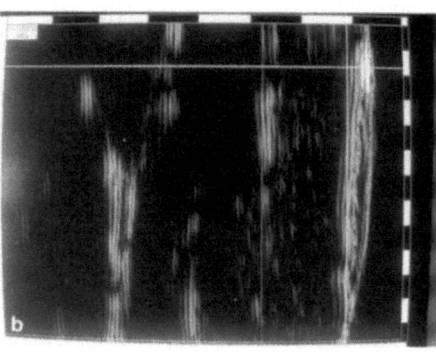

Abb. 60.9 a und b. Ultraschallkontrolle des auf dem Sternum lokalisiertem Kaposi-Sarkoms vor (a) und nach (b) zwei Zyklen liposomal verkapseltem Doxorubicin (20 mg/m² Körperoberfläche) bei dem zu Abb. 60.7 a und b gezeigten Patienten (20 MHz-Sonde, DUB 20)

Abb. 60.10 a und b. Lungen-Kaposi-Sarkom vor (**a**) und nach (**b**) 6 Zyklen liposomal verkapseltem Doxorubicin (20 mg/m² Körperoberfläche)

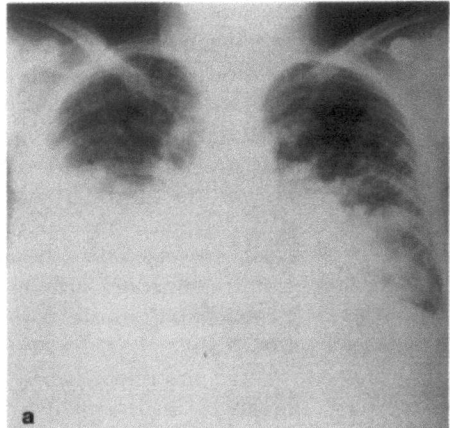
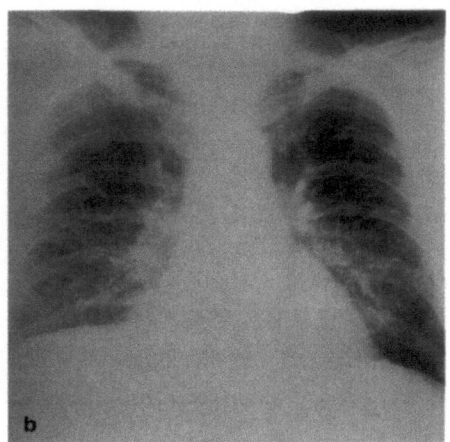

Abb. 60.11. Laborparameter vor und nach einer Langzeittherapie mit Doxorubicin (>18 Wochen)

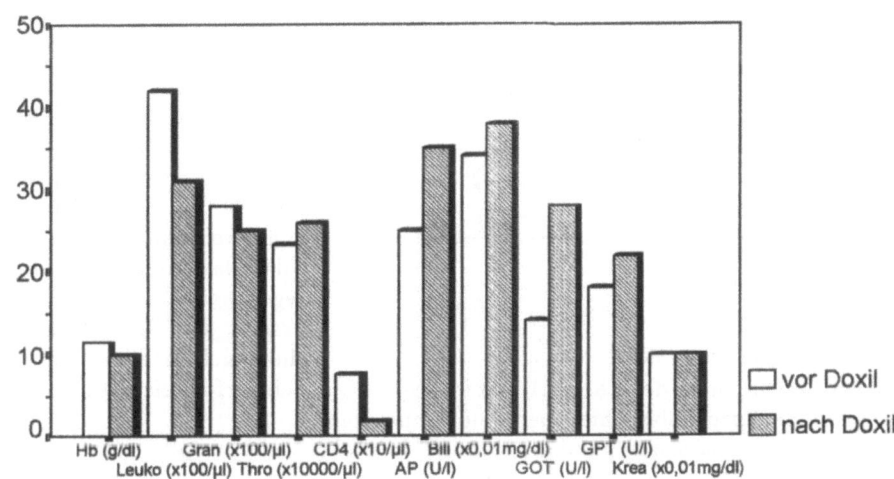

Tabelle 60.4. Chemotherapie des Kaposi-Sarkoms

Therapeutikum	Dosierung	Voraussetzung	Remissionsrate in %
IFN-α (2a,b)	3mal 10⁶ IE i.v. 3mal wöchentlich	>200 CD4-T-Lymphozyten, endogenes IFN-α <3 IE/ml antiretrovirale Kombinationstherapie	ca. 40
IFN-β	4mal 10⁶ IE i.v. 5mal wöchentlich in 2wöchigen Intervallen	antiretrovirale Kombinationstherapie	ca. 50
Liposomales Doxorubicin (Caelyx)	20 mg/m² i.v. in 3wöchigen Intervallen	T1/I1[1]	>80
Liposomales Daunorubicin (DaunoXome)	40 mg/m² i.v. in 2wöchigen Intervallen	T1/I1/S0/1[1]	ca. 60

[1] Siehe Tabelle 60.2.

dem konventionellen Antrazyklinderivaten, wobei es auch im Vergleich mit dem liposomalen Daunorubicin Therapievorteile zu besitzen scheint [28, 33, 38, 76].

Insgesamt steht mit dem liposomal verkapselten Doxorubicin ein sicheres und effektives Arzneimittel für die Langzeitchemotherapie des fortgeschrittenen Aids-KS zur Verfügung [16].

Aufgrund seiner besonderen Pharmakokinetik bietet sich das Chemotherapeutikum auch zur Behandlung anderer maligner Gefäßtumoren an [64].

Tabelle 60.5. Nebenwirkungen im Verlauf einer Langzeittherapie mit Doxorubicin (>18 Wochen)

Nebenwirkungen	Absolut n =	Relativ in %
Lymphopenie	46	88,5
Leukopenie	41	78,5
Granulozytopenie	40	76,9
Anämie	31	59,6
Thrombopenie	12	23,1
AP-Erhöhung	20	38,5
Erhöhung der Leberwerte	17	32,7
Hypoproteinämie	5	9,6
Polyneuropathie	17	32,7
Ödeme	14	26,9
erosive Stomatitis	11	21,2
Hepatose	7	13,5
Niereninsuffizienz	5	9,6
Myalgien	2	3,8
gustatorische Mißempfindungen	2	3,8
hyperkeratotische Erytheme an Palmae und Plantae	2	3,8
Herzinsuffizienz	1	1,9
Alopezie	6	11,5
Tod	29	55,8

Antiherpetische Therapie

Vor der Beschreibung des KSHV/HHV8 in KS-Läsionen wurden Einzelfallberichte über eine Remission von KS unter Foscarnet publiziert. Morfeldt und Torssander (1994) behandelten 5 Patienten in mehreren Zyklen über jeweils 10 Tage mit Foscarnet 180 mg/kg KG/täglich i.v. Drei dieser Patienten hatten ausgeprägte Remissionen in einem Fall sogar von viszeralen KS [59].

Wir beobachteten 9 Patienten mit weit fortgeschrittenen KS und CD4-T-Lymphozyten im peripheren Blut von weniger als 200 µl^{-1}, die wegen einer CMV-Retinitis mit Foscarnet therapiert wurden. Nachdem die etablierte KS-Therapie wegen Unverträglichkeiten abgesetzt werden mußte, zeigte sich bei allen Patienten trotz Beibehaltung der Foscarnettherapie eine Progression der KS. Eine Multicenterstudie zur Wirksamkeit wird zur Zeit durchgeführt.

Eine retrospektive Untersuchung an 20 000 Patienten, die mit Foscarnet therapiert worden waren, ergab, daß bei ihnen das Risiko, ein KS zu entwickeln, um 70 % niedriger lag als bei nichtbehandelten Patienten [44]; ähnliche Ergebnisse wurden auch von anderen Autoren mitgeteilt, die jedoch nicht unwidersprochen blieben [57, 75]. Alle Untersucher konnten für Aciclovir keine Minderung des Risikos, ein KS zu entwickeln, feststellen [50].

Hormonelle Therapie

In Einzelfallbeschreibungen wurde über Spontanremission von KS bei Schwangeren berichtet. Lunardi et al., 1995, zeigten daß β-HCG in vitro eine Apoptose von KS-Zellen auslöst [52]. Harris, 1995, zeigte bei 6 Patienten mit KS, die 3mal pro Woche 150 000 bis maximal 700 000 IE HCG i.m. erhielten, daß bei allen eine Tumorregression einsetzte [39]. Nach Aussetzen der Therapie oder nach Dosisreduktion traten jedoch erneut Rezidive auf. Eine ähnliche Beobachtung wurde von McNamee, 1995, beschrieben [54].

Eine abschließende Beurteilung ist zur Zeit nicht möglich, insbesondere weil anscheinend nicht alle β-HCG-Präparationen wirksam sind. Niedrige Dosierungen 5 000 IE/Woche sind jedoch wirkungslos [66].

Angiogeneseinhibitoren

Eine Hemmung der Angiogenese durch Fumagillin wurde von mehreren Arbeitsgruppen beschrieben [43]. Wir konnten in vitro bei KS-Zellinien eine deutliche Hemmung durch Fumagillol (AMG 1478) nachweisen. Hierbei fand sich eine wesentlich ausgeprägtere Inhibition der KS-Zellen im Vergleich zu Fibroblastenzellinien [15]. Diese Untersuchungen legen nahe, daß Fumagillol auch klinisch von Interesse in der Therapie des KS sein könnte. Erste Studienergebnisse mit Tecogalon waren leider nicht sehr erfolgreich [85].

60.5
Zusammenfassung

Vor einer breiteren Anwendung sollten die antiherpetisch (Foscarnet, Gancyclovir), die hormonell (β-HCG wirkenden Substanzen sowie der kompetitive Östrogenrezeptorantagonist Tamoxifen) und die Zytokinrezeptorantagonisten (PDGF, b-FGF, IL-13) in Multicenterstudien geprüft werden, die für einige Substanzen schon initiiert sind [80]. Wenige Arbeitsgruppen beschreiben KS-Remissionen unter einer Retinoidtherapie, wobei zum einen die Gefahr einer HIV-Replikationssteigerung nicht ausgeschlossen ist, zum anderen unsere eigenen Erfahrungen mit dieser Substanzklasse negativ sind [74]. Eine vielversprechende Substanz ist Paclitaxel, das auch bei anderen Tumoren zu guten Remissionsraten geführt hat [77, 85].

Die Indikation für eine IFN-Therapie insbesondere IFN-α besteht unseres Erachtens nur in der Frühphase der HIV-Infektion, d. h. bei CD4-T-Lymphozyten >200 µl^{-1} und bei endogenen IFN-α-Spiegeln unter 3 Uml^{-1}. Bei der Behandlung des fortgeschrittenen KS wird das liposomale Doxorubicin in

Zukunft das Mittel der Wahl sein, das durch die zur Verfügung stehenden, die Hämatopoese anregenden Wachstumsfaktoren auch in den Spätstadien des HIV-Infektes gut eingesetzt werden kann. Welche Indikationen die neuen Therapieformen erhalten, muß durch die zur Zeit laufenden und weitere Studien geklärt werden.

Die Therapie des HIV-assoziierten KS wird sich in den nächsten Jahren grundlegend wandeln. Die Folge wird eine individuelle, d. h. stadienangepaßte Therapie sein.

Literatur

1. Ackerman AB, Gottlieb GJ (1988) Atlas of the gross and microscopic features. In: Gottlieb G, Ackerman AB (eds) Kaposi's sarcoma: a text and atlas (pp 29–63). Lea & Febiger, Philadelphia
2. Baggish MS, Poiesz BJ, Joret D (1991) Presence of human immunodeficieny DNA in laser smoke. Lasers Surg Med 11: 197–203
3. Bailey J, Pluda JM, Foli A et al. (1995) Phase I/II study of intermittent all-*trans*-retinoic acid, alone and in combination with interferon alfa-2a, in patients with epidemic Kaposi's sarcoma. J Clin Oncol 13: 1966–1974
4. Beier C, Schöfer H, Kaufmann R (1996) Topical photodynamic therapy (TPDT) of AIDS-associated kaposi's sarcoma. XI Int Conf AIDS Vancouver
5. Beral V, Peterman TA, Berkelman RL, Jaffe HW (1990) Kaposi's sarcoma among persons with AIDS: a sexually transmitted infection? Lancet 335: 123–128
6. Beral V, Bull D, Jaffe H, Evans B, Gill N, Tillett H, Swerdlow AJ (1991) Is risk of Kaposi's sarcoma in AIDS patients in Britain increased if sexual partners came from United States of America? BMJ 302: 624–625
7. Beral V, Bull D, Darby S, Weller I, Carne C, Beecham M, Jaffe H (1992) Risk of Kaposi's sarcoma and sexual practices associated with faecal contact in homosexual or bisexual men with AIDS. Lancet 339: 632–635
8. Berson AM, Quivey, JM, Harris JW (1990) Radiationtherapy for AIDS-related Kaposi's sarcoma. Int J Radia Oncol Biol Phys 19: 569–575
9. Bertelli D, Barni C, Casari S, Paraninfo G, Cadeo GP (1996) Adriamycin, Bleomycin and vinblastine (ABV) chemotherapy in the treatment of AIDS-related kaposi's sarcoma (KS). XI Int Conf AIDS Vancouver
10. Biberfeld P, Ekman M, Kaaya EE, Jagdahl L, Linde A., Biberfeld G. (1996) HHV8 and other herpes virus in AIDS related and endemic kaposi's sarcoma (KS) and malignant lymphoma. XI Int Conf AIDS Vancouver
11. Bogner JR, Kronawitter U, Rolinski B, Truebenbach K, Goebel FD (1993) Liposomal Doxorubicin in the treatment of advanced AIDS-related Kaposi sarcoma. J Acquir Immune Defic Syndr 7: 463–468
12. Bonhomme L, Fredj G, Averons S (1991) Topical treatment of epidermic Kaposi's sarcoma with all-*trans*-retinoic acid. Ann Oncol 2: 234–235
13. Boudreaux AA, Smith LL, Cosby CD (1993) Intralesional vinblastin for cutaneous Kaposi's sarcoma associated with acquired immunodeficiency syndrome. J Am Acad Dermatol 28: 61–65
14. Brockmeyer NH, Mertins L, Goos M (1990) Progression of Kaposi's sarcoma under a combined interferon beta and interferon gamma therapy in AIDS patients. Klin Wochenschr 68:1229
15. Brockmeyer NH, Hengge UR, Jura S, Tillmann I, Goos M (1993) Fumagillol and Isotretinoin inhibit in-vitro Kaposi's sarcoma cell growth. J Invest Dermatol 100: 558
16. Brockmeyer NH, Mertins L, Goos M (1994) Therapie des HIV-assoziierten Kaposi-Sarkoms. AIFO 9: 483–489
17. Brockmeyer NH, Reimann G, Mertins L, Goos M (1995) Therapie des Kaposi Sarkoms mit liposomalem Doxorubicin. In: Tilgen W, Petzold D (Hrsg) Operative und konservative Dermatoonkologie, Bd 10 (S 282–288). Springer, Berlin Heidelberg New York Tokyo
18. Brodt HR, Kamps BS, Gute P, Lutz T, Mitrou P, Helm EB (1996) Accelerated course of human immunodeficiency virus infection after kaposi's sarcoma. A matched control study. XI Int Conf AIDS Vancouver
19. Brooks JJ (1986) Kaposi's sarcoma: a reversible hyperplasia. Lancet 2: 1309–1310
20. Cesarman E, Chang Y, Moore PS, Said JW, Knowles DM (1995) Kaposi's sarcoma-associated herpesvirus-like DNA sequences in AIDS-related body-cavity-based lymphomas. N Engl J Med 332: 1186–1191
21. Chang Y, Cesarman E, Pessin S, Lee F, Culpepper J, Knowles DM, Moore PS (1994) Identification of herpesvirus-like DNA sequences in AIDS-associated Kaposi's sarcoma. Science 266: 1865–1869
22. Contu L, Cerimele D, Pintus A, Cottoni F, La Nasa G (1984) HLA and Kaposi's sarcoma in Sardinia. Tissue Antigens 23: 240–245
23. Cooper JS (1990) Optimal treatment of epidemic Kaposi's sarcoma. Int J Radiat Oncol Biol Phys 19: 807–808
24. Corbeil J, Rapaport E, Richman DD, Looney DJ (1994) Antiproliferative effect of retinoid compounds on Kaposi's sarcoma cells. J Clin Invest 93: 1981–1986
25. Delli Bovi P, Donti E, Knowles DM et al. (1986) Presence of chromosomal abnormalities and lack of AIDS retrovirus DNA sequences in AIDS-associated Kaposi's sarcoma. Cancer Res 46: 6333–6338
26. Duvic M, Friedman-Kien AE, Galpin J et al. (1996) Phase I-II clinical trial supports safety and efficacy of ALRT 1057 topical retinoid gel for kaposi's sarcoma. XI Int Conf AIDS Vancouver
27. Ensoli B, Gendelman R, Markham P et al. (1994) Synergy between basic fibroblast growth factor and HIV-1 Tat protein in induction of Kaposi's sarcoma. Nature 371: 674–680
28. Esser S, Bleil M, Reimann G, Mertins L, Brockmeyer NH (1996) Long term treatment with liposomal doxorubicin in patients with AIDS-related kaposi's sarcoma. XI Int Conf AIDS Vancouver
29. Fischl MA, Krown SE, Boyle KP (1993) Weekly doxorubicin in the treatment of patients with AIDS-related Kaposi's sarcoma. J Acquir Immune Defic Syndr 6: 259–264
30. Friedman-Kien AE, Laubenstein L, Marmor M (1981) Kaposi's sarcoma and pneumocystis pneumonia among homosexual men – New York City and California. MMWR 30/25: 305–308
31. Gill PS, Bernstein-Singer M, Espina BM et al. (1992) Adriamycin, bleomycin and vincristine chemotherapy with recombinant granulocyte-macrophage colony-stimulating factor in the treatment of AIDS-related Kaposi's sarcoma. AIDS 6: 1477–1481
32. Gill PS, Miles SA, Mitsuyasu RT et al. (1994) Phase I AIDS clinical trials group (075) study of adriamycin, bleomycin and vincristine chemotherapy with zidovudine in the treatment of AIDS-related Kaposi's sarcoma. AIDS 8: 1695–1699
33. Gill PS, Wernz J, Scadden DT et al. (1996) Randomized phase III trial of liposomal daunorubicin versus doxorubicin, bleomycin, and vincristine in AIDS-related Kaposi's sarcoma. J Clin Oncol 8: 2353–2364
34. Giraldo G, Beth E (1986) The involvement of cytomegalovirus in AIDS and Kaposi's sarcoma. Prog Allergy 37: 319–331
35. Gottlieb GJ, Ackerman AB (1982) Kaposi's sarcoma: an extensively disseminated form in young homosexual men. Hum Pathol 13: 882–892
36. Grekin R, Razum N, Trommer R, Doiron D, Snyder A (1996) Tin ethyl etiopurpurin (snet 2) photodynamic therapy (PDT): Results of a phase I/II clinical study conduc-

ted at UCSF for the treatment of aids-associated cutaneous kaposi's sarcomas. XI Int Conf AIDS Vancouver

37. Gross G, Pfister H, Wagner B, Brockmeyer NH (1994) Prevalence of antibodies to HPV16-e7-protein does not differ between AIDS-patients with and without Kaposi's sarcoma. Genitourin Med 70: 70-71

38. Gruenaug M, Bogner JR, Loch O, Goebel F-D (1996) Liposomal doxorubicin in pulmonary kaposi's sarcoma: Improved survival as compared to patients without liposomal doxorubicin. XI Int Conf AIDS Vancouver

39. Harris PJ (1995) Treatment of Kaposi's sarcoma and other manifestations of AIDS with human chorionic gonadotropin. Lancet 346: 118-119

40. Harwood AR, Osoba D, Hofstader SL et al. (1979) Kaposi's sarcoma in recipients of renal transplants. Am J Med 67: 759-765

41. Hengge UR, Brockmeyer NH, Baumann M, Reimann G, Goos M (1993) Liposomal doxorubicin in AIDS-related Kaposi's sarcoma. Lancet 342: 497

42. Hündgen M, Eick H von(1990) Pharmakologie von Interferonen (IFN-α, IFN-β, IFN-γ). In: Orfanos CE, Garbe C (Hrsg) Das maligne Melanom der Haut (S 243-247). Zukkerschwerdt, München

43. Ingber D, Fujita T, Kishimoto S, Sudo K, Kanamaru T, Brem H, Folkman J (1990) Synthetic analogues of fumagillin that inhibit angiogenesis and suppress tumor growth. Nature 348: 555-557

44. Jones JL, Hanson DL, Chu SY, Ward JW, Jaffe HW (1995) AIDS-associated Kaposi's sarcoma. Science 267: 1078-1080

45. Kahn J, Kaplan L, Volberding P (1989) Intralesional tumor necrosis factor α for AIDS-associated Kaposi's sarcoma. J Acquir Immune Defic Syndr 2: 217-223

46. Kaposi M (1872) Idiopathisches multiples Pigmentsarkom der Haut. Arch Derm Syph 4: 265-273

47. Knowles DM, Chadburn A (1992) Lymphadenopathy and the lymphoid neoplasms associated with the aquired immune deficiency syndrom (AIDS). Neoplastic Hematophatology 11: 773-836

48. Krown SE, Metroka C, Wernz JC (1989) Kaposi's sarcoma in the acquired immune deficiency syndrome: a proposal for uniform evaluation, response, and staging criteria. AIDS clinical trials group oncology commettee. J Clin Oncol 7: 1201-1207

49. Krown SE, Niedzwiecki D, Bhalla RB, Flomenberg N, Bundow D, Chapman D (1991) Relationship and prognostic value of endogenous interferon-alpha, beta 2-microglobulin, and neopterin serum levels in patients with Kaposi sarcoma and AIDS. J Acquir Immune Defic Syndr 4: 871-880

50. Lampinen TM, Collier AC, Holmes KK (1996) Meta-analysis of acyclovir for kaposi's sarcoma prophylaxis. XI Int Conf AIDS Vancouver

51. Lassoued K, Clauvel JP, Katlama C (1990) Treatment of the acquired immune deficiency syndrome-related Kaposi's sarcoma with bleomycin as a single agent. Cancer 66: 1869-1872

52. Lunardi-Iskandar Y, Bryant JL, Zeman RA et al. (1995) Tumorigenesis and metastasis of neoplastic Kaposi's sarcoma cell line in immunodeficient mice blocked by a human pregnancy hormone. Nature 375: 64-68

53. Mauss S, Szelényi H, Jablonowski H (1994) Aktuelle Therapiestrategien bei AIDS-assoziiertem Kaposi-Sarkom. Med Klin 89: 550-555

54. McNamee D (1995) Beta-hCG inhibits Kaposi's sarcoma (news). Lancet 345: 1169

55. Mitsuyasu RT, Taylor JMG, Glaspy J, Fahey JL (1986) Heterogeneity of epidemic Kaposi's sarcoma. Implications for therapy. Cancer 57: 1657-1661

56. Mitsuyasu RT (1987) Clinical variants and staging of Kaposi's sarcoma. Semin Oncol 14: 13-24

57. Mocroft A, Youle M, Gazzard B, Morcinek J, Halai R (1996) Antiherpes virus treatment and risk of Kaposi's sarcoma in HIV infection. XI Int Conf AIDS Vancouver

58. Moore PS, Chang Y (1995) Detection of Herpesvirus-like DNA Sequences in Kaposi's Sarcoma in Patients with and without HIV Infection. N Engl J Med 332: 1181-1185

59. Morfeldt L, Torssander J (1994) Long-term remission of Kaposi's sarcoma following foscarnet treatment in HIV-infected patients. Scand J Infect Dis 26: 749-752

60. Muzyka BC, Glick M (1993) Sclerotherapy for the treatment of nodular intraoral Kaposi's sarcoma in patients with AIDS. N Engl J Med 328: 210-211

61. Myskowski PL (1992) Intralesional interferon a-2b produces responses in Kaposi's sarcoma. Dermatology 3: 11

62. Nickoloff BJ, Griffiths CE (1989) Factor XIIIa-expressing dermal dendrocytes in AIDS-associated cutaneous Kaposi's sarcoma. Science 243: 1736-1737

63. Nickoloff BJ (1991) The human progenitor cell antigen (CD34) is localized on endothelial cells, dermal dendritic cells, and perifollicular cells in formalin-fixed normal skin, and on proliferation endothelial cells and stromal spindle-shaped cells in Kaposi's sarcoma. Arch Dermatol 127: 523-529

64. Ockenfels HM, Brockmeyer NH, Hengge U, Goos M (1996) Cutaneous angiosarcoma: a novel therapy with liposomal doxorubicin? J Eur Acad Dermatol Venereol 6: 71-75

65. Orfanos CE, Bratzke B, Lehmann FM (1988) Das HIV-1-assoziierte mukokutane Kaposi-Sarkom. AIFO: 561-569

66. Picard O, Hermans P, Clumeck N, Gill P, Lunardi-Iskandar Y, Gallo R (1996) Preliminary results with human chorionic gonadotropin in AIDS-related kaposi's sarcoma. XI Int Conf AIDS Vancouver

67. Penn I (1979) Kaposi's sarcoma in organ transplant recipients: Report of 20 cases. Transplantation 27: 8-11

68. Podzamczer D, Gonzalez-Lahoz J, Inchaustegui L et al. (1996) Alpha interferon (IFN) plus zidovudine in kaposi sarcoma: A randomized trial comparing IFN 3 MU VS. 10 MU daily. XI Int Conf AIDS Vancouver

69. Rahman A, Treat J, Roth JK et al. (1990) A phase i clinical trial and pharmacokinetic evaluation of liposome-encapsulated doxorubicin. J. Clin Oncol 8: 1093-1100

70. Rahman A, Carmichael D, Harris M, Roh JK (1986) Comparative pharmacokinetics of free doxorubicin and doxorubicin entrapped in cardiolipin liposomes. Cancer Res 46: 2295-2299

71. Rasokat H, Haussermann L, Minnemann M (1989) Response of AIDS-related Kaposi's sarcoma to treatment with recombinant interferon alpha depends on the stage of underlying immunodeficiency. J Invest Dermatol 89: 444-445

72. Real FX, Krown SE (1985) Spontaneous regression of Kaposi's sarcoma in patients with AIDS (Letter). N Engl J Med 313: 1659

73. Routy J-P, MacLeod J, Urbanek A (1996) Bleomycin + Vincristine/VP16 with or without G-CSF in aids patients with kaposi's sarcoma. XI Int Conf AIDS Vancouver

74. Saiag P, Pavlovic M, Chastang C, Fauveau V, Faivre-Meharzi J, Nicolas JC, Chenon A (1996) Treatment of aids-related Kaposi's sarcoma (AIDS-KS) with alltrans-retinoic acid (ATRA). Results of a phase II trial. XI Int Conf AIDS Vancouver

75. Saillour M, Risbourg M, Truchis P de, Valance A, Sarrazin E, Perronne C (1996) Effects of anti-CMV agents on kaposi sarcoma (KS) in AIDS patients. XI Int Conf AIDS Vancouver

76. Saint-Marc T, Jeanblanc F, Makhloufi D, Touraine JL (1996) Phase II clinical trial of liposomal daunorubicin in the treatment of pulmonary kaposi's sarcoma. XI Int Conf AIDS Vancouver

77. Saville MW, Lietzau J, Pluda JM et al. (1995) Treatment of HIV-associated Kaposi's sarcoma with paclitaxel. Lancet 346: 26-28

78. Schirren CG, Roth WK, Hein R, Werner S, Krieg T, Braun-Falco O (1990) Invasive migration of epidermic Kaposi's sarcoma cells in vitro. Br J Dermatol 123: 313-318

79. Schöfer H, Ochsendorf FR, Hochscheid I, Milbradt R (1991) Facial Kaposi's sarcoma. Palliative treatment with

cryotherapy, intralesional chemotherapy, low-dose roentgen therapy and camouflage. Hautarzt 42: 493–498

80. Sprinz E, Kalakun L, Prolla G et al. (1994) A phase II study of the basic fibroblast growth factor (b-FGF) inhibiting agent pentosan polysulfate (PPS) in patients (pts) with AIDS-related Kaposi's sarcoma (AIDS-KS). Ann Oncol 5: 3

81. Stewart S, Jablonowski H, Goebel FD, L'Age M, Spittle M, Luthy R (1996) Randomized comparative trial of doxil(r) VS. Bleomycin and vincristin in the treatment of AIDS-related KS. XI Int Conf AIDS Vancouver

82. Stürzl M, Roth WK, Brockmeyer NH, Zietz C, Speiser B, Hofschneider PH (1992) Platelet-devived growth factor (PDGF) and PDGF-receptor. Expression in AIDS-related Kaposi's sarcoma in vivo suggests paracrine and autocrine mechanisms of tumor maintainance. Proc Natl Acad Sci USA 89: 7046–7050

83. Stürzl M, Brandstetter H, Zietz C et al. (1995) Indentification of interleukin-1 and platelet-derived growth factor-B as major mitogens for the spindle cells of Kaposi's sarcoma: a combined in vitro and in vivo analysis. Oncogene 10: 1007–1016

84. Taylor JF, Templeton AC, Vogel CL (1971) Kaposi's sarcoma in Uganda: a clinicopathological study. Int J Cancer 8: 122–135

85. Tulpule A, Snyder JC, Espina BM, Higashi L, Satomi M, Lombardy EE, Gill PS (1994) A phase I study of tecogalan, a novel angiogenesis inhibitor in the treatment of AIDS-related Kaposi's sarcoma and solid tumor. Blood 84: 248a

86. Volberding PA, Mitsuyasu RT, Golando JP, Spiegel RJ (1987) Treatment of Kaposi's sarcoma with interferon alfa-2b (Intron A). Cancer 59: 620–625

87. Volm MD, Von Roenn JH (1995) Treatment strategies for epidemic Kaposi's sarcoma. Curr Opin Oncol 7: 429–436

88. Werner S, Hofschneider PH, Roth WK (1989) Cells derived from sporadic and AIDS-related Kaposi's sarcoma reveal identical cytochemical and molecular properties in vitro. Int J Cancer 43: 1137–1144

89. Zur Hausen H (1991) Viruses in Human Cancers. Science 254: 1167–1173

61 Angiosarkome[1]

Bernhard Zelger und Peter Fritsch

61.1
Einleitung

Angiosarkome sind hochmaligne Tumoren, die von Endothelzellen abstammen [32]. Trotz erweiterter und verbesserter Techniken ist die Frage, ob sie sich von Lymph- oder Blutgefäßen herleiten, bislang nicht eindeutig geklärt [30]. Der sich nicht festlegende Begriff Angiosarkom ist daher Bezeichnungen wie Lymph- oder Hämangiosarkom vorzuziehen.

Angiosarkome machen ca. 1 % aller Sarkome aus, was einer Inzidenz von 0,01 pro 100 000 Einwohner und Jahr entspricht [1]. Die Inzidenz von malignen Melanomen in Mitteleuropa beträgt im Vergleich dazu ca. 15 pro 100 000 Einwohner und Jahr; auf ca. 1 500 Melanome kommt demnach ein Angiosarkom.

Angiosarkome entstehen ungefähr zu je einem Drittel primär in der Haut, in den tiefen Weichteilen und in verschiedenen inneren Organen [5]. Neben dieser anatomischen Zuordnung sind auch ätiologische und/oder histologische Kriterien zur Klassifizierung in Gebrauch (z. B. Postirradiationsangiosarkom [27]; epitheloide Angiosarkome [9]).

Wir beschränken uns im vorliegenden Beitrag auf die dermatologisch relevanten Entitäten, also auf die kutanen und, mit Einschränkungen, die Angiosarkome der Weichteile.

61.2
Klinik

Das *kutane Angiosarkom* [5, 14, 20, 32] ist ein hochcharakteristisches Krankheitsbild. Bevorzugt befallen sind Männer (2:1) im fortgeschrittenen Lebensalter (ab dem 6. Dezennium), am Skalp und/oder der oberen Gesichtshälfte (>90 % aller Fälle). In absteigender Häufigkeit sind untere Gesichtshälfte, Rumpf, untere bzw. obere Extremitäten betroffen.

Die Läsionen beginnen unscheinbar als rötlich-livide Flecken (Abb. 61.1) oder mäßig indurierte Plaques (Abb. 61.2), begleitet von Ödemen, die durch

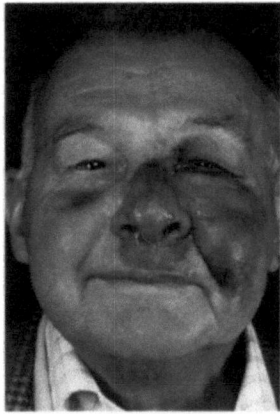

Abb. 61.1. Fleckförmig kutanes Angiosarkom mit Ödem der linken Wange (mit freundlicher Genehmigung durch Prof. E. Wilson-Jones, London)

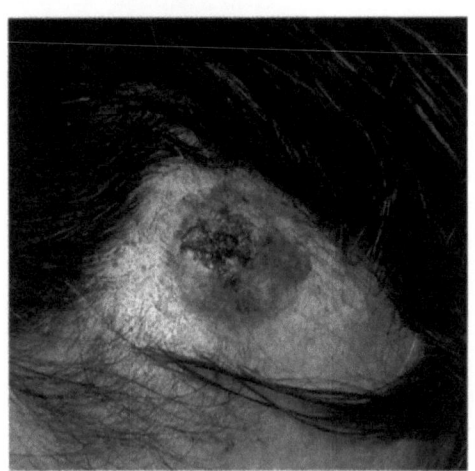

Abb. 61.2. Plaqueförmig kutanes Angiosarkom

---

[1] Mehrfache Studienaufenthalte bei Prof. Edward Wilson-Jones, London, gaben Dr. Bernhard Zelger die Gelegenheit zu reichhaltigem histopathologischem Studium (kutaner) Angiosarkome.

gestörte Zirkulationsverhältnisse bedingt sind. Nach banalen Traumen entstehen oft Hämorrhagien, die sich langsam und nur unvollständig zurückbilden. Letztere sind oft der Anlaß für den ersten Arztbesuch, bei dem die richtige Interpretation allerdings selten erfolgt. Häufige Fehlbeurteilungen in diesen frühen Stadien sind posttraumatische, Quincke- oder chronische Lymphödeme. Flächenhafte Rötungen können als Erysipel, papulös-teleangiektatische Läsionen als Rosazea [31] gedeutet werden.

In fortgeschritteneren Stadien treten schnell wachsende, derbe, hautfarbene bis dunkel livid-rote Infiltrate und Knoten auf, die sich irregulär zentrifugal ausbreiten, Satellitenherde ausbilden und rasch – innerhalb von Monaten – weite Abschnitte von Kapillitium, Gesicht und Hals besiedeln. Es entstehen oft riesige Tumoraggregate und -platten mit gebuckelten, teilweise hämorrhagischen und nekrotisch-exulzerierten Partien, die die Patienten bis zur Unkenntlichkeit entstellen können.

Für diese charakteristische Art der Ausbreitung wurde sowohl eine regionäre kutane Metastasierung als auch ein multifokaler Ursprung primärer Angiosarkome im Sinn eines „Feldphänomens" diskutiert [32]. Nach unserer Erfahrung finden sich jedoch bei genauer histologischer Aufarbeitung nicht selten unscheinbare „Brücken" zwischen den Tumorarealen, die auf Ausbreitung per continuitatem hinweisen (bei der es lange bewenden bleibt, s. Prognose). Daraus resultieren auch die häufigen Rezidive nach scheinbar vollständiger operativer Entfernung und lokoregionärer Bestrahlung; diese sind meist multifokal und in den Randbereichen des primären Behandlungsfeldes gelegen.

Im weiteren Verlauf kommt es binnen weniger Wochen bis Monate zum Befall regionärer Lymphknoten und/oder zur Fernmetastasierung, wobei v. a. die Lunge betroffen ist. Durch Befall peripherer Lungenanteile mit Einbruch in die Pleura entsteht häufig ein (tödlicher) Pneumothorax [18]. Ähnlich foudroyante Verläufe resultieren durch Metastasen in Herz oder Gehirn, die sich als Infarkte oder Blutungen manifestieren [20].

Eine Sonderform kutaner (oft aber auch aus tieferen Gewebsschichten rührender – die Unterscheidung ist oft schwierig) Angiosarkome sind solche in chronischem Lymphödem (Stewart-Treves-Syndrom) [36]. Dieser charakteristische Tumor etabliert sich nach vieljährigem Bestand (meist 10–20 Jahre) innerhalb von Lymphödemen nach Mastektomie mit axillärer Lymphadenektomie; befallen sind in mehr als 90 % Frauen in höherem Lebensalter. Bedenkt man die hohe Inzidenz des Mammakarzinoms (90 pro 100 000 Einwohner/Jahr), ist das Risiko dieser Komplikation vergleichsweise gering (<0,5 %). Selten werden diese Angiosarkome auch

bei kongenitalen (Morbus Milroy) [29], posttraumatischen oder infektiösen Lymphödemen (Filarien) beobachtet [34]. Allen gemeinsam ist ein foudroyanter Verlauf mit schnell wachsenden derben Knoten und früher Metastasierung.

Eine andere Sonderform sind bestrahlungsinduzierte Angiosarkome [11]: Oft schon nach kurzer Latenz (5 Jahre) einer Röntgenbestrahlung von Hämangiomen, Mammakarzinomen, genitalen Karzinomen, Morbus Hodgkin etc. folgende Tumoren *ohne* begleitendes Lymphödem. Die Prognose ist unterschiedlich [8].

Angiosarkome der tiefen Weichteile [5] sind eine wesentlich heterogenere Gruppe als die kutanen. Sie treten bevorzugt bei Männern (2:1) aller Altersklassen in den Extremitäten, der Bauchwand und -höhle auf und werden oft längere Zeit als chronische Hämatome verkannt (selbst nach unzureichend großen oder nicht repräsentativen Biopsien). Als Folgen können Thrombozytopenie und/oder Anämie sowie Herzversagen durch shuntbedingte Volumsbelastungen resultieren.

Eine Sonderform sind die epitheloiden Angiosarkome [9], die bevorzugt bei Männern höheren Alters (6. Dezennium und älter), in den tiefen Weichteilen der unteren Extremität, besonders am Oberschenkel, und im Retroperitoneum vorkommen (Abb. 61.3). Es handelt sich um großzellig-anaplastische, mitosenreiche Tumoren, deren Reaktivität mit epithelialen Markern häufig zur Fehldiagnose von Plattenepithelkarzinommetastasen führt. Sie sind hochmaligne und verlaufen in 3 Viertel der Fälle innerhalb weniger Monate bis 2 Jahre tödlich. Einen mit mehr als 4 Jahren Überlebenszeit günstigeren Verlauf nehmen die seltenen dermal-epitheloiden Angiosarkome [21].

Eine weitere Variante ist das Angiosarkom der weiblichen Brust [23]. Dieses betrifft vorwiegend

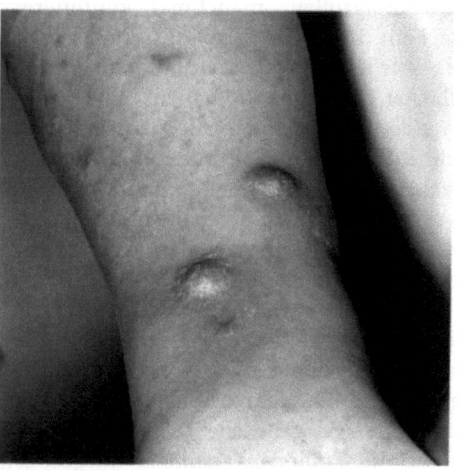

Abb. 61.3. Lokoregionäre kutane Metastasen eines epitheloiden Angiosarkoms des tiefen Oberschenkels

Frauen im mittleren Lebensalter, selten nach der Menopause. Manche dieser Tumoren wachsen während der Schwangerschaft rasch oder werden während dieser erstmals diagnostiziert, was als Zeichen für den Einfluß von Hormonen und/oder Wachstumsfaktoren (Gestagene; vascular endothelial cell growth factor, basic fibroblast growth factor) interpretiert wird. Es handelt sich um rasch wachsende intramammäre (nicht subkutane!) Tumoren mit im Vergleich zu anderen Angiosarkomen banalem klinischen (und histologischen) Erscheinungsbild: mäßig scharfe Abgrenzung, teigig-weiche Konsistenz, die umgebende Haut ist oft nur gering bläulich-rot verfärbt oder hautfarben. Klassische Stigmata von Mammakarzinomen wie Retraktionen der Haut, Ausfluß aus der Mamille, Mikrokalzifikationen oder axilläre Lymphknoten fehlen. Dieses unauffällige Bild bedingt in bis zu 50 % fatale Fehleinschätzungen, z. B. als kavernöse oder sinusoidale Hämangiome. Fast alle Patienten sterben innerhalb von 2 Jahren nach Diagnosestellung an Metastasen in Lunge, Haut und Knochen.

Angiosarkome innerer Organe können an vielerlei Lokalisationen entstehen: Schilddrüse, Nebennniere, Leber, Milz und Knochen. Wenn auch insgesamt von schlechter Prognose (50 % sterben innerhalb von 2–5 Jahren), überrascht manchmal ein langjähriger Verlauf.

61.3
Pathologie

Makroskopisch [32] zeigen sich klinisch flache Tumorareale kutaner Angiosarkome an den Schnittflächen als schlecht abgrenzbare, von der Dermis und Subkutis bis an die Galea aponeurotica oder Faszie reichende Tumoren mit zahlreichen, zumeist nur stecknadelkopfgroßen, manchmal konfluierenden roten Flecken. Erhabene Knoten kutaner Angiosarkome wie solche der Weichteile und inneren Organe sind schärfer abgegrenzt, haben eine solid-granuläre, grau-rötliche, manchmal hämorrhagisch-zystische Schnittfläche und ein oft überraschendes Tiefenwachstum („Eisbergphänomen"). Unabhängig von der Lokalisation sind alle Angiosarkome durch oft beträchtliche Hämorrhagien und Ödeme gekennzeichnet.

Histologisch [5, 13, 20, 32] finden sich unregelmäßig verteilte Tumorzellmassen mit schlitzförmigen, das präexistente Gewebe dissezierenden Gefäßspalten (Abb. 61.4), Nekrosen und Hämorrhagien. Abgesehen von gelegentlicher Erosion bzw. Exulzeration bleibt die Epidermis zumeist ausgespart, fallweise leicht atroph, jedoch durch eine freie Grenzzone vom eigentlichen Geschehen getrennt; ebenso bildet

die Galea aponeurotica eine natürliche, nur selten durchbrochene Barriere zu tieferen Strukturen. Innerhalb der Tumorzellmassen kann man 3 Wachstumsmuster mit fließenden Übergängen [32] unterscheiden:

- ein angiomatoides,
- ein solid-spindelzellförmiges und
- ein solid anaplastisches.

Das *angiomatoide* Muster ist durch charakteristische erweiterte Kanäle bzw. Hohlräume gekennzeichnet, die präexistente Strukturen wie das dermale Kollagen dissezieren und Adnexstrukturen umscheiden. Dabei findet sich eine variable Differenzierung [13]: hoch differenzierte Areale mit einschichtigen, gering atypischen, von normalen Endothelien im Einzelfall nicht unterscheidbaren Zellen; mäßig differenzierte Areale mit ein- bis mehrreihigem Endothelverband, papillären Formationen und deutlicheren Zellatypien; schließlich gering bzw. dedifferenzierte Areale mit kaum mehr erkennbarem angiomatoiden Muster und fließendem Übergang in solid-spindelzellförmige bis anaplastische, mitosereiche Areale mit zentralen Nekrosen.

Solid-spindelzellförmige Areale mit Schlitzen zwischen sowie Vakuolisation innerhalb von Tumorzellen mit oder ohne Nachweis von Erythrozyten ähneln dem Tumorstadium des Kaposi-Sarkoms (*KS*); letzteres weist jedoch eine deutlich geringere Zellpolymorphie auf.

Solid-anaplastische Areale schließlich sind durch polygonale bis epitheloide Zellen (Abb. 61.5) mit

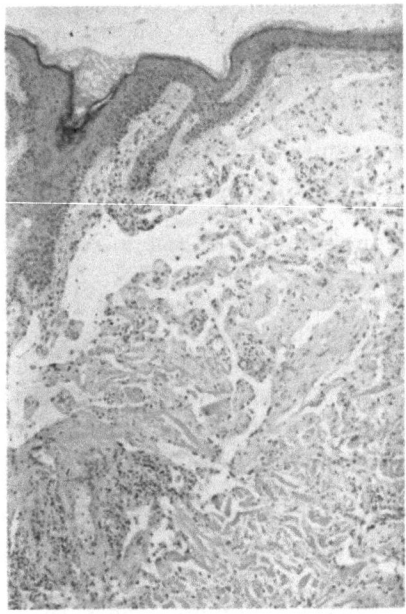

Abb. 61.4. Irreguläre Dissektion des kollagenen Bindegewebes durch hochdifferenziertes, kutanes Angiosarkom

Abb. 61.5. (links) Epitheloides Angiosarkom mit großen epitheloiden, mitosereichen Tumorzellen sowie intrazellulären Lumenformationen

Abb. 61.6. (rechts) Anaplastische Anteile eines kutanen Angiosarkoms mit gut erkennbarer vaskulärer Differenzierung

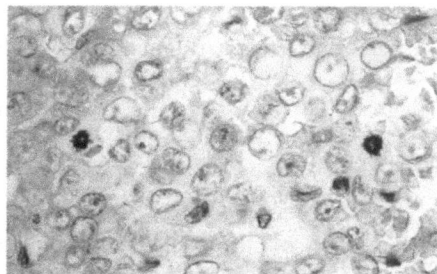

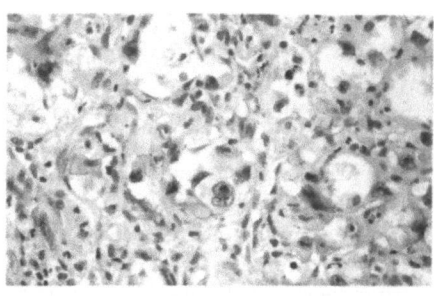

Abb. 61.7. (links) Noch erhaltene Reaktivität auf CD31 in Tumorknoten eines kutanen Angiosarkoms (mit freundlicher Genehmigung durch G. Orchard, London)

Abb. 61.8. (rechts) Kollagendissektion durch Ulex europaeus Agglutinin I in hochdifferenziertem kutanen Angiosarkom

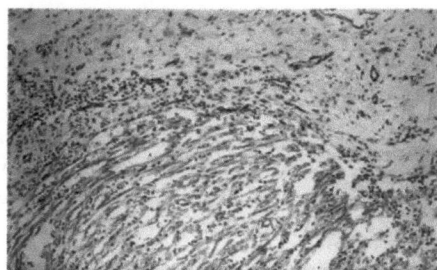

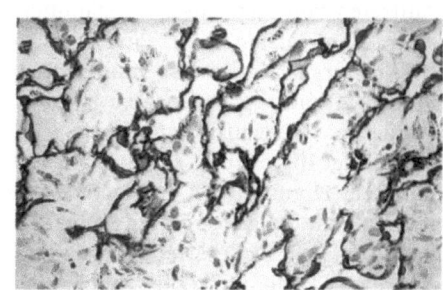

euchromatischen Zellkernen und ein bis mehreren Nukleoli sowie großen Mitosereichtum gekennzeichnet (>10/10 hpf) (Abb. 61.6). Gefäßwände fehlen oft vollständig, was den häufigen Befund von Gewebshämorrhagien (Erythrozytenmassen mit Lymphozyten, Serum) innerhalb der Tumorformationen erklärt. Daneben ist eine mäßige, randbetonte Durchsetzung bzw. Demarkierung mit Lymphozyten zu beobachten.

Histochemisch sind die Tumorformationen negativ für alkalische Phosphatase und zeigen in der Gomorifärbung nur abschnittsweise Retikulinfasern [13]. Andere Spezialfärbungen (abgesehen vom Hämosiderinnachweis mit der Berlinerblaureaktion) bringen keine Befunderweiterung.

Die immunhistochemische Reaktivtät hängt einerseits von der Fixierung, andererseits von der Differenzierung des Tumors ab [13]. So ist das formalinfixierte, paraffineingebettete Material in angiomatoiden Arealen positiv mit JC70A (CD31) (Abb. 61.7) und Ulex europaeus Agglutinin I (Abb. 61.8), dedifferenzierte Areale hingegen negativ [30]. Nur in einem Bruchteil der Tumoren (10–20 %) findet sich in besser differenzierteren Arealen Reaktivität mit Q BEnd 10 (CD34) bzw. Faktor VIII. Ein im Grunde identisches, insgesamt etwas betonteres Färbeverhalten findet sich in Metharcan- oder PLP-fixiertem Gewebe und Gefriermaterial, wobei hier der Einsatz weiterer Marker ein lymphatischen Endothelien vergleichbares Profil aufweist; so sind gut differenzierte Areale EN4-positiv, jedoch negativ mit den gefäßspezifischen Markern PAL-E und BMA120. Typ-IV-Kollagen und Laminin sind nur bruchstückhaft um Endothelien nachweisbar.

Elektronenmikroskopisch zeigen wohldifferenzierte Tumorareale eine Basallamina, Zellverbindungen („zonula adhärens"), luminale, fenestrierende Zellfortsätze, ausgeprägte Pinozytose, eine bescheidene Menge von feinen Filamenten, rauhem endoplasmatischen Retikulum, freien Ribosomen und vereinzelten Lysosomen. In seltenen Fällen sind Weibel-Palade-Körperchen zu beobachten [32]. Mit zunehmender Polymorphie reduziert sich der Gehalt an Zellstrukturen mit Ausnahme einer ständig zunehmenden Zahl freier Ribosomen (Abb. 61.9).

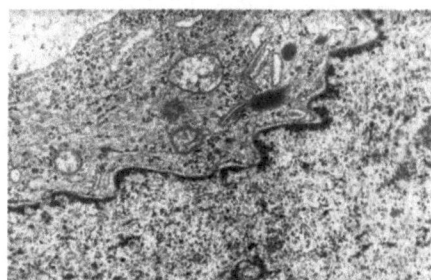

Abb. 61.9. Kutanes Angiosarkom mit großem, euchromatischem, wellig konturiertem Nukleus (*untere Hälfte*), Zytoplasma reich an freien Ribosomen, vereinzelten Weibel-Palade-Körperchen sowie subluminaler Pinozytose (*links oben*)

61.4
Prognose und Stadieneinteilung

Angiosarkome haben die schlechteste Prognose aller Sarkome [39] und sind in ihrer Aggressivität am ehesten mit multiformen Glioblastomen und Pankreastumoren vergleichbar. Die Überlebenszeiten variieren von wenigen Monaten bis zu 1–2 Jahren [13].

Die Ursache dieser schlechten Prognose liegt z. T. in ihrer unscheinbaren, diffus-infiltrativen Ausbreitung [2]. Angiosarkome werden oft lange nicht erkannt bzw. fehleingeschätzt und haben zum Zeitpunkt der Diagnose zumeist erhebliche Ausmaße erlangt. Zusammen mit der zumindest fokal schon vorhandenen Dedifferenzierung wird das „frühe" Auftreten von Metastasen verständlich.

In den letzten Jahrzehnten wurde mit wenig Erfolg versucht, die allgemein schlechte Prognose je nach Tumortyp genauer zu präzisieren und differenzieren. So wurde zunächst erkannt, daß die unscharfe Abgrenzung zu vaskulären Tumoren intermediärer Dignität (z. B. epitheloides Hämangioendotheliom) die Prognose im günstigen Sinn verfälschen kann [28, 40]. Andererseits wurde klar, daß die Prognose von Angiosarkomen abhängig von Lokalisation und Größe der Tumoren unterschiedlich ist.

So überleben Patienten mit dermalen epitheloiden Angiosarkomen die Diagnosestellung zumindest 4 Jahre mit lediglich lokoregionären Rezidiven [21], Patienten mit solchen der tiefen Weichteile versterben hingegen innerhalb von 2 Jahren an ausgedehnter Metastasierung [9]; distal lokalisierte Angiosarkome bei Stewart-Treves-Syndrom sind prognostisch günstiger als proximale [5]; Angiosarkome aus Organen mit guter Abgrenzung durch Organkapseln (Schilddrüse, Leber, Milz, Nebenniere etc.) haben eine bessere Prognose (50 % Fünfjahresüberlebenswahrscheinlichkeit) als aus Organen mit schlechter Abgrenzung (Haut, Muskulatur) [38].

In einer großen klinischen Studie an kutanen Angiosarkomen [13] erwies sich der maximale Größendurchmesser als einzig signifikantes Kriterium der Überlebenszeit: Tumoren <5 cm hatten die beste (70 %), von 5–10 cm eine mittlere (40 %) und solche von >10 cm eine Zweijahresüberlebensrate von nur mehr 0 %. Andere Parameter wie die Differenzierung (s. Histologie) erwiesen sich als nicht signifikant (vermutlich wegen des fokal stark variierenden histologischen Aspekts dieser Tumoren). In anderen Studien [20, 24] wurde eine derartige Assoziation hingegen aufgedeckt: Hochdifferenzierte Angiosarkome mit lymphozytärer Entzündung hatten zumeist bessere Prognosen als schlecht differenzierte, anaplastische und mitosenreiche mit hoher Expression von Proliferationsmarkern (Ki67, PCNA). Auch der Verlust von Endothelzellmarkern (z. B. CD31 – als Integrin für den Zellzusammenhalt verantwortlich) scheint parallel zur Zunahme der Aggressivität zu verlaufen [2]. Auch hormonelle und/oder Wachstumsfaktoren scheinen Angiosarkome ungünstig zu beeinflußen [32]: Angiosarkome

der Brust treten im Gegensatz zu den übrigen Angiosarkomen zumeist bei Frauen in gebährfähigem Alter auf, zeigen in der Schwangerschaft starkes Wachstum und sind prognostisch meist infaust.

Für die Entstehung von Angiosarkomen wurde eine Vielzahl ätiologischer Faktoren verantwortlich gemacht [5, 20]:

- chronischer UV-Schaden,
- Röntgenbestrahlung,
- chronische Stauung,
- Lymphödeme,
- Traumen,
- Fremdkörper,
- Brandwunden,
- lange bestehende Ulzerationen,
- Medikamente wie Anabolika [6],
- chemische Agenzien wie Arsen (Weinbauern), Thorotrast (obsoletes Röntgenkontrastmittel), Polyvinylchlorid (Gummiindustriearbeiter) oder Phenole [15],
- Jodmangel,
- eine eingeschränkte Immunsurveillance bei Lymphomen [17] sowie
- Defekte der DNA-Reparation, z. B. bei Xeroderma pigmentosum [19].

Ein Einfluß dieser Faktoren auf die Prognose wurde zwar erwogen und oft in die Namensgebung eingebracht, doch ergeben die einzelnen Studien diskrepante und insgesamt kaum weiterführende Ergebnisse.

Die Stadieneinteilung der Angiosarkome folgt den Richtlinien zur Einteilung von Weichteilsarkomen nach dem TNM-Schema [35]. Je nach Größe der Primärläsion unterscheidet man ein Stadium T1 (Primärtumor ≤5 cm) oder T2 (>5 cm), N1 (regionärer Lymphknotenbefall) und M1 (Fernmetastasen).

Der Schlüssel zu einer Verbesserung der Prognose liegt, wie bei anderen Tumoren auch, in der früh(er)en Diagnosestellung und radikalen Operation mit begleitender Feldbestrahlung. Die charakteristische, oft weit über den klinischen Befund hinausgehende Ausbreitung ist Ursache der häufigen Rezidive (s. Pathologie). Möglicherweise werden verfeinerte präoperative Techniken (Hochauflösungs-CT mit oder ohne Kontrastmittel) Fortschritte der Diagnostik bringen.

61.5
Diagnostik

Aufgrund der schlechten Prognose wie des nur bedingten Ansprechens auf verschiedene Therapien kommt der Diagnostik ein hoher Stellenwert zu; dies um so mehr, als in den letzten 2 Jahrzehnten eine Vielzahl vaskulärer Tumoren beschrieben wurde, die Angiosarkomen sehr ähneln, aber eine günstigere Prognose aufweisen (Tabelle 61.1).

Diese Entwicklung wurde durch die Aids-Pandemie und die damit verbundene Zunahme an KS, der früher einzig wesentlichen Differentialdiagnose von Angiosarkomen, begünstigt und führte zu bemerkenswerten Weiterentwicklungen. Während noch vor 20 Jahren ein KS meist erst im Plaque- oder Tumorstadium diagnostiziert wurde, ist heute die Frühdiagnose schon im Fleckstadium (klinisch wie histologisch) nahezu eine Selbstverständlichkeit. Andererseits erkannte man zahlreiche neue, das KS simulierende Entitäten, teilweise mit, zumeist jedoch

ohne Assoziation mit Aids. Abgesehen von der Tragweite der Abgrenzung zu KS (und damit zu Aids), die des öfteren zu voreiliger Stigmatisierung von Patienten geführt hat, zeigte diese Entwicklung die enorme Heterogenität und Vielfalt vaskulärer Tumoren in Klinik, Verlauf und therapeutischer Beeinflußbarkeit auf.

Eine ähnliche Entwicklung zeichnet sich bei den Angiosarkomen ab [4, 37]; auch hier besteht Hoffnung, daß durch verbesserte klinisch-pathologische Korrelation „simulants" besser erkannt werden, andererseits aber bereits Frühstadien von Angiosarkomen der Diagnose zugänglich werden. Möglicherweise ergibt sich durch moderne zytogenetische

Tabelle 61.1. Differentialdiagnose der Angiosarkome

	Prädilektionen			Klinisch-pathologische Kriterien	Prognose und Besonderheiten
	Geschlecht	Alter	Lokalisation		
Intravaskuläre papilläre endotheliale Hyperplasie (Pseudo-AS, Masson-Tumor)	1:1	30–50	Kopf, Hals, akral	Bläulich-livide, oft schmerzhafte Knoten mit gut umschriebener, papillärer, AS-ähnlicher Reorganisation thrombotischen Materials durch Proliferation verästelter Kapillaren	Häufige reaktiv-vaskuläre Proliferation nach Thrombenbildung in präexistentem Angiom, Gefäß (Varixknoten) oder in Gewebshämorrhagie
Benignes Lymphangioendotheliom (progressives Lymphangiom)	1:1	5–30	Extremitäten, Rumpf	Rötlich-brauner Fleck oder Plaque > 3cm; histologisch AS-ähnliche Dissektion präexistenten Bindegewebes ohne Zellatypien	Keine Rezidive oder Metastasen
Hämangiome:					
Targetoides („schießscheiben-ähnliches"), hämosiderotisches HA	M>F	20–40	Rumpf, Extremitäten	Solitäre, schießscheibenähnliche, mäßig-derbe, dermale Läsion mit oberflächlich papillärem, tiefer gefäßreichem, eisenspeicherndem Anteil	Benigne, cave Verwechslung mit KS
Mikrovenuläres HA	1:1	20–40	Unterarme	Rötlich-livide Plaque mit charakteristisch irregulär verzweigten Venolen	Benigne, cave Verwechslung mit KS
Gebüscheltes („tufted") HA (angioblastoma)	1:1	0–10	Hals, oberer Rumpf	Oft schmerzhafte, hautfarbene rötlich bis livide Flecken, Papeln oder Plaques (10–20cm) mit kanonenballartiger Anordnung von gebüschelten, kleinen Angiomen in schrotschuß-artiger Verteilung	Benigne, cave Verwechslung mit KS
Granuloma pyogenicum mit Satellitenläsionen („agminated")	1:1	30–50	Rumpf	Primär oder erst nach Exzision eines präexistenten Granuloma pyogenicum zahlreiche, herdförmig lokalisierte rötlich-livide Papeln bis Knoten mit lobulär-kapillärem Aufbau	Benigne, cave Verwechslung mit KS
Sinusoidales HA	F > M	20–40	Rumpf (Brust)	Relativ große (< 4cm), solitäre, blau durchschimmernde Knoten mit „Rücken an Rücken" gelegenen sinusoidalen Hohlräumen	Benigne, cave Verwechslung mit AS
Hämangioendotheliome:					
Spindelzell-HAE	1:1	10–30	Distale Extremitäten	Solitäre bis multiple, livide, schmerzhafte Tumoren entlang Gefäßsträngen; Nebeneinander von kavernös-angiomatösen und kaposi-ähnlichen Arealen	Vaskuläre Malformation, gelegentlich assoziiert mit kongenitalem Lymphödem, Maffucci- oder Klippel-Trenaunay-Syndrom; lokoregionäre Rezidive.

Tabelle 61.1. (Fortsetzung)

	Prädilektionen			Klinisch-pathologische Kriterien	Prognose und Besonderheiten
	Ge-schlecht	Alter	Lokalisation		
Kaposi-ähnliches HAE	1:1	Kind-heit	Retroperito-neum	Solitäre, multilobuläre, septierte Tumoren ähnlich nodulärem KS ohne intrazytoplasmatische, eosinophile Globules	50 % Todesfälle durch Verbrauchs-koagulopathie (Kasabach-Merritt-Syndrom); möglicherweise nur Variante eines (benignen) zellu-lären HA (=juveniles, infantiles HAE)
Polymorphes HAE	M > F	30–60	Lymph-knoten	Nebeneinander verschiedener vaskulärer Muster mit solid-trabekulären bis papillären, myo-fibroblastisch bis leiomyomartigen Anteilen	Häufig mit metastatischen Karzi-nomen verwechselt; gelegentlich Rezidive, keine Metastasen; mögli-cherweise nur Variante eines (benignen) zellulären Hämangioms (=juveniles infantiles HAE)
Retiformes HAE	1:1	10–40	Extremitäten	Plaqueförmige Läsionen mit netz-förmig-verzweigten ("retiformen") Gefäßen, prominenten, teils epi-theloiden Endothelien, Papillen-formationen und deutlicher lym-phozytärer Stromareaktion	Häufig Rezidive, selten Metastasen (Lymphknoten); vermutlich Teil-komponente des malignen endo-vaskulär papillären Angioendothe-lioms (Dabska-Tumor)
Epitheloides HAE	1:1	10–80	Tiefe Weichteile	Solitärer, häufig (50 %) an ein großes Gefäß gebundener, leicht schmerzhafter Tumor mit strang-bis nestförmig angeordneten, epi-theloiden Tumorzellen in myxoi-dem bis fibrotischem Stroma, intrazytoplasmatische Lumenfor-mation mit Erythrozyten	Variabler, meist jahrelang protra-hierter Verlauf mit 10 % Rezidiven, 30 % Metastasierung (meist Lymphknoten, selten innere Or-gane) und 10–20 % tumorassozi-ierter Mortalität; Überlappung mit epitheloiden AS; cave Fehlinter-pretation als Karzinommetastase

Abkürzungen: HA (Hämangiom), HAE (Hämangioendotheliom, KS (Kaposi-Sarkom), AS (Angiosarkom)

Untersuchungen [16] eine zusätzliche Hilfestellung. Neben „simulants" vaskulären Ursprungs spielen auch gefäßreiche Tumoren anderer Histogenese eine wichtige Rolle: Angio- und Spindelzellipome, zellreiche Angioleiomyome (Desmin- und SMA-Reaktivität), meningeale Hamartome (epitheliales Membranen Antigen-positive Läsionen am Kopf oder im medianen Schlußbereich der Neuralleiste) und schließlich Karzinommetastasen (fehlende Reaktivität auf Gefäßmarker, ultrastruktureller Nachweis von Keratinfilamenten und Desmosomen).

61.6
Behandlungsstrategie und Therapien

Während für das KS eine Reihe wirksamer Thera-pieansätze bestehen, ist die Therapie von Angiosar-komen ungenügend definiert und unbefriedigend. Mehrere Gründe sind dafür verantwortlich: zunächst die Seltenheit dieser Tumoren; ferner, daß viele erst in fortgeschrittenen, wenig bis kaum mehr beein-flußbaren Stadien erfaßt werden. Schließlich die irreguläre Ausbreitung der Angiosarkome und ihre Neigung zu fokaler Spontanregression [3], die die Interpretier- und Vergleichbarkeit einzelner Thera-piemodalitäten schwierig gestalten.

Hauptsächliches Ziel ist daher, durch Verfeine-rung der Diagnostik die Erfassung von Frühstadien zu fördern. Nach einer diagnostischen Biopsie muß durch entsprechendes Staging die Ausdehung des Tumors erfaßt werden. Hier stehen neben konventio-nellen Methoden wie Röntgen-, Ultraschall-, CT- oder MRI-Untersuchungen neue verfeinerte Metho-den wie das Hochauflösungs-CT mit und ohne Kon-trastmittelanreicherung zur Verfügung.

Kleinere Tumoren (<5 cm) ohne Metastasierung können nur operativ oder kombiniert mit vorange-hender oder nachfolgender Irradiatio (schnelle Elek-tronen, bis 60 Gy) behandelt werden [13]. Trotz erfolgreicher Behandlung in Einzelfällen muß man der Mohs-Operationstechnik mit Vorsicht gegen-überstehen [12]. Größere (>10 cm), irregulär ausge-breitete Tumoren erlauben zumeist nur mehr eine palliative Irradiatio [33]. In intermediären Stadien muß individuell entschieden werden. Je nach Lokali-sation kann dabei unterschiedlich radikal operiert werden, z. B. Amputation bis Quadrantenrektion im Extremitätenbereich, Hemifaziektomie im Gesichts-bereich. Zusätzlich kann ein Angiosarkom erheblich kosmetisch beeinträchtigen und schon aus diesem Grund einer Therapie bedürfen.

Abgesehen von chirurgisch-palliativen Maßnah-men bzw. weiteren Irradiationsfeldern hat sich bei metastasierenden Tumoren bislang keine systemische Chemotherapie (z. B. Adriamycin, Dactinomycin, Vincaalkaloide) [22] oder Therapie mit Zytokinen (α-Interferone, Interleukin-2) [26] als erfolgreich erwiesen. Möglichkeiten für eine gewisse Verbesserung bietet hier zum einen die Bier-Sperre, zum anderen die hypertherme Extremitätenperfusion, beides Methoden, die die hochdosierte lokale Applikation von Zytostatika gestatten [7]. Möglicherweise zeigt sich mit antiangiogenetisch wirksamen Faktoren wie Thrombospondin [25] oder Genistein [10] eine Hoffnung ab.

Literatur

1. Bardwil JM, Mocega EE, Butler JJ et al. (1968) Angiosarcomas of the head and neck region. Am J Surg 116: 548–553
2. Berger R, Albelda SM, Berd D, Ioffreda M, Whitaker D, Murphy GF (1993) Expression of platelet-endothelial cell adhesion molecule-1 (PECAM-1) during melanoma-induced angiogenesis in vivo. J Cutan Pathol 20: 399–406
3. Cerroni L, Peris K, Legge A, Chimenti S (1991) Angiosarcoma of the face and scalp. A case report with complete spontaneous regression. J Dermatol Surg Oncol 17: 539–542
4. Chan JKC, Frizzera G, Fletcher CDM, Rosai J (1992) Primary vascular tumors of lymph nodes other than Kaposi's sarcoma. Am J Surg Pathol 16: 335–350
5. Enzinger FM, Weiss SW (1995) Malignant vascular tumors. In: Enzinger FM, Weiss SW (eds) Soft tissue tumors (3rd edn; p 641). Mosby, St. Louis/MO
6. Falk H, Thomas LB, Popper H, Ishak K (1979) Hepatic angiosarcoma associated with anabolic steroids. Lancet 2: 1120–1122
7. Feuerstein P, Steiner A, Partsch H (1993) Retrograde intravenöse Perfusion mit Zytostatika bei Angiosarkom. Wien Med Wochenschr 143: 204–206
8. Fineberg S, Rosen PP (1994) Cutaneous angiosarcoma and atypical vascular lesions of the skin and breast after radiation therapy for breast carcinoma. Am J Clin Pathol 102: 757–763
9. Fletcher CDM, Beham A, Bekir S, Clarke AMT, Marley NJE (1991) Epithelioid angiosarcoma of deep soft tissue: A distinctive tumor readily mistaken for an epithelial neoplasm. Am J Surg Pathol 15: 915–924
10. Fotsis TM, Peper H, Adlercreutz G et al. (1993) Genistein, a dietary-derived inhibitor of in vitro angiogenesis. Proc Natl Acad Sci USA 1990: 2690–2694
11. Givens SS, Ellerbroek NA, Butler JJ et al. (1989) Angiosarcoma arising in an irradiated breast: a case report and review of the literature. Cancer 64: 2214–2216
12. Goldberg DJ, Kim YA (1993) Angiosarcoma of the scalp treated with Mohs micrographic surgery. J Dermatol Surg Oncol 19: 156–158
13. Holden CA, Spaull J, Das AK, McKee PH, Wilson Jones E (1987) The histogenesis of angiosarcoma of the face and scalp: an immunohistochemical and ultrastructural study. Histopathology 11: 37–51
14. Holden CA, Spittle MF, Wilson Jones E (1987) Angiosarcoma of the face and scalp, prognosis and treatment. Cancer 59: 1046–1057
15. Kersten A, Schwarzkopf J, Petersen KG, Lohner M (1994) Coincidence of hepatic angiosarcoma and insulin-resistance diabetes mellitus with high-dose intraperitoneal insulin therapy. Verh Dtsch Ges Pathol 78: 285–287
16. Kindblom LG, Stenman G, Angervall L (1991) Morphologic and cytogenetic studies of angiosarcoma in Stewart-Treves syndrome. Virchows Archiv [A] 419: 439–445
17. Kirchmann TT, Smoler BR, McGuire J (1994) Cutaneous angiosarcoma as a second malignancy in a lymphedematous leg in a Hodgkin's disease survivor. J Am Acad Dermatol 31: 861–866
18. Lawton PA, Knowles S, Karp SJ, Suvana SK, Spittle MF (1990) Bilateral pneumothorax as a presenting feature of metastatic angiosarcoma of the scalp. Brit J Radiol 63: 132–134
19. Leake J, Sheehan MP, Rampling D, Ramani P, Atherton DJ (1992) Angiosarcoma complicating xeroderma pigmentosum. Histopathology 21: 179–181
20. Maddox JC, Evans HL (1981) Angiosarcoma of skin and soft tissue. Cancer 48: 1907–1921
21. Marrogi AJ, Hunt SJ, Santa Cruz DJ (1990) Cutaneous epithelioid angiosarcoma. Am J Dermatopathol 12: 350–356
22. Masuzawa M (1993) Gan To Kagaku Ryoho 20: 1314–1319
23. McClanahan BJ, Hogg L (1954) Angiosarcoma of the breast. Cancer 7: 586–590
24. Merino MJ, Berman M, Carter D (1983) Angiosarcoma of the breast. Am J Surg Pathol 7: 53–60
25. Mosher DF (1990) Physiology of thrombospondin. Annu Rev Med 41: 85–97
26. Nabeya R, Kobayashi M, Fujita M, Yorifuji K, Eguchi N, Okamoto S (1990) A case of Stewart-Treves syndrome – treatment with recombinant interleukin 2 and a review of the Japanese literature. Nippon Hifuka Gakkai Zasshi 100: 1029–1039
27. Nanus DM, Kelsen D, Clark DGC (1987) Radiation-induced angiosarcoma. Cancer 60: 777–779
28. O'Connell JX, Kattapuram SV, Mankin HJ, Bhan AK, Rosenberg AE (1993) Epithelioid hemangioma of bone. A tumor often mistaken for low-grade angiosarcoma or malignant hemangioendothelioma. Am J Surg Pathol 17: 610–617
29. Offori TW, Platt CC, Stephens M, Hopkinson GB (1993) Angiosarcoma in congenital hereditary lymphoedema (Milroy's disease) – diagnostic beacons and a review of the literature. Clin Exp Dermatol 18: 174–177
30. Orchard GE, Zelger B, Wilson Jones E, Russell Jones R (1996) An immunocytochemical assessment of 19 cases of cutaneous angiosarcoma. Histopathology 28: 235–240
31. Panizzon R, Schneider BV, Schnyder UW (1990) Rosacea-like angiosarcoma of the face. Dermatologica 181: 252–254
32. Rosai J, Sumner HW, Kostianovsky M, Perez-Mesa C (1976) Angiosarcoma of the skin. A clinicopathologic and fine structural study. Hum Pathol 7: 83–109
33. Sagar SM, Pujara CM (1992) Radical treatment of angiosarcoma of the scalp using megavoltage electron beam therapy. Br J Radiol 65: 421–424
34. Sordillo EM, Sordillo PP, Hajdu SI et al. (1981) Lymphangiosarcoma affecting filarial infection. J Dermatol Surg Oncol 7: 235
35. Spiessl B, Beahrs OH, Hermanek P, Hutter RVP, Scheibe O, Sobin LH, Wagner G (1993) Tumoren der Knochen und Weichteile. In: Spiessl B, Beahrs OH, Hermanek P, Hutter RVP, Scheibe O, Sobin LH, Wagner G (Hrsg) UICC TNM-Atlas. Illustrierter Leitfaden zur TNM/pTNM-Klassifikation maligner Tumoren (S 157). Springer, Berlin Heidelberg New York Tokyo
36. Stewart FW, Treves N (1949) Lymphangiosarcoma in postmastectomy lymphedema. Cancer 1: 64
37. Tsang WYW, Chan JKC, Fletcher CDM (1991) Recently characterized vascular tumours of skin and soft tissues. Histopathology 19: 489–501
38. Wenig BM, Abbondanzo SL, Heffess CS (1994) Epithelioid angiosarcoma of the adrenal glands. A clinicopathologic study of 9 cases with a discussion of the implications of finding „epithelial-specific" markers. Am J Surg Pathol 18: 62–73
39. Willers H, Hug EB, Spiro IJ, Efird JT, Rosenberg AE, Wang CC (1995) Adult soft tissue sarcomas of the head and neck treated by radiation and surgery or radiation alone: patterns of failure and prognostic factors. Int J Radiat Oncol Biol Phys 33: 585–593
40. Wilson Jones E (1976) Malignant vascular tumors. Clin Exp Dermatol 1: 287–312

62 Histiozytäre Tumoren

Sergij Goerdt

62.1
Einleitung

In den letzten 30 Jahren hat ein ausgesprochener Wandel der Auffassungen über die histiozytären Neubildungen stattgefunden. Während über lange Jahre die Abgrenzung der malignen Lymphome aus der Gruppe der retikulohistiozytären Tumoren im Vordergrund stand, haben neuere Untersuchungen zu einem besseren Verständnis des zellulären Ursprungs und der Immunpathologie bestimmter Untergruppen der Histiozytosen und damit zu einer besser strukturierten Klassifikation dieser Erkrankungen geführt. Dieser Prozeß ist allerdings noch nicht abgeschlossen, wie unschwer an der intensiven Diskussion des jüngsten Klassifikationsversuchs der Histiozytosen durch Cline [20, 21, 29] abzulesen war. Insofern werden in diesem Kapitel weniger die besonderen Charakteristika einzelner Histiozytosen ausgebreitet; vielmehr soll ein aufgrund pathogenetischer und klinischer Befunde in seiner Komplexität reduziertes Einordnungsschema dargestellt werden. Mit Blick auf therapeutische Konzepte von besonderer Wichtigkeit ist zudem, ob es sich bei den Histiozytosen um reaktive, polyklonale Akkumulationen von Histiozyten ähnlich entzündlichen Infiltraten oder um monoklonale, proliferative, benigne oder maligne Tumoren handelt.

62.2
Pathogenese der Histiozytosen

62.2.1
Mononukleäre Phagozyten und dendritische Zellen

Aschoffs retikuloendotheliales System hatte lymphatische Retikulumzellen, Endothelzellen und Makrophagen aufgrund ihrer Fähigkeit zur Makropinozytose zusammengefaßt [3]. Mit der Verselbständigung der Lymphozyten und Lymphome sowie der vaskulären Endothelzellen hat van Furth 1969 konsequenterweise das mononukleär-phagozytische System eingeführt, das alle über die Monozytendifferenzierungsreihe aus dem Knochenmark abstammenden Phagozyten umfaßt [107]. Als Histiozyten werden in diesem System alle Gewebsmakrophagen des Bindegewebes bezeichnet. Steinman hat neben das mononukleär-phagozytische System 1982 das System der dendritischen Zellen gesetzt. Die dendritischen Zellen wurden über ihre dendritische Morphologie hinaus durch die Unfähigkeit zur Phagozytose bei guter Antigenpräsentation definiert [101].

Heute werden die Gemeinsamkeiten von Monozyten/Makrophagen und dendritischen Zellen deutlicher gesehen; bei der ausgeprägten Heterogenität der Monozyten/Makrophagen wird man sich möglicherweise in der Zukunft darauf einigen können, daß die dendritischen Zellen eine besondere Gruppe von Zellen innerhalb des mononukleär-phagozytischen Systems darstellen. Insbesondere haben die die Trennung von Monozyten/Makrophagen und dendritischen Zellen begründenden Charakteristika ihre gegenseitige Ausschließlichkeit verloren, d. h. dendritische Zellen können phagozytieren [87, 99].

Monozyten/Makrophagen und dendritische Zellen stammen von gemeinsamen Knochenmarksvorläuferzellen ab [10, 51, 81, 84, 85, 114] und dendritische Zellen können in vitro wie Makrophagen unter entsprechender Stimulation mit Zytokinen aus Monozyten differenzieren [88]. Monozyten sind allerdings selbst wiederum eine durchaus heterogene Population von Zellen. Darüber hinaus exprimieren - wie jüngst erkannt wurde - dendritische Zellen typische Makrophagenantigene wie den Makrophagen-Mann-

Differenzierung von Makrophagen und dendritischen Zellen	Klassifikation der Histiozytosen

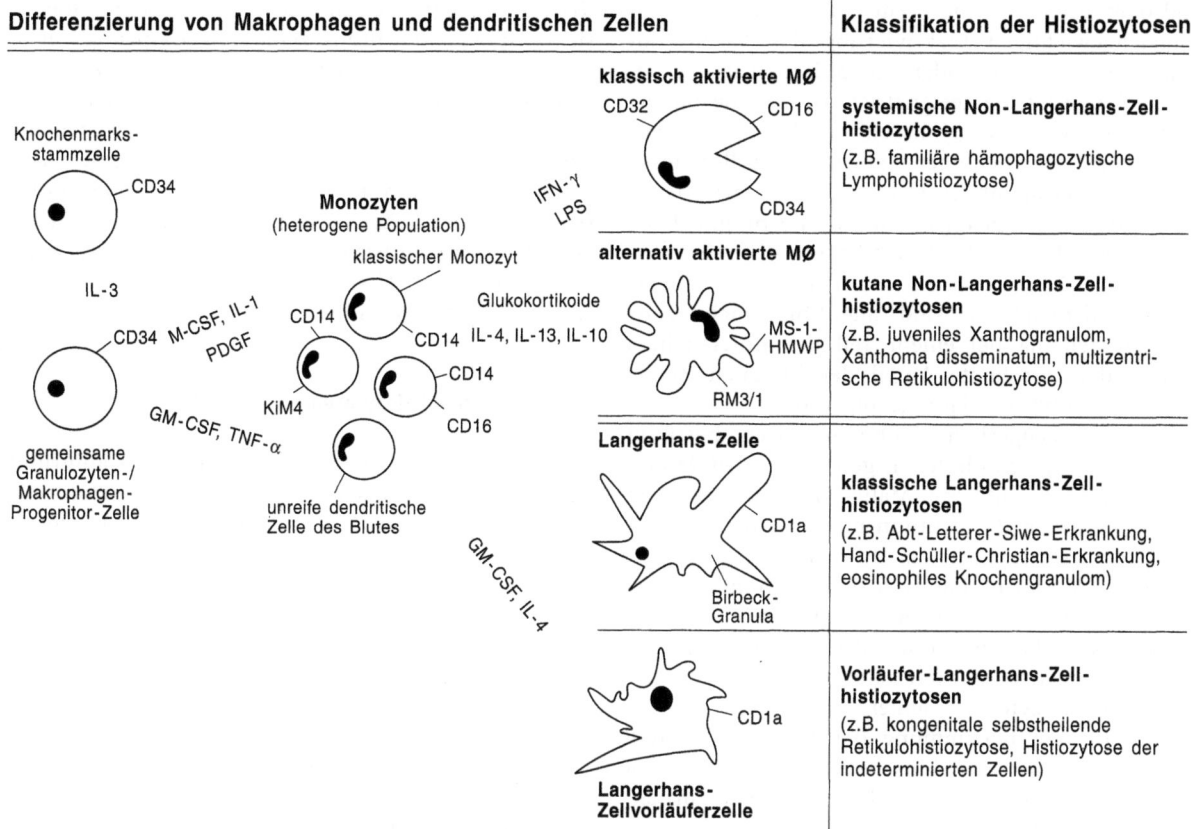

Abb. 62.1. Differenzierungsreihe der Monozyten/Makrophagen und dendritischen Zellen und Histogenese und Klassifikation der Histiozytosen

ose-Rezeptor [87]. Diese Gemeinsamkeiten lassen es durchaus gerechtfertigt erscheinen, sowohl Tumore des mononukleär-phagozytischen Systems als auch Tumore des Systems der dendritischen Zellen weiterhin unter dem gemeinsamen, wenn auch vielleicht etwas antiquiert erscheinenden [46] Oberbegriff der Histiozytosen einzuordnen (Abb. 62.1).

62.2.2
Klonalität und Dignität

Monozyten/Makrophagen und auch Langerhans-Zellen sind im wesentlichen in inflammatorische Prozesse involvierte Zellen, die ihre Aufgaben in der Zeitspanne zwischen Rekrutierung in die entzündliche Läsion und Apoptose in loco oder im Lymphknoten zu erfüllen haben. Zwar gibt es auch organisierte, langlebige Akkumulationen von Monozyten/Makrophagen in entzündlichen Reaktionen auf bestimmte Erreger oder Fremdkörper. Diese Granulome zeigen häufig ein beträchtliches Turnover an Monozyten/Makrophagen, jedoch keine – oder wie bei der Ratte – nur eine sehr geringe proliferative Aktivität. Im humanen System gilt als Dogma, daß

Monozyten/Makrophagen nicht proliferieren können. Verständlicherweise hielt Hand, als er seinen ersten Fall einer Langerhans-Zellhistiozytose 1893 beschrieb, diese Erkrankung für ein besonderes Granulom aus dem Formenkreis der Tuberkulose [44]. Dementsprechend stellte und stellt sich bei der Pathogenese der Histiozytosen die Frage, ob es sich um reaktive Akkumulationen von Zellen im Rahmen entzündlich-infektiöser, zytokin-mediierter Prozesse bisher unbekannter Ätiologie oder um echte proliferative, benigne oder maligne Tumoren handelt.

Entgegen allen Annahmen wurde 1994 gezeigt, daß Langerhans-Zellhistiozytosen monoklonale proliferative Tumorerkrankungen darstellen [111, 117]. Für die anderen Formen der Histiozytosen steht die Bestimmung der Klonalität allerdings noch aus. Der Nachweis der Klonalität der Langerhans-Zellhistiozytosen erscheint als so bedeutsam, daß er in der Literatur als „the first solid clue to defining the aetiology of the condition in 100 years" gefeiert wird. Der Nachweis der Klonalität gelang hierbei mit einer PCR-gestützten Analyse des Polymorphismus des x-chromosomalen Gens für den humanen

Androgenrezeptor, die zur Bestimmung der ungleichgewichtigen Inaktivierung des X-Chromosoms unter entsprechenden theoretischen und experimentellen Kauteten geeignet ist [75, 121]. Besonders interessant bei den Ergebnissen war, daß die prognostisch günstigen, benignen Langerhans-Zellhistiozytosen (z. B. eosinophiles Knochengranulom) ebenso monoklonalen Ursprungs sind wie die prognostisch ungünstigen Formen (z. B. Abt-Letterer-Siwe-Erkrankung). Die Ergebnisse zur Klonalität der Langerhans-Zellhistiozytosen sind allerdings nicht ganz unumstritten, da bei einem Teil der untersuchten Proben der errechnete Anteil der klonalen Zellen am Gesamtinfiltrat relativ gering war.

Bei den Langerhans-Zellhistiozytosen bestätigt sich mit den geschilderten Ergebnissen, daß Monoklonalität keinesfalls mit Malignität gleichzusetzen ist. Zur klonalen Proliferation müssen offenbar weitere Ereignisse hinzutreten, die erst *in cumulo* die maligne Transformation induzieren können, seien es Mutationen in Tumorsuppressorgenen oder Onkogenen, Translokationen oder Deletionen, oder größere zytogenetische Alterationen. Für die Langerhans-Zellhistiozytosen fehlen allerdings solche Merker für die Bestimmung der Dignität, so daß für die prognostische Einschätzung weiterhin auf die klinisch-histologischen Charakteristika zurückgegriffen werden muß.

62.3
Klassifikation und Klinik der Histiozytosen

Die Writing Group der Histiocyte Society hat 1987 dem damaligen Kenntnisstand entsprechend eine Einteilung der Histiozytosen in 3 große Gruppen vorgeschlagen:

- Langerhans-Zellhistiozytosen,
- Non-Langerhans-Zell-Histiozytosen und
- maligne Histiozytosen [102].

Die beiden ersten Gruppen haben sich in der Folge durchaus bewährt und haben durch die zunehmenden Kenntnisse der Histogenese der Histiozytosen eine weitere Verfeinerung erfahren. Die letztere Gruppe der malignen Histiozytosen sollte aus verschiedenen Gründen jedoch fallengelassen werden. Erstens ist umstritten, ob es neben den monozytären und myelo-monozytären Leukämien, die besser den Leukämien zuzurechnen sind als den Histiozytosen, tatsächlich eigentliche maligne Histiozytosen (maligne medulläre Histiozytose und *true histiocytic lymphoma*) gibt. Auch neuere Definitionsversuche für die malignen Histiozytosen (Translokation 5q35 bp) sind bezüglich ihrer Bedeutung für histogenetische Zuordnung umstritten [24, 76]. Sollte es diese

Krankheisbilder jedoch tatsächlich geben, sollten sie entsprechend ihrem zellulären Ursprung (etwa als systemische Non-Langerhans-Zellhistiozytosen) eingeordnet werden, zumal es schon jetzt unter den Entitäten der zwei anderen Gruppen ebenfalls Histiozytosen mit malignem Charakter gibt (Abt-Letterer-Siwe-Erkrankung, Sarkom der interdigitierenden dendritischen Zellen, familiäre hämophagozytische Lymphohistiozytose), so daß eine separate Guppe maligner Histiozytosen die Systematik der Klassifikation empfindlich stört.

62.3.1
Langerhans-Zellhistiozytosen

In den 50er Jahren gelang es Lichtenstein aufgrund überlappender klinischer Bilder und Verläufe die Hand-Schüller-Christian-Erkrankung (Erstbeschreibung durch Hand 1893), die Abt-Letterer-Siwe-Erkrankung und das eosinophile Knochengranulom zu einer Krankheitsgruppe zusammenfassen, der er den Namen Histiozytosis X gab [64]. Klinisch sind diese Erkrankungen an der Haut durch z. T. exkoriierte, z. T. pseudovesikulös imponierende Papeln mit histologisch sehr deutlichem Epidermotropismus gekennzeichnet. Die Verläufe sind sehr variabel; neben der Haut können innere Organe wie Leber, Milz, Knochenmark, Lunge und Hypophyse mit entsprechender Symptomatik befallen sein. 1961 entdeckte Birbeck in der Transmissionselektronenmikroskopie spezifische Granula, pentalaminäre Membraneinfaltungen, die jetzt so genannten Birbeck-Granula, die vorwiegend in epidermalen Langerhans-Zellen vorkommen [9]. 1965 fand Basset, daß auch Histiozytose-X-Histiozyten Birbeck-Granula enthalten [5]. 1981 zeigte Murphy, daß das T6-Thymozytenantigen, jetzt auch CD1a-Antigen genannt, in Langerhans-Zellen exprimiert wird [73]. 1982/83 wiesen Chollet [18], Murphy [74] und Schuler [91] nach, daß Histiozytose-X-Histiozyten ebenfalls CD1a synthetisieren. Daher wird heute die Histiozytose X als Langerhans-Zellhistiozytose bezeichnet [102]. Erfreulicherweise ist seit kürzerem der Nachweis von CD1a mit dem monoklonalen Antikörper O10 am Gefrierschnitt möglich [27], so daß auch in Fällen, in denen kein Gefriermaterial vorliegt, eine definitive Diagnose ohne Rückgriff auf das weniger selektive S100-Protein gelingt (vgl. Tabelle 62.2).

Frappierend bleibt jedoch trotz der gemeinsamen Expression von CD1a der klinische Unterschied zwischen der Abt-Letterer-Siwe-Erkrankung auf der einen Seite und dem eosinophilen Knochengranulom auf der anderen Seite. Es erscheint dabei plausibel anzunehmen, daß beim eosinophilen Knochengranulom die Fähigkeit einer frühen Langerhans-Zell-Vorläuferzelle zur Emigration aus dem Knochenmark durch Mutation eines Adhäsionsmoleküls oder eines proteolytischen Enzyms verloren gegangen ist, während Proliferation und Differenzierung geregelt ablaufen. Bei den systemischen und klinisch aggressiveren Formen der klassischen Langerhans-Zellhistiozytosen scheinen dagegen gerade die Regulation der Proliferation und die Differenzierungsfähigkeit gestört zu sein.

Seltenere histiozytäre Krankheitsbilder, wie z. B. die kongenitale selbstheilende Retikulohistiozytose und die Histiozytose der indeterminierten Zellen, die ebenfalls CD1a exprimieren, aber wenig (kongenitale selbstheilende Retikulohistiozytose) oder keine (Histiozytose der indeterminierten Zellen) Birbeck-Granula enthalten (und somit Vorläuferstadien von Langerhans-Zellen entsprechen könnten), werden neben den klassischen Langerhans-Zellhistiozytosen der Histiozytosis-X-Gruppe gleichermaßen zu den Langerhans-Zellhistiozytosen gerechnet und als Vorläufer-Langerhans-Zellhistiozytosen bezeichnet [40, 92].

Trotz ihrer phänotypischen Ähnlichkeit weisen jedoch die kongenitale selbstheilende Retikulohistiozytose und die Histiozytose der indeterminierten Zellen vom klinischen Verlauf her wesentliche Unterschiede auf; während die kongenitale selbstheilende Retikulohistiozytose mit ihrer Tendenz zur Spontaninvolution einem Hamartom ähnlicher ist als einem Tumor, folgt der Histiozytose der indeterminierten Zellen häufiger die Entwicklung einer Leukämie [58, 92].

Die folgende Übersicht zeigt die Klassifikation der Langerhans-Zellhistiozytosen und macht zugleich den Versuch, vom Verlauf her ähnliche Entitäten zusammenzufassen wie die Abt-Letterer-Siwe-Erkrankung und die kongenitale Langerhans-Zellhistiozytose mit dem häufigen Multiorganbefall und der schlechten Prognose und die Hand-Schüller-Christian-Erkrankung und die adulte Langerhans-Zellhistiozytose mit dem häufigen Befall der Haut des Kapillitiums und der Genitoanalregion sowie den endokrinologischen Störungen (allen voran der Diabetes insipidus).

Langerhans-Zellhistiozytosen (CD1a⁺)

I. Klassische Langerhans-Zellhistiozytosen (CD1a⁺, Birbeck-Granula⁺)
- Abt-Letterer-Siwe-Erkrankung und kongenitale Langerhans-Zellhistiozytose [28],
- Hand-Schüller-Christian-Erkrankung und adulte Langerhans-Zellhistiozytose [47, 103],
- eosinophiles Knochengranulom,

- provisorisch: kongenitale selbstheilende Langerhans-Zellhistiozytose [28, 110] und infantile akquirierte selbstheilende Langerhans-Zellhistiozytose [30, 50].

II. Vorläufer-Langerhans-Zellhistiozytosen (CD1a⁺, Birbeck-Granula⁻)
- kongenitale selbstheilende Retikulohistiozytose Hashimoto-Pritzker [8, 26],
- Histiozytose der indeterminierten Zellen [58, 92, 109, 115].

III. Sarkom der interdigitierenden Retikulumzellen (CD1a⁻/(⁺), Birbeck-Granula⁻)

Die gerade vorgenommene Gruppierung deutet dabei schon an, daß Art und Anzahl der befallenen Organe und das Auftreten einer Organdysfunktion [62] große Bedeutung für die Prognose der klassischen Langerhans-Zellhistiozytosen haben. Daher hat sich insbesondere für Therapiestudien anstelle der Klassifikation in Entitäten eine Stadieneinteilung für die klassischen Langerhans-Zellhistiozytosen bewährt [35, 59]:

Stadieneinteilung der klassischen Langerhans-Zellhistiozytosen

---

I. Lokalisierte klassische Langerhans-Zellhistiozytose
1. unilokulärer Skelettbefall,
2. Befall eines solitären Lymphknotens,
3. isolierter Befall der Haut.

II. Disseminierte klassische Langerhans-Zellhistiozytose
1. multilokulärer Skelettbefall,
2. disseminierter Organbefall ohne Dysfunktion der Leber, der Lunge oder des hämatopoietischen Systems,
3. disseminierter Organbefall mit Dysfunktion der Leber, der Lunge oder des hämatopoietischen Systems.

62.3.2
Non-Langerhans-Zellhistiozytosen

Alle Histiozytosen, die in ihren läsionalen Histiozyten nicht die Merkmale von Langerhans-Zellen aufweisen, werden als Non-Langerhans-Zellhistiozytosen bezeichnet. Innerhalb der Gruppe der Non-Langerhans-Zellhistiozytosen unterscheidet man 2 Untergruppen, die wenig miteinander zu tun zu haben scheinen:

- die kutanen Non-Langerhans-Zellhistiozytosen und
- die systemischen Non-Langerhans-Zellhistiozytosen.

Letztere (s. folgende Übersicht) befallen nur selten die Haut und fallen wegen des oft geringen Manifestationsalters fast ausschließlich in den Bereich der Pädiatrie; sie sollen deswegen hier nicht ausführlich besprochen werden. Es sei nur darauf hingewiesen, daß die Histiozyten der systemischen Non-Langerhans-Zellhistiozytosen vom hämophagozytischen Typ wahrscheinlich Interferon-(*IFN*-)γ/LPS-induzierten, klassisch aktivierten Makrophagen entsprechen dürften [49, 79], während die CD1a⁻-, S100⁺-Histiozyten der Sinushistiozytose mit massiver Lymphadenopathie (Rosai-Dorfman-Syndrom) die Differenzierung von Sinushistiozyten (sinus lining cells) des normalen Lymphknotens aufzuweisen scheinen.

Systemische Non-Langerhans-Zellhistiozytosen

I. Hämophagozytische systemische Non-Langerhans-Zellhistiozytose
- infektionsassoziiertes hämophagozytisches Syndrom [95],
- familiäre hämophagozytische Lymphohistiozytose [48, 65].

II. Sinushistiozytose mit massiver Lymphadenopathie (Rosai-Dorfman-Syndrom) [33]

Kutane Non-Langerhans-Zellhistiozytosen

In ihrer Eigenständigkeit wurden die kutanen Non-Langerhans-Zellhistiozytosen erst spät erkannt, so das juvenile Xanthogranulom 1912 von McDonagh, das damals Nävo-Xantho-Endotheliom genannt wurde [67], und das Xanthoma disseminatum 1938 von Montgomery [71]. Im Begriff des Nävo-Xantho-Endothelioms taucht dabei neben der Neigung zur zellulären Lipidakkumulation die Andeutung einer Beteiligung von Gefäßen an den Läsionen auf; beide Charakteristika werden im weiteren noch in Hinsicht auf die zelluläre Pathobiologie der kutanen Non-Langerhans-Zellhistiozytosen zu besprechen sein.

Klinisch unterscheiden sich die klassischen Langerhans-Zellhistiozytosen sehr deutlich von den klassischen kutanen Non-Langerhans-Zellhistiozytosen, wie insbesondere dem juvenilen Xanthogranulom, mit ihren oft größeren, intakten, oft singulären oder disseminiert stehenden, gelblich-bräunlichen Papeln und Knoten mit nur selten anzutreffender systemischer Beteiligung. Bei den nicht so klassischen Varianten der Langerhans-Zellhistiozytosen bzw. der kutanen Non-Langerhans-Zellhistiozytosen

ist das nicht immer so eindeutig; so können sich die großen lividen Knoten der „early variant" des juvenilen Xanthogranuloms, d.h einer Non-Langerhans-Zellhistiozytose, und die Läsionen der kongenitalen selbstheilenden Retikulohistiozytose, d.h. einer Langerhans-Zellhistiozytose, zum Verwechseln ähnlich sehen. Zur Diagnose einer Non-Langerhans-Zellhistiozytose führt dann das Fehlen elektronenoptischer und immunhistologischer Charakteristika von Langerhans-Zellen.

Neben der ausgeprägten Vaskularisierung des histiozytären Infiltrats, die ausschließlich bei den kutanen Non-Langerhans-Zellhistiozytosen zu finden ist, existierten bis dato einheitliche Marker, sei

Tabelle 62.1. Kutane Histiozytosen und verwandte Hauterkrankungen: Klassifikation und Anzahl der untersuchten Fälle [38, 41, 54].

Klassifikation	Anzahl der Fälle (insgesamt 47)
Kutane Non-Langerhans-Zellhistiozytosen (nLH)	9
juveniles Xanthogranulom (JXG), frühe Form	1
juveniles Xanthogranulom (JXG), reife Form	2
Xanthoma disseminatum (XD)	2
multizentrische Retikulohistiozytose (MRH)	1
generalisiertes eruptives Histiozytom (GEH) [39]	1
generalisiertes lichenoides juveniles Xanthogranulom (GLX) [57]	1
hereditäre progressive muzinöse Histiozytose (HPMH) [90]	1
Langerhans-Zellhistiozytosen (LCH)	4
Abt-Letterer-Siwe-Erkrankung	2
kongenitale Langerhans-Zellhistiozytose	1
adulte Langerhans-Zellhistiozytose	1
Xanthome	7
Xanthelasma palpebrarum (XP)	2
plane Xanthome (XP; lymphomassoziiert)	2
normolipämische papulöse Xanthomatose (NPX) [42]	1
eruptive Xanthome (EX)	2
Nichtinfektiöse Granulome	12
Sarkoidose (S)	5
Granuloma anulare (GA)	4
Granuloma faciale (GF)	1
Fremdkörpergranulome (FBG)	2
Fibroblastäre Läsionen	15
Dermatofibrom, cellular type (Histiozytom; CD)	3
Dermatofibrom, fibrous type (FD)	6
Dermatofibrosarcoma protuberans (DFS)	1
Neurofibrom (NF)	5

Tabelle 62.2. Immunhistologische Befunde (Expression von CD1a und von MS-1-HMWP) bei kutanen Histiozytosen und verwandten Hauterkrankungen

mAb	Diagnose										
	DFS	NF	FD	CD	FBG	XP	nLH[1]	LCH	S	GA	GF
MS-1[A]	–	(+)[2]	(+)[2]	+[2]	+[2]	+[4]	++++	–	–	–	–
CD1a[AB]	–	–	–	(+)[3]	–	–	(+)[3]	++++	+[3]	(+)[3]	–

Prozentsatz der positiven läsionalen Histiozyten: ++++: 100 %; +++: >50 %; ++: >25 %; +: > 5 %; (+): < 5 %; –: 0 %.
[A] Färbung nur am Gefrierschnitt möglich.
[AB] Färbung am Gefrierschnitt und am Paraffinschnitt möglich [27].
[1] nLH = kutane Non-Langerhans-Zellhistiozytosen (alle Fälle mit Ausnahme von GLX und HPMH), GLX verhält sich wie die Sarkoidose (S), HPMH wie das Dermatofibrom vom zellreichen Typ (CD).
[2] Zellen mit dendritischer Morphologie.
[3] Fokale Ansammlungen positiver Zellen.
[4] Die eigentlichen Xanthommakrophagen (Schaumzellen) sind nicht angefärbt, kleinere Makrophagen in der Umgebung, besonders subepidermal, sind MS-1[+]; NPX und EX sind MS-1[−].

es elektronenoptisch, sei es immunhistologisch, für die kutanen Non-Langerhans-Zellhistiozytosen nicht.

Anhand fortdauernder immunhistologischer Untersuchungen an bisher 46 Histiozytosen und verwandten Erkrankungen (Tabelle 62.1), können wir zeigen, daß das von uns erstmalig mittels eines monoklonalen Antikörpers identifizierte MS-1 high molecular weight protein (*MS-1-HMWP*) [38, 43, 108] für die kutanen Non-Langerhans-Zellhistiozytosen eine vergleichbare diagnostische Stellung einnimmt wie CD1a für die Langerhans-Zellhistiozytosen [40, 41, 54]; die Expression von MS-1-HMWP definiert damit die kutanen Non-Langerhans-Zellhistiozytosen in positiver Weise (Tabelle 62.2). MS-1-HMWP wird in den läsionalen Makrophagen der kutanen Non-Langerhans-Zellhistiozytosen sehr stark exprimiert, während Langerhans-Zellen, Langerhans-Zellhistiozytosen, Epitheloidzellen bei der Sarkoidose und die Histiozyten der Palisadengranulome bei Granuloma anulare das MS-1-HMWP nicht aufweisen. Mit der gemeinsamen Expression von MS-1-HMWP durch die verschiedenen klinischen Entitäten der kutanen Non-Langerhans-Zellhistiozytosen hat sich jetzt auch histogenetisch die klinisch begründete Vermutung bestätigt, daß die kutanen Non-Langerhans-Zellhistiozytosen wie das generalisierte eruptive Histiozytom, die benigne zephale Histiozytose, die multizentrische Retikulohistiozytose, das Xanthoma disseminatum und das juvenile Xanthogranulom eher Ausdrucksformen eines Krankheitsspektrums als strikt zu trennende Erkrankungen darstellen.

Kutane Non-Langerhans-Zellhistiozytosen

I. Nichtlipidisierende kutane Non-Langerhans-Zellhistiozytosen
- Generalisierte eruptive Histiozytome [39, 113].

II. Lipidisierende kutane Non-Langerhans-Zellhistiozytosen
- Xanthogranulome
  - juvenile Xanthogranulome (einschließlich benigner zephaler Histiozytose [36], generalisierter eruptiver Histiozytome der Kindheit [15], solitärer [16] und multipler [14] Retikulohistiozytome der Kindheit, papular xanthoma of childhood [31], solitary giant xanthogranuloma [119] und mikronodulären juvenilen Xanthogranulomen mit möglicher Assoziation zur Neurofibromatose Typ-1 [122]),
  - adulte Xanthogranulome [60, 82] (einschließlich multinodulärer Retikulohistiozytose [83], multipler kutaner Retikulohistiozytome [104] und papular xanthoma [89, 112]),
  - Xanthoma disseminatum (Xanthogranulome der Haut und Diabetes insipidus) [1, 56],
  - multizentrische Retikulohistiozytose (Xanthogranuloma der Haut und der Synovia) [7, 97],
  - Erdheim-Chester-Erkankung (Xanthogranulome des Knochens) [70],
  - nekrobiotische Xanthogranulome [68] (einschließlich der disseminierten Xanthosiderohistiozytose [6, 63]).

III. Spindelzellige kutane Non-Langerhans-Zellhistiozytosen
- Histiozytom/zellreiches Dermatofibrom [41, 93] (einschließlich disseminierte Histiozytome [4, 77] und spindelzelliges Xanthogranulom [120]),
- provisorisch: hereditäre progressive muzinöse Histiozytose[11, 90], progressive noduläre Histiozytose [13, 100, 105].

Die bisher stark betonten Unterschiede im histologischen Erscheinungsbild zwischen den vermeintlichen Entitäten, insbesondere bezüglich der Fettspeicherung dürften eher Entwicklungsstadien der Erkrankung entsprechen; für die juvenilen Xanthogranulome ist seit langem bekannt, daß es eine klinisch und histologisch nichtxanthomatöse sog. „frühe" Variante gibt, die beim selben Patienten in eine reife xanthomatöse Variante übergehen kann [19, 40, 41, 94]. Ähnliche Verläufe sind in der Zwischenzeit für die benigne zephale Histiozytose [36, 119] und die generalisierten eruptiven Histiozytome der Kindheit [15] beschrieben. Auch die immer wieder postulierte histologische Einzigartigkeit der Retikulohistiozytome bzw. der multizentrischen Retikulohistiozytose mit dem sog. milchglasartigen („ground-glass"), feingranulären Zytoplasma läßt sich bei genauerer Betrachtung nicht halten [118]; eine histologische Differenzierung von anderen Xanthogranulomen erscheint selbst für den erfahrenen Dermatohistopathologen schwierig bzw. unmöglich. Die Stellung des Histiozytoms (zellreiches Dermatofibrom) ist seit langem umstritten; unsere eigenen immunhistologischen Befunde sprechen jedoch ebenfalls für eine Zugehörigkeit zu den MS-1-HMWP⁺ Erkrankungen [41]. Die normolipämischen Xanthomatosen [42, 80] sind aufgrund der geringeren oder fehlenden MS-1-HMWP-Expression dagegen keine kutanen Non-Langerhans-Zellhistiozytosen, sondern den kutanen Non-Langerhans-Zellhistiozytosen nur nahe verwandt [42, 54].

Kutane Non-Langerhans-Zellhistiozytosen und alternativ aktivierte Makrophagen

Was sagt die Expression des MS-1-HMWP über die Histogenese der kutanen Non-Langerhans-Zellhistiozytosen? Im normalen Organismus ist MS-1-HMWP in einer kleinen Subpopulation interstitieller dendritischer Zellen insbesondere in der Plazenta, aber auch in der Haut und im Darm, weniger jedoch im Gehirn und nicht in der Milz exprimiert [43]. In der Haut sind diese interstitiellen dendritischen Zellen vorwiegend perivaskulär lokalisiert und stellen eine Subpopulation Faktor XIIIa⁺, HLA-DR⁺ dermaler Makrophagen dar [108]. Das MS-1-HMWP wird ebenfalls in kultivierten Monozyten/Makrophagen exprimiert. Die Expression des MS-1-HMWP in kultivierten Monozyten/Makrophagen beginnt üblicherweise an Tag 3 der Kultur und erreicht ihr Maximum um Tag 9; danach geht die Expression wieder zurück. Von den getesteten Mediatoren [IFN-γ, TNF-α, Interleukin-(*IL*-)1β, IL-4, IL-6, IL-10, IL-13, GM-CSF, M-CSF und Dexamethason] üben Dexamethason und IL-4 (je einzeln und in Kombination) die stärksten positiven Effekte aus. IFN-γ hemmt die spontane und die durch IL-4 induzierte Expression des MS-1-HMWP sehr gut, während es gegenüber Dexamethason vergleichsweise weniger gut wirksam ist [38, 54].

Die Aktivierung von Makrophagen mit IL-4 bzw. Glukokortikoiden, wie sie auch zur Expression des MS-1-HMWP führt, wird gegenüber der klassischen Aktivierung von Makrophagen mit IFN-γ und LPS als alternativ bezeichnet [98]. Alternativ aktivierte Makrophagen sind dadurch gekennzeichnet, daß sie keine proinflammatorischen Zytokine wie TNF-α, IL-1 und IL-6 produzieren [17, 45], daß sie immunsuppressiv wirksam sein können und daß sie aufgrund der Expression des Makrophagen-Mannose-Rezeptors [23, 98], des Scavenger-Rezeptors und des β-Glucan-Rezeptors besonders zur Phagozytose befähigt sind. Aus der Expression von 15-Lipoxygenase [22] und von Lipoproteinlipase [78, 116] erklärt sich auch die Neigung zur Lipidakkumulation. Darüber hinaus sind die alternativ aktivierten Makrophagen eine gute Quelle angiogener Faktoren und stimulieren im Gegensatz zu den klassisch aktivierten Makrophagen in vitro die proliferative Aktivität von mikrovaskulären Endothelzellen [55]. Insbesondere aufgrund der Expression des MS-1-HMWP, der häufig anzutreffenden Lipidakkumulation und der bemerkenswert starken Vaskularisierung sind die kutanen Non-Langerhans-Zellhistiozytosen daher als Erkrankungen der alternativ aktivierten Makrophagen anzusehen.

62.4
Therapie der kutanen Histiozytosen

Die kutanen Histiozytosen sind ausgesprochen seltene Krankheitsbilder, so daß lange Zeit nur kasuistische Berichte über die Behandlung der Histiozytosen vorlagen. Hier hat besonders hinsichtlich der klassischen Langerhans-Zellhistiozytosen des Kindesalters ein deutlicher Wandel stattgefunden. Pädiatrische Onkologen zuerst in Italien (AIEOP-CNR-HX83) und Deutschland/Österreich (DAL-HX83, DAL-HX90) sowie im Anschluß auf internationaler Basis im Rahmen der Histiocyte Society (LCH I) haben mit der Durchführung großangelegter Multizenterstudien zur Behandlung der klassischen Langerhans-Zellhistiozytosen begonnen [35, 61]. Es ist inzwischen allgemeiner Konsens, daß pädiatrische Patienten bis zum 18. Lebensjahr ausschließlich im Rahmen solcher Studien behandelt werden sollten. Nach Abschluß der oben genannten Studien ist die derzeitige Empfehlung zur Behandlung der klassischen Langerhans-Zellhistiozytosen ein Vorgehen entsprechend der DAL-HX90-Studie (Abb. 62.2 a–d; jedoch für Patienten mit disseminierter Langerhans-Zellhistiozytose Vorgehen jetzt nur noch nach Arm C, vgl. Abb. 62.2 c); eine neue internationale Studie (LCH II), die jedoch mehr an die DAL-HX-Studien als an die LCH-I-Studie anknüpfen

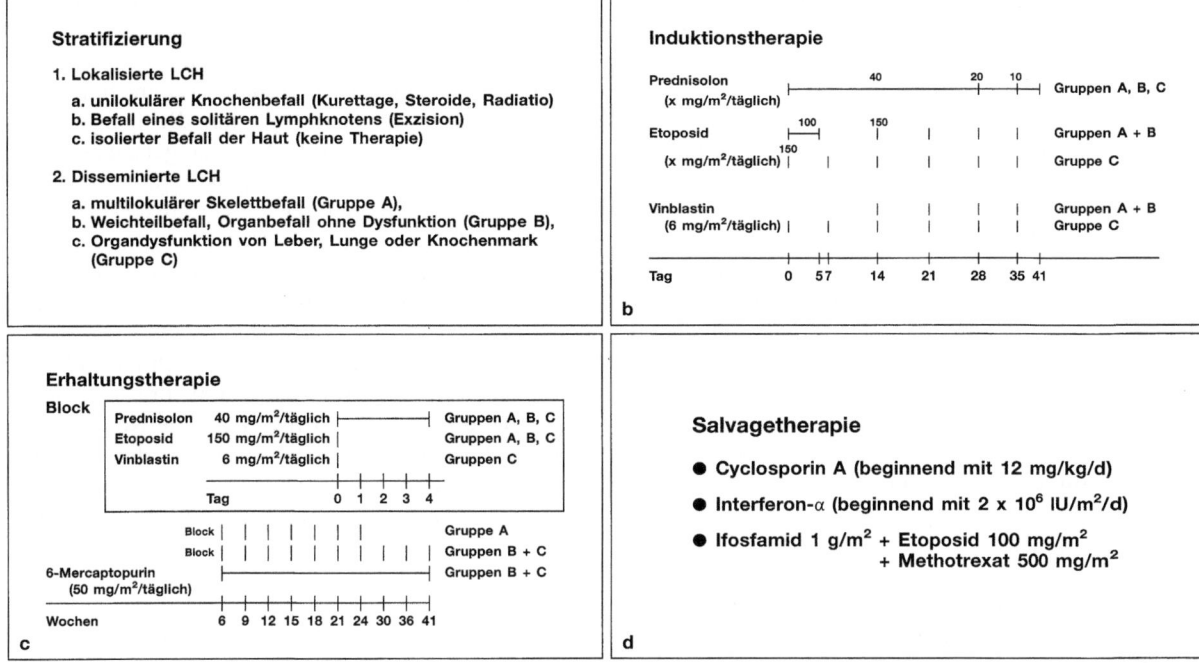

Abb. 62.2 a–d. Therapeutisches Vorgehen im Rahmen der DAL-HX-90-Studie zur Behandlung der klassischen Langerhans-Zellhistiozytosen des Kindesalters (Studienleiter: Prof. Dr. H. Gadner, St. Anna Kinderspital, Kinderspitalgasse 6, A-1090 Wien). a Stratifizierung der Patienten und Therapie der lokalisierten Langerhans-Zellhistiozytosen. b Induktionstherapie. c Erhaltungstherapie. d Salvagetherapie bei disseminierten Langerhans-Zellhistiozytosen

soll, ist unter Leitung von Prof. Dr. Gadner, St. Anna Kinderspital, Wien, für das Frühjahr 1996 in Vorbereitung. Für die Stratifizierung der Patienten hat man sich dabei von den klinischen Entitäten gelöst und eine Stadieneinteilung entsprechend der Übersicht auf S. 575 zugrunde gelegt.

Diese Stratifizierung hatte die Entwicklung einer stadiengerechten Therapie zur Folge, so daß bei unilokulärem Befall chirurgisch oder evtl. strahlentherapeutisch oder bei isoliertem Befall der Haut auch nicht therapiert werden kann (Abb. 62.2 a). Die prognostisch ungünstigeren Stadien werden dagegen intensiv chemotherapeutisch angegangen (Abb. 62.2 b und c). Die Berechtigung dafür liegt einmal in der schon dargestellten Tatsache, daß die klassischen Langerhans-Zellhistiozytosen klonale proliferative Erkrankungen darstellen; zum anderen hat aber der Vergleich der DAL-HX83- bzw. DAL-HX90-Studien (relativ scharfes Chemotherapieschema) mit der LCH-I-Studie (relativ schwaches Chemotherapieschema) die Überlegenheit eines intensiveren chemotherapeutischen Vorgehens in diesen Stadien belegt. Als Salvagetherapie kommen u. a. auch immunmodulatorische Substanzen wie Cyclosporin A [2, 66] oder Interferon-α [52] zum Einsatz, einem kurative Anspruch werden sie jedoch nicht gerecht (Abb. 62.2 d). Neben diesen etablierten Verfahren werden derzeit neue Ansätze zur kurativen

Therapie der klassischen Langerhans-Zellhistiozytosen, wie toxingekoppelte Anti-CD1a-Antikörper [53], Hochdosischemotherapie/Ganzkörperbestrahlung mit nachfolgender Knochenmarkstransplantation [72] und Gentransfer in hämatopioetische Stammzellen [12], entwickelt.

Im Gegensatz zu den klassischen Langerhans-Zellhistiozytosen des Kindesalters ist die adulte Langerhans-Zellhistiozytose sehr selten und präsentiert sich klinisch häufig als Hand-Schüller-Christian-Erkrankung. Aus diesen Gründen und aufgrund der generell schlechteren Verträglichkeit intensiver chemotherapeutischer Schemata im Erwachsenenalter konnte bisher kein standardisiertes Vorgehen in der Therapie der adulten Langerhans-Zellhistiozytose etabliert werden. Ein Versuch mit PUVA und/oder Retinoiden ist sicherlich als erstes indiziert [86, 106], evtl. unter gleichzeitiger Gabe von systemischen Steroiden. Einzelne Hautherde können ggf. radiotherapeutisch angegangen werden. In der letzten Zeit ist darüber hinaus über die erfolgreiche Gabe von Thalidomid berichtet worden [25, 69]; die häufigen, schweren Polyneuropathien unter Thalidomid machen jedoch eine strenge Indikationsstellung und Überwachung der Therapie erforderlich. Reichen diese Maßnahmen nicht aus oder ist der Verlauf der adulten Langerhans-Zellhistiozytose schwerer, können neben systemischen Steroiden verschiedene Chemotherapeutika, in erster Linie Etoposid (VP-16) [96], aber auch Vinblastin, Chlorambucil, Cyclophosphamid und Methotrexat, zum Einsatz kommen (Übersicht in [25]).

Wie für die adulte Langerhans-Zellhistiozytose gibt es auch für die meisten Krankheitsbilder aus dem Bereich der *kutanen Non-Langerhans-Zellhistiozytosen* keine etablierten Therapieschemata, nicht zuletzt, da die Prognose dieser Erkrankungen *quoad vitam* durchweg gut ist. Ob – wie es die alternative Aktivierung der beteiligten Makrophagen nahelegt – eine immunmodulatorische Therapie mit klassischen Makrophagenaktivatoren, wie z. B. IFN-γ oder IL-12, Erfolge bringen kann, bleibt abzuwarten. Insofern keine Spontaninvolution wie bei den *juvenilen Xanthogranulomen* zu erwarten ist, werden störende Hauteffloreszenzen chirurgisch oder laserchirurgisch abgetragen. Im Rahmen einer Beteiligung innerer Organe aufgetretene Organdysfunktionen werden ebenfalls chirurgisch (Knochen, Weichteile) oder pharmakologisch (zentraler Diabetes insipidus; Vasopressin) angegangen, während eine Chemotherapie mit z. B. Vinblastin und Prednisolon – wie beim *Xanthoma disseminatum* und bei der *Erdheim-Chester-Erkrankung* in Einzelfällen versucht – nur selten zu einer Remission oder Besserung des Befundes führt.

Im Gegensatz dazu ist die medikamentöse Behandlung der *multizentrischen Retikulohistiozytose* erfolgversprechender. Die subjektiven Beschwerden der Patienten, insbesondere die Gelenkschmerzen, lassen sich mit nicht-steroidalen Antiphlogistika oder mit Steroiden symptomatisch beeinflussen. Dagegen wird unter Behandlung mit alkylierenden Substanzen, insbesondere Cyclophosphamid (50 mg täglich) [7], oder mit einer Kombination von Methotrexat (bis zu 25 mg/Woche initial) und Glukokortikoiden (z. B. Prednisolon, 40 mg täglich initial) [32, 34] eine Rückbildung der synovialen (und weniger der kutanen) Infiltrate selbst gesehen. Bei der Verwendung von Zytostatika sollte eine strenge Indikationsstellung erfolgen, da eine Aggravation eines okkulten Tumorleidens, das bei der multizentrischen Retikulohistiozytose in ca. 30 % der Fälle vorliegen kann, nicht gänzlich ausgeschlossen werden kann; diese Einschränkung trifft insbesondere für die multizentrische Retikulohistiozytose in Assoziation mit einer monoklonalen Gammopathie zu.

62.5
Zusammenfassung

Die Histiozytosen sind aufgrund von Fortschritten in der phänotypischen und molekularen Charakterisierung von Monozyten/Makrophagen und dendritischen Zellen mit Blick auf ihre Histogenese wesentlich besser verstehbar und damit auch besser klassifizierbar geworden. Man unterscheidet 2 große Gruppen von Histiozytosen: die Langerhans-Zellhistiozytosen und die Non-Langerhans-Zellhistiozytosen. Die Langerhans-Zellhistiozytosen umfassen Erkrankungen der Langerhans-Zellen (Birbeck-Granula[+]) und ihrer Vorläufer (Birbeck-Granula[−]) und sind durch die Expression von CD1a charakterisiert. Ein großer Fortschritt in der Aufklärung der Pathogenese der Langerhans-Zellhistiozytosen und mit Blick auf ihre Therapie zeichnet sich mit dem Nachweis der Monoklonalität der läsionalen Zellen bei diesen Erkrankungen ab. Die Non-Langerhans-Zellhistiozytosen teilen sich in die systemischen bzw. kutanen Non-Langerhans-Zellhistiozytosen. Die kutanen Non-Langerhans-Zellhistiozytosen sind Erkrankungen der alternativ aktivierten Makrophagen und sind durch die Expression von MS-1-HMWP charakterisiert, während die systemischen Non-Langerhans-Zellhistiozytosen wenigstens z.. Erkrankungen der klassisch aktivierten Makrophagen sind. Der durch die gemeinsame Expression von CD1a bei den Langerhans-Zellhistiozytosen bzw. von MS-1-HMWP bei den kutanen Non-Langerhans-Zellhistiozytosen bestätigte ontogenetische Konnex erleichtert in zunehmendem Maße auch die Zusammenfassung bisher getrennt betrachteter Krankheitsbilder aus diesen beiden Gruppen. Insbesondere bei den klassischen Langerhans-Zellhistiozytosen hat dies schon dazu geführt, daß die Therapie, die heute bei diesem Krankheitsbild bevorzugt im Rahmen von Multizenterstudien (z. B. DAL-HX90 bzw. LCH-II) durchgeführt werden sollte, mehr an definierten Stadien denn an den traditionellen Entitäten ausgerichtet wird.

Literatur

1. Altmann J, Winkelmann RK (1962) Xanthoma disseminatum. Arch Dermatol 86: 582–596
2. Arico M, Colella R, Conter V, Indolfi P, Pession A, Santoro N, Burgio GR (1995) Cyclosporin therapy for refractory Langerhans cell histiocytosis. Med Ped Oncol 25: 12–16
3. Aschoff LI (1924) Das reticulo-endotheliale System. Ergebnisse Inn Med 26: 1–118
4. Baraf CS, Shapiro L (1970) Multiple histiocytomas. Report of a case. Arch Dermatol 101: 588–590
5. Basset F, Turiaf J (1965) Identification par la microscopie electronique de particules de nature probablement virale dans les lesions granulomateuses d'une histiocytose „X" pulmonaire. C R Acad Sci (Paris) 261: 3701–3703
6 Battaglini J, Olsen TG (1984) Disseminated xanthosiderohistiocytosis, a variant of xanthoma disseminatum, in a patient with plasma cell dyscrasia. J Am Acad Dermatol 11: 750–755
7. Bauer A, Garbe C, Detmar M, Kreuser E-D, Gollnick H (1994) Multizentrische Retikulohistiozytose und myelodysplastisches Syndrom. Hautarzt 45: 91–96

8. Bernstein EF, Resnik KS, Loose JH, Halcin C, Kauh YC (1993) Solitary congenital self-healing reticulohistiocytosis. Br J Dermatol 129: 449–454

9. Birbeck MS, Breathnach AS, Everall JD (1961) An electron microscopic study of basal melanocytes and high level clear cells (Langerhans cells) in vitiligo. J Invest Dermatol 37: 51–63

10. Boehmelt G, Madruga J, Dörfler P, Briegel K, Schwarz H, Enrietto PJ, Zenke M (1995) Dendritic cell progenitor is transformed by a conditional v-rel estrogen receptor fusion protein v-reIER. Cell 80: 341–352

11. Bork K (1994) Hereditary progressive mucinous histiocytosis. Immunohistochemical and ultrastructural studies in an additional family. Arch Dermatol 130: 1300–1304

12. Brenner M Current status of gene transfer into hemopoietic progenitor cells: application to Langerhans cell histiocytosis. Br J Cancer 70: S56–S57

13. Burgdorf WHC, Kusch SL, Nix TEJ, Pitha J (1981) Progressive nodular histiocytoma. Arch Dermatol 117: 644–649

14. Caputo R, Ermacora E, Gelmetti C (1988) Diffuse cutaneous reticulohistiocytosis in a child with tuberous sclerosis. Arch Dermatol 124: 567–570

15. Caputo R, Ermacora E, Gelmetti C, Berti E, Gianni E, Nigro A (1987) Generalized eruptive histiocytoma in children. J Am Acad Dermatol 17: 449–454

16. Caputo R, Grimalt R (1992) Solitary reticulohistiocytosis (reticulohistiocytoma) of the skin in children: report of two cases. Arch Dermatol 128: 698–699

17. Cheung DL, Hart PH, Vitti GF, Whitty GA, Hamilton JA (1990) Contrasting effects of interferon-g and interleukin-4 on the interleukin-6 activity of stimulated human monocytes. Immunology 71: 70–75

18. Chollet S, Dournovo P, Richard MS, Soler P, Basset F (1982) Reactivity of histiocytosis X cells with monoclonal anti-T6 antibody. N Engl J Med 307: 685–686

19. Claudy AL, Misery L, Serre D, Boucheron S (1993) Multiple juvenile xanthogranulomas without foam cells and giant cells. Pediatr Dermatol 10: 61–63

20. Cline MJ (1994) Histiocytes and Histiocytosis. Blood 84: 2840–2853

21. Cline MJ (1995) Histiocytes and Histiocytosis. Response. Blood 85: 1977–1978

22 Conrad DJ, Kuhn H, Mulkins M, Highland E, Sigal E (1992) Specific inflammatory cytokines regulate the expression of human monocyte 15-lipoxygenase. Proc Natl Acad Sci USA 89: 217–221

23. Cowan HB, Vick S, Conary JT, Shepherd VL (1992) Dexamethasone upregulates mannose receptor activity by increasing mRNA levels. Arch Biochem Biophys 296: 314–320

24. D'Angio GJ (1995) Malignant histiocytosis. Med Ped Oncol 25: 65–69

25. Dallafior S, Pugin P, Cerny T, Betticher D, Saurat J-H, Hauser C (1995) Erfolgreiche Behandlung eines Falls von kutaner Langerhanszell-Granulomatose mit 2-Chlorodesoxyadenosin und Thalidomid. Hautarzt 46: 553–560

26. Divaris DXG, Ling FCK, Prentice RSA (1991) Congential self-healing reticulohistiocytosis. Am J Dermatopathol 13: 481–487

27. Emile J-F, Wechsler J, Brousse N et al. (1995) Langerhans cell histiocytosis. Definitive diagnosis with the use of monoclonal antibody O10 on routine paraffin-embedded samples. Am J Surg Pathol 19: 636–641

28. Enjolras O, Leibowitch M, Bonacini F, Vacher-Lavenu MC, Escande JP (1992) Histiocytoses Langerhansiennes congenitales cutanees. A propos de 7 cas. Ann Dermatol Venereol 119: 111–117

29. Favara BE (1995) Histiocytes and Histiocytosis. Letter to the Editor. Blood 85: 1977

30. Ferrando J, Estrach T, Bombi JA, Bassas S, Navarra E, Simon A (1982) Histiocitosis X infantil autoinvolutiva (enfermedad de Illig-Fanconi). Med Cut I L A 10: 323–338

31. Fonseca E, Contreras F, Cuevas J (1993) Papular xanthoma in children: report and immunohistochemical study. Pediatr Dermatol 10: 139–141

32. Fortier-Beaulieu M, Thomine E, Boullie M-C, Le Loet X, Lauret P, Hemet J (1993) New electron microscopic findings in a case of multicentric reticulohistiocytosis. Am J Dermatopathol 15: 587–589

33. Foucar E, Rosai J, Dorfman RF (1990) Sinus histiocytosis with massive lymphadenopathy (Rosai-Dorfman disease): review of an entity. Semin Diagn Pathol 7: 19–73

34. Franck N, Amor B, Ayral X, Lessana-Leibowitch M, Monsarrat C, Kahan A, Escande J-P (1995) Multicentric reticulohistiocytosis and methotrexate. J Am Acad Dermatol 33: 524–525

35. Gadner H, Heitger A, Grois N, Gatterer-Menz I, Ladisch S (for the DAL HX-83 Study Group) (1995) Treatment strategy for disseminated Langerhans cell histiocytosis. Med Ped Oncol 23: 72–80

36. Gianotti R, Alessi E, Caputo R (1993) Benign cephalic histiocytosis: a distinct entity or a part of a wide spectrum of histiocytic proliferative disorders in children? Am J Dermatopathol 15: 315–319

38. Goerdt S, Bhardwaj R, Sorg C (1993) Inducible expression of MS-1 high molecular weight protein by endothelial cells of continuous origin and by dendritic cells/macrophages in vivo and in vitro. Am J Pathol 142: 1409–1422

39. Goerdt S, Bonsmann G, Sunderkoetter C, Grabbe S, Luger T, Kolde G (1994) A unique non-Langerhans cell histiocytosis with some features of generalized eruptive histiocytoma. J Am Acad Dermatol 31: 322–326

40. Goerdt S, Fartasch M, Kodelja V, Sorg C (1994) Histiozytosen: Klassifikation und zelluläre Pathobiologie. In: Macher E., Bröcker E-B, Kolde G (Hrsg) Jahrbuch für Dermatologie 1994/95 (S 175–195). Biermann, Zülpich

41. Goerdt S, Kolde G, Bonsmann G et al. (1993) Immunohistochemical comparison of cutaneous histiocytoses and related skin disorders: diagnostic and histogenetic relevance of MS-1 high molecular weight protein expression. J Pathol 170: 421–427

42. Goerdt S, Kretzschmar L, Bonsmann G, Luger T, Kolde G (1995) Normolipemic papular xanthomatosis in erythrodermic atopic dermatitis. J Am Acad Dermatol 32: 326–335

43. Goerdt S, Walsh LJ, Murphy GF, Pober JS (1991) Identification of a novel high molecular weight protein antigen preferentially expressed by sinusoidal endothelial cells in normal human tissues. J Cell Biol 113: 1425–1437

44. Hand A (1893) Polyuria and tuberculosis. Arch Pediatr 10: 673–675

45. Hart PH, Vitti GF, Burgess DR, Whitty GA, Piccoli DS, Hamilton JA (1989) Potential antiinflammatory effects of interleukin-4: supression of human monocyte tumor necrosis factor-a, interleukin-1, and prostaglandin E2. Proc Natl Acad Sci USA 86: 3803–3807

46. Headington JT (1992) The histiocyte: In memoriam. Arch Dermatol 122: 532–533

47. Helm KF, Lookingbill DP, Marks JG (1993) A clinical and pathologic study of histiocytosis X in adults. J Biol Chem 29: 166–170

48. Henter J-I, Elinder G, Öst A, the FHL Study Group of the Histiocyte Society (1991) Diagnostic guidelines for hemophagocytic lymphohistiocytosis. Semin Oncol 18: 29–33

49. Henter J-I, Elinder G, Soeder O, Hansson M, Andersson B, Andersson U (1991) Hypercytokinemia in familial hemophagocytic lymphohistiocytosis. Blood 78: 2918–2922

50 Illig VR, Fanconi G (1962) Die benigne disseminierte Retikuloendotheliose der Haut im Kleinkindesalter. Ann Pediatr 199: 47–73

51. Inaba K, Inaba M, Deguchi M et al. (1993) Granulocytes, macrophages, and dendritic cells arise from a common major histocompatibility complex class II-negative progenitor in mouse bone marrow. J Immunol 90: 3038–3042

52. Jakobson AM, Kreuger A, Hagberg H, Sundström C (1989) Treatment of Langerhans cell histiocytosis with alpha-interferon. Med Ped Oncol 17: 244–256

53. Kelly KM, Pritchard J (1994) Monoclonal antibody therapy in Langerhans cell histiocytosis – feasible and reasonable? Br J Cancer 70: S54–S55

54. Kodelja V, Goerdt S (1994) Dissection of macrophage differentiation pathways in cutaneous macrophage disorders and in vitro. Exp Dermatol 3: 257–268

55. Kodelja V, Müller C, Tenorio S, Schebesch C, Orfanos CE, Goerdt S (in Druck) Differences in angiogenic properties of classically vs alternatively activated macrophages demonstrated by RT-PCR analysis of a panel of angiogenic factors and by coculture with dermal microvascular endothelial cells. J Leukocyte Biol

56. Koebner H (1888) Xanthoma multiplex, entwickelt aus Naevus vasculoso-pigmentosus. Arch Derm Syph 20: 393–412

57. Kolde G, Bonsmann G (1992) Generalized lichenoid juvenile xanthogranuloma. Br J Dermatol 126: 66–70

58. Kolde G, Bröcker E-B (1986) Multiple tumors of indeterminate cells in an adult. J Am Acad Dermatol 15: 591–597

59. Komp DM (1991) Concepts in staging and clinical studies for treatment of Langerhans cell histiocytosis. Semin Oncol 18: 18–23

60. Konohana A, Noda J, Koizumi M (1993) Multiple xanthogranulomas in an adult. Clin Exp Dermatol 18: 462–463

61. Ladisch S, Gadner H, Arico M et al. (1994) LCH-I: a randomized trial of etoposide vs vinblastine in disseminated Langerhans cell histiocytosis. Med Ped Oncol 23: 107–110

62. Lahey ME (1975) Histiocytosis X: an analysis of prognostic factors. J Pediatr 87: 184–189

63. Lazrak K, Machet MC, Forest JL, Machet L, Lorette G, Pasquiou C (1993) Xanthosiderohistiocytose disseminé avec atteinte cardiaque et gammopathie monoclonale. Ann Dermatol Venereol 120: 904–906

64. Lichtenstein L (1953) Histiocytosis X. Integration of eosinophilic granuloma of bone, „Letterer-Siwe Disease", and „Schüller-Christian Disease" as related manifestations of a single nosologic entity. Arch Pathol 56: 84–102

65. Loy TS, Diaz-Arias AA, Perry MC (1991) Familial erythrophagocytic lymphohistiocytosis. Semin Oncol 18: 34–39

66. Mahmoud HH, Wang WC, Murphy SB (1991) Cyclosporin therapy for advanced Langerhans cell histiocytosis. Blood 77: 721–725

67. McDonagh JER (1912) A contribution to our knowledge of the naevo-xantho-endotheliomata. Br J Dermatol 24: 86–99

68. Mehregan DA, Winkelmann RK (1992) Necrobiotic xanthogranuloma. Arch Dermatol 128: 94–100

69. Meunier L, Marck Y, Ribeyre C, Meynadier J (1995) Adult cutaneous Langerhans cell histiocytosis: remission with thalidomide treatment. Br J Dermatol 132: 168

70. Miller RL, Sheeler LR, Bauer TW, Bukowski RM (1986) Erdheim-Chester disease. Am J Med 80: 1230–1236

71. Montgomery H, Osterberg AE (1938) Xanthomatosis. Correlation of clinical, histopathologic, and chemical studies of cutaneous xanthoma. Arch Dermatol Syphilol 37: 375–402

72. Morgan G (1994) Myeloablative therapy and bone marrow transplantation for Langerhans cell histiocytosis. Br J Cancer 70: S52–S53

73. Murphy GF, Bhan AK, Sato S, Harrist TJ, Mihm MC (1981) Characterization of Langerhans cells by use of monoclonal antibodies. Lab Invest 45: 465–468

74. Murphy GF, Harrist TJ, Bhan AK, Mihm MC (1983) Distribution of cell surface antigens in histiocytosis X cells. Lab Invest 48: 90–97

75. Mutter GL, Boynton KA (1995) X chromosome inactivation in the normal female genital tract: implications for identification of neoplasia. Cancer Res 55: 5080–5084

76. Nezelof C, Egeler M, Bucsky P, Gogusev J (1995) Malignant histiocytosis in childhood: a disease in quest of new nosological criteria. Med Ped Oncol 25: 67–69

77. Nickoloff BJ, Wood GS, Chu M, Beckstead JH, Griffiths CEM (1990) Disseminated dermal dendrocytomas: a new cutaneous fibrohistiocytic proliferative disorder. Am J Surg Pathol 14: 867–871

78. O'Brien KD, Gordon D, Deeb S, Ferguson M, Chait A (1992) Liprotein lipase is synthesized by macrophage-derived foam cells in human coronary atherosclerotic plaques. J Clin Invest 89: 1544–1550

79. Ohga S, Matsuzaki A, Nishizaki M, Nagashima T, Kai T, Suda M, Ueda K (1993) Inflammatory cytokines in virus-associated hemophagocytic syndrome. Interferon-g as a sensitive indicator of disease activity. Am J Pediatr Hematol Oncol 15: 291–298

80. Parker F (1986) Normocholesterolemic xanthomatosis. Arch Dermatol 122: 1253–1257

81. Reid CDL, Stackpoole A, Meager A, Tikerpae J (1992) Interactions of tumor necrosis factor with granulocyte-macrophage colony-stimulating factor and other cytokines in the regulation of dendritic cell growth in vitro from early bipotent CD34+ progenitors in human bone marrow. J Immunol 149: 2681–2688

82. Rodriguez J, Ackerman AB (1976) Xanthogranuloma in adults. Arch Dermatol 112: 43–44

83. Rosshoff W, Kratka J, Orfanos CE (1978) Multinoduläre Retikulohistiozytose des Erwachsenen. Hautarzt 29: 578–582

84. Rutherford MS, Schook LB (1992) Differential immunocompetence of macrophages derived using macrophage or granulocyte-macrophage colony-stimulating factor. J Leukocyte Biol 51: 69–76

85. Rutherford MS, Witsell A, Schook LB (1993) Mechanisms generating functionally heterogeneous macrophages: chaos revisited. J Leukoc Biol 53: 602–618

86. Sakai H, Ibe M, Takahashi H et al. (1996) Satisfactory remission achieved by PUVA therapy in Langerhans cell histiocytosis in an elderly patient. J Dermatol 23: 42–46

87. Sallusto F, Cella M, Danieli C, Lanzavecchia A (1995) Dendritic cells use macropinocytosis and the mannose receptor to concentrate macromolecules in the major histocompatibility complex class II compartment: downregulation by cytokines and bacterial products. J Exp Med 182: 389–400

88. Sallusto F, Lanzavecchia A (1994) Efficient presentation of soluble antigen by cultured human dendritic cells is maintained by granulocyte/macrophage colony-stimulating factor plus interleukin 4 and downregulated by tumor necrosis factor-a. J Exp Med 179: 1109–1118

89. Sanchez RL, Raimer SS, Peltier F, Swedo J (1985) Papular xanthoma. Arch Dermatol 121: 626–631

90. Schröder K, Hettmannsperger U, Schmuth M, Orfanos CE, Goerdt S (1996) Hereditary progressive mucinous histiocytosis. J Am Acad Dermatol 35: 298–303

91. Schuler G, Stingl G, Aberer W, Stingl-Gazze LA, Hönigsmann H, Wolff K (1983) Histiocytosis X cells in eosinophilic granuloma express Ia and T6 antigens. J Invest Dermatol 80: 405–409

92. Segal GH, Mesa VM, Fishleder AJ, Stoler MH, Weick JK, Lichtin AE, Tubbs RR (1992) Precursor Langerhans cell histiocytosis. Cancer 70: 547–553

93. Senear FE, Caro MR (1936) Histiocytoma cutis. Arch Dermatol Syph 33: 209–226

94. Shapiro PE, Silvers DN, Treiber RK, Cooper PH, True LD, Lattes R (1991) Juvenile xanthogranulomas with inconspicuous or absent foam cells and giant cells. J Am Acad Dermatol 24: 1005–1009

95. Smith KJ, Skelton HG, Yeager J et al. (1992) Military Medical Consortium for Applied Retroviral Research. Cutaneous histopathologic, immunohistochemical, and clinical manifestations in patients with hemophagocytic syndrome. Arch Dermatol 128: 193–200

96. Smith PJ, Souès S (1994) Multilevel therapeutic targeting by topoisomerase inhibitors. Br J Cancer 70: S47–S51

97. Snow JI, Muller SA (1995) Malignancy-associated multicentric reticulohistiocytosis: a clinical, histological, and immunophenotypic study. Br J Dermatol 133: 71–76

98. Stein M, Keshav S, Harris N, Gordon S (1992) Interleukin-4 potently enhances murine macrophage mannose receptor activity: a marker of alternative immunologic macrophage activation. J Exp Med 176: 287–292

99. Steinmann RM, Swanson J (1995) The endocytic activity of dendritic cells. J Exp Med 182: 283–288

100. Taunton OD, Yeshurun D, Jarrat M (1978) Progressive nodular histiocytoma. Arch Dermatol 114: 1505–1508

101. Tew JG, Thorbecke GJ, Steinman RM (1982) Dendritic cells in the immune response: characteristics and recommended nomenclature. J Reticuloendothel Soc 31: 371–380

102. The Writing Group of the Histiocyte Society Histiocytosis syndromes in children. Lancet 1: 208–209

103. Thomas L, Ducros B, Secchi T, Balme B, Moulin G (1993) Successful treatment of adult Langerhans cell histiocytosis with thalidomide. Arch Dermatol 129: 1261–1264

104. Toporcer MB, Kantor GR, Benedetto AV (1991) Multiple cutaneous reticulohistiocytomas (reticulohistiocytic granulomas). J Am Acad Dermatol 25: 948–951

105. Torres L, Sanchez JL, Rivera A, Gonzalez A (1993) Progressive nodular histiocytosis. J Am Acad Dermatol 29: 278–280

106. Tsambaos D, Georgiu S, Kapranos N, Monastirli A, Stratigos A, Berger H (1995) Langerhans cell histiocytosis: complete remission after oral isotretinoin therapy. Acta Derm Venereol 75: 62–64

107. van Furth R, Langevoort HL, Schaberg A (1975) Mononuclear phagocytes in human pathology – proposal for an approach to improved classification. In: Furth R van (ed) Mononuclear phagocytes in immunity, infection, and pathology (pp 1–15). Blackwell Scientific, Oxford London Edinburgh Melbourne

108. Walsh LJ, Goerdt S, Pober JS, Sueki H, Murphy GF (1991) MS-1 sinusoidal endothelial antigen is expressed by factor XIIIa+, HLA-DR+ dermal perivascular dendritic cells. Lab Invest 65: 732–741

109. Weber L, Hesse G, Feller AC, Rodermund O-E (1988) Multizentrischer Hauttumor der interdigitierenden dendritischen Zelle. Hautarzt 39: 28–33

110. Whitehead B, Michaels M, Sahni R, Strobel S, Harper JI (1990) Congenital self-healing Langerhans cell histiocytosis with persistent cellular immunological abnormalities. Br J Dermatol 122: 563–568

111. Willman CL, Busque L, Griffith BB, Favara BE, McClain KL, Duncan MH, Gilliland DG (1994) Langerhans cell histiocytosis (histiocytosis X) – a clonal proliferative disease. N Engl J Med 331: 154–160

112. Winkelmann RK (1981) Cutaneous syndromes of non-X histiocytosis. Arch Dermatol 117: 667–672

113. Winkelmann RK, Muller SA (1963) Generalized eruptive histiocytoma. A benign papular histiocytic reticulosis. Arch Dermatol 88: 586–596

114. Witsell AL, Schook LB (1991) Macrophage heterogeneity occurs through a developmental mechanism. Proc Natl Acad Sci USA 88: 1963–1967

115. Wood GS, Hu CH, Beckstead JH, Turner RR, Winkelmann RK (1985) The indeterminate cell proliferative disorder: Report of a case manifesting as an unusual cutaneous histiocytosis. J Dermatol Surg Oncol 11: 1111–1119

116. Ylä-Herttuala S, Lipton BA, Rosenfeld ME, Goldberg IJ, Steinberg D, Witztum JL (1991) Macrophages and smooth muscle cells express lipoprotein lipase in human and rabbit atherosclerotic lesions. Proc Natl Acad Sci USA 88: 10143–10147

117. Yu RC, Chu C, Buluwela L, Chu AC (1994) Clonal proliferation of Langerhans cells in Langerhans cell histiocytosis. Lancet 343: 767–768

118. Zelger B, Cerio R, Soyer HP (1994) Reticulohistiocytoma and multicentric reticulohistiocytosis (pathological and immunophenotypic distinct entities). Am J Dermatopathol 16: 577–584

119. Zelger BG, Zelger B, Steiner H, Mikuz G (1995) Solitary giant xanthogranuloma and benign cephalic histiocytosis – variants of juvenile xanthogranuloma. Br J Dermatol 133: 598–604

120. Zelger BWH, Staudacher C, Orchard G, Wilson-Jones E, Burgdorf WHC (1995) Solitary and generalized variants of spindle cell xanthogranuloma (progressive nodular histiocytosis). Histopathol 27: 11–19

121. Zhu J, Frosch MP, Busque L, Beggs AH, Dashner K, Gilliland DG, Black PM (1995) Analysis of meningiomas by methylation- and transcription-based clonality assays. Cancer Res 55: 3865–3872

122. Zvulunov A, Barak Y, Metzker A (1995) Juvenile xanthogranuloma, neurofibromatosis, and juvenile chronic myelogenous leukemia. World statistical analysis. Arch Dermatol 131: 904–908

63 Hautmetastasen viszeraler Tumoren

Volker Voigtländer

63.1
Einleitung

Eine Aussaat von Tumorzellen extrakutaner Karzinome in die Haut findet man bei ca. 5 % der Patienten. Dieser Anteil erhöht sich auf ca. 10 %, wenn schon eine Metastasierung in andere Organe stattgefunden hat [7, 10]. Metastasen der Haut können solitär oder multipel auftreten und alle oder nur einzelne ihrer Schichten infiltrieren.

Nur in Ausnahmefällen gibt die Hautmetastase den ersten Hinweis auf einen bösartigen Tumor, nicht selten aber stellt sie das erste sichtbare Zeichen seiner hämatogenen Metastasierung dar [1, 10, 15].

Behält die Hautmetastase den histologischen Aufbau des Primärtumors in Grundzügen bei, so sind Rückschlüsse auf dessen Herkunft möglich. Das gilt insbesondere für Magen-, Nieren- und Bronchialkarzinome. Die kutane Filiarisierung erfolgt lymphogen, hämatogen oder per continuitatem. Gelingt die Ermittlung des Primärtumors nicht, so spricht man von einem „cancer of unknown primary origin" (CUP-Syndrom). In ca. 20 % der Fälle bleibt dessen Identität auch post mortem ungeklärt.

Wenn man vom malignen Melanom absieht – ca. 50 % aller metastasierenden Melanome entwickeln auch kutane Metastasen – so neigt v. a. das Mammakarzinom zur Metastasierung in die Haut (Tabelle 63.1). Häufigkeit und Ausgangsort der kutanen Metastasierung weisen allerdings erhebliche Geschlechtsunterschiede auf (Tabelle 63.2). Mamma- und Lungenkarzinome metastasieren bevorzugt in die vordere Brustwand, Plattenepithelkarzinome der Mundhöhle in die Kopf- und Halsregion, abdominelle Karzinome in die Bauchwand (Tabelle 63.3).

Tabelle 63.1. Metastasierende viszerale Karzinome. Häufigkeit von Hautmetastasen. (Nach [10])

Karzinome	Hautmetastasen in % (n = 3 848)
Mamma	30,0
Nasennebenhöhlen	20,0
Larynx	16,3
Endokrinium	12,5
Mundhöhle	11,5
Leber, Galle	9,9
Ösophagus	8,6
Harnblase	8,2
Niere	4,6
Kolon, Rektum	4,4
Ovar	4,0
Lunge	2,6
Endometrium	2,0
Pankreas	1,9
Zervix	1,0
Unbekannt	7,4

Tabelle 63.2. Metastasierende viszerale Karzinome. Geschlechtsabhängige Häufigkeit von Hautmetastasen. (Nach [10])

	Hautmetastasen in % (n = 3 848)
Männer	
Lunge	11,8
Kolon, Rektum	11,0
Mundhöhle	8,7
Larynx	5,5
Niere	4,7
Unbekannt	8,7
Frauen	
Mamma	70,7
Ovar	3,3
Mundhöhle	2,3
Lunge	2,0
Kolon, Rektum	1,3
Unbekannt	3,0

Tabelle 63.3. Hautmetastasen viszeraler Karzinome. Bevorzugte Lokalisationen

Lokalisation	Karzinome
Bauchwand:	Lunge, Magen, Niere, Ovar
Brustwand:	Lunge, Mamma
Kapillitium:	Lunge, Mamma, Niere
Kopf, Hals:	Mundhöhle, Kehlkopf
Rücken:	Lunge, Mamma

63.2
Klinik

Multiples und rasches Auftreten in ungewöhnlicher Lokalisation (z. B. Akren, behaarter Kopf), eine auffallend harte Konsistenz sowie eine glatte Oberfläche mit intakt erscheinender Epidermis lenken den Verdacht auf Hautmetastasen eines viszeralen Karzinoms [2, 20]. Diese können klinisch-morphologisch in

- einen nodösen,
- einen sklerotisch-szirrhösen und in
- einen erysipelartigen Typ eingeteilt werden [1].

63.2.1
Nodöser Typ

Der nodöse Metastasentyp ist bei weitem der häufigste. Dabei handelt es sich um derbe, fest mit der Umgebung verwachsene, hautfarbene bis bläulich-rötliche, manchmal besser tast- als sichtbare Knoten (Abb. 63.1–63.4). Diese treten kutan oder subkutan meist multipel auf, sukzessiv und in variabler Größe. Im weiteren Verlauf neigen sie zu Exulzeration und geschwürigem Zerfall.

Eine Sonderform des nodösen Metastasentyps stellt der nach der Erstbeschreiberin – der OP-Schwester von W.J. Mayo – benannte „Sister Mary Joseph's Nodule" dar, die Nabelmetastase eines Malignoms aus dem Bauchraum. Sie kann plaqueförmig oder nodös erscheinen, nicht selten von blau-

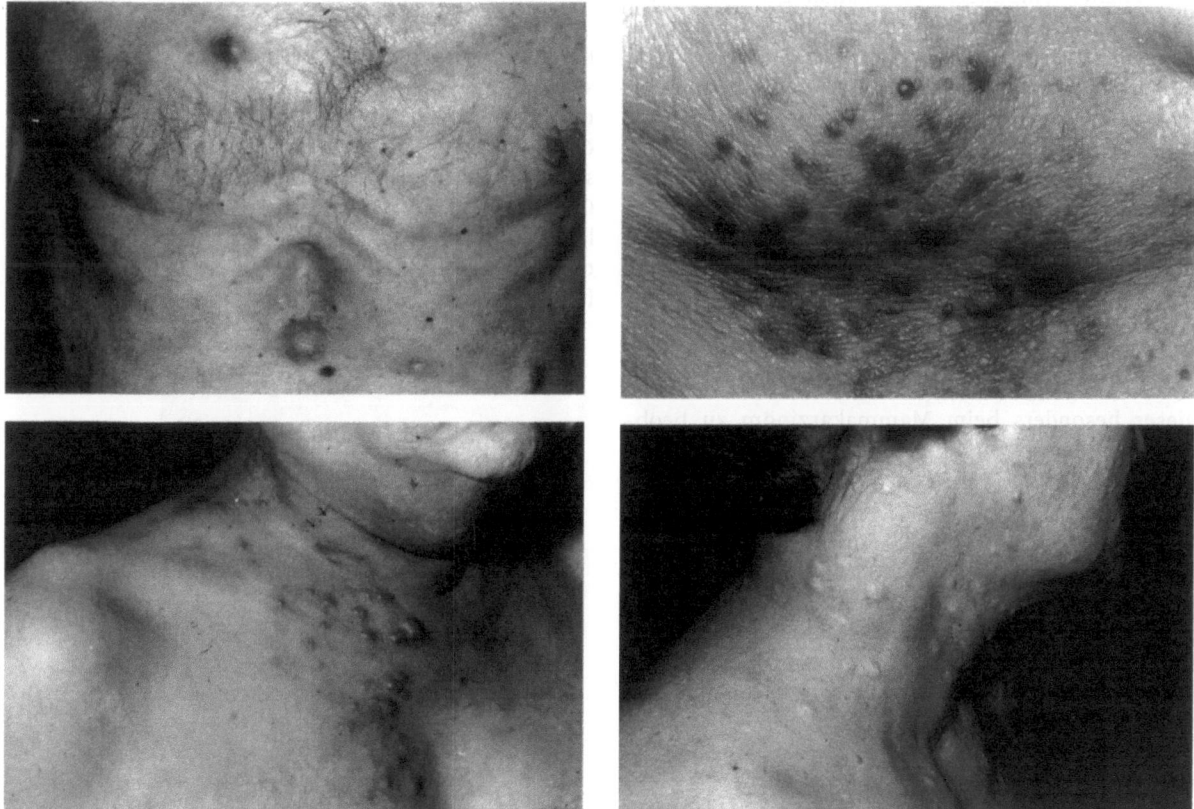

Abb. 63.1. (links oben) Nodöse Hautmetastasen eines Magenkarzinoms

Abb. 63.2. (rechts oben) Hautmetastasen eines Blasenkarzinoms (Unterbauch)

Abb. 63.3. (links unten) Hautmetastasen eines Larynxkarzinoms

Abb. 63.4. (rechts unten) Hautmetastasen eines Mammakarzinoms

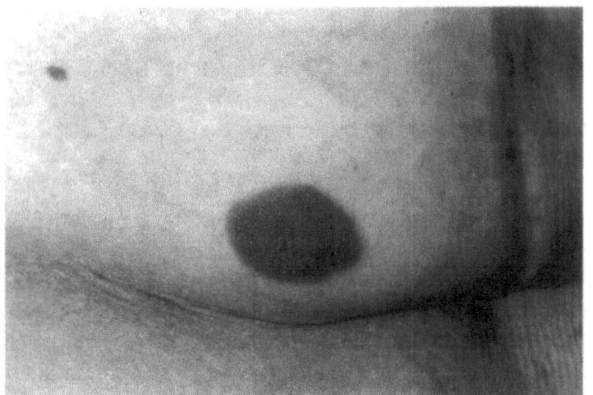

Abb. 63.5. Metastase eines Siegelringkarzinoms des Magens über einer Drainageschlauchnarbe (rechter Oberbauch)

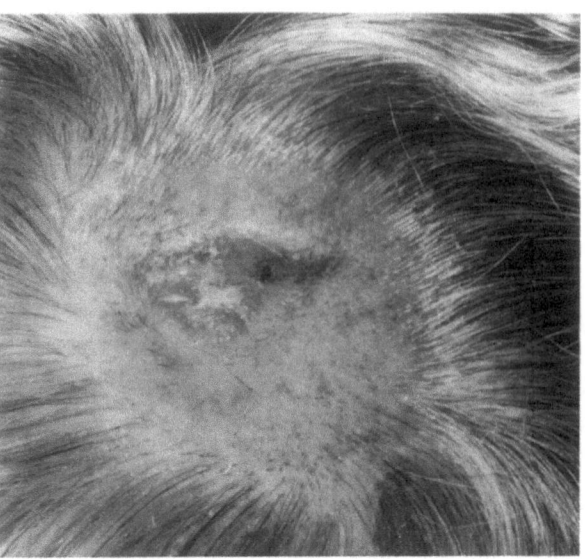

Abb. 63.6. Sklerotisch-szirrhöse Metastase eines Mammakarzinoms (behaarter Kopf)

rötlicher Farbe und dann einem Angiom oder einem Granuloma pyogenicum ähnlich.

Nabelmetastasen entwickeln sich überwiegend per continuitatem von der vorderen Peritonealoberfläche aus, seltener lymphogen oder hämatogen. Auch entlang im Nabel endender embryonaler Ligamente oder obliterierter Gefäße ist diese Ausbreitung möglich, ebenso über Drainageschlauchnarben (Abb. 63.5). Ihr Erscheinen zeigt eine infauste Prognose an und bedeutet Inoperabilität. Eine Analyse der Primärtumoren von 85 Patienten mit Nabelmetastasen [12] ergab in 79 Fällen Adenokarzinome (Magen, Kolon, Ovarien, Pankreas). Bei 12 Patienten führte erst die Nabelfilia auf die Spur des Tumors.

63.2.2
Sklerotischer (szirrhöser) Typ

Dieser besonders beim Mammakarzinom zu beobachtende Metastasentyp manifestiert v. a. an Brust, Schultern, Armen und Rücken. Er entspricht mikroskopisch einer diffusen Durchsetzung der Haut mit Tumorzellen. Makroskopisch finden sich unscharf begrenzte, überwiegend hautfarbene, plattenartige, gelegentlich ulzerierende Infiltrationen, die in fortgeschrittenen Stadien größere Hautareale „einmauern" und zu schweren Beeinträchtigungen der Beweglichkeit führen (Panzerkrebs, „cancer en cuirasse").

Am behaarten Kopf resultiert eine pseuodopeladenartige narbige Alopezie (Abb. 63.6).

63.2.3
Erysipelartiger Typ

Der erysipelartige Metastasentyp (Erysipelas carcinomatosum, Lymphangiosis carcinomatosa, Carcinoma erysipeloides, inflammatory cancer) (Abb. 63.7

und 63.8) kommt fast ausschließlich beim Mammakarzinom vor (1–4 % der Fälle). Der Tumor breitet sich entlang der Hautlymphspalten im oberen und mittleren Korium aus , wobei scharf begrenzte, leïcht ödematös erscheinende Erytheme mit einer orangenschalenartigen Oberfläche entstehen [3, 15]. Im Gegensatz zum Erysipel dehnen sich die Herde nur langsam aus, sind deutlich infiltriert und wenig oder gar nicht druckschmerzhaft. Im allgemeinen fehlen auch Fieber und Schüttelfrost. Die befallenen

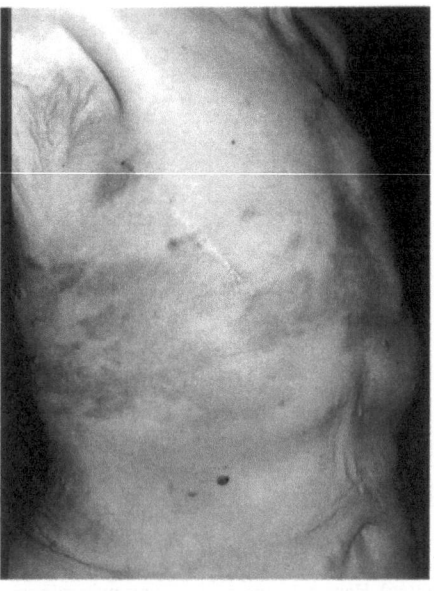

Abb. 63.7. Erysipelas carcinomatosum (Lymphangiosis carcinomatosa) auf Mastektomienarbe

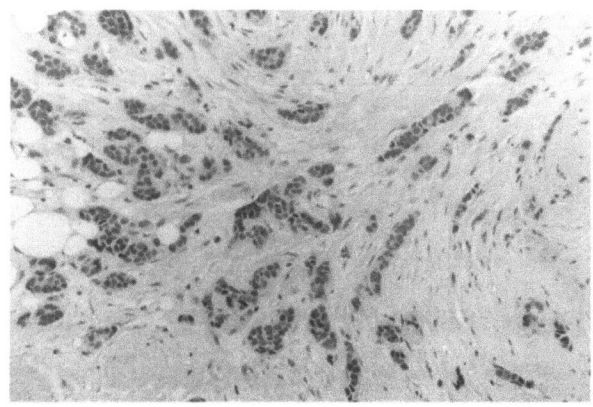

Abb. 63.8. Erysipelas carcinomatosum (Lymphangiosis carcinomatosa). Histologischer Befund: Tumorzellen in dermalen Lymphgefäßen und Phänomen des „indian filing" (HE x 100)

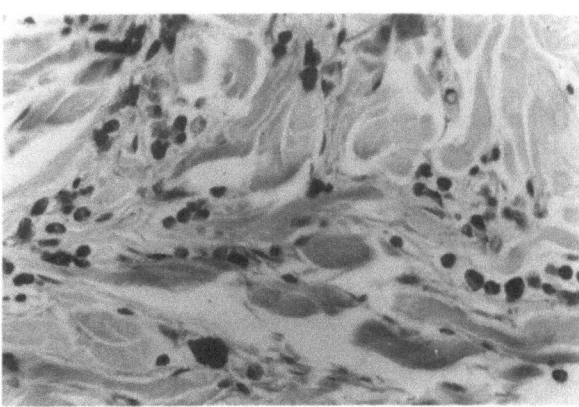

Abb. 63.9. Metastase eines Siegelringkarzinoms des Magens. Histologischer Befund: Siegelringzellen in diffuser korialer Aussaat (HE x 200)

Areale sind mitunter von ausgeprägten Teleangiektasien durchsetzt (teleangiektatische Form), Ausdruck einer Mikroembolisation von Tumorzellen in die Haut. Die Teleangiektasien können auch tumorfern auftreten, z. B. an den unteren Extremitäten und dort eine Besenreiservarikose imitieren [9]. Lymphangiomartige Morphen wurden bei metastasierenden Zervixkarzinomen beschrieben [21].

Düsterrote, rasch aufschießende Knoten im Bereich eines Mastektomielymphödems werden häufig als Spätmetastasen eines Mammakarzinoms fehlgedeutet. Tatsächlich handelt es sich aber um ein Angiosarkom auf dem Boden eines chronischen Lymphödems der Extremitäten (Stewart-Treves-Syndrom), das durchschnittlich 10 Jahre nach operativer Entfernung der regionären Lymphknoten auftritt, unabhängig vom Grundleiden. Entstehungsbedingung ist allein das Lymphödem (s. Kap. 61).

63.3
Histologie

Prinzipiell kann in Hautmetastasen jeder histologische Karzinomtyp nachgewiesen werden, am häufigsten Adenokarzinome, Stachelzellkarzinome und undifferenzierte Karzinome [1, 10, 16]. Im allgemeinen korrelieren die histologischen Merkmale des Primärtumors gut mit denen seiner Absiedlungen, wenn auch letztere meistens einen geringeren Differenzierungsgrad aufweisen.

Beim Adenokarzinom finden sich große Epithelstränge mit oder ohne Drüsenlumina. Die basophilen Tumorzellen zeigen zahlreiche Kernatypien und Mitosen. Die Kern-Plasma-Relation ist zugunsten des Kernes verschoben, das Zytoplasma häufig vakuolisiert. Ausgangspunkt der Adenokarzinome

sind v. a. Dickdarm, Lunge, Mamma, Niere, Ovar und Magen. Muzingefüllte Siegelringzellen weisen in erster Linie auf ein Magenkarzinom (Abb. 63.9).

Hautmetastasen mit den feingeweblichen Zeichen eines Stachelzellkarzinoms stammen v. a. aus Mundhöhle, Lunge oder Ösophagus. Die Unterscheidung zwischen einem primären und einem sekundären Karzinom kann hier sehr schwierig sein.

Undifferenzierte Metastasen haben ihren Ursprung zumeist in Bronchial- und Mammakarzinomen, seltener in Karzinomen des Magens, der Leber und der Harnblase [15]. Der Einsatz immunhistochemischer Methoden mit verschiedenen Markern erleichtert die Suche nach dem Primärtumor bzw. die korrekte Zuordnung. Als Beispiele seien der Nachweis von saurer Prostataphosphatase beim Prostatakarzinom oder von Thyreoglobulin beim Schilddrüsenkarzinom genannt [6, 14]. In Einzelfällen kann die Typisierung der Intermediärfilamente, insbesondere der Zytokeratine Aufschlüsse über die Herkunft der Hautmetastase geben [5, 11, 17].

63.4
Diagnose und Differentialdiagnose

Bei bekanntem Primärtumor läßt sich eine Hautmetastase meist unschwer diagnostizieren.

Der nodöse Metastasentyp kann v. a. durch ein Histiozytom, Angiom, juveniles Melanom (Spitz-Tumor), Pilomatrixom, Granuloma pyogenicum, Keratoakanthom (Abb. 63.10),Lymphom oder Pseudolymphom sowie durch einen Merkelzelltumor imitiert werden.

Beim sklerotischen Typ sind eine chronische Lymphstauung, eine Morphaea sowie die verschiedenen Formen der Pseudosklerodermie auszuschlie-

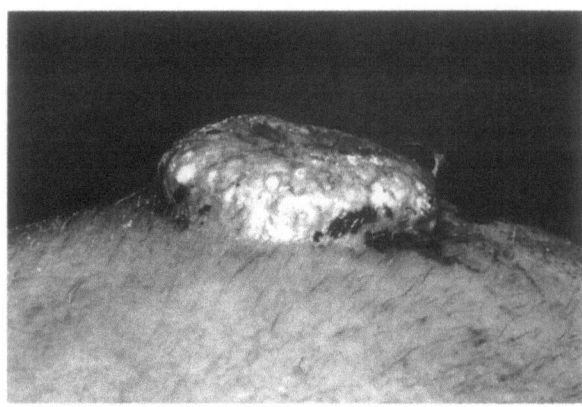

Abb. 63.10. Keratoakanthomartige Metastase eines Bronchialkarzinoms (Kopf)

ßen, während der erysipelartige Typ v. a. gegenüber entzündlichen Prozessen (Kontaktekzem, Radiodermatitis, Erysipel) abgegrenzt werden muß. Im Zweifelsfall führt eine Biopsie mit histologischer Untersuchung weiter, in vielen Fällen reicht auch schon eine Feinnadelbiopsie [13].

63.5
Therapie und Prognose

Solitäre Hautmetastasen werden am besten exzidiert, bei ausgedehnten Filiarisierungen ist eine Radio- und/oder Chemotherapie angezeigt. Erfolge sind auch nach einer photodynamischen Therapie berichtet worden [8]. Gewöhnlich kann es sich hierbei aber nur noch um Palliativmaßnahmen handeln. Mit der Manifestation von Hautmetastasen verschlechtert sich schlagartig die Prognose. Für die überwiegende Mehrzahl der Patienten beträgt die Überlebenszeit dann nur noch wenige Monate. In Einzelfällen jedoch ermöglicht die Manifestation einer Hautmetastase eine frühere Erkennung des Tumors und damit eine verlängerte Lebenserwartung. Es sind v. a. Karzinome der Lunge, der Niere und des Ovars, die sich in Gestalt ihrer kutanen Absiedlungen erstmals zu erkennen geben können [1, 4, 15].

Literatur

1. Brownstein MH, Helwig EB (1973) Spread of tumors to the skin. Arch Dermatol 107: 80–86
2. Chadlou R, Bieß B, Ehrig F (1978) Klinisches Bild und Lokalisation der Hautmetastasen viszeraler Karzinome. Hautarzt 29: 259–265
3. Cox SE, Cruz PD (1994) A spectrum of inflammatory skin via lymphatics: Three cases of carcinoma erysipeloides. J Am Acad Dermatol 30: 304–307
4. Delacrétaz J, Perroud H (1981) Metastatische Karzinome der Haut. In: Korting GW (Hrsg) Dermatologie in Klinik und Praxis, Bd 4 (S 41.107–41–117). Thieme, Stuttgart
5. Eckert F, Schmid U, Hardmeier T (1992) Cytokeratin expression in mucinous sweat gland carcinomas: an immunohistochemical analysis of four cases. Histopathology 21: 161–165
6. Elgart GW, Patterson JW, Taylor R (1991) Cutaneous metastasis from papillary carcinoma of the thyroid gland. J Am Acad Derm 25: 404–408
7. Kanitakis J (1993) Les métastases cutanées des cancers profonds. Presse Med 22: 631–636
8. Khan SA, Dougherty TJ, Mang TS (1993) An evaluation of photodynamic therapy in the management of cutaneous metastases of breast cancer. Eur J Cancer 29: 1686–1690
9. Lechner W, Lurz C, Wünsch PH (1987) Mikroembolisation eines Mammakarzinoms in die Haut. Dermatologie im Bild 3: 13–17
10. Lookingbill DP, Spangler N, Helm KF (1993) Cutaneous metastases in patients with metastatic carcinoma: A retrospective study of 4020 patients. J Am Acad Dermatol 29: 228–236
11. Moll R, Moll I, Franke WW (1986) Intermediärfilamente als Kriterium bei der Diagnostik von Hauttumoren. Pathologe 7: 164–174
12. Powell FC, Cooper AJ, Massa MC, Goellner JR, Su WPD (1984) Sister Mary Joseph's nodule: A clinical and histologic study. J Am Acad Dermatol 10: 610–615
13. Reyes CV, Jensen JA, Eng AM (1993) Fine needle aspiration cytology of cutaneous metastases. Acta Cytol 37: 142–148
14. Schoel J, Smolle J, Kerl H (1989) Hautmetastasen bei Prostatakarzinom. Immunhistologischer Hinweis auf den Primärtumor. Hautarzt 40: 34–36
15. Schwartz RA (1995) Cutaneous metastatic disease. J Am Acad Dermatol 33: 61–182
16. Schwartz RA (in press) Histologic aspects in cutaneous metastatic disease. J Am Acad Dermatol
17. Schwarz B, Moll R, Leube RE, Heid HW, Moll I (1993) An unusual skin tumor diagnosed as carcinoma metastasis with the aid of intermediate filament protein analysis. Eur J Dermatol 3: 50–55
18. Shah KD, Tabibzadeh SS, Gerber MA (1987) Comparison of cytokeratin expression in primary and metastatic carcinomas. Am J Clin Pathol 87: 708–715
19. Soyer HP, Cerroni L, Smolle J, Kerl H (1990) „Clown-Nase" – Hautmetastase eines Mammakarzinoms. Z Hautkr 65: 929–931
20. Su WPD, Powell FC, Goellner JR (1985) Malignant tumors metastatic to the skin. Unusual illustrative cases. In: Wick MR (ed) Pathology of unusual malignant cutaneous tumors (pp 357–397). Marcel Dekker, New York Basel
21. Yamamoto T, Ohkubo H, Nishioka K (1994) Cutaneous metastases from carcinoma of the cervix resemble acquired lymphangioma. J Am Acad Dermatol 30: 1031–1032

Allgemeine Aspekte

64 Lichtschutz

Erhard Hölzle

64.1 Einleitung

Die UV-Belastung breiter Bevölkerungsschichten nimmt besonders durch ein geändertes Freizeitverhalten ständig zu. Die Verdünnung der Ozonschicht der Stratosphäre trägt zu einer weiteren UVB-Belastung bei. Demgegenüber steht die zunehmende Erkenntnis, daß – neben einer akuten Schädigung der Haut durch Sonnenbrand und immunsuppressive Einflüsse – Langzeitschäden eine wichtige Rolle spielen. Diese umfassen neben der lichtinduzierten Hautalterung die Entwicklung von Präkanzerosen und Hautkrebs. Auf dem Boden der chronisch-kumulativen Lichtschädigung entstehen aktinische Keratosen und spinozelluläre Karzinome sowie Basaliome.

Auch eine Variante des malignen Melanoms, das Lentigo-maligna-Melanom entwickelt sich aus einer langbestehenden Vorläuferläsion, der Lentigo maligna in chronisch lichtexponierter Haut. Demgegenüber wird die Entwicklung von malignen Melanomen an nicht primär lichtgeschädigter Haut durch andere Faktoren gefördert. Als die wichtigsten Risiken werden heller Hauttyp, wiederholte akute aktinische Schädigung während der ersten beiden Lebensjahrzehnte sowie das Vorkommen von zahlreichen Nävuszellnävi und von atypischen Nävuszellnävi identifiziert. Zunehmend wird der Einfluß von UVA für die Entstehung von Melanomen diskutiert.

Aus diesen Erkenntnissen ergibt sich die Forderung für einen sinnvollen und wirkungsvollen Lichtschutz. Dabei ruht der Schutz vor übermäßiger Sonnenbestrahlung auf 3 Säulen. Diese sind:

- vernünftige Verhaltensweisen,
- der Gebrauch lichtschützender Kleidung und
- die Anwendung von Sonnenschutzmitteln.

Letztere finden überwiegend als Externa Verwendung. Systemischer Lichtschutz spielt eine geringe Rolle.

64.2 Lichtschutz durch vernünftiges Verhalten

Vernünftige Verhaltensweisen orientieren sich an der wechselnden Intensität der Globalstrahlung und der individuellen Lichtempfindlichkeit, charakterisiert durch den Hauttyp (Tabelle 64.1). Die wichtigsten Faktoren, welche die Globalstrahlung beeinflussen, sind

- Sonneneinfallswinkel,
- Höhenlage,
- Beschaffenheit der Atmosphäre und des Untergrundes sowie

Tabelle 64.1. Hauttyp entsprechend der Lichtreaktion und zugehörige Eigenschutzzeit

Hauttyp	Definition[1]	Häufigster Phänotyp	Eigenschutzzeit (min)
I	"immer" Rötung, kaum Bräunung	sehr helle Haut, rötliches Haar, viele Sommersprossen	10–20
II	oft Rötung, geringe Bräunung	helle Haut, blondes Haar, oft Sommersprossen	15–25
III	selten Rötung, mäßige Bräunung	hellbraune Haut, dunkelblondes Haar	20–35
IV	"nie" Rötung, starke Bräunung	braune Haut, braunes oder schwarzes Haar	30–50
Kinderhaut	extrem empfindlich, dünne Hornschicht, geringere Pigmentbildung		10–20

[1] Nach Fitzpatrick [8].

- die Verteilung von freiem Himmel, Bewölkung und Schatten.

Der Lichteinfallswinkel ist abhängig von Jahreszeit, Tageszeit und geographischer Breite. In unseren gemäßigten Zonen gilt die Faustregel, daß 50 % des erythemwirksamen UVB in den Mittagsstunden zwischen 11 und 13 Uhr einwirken.

Sonnenbaden außerhalb dieser Zeit reduziert das Expositionsrisiko erheblich. Je 1000 Höhenmeter nimmt die UVB-Intensität um 15 % zu. Ein heller Untergrund, wie weißer Sand oder frischer Schnee, kann bis zu 100 % des UV-Lichts reflektieren. Ebenso wirken bewegte Wasserflächen, Gischt und Schaum als wirkungsvolle Reflektoren. In das Wasser dringen 40 % des UVB bis in eine Wassertiefe von 50 cm, so daß ein schwimmender Mensch nur einen geringen Schutz erhält. Direkt von der Sonne gelangen nur 50 % des UV-Anteils auf die Haut; weitere 50 % wirken als Streustrahlung vom Rest des sichtbaren Himmels ein. Dabei nimmt der UVB-Anteil mit niedrigem Einfallswinkel zu, so daß insbesondere ein freier Horizont die erythemwirksame UV-Belastung erhöht.

64.3
Sonnenschutz durch Kleidung

Dichtgewobene Kleidungsstücke von dunkler Farbe besitzen einen fast vollständigen UV-Schutz. Bei dünnen Geweben ist dies keineswegs der Fall und neben sichtbarem Licht wird besonders UVA transmittiert. Dem trägt eine neue Entwicklung Rechnung, die speziell behandelte Baumwollfasern einsetzt, um einen hohen UV-Schutz zu gewährleisten. Solche Textilien sind sowohl in England wie auch neuerdings in Deutschland auf dem Markt erhältlich. Grundsätzlich kann die Faustregel gelten: Je weniger sichtbares Licht durch den Stoff dringt, also je weniger durchsichtig er erscheint, um so effektiver ist die Schutzwirkung gegen UVA und im besonderen Maß gegen UVB. Auch das Tragen eines Hutes kann sehr wirkungsvoll sein. Eine Krempe oder ein Gesichtsschild von 10 cm Breite reduzierten die UV-Belastung des Gesichts um 70 %.

Durch einfaches Fensterglas dringen – je nach Qualität – bis zu 35 % UVB- und bis zu 85 % UVA-Strahlung. Ein vollständiger Schutz läßt sich durch Spezialgläser bzw. durch Aufkleben von Plastikfolien erreichen. Dies ist hilfreich für Patienten mit extremer Lichtempfindlichkeit oder zur Vermeidung einer beruflichen UV-Exposition beim Führen von Kraftfahrzeugen oder Bau- sowie landwirtschaftlichen Maschinen mit Glaskanzeln.

64.4
Sonnenschutzmittel

Hierbei spielen Externa in unterschiedlichen galenischen Zubereitungen und Darreichungsformen die wichtigste Rolle. Ein systemischer Lichtschutz durch entzündungshemmende Medikamente oder Antioxydantien ist demgegenüber von geringerer Bedeutung.

64.4.1
Äußerliche Sonnenschutzmittel

Marktentwicklung

Der Sonnenschutzmarkt verzeichnet eine stetige Zunahme des Umsatzes und mittlerweile sind erhebliche Marktanteile erreicht. Eine der wesentlichen Wandlungen während der letzten Jahre ist der Trend zu einer zunehmenden Zahl von Produkten mit höheren Sonnenschutzfaktoren. Produkte mit Lichtschutzfaktoren 2–8 zeigen eine abnehmende, solche mit Faktoren über 10, eine deutlich zunehmende Tendenz mit maximalen Steigerungsraten bei Produkten mit einem Lichtschutzfaktor von 13–20.

Darreichungsformen

Die Darreichungsformen sind außerordentlich vielgestaltig [20, 22, 23] und reichen von dünnen Emulsionen (Milch) über Cremes zu Ölen und Hydrogelen sowie speziellen Zubereitungen, wie z. B. pflegende Lippenstifte mit UV-Schutz. Die häufigste Verbreitung finden Öl-in-Wasser-Emulsionen als Sonnencremes oder Sonnenmilch. Zunehmend werden UV-Filtersubstanzen auch Pflegeprodukten oder Kosmetika des täglichen Gebrauchs, einschließlich Haarshampoos, beigefügt. Dies dient einerseits dem Produktschutz, um möglicherweise eine Zersetzung des Präparates durch UV-Einwirkungen zu verhindern, aber auch dem Schutz der Haut, um der Hautalterung vorzubeugen, oder der Haare, um ein Ausbleichen unter Sonnenexposition zu verhindern.

Inhaltsstoffe

Immer noch am gebräuchlichsten sind chemische Lichtfiltersubstanzen mit Absorption entweder im UVB- oder im UVA-Bereich sowie Substanzen, die Wirkungen in beiden Spektralbereichen entfalten und dann als Breitbandfilter bezeichnet werden. Die Schutzwirkung der chemischen UV-Filter beruht auf der Umwandlung der UV-Strahlung in langwellige sichtbare oder Infrarotstrahlung. Ein wesentliches Strukturmerkmal der UV-filternden Moleküle sind alternierende Doppelbindungen unter Zwischenschaltung von aromatischen Ringen. Nach Absorption von Photonen geraten die UV-Filtermoleküle in einen energetisch angeregten Zustand. Sie gelangen direkt oder schrittweise zurück in den Grundzustand unter Abgabe von Wärme- oder Fluoreszenzstrahlung im sichtbaren Bereich. Möglich sind auch photochemische Reaktionen, die zu einer Umwandlung des Moleküls mit Nachfolgereaktionen führen. Diese Photoinstabilität von Filtersubstanzen ist unerwünscht und führt zur Abschwächung der Filterwirkung. Sie bildet auch die Grundlage von phototoxischen oder photoallergischen Reaktionen als Komplikationen des Gebrauchs von chemischen Lichtfiltern.

Eine Übersicht über die wichtigsten in Sonnenschutzpräparaten des europäischen Marktes gebräuchlichen UV-Filtersubstanzen ist in Tabelle 64.2 bis 64.4 gegeben. Zunehmend werden ergänzend oder ausschließlich physikalische Lichtfilter, im Prinzip Suspensionen von Partikeln mit reflektierender und streuender Wirkung, eingesetzt [5, 10, 21]. Die kosmetische Akzeptanz dieser Zubereitungen ist nur bei fehlender Reflektion von sichtbarem Licht, was die Präparate durchsichtig erscheinen läßt, gegeben. Bei einer Teilchengröße von <30 nm, den sog. Mikropigmenten, wird bevorzugt UV-Strahlung, sowohl UVB wie UVA, reflektiert und gestreut. Insbesondere mikronisiertes Titandioxyd wird hierbei verwendet, und es lassen sich Schutzfaktoren von 15–25 bei guter kosmetischer Akzeptanz der Zubereitung erreichen. Die meisten Sonnenschutz-

Tabelle 64.2. Chemische Sonnenschutzfilter mit Filterwirkung im UVB-Bereich

Chemische Bezeichnung	CTFA-Bezeichnung	Handelsname und Hersteller
4-Aminobenzoesäure	PABA	PABA (Merck)
3-(4-Trimethyl-ammonium)benzyliden-bornan-2-on methylsulfat		Mexoryl SX (Chimex)
3,3,5-Trimethyl-cyclohexyl-salicylat	Homosalate	Homomenthyl-salicylat (Merck)
3-Imidazol-4-yl-acrysäure und ihre Ester	Urocanic acid	Urocaninsäure (Ajinomoto)
2-Phenylbenzimidazol-5-sulfonsäure und ihre K-, Na- und TEA-Salze	Phenylbenzimidazole Sulphonic Acid	Eusolex 232 (Merck), Neo Heliopan Hydro (H & R), Novantisol (Bayer)
4-Bis(hydroxypropyl)aminobenzoesäureethylester	Ethyl Dihydroxypropyl PABA	Amerscreen P (Amerchol)
4-Bis(polyethoxy)aminobenzoesäure-polyethoxyethylester	PEG 25-PABA ethylester	Uvinul P 25 (BASF)
4-Aminobenzoesäure-1-glycerylester	Glyceryl PABA	Escalol 106 (Van Dyk)
4-Dimethylaminobenzoesäure-2-ethylhexylester	Octyl Dimethyl PABA	Escalol 507 (Van Dyk), Eusolex 6007 (Merck)
Salicylsäure-2-ethyl-hexylester	Octyl Salicylate	Sunarome WMO (Felton), Neo Heliopan OS (H & R)
4-Methoxyzimtsäureisoamylester	Isoamyl p-Methoxy cinnamate	Neo Heliopan E1000 (H & R)
4-Methoxyzimtsäure 2-ethylhexylester	Octyl Methoxy cinnamate	Neo Heliopan AV (H & R), Parsol MCX (Givaudan), Eusolex 2292 (Merck)
3-(4'-Methyl)benzyliden-bornan-2-on	Methylbenzylidene Camphor	Eusolex 6300 (Merck), Neo Heliopan MBC (H & R)
3-Benzylidenbornan-2-on	3-Benzylidene Camphor	Mexoryl SDS-20 (Chimex), Unisol-S 22 (Induchem)
4.Isopropylbenzyl-salicylat	Isopropylbenzyl-salicylate	Megasol (Vevy)
2,4,6-Trianilin-p-(carbo-2'ethylhexyl-1'oxy)-1,3,5-triazin	Octyltriazone	Uvinul T150 (BASF)

Tabelle 64.3. Chemische Sonnenschutzfilter mit Filterwirkung im UVA-Bereich

Chemische Bezeichnung	CTFA-Bezeichnung	Handelsname und Hersteller
3,3'-(1,4-Phenylen-dimethin)-bis (7,7-dimethyl-2-oxo-bicyclo-(2.2.1)heptan-1-methansulfonsäure) und ihre Salze	Poly-Propenamidomethyl Benzylidene Camphor	Mexoryl SX (Chimex)
1.(4'Isopropylphenyl)-3-phenyl-propan-1,3-dion	Isopropyldibenzoyl methane	Eusolex 8020 (Merck), wird nicht mehr hergestellt
1-(4-tert-Butyl-phenyl)-3-(4-methoxyphenyl)propan-1,3-dion	Butyl Methoxydibenzoylmethane	Parsol 1789 (Givaudan), Eusolex 9020 (Merck)

Tabelle 64.4. Chemische Sonnenschutzfilter mit Breitbandfilterwirkung (UVA und UVB)

Chemische Bezeichnung	CTFA-Bezeichnung	Handelsname und Hersteller
2-Hydroxy-4-methoxy-benzophenon (Oxybenzonum)	Benzophenone-3	Eusolex 4360 (Merck), Neo Heliophan BB (H & R), Uvinul M40 (BASF)
2-Hydroxy-4-methoxy-4'-methylbenzophenon (Mexenonum)	Benzophenon-10	Mexenone (Boehringer)
2-Hydroxy-4-methoxybenzophenon-5-sulfonsäure (Sulisobenzonum) und das Na-Salz	Benzophenon-4	Uvinul MS-40 (BASF)

präparate enthalten Kombinationen aus zwei oder mehreren Komponenten, wobei sowohl rein chemische Filterkombinationen wie auch die Mischung von chemischen und physikalischen Filtern eingesetzt werden. Derzeit werden Lichtschutzfaktoren bis über 50 (UVB) erreicht. Von einigen Herstellern wird – insbesondere bei Verwendung von physikalischen Filtern – eine Wirkung im Infrarotbereich ausgelobt. Die Sinnhaftigkeit dieses Ansatzes ist jedoch umstritten.

Zunehmend werden als weitere Wirkstoffe Antioxydantien in Lichtschutzpräparaten verwendet. β-Karotin ist in der Lage, reaktive Sauerstoffradikale (Singulett-Sauerstoff) zu neutralisieren. Vitamin E (Tocopherol) verhindert als Antioxydans die UV-bedingte Lipidperoxydation von Zellmembranen. Für β-Karotin ist bisher lediglich eine Wirksamkeit in der Abschwächung der akuten Hautreaktion bei erythropoetischer Protoporphyrie nachgewiesen. Hierzu sind jedoch höhere Dosen in systemischer Gabe erforderlich. Vitamin E kann auch in topischer Applikation das UVB-Erythem abschwächen. Weitere topisch anwendbare Antioxydantien, wie Flavonide und Zimtsäurederivate sind in experientieller Erprobung.

Eine zusätzliche erwünschte Eigenschaft der äußerlich anzuwendenden Sonnenschutzmittel ist Wasserfestigkeit. Hierzu geeignet sind insbesondere lipophile galenische Grundlagen sowie die Einbringung von Filtersubstanzen in Liposomen, welche eine feste Verbindung mit der Hornschicht eingehen.

64.4.2
Bewertung von Sonnenschutzmitteln

Der Lichtschutzfaktor UVB
Der Sonnenschutzfaktor wurde als Vergleichsmaßstab für Lichtschutzmittel vor mehr als 30 Jahren durch Greiter eingeführt. Die biologische Bewertungsgröße ist das UVB-Erythem, 24 h nach Bestrahlung. Bestimmt werden die minimale Erythemdosis auf ungeschützter und mit dem Sonnenschutzmittel vorbehandelter Haut. Der Quotient ergibt den Lichtschutzfaktor und ist ein Maß für die Verlängerung der Eigenschutzzeit, die der Besonnungszeit bis zum Auftreten des minimalen Erythems entspricht (vgl. Tabelle 64.1). Sonnenschutzfaktoren werden unter Laborbedingungen experimentell bestimmt; entsprechende Richtlinien sind in nationalen Regelwerken niedergelegt. Allerdings fehlt derzeit noch eine allgemein gültige internationale Standardisierung. In Deutschland war die DIN-Norm gültig, sie ist jedoch derzeit aufgehoben und nur durch einen nicht verbindlichen Vorschlag ersetzt. In den USA ist eine FDA-Norm (*FDA* = Food and Drug Administration) in Gebrauch, die sich von

der deutschen Vorschrift unterscheidet. Parallel hierzu wird in Australien eine weitere Norm eingesetzt. Einen Vorschlag zur Vereinheitlichung hat die europäische Vereinigung der Hersteller von Körperpflegemittel und Kosmetika (*COLIPA*) erarbeitet [6]. Danach werden 10–20 Probanden in einer Untersuchungsgruppe zusammengefaßt. Die Testung findet am Rücken, an einer Fläche von >35 cm^2 statt. Die Probanden gehören den Hauttypen I bis III an; 2,0 ± 0,1 mg/cm^2 Testsubstanz werden aufgetragen und die Testfelder 15 min später bestrahlt. Die Ablesung der Reaktion erfolgt nach 24 ± 4 h. Die Lichttreppen werden mit einer Steigerung der Dosis von 25 % angelegt. Standardprodukte müssen mitgetestet werden; abhängig von dem zu erwartenden Lichtschutzfaktor sind es unterschiedliche Zubereitungen. Als Strahlenquelle wird ein Solarsimulator verwendet, der dem Sonnenspektrum an einem definierten Tag [12] entspricht.

Variationen in den Testergebnissen infolge der unterschiedlichen Protokolle ergeben sich insbesondere aufgrund unterschiedlicher Auftragungsmengen der Testsubstanz und den verschiedenen verwendeten UV-Strahlenquellen. Die Auftragungsmenge von 2,0 mg/cm^2 entspricht nicht dem normalen Gebrauch von Sonnenschutzmitteln, bei dem erheblich geringere Mengen, meist nur 1,0–1,5 mg/cm^2 verwendet werden [22]. Auch unterliegt die natürliche Sonneneinstrahlung mannigfachen modifizierenden Faktoren, die oben beschrieben wurden. Die standardisiert im Labor gewonnenen Werte für Lichtschutzfaktoren sind daher nur bedingt auf die praktische Anwendung von Sonnenschutzmitteln zu übertragen. Sie dienen insbesondere dem standardisierten Vergleich von unterschiedlichen Produkten und erlauben es einem kritischen Konsumenten anhand seiner eigenen Erfahrung, der jeweiligen Situation, abhängig von Hauttyp, Lichtgewöhnung und der zu erwartenden Stärke der Globalstrahlung, das richtige Lichtschutzmittel auszuwählen.

Sonnenschutzfaktor UVA
Zunehmend wird die sicherlich sinnvolle Verwendung UVA-wirksamer Breitbandfilter propagiert. Eine standardisierte Bewertung des UVA-Schutzes fehlt jedoch noch vollkommen [3]. Grundsätzlich können als biologische Zielgrößen das UVA-Erythem, die UVA-induzierte Sofortpigmentierung (Pigmentdunkelung, bewertet sofort nach Bestrahlung) wie auch die UVA-induzierte persistierende Pigmentdunkelung (bewertet 2 h nach Bestrahlung) herangezogen werden. Die Anwendung phototoxischer Effekte durch äußerliche oder systemische Applikation von 8-Methoxypsoralen oder anderer Photosensibilisatoren wurde wegen schwieriger Durchführbarkeit und ethischer Bedenken als Zielgröße zur

Messung der UVA-Filterwirkung von Produkten verlassen. Der Trend geht zur persistierenden Pigmentdunkelung als Testmodell.

Lediglich in Australien wurde eine In vitro-Meßmethode zum Standard erhoben. Die Methode wurde ursprünglich von Diffey beschrieben [4]. Hierbei wird die Transmission durch definierte Schichten des Sonnenschutzmittels auf Quarzplättchen gemessen und diese Filterwirkung als UVA-Schutzfaktor erfaßt. Derzeitige Bestrebungen in Europa zielen darauf ab, auch hier diese Methode als Standard einzuführen [1].

Wasserfestigkeit

Die Bewertung der Wasserfestigkeit ist international ebenfalls in der Diskussion. In den USA werden Protokolle mit definierten Schwimmzeiten in Süß- oder Salzwasser mit oder ohne Eigenbewegung durchgeführt. In Deutschland wurde ein Verfahren mit einem standardisierten Duschvorgang vorgeschlagen. Das Prädikat „Wasserfestigkeit" bedeutet aufgrund der derzeit gebräuchlichen Kennzeichnung, daß nach Wasserkontakt etwa 50 % der Filterwirkung erhalten bleiben.

64.4.3
Anwendung von Sonnenschutzmitteln

Grundsätzlich sollte ein Produkt mit ausreichend hohem Lichtschutzfaktor Verwendung finden. Zur Auswahl des richtigen Lichtschutzfaktors ist es sinnvoll, die Eigenschutzzeit, d. h. die Zeit in Minuten, während der man sich ohne Schutz und ohne Lichtgewöhnung gefahrlos in der Sonne aufhalten kann, zu kennen. Dies variiert von 10 min für lichtempfindliche Haut und sehr hohe UV-Intensität bis zu 50 min bei weniger lichtempfindlicher Haut und geringen UV-Intensitäten (vgl. Tabelle 64.1). Besonders hohe UV-Belastung entsteht an den sog. Lichtterrassen des Körpers. Diese umfassen am stehenden Menschen

- Stirn,
- Jochbeinregion,
- Nasenrücken,
- Unterlippe,
- Spitzen der Ohren,
- Schultern,
- Streckseiten der Unterarme und
- Handrücken.

Beim Sitzen sind insbesondere die Streckseiten der Oberschenkel zusätzlich gefährdet. Es empfiehlt sich, ein Sonnenschutzmittel bei längerem Aufenthalt in der Sonne wiederholt anzuwenden, um einem Verlust der Schutzschicht durch Schwitzen, Wasserkontakt oder Abrieb entgegenzuwirken. Es

ist allerdings zu bedenken, daß sich auch durch wiederholte Anwendungen der einmal gewählte Sonnenschutzfaktor nicht erhöht.

Neuerdings werden zur sonnenreichen Jahreszeit von den Massenmedien Informationen über die zu erwartende UV-Intensität angeboten. Dieser UV-Index kann mit der persönlichen Eigenschutzzeit verrechnet werden, und es kann daraus die vernünftige Auswahl des geeigneten Sonnenschutzfaktors erfolgen.

64.4.4
Risiken der Sonnenschutzmittel

Aus einigen In-vitro-Untersuchungen in Zellkultursystemen wurden Ergebnisse gewonnen, die eine Mutagenität von Sonnenschutzmitteln im Zusammenwirken von UV-Strahlung vermuten lassen [26]. Es wurden Hefezellen mit und ohne Zusatz von Paraminobenzoesäureester mit UVB und UVA bestrahlt. Durch den Zusatz des Sonnenschutzmittels wurde eine erhöhte Anzahl von DNA-Schäden festgestellt [16]. Es ist jedoch zweifelhaft, ob diese in sehr artifiziellen Systemen gewonnenen Daten Relevanz für die Hautkrebsentstehung an menschlicher Haut besitzen. Andererseits gibt es eindeutige epidemiologische Studien, die zeigen, daß die konsequente Anwendung von Lichtschutzmitteln die Entwicklung von aktinischen Keratosen bremsen und sogar die Anzahl bestehender aktinischer Keratosen verringern kann [19, 27].

In diesem Zusammenhang wurde auch der Gebrauch von Sonnenschutzmitteln zur Verhinderung der UV-induzierten Immunsuppression diskutiert. Eine Fülle von Arbeiten kommt hierbei zu widersprüchlichen Ergebnissen [7, 13, 18, 28, 30, 32, 33]. Sonnenschutzmittel, die wirksam das UV-Erythem wie auch Schäden an Langerhans-Zellen der Epidermis verhindern, bewirken trotzdem keine vollständige Protektion gegen die UV-induzierte Immunsuppression. Exakte Erklärungen dieser Phänomene fehlen noch, jedoch scheinen Abhängigkeiten von der Art des Sonnenschutzmittels und des experimentell verwendeten UV-Spektrums zu bestehen. Möglicherweise ist auch der Unterschied in den Testprotokollen mit einmaliger Bestrahlung zur Bestimmung des Lichtschutzfaktors und wiederholten Bestrahlungen zur Erfassung der immunsuppressiven Wirkung eine Erklärung für die diskrepanten Ergebnisse.

Insgesamt sind die meisten Autoren derzeit der Meinung, daß wirksame Breitbandsonnenschutzmittel zumindest teilweise gegen die UV-induzierte Immunsuppression schützen.

Umstritten ist weiterhin der Einfluß von Sonnenschutzmittel auf die Entstehung des malignen Melanoms; eine mögliche Rolle des UVA-Anteils der Sonnenstrahlung wird postuliert. In einem Experiment an Mäusen wurde durch die Arbeitsgruppe von Kripke gezeigt, daß durch die Anwendung von Sonnenschutzmitteln, verwendet wurden Zimtsäureester, Paraaminobenzoesäureester und Benzophenone, das Wachstum von in die Haut implantierten Melanomzellen, welches durch UV-Bestrahlung gefördert wird, nicht signifikant gebremst werden konnte [31]. Die Autoren ziehen daraus den Schluß, daß Schutz gegen Sonnenbrand notwendigerweise nicht auch einen gleichwertigen Schutz gegen andere schädigende Wirkungen der UV-Strahlung bedeutet.

Ein häufiges Argument für die Begünstigung der Entwicklung des malignen Melanoms durch den Gebrauch von Sonnenschutzmitteln ist die mögliche Induktion des malignen Melanoms durch UVA. Diese Annahme gründet sich auf Beobachtungen an einem Fischmodell der Gattung Xiphophorus, bei dem auf genetischer Grundlage Pigmentzelltumoren entstehen, die durch zusätzliche UVA-Bestrahlung eine maligne Umwandlung, einem malignen Melanom vergleichbar, erfahren [24]. Es wird angenommen, daß durch den weitverbreiteten Gebrauch von Sonnenschutzmitteln, die – um den Sonnenbrand zu verhindern – vorwiegend UVB absorbieren, sehr viel UVA-Strahlung in die Haut gelangt, da die solchermaßen gegen Sonnenbrand geschützten Personen sehr lange an der Sonne verweilen können. Auf diese Weise könnte die Entstehung des malignen Melanoms durch eine unphysiologisch hohe UVA-Strahlenbelastung gefördert werden [11, 25, 29].

Ein weiteres Risiko von chemischen Sonnenschutzmitteln ist die Entwicklung von phototoxischen und photoallergischen Reaktionen durch eine photosensibilisierende Wirkung der Lichtfiltersubstanzen. Dies ist nicht verwunderlich, da chemische Lichtfiltersubstanzen entsprechend ihrem Wirkprinzip UV-Strahlung absorbieren. Dabei sind molekulare Umwandlungen möglich, und es können sowohl phototoxisch wirksame wie auch – durch Bindung der Photoprodukte an ein körpereigenes Protein – Photoallergene entstehen. Phototoxische Wirkungen zeigen sich klinisch durch verstärkten Sonnenbrand mit starker Rötung, Brennen und Blasenbildung. Photoallergische Reaktionen erfordern eine vorausgehende Sensibilisierung und erst bei wiederholtem Kontakt mit der auslösenden Substanz wird ein Ekzem in lichtexponierter Haut als klinische Manifestation der allergischen Reaktion offenkundig. Bisherige Untersuchungen zeigen, daß insbesondere UVA-wirksame UV-Filter Photosensibilisierungen verursachen [14]. Insgesamt ist jedoch angesichts der weiten Verbreitung und des häufigen Gebrauchs von Sonnenschutzmitteln die Nebenwirkungsrate sehr gering [9].

Bei Verdacht auf Photosensibilisierung durch Inhaltsstoffe von Lichtschutzmitteln ist die Identifizierung der auslösenden Substanzen durch den Photopatch-Test obligatorisch [14]. Die Durchführung ist aufgrund der Empfehlungen der Arbeitsgemeinschaft Photopatch-Test reglementiert [17]. Mit Hilfe eines Standardnachschlagewerkes (Göttinger Liste [22]) können die Produkte entsprechend ihrer Inhaltsstoffe identifiziert und dem Patienten ein sicheres Ausweichpräparat empfohlen werden. Wichtige Voraussetzungen für diese kausale Behandlung und präventive Beratung der Patienten ist jedoch eine vollständige Deklarierung der Inhaltsstoffe nicht nur von Sonnenschutzmitteln, sondern auch von Kosmetika und Pflegeprodukten mit UV-Filterwirkung. Eine weitere Bedingung ist die Aktualisierung der Nachschlagewerke.

64.4.5
Systemischer Sonnenschutz

Eine medikamentöse Photoprotektion ist nur in sehr geringem Maße möglich und zur Prophylaxe akuter und chronischer Lichtschäden derzeit nicht sinnvoll. Die Domäne systemischer Medikamente ist die Behandlung von Photodermatosen [15]. Lediglich dem β-Karotin wird eine Schutzwirkung, beruhend auf der Hemmung von Sauerstoffradikalen, zugeschrieben. Eine meßbare Erhöhung der UVB-Erythemschwelle konnte jedoch nicht gefunden werden.

Weiterhin finden Vitamin E, Vitamin C und Selen Anwendung zur Prophylaxe von Lichtschäden. Ein exaktes Wirkprofil wurde bisher jedoch nicht erarbeitet. Daneben finden Chloroquin sowie Hydroxochloroquin zur Behandlung der kutanen Formen des Lupus erythematodes Verwendung. β-Karotin wird mit Erfolg eingesetzt zur Abschwächung der Hautreaktionen bei erythropoetischer Protoporphyrie. Nikotinamid wird empfohlen zur Prophylaxe der polymorphen Lichtdermatose, Antihistaminika, nicht-steroidale Antiphlogistika, Thalidomid sowie die Immunsuppressiva Azathioprin und Cyclosporin besitzen spezielle Indikationen.

Literatur

1. Alert D (1995) Methoden zur in vivo- und in vitro-Bestimmung des Lichtschutzes. Seifen Öle Fette Wachse 121: 555–560
2. Bech-Thomson, N, Wulf HC (1992/93) Sunbathers' application of sunscreen is probably inadequate to obtain the sun protection factor assigned to the preparation. Photodermatol Photoimmunol Photomed 9: 242–244
3. Blasum C, Barth J (1995) Methoden zur Bestimmung der Wirksamkeit topischer UV-A-Lichtschutzpräparate. Zeitschr Dermatol 181: 31–35

4. Brown S, Diffey BL (1986) The effect of applied thickness on sunscreen protection: in vivo and in vitro studies. Photochem Photobiol 44: 509–513

5. Driller H (1995) Lichtschutz mit Mikropigmenten – eine besondere galenische Herausforderung. Parfümerie und Kosmetik 76: 486–488

6. European Cosmetic Toiletry and Perfumery Association COLIPA (1994) Sun protection factor test method. Bruxelles, Ref. 94: 289

7. Fisher MS, Menter JM, Willis I (1989) Ultraviolet radiation-induced suppression of contact hypersensitivity in relation to padimate O and oxybenzone. J Invest Dermatol 92: 337–341

8. Fitzpatrick TB (1988) The validity and practicability of sun-reactive skin types I through VI. Arch Dermatol 124: 869–871

9. Foley P, Nixon R, Marks R, Frowen K, Thompson S (1993) The frequency of reactions to sunscreens: results of a longitudinal population-based study on the regular use of sunscreens in Australia. Br J Dermatol 128: 512–518

10. Galley ED, Roberts D, Ferguson J (1992) Microfine titanium dioxide: a new route to dermatological sun protection. In: Marks R, G. Plewig (eds) The environmental threat to the skin (pp 137–142). Martin Dunitz, London

11. Garland CF, Garland FC, Gorham ED (1993) Rising trends in melanoma: an hypothesis concerning sunscreen effectiveness. Ann Epidemiol 3: 103–110

12. Grothmann K, Kaase KH (1993) Testung von Lichtschutzmitteln – Vorschlag zur Definition einer Referenz-Spektralverteilung für UV-Sonnensimulatoren. Dermatol Monatsschr 179: 108–111

13. Ho KKL, Halliday GM, Barnetson RstC (1992) Sunscreens protect epidermal Langerhans cells and Thy-1+ cells but not local contact sensitisation from the effects of ultraviolet light. J Invest Dermatol 98: 720–724

14. Hölzle E, Neumann N, Hausen B et al. (1991) Photopatch testing: A five-year experience of the German, Austrian and Swiss Photopatch Test Group. J Am Acad Dermatol 25: 59–68

15. Jeanmougin M. (1996) Systemische Photoprotektion. Akt Dermatol 22, Sonderh 2: 90–92

16. Knowland J, McKenzie EA, McHugh PJ, Cridland NA (1993) Sunlight-induced mutagenicity of a common sunscreen ingredient. Fed Europ Biochemic Soc 324/3: 309–313

17. Lehmann (1990) Deutschsprachige Arbeitsgemeinschaft Photopatch-Test (DAPT). Hautarzt 41: 295–297

18. Morison WL (1984) The effect of a sunscreen containing para-aminobenzoic acid on the systemic immunologic alterations induced in mice by exposure to UVB radiation. J Invest Dermatol 83: 405–408

19. Naylor MF, Boyd A, Smith DW, Cameron GS, Hubbard D, Nelder KH (1995) High sun protection factor sunscreens in the suppression of actinic neoplasia. Arch Dermatol 131: 170–175

20. Roelandts R (1995) Advances in sunscreen technology: choosing the sunscreen to suit. Curr Opin Dermatol 2: 173–177

21. Sayre RM, Kollias N, Roberts RL et al. (1990) Physical sunscreen. J Soc Cosmet Chem 41: 103–109

22. Schauder S, Schrader A, Ippen H (1996) Göttinger Liste 1996 – Sonnenschutzkosmetik in Deutschland. Blackwell, Berlin

23. Schauder S (1993) Prophylaxe (Lichtschutz). In: Macher E, Kolde G, Bröcker EB (Hrsg) Jahrbuch der Dermatologie 1992/1993. Licht und Haut (S 187–217). Biermann, Zülpich

24. Setlow RB, Grist E, Thompson K, Woodhead AD (1993) Wavelengths effective in induction of malignant melanoma. Proc Natl Acad Sci 90: 6666–6670

25. Setlow RB, Woodhead AD (1994) Temporal changes in the incidence of malignant melanoma: explanation from action spectra. Mutat Res 307: 365–374

26. Shaw AA, Wainschel LA, Shetlar MD (1992) Photoaddition of p-aminobenzoic acid to thymine and thymidine. Photochem Photobiol 55: 657–663

27. Thompson SC, Jolley D, Marks R (1993) Reduction of solar keratoses by regular sunscreen use. N Engl J Med 329: 1147–1151

28. Walker SL, Morris J, Chu AC, Young AR (1994) Relationship between the ability of sunscreens containing 2-ethylhexyl-4'-methoxycinnamate to protect against UVR-induced inflammation, depletion of epidermal Langerhans (Ia+) cells and suppression of alloactivating capacity of murine skin in vivo. J Photochem Photobiol B 22: 29–36

29. Westerdahl J, Olsson H, Masback A, Ingwar C, Jonsson N (1995) Is the use of sunscreens a risk factor for malignant melanoma? Melanoma Res 5: 59–65

30. Whitmore SE, Morison WL (1995) Prevention of UVB-induced immunosuppression in humans by a high sun protection factor sunscreen. Arch Dermatol 131: 1128–1133

31. Wolf P, Donawho CK, Kripke ML (1994) Effect of sunscreens of UV radiation-induced enhancement of melanoma growth in mice. J Natl Cancer Inst 86: 99–105

32. Wolf P, Donawho CK, Kripke ML (1993) Analysis of the protective effect of different sunscreens on ultraviolet radiation-induced local and systemic suppression of contact hypersensitivity and inflammatory responses in mice. J Invest Dermatol 100: 254–259

33. Young AR, Walker SL (1995) Photoprotection from UVR-induced immunosuppression. In: Krutmann J, Elmets CA (eds) Photoimmunology (pp 285–297). Blackwell, Oxford

65 Genetische Erkrankungen mit erhöhtem Krebsrisiko und ihre Betreuung

Heiko Traupe

65.1
Einleitung

Ziel dieses Beitrages ist es, eine Übersicht über genetische Erkrankungen zu geben, die mit einem erhöhten Krebsrisiko einhergehen. Dabei sollen neben dem klinischen Bild die genetischen Aspekte und besondere Probleme der Beratung und Betreuung besprochen werden. Da es insgesamt mehr als 50 verschiedene genetische Syndrome gibt, die u. a. auch eine kutane Symptomatik aufweisen und gleichzeitig zur Entwicklung von Tumoren disponieren, handelt es sich bei den hier aufgeführten Krankheitsbildern zwangsläufig um eine Auswahl. Erkrankungen, bei denen ganz überwiegend hämatologische Tumoren im Vorgergrund stehen, wie etwa Fanconi-Anämie, Dyskeratosis congenita, das Bloom-Syndrom oder das Louis-Bar-Syndrom werden nicht abgehandelt.

Viele der hier besprochenen Krankheitsbilder disponieren zur Entwicklung nichtkutaner Malignome. Die interdisziplinäre Zusammenarbeit mit Chirurgen, Internisten, Endokrinologen, Pädiatern, Humangenetikern und Kollegen aus weiteren Fachgebieten ist für die Patienten deshalb von ganz besonderer Bedeutung. Die Leistung des Dermatologen wird z. B. beim Peutz-Jeghers-Syndrom oder bei der multiplen endokrinen Neoplasie Typ IIb im wesentlichen darin bestehen, zur Diagnosefindung beizutragen, die Patienten zu beraten und an einen anderen Fachkollegen zur Langzeitbetreuung weiterzuverweisen.

65.2
DNA-Reparaturdefekte

65.2.1
Xeroderma pigmentosum

Klinisches Bild

Klinisch ist das Xeroderma pigmentosum ein einheitliches Krankheitsbild, das durch eine abnormale Pigmentierung mit dem Nebeneinander von Hyper- und Depigmentierung, sowie später dem Auftreten von Teleangiektasien auf sonnenexponierter Haut, einer trockenen Haut (Xerosis), einer ausgeprägten Photosensitivität, sowie einer starken Neigung zur Entwicklung sowohl gutartiger als auch bösartiger epithelialer und – bei dem Typ D – auch melanozytärer Tumoren gekennzeichnet ist [1] (Abb. 65.1). Bei etwa 18 % der Patienten bestehen assoziierte Symptome wie z. B. geistige Retardierung, Innenohrtaubheit, Mikrozephalie, okuläre Veränderungen und Störungen in der sexuellen Entwicklung oder auch Wachstumsrückstand [7]. Bei solchen Patienten wurde früher die Diagnose De-Sanctis-Cacchione-

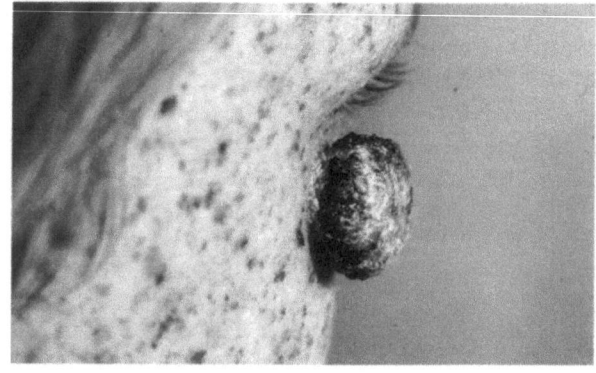

Abb. 65.1. Keratoakanthom bei einem 7 Jahre alten Jungen mit Xeroderma pigmentosum (XP). Typisch für XP sind die Pigmentveränderungen und das Auftreten verschiedenster Tumoren bereits im Kindesalter

Syndrom gestellt. Inzwischen hat sich allerdings herausgestellt, daß diese assoziierten Symptome bei verschiedenen Formen von Xeroderma pigmentosum insbesondere bei dem Typ D auftreten können, und daß bei dem Typ D aus molekularer Sicht eine Überlappung mit anderen distinkten Genodermatosen, nämlich dem sog. Cockayne-Syndrom und der Trichothiodystrophie möglich ist [4]. Die Diagnose De-Sanctis-Cacchione-Syndrom ist deshalb heute obsolet.

Genetische Aspekte

Genetisch ist das Xeroderma pigmentosum ein sehr heterogenes Krankheitsbild, das auf verschiedenen Defekten innerhalb des Nukleotidexzisions-Reparatur-Systems beruht. Die Zellen von Xeroderma-pigmentosum-Patienten sind extrem sensitiv auf UV-Strahlen. Das Nukleotidexzisions-Reparatur-System repariert ein breites Spektrum von DNA-Schäden mit Hilfe von Endonukleasen, wobei Oligonukleotide, welche die geschädigten Basen tragen, herausgeschnitten werden und die entstehende Lücke mit Hilfe des Ablesens von dem nicht geschädigten Strang gefüllt wird. Die Exzisionsreparatur läßt sich durch den Einbau von markierten Nukleotiden in geschädigte DNA sowohl an intakten Zellen als auch an Zellextrakten messen. Bei Patienten mit Xeroderma pigmentosum sind 7 verschiedene Komplementationsgruppen festgestellt worden. Außerdem gibt es noch einen sog. Variantentyp, bei dem ein Defekt der postreplikativen Reparatur besteht. Dieser Variantentyp ist durch eine klinisch sehr spät einsetzende Symptomatik gekennzeichnet, während das typische Xeroderma pigmentosum sich bereits in früher Jugend manifestiert.

Tabelle 65.1 gibt eine Übersicht über die Gene, die bei dem Xeroderma pigmentosum und verwandten DNA-Reparaturstörungen, wie dem Cockayne-Syndrom und der Trichothiodystrophie gestört sind. Dabei fällt auf, daß es eine bemerkenswerte Homolo-

gie zu Proteinen gibt, die auch bei der Hefe Funktionen in der DNA-Reparatur wahrnehmen. Funktionell handelt es sich bei den betroffenen Proteinen nicht nur um Endonukleasen, sondern auch um Eiweiße, die eine wichtige Rolle für die Initiierung der Zellreplikation haben. Mehrere der dem Xeroderma pigmentosum zugrunde liegenden Gene kodieren für Komponenten von TFIIH, einem Transkriptionsinitiationsfaktor, der aus 6 Polypeptiden besteht und die Aufgabe hat, die RNA-Polymerase-II an die DNA zu binden, und somit die Transkription in Gang zu setzen. Da der Transkriptionsinitiationsfaktor TFIIH u. a. die XPB- und XPD-Reparaturproteine enthält, ist er offensichtlich an der Exzisionsreparatur beteiligt.

Fehler der Exzisionsreparatur führen zu einer Akkumulation von UV-Licht initiierten Mutationen und könnten das deutlich erhöhte Krebsrisiko für verschiedenste epitheliale und melanozytäre Tumoren erklären. Andere Deutungen sind auch möglich (s. Abschn. 65.2.2). Bei deutschen Patienten dominieren die Komplementationsgruppen C, D, und E. Während Stachelzellkarzinome bevorzugt in der Komplementationsgruppe C auftreten, dominieren in der Gruppe D Lentigo-maligna-Melanome [31]. Die milden XPE- und XPD-Varianten zeigen regelmäßig multiple Basaliome, während sich Spinaliome und Lentigo-maligna-Melanome gelegentlich nachweisen lassen. Die schweren XPA-Fälle zeigen multiple Spinaliome und deutlich weniger Basaliome.

Betreuung

Ganz im Vordergrund steht die Frühdiagnose und die konsequente Vermeidung von Sonnenexposition. Sowohl Eltern als auch das Kind müssen frühzeitig zu einer extremen lichtprotektiven Lebensweise angehalten und erzogen werden. Die Gabe von systemischen Retinoiden (0,5 mg Acitretin/kg KG) hat einen gewissen kanzeroprotektiven Effekt, ist aber nicht bei allen Kindern durchführbar. Meine

Tabelle 65.1. Beteiligte Gene bei Xeroderma pigmentosum [XP], Cockayne-Syndrom [CS] und Trichothiodystrophie [TTD]. (In Anlehnung an [4])

Humanes Gen	XP	CS	TTD	Hefegen	Funktion
XPA	+	–	–	RAD14	Erkennung von DNA-Schäden
XPB	+	+	+	SSL2	TFIIH[1]
XPC	+	–	–	rad4	Reparatur von nichttranskribierter DNA
XPD	+	+	+	rad3	TFII-Helikase/Inhibition durch DNA-Schäden
XPE	+	–	–	?	Erkennung von DNA-Schäden
XPF	+	–	–	rad1	Komponente von Endonuklease
XPG	+	+	–	rad2	Endonuklease
CSA	–	+	–	?	?
CSB	–	+	–	RAD26	Helikase?
TTDA	–	–	+	?	TFIIH-Komponente

[1]TFIIH ist gleichzeitig ein Initiationsfaktor der Transkription als auch eine Helikase, die den DNA-Doppelstrang in zwei Einzelstränge entspiralisiert

persönliche Erfahrung ist, daß unter Retinoiden zwar weniger Basaliome auftreten, aber nach Ende einer solchen Behandlung diese und andere Tumoren vermehrt aufschießen. Bei vielen Patienten möchte man allerdings nach ein oder zwei Jahren Behandlung aufgrund unterschiedlicher Überlegungen mit der Retinoidtherapie einmal pausieren. Der Nutzen einer Retinoidbehandlung bei mehrjähriger Behandlung ist nicht sicher erwiesen.

Die Hauttumoren können operiert oder mit Kryotherapie behandelt werden. Auch die photodynamische Zerstörung von oberflächlichen Tumoren kommt in Frage. Die Eltern sollten über den autosomal rezessiven Erbgang des Leidens aufgeklärt werden. Das Wiederholungsrisiko für jede Schwangerschaft beträgt somit 25%. Die Genfrequenz für die jeweiligen XP-Gene beträgt ca. 1 pro 200 in der Bevölkerung. Eltern sind zwangsläufig obligat heterozygot für die jeweilige Komplementationsgruppe. Sie weisen eine 4mal höhere Inzidenz von Hauttumoren auf als gesunde Kontrollen, während für die erkrankten Patienten das Risiko, Hauttumore zu entwickeln sogar 2 000mal höher ist [18].

65.2.2
Verwandte Reparaturdefekte

Aus biologischer Sicht ist es sehr interessant, daß zwei andere Erkrankungen, nämlich das Cockayne-Syndrom und die Trichothiodystrophie beide ebenfalls mit Mutationen im XPD-Gen einhergehen [2, 3]. Beide Erkrankungen sind auch mit einer erhöhten UV-Sensitivität, nicht aber mit einer Neigung zu Hautkrebs vergesellschaftet. Das *Cockayne-Syndrom* ist eine neurologische Erkrankung, die durch eine ausgeprägte Wachstumsverzögerung, distinkte Fazies mit großen, eingesunkenen Augen, hervorstechender Nase, okulärer Symptomatik wie progressiver Pigmentretinopathie, Optikusatrophie, Katarakten und weiteren neurologischen Komplikationen wie geistige Retardierung, Mikrozephalie, Innenohrtaubheit und Ataxie gekennzeichnet ist [3].

Hingegen sind brüchige, schwefeldefiziente Haare das Leitsymptom der *Trichothiodystrophie*. Die Haarsymptomatik beruht auf einem Mangel an zysteinreichen Proteinen in den Haarkeratinen. Einige Patienten mit Trichothiodystrophie weisen zusätzlich zur Haarsymptomatik eine Ichthyose, Minderwuchs, eingeschränkte Intelligenz, Photosensitivität und herabgesetzte Fertilität auf (PIBIDS-Syndrom). Die Trichothiodystrophiepatienten fallen in 3 verschiedene Komplementationsgruppen, nämlich

- die TTDA-Gruppe,
- die XPB-Gruppe und
- die XPD-Gruppe [4].

Bemerkenswerterweise sind die Produkte dieser 3 Gene jeweils Komponenten des bereits angeführten Transkriptionsinitationsfaktors TFIIH. Von Interesse ist, daß Mutationen im XPD-Gen, die sehr eng beieinander liegen, entweder nur das klinische Bild einer Trichothiodystrophie, das typische Bild eines Cockayne-Syndroms oder eines Xeroderma pigmentosum hervorrufen. Lediglich für das Cockayne-Syndrome sind bislang klinische Übergänge und Mischungen mit dem Bild eines Xeroderma pigmentosum beschrieben worden.

Die bemerkenswerte Tatsache, daß unterschiedliche Mutationen in demselben Gen völlig konträre Krankheitsbilder wie die Trichothiodystrophie und Xeroderma pigmentosum hervorrufen können, unterstreicht, daß das XPD-Protein unterschiedliche Aufgaben wahrnimmt. Es ist sehr schwer zu verstehen, warum das Cockayne-Syndrom und die Trichothiodystrophie, die beide klinisch auch durch eine erhöhte Sensitivität gegenüber UV-Strahlen gekennzeichnet sind, nicht auch zu Hautkrebs führen. Möglicherweise spielen für die Entwicklung von Hautkrebs beim Xeroderma pigmentosum weitere Auswirkungen der Defekte z. B. auf das Immunsystem eine entscheidene Rolle.

65.2.3
Muir-Torre Syndrom

Klinisches Bild
Im Vordergrund der kutanen Symptomatik stehen Talgdrüsenneoplasien, d. h. Talgdrüsenadenome, -epitheliome und -karzinome (ca. 80% aller Patienten). Auch Kerathoakanthome, Basaliome und Plattenepithelkarzinome werden bei etwa einem Viertel aller Patienten gefunden [14]. Multiple Talgdrüsenhyperplasien sind sehr häufig, aber kein differentialdiagnostisch aussagekräftiger Befund. Charakteristisch ist die Assoziation mit proximalen Kolonkarzinomen. Etwa 26% aller Patienten entwickeln Malignome im Urogenitaltrakt. Besonders typisch ist dabei das Transitionalzellkarzinom der ableitenden Harnwege. Weitere häufige interne Tumoren betreffen den Uterus, die Mamma, und die Schleimhäute von Mundhöhle und Larynx. Etwa 48% aller Patienten weisen Kolonpolypen auf und sind dann auch sehr gefährdet für ein Kolonkarzinom [29].

Das Muir-Torre-Syndrom wird heute als kutane Manifestation des *hereditären nichtpolypösen kolorektalen Krebs-(HNPCC-)Syndroms* aufgefaßt. Diese Erkrankung hieß früher „cancer family syndrome" oder auch Lynch-Syndrom-II.

Das HNPCC ist die häufigste Form von hereditären Kolonkarzinomen und geht einher mit einer Instabilität von kurzen Tandem-Repeat-Sequenzen in den Tumoren. Diese Instabilität spiegelt eine defekte Funktion von zumindest 4 verschiedenen Mismatch-Reparaturproteinen wider, was dazu führt, daß bei der Zellreplikation an verschiedenen Loci Fehler gemacht werden und unterschiedlich lange Tandem-Repeat-Sequenzen entstehen [26]. Der Locus für die Patienten mit kutaner Manifestation im Sinne des Muir-Torre-Syndroms liegt auf dem kurzem Arm von Chromosom 2.

65.3
Erkrankungen mit nachgewiesenen oder vermuteten Tumorsuppressorgenen

65.3.1
Basalzellnävussyndrom

Klinisches Bild
Hervorstechendes Merkmal des Basalzellnävussyndrom ist eine Gesichtsdysmorphie, bei der die Stirn hervortritt (Abb. 65.2). Der Kopfumfang ist vergrößert, die Falx cerebri häufig verkalkt und die

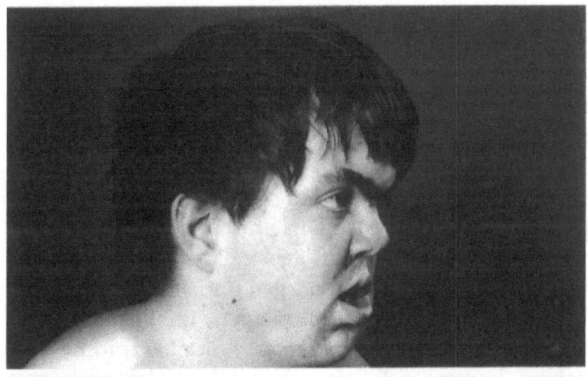

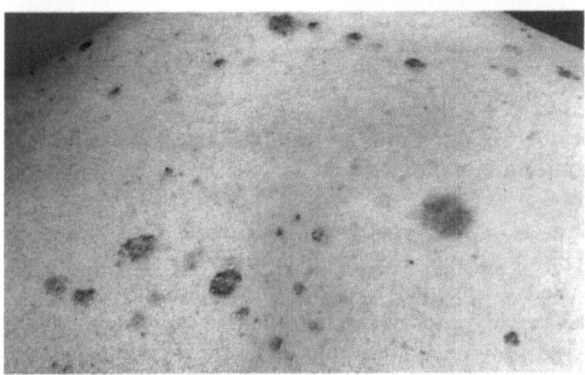

Abb. 65.2. (oben) Basalzellnävussyndrom. Typisch ist der große Kopfumfang und das Hervortreten der Stirn („frontal bossing")

Abb. 65.3. (unten) Nävobasaliome bei Basalzellnävussyndrom. Die Tumoren manifestieren sich initial als hautfarbene oder bräunliche Papeln bzw. flach-erhabene Läsionen und können viele Jahre in diesem Stadium verbleiben

Patienten weisen Kiefernzysten sowie weitere mögliche Knochenveränderungen wie Spina bifida oder Kyphoskoliose auf. Typischerweise entwickeln sich bei der Krankheit Basalzellkarzinome, die sehr zahlreich sind und in früher Jugend sich zunächst als kleine hautfarbene oder bräunliche Papeln manifestieren (Abb. 65.3). Sie sind bevorzugt im Gesicht und am Nacken lokalisiert, können aber im Gegensatz zu sporadischen Basalzellkarzinomen auch an nicht lichtexponierten Arealen des Körpers auftreten. Die intellektuelle Entwicklung kann bei dieser Erkrankung beeinträchtigt sein.

Weitere kutane Symptome des Basalzellnävussyndrom sind grübchenartige Einsenkungen an Hand- und Fußsohlen (sog. pits), sowie das Auftreten von Talgzysten und Lipomen.

Gelegentlich entwickeln sich im Kiefer Fibrosarkome oder auf den Kiefer bezogene Tumoren, wie z. B. ein Ameloblastom manchmal auch Kleinhirntumoren wie z. B. ein Medulloblastom.

Genetische Aspekte
Mit Hilfe von Kopplungsuntersuchungen konnte das Gen für das Basalzellnävussyndrom auf dem langen Arm von Chromosom 9 im Abschnitt q22-q32 lokalisiert werden [6, 28]. Bemerkenswerterweise handelt es sich hier um dieselbe Region, die aufgrund von Genverlusten bei sporadischen Basalzellkarzinomen als Kandidatregion für ein basaliomspezifisches Tumorsuppressorgen identifiziert worden ist [9]. Es liegt deshalb nahe zu vermuten, daß das Gen für das Basalzellnävussyndrom ein Tumorsuppressorgen ist im Sinne des 1971 von Knudson [21] entwickelten Konzeptes der Tumorsuppressorgene. Dieses Konzept bietet für das Basalzellnävussyndrom auch eine schlüssige Erklärung, warum die Basaliome bereits in so frühem Alter auftreten und könnte auch die dominante Vererbung der Erkrankung durch die Familien hinweg erklären. Sehr wahrscheinlich ist das dem Basalzellnävussyndrom zugrundeliegende Gen auch bei der Initiierung von sporadischen Basaliomen involviert. Der Grund, warum die sporadischen Basaliome erst in sehr viel höherem Lebensalter auftreten, üblicherweise nach dem 40. Lebensjahr, dürfte darin bestehen, daß bei sporadischen Basaliomen durch zwei aufeinander folgende Mutationsereignisse in einer einzigen Zelle beide Genkopien für das Tumorsuppressorgen funktionell inaktiviert werden müssen, um damit die Voraussetzung für ein unkontrolliertes Wachstum zu geben. Bei dem Basalzellnävussyndrom würde hingegen unter der Annahme des Tumorsuppressorgenkonzeptes die erste Mutation in diesem Tumorsuppressorgen bei den betroffenen Patienten bereits vorliegen, da es diese Mutation ist, die vererbt wird.

Betreuung

Die Patienten sollten über die autosomal dominante Vererbung und das damit verbundene (50 %ige) Wiederholungsrisiko bei zukünftigen Schwangerschaften ausführlich beraten werden. Da das zugrundeliegende Gen bislang noch nicht kloniert worden ist, besteht allenfalls eine indirekte Möglichkeit zur pränatalen Diagnostik mit Hilfe von gekoppelten DNA-Markern. Dies setzt aber die Mitarbeit der gesamten Familie voraus. In der Regel wird man eine solche pränatale Diagnostik nicht anstreben. Viele Nävobasaliome verbleiben lange Zeit in einem frühen Stadium ihrer Entwicklung und deshalb müssen diese initialen Basaliome nicht zwangsläufig behandelt werden. Wenn man nicht länger abwarten kann, kommt therapeutisch die Exzision, die Behandlung mit Kryotherapie oder auch eine photodynamische Therapie in Betracht [20]. Versuchsweise könnten auch Retinoide gegeben werden. Meines Erachtens gelten für die Langzeitbehandlung ähnliche Vorbehalte wie für die Retinoidtherapie bei Xeroderma pigmentosum.

Röntgendiagnostik sollte bei dem Basalzellnävussyndrom mit Zurückhaltung betrieben werden, da Röntgenstrahlen die Entstehung weiterer Hauttumoren begünstigen [8]. Geradezu kontraindiziert ist die Behandlung mit ionisierenden Strahlen, da dies zu einem explosionsartigen Aufschießen neuer Tumoren im Strahlenfeld führt. Auch Patienten mit Basalzellnävussyndrom sollten zu konsequentem Lichtschutz „erzogen" und angehalten werden [10].

63.3.2
Gardner-Syndrom

Klinisches Bild

Das Gardner-Syndrom ist durch die Assoziation von multiplen zystischen Läsionen der Haut (insbesondere Epidermalzysten) mit Bindegewebstumoren, Osteomen und v. a. multiplen Kolonpolypen gekennzeichnet. In extremen Fällen ist das Kolon mit einem Teppich aus Hunderten von Polypen bedeckt. Die Polypen sind relativ asymptomatisch, können aber maligne entarten. Deshalb ist das Leiden häufig die direkte Todesursache für die Patienten. Die epidermalen Einschlußzysten treten zumeist auf der Kopfhaut und im Gesicht auf. Häufig sind sie auch am Stamm, am Skrotum und an den Extremitäten vorhanden. Osteome werden bei etwa 50 % der Patienten beobachtet. Typisch sind sog. globoide Osteome des Unterkiefers mit einem darüberliegenden Fibrom. Die Beobachtung solcher Hautveränderungen sollte wie eine Alarmglocke wirken und den Verdacht auf das Vorliegen eines Gardner-Syndroms wecken.

Zum Krankheitsbild des Gardner-Syndroms können auch Zahnanomalien gehören, wie z. B. überzählige im Kiefer retinierte Zähne und follikuläre Odontome. Auch Schilddrüsenkarzinome sind wiederholt beschrieben worden, bemerkenswerterweise aber nur bei Frauen [1]. Etwa 90 % der Patienten mit Gardner-Syndrom weisen eine Hyperpigmentierung der Retina im Sinne einer kongenitalen Hypertrophie des retinalen Pigmentepithels auf [32].

Genetische Aspekte

Das Gen für das autosomal dominant vererbte Gardner-Syndrom konnte auf dem langen Arm von Chromosom 5 im Abschnitt q22 lokalisiert werden. Es verhält sich allelisch zum Gen für die familiäre adenomatöse Polyposis (FAP- oder APC-Gen). Beiden Erkrankungen liegen somit Mutationen in demselben Tumorsuppressorgen zugrunde. Genverluste in der Region dieses Tumorsuppressorgens sind auch bei sporadischen Dickdarmkarzinomen gefunden worden. In der betreffenden Region sind auf Chromsom 5 gleich zwei verschiedene dickdarmspezifische Tumorsuppressorgene kloniert worden [11, 22].

Betreuung

Die Patienten sollten über den autosomal dominanten Erbgang und ihr erhöhtes Krebsrisiko, insbesondere bei Frauen auch Schilddrüsenkarzinome, aufgeklärt werden. Die Hautveränderungen, insbesondere das Vorliegen multipler, entstellender epidermaler Einschlußzysten sollten den Verdacht auf das Vorliegen der Erkrankung lenken und zu einer weiterführenden Diagnostik Anlaß geben. Therapeutisch steht die Betreuung durch Chirurgen und Internisten, d. h. die Behandlung der Darmpolypen, im Vordergrund. Da bei fast 100 % der Patienten Kolonkarzinome entstehen, kommt z. B. eine subtotale Kolektomie mit Ileoproktostomie in Frage.

65.4
Atypische Muttermale und familiäre maligne Melanome

Etwa 10 % aller malignen Melanome treten familiär gebunden auf. 1978 wurde von gleich von zwei Arbeitsgruppen die Assoziation familiärer maligner Melanome mit atypischen Pigmentnävi als eigenständiges autosomal dominant vererbtes Syndrom postuliert [5, 25].

Diese atypischen Muttermale, die lange Zeit auch als dysplastische Nävi bezeichnet wurden, weisen oft einen rosa Farbton auf, sind sehr groß, ungleichmäßig pigmentiert, unregelmäßig konfiguriert und entstehen im Gegensatz zu gewöhnlichen Nävuszellnävi sowohl auf sonnenexponierter als auch auf bedeckter

Haut (Abb. 65.4). Nachdem der mögliche Zusammenhang zwischen den atypischen Nävi und den familiären malignen Melanomen bekannt geworden war, stellte man fest, daß klinisch und auch histologisch nicht unterscheidbare Muttermale auch familiär gebunden auftreten können, ohne daß in den Familien ein Melanom vorgelegen hat (Abb. 65.5), und daß andererseits auch Patienten mit einem sporadischen malignen Melanom häufig solche Muttermale aufweisen [23].

Das Konzept einer monogenen Vererbung der Assoziation von atypischen Nävi mit familiärem Melanom ist u. a. deshalb und aufgrund formalgenetischer Einwände schon früh in Frage gestellt worden [13]. Traupe und Mitarbeiter [34] führten eine Mutationsratenberechnung für atypische Muttermale durch. Sie konnten bei der direkten Berechnung der Mutationsrate aufgrund des sporadischen Auftretens von atypischen Nävi zeigen, daß die Mutationsrate dann exzessiv hoch sein muß, nämlich zwischen 0,9–2,5 %, während, wenn die Mutationsrate mit Hilfe der Formel von Haldane berechnet wird, sie nur 0,007–0,02 % betragen dürfte. Demnach müßten neuauftretende Mutationen etwa 100mal häufiger

sein, als die eliminierten Mutationen. Aufgrund mutationsratentheoretischer Überlegungen muß es aber ein Gleichgewicht geben zwischen den neuauftretenden Mutationen und den eliminierten, so daß das Fehlen eines solchen Gleichgewichtes eine monogene Vererbung ausschließt.

Kopplungsuntersuchungen haben inzwischen gezeigt, daß in Familien mit malignen Melanomen mindestens zwei verschiedene Gene beteiligt sind. Während in einigen Familien sich Kopplung mit einem Locus auf dem kurzen Arm von Chromsom 1 ergab, findet sich in den meisten Familien Kopplung mit einem Locus auf dem kurzen Arm von Chromosom 9 im Abschnitt p21. In derselben Genregion ist vor kurzem ein Tumorsuppressorgen, nämlich das CDKN2-Gen identifiziert worden, das für das Protein-p16 kodiert. Das p16-INK4-Protein kann die cyklinabhängige Kinase CDK4 binden, was dazu führt, daß CDK4 nicht mehr mit Cyclin D interagieren kann. Auf diese Weise wird die Passage durch die G-1-Phase des Zellzyklus stimuliert und eine Zellteilung begünstigt. Mutationen im p16-Gen können somit einen unmittelbaren Einfluß auf das Zellwachstum haben.

Inzwischen hat sich herausgestellt, daß in den Familien, in denen Kopplung für den kurzen Arm von Chromosom 9 vorliegt, etwa 50 % der Patienten auch Mutationen im p16-Gen haben, die zu einem Verlust der Funktion von p16 führen [17, 19]. In den Familien mit p16-Mutationen besteht bei den Patienten, die 60 Jahre oder älter waren, in 92 % der Fälle eine Assoziation zwischen der p16-Mutation und dem Vorkommen eines malignen Melanoms. Bemerkenswert ist, daß jedoch in diesen Familien nur etwa 30 % der Patienten mit atypischen Nävi auch nachweisbare p16-Mutationen aufweisen. Somit ist das Auftreten der atypischen Nävi nicht an die für das Melanom in diesen Familien verantwortliche p16-Mutation gebunden. Offensichtlich handelt es sich deshalb bei der Assoziation von atypischen Nävi mit familiären malignen Melanomen nicht um ein monogen vererbtes Syndrom, sondern wie bereits früher vermutet um eine Assoziation von zwei Merkmalen.

Betreuung

Patienten, bei denen die Assoziation atypischer Nävi mit malignem Melanom besteht, sollten auf die Möglichkeit des Auftreten familiärer maligner Melanome hingewiesen werden. In den Familien ist ein Screening für p16-Mutationen durchaus sinnvoll und der Kontakt mit einem entsprechenden molekulargenetischen Zentrum könnte gesucht werden. Eine strenge regelmäßige Überwachung der Muttermale auch mit Hilfe von auflichtmikroskopischen Verfahren ist angezeigt. Ähnlich wie bei Xeroderma pigmentosum

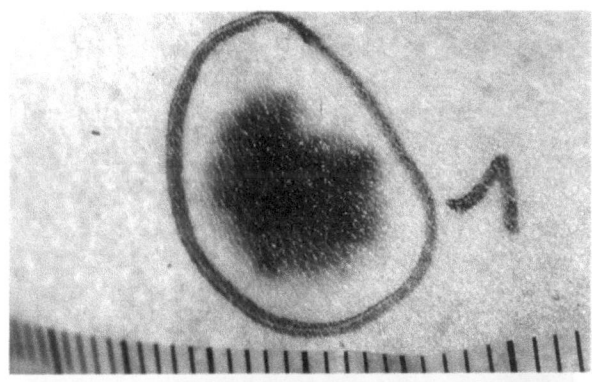

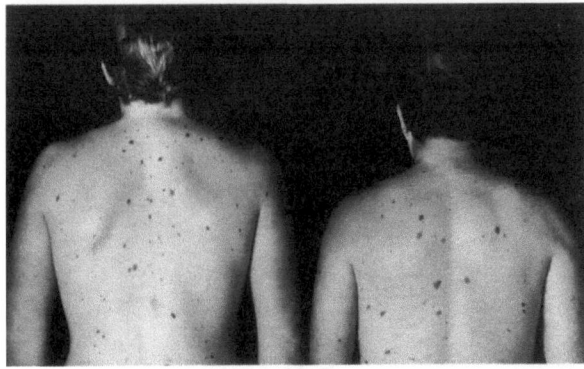

Abb. 65.4. (oben) Sporadisch vorkommender („dysplastischer“) Nävus bei einer Patientin ohne familiäre Melanombelastung

Abb. 65.5. (unten) Familiär vorkommende atypische Nävi bei zwei Brüdern ohne familiäre Melanombelastung

sollten die Patienten übermäßige UV-Exposition und insbesondere Sonnenbrand in der frühen Kindheit vermeiden, um so Risikofaktoren auszuschließen. Zu beachten ist, daß in den Familien auch Individuen, die keine atypischen Muttermale aufweisen, gefährdet sein können. Solche Individuen könnten mit Hilfe eines p16-Mutationsscreening identifiziert werden.

65.5
Weitere kutane Syndrome

65.5.1
Cowden-Syndrom

Eine Reihe weiterer kutaner Syndrome sind mit einem erhöhten Krebsriko verbunden. So treten z. B. beim Cowden-Syndrom gehäuft Adenokarzinome an der Brustdrüse und auch an der Schilddrüse auf. Etwa 22 % aller betroffenen Frauen entwickeln Brustkrebs. Vorläuferläsionen von Brustkrebs im Sinne von zystischen Fibroadenomen finden sich sogar bei der Hälfte aller Patientinnen. Von seiten der Haut ist das Cowden-Syndrom durch multiple flache, kuppelartig erhabene Papeln im Gesicht, die sich histologisch zumeist als Trichilemmome darstellen, und durch multiple orale Papillome gekennzeichnet (Abb. 65.6). Auch können an den Handrükken und Fußrücken hyperkeratotische hautfarbene oder bräunliche Keratosen bestehen, die keine spezifische Histologie zeigen. Das Cowden-Syndrom wird autosomal dominant vererbt. Das Gen für diese Erkrankung konnte auf dem langen Arm von Chromosom 10 Abschnitt q22–23 kartiert werden [27].

Bemerkenswerterweise sind Frauen etwa 6mal häufiger betroffen als Männer [30].

65.5.2
Huriez-Syndrom

Das in den Jahren 1963–1969 von Huriez und Mitarbeitern [16] abgegrenzte Huriez-Syndrom ist durch eine milde Palmoplantarkeratose, hypoplastische Nagelveränderungen und Skleroatrophie der Hände gekennzeichnet. Die Erkrankung liegt bereits bei der Geburt vor. Der Aspekt an Händen und Füßen erinnert an die Sklerodaktylie bei der systemischen Sklerodermie. Bemerkenswerterweise besteht bei den betroffenen Patienten eine Hypohidrose. Auf dem Boden der Palmoplantarkeratose können sich Stachelkarzinome im 3. und 4. Lebensjahrzehnt entwickeln, die dabei an den Stellen auftreten, an denen die Keratosen besonders prominent sind (Abb. 65.7) [16]. Hamm und Mitarbeiter [12] haben bei einer Patientin mit Huriez-Syndrom das weitgehende Fehlen von Langerhans-Zellen in den Keratosen festgestellt und deshalb einen Defekt in der immunobiologischen Tumorüberwachung vermutet [12]. Angehörige von Familien mit dem Huriez-Syndrom müssen auf das erhöhte Krebsrisiko (11 von 86 bislang untersuchten Patienten entwickelten Stachelzellkarzinome, wenigstens 4 Patienten sind an den Metastasen dieser Karzinome verstorben) hingewiesen werden und eine lebenslange Betreuung und ggf. Exzision von suspekten Keratosen ist erforderlich. Möglicherweise liegt das Gen auf Chromosom 4. Exakte Kopplungsdaten liegen bislang aber nicht vor.

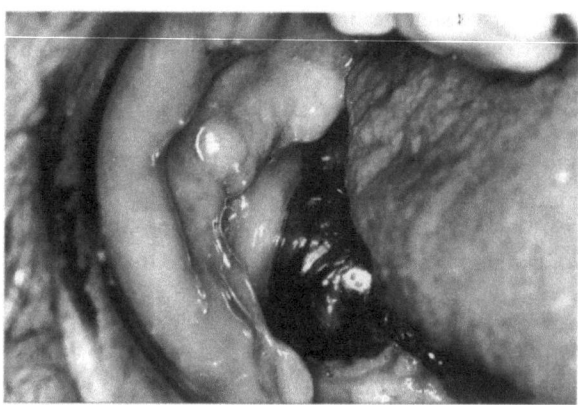

Abb. 65.6. Orale Papillome bei Cowden-Syndrom. Beobachtung von Prof. E.-B. Bröcker, Würzburg. (Aus [33])

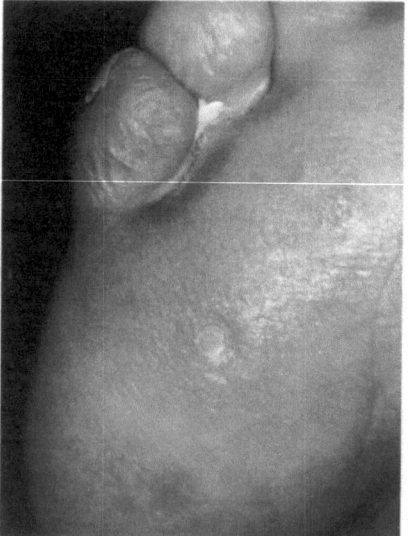

Abb. 65.7. Huriez-Syndrom. Typisch ist eine Skleroatrophie der Hände und Füße sowie umschriebene Hyperkeratosen auf dem Boden einer milden Palmoplantarkeratose. Beobachtung von Prof. H. Hamm, Würzburg. (Aus [33])

65.5.3
Schöpf-Syndrom

Das 1971 von Schöpf und Mitarbeitern beschriebene Schöpf-Syndrom ist durch Lidrandzysten (apokrine Hidrokystome) (Abb. 65.8), Palmoplantarkeratosen, Hypotrichose der Kopfhaare, Nagelveränderungen in Form von Onychodystrophien und Nagelbrüchigkeit sowie Zahnveränderungen im Sinne einer Hypodontie des bleibenden Gebisses gekennzeichnet. An Handtellern und Fußsohlen besteht ein diffuses Erythem und die Palmoplantarkeratosen können ausgesprochen milde sein. Trotzdem sind mehrfach auf diesen Palmoplantarkerartosen spinozelläre Karzinome, Basaliome, sowie fibroepitiale Pinkustumore beschrieben worden [24]. Der Vererbungsmodus des Schöpf-Syndroms ist strittig; in den meisten Familien liegt vermutlich eine autosomal rezessive Vererbung vor. Möglicherweise ist das Syndrom sogar heterogen. Der Genlocus wurde bislang nicht kartiert. Eine lebenslange Überwachung der Patienten mit dieser Erkrankung ist erforderlich.

65.5.4
Peutz-Jeghers-Syndrom

!921 beschrieb Peutz drei Generationen einer Familie, in der bei 10 Mitgliedern eine intestinale Polyposis gemeinsam mit melanotischen Pigmentläsionen der Lippen und Mundschleimhaut bestand. Das kutane Zeichen dieses autosomal dominant vererbten Syndroms sind die multiplen bräunlichen Pigmentflecken, die Sommersprossen ähneln und sich bereits während der Jugend entwickeln [33]. Typisch ist die periorale Lokalisation (Abb. 65.9), wobei in Ausnahmefällen die Flecken auch konfluieren, und das gesamte Lippenrot bedecken können. Auch in der Wangenschleimhaut finden sich rundovale Pigmentläsionen, während der harte Gaumen nicht

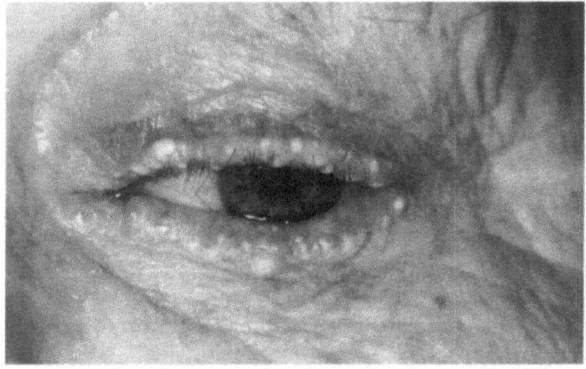

Abb. 65.8. Lidrandzysten (apokrine Hidrokystome) bei Schöpf-Syndrom. Beobachtung von Prof. H. Hamm, Würzburg. (Aus [33])

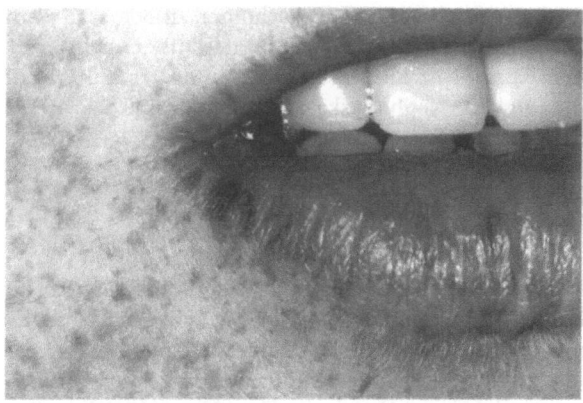

Abb. 65.9. Periorale Lentigines bei Peutz-Jeghers-Syndrom. (Aus [33])

betroffen ist und die Zunge in der Regel ausgespart bleibt. Patienten mit Peutz-Jeghers-Syndrom weisen Polypen auf, die besonders das Duodenum und weniger das Ileum betreffen. Diese Polypen stellen im Gegensatz zum Gardner-Syndrom keine Präkanzerosen dar und entarten in der Regel nicht. Die Polypen können sich aber einstülpen und die Patienten sind deshalb hochgradig gefährdet, einen Darmverschluß zu entwickeln. Frauen mit Peutz-Jeghers-Syndrom haben ein erhöhtes Risiko, Ovarialkarzinome zu entwickeln, während das Risiko für testikulären Tumore nicht nennenswert erhöht ist. Als Behandlung des Peutz-Jeghhers-Syndrom wird die endoskopische Entfernung insbesondere der Polypen in Magen und Duodenum empfohlen.

65.5.5
Howell-Evans-Syndrom

Beim Howell-Evans-Syndrom liegt die Assoziation einer diffusen nichtepidermolytischen Palmoplantarkeratose mit Ösophaguskarzinomen vor [33]. Die Palmoplantarkeratose besteht bei den Patienten üblicherweise nicht bei der Geburt sondern manifestiert sich erst mit dem 14. Lebensjahr oder noch später. In den betroffenen Familien ist das Lebenszeitrisiko zur Entwicklung von Ösophaguskarzinomen sehr hoch und nähert sich 100 %. Viele Patienten weisen in der Mundschleimhaut eine nachweisbare Leukoplakie auf und lassen sich damit als Genträger identifizieren. Die Palmoplantarkeratose hat keine typischen klinischen Charakteristika, die sie von anderen Formen der Palmoplantarkeratosen abgrenzen würde. Die Diagnose kann im Einzelfall also erst dann gestellt werden, wenn ein Ösophaguskarzinom aufgetreten ist. Die Erkrankung ist so selten, daß es sich nicht lohnt, alle Patienten mit nichtepidermolytischen Palmoplantarkeratosen auf Ösophaguskarzinome hin zu untersuchen. Betroffene Familienangehörige sollten wegen des erhöhten Risikos für ein Ösophaguskarzinom kontinuierlich überwacht werden. Das Durchschnittsalter bei Beginn klinisch manifester Ösophaguskarzinome beträgt bei dieser Erkrankung in der Regel 45 Jahre.

65.5.6
Multiple endokrine Neoplasie Typ IIb

Neurome der Schleimhaut insbesondere der Zunge, Lippen, Mundhöhle und des Larynx sind neben medullären Schilddrüsenkarzinomen und Phäochromozytomen hervorstechende Merkmale der *multiplen endokrinen Neoplasie Typ IIb (MENIIb)*. Die Patienten weisen zumeist einen marfanoiden Habitus auf, d. h. sie besitzen besonders lange Arme und Beine. Als Folge der konjunktivalen Neurome sind die oberen Augenlider verdickt und die Wimpern stehen hochgeklappt. Im Gastrointestinaltrakt können die Neurome sich unter dem Bilde von Diarrhö, Obstipation und von einem sekundären Megakolon manifestieren. Wenn die Schilddrüsenkarzinome frühzeitig entdeckt werden, ist die Lebenserwartung normal. Der autosomal dominant vererbten Erkrankung liegen Mutationen im RET-Protoonkogen zugrunde, die die Differenzierung der Neuralleiste beeinflussen und zur Entwicklung von Neoplasien disponieren [15].

Literatur

1. Bell B, Mazzaferri EL (1993) Familial adenomatous polyposis (Gardner's syndrome) and thyroid carcinoma. A case report and review of the literature Dig Dis Sci 38: 185–190
2. Broughton BC, Steingrimsdottir H, Weber CA, Lehmann AR (1994) Mutations in the xeroderma pigmentosum group D DNA repair/transcription gene in patients with trichothiodystrophy. Nature Genet 7: 189–194
3. Broughton BC, Thompson AF, Harcourt SA, Vermeulen W et al (1995) Molecular and cellular analysis of the DNA repair defect in a patient who has the clinical features of Xeroderma Pigmentosum and Cockayne Syndrome. Am J Hum Genet 56: 167–174
4. Chu G, Mayne L (1996) Xeroderma pigmentosum, Cockayne syndrome and trichothiodystrophy: do the genes explain the diseases? Trends Genet 12: 187–192
5. Clark WH, Reimer DR, Greene M, Ainsworth AM, Mastrangelo MJ (1978) Origin of familial malignant melamma from heritable melanocytic lesions „The B-K mole syndrome". Arch Dermatol 114: 732–738
6. Compton JG, Goldstein AM, Turner M, Bale AE et al. (1994) Fine mapping of the locus for nevoid basal cell carcinoma syndrome on chromosome 9q. J Invest Dermatol 103: 178–181
7. Fölster-Holst R, Schubert C, Christophers E (1994) Multiple Melanome bei Xeroderma pigmentosum. Hautarzt 45: 554–561
8. Frentz G, Munch-Petersen B, Wulf HC, Niebuhr E et al. (1987) The nevoid basal cell carcinoma syndrome: Sensitivity to ultraviolet and x-ray irradiation. J Am Acad Dermatol 17: 637–643
9. Gailani MR, Bale SJ, Leffell DJ et al. (1992) Developmental defects in Gorlin syndrome related to a putative tumor suppressor gene on chromosom 9. Cell 69: 111–117
10. Goldstein AM, Bale SJ, Peck GL, DiGiovanna JJ (1993) Sun exposure and basal cell carcinomas in the nevoid basal cell carcinoma syndrome. J Am Acad Dermatol 29: 39–41
11. Groden J, Thlivesis A, Samonitz W, Carlson M et al. (1991) Identification and characterization of the familial adenomatous polyposis coli gene. Cell 65: 589–600
12. Hamm H, Traupe H, Bröcker E-B, Schubert H, Kolde G (1996) The scleroatrophic syndrome of Huriez: a cancerprone genodermatosis. Br J Dermatol 134: 512–518
13. Happle R, Traupe H (1982) Polygene Vererbung der familiären malignen Melanome. Hautarzt 33: 106–111
14. Hartig C, Stieler W, Stadler R (1995) Muir-Torre-Syndrom. Diagnosekriterien und Literaturübersicht. Hautarzt 46: 107–113
15. Hofstra RMW, Landsvater RM, Ceccherini I, Stulp RP et al. (1994) A mutation in the RET proto-oncogene associated with multiple endocrine neoplasia type 2B and sporadic medullary thyroid carcinoma. Nature 367: 375–376
16. Huriez C, Agache P, Bombart M, Souilliart F (1963) Epitheliomas spinocellulaires sur atrophie congénitale dans deux familles à morbidite cancereuse élevée. Bull Soc Franc Derm Syph 70: 24–28
17. Hussussian CJ, Struewing JP, Goldstein A, Higgins PAT et al. (1994) Germline p16 mutations in familial melanoma. Nature Genet 8: 15–21
18. Jung EG (1988) Xeroderma pigmentosum. In: Marcher E, Knop J, Bröcker E-B (Hrsg) Jahrbuch der Dermatologie 1988 (S 141–149). Biermann, Münster
19. Kamb A, Shattuck-Eidens D, Eeles R, Liu Q et al. (1994) Analysis of the p16 gene (CDKN2) as a candidate for the chromosome 9p melanoma susceptibility locus. Nature Genet 8: 22–26
20. Karrer S, Szeimies R-M, Hohenleutner U, Heine A, Landthaler M (1995) Unilateral localized basaliomatosis: treatment with topical photodynamic therapy after application of 5-aminolevulinic acid. Dermatology 190: 218–222
21. Knudson AG (1971) Mutations and cancer: statistical study of retinoblastoma. Proc Nat Acad Sci 68: 820–823
22. Kinzler DW, Niebert MC, Sul K, Vogelstein B et al. (1991) Identification of FAP locus genes from chromosome 5q21. Science 253: 661–665
23. Kraemer K H, Greene M H, Tarone R, Elder DE et al. (1983) Dyplastic naevi and cutaneous melanoma risk. Lancet II: 1076–1077
24. Küster W, Hammerstein W (1992) Das Schöpf-Syndrom. Klinische, genetische und lipidbiochemische Untersuchungen. Hautarzt 43: 763–766
25. Lynch HT, Frichot BC, Lynch JF (1978) Familial atypical multiple mole melanoma syndrome. J Med Genet 15: 352–356
26. Nyström-Lahti M, Parsons R, Sistonen P, Pylkkänen L (1994) Mismatch repair genes on chromosomes 2p and 3p account for a major share of hereditary nonpolyposis colorectal cancer families evaluable by linkage. Am J Hum Genet 55: 659–665
27. Nelen MR, Padberg GW, Peeters EAJ, Lin AY et al. (1996) Localization of the gene for Cowden disease to chromosome 10q22–23. Nature Genet 13: 114–115
28. Reis A, Küster W, Gebel E, Fuhrmann W et al. (1992) Localisation of the gene for the nevoid basal cell carcinoma syndrome. Lancet 339: 512
29. Schwartz RA, Torre DP (1995) The Muir-Torre syndrome: A 25-year retrospect. J Am Acad Dermatol 33: 90–104
30. Starink TM, Van Der Veen JPW, Arwert F, DeWaal LP et al. (1986) The Cowden syndrome: a clinical and genetic study in 21 patients. Clin Genet 29: 222–233
31. Thielmann HW, Popanda O, Edler L, Jung EG (1991) Clinical symptoms and DNA repair characteristics of Xeroderma Pigmentosum patients from Germany. Cancer Res 51: 3456–3470
32. Traboulsi EI, Krush AJ, Gardener EJ, Booker SV et al. (1987) Prevalence and importance of pigmented ocular lesions in Gardner's syndrome. N Engl J Med 316: 661–667

33. Traupe H (1994) Syndrome mit erhöhter Tumorneigung: klinische Bilder und genetische Mechanismen. In: Macher E, Kolde G, Bröcker E-B (Hrsg) Jahrbuch der Dermatologie 1994/95 (S 67–81). Biermann, Zülpich

34. Traupe H, Macher E, Hamm H, Happle R (1989) Mutation rate estimates are not compatible with autosomal dominant inheritance of the dysplastic nevus „syndrome" Am J Med Genet 32: 155–157

66 Behandlung von Hauttumoren bei HIV-Patienten und bei Immunsuppression

Helmut Schöfer

66.1 Einleitung

Patienten mit angeborener oder erworbener Immundefizienz erkranken nicht nur gehäuft an gewöhnlichen und opportunistischen Infektionen, sondern haben auch eine deutlich erhöhte Inzidenz für maligne Tumoren [17, 29, 30, 31, 33]. Mit der zunehmenden Anwendung immunsuppressiver Pharmaka in der Behandlung von Autoimmunerkrankungen und der Transplantationsmedizin sowie den Fortschritten in der Diagnostik der verschiedenen Formen der zellulären und humoralen Immundefizienz wurden diese Zusammenhänge immer deutlicher. Auch die große Zahl von Patienten mit dem erworbenen Immunschwächesyndrom (AIDS), bei denen die Folgen einer fortschreitenden zellulären Immundefizienz nahezu wie in einem Modell untersucht werden können, hat die Forschung zur Entstehung von Tumoren intensiviert. Art (humoral, zellulär, kombiniert), Schweregrad und Dauer der Immundefizienz haben einen wesentlichen Einfluß auf die Inzidenz, das Spektrum und den Verlauf solcher vielfach als „opportunistisch" bezeichneten Tumoren. Aber auch Individualfaktoren wie Hauttyp (Lichtempfindlichkeit), Ausmaß der lebenslangen Sonnenexposition (Breitengrad des Aufenthaltsortes, Kleidung, Urlaubsverhalten, Alter), Kontakt mit kanzerogenen Stoffen und eine genetische Prädisposition sind von Bedeutung. Welche pathogenetischen Zusammenhänge zur Manifestation von Tumoren bei immundefizienten Patienten führen, ist letztlich noch ungeklärt. Die wesentlichen derzeit diskutierten Faktoren sind in der folgenden Übersicht zusammengefaßt.

Ätiopathogenetische Faktoren der Tumorentstehung bei immundefizienten Patienten

- mangelhafte zelluläre Immunantwort auf Tumorzellen (CD4-Zellen, NK-Zellen),
- Störungen im Monozyten-/Makrophagensystem (Chemotaxis $\downarrow$),
- chronische, polyklonale Stimulation des B-Zell-Systems,
- Veränderungen in der Produktion von Zytokinen [Interferone, Interleukin-(IL-)1, IL-6, TNF-α u. a.],
- Begünstigung viraler Infektionen (EBV, $HPV_{5,8,16,18}$ u. a.), HHV_6, HBV, HCV u. a.) mit potentiell onkogenen Viren (Initiatoren/Promotoren maligner Transformation).

Bei immundefizienten Patienten werden v. a.

- Kaposi-Sarkome,
- maligne Non-Hodgkin-Lymphome,
- Basaliome (multizentrisch, Rumpfhautbasaliome),
- Plattenepithelkarzinome (oral, anogenital),
- maligne Melanome und
- T-Zell-Lymphome beobachtet.

Unter den für Dermatologen weniger relevanten sonstigen Tumoren finden sich u. a. Hodentumoren, Zervixkarzinome, Lungenkarzinome, Glioblastome und primäre ZNS-Lymphome.

Im folgenden werden die häufigsten Formen der Immundefizienz und die jeweils assoziierten, dermatologisch relevanten Haut- und Schleimhauttumoren mit Ausnahme des Kaposi-Sarkoms (s. Kap. 59) und der HIV-assoziierten Non-Hodgkin-Lymphome (s. Kap. 52) besprochen.

66.2 Immundefizienz und assoziierte Tumoren

Die Erkrankungen des Abwehrsystems des Menschen werden in hereditäre und erworbene Formen eingeteilt. Innerhalb dieser beiden Hauptgruppen erfolgt eine pathogenetisch orientierte Unterteilung in zelluläre und humorale Varianten. Die folgende Übersicht gibt einen Überblick über die häufigsten mit einer Immundefizienz einhergehenden Erkrankungen.

Einteilung der Immundefizienzsyndrome

Primäre Immundefekte:
● Agammaglobulinämien,
● Hypogammaglobulinämien,
● IgA-Mangelsyndrome,
● Ataxia teleangiectatica,
● angeborene B-Zell-Defekte,
● angeborene T-Zell-Defekte,
● kombinierte B- und T-Zell-Defekte,
● Wiskott-Aldrich Syndrom,
● Di-George-Syndrom,
● atopische Diathese u.a.

Sekundäre Immundefekte:
● nach Virusinfektionen (Masern, Röteln, HSV, CMV etc.),
● nach bakteriellen Infektionen,
● bei erworbenem Immundefizienzsyndrom (HIV/AIDS),
● bei malignen Systemerkrankungen (Morbus Hodgkin, Leukämien etc.),
● unter immunsuppressiver Therapie: Steroide, Antimetabolite, Alkylanzien, Ciclosporin A,
● nach Polytrauma, Bestrahlung, Verbrennung, Operation,
● bei Proteinverlustsyndromen,
● bei Malnutrition,
● bei metabolischen Erkrankungen (z. B. Diabetes mellitus),
● bei neonataler Unreife, hohem Alter, Streß u. a.

Bezüglich assoziierter Tumoren stehen die medikamentös induzierte Immundefizienz bei Organtransplantatempfängern und andere Formen iatrogener Immunsuppression sowie die HIV-Infektion im Vordergrund. Die folgende Übersicht und Tabelle 66.1 zeigen, welche Tumoren bei diesen Patienten am häufigsten zu finden sind.

Tabelle 66.1. Organtransplantationen in Deutschland 1995

	Bedarf	Erfolgte OP's
Niere[1]	4 000	2 128
Leber[1]	1 000	595
Herz[1]	1 000	498
Lunge[1]	?	84
Pankreas[1]	?	63
Knochenmark	?	ca. 1 400

[1]Quelle: Deutsche Stiftung für Organtransplantationen.

Häufigkeit maligner Tumoren bei Patienten mit iatrogener Immundefizienz

Präkanzerosen und Tumoren bei Nierentransplantation (RR = relatives Risiko der Tumorentstehung gegenüber der Normalbevölkerung*):
● Kaposi-Sarkome (RR 500–1 000),
● Plattenepithelkarzinome (RR 20–250),
● Non-Hodgkin-Lymphome (RR 30–60),
● Basaliome (RR 1,5–10),
● maligne Melanome (RR ca. 5),
● aktinische Keratosen,
● Keratoakanthome.

(*Die Angaben zum RR zeigen in der Literatur eine enorme Schwankungsbreite, da besonders in retrospektiven Studien sehr viele einflußreiche Faktoren nicht miteinbezogen wurden und die jeweils untersuchten Patientenkollektive starken Schwankungen bezüglich Alter, Geschlechtsverteilung, Hauttypen, UV-Exposition usw. unterliegen. Auch über die Tumorinzidenz bei immunkompetenten Patienten gibt es außer dem Saarländischen Tumorregister und dem Zentralregister Malignes Melanom in Deutschland keine verläßlichen Quellen.)

Auch bei den insgesamt seltenen Formen der hereditären Immundefizienz wird eine erhöhte Inzidenz von malignen Tumoren beobachtet. Spector [41] gibt für Patienten mit einem Wiskott-Aldrich Syndrom eine Tumorrate von 15,4 % und für die Ataxia teleangiectatica von 11,7 % an.

Auf die Darstellung zahlreicher in der Literatur beschriebener Einzelfälle wurde verzichtet, da meist nicht geklärt werden kann, ob ein individueller Tumor durch die zugrundeliegende Immundefizienz oder durch andere Risikofaktoren begünstigt wird. Dies gilt im besonderen Maße für Tumoren, die nach einer passageren Immundefizienz auftreten.

66.3 Tumoren bei Patienten mit iatrogener Immundefizienz

Durch die Fortschritte der Immunologie wurde eine Vielzahl von Krankheiten als Folge falscher und damit schädlicher, adaptiver Immunantworten erkannt. Hierzu zählen insbesondere Allergien und Reaktionen auf Autoantigene (Autoimmunerkrankungen). Zu ihrer Behandlung setzt man – überwiegend empirisch gefundene – Immunsuppressiva ein. Der wesentliche Nachteil dieser Medikamente ist ihre fehlende Spezifität: Sie beeinträchtigen gewöhnlich *alle* Immunfunktionen, die schützenden und die schädigenden. Neben dem Auftreten opportunistischer Infektionen muß bei der Langzeitanwendung von Immunsuppressiva auch mit einer erhöhten Manifestationsrate von Tumoren gerechnet werden.

Inzidenz und Verlauf solcher Tumoren werden nicht nur durch die spezifischen Eigenschaften der jeweils eingesetzten Immunsuppressiva, sondern auch durch eine eventuelle Tumorassoziation der behandelten Grunderkrankung beeinflußt.

66.3.1
Tumoren unter immunsuppressiver Therapie nach Organtransplantation

Die Transplantation von Körperorganen hat mit der Entwicklung wirkungsvoller und besser verträglicher Immunsuppressiva zur Langzeitbehandlung in den letzten 20 Jahren erhebliche Fortschritte gemacht. 1995 wurden in Deutschland mehr als 3 368 Organe (Niere, Leber, Herz, Lunge) und in ca. 1 400 Fällen Knochenmark transplantiert (vgl. Tabelle 66.1). Alle diese Patienten stehen für die Überlebenszeit des Spenderorgans unter einer effizienten, d. h. Abstoßungsreaktionen vermeidenden, immunsuppressiven Therapie. Bei Herz- und Lebertransplantationen wird in der Regel eine intensivere Immunsuppression als bei Nierentransplantationen durchgeführt [18]. Wie Untersuchungen von Farge 1993 [13] gezeigt haben, spielen sowohl die Art des transplantierten Organs, als auch die Wahl der immunsuppressiven Behandlung (Steroide, Azathioprin, Ciclosporin) eine Rolle bezüglich der Inzidenz maligner Tumoren. Die gleichen Faktoren, v. a. aber auch die Dauer der immunsuppressiven Therapie und das Alter der Patienten, haben Einfluß auf den Manifestationszeitpunkt der Tumoren.

Unter den großen Organtransplantationen nehmen die *Nierentransplantationen* bezüglich der Zahl der Patienten und der Erfolgsraten (lange Überlebenszeiten) den ersten Platz ein (vgl. Tabelle 66.1). Dementsprechend verfügt man bei diesen Patienten auch über die besten Kenntnisse zur Entstehung von assoziierten Tumoren, deren Behandlung und Prophylaxe [1, 38]. Am häufigsten werden Plattenepithelkarzinome, Basaliome, Keratoakanthome und Kaposi-Sarkome beobachtet. Aber auch dysplastische melanozytäre Nävuszellnävi, die als potentielle Melanomvorläufer gelten [6] und maligne Melanome treten bei Nierentransplantierten gehäuft auf [24].

Zehn Jahre nach einer Nierentransplantation hatten 10–25 %, nach 20 Jahren 40–50 % der Patienten kutane Plattenepithelkarzinome [10, 16]. Werden zur Immunsuppression Ciclosporin und Steroide eingesetzt, so scheinen im Vergleich zur Kombination von Azathioprin mit Steroiden Tumoren zwar nicht häufiger, jedoch deutlich früher aufzutreten (27 vs. 68 Monate nach der Transplantation [14, 32, 49]).

Bei organtransplantierten Patienten spielen regelmäßige Vorsorgeuntersuchungen unter besonderer

Berücksichtung der belichteten Hautareale eine bedeutende Rolle. Nierentransplantierte haben beispielsweise ein 20- bis 250fach erhöhtes Risiko für kutane Plattenepithelkarzinome [3, 16]. Basaliome sind zwischen 1,5- und 10fach häufiger als in altersentsprechenden, immunkompetenten Vergleichsgruppen [16, 42]. Da es sich hierbei um Erkrankungen handelt, bei deren Pathogenese UV-Licht eine besondere Rolle spielt, ist v. a. bei hellhäutigen Typen (Hauttyp I-II) ein konsequenter Lichtschutz erforderlich. Aktinische Präkanzerosen und HPV-induzierte Neoplasien, die bei diesen Patienten besonders häufig an den Handrücken auftreten (Abb. 66.1), sind umgehend operativ zu entfernen. Für sehr ausgedehnte Befunde wird von van Zuuren et al. [47] die Methode des „Resurfacing" beschrieben. Dabei wird die gesamte befallene Haut der Hand- und Fingerrücken inklusive der noch tumorfreien, aber aktinisch geschädigten Areale entfernt. Der entstandene große Defekt wird mit Spalthauttransplantaten aus nicht chronisch lichtexponierten Körperarealen (Oberschenkel, Gesäß) gedeckt. Das kosmetische Ergebnis ist jedoch häufig unbefriedigend.

Synthetische Retinoide (Acitretin, Isotretinoin) und β-Karotin werden in der Prävention maligner Tumoren immunsuppressiv behandelter Patienten mit z. T. kontroversen Ergebnissen eingesetzt [21, 34]. Isotretinoin kann die bei prämalignen *oralen* Läsionen supprimierten β-Rezeptoren der Retinsäure aktivieren und damit eine Umwandlung der prämalignen Läsionen in manifeste Tumoren verhindern [23]. Weder orales Isotretinoin noch β-Karotin sind jedoch in der Lage, bei Hochrisikopatienten Basaliome (z. B. auf chronisch lichtgeschädigter Haut) zu verhindern [34].

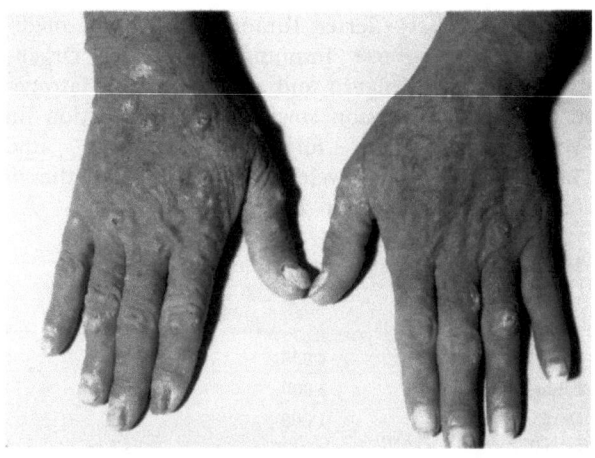

Abb. 66.1. Multiple Hauttumoren belichteter Areale (aktinische Keratosen, Keratoakanthome und Plattenepithelkarzinome an beiden Handrücken) bei iatrogener Immunsuppression 17 Jahre nach Nierentransplantation

Auch in niedriger Dosierung (0,14 mg/kg KG/Tag) führt Isotretinoin bei Langzeitanwendung (über 3 Jahre) vermehrt zu unerwünschten Hyperostosen [44].

Der therapeutische Einsatz von Interferonen (*IFN*) in der Tumortherapie von Organtransplantatempfängern ist – wenn auch noch nicht abschließend beurteilbar – sicher nicht ganz ohne Risiko. Kovarik et al. zeigten 1988 [20], daß auch niedrig dosiertes rIFN-α-2a zu einer erhöhten Rate von Organabstoßungen (Niere) führen kann. Andererseits wurde IFN-α-2b bei der Hepatitis-C-Behandlung von Lebertransplantierten ohne Abstoßungsreaktionen erfolgreich eingesetzt [50].

Knochenmarktransplantierten drohen neben einem Rezidiv der Leukämie in Zellen, die vom Spender stammen, weitere lymphoproliferative Erkrankungen (mit und ohne Beteiligung des Epstein-Barr-Virus) sowie solide Tumoren wie kutane Plattenepithelkarzinome, Adenokarzinome, Basaliome, maligne Melanome, Sarkome und Glioblastome, die häufig erst spät (1–14 Jahre) nach der Transplantation manifest werden [8, 14].

Patienten nach Knochenmarktransplantation sind auf mehrfache Weise immundefizient:

- durch die primäre hämatologische Systemerkrankung,
- durch die Konditionierung vor der Transplantation (kombinierte Chemo- und Bestrahlungstherapie),
- durch die mehrmonatige immunsuppressive Therapie zur Vermeidung einer Graft-versus-host-Reaktion (*GvHR*) nach der Transplantation und
- durch eine evtl. erforderliche stärkere Immunsuppression bei manifester GvHR.

Werden Knochenmarktransplantierte wegen einer GvHR zusätzlich mit einer Photochemotherapie (PUVA) behandelt, steigt die Inzidenz kutaner Plattenepithelkarzinome deutlich an [2].

Im typischen Fall entwickeln sich wie bei Nieren- und anderen Organtransplantierten an stark belichteten Hautarealen maligne Tumoren aus aktinischen Präkanzerosen. Möglicherweise spielen dabei auch humane Papillomviren (*HPV*) eine wichtige Rolle [12]. Bei Patienten mit Epidermodysplasia verruciformis wurden in Plattenepithelkarzinomen an chronisch lichtexponierten Hautarealen die HPV-Typen 5, 8, 14, 17 und 20 nachgewiesen. Die gleichen HPV-Typen wurden auch in Neoplasien HIV-Infizierter entdeckt [5]. Bei genitalen und analen Plattenepithelkarzinomen und deren Präkanzerosen [11] sowie beim extragenitalen Bowen-Karzinom [48] scheinen besonders HPV16 und 18 eine Tumorentstehung und/oder Tumorprogression zu fördern.

Bei einigen lymphoproliferativen Sekundärerkrankungen, besonders aber beim Kaposi-Sarkom organtransplantierter Patienten, kann eine vorsichtige Dosisreduktion bzw. das Absetzen der immunsuppressiven Therapie (evtl. Verlust des Spenderorgans!) zur kompletten Rückbildung führen. Solche Verläufe wurden bei Nierentransplantierten mit Kaposi-Sarkomen, aber auch bei Kaposi-Sarkomen, die unter einer Glukokortikosteroidlangzeittherapie aufgetreten waren, beschrieben. Für solide Tumoren wurden Regressionen nach Absetzen der Immunsuppression nicht beschrieben.

66.3.2
Tumoren unter immunsuppressiver Therapie nichtmaligner Grunderkrankungen

Immunsuppressiva werden v. a. bei Autoimmunerkrankungen eingesetzt und müssen meist lebenslang appliziert werden, da diese Erkrankungen nach Absetzen der Immunsuppression zum Rezidiv neigen. In erster Linie werden Glukokortikosteroide, Azathioprin und Ciclosporin A, aber auch Zytostatika wie z. B. das Cyclophosphamid eingesetzt. Unter solchen Langzeitbehandlungen werden gehäuft maligne Tumoren beobachtet [19]. Ihre Manifestationsrate scheint vom Grad der Immunsuppression, aber auch von der Behandlungsdauer abhängig zu sein. Aber selbst unter der niedrigdosierten Ciclosporinbehandlung der schweren Psoriasis traten vereinzelt maligne Tumoren auf [27]. Bei Langzeitimmunsuppression ist daher möglichst die minimal wirksame Dosierung anzustreben.

Die Leitlinien der Tumorbehandlung bei diesen Patienten mit iatrogener Immundefizienz entsprechen im wesentlich denen bei organtransplantierten Patienten (s. Abschn. 66.3.1).

66.3.3
Tumoren unter/nach zytotoxischer Therapie maligner Grunderkrankungen

Bei Patienten, die wegen maligner Systemerkrankungen mit zytostatischen/zytotoxischen Substanzen behandelt werden, zeigt sich sowohl durch die Grunderkrankung als auch durch die meist in mehreren Zyklen applizierte Chemotherapie eine ausgeprägte Immundefizienz. Es wird über eine erhöhte Prävalenz von malignen epithelialen Tumoren und Melanomen berichtet [15]. Die Frage, ob diese Zweittumoren Folge der krankheitsbedingten chronischen Immundefizienz oder der zytostatisch/zytotoxischen Behandlung sind, läßt sich in der Regel nicht beantworten. Da die immunsuppressive Therapie überwiegend passager in einigen wenigen Zyklen verabreicht wird, ist vermutlich die krankheitsbedingte Immundefizienz der wesentliche ätiologische Faktor der Tumorentstehung.

Zur Behandlung der Hautmalignome ist auch bei diesen Patienten die operative Therapie zu favorisieren. Bei der Operationsplanung muß jedoch in ganz besonderem Maße die Gesamtprognose des Patienten berücksichtigt werden. Bei schlechter Prognose verbietet sich ein radikales Vorgehen (komplette Lymphadenektomie etc.). Erlaubt die Grunderkrankung eine Modifikation der Chemotherapie und die Einbeziehung von Zytokinen, so kann es je nach Art der aufgetretenen epithelialen Neoplasie sinnvoll sein, das Behandlungskonzept zu ändern. Nach Möglichkeit sollten Substanzen eingesetzt werden, die gegen die systemische Grunderkrankung *und* die epithelialen Tumoren wirksam sind.

66.4
Tumoren und Tumortherapie bei HIV-Infektion[1]

Das erworbene Immunschwächesyndrom (AIDS) zeigt seit seinem Auftreten Anfang der 80er Jahre nahezu modellhaft, welche Folgen eine über mehrere Jahre langsam progrediente Immundefizienz auf die Entwicklung von Tumoren hat. So treten bei der initial durch eine zelluläre Immundefizienz gekennzeichneten HIV-Infektion mit der Abnahme der CD4-positiven T-Lymphozyten und einer Umkehrung des Verhältnisses von Th1- zu Th2-Zellen insbesondere das Kaposi-Sarkom, maligne B-Zell-Lymphome (Non-Hodgkin-Lymphome), EBV-positive Burkitt-Lymphome und primäre ZNS-Lymphome auf.

Tumoren bei HIV-Infektion

AIDS-definierende Tumoren (CDC-Kategorie C):
- Kaposi-Sarkom
- Non-Hodgkin-Lymphome
  - Meist B-Zell-Lymphome: 85% hoch-, 15% niedrigmaligne (Burkitt-Lymphom; lymphoblastische, immunoblastische, zentroblastische Lymphome; primär zerebrale Lymphome)
- invasives Zervixkarzinom.

HIV-assoziierte Tumoren (CDC-Kategorie B):
- zervikale Dysplasien/Carcinoma in situ.

HIV-assoziierte Tumoren (nicht in CDC-Klassifikation aufgenommen):
- maligne Melanome,
- Plattenepithelkarzinome,
  - Analkarzinom,
  - Pharynxkarzinom,
  - Vulvakarzinom,
  - Bowenkarzinom,
- Basaliome,
- Morbus Hodgkin,
- Plasmozytom,
- kutane T-Zell-Lymphome,
- Hodenkarzinome.

Weniger häufig wird über kutane T-Zell-Lymphome berichtet. Non-Hodgkin-Lymphome (*NHL*) und der M. Hodgkin zeigen auch bei HIV-Infizierten nur selten eine kutane Beteiligung. Nach Safai [35] wurden bei 119 NHL-Patienten in 8% und bei 16 Patienten mit M. Hodgkin in keinem Fall kutane Tumoren festgestellt.

Unter den epithelialen Tumoren finden sich in >80% Basaliome (meist Typ Rumpfhautbasaliom, multilokulär) und in ca. 15% Plattenepithelkarzinome [22] überwiegend in genitoanaler und Kopf-Nacken-Lokalisation [22, 26]. Bisher wurden nur wenige Übersichten zum Auftreten der verschieden, nicht als AIDS-Manifestationskrankheiten eingestuften Haut- und Schleimhauttumoren bei HIV-Infizierten veröffentlicht [22, 25, 40]. Wie Tabelle 66.2 zur Prävalenz kutaner Tumoren bei 1602 HIV-Infizierten der Frankfurter Universitäts-Hautklinik zeigt, wurden neben Kaposi-Sarkomen v. a. Basaliome, Plattenepithelkarzinome, aber auch Melanome gesehen.

Da in den ersten 5–6 Jahren der HIV-Pandemie keinerlei wirksame antiretrovirale Therapie zur Verfügung stand und die Patienten meist rasch an schwer zu beherrschenden opportunistischen Infektionen verstarben, waren Tumoren wie das Kaposi-Sarkom nur selten die Todesursache. Einige der

Tabelle 66.2. Tumoren bei 1602 HIV-Infizierten der Frankfurter Universitäts-Hautklinik (Stand 15. 05. 1996)

	Patienten	Tumoren	Prävalenz in %
Kaposi-Sarkome	381	multiple	23,8
Basaliome	13	19	0,8
Plattenepithelkarzinome (oral, genital, anal)	5	5	0,3
Maligne Melanome	4	7	0,25
Kutane T-Zell-Lymphome	1	1	0,06
Morbus Hodgkin	1	1	0,06
Hodenkarzinom	1	1	0,06
Mammakarzinom	1	1	0,06

---

[1] Die Behandlung der direkt HIV-assoziierten Tumoren wie Kaposi-Sarkom und Non-Hodgkin-Lymphome (sog. AIDS-Manifestations-Erkrankungen) werden in den Kap. 59 und 52 besprochen.

heute bei HIV-Infizierten häufiger zu beobachtenden Neoplasien traten – falls überhaupt – nur in Einzelfällen auf. Durch den erfolgreichen Einsatz von antiretroviralen Kombinationstherapien (Hemmstoffe der reversen Transkriptase und der viralen Proteasen) und die wirkungsvolle Prophylaxe von opportunistischen Infektionen wurde mittlerweile eine Verdopplung der Überlebenszeit von AIDS-Patienten erreicht. Das längere Überleben der Immunschwäche hat das Spektrum opportunistischer Tumoren bei diesen Patienten verändert. Insbesondere die Basaliome und Plattenepithelkarzinome nehmen offensichtlich zu. Beachtenswert ist das Auftreten dieser Tumoren im frühen und mittleren Erwachsenenalter.

Die Literatur zur Therapie solcher Tumoren bei HIV-Infizierten geht – das Kaposi-Sarkom und maligne Lymphome ausgenommen – bisher kaum über kasuistische Mitteilungen hinaus [39, 46].

Bei der *konventionellen Tumorchirurgie* HIV-Infizierter besteht für das Operationsteam ein erhöhtes Infektionsrisiko. Die Häufigkeit der HIV-Übertragung wird bei perkutanen Nadelstich- und sonstigen Operationsverletzungen mit 0,34 % angegeben [45]. Ob es im Verletzungsfall zu einer HIV-Übertragung kommt, ist v. a. vom Krankheitsstadium des bereits Infizierten (Virämie/Viruslast im Blut) sowie von der Menge übertragenen Blutes abhängig. Eine sichere Prophylaxe der HIV-Übertragung durch Stichverletzungen existiert bisher nicht. Trotz der Gabe hoher Zidovudindosen ist es in Einzelfällen zu Übertragungen gekommen. Ob mittels der neueren antiretroviralen Substanzen (Proteaseinhibitoren) eine bessere Prophylaxe erzielt werden kann, ist noch nicht ausreichend untersucht. Zur Prophylaxe von Operationsverletzungen sind daher bei größeren Eingriffen besondere Schutzmaßnahmen wie gründliche Information aller Beteiligten, doppelte oder Sicherheits-Op-Handschuhe usw. erforderlich.

Bei *mikroskopisch kontrollierter zweizeitiger Tumorchirurgie* kann bei immundefizienten Patienten eine perioperative Antibiotikaprophylaxe erforderlich sein. Da bei Hautdefekten im wesentlichen Staphylokokken zu Wundinfektionen führen, werden staphylokokkenwirksame Penicilline (z. B. Flucloxacillin), Cephalosporine der 2. Generation (Cefotiam, Cefuroxim), bei Penicillin- und Cephalosporinallergie Clindamycin empfohlen (s. auch Empfehlungen der Deutschen Gesellschaft für Krankenhaushygiene 1994 [9]). Die Applikation dieser Antibiotika sollte eine halbe bis eine Stunde präoperativ i. v. über insgesamt 24 h (nur in Ausnahmefällen länger) erfolgen.

Bei Verbandswechseln ist jeweils der erhöhten Infektionsgefahr bei offenen feuchten Wunden Rechnung zu tragen. Es gelten die gleichen Regeln wie bei der Blutentnahme.

Bei Patienten, die wegen maligner Tumoren mit zytotoxischen Substanzen behandelt werden und bei HIV-Infizierten mit idiopathischer oder medikamentös bedingter Thrombozytopenie, ist mit Operationskomplikationen durch erhöhte Blutungsneigung zu rechnen. Gegebenenfalls müssen bei Thrombozytenwerten unter 75 000/ml präoperativ Thrombozytenkonzentrate gegeben werden.

Neben der erhöhten postoperativen Infektionsrate muß bei HIV-Infizierten auch vermehrt mit allergischen Reaktionen gerechnet werden [36, 37]. Besonders Sulfonamide und Sulfonverbindungen lösen häufig Unverträglichkeitsreaktionen vom generalisierten Pruritus über makulöse/papulöse Exantheme bis zur toxischen epidermalen Nekrolyse aus. Langzeitsulfonamide sollten daher möglichst gemieden werden.

Wird HIV-infiziertes Tumorgewebe *elektrokaustisch* oder mit einem *Laser* verdampft, besteht zumindest theoretisch die Gefahr der Inhalation infektionsfähiger Retroviren [4]. Eine Absaugung der Operationsdämpfe, wie bei HPV-Infektionen bereits üblich, sollte sicherheitshalber durchgeführt werden.

Bei *kryochirurgischen Eingriffen* bestehen bezüglich Indikation und Dosierung keine prinzipiellen Unterschiede zum Vorgehen bei immunkompetenten Patienten. Es muß jedoch beachtet werden, daß in Kryotherapieblasen (vermutlich infektionsfähige!) HIV-Retroviren nachweisbar sind [43]. Bei Blasen- und Erosionenbildung nach Kryotherapie sollten daher Schutzverbände angelegt werden. Dabei sind obligat Schutzhandschuhe zu tragen. Auch für die *Bestrahlungstherapie* (Basaliome, Plattenepithelkarzinome) gelten nach eingetretener Erosivreaktion die gleichen Vorsichtsregeln wie bei der Kryotherapie. Auch hier könnten im Wundsekret HIV-Retroviren vorhanden sein. Beim wesentlich strahlensensibleren Kaposi-Sarkom (Radiatio mit 20–30 Gy) werden üblicherweise keine potentiell infektiösen Erosivreaktionen erzeugt. Unabhängig von der Art des zu bestrahlenden Tumors führt eine Radiatio bei immundefizienten Patienten im Bereich der Mundhöhle schon bei vergleichsweise geringen Dosen zu einer ausgedehnten und schmerzhaften Mucositis. Zu ihrer Behandlung werden lokalanästhetische Mundspüllösungen unter Zusatz von Antimykotika und Dexpanthenol mehrfach täglich appliziert.

Zur Behandlung epithelialer Tumoren werden bei eingeschränkter Operabilität vereinzelt intraläsional Zytokine injiziert oder eine *lokale Chemotherapie* mit 5-Fluorouracil durchgeführt. Auch hierbei ist die angestrebte Erosivreaktion, die u. U. erst nach einigen Wochen abheilt, erstens eine Gefahrenquelle zur HIV-Übertragung und zweitens für bakterielle Sekundärinfektionen. Bei der Anwendung von subkutan appliziertem IFN (*lokale bzw. systemische Immuntherapie*) wurden vereinzelt lokale Ulzerationen beobachtet, die bei massiver Ausdehnung zum Abbruch einer subkutanen IFN-Therapie zwingen können. Hochdosierte IFN (bis 30 Mio. IE/m^2) werden von HIV-Infizierten meist nur kurze Zeit toleriert. Die myelosuppressive Wirkung der IFN zwingt dann zur Dosisreduktion bzw. sogar zum Abbruch der Therapie. Beschleunigt wird dieser Verlauf durch eine medikamentös induzierte (z. B. durch Komedikation mit antiretroviralen Substanzen) oder krankheitsbedingte idiopathische Thrombozytopenie oder Panzytopenie.

Im Grunde sind alle Zytostatika bei Patienten mit Anämie, Leuko-, Granulo-, Thrombo- oder Panzytopenien, die häufig bei den verschiedenen Formen der Immundefizienz festgestellt werden, kontraindiziert. Eine Verlängerung der Überlebenszeit von immundefizienten Patienten unter solchen Therapien (z. B. Dacarbazin bei malignem Melanom) gilt derzeit als nicht gesichert. Müssen solche Substanzen wegen rascher Tumorprogression mit einsetzender Metastasierung und Organbeteiligung dennoch eingesetzt werden, verschlechtert sich die immunologische Situation der Patienten oft fatal. Eine prophylaktische Begleitmedikation zur Verhinderung opportunistischer Infekte (insbesondere Pneumocystis-carinii-Pneumonie und zerebrale Toxoplasmose) ist obligat erforderlich. Derzeit gilt die Gabe von Cotrimoxazol (3×1 Tabl. Cotrimoxazol forte/Woche oder 1×1 Tabl. Cotrimoxazol täglich) als Standard. Eine Verlängerung der Überlebenszeit von immundefizienten HIV-Patienten unter zytotoxischen Therapien gilt noch nicht als gesichert. Systemisch zytotoxisch wirksame Substanzen sollten daher nur mit großer Zurückhaltung eingesetzt werden.

66.5
Tumoren bei Patienten mit hereditärer Immundefizienz

Beispielhaft für die vielfältigen Varianten der hereditären Immundefizienz seien an dieser Stelle das Wiskott-Aldrich Syndrom und die Ataxia teleangiectatica genannt. Beim Wiskott-Aldrich Syndrom führen, wenn die im Kindesalter oft nicht beherrschbaren Infektionen und Blutungsneigungen überlebt werden, gehäuft auftretende lymphoretikuläre und solide Tumoren zum Versterben von ca. 5 % der Betroffenen. Bei der Ataxia teleangiectatica besteht ab der Pubertät ein etwa 3- bis 4fach erhöhtes Risiko, an malignen Lymphomen, Leukämien, Lymphosarkomen, Magenkarzinomen etc. zu erkranken [41]. Die Lebenserwartung dieser Patienten ist auf 20–30 Jahre verkürzt. Selten wird das 50. Lebensjahr

erreicht. Die Behandlung von Tumoren bei diesen Patienten folgt den gleichen Regeln wie bei erworbener Immundefizienz: Operative Tumortherapien sind zu bevorzugen, die erhöhte Infektanfälligkeit und Blutungsneigung (z. B. bei der Ataxia teleangiectatica) besonders zu berücksichtigen. Zur Nachsorge sind die Patienten einem regelmäßigen Tumorscreening in kurzen Zeitabständen zuzuführen, um die mit großer Wahrscheinlichkeit einsetzende Entwicklung weiterer Tumoren frühzeitig zu erkennen.

66.6
Zusammenfassung

Die Behandlung von Tumoren bei immundefizienten Patienten unterscheidet sich von den bekannten Leitlinien der jeweiligen tumorspezifischen Therapie (s. auch Leitlinien der ADO zur Qualitätssicherung in der Dermatologie [7]) durch die Besonderheiten der zugrundeliegenden Immundefizienz. Charakteristisch sind:

- schwere Verläufe mit raschem Tumorwachstum,
- frühe und ausgedehnte Metastasierung,
- vermindertes Ansprechen auf „Standardtherapien",
- erhöhte Rezidivneigung,
- erhöhte Rate maligner Zweittumoren,
- bei operativer Therapie: erhöhtes Infektionsrisiko,
- bei immunsuppressiver Chemotherapie: vermehrt opportunistische Infektionen.

Prinzipiell ist daher bei ausgeprägter Immundefizienz eine operative Tumortherapie, bei Inoperabilität lokale Therapiemaßnahmen wie intraläsionale Chemo- oder Immuntherapie, Radiatio oder photodynamische Therapie zu bevorzugen. Bei HIV-Patienten ist durch perioperative Schutzmaßnahmen dem erhöhten Infektionsrisiko des Operationsteams Rechnung zu tragen. Zur Prophylaxe postoperativer Infektionen erhalten die Patienten bei größeren Eingriffen kurzzeitig Antibiotika. Auch bei immunsuppressiver Chemotherapie erhalten die Patienten Antibiotika zur Prophylaxe opportunistischer Infektionen.

Der häufig schwere und rasch metastasierende Tumorverlauf bei Immundefizienz muß frühzeitig durch umfassende Staging-Untersuchungen kontrolliert werden.

Unter Beachtung der jeweiligen Grunderkrankung muß das Risiko-Nutzen-Verhältnis der Anwendung zusätzlich immunsuppressiver/zytotoxischer Tumortherapien besonders kritisch abgewogen werden. Zur Vermeidung komplizierender, ggf. letaler opportunistischer Infektionen ist eine Anpassung des Behandlungskonzepts an die jeweilige immunologische Situation erforderlich. So kann es z. B. sinnvoll sein, auf sonst bewährte systemische Therapien zu verzichten und eine ausschließlich operative oder sonstige lokale Tumorbehandlung (Röntgenweich-strahl-, Laser- oder photodynamische Therapie) durchzuführen.

Immundefiziente Patienten mit malignen Tumoren und (häufig multiplen) aktinischen Präkanzerosen bedürfen engmaschiger klinischer Kontrollen. Selbst das Basaliom, das sonst in 6- bis 12monatigen Abständen nachuntersucht wird, muß bei Immundefizienz, multiplem Auftreten und/oder rascher Rezidivneigung vierteljährlich kontrolliert werden. Malignitätsverdächtige/prämaligne Läsionen sollten frühzeitig exzidiert werden. Zur Verringerung der Tumorrate sollten zusätzlich immunsupprimierende Maßnahmen/Therapien vermieden werden. Die Patienten sind ausführlich über die tumorinduzierende Wirkung intensiver UV-Strahlung und entsprechende Schutzmaßnahmen aufzuklären.

Literatur

1. Abel EA (1989) Cutaneous manifestations of immunosuppression in organ transplant recipients. J Am Acad Dermatol 21: 167–179
2. Altman JS, Adler SS (1994) Development of multiple cutaneous squamous cell carcinomas during PUVA treatment for chronic graft-versus-host-disease. J Am Acad Dermatol 31: 505–507
3. Altmeyer P, Nüchel K (1994) Hautveränderungen nach Nierentransplantationen. Dt Ärzteblatt 91: 2346–2350
4. Baggish MS, Poiesz BJ, Joret D, Williamson P, Refai A (1991) Presence of human immunodeficiency virus DNA in laser smoke. Lasers Surg Med 11: 197–203
5. Berger TG, Sawchuk WS, Leonardi C, Langenberg A, Taperro J, Leboit PE (1991) Epidermodysplasia verruciformis-associated papillomavirus infection complicating human immunodeficiency virus disease. Br J Dermatol 124: 79–83
6. Böni R, Dummer R (1995) Entwicklung zahlreicher melanozytärer Nävuszellnävi unter Immunsuppression. H+G 70: 651–652
7. Breuninger H, Dummer R, Garbe C et al. (1996) Leitlinien zur Qualitätssicherung in der Dermatologischen Onkologie. Zuckschwerdt, München (in Druck)
8. Deeg HJ, Sanders J, Martin P et al. (1984) Secondary malignancies after bone marrow transplantation. Exp Hematol 12: 660
9. Deutsche Gesellschaft für Krankenhaushygiene (1994) Perioperative Antibiotikaprophylaxe. Hyg Med 19: 213–222
10. Dyall-Smith D, Trowell H, Mark A, Dyall-Smith M (1991) Cutaneous squamous cell carcinomas and papillomaviruses in renal transplant recipients: a clinical and molecular biological study. J Dermatol Sci 2: 139–146
11. Eliezri YD, Silverstein SJ, Nuovo GJ (1990) Occurrence of human papillomavirus type 16 DNA in cutaneous squamous and basal cell neoplasms. J Am Acad Dermatol 23: 836–842
12. Euvrard S, Chardonnet Y, Pouteil-Noble C et al. (1993) Association of skin malignancies with various and multiple carcinogenic and noncarcinogenic human papillomaviruses in renal transplant recipients. Cancer 72: 2198–2206
13. Farge D (1993) Kaposi's sarcoma in organ transplant recipients. The Collaborative Transplantation Research Group of Ile de France. Eur J Med 2: 339–343
14. Frei U, Bode U, Repp H et al. (1993) Malignancies under cyclosporine after kidney transplantation. Analysis of a 10-year period. Transplant Proc 25: 1394–1396
15. Frierson HF Jr, Deutsch BD, Levine PA (1988) Clinicopathologic features of cutaneous squamous cell carcinomas of the head and neck in patients with chronic lymphocytic leukemia/small lymphocytic lymphoma. Hum Pathol 19: 1397–1402
16. Hartevelt MM, Bavinck JN, Kootte AM et al. (1990) Incidence of skin cancer after renal transplantation in the Netherlands. Transplantation 49: 506–509
17. Hinter H, Frisch P (1989) Skin neoplasia in the immunodeficient host. Curr Probl Dermatol 18: 210–217
18. Jensen P, Clausen OPF, Geiran O, Simonsen S et al. (1995) Cutaneous complications in heart transplant recipients in Norway 1983–1993. Acta Derm Venereol (Stockh) 75: 400–404
19. Kinien LJ, Sheil AGR, Peto J et al. (1979) Collaborative United Kingdom-Australian study of cancer in patients treated with immunosuppressive drugs. Br Med J 2: 1461–1466
20. Kovarik J, Mayer G, Pohanka E et al. (1988) Adverse effect of low-dose prophylactic human recombinant leukocyte interferon-alpha treatment in renal transplant recipients. Cytomegalovirus infection prophylaxis leading to an increased incidence of irreversible rejections. Transplantation 45: 402–405
21. Lippman SM, Benner SE, Hong WK (1994) Cancer chemoprevention. J Clin Oncol 12: 851–873
22. Lobo DV, Chu P, Grekin RC, Berger TG (1992) Nonmelanoma skin cancers and infection with the human immunodeficiency virus. Arch Dermatol 128: 623–627
23. Lotan R, Xu XC, Lippman SM, Ro JY, Lee JS, Lee JJ, Hong WK (1995) Suppression of retinoic acid receptor-β in premalignant oral lesions and its up-regulation by isotretinoin. N Engl J Med 332: 1405–1410
24. MacKie RM, Freudenberger T, Aitchinson (1989) Personal risk-factor chart for cutaneous melanoma. Lancet II: 487–490
25. Monfardini S, Vaccher E, Pizzocaro G et al. (1989) Unusual malignant tumours in 49 patients with HIV infection. AIDS 3: 449–452
26. Overly WL, Jakubek DJ (1987) Multiple squamous cell carcinomas and human immunodeficiency virus infection [letter]. Ann Intern Med 106: 334
27. Oxholm A, Thompsen K, Menne T (1989) Squamous cell carcinomas in relation to cyclosporin therapy of non malignant skin disorders. Acta Derm Venereol (Stockh) 69: 89–90
28. Penn I (1978) Malignancies associated with immunosuppressive or cytotoxic therapy. Surgery 83: 492–502
29. Penn I (1981) Depressed immunity and the development of cancer. Clin Exp Immunol 46: 459–474
30. Penn I (1986) Cancer is a complication of severe immunosuppression. Surg Gynecol Obstet 162: 603–610
31. Penn I (1986) Cancers of the anogenital region in renal transplant recipients: analysis of 65 cases. Cancer 58: 611–616
32. Penn I (1987) Cancers following cyclosporine therapy. Transplantation 43: 32–35
33. Penn I (1991) The changing pattern of posttransplant malignancies. Transplant Proc 23: 1101–1103
34. Robinson JK, Salasche SJ (1992) Isotretinoin does not prevent basal cell carcinoma (editorial). Arch Dermatol 128: 975–976
35. Safai B, Lynfield R, Lowenthal DA, Koziner B(1987) Cancers associated with HIV infection. Anticancer Res 7: 1055–1068

36. Scherwitz P (1994) Arzneimittelunverträglichkeits-Reaktionen an Haut und Schleimhäuten bei Patienten mit Human Immunodeficiency Virus-Infektionen. Med. Dissertation, Johann Wolfgang Goethe-Universität Frankfurt

37. Schöfer H, Ochsendorf FR (1996) Arzneimittelexantheme. In: Brodt HR, Helm EB, Kamps BS (Hrsg) AIDS 1996 Diagnostik und Therapie HIV-assoziierter Erkrankungen (6. Aufl; S 248–251). Steinhäuser, Wuppertal

38. Sheil AGR, Disney APS, Mathew TH, Amiss N (1993) De novo malignancies emerges as a major cause of morbidity and late failure in renal transplantation. Transplant Proc 25: 1383–1384

39. Sitz KV, Keppen M, Johnson DF (1987) Metastatic basal cell carcinoma in acquired immunodeficiency syndrome-related complex. JAMA 257: 340–343

40. Smith KJ, Skelton HG, Yeager J, Angritt P, Wagner KF (1993) Cutaneous neoplasms in a military population of HIV-1-positive patients. Military medical consortium for the advancement of retroviral research. J Am Acad Dermatol 29: 400–406

41. Spector BD, Perry GS, Kersey JH (1978) Genetically determined immunodeficiency disease (GDID) and malignancy: report from the immunodeficiency cancer registry. Clin Immunol Immunopathol 11: 12–29

42. Strumia R, Perini L, Tarroni G, Fiocchi O, Gilli P (1992) Skin lesions in kidney transplant recipients. Nephron 62: 137–141

43. Supapannachart N, Breneman DL, Linnemann CC Jr (1991) Isolation of human immunodeficiency virus type 1 in cutaneous blister fluid. Arch Dermatol 127: 1198–1200

44. Tangrea JA, Kilocyne RF, Taylor PR et al. (1992) Skeletal hyperostosis in patients receiving chronic, very-low-dose isotretinoin. Arch Dermatol 128: 921–925

45. Tokars JI, Marcus R, Culver DH et al. (1993) Surveillance of HIV infection and zidovudine use among health care workers after occupational exposure to HIV-infected blood. Ann Intern Med 118: 913–919

46. Van Ginkel CJ, Sang RT, Blaauwgeers JL, Schattenkerk JK, Mooi WJ, Hulsebosch HJ (1991) Multiple primary malignant melanomas in an HIV-positive man. J Am Acad Dermatol 24: 284–285

47. Van Zuuren EJ, Posma AN, Scholtens REM, Vermeer BJ, Van der Woude J Bouwes Bavinck JN (1994) Resurfacing of the back of the hand as treatment and prevention of multiple skin cancers in kidney transplant recipients. J Am Acad Dermatol 31: 760–764

48. Venuti A, Donati P, Amantea A, Balus L (1994) Human papillomavirus in non-genital Bowen's disease and bowenoid carcinoma. Eur J Dermatol 4: 142–147

49. Walz MK, Albrecht KH, Niebel W, Eigler FW (1992) De-novo-Malignome unter medikamentöser Immunsuppression. Dtsch Med Wochenschr 117: 927–934

50. Wright HI, Gavaler JS, Van Thiel DH (1992) Preliminary experience with α-2b-Interferon therapy of viral hepatitis in liver allograft recipients. Transplantation 53: 121–124

67 Psychoonkologische Betreuung von Patienten mit Hauttumoren

Gerhard Strittmatter[1]

67.1
Einleitung

Die psychoonkologische Betreuung von Patienten mit Hauttumoren hat zum Ziel, die Kranken zu entlasten, ihre Bewältigungsmöglichkeiten von Anfang an zu unterstützen und ihnen zu helfen, die notwendigen Behandlungsschritte aktiv mitgehen zu können. Dieser ethische Anspruch, Patienten nicht nur zu operieren, zu bestrahlen oder chemotherapeutisch zu behandeln, sondern ihre psychosozialen Belange in die Behandlung zu integrieren, um so ihre Lebensqualität zu verbessern, ist ein wesentliches Motiv für die Entwicklung der Psychoonkologie insgesamt.

67.2
Psychoonkologie

67.2.1
Entwicklung und Ergebnisse der Psychoonkologie

Psychoonkologie ist eine Wissenschaft, die in den letzten 20 Jahren aus dem Zusammenwirken von Medizin, klinischer Psychologie und Sozialwissenschaften entstanden ist. Das vorrangige Ziel der Psychoonkologie ist die *Verbesserung der psychosozialen Unterstützung* der an Krebs Erkrankten und ihrer Angehörigen in allen Stadien der Behandlung und Nachsorge. Wesentliche Kennzeichen der Psychoonkologie sind

- die Erweiterung somatischer Ansätze durch die Integration psychischer, sozialer, verhaltensbezogener und ethischer Aspekte in Vorsorge, Früherkennung, Behandlung, Nachsorge und Rehabilitation von Krebskranken,
- die Interdisziplinarität zwischen verschiedensten Berufsgruppen, die an der Behandlung und Betreuung von Krebskranken und ihren Bezugspersonen beteiligt sind,
- die notwendige Kooperation von Praktikern und Forschern.

Die wissenschaftlich begründete Psychoonkologie ist ein fach- und berufsübergreifender Forschungs-, Handlungs- und Ausbildungsansatz in der vorsorgenden, behandlungsintegrierten, nachsorgenden und rehabilitativen Unterstützung von durch Krebs bedrohten und an Krebs erkrankten Menschen und ihrer Bezugspersonen.

Die Gründungen nationaler und internationaler psychoonkologischer Gesellschaften dienten der Förderung der interdisziplinären Zusammenarbeit, der Koordination klinischer und wissenschaftlicher Aktivitäten und der Durchführung von Tagungen und Kongressen. Das National Cancer Institute der USA formierte 1978 die multizentrische *Psychosocial Collaborative Oncology Group (PSYCOG)*. Die *European Organisation for Research and Treatment of Cancer (EORTC)* initiierte 1980 eine „Study Group on Quality of Life" zur Entwicklung eines multidi-

[1] Das Forschungsprojekt zur Entwicklung der Instrumente wurde von der Deutschen Krebshilfe gefördert. Mein besonderer Dank gilt den Mitarbeitern des Forschungsprojektes: Herrn Dipl.-Soz.Päd. Reinhard Mawick (Statistik und Dokumentation) und Frau Dr. Marlene Tilkorn (wissenschaftliche Mitarbeiterin).

mensionalen Lebensqualitätsfragebogens, der multikulturell einsetzbar ist. 1983 wurden die *British Psychosocial Oncology Group* und die *Deutsche Arbeitsgemeinschaft für Psychoonkologie e.V. (DAPO)*, 1984 die *International Psycho-Oncology Society (IPOS)*, 1986 die *European Society for Psychosocial Oncology (ESPO)* und 1988 anläßlich des 19. Deutschen Krebskongresses die *Psychoonkologische Arbeitsgemeinschaft in der Deutschen Krebsgesellschaft (PSO)* gegründet. Die psychoonkologischen Arbeitsgemeinschaften verfolgen das Ziel, die psychosoziale Onkologie als einen integralen Bestandteil der Onkologie zu fördern. Die Bundesregierung richtete 1984 im Rahmen des Programms „Forschung und Entwicklung im Dienste der Gesundheit" einen Förderschwerpunkt „Rehabilitation von Krebskranken" ein und eröffnete damit die Möglichkeit konzentrierter Forschung im Bereich der Psychoonkologie [53].

Der Begriff der *Lebensqualität* stellt das derzeit wirkungsvollste psychoonkologische Denkmodell dar [5] und hat einen nicht zu unterschätzenden Einfluß auf Forschungsvorhaben und Behandlungsalltag genommen. Schon 1990 hat das National Cancer Institute für die USA die Erhebung von Lebensqualitätsdaten für Interventionsstudien verbindlich festgelegt. Im selben Jahr formulierte in Deutschland eine Expertentagung einen „Konsensus zur Durchführung von Lebensqualitätserhebungen in onkologischen Therapiestudien" [71]. Ethische Fragestellungen [86] und gesundheitspolitische Auseinandersetzungen [82] gewinnen in Zeiten der Gesundheitsreform und der Verschärfung der ökonomischen Rahmenbedingungen zunehmend an Bedeutung.

Wichtige *Ergebnisse* der bisherigen psychoonkologischen Forschung sind:

- die Hypothese einer „Krebspersönlichkeit" kann als widerlegt betrachtet werden [z.B. 45, 54, 69, 70];
- die Frage des Einflusses psychosozialer Faktoren, insbesondere des Bewältigungsverhaltens, auf den somatischen Verlauf maligner Tumoren wird zumindest kontrovers diskutiert, wenn nicht für möglich gehalten. Aktiv-zupackendes Verhalten und kämpferische Haltung („fighting spirit") scheinen einen günstigen, Resignation, Hoffnungslosigkeit, Hilflosigkeit und passives Mitmachen einen ungünstigen Einfluß auf die Prognose zu haben [z.B. 7, 10, 27, 32, 34, 37, 38, 44, 46, 56, 61, 74, 76, 101];
- sicher ist, daß psychosoziale Interventionen direkten Einfluß auf die Verbesserung der Lebensqualität von Krebskranken haben [z.B. 2, 8, 13, 24, 33, 44, 49, 55, 75].

67.2.2
Einfluß psychosozialer Faktoren auf Entstehung und Verlauf maligner Hauttumoren

Einige Studien zum Einfluß psychosozialer Faktoren auf Entstehung und Verlauf maligner Erkrankungen wurden bei Melanompatienten durchgeführt [vgl. 84].

Havlik und Mitarbeiter [36] fanden retrospektiv bei Melanompatienten (Stadium I und II) signifikant häufiger als bei einer allgemeinchirurgischen Kontrollgruppe in den letzten 5 Jahren vor klinischer Präsentation ihrer Melanome größere *Lebenskrisen*. Die Schlußfolgerung, daß lebensverändernde Streßereignisse die Entstehung von Melanomen beeinflussen, wird von Locke und Fox [56] zurückgewiesen: Sie betonen den naheliegenden Einfluß konfundierender Variablen, die einer kausalen Interpretation der Ergebnisse widersprechen. Außerdem verweisen sie auf die Ergebnisse einer prospektiven Studie [98], nach der die Konfrontation mit einer Melanomdiagnose die Erinnerung relevanter Ereignisse beeinflußt und verändert. Gibertini und Mitarbeiter [32] fanden bei Melanompatienten mit vorangegangenen größeren Lebenskrisen einen stärkeren Willen, gegen die Krankheit zu kämpfen, größere Selbstsicherheit und mehr Optimismus. Die Lebenskrisen zeigten keinen Einfluß auf klinisches Stadium, Tumordicke (Breslow) oder Level (Clark) der Melanome. Auch der Krankheitsrückfall zeigte keinerlei Zusammenhang mit psychologischen Variablen. Dafür erwiesen sich biologische Parameter (Tumorstadium, Tumordicke) als prognostisch bedeutsame Faktoren für den Krankheitsrückfall. Die Forschergruppe um Temoshok an der University of California, San Francisco, entwickelte im Zusammenhang mehrerer Studien die Annahme einer onkogenen *Persönlichkeitsstruktur* von Melanompatienten [51, 88, 89, 90, 91]. Die sog. „Typ C-Persönlichkeit" – mit den Merkmalen: passiv, hilflos, beschwichtigend, negative Gefühle, insbesondere Ärger unterdrückend, selbstunsicher, freundlich, selbstaufopfernd, äußere Autoritäten akzeptierend – soll sowohl zu Krebs prädisponieren, als auch aufgrund ihres repressiven Copingstils mit schlechter Prognose in Zusammenhang stehen. Melanompatienten zeigten z.B. in einer Experimentalsituation signifikant mehr repressives Verhalten als Herzkranke und Gesunde [51] Watson und Mitarbeiter [97] fanden allerdings dasselbe repressive Verhaltensmuster bei Brustkrebspatientinnen beim Vergleich mit Gesunden. Holland [43] erinnert in diesem Zusammenhang daran, daß Kliniker besonders zu Zeiten, in denen die Stellung des Arztes als Autoritätsperson unangefochten war, Krebspatienten als angepaßt und sich nicht beschwerend beschrieben haben. Eine Studie von Kreitler und Mitarbeitern [54] belegt die Auffassung, daß repressives Verhalten von Tumorpatienten allgemein als Antwort auf die Bedrohung durch die Krebsdiagnose und als Methode zur Angstreduktion und nicht als onkogene Persönlichkeitseigenschaft von Krebspatienten zu verstehen ist. Ein Resultat, das mit dem Ergebnis der Studie von Schwarz [69] bei Mamma- und Bronchialkarzinompatienten übereinstimmt: Die psychischen Phänomene sind nicht als Ursachenfaktoren, sondern als Folge der Krebskrankheit zu sehen.

Temoshok und Mitarbeiter [90, 91] untersuchten Faktoren, die bei Melanompatienten für *Behandlungsverzögerung (delay)*, als Prädiktorvariable für die prognostisch entscheidende Tumordicke, verantwortlich sind: Lokalisation des Befundes auf weniger sichtbaren Stellen (Rückenpartie), keine oder nur geringe Kenntnisse über Melanome und ihre Behandlung sowie geringere Fähigkeit, die Ernsthaftigkeit der Krankheit abzuschwächen ("minimization"), stehen in enger Beziehung zu verzögertem Aufsuchen des Arztes nach verdächtigem Hautbefund. Der letztgenannte Faktor macht überraschenderweise deutlich, daß Melanompatienten, die in der Lage waren, die Ernsthaftigkeit der Krankheit zu minimieren, d. h. "repressiv" die Angst reduzieren konnten, schneller ärztliche Hilfe aufsuchten als andere, die aufgrund von zu großer Angst vor Diagnose und Behandlung den Arzt zu spät aufsuchten.

Die Frage des *Einflusses der psychischen Verarbeitung auf den somatischen Verlauf* wird in der Psychoonkologie kontrovers diskutiert [z. B. 30, 38, 44, 101]. Patienten mit kämpferischer Haltung ("fighting spirit") oder aktiver Verleugnung hatten in bezug auf die Überlebens- und die erscheinungsfreie Zeit eine bessere Prognose als Patienten, die mit stoischer Annahme oder Hoffnungslosigkeit und Hilflosigkeit reagierten [z. B. 61].

Di Clemente und Temoshok [15] fanden in einer Untersuchung mit Melanompatienten bei Frauen mit stoischer Akzeptanz und bei Männern mit großer Hilf- und Hoffnungslosigkeit ein größeres Progredienzrisiko. Diese psychologischen Prädiktoren zeigten sich unabhängig von den biologischen prognostischen Faktoren der Tumordicke und des klinischen Stadiums. Temoshok [88] berichtet außerdem von Ergebnissen, nach denen der gefühlsmäßige Ausdruck von Ärger und Traurigkeit bei Melanompatienten positiv korreliert mit tumorspezifischen Abwehrreaktionen und negativ korreliert mit der Mitoserate, wobei der Einfluß psychosozialer Faktoren auf den Krankheitsverlauf bei Personen unter 55 Jahren größer sein soll als bei älteren Personen. Cassileth und Mitarbeiter [10, 11] konnten demgegenüber bei Brustkrebs- und Melanompatienten in fortgeschrittenen Stadien keinen Einfluß psychosozialer Faktoren auf den Krankheitsverlauf nachweisen. Allein die biologischen Faktoren entschieden über die Prognose. Ein Ergebnis, das später Gibertini und Mitarbeiter [32] auch bei Melanompatienten in frühen Stadien erzielt haben: Der Krankheitsrückfall stand nur zu biologischen Parametern in enger Beziehung. Rogentine und Mitarbeiter [68] kamen zum Ergebnis, daß Melanompatienten, deren Krankheitsprozeß nicht zu weit fortgeschritten war, dann eine günstigere Prognose (gemessen am Einjahresverlauf) hatten, wenn sie die nötigen Umstellungen und Anforderungen durch die Krankheit akzeptierten, d. h. ihre Situation realistisch einschätzten. Die von ihnen verwandte psychologische Variable ("melanoma adjustment score") erwies sich allerdings nach 3 Jahren nicht mehr als signifikanter Prädiktor für den Krankheitsverlauf [89]. Coates und Mitarbeiter [12] erzielten in einer multizentrischen randomisierten Studie mit 152 chemotherapeutisch behandelten Melanompatienten das Ergebnis, daß Lebensqualitätswerte signifikante prognostische Informationen liefern: In univariaten Analysen erwiesen sich verschiedene Lebensqualitätsscores als signifikante Prädiktoren für die Überlebenszeit. Fawzy und Mitarbeiter [25–27] untersuchten in einer prospektiven Längsschnittstudie mit Kontrollgruppendesign bei Melanompatienten (Stadium I und II) den Einfluß einer kurzfristigen Gruppenbehandlung auf die psychologische Belastung, das Copingverhalten und die zelluläre Immunreaktion. Die Interventionsgruppe zeigte einen größeren Gebrauch von aktivem Copingverhalten. Nach 6 Monaten hatte die Interventionsgruppe signifikant weniger Depressionen, weniger Ermüdung und mehr Energie als die Kontrollgruppe sowie signifikante immunologische Verbesserungen (z. B. Erhöhung der Prozentzahl der natürlichen Killerzellen). Nach 6 Jahren erzielten die unterstützten Patienten signifikante Verlängerungen ihrer Überlebenszeit und tendentielle Verlängerungen ihrer rückfallfreien Zeit. Die Teilnahme an der Gruppenbehandlung erwies sich neben der prognostisch relevanten Tumordicke (Breslow) als signifikanter Prädiktor für Rückfall und Überlebenszeit der Melanompatienten. Unabhängig von ihrer Zugehörigkeit zu Interventions- oder Kontrollgruppe hatten Patienten mit anfänglich höherer emotionaler Belastung, anfänglichem effektivem Coping und Patienten mit zeitlich zunehmender Verbesserung ihres aktiven Copingverhaltens insgesamt niedrigere Rückfall- und Sterberaten.

67.2.3
Ergebnisse zu Belastungen und zur Lebensqualität von Patienten mit Haut- und Gesichtstumoren

Trotz der hohen Inzidenz und der zunehmenden gesundheitspolitischen Bedeutung der malignen Hauttumoren liegen bislang nur wenige psychoonkologische Arbeiten zur Belastungssituation und zur Lebensqualität dieser Patientengruppe im Vergleich zu anderen Tumorgruppen vor. Etwas häufiger finden sich Arbeiten, die die Belastungen durch Tumoren im Kopf-Hals-Bereich untersuchen.

Arbeiten von Young u. Longman [99, 100] beschreiben einerseits, wie Symptombelastungen und soziale Abhängigkeit die Lebensqualität von Melanompatienten beeinträchtigen, und andererseits, wie die Neubewertung des Lebens zu einem Zugewinn der Kranken an Lebensqualität führen kann. Holland [42] sieht die Besonderheit der Melanompatienten darin, daß sie zum Zeitpunkt der Diagnose höchst belastet sind, aber nach der Erstbehandlung durch das Fehlen von Krankheitszeichen die Ernsthaftigkeit der Krankheit herunterspielen. Für Fallowfield [23] sind neben den behandlungsabhängigen Einschränkungen ihrer Lebensqualität Ungewißheit über Prognose, inadäquate Informationen durch behandelnde Ärzte, Angst, an der Krankheit zu sterben und Schuldgefühle die stärksten Belastungen von Melanompatienten.

Schon 1983 zeigte eine Studie von Cassileth und Mitarbeitern bei 176 Melanompatienten, daß die postoperative Belastung direkt abhängig ist von der Tiefe des Defektes und vom Ausmaß des Unvorbereitetseins auf die Größe des Defektes, d. h. also davon, wie stark das Ergebnis von den präoperativen Vorstellungen abweicht [9]. Daß der präoperativen Vorbereitung – damit der Arzt-Patient-Kommunikation und der Qualität der Aufklärung – höchste Bedeutung zukommen, belegen zahlreiche Arbeiten. Selbst bei kosmetisch zufriedenstellenden Operationen hängt das Ausmaß des Akzeptierens des Ergebnisses von der realistischen Vorbereitung der Patienten ab [58]. Internationale Studien schon aus den 70er und 80er Jahren beschreiben starke Beeinträchtigungen der Lebensqualität von Patienten mit Tumoren im Kopf-Hals-Bereich und fordern Konsequenzen für die Behandlung dieser Patienten [z. B. 14, 28, 63, 65]. Die Trill und Straker [16] zeigen am Beispiel einer Patientin mit Sarkom im Gesicht die Bedeutung der sozialen Unterstützung durch Familie und Mitarbeiterstab der Klinik für die Bewältigung der erlittenen Gesichtsversehrung. Baile et al. [3] fordern die frühzeitige Identifizierung von psychosozialen Risikopatienten, um sie von Anfang an unterstützen zu können. Balm et al. [4] halten den individuellen Zugang zu jedem Patienten zur Identifizierung prä-

und postoperativer Bedürfnisse, die Betreuung durch ein multidisziplinäres Team und die Einbeziehung von Partner und Familie in die Betreuung für unabdingbar. Arbeiten aus der Fachklinik Hornheide beschreiben die grundsätzliche Problemsituation von Patienten mit Gesichts- und Hauttumoren und begründen die Notwendigkeit und den Ansatz ihrer behandlungsintegrierten psychosozialen Unterstützung [17, 19, 20, 21, 77, 78, 83, 84, 92, 93].

67.2.4
Ergebnisse zum psychosozialen Betreuungsbedarf von Haut- und Gesichtstumorpatienten

Morton und Mitarbeiter [62], Epsie und Mitarbeiter [22] sowie Baile und Mitarbeiter [3] finden übereinstimmend bei ca. 40 % der Patienten mit Kopf-Hals-Tumoren klinisch bedeutsame Depressionen. Zum Betreuungsbedarf von Patienten mit malignen Hauttumoren [vgl. Übersicht bei Strittmatter [84]] liegen neben grundsätzlichen Überlegungen [z. B. 17, 18, 21, 23, 42] nur wenige Hinweise vor. Holfeld und Mitarbeiter [41] fanden bei Basaliompatienten keine signifikanten Belastungen beim Vergleich mit Gesunden. Reimer und Mitarbeiter [67] halten aus psychiatrischer Sicht 33 % der Melanompatienten für behandlungsbedürftig, während Dermatologen nur 15 % der Patienten desselben Kollektivs für psychiatrisch behandlungsbedürftig erachten. Foltys u. Knopf [29] fanden bei 13 % von 120 ambulanten und stationären Melanompatienten deutliche Anpassungsstörungen, einschließlich depressiv-ängstlicher Verstimmungen. Brandberg und Mitarbeiter [6] erzielten das Ergebnis, daß von 123 Patienten mit malignen Melanomen im Stadium I 6 % und von 57 Patienten mit disseminierten malignen Melanomen 19 % klinisch behandlungsbedürftige depressive Symptome zeigten. Unter ernstzunehmenden Angstsymptomen litten 18 % der Patienten mit Stadium-I-Melanomen und 28 % der Patienten mit fortgeschrittenen Melanomen. Fawzy und Mitarbeiter [27] halten alle hochbelasteten Melanompatienten für unterstützungsbedürftig. Entscheidend ist ihrer Meinung nach, die Bedrohung des Wohlbefindens durch die Krankheit zu realisieren und die Ressourcen zu mobilisieren. Pensiero [64] macht deutlich, daß jeder Melanompatient in fortgeschrittenem metastasierten Stadium zusätzliche Unterstützungen benötigt und daß dafür die kreative Zusammenarbeit aller beteiligten Berufsgruppen erforderlich ist.

67.3
Psychosoziale Belastungen und Betreuungsbedarf stationärer Hauttumorpatienten

Entscheidend für die psychoonkologische Betreuung ist die *Frage, in welchen Bereichen stationäre Hauttumorpatienten Unterstützungen benötigen und wie hoch ihr Betreuungsbedarf ist.* Die Ergebnisse, die im folgenden präsentiert werden, stammen aus einer klinischen Studie, die in der Fachklinik Hornheide in Münster über den Zeitraum von 13 Monaten (3/89–3/90) zur systematischen Auswahl und Unterstützung betreuungsbedürftiger Patienten durchgeführt wurde [83, 84, 92]. Ziele der Studie waren

- differenzierte Belastungserfassungen bei allen stationären Patienten durchzuführen,
- die betreuungsbedürftigen Patienten zu identifizieren,
- die betreuungsbedürftigen Patienten gezielt auf ihre Entlastung hin zu unterstützen und
- zum Abschluß der stationären Behandlung eine zweite Belastungserfassung zur Veränderungsmessung der betreuten und der nichtbetreuten Patienten durchzuführen.

67.3.1
Methode

Bei einer konsekutiven Stichprobe von 846 Patienten mit malignen Hauttumoren wurde am 6. bzw. 7. stationären Tag der *Hornheider Fragebogen* zur differenzierten Belastungserfassung und zur Klärung der Indikationsfrage für den Einsatz entlastender Interventionen eingesetzt (abgebildet im Anschluß an den Text).

Der Fragebogen besteht aus 27 Items in 8 Belastungsdimensionen. Die Belastungsdimensionen, die in ihrer Multidimensionalität den Anforderungen des Lebensqualitätskonstruktes entsprechen, sind:

- körperliches Befinden,
- psychisches Befinden,
- Tumorangst,
- Anspannung und innere Unruhe,
- Selbstunsicherheit,
- mangelnde soziale Unterstützung,
- mangelnde ärztliche Unterstützung,
- berufliche und finanzielle Probleme.

Der „Hornheider Fragebogen" ist ein valides, reliables und praktikables Selbsteinschätzungsinstrument zur differenzierten Belastungserfassung stationärer Gesichts- und Hauttumorpatienten [84]. Gleichzeitig liefert er ein objektives Kriterium für die Auswahl der betreuungsbedürftigen Patienten. Der Betreuungsbedarf wird über eine Verknüpfung

aus subjektiven Belastungseinschätzungen der Patienten und expertendefinierten Belastungsschwellenwerten ermittelt. Die Basis für die Indikation psychoonkologischer Interventionen bilden die Belastungsselbsteinschätzungen der Patienten. Die Belastungsschwellenwerte wurden in der Entwicklungsphase des Fragebogens an einer Eichstichprobe über ein statistisches Kriterium (Standardabweichung +1) definiert und ein klinisches Kriterium (Einschätzung der Betreuungsbedürftigkeit durch erfahrene Fachärzte und klinische Psychologen) überprüft. Mit diesem Ansatz ist die Gewähr gegeben, daß mit den „über Schwelle belasteten Patienten" tatsächlich die am meisten belasteten Patienten zur Unterstützung ausgewählt werden.

Das Studiendesign bezog alle stationären Patienten in die Studie mit ein, die vom 1. März 1989 bis zum 30. März 1990 zur stationären Behandlung in die Klinik kamen, zwischen 18 und 75 Jahre alt waren, definierte Gesichts- und Hauttumoren und ausreichende Kenntnisse der deutschen Sprache hatten sowie keine Hilfe beim Ausfüllen der Fragebögen benötigten. Ausgeschlossen wurden Patienten, die zur Epithesenanfertigung oder zur chemotherapeutischen Behandlung in die Klinik kamen.

Die konsekutive Stichprobe umfaßt 846 Patienten (Tabelle 67.1): 53,5 % Männer (n = 453) und 46,5 %

Tabelle 67.1. Stichprobe (Stichprobengröße: n = 846; Alter: 18–75 Jahre; Durchschnittsalter: 55,9 Jahre)

		n	%
Geschlecht	Männer	433	53,5
	Frauen	393	46,5
Familienstand	ledig	80	9,5
	verheiratet/fester Partner	649	76,7
	verwitwet	71	8,4
	geschieden	27	3,2
	getrennt lebend	11	1,3
	fehlende Angaben	8	0,9
Diagnosen	malignes Melanom (MM)	390	46,1
	Primärtumor MM	219	25,9
	metastasiertes MM	171	20,2
	Plattenepithelkarzinom	93	11,0
	Primärtumor	65	7,7
	Rezidiv/Metastase	28	3,3
	Basaliom	237	28,0
	Erstbasaliom	170	20,1
	Rezidiv	67	7,9
	Basalioma terebrans	10	1,2
	Sarkom	28	3,3
	andere Hauttumoren	88	10,4
Lokalisationen	Kopf-Hals	411	48,6
	Körper	408	48,2
	multiple Lokalisationen	27	3,2

Frauen (n = 393). Das Durchschnittsalter beträgt 55,9 Jahre. Drei Viertel der Patienten sind verheiratet oder haben einen festen Partner. 46,1 % (n = 390) haben maligne Melanome, 28 % (n = 237) Basaliome, 11 % (n = 93) Plattenepithelkarzinome, 3,3 % (n = 28) Sarkome und 11,6 % (n = 98) andere maligne Hauttumoren. 48,6 % (n = 411) haben Tumoren im Kopf-Hals-Bereich, 48,2 % (n = 408) Tumoren am Körper und 3,2 % (n = 27) multiple Lokalisationen.

67.3.2
Ergebnisse

Gesamtbelastungshöhen

Der Vergleich der *Hauptdiagnosegruppen* zeigt (Abb. 67.1), daß die Gesamtbelastung der Melanompatienten um 20 % höher als die der Plattenepithelkarzinompatienten und um 40 % höher als die der Basaliompatienten ist.

Faßt man die 3 Diagnosegruppen zusammen, steigt die Gesamtbelastung der *Patienten mit Metastasen bzw. Rezidiven* um fast ein Viertel bezogen auf den Wert der Patienten mit Primärtumoren (Abb. 67.2). Dieser Zuwachs resultiert hauptsächlich aus höheren Belastungen in den Bereichen „Tumorangst", „körperliches Befinden" und „berufliche Probleme": Bei den beruflichen Problemen liegt

fast eine Verdoppelung vor, die körperlichen Beschwerden haben einen Zuwachs um 63 %, die Tumorangst nimmt um ein Viertel des Wertes der Patienten mit Primärtumoren zu.

Der Vergleich der *Tumordickengruppen* bei den Melanompatienten zeigt (Abb. 67.3), daß

- die Gesamtbelastung der Melanompatienten mit Tumordicken von 1,5–3 mm am höchsten ist,
- im Vergleich der 4 Gruppen die Gesamtbelastung mit zunehmender Tumordicke ansteigt und nur bei den Patienten mit den größten Tumordicken leicht abfällt. Diese Belastungsverminderung geht auf Belastungsrückgänge in den psychischen Dimensionen und im Bereich der Selbstunsicherheit zurück. Insgesamt ist deutlich zu erkennen, daß die „faktischen Konsequenzen" der Krankheit, nämlich die körperlichen Beschwerden und die beruflichen Probleme mit zunehmender Tumordicke in der Selbsteinschätzung der Patienten beachtlich ansteigen.

Betreuungsbedarf

Untersucht man den Betreuungsbedarf der *Gesamtstichprobe* (n = 846), d. h. aller über den Zeitraum von 13 Monaten unter die Einschlußkriterien des Studiendesigns gefallenen Hauttumorpatienten der

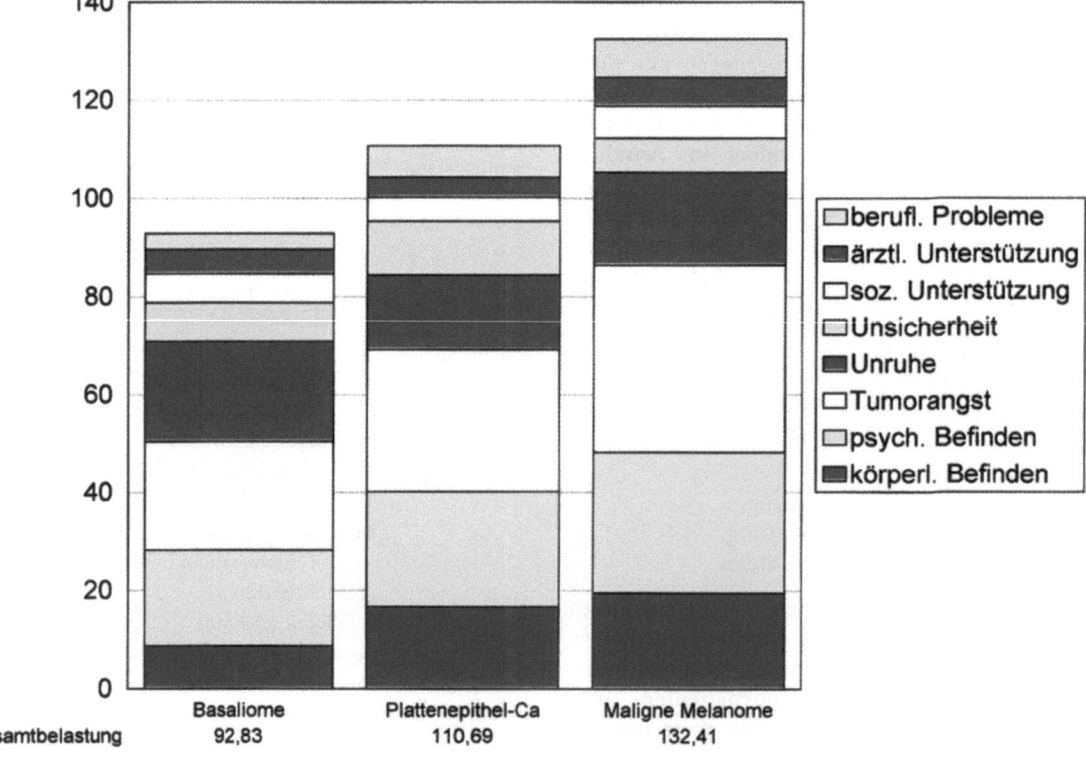

Abb. 67.1. Gesamtbelastungen der Patienten mit Basaliomen, Plattenepithelkarzinomen und malignen Melanomen

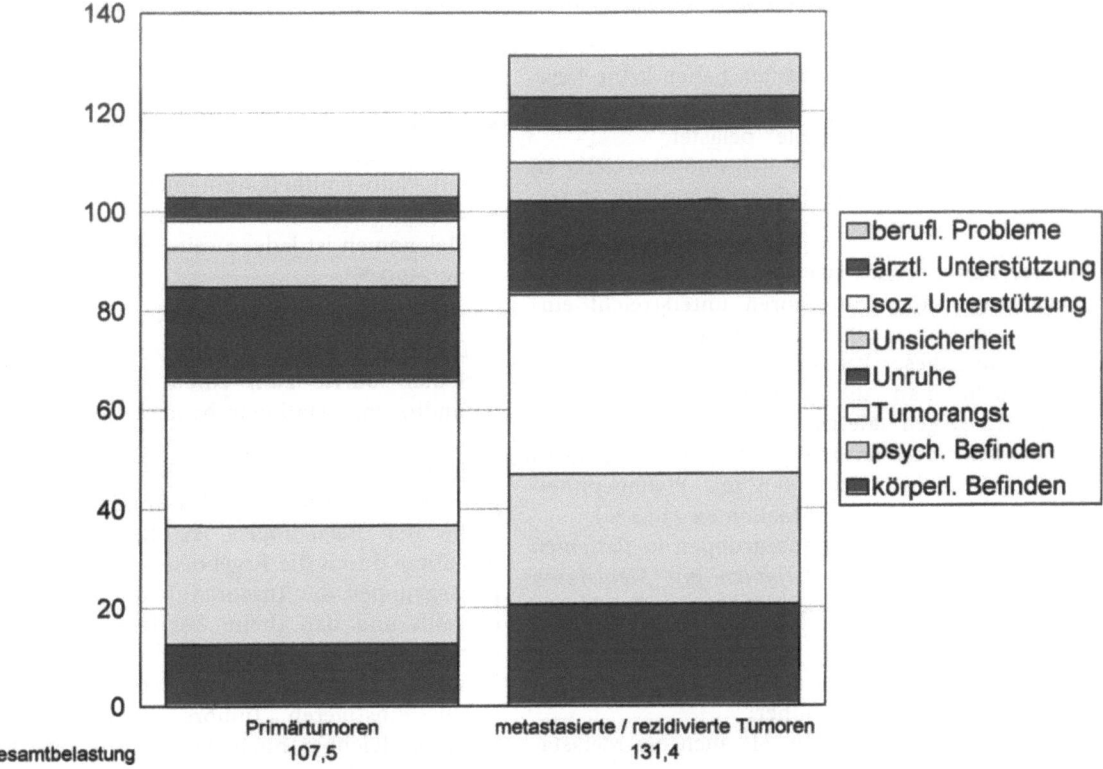

Abb. 67.2. Gesamtbelastungen der Patienten mit Primärtumoren und der Patienten mit metastasierten bzw. rezidivierten Tumoren

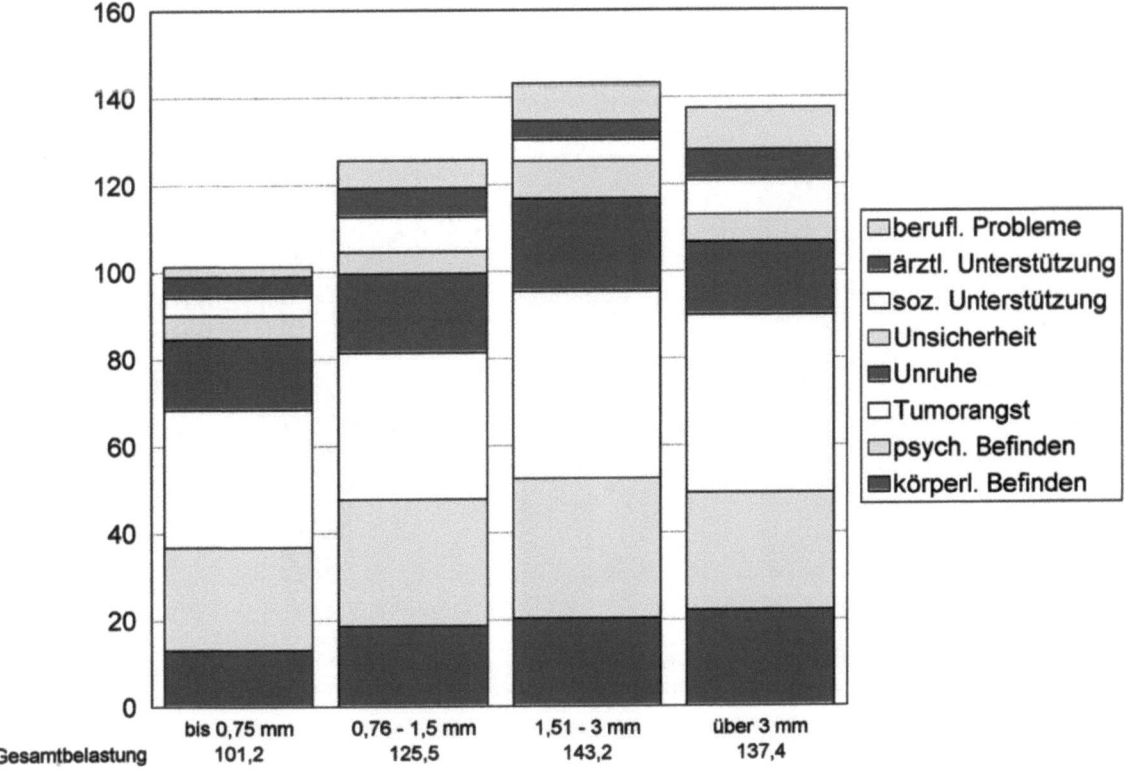

Abb. 67.3. Gesamtbelastungen der Melanompatienten im Vergleich der Tumordickengruppen

Fachklinik Hornheide, ergeben sich folgende Resultate:

- 5,8 % aller Hauttumorpatienten haben keine Belastungen,
- 52,2 % sind „unter Schwelle" belastet,
- 42 % sind in einer der 8 Belastungsbereiche so stark belastet, daß sie dringend gezielte Unterstützungen benötigen.

Dieser Betreuungsbedarf von 42 % aller stationären Patienten mit Hauttumoren unterstreicht eindringlich die Notwendigkeit behandlungsintegrierter Unterstützung dieser Patientengruppe.

Untersucht man die 3 *Hauptdiagnosegruppen* (Abb. 67.4), zeigen Melanompatienten mit 45,4 % über Schwelle belasteten Patienten einen höheren Betreuungsbedarf als Patienten mit Plattenepithelkarzinomen (38,7 %) oder Basaliomen (34,2 %).

Unterteilt man die Diagnosegruppen in *Patienten mit Primärtumoren und Patienten mit Metastasen bzw. Rezidiven*, zeigen sich folgende Ergebnisse (vgl. Abb. 67.4):

- bei allen 3 Diagnosen ist der Betreuungsbedarf im progredienten Stadium höher;
- sowohl bei Primärtumoren als auch bei Metastasen bzw. Rezidiven haben Patienten mit Melano-

men den höchsten, Patienten mit Plattenepithelkarzinomen den zweithöchsten und Patienten mit Basaliomen den dritthöchsten Betreuungsbedarf;
- bei Metastasierung bzw.Rezidivierung nimmt der Betreuungsbedarf am stärksten bei den Patienten mit Plattenepithelkarzinomen zu;
- von den Patienten mit metastasierten malignen Melanomen ist jeder zweite unterstützungsbedürftig (50,3 %).

Der relativ hohe Betreuungsbedarf der Basaliompatienten dürfte zum einen in der Auswahl der befundbedingt stationär behandelten Patienten und zum anderen darin begründet sein, daß die Auseinandersetzung mit einer „Krebskrankheit" unabhängig von ihrer prognostischen Einschätzung Hauptursache der Belastungen ist. Bestätigt wird diese Annahme durch die Ergebnisse, daß bei allen 3 Diagnosegruppen die Tumorangst die größte Belastung darstellt und daß (beim Vergleich der Belastungsstärken nur der belasteten Patienten und nicht der jeweiligen Gesamtgruppen) Patienten mit prognostisch günstigeren Tumoren, sofern sie belastet sind, vergleichbar hoch belastet sind wie Patienten mit prognostisch ungünstigen Tumoren.

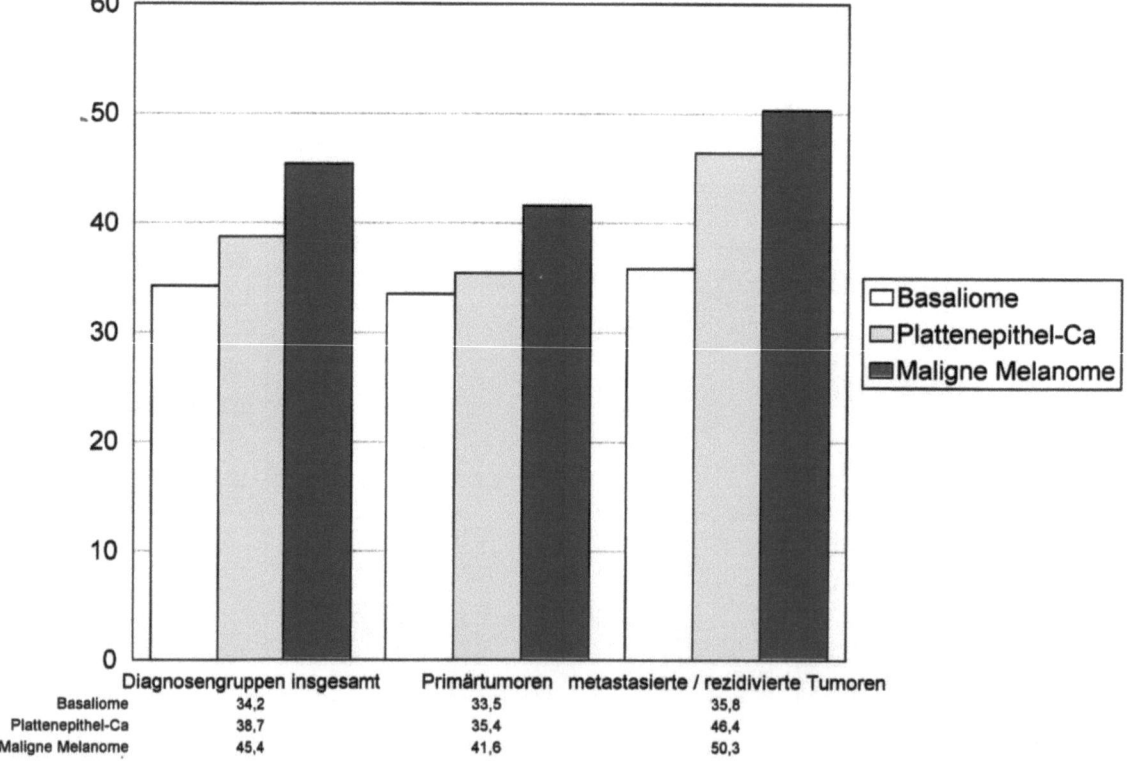

	Diagnosengruppen insgesamt	Primärtumoren	metastasierte / rezidivierte Tumoren
Basaliome	34,2	33,5	35,8
Plattenepithel-Ca	38,7	35,4	46,4
Maligne Melanome	45,4	41,6	50,3

Abb. 67.4. Betreuungsbedarf der Patienten mit Basaliomen, Plattenepithelkarzinomen und malignen Melanomen

Differenziert man bei den Melanompatienten zwischen den 4 *Tumordickengruppen*, haben Patienten mit Tumordicken von 1,51–3 mm mit 52,3 % den deutlich höchsten Betreuungsbedarf. An zweiter Stelle erst folgen Melanompatienten mit Tumordicken >3 mm (44,8 %), danach Patienten mit Tumordicken bis 0,75 mm (41,5 %) und Patienten mit Tumordicken von 0,76–1,5 mm (40,0 %).

Unterteilt man alle Gesichts- und Hauttumorpatienten in verschiedene Lokalisationsgruppen, ergibt sich, daß *Patienten mit funktionellen Beschwerden im Kopf-Hals-Bereich* den höchsten Betreuungsbedarf von 58,9 % erreichen.

Betreuungsindikationen
Die Aufschlüsselung des Betreuungsbedarfs auf die 8 Belastungsbereiche zeigt tumorspezifische Besonderheiten der *Diagnosegruppen*:

● Melanompatienten (Abb. 67.5) benötigen am häufigsten Unterstützungen wegen überschwelliger Tumorangst und am zweithäufigsten wegen überschwelligen Belastungen im Bereich des psychischen Befindens. In deutlichem Unterschied zu Patienten mit Plattenepithelkarzinomen oder Basaliomen kommen bei ihnen Indikationen aus dem Bereich der körperbildbezogenen Selbstunsicherheit am seltensten vor;

● bei Patienten mit Plattenepithelkarzinomen (Abb. 67.6) stehen an erster Stelle der Indikationsliste überschwellige körperbildbezogene Selbstunsicherheitsprobleme. An zweiter Stelle folgen überschwellige Belastungen aus dem Bereich des psychischen Befindens, an dritter Stelle erst überschwellige Tumorangst. In deutlichem Unterschied zu anderen Tumorgruppen kommen bei ihnen Betreuungsindikationen aufgrund mangelnder ärztlicher Unterstützung am seltensten vor;

● bei Patienten mit Basaliomen (Abb. 67.7) ist „innere Unruhe und Anspannung" häufigste Indikation für notwendige Unterstützungen. An zweiter Stelle folgen Selbstunsicherheitsprobleme, an dritter Stelle überschwellige Belastungen durch mangelnde ärztliche Unterstützung. Das bedeutet, daß Basaliompatienten nach einer Woche stationärer Behandlung deutlich unzufriedener mit der ärztlichen Unterstützung waren als Plattenepithelkarzinom- oder Melanompatienten.

Untersucht man separat die Melanompatienten, zeigen die *Tumordickengruppen* folgende Besonderheiten (Abb. 67.8):

● bei allen Tumordicken ist überschwellige Tumorangst häufigste Betreuungsindikation; an zweiter Stelle folgen psychische Belastungen, mit Aus-

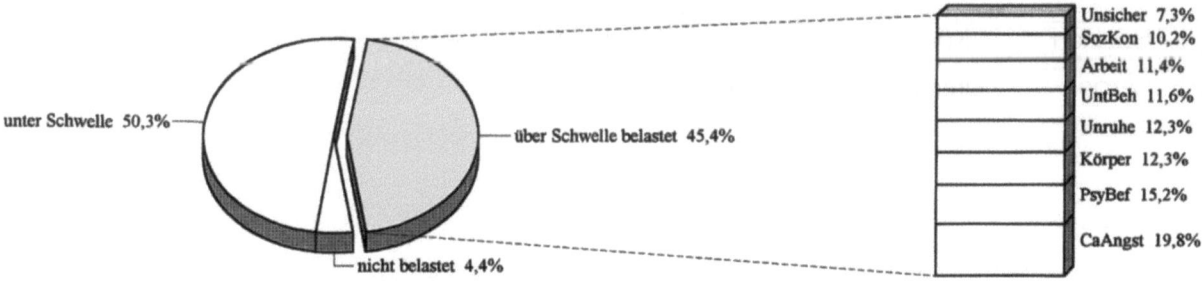

Abb. 67.5. Betreuungsindikationen der Patienten mit Melanomen (n = 390). Körper = körperliches Befinden; PsyBef = psychisches Befinden; CaAngst = Tumorangst; Unruhe = Anspannung und innere Unruhe; Unsicher = Selbstunsicherheit; SozKon = mangelnde soziale Unterstützung; UntBeh = mangelnde ärztliche Unterstützung; Arbeit = berufliche und finanzielle Probleme

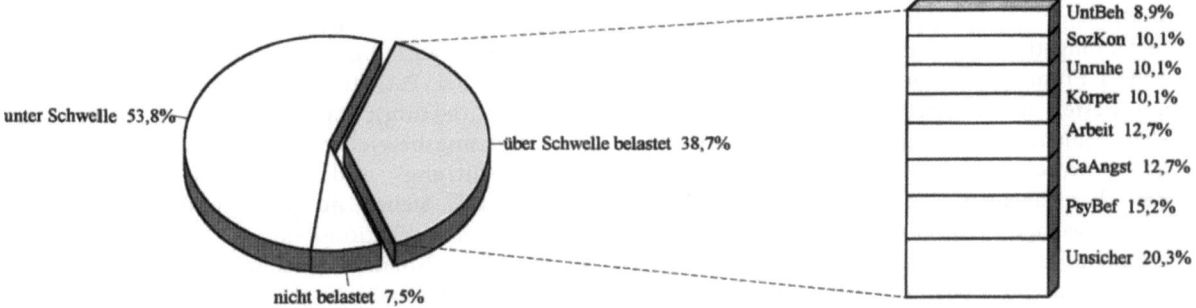

Abb. 67.6. Betreuungsindikationen der Patienten mit Plattenepithelkarzinomen (n = 93)

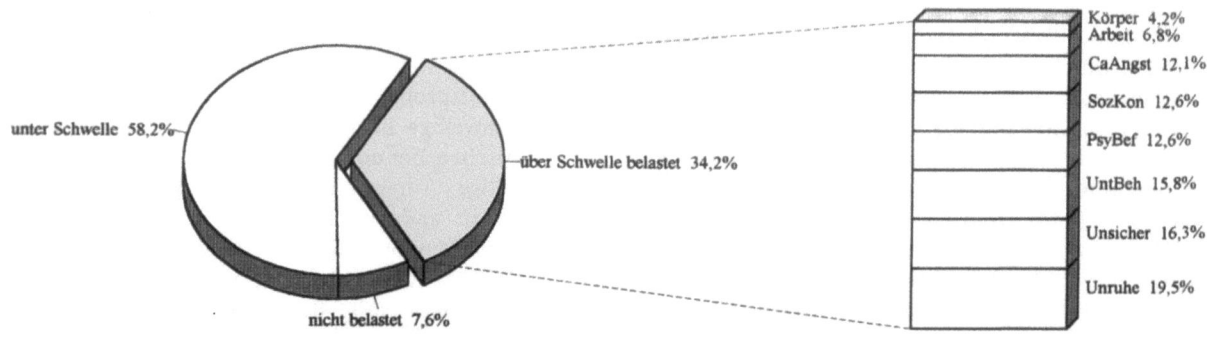

Körper 4,2%
Arbeit 6,8%
CaAngst 12,1%
SozKon 12,6%
PsyBef 12,6%
UntBeh 15,8%
Unsicher 16,3%
Unruhe 19,5%

unter Schwelle 58,2%

über Schwelle belastet 34,2%

nicht belastet 7,6%

Abb. 67.7. Betreuungsindikationen der Patienten mit Basaliomen (n = 237)

TD	≤ 0,75	0,76–1,5	1,51–3,0	> 3,0
am häufigsten	CaAngst	CaAngst	CaAngst	CaAngst
	PsyBef	PsyBef	PsyBef	**Körper**
	UntBeh	**UntBeh**	Arbeit	**UntBeh**
	Unruhe	Unruhe	Unruhe	**SozKon**
	Körper	Arbeit	Körper	Arbeit
	Unsicher	SozKon	SozKon	PsyBef
	SozKon	Körper	Unsicher	Unruhe
	Arbeit	Unsicher	**UntBeh**	Unsicher

Abb. 67.8. Betreuungsindikationen der Patienten mit malignen Melanomen, aufgeteilt nach Tumordickengruppen

nahme der Patienten mit Tumordicken über 3 mm, bei denen überschwellige körperliche Belastungen zweithäufigste Betreuungsindikation sind;
- Melanompatienten mit dem höchsten Betreuungsbedarf (Tumordicken von 1,51–3 mm) fühlen sich am besten durch Ärzte unterstützt: Bei ihnen steht „mangelnde ärztliche Unterstützung" an letzter Stelle der Indikationsliste;
- bei allen übrigen Tumordickengruppen stehen überschwellige Belastungen durch mangelnde ärztliche Unterstützung an dritter Stelle der Indikationsliste. Mit anderen Worten: Im Unterschied zu Melanompatienten mit Tumordicken von 1,51–3 mm sind Melanompatienten mit den kleinsten

und den größten Tumordicken deutlich unzufriedener mit der ärztlichen Unterstützung, d. h.: bei ihnen ist der Zuwendungsbedarf größer als ärztlicherseits angenommen;
- besonders auffällig ist der höhere Unterstützungsbedarf bei Patienten mit den größten Tumordicken (>3 mm): Indikationen aus beiden Unterstützungsbereichen, „mangelnde ärztliche Unterstützung" und „mangelnde soziale Unterstützung", stehen an dritt- und vierthäufigster Stelle der Indikationsliste;
- berufliche Probleme spielen für Patienten mit den kleinsten Melanomen (bis 0,75 mm) die geringste Rolle, während sie für Melanompatienten mit Tumordicken von 1,51–3 mm nach „Tumorangst"

und „psychischem Befinden" an dritter Stelle der Indikationsliste stehen.

Zu beachten ist, daß alle dargestellten Ergebnisse für das Patientenklientel der Fachklinik Hornheide, einer Spezialklinik mit interdisziplinärem Behandlungskonzept und überregionalem Einzugsgebiet, gelten. Interessant wird der Vergleich mit Ergebnissen aus anderen Kliniken mit anderen Patientenkollektiven.

67.4
Klinische Konsequenzen für die Betreuung von Hauttumorpatienten: behandlungsintegrierte psychosoziale Interventionen

67.4.1
Grundsätzliche Gesichtspunkte

Verlauf und Ergebnisse der Studie bestätigen eindrucksvoll das zugrundeliegende Gesamtkonzept der behandlungsintegrierten Rehabilitation und den auf einem problemorientierten, funktionalen Diagnostikansatz basierenden, inhaltlich auf *Entlastung und gezielte Unterstützung des einzelnen Patienten abgestimmten psychoonkologischen Interventionsansatz* für stationäre Haut- und Gesichtstumorpatienten [84].

Kernpunkt dieses Konzeptes ist, daß die psychosoziale Unterstützung nicht nach der medizinischen Behandlung, sondern *in die Behandlung integriert* erfolgt, d. h. zeitgleich, inhaltlich koordiniert und vom gesamten Behandlungsteam getragen durchgeführt wird. Dieser Ansatz unterstützt die Entwicklung günstiger Krankheitsbewältigungsmuster und fördert die aktive Mitarbeit der Patienten an ihrer Behandlung. Die behandlungsintegrierte Unterstützung ermöglicht, die Probleme phasengerecht und frühzeitig anzugehen, und verhindert die Verfestigung von Problemen und deren Spätfolgen.

Voraussetzungen für die Wirksamkeit dieses Unterstützungsansatzes sind allerdings, daß

- erstens im Selbstverständnis der Klinik die psychische und soziale Situation der Kranken und ihr Prozeß der Auseinandersetzung mit der Krankheit als integraler Bestandteil des Behandlungsansatzes anerkannt werden und
- zweitens im Behandlungsablauf tatsächlich auf die seelischen Belange der Kranken Rücksicht genommen wird.

Nach diesem Konzept werden die seelischen Belange der Patienten nicht als Störungen, sondern als entscheidende Vorgaben und Rückmeldungen für die Behandler verstanden, um die individuell notwendigen Voraussetzungen für günstige Krankheitsbewältigungen schaffen zu können.

Das behandlungsintegrierte psychoonkologische Betreuungskonzept betont die *zentrale Bedeutung tragfähiger Arzt-Patient-Beziehungen* nach dem Stil des *informed consent* [80, 94, 95] und sieht im Umgang der Behandler, in erster Linie der Ärzte und des Pflegepersonals, mit den Kranken die Grundlage für jede weitere psychologische Unterstützung. Insofern ist konzeptuell jeder Mitarbeiter – ob Arzt, Schwester, Krankengymnast, Heilkosmetikerin oder Seelsorger – an der psychoonkologischen Unterstützung der Patienten beteiligt.

Aufbauend auf dieser Basis sind bei Bedarf, d. h. bei *akuten Überbelastungen* in relevanten Belastungsbereichen, *zusätzliche Interventionen* durch die psychosozialen Mitarbeiter sinnvoll und möglich. Für die Akzeptanz und die Wirksamkeit dieser Interventionen ist allerdings entscheidend, daß die psychosozialen Mitarbeiter in das Behandlungsteam integriert und auf den Stationen präsent sind.

Dieser Ansatz entspricht dem 1995 von einem internationalen Experten-Workshop (psychosocial/psychotherapeutic interventions in cancer patients) verabschiedeten Konsens zur Indikationsfrage: Bereitstellung grundlegender psychosozialer Unterstützungen für alle Tumorpatienten durch alle an der Behandlung Beteiligten und Angebot zusätzlicher Interventionen für besonders belastete Patienten und Angehörige durch spezifische Berufsgruppen [50].

Die aufsehenerregende Studie von Fawzy aus Los Angeles zur positiven Auswirkung einer kurzfristigen strukturierten Gruppenbehandlung auf Rückfallrate und Überlebenszeit von Melanompatienten unterstreicht den hohen Stellenwert einer frühzeitigen Unterstützung der Patienten. Ziel ist, über eine realistische Einschätzung der Situation aktives Bewältigungsverhalten zu unterstützen und die Ressourcen zu mobilisieren: „Don't minimize, mobilize!" [27].

67.4.2
Psychosoziale Interventionen

Das psychologische Betreuungskonzept ist wissenschaftlich begründet und in seiner Wirkung *entstigmatisierend*. Es setzt an der realen Belastungssituation der Patienten an und baut unnötige Zugangsbarrieren ab. Um Patienten in ihrer konkreten Situation auch wirklich erreichen zu können, wird bewußt auf „psychologisierende" Ansätze und aus der Neurosenlehre entlehnte Konzepte ganz verzichtet, ebenso werden ätiologiegeleitete Hypothesen oder die Unterstellung einer „Grundstörung" von Krebskranken zurückgewiesen [39, 45, 47, 69, 82,

95]. Die wichtigste Prämisse ist, daß die an einem Tumor erkrankten Menschen nicht an einer seelischen Krankheit leiden, sondern auf ihre jeweils ganz persönliche Weise auf die durch die Krankheit hervorgerufene existentielle Gefährdung und Bedrohung reagieren [31, 60, 96]. Die Diagnose „Krebs" stellt somit keine hinreichende Indikation für psychologische Behandlung dar [z. B. 35]. „Hautkrebs" macht per se nicht psychotherapiebedürftig [83]. Auffälliges Verhalten von Tumorpatienten, wie z. B. „repressives Verhalten", wird nicht als Ausdruck onkogener Persönlichkeitseigenschaften, sondern als Reaktionsmuster auf die erfahrene Bedrohung und als Methode zur Angstreduktion verstanden [48, 54, 69]. *Tumorkranke leiden unter konkreten Belastungen* wie z. B. der Angst vor dem Weiterschreiten des Tumors und haben im Bedarfsfall Anspruch auf Unterstützung. Die psychosozialen Interventionen müssen individuell auf die konkreten Belastungen des einzelnen Patienten abgestimmt werden. Ihr Ziel ist, den Patienten durch Entlastung in seiner Bewältigung von Krankheit und Behandlung zu unterstützen.

Grundsätzlich haben sich folgende *Interventionen* als hilfreich erwiesen:

- bei Belastungen durch Tumorangst haben sich je nach Situation zusätzliche Aufklärungsgespräche, Krisenintervention, therapeutische Einzelgespräche, Tiefenentspannung, imaginative und hypnotherapeutische Verfahren und/oder kreatives Werken bewährt;
- bei starker psychischer Belastung (Niedergeschlagenheit, Traurigkeit, Sorgen) helfen entlastende therapeutische Gespräche und kreatives Werken;
- bei Belastungen durch Anspannung und innere Unruhe ist die Durchführung eines Entspannungstrainings einzeln oder in der Gruppe indiziert. Sehr gut bewährt hat sich die progressive Muskelentspannung nach Jacobson. Entscheidend ist hierbei nicht die Vermittlung eines komplizierten Entspannungssystems, sondern die Hinführung zur eigenen Entspannungsmöglichkeit. Eine gute Alternative ist z. B. das Einüben eines einfachen Entspannungsatmens;
- bei Belastungen durch körperliche Beschwerden sind physiotherapeutische Maßnahmen, heilkosmetische Gesichtsmassagen und Tiefenentspannung hilfreich;
- bei Belastungen durch mangelnde soziale Unterstützung müssen Kontakt mit den Angehörigen bzw. den nächsten Bezugspersonen aufgenommen und Partner- bzw. Familiengespräche durchgeführt werden;
- bei Belastungen durch Selbstunsicherheit sind je nach Möglichkeit des Patienten problemlösende

Gespräche, verhaltenstherapeutisches Selbstsicherheitstraining mit oder ohne Videokontrolle und/oder systematische Übungen in Realsituationen in Begleitung eines Therapeuten indiziert;
- bei Belastungen durch mangelnde ärztliche Unterstützung sind zusätzliche Arztgespräche, wenn möglich mit Partner und, wenn gewünscht, im Beisein des zuständigen psychosozialen Mitarbeiters entlastend;
- bei beruflichen und finanziellen Belastungen sind Beratung und fachkundige Hilfe durch die Sozialarbeiter die entscheidenden Interventionen.

Zu beachten ist, daß die Einzelinterventionen nicht nur dem gezielten Abbau von psychischer Belastung dienen, sondern gleichzeitig auch *weitergehende Ziele* beinhalten. So zielt z. B. bei mangelnder sozialer Unterstützung die Führung eines Partnergesprächs nicht nur auf die momentane Entlastung des Kranken, sondern auch auf die Stärkung des Familiensystems und die Mobilisierung der familiären Ressourcen. Die Interventionen „zusätzliche Arztgespräche" oder „Dreiergespräche" zwischen Patient, Arzt und Psychologe" bei mangelnder ärztlicher Unterstützung wollen zwar in erster Linie den Kranken akut entlasten, ermutigen ihn aber gleichzeitig zu aktiver Teilnahme an der Behandlung und stärken die Arzt-Patient-Beziehung. Die Intervention „Entspannungstraining" bei großer innerer Unruhe entlastet den Patienten nicht nur zum Zeitpunkt der Entspannungsübungen, sondern gibt ihm ein grundsätzliches Hilfsmittel zum Streßabbau und zur Erhöhung des Gesamtentspannungsniveaus an die Hand. Therapeutische Gespräche bei Tumorangst oder die Einübung hypnotherapeutischer Tiefenentspannung bzw. imaginativer Verfahren führen nicht nur zu momentaner Entlastung, sondern können auch Anleitungen zur Förderung der Eigeninitiative und zur Stärkung eines aktiv-zupackenden Bewältigungsstils sein. Die Erfahrung der psychischen Entlastung durch kreatives Gestalten kann Anleitung und Ermutigung zu verändertem Freizeitverhalten oder zur Entdeckung bislang verborgener kreativer Ressourcen beinhalten.

Die psychologische Betreuung von *chemotherapeutisch behandelten Hauttumorpatienten*, die besonderer Zuwendung bedürfen, kann hier nur am Rand erwähnt werden: Hier haben sich Entspannungsverfahren, Tiefenentspannung, mentale Übungen und imaginative/hypnotherapeutische Verfahren zur Unterstützung, zur Mobilisierung innerer Kräfte und zur Stärkung des aktiv-zupackenden Verhaltens bewährt. Bei progredientem Krankheitsverlauf begleitet der Psychologe den Kranken im Spannungsfeld zwischen Hoffnung und Resignation und unterstützt ihn dabei, sein Leben angesichts seiner Endlichkeit bewußt und sinnvoll zu gestalten [79].

Ein zukunftsweisender Ansatz psychosozialer Unterstützung von Tumorpatienten ist der *familienzentrierte Ansatz* [66, 81, 85, 87]. Hier werden sowohl die Belastungen des Kranken, die Mitbetroffenheit der nächsten Bezugspersonen, die Stabilität sowie die Veränderbarkeit ihres gemeinsamen Bezugssystems sowie das Ineinandergreifen von Familien- und Behandlungssystems in den Blick genommen. Das Ziel ist, das für den Krebskranken bedeutsame Bezugssystem, sei es Familie, Herkunftsfamilie, Partnerschaft oder Freundschaft, so zu stützen, daß es seinerseits seine Mitglieder versorgen kann. Mit anderen Worten: Das Potential, das in dem für den Patienten wichtigsten Bezugsystem liegt, muß so angesprochen und unterstützt werden, daß alle Beteiligten die schwere Situation bewältigen können. Das System einerseits stabil aufrechtzuerhalten und andererseits seine Veränderungsfähigkeit zu fördern, um sich den neuen Erfordernissen anpassen zu können, sind entscheidende Kriterien für die Krankheitsbewältigung der Hauptbeteiligten.

67.4.3
Ermittlung betreuungsbedürftiger Hauttumorpatienten

Wichtig ist, die betreuungsbedürftigen Patienten so frühzeitig zu identifizieren, daß ihnen rechtzeitig gezielte Unterstützungen angeboten werden können. Der validen und reliablen Klärung dieser Indikationsfrage dienen der „Hornheider Fragebogen", der Kurzfragebogen und das „Screening-Instrument zur prognostischen Einschätzung der Betreuungsbedürftigkeit" [84]. Alle 3 Instrumente wurden speziell für die Patientengruppe der Haut- und Gesichtstumorpatienten entwickelt. Sie basieren auf einem problemorientierten, funktionalen Diagnostikansatz [vgl. 40]. Sie genügen grundlegenden methodologischen Kriterien und sind aufgrund ihrer Kürze und Praktikabilität gut im klinischen Setting einsetzbar.

Hornheider Fragebogen
Der *Hornheider Fragebogen* [84, 92] (s. im Anschluß an den Text) ermöglicht die umfassendste Vorgehensweise. Durch seine spezielle Ausrichtung auf die differenzierte Problem- und Belastungserfassung stationärer Hauttumorpatienten auf der Basis von Selbsteinschätzungen der Patienten und seinen expertendefinierten Kriterien zur Bestimmung der betreuungsbedürftigen Patienten liegt mit ihm ein Instrument vor, das erstmalig die systematische Auswahl und gezielte Unterstützung stationärer Gesichts- und Hauttumorpatienten im Rahmen des behandlungsintegrierten Behandlungsansatzes ermöglicht. Der Vorteil des Hornheider Fragebogens

besteht darin, daß er alle für stationäre Gesichts- und Hauttumorpatienten relevanten Belastungsbereiche (8 Dimensionen) erfaßt, mit dem ausdrücklichen Ziel der Auswahl der am stärksten belasteten Patienten. Seine Spezifität für Hauttumorpatienten, seine Differenzierungsfähigkeit im Hinblick auf verschiedenste Diagnosegruppen von Hauttumoren, auf Krankheitsstadien, auf Lokalisations-, Alters- und Geschlechtsgruppen sowie seine Veränderungssensibilität werden durch Verlauf und Ergebnisse der oben zitierten Studie eindeutig unter Beweis gestellt und bestätigen nachhaltig die Validität des Selbsteinschätzungsinstrumentes. Die statistische Überprüfung der psychometrischen Gütekriterien an der Stichprobe von 846 Hauttumorpatienten bestätigen die sehr gute Reliabilität des Hornheider Fragebogens. Im Vergleich zur Eichstichprobe von 132 Patienten verbessert sich der Reliabilitätswert Cronbach's Alpha von $\alpha=.8663$ auf $\alpha=.8980$.

Das verwendete Konzept des Fragebogens trägt dem multidimensionalen [z. B. 1] und prozeßbezogenen [z. B. 52] Konstrukt der „Lebensqualität" Rechnung und erfüllt die Kriterien des geltenden wissenschaftlichen Standards, „Lebensqualität" indirekt über das Vorhandensein und das von Patienten gewichtete Belastungsausmaß von Problemen zu bestimmen [vgl. 71, 72]. Der Fragebogen unterscheidet sich aber in seiner auf Unterstützung des einzelnen Patienten ausgerichteten, direkten Anwendungsbezogenheit von den üblichen, zum Zweck von Therapievergleichsstudien entwickelten Lebensqualitätsfragebögen.

Da er mit seinen Ergebnissen die relevanten Belastungsbereiche jedes einzelnen unterstützungsbedürftigen Patienten anzeigt, stellt er dem psychosozialen Mitarbeiter differenzierte Belastungsanalysen zur Verfügung und ermöglicht zielgerichtete, auf die individuelle Belastung abgestimmte Interventionen zur Entlastung des einzelnen Kranken.

Die Qualität und Attraktivität des Fragebogens sind auch daraus zu ersehen, daß er bereits mehrfach in anderen Kliniken und Zentren im Rahmen von Studien eingesetzt wird; z. B. im Rahmen eines Forschungsprojektes zur Entwicklung eines Betreuungsmodells für Melanompatienten an der Hautklinik des Universitätskrankenhauses Hamburg-Eppendorf [57], in einer österreichischen Studie zur Untersuchung der Einstellung von ambulanten Melanompatienten zu unterstützenden psychosozialen Maßnahmen [59, 73] und in Studien zum psychosozialen Betreuungsbedarf von Hauttumorpatienten an der Universitäts-Hautklinik Freiburg. Übereinstimmend berichten die bisherigen Anwender des Fragebogens von hoher Akzeptanz des Fragebogens sowohl durch Patienten als auch durch Mitarbeiter. Andere Autoren versuchen derzeit zu überprüfen, inwieweit der Fragebogen auch auf andere Gruppen von Tumorpatienten übertragbar ist.

Kurform des Hornheider Fragebogens

Die *Kurzform des Hornheider Fragebogens* [84] besteht aus 9 Items und dient der schnellen postoperativen Identifizierung betreuungsbedürftiger Patienten. Der Kurzfragebogen wurde über Itemreduktion aus der 27 Items umfassenden Normalform des Hornheider Fragebogens entwickelt, am umfangreichen Datenmaterial des 13monatigen Einsatzes des Hornheider Fragebogens statistisch überprüft und in einer Kontrollgruppenstudie an einer konsekutiven Stichprobe von 202 Hauttumorpatienten evaluiert.

Während die Normalform des Hornheider Fragebogens gleichzeitig eine differenzierte Belastungserfassung mitliefert, beschränkt sich der Kurzfragebogen nur auf die Identifizierung der betreuungsbedürftigen Patienten. Der Kurzfragebogen stellt ein Kompromiß aus erhöher Praktikabilität (verringerter Zeit- und Energieaufwand) und in Grenzen gehaltenem (durch Itemreduktion bedingtem) Informationsverlust dar. Die Ergebnisse der Evaluationsstudie zeigen, daß der Kurzfragebogen im Vergleich zur Normalform des Fragebogens ein etwas weitmaschigeres Meßinstrument darstellt. Die insgesamt hohe Trefferquote (85 %) in der Identifizierung betreuungsbedürftiger Patienten auf der Basis valider und reliabler Belastungserfassungen bei begrenzter Mehrauswahl falsch-positiver Patienten spricht für die Qualität des Kurzfragebogens.

Das Indikationsprinzip zur Auswahl betreuungsbedürftiger Patienten beruht analog zur Normalform des Fragebogens auf einer Kombination aus Belastungsselbsteinschätzungen der Patienten und expertendefiniertem Belastungsschwellenwert.

Screening-Instrument zur prognostischen Einschätzung der Betreuungsbedürftigkeit stationärer Haut- und Gesichtstumorpatienten

Das *Screening-Instrument zur prognostischen Einschätzung der Betreuungsbedürftigkeit stationärer Haut- und Gesichtstumorpatienten"* [84] besteht aus 9 Selbsteinschätzungsitems (Interviewitems) und 5 medizinischen Kriterien. Im Unterschied zur Normalform und Kurzform des Hornheider Fragebogens ist dieses Instrument bereits präoperativ am ersten stationären Tag im Rahmen eines Gespräches einsetzbar.

Zur Prüfung der prognostischen Aussagefähigkeit wurde das Instrument von psychosozialen Mitarbeitern bei einer konsekutiven Stichprobe von 138 stationären Haut- und Gesichtstumorpatienten im Rahmen eines Begrüßungsgesprächs systematisch eingesetzt. Dabei erzielte das Screening-Instrument

im Vergleich zum Hornheider Fragebogen eine Trefferquote von 87,2 % korrekt prognostizierter Patienten.

Das Instrument ist klar strukturiert und sowohl in Anwendung als auch Auswertung einfach zu handhaben. Die 9 Interviewitems sind leicht in ein Erstgespräch mit Patienten zu integrieren, d.h. Patienten werden persönlich angesprochen und nicht mit einem Bogen konfrontiert. Die 5 medizinischen Kriterien erlauben eine sofortige Ermittlung von Betreuungsbedarf.

Das Besondere dieses Instrumentes liegt neben seiner präoperativen Einsatzmöglichkeit in der Kombination aus subjektiven und objektiven Kriterien für die Ermittlung von Betreuungsbedürftigkeit. Neben persönlichen Belastungsangaben können anamnestisch bedeutsame Fakten und bevorstehende Operationsfolgen Betreuungsbedarf von Gesichts- und Hauttumorpatienten vorhersagen.

Die *5 objektiven Kriterien*, die schon präoperativ (auch ohne subjektive Belastungsangaben) psychologische Mitbetreuung indizieren, sind:

- geplante ausgedehnte Gesichtsoperation,
- bestehende oder zu erwartende erhebliche funktionelle Einschränkungen,
- bevorstehende Amputation,
- Einnahme von Psychopharmaka,
- psychiatrische oder psychotherapeutische Vorbehandlung.

Das Screening-Instrument kann sowohl vom Arzt im Rahmen des Aufnahme- bzw. Anamnesegesprächs als auch vom psychosozialen Mitarbeiter im Rahmen eines Begrüßungsgespräches eingesetzt werden. Eine Evaluationsstudie zum Einsatz dieses Instrumentes durch Stationsärzte steht allerdings noch aus.

In der aktuellen gesundheitspolitischen Situation mit zunehmender Reduzierung der Verweildauer von Patienten und der damit verbundenen Gefahr der Nichtberücksichtigung existentieller und psychosozialer Belange von Patienten stellt das Screening-Instrument einen wichtigen Beitrag zur Qualitätssicherung des behandlungsintegrierten Betreuungsansatzes dar: Auf praktikable, die Patienten nicht belastende Weise werden zum frühestmöglichen Zeitpunkt die Kranken identifiziert, die dringend psychosozialer Unterstützungen bedürfen.

Literatur

1. Aaronson NK, Bakker W, Stewart AL (1987) Multidimensional approach to the measurement of quality of life in lung cancer clinical trials. In: Aaronson NK, Beckmann J (eds) The quality of life of cancer patients. Monograph series of the European Organisation for Research on Treatment of Cancer (EORTC), vol. 17 (pp 63–82). Raven, New York

2. Baider L (1995) Psychological intervention with couples after mastectomy. Support Care Cancer 3: 239–243
3. Baile WF, Gibertini M, Scott L, Endicott J (1992) Depression and tumor stage in cancer of the head and neck. POJCEE 1: 15–24
4. Balm AJM, Ackerstaff AH, Hilgers FJM, Gregor RT, Bos KE (1995) Psychologic aspects of major head and neck reconstructive surgery. Facial Plastic Surgery 11: 91–98
5. Bernhard J (1995) Psychoonkologische Denkmodelle und ihre klinischen Konsequenzen. Eine persönliche Stellungnahme. In: Strittmatter G, Mawick R (Hrsg) Ethik in der Onkologie. Ergebnisbericht der 12. Jahrestagung der Deutschen Arbeitsgemeinschaft für Psychoonkologie e.V. (Dapo), Wiesbaden, 01.-03. 06. 1994 (S 214–231). Tosch, Münster
6. Brandberg Y, Bolund C, Sigurdardottir V, Sjöden P-O, Sullivan M (1992) Anxiety and depressive symptoms at different stages of malignant melanoma. POJCEE 1: 71–78
7. Buddeberg C (1992) Brustkrebs - psychische Verarbeitung und somatischer Verlauf. Schattauer, Stuttgart New York
8. Cassileth BR (1995) The aim of psychotherapeutic intervention in cancer patients. Support Care Cancer 3: 267–269
9. Cassileth BR, Lusk EJ, Tenaglia AN (1983) Patients' perceptions of the cosmetic impact of melanoma resection. Plast Reconstr Surg 71: 73–75
10. Cassileth BR, Lusk EJ, Miller DS, Brown LL, Miller C (1985) Psychosocial correlates of survival in advanced malignant disease? N Engl J Med 312: 1551–1555
11. Cassileth BR, Walsh WP, Lusk EJ (1988) Psychosocial correlates of cancer survival: a subsequent report 3 to 8 years after cancer diagnosis. J Clin Oncol 6: 1753–1759
12. Coates A, Thomson D, McLeod GRM et al. (1993) Prognostic value of quality of live scores in a trial of chemotherapy with or without interferon in patients with metastatic malignant melanoma. Eur J Cancer 29A: 17311–1734
13. Cunningham AJ (1995) Group psychological therapy for cancer patients. Support Care Cancer 3: 244–247
14. David DJ, Barritt JA (1977) Psychosocial aspects of head and neck cancer surgery. Aust N Z J Surg 47: 584–589
15. Di Clemente RJ, Temoshok L (1985) Psychological adjustment to having cutaneous malignant melanoma as a predictor of follow-up clinical status. Psychosom Med 47: 81
16. Die-Trill M, Straker N (1992) Psychological adaptation to facial disfigurement in a female head and neck cancer patient. POJCEE 1: 247–251
17. Drepper H (1985) Beratung von Gesichts- und anderweitig Hautversehrten. Rehabilitation 24: XXV–XXVIII
18. Drepper H (1990) Das Gesicht des Krebses. In: Strittmatter G (Hrsg) Anpassung und Verweigerung in der Akutphase der Krebserkrankung. Das Leben geht weiter: Die Phase der Nachsorge. Ergebnisbericht der 5. und 6. Jahrestagung der Deutschen Arbeitsgemeinschaft für Psychoonkologie e.V. (Dapo), Coesfeld, 17.-20. 6. 1987, Wiesbaden, 2.-5. 6. 1988 (S 17–28). Münster
19. Drepper H (1993) Lernen von Patienten. Begegnung mit Krebskranken im Laufe meines 36jährigen Berufslebens. In: Strittmatter G (Hrsg) Die Kunst, im psychoonkologischen Bereich zu arbeiten. Ergebnisbericht der 10. Jahrestagung der Deutschen Arbeitsgemeinschaft für Psychoonkologie e.V. (Dapo), Schwerin, 27.-30. 05. 1992 (S 58–71). Tosch, Münster
20. Drepper H, Ehring F (1975) Rehabilitation von Patienten mit Entstellungen. In: Jochheim K-A, Scholz JF (Hrsg) Rehabilitation, Bd. II: Innere Medizin, Chirurgie, Gynäkologie, Dermatologie (S 303–320). Thieme, Stuttgart
21. Ehring F (1978) Die Nachsorge bei Haut- und Gesichtskrebs. GBK-Mitteilungsdienst 20
22. Espie CA, Freedlander E, Campsie LM, Soutar DS, Robertson AG (1989) Psychological distress at follow-up after major surgery for intra-oral cancer. J Psychosom Res 33: 441–448
23. Fallowfield L (1992) Psychological aspects of malignant melanoma. In: Kirkham N, Cotton DWK, Lallemand RC, White JE, Rosin RD (eds) Diagnosis and management of melanoma in clinical practice (pp 173–183). Springer, Berlin Heidelberg New York Tokyo
24. Fawzy FI (1995) A short-term psychoeducational intervention for patients newly diagnosed with cancer. Support Care Cancer 3: 235–238
25. Fawzy IF, Cousins N, Fawzy NW, Kemeny ME, Elashoff R, Morton D (1990) A structured psychiatric intervention for cancer patients. I. Changes over time in methods of coping and affective disturbance. Arch Gen Psychiatry 47: 720–725
26. Fawzy IF, Kemeny ME, Fawzy NW, Elashoff R, Morton D, Cousins N, Fahey JL (1990) A structured psychiatric intervention for cancer patients. II. Changes over time in immunological measures. Arch Gen Psychiatry 47: 729–735
27. Fawzy IF, Fawzy NW, Hyun C, Elashoff R, Guthrie D, Fahey JL, Morton DL (1993) Malignant Melanoma. Effects of an early structured psychiatric intervention, coping, and affective state on recurrence and survival 6 years later. Arch Gen Psychiatry 50: 681–690
28. Fayos JV, Beland F (1981) An inquiry on the quality of live after curative treatment. Head and Neck Oncology 99–109
29. Foltys J, Knopf B (1991) Untersuchungen zur psychologischen Krankheitsbewältigung bei Patienten mit malignem Melanom. Z Hautkr 67: 239–241
30. Fox BH (1982) A psychological measure as a predictor in cancer. In: Cohen J, Cullen JW, Martin LR (eds) Psychosocial aspects of cancer (pp 275–295). Raven, New York
31. Gerdes N (1984) Der Sturz aus der normalen Wirklichkeit und die Suche nach Sinn. In: Ergebnisbericht der 2. Jahrestagung der Deutschen Arbeitsgemeinschaft für Psychoonkologie e.V., Bad Herrenalb, 1.-.4. November 1984 (S 28–56)
32. Gibertini M, Reintgen DS, Baile WF (1992) Psychosocial aspects of melanoma. Ann Plast Surg 28: 17–21
33. Greer S (1995) Improving quality of life: adjuvant psychological therapyy for patients with cancer. Support Care Cancer 3: 248–251
34. Greer S, Morris T, Pettingale KW (1979) Psychological response to breast cancer: effect on outcome. Lancet ii: 785–787
35. Hartmann MS (1991) Praktische Psycho-Onkologie. Therapiekonzepte und Anleitungen für Patienten zur psychosozialen Selbsthilfe bei Krebserkrankungen. Pfeiffer, München
36. Havlik RJ, Vukasin AP, Ariyan S (1992) The impact of stress on the clinical presentation of melanoma. Plast Reconstr Surg 90: 57–61
37. Heim E (1988) Coping und Adaptivität: Gibt es geeignetes oder ungeeignetes Coping? Psychother Med Psychol 38: 8–18
38. Helmkamp M, Paul H (1984) Psychosomatische Krebsforschung. Eine kritische Darstellung ihrer Ergebnisse und Methoden. Huber, Bern Stuttgart Toronto
39. Herschbach P (1983) Einige Überlegungen zur psychosozialen Rehabilitation von Krebskranken. Rehabilitation 22: 33–35
40. Herschbach P, Henrich G (1987) Probleme und Problembewältigung von Tumorpatienten in der stationären Nachsorge. Psychother Med Psychol 37: 185–192
41. Holfeld K, Hogan D, Eldemire M, Lane P (1990) A psychosocial assessment of patients with Basal-Cell-Carcinoma. J Dermatol Surg Oncol 16: 750–753
42. Holland JC (1989) Skin cancer and melanoma. In: Holland JC, Rowland JH (eds) Handbook of Psychooncology. Psychological care of the patient with cancer (pp 246–249). Oxford University Press, New York Oxford
43. Holland JC (1989) Behavioral and psychosocial risk factors in cancer: human studies. In: Holland JC, Rowland JH (eds) Handbook of Psychooncology. Psychological care of the patient with cancer (pp 705–726). Oxford University Press, New York Oxford

44. Holland JC, Rowland JH (eds) Handbook of Psychooncology. Psychological care of the patient with cancer. Oxford University Press, New York Oxford

45. Holland JF, Frei E (1974) Cancer medicine. Lea & Febiger, Philadelphia

46. Hürny C (1990) Psychische Verarbeitung und soziale Faktoren in Entstehung und Verlauf maligner Erkrankungen. In: Adler R, Herrmann JM, Köhle K, Schonecke O, Uexküll Th von, Wesiak W (Hrsg) Psychosomatische Medizin (S. 903–915). Urban & Schwarzenberg, München

47. Kappauf H, Gallmeier WM (1995) Nach der Diagnose Krebs – Leben ist eine Alternative. Herder, Freiburg

48. Keller M (1993) Hilfen bei der Mobilisierung persönlicher und sozialer Ressourcen bei depressiven Krebspatienten. In: Aulbert E (Hrsg) Bewältigungshilfen für den Krebskranken (S 125–140). Thieme, Stuttgart

49. Keller M (1995) Ergebnisse zur Wirksamkeit psychotherapeutischer Interventionen. In: Strittmatter G, Mawick R (Hrsg) Ethik in der Onkologie. Ergebnisbericht der 12. Jahrestagung der Deutschen Arbeitsgemeinschaft für Psychoonkologie e.V. (Dapo), Wiesbaden, 01.–03. 06. 1994 (S 132–152). Tosch, Münster

50. Kiss A (1995) Psychosocial/psychotherapeutic interventions in cancer patients: consensus-statement, Flims 1995. Support Care Cancer 3: 270–271

51. Kneier AW, Temoshok L (1984) Repressive coping reactions in patients with malignant melanoma as compared to cardiovascular disease patients. J Psychosom Res 28: 145–155

52. Koch U, Heim E (1988) Editorial „Schwerpunktheft": Bewältigungsprozesse bei chronischen Erkrankungen. Psychother Med Psychol 38: 1–2

53. Koch U, Potreck-Rose F (Hrsg) (1990) Krebsrehabilitation und Psychoonkologie. Springer, Berlin Heidelberg New York Tokyo

54. Kreitler S, Chaitchik S, Kreitler H (1993) Repressiveness: cause or result of cancer? POJCEE 2: 43–54

55. Küchler T (1994) Entwicklung der Lebensqualitätsforschung in den letzten 10 Jahren. In: Strittmatter G (Hrsg) Ergebnisse, Kontroversen und Perspektiven der psychosozialen Onkologie. Ergebnisbericht der Jahrestagung zum 10jährigen Bestehen der Deutschen Arbeitsgemeinschaft für Psychoonkologie e.V. (Dapo), Wiesbaden, 09.–12. 06. 1993 (S 42–59). Tosch, Münster

56. Locke SE, Fox BH (1992) Discussion: The impact of stress on the clinical presentation of melanoma. Plast Reconstr Surg 90: 62–64

57. Lopau I, Schulte B, Breitbart EW, Verres R (1994) Entwicklung eines Betreuungsmodells für Melanompatienten an der Hautklinik des Universitätskrankenhauses Hamburg-Eppendorf. Kongreß der Deutschen Krebsgesellschaft (PSO) und des Schweiz. Instituts für Angewandte Krebsforschung (SIAK): Lebensqualität in der Onkologie II. Stand der Dinge 1990–1994, Heidelberg, 5.–7. 05. 1994, Poster

58. Macgregor FC (1981) Patient dissatisfaction with results of technically satisfactory surgery. Aesthetic Plast Surg 5: 27–32

59. Mairinger G, Söllner W, Schir M, Fritsch P (1995) Die Einstellung von Patienten mit Melanom zu unterstützenden psychosozialen Maßnahmen. In: Schwarz R, Bernhard J, Flechtner H, Küchler T, Hürny C (Hrsg) Lebensqualität in der Onkologie II. Reihe Aktuelle Onkologie 82. Zuckschwerdt, (S. 243–250) München Bern Wien New York

60. Moorey S, Greer S (1989) Psychological therapy for patients with cancer: a new approach. Heinemann Medical Books, Oxford London Singapore Nairobi Ibadan Kingston

61. Morris T, Pettingale K, Haybittle J (1992) Psychological response to cancer diagnosis and disease outcome in patients with breast cancer and lymphoma. POJCEE 1: 105–114

62. Morton RP, Davies ADM, Baker J, Baker GA, Stell PM (1984) Quality of life in treated head and neck cancer patients: a preliminary report. Clin Otolaryngol 9: 181–185

63. Olson ML, Shedd DP (1978) Disability and rehabilitation in head and neck cancer patients after treatment. Head and Neck Surgery 1: 52–58

64. Pensiero L (1995) Stage IV Malignant Melanoma, psychosocial issues. Cancer [Suppl] 75: 742–747

65. Raimbault E, Cludy L (1981) Evaluating the quality of live of cancer patients: a critical survey. In: Proceedings of the first EORTC Quality of Live Workshop, Amsterdam, 22. 05. 1981, Internal report IX: 1–7

66. Rait D, Lederberg MS (1989) The family of the cancer patient. In: Holland J, Rowland JH (eds) Handbook of Psychooncology (pp 585–597). Oxford University Press, New York Oxford

67. Reimer C, Dilling H, Janssen R, Richter E, Riffert M, Rothlaender JP (1985) Die Verarbeitung der Melanomerkrankung aus psychiatrischer Sicht. In: Wolff HH, Schmeller W (Hrsg) Fehlbildungen, Nävi, Melanome. Fortschritte der operativen Dermatologie, Bd 2 (S 304–313). Springer, Berlin Heidelberg New York Tokyo

68. Rogentine GN, Kammen DP van, Fox BH, Docherty JP, Rosenblatt JE, Boyd SC, Bunney WE (1979) Psychological factors in the prognosis of malignant melanoma: A prospective study. Psychosom Med 41: 647–655

69. Schwarz R (1993) Psychosoziale Faktoren in der Karzinogenese: Zur Problematik der sogenannten Krebspersönlichkeit. Psychother Psychosom Med Psychol 43: 1–9

70. Schwarz R (1994) Krebs – eine psychosomatische Erkrankung? In: Strittmatter G (Hrsg) Ergebnisse, Kontroversen und Perspektiven der psychosozialen Onkologie. Ergebnisbericht der Jahrestagung zum 10jährigen Bestehen der Deutschen Arbeitsgemeinschaft für Psychoonkologie e.V. (Dapo), Wiesbaden, 09.–12. 06. 1993 (S 27–41). Tosch, Münster

71. Schwarz R, Bernhard J, Flechtner H, Hürny C, Küchler T (1991) Konsensus zur Durchführung von Lebensqualitätserhebungen in onkologischen Therapiestudien. Deutsches Ärzteblatt 88(A): 316–320

72. Schwarz R, Bernhard J, Flechtner H, Hürny C, Küchler T (1995) Leitlinien für eine inhaltlich adäquate und methodengerechte Erfassung von Lebensqualität in der Onkologie: ein Positionspapier. Forum DKG 10: 68–72

73. Söllner W, Mairinger G, Zingg-Schir M, Fritsch P (1996) Krankheitsprognose, psychosoziale Belastung und Einstellung von Melanompatienten zu unterstützenden psychptherapeutischen Maßnahmen. Hautarzt 47: 200–205

74. Spiegel D (1994) Bedeutet besser leben auch länger leben? Über den Einfluß von Gruppentherapie auf die Überlebenszeit von Brustkrebspatientinnen. In: Strittmatter G (Hrsg) Ergebnisse, Kontroversen und Perspektiven der psychosozialen Onkologie. Ergebnisbericht der Jahrestagung zum 10jährigen Bestehen der Deutschen Arbeitsgemeinschaft für Psychoonkologie e.V. (Dapo), Wiesbaden, 09.–12. 06. 1993 (S 14–26). Tosch, Münster

75. Spiegel D (1995) Essentials of psychotherapeutic intervention for cancer patients. Support Care Cancer 3: 252–256

76. Spiegel D, Bloom J, Kraemer H, Gottheil E (1989) Effect of psychosocial treatment on survival of patients with metastatic breast cancer. Lancet 2: 888–891

77. Strittmatter G (1988) Wege zur Bewältigung seelischer Probleme nach Tumorbehandlung im Gesicht. 9. Fortbildungskongreß der Friedrich-Thieding-Siftung des Hartmannbundes und der Deutschen Krebshilfe, Bad Neuenahr, 25.–26. 11. 1988. In: Friedrich-Thieding-Stiftung und Deutsche Krebshilfe (Hrsg) Schriftenreihe des Hartmannbundes. Krebsnachsorge S 103–110

78. Strittmatter G (1989) Behandlungsintegrierte Rehabilitation von Tumorpatienten. 7. Fortbildungsveranstaltung für Schwestern und Pfleger in der Onkologie, Univ.-Klinikum Essen, 29. 4. 1989. In: Gesellschaft zur Bekämpfung der Krebskrankheiten NRW e.V. und Arbeitsgemeinschaft für Krebsbekämpfung der Träger der gesetzlichen Kran-

ken- und Rentenversicherung im Lande NRW (Hrsg) Protokollband S 45–55

79. Strittmatter G (Hrsg) (1991) Sterben in Würde – Mut zum Leben. Ergebnisbericht der 8. Jahrestagung der Deutschen Arbeitsgemeinschaft für Psychoonkologie e.V. (Dapo), Goslar, 13.–16. 06. 1990. Lit-Verlag, Münster

80. Strittmatter G (1991) Aufklärung und nachsorgende Betreuung bei Hauttumorpatienten. Ärztliche Hilfe bei der Bewältigung von Krankheit und Behandlungsfolgen. Die Heilkunst 104: 110–113

81. Strittmatter G (1993) Die Bedeutung der Unterstützung der Familie für die Krankheitsbewältigung des Krebskranken. In: Aulbert E (Hrsg) Bewältigungshilfen für den Krebskranken (S 92–112). Thieme, Stuttgart New York

82. Strittmatter G (Hrsg) (1994) Ergebnisse, Kontroversen und Perspektiven der psychosozialen Onkologie. Ergebnisbericht der Jahrestagung zum 10jährigen Bestehen der Deutschen Arbeitsgemeinschaft für Psychoonkologie e.V. (Dapo), Wiesbaden, 09.–12. 06. 1993, Ergebnisbericht. Tosch, Münster

83. Strittmatter G (1994) Die psychologische Betreuung von Hauttumorpatienten. In: Macher E, Kolde G, Bröcker E-B (Hrsg) Tumoren der Haut. Jahrbuch der Dermatologie 1994/95 (S 223–240). Biermann, Zülpich

84. Strittmatter G (1996) Psychosoziale Belastungen und Ermittlung der Betreuungsbedürftigkeit stationärer Hauttumorpatienten. Med. Dissertation. Universität Münster

85. Strittmatter G (1997) Einbeziehung der Familie in die Krankenbetreuung und begleitende Familientherapie. In: Aulbert E, Zech D (Hrsg) Lehrbuch der Palliativmedizin. Schattauer, Stuttgart

86. Strittmatter G, Mawick R (Hrsg) (1995) Ethik in der Onkologie. Ergebnisbericht der 12. Jahrestagung der Deutschen Arbeitsgemeinschaft für Psychoonkologie e.V. (Dapo), Wiesbaden, 01.–03. 06. 1994. Tosch, Münster

87. Strittmatter G, Mawick R (Hrsg) (1996) Patient – Angehörige – Behandler. Entwicklung systemischer Perspektiven in der Psychoonkologie. Ergebnisbericht der 13. Jahrestagung der Deutschen Arbeitsgemeinschaft für Psychoonkologie e.V. (Dapo), Wiesbaden, 14.–17. 06. 1995. Tosch, Münster

88. Temoshok L (1985) Biopsychosocial studies on cutaneous malignant melanoma: psychosocial factors associated with prognostic indicators, progression, psychophysiology and tumor-host response. Soc Sci Med 8: 833–840

89. Temoshok L, Fox BH (1984) Coping styles and other psychosocial factors related to medical status and to prognosis in patients with cutaneous malignant melanoma. In:

Fox BH, Newberry BH (eds) Impact of psychoendocrine systems on cancer and immunity (pp 258–287). Hogrefe, Toronto

90. Temoshok L, Diclemente RJ, Sweet DM, Blois MS, Sagebiel RW (1984) Factors related to patient delay in seeking medical attention for cutaneous malignant melanoma. Cancer 54: 3048–3053

91. Temoshok L, Heller BW, Sagebiel RW, Blois MS, Sweet DM, DiClemente RJ, Gold ML (1985) The relationship of psychosocial factors to prognostic indicators in cutaneous malignant melanoma. J Psychosom Res 29: 139–153

92. Tilkorn M, Mawick R, Sommerfeld S, Strittmatter G (1990) Lebensqualität von Patienten mit bösartigen Gesichts- und Hauttumoren. Entwicklung eines Fragebogens und erste Ergebnisse einer Studie. Rehabilitation 29: 134–139

93. Tilkorn H, Tilkorn M, Drepper H, Schwipper V (1994) Das Basalzellkarzinom. Besondere Aspekte bei der Behandlung. In: Macher E, Kolde G, Bröcker E-B (Hrsg) Tumoren und Haut. Jahrbuch der Dermatologie 1994/1995 (S 209–222). Biermann, Zülpich

94. Verres R (1986) Krebs und Angst: subjektive Theorien von Laien über Entstehung, Vorsorge, Früherkennung, Behandlung und die psychosozialen Folgen von Krebserkrankungen. Springer, Berlin Heidelberg New York Tokyo

95. Verres R (1991) Die Kunst zu leben. Krebsrisiko und Psyche. Piper, München

96. Watson M (1992) Screening for psychological morbidity. In: Zittoun R (Hrsg) Quality of life of cancer patients. A review. International Congress of Psychosocial Oncology. Beaune, France, 12.–14. 10. 1992 (pp 151–153). Editorial Assistance, Levallois-Perret (France)

97. Watson M, Pettingale KW, Greer S (1984) Emotional control and autonomic arousal in breast cancer. J Psychosom Res 28: 467–474

98. Weinstock MA, Colditz GA, Willett WC, Stampfer MJ, Rosner B, Speizer FF (1991) Recall (report) bias and reliability in the retrospective assessment of melanoma risk. Am J Epidemiol 122: 240

99. Young KJ, Longman AJ (1983) Quality of live and persons with melanoma: a pilot study. Cancer Nursing 6: 219–225

100. Young Graham KJ, Longman AJ (1987) Quality of live and persons with melanoma: Preliminary model testing. Cancer Nursing 10: 338–346

101. Ziegler G, Jäger RS, Schüle I (1990) Krankheitsverarbeitung bei Tumorpatienten. Enke, Stuttgart

HORNHEIDER FRAGEBOGEN

Sehr geehrte Patientin,
sehr geehrter Patient,

eine Krankenhausbehandlung kann Sorgen und Belastungen mit sich bringen.
Wir möchten Ihnen dabei helfen, mögliche Belastungen erträglicher zu machen.

Bei den folgenden Aussagen kreuzen Sie bitte an, was auf Sie zutrifft.

Alle Ihre Angaben werden vertraulich behandelt.

Mit freundlichen Grüßen

Die Mitarbeiter
des Rehabilitationsteams
der Fachklinik Hornheide

©Abteilung für Psychosoziale Rehabilitation der Fachklinik Hornheide, D-48157 Münster

Die folgenden Aussagen beziehen
sich auf die letzte Woche!

Code

Datum

| | trifft
nicht
zu | trifft zu und belastet mich
kaum   sehr stark |

01. Die Fortbewegung fällt mir seit der Erkrankung schwerer (Gehen, Treppensteigen, Autofahren)   ⓪ ①②③④⑤

02. Ich mache mir häufig Sorgen   ⓪ ①②③④⑤

03. Es ist mir unangenehm, die erkrankte Stelle anzusehen   ⓪ ①②③④⑤

04. Durch die Krankheit hat sich meine berufliche Situation zu meinem Nachteil verändert   ⓪ ①②③④⑤

05. Ich kann nicht entspannen und zur Ruhe kommen   ⓪ ①②③④⑤

06. Ich muß für meine nächsten Angehörigen stark sein   ⓪ ①②③④⑤

07. Ich leide unter Schmerzen   ⓪ ①②③④⑤

08. Ich fühle mich kaputt und abgeschlagen   ⓪ ①②③④⑤

09. Ich habe Angst, aufgrund der Krankheit meine Arbeit zu verlieren   ⓪ ①②③④⑤

10. Ich habe mich wegen der Krankheit von Dingen, die ich gern tue zurückgezogen   ⓪ ①②③④⑤

11. Ich habe Angst vor dem Leben mit der Krankheit   ⓪ ①②③④⑤

12. Ich mache mir Sorgen wegen verschiedener Dinge, die aber nichts mit der Krankheit zu tun haben   ⓪ ①②③④⑤

13. Es fällt mir schwer, auf Fragen bezüglich meiner Krankheit zu antworten   ⓪ ①②③④⑤

14. Ich traue mir nicht zu, meine gewohnte Arbeit wieder aufzunehmen bzw. ihr nachzugehen   ⓪ ①②③④⑤

	trifft nicht zu	trifft zu und belastet mich kaum sehr stark

15. Ich fühle mich körperlich weniger leistungsfähig
    als vor der Erkrankung
    ⓪ ① ② ③ ④ ⑤

16. Ich fühle mich niedergeschlagen und traurig
    ⓪ ① ② ③ ④ ⑤

17. Der Gedanke, daß der Tumor weitergehen
    könnte, macht mir Angst
    ⓪ ① ② ③ ④ ⑤

18. Ich befürchte, daß andere Menschen mich
    aufgrund des veränderten Aussehens ablehnen
    könnten
    ⓪ ① ② ③ ④ ⑤

19. Ich fühle mich von Menschen, die mir
    nahestehen, zu wenig unterstützt
    ⓪ ① ② ③ ④ ⑤

20. Mein Arzt hier in der Klinik hat zu wenig Zeit
    für mich
    ⓪ ① ② ③ ④ ⑤

21. Ich muß mich wegen meiner Krankheit
    finanziell einschränken
    ⓪ ① ② ③ ④ ⑤

22. Ich leide noch an einer anderen Krankheit, die
    mich beeinträchtigt
    ⓪ ① ② ③ ④ ⑤

23. Es fällt mir schwer, mit meinen nächsten
    Angehörigen über meine Sorgen und Ängste zu
    sprechen
    ⓪ ① ② ③ ④ ⑤

24. Verschiedene Ärzte hier in der Klinik haben sich
    unterschiedlich über meine Krankheit geäußert
    ⓪ ① ② ③ ④ ⑤

25. Ich fürchte mich vor Blicken anderer
    ⓪ ① ② ③ ④ ⑤

26. Ich fühle mich über Krankheit und Behandlung
    nicht ausreichend informiert
    ⓪ ① ② ③ ④ ⑤

27. Ich leide unter Schlaflosigkeit
    ⓪ ① ② ③ ④ ⑤

Bitte überprüfen Sie nochmal, ob Sie zu allen Aussagen dieses Fragebogens Stellung genommen
haben.

68 Rehabilitation

Jörg Wehner-Caroli, Waltraud Stroebel, Annette Effland-Rückheim, Monika Möller, Friedegund Meier,
Bettina Schlagenhauff, Helmut Breuninger, Gernot Rassner und Claus Garbe

68.1
Begriffsdefinition

Der Begriff der *Rehabilitation* vereint eine Vielzahl von fächerübergreifenden Maßnahmen, welche in ihrer Gesamtheit darauf abzielen, bei Kranken oder Versehrten einen größtmöglichen Ausgleich medizinischer, beruflicher, sozialer und psychologischer Defizite zu erreichen, und damit eine Wiedereingliederung in das berufliche und gesellschaftliche Leben zu ermöglichen. Mit der Rehabilitation soll eine Verbesserung der Lebensqualität erreicht werden.

Rehabilitation in der Onkologie ist hierbei immer als ein wesentlicher Bestandteil der Tumornachsorge zu sehen und wird von vielen Autoren mit dieser gleichgesetzt. Sie sollte direkt im Anschluß an die Primärbehandlung beginnen.

Erste Schritte zur Erkennung der Notwendigkeit von Rehabilitationsmaßnahmen können durch Gespräche mit Ärzten, Pflegekräften, Sozialarbeitern, Seelsorgern, Psychologen schon im Rahmen der pri-
mären Behandlung, aber auch während sondierender Nachsorgegespräche unternommen und dann in Kooperation mit Sozialeinrichtungen durchgeführt werden. Eine enge, motivierte, konzentrierte und manchmal unbürokratische interdisziplinäre Zusammenarbeit verschiedener Instanzen ist hierbei notwendig.

Zu den Rehabilitationsmaßnahmen gehören neben einer umfassenden Aufklärung eine möglichst frühe Erkennung von Krankheitsfolgen und Krankheitsprogression, eine anschließende primär kurative und palliative ärztliche Behandlung und ihre Überwachung durch Nachsorgeprogramme.

Weiterhin gehören zur Rehabilitation Heilverfahren, berufsfördernde und -findende Maßnahmen (Umschulungen, innerbetriebliche Umsetzungen), psychologische Betreuung sowie Renten-, Ausgleichs- und Pflegeleistungen.

Schließlich gehören auch prothetische, rekonstruktive und kosmetische Eingriffe zur medizinischen Rehabilitation.

68.2
Ziele der Rehabilitation

Folgende Ziele werden mit Rehabilitationsmaßnahmen angestrebt:

- Aufklärung über Krankheit, Krankheitsursachen, mögliche Krankheitsverläufe, gesundheitsgefährdendes Verhalten, Therapiemöglichkeiten, gesetzliche Rechte und gesetzlichen Schutz, ergänzende Hilfsangebote (Selbsthilfegruppen etc.);
- weitestmögliche Wiederherstellung der körperlichen Gesundheit, körperlicher Funktionsfähigkeit und körperlichen Wohlbefindens. Einleitung kurativer oder palliativer Folgebehandlungen, prothetische Versorgung, kosmetische Korrekturen, Nutzung medizinischer Hilfsmittel, physikalische Therapie, Anschlußheilbehandlungen, Kuren;
- Wiederherstellung des psychischen Wohlbefindens, Hilfe bei der Krankheitsbewältigung (Coping), psychologische, seelsorgerische, sozialdienstliche Unterstützung;

● Wiedereingliederung in das Sozialsystem (Familie, Beruf, Gesellschaft), Gewährung von Sozialleistungen (Arbeits-, Erwerbsunfähigkeit, Schwerbehinderungsstatus, Renten-, Ausgleichszahlungen etc.). Eventuell Familien-/Eheberatung, Planung neuer Alltagsabläufe.

68.3
Träger medizinischer Rehabilitation

Die bei Rehabilitationsmaßnahmen entstehenden Kosten werden von verschiedenen Kostenträgern (Nachrangigkeitsprinzip) getragen.

Gesetzliche Rentenversicherungen. Hierzu zählen die Landesversicherungsanstalten (LVA) als Rentenversicherungsanstalt für Arbeiter und die Bundesversicherungsanstalt für Angestellte (BfA) als Rentenversicherung für Angestellte. Für Beamte oder Versorgungsempfänger werden keine Leistungen erbracht, für diese sind die jeweilige Beihilfestelle und/oder die private Krankenversicherung zuständig. Bei der gesetzlichen Rentenversicherung steht die medizinische Rehabilitation im Vordergrund, berufsfördernde Maßnahmen werden aber auch getragen. Bedingung für eine Leistungserbringung ist eine krankheits- oder behinderungsbedingte Einschränkung der Erwerbsfähigkeit oder des Gesundheitszustandes, welche durch Rehabilitationsmaßnahmen in ihrem Ausmaß reduziert werden kann. Rehabilitationsmaßnahmen können auch für Angehörige oder bereits berentete Personen gewährt werden.

Gesetzliche Krankenversicherungen (AOK, EKK, IKK, LKK, BKK, VdAK etc.). Sollte bei einer medizinischen Rehabilitation die Rentenversicherung nicht zuständig sein, dann gewähren die gesetzlichen Krankenkassen medizinische Rehabilitationsmaßnahmen, berufliche Rehabilitationsmaßnahmen können nicht getragen werden. Dies gilt für Versicherte und deren mitversicherte Angehörige und zwar dann, wenn einer Behinderung vorgebeugt oder eine bestehende gemildert werden kann.

Private Krankenversicherungen. Sie übernehmen, wenn es vertraglich vereinbart ist, ebenfalls Kosten für medizinische Rehabilitationsmaßnahmen. Sollten nur Teilzahlungen erstattet werden, so kann eventuell eine Restübernahme durch die Beihilfe erfolgen.

Gesetzliche Unfallversicherung. Die gesetzliche Unfallversicherung übernimmt dann medizinische und berufsrehabilitative Leistungen, wenn die Erkrankung mit der Berufsausübung (Wege-,

Arbeitsunfall oder anerkannte Berufserkrankung) zusammenhängt, somit kommt diesem Träger in der Betreuung dermatologischer onkologischer Patienten nur dann eine Bedeutung zu, wenn das Malignom sicher durch eine berufliche Exposition (Arsen, Teer, Strahlen etc.) verursacht wurde.

Bundesanstalt für Arbeit. Die Bundesanstalt für Arbeit übernimmt erst dann Leistungen, wenn kein anderer Leistungsträger zuständig ist. Es werden ausschließlich berufliche Rehabilitationsmaßnahmen und keine medizinischen Leistungen finanziert. Es wird eine möglichst vollständige Wiedereingliederung von Behinderten in Arbeit und Beruf versucht, bei Schwerbehinderten oft in Zusammenhang mit der Hauptfürsorgestelle.

Sozialhilfeträger. Sozialhilfeträger tragen Leistungen, wenn keine anderen Leistungsträger (Renten-, Kranken-, Unfall- oder Arbeitslosenversicherung) existieren. Es werden sowohl medizinische als auch, mit Hilfe des Arbeitsamtes, berufsfördernde Maßnahmen unterstützt.

68.4
Anschlußheilbehandlungen und stationäre Rehabilitation

Medizinische Rehabilitationsmaßnahmen für Patienten mit Krebserkrankungen werden heute hauptsächlich stationär als sog. Nach- und Festigungskuren durchgeführt.

Man unterscheidet sie von Anschlußheilbehandlungen (*AHB*) welche eine spezielle Form der Rehabilitation darstellen: Die AHB wird in der Regel direkt im Anschluß an eine Krankenhausbehandlung, spätestens jedoch 3–5 Wochen danach durchgeführt und kann nur von dieser Klinik und nicht von z. B. niedergelassenen Ärzten beantragt werden. Entsprechend muß möglichst früh eine Antragsstellung durch den behandelnden Arzt oder einen der Klinik angeschlossenen Sozialdienst erfolgen.

Anstelle einer AHB kann auch eine Anschlußgesundheitsmaßnahme (*AGM*) durchgeführt werden, vorausgesetzt die Erkrankung findet sich auf der AHB-Indikationsliste. Eine AGM wird dann angewandt wenn die Versicherten nicht Anspruchsberechtigte eines Trägers der gesetzlichen Krankenversicherung sind oder wenn eine AHB aus medizinischen oder anderen Gründen nicht möglich ist. Dies bedeutet im Unterschied zum AHB-Verfahren, daß vor Antritt der medizinischen Leistung zur Rehabilitation die persönlichen und versicherungsrechtlichen Voraussetzungen durch die BfA geprüft werden. Eine direkte Verlegung vom Krankenhaus zur Reha-Klinik ist somit nicht möglich. Es werden jedoch beschleunigte, bevorzugte Antragsbearbeitungen durchgeführt.

Die Dauer von stationären rehabilitativen Maßnahmen liegt derzeit noch bei 3–4 Wochen, kann jedoch nach ärztlicher Befürwortung auch verkürzt oder verlängert werden. Ab 01.01.1997 kommt es bei stationären rehabilitativen Maßnahmen, die AHB ausgenommen, zu einer Festlegung auf 3 Wochen, wobei pro Woche stationären Aufenthaltes zwei Urlaubstage angerechnet werden können.

Eine Wiederholbarkeit besteht bei Nach- und Festigungskuren bis zu 3mal innerhalb von 3 Jahren nach Abschluß der Primärbehandlung. Hierbei sollten zunehmend Wiedereingliederungsmaßnahmen in den eigenen Beruf oder eine Berufstätigkeit und in das soziale, bzw. familiäre Umfeld im Mittelpunkt stehen.

68.4.1
Kostenträger

Nach Antragsstellung bei einem der Sozialversicherungsträger wird von diesem erneut die Zuständigkeit geprüft. Sollte irrtümlich der falsche Träger angeschrieben worden sein, so ist dieser verpflichtet, den Antrag an die zuständige Stelle weiterzuleiten. Sollte dies nicht direkt möglich sein, so ist der primär angeschriebene Träger verpflichtet, vorübergehend Leistungen zu gewähren.

Bei medizinischen Maßnahmen zur Rehabilitation gibt es eine Reihenfolge der Kostenträger:

- 1. Unfallversicherung,
- 2. Rentenversicherungsträger,
- 3. gesetzliche/private Krankenversicherung,
- 4. Sozialhilfeträger.

Ist ein Patient mehrfach versichert, dann gibt es innerhalb der Rentenversicherungsträger ebenfalls eine Priorität der Versicherungsträger:

- 1. Bundesknappschaft,
- 2. Bundesbahnversicherungsanstalt,
- 3. Seekasse,
- 4. BfA,
- 5. landwirtschaftliche Alterskasse.

Bei Einfachversicherten ist üblicherweise derjenige Träger zuständig, an den der letzte Beitrag entrichtet wurde.

Für Privatpatienten gilt grundsätzlich, daß Ansprüche bei gesetzlichen Rentenverscherungen Vorrang haben vor weiteren möglichen Kostenträgern wie Beihilfe oder Krankenkasse. Eine Ausnahme bilden Beamte, diese haben keinen Anspruch bei gesetzlichen Rentenversicherungen, unabhängig vom Umfang der Versicherungszeiten vor der Verbe-

amtung. Für Zuständigkeiten der Beihilfe oder privaten Krankenversicherung gilt, daß die Rehabilitationsklinik beihilfeberechtigt und von der privaten Krankenversicherung als Krankenhaus anerkannt sein muß. BfA und LVA haben eigene Häuser, mit denen aber auch andere Rentenversicherungsträger oder die Beihilfe Verträge abgeschlossen haben können.

Ein Antrag bezüglich der Kostenübernahme muß vor Rehabilitationsantritt eingereicht sein und eine entsprechende Zusage vorliegen.

68.4.2
Leistungsvoraussetzungen und Leistungsumfang

Die für die Kostenübernahme notwendigen Mindestversicherungszeiten bzw. -zahlungen werden bei medizinischen und auch anderen Rehabilitationsmaßnahmen überprüft. Dies sind entweder 6 Pflichtbeiträge des Versicherten in den letzten 24 Monaten oder 60 Pflichtbeiträge im gesamten Erwerbsleben oder der Bezug von Erwerbsunfähigkeits- bzw. Berufsunfähigkeitsrente.

Die Voraussetzungen sind auch dann erfüllt, wenn innerhalb von zwei Jahren nach Beendigung einer Ausbildung eine versicherte Beschäftigung oder selbstständige Tätigkeit aufgenommen und bis zum Antrag ausgeübt wird oder nach einer solchen Beschäftung oder Tätigkeit bis zum Antrag Arbeitsunfähigkeit oder Arbeitslosigkeit vorliegt.

Die Leistungsübernahme gilt für die Versicherten, Rentenbezieher sowie deren mitversicherte Angehörige. Begleitpersonen während rehabilitativer Maßnahmen können allerdings nur aufgrund medizinischer Indikation, bei krebskranken Kindern im Vorschulalter jedoch obligatorisch mitgetragen werden. Kosten für eine Haushaltshilfe (Betreuung von Kindern bis zum 12. Lebensjahr, behinderten noch älteren Kindern oder pflegebedürftigen Angehörigen während der Rehabilitationsmaßnahme) können auf Antrag von dem jeweiligen Leistungsträger mit übernommen werden.

Bei der AHB muß der Leistungsempfänger wie auch bei anderen Krankenhausaufenthalten einen Zuzahlungsbetrag zu den Gesamtkosten der AHB von 12 DM pro Aufenthaltstag für längstens 14 Tage Klinikaufenthalt pro Jahr erbringen.

Bei AGM, medizinischer Rehabilitation und Nach- und Festigungskuren wird der Zuzahlungsbetrag ab 01.01.97 auf 25 DM pro Aufenthaltstag für maximal 14 Tage pro Kalenderjahr angehoben. Eine Zuzahlungsbefreiung ist auf Antrag möglich, z.B. aufgrund zu niedrigen Einkommens u.ä. Ansonsten erfolgt eine Übernahme der Rehabilitationsmaßnahmen durch den Träger inklusive der Anreisekosten. Der Arbeitgeber ist ab 01.01.97 berechtigt pro

Woche medizinscher Rehabilitation zwei Tage Urlaub zu streichen. Es wird dann auch keine medizinsche Rehabilitation mehr für Frührentner, Vorruheständler und Personen geben, die Arbeitslosengeld vor dem Altersruhegeld erhalten. Für diese Personengruppen sind dann nur noch AHB möglich.

Prinzipiell wird eine Verbesserung bzw. eine Stabilisierung des Gesundheitszustandes und ein Ausgleich oder eine Beseitigung von Funktionsstörungen angestrebt. In diesem Sinne werden in der Regel alle diagnostischen und therapeutischen Maßnahmen, die hierzu beitragen, getragen. Sämtliche Maßnahmen sollten im Gebiet der Bundesrepublik Deutschland durchgeführt werden. Der Ort und die Einrichtung, wo die Rehabilitationsmaßnahmen durchgeführt werden sollen, werden entweder vom Leistungsträger oder von der jeweiligen Akutklinik ausgewählt.

Um Rehabilitation auch bei Personen durchführen zu können, die aus persönlichen oder beruflichen Gründen nicht an stationären Rehabilitationsmaßnahmen teilnehmen können, werden vermehrt auch ambulante bzw. teilstationäre Leistungen durch die Rentenversicherungen getragen, was auch eine Wiedereingliederung begünstigt. Hierbei werden oft Angehörige, niedergelassene Ärzte und Selbsthilfegruppen in den Rehabilitationsprozeß miteinbezogen.

68.4.3
Indikationsstellung

Bei der AHB wird der Antrag zur Rehabilitation durch Ärzte gestellt. Hierbei gibt es strenge Indikationslisten der Rentenversicherungsträger. Vor der Leistungsgewährung anderer rehabilitativer Maßnahmen (u. a. AGM) werden allerdings in der Regel weitere Informationen bei den behandelnden Ärzten und evtl. Zusatzgutachten (z. B. durch sozialmedizinische Gutachter – MDK, ärztlicher Dienst der Rentenversicherungen) eingeholt oder aber auch Fragebögen ausgehändigt (z. B. Ires-Fragebogen). Vor der Gewährung medizinischer Rehabilitationsmaßnahmen, soll geprüft werden, ob eine krankheits- oder behinderungsbedingte Gefährdung oder Minderung der Erwerbsfähigkeit vorliegt und diese durch die Leistungen erhalten oder verbessert werden bzw. eine Erwerbs-/Berufsunfähigkeit verhindert werden kann.

Bei onkologischen Patienten reicht eine Bestätigung, daß ein günstiger Einfluß auf den Gesundheitszustand erwartet werden kann.

Weitere Voraussetzungen für Nach- und Festigungskuren sind eine klare Diagnosestellung, abgeschlossene operative bzw. strahlentherapeutische Maßnahmen und eine ausreichende körperliche Selbstständigkeit des Patienten (Toilettengänge,

Waschen etc.). Nach Rücksprache mit der jeweiligen Klinik können Chemo- und Immuntherapien in der Regel fortgeführt werden.

68.4.4
Verfahrensablauf

Hält der Rentenversicherungsträger die Rehabilitationsbedürftigkeit für gegeben, wird die Art und die Dauer der Rehabilitation festgelegt. Der Antragssteller erhält dann einen Bewilligungsbescheid. Der Ort bzw. die Klinik, an der die Rehabilitationsmaßnahmen durchgeführt werden sollen, wird bei LVA-Versicherten direkt von der Rentenversicherung, bei BfA-Versicherten vom Sozialdienst ausgewählt und festgelegt. Die Rehabilitationsklinik wird entsprechend informiert und angehalten, den Patienten möglichst bald einzubestellen. Bei Erwerbstätigkeit muß der Arbeitgeber von der Rehabilitationsmaßnahme unterrichtet werden, in der Regel wird eine Arbeitsunfähigkeitsbescheinigung ausgestellt.

68.4.5
Stationäre Therapieangebote

Stationäre Heilverfahren dienen einer weitestmöglichen Gesundheitswiederherstellung, der Minimierung von Krankheits- und Behandlungsfolgen und dem Ausgleich bestehender Defizite sowie auch der psychischen und physischen Stabilisierung der Patienten. Ein Vorteil der stationären Maßnahmen ist die spezielle Ausrichtung der einzelnen Häuser auf rehabilitative Funktionen; außerdem sind alle Therapeuten, Therapieeinrichtungen und Geräte an einem Ort. So gibt es eine Reihe von Kliniken, welche Schwerpunkte im Bereich der dermatologischen Onkologie setzen wie z. B. Bad Oexen, Bad Oeynhausen, Borkum, Damp, Davos/Schweiz, Freiburg, Kellberg/Passau, Bad Salzuflen, Bad Sooden-Allendorf, Tabarz/Thüringen, Westerland/Sylt.

Alle kurativen oder palliativen Primärmaßnahmen sollten vor Beginn von stationären Maßnahmen abgeschlossen sein, lediglich Chemotherapien bilden gelegentlich eine Ausnahme. Einzelne Leistungen sind u. a.:

- Schmerztherapie,
- Entspannungstechniken (autogenes Training, Yoga),
- Einleitung von Verhaltenstherapieformen (oft ambulant fortführbar),
- beratende Seminare und Vorträge (Gesundheits- und Sozialberatung),
- seelsorgerische, psychologische und sozialdienstliche Betreuung auch unter Einbezug von Angehörigen,

- physikalische Therapie
  - Gymnastik (Trocken- und Wassergymnastik in allen Formen),
  - Muskeltraining,
  - Bäder,
  - Massagen,
  - Lymphdrainage,
  - Elektro-, Ultraschall-, Wärmetherapie, Akupunktur,
  - Schlingentischbehandlung.

68.5
Berufliche Rehabilitation

Berufliche Rehabilitationsmaßnahmen werden von der LVA, der BfA, der Bundesanstalt für Arbeit, evtl. der Unfallversicherung, anderen Rentenversicherungsträgern oder dem Arbeitsamt in Zusammenarbeit mit der Hauptfürsorgestelle getragen. Ihr Ziel ist die möglichst dauerhafte, patientengerechte Arbeitsplatzschaffung bzw. -erhaltung, wobei eine den bisherigen beruflichen Bedingungen möglichst entsprechende Stellung angestrebt wird.

Hierbei wird nach Möglichkeit auf Wünsche oder Bedürfnisse des Patienten eingegangen. In der Regel wird dieser in die Planungsgespräche, an denen Rehabilitationsberater des Arbeitsamtes und des jeweiligen Leistungsträgers sowie Psychologen der Bundesanstalt für Arbeit teilnehmen, einbezogen.

Vom Arbeitsamt wird dem Rehabilitanten dann ein individueller Eingliederungsvorschlag unterbreitet, der eine Vielzahl von Leistungen umfaßt.

Entsprechende Anträge sind direkt beim Rehabilitationsträger oder beim Arbeitsamt erhältlich. Sinnvoll ist bei eindeutigen Fällen eine Antragstellung noch im Klinikum über die dortigen Sozialdienste, welche Kontakte zwischen den betroffenen Patienten und Rehabilitationsberatern herstellen. Ansonsten werden entsprechende Anträge in der Regel im Anschluß an medizinische Rehabilitationsmaßnahmen durch die Rehabilitationskliniken gestellt, wenn diese keine erfolgversprechende Verbesserung erzielen konnten.

68.5.1
Leistungen (Zuschüsse) im Rahmen der beruflichen Rehabilitation

Berufsfindungsmaßnahmen/Arbeitserprobung. Dies sind bis zu 14tägige Maßnahmen in Betrieben oder Berufsförderungswerken, bei denen die Eignung eines Patienten für bestimmte Berufe oder Arbeitsplätze beurteilt wird.

Umschulungen, Fort- und Weiterbildungen. Diese sollten bei ganztägigem Unterricht zwei Jahre nur in Ausnahmefällen überschreiten und werden internatsmäßig oder in Berufsförderungswerken durchgeführt. Anpassungs-, Ausbildungs- und Fortbildungsmaßnahmen können aber auch in wohnortnahen Lehrgängen oder Betrieben ausgeübt werden. Ein qualifiziertes Abschlußzeugnis als Nachweis einer abgeschlossenen ordentlichen Berufsausbildung wird dabei immer angestrebt.

Arbeitsplatzumsetzung und -vermittlung. In manchen Fällen kann schon durch eine innerbetriebliche Umsetzung oder Vermittlung eines neuen Arbeitsplatzes in einem anderen Betrieb eine ausreichende berufliche Rehabilitation erreicht werden. Oft reichen auch Arbeitshilfen oder besondere Einrichtungen im Betrieb um eine dortige Weiterbeschäftigung zu gewährleisten. Diese können ebenfalls bezuschußt werden.

Einarbeitungszuschüsse. Die Rehabilitationsträger können dem jeweiligen neuen Arbeitgeber Zuschüsse im Sinne einer Eingliederungshilfe von bis zu 80 % des für den Arbeitnehmer maßgeblichen tariflichen oder ortsüblichen Arbeitsentgeltes für eine Einarbeitungszeit von bis zu einem Jahr gewähren. Kosten können auch für eine bis zu 3 Monate dauernde Probezeit gewährt werden.

Weitere Arbeitgeberzuschüsse. Ausbildungszuschüsse, Darlehen und Zuschüsse für besondere Werkstätten und eine behindertengerechte Ausstattung des Arbeitsplatzes.

Unterhaltsgeld (Übergangsgeld). Dies wird den Rehabilitanten und deren Angehörigen bis zum Abschluß der Rehabilitationsmaßnahmen gewährt.

Weitere Zuschüsse.
- Umzugskosten,
- Beschaffung und Ausbau von Wohnungen, wenn die Art und Schwere der Behinderung dies erfordert,
- Hilfsmittel,
- Zuschüsse zum Erwerb eines Führerscheines bzw. eines Kraftfahrzeuges für die Fahrten zwischen Arbeitsstelle und Wohnung, wenn der Betroffene zwingend darauf angewiesen ist,
- Prüfungsgebühren, Lernmittel, Arbeitsausrüstung (Arbeitskleidung und -geräte), Bewerbungskosten, Fahrtkosten, Familienheimfahrten, evtl. Haushaltshilfe,
- Übernahme von Arbeitgeberpflichtbeiträgen (Renten-, Kranken-, Arbeitslosen- und Unfallver-

sicherung) durch das Arbeitsamt, je nach Höhe des Übergangsgeldes.

Die aufgeführten Regelungen entsprechen dem aktuellen Gesetzesstand vom November 1996. Sicher sind in nächster Zeit gerade auf dem Gebiet der medizinischen und beruflichen Rehabilitation Leistungseinschränkungen und Gesetzesänderungen zu erwarten. Diese sind momentan selbst von den Krankenkassen und Rentenversicherungsträger noch nicht überschaubar, werden jedoch jeweils aktuell in Zeitschriften des Bundesministeriums der Justiz wie dem „Bundesanzeiger" und dem „Bundesgesetzblatt Teil I" veröffentlicht.

68.6
Ergänzende Leistungen der Krankenkassen bzw. Pflegeversicherungsträger

68.6.1
Mitversicherung von Familienangehörigen

Bei der Mitversicherung von Familienmitgliedern ohne eigenen Versicherungsschutz in der gesetzlichen Krankenversicherung bei Kindern bis zu bestimmten Altersgrenzen werden bis auf das Krankengeld bei Arbeitsunfähigkeit die gleichen Leistungen erbracht.

68.6.2
Krankengeld für die Betreuung krebskranker Kinder

Nach Antrag an die Krankenkasse und den Arbeitgeber: Zeitlich begrenztes Krankengeld bei schwer- oder krebskranken Kindern unter 12 Jahren, bei behinderten Kindern sowie nach ärztlichem Attest, wenn eine Aufsicht notwendig und hierdurch ein Fernbleiben von der Arbeit unumgänglich ist. Bei Erkrankung des Hauptversorgenden des Kindes muß Urlaub eingereicht werden, evtl. besteht Anrecht auf eine Haushaltshilfe. Durch die gesetzliche Krankenversicherung können u. U. auch Verdienstausfälle des gesunden betreuenden Ehegatten ausgeglichen werden.

68.6.3
Pflegebedürftigkeit

Treten z. B. nach einem Krankenhausaufenthalt vorübergehende Einschränkungen und eine vorübergehende Pflegebedürftigkeit ein, welche zeitlich begrenzte Leistungen wie Pflege- oder Haushaltshilfe erfordern, dann werden diese von den *Krankenkassen* übernommen. Anspruch auf diese *häusliche Krankenpflege* besteht dann, wenn keine Person im

Haushalt des Betroffenen diesen im erforderlichen Maße versorgen kann und wenn Krankenhausbehandlung geboten, aber nicht ausführbar ist oder wenn sie vermieden oder verkürzt werden kann. Zur häuslichen Krankenpflege gehören neben häuslichen und haushälterlichen Verrichtungen v. a. eine ausreichende medizinische Grundpflege- und Behandlungspflegeversorgung.

Wenn in einem späten Stadium einer Krebserkrankung irreversible Pflegebedürftigkeit auftritt, dann können in der Regel Rehabilitationsmöglichkeiten keine Verbesserung mehr bringen und der Patient wird zum dauerhaften Pflegefall. Die hier notwendigen Maßnahmen werden von der *Pflegeversicherung* bzw. der Krankenversicherung (medizinische Leistungen) getragen. Hierbei werden sowohl Geld- als auch Sachleistungen getragen. Rehabilitationsträger wie z. B. Rentenversicherungen sind für solche Leistungen nicht zuständig. Nach dem Pflegeversicherungsgesetz werden diese Leistungen dann geleistet, wenn dauerhafte Einschränkungen vorhanden sind und eine Eingruppierung in eine der 3 Pflegestufen erfolgt ist. Es wird differenziert zwischen ambulanter (s. 01.04.95) und stationärer (Heim-) Pflege (s. 01.07.96). Prinzipiell wird zunächst immer die ambulante Pflege angestrebt. Es besteht die Wahlmöglichkeit zwischen einer Pflege durch Angehörige, die durch ein Pflegegeld bezuschußt wird, oder durch eine Sozialstation bzw. einen anderen Pflegedienst. Das Pflegeversicherungsgesetz fördert die sozialrechtliche Absicherung häuslich pflegender privater Personen, indem für diese eine Rentenversicherungspflicht bestehen kann. Auch ein Schutz durch die Unfall- und Arbeitslosenversicherung ist nach entsprechendem Antrag bei der zuständigen Pflegekasse möglich. Bezüglich dieser sozialen Absicherungen besteht eine Informationspflicht der Pflegeversicherungsträger gegenüber den Pflegepersonen. Voraussetzung ist, daß eine nicht erwerbsmäßige Pflege einer pflegeversicherten Person in häuslicher Umgebung von mindestens 14 Stunden pro Woche durchgeführt wird, eine weitere parallele Erwerbstätigkeit darf 30 Stunden pro Woche nicht überschreiten. Einer Verwandschaft zu der zu pflegenden Person bedarf es nicht. Eine häusliche Pflege kann durchaus auch in einem anderen als dem patienteneigenen Haushalt erfolgen.

68.7
Berufsunfähigkeit, Erwerbsunfähigkeit und Übergangsregelungen

Wenn Rehabilitationsmaßnahmen nicht erfolgreich verlaufen oder wenn die Krankheit fortschreitet, kann es zu Berufs- und Erwerbsunfähigkeit kommen; bei Kündigung in einem Zeitraum, wo keine Arbeitsunfähigkeitsbescheinigung vorliegt, kann es zum Arbeitsplatzverlust kommen. In solchen Fällen werden Leistungen von den Rentenversicherungsträgern bzw. der Bundesanstalt für Arbeit erbracht.

68.7.1
Berufsunfähigkeit

Berufsunfähigkeit (*BU*) liegt vor, wenn der Versicherte krankheits- oder krankheitsfolgenbedingt in dem erlernten Beruf oder einer anderen, ihm zumutbaren Tätigkeit nur noch weniger als die Hälfte eines in dem gleichen Beruf arbeitenden vergleichbaren Gesunden verdienen oder leisten kann, ihm also die Erwerbstätigkeit in diesem oder einem Verwesungsberuf aus gesundheitlichen Gründen nicht mehr zuzumuten ist. Liegt Berufsunfähigkeit vor, wird in der Regel eine Tätigkeit in einer nächstniedrigeren Stufe angestrebt. Leistungen zum Ausgleich der krankheits- und berufswechselbedingten Einkommenseinbußen werden von den Rentenversicherungen im Sinne von Berufsunfähigkeitsrenten getragen.

68.7.2
Erwerbsunfähigkeit

Erwerbsunfähigkeit (*EU*) besteht dann, wenn aufgrund gesundheitlicher Umstände auf nicht absehbare Zeit nur noch geringe bis geringste Einkünfte erzielt werden können, bzw. eine Erwerbstätigkeit nur unregelmäßig ausgeübt werden kann. Hierbei werden auch Alternativberufe niedrigerer Stufen miteinbezogen. Erwerbsunfähig sind auch die berufsunfähigen Versicherten, denen der Teilzeitarbeitsmarkt verschlossen ist. In der dermatoonkologischen Nachsorge kann es zu EU in Fällen von Metastasierung oder auch bei Gliedmaßenamputationen kommen.

68.7.3
Rentenleistungen

Nach erfolgtem Rentenantrag bei dem zuständigen Rentenversicherungsträger wird eine Einschränkung der Leistungsfähigkeit durch medizinische Begutachtung objektiviert. BU- und EU-Rentenzahlungen werden nur dann geleistet, wenn eine Mindestwartezeit von 60 Monaten Versicherungszeit (5 Jahre) erfüllt ist. Hierzu zählen Beitragszeiten, Kindererziehungszeiten (s. 01.01.86), Pflegezeiten (s. 01.04.95) und Ersatzzeiten (Kriegsdienst, Gefangenschaft etc.). Des weiteren müssen in den letzten 60 Monaten mindestens 36 Pflichtbeiträge (keine freiwilligen!) entrichtet worden sein.

BU- und EU-Renten werden dann zeitlich limitiert, wenn von ärztlicher Seite nur eine zeitlich begrenzte BU bzw. EU zu erwarten ist. Voraussetzung für Leistungen ist nach dem Grundsatz „Rehabilitation vor Rente" auch eine vorherige Prüfung und evtl. Durchführung rehabilitativer Maßnahmen. Die Rente wird auch dann auf Zeit gezahlt, wenn der Berufsunfähige keinen ihm zumutbaren Arbeitsplatz finden kann. Ein zeitliches Limit liegt zunächst bei 3 Jahren, kann jedoch dann unter 2-jährlicher Überprüfung der gesundheitlichen Voraussetzungen bis zum 65. Lebensjahr verlängert werden.

Bei Erhalt von BU-Rentenleistungen ist eine Erwerbstätigkeit im Rahmen der verbliebenen Erwerbsfähigkeit mit entsprechendem Einkommen möglich und erwünscht, da eine BU-Rente nur einen Ausgleich von Lohnminderungen darstellen soll. Entsprechend ist eine BU-Rente in der Regel um ein Drittel niedriger als eine EU-Rente. Rentenversicherungszuschüsse im Rahmen einer zusätzlichen Beschäftigung werden in der Regel zur Steigerung einer späteren Altersrente verwendet. Bei Erhalt einer EU-Rente wirkt sich ein Verdienst von über einem Siebtel der Verdienstbezugsgröße rentenmindernd aus.

68.7.4
Übergangszahlungen durch die Arbeitslosenversicherung

Die Arbeitslosenversicherung kommt für die Zahlung von Arbeitslosengeld und -hilfe auf. Ein Anspruch auf Arbeitslosengeld besteht für alle arbeitslosen Versicherten, die ohne Arbeit sind (ohne Erwerbsbezüge) und die der Arbeitsvermittlung zur Verfügung stehen, sich beim zuständigen Arbeitsamt als arbeitslos gemeldet und einen Antrag auf Arbeitslosengeld gestellt haben.

Eine Anwartschaftszeit von mindestens 360 Kalendertagen einer betragspflichtigen Beschäftigung innerhalb der letzten 3 Jahre vor Arbeitslosmeldung wird vorausgesetzt.

Die Höhe des Arbeitslosengeldes beträgt mindestens 60 % des vorher regelmäßig bezogenen pauschalierten Nettoeinkommens. Sie kann sich jedoch aufgrund von steuerlich zu berücksichtigenden Kindern erhöhen. Die Zahlung von Arbeitslosengeld ist zeitlich begrenzt; die Zahlungsdauer richtet sich nach dem Lebensalter und der Dauer der vorangegangenen beitragspflichtigen Beschäftigung.

Besteht kein Anrecht auf Arbeitslosengeld aufgrund z. B. einer Anspruchserschöpfung, so ist in der Regel der Bezug von Arbeitslosenhilfe möglich. Diese ist ebenfalls zeitlich begrenzt, hängt von der Bedürftigkeit der einzelnen Person ab und beträgt in der Regel 53 %; auch hier kann es zu einer Erhöhung aufgrund steuerlich zu berücksichtigender

Kinder kommen, aber auch zu Erniedrigungen durch eine Minderung der Bedürftigkeit z. B. durch Familienvermögen oder Einkünfte des Partners. Voraussetzung ist die Zahlung von Arbeitslosengeld noch innerhalb eines Jahres vor Antragsstellung oder mindestens 150 Tage beitragspflichtige Erwerbstätigkeit.

68.7.5
Sozialhilfe

Die Sozialhilfe leistet Hilfe zum Lebensunterhalt sowie Hilfe in besonderen Lebenslagen. Unter Umständen werden auch Mehrbedarfsaufschläge und einmalige Beihilfen gewährt. Die Hilfe zum Lebensunterhalt umfaßt Aufwendungen für Ernährung, Unterkunft, Kleidung etc. Die Hilfe in besonderen Lebenslagen bezieht sich z. B. auf Krankenhilfe, Hilfe zur Pflege und Eingliederungshilfe für Behinderte.

Den Empfängern soll ein menschenwürdiges Leben ermöglicht werden. In der Regel haben die Hilfesuchenden einen Rechtsanspruch auf die Hilfe; über die Art und das Ausmaß jedoch entscheidet der jeweilige Sozialhilfeträger.

Sozialhilfeleistungen werden erst nach Berücksichtigung des Familienvermögens und -einkommens (inkl. Unterhalt, Rente, Krankengeld, Leistungen des Arbeitsamtes etc.) gewährt. Alle anderen Ansprüche oder Hilfsmöglichkeiten müssen zuvor ausgeschöpft worden sein.

68.8
Behinderung und Schwerbehinderung

Bei onkologischen Patienten besteht grundsätzlich die Möglichkeit, einen Grad der Behinderung (*GdB*) von mindestens 50 % anerkennen zu lassen. Ab 50 % Behinderung besteht Schwerbehinderung. Je nach zusätzlichem Organ- oder Gliedmaßenschaden oder bei eingetretener Metastasierung kann jederzeit eine Erhöhung (Erhöhungsantrag) bis zu 100 % GdB erfolgen. Die Festlegung des Grades der Behinderung erfolgt auf Antrag des Betroffenen in der Regel durch die zuständigen Versorgungsämter nach Einholung von ärztlichen Entlaß- oder Befundberichten. Diese reichen in der Regel aus, gelegentlich werden noch weitere ärztliche Stellungnahmen oder Gutachten angefordert.

Bei Vorliegen mehrerer Behinderungen sind eine Addition oder andere mathematische Berechnungen der einzelnen GdB-Werte unzulässig. Maßgebend sind die Auswirkungen der einzelnen Behinderungen in ihrer Gesamtheit unter Berücksichtigung ihrer wechselseitigen Beziehungen zueinander.

Im Bereich der onkologischen Dermatologie gilt mindestens ein GdB von 50 % für das maligne Melanom im Stadium Ia und Ib (T1–2, No, Mo) und für alle anderen malignen Tumore (Dermatofibrosarkoma protuberans, Merkelzellkarzinom etc.) im Stadium T1–2, No, Mo. Alle anderen Tumorstadien ergeben einen GdB von mindestens 80 %. Sollten durch die Tumorentfernung entstehende Organ- oder Gliedmaßenschäden für sich schon einen GdB von 50 % oder mehr ergeben, fällt der Gesamt-GdB entsprechend höher aus.

Kleine solitäre Basalzellkarzinome bedingen nur in Ausnahmen einen GdB. Bei primär großen oder gehäuften Basalzellkarzinomen ist eine Einstufung je nach Organ- bzw. Extremitätenbefall üblich, individuelle Höhereinstufungen können bei Rezidiven und z. B. dem Basalzellnävussyndrom (Goltz-Gorlin) erfolgen; bei diesen Erkrankungen sind entsprechende Nachsorgeuntersuchungen angezeigt.

Die Bewertung einzelner Behinderungen ist durch die Anhaltspunkte für die ärztliche Gutachtertätigkeit im sozialen Entschädigungsrecht und nach dem Schwerbehindertenrecht geregelt.

Die Gültigkeit des Schwerbehindertenausweises beträgt zunächst 5 Jahre, in denen eine Heilungsbewährung abgewartet wird. Vor Gültigkeitsablauf muß rechtzeitig eine Verlängerung beantragt werden.

Anträge auf Anerkennung der Behinderung und Ausstellung eines entsprechenden Behindertenausweises sind beim zuständigen Versorgungsamt zu stellen. Empfehlenswert ist eine möglichst frühzeitige Antragsstellung.

Eine Vielzahl von Rechten ist je nach individueller Einschränkung mit einer Einstufung als Schwerbehinderter verbunden.

Der Schwerbehindertenstatus kann jedoch bei Arbeitgeberwechsel oder Arbeitsplatzsuche auch einen entscheidenden Nachteil darstellen, weswegen eine individuelle Beratung darüber, ob eine Antragstellung sinnvoll und vorteilhaft ist, in jedem Fall anzuraten ist.

Vorausgesetzt, das Beschäftigungsverhältnis bestand länger als 6 Monate, so entsteht bereits bei Antragsstellung ein verbesserter Kündigungsschutz. Eine Kündigung ist dann in der Regel nur mit Zustimmung der Hauptfürsorgestelle möglich.

Zusätzlicher bezahlter Urlaub (in der Regel 5 Tage), evtl. Berücksichtigung individueller Arbeitszeiten, Befreiung von Mehrarbeit, Arbeitsplatzausstattung mit evtl. notwendigen technischen Hilfsmitteln, steuer- und versicherungsrechtliche Vergünstigungen (u. a. zusätzliche Freibeträge, Beitragsnachlaß in Kfz-Haftpflichtversicherung, Sozialversicherung, Kfz-Steuerbefreiung etc.), ermäßigte Benutzung öffentlicher Verkehrsmittel und vieles mehr kann ebenfalls mit der Ausstellung eines Schwerbehindertenausweises verbunden sein.

Zur Wahrnehmung des Kündigungsschutzes muß nicht unbedingt Schwerbehinderung vorliegen. In bestimmten Fällen reicht ein Behinderungsgrad von mindestens 30 %, damit ein Gleichstellungsantrag möglich ist. Ein Gleichstellungsantrag ist bei dem zuständigen Arbeitsamt zu beantragen.

68.9
Ambulante psychosoziale und finanzielle Hilfen

Nach den primären therapeutischen Schritten und eventuellen stationären rehabilitatven Maßnahmen werden viele Patienten in ein stark verändertes Alltagsleben entlassen. Um sich in diesem besser zurechtfinden und auch um eine gewisse ambulante Fortführung und Aufrechterhaltung von eingeleiteten Rehabilitationsmaßnahmen zu gewährleisten, wurden eine Vielzahl von Organisationen gegründet. Dies sind im wesentlichen Selbsthilfegruppen, Beratungsstellen und Sozialdienste. Aber auch die Gesundheitsämter und örtlichen Krankenkassen bieten Informationsdienste an. Auch finanzielle Zuschüsse werden von verschieden Verbänden gewährt. So z. B. von der Deutschen Krebshilfe, die je nach persönlicher Situation einmalige Zuschüsse gewährt oder dem Krebsverband Baden-Württemberg, der bei entsprechender Bedürftigkeit einmalige Kostenzuschüsse oder Ernährungszulagen (bis zu monatlich 80 DM über zwei Jahre) gewährt.

Im Bereich der dermatologischen Onkologie existieren derzeit noch keine überregionalen, bundesweit organisierten aber auch keine regionalen Selbsthilfegruppen.

Wichtige übergeordnete und überregionale Ansprechpartner für weitere allgemeine Informationen oder bezüglich lokaler Selbsthilfegruppen und örtlicher Beratungsstellen sind:

- ADO, Arbeitsgemeinschaft dermatologische Onkologie der Deutschen Krebsgesellschaft; Paul-Ehrlich-Str. 41; 60596 Frankfurt am Main,
- Arbeitsgemeinschaft der Deutschen Hauptfürsorgestellen; Ernst-Frey-Str. 9; 76135 Karlsruhe; Tel. 0721-8107219,
- Bundesanstalt für Arbeit; Regensburger Str.104; 90478 Nürnberg; Tel. 0911-171,
- Bundesministerium für Justiz; Referat für Presse- und Öffentlichkeitsarbeit; 53170 Bonn,
- Bundesversicherungsanstalt für Angestellte (BfA); Dezernat 8031; Ruhrstr. 2; 10704 Berlin; Tel. 030-86525878,

- Deutsche Arbeitsgemeinschaft für Psychoonkologie Klinik Schwabenland; Waldburgallee 5; 88316 Isny-Neutrauchburg; Tel. 07562-711290,
- Deutsche Krebsgesellschaft e. V. Tumorzentrum Rhein/Main; Theodor-Stern-Kai 7; 60596 Frankfurt am Main; Tel. 069-63011,
- Deutsche Krebshilfe e. V.; Thomas-Mann-Str. 40; 53111 Bonn; Tel. 0228-729900,
- Deutsches Krebsforschungszentrum; Im Neuenheimer Feld 280; 69120 Heidelberg; Tel. 06221-4841,
- Deutscher Paritätischer Wohlfahrtsverband e. V. – Gesamtverband; Heinrich-Hoffmann Str. 3; 60528 Frankfurt am Main; Tel. 069-67061,
- Geschäftsstelle „Gesamtprogramm zur Krebsbekämpfung" des Bundes; Postfach 200628; 53113 Bonn 2; Tel. 0228-356083,
- Hauptverband der Gewerblichen Berufsgenossenschaften; Postfach 2052; 53757 St. Augustin,
- Kommission zur Früherkennung von Hautkrebs, Sekretariat; Universitäts-Hautklinik Hamburg-Eppendorf; Postfach 201144; 20251 Hamburg; Tel. 040-47174827
- Krebsinformationsdienst; Im Neuenheimer Feld 280; 69120 Heidelberg; Tel. 06221-410121,
- Ministerium für Arbeit, Gesundheit und Sozialordnung – Referat Öffentlichkeitsarbeit; Postfach 500; 53107 Bonn; Tel. 0228-5271130,
- Ministerium für Arbeit, Gesundheit und Sozialordnung Baden-Württemberg; Postfach 103443; 70029 Stuttgart;
- Verein der Kriegsversehrten, Behinderten und Rentner – VdK Service GmbH, Wurzerstr. 2-4; 53175 Bonn; Tel. 0228-820930,

Weitere Ansprechpartner sind die regionalen Krankenkassen, Berufsgenossenschaften, Arbeits-, Finanz-, Gesundheits-, Sozial- und Versorgungsämter, Hauptfürsorgestellen, Wohlfahrtsverbände, Sozialversicherungträger, onkologische Arbeitskreise der Kreisärzteschaften, Sozialdienste etc.

Literatur

Arbeitsgemeinschaft der Deutschen Hauptfürsorgestellen (1995) Das ABC der Behindertenhilfe (5. Aufl). Acon, Köln

Bier H, Schultze M, Ganzer U (1993) Anmerkungen zur Nachsorge von Tumorpatienten. HNO 41: 47-54

Bundesministerium für Arbeit und Sozialordnung (1993) Pflegen Zuhause. Sebald Sachsendruck, Plauen

Bundesministerium der Justiz (Hrsg) Bundesanzeiger. Bundesanzeiger-Verlags-GmbH, Köln

Bundesministerium der Justiz (Hrsg) Bundesgesetzblatt. Bundesanzeiger-Verlags-GmbH, Bonn

Bundesministerium der Justiz (1995) Das neue Betreuungsrecht. 6. Ausgabe

Bundesversicherungsanstalt für Angestellte (1995) AHB-Anschlußheilbehandlung — Informationsschrift für Krankenhäuser (9. Aufl)

Bundesversicherungsanstalt für Angestellte (1996) Merkblatt zum Antrag auf Leistungen der Rehabilitation (24. Aufl)

Drings P, Sellschopp A (1984) Die psychische Betreuung des Tumorpatienten. Dt Ärztebl 81: B1708–B1712

Deutsche Krebshilfe e. V. (1993) Hautkrebs, Ein Ratgeber nicht nur für Behinderte

Glaus A, Senn H-J (Hrsg) (1988) Unterstützende Pflege bei Krebspatienten. Springer, Berlin Heidelberg New York Tokyo

Hand I, Voigt H (1986) Psychologische und psychotherapeutische Aspekte bei Prophylaxe und Therapie des malignen Melanoms. In: Voigt H, Kleeberg UR (Hrsg) Malignes Melanom (S 341–357). Springer, Berlin Heidelberg New York Tokyo

Jost A (1984) Psychosoziale Besonderheiten von Tumorkranken. Med Welt 35: 1226–1229

Kümmerle F, Schreiber H-L, Lilie H (1983) Medizinische und juristische Aspekte der Aufklärung bei Tumorpatienten. In: Fischer J (Hrsg) Taschenbuch der Onkologie (S 161–171). Urban & Schwarzenberg

Landeswohlfahrtsverband Württemberg-Hohenzollern. Die psychosoziale Betreuung

Landeswohlfahrtsverband Württemberg-Hohenzollern. Finanzielle Leistungen an Arbeitgeber

Landeswohlfahrtsverband Württemberg-Hohenzollern (1991) Kündigungsschutz im Schwerbehindertenrecht, Hilfen für Schwerbehinderte

Landeswohlfahrtsverband Württemberg-Hohenzollern (1994) Für Schwerbehinderte: Nachteilsausgleiche

Landeswohlfahrtsverband Württemberg-Hohenzollern (1992) Fachdienste für Psychosoziale Betreuung im Arbeitsleben. Weissenhof-Verlag Dr. Jens Kunow

Landeswohlfahrtsverband Württemberg-Hohenzollern (1994) Für Schwerbehinderte: Behinderung und Ausweis

Ministerium für Arbeit, Gesundheit und Sozialordnung Baden-Württemberg (1987) Nachsorge-Leitfaden-Onkologie. Ein Wegweiser für Ärzte und psychosoziale Fachkräfte (5. aktualisierte Aufl)

Ministerium für Arbeit, Gesundheit und Sozialordnung Baden-Württemberg (1993) Nachsorgeleitfaden Krebs. Ein Wegweiser für Krebspatienten und Selbsthilfegruppen (5. aktualisierte Aufl)

Ministerium für Arbeit, Gesundheit und Sozialordnung Baden-Württemberg (1995) Nachsorge-Leitfaden-Onkologie. Ein Wegweiser für Ärzte, Pflegende und psychosoziale Fachkräfte

Ministerium für Arbeit, Gesundheit und Sozialordnung Baden-Württemberg (1995) Gesundheitspolitik 35 – Rehabilitation und sozialrechtliche Hinweise für Krebskranke

Nau H (1994) Rehabilitation. Sozialdienst im Krankenhaus 1–3: 24–49

Schmidt G (1994) Schwerbehinderte und ihr Recht. Bund, Köln

Söllner W, Mairinger G, Zingg-Schir M, Fritsch P (1996) Krankheitsprognose, psychosoziale Belastung und Einstellung von Melanompatienten zu unterstützenden psychotherapeutischen Maßnahmen. Hautarzt 47: 200–205

Tüchler H, Lutz D (Hrsg) (1991) Lebensqualität und Krankheit. Deutscher Ärzteverlag, Köln

Verres R (1995) Vom Handlungsdruck zur Begleitung in die innere Ruhe. Dt Ärztebl 92: A3615–A3618

Autorenverzeichnis

Sachverzeichnis

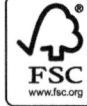